Infektionskrankheiten

Herausgegeben von
Norbert Suttorp, Martin Mielke, Wolfgang Kiehl
und Burghard Stück

Mit Beiträgen von

T. Berg	J. Lohmeyer	D. Schürmann
F. Bergmann	G. Maschmeyer	H. Schütte
U. Bienzle	M. Mielke	W. Seeger
L. Faber	F. P. Mockenhaupt	S. Stein
M. Farr	R. Nanan	B. Stück
W. Graninger	A. Nassauer	N. Suttorp
F. Grimmiger	C. E. Orfanos	B. Tebbe
W. Heise	G. Pauli	K. Tintelnot
H. Hengel	C. Piper	J. Wagener
U. Hopf	U. Pleyer	H. D. Walmrath
D. Horstkotte	S. Rosseau	J. R. Weber
S. J. Jodl	H. Scherübl	U. Weber
W. Kiehl	E. Schielke	K. Wetzel
P. K. Kohl	B. Schmeck	G. Winckelmann
H. W. Kreth	A. M. Schmidt-Westhausen	N. Wischnewski
K. S. Kunert	J. Schölmerich	W. Witte

184 Abbildungen
93 Tabellen

Georg Thieme Verlag
Stuttgart · New York

Bibliographische Information
Der Deutschen Bibliothek

Die Deutsche Bibliothek verzeichnet diese Publikation in der Deutschen Nationalbibliographie; detaillierte bibliographische Daten sind im Internet über http://dnb.ddb.de abrufbar.

© 2004 Georg Thieme Verlag
Rüdigerstraße 14
D- 70469 Stuttgart
Telefon: + 49/0711/8931-0
Unsere Homepage: http://www.thieme.de

Printed in Germany

Zeichnungen: Christine Lackner, Ittlingen
Umschlaggestaltung: Thieme Verlagsgruppe
Umschlagabbildungen: Photodisc und Thieme Verlagsgruppe
Satz: Druckerei Sommer, Feuchtwangen
Druck: Druckhaus Köthen, Köthen
ISBN 313-131691-8   1 2 3 4 5 6

Wichtiger Hinweis: Wie jede Wissenschaft ist die Medizin ständigen Entwicklungen unterworfen. Forschung und klinische Erfahrung erweitern unsere Erkenntnisse, insbesondere was Behandlung und medikamentöse Therapie anbelangt. Soweit in diesem Werk eine Dosierung oder eine Applikation erwähnt wird, darf der Leser zwar darauf vertrauen, dass Autoren, Herausgeber und Verlag große Sorgfalt darauf verwandt haben, dass diese Angabe **dem Wissensstand bei Fertigstellung des Werkes** entspricht.

Für Angaben über Dosierungsanweisungen und Applikationsformen kann vom Verlag jedoch keine Gewähr übernommen werden. **Jeder Benutzer ist angehalten**, durch sorgfältige Prüfung der Beipackzettel der verwendeten Präparate und gegebenenfalls nach Konsultation eines Spezialisten festzustellen, ob die dort gegebene Empfehlung für Dosierungen oder die Beachtung von Kontraindikationen gegenüber der Angabe in diesem Buch abweicht. Eine solche Prüfung ist besonders wichtig bei selten verwendeten Präparaten oder solchen, die neu auf den Markt gebracht worden sind. **Jede Dosierung oder Applikation erfolgt auf eigene Gefahr des Benutzers.** Autoren und Verlag appellieren an jeden Benutzer, ihm etwa auffallende Ungenauigkeiten dem Verlag mitzuteilen.

Geschützte Warennamen (Warenzeichen) werden **nicht** besonders kenntlich gemacht. Aus dem Fehlen eines solchen Hinweises kann also nicht geschlossen werden, dass es sich um einen freien Warennamen handelt.

Das Werk, einschließlich aller seiner Teile, ist urheberrechtlich geschützt. Jede Verwertung außerhalb der engen Grenzen des Urheberrechtsgesetzes ist ohne Zustimmung des Verlages unzulässig und strafbar. Das gilt insbesondere für Vervielfältigungen, Übersetzungen, Mikroverfilmungen und die Einspeicherung und Verarbeitung in elektronischen Systemen.

Widmung

Dieses Buch ist der Erinnerung an Frau Prof. Dr. med. Meta Alexander und Herrn Prof. Dr. med. Hansjürgen Raettig gewidmet.

Vorwort

In der täglichen Praxis wird jeder Arzt in erheblichem Umfang mit Infektionskrankheiten konfrontiert. Die Infektiologie ist ein komplexes Gebiet und ohne Zweifel ein typisches Querschnittsfach der Medizin mit zahlreichen, sehr unterschiedlichen Facetten.

In diesem Buch wird die Vielfalt der Erfahrungen und des aktuellen Wissens für den behandelnden Arzt dargestellt.

Es ist der Patient, der unter der Infektionskrankheit leidet, und alle Überlegungen zur Diagnostik und Therapie müssen daher vom Patienten ausgehen. Der Erkrankte hat eine Pneumonie, eine Meningitis oder Fieber nach einer Auslandsreise. Ich muss klären, ob er eine Infektionskrankheit hat, wie die Verdachtsdiagnose gesichert werden kann, welche Erreger ursächlich beteiligt sind und wie er – u.U. noch in Unkenntnis des Erregers- behandelt werden kann. Stethoskop, Fieberthermometer und eine sorgfältige klinische Untersuchung sind für die Bahnung weitergehender Diagnostik wichtig. Sind die Differenzialdiagnosen eingegrenzt, benötigt man detaillierte Informationen über die in Frage kommenden Erreger und die von ihnen ausgelösten Krankheitsbilder und deren Verläufe.

Neben dem „Erkennen" und „Behandeln" ist das „Verstehen" von Infektionskrankheiten unverzichtbar. Zu berücksichtigen sind epidemiologische Aspekte (Anamnese, Umfeld), pathophysiologische Gesetzmäßigkeiten (Inkubationszeit, Verlauf, mögliche Komplikationen) und präventive Maßnahmen. Nur in dieser „Komplexität" kann der behandelnde Arzt dem Patienten wirklich gerecht werden.

Entsprechend ist das Buch konzipiert: Vom Patienten und seinen Symptomen ausgehend, werden Infektionskrankheiten entsprechend ihrer Manifestation (z.B. Pneumonie) behandelt. Die im ärztlichen Alltag relevanten Erreger werden in der Folge näher beschrieben. Abgerundet wird der Text durch Kapitel zu den Grundlagen der Epidemiologie, Pathogenese, Diagnostik, Therapie, und Prävention einschließlich der gesetzlichen Regelungen zum Infektionsschutz.

Wir möchten alle Ärzte, ob Allgemeinmediziner, Internisten, Pädiater, tätig in eigener Praxis oder im Krankenhaus, ansprechen. Kollegen aus den diagnostischen Fächern sind willkommene Leser. Medizinstudenten werden von dem gewählten praxisorientierten Zugang profitieren.

Dieses Buch steht in einer Tradition und wurde geschrieben in dankbarer Erinnerung an Frau Prof. M. Alexander, langjährige Leiterin der Abt. für Infektionskrankheiten am Universitätsklinikum der Freien Universität Berlin, und Herrn Prof. H. Raettig vom Robert Koch-Institut, die über viele Jahre das Buch „Infektionskrankheiten" unter anderer Konzeption herausgegeben haben.

Die jetzigen Herausgeber (Infektiologe, klinischer Mikrobiologe, Epidemiologe, Pädiater/ Impfspezialist) haben aufgrund ihrer unterschiedlichen Kernkompetenzen versucht, die verschiedenen Facetten des Managements von Infektionskrankheiten klar herauszuarbeiten und so auch die Zusammenarbeit zwischen Charité und Robert Koch-Institut fortzusetzen.

Der spezifische Sachverstand liegt aber bei den zahlreichen Autoren der einzelnen Kapitel, die sich dankenswerter Weise auf unser Buchkonzept eingelassen und ihre Erfahrungswelt weitergegeben haben.

Die Herausgeber danken Herrn Dr. Becker vom Thieme-Verlag für Rat und Unterstützung sowie Frau Ristea und allen anderen Mitarbeitern des Verlages für Verständnis und Geduld.

Wir wünschen uns, dass wir mit Konzept und Inhalt den Bedürfnissen und Erwartungen der Kolleginnen und Kollegen entsprechen können, für die das Buch geschrieben wurde.

Berlin, im Dezember 2003

N. Suttorp, M. Mielke, W. Kiehl, B. Stück

Anschriften

Dr. med. Thomas Berg
Med. Klinik mit Schwerpunkt Hepatologie und
Gastroenterologie
Campus Virchow-Klinikum
Charité – Universitätsmedizin Berlin
Augustenburger Platz 1
13353 Berlin

Dr. med. Frank Bergmann
Med. Klinik mit Schwerpunkt Infektiologie
Campus Virchow-Klinikum
Charité – Universitätsmedizin Berlin
Augustenburger Platz 1
13353 Berlin

Prof. Dr. med. Ulrich Bienzle
Institut für Tropenmedizin
Spandauer Damm 130
14050 Berlin

Priv.- Doz. Dr. med. Lothar Faber
Kardiologische Klinik
Herz- u. Diabeteszentrum NW
Ruhr-Universität Bochum
Georgstr. 11
32545 Bad Oeynhausen

Dr. rer. nat. Martin Farr
Kardiologische Klinik
Herz- u. Diabeteszentrum NW
Ruhr-Universität Bochum
Georgstr. 11
32545 Bad Oeynhausen

Prof. Dr. Wolfgang Graninger
Abt. Infektionen u. Chemotherapie
Allg. Krankenhaus der Stadt Wien
Univ.-Klinik für Innere Medizin I
Währinger Gürtel 18-20
1090 Wien, Österreich

Prof. Dr. med. Dr. rer. nat. Friedrich Grimmiger
Medizinische Klinik II
Zentrum für Innere Medizin
Klinikstraße 36
35392 Gießen

Priv.- Doz. Dr. Walter Heise
Innere Klinik
Evangelisches Krankenhaus Herzberge
Herzbergstraße 79
10365 Berlin

Priv.- Doz. Dr. med. Hartmut Hengel
Robert Koch-Institut
Nordufer 20
13353 Berlin

Prof. Dr. med. Uwe Hopf
Med. Klinik mit Schwerpunkt Hepatologie und
Gastroenterologie
Campus Virchow-Klinikum
Charité – Universitätsmedizin Berlin
Augustenburger Platz 1
13353 Berlin

Prof. Dr. med. Dieter Horstkotte
Kardiologische Klinik
Herz- u. Diabeteszentrum NW
Ruhr-Universität Bochum
Georgstr. 11
32545 Bad Oeynhausen

Dr. med. Stefan J. Jodl
Abt. Dermatologie
Vivantes Klinik Prenzlauer Berg
Fröbelstr. 15
10405 Berlin

Dr. sc. med. Wolfgang Kiehl
Robert Koch-Institut
Nordufer 20
13353 Berlin

Anschriften

Prof. Dr. med. Peter K. Kohl
Zentrum für Dermatologie und Venerologie
Virantes Klinik Berlin-Neukölln
Rudower Str. 48
12313 Berlin

Prof. Dr. med. Hans Wolfgang Kreth
Universitäts-Kinderklinik
Josef-Schneider-Str. 2
97080 Würzburg

Dr. med. Kathleen S. Kunert
Klinik und Poliklinik für Augenheilkunde
Campus Virchow-Klinikum
Charité – Universitätsmedizin Berlin
Augustenburger Platz 1
13353 Berlin

Prof. Dr. Jürgen Lohmeyer
Universitätsklinikum Gießen
Medizinische Klinik II
Klinikstr. 36
35392 Gießen

Priv.- Doz. Dr. med. Georg Maschmeyer
Med. Klinik mit Schwerpunkt Hämatologie und Onkologie
Campus Virchow-Klinikum
Charité – Universitätsmedizin Berlin
Augustenburger Platz 1
13353 Berlin

Prof. Dr. med. Martin Mielke
Robert Koch-Institut
Nordufer 20
13353 Berlin

Dr. med. Frank P. Mockenhaupt
Institut für Tropenmedizin
Spandauer Damm 130
14050 Berlin

Priv.- Doz. Dr. med. Ralph Nanan
Universitäts-Kinderklinik
Josef-Schneider-Str. 2
97080 Würzburg

Dr. med. Alfred Nassauer
Robert Koch-Institut
Nordufer 20
13353 Berlin

Prof. Dr. med. Constantin E. Orfanos
Klinik und Poliklinik für Dermatologie
Campus Benjamin Franklin
Charité – Universitätsmedizin Berlin
Fabeckstr. 60-62
14195 Berlin

Prof. Dr. med. Georg Pauli
Robert Koch-Institut
Nordufer 20
13353 Berlin

Priv.- Doz. Dr. med. Cornelia Piper
Kardiologische Klinik
Herz- u. Diabeteszentrum NW
Ruhr-Universität Bochum
Georgstr. 11
32545 Bad Oeynhausen

Prof. Dr. med. Uwe Pleyer
Klinik und Poliklinik für Augenheilkunde
Campus Virchow-Klinikum
Charité – Universitätsmedizin Berlin
13353 Berlin

Dr. med. Simone Rosseau
Medizinische Klinik mit Schwerpunkt Infektiologie
Campus Charité Mitte
Charité – Universitätsmedizin Berlin
Schumannstr. 20/21
10117 Berlin

Priv.- Doz. Dr. med. Hans Scherübl
Abt. Gastroenterologie
Campus Benjamin Franklin
Charité – Universitätsmedizin Berlin
Hindenburgdamm 30
12200 Berlin

Priv.- Doz. Dr. med. Eva Schielke
Auguste-Viktoria-Klinikum
Klinik der Neurologie
Rubensstr. 125
12157 Berlin

Dr. med. Bernd Schmeck
Campus Virchow-Klinikum
Charité – Universitätsmedizin Berlin
Augustenburger Platz 1
13353 Berlin

Anschriften

Priv. -Doz. Dr. Andrea Maria Schmidt-Westhausen
Abt. Oralchirurgie und Röntgenologie
Zentrum für Zahnmedizin
Campus Virchow-Klinikum
Charité – Universitätsmedizin Berlin
Augustenburger Platz 1
13353 Berlin

Prof. Dr. med. Jürgen Schölmerich
Klinik und Poliklinik für Innere Medizin I
Klinikum der Universität
Franz-Josef-Strauß-Allee 11
93053 Regensburg

Dr. Dirk Schürmann
Med. Klinik mit Schwerpunkt
Infektiologie
Campus Virchow-Klinikum
Charité – Universitätsmedizin Berlin
Augustenburger Platz 1
13353 Berlin

Dr. med. Hartwig Schütte
Med. Klinik mit Schwerpunkt Infektiologie
Campus Virchow-Klinikum
Charité – Universitätsmedizin Berlin
Augustenburger Platz 1
13353 Berlin

Prof. Dr. med. Werner Seeger
Medizinische Klinik II
Zentrum für Innere Medizin
Klinikstraße 36
35392 Gießen

Sonja Stein
St. Marien Krankenhaus
Abt. für Allg. Chirurgie
Gallwitzallee 123-143
12249 Berlin

Prof. Dr. med. Burghard Stück
Schulenburgring 126
12101 Berlin

Prof. Dr. med. Norbert Suttorp
Campus Virchow-Klinikum
Charité – Universitätsmedizin Berlin
Augustenburger Platz 1
13353 Berlin

Prof. Dr. med. Beate Tebbe
Praxis für Dermatologie und Allergologie
Hohenzollerndamm 91
14199 Berlin

Dr. med. Kathrin Tintelnot
Robert Koch-Institut
Nordufer 20
13353 Berlin

Juliane Wagener
Kardiologische Klinik
Herz- u. Diabeteszentrum NW
Ruhr-Universität Bochum
Georgstr. 11
32545 Bad Oeynhausen

Priv.- Doz. Dr. med. Hans Dieter Walmrath
Medizinische Klinik II
Zentrum für Innere Medizin
Klinikstraße 36
35392 Gießen

Prof. Dr. Jörg R. Weber
Klinik für Neurologie
Campus Charité Mitte
Charité – Universitätsmedizin Berlin
Schumannstr. 20/21
10098 Berlin

Prof. Dr. med. Ulrich Weber
Campus Benjamin Franklin
Charité – Universitätsmedizin Berlin
Hindenburgdamm 30
12200 Berlin

Dr. med. Katrin Wetzel
Klinik für Neurologie
Campus Charité Mitte
Charité – Universitätsmedizin Berlin
Schumannstr. 20/21
10098 Berlin

Prof. Dr. med. Günther Winckelmann
Memelstr. 13
65191 Wiesbaden

Dr. med. Nicoletta Wischnewski
Robert Koch-Institut
Nordufer 20
13353 Berlin

Prof. Dr. Wolfgang Witte
Robert Koch-Institut
Nordufer 20
13353 Berlin

Inhaltsverzeichnis

I Allgemeine Infektionslehre

1 Epidemiologie der Infektionskrankheiten (Infektionsepidemiologie) ... 2
W. Kiehl

Differenzierung des Zustandekommens von Infektionen ... 3
Erregerassoziierte Faktoren ... 3
Übertragungsassoziierte Faktoren ... 4
Wirtsassoziierte und populationsbezogene Faktoren ... 6

Differenzierung des Auftretens von Infektionskrankheiten ... 6
Methoden der Infektionsepidemiologie ... 8

2 Pathogenese und Diagnostik von Infektionen ... 14
M. Mielke

Infektion = Exposition + Disposition ... 14
Exposition und Expositionsprophylaxe ... 18
Disposition, Chemo- und Immunprophylaxe ... 21

Pathophysiologische Grundlagen von Infektion und Abwehr ... 24
Infektionsdiagnostik ... 28

3 Antiinfektive Pharmakotherapie ... 37
N. Suttorp, B. Schmeck

Prinzipien ... 37
Antibakterielle Pharmakotherapie ... 39
Antivirale Pharmakotherapie ... 59
Antimykotische Pharmakotherapie ... 65

Antimalariamedikamente ... 68
Anthelminthika ... 71
Tuberkulosemedikamente ... 73
Medikamente gegen HIV ... 73

4 Impfungen ... 74
B. Stück

Allgemeine Regeln bei der Anwendung von Impfstoffen ... 77
Impfleistung des Arztes ... 79
Impfreaktionen und Impfkomplikationen ... 80
Impfhindernisse, Kontraindikationen ... 81

Praktische Probleme des Impfens aus Sicht der Patienten ... 82
Reiseimpfungen ... 85
Pockenschutzimpfung ... 86

5 Rechtliche Aspekte ... 89
A. Nassauer

Vorbemerkung ... 89
Prävention durch Information und Aufklärung ... 90
Surveillance übertragbarer Krankheiten (Meldewesen) ... 90

Schutzimpfungen ... 92
Regelungen für Gemeinschaftseinrichtungen ... 93
Belehrung für Beschäftigte in Lebensmittelbetrieben ... 94

II Spezielle Infektiologie

6 Infektionen des Respirationstraktes ... 96
S. Rosseau, H. Schütte, N. Suttorp

Abwehrmechanismen ... 96	Streptococcus pneumoniae, Pneumokokken ... 155
Otitis media ... 97	
Sinusitis ... 100	Legionella pneumophila/Legionellose ... 158
Akute Bronchitis ... 102	Pneumotrope Mykoplasmen: Mycoplasma pneumoniae ... 159
Chronische Bronchitis und Infektexazerbation 105	
Bronchopulmonale Infektionen bei zystischer Fibrose ... 111	Pneumotrope Chlamydien: Chlamydia psittaci und Chlamydia pneumoniae ... 161
Pneumonie ... 113	
Lungenabszess ... 132	Bordetella pertussis/Pertussis ... 162
Pleuritis, Pleuraerguss und Pleuraempyem .. 138	Influenzaviren/Influenza ... 164

Erregersteckbriefe

Mycobacterium tuberculosis / Pulmonale und extrapulmonale Tuberkulose ... 144	Coronavirus als Erreger des schweren akuten respiratorischen Syndroms (SARS) ... 166

7 Infektionen der Mundhöhle, der Speicheldrüsen und des Halses ... 169
A. M. Schmidt-Westhausen

Stomatitiden ... 170	Corynebacterium diphtheriae/Diphtherie ... 187
Nichtentzündliche mikrobiell bedingte Veränderungen der Mundschleimhaut ... 181	Epstein-Barr-Virus/Mononucleosis infectiosa, Pfeiffersches Drüsenfieber ... 191
Infektionen der Speicheldrüsen ... 184	
	Mumps-Virus/Parotitis epidemica ... 192

Erregersteckbriefe

Streptococcus pyogenes,
Gruppe-A-Streptokokken (GAS) ... 186

8 Infektionen des Gastrointestinaltrakts, der Gallengänge, der Gallenblase und des Pankreas ... 194
W. Heise

Ösophagitis ... 194	Shigella/Shigellose ... 238
Chronische Gastritis ... 197	Campylobacter jejuni/Campylobacteriose ... 240
Ulcus ventriculi und duodeni ... 201	
Morbus Whipple ... 204	Yersinia enterocolitica/Yersiniose ... 243
Enteritis, Kolitis ... 207	Vibrio cholerae/Cholera ... 245
Proktitis ... 217	Rotaviren ... 248
Cholezystitis ... 219	
Cholangitis ... 223	Noroviren (Norwalk-like-Viren, Norwalk-ähnliche Viren) ... 250
Gallenblasenempyem ... 225	
Pankreatitis ... 225	Entamoeba histolytica/Amöbiasis ... 252

Erregersteckbriefe

Helicobacter pylori ... 231	Giardia lamblia/Lambliasis ... 255
	Enterobius vermicularis/Oxyuriasis ... 257
Salmonella Enteritidis, Salmonella Typhimurium/Salmonellose ... 234	Ascaris lumbricoides/Askaridiasis ... 257

9 Infektionen der Leber ... 259
U. Hopf, T. Berg

Virushepatitis	259	Chronische Virushepatitis	265
Akute Virushepatitis	263	Pyogener Leberabszess	280

10 Infektionen des Bauchraumes ... 282
J. Schölmerich

Peritonitis	282	Intraabdominelle Abszesse	287

11 Infektionen der Niere und der ableitenden Harnwege ... 291
W. Graninger

Einführung ... 291
Infektionen des Nierenparenchyms –
Pyelonephritis und Nierenabszess ... 295
Zystitis und urethrales Syndrom ... 298
Blasenkatheterassoziierte Infektionen ... 302

Harnwegsinfektionen
nach Nierentransplantation ... 303
Prostatitis ... 303
Urogenitaltuberkulose ... 305

12 Infektionen des Genitaltraktes und sexuell übertragbare Krankheiten ... 307
S.J. Jodl, P.K. Kohl

Einführung ... 307
Urethritis des Mannes ... 311
Zervizitis ... 313
Adnexitis ... 314
Akute infektiöse Epididymitis ... 316

Erregersteckbriefe

Neisseria gonorrhoeae/Gonorrhö ... 318
Treponema pallidum/Syphilis (Lues) ... 319
Chlamydia trachomatis/Genitale Chlamydiose ... 321

Genitale Mykoplasmen/Genitale
Mykoplasmose ... 322
Candida albicans als potenzieller Erreger
der genitalen Kandose ... 324
Herpes-simplex-Virus Typ 1 und
Herpes-simplex-Virus Typ 2/HSV-Infektion ... 325
Humanes Papillomavirus (HPV)/Genitale
Warzen (u. a. Manifestationen) ... 326
Trichomonas vaginalis/Trichomoniasis ... 327

13 Infektionen des Herzens und der Gefäße ... 329
D. Horstkotte, C. Piper, J. Wagener, L. Faber, M. Farr

Allgemeine Definitionen	329	Perikarditis	347
Mikrobielle Endokarditis	329	Akute und chronisch-rezidivierende	
Prothesenendokarditis	337	Perikarditis	347
Entzündliche Herzmuskelerkrankungen	341	Konstriktive Perikarditis	348

14 Infektionen des Nervensystems ... 351
K. Wetzel, E. Schielke, J.R. Weber

Akute (bakterielle) Meningitis ... 351
(Meningo-)Enzephalitis ... 358
Herpes-simplex-Enzephalitis ... 362
Tuberkulöse Meningoenzephalitis und andere
subakut verlaufende Meningoenzephalitiden ... 363
Hirnabszess ... 364
Subdurales/epidurales kraniales und spinales
Empyem ... 367

Myelitis ... 369
Radikulitis/Neuritis ... 370
Periphere Fazialisparese ... 373
Tetanus ... 374
Transmissible spongiforme
Enzephalopathien ... 375

Inhaltsverzeichnis

Erregersteckbriefe		Clostridium botulinum/Botulismus	382
Neisseria meningitidis, Meningokokken	378	Poliomyelitisviren/Poliomyelitis	383
Clostridium tetani/Tetanus	380		

15 Infektionen des Auges und der Orbita 386
U. Pleyer, K.S. Kunert

Infektionen der Orbita	386	Erregersteckbrief	
Konjunktivitis	390	Adenoviren	400
Infektiöse Keratitis	395		
Intraokulare Entzündungen (Endophthalmitis, Uveitis)	397		

16 Infektionen von Haut und Weichteilen 402
B. Tebbe, C.E. Orfanos

Aufbau und Funktion der Haut	402	Candidainfektionen	417
Von den klinischen Symptomen zur Diagnose	404	Dermatophytosen	419
Erythrasma	406	Pityriasis versicolor	422
Trichomycosis palmellina	407	Verletzungsmykosen: Sporotrichose	423
Staphylokokkenerkrankungen der Haut	408	Infektionen mit dem Herpes-simplex-Virus	424
Staphylokokkenbedingtes Syndrom der verbrühten Haut	409	Infektionen mit dem Varizella-Zoster-Virus	425
		Molluscum contagiosum	427
Erysipel und Phlegmone	411	Infektionen mit humanen Papillomaviren	427
Nekrotisierende Fasziitis	413	Skabies	429
Gramnegativer Fußinfekt	414	Pediculosis	430
Chronisch vegetierende Pyodermien	415	Schwimmerdermatitis	431
Mykobakteriosen durch ubiquitär verbreitete (nichttuberkulöse) Mykobakterien	416		

17 Infektionen von Knochen und Gelenken 432
U. Weber, S. Stein

Knocheninfektionen	432	Exogene Osteomyelitis	436
Akute hämatogene Osteomyelitis	432	Spondylitis (Spondylodiszitis)	437
Primär chronische hämatogene Osteomyelitis	435	Gelenkinfektionen	439
		Sonderformen der Gelenkinfektion	441
Sekundär chronische hämatogene Osteomyelitis	436		

18 Sepsis, SIRS (Systemic inflammatory Response Syndrome) 443
W. Seeger, F. Grimminger, H.D. Walmrath

Toxic-Shock-Syndrom 445

19 Systeminfektionen 454

19.1 Einheimische Zoonosen	454	LCM-Virus/Lymphozytäre Choriomeningitis (LCM)	459
J. Lohmeyer			
Erregersteckbriefe		Bacillus anthracis/Milzbrand (Anthrax)	460
Rabiesvirus/Tollwut	456	Leptospira interrogans/Leptospirose	461
FSME-Virus/Frühsommermeningoenzephalitis (FSME)	458	Bartonellen/Bartonellosen	462
		Borrelia burgdorferi/Lyme-Borreliose	463

Toxoplasma gondii/Toxoplasmose 465

Echinococcus granulosus/zystische
Echinokokkose (Hydatidose) 467

Echinococcus multilocularis/alveoläre
Echinokokkose 468

Hantaviren 469

Trichinella/Trichinellose 472

Chlamydia psittaci/Ornithose, Psittakose ... 473

Pasteurella multocida 474

Erysipelothrix rhusiopathiae/Rotlauf 475

Coxiella burnetii/Q-Fieber 475

19.2 Nichteinheimische
Zoonosen/Tropenkrankheiten 477
U. Bienzle, F.P. Mockenhaupt

Erregersteckbriefe

Virale hämorrhagische
Fieber-Erreger/Hämorrhagische Fieber 480

West-Nil-Virus/West-Nil-Fieber 481

Rickettsiae und Ehrlichiae/Rickettsiosen
und Ehrlichiosen 484

Brucella spp./Brucellose 487

Francisella tularensis/Tularämie 488

Yersinia pestis/Pest 489

Burkholderia pseudomallei/Melioidose 490

Pseudomonas mallei/Malleus, „Rotz" 491

Plasmodien/Malaria 492

Leishmanien/Leishmaniose 497

Trypanosomen/Trypanosomiasis 499

Schistosomen/Schistosomiasis, Bilharziose .. 501

Lungenegel, Paragonimus/Paragonimiasis .. 503

Ancylostoma duodenale und Necator
americanus/Hakenwurminfektion 503

Strongyloides stercoralis, Zwergfadenwurm/
Strongyloidiasis 504

Filarien/Onchozerkose, lymphatische
und andere Filariosen 504

Anhang: Salmonella Typhi/Typhus abdominalis 506

20 Immundefizienzerkrankungen (HIV-Infektion, AIDS) 508
D. Schürmann, F. Bergmann, N. Suttorp

Akute HIV-Krankheit 516
Erkrankungen bei chronischer HIV-Infektion . 516
Pneumocystis carinii-Pneumonie
als opportunistische Infektion 517
Protozoeninfektionen als opportunistische
Infektionen 519
Bakterielle Infektionen 521
Mykosen 523

Virale Infektionen 526
HIV-assoziierte Systemerkrankungen 528
Koinfektionen bei HIV-Infektion 529
Malignome 530
Antiretrovirale Therapie 533
HIV-Infektion bei Kindern 542
Prävention 543

21 Fieber unbekannter Ursache 544
G. Winckelmann

Definition, Kriterien 544
Ursachen eines ungeklärten Fiebers 545
Diagnostische Kategorien 546

Diagnostik 549
Verlaufsbeobachtung und empirische
Behandlung 551

22 Infektionen bei Abwehrschwäche (ohne AIDS) 553

22.1 Infektionen beim Kind 553
H.W. Kreth, R. Nanan

22.2 Infektionen bei Abwehrschwäche (ohne
AIDS) beim Erwachsenen 559
G. Maschmeyer

Erregersteckbriefe

Herpesviren 572

Pilze als Infektionserreger des Menschen ... 575

Candida spp./Candidose 578

Inhaltsverzeichnis

Cryptococcus neoformans/Kryptokokkose
(alte Bezeichnung: Europäische Blastomykose) 581

Aspergillus spp./Aspergillose 582
Histoplasma capsulatum/Histoplasmose 585

23 Infektionen der Schwangeren und des Neugeborenen 587
B. Stück

Virale Infektionen 587
Bakterielle Infektionen 593
Parasiten- und vektorbedingte Infektionen .. 595

Erregersteckbriefe

Listeria monocytogenes/Listeriose 598
Masern-Virus/Masern 600

Röteln-Virus/Röteln 602
Parvovirus B19/Erythema infectiosum 604
Zytomegalievirus/Zytomegalie 605
Varizella-Zoster-Virus/Varizellen, Herpes
zoster 607

24 Infektionen im Kindesalter 610
B. Stück

Einführung 610
Neurologische Infektionen 610
Harnwegsinfektionen 612
Systemische Infektionen als
„Kinderkrankheiten" 613

Akute gastrointestinale Infektionen 614
Infektionen der Atemwege 615

25 Infektionen beim älteren Menschen 619
H. Scherübl

Harnwegsinfektionen 620
Intraabdominelle Infektionen 621
Infektiöse Diarrhö 621
Pneumonie 622
Meningitis 623

Infektiöse Endokarditis 623
Septische Arthritis 624
Infizierte Hautulzera 624
Pharmakologie im Alter 624

26 Nosokomiale Infektionen 626
M. Mielke, N. Wischnewski

Erfassung und Bewertung nosokomialer
Infektionen 637
Prävention nosokomialer Infektionen
durch betrieblich-organisatorische
und baulich-funktionelle Maßnahmen 639
Resistenz gegen Antiinfektiva 644

Erregersteckbrief

Staphylokokken, einschließlich methicillinresistenter Staphylococcus aureus (MRSA) .. 648

Blickdiagnosen

Kopf 657
Auge 659
Haut 661
Mund- und Rachenraum 669

Genitaltrakt 672
Intrauterine/Perinatale Infektionen 676
Infektionen bei AIDS 677

Sachverzeichnis 678

I Allgemeine Infektionslehre

1. Epidemiologie der Infektionskrankheiten   2
2. Pathogenese und Diagnostik von Infektionen   14
3. Antiinfektive Pharmakotherapie   37
4. Impfungen   74
5. Rechtliche Aspekte   89

1 Epidemiologie der Infektionskrankheiten (Infektionsepidemiologie)

W. Kiehl

Infektionsepidemiologie. Gegenstand der Infektiologie ist das individuelle Ereignis einer Infektion, dagegen erweitert die Epidemiologie – hier als Infektionsepidemiologie – die Untersuchung dieses Ereignisses (und eventueller gleichartiger Erkrankungsfälle) auf die Dimension der natürlichen und gesellschaftlichen Umwelt. Sie fragt nach dem verursachenden Erreger, nach dem „Woher" und dem „Wohin" des Erregers, nach den eine Infektion begünstigenden Faktoren, den gesellschaftlichen Auswirkungen und der Bedeutung dieser Infektion, vor allem aber danach, wie weitere Infektionen dieser Art verhindert werden können.

> Die Infektionsepidemiologie untersucht die Faktoren, die das Entstehen von Infektionskrankheiten beeinflussen, bestimmt das Ausmaß ihrer Verbreitung und wendet die gewonnenen Erkenntnisse auf die Bekämpfung und Verhütung dieser Krankheit an.

Epidemiologische Daten bilden die Grundlage der bestmöglichen Sicherung des Schutzes der Bevölkerung vor Infektionen. Sie verdeutlichen Ärzten und Verantwortungsträgern in Gesellschaft und Politik besondere Infektionsrisiken.

Krankheitsbekämpfung. Priorität besitzt die Bekämpfung der Krankheiten, die individuell gefährlich oder medizinisch, sozial und gesundheitspolitisch besonders bedeutsam sind. Auf Unterschiede des methodischen Vorgehens in der Infektionsepidemiologie wird in Tabelle 1.1 hingewiesen.

Ethische Probleme und die moralische Verantwortung der Wissenschaftler sind auch in der Epidemiologie immer wichtiger geworden (Vertraulichkeit im Umgang mit persönlichen Daten, Wahrung der Persönlichkeitsrechte untersuchter Probanden, Freiwilligkeit der Teilnahme an Untersuchungen, die Verpflichtung, vor Gefahren zu warnen, verantwortungsvolles Publizieren usw.).

Infektionskrankheiten entstehen als Folge eines Infektionsvorgangs durch das direkte oder indirekte Wirken eines Erregers im Organismus. Sie sind erregerbedingt und – da der Erreger in der Regel von außen hinzutritt – übertragbar und umweltvermittelt (Synonyme: „infektionsbedingte Krankheiten", „erregerbedingte Krankheiten", „übertragbare Krankheiten"). **Ansteckende Krankheiten** sind diejenigen, die unmittelbar von Mensch zu Mensch übertragen werden können. Unter klinischen, pathologischen oder epidemiologischen Aspekten werden die Infektionskrankheiten in unterschiedliche Gruppen eingeteilt.

Tabelle 1.1 Arbeitsrichtungen und Methoden der Infektionsepidemiologie

Arbeitsrichtungen	Methoden
Deskriptive Infektionsepidemiologie	Beschreibung auftretender Erkrankungen nach ihren Merkmalen (Verteilung nach Zeit, Raum, Alter, Geschlecht u. a.)
Analytische Infektionsepidemiologie	Untersuchung ursächlicher Zusammenhänge sowie der Gesetzmäßigkeiten der Ausbreitung von Erkrankungsfällen; Ableitung von Maßnahmen
Experimentelle Infektionsepidemiologie	Untersuchung des Einflusses definierter Faktoren auf die Entstehung und Ausbreitung von Erkrankungen (in epidemiologischen Studien)
Angewandte Infektionsepidemiologie	Arbeit in realen Situationen bzw. an praktischen Problemen; beim Tätigwerden mobiler Teams: **„aufsuchende Epidemiologie"**

Differenzierung des Zustandekommens von Infektionen

Epidemischer Grundvorgang. Entstehung und Ausbreitung von Infektionen und Infektionskrankheiten können durch den so genannten epidemischen Grundvorgang erklärt werden: Ein innerhalb eines Reservoirs existierender, sich selbst reproduzierender Infektionserreger erreicht nach einem Übertragungsvorgang einen Wirtsorganismus und löst im Fall einer Infektion charakteristische Erscheinungen aus.

> Voraussetzungen des Entstehens von Infektionen/Infektionskrankheiten sind:
> ➤ ein Erreger mit seinen spezifischen Eigenschaften
> ➤ ein Übertragungsvorgang
> ➤ ein Wirtsorganismus mit der Eigenschaft der Empfänglichkeit

Der Vorgang ist im Einzelfall ein „infektiöser Prozess", im Fall mehrerer zusammenhängender Abläufe ein **„epidemischer Prozess"**. Präventive oder antiepidemische Maßnahmen zielen darauf ab, eine der 3 Voraussetzungen „auszuschalten" und dadurch das Entstehen einer Infektion bzw. einer Epidemie zu verhindern. Der Infektionserreger wirkt nur äußerst selten ganz allein als kausaler (ätiologischer) Faktor, fast immer sind weitere begünstigende Faktoren beteiligt. Dem Entstehen einer Infektionskrankheit liegt in der Regel ein „Kausalkomplex" zugrunde. Im speziellen Fall müssen die beteiligten Faktoren erkannt werden, um gezielt intervenieren zu können – sei es durch eine Therapie (individuelle Ebene) oder durch Maßnahmen der Verhütung und Bekämpfung. Infektionskrankheiten sind wegen der möglichen Einflussnahme auf die Bedingungen ihres Entstehens fast immer vermeidbar, auf jeden Fall beeinflussbar und kontrollierbar.

Erregerassoziierte Faktoren

Infektionserreger, Saprophyten. Unter dem Aspekt der Wechselbeziehungen zwischen Organismus und Umwelt sind die Infektionserreger „biotische" Umweltfaktoren mit gesundheitlicher Relevanz. Als Infektionserreger gelten verschiedene Mikroorganismen, Viren, weitere biologische transmissible Agenzien und vielzellige Parasiten. Eingeschlossen werden auch Prozesse, bei denen der Erreger selbst nicht in Erscheinung tritt, sondern über seine Toxine wirkt (Intoxikationen). Der Infektionserreger entspricht einer pathogenen Spezies und wirkt als Parasit, das heißt er existiert auf Kosten des Wirtes ohne direkte Gegenleistung. Im Gegensatz zu einem Parasiten besiedelt ein Saprophyt ein höheres Lebewesen, ohne diesem zu schaden, aber auch ohne für dieses nützlich zu sein.

Die krankmachenden Eigenschaften eines Erregers werden durch seine **Pathogenität** (qualitativ) und seine **Virulenz** (quantitativ) charakterisiert; in der Regel setzt sich die Spezies aus verschiedenen Stämmen unterschiedlicher Virulenz zusammen (siehe Kapitel 2). Die Infektiosität (Infectivity) ist die grundsätzliche Eigenschaft eines Erregers, einen neuen Wirt zu infizieren, die Kontagiosität (Contagiousness) der Grad der Ansteckungsfähigkeit (Ansteckungskraft) eines Erregers oder einer Infektionsquelle. Ursprünglicher Standort eines Erregers ist das **Erregerreservoir**, welches Tiere, Menschen oder auch die unbelebte Umwelt (Boden, Wasser) darstellen können. Keimausscheider/Keimträger (Carrier) – das heißt gesunde Personen, die Krankheitserreger ausscheiden (Inkubation, asymptomatische Infektion, Rekonvaleszenz) – können als Infektionsquellen wichtig sein.

> Die Infektionsquelle ist derjenige Teil des Erregerreservoirs, der zum Ausgangspunkt einer neuen Infektion wird (in der Regel erkrankte bzw. infizierte Menschen oder Tiere).

Die Diagnose einer Infektionskrankheit ist meist an den direkten oder indirekten Erregernachweis geknüpft. Darüber hinaus besteht oft auch epidemiologisches Interesse, einen Erreger näher zu charakterisieren (Einsatz epidemiologischer Laboratoriumsmethoden; dabei hilft unter Umständen die Feintypisierung bis auf die molekulare Ebene). Viele präventive oder antiepidemische Maßnahmen sind unmittelbar gegen Infektionserreger gerichtet, um ihre Anzahl zu reduzieren oder sie abzutöten (z. B. Antisepsis, Asepsis, Desinfektion, Sterilisation).

Übertragungsassoziierte Faktoren

Übertragung. Die Übertragung umfasst alle Vorgänge, durch die infektiöse Erreger einen neuen Wirt erreichen. Aus den Eintrittspforten der Erreger ergeben sich verschiedene Mechanismen der Übertragung (Tabelle 1.2).

Direkte Übertragung. Bei einer direkten Übertragung erreicht der Erreger unmittelbar von einem Reservoir bzw. einer Quelle aus eine Eintrittspforte des Wirtes (z. B. durch Berührung, Einatmen infektiöser Tröpfchen, Biss). Ein spezielle Möglichkeit der direkten Übertragung ist die so genannte **Schmierinfektion**, bei der fäkal ausgeschiedene Erreger meist über die Hände zur oralen Aufnahme gelangen. Dieser fäkal-orale Übertragungsweg besitzt bei einer Reihe von Infektionskrankheiten (Darminfektionen, Hepatitis A, einige Protozoonosen) eine große praktische Bedeutung. Ein Sonderfall ist die **diaplazentare Übertragung**, hier wird die Infektion von einer infizierten Schwangeren an ihr Kind und damit direkt von einer Generation an die nächste weitergegeben (vertikale Transmission, im Unterschied zu den übrigen in diesem Sinne horizontal verlaufenden Übertragungsvorgängen).

Indirekte Übertragung. Bei der indirekten Übertragung vermitteln Übertragungsfaktoren zwischen Reservoir oder Quelle und dem Wirt:

- Als **Vehikel** fungieren unbelebte Stoffe oder Gegenstände (z. B. Lebensmittel, Trinkwasser, Instrumente, Bedarfsgegenstände, Wäsche), die zeitweilig mit einem Erreger verunreinigt (kontaminiert) sind. Falls Erreger einen anderen Organismus über die Atemluft erreichen und dies nicht im direkten Kontakt (Face-to-Face) erfolgt, wird auch die Luft zum Vehikel (Airborne Transmission).
- **Vektoren** wirken als belebte Übertragungsfaktoren, die einen Erreger **mechanisch** (z. B. beim Transport durch Fliegen) bzw. **biologisch** (z. B. durch Aufnahme und Ausscheidung oder als Teil eines Vermehrungszyklus, wie bei der Übertragung der Malariaplasmodien durch Anopheles-Mücken) weitergeben können.

Die Übertragbarkeit (Infectiousness) charakterisiert die Effektivität, mit der Übertragungsvorgänge zur Weiterverbreitung einer bestimmten Krankheit führen. **Kontakterkrankungen** setzen – unabhängig vom Infektionsmechanismus – den direkten Kontakt zu einer bestimmten Infektionsquelle voraus (z. B. Tröpfcheninfektion, Schmierinfektion, Infektion durch sexuellen Kontakt). **Infektketten** (Übertragungsstafetten) kennzeichnen den Weg, den ein Erreger bis zum Erreichen eines bestimmten Wirtes zurückgelegt hat; das letzte Glied in dieser Kette ist der Übertragungsvorgang.

Eine Exposition ist im epidemiologischen Sinn das „Ausgesetztsein" gegenüber einem Infektionserreger, beispielsweise eine Infektionsquelle, einer Kontamination oder einem unbelebten Erregerreservoir (z. B. Erdsporen bei Tetanus). Durch den Kontakt zu einem Infektionserreger entsteht für ein empfängliches Individuum eine unmittelbare Infektionsgefahr. Die Expositionsprophylaxe umfasst alle Maßnahmen, die den Kontakt zu Infektions- oder Ansteckungsquellen bzw. entsprechende Übertragungsvorgänge verhindern sollen (Tabelle 1.3).

Tabelle 1.2 Mechanismen der Erregerübertragung nach den Eintrittspforten

Mechanismus	Beispiele
Perorale Übertragung	▶ alimentär bedingt durch kontaminierte Lebensmittel oder Getränke ▶ fäkal-orale Schmierinfektion
Aerogene Übertragung	▶ Inhalation infektiöser Tröpfchen oder infektiösen Staubes
Übertragung durch unmittelbaren Kontakt mit Haut, Schleimhaut oder Wunden (Kontaktinfektion)	▶ sexueller Kontakt, Tierkontakt, vielfach bei nosokomialen/iatrogenen Infektionen
Trans- bzw. perkutane Übertragung (Inokulation der Erreger durch die Haut); Sonderfall: direktes Einbringen in die Blutbahn	▶ aktives Eindringen von Parasiten ▶ Stiche oder Bisse von Insekten ▶ Verletzungen, medizinische Eingriffe ▶ Injektionen, Transfusionen

Tabelle 1.3 Beispiele der Expositionsprophylaxe

Art der Expositionsprophylaxe	Beispiele
Gegen die Erreger gerichtete Hygienemaßnahmen	➤ antimikrobielle Maßnahmen von der Reinigung bis zur Sterilisation
Schutzausrüstungen	➤ Schutzkleidung, Atemschutzmaske, Schutzhandschuhe ➤ bauliche Maßnahmen
Schutzverhalten	➤ Vermeiden von Risikokontakten ➤ präventive Maßnahmen bei anzunehmenden Infektionsgefahren (wie schützende Kleidung und Repellents bei der Gefahr von Insektenstichen oder Kondombenutzung bei riskanten sexuellen Kontakten)
Organisatorische Schutzmaßnahmen im Sinne der Distanzierung	➤ Isolierung, Absonderung, Ausschluss von bestimmten Tätigkeiten oder vom Besuch bestimmter Einrichtungen ➤ Schließung von Schulen, Schwimmbädern usw.
Bekämpfung von Vektoren	➤ Schädlings- und Insektenbekämpfung

Hygienemaßnahmen. Die Untersuchung übertragungsassoziierter Faktoren, das Ableiten von Schlussfolgerungen im Interesse des Schutzes vor Infektionen und die praktische Umsetzung von Maßnahmen gehören zu den Aufgaben der Hygiene. Die Gesamtheit der Maßnahmen in einer Gesundheits- oder Gemeinschaftseinrichtung ist das Hygieneregime. Organisatorische präventive oder antiepidemische Maßnahmen, die Übertragungsvorgänge verhindern sollen, folgen dem Grundprinzip der **Distanzierung**, das heißt allgemein der Trennung ansteckender (oder ansteckungsverdächtiger) Personen bzw. kontaminierter Gegenstände von nicht ansteckenden (oder nicht ansteckungsverdächtigen) bzw. nicht kontaminierten (Prinzip der Schwarzweiß-Trennung). Praktische Anwendungen des Prinzips der Distanzierung sind in Tabelle 1.4 zusammengestellt. Eine wichtige Schutzmaßnahme, die sich auf infizierte oder potenziell infizierte Personen bezieht und über die Distanzierung hinausgeht, ist die (unter Umständen nach § 29 IfSG behördlich angeordnete) Beobachtung des Gesundheitszustandes (Gesundheitskontrolle) für den Zeitraum der anzunehmenden Inkubation (sie umfasst Informationen, Verhaltensvorschriften und gegebenenfalls bestimmte Untersuchungen).

Tabelle 1.4 Praktische Anwendungen des Prinzips der Distanzierung

Maßnahmen	Erklärung
Isolierung	➤ Separierung infektiöser oder infektionsverdächtiger Personen mit dem Ziel der Verhütung der Ansteckung anderer Personen (z. B. durch eine Krankenhauseinweisung oder das Festlegen eines bestimmten krankenhaushygienischen Regimes)
Zeitweilige Einschränkungen der beruflichen Tätigkeit oder des Besuchs bestimmter Einrichtungen	➤ infektiösen oder potenziell infektiösen Personen wird für die Dauer der anzunehmenden Ansteckungsfähigkeit der Aufenthalt oder die Tätigkeit in bestimmten Risikobereichen (Kindereinrichtungen, Gemeinschaftseinrichtungen, Betreuung von Patienten, Umgang mit Lebensmitteln) untersagt (§§ 34 und 42 IfSG)
Absonderung/Quarantäne	➤ behördlich angeordnete Schutzmaßnahmen (§ 30 IfSG), die im Fall bestimmter, in der Regel hochkontagiöser Krankheiten für Personen, von denen eine Ansteckungsgefahr ausgeht oder ausgehen könnte (Kontaktpersonen), die Betreuung und Behandlung in einem bestimmten Krankenhaus oder einer bestimmten Einrichtung vorsieht

Wirtsassoziierte und populationsbezogene Faktoren

Empfänglichkeit, Resistenz. Eigenschaften des Wirtsorganismus – individuell oder summiert in einer Population – bestimmen Entstehung und Auswirkungen von Infektionen wesentlich mit. Grundsätzliche Eigenschaften sind die Empfänglichkeit gegenüber einem bestimmten Erreger (Infizierbarkeit, Infectibility) oder ein vorhandener Schutz. Die Widerstandsfähigkeit des Organismus gegenüber einer Infektion ergibt sich aus der Resistenz – der Summe der natürlichen, unspezifisch wirkenden Schutzmechanismen – und der Immunität – der Summe der natürlich oder künstlich erworbenen, spezifisch wirkenden Schutzmechanismen und Schutzstoffe (siehe auch Kapitel 2).

Immunität. Die Immunität besitzt als spezifische Abwehrleistung des Organismus eine besondere Bedeutung in der Verhütung von Infektionskrankheiten. Sie kann in der Regel untersucht, überwacht und auch gezielt beeinflusst werden. Dem Immunschutz des Einzelnen entspricht die Immunitätslage der Bevölkerung (**Populationsimmunität**, Herd Immunity), das heißt die Summe der durch natürliche Infektion oder Impfung immunen Personen. Innerhalb einer gefährdeten Population repräsentieren die bereits Erkrankten oder Infizierten die Durchseuchungsimmunität und die Personen mit aktuellem Impfschutz die Impfimmunität.

Die Disposition ist – als Ausdruck der Anfälligkeit des Organismus gegenüber einem pathogenen Erreger – von zentraler Bedeutung. Sie wird bestimmt von den unspezifischen und den spezifischen Abwehrmechanismen und weiteren individuellen Eigenschaften (siehe Kapitel 2). Neben den individuellen Merkmalen kann sich aus der Zugehörigkeit zu einer bestimmten Gruppe (z. B. Alter, Geschlecht, Ethnie) eine Disposition für bestimmte Infektionen ergeben. Die **Dispositionsprophylaxe** (allgemein oder spezifisch wirkend) umfasst alle Maßnahmen, die Abwehrkraft und Widerstandsfähigkeit stärken und damit die Disposition für eine Infektion mindern (Tabelle 1.5).

Tabelle 1.5 Formen der Dispositionsprophylaxe

Maßnahmen	Beispiele
Allgemeine Prophylaxe	▸ allgemein wirkende Maßnahmen zur Erhöhung der Widerstandskraft
Spezifische Prophylaxe	▸ prä-/postexpositionelle Immunprophylaxe mit Impfstoffen/Immunseren ▸ Chemoprophylaxe (präventive antiinfektive Therapie)

Differenzierung des Auftretens von Infektionskrankheiten

Quantitative, räumliche und zeitliche Merkmale des Auftretens

Beim Auftreten von Infektionskrankheiten in einem bestimmten Raum sind 3 Kategorien zu unterscheiden
- ▸ sporadisches (infrequentes) Vorkommen (Sporadizität)
- ▸ endemisches (regelmäßiges) Vorkommen (Endemie)
- ▸ epidemisches (ungewöhnlich häufiges) Vorkommen (Epidemie)

Als sporadisches Vorkommen wird das Auftreten von Einzelerkrankungen ohne erkennbaren Zusammenhang bezeichnet. Die Gründe können sehr verschieden sein (Erreger mit sehr geringer Manifestationsrate, Kontakt zu einem neuen Erregerreservoir, Restfälle einer stark bekämpften Krankheit). Sporadische Fälle kontagiöser Krankheiten stellen eine Gefahr für die Umgebung dar. Mehrere sporadische Erkrankungsfälle in einem räumlichen und zeitlichen Zusammenhang, die auch zufällig entstanden sein können, bilden ein Cluster.

Das endemische Niveau wird durch die im Rahmen des endemischen Vorkommens erreichte durchschnittliche Häufigkeit einer bestimmten Infektionskrankheit in einem bestimmten Gebiet in mehrjährigen Beobachtungen (unter Ausschluss epidemischer Situationen) charakterisiert (endemischer Erwartungswert). Das Infektionsgeschehen unterliegt unabhängig von den Einflüssen der Gegenmaßnahmen verschiedenen Veränderungen. Jahreszeitliche Schwankungen sind durch Einflüsse von Temperatur und Witterung, Änderungen der Disposition, Verhaltensänderungen der Menschen, das Auftreten bestimmter Tiere als Vektoren usw. bedingt. Für langfristige, so genannte säkulare Schwankungen sind die Ursachen im Einzelnen nicht immer erkennbar, meist liegen ihnen Änderungen der Eigenschaften und der Verbreitung mikrobieller Erreger zugrunde. Die überregionale Verbreitung von Infektionen hängt mit der Mobilität des heutigen Lebens zusammen: Menschen, Tiere, Lebensmittel, Waren legen große Strecken zurück, Erreger werden „exportiert" und „importiert", neue Erregerreservoire erschlossen. Der Raum (das Gebiet oder das Territorium), in dem bestimmte Infektionserreger existieren und Infektionskrankheiten auftreten können, ist im epidemiologischen Sinn das „epidemiologische Feld" (Terrain bzw. Nosoareal).

> Ein Infektionsherd ist ein Milieu, in dem bestimmte Infektionsquellen aktiv sind und in dem unmittelbar Infektionsvorgänge stattfinden.

Infektionsherde. Die Einbeziehung des Umfeldes bietet Vorteile bei der Aufklärung (komplexe Herduntersuchung) und den Gegenmaßnahmen (Herdkontrolle). Der **Primärherd** (Ursprungsherd, Elementarherd) ist ein Infektionsherd, der zum Ausgangspunkt weiterer Herde wird. Eine spezielle Form ist der unabhängig vom Menschen existierende **Naturinfektionsherd** (Naturherd), in dem die Infektionszyklen unter wildlebenden Tieren ablaufen. Von diesem primären Erregerreservoir kann es bei entsprechenden direkten Kontakten mit den Reservoirtieren oder über Vektoren (z. B. Flöhe, Mücken, Läuse, Zecken) zur Infektion von Menschen kommen.

Entstehung und Ablauf von Epidemien

> Eine Epidemie (im epidemiologischen Sinn) liegt vor, wenn in einem bestimmten Raum und während eines begrenzten Zeitabschnitts im Vergleich zur Ausgangssituation Erkrankungsfälle mit einheitlicher Ursache vermehrt auftreten.

Wesentlich sind die räumliche und zeitliche Begrenzung. Eine besonders hohe Zahl an Erkrankungen, eine besondere gesellschaftliche Bedeutung oder eine Gefährdung vieler Personen sind keine notwendigen Bedingungen, obwohl eine Epidemie im üblichen Sprachgebrauch meist mit diesen Merkmalen verknüpft wird. Auch bei einem Ausbruch handelt es sich um das plötzliche, unerwartete Auftreten klinisch-epidemiologisch relevanter Erkrankungsfälle in einem bestimmten Gebiet, bei denen ein epidemiologischer Zusammenhang angenommen wird. Eine **Gruppenerkrankung** ist eine Erkrankungshäufung in einer durch ein gemeinsames Merkmal definierten Gruppe von Personen (z. B. dieselbe Verpflegung oder Einrichtung). Ein Infektionsgeschehen entwickelt sich **extensiv**, wenn viele Menschen erkranken, und **intensiv**, wenn viele von ihnen schwer erkranken. Erscheinungsformen von Epidemien sind in Tabelle 1.6 zusammengefasst.

Epidemiebegünstigende Situationen entstehen durch aktuelle Infektionsgefahrenquellen (Infektionsquellen oder Ansteckungsquellen), wie z. B. den Umlauf kontaminierter Lebensmittel, Einzelfälle hochkontagiöser Krankheiten, das Auftreten neuer epidemisch virulenter Erreger, Havarie- oder Katastrophensituationen mit hygienischer Relevanz, Tierseuchen mit einem Gefährdungspotenzial für Menschen oder Epidemien in benachbarten Regionen.

Die Epidemiographie ist die Dokumentation und graphische Darstellung eines epidemischen Prozesses. Meist gibt bereits die Charakteristik der **Epidemiekurve** Hinweise auf Art, Ursache und Dynamik des Geschehens. Beispielsweise zeigen Ausbrüche durch bestimmte Lebensmittel, je nach Haltbarkeit oder Präferenz bei bestimmen Altersgruppen, Unterschiede im Verlauf, sexuell übertragene Infektionen eine typische Altersverteilung, Naturherdinfektionen eine von den Vektoren abhängige charakteristische geographische Verteilung. Bei Kontakterkrankungen wird der Kurvenverlauf durch die Inkubationszeit geprägt, mehrere „Generationen" von Erkrankungsfällen sind zu erkennen.

Tabelle 1.6 Erscheinungsformen von Epidemien

Art der Epidemie	Erklärung
Explosivepidemie	➤ einer der beiden klassischen Grundtypen der Epidemie; innerhalb kurzer Zeit werden viele Menschen infiziert und erkranken (in der Regel ausgelöst durch die gemeinsame Exposition gegenüber einem kontaminierten Lebensmittel)
Tardivepidemie (Kontaktepidemie)	➤ einer der beiden klassischen Grundtypen der Epidemie; Infektionen und Erkrankungen nehmen über einen längeren Zeitraum durch direkte, zu Infektionen führende Kontakte von Mensch zu Mensch zu (Tröpfcheninfektionen, wie z. B. Influenza, oder Kontaktinfektionen, wie z. B. bestimmte sexuell übertragbare Krankheiten)
Mischepidemie	➤ Epidemie mit Merkmalen der Explosiv- und der Tardivepidemie, bei der sich aus einem anfänglich explosiven Geschehen eine Kontaktepidemie entwickelt
Streuepidemie	➤ Erkrankungen an verschiedenen Orten durch weiträumige Erregerstreuung aus einer Quelle (z. B. durch das Versenden kontaminierter Lebensmittel)
Provokationsepidemie	➤ Resistenzminderung in der Bevölkerung führt zur plötzlichen Erkrankung vieler latent infizierter Menschen
Pandemie	➤ Epidemie ohne räumliche Grenzen, die sich während eines bestimmten Zeitraums über mehrere Länder oder Erdteile erstreckt
„Scheinepidemie" (Pseudoepidemie)	➤ verstärkte Erfassung von Erkrankungsfällen, z. B. durch vermehrte Diagnostik, täuscht einen echten Anstieg der Erkrankungshäufigkeit vor

Methoden der Infektionsepidemiologie

Epidemiologische Anamnese

Vorgeschichte zur Klärung der Infektion. Im Zusammenhang mit einer ungeklärten (vermutlich infektionsbedingten) Erkrankung können Angaben zur Vorgeschichte und dem sozialen Kontext wesentlich zur Klärung der Diagnose und des Infektionsweges bzw. der Infektionsquelle beitragen. Sie werden durch Befragung des Erkrankten (Eigenanamnese) und unter Umständen auch von Personen des Umfeldes (Fremdanamnese) erhoben. Ist die Diagnose noch unklar, ergibt sich aus den beobachteten klinischen Symptomen, den bisherigen Laborbefunden und den anamnestischen Angaben eine **vorläufige Diagnose**. Bei mehreren Erkrankungsfällen (aus vermutlich gleicher Quelle) hilft die epidemiologische Anamnese dabei, Ursache, Ursprung und Ausmaß eines Geschehens zu erkennen. In vielen Fällen führt die Klärung der Erkrankung zur Aufdeckung noch vorhandener Gefährdungspotenziale, sodass gegebenenfalls infektionsgefährdete Personen erkannt und geschützt werden können. Die Art der Krankheit bestimmt Richtung und Art der Fragen; aus der Bedeutung der Krankheit ergibt sich der erforderliche Aufwand. Das klinische Bild lenkt den Verdacht bereits in eine bestimmte Richtung, oft sind jedoch mehrere Möglichkeiten differenzialdiagnostisch zu erwägen.

Zusammenwirken mit dem Gesundheitsamt. Der ersthinzugezogene bzw. der behandelnde Arzt stellt im Rahmen der Gesamtanamnese auch Fragen zur Klärung der Infektion. Im Fall einer meldepflichtigen Infektionskrankheit bzw. bei erkennbarer Bedeutung für die öffentliche Gesundheit werden relevante Feststellungen an das Gesundheitsamt übermittelt. Dort wird die epidemiologische Anamnese gegebenenfalls im Rahmen von Ermittlungen und Untersuchungen ergänzt. So können spezielle klinische und infektionsepidemiologische Erfahrungen im Zusammenwirken genutzt werden. Aus dem Zeitpunkt des Auftretens der ersten Symptome und einer Verdachtsdiagnose kann in vielen Fällen die Inkubationszeit und damit der vermutliche Zeitpunkt der Infektion abgeschätzt werden. Das Geschlecht, das Alter und der Wohnort geben erste wichtige Anhaltspunkte. Beispiele einiger Fragen, die wichtig sein können, enthält Tabelle 1.7.

Methoden der Infektionsepidemiologie

Tabelle 1.7   Fragen, die im Rahmen der epidemiologischen Anamnese wichtig sein können

Fragen	Beispiele
Bei Verdacht auf eine infektionsbedingte Darmerkrankung: Was wurde gegessen und getrunken (Nahrungsmittelanamnese)?	▶ Speisen und Getränke zum vermuteten Zeitpunkt der Infektion? ▶ Herkunft, Hersteller, Charge, Vertrieb, Bezugsquelle von Lebensmitteln? ▶ Auffälligkeiten? ▶ Aufbewahrung und Zubereitung? ▶ Herkunft des Trinkwassers?
Aufenthalt zum vermuteten Zeitpunkt der Infektion?	▶ Ausschließlicher Aufenthalt am Wohnort? ▶ Aufenthalt in einer Gemeinschaft/Gemeinschaftseinrichtung (Abteilung, Klasse, Gruppe)? ▶ Personen mit engem Kontakt? ▶ Risiken im Wohnumfeld (Sanitärhygiene, Schädlingsbefall)? ▶ Reisen im In- der Ausland? Falls zutreffend: Wann wo gewesen? Bedingungen der Reise? Individuell oder durch Veranstalter organisiert?
Spezielle Infektionsrisiken?	▶ Berufsbedingtes Infektionsrisiko? ▶ Medizinische Behandlung (Krankenhausaufenthalt, Eingriffe, Transfusionen, Impfungen, Serumgaben)? ▶ Kontakt zu Tieren? ▶ Lebensgewohnheiten? ▶ Berufsbedingte Risiken? ▶ Spezielle Freizeitaktivitäten? ▶ Risiken durch sexuelle Kontakte? Intravenöse Anwendung von Drogen?
Ist die Erkrankung Teil einer Häufung bzw. eines Ausbruchs?	▶ Sind weitere ähnliche Erkrankungsfälle mit einem möglichen epidemiologischen Zusammenhang in der Umgebung bekannt? Falls zutreffend: Welche Gemeinsamkeiten bestehen? ▶ Sind – falls z. B. ein bestimmtes Lebensmittel verdächtigt wird – ggf. überörtliche Zusammenhänge zu prüfen? ▶ Sind Havarien oder Unregelmäßigkeiten in der kommunalen Infrastruktur zu berücksichtigen?

▰ Erfassung und Untersuchung der infektionsbedingten Morbidität

Surveillance. Das Auftreten der einzelnen Infektionskrankheiten erfordert spezifische, komplex angelegte Überwachungsmaßnahmen, die Surveillance.

> Epidemiologische Surveillance ist das fortlaufende systematische Sammeln und Analysieren verschiedener Daten zum Auftreten und zur Ausbreitung einer bestimmten Krankheit, mit dem Ziel, die Situation zu bewerten und daraus effektive Maßnahmen der Verhütung und Bekämpfung abzuleiten.

Epidemiologische Überwachung. Die Bedeutung der Krankheit und die Häufigkeit ihres Vorkommens bestimmen den erforderlichen Aufwand, der gegebenenfalls situationsabhängig erweitert werden muss. Grundsätzliche Unterschiede bestehen zwischen einer passiven epidemiologischen Überwachung (Nutzung von Daten, die aufgrund von Meldevorschriften oder im Rahmen von Informationsvereinbarungen normalerweise anfallen) und einer aktiven epidemiologischen Überwachung (Erschließung zusätzlicher Daten durch aktives Aufspüren, Abfragen, Ermitteln). In Tabelle 1.8 sind Datenquellen zusammengetragen, die in Abhängigkeit von der Krankheit und der Situation geeignete Bausteine der Surveillance darstellen können.

Surveillance-Systeme. Das nationale System der Surveillance wichtiger Infektionskrankheiten ist hierarchisch aufgebaut (Kreisebene, Landesebene, Bundesebene). Im Robert Koch-Institut werden die örtlich erhobenen infektionsepidemiologischen Daten auf Bundesebene zusammengeführt, analysiert und bewertet (§ 4 IfSG). Teilaufgaben in speziellen

Tabelle 1.8 Datenquellen, die als Bausteine der Surveillance geeignet sind

Datenquellen	Beispiele
Meldesysteme und andere zentrale Datenerfassungssysteme	▶ Statistik meldepflichtiger Infektionskrankheiten ▶ Krankenhausstatistik ▶ Todesursachenstatistik
Sentinel-Systeme (Netze aus Beobachtungspraxen, Beobachtungskliniken oder Beobachtungslaboratorien)	▶ Praxen der Arbeitsgemeinschaft Influenza (AGI) ▶ STD-Sentinel des Robert-Koch-Instituts (Praxen, Beratungsstellen) ▶ Klinik- und Labor-Sentinel ESPED
Sero-Surveillance (Daten zur Immunitätslage)	▶ Untersuchung der Prävalenz von Antikörpern gegen bestimmte wichtige Erreger in Seren, die als definierte Stichproben aus der Bevölkerung gesammelt wurden (z. B. Seren aus dem Bundesgesundheits-Survey oder von Blutspendern)
Laborgestützte infektionsepidemiologische Surveillance (Daten zu Krankheitserregern)	▶ Aussagen zu den Eigenschaften wichtiger Krankheitserreger (Antibiotikaresistenz, Virulenzfaktoren usw.), z. B. durch Untersuchungen in nationalen Referenzzentren oder Konsiliarlaboratorien
Zusätzliche Datenquellen	▶ nationale Surveys ▶ Krankheitsregister (z. B. AIDS-Fallregister) ▶ epidemiologische Studien ▶ System der medizinischen Betreuung (Betreuung von Schwangeren und Neugeborenen, schulärztliche Dienste, betriebsärztliche Dienste usw.) ▶ Berufsgenossenschaften (infektionsbedingte Berufskrankheiten) ▶ Obduktionsbefunde ▶ Einsatz spezieller präventiver oder therapeutischer Maßnahmen (z. B. Daten über durchgeführte Impfungen durch Erhebungen, Befragungen; Erfassung des Verbrauchs bestimmter Arzneimittel, Immunseren oder Impfstoffe)

Fragen der Surveillance übernehmen andere Bundesinstitute, ein Netz nationaler Referenzzentren und Konsiliarlaboratorien sowie einige zentrale Einrichtungen bzw. Vereinigungen, so z. B. die „Deutsche Vereinigung zur Bekämpfung von Viruskrankheiten" (DVV), das „Deutsche Zentralkomitee zur Bekämpfung der Tuberkulose" (DZK) oder das „Deutsche Grüne Kreuz" (DGK). Die nationale Surveillance mündet in die europäische und die globale Surveillance. Innerhalb der Europäischen Union wird ein Netz für die epidemiologische Überwachung und die Kontrolle übertragbarer Krankheiten in der Gemeinschaft ausgebaut und ist ein Frühwarnsystem zur Erkennung bestimmter Krankheiten von internationaler Bedeutung etabliert. Auf europäischer Ebene existieren eine Reihe gut funktionierender Netzwerke spezieller Surveillance. Die globale Surveillance wird von der Weltgesundheitsorganisation (WHO) und anderen Spezialorganisationen der UNO (wie z. B. UNAIDS) organisiert. Internationale Referenzzentren sorgen für die Kontrolle wichtiger Krankheiten und offerieren Grundsätze der Verhütung und Bekämpfung. Meldeverpflichtungen im Rahmen internationaler Verpflichtungen wird für Deutschland durch das Robert Koch-Institut nachgekommen (§ 12 IfSG). Das etablierte internationale System der Surveillance bewährt sich besonders bei Krankheiten, die laut WHO besonders überwachungspflichtig bzw. quarantänepflichtig im Sinne der „Internationalen Gesundheitsvorschriften" (IGV) sind oder bei so genannten Emerging Diseases. Um die infektionsbedingte Morbidität und Mortalität messen und bewerten zu können, wird die Häufigkeit bestimmter Ereignisse (Infektionsvorgänge, Erkrankungen, Sterbefälle) oder Zustände („Infiziertsein", „Kranksein", „Keimträgertum") untersucht.

> Untersuchungsgegenstand in der Epidemiologie ist nicht die betroffene Person, sondern ein bestimmter „Fall", das heißt eine Person als Element einer bestimmten Menge von Personen, der bestimmte Merkmale (Fallkriterien) zugeordnet werden können, sodass eine gegebene Falldefinition erfüllt wird.

Meldung. Erkrankungsfälle sollten nur Eingang in ein System der Meldung oder in Studien finden, wenn sie einer gegebenen Falldefinition entsprechen, das heißt wenn die Zuordnung zu einem festgelegten typischen Muster von Symptomen und gegebenenfalls auch bestimmten diagnostischen und epidemiologischen Kriterien belegt ist. Im bestehenden Meldesystem verwenden die Gesundheitsbehörden Falldefinitionen, die vom Robert Koch-Institut herausgegeben werden (§ 4 Abs. 2 IfSG). Einige praktisch wichtige Maße bzw. Parameter, die geeignet sind, eine Infektionskrankheit bzw. ein Infektionsgeschehen näher zu quantifizieren und zu charakterisieren, sind in Tabelle 1.9 und Tabelle 1.10 zusammengestellt.

Tabelle 1.9 Maße zur Quantifizierung von Infektionsgeschehnissen

Maße	Erklärung
Inzidenz (Maß für die Häufigkeit des Auftretens von Krankheiten)	Zahl neu auftretender erfasster Erkrankungsfälle in einer bestimmten Bevölkerung in einem bestimmten Zeitraum (in der Regel einer kalendarischen Zeitperiode)
Inzidenzrate	Inzidenz, bezogen auf eine definierte Bevölkerungsgröße (in der Regel 100 000 Einwohner), z. B. Inzidenz × 100 000/gefährdete Population
Inzidenzdichte (Personen-Zeit-Inzidenzrate)	Inzidenz × Bezugsgröße/Zahl der gefährdeten Personen × Summe der individuellen Expositionsdauer (z. B. Tage, Monate, Jahre)
Spezifische Inzidenzraten	Inzidenzraten bezogen auf bestimmte Teilpopulationen (z. B. Gruppen mit bestimmtem Alter oder Geschlecht)
Kumulierte Inzidenz	Gesamtzugang seit Beginn eines bestimmten Geschehens ▸ **Befallsrate (Attack Rate):** im Rahmen eines Ausbruchs insgesamt Erkrankte × Bezugsgröße/gefährdete Population insgesamt ▸ **Infektionsrate:** Im Rahmen eines Ausbruchs insgesamt Infizierte × Bezugsgröße/gefährdete Population insgesamt
Gipfelinzidenz	Inzidenz am Kulminationspunkt einer Epidemie (dient dem Vergleich mit anderen Geschehen)
Prävalenz	Bestand an Erkrankten bzw. Infizierten in einer bestimmten Gruppe oder Bevölkerung zu einem bestimmten Zeitpunkt (**Punktprävalenz**) oder in einer bestimmten Zeitperiode (**Periodenprävalenz**); Prävalenzraten werden wie Inzidenzraten berechnet
Letalität (Tödlichkeit, Case-Fatality-Rate, krankheitsbezogenes Sterberisiko für Erkrankte unter definierten Bedingungen)	Zahl der an einer Krankheit Gestorbenen × 100/Erkrankte mit dieser Diagnose insgesamt
Mortalität (Sterblichkeit)	Zahl der Sterbefälle durch eine bestimmte Krankheit in einer bestimmten Bevölkerung (oder Gruppe der Bevölkerung) in einem bestimmten Zeitraum
Mortalitätsrate (bevölkerungsbezogene, krankheitsspezifische Sterberate; hier bezogen auf 100 000 Einwohner):	an einer bestimmten Krankheit Gestorbene in einer Bevölkerung × 100 000/mittlere Einwohnerzahl im gleichen Zeitraum
Exzessinzidenz/-mortalität	Teil der Neuerkrankungen bzw. der Sterbefälle in einer Bevölkerung, der – z. B. infolge einer Epidemie – die regionalen Erwartungswerte für den betreffenden Zeitraum übersteigt (übliche Angabe: % des Erwartungswertes)

1 Epidemiologie der Infektionskrankheiten (Infektionsepidemiologie)

Tabelle 1.10   Einige Parameter, die spezielle Aussagen über bestimmte Infektionen oder Infektionsgeschehen gestatten

Parameter	Erklärung
Infektionsdosis	Anzahl an Erregern einer bestimmten Spezies, die in der Regel notwendig ist, um eine Infektion (nicht zwangsläufig eine Erkrankung) zu bewirken
Inkubationszeit	Zeitdauer von der Infektion bis zum Auftreten der ersten Symptome
Dauer der Ansteckungsfähigkeit	Zeitdauer, während der ein Erreger von einer infizierten Person aus weitergegeben werden kann
Kontagionsindex (erregerspezifische Infektionswahrscheinlichkeit nach Exposition)	Infizierte/exponierte Empfängliche
Manifestationsindex (erregerspezifische Erkrankungswahrscheinlichkeit nach Infektion):	manifest Erkrankte/Infizierte
Mittlere Krankheitsdauer	Summe der Krankentage aller innerhalb eines Geschehens Erkrankten/Erkrankte insgesamt
Komplikationsrate	beobachtete Erkrankte mit einer Komplikation (allgemein oder speziell) × 100/Erkrankte im gleichen Zusammenhang insgesamt
Krankenhausbehandlungsrate	im Krankenhaus Behandelte × 100/Erkrankte im gleichen Zusammenhang insgesamt

Grundsätze der Untersuchung von Ausbrüchen

Epidemiologische Herduntersuchung. Wie die Therapie eines Kranken die vorherige Untersuchung und eine Diagnose erfordert, erzwingen auch gehäuft auftretende Erkrankungsfälle eine Untersuchung, die epidemiologische Herduntersuchung. Ursachen und Umfang des Geschehens sind zu bestimmen, um situationsgerechte Gegenmaßnahmen einleiten zu können. Das zuständige Gesundheitsamt übernimmt die Koordinierung aller Maßnahmen (volle Dienstbereitschaft auf der Basis vorbereiteter Pläne). Die Herduntersuchung ist unter den unmittelbar einzuleitenden antiepidemischen Maßnahmen (Gewährleistung einer adäquaten medizinische Betreuung; spezielle Maßnahmen zum Ausschalten möglicher Infektionsquellen, zur Unterbrechung von Übertragungsvorgängen und zum Schutz gefährdeter Personen; Dokumentation und Statistik; Information und Logistik) ein besonders wichtiger Aspekt. Bei größeren Geschehnissen bewährt sich eine spezielle Ursachenermittlungsgruppe, in der Experten auf verschiedenen Gebieten mitwirken.

Vorgehen zu Beginn. Anfangs ist es wichtig, die Diagnose bei den ersten erfassten Erkrankten zu sichern bzw. zu bestätigen (bei mehreren Kontakterkrankungen gilt die erste Erkrankung als **Indexfall**.) Eine explorative Befragung in verschiedene Richtungen dient der ersten Annäherung an die ursächlichen Faktoren. Die klinischen und paraklinischen Befunde und die Ergebnisse der epidemiologischen Anamnese (siehe oben) werden gemeinsam mit den behandelnden Ärzten ausgewertet. In der Regel wird – anhand der Leitsymptome – zunächst mit einer **Verdachtsdiagnose** gearbeitet. Eine Liste der Symptome aller Erkrankten hilft, eine **vorläufige Falldefinition** zu erarbeiten. Die weitere Befragung zu den möglichen ursächlichen Faktoren sollte auf Basis der bisher ermittelten Verdachtsmomente möglichst in standardisierter Form (speziell adaptierte Ermittlungsbögen) erfolgen.

Labordiagnostik. Nach der Verdachtsdiagnose wird angestrebt, bei den ersten typisch Erkrankten in geeignetem Untersuchungsmaterial einen Erregernachweis (direkt oder indirekt) zu führen. Das zeitgleiche Auftreten mehrerer gleichartiger Erkrankungsfälle rechtfertigt einen besonderen Aufwand der Labordiagnostik zur raschen und qualifizierten ätiologischen Klärung (Kuriertransport des Untersuchungsmaterials, Einbeziehung von Speziallaboratorien, Einholung einer Expertise zum weiteren diagnostischen Vorgehen). Die behandelnden Ärzte benötigen Hinweise zur weiteren Labordiagnostik.

Tabelle 1.11 Bestätigung eines ursächlichen Zusammenhangs zwischen zu untersuchenden Erkrankungsfällen und einer angeschuldigten Quelle (bzw. bestimmten beteiligten Vehikeln)

Mögliche Wege der ursächlichen Klärung eines Infektionsgeschehens	
1. Nachweis identischer Erreger bei den Erkrankten **und** in einer Quelle (bzw. in Vehikeln, die an der Übertragung beteiligt waren); die Identität der Erreger wird durch deren Feintypisierung, unter Umständen bis zur Charakterisierung auf molekularer Ebene, bestätigt	2. Nachweis statistisch signifikanter Unterschiede zwischen den Erkrankten und nichterkrankten Kontrollpersonen aus ihrem Umfeld mittels einer retrospektiven epidemiologischen Studie – **Fallkontrollstudie**

Epidemiologische Ermittlungen im Umfeld der Erkrankten konzentrieren sich auf
- das Aufdecken von Zusammenhängen zwischen Erkrankungsfällen,
- das Erfassen der unmittelbaren Kontaktpersonen (Beobachtung, Befragung, Untersuchung),
- das Aufspüren potenzieller Ansteckungs- oder Infektionsquellen.

In Abhängigkeit von den Verdachtsmomenten wird auch die natürliche Umwelt einbezogen. Bei Erkrankungsgeschehen, die offensichtlich alimentär bedingt sind oder eine gemeinsame Quelle vermuten lassen, führen die zuständigen Behörden Ortsbegehungen und Hygienekontrollen durch. Laboruntersuchungen (von ausgewählten Lebensmitteln, Gerätschaften, Trinkwasser, Abwasser usw.) werden eingeleitet. Bei angeschuldigten Lebensmitteln oder Zubereitungen wird der Gang der Produktion systematisch verfolgt; Beschäftigte werden in die Untersuchungen einbezogen.

Aktives „Aufspüren". Bei maximal erweiterter Surveillance gilt die Aufmerksamkeit der Erfassung bislang noch unerkannter Erkrankungsfälle in der Bevölkerung durch aktives „Aufspüren" (Active Case Finding). Ärzte und Gesundheitseinrichtungen der Region werden über den Stand der Erkenntnisse informiert, zur aktiven Unterstützung der Ermittlungen und der eingeleiteten Maßnahmen aufgefordert und erhalten gleichzeitig Empfehlungen zur Prävention und zu Schutzmaßnahmen. Hier kann die Arbeit der Gesundheitsbehörde unter Umständen auch durch die Medien in sachlicher Form unterstützt werden.

Hypothesen. Als Ergebnis der durchgeführten Ermittlungen und Untersuchungen werden alle klinischen, epidemiologischen und labordiagnostischen Daten analysiert, um Hypothesen zur Diagnose, zum vermutlichen Erreger sowie zu beteiligten ursächlichen Faktoren, zum Übertragungsmodus und zur voraussichtlichen weiteren Entwicklung zu formulieren. Diese Hypothesen zu Art und Ursache des Ausbruchs müssen schließlich bestätigt oder entkräftet werden (Tabelle 1.11).

Literatur

Bales S, Baumann HG, Schnitzler N. Infektionsschutzgesetz, Kommentar und Vorschriftensammlung. 2. Aufl. Stuttgart: Verlag W. Kohlhammer; 2003.
Beaglehole R, Bonita R, Kjellström T. Einführung in die Epidemiologie. Bern: Verlag Hans Huber; 1997.
Chin J. Control of communicable diseases – manual. 17 th ed. Washington, DC: American Public Health Association; 2000.
Fock R et al. Management und Kontrolle lebensbedrohender hochkontagiöser Infektionskrankheiten. Bundesgesundheitsbl-Gesundheitsforsch-Gesundheitsschutz. 1999;42:389–401.
Giesecke J. Modern infectious disease epidemiology. London: Edward Arnold; 1995.
Gordis L. Epidemiologie (Dtsch. Ausgabe). Marburg: Verlag im Kilian; 2001 (Originalausgabe bei WB Saunders, Philadelphia, USA, 2000).
Heinemann L, Sinnecker H. Epidemiologische Arbeitsmethoden. Jena, Stuttgart: Gustav Fischer Verlag; 1994.
Last JM. A dictionary of epidemiology. 3 rd ed. New York, Oxford, Toronto: Oxford University Press; 1995.
Rothman KJ. Modern epidemiology. 2nd ed. Philadelphia: Lippincott-Raven Publishers; 1998.
Torrence ME. Understanding epidemiology. Mosby's Biomedical Science Series. St. Louis (USA): Mosby-Year Book, Inc.; 1997.

Aktuelle infektionsepidemiologische Daten für Deutschland werden durch das Robert Koch-Institut im **Epidemiologischen Bulletin** (wöchentlich) und in einem **Infektionsepidemiologischen Jahrbuch** publiziert.

2 Pathogenese und Diagnostik von Infektionen

M. Mielke

Infektion = Exposition + Disposition

Entwicklung der Kenntnisse. Eines der hervorstechendsten Merkmale von Infektionskrankheiten ist ihre Übertragbarkeit, das heißt die **Kontagiosität** der von ihnen befallenen Patienten und die daraus folgende endemische oder epidemische Häufung gleichförmiger Krankheitsbilder in einer Lebensgemeinschaft. Darüber hinaus haben nur wenige der übrigen Krankheiten des Menschen eine so eindeutig definierte **Ätiologie**. Während die epidemische Ausbreitung von Infektionskrankheiten bereits in der Antike beobachtet wurde (s. z.B. Thukydides), entwickelten sich klare ätiologische Vorstellungen allerdings erst in der Moderne (s. z.B. noch die ätiologischen Vorstellungen im „König Ödipus"/Aischylos 425 vor Christus; Pest in Theben). Die bahnbrechende Entdeckung der mikrobiellen Ursachen von Infektionskrankheiten gegen Ende des vorletzten Jahrhunderts (Semmelweis, Lister, Pasteur, Koch) sollte jedoch nicht dazu führen anzunehmen, dass der Zusammenhang zwischen Erreger und Erkrankung monokausal sei, wie dies in den Koch-Henle-Postulaten zum formalen Beweis der Erregerätiologie einer Erkrankung gefordert wird:
- konstanter Nachweis des Erregers in den betroffenen Geweben,
- Isolierung des Erregers und Nachweis der typischen Krankheitszeichen nach experimenteller Infektion mit der Reinkultur,
- erneute Isolierung des Erregers aus dem experimentell infizierten Organismus.

Infektionsentstehung. Unter natürlichen Bedingungen führt erst das Zusammentreffen aus **Exposition** (gegenüber dem infektiösen Agens) und **Disposition** (des Wirtes) zur Infektion, welche darüber hinaus nicht gleichbedeutend mit Krankheit ist. Die frühe Beobachtung, dass nicht alle Exponierten Opfer einer epidemisch auftretenden Erkrankung werden, bildete auch die Grundlage für erste Überlegungen zur Immunität und der Entwicklung von Vakzinierungsstrategien (Variolation im antiken China; Arbeiten von Jenner). Mit zunehmender Kenntnis über die Ätiologie von Infektionen wurde auch verständlich, dass diese nicht immer vom Kontakt mit infizierten und den Erreger ausscheidenden Menschen oder Tieren ausgehen, sondern – wie bereits im Altertum als „giftige Ausdünstungen des Bodens" (Miasmen, Malaria) angenommen – auch als Folge der Aufnahme von Erregern aus der Umwelt entstehen können, sofern ein entsprechendes Umweltreservoir bzw. eine kontaminierte unbelebte Infektionsquelle existiert oder, bei entsprechender Disposition oder iatrogener Umgehung der natürlichen Invasionsbarrieren, auch von der körpereigenen mikrobiellen Flora ausgehen können (Clark 1991, Mochmann u. Köhler 1997).

Eine Infektion liegt vor, wenn
- ein zur Infektion befähigter (pathogener) Mikroorganismus (im weitesten Sinne ein replikatives Agens)
- in einen empfänglichen Wirt
  - eingedrungen,
  - sich in ihm vermehrt oder angesiedelt und
  - Schädigungs- oder
  - Abwehrreaktionen hervorgerufen hat.

Kontamination, Kolonisation. Von der Infektion sind daher die Kontamination und die Kolonisation abzugrenzen, bei denen der Mikroorganismus weder die Körperoberfläche durchdringt noch Abwehrreaktionen hervorruft, sowie die Intoxikation mit toxischen Stoffwechselprodukten von Bakterien oder Pilzen. Mögliche Eintrittspforten in den Organismus sind in Abb. 2.1 dargestellt. Sowohl die Befähigung des Erregers zur Infektion als auch die Empfänglichkeit des Wirtes haben eine genetisch determinierte (angeborene) und eine adaptive (erworbene) Komponente.

Für die ausführliche Erläuterung von Aufbau, Genetik, Physiologie sowie Virulenzmechansimen und

Infektion = Exposition + Disposition

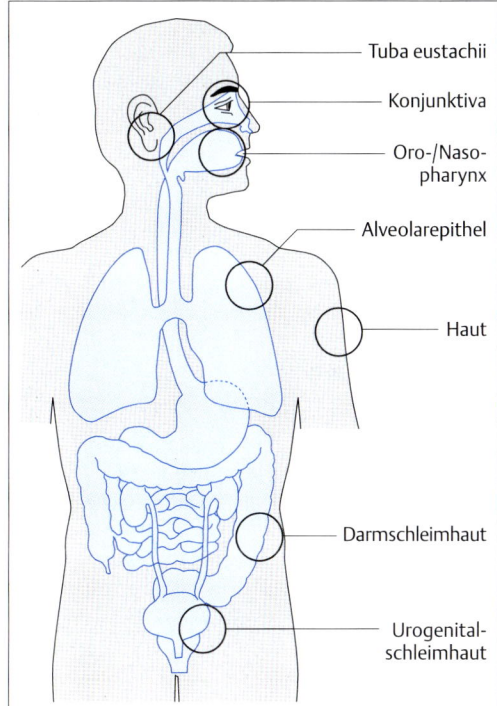

Abb. 2.1 Typische Eintrittspforten von Infektionserregern. Mikroorganismen dringen in der Regel über die (verletzte) Haut/Schleimhaut oder die lymphatischen Gewebe des Respirations- oder Darmtraktes in den Wirt ein. In der Folge entwickeln sich, je nach Infektionsweg und Abwehrlage des Wirtes bzw. den Eigenschaften des Erregers, lokale bzw. generalisierende Infektionen mit Befall bestimmter Organsysteme.

mit Beschwerden oder Symptomen einhergehenden entzündlichen Reaktion verbunden ist (Abb. 2.2). Infektionen können daher auch inapparent (subklinisch) verlaufen und sind dann nur durch Einsatz mikrobiologischer (Erregernachweis), infektionsserologischer oder immunologischer (Nachweis der spezifischen Wirtsreaktion, z. B. als Antikörpernachweis) bzw. klinisch-chemischer oder hämatologischer diagnostischer Labormethoden nachweisbar. Besondere epidemiologische Bedeutung erlangt diese Form der Infektion dann, wenn inapparent Infizierte den Erreger ausscheiden, da Maßnahmen der Infektionskontrolle durch die Probleme bei der Identifizierung dieser Personen besonders schwierig umzusetzen sind.

Einteilung. Unter praktisch-klinischen Gesichtspunkten können Infektionskrankheiten mit Gewinn für den differenzialdiagnostischen Prozess eingeteilt werden nach:
- ihrem **zeitlichen Verlauf** (in perakute, akute und chronisch-persistierende bzw. rezidivierende Infektionen),
- ihrer **Lokalisation** (generalisiert versus lokalisiert, das heißt nach dem betroffenen Organsystem),
- der Art der hervorgerufenen **Entzündungsreaktion** (serös, fibrinös, hämorrhagisch, nekrotisierend, eitrig, lymphoplasmozytär, granulomatös).

Inkubationszeit. Der Zeitraum zwischen der Infektion und dem Auftreten der ersten Krankheitserscheinungen wird als Inkubationszeit bezeichnet. Ihre Kenntnis leistet einen praktischen Beitrag bei der Eingrenzung von Verdachtsdiagnosen, der Ermittlung des potenziell betroffenen Personenkreises eines Infektionsgeschehens und der Terminierung von Absonderungsmaßnahmen (z. B. bei Kenntnis des Expositionszeitraums nach Auslandsaufenthalten oder sexuellen Kontakten).

Generalisierende Infektion. Regelhaft generalisierende (zyklische) Infektionskrankheiten sind – im Unterschied zu Lokalinfektionen, bei denen sich der Erreger lediglich am Ort des Eindringens vermehrt – dadurch gekennzeichnet, dass es nach Überwindung der Haut-/Schleimhautbarriere an der Eintrittspforte des Erregers in der Regel nicht zu klinischen Krankheitserscheinungen kommt, sondern dass der Erreger zunächst auf dem Lymph- und Blutweg verschleppt wird, sich meist erst im Bereich des retikulohistiozytären Systems vermehrt und von dort nach Ablauf einer für jede Krankheit

-regulation von Mikroorganismen bzw. Aufbau und Funktion des Immunsystems wird auf die hervorragenden Monographien zur medizinischen Mikrobiologie von Davis et al. (1990), Schaechter et al. (1993) und Salyers und Whitt (1994) sowie zur Immunologie auf die Monographien von Cruse und Lewis (1995), Abbas et al. (2000) und Janeway et al. (2001) hingewiesen. Hier sollen nur Aspekte mit unmittelbarer klinischer Bedeutung erörtert werden.

Voraussetzungen. Eine Infektionskrankheit tritt auf, wenn die **Infektionsdosis** (auch abhängig von der Disposition des Wirtes) und das Schädigungsvermögen des Erregers, determiniert durch dessen **Virulenz**, ausreichen, um Zellen oder Gewebe des Wirtes (für ihn wahrnehmbar) direkt zu schädigen oder eine Wirtsabwehr hervorrufen, die mit einer

2 Pathogenese und Diagnostik von Infektionen

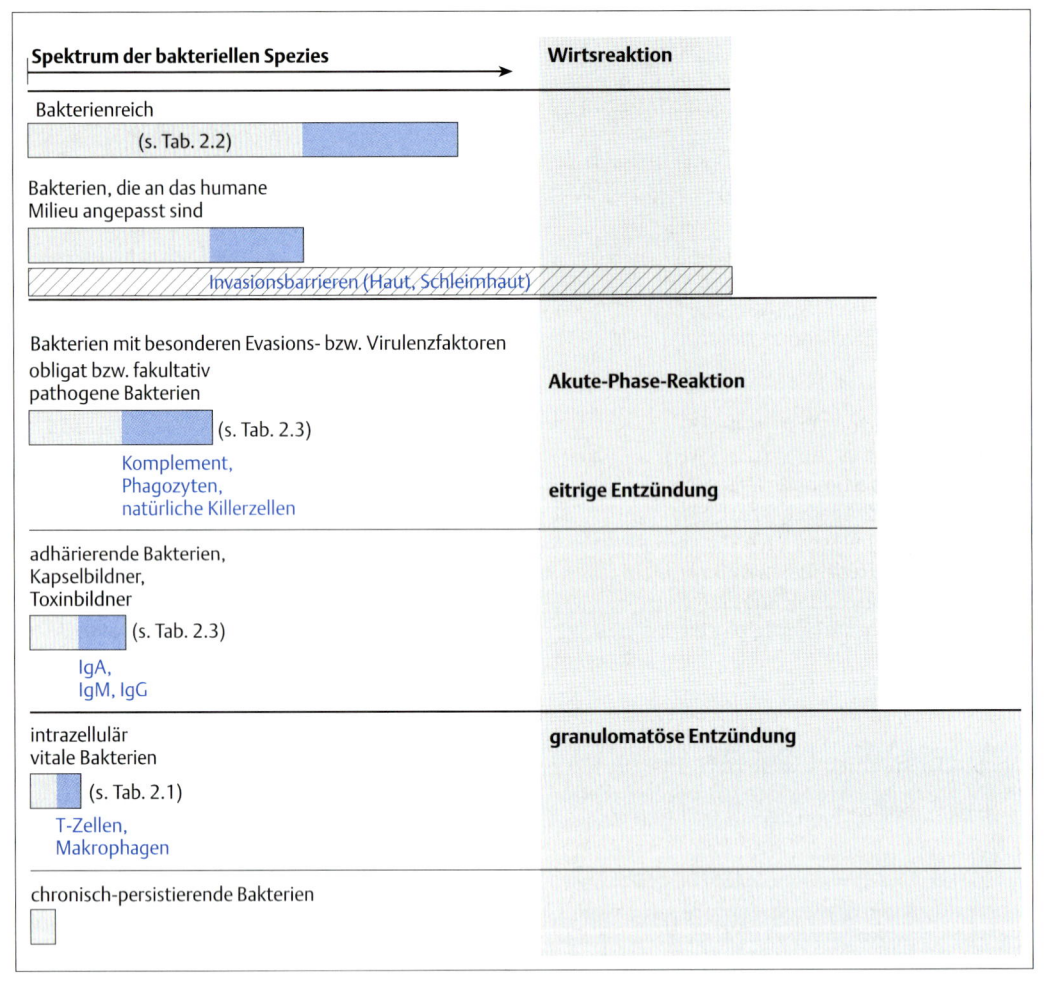

Spektrum der bakteriellen Spezies →	Wirtsreaktion
Bakterienreich (s. Tab. 2.2)	
Bakterien, die an das humane Milieu angepasst sind	
Invasionsbarrieren (Haut, Schleimhaut)	
Bakterien mit besonderen Evasions- bzw. Virulenzfaktoren obligat bzw. fakultativ pathogene Bakterien (s. Tab. 2.3) **Komplement, Phagozyten, natürliche Killerzellen**	**Akute-Phase-Reaktion** **eitrige Entzündung**
adhärierende Bakterien, Kapselbildner, Toxinbildner (s. Tab. 2.3) **IgA, IgM, IgG**	
intrazellulär vitale Bakterien (s. Tab. 2.1) **T-Zellen, Makrophagen**	**granulomatöse Entzündung**
chronisch-persistierende Bakterien	

Abb. 2.2 Stufenfolge mikrobiell induzierter Wirtsreaktionen. Nach Überwindung der Invasionsbarrieren schädigen pathogene Mikroorganismen den Wirt durch ihren direkten zytopathischen Effekt und/oder durch die von ihnen ausgelösten Entzündungsreaktionen.

Die Akute-Phase-Reaktion stellt im weitesten Sinne die erste Reaktion des Wirtes auf den Kontakt mit mikrobiellen Noxen – insbesondere den Zellwandstrukturen von Bakterien, wie Peptidoglykan, Teichonsäure oder Lipopolysaccharid (Endotoxin) – dar. Sie liegt den klinischen Leitsymptomen der Infektion – wie Fieber, Abgeschlagenheit, Blutbildveränderungen und Änderungen in der Zusammensetzung der Serumproteine (Akute-Phase-Proteine) – zugrunde. Ist sie sehr stark ausgeprägt, kann sie – wie z. B. im Fall der Sepsis – zu Schock und Multiorganversagen führen. Im Allgemeinen leiten die zugrunde liegenden Mechanismen in Form von Entzündungsmediatoren jedoch die mikrobiell bedingten lokalen Gewebeveränderungen ein.

Diese lassen sich, je nach Art der überwiegend im Gewebe akkumulierenden Leukozyten, in eitrige oder lymphoplasmozytäre bzw. monozytär-granulomatöse Entzündungen einteilen. Eitrige Entzündungen werden von extrazellulär vitalen Bakterien, wie z. B. Staphylokokken oder Streptokokken, hervorgerufen. Können sich diese durch Ausbildung einer Polysaccharidkapsel der Phagozytose und damit der Abtötung durch die Granulozyten entziehen, sind sie in der Lage, akute, lebensbedrohliche Erkrankungen hervorzurufen.

Erst die Bildung spezifischer Antikörper führt dann, gemeinsam mit myelomonozytären Zellen und Komplement, zur Überwindung der Infektion. Auch der Schutz vor direkter toxischer Gewebeschädigung durch toxinbildende Mikroorganismen beruht auf der Wirkung spezifischer Antikörper. Lymphoplasmozytäre bzw. granulomatöse Entzündungen werden von fakultativ oder obligat intrazellulären Mikroorganismen hervorgerufen. Kann die Infektion auch auf dieser Stufe nicht überwunden werden, geht die chronische granulomatöse Entzündung häufig in eine Fibrose über.

typischen Inkubationszeit erneut in das Blut und damit in andere Organe gelangt. Diese erneute, vom Umfang her bedeutendere Einschwemmung des Erregers in die Blutbahn (Generalisation) geht mit mehr oder weniger heftigen Allgemeinreaktionen einher, meist mit (kontinuierlichem) Fieber, relativer Leukopenie und relativer Bradykardie sowie Milzschwellung. Die Milzvergrößerung ist Ausdruck der systemischen immunologischen Reaktion des Wirtes. In dieser Phase der Erkrankung (Generalisationsstadium) ist es oft schwer, eine klinische Diagnose zu stellen, da charakteristische Organbefunde (noch) fehlen.

Organmanifestation. Erst in der 3. Phase der Erkrankung kommt es zur Lokalisierung des Infektionsprozesses in bestimmten Organen, der Organmanifestation, und damit zu charakteristischen Krankheitserscheinungen (z. B. Exanthem bei Masern, Ikterus bei Hepatitis, intestinale Manifestation bei Typhus). Zyklische Infektionskrankheiten zeigen daher häufig einen doppelgipfligen Fieberverlauf, wobei der 1. Gipfel dem Generalisationsstadium, der 2. Gipfel der Organmanifestation entspricht. Schwere und Dauer der zyklischen Infektionskrankheiten sind weitgehend unabhängig von der Menge der eingedrungenen Erreger. Maßgebend sind dagegen die Virulenz der Erreger sowie die Disposition und die immunologische Reaktion des Wirtes. Nach überstandener Erkrankung entwickelt sich eine Krankheitsimmunität, die den Verlauf einer Zweitinfektion insbesondere durch Hemmung der Generalisation günstig beeinflusst. Bei Infektionen, bei denen die Abwehr primär von T-Zellen getragen wird (Abb. 2.2, Tabelle 2.1), ist diese Immunität von der Zahl spezifischer Effektorzellen abhängig und daher nicht in jedem Fall vollständig. Erreger können trotz erhöhter (erworbener) Resistenz gegen Reinfektionen im Körper persistieren und sogar ausgeschieden werden.

Sepsis. Auch eine primär als Lokalinfektion verlaufende (bakterielle oder mykotische) Infektion kann bei Einbruch in das Gefäßsystem auf dem Blutweg

Tabelle 2.1 Infektiologische Differenzialdiagnosen bei granulomatösen Entzündungsprozessen

Intrazellulär vitale Mikroorganismen bzw. entsprechende Erkrankung		
Bakterielle Infektionen	▸ atypische Mykobakteriosen ▸ Brucellose (Brucella spp.) ▸ Ehrlichiose (Ehrlichia spp.) ▸ Frambösie (T. pertenne) ▸ Katzenkratzkrankheit (Bartonella henselae) ▸ Legionellose (L. pneumophila) ▸ Lepra (M. leprae) ▸ Listeriose (L. monocytogenes) ▸ Lymphogranuloma venereum/inguinale (C. trachomatis) ▸ M. Whipple ▸ Ornithose (C. psittaci) ▸ Oroya-Fieber/Verruga peruviana (Bartonella spp.)	▸ Q-Fieber (C. burnetii) ▸ Rickettsiosen (R. prowazekii, rickettsiae, tsutsugamushi) ▸ Syphilis (T. pallidum) ▸ Tuberkulose (M. tuberculosis; siehe auch nekrotisierende Lymphadenitis nach BCG-Impfung) ▸ Tularämie (F. tularensis) ▸ Trachom (C. trachomatis) ▸ Typhus (S. Typhi) ▸ Yersiniose (Y. enterocolitica, pseudotuberculosis)
Pilzinfektionen	▸ Blastomykose ▸ Chromomykose ▸ Histoplasmose ▸ Kokzidioidomykose	▸ Kryptokokkose ▸ Penicilliosis ▸ Sporotrichose
Helmintheninfektionen	▸ Nematoden: Enterobiasis, Strongylodiasis	▸ Trematoden: Clonorchiasis, Fascioliasis, Onchocercose, Schistosomiasis
Protozoeninfektionen	▸ Leishmaniose ▸ Malaria	▸ Toxoplasmose ▸ Trypanosomiasis

generalisieren. Es resultiert dann eine in der Regel mit Fieber einhergehende Bakteriämie bzw. Sepsis, bei der von einem Lokalinfektionsherd ausgehend dauernd oder intermittierend Erreger in das Blut gelangen und systemische Krankheitserscheinungen sowie hämatogene septische Absiedelungen entstehen (Kapitel 18).

Alle Aspekte der Infektiologie – einschließlich Diagnostik, Prophylaxe und Therapie – leiten sich aus den geschilderten grundlegenden Zusammenhängen und den physiologischen Eigenschaften der Erreger ab. Für die Behandlung von Infektionskrankheiten gilt grundsätzlich, dass sie unvollständig ist, solange nicht

- der Erreger,
- die Exposition und
- die Disposition des Patienten

bekannt sind.

Exposition und Expositionsprophylaxe

Pathogenität. Aus der Vielzahl der in der Natur vorkommenden Mikroorganismen bzw. Bakterien (Tabelle 2.2, Abb. 2.2) ist nur ein geringer Teil zum Leben im humanen Milieu (37 °C; saure Hautoberfläche bzw. saures Scheidenmilieu, Lysozym in Speichel und Tränenflüssigkeit, Gallensäuren im Darm usw.), von diesen wiederum nur ein kleiner Teil zur Invasion und zum Überleben im Wirt befähigt, das heißt für den Menschen pathogen. Die Fähigkeit zur Invasion verschafft dem Parasiten einen Standortvorteil, indem er sich der Konkurrenz um Nährstoffe durch Erschließen eines neuen Habitats, dem Wirtsgewebe, entziehen kann. Hierin besteht die evolutionäre Triebkraft für die Vermehrung und Verbreitung von (obligat) pathogenen Mikroorganismen. Im Fall von Viren und obligat intrazellulären Bakterien (Chlamydien, Rickettsien) ist die Invasion unabdingbare Voraussetzung für ihre Vermehrung geworden. Im Zusammenhang mit Verletzungen der Integrität der Invasionsbarrieren (durch Stich, Schnitt, Biss, Unfall- oder Verbrennungstrauma, invasive medizinische Maßnahmen usw.) können Mikroorganismen allerdings auch ohne spezifische Befähigung durch Virulenzfaktoren in einen Makroorganismus eindringen und so z. B. lokale (Wund-)Infektionen oder Septikämien nach hämatogener Streuung hervorrufen. Mikroorganismen, die erst unter solchen Bedingungen der Vorschädigung des Wirtes Krankheitszustände hervorrufen, werden als fakultativ pathogen (Tabelle 2.3), Mikroorganismen, die von Störungen der Wirtsabwehrmechanismen profitieren, auch als Opportunisten bezeichnet. Andere Mikroorganismen bedienen sich eines biologischen Vektors, um die Invasionsbarrieren zu durchbrechen (z. B. Plasmodien als Erreger der Malaria). Auch die diaplazentare Übertragung umgeht die natürlichen Invasionsbarrieren (Kapitel 22).

Infektiosität. Zur Infektion sind Vertreter aller Klassen von Mikroorganismen – also Viren, Bakterien und Pilze sowie ein- und mehrzellige Parasiten (Protozoen, Metazoen; Rund-/Plattwürmer) – befähigt. In jüngster Zeit werden auch „fehlgefaltete" (speziestypische) körpereigene unlösliche Proteine als übertragbare Erreger von Erkrankungen des Ner-

Tabelle 2.2   Bakterien der Umwelt (Gattungsebene), die nicht an das humane Milieu angepasst sind (apathogene Bakterien)

- Anabaena
- Beggiatoa
- Blattabacterium
- Caulobactershlorobium
- Chromatium
- Chlorococcus
- Cytophaga
- Desulfovibrio
- Frankia
- **Halobacterium**
- Holospora
- Hyphomicrobium
- Methanobacterium
- Micromonospora
- Myxococcus
- Nitrobacter
- Nitrosomonas
- Rhodospirillum
- Sphaerotilus
- Sulfolobus
- **Thiobacillus**

Die durch Fettdruck hervorgehobenen Gattungen Halobacterium und Thiobacillus verdeutlichen beispielhaft die Anpassung der Bakterien an Umweltbedingungen (hohe Salzkonzentrationen, Schwefel als essenzielles Substrat), welche ein Leben im humanen Milieu unmöglich machen

Tabelle 2.3 Fakultativ pathogene und pathogene Bakterien des Menschen

Merkmale	Beispiele
Bakterien (Familien), die an das humane Milieu angepasst sind	▶ Chlamydiaceae ▶ Enterobacteriaceae ▶ Legionellaceae ▶ Micrococcaceae ▶ Mycobacteriaceae ▶ Mycoplasmataceae ▶ Neisseriaceae ▶ Pasteurellaceae ▶ Pseudomonaceae ▶ Spirochaetaceae ▶ Vibrionaceae
Häufig vorkommende Kommensalen/Symbionten der physiologischen Flora	▶ Bifidobacteriaceae ▶ Brevibacterium spp. ▶ Micrococcus luteus ▶ Lactobacillus acidophilum/bifidum ▶ Veillonella spp. ▶ Propionibacteriaceae
Häufig vorkommende fakultativ pathogene Bakterien der physiologischen Flora	▶ Staphylococcus epidermidis, saprophyticus ▶ Enterokokken (E. faecalis, E. faecium) ▶ Escherichia coli ▶ Proteus mirabilis/vulgaris ▶ Providencia spp. ▶ Klebsiella spp. ▶ Morganella spp. ▶ Enterobacter spp. ▶ Citrobacter spp. ▶ Serratia spp. ▶ Pseudomonas spp. ▶ Acinetobacter spp. ▶ Stenotrophomonas spp. ▶ Burkholderia spp. ▶ Bacteroides spp. ▶ Prevotella/Porphyromonas spp. ▶ Fusobacterium spp. ▶ Peptostreptococcus spp. ▶ Actinomyceten ▶ Nocardien ▶ Mycoplasma spp. ▶ Ureaplasma spp.
Pathogene Bakterien, bei denen die Toxinbildung den wesentlichen Virulenzmechanismus darstellt	▶ Bacillus cereus (Darm) ▶ Clostridium difficile (Darm) ▶ enterotoxinbildende E. coli (Darm) ▶ Shigella spp. (Darm) ▶ Vibrio cholerae (Darm) ▶ Aeromonas hydrophila (Darm) ▶ Plesiomonas shigelloides (Darm) ▶ Bacillus anthracis (Haut, Respirationstrakt) ▶ Clostridium perfringens, sordelli, novyi, septicum (Haut/Weichteile)

Merkmale	Beispiele
	➤ Clostridium botulinum (PI; Nervensystem) ➤ Clostridium tetani (I; Nervensystem) ➤ Bordetella pertussis (I; Respirationstrakt) ➤ Corynebacterium diphtheriae (I; Respirationstrakt)
Pathogene Bakterien, bei denen die Kapselbildung den wesentlichen Virulenzmechanismus darstellt	➤ Haemophilus influenzae (I; Respirationstrakt, Meningen) ➤ Streptococcus pneumoniae (I; Respirationstrakt, Meningen) ➤ Neisseria meningitidis (I; Respirationstrakt, Meningen) ➤ Branhamella catarrhalis (Respirationstrakt) ➤ Klebsiella pneumoniae (Respirationstrakt) ➤ Pseudomonas aeruginosa (Respirationstrakt) ➤ Streptococcus agalactiae (Gruppe B; Vaginaltrakt, Sepsis bei Neugeborenen) ➤ Escherichia coli (K1; Vaginaltrakt, Sepsis bei Neugeborenen) ➤ Bacteroides fragilis (Darm, Wundinfektionen, intraabdominelle Infektionen) ➤ Streptococcus pyogenes (Haut) ➤ Staphylococcus aureus (Haut) ➤ Bacillus anthracis (Haut, Respirationstrakt)

Tabelle 2.3 (Fortsetzung)
I: aktive Immunisierung möglich; PI: passive Immunisierung möglich

vensystems (transmissible spongiforme Enzephalopathien) angenommen.

Die physiologischen Eigenschaften der Mikroorganismen determinieren ihren Standort und ihre Überlebensfähigkeit in der Natur bzw. im Zusammenhang mit Menschen, Tieren oder als Überträger fungierenden Vektoren. Der natürliche Standort (Reservoir) und der Übertragungsmodus eines Erregers sowie Dichte und Lebensgewohnheiten der empfänglichen Bevölkerung bestimmen die Verbreitung einer Infektion. Dementsprechend lassen sich z.B. Infektionen abgrenzen, die in bestimmten Klimaten endemisch (z.B. „Tropenkrankheiten"), in unseren Breiten aber nur als importierte Infektionen vorkommen (Cook 1997; Kapitel 19) bzw. den Kontakt zu tierischen Ausscheidungen (z.B. Leptospirose, Q-Fieber, Psittakose, Arenavirusinfektionen, Lassa-Fieber, LCMV-Infektionen, südamerikanisches hämorrhagisches Fieber, Hantavirusinfektionen, Tollwut, Infektionen mit Filoviren, wie dem Marburgvirus und Ebolaviren) oder Nahrungsmitteln tierischen Ursprungs (z.B. Milch, Brucella, M. bovis) voraussetzen.

Nosokomiale Infektionen. Eine besondere Umgebung stellt auch das Krankenhaus dar. Die moderne Medizin schafft mit ihren invasiven Methoden neben iatrogenen Eintrittspforten (z. B. katheterassoziierte Infektionen) auch ungewöhnliche Übertragungswege, wie z. B. die Übertragung von Mikroorganismen durch Bluttransfusion oder Organtransplantation, sowie durch den Einsatz breit wirksamer Antibiotika einen besonderen Selektionsdruck auf empfindliche Bakterien der physiologischen Flora mit der Konsequenz der Vermehrung und Ausbreitung von resistenten Bakterien. Darüber hinaus nimmt die Zahl der heute behandelbaren, jedoch durch Grundkrankheit oder Therapie abwehrgeschwächten Patienten zu.

Exogene und endogene Infektionen. Infektionen können aus der körpereigenen Flora resultieren (endogene Infektionen) oder durch homologe (von Mensch zu Mensch) oder heterologe (vom Tier zum Mensch, ggf. als Endwirt; Zoonosen) Übertragung bzw. durch Kontakt mit kontaminierten Oberflächen der unbelebten Umwelt erworben werden (exogene Infektionen). Die Übertragung kann dabei erfolgen über:

➤ die Luft (aerogen/inhalativ) über Tröpfchen und Staub,

- kontaminiertes Wasser und Lebensmittel (alimentär/oral, fäkal-oral),
- direkten Kontakt (sexuell, Schmierinfektion, Tierkontakt/Zoonosen, traumatisch/Inokulation),
- vektoriell (Inokulation durch erregerübertragende, blutsaugende Parasiten),
- „Transfusion" (intrauterin/diaplazentar, iatrogen).

Erreger, die in besonderem Maße an das humane Milieu angepasst sind und außerhalb des Körpers rasch absterben, werden typischerweise nur bei engem Körperkontakt, in vielen Fällen also nur sexuell übertragen. Der Altersgipfel dieser Erkrankungen liegt dementsprechend bei 15–40 Jahren, und die potenziell betroffenen Personen lassen sich anamnestisch ermitteln. Vektoriell übertragene Infektionen zeigen ein Ausbreitungsmuster, das von dem Lebensraum des Vektors bestimmt wird (Kapitel 19). In vielen Fällen ist ein Insektenstich oder -biss erinnerlich. Durch Lebensmittel oder Wasser bedingte Infektionen fallen häufig als Ausbruch nach Genuss gleicher Speisen auf. Ein Sonderfall einer endogenen Infektion liegt bei der Reaktivierung chronisch-persistierender bzw. latenter Infektionen vor. Hierzu sind insbesondere Viren der Herpesgruppe (HHV 1, 2, 6 und 8, VZV, EBV, CMV), Papovaviren (HPV, JC- und BK-Viren), Adenoviren, HBV sowie HCV und Retroviren (HTLV 1 und 2, HIV), M. tuberculosis, T. pallidum, T. gondii und Pneumocystis carinii bei Beeinträchtigung wirtseigener Abwehrmechanismen befähigt. Diese Gruppe umfasst auch Infektionen, die bei Transplantationen und Transfusionen (einschließlich der transplazentaren Übertragung) eine besondere Rolle spielen.

Maßnahmen der Expositionsprophylaxe leiten sich unmittelbar aus der Kenntnis der exogenen Infektionsquellen und der Übertragungswege ab und bestehen grundsätzlich in
- der **Meidung der Erregerreservoire** (z. B. bestimmte Länder, Landschaftstypen, Tiere/Speisen),
- der **Unterbrechung der Infektionswege/-ketten** durch frühzeitige Identifizierung (Falldefinition, Aufklärung, Diagnostik) und Isolierung von definitiven und potenziellen Ausscheidern (z. B. Kontaktpersonen), Kontaktprävention (z. B. durch Handschuhe, Schutzkleidung, Präservative), Desinfektion kontaminierter Gegenstände/Flächen und Entwesung (Vernichtung von tierischen Reservoiren, z. B. Ratten, oder Vektoren, z. B. Insekten) sowie durch Therapie Erkrankter bzw. Impfung empfänglicher und potenziell exponierter Bevölkerungsgruppen, sofern möglich.

Disposition, Chemo- und Immunprophylaxe

Die Empfänglichkeit des Wirtes wird zum einen von der Intaktheit seiner Invasionsbarrieren (Körpergrenzflächen: Haut bzw. Schleimhäute der Konjunktiven sowie des Respirations-, Gastrointestinal- und Genitaltrakts; Abb. 2.1), zum anderen dem Grad seiner **Resistenz und Immunität** – das heißt seinem Immunrepertoire – bestimmt. Nahezu jeder Infektionskrankheit liegt eine Disposition zugrunde. Nur wenige „obligat pathogene" Mikroorganismen rufen in jedem befallenen Wirt eine Erkrankung hervor (Kapitel 1). Typische disponierende Faktoren sind Schädigungen von Haut und Schleimhaut – z. B. durch Verbrennung, Mazeration (z. B. Intertrigo), Druck (Dekubitus), Fremdkörper (Katheter, Implantate) oder erkrankungsbedingte Vorschädigung (z. B. bei atopischer Dermatitis, Psoriasis oder Ekzem anderer Ursache, trophisch-bedingten Ulzera, z. B. im Rahmen eines Diabetes mellitus oder anderer arterieller Durchblutungsstörungen). Physiologische Eintrittspforten sind die Ausführungsgänge der Schweiß-, Talg- und Milchdrüsen, weiterhin die Haarschäfte, die Urethra sowie die Tuba uterina und das lymphoepitheliale Gewebe der Atemwege und des Darmtrakts.

> Eine Infektionsdiagnose ohne Angabe der Disposition („... auf dem Boden von ...") ist unvollständig.

Kenntnisse über den Zusammenhang zwischen disponierenden Faktoren bzw. den verschiedenen Funktionsträgern des Immunsystems und dem aus entsprechenden Defekten resultierenden Spektrum opportunistischer Erreger sind von praktischer Bedeutung, da sie die Eingrenzung der Verdachtsdiagnosen bei bekanntem Immundefekt und die Einleitung einer kalkulierten Therapie bzw. umgekehrt Rückschlüsse auf den Immundefekt bei kritischer Analyse aufgetretener Infektionen erlauben (Tabelle 2.**4**).

Tabelle 2.4 Zusammenhang zwischen Disposition und Erregerspektrum

Disposition	Typisches Erregerspektrum
Fremdkörper (Katheter, Implantate usw.)	➤ S. epidermidis
Haut-/Schleimhautdefekte	➤ S. aureus ➤ fakultativ pathogene Bakterien ➤ Candida spp.
Alter < 2 Jahre (< 10 Jahre)	➤ kapseltragende Bakterien (s. Tab. 2.3)
Alter > 60 Jahre	➤ Pneumokokken ➤ fakultativ pathogene Bakterien ➤ Reaktivierung: M. tuberculosis, VZV
Komplementdefekte (C3, insbesondere C5–9)	➤ Neisseriaceae: ➤ Meningokokken ➤ Gonokokken
Granulozytendefekt, insbesondere < 500 Leukozyten/mm³ Blut, funktionelle Störungen (chronische Granulomatose)	➤ S. aureus ➤ α- und β-hämolysierende Streptokokken ➤ fakultativ pathogene Bakterien, einschließlich S. epidermidis ➤ Candida spp. ➤ Aspergillus spp.
B-Zell-Defekte	➤ kapseltragende Bakterien (s. Tab. 2.3) ➤ Enteroviren
T-Zell-Defekte	➤ intrazellulär vitale Bakterien (einschließlich M. tuberculosis) (s. Tab. 2.1) ➤ Pilze (Candida spp., Aspergillus spp, Cryptococcus neoformans, H. capsulatum, C. immitis, Pneumocystis carinii) ➤ Parasiten (Sporozoen: T. gondii, Kryptosporidien, Mikrosporidien, Isospora belli) ➤ Viren: Herpesviren, Papoviren, HPV, Molluscum contagiosum, Adenoviren, Coronaviren

Altersabhängige Disposition, Geschlechtsunterschiede, vorbestehende Erkrankungen. Einige Phasen des Lebens sind typischerweise mit erhöhter, je nach Lebensalter unterschiedlicher Disposition für Infektionen verbunden. Hierzu gehören insbesondere die „extremen Lebensalter", das heißt die Embryonalzeit sowie das Alter bis zu 2 Jahren (Kapitel 22, 23) und die Zeit jenseits der 6. Lebensdekade (Kapitel 24). Ein weitgehend ausgereiftes Immunrepertoire wird im Allgemeinen erst im Alter von 10 Jahren erreicht (Kapitel 23). Auch geschlechtsspezifische Hormone und anatomische Gegebenheiten haben einen Einfluss auf die Disposition und damit Anteil an Geschlechtsunterschieden in der Häufigkeit von Infektionen. Von besonderer Bedeutung sind Infektionen in der Schwangerschaft, da hier neben einer Infektionsdisposition (durch die hormonellen, immunologischen und anatomischen Veränderungen) die Gefährdung des Ungeborenen und die durch die Schwangerschaft eingeschränkten Therapiemöglichkeiten zu bedenken sind (Enders 1991; Kapitel 22). Komplizierend sind auch vorbestehende Nieren- und Leberschäden, die – wenn sie kombiniert vorkommen – z. B. den Therapieerfolg bei Tuberkulose durch Beeinflussung von Resistenzmechanismen und Einschränkung der Therapiemöglichkeiten aufgrund der Empfindlichkeit gegenüber arzneimitteltoxischen Reaktionen entscheidend beeinträchtigen können. Ein Diabetes mellitus geht mit Störungen der Mikrozirkulation und Beeinträchtigungen der Granulozytenfunktion, eine Leberzirrhose mit erheblicher Reduktion der Phagozytosefunktion der Leber einher. Letzteres erklärt, zusammen mit Aspirationsereignissen, z. B. das erhöhte Risiko für Pneumokokkenmeningitiden bei Alkoholikern (Kapitel 21).

Disposition, Chemo- und Immunprophylaxe

Steigerung der Immunität. Die Empfänglichkeit des Wirtes kann durch Maßnahmen zum Erhalt bzw. zur Steigerung der Resistenz bzw. der Immunität verändert werden. Zu den Maßnahmen, die Resistenzminderungen zu vermeiden helfen, zählen eine ausreichende Protein-, Vitamin- und Mineralzufuhr (z. B. Zink), die Behandlung von Stoffwechselstörungen (Diabetes mellitus, Hyperurikämie), Haut- (insbesondere in intertriginösen Bereichen) und Mundpflege sowie ausreichende Lichtexposition (aufgrund des Zusammenhangs von Vitamin-D-Produktion und Makrophagenfunktion), die Aufrechterhaltung einer ausreichenden Luftfeuchtigkeit zur Vermeidung einer Austrocknung der Schleimhäute des oberen Respirationstrakts sowie die Vermeidung von Noxen (z. B. Rauch/Smog, Alkohol). Spezifische Immunprophylaxe beruht, je nach Erreger, auf

- der Applikation präformierter Antikörper (passive Immunisierung, insbesondere bei Virusinfektionen und toxinvermittelten Erkrankungen),
- der Induktion spezifischer B- (bei Viren und kapseltragenden Bakterien) und T-Zellen (bei Viren und intrazellulär vitalen Bakterien) durch Impfung (aktive Immunisierung; Kapitel 4).

Impfungen. Für die Entwicklung von Impfungen ist die Kenntnis der protektiven Wirtsreaktion erforderlich. Hierin besteht die Problematik bei einer Vielzahl von insbesondere parasitären Infektionen, für die nach wie vor keine befriedigenden Impfstoffe zur Verfügung stehen (Tabelle 2.5). Ein gemeinsames Merkmal dieser Gruppe von Infektionen ist ihre Abwehr über Mechanismen der zellulären Immunität. Die Problematik bei der Entwicklung

Tabelle 2.5 Impfpräventable Infektionen/Erreger sowie Infektionen/Erreger, für die bisher kein befriedigend wirksamer Impfstoff zur Verfügung steht (Problemvakzinen)

	Impfpräventable Infektionen/Erreger	Infektionen/Erreger, für die bisher kein effektiver Impfstoff zur Verfügung steht
Bakterien	► antitoxische Antikörper: Diphtherie/Corynebacterium diphtheriae, Tetanus/Clostridium tetani, Pertussis/Bordetella pertussis ► kapselbindende Antikörper: Meningitis/Haemophilus influenzae Typ B, Meningitis/Meningokokken (Gruppen A, C, W135, Y), Meningitis/Pneumokokken, Typhus/Salmonella typhi ► andere: Cholera/Vibrio cholerae, Anthrax/Bacillus anthracis	► Borreliose/Borrelia burgdorferi ► Gonorrhoe/Neisseria gonorrhoeae ► Lepra/Mycobacterium leprae ► Lues/Treponema pallidum ► Ruhr/Shigella spp. ► Trachom bzw. Urethritis/Chlamydia trachomatis ► Tuberkulose/M. tuberculosis ► Ulcus duodeni bzw. ventriculi/Helicobacter pylori
Viren	► Encephalitis/FSME-Virus ► Gelbfieber/Gelbfiebervirus ► Hepatitis/Hepatitis-A- und -B-Virus ► Influenza/Influenzavirus ► Masern/Masernvirus ► Mumps/Mumpsvirus ► Pocken/Pockenvirus bzw. Vaccinia ► Poliomyelitis/Poliomyelitisvirus ► Röteln/Rötelnvirus ► Tollwut/Rabiesvirus ► Varizellen/VZV	► AIDS/HIV ► Diarrhoe/Rotaviren ► Infektionen der Atemwege/Adenoviren, Rhinoviren, RSV ► Hepatitis/Hepatitis-C-Virus ► Herpesviren (CMV, EBV, Herpes-simplex-Virus) ► Warzen/Condylomata/HPV ► Zervixkarzinom/HPV
Parasiten		► Amöbenruhr/Entamoeba histolytica ► Ascariasis/Ascaris lumbricoides ► Filariosen/Filarien ► Leishmaniose/Leishmania spp. ► Malaria/Plasmodium falciparum ► Schistosomiasis/Schistosoma spp. ► Toxoplasmose/Toxoplasma gondii ► Trypanosomiasis/Trypanosoma spp.

von Impfstoffen gegen diese Gruppe von Erregern besteht in
- der Unkenntnis des protektiven Mechanismus (Antikörper, CD4+-, CD8+-T-Zellen?);
- der Unkenntnis über die den protektiven Mechanismus stimulierenden Antigene, das heißt derjenigen Antigene, die von schutzvermittelnden Zellen oder Antikörpern erkannt und im Rahmen des Infektionsprozesses so frühzeitig exprimiert werden, dass die protektiven Mechanismen (antikörpervermittelte Phagozytose und intrazelluläre Erregerabtötung, Zytotoxizität gegen infizierte Zellen) vor Ausbildung der Symptomatik aktiviert werden können;
- der Unkenntnis geeigneter Adjuvanzien, die das relevante Antigen zur Induktion einer ausreichenden Menge protektiver B- und/oder T-(Gedächtnis-)Zellen befähigen.

Impfempfehlungen, Postexpositionsprophylaxe. Zuverlässige und aktuelle praktische Empfehlungen zu Impfmaßnahmen werden von der „Ständigen Impfkommission" (STIKO) am Robert Koch-Institut erarbeitet und veröffentlicht (www.rki.de); Informationen zu zugelassenen Impfstoffen sind unter www.pei.de, der Homepage des Paul-Ehrlich-Instituts, zu finden oder beim Hersteller zu erfragen (Kapitel 4). Im Fall einer Exposition gegenüber Erregern mit langer Inkubationszeit, wie z. B. dem Hepatitis-B-Virus oder dem Tollwutvirus, ist eine postexpositionelle Immunprophylaxe (für aktuelle Informationen siehe unter www.rki.de) möglich. Nach HIV-Exposition (z. B. akzidentelle Inokulation) kann eine postexpositionelle Chemoprophylaxe (für aktuelle Informationen siehe unter www.rki.de) sinnvoll sein. Der Eradikation des üblicherweise persistierenden Erregers dient auch die Chemoprophylaxe bzw. die Frühtherapie im Rahmen der Exposition gegenüber M. tuberculosis (z. B. nach Exposition im häuslichen Umfeld, bei Neugeborenen und Kleinkindern an Tuberkulose erkrankter Mütter und nach Tuberkulinkonversion).

Antimikrobielle Chemoprophylaxe. Unter besonderen Bedingungen kann die Resistenz des Wirtes auch durch prophylaktische Applikation von Antibiotika (z. B. vor bzw. unmittelbar nach Exposition) erhöht werden (z. B. bei Meningokokkenmeningitis, Pertussis). In Studien belegt wurde auch der Wert einer perioperativen Chemoprophylaxe.

Pathophysiologische Grundlagen von Infektion und Abwehr

Wirtsreaktionen. Mikroorganismen unterscheiden sich in ihrem Aufbau von menschlichen Zellen. Bereits aufgrund dieser strukturellen Unterschiede werden sie von den Zellen der „unspezifischen" (angeborenen) Wirtsabwehr als „fremd" erkannt und lösen eine begrenzte Zahl typischer Wirtsreaktionen – die Akute-Phase-Reaktion und eine Reihe durch die Art der beteiligten Zellen definierter Entzündungsreaktionen (serös, fibrinös, hämorrhagisch, eitrig, lymphoplasmazellulär, eosinophil, granulomatös) – aus. Artfremde und als „Gefahr" (Danger Signal) erkannte Strukturen sind z. B. die Zellwände von Bakterien und Pilzen, welche typische Zucker- bzw. Peptidstrukturen (z. B. Lipopolysaccharide, Peptidoglykan, Lipoteichonsäuren, Lipoarabino-/Mannan, Chitin) tragen, die nach Bindung an entsprechende Rezeptoren auf Phagozyten (Toll-like-Rezeptoren auf Makrophagen, Granulozyten und einer Subpopulation sehr archaischer T-Zellen) in diesen eine Aktivierung proinflammatorischer Reaktionen (insbesondere Ausschüttung von Zytokinen: IL-1, -6 , -8, -12, ferner TNF-α, IFN sowie G-, M-, GM-CSF und Prostaglandine) auslösen. Zu diesen gehört auch die im Rahmen bakterieller Infektionen zu beobachtende Granulozytose mit Linksverschiebung. Viren und Parasiten (und in gewissem Umfang auch Mykoplasmen) lassen diese Strukturen vermissen. Die Folge ist eine grundsätzlich verschiedene, in der Regel seröse bzw. lymphoplasmazelluläre Entzündung bei Viren bzw. eine TH2-Zell-vermittelte eosinophile Reaktion in Blut und befallenen Organen bei bestimmten Gewebeparasiten und Helminthen (Tabelle 2.6). Hierbei steht die Ausschüttung von IL-4, -5, -10 und -13 im Vordergrund. Intrazellulär vitale Bakterien und Pilze rufen dagegen eine TH1-Zell-vermittelte, monozytär dominierte granulomatöse Entzündung hervor, bei der die Wirkung von IFN-γ und TNF überwiegt. Die Induktion einer T-zellulären Immunantwort ist mit der Persistenz der Erreger in antigenpräsentierenden Zellen assoziiert und daher ein typisches Merkmal von Infektionen mit Erregern dieser Gruppe (z. B. Tuberkulinreaktion).

Tabelle 2.6 Differenzialdiagnostik bei Eosinophilie bzw. Parasitosen
(Protozoen, Plathelminthes – Cestoden, Trematoden – und Nematoden)

Keine Eosinophilie	Mäßige (450–3000/mm³) Eosinophilie	Ausgeprägte (> 3000 mm³) Eosinophilie
Babesien (Erregernachweis im Stuhl)	Ancylostoma (Larva migrans; Serologie)	
Balantidium coli (Erregernachweis im Stuhl)		
Diphyllobothrium spp. (Erregernachweis im Stuhl)	Clonorchis sinensis (Erregernachweis im Stuhl)	Toxocara canis (Erregernachweis im Gewebe/Biopsie; Serologie)
Dipylidium caninum		Filarien (Brugia spp., Loa Loa, Mansonella spp., Onchocerca volvolus, Wucheria; Erregernachweis in Blut; Hautbiopsie)
Echinostoma spp.	Echinococcus spp. (Serologie)	
Entamoeba histolytica (Erregernachweis im Stuhl; Serologie)	Dracunculus medinensis	
Enterobius vermicularis (Erregernachweis im Stuhl)	Necator americanus (Serologie)	
Hymenolepis spp.	Opisthorchis spp. (Erregernachweis im Stuhl)	
intestinale Parasiten: Nematoden/Cestoden, Protozoen (Erregernachweis im Stuhl)	Schistosomiasis (Erregernachweis in Stuhl, Urin; Serologie)	Trichinella spp. (Erregernachweis im Gewebe/Muskelbiopsie; Serologie)
Isospora belli (Erregernachweis im Stuhl)	Trichuris (Erregernachweis im Stuhl)	
Kryptospiridien (Erregernachweis im Stuhl)	Strongyloides spp. (Erregernachweis im Stuhl)	
Lamblien (Erregernachweis im Stuhl)	Fasciola hepatica (Erregernachweis im Stuhl)	
Leishmanien (Erregernachweis in Gewebe/Knochenmark; Serologie)		
Naegleria spp.		
Plasmodium spp./Malaria (Erregernachweis im Blut)	Ascaris lumbricoides (Erregernachweis im Stuhl)	
Taenia saginata, solium (Erregernachweis im Stuhl), (Zystizerkose; Serologie)	Paragonimus spp. (Erregernachweis in Stuhl, Sputum; Serologie)	
Toxoplasma gondii (Serologie)	Fasiolopsis buski (Erregernachweis im Stuhl; Serologie)	
Trypanosoma ssp. (Erregernachweis im Blut)		

Allgemeinsymptome. Auch die Allgemeinsymptome der Infektion – Fieber sowie Veränderungen der zellulären und proteinchemischen Zusammensetzung des Blutes bzw. des Liquors – beruhen auf der Freisetzung pyrogener Mediatoren (IL-1, -6, -8, -12 sowie TNF-α und IFN) aus Phagozyten, natürlichen Killerzellen und Lymphozyten. Das Multiorganversagen im Rahmen einer Sepsis ist letztlich Folge einer überschießenden Reaktion auf pathogenassoziierte molekulare Strukturen (Kapitel 18).

Hämatopoetische Effekte. Chronische Infektionsprozesse haben Auswirkungen auf die Hämatopoese, welche an einer normozytären, hyporegenerativen Anämie (mit verringerten Retikulozytenkonzentrationen) bzw. einer hypochromen Anämie mit erniedrigtem Serumeisen- und Hämoglobinwert bei normalem Transferrin- und erhöhtem Serumferritinwert erkennbar sind. Bei ausgeprägten Infektionen der Leber kann es zu Erhöhungen des Serumeisenwertes durch Eisenfreisetzung aus den Hepatozyten kommen. Die Thrombozytenkonzentration kann infolge chronischer Ausschüttung von GM-CSF und IL-3 steigen. Eine Thrombozytopenie tritt bei hämorrhagischem Fieber, Dengue-Fieber, Hantavirusinfektionen, Leptospirose, Ehrlichiose und Malaria tropica auf. In der Serumelektrophorese sind chronische Infektionsprozesse durch verringerte Albuminkonzentrationen sowie erhöhte α1- und α2-Fraktionen gekennzeichnet; eine Normalisierung wird erst 1–2 Monate nach klinischer Besserung beobachtet (Thomas 1998). Nahezu pathognomonische Blutbildveränderungen (relative Lymphozytose, lymphozytäre „Reizformen", Verschiebungen im Verhältnis von CD4+- zu CD8+-T-Zellen) treten, bedingt durch spezifische Erregereigenschaften, bei Keuchhusten, infektiöser Mononukleose und AIDS auf; relative „Leukopenie" bei Typhus abdominalis, Brucellose, Miliartuberkulose, Ehrlichiose, Rickettsiosen, Q-Fieber, Malaria und Kala Azar.

Virulenzfaktoren. Über die strukturell bedingten proinflammatorischen Stimuli der Erreger hinaus zeichnen sich pathogene Mikroorganismen durch den Besitz spezifischer Antigene sowie spezieller Virulenzfaktoren aus. Letztere lassen sich nach ihrer Funktion in **Adhäsine, Invasine, Aggressine und Evasionsfaktoren** einteilen (Salyers u. Whitt 1994, Schaechter et al. 1993). Adhäsine vermitteln die Anheftung der Erreger an die Schleimhäute, während Invasine die Aufnahme in Zellen und so auch die Überwindung der Schleimhautbarriere induzieren. Beide Faktoren sind aufgrund ihrer Spezifität auch am Organtropismus der Mikroorganismen beteiligt. Nach Eindringen des Erregers in das Wirtsgewebe ist ein Überleben nur dann möglich, wenn sich der Erreger den Abwehrmechanismen des Wirtes entziehen und in ihm vermehren kann. Hierzu dienen Evasionsfaktoren, die z. B. Resistenz gegen Komplementfaktoren, Phagozytose oder intrazelluläre Abtötung vermitteln. Einige Erreger setzen Virulenzfaktoren ein, um der Immunantwort z. B. durch Antigenvariation auszuweichen (Influenzaviren, Trypanosomen, B. recurrentis) oder eine Hemmung der Funktion immunkompetenter Zellen zu erzielen. Sichtbarer Ausdruck dieser Eigenschaften ist der chronische Verlauf der Infektion bzw. der Mangel eines tragfähigen Schutzes gegen Reinfektionen. Als Aggressine werden mikrobielle Faktoren bezeichnet, die zu einer direkten Schädigung von Zellen oder Geweben und zur Ausbreitung des Erregers (z. B. sezernierte Toxine und Enzyme von Bakterien, Pilzen und Parasiten) führen.

Spezifische immunologische Reaktionen sind häufig gegen Virulenzfaktoren gerichtet, sodass diese auch als Antigene wirken können. Eine Vielzahl von Impfstoffen basiert auf diesem Mechanismus (z. B. toxinneutralisierende Antikörper, kapselbindende – opsonisierende – Antikörper und adhäsin- bzw. invasinspezifische – neutralisierende – Antikörper; Kapitel 4). Andererseits kann die immunologische Reaktion auf mikrobielle Antigene zu pathologischen Immunreaktionen in Form von Asthma, Konjunktivitis, Rhinitis, Kopfschmerzen (Typ-I-Reaktion, z. B. bei allergischer bronchopulmonaler Aspergillose oder Saunagängerlunge durch Aureobasidium pullulans), Karditis oder Oligoarthritis aufgrund von Antigenmimikry bei S. pyogenes (akutes rheumatisches Fieber, M-Protein) und Guillain-Barré-Syndrom bei C. jejuni (Schädigung der axonalen Markscheide, LPS-O:19/Gangliosid GM1) bzw. reaktiver Arthritis bei Yersinia-, Salmonella-, Campylobacter- oder Chlamydiainfektion (Typ-II- und -IV-Reaktion), immunkomplexbedingten Schädigungen (Exantheme, Erythema nodosum, Arthritis/Gelenkschmerzen, Glomerulonephritis, Periarteriitis nodosa), Typ-III-Reaktion (z. B. bei Röteln, Virushepatitis B) oder granulomatösen Entzündungen (Typ-IV-Reaktion) führen.

Mikrobiell induzierte Tumoren. Eine besondere Form der mikrobiell induzierten Pathogenese stellt die Assoziation bestimmter chronisch-persistierender bakterieller (z. B. Helicobacter pylori), viraler (z. B. Herpesviren: EBV/Lymphom, mit dem Kaposi-

Sarkom assoziiertes Herpesvirus/HHV-8, Retroviren: HTLV 1 und 2; HBV, HCV, HPV) und parasitärer Infektionen (Schistosoma haematobium, Opisthorchus viverrini, Clonorchis spp.) mit malignen Entartungen dar. Nach Schätzungen der WHO gehen 15–20 % aller Tumoren auf Infektionen zurück (15 % viral, 5 % bakteriell/parasitär). Nahezu alle Plattenepithelkarzinome der Cervix uteri sind mit verschiedenen HPV-Typen assoziiert (Munoz et al. 2003). Die Infektion erfolgt erfahrungsgemäß in den ersten Jahren nach Beginn der sexuellen Aktivität. An der Entstehung mikrobiell induzierter Tumoren sind intrazelluläre (virale Onkoproteine – Tumorantigene – Tumorrepressorproteine, Apoptoseinhibition, Integration der Virus-DNA in das Wirtszellgenom – Insertionsmutagenese) und vermutlich auch hormonelle (Tumorpromotoren) und immunologische Veränderungen (im Sinne der Immunsuppression, der Toleranzinduktion oder der verminderten Expression erregerspezifischer Proteine auf der Zelloberfläche) und Kokarzinogene beteiligt. So kann zwischen verschiedenen Schritten der (In-vitro-)Immortalisierung und Tumorigenität in vivo experimentell unterschieden werden. Die Bedeutung immunologischer Kontrolle dieser Vorgänge wird durch die erhöhte Tumorinzidenz (z. B. Zervixkarzinome, Lymphome, Kaposi-Sarkom) im Rahmen von AIDS bzw. anderer mit einer Immunsuppression einhergehenden Erkrankungen deutlich (Brodt et al. 1999). Eine Immunantwort auf tumorspezifische (z. B. virusassoziierte) Antigene kann die Tumorprogression und die Metastasierung günstig beeinflussen. Während immuntherapeutische Ansätze jedoch bisher nur von begrenztem Erfolg waren, sind die Impfungen gegen HBV (HBsAg) und HPV (Virus-like Particles) erfolgversprechende Strategien zur Senkung der Inzidenz der mit diesen Erregern assoziierten Tumoren (Zervixkarzinom, hepatozelluläres Karzinom). Die Bedeutung humaner endogener Retroviren (etwa 8 % des humanen Genoms) ist noch weitgehend unklar.

Spezifische Antigenrezeptoren und antimikrobielle Effektormechanismen

Die Immunantwort, deren zentraler Mechanismus die Vermehrung von sezernierten und zellgebundenen spezifischen Erkennungsmolekülen (Antigenrezeptoren) ist, kann die antimikrobielle Abwehr beschleunigen und deren Effektivität verstärken. Die Abtötung der Erreger beruht jedoch letztlich auf Effektormechanismen, die bereits in Zellen des phylogenetisch älteren unspezifischen Abwehrsystems etabliert sind, wie

- Phagozytose und intrazelluläre Abtötung durch Bildung von Oxidanzien (auf Basis von Sauerstoff und Stickstoff), kationischen Proteinen, Lysozym und Laktoferrin;
- zytotoxische Mechanismen im Sinne der Zytolyse durch das Komplementsystem und zellgebundene porenbildende Enzyme oder Induktion des apoptotischen Zelluntergangs.

Störungen dieser Mechanismen aufgrund quantitativer (z. B. Komplementmangel, Neutropenie, Lymphopenie, Antikörpermangel) oder funktioneller Veränderungen (NADPH-Mangel, Mangel lysosomaler Granula usw.) haben „Abwehrschwächen" zur Folge, die sich als

- gehäufte bzw. rezidivierende,
- generalisierende oder
- persistierende

Infektionen äußern.

Klinische Zeichen der Infektion – „Unerwünschte Nebenwirkungen" des Abwehrprozesses

Wirtsreaktionen. Während die Erreger von Infektionskrankheiten eine Vielzahl verschiedener Virulenzfaktoren entwickelt haben, ist das Spektrum der möglichen Wirtsreaktionen relativ begrenzt. Zudem geht die Abwehr mit einer Reihe „unerwünschter Nebenwirkungen" einher, die in einigen Fällen das Krankheitsbild dominieren. Die Formulierung einer Verdachtsdiagnose hinsichtlich des auslösenden Erregers ist in diesen Fällen besonders schwierig, da die Symptome unspezifisch sind und von einer Vielzahl verschiedener Erreger ausgelöst werden können. Auch bei einem scheinbar offensichtlichen organtypischen Leitsymptom sollte auf eine vollständige körperliche Untersuchung einschließlich der genauen Inspektion von Haut und Schleimhäuten nicht verzichtet werden – nicht zuletzt, um zwischen einer Lokalinfektion und der Organmanifestation einer generalisierenden Infektion zu unterscheiden. Der Problematik von Fieber ohne wegweisendem Organsymptom ist ein eigenes Kapitel (Kapitel 21) gewidmet. Zu den unerwünschten, mit der Abwehr assoziierten Symptomen gehören:

- hämodynamische Veränderungen, Lungenödem und Verbrauchskoagulopathie sowie ggf. Splenomegalie bis hin zur Milzruptur beim septischen Schock und hyperergischen Reaktionen im Zusammenhang mit viral bedingtem hämorrhagischen Fieber;
- Muskelschwäche (Herzinsuffizienz) bei Myokarditis;
- Flüssigkeits- und Proteinverlust bei Enterokolitis;
- Dyspnoe durch Sekretverhalt oder Schleimhautschwellung (z. B. bei Sinusitis, Otitis und Laryngitis, Tracheobronchitis und Pneumonie);
- Ikterus bei Cholangitis und Hepatitis;
- Entzündungsschmerz oder Juckreiz bei Th2-Reaktionen, z. B. an der Haut;
- eitrige oder granulomatöse Einschmelzung, Gewebedestruktion mit Fistelbildungen oder Ulzerationen (z. B. nekrotisierende Gingivitis, Osteomyelitis, Analabszesse/Fisteln, chronisches Ulkus, Lungenkaverne);
- immunkomplexbedingte Schädigungen bei bestehender Virusinfektion (Vaskulitis, z. B. bei HBV-Infektion, Röteln; Glomerulonephritis);
- Raumforderungen durch Erguss-, Abszess-, Empyem- oder Granulombildung (z. B. Hirnabszess, Pleuraerguss, Lungenempyem, Perikarderguss, Gelenkerguss, Gefäßverschluss);
- narbige Schrumpfungsprozesse und Verkalkung (z. B. Pleuraschwarte, Lungenfibrose, Leberzirrhose, Harnröhrenstrikturen, Tubenverschluss – Sterilität, Bauchhöhlenschwangerschaft –, Herzklappeninsuffizienz/-stenose, Verklebungen nach Peritonitis);
- Anämie bei chronischen Infektionen;
- Abort bei intrauteriner Infektion in Folge der Zytokinausschüttung.

Infektionsdiagnostik

Am Anfang jeder Infektionsdiagnostik stehen 2 Fragen:
- Liegt der vorliegenden Erkrankung eine Infektion zugrunde?
- Um welche Klasse von Erregern (Bakterien, Viren, Pilze, Parasiten, Prionen) handelt es sich?

Typische Befunde. Zur Beantwortung der ersten Frage können klinische und labordiagnostische Befunde dienen (Tabelle 2.7). **Leitsymptome der Infektion** sind Fieber und die lokalen bzw. systemischen Zeichen der Entzündung. Beide sind jedoch nicht spezifisch, das heißt sie treten auch bei nicht-infektiösen entzündlichen Prozessen auf (z. B. im Rahmen immunologischer oder maligner Prozesse), sodass die Verdachtsdiagnose „Infektion" durch Anamnese und Befunde untermauert werden muss. Die normale, zentralnervös regulierte Körperkerntemperatur beträgt 37,2–37,7 °C, wobei die Temperatur in den Abendstunden in der Regel höher ist als am Morgen und bei Frauen zusätzlich vom Ovulationszyklus bestimmt wird. Die verlässlichsten Werte werden bei rektaler Messung erhoben. Temperaturen > 38 °C werden als Fieber bezeichnet. Da der Fieberverlauf diagnostisch und für die Therapiekontrolle wertvoll ist, sollten zur Schmerzbehandlung zunächst vorwiegend Mittel ohne antipyretische Wirkung verwendet werden.

Störungen der Temperaturregulation. Besondere Aussagekraft hat die durch eine akute Einschwemmung von Pyrogenen bedingte abrupte Sollwertverstellung im Temperaturzentrum, da die in der Folge dafür erforderliche Wärmeproduktion durch unwillkürliche Muskelkontraktionen, den **Schüttelfrost**, erzielt wird und als Zeichen einer Bakteriämie zu werten ist. Die pyrogene Aktivität der Lipopolysaccharide verschiedener gramnegativer Erreger und die Kinetik der Bakteriämie ist von Erreger zu Erreger unterschiedlich – so tritt bei der Bakteriämie im Rahmen eines Typhus oder einer Brucellose typischerweise kein Schüttelfrost auf. Der im Rahmen einiger Infektionen auffällige „**Nachtschweiß**" zeigt sich im Rahmen des insbesondere in den frühen Morgenstunden erfolgenden raschen Temperaturabfalls von abendlichen Maxima auf morgendliche Minima. Eine verlässliche Fieberdiagnostik setzt eine 3-malige, über den Tag verteilte Temperaturmessung voraus. Interessant ist, dass es im Rahmen hochfieberhafter Infekte nicht selten zur Reaktivierung von Herpesvirusinfektionen kommt, erkennbar z. B. an einem Herpes labialis oder genitalis.

Diagnostik. Abgesehen von einigen wenigen möglichen Blickdiagnosen (Kapitel „**Blickdiagnosen**") wird die Infektionsdiagnose in der Regel ein **Blutbild** sowie einige wenige klinisch-chemische Untersuchungsparameter erfordern (Tabelle 2.7). Für die

Infektionsdiagnostik

Tabelle 2.7 Infektionstypische Befunde

		Fieber[1]	Leuko-zytose	Granulo-zytose	Linksver-schiebung	Eosino-philie	IL-6- und CRP-Konzentrations-erhöhung	Prokalzitonin	IFN-γ und Neopterin	Weitere Untersuchungsmaterialien/-möglichkeiten
Bakterielle Infektion	lokalisiert	0 – +	0 – +	0 – +	+	0	0 – +	0 – +	0	Abstrich, Biopsie
	generalisiert	++ – +++; Untertemperatur bei Sepsis möglich	+ – ++; Leukopenie möglich	+ – ++	+ – ++	0	+ – +++	+++	0 – + (intrazellulär vitale Bakterien)	Blutkultur, Antigennachweis im Urin, gegebenenfalls Serologie
Pilzinfektion	lokalisiert	0 – +	0 – +	0 – +	0 – +	0	0 – +	0 – +	0	Hautschuppen, Biopsie
	generalisiert	++ – +++; Untertemperatur bei Sepsis möglich	+ – ++ Leukopenie möglich	+ – ++	+	0	+ – +++	+++	0 – + (intrazellulär vitale Pilze)	Blutkultur, Serologie
Parasitäre Infektion	enteral	0	0	0	0	0	0	0	0	Stuhluntersuchung
	invasiv	0 – +	0 – +	0 – +	0	+ – ++	+	+	+ (Gewebeparasiten: Askariden, Echinokokkus, Oxyuren, Toxocara, Schistosoma, Necator, Fasciola, Ankylostoma, Kapillariasis, Trichinella; Zystizerka, intrazellulär vitale Parasiten)	Blutausstrich, gegebenenfalls Serologie

2 Pathogenese und Diagnostik von Infektionen

Tabelle 2.7 (Fortsetzung)

		Fieber[1]	Leukozytose	Granulozytose	Linksverschiebung	Eosinophilie	IL-6- und CRP-Konzentrationserhöhung	Prokalzitonin	IFN-γ- und Neopterin	Weitere Untersuchungsmaterialien/-möglichkeiten
Virale Infektion	lokalisiert	0 – +	0	0	0	0	0	0	0	Bläscheninhalt, Stuhl
	generalisiert	+ – +++	0 – +	0	0	0	+	0	0 – + (Hepatitisviren, HIV)	Antigennachweis im Urin, Serologie
Prioninfektion/TSE		0	0	0	0	0	0	0	0	Liquor
Nichtinfektiöse Entzündung		0 – ++	0	0	0	+	+	0	0 – +	Rheumafaktornachweis

[1] (Kontinua mit Tagesschwankungen < 1 °C, z. B. bei Endokarditis, Typhus; zyklische Verläufe bei Malaria, Rückfallfieber, Brucellose)

Bahnung differenzialdiagnostischer Überlegungen sind der Verlauf der Erkrankung (z. B. Beginn und Dauer) und die gezielte Suche nach ergänzenden, auf das betroffene Organsystem hinweisenden Leitsymptomen wesentlich, da Fieber ohne wegweisende Organsymptome einerseits erhebliche differenzialdiagnostische Schwierigkeiten bereiten kann, andererseits eine differenzialdiagnostisch relevante Entität darstellt.

Haut und Schleimhäute können als wichtige Eintrittspforten lokale oder als Manifestationsorgane generalisierte Krankheitserscheinungen zeigen. Zeichen der Generalisierung einer Infektion können Exantheme und Petechien sein sowie eine generalisierte Lymphadenosis oder eine Hepatosplenomegalie. Die Inspektion von Haut und Schleimhäuten, Konjunktiven und Skleren erlaubt eine rasche Erkennung von Infektionen mit Gefäßtropismus (direkte oder indirekte – abwehrbedingte – Schädigung von Endothelzellen mit Ausbildung von Petechien, Exantem, Roseolen und Hämorrhagien, z. B. bei Rickettsien, viralen Erregern von hämorrhagischem Fieber, Meningokokkensepsis, Scharlach, Typhus, Pest, Milzbrand) bzw. von Bilirubinstoffwechselstörungen im Rahmen einer Hepatitis.

Neurologische Symptome. Meningismus, Somnolenz, Verwirrtheit, Krampfanfälle, Paresen oder radikuläre Schmerzzustände sind Zeichen eines Befalls des Zentralnervensystems und erfordern in der Regel die Untersuchung des Liquors für weitergehende differenzialdiagnostische Überlegungen.

Respiratorische Symptome. Typische Zeichen eines Befalls der Atemwege sind Angina tonsillaris, Dyspnoe, Husten und Auswurf.

Erbrechen und Durchfall weisen auf die Beteiligung des Darmes hin. Abdominelle Schmerzen erfordern die schwierige Differenzialdiagnostik der entzündlichen Erkrankungen der Bauchorgane (Kolitis, Appendizitis, Adnexitis, Peritonitis, usw.).

Dysurische Beschwerden lenken die Aufmerksamkeit auf die ableitenden Harnwege.

Die Differenzierung des entzündlichen Prozesses in pathologisch-anatomischen Kategorien, das heißt in
➤ seröse (z. B. virale Rhinitis, Cholera),
➤ fibrinöse (z. B. virale Perikarditis, Pleuritis, Grippetracheobronchitis),
➤ hämorrhagische (z. B. Grippepneumonie, hämor-

rhagische – virale – Urozystitis, nekrotisierende/hämorrhagische Enterokolitis durch C. difficile),
- nekrotisierende/gangräneszierende/ulzerierende (z. B. Plaut-Vincent-Angina, Diphtherie, kutane Leishmaniose, Lues, Typhus, Amöbenruhr, Granuloma inguinale),
- eitrige (Abszess, Phlegmone, Empyem, eitrige Meningitis, Appendizitis, Pyelonephritis, Lungenabszess, Hirnabszess, Leberabszess, Perikard-, Peritoneal-, Pleura- und Gallenblasenempyem, Pyosalpinx, Hypopyon, Phlegmone) und
- proliferative (hyperplastische) bzw. granulomatöse (z. B. Warzen, Tuberkulose, Lepra)

Entzündung engt den Kreis der Differenzialdiagnosen weiter ein (von Lichtenberg 1991, Connor et al. 1997). Die Differenzierung gelingt durch:
- Inspektion, ggf. unter Einbeziehung von Endoskopie (Ohr, Sinus, Lunge, Darm) und Laparoskopie;
- Auskultation (Pleuraerguss, Pleuraempyem, alveoläre Entzündung, Strömungsgeräusche bei Endokarditis, „Totenstille" bei Peritonitis);
- bildgebende Verfahren, z. B.
  - Röntgenuntersuchung des Thorax (Pleuraerguss, Pleuraempyem, Lungeninfiltrate bei Pneumonie) bzw. des Abdomens (Spiegelbildungen bei Peritonitis),
  - Ultraschalluntersuchung (z. B. Endokarditisdiagnostik, Größenbestimmung der Milz, Nachweis intraabdomineller Lymphome und gestauter Gallengänge),
  - Magnetresonanztomographie und
- histologische Untersuchung.

Erregernachweis

Diagnostische Möglichkeiten. Während die vorgenannten Symptome und Befunde für die Diagnose richtungweisend sind und die Differenzialdiagnosen eingrenzen, ist der Erregernachweis im Rahmen eines Krankheitsprozesses beweisend für das Vorliegen einer bestimmten Infektion. Der Erregernachweis kann direkt durch Mikroskopie, Antigen- oder Genomnachweis bzw. durch die Anzucht oder indirekt durch Nachweis einer floriden spezifischen Wirtsreaktion, z. B. in Form eines signifikanten Anstiegs der Konzentration spezifischer Antikörper in Blut oder Liquor, erfolgen.

Molekularbiologische Diagnostik. Eine Diagnose bis zur Speziesebene sowie die Resistenzbestimmung setzte bis vor kurzem generell noch die Anzucht des Erregers voraus. Die Kenntnis des Erregergenoms und des Resistenzmechanismus auf genetischer Ebene kann künftig eine Aussage über die Identität einiger Erreger und deren Resistenz gegen Antiinfektiva auf der Basis genetischer Analysen, z. B. mittels PCR (Polymerasekettenreaktion, Polymerase Chain Reaction), ermöglichen. Besonders interessant ist diese Möglichkeit für den Nachweis schwer, langwierig oder gar nicht anzüchtbarer Erreger – wie z. B. M. tuberculosis, Legionella spp., B. burgdorferi und eine Vielzahl von Viren – bzw. zum Nachweis von virulenten Stämmen in einer Mischflora aus reichlich apathogenen und wenigen pathogenen Vertretern einer Spezies, z. B. enteropathogenen E. coli im Stuhl.

Untersuchungsmaterial. Für den Erregernachweis ist die Kenntnis des geeigneten Untersuchungsmaterials unabdingbar. Grundsätzlich gilt: Die Gewinnung von Untersuchungsmaterial für die Anzucht soll so rasch wie möglich vor Beginn der antimikrobiellen Therapie erfolgen. Lediglich Antigen- und Genomnachweis erlauben heute in einigen Fällen auch nach Beginn der Therapie eine spezifische Diagnose (z. B. Antigennachweis bei Legionellose). Bei akuten eitrigen (bakteriellen) Infektionen ist die Gewinnung von Eiter in Form eines Abstrichs oder eines Abszess- bzw. Empyempunktats angezeigt. Die Diagnostik chronischer Infektionen (chronisch-proliferative Entzündungen), insbesondere aber von Infektionen durch intrazellulär vitale Mikroorganismen erfordert in der Regel eine (nichtfixierte!) Gewebeprobe bzw. einen zellreichen Schleimhautabstrich (z. B. zum Nachweis einer Chlamydieninfektion). In einigen dieser Fälle ist der Antikörpernachweis diagnostisch bedeutsam (Tabelle 2.**8**). Zum Schutz vor Austrocknung ist das Einbringen der Probe in z. B. sterile NaCl-Lösung oder geeignete Transportmedien erforderlich (Rücksprache mit dem Labor). Vesikelinhalt kann mittels einer Tuberkulinspritze aspiriert und in geeignetes (Virus-)Transportmedium gegeben werden. Bei Verdacht auf eine Intoxikation kann die Untersuchung von asservierten Nahrungsmitteln oder Erbrochenem wegweisend sein.

Die Probengewinnung soll immer gezielt und unter Vermeidung gleichzeitiger Erfassung von Standortflora erfolgen, da letztere die Isolierung des Erregers erschwert bis unmöglich macht, diese in jedem Fall aber erheblich verzögert. Eine Entnahme vom Rand des Prozesses ist anzuraten, da häufig im

2 Pathogenese und Diagnostik von Infektionen

Tabelle 2.8 Hilfen für die Indikationsstellung bei infektionsserologischen Untersuchungen

Krankheitsbild	Erreger/Erkrankungen	Virale Erreger/Erkrankungen
Pneumonie	➤ Mykoplasmen ➤ Chlamydien ➤ bei entsprechender Anamnese auch Legionella, Q-Fieber, Tularämie	➤ Influenza A und B ➤ Parainfluenza B ➤ Adenoviren ➤ CMV ➤ RSV ➤ Coxsackieviren A und B
Lymphom	➤ Syphilis ➤ Lymphogranuloma venereum (Chlamydien) ➤ Brucellose ➤ Tularämie ➤ Lyme-Borreliose ➤ abdominell auch Yersiniose ➤ Toxoplasmose	➤ HIV ➤ EBV ➤ CMV ➤ Röteln ➤ Adenoviren
Splenomegalie	➤ Typhus/Paratyphus ➤ Brucellose ➤ Leptospirose ➤ bei entsprechender Anamnese auch Schistosomiasis, Tularämie, Rickettsiose, Kala Azar, Malaria, Babesiose	➤ Röteln ➤ HIV
Hepatomegalie, Hepatitis	➤ Brucellose ➤ Leptospirose ➤ konnatale Lues ➤ Toxoplasmose ➤ bei entsprechender Anamnese auch Rickettsiose, Schistosomiasis, Q-Fieber	➤ Gelbfieber ➤ VH A – E ➤ EBV ➤ CMV ➤ HSV ➤ Mumps ➤ VHF
Leberabszess, Leberzysten	➤ Echinokokkose ➤ Amöbiasis	
Symptomatik im Bereich des Zentralnervensystems	➤ Lyme-Borreliose (Serum und Liquor) ➤ Syphilis (Serum und Liquor) ➤ Guillain-Barré-Syndrom (Mykoplasmen, Campylobacter) ➤ bei entsprechender Anamnese auch Typhus/Paratyphus, Rickettsiose, Leptospirose, Tularämie, Q-Fieber, Kryptokokkose (Antigennachweis), Schlafkrankheit	➤ Mumps ➤ Coxsackieviren ➤ ECHO-Viren ➤ Polioviren ➤ Adenoviren ➤ LCMV ➤ FSME ➤ Masern ➤ Influenza ➤ HSV ➤ VZV ➤ CMV ➤ HIV ➤ Rabies

Tabelle 2.8 (Fortsetzung)

Krankheitsbild	Erreger/Erkrankungen	Virale Erreger/Erkrankungen
Arthritis	➤ Lyme-Borreliose ➤ Yersiniose ➤ Campylobacter ➤ Brucellose ➤ Chlamydien ➤ Mykoplasmen	➤ Röteln ➤ Mumps ➤ VH A – C ➤ EBV ➤ Coxsackieviren ➤ Parvovirus B19
Salpingitis, Endometritis, Epididymitis, chronische Prostatitis	➤ Chlamydien	
Exanthem	➤ Lyme-Borreliose ➤ Syphilis ➤ Typhus/Paratyphus ➤ Rickettsiose	➤ VZV ➤ HSV ➤ HHV 6 ➤ EBV ➤ Masern ➤ Röteln ➤ Parvovirus B19 ➤ ECHO-Viren/Coxsackieviren/Enteroviren
Hautulkus	➤ Syphilis ➤ Lymphogranuloma venereum ➤ Rickettsiose	
Fieber unklarer Genese	bei entsprechender Anamnese Typhus/Paratyphus, Brucellose, Tularämie, Q-Fieber, Rickettsiose, Leptospirose, Psittakose, Toxoplasmose	
Myokarditis, Perikarditis	➤ Lyme-Borreliose ➤ Mycoplasma pneumoniae ➤ Chlamydien ➤ Q-Fieber ➤ Chagas	➤ Coxsackievirus B ➤ Influenza ➤ EBV ➤ CMV ➤ VZV ➤ ECHO-Viren ➤ Adenoviren
Chorioretinitis	➤ Toxoplasmose (nur negativer Befund von Bedeutung)	➤ CMV

Durchfallerkrankungen stellen keine Indikation für infektionsserologische Untersuchungen dar! Stuhl zur Erregeranzucht einsenden.

Zentrum ablaufende nekrotisierende Prozesse den Erregernachweis erschweren („steriler" Eiter). Besondere Beachtung bei Probengewinnung und -transport erfordern die physiologischen Ansprüche des Erregers an das umgebende Milieu (Temperatur, Atmosphäre, Feuchtigkeit, Nährstoffe), da diesbezügliche Unkenntnis oder Missachtung die Anzucht bzw. den Nachweis von z. B. Anaerobiern, mikroaerophilen Bakterien oder den empfindlichen vegetativen Formen von Amoeben, Trichomonaden und Lamblien unmöglich machen können. Je nach Pathogenese und Stadium der Infektion kann das für den Erregernachweis am besten geeignete Untersuchungsmaterial verschieden sein. Für den Erregernachweis bei viraler Enzephalitis durch Enteroviren kann beispielsweise Stuhl (Säure- und Galleresistenz der unbehüllten Picorna-/Enteroviren) oder Rachenspülwasser bzw. Nasopharyngealsekret das geeignete Untersuchungsmaterial sein.

Materialgewinnung aus dem Respirationstrakt. Auch die Gewinnung von typischerweise mit Standortflora kontaminiertem Material kann optimiert werden. Die Qualität von Sekreten des Respirationstrakts nimmt angefangen beim Sputum über Nasopharyngeal- und Trachealsekret bis zu bronchoskopisch gewonnenem Material zu. Sputum ist insbesondere für die Diagnostik der chronischen Bronchitis geeignet, sollte aber grundsätzlich nur nach Mundspülung mit klarem Wasser und nach für den Patienten verständlichen Anweisungen zur korrekten Gewinnung asserviert werden. Für die Diagnostik bei Pneumonie sind dagegen Blutkulturen bzw. eine bronchoalveoläre Lavage sowie serologische Verfahren weitaus besser geeignet (Tabelle 2.**8**). Da die Einschwemmung von Erregern in die Blutbahn dem Fieberanstieg um etwa 1 Stunde vorausgeht und die Konzentration im Blut danach rasch abnimmt, ist die Entnahme von Blutkulturen vor einem erwarteten Fieberanstieg (bei Kenntnis des Fieberverlaufs) oder während des Anstiegs am erfolgversprechendsten.

Liquor ist unter streng aseptischen Bedingungen in 3 verschiedenen Gefäßen – für mikrobiologische, zytologische und die liquorchemische Untersuchung – aufzufangen (Kapitel 14).

Virale Infektionen werden überwiegend unter Einsatz serologischer Methoden, das heißt Nachweis der spezifischen Wirtsreaktion diagnostiziert (Tabelle 2.**8**). In einigen Fällen ist der elektronenmikroskopische bzw. der Antigen- oder Genomnachweis oder die Anzucht möglich. Diese Verfahren erfordern jedoch in der Regel spezielle Abnahmetechniken und Transportmedien (Rücksprache mit dem Labor! Material ggf. einfrieren; Blut, Liquor, Stuhl/Urin ohne Transportmedium).

Parasitäre Infektionen können unter praktisch-diagnostischen Gesichtspunkten zweckmäßig je nach der Lokalisation der Erreger in Blut, Gewebe oder Darmlumen in Blut-, Gewebe- und Darmparasiten eingeteilt werden (Tabelle 2.**6**). Beim Nachweis von Blutparasiten ist deren Lebenszyklus in Hinblick auf den geeignetsten Zeitpunkt der Probennahme zu berücksichtigen. Der Zeitraum zwischen Infektion und dem für die Diagnostik bedeutsamen nachweisbaren Ausscheiden von Parasiten bzw. deren Eiern in Stuhl und Urin wird als Präpatenzzeit bezeichnet und ist von Erreger zu Erreger unterschiedlich.

Pilzinfektionen lassen sich unter praktischen Gesichtspunkten leicht in solche, die die Haut und ihre Anhangsorgane befallen, sowie in Verletzungs- und Systemmykosen einteilen. Dermatomykosen werden durch den Erregernachweis in Nagel- und Hautschuppen (Abstriche sind ungeeignet), Verletzungs- und Systemmykosen durch Entnahme und Untersuchung von Gewebeproben diagnostiziert. Einige Systemmykosen lassen sich auch serologisch (Nachweis von löslichen Zellwandbestandteilen, z. B. Mannane oder Kapselpolysaccharide, bzw. Nachweis von spezifischen Antikörpern) oder mittels PCR (Genomnachweis) nachweisen (Tabelle 2.**8**). Für den Pilznachweis durch Anzucht ist es interessant zu wissen, dass sich einige Erreger von Systemmykosen durch einen Dimorphismus auszeichnen, das heißt, dass sie in Abhängigkeit von den Umgebungsbedingungen (z. B. 37 °C versus 25–30 °C) einen Gestaltwandel zwischen Hefe- (Sprosspilz) und Myzel- (Faden-)form durchmachen. Besonders verdächtig auf eine Pilzinfektion sind schuppende, sich zentrifugal ausbreitende Hautläsionen mit randbetonter Entzündung (Sekretion von Enzymen, Prostaglandinen und Leukotrienen an der Spitze der Pilzhyphen) bzw. destruierende oder granulomatöse Entzündungsprozesse und pathologische Veränderungen im Bereich präformierter Höhlen (Sinus, Kavernen) sowie unklare Fieberzustände unter antibakterieller Therapie. Die selektive Toxizität von Antimykotika beruht auf Besonderheiten im Aufbau der Zellwand bzw. der Zytoplasmamembran von Pilzen, insbesondere ihrem Gehalt an Chitin, Glukanen und Mannan bzw. Ergosterin, welches in der Membran menschlicher Zellen fehlt.

Praktisches Vorgehen. Um einen optimalen Ablauf der Diagnostik zu gewährleisten, muss mikrobiologisches Untersuchungsmaterial eindeutig gekennzeichnet (Name, Untersuchungsmaterial, Entnahmedatum auf dem Probengefäß) und einem schriftlichen Untersuchungsauftrag eindeutig zugeordnet sein sowie dem für die Untersuchung zuständigen Labor spätestens innerhalb von 24 Stunden, bei Proben zur Anzucht von Erregern innerhalb von 6 Stunden (das heißt mittels Boten) zugeleitet werden. Jede Verzögerung des Transports und der Verarbeitung birgt die Gefahr des Absterbens des Erregers, des Überwachsens von Standortflora und der artifiziellen Verschiebung von Mengenverhältnissen der vorhandenen Mikroorganismen durch unterschiedliches Verhalten in vitro. Um diese Effekte auf ein Minimum zu reduzieren, sind Abstriche in geeigneten Transportmedien, Sekrete und Abszesspunktate in ausreichender Menge (Rücksprache mit dem untersuchenden Labor) in sterilen, verschraubbaren Gefäßen gekühlt zu lagern und zu transportieren. Das konkrete Vorgehen sollte mit dem betreuenden mikrobiologischen Labor abgesprochen werden. In der Regel stellen diese übersichtliche Informationen für diese Zwecke bereit. Beim Versand von Laborproben per Post, welcher nur in Ausnahmefällen geeignet sein dürfte, sind entsprechende Versandvorschriften zu beachten (www.deutschepost.de).

Der Erregernachweis kann misslingen (falsch-negativer Befund), weil

- ungeeignetes Untersuchungsmaterial (falscher Entnahmeort, falscher Entnahmezeitpunkt, zu geringe Menge, falsche Abnahmetechnik) asserviert wurde,
- die Probennahme während antibiotischer Therapie erfolgte,
- das Material falsch transportiert wurde (überwachsen von Kontaminationsflora, Absterben des Erregers) oder
- auf Seiten des Labors
  - ein ungeeignetes Nachweisverfahren zum Einsatz kam (Spezialverfahren erforderlich, Labor nicht informiert; Anzuchtbedingungen mangelhaft oder nicht vorhanden) oder
  - die Sensitivität der zur Verfügung stehenden Nachweisverfahren zu gering war.

Interpretation des Untersuchungsergebnisses. Ein negatives Untersuchungsergebnis schließt daher das Vorliegen einer Infektion nie aus (negativer prädiktiver Wert des diagnostischen Verfahrens). Falsch-positive Befunde kommen dagegen bei Nachweisverfahren auf Basis der Erreganzucht selten vor (häufiger bei serologischen und molekularbiologischen Verfahren; positiver prädiktiver Wert des diagnostischen Verfahrens). In der Regel werden Sensitivität und Spezifität durch wiederholte Untersuchungen zu verschiedenen Zeitpunkten erhöht. Mehr als 3 Proben sind allerdings selten erforderlich oder in der Lage, die Nachweisrate wesentlich zu erhöhen.

Wann immer Unklarheit über das am besten geeignete Untersuchungsmaterial bzw. die sinnvollste Form der Diagnostik herrscht, sollte vor Probennahme Kontakt mit dem betreuenden mikrobiologischen Labor aufgenommen werden. Zuverlässige und aktuelle Informationen über mikrobiologisch-infektiologische Diagnostik finden sich in den jeweiligen speziellen Kapiteln dieses Buches sowie im Loseblattwerk der „Deutschen Gesellschaft für Hygiene und Mikrobiologie" (DGHM).

Nachweis einer spezifischen Wirtsreaktion

Antikörpernachweis, Intradermaltest. Bei obligat pathogenen Erregern – insbesondere solchen, die generalisieren und schwer anzüchtbar sind – kommt für die Diagnostik auch der Nachweis der spezifischen Wirtsreaktion infrage. Die spezifischen Träger der Immunität sind Antikörper (B-Zellen) und proinflammatorische sowie zytotoxische T-Lymphozyten. Grundsätzlich sind folglich Serum und (heparinisiertes) Vollblut für den Nachweis einer spezifischen humoralen oder zellulären Wirtsreaktion geeignet. Aus Gründen der Praktikabilität hat sich nur der Antikörpernachweis breit durchgesetzt (Tabelle 2.**8**). Der einzige Nachweis einer spezifischen T-Zell-Reaktion, der breite Anwendung in der Diagnostik findet, ist der Intradermaltest mit Tuberkulin im Rahmen der Tuberkulosediagnostik. Aufgrund der Physiologie der Immunantwort sowie der verschiedenen Eigenschaften der Antikörperisotypen spricht der Nachweis von IgM- (und/oder IgA-)Antikörpern in der Regel für eine akute bzw. floride, bei Nachweis beim Neugeborenen für eine intrauterine Infektion (Bildung von IgM-Antikörpern ab der 20. Schwangerschaftswoche möglich), während der alleinige IgG-Nachweis eine Differenzierung zwischen akuter, chronisch-persistierender, latenter oder reaktivierter Infektion bzw. steriler Immunität oder Leihimmunität der Mutter nicht gestattet. Mütterliche IgG-Antikörper können mit empfindlichen Methoden bis zur Vollendung des 1. Lebensjahres nachgewiesen werden. Auch IgM-Antikörper können unter bestimmten Umständen längere Zeit persistieren. Besonders häufig ist dies bei T-Zell-unabhängigen (Kohlenhydrat- oder Lipid-)Antigenen, z.B. bei Brucellose, der Fall. Eine Eingrenzung des Infektionszeitpunkts kann dann durch Bestimmung der Avidität der Antikörper (Erhöhung der Bindungsstärke zwischen Antigen und Antikörper im Verlauf einer Immunantwort durch somatische Mutation) versucht werden. Dies hat z.B. Eingang in die Toxoplasmosediagnostik bei Schwangeren gefunden.

Besonderheiten. Kann ein IgM-Nachweis nicht geführt werden, sprechen signifikante Titerveränderungen (≥ Faktor 4) für eine floride Erstinfektion, eine reaktivierte persistierende oder latente Infektion oder eine anamnestische Reaktion im Rahmen einer Zweitinfektion bzw. einem Zweitkontakt nach Impfung. Die Zeit zwischen Infektion und dem Einsetzen der Antikörperbildung variiert von Infektion zu Infektion, in einigen Fällen beträgt sie mehrere

Monate (z. B. bei Legionellose, Borreliose). Ein Antikörperanstieg kann so gegebenenfalls auch erst nach Abklingen der Symptome in der Rekonvaleszenz beobachtet werden, sodass für eine Diagnose entsprechend späte Serumproben gewonnen werden müssen. Bei frühzeitiger Therapie kann der IgM-IgG-Switch ausbleiben.

IgM-Antikörper sind besonders empfindlich gegen unsachgemäße Lagerung, woraus falsch-negative Befunde resultieren können. Umgekehrt können aufgrund geringer Avidität von IgM-Antikörpern sowie aufgrund polyklonaler B-Zell-Stimulation, z. B. im Rahmen einer EBV-Infektion oder bei bestimmten Lymphomen, falsch-positive IgM-Befunde erhoben werden. In Einzelfällen kann hier die hohe Spezifität des Western-Blot-Verfahrens helfen. Serum ist für Transport und Lagerung (bei Temperaturen < 10 °C) besser geeignet als Vollblut. Eine langfristige Lagerung ist nur bei Temperaturen unter −70 °C möglich. Die Rate falsch-positiver Befunde sowie die Kosten für die Diagnostik können durch gezielte Indikationsstellung (Tabelle 2.**8**) deutlich reduziert werden (Burkhardt 1992).

Literatur

Abbas AK; Lichtman AH; Pober JS. Cellular and Molecular Immunology. WB. Saunders Company; 2000.
Aderem A, Underhil DM. Mechanisms of phagocytosis in macrophages. Ann Rev Immunol. 1999;17:593–623.
Alouf JE; Freer J. The comprehensive sourcebook of bacterial protein toxins. London: Academic Press; 1999.
Baumann H, Gauldie J. The acute phase response. Immunol Today. 1994;15:74–80
Brodt H-R; Helm EB; Kamps BS. AIDS 1999. Diagnostik und Therapie. Steinhäuser Verlag; 1999.
Burkhardt F. Mikrobiologische Diagnostik. Stuttgart: Thieme; 1992.
Clark WR. The experimental foundations of modern immunology. John Wiley & Sons; Inc; 1991.
Connor DH, Chandler FW, Schwartz DA, Manz HJ, Lack EE. Pathology of Infectious Diseases. Vol. 1 and 2. Appleton & Lange; 1997
Cook GC. Manson's tropical diseases. London: WB Saunders Company Ltd London; 1997.
Cruse JM, Lewis RE. Illustrated dictionary of immunology. CRC Press; 1995.
Dalgleish AG. Viruses and cancer. Brit Med Bull. 1991; 47:21–46.
Davis BD, Dulbecco R, Eisen HN, Ginsberg HS. Microbiology. J.B. Lippincott Company; 1990.
Enders G. Infektionen und Impfungen in der Schwangerschaft. München: Urban & Schwarzenberg; 1991.
Garcia-Blanco MA, Cullen BR. Molecular basis of latency in pathogenic human viruses. Science. 1991;254:815–820.
Gilbert DN, Moellering RC; Sande MA. The Sanford guide to antimicrobial therapy. 32nd ed. Antimicrobial Therapy, Inc.; 2002.
Janeway CA, Travers P, Walport M, Shlomchik M. Immunobiology. The immune system in health and disease. Churchill Livingstone; 2001.
Medzhitov R. Toll-like receptors and innate immunity; Nature Reviews. 2001;135–145.
Mehlhorn B u. H. Zecken, Milben, Fliegen, Schaben. Springer. 1992.
Milatovic D, Braveny I. Infektionen. Praktische Hinweise zur antimikrobiellen Therapie und Diagnostik. MMV Medizin Verlag 2003.
Mochmann H, Köhler W. Meilensteine der Bakteriologie. Frankfurt am Main: Edition Wötzel : 1997.
Munoz N, Bosch FX, de Sanjosé S, et al. Epidemiologic classification of human Papillomavirus types associated with cervical cancer. N Engl J Med. 2003;348:518–527.
Salyers AA, Whitt DD. Bacterial pathogenesis. A molecular approach. Washington: ASM Press; 1994.
Schaechter M, Medoff G, Eisenstein BI. Mechanisms of microbial disease. 2nd ed. Williams & Wilkins; 1993.
Thomas L. Labor und Diagnose. 5. Aufl. Frankfurt am Main: TH Books Verlagsgesellschaft; 1998.
Von Lichtenberg F. Pathology of infectious diseases. Raven Press; 1991.
Yuki N. Pathogenesis of Guillain-Barre and Miller Fisher syndromes subsequent to Campylobacter jejuni enteritis. Jap J Infect Dis. 1999;52:99–105.

Links im Internet, Institutionen und Fachgesellschaften

s. unter www.rki.de

3 Antiinfektive Pharmakotherapie

N. Suttorp, B. Schmeck

Prinzipien

Vorbereitung. Es gibt 6 Fragen, die sich der Arzt vor einer eventuellen antiinfektiven Therapie immer stellen sollte, und 4 Fragen, die immer wieder während einer entsprechenden Therapie auftauchen. Als nächster Schritt wird eine tabellarische Listung der Antiinfektiva vorgenommen, mit Schwerpunkten auf Präparaten, typischen Indikationen, Kontraindikationen sowie unerwünschten Nebenwirkungen. Durch die Rubrik „Wichtig für den Kliniker" werden als Hilfestellung in diesem Kapitel bei den Antiinfektiva Gesichtspunkte hervorgehoben, die für den klinisch tätigen Arzt am Krankenbett von unmittelbarer Bedeutung sind. Hinsichtlich Dosierung bei Nieren- oder Leberinsuffizienz wird auf Kitteltaschenbücher verwiesen. Medikamente bei Tuberkulose und HIV-Infektion sind in den entsprechenden Kapiteln des Buches aufgelistet. Wichtige Fragen **vor der antiinfektiven Therapie** sind:

- Liegt wirklich eine Infektion vor? Fieber, Leukozytose sowie erhöhte Blutkörperchensenkungsgeschwindigkeit (BSG) und CRP-Konzentration allein begründen noch nicht die Diagnose einer Infektion; vor allem bei schon länger bestehendem Fieber sind onkologische und autoimmunologische Diagnosen auszuschließen.
- Liegt eine Infektion vor, die mit Antiinfektiva behandelt werden kann oder muss? Für einen viralen (im Vergleich zu einem bakteriellen) Infekt sprechen der allmähliche Beginn, die geringere allgemeine Beeinträchtigung, Myalgien, Arthralgien, geringe oder fehlende Leukozytose, gering erhöhte CRP-Konzentration. Viele virale und „grippale" Infekte können nicht (und sollten nicht) behandelt werden. Eine akute Bronchitis bei vorbestehend gesunden Atemwegen muss nicht antibiotisch oder antiinfektiv therapiert werden.
- Muss bei jeder Infektion und vor jeder antiinfektiven Therapie der Pathogennachweis angestrebt werden? Im Prinzip ja, es gibt nur sehr wenige Ausnahmen von dieser Regel, z. B. bei ambulant erworbenen, akuten, nicht bedrohlichen Infektionen. Die adäquate Diagnostik vor Therapiebeginn ist unverzichtbar bei allen bedrohlichen Infektionen, bei allen stationären Patienten sowie bei allen chronischen und chronisch-rezidivierenden Infektionen.
- Soll sofort antiinfektiv behandelt oder sollen die Ergebnisse abgewartet werden? Bei chronischen und chronisch-rezidivierenden Infektionen ist das Abwarten der Ergebnisse vertretbar, solange der Patient nicht in Gefahr gerät. In allen anderen Fällen wird man eine kalkulierte/empirische Therapie veranlassen. Dies sollte sofort (nach Abnahme der Proben) erfolgen, da zahlreiche Studien belegen, dass die Erfolgsrate der antiinfektiven Therapie von der „Door-to-Needle"-Zeit abhängt, das heißt eine antibiotische Therapie ist umso erfolgreicher, je schneller sie begonnen wird.
- Welche Antibiotika (Antiinfektiva) sollen als kalkulierte Therapie verabreicht werden? Dies ist eine der schwierigsten Frage in der Infektiologie. Sind die Erreger, womöglich einschließlich Resistenzverhalten, bekannt, ist – abgesehen von Plausibilitätsüberlegungen – die adäquate Therapie nicht besonders schwierig auszuwählen. Die richtige Antwort hinsichtlich der kalkulierten Therapie hängt ab von:
  - Ort der Infektion (Lunge, Nieren, Meningen usw. – Gewebegängigkeit des Antibiotikums),
  - Ort des Erwerbs der Infektion (ambulant versus nosokomial, da das zu erwartende Erregerspektrum sehr unterschiedlich ist),
  - Antibiotikavorgeschichte (diese erlaubt Rückschlüsse auf verantwortliche Pathogene),
  - Bedrohlichkeit der Infektion (leichte Pneumonie versus bedrohliche Sepsis),
  - Patientenvorgaben (bekannte Allergie, Schwangerschaft, Einschränkung von Nieren- und Leberfunktion sowie derjenigen des Zentralnervensystems, Prothesen usw.).

Kalkulierte Therapie. Untersuchungen belegen, dass bei schweren Infektionen Morbidität und Mortalität in der Tat von der richtigen empirischen Antibiotikatherapie abhängen. Ist die kalkulierte Therapie nicht effektiv, können die Schäden durch eine spätere gezielte Therapie nicht mehr korrigiert werden. Daraus leitet sich zunächst einmal die Forderung nach einer möglichst sehr breiten kalkulierten Initialtherapie ab. Diese Forderung kollidiert aber zum einen mit der anzustrebenden Vermeidung einer Übertherapie mit potenziellen Folgen für den Patienten in Form von Nebenwirkungen, zum anderen mit der Gefahr der Resistenzentwicklung bei breitem Einsatz von Reserveantibiotika. Einen Mittelweg zu finden, ist infektiologische Kunst; in den einzelnen Kapiteln der Organinfektion wird immer ausführlich auf die empfohlene kalkulierte antiinfektive Therapie eingegangen.

Art der Verabreichung. In welcher Form (oral versus intravenös sowie Mono- versus Kombinationstherapie) sollen die Antiinfektiva als kalkulierte Therapie verabreicht werden? Bei schweren Infektionen (Sepsis, Endokarditis, Meningitis, neutropenisches Fieber) muss die Therapie immer intravenös erfolgen. Unsicherheiten der Resorption bei oraler Gabe entfallen, und eine hohe Medikamentenkonzentration am Ort der Not ist garantiert. Bei leichteren Infektionen wird man die Therapie intravenös beginnen und dann (nach 2–3 Tagen) auf die orale Einnahme umstellen (Sequenzial- oder Switchtherapie).

Eine Kombinationstherapie ist immer dann sinnvoll, wenn bei einer bedrohlichen Infektionssituation (Peritonitis, Sepsis, Fremdkörperinfektion, Endokarditis) bei der empirischen Therapie keine „Lücke" auftreten darf, wenn Antibiotika synergistisch interagieren und damit das Wirkspektrum sinnvoll erweitern sowie wenn durch Kombination die Toxizität der Einzelsubstanzen reduziert werden kann.

Wichtige Fragen **während der antiinfektiven Therapie** sind:
- Wie misst man den Therapieerfolg? Es gibt schwierigere Fragen in der Infektiologie. Der Therapieerfolg ist anhand vieler Parameter erkennbar: Der Patient fühlt sich besser, das Fieber fällt, die Organfunktion normalisiert sich, beim Intensivpatienten nimmt z. B. der Katecholaminbedarf ab, und der Sauerstoffanteil bei der Beatmung kann reduziert werden, die Leukozytenwerte fallen, die Linksverschiebung und die Zahl der stabkernigen Neutrophilen gehen zurück, der CRP-Wert, welcher am ersten Tag der Therapie noch steigen kann, ist rückläufig.
- Ergebnisse aus der Mikrobiologie treffen ein. Was ist zu tun? Gelang ein Erregernachweis und liegt gar eine Resistenzbestimmung vor, kann in der Regel nun die empirische Therapie zurückgenommen und auf eine schmalere, das heißt gezielte Therapie umgestellt werden – nicht ohne jedoch die Plausibilität der Ergebnisse zu prüfen (passt der Befund zum klinischen Bild, liegt eine Kontamination vor, besteht eine Infektion mit einem zweiten, nicht dominierenden Erreger?). Wenn die mikrobiologische Untersuchung einen negativen Erregernachweis erbringt, wird man – wenn sich der Patient unter der empirischen Therapie klinisch verbessert hat – diese fortführen.
- Der Patient verbessert sich klinisch – in welcher Form und wie lange muss therapiert werden? Antibiotika wird man 3 Tage nach Entfieberung und deutlicher Normalisierungstendenz des CRP-Wertes absetzen. Es gibt wenige Infektionskrankheiten, die eine mehrwöchige antibiotische Therapie verlangen (Endokarditis, Meningitis, [chronische] Osteomyelitis, [chronische] Prostatitis).
- Der Zustand des Patienten wird trotz empirischer antiinfektiver Therapie nicht besser, und die Ergebnisse der diagnostischen Institute sind negativ oder nicht wegweisend – was ist zu tun? Dies ist eine der schwierigsten Fragen in der Infektiologie; es gibt mehrere Möglichkeiten:
  - Die Diagnose stimmt nicht (z. B. die angenommene Pneumonie ist eine exogen-allergische Alveolitis).
  - Der nachgewiesene und behandelte Erreger ist für die Infektion nicht verantwortlich.
  - Das Antibiotikum war prinzipiell richtig, erreichte aber in vivo keine ausreichende Gewebekonzentrationen bzw. war im Gewebe (Galle, Urin) nicht so wirksam wie die In-vitro-Testung vermuten ließ.
  - Der nachgewiesene Erreger war durch die empirische Therapie nicht abgedeckt (z. B. dem neutropenischen Fieber, welches mit einem Cephalosporin der 3. Generation behandelt wurde, lag eine Pilzinfektion zugrunde).
  - Ein Erreger wurde nicht nachgewiesen, eine Infektion ist weiterhin hoch wahrscheinlich. Hier bleibt unter Würdigung aller Gesichtspunkte nur die empirische Umstellung/Erweiterung (z. B. Hinzunahme eines gegen Staphy-

lokokken wirksamen Antibiotikums oder bei neutropenischem Fieber eines Antimykotikums).
- Es kann eine Antibiotikanebenwirkung vorliegen (z. B. kann im Hinblick auf das Antibiotikum eine Allergie oder ein „Drug Fever" vorliegen; Fieber bei relativem Wohlbefinden sowie eine eventuelle Eosinophilie deuten auf diese Möglichkeit hin).
- Es kann eine Komplikation der Grundkrankheit vorliegen: Die Pneumonie entwickelte sich zu einem Lungenabszess, der Pleuraerguss zu einem Pleuraempyem, der Lungenabszess führte zu Hirnabszessen usw.

Antibakterielle Pharmakotherapie

Penicilline (und β-Laktamase-Hemmer)

Penicillin G (Benzylpenicilline)

Typische Indikationen:	Hochdosierte Kurzinfusionen bei Infektionen durch nachgewiesen empfindliche grampositive Bakterien, z. B. Lobärpneumonie durch Pneumokokken, Endokarditis durch Streptokokken
Mittel der Wahl unter anderem bei:	➤ Streptokokken ➤ Meningokokken ➤ B. anthracis ➤ Pneumokokken ➤ Treponemen ➤ Leptospiren ➤ Viridansstreptokokken ➤ C. perfringens
Wichtig für den Kliniker:	Penicillin ist bakterizid. Wegen seiner hohen Aktivität ist Penicillin G bei nachgewiesen empfindlichen Erregern anderen Antibiotika immer vorzuziehen. β-Laktamase-bildende Bakterien sind resistent. Penicillin G eignet sich nicht zur empirischen Antibiotikatherapie. Die Applikation kann intravenös und intramuskulär, jedoch nicht oral erfolgen, da Penicillin G nicht säurefest ist. Es wurden Depotpenicilline entwickelt, die nur intramuskulär gegeben werden dürfen.
Unerwünschte Arzneimittelwirkungen:	Allergische Reaktionen (3–10%) bis hin zur Anaphylaxie (0,05%); potenzielle Neurotoxizität; Herxheimer-Reaktion bei Beginn einer Luestherapie; Hoigné-Syndrom; Schmerzen an der Injektionsstelle bei Depotpenicillinen
Kontraindikationen:	Allergie gegen Penicillin oder andere β-Laktam-Antibiotika
Elimination:	Vorwiegend renal

Wirkstoffe	Präparate	Mittlere Dosierung Erwachsene	Kinder
Penicillin G	Diverse	2–24(–30) Mio. IE i. v./4–6 Dosen (1 Mio. IE = 600 mg)	50–200(–300) Tausend IE i. v./4–6 Dosen (1 Mio. IE = 600 mg)
Depotpenicilline:			
Clemizol-Pen G	Clemicol-Penicillin	0,6–1,2 Mio. IE i. m./1–2 Dosen	–
Benzathin-Pen G	Tardocillin	1–2 × 1,2 Mio. IE/Monat	1–2 ×1,2 Mio. IE/Monat (Kinder > 6 Jahre)

Orale Penicilline/Penicillin V

Typische Indikationen:	Ambulante Therapie bei Angina, Erysipel, Scharlach und HNO-Infekten durch empfindliche Erreger; Prophylaxe des rheumatischen Fiebers und bei Zahnbehandlungen
Mittel der Wahl bei:	➤ Streptokokken ➤ P. multocida
Wichtig für den Kliniker:	Diese Penicilline sind oral applizierbar, werden aber nahrungsabhängig schlecht resorbiert und müssen hochdosiert verschrieben werden. Wegen des schlechten Geschmacks stellt die Compliance ein Problem dar. Nicht zur Therapie der Gonorrhoe geeignet.
Unerwünschte Arzneimittelwirkungen:	Allergische Reaktionen seltener als bei Penicillin G; gastrointestinale Beschwerden bei hohen Dosen (> 6 Mio. IE/Tag); hämolytische Anämie
Kontraindikationen:	Allergie gegen Penicillin oder andere β-Laktam-Antibiotika
Elimination:	50–75 % renal

Wirkstoffe	Präparate	Mittlere Dosierung Erwachsene	Kinder
Penicillin V	Isocillin, Megacillin oral	3 × 0,5–1,5 Mio. IE oral	50(–160) Tausend IE/kgKG oral (3 Dosen)
Propicillin	Baycillin	2 × 0,75–1,5 Mio. IE oral	50(–100) Tausend IE/kgKG oral (2 Dosen)
Azidocillin	Syncillin und andere	2 × 750 mg	2 × 750 mg (Kinder > 6 Jahre)

Penicillinasefeste Penicilline

Typische Indikationen:	Infektionen mit β-Laktamase-bildenden S. aureus: Sepsis, Osteomyelitis, Furunkulose, Pneumonie
Mittel der Wahl bei:	➤ S. aureus (methicillinsensitiv)
Wichtig für den Kliniker:	Diese Penicilline können nicht durch β-Laktamase gespalten werden, diffundieren aber auch schlechter, weshalb Penicillin G eine 10fach höhere Aktivität gegen empfindliche (β-Laktamase-negative) Keime besitzt. Seit den 1980er Jahren treten S.-aureus-Stämme auf, die resistent gegen penicillinasefeste Penicilline sind (MRSA: methicillinresistenter S. aureus). Es wurden Todesfälle durch Leberschädigung berichtet.
Unerwünschte Arzneimittelwirkungen:	Allergische Reaktionen; gastrointestinale Beschwerden bei oraler Gabe; Hepatotoxizität (1/100 000); Neurotoxizität durch höhere Lipophilie
Kontraindikationen:	Allergie gegen Penicillin oder andere β-Laktam-Antibiotika; **Cave:** Leberschäden
Elimination:	Vorwiegend renal

Wirkstoffe	Präparate	Mittlere Dosierung Erwachsene	Kinder
Flucloxacillin	Staphylex und andere	3 × 2 g i. v./oral	100 mg/kgKG/Tag oral (3–4 Dosen)

Aminobenzylpenicilline

Typische Indikationen:	Bronchitis, Otitis media, Sinusitis, Harnwegsinfekt (mit sensiblen E. coli, P. mirabilis oder Enterokokken), Listeriose, Enterokokkenendokarditis (in Kombination mit Aminoglykosid)
Mittel der Wahl bei:	➤ Pneumokokken
	➤ E. faecalis
	➤ H. pylori
	➤ P. multocida
	➤ B. burgdorferi
	➤ Listerien
Wichtig für den Kliniker:	Diese Penicilline zeigen ein erweitertes Wirkspektrum gegen H. influenzae, Listerien, E. coli, P. mirabilis und Salmonellen. Amoxicillin ist zur oralen Therapie geeignet, da es wesentlich besser als Ampicillin resorbiert wird.
Unerwünschte Arzneimittelwirkungen:	Allergische Reaktionen; pseudoallergisches nichturtikarielles Exanthem (vor allem bei infektiöser Mononukleose und lymphatischer Leukämie); gastrointestinale Beschwerden bis zur pseudomembranösen Kolitis
Kontraindikationen:	Allergie gegen Penicillin oder andere β-Laktam-Antibiotika; **Cave:** infektiöse Mononukleose und lymphatische Leukämie
Elimination:	70 % renal, 15 % biliär

Wirkstoffe	Präparate	Mittlere Dosierung	
		Erwachsene	Kinder
Ampicillin	Binotal und andere	3–4 × 0,5–2 g i. v.	100–200 mg/kgKG (300 mg/kgKG bei Meningitis)
Amoxicillin	Amoxypen und andere	3 × 0,5–1 g oral	50–100 mg/kgKG oral (3 Dosen)

Ureidopenicilline/Acylaminopenicilline

Typische Indikationen:	Infektionen des Urogenitaltrakts oder der Gallenwege mit gramnegativen Erregern; nosokomiale und Mischinfektionen mit Pseudomonaden nach Antibiogramm; bei schwerer Infektion in Kombination mit β-Laktamase-Inhibitor plus Aminoglykosid
Mittel der Wahl bei:	➤ Gramnegative und -positive Erreger
Wichtig für den Kliniker:	Die „Breitspektrumpenicilline" erfassen zusätzlich zum Penicillin-G-Spektrum noch Enterobakterien, Pseudomonas aeruginosa und E. faecalis. Präparate sind β-Laktamase-sensibel und müssen daher gegebenenfalls mit einem β-Laktamase-Hemmer kombiniert werden. Zu breites Spektrum für die perioperative Prophylaxe.
Unerwünschte Arzneimittelwirkungen:	Allergische Reaktionen, gastrointestinale Beschwerden, Phlebitis
Kontraindikationen:	Allergie gegen Penicillin oder andere β-Laktam-Antibiotika
Elimination:	Vorwiegend renal

Wirkstoffe	Präparate	Mittlere Dosierung	
		Erwachsene	Kinder
Mezlocillin	Baypen und andere	3 × 2–5 g i. v.	225 mg/kgKG i. v. (3 Dosen)
Piperacillin	Pipril und andere	3–4 × 2–5 g i. v.	3–4 × 100–300 mg/kgKG i. v. (3–4 Dosen)

β-Laktamase-Hemmer

β-Laktamase-Hemmer sind schwache β-Laktame, die einige, aber nicht alle plasmidkodierten β-Laktamasen irreversibel hemmen. Dadurch wird das Spektrum gleichzeitig verabreichter Penicilline auf β-Laktamase-bildende Erreger erweitert. Es gibt Clavulansäure, Sulbactam und Tazobactam. Sulbactam (Combactam) steht zur freien Kombination mit Penicillin G, Piperacillin und Mezlocillin zu Verfügung.

Amoxicillin/Clavulansäure und Ampicillin/Sulbactam

Typische Indikationen:	Abdominelle und gynäkologische aerob-anaerobe Mischinfektionen, Infektionen im oberen Respirationstrakt und im HNO-Bereich, Harnwegsinfekte, Weichteilinfekte
Mittel der Wahl bei:	➤ H. influenzae ➤ M. catarrhalis ➤ Fusobakterien ➤ Prevotella ➤ Aktinomyzeten ➤ B. fragilis ➤ Porphyromonas
Unerwünschte Arzneimittelwirkungen:	Gastrointestinale Beschwerden (10 %), Hepatotoxizität/Cholestase; sonst wie Amoxicillin
Kontraindikationen:	Allergie gegen Penicillin oder andere β-Laktam-Antibiotika; **Cave:** Clavulansäure bei Leberschäden; keine sicheren Daten zum Einsatz in der Schwangerschaft
Elimination:	Vorwiegend renal

Wirkstoffe	Präparate		Mittlere Dosierung	
			Erwachsene	Kinder
Amoxicillin/Clavulansäure	Augmentan und andere	oral i.v.	3 × 500/125 – 1000/250 mg 3 × 1/0,2 – 2/0,2 g	37,5 – 75 mg/kgKG (3 Dosen) 60 (–100) mg/kgKG (3 Dosen)
Ampicillin/Sulbactam	Unacid	i.v.	3 – 4 × 0,75 – 3 g (2:1) i.v.	150 mg/kgKG (3 Dosen)
Sultamicillin	Unacid PD	oral	2 × (375–)750 mg	50 mg/kgKG (2 Dosen)

Piperacillin/Tazobactam

Typische Indikationen:	Kalkulierte Therapie bei schwerer Infektion (abdominelle Infektionen, Fieber bei Neutropenie, Sepsis)
Unerwünschte Arzneimittelwirkungen:	Allergische Reaktionen, gastrointestinale Beschwerden, Phlebitis
Kontraindikationen:	Allergie gegen Penicillin oder andere β-Laktam-Antibiotika
Elimination:	75 % renal, 15 % biliär

Wirkstoffe	Präparate	Mittlere Dosierung	
		Erwachsene/Kinder > 12 Jahre	Kinder > 2 Jahre
Piperacillin/Tazobactam	Tazobac	3 × (2,5–)4,5 g i.v. (inklusive 500 mg Tazobactam)	337,5 mg/kgKG (3 Dosen) bei intraabdominellen Infekten
Piperacillin/Sulbactam	Frei kombinierbar		

Antibakterielle Pharmakotherapie

Cephalosporine

Parenterale Cephalosporine

1. Generation – Basiscephalosporine

Typische Indikationen:	Wundinfektionen, perioperative Prophylaxe
Mittel der Wahl bei:	▸ S. aureus
	▸ (Streptokokken)
Wichtig für den Kliniker:	Cephalosporine weisen ein breiteres Erregerspektrum, weniger allergisch bedingte Nebenwirkungen sowie andere Resistenzentwicklungen als Penicilline auf. Sie können unter Beachtung von Vorsichtsmaßnahmen auch bei Penicillinallergie eingesetzt werden (**Cave:** Kreuzallergien). Cefazolin ist das letzte noch verwendete Cephalosporin der 1. Generation. Es ist sehr gut wirksam gegen Staphylokokken, auch mit β-Laktamase. Nicht geeignet für nosokomiale Infekte.
Unerwünschte Arzneimittelwirkungen:	Allergische Hautreaktionen (1–4%), selten Anaphylaxie; gastrointestinale Beschwerden (bis zur pseudomembranösen Kolitis), interstitielle Nephritis, Hepatotoxizität, hämolytische Anämie
Kontraindikationen:	Cephalosporinallergie; **Cave:** Kreuzallergie gegen Penicillin
Elimination:	Vorwiegend renal

Wirkstoffe	Präparate	Mittlere Dosierung	
		Erwachsene	Kinder
Cefazolin	Elzogram und andere	2–3 × 0,5–2 g i.v.	50–100 mg/kgKG (2–3 Dosen)

2. Generation – Basiscephalosporine

Typische Indikationen:	Initialtherapie ambulant erworbener Infektionen mit grampositiven und -negativen Erregern (Wundinfektionen, Infektionen im HNO-Bereich, Pneumonie), perioperative Prophylaxe
Mittel der Wahl bei:	▸ ambulant erworbene grampositive Erreger
	▸ E. coli
	▸ P. mirabilis
	▸ H. influenzae
Wichtig für den Kliniker:	Cephalosporine der Cefuroximgruppe sind besser wirksam gegen gramnegative Erreger, unter anderem bei Infektionen der Atemwege (H. influenzae, M. catarrhalis, Klebsiellen), aber auch gegen Staphylokokken und Pneumokokken. Sie sind weitgehend β-Laktamase-resistent, aber unwirksam bei Infektionen mit MRSA. Cefotiam ist im Vergleich zu Cefuroxim besonders gegen E. coli und Proteus wirksam.
Unerwünschte Arzneimittelwirkungen:	Siehe Cefazolin
Kontraindikationen:	Siehe Cefazolin
Elimination:	Vorwiegend renal

Wirkstoffe	Präparate	Mittlere Dosierung	
		Erwachsene	Kinder
Cefuroxim	Zinazef und andere	3 × 0,75–1,5 g i.v.	75–150 mg/kgKG (3 Dosen)
Cefotiam	Spizef	2–3 × 1–2 g i.v.	75–150 mg/kgKG (3 Dosen)

3 Antiinfektive Pharmakotherapie

3. Generation (a) – Breitspektrumcephalosporine

Typische Indikationen:	Initialtherapie schwerer Infektionen mit gramnegativen oder unbekannten (Kombination mit Aminoglykosid) Erregern, auch empirisch bei Meningitis; Einmalbehandlung der Gonorrhoe (Ceftriaxon)
Mittel der Wahl bei:	➤ Gonokokken ➤ H. influenzae ➤ Klebsiellen ➤ P. vulgaris ➤ Providencia ➤ B. burgdorferi
Wichtig für den Kliniker:	Die Cephalosporine der Cefotaximgruppe weisen ein deutlich erweitertes Keimspektrum mit guter Aktivität unter anderem gegen gramnegative Problemkeime nosokomialer Infektionen und gegen Streptokokken auf. Auch wirksam bei gegen Penicillin G resistenten Pneumokokken. Die Wirksamkeit gegen Staphylokokken ist unzureichend.
Unerwünschte Arzneimittelwirkungen:	Siehe Cefazolin, zusätzlich Gallenblasen-Sludge unter Ceftriaxontherapie
Kontraindikationen:	Cephalosporinallergie; **Cave:** Kreuzallergie gegen Penicillin
Elimination:	Renal, bei Ceftriaxon 40 % biliär

Wirkstoffe	Präparate	Mittlere Dosierung Erwachsene	Kinder
Cefotaxim	Claforan und andere	3 × 2 g i. v.	100 – 200 mg/kgKG (3 – 4 Dosen)
Ceftriaxon	Rocephin	1 × 2 g i. v.	50 – 80(–100) mg/kgKG (1 Dosis)

3. Generation (b) – Breitspektrumcephalosporine

Typische Indikationen:	Kalkulierte Therapie bei schweren Infektionen (Sepsis, neutropenisches Fieber), insbesondere, wenn Pseudomonasinfektion infrage kommt (Mukoviszidose)
Mittel der Wahl bei:	➤ P. aeruginosa ➤ Serratia ➤ Acinetobacter
Wichtig für den Kliniker:	Diese Cephalosporine habe eine verbesserte Wirksamkeit gegen Pseudomonaden und einige gramnegative Problemkeime. Bei schweren Infektionen mit P. aeruginosa empfiehlt sich eine Kombination mit Aminoglykosiden.
Unerwünschte Arzneimittelwirkungen:	Allergische Hautreaktionen (1 – 4 %), selten Anaphylaxie; gastrointestinale Beschwerden (bis zur pseudomembranösen Kolitis), Kopfschmerzen
Kontraindikationen:	Cephalosporinallergie; **Cave:** Kreuzallergie gegen Penicillin; **Cave:** Schwangerschaft (strenge Indikationsstellung)
Elimination:	Renal

Wirkstoffe	Präparate	Mittlere Dosierung Erwachsene	Kinder
Ceftazidim	Fortum	3 × 2 g i. v. (bei Mukoviszidose –9 g/Tag)	100 – 150 mg/kgKG (2 – 3 Dosen)
Cefepim	Maxipime	2 × 2 g i. v.	–

Orale Cephalosporine

Gruppe 1 – Orale Basiscephalosporine

Typische Indikationen:	Leichte Infektionen von Haut, Weichteilen, Harnwegen und Atemwegen als Alternative zu Penicillin/Amoxicillin
Mittel der Wahl bei:	➤ (Streptokokken) ➤ (Pneumokokken)
Wichtig für den Kliniker:	Die älteren Oralcephalosporine werden aufgrund ihrer günstigen Kinetik, der weniger häufig auftretenden gastrointestinalen Nebenwirkungen (im Vergleich zu Amoxicillin) und des besseren Geschmacks häufig (in der Pädiatrie) verordnet, sind aber recht teuer. Sie sind vor allem im grampositiven Bereich wirksam. Cefaclor hat eine ausreichende Aktivität gegen Haemophilus influenzae.
Unerwünschte Arzneimittelwirkungen:	Allergische Hautreaktionen, selten Anaphylaxie; gastrointestinale Beschwerden seltener als bei Oralpenicillinen; Hepatotoxizität, Eosinophilie
Kontraindikationen:	Cephalosporinallergie; **Cave:** Kreuzallergie gegen Penicillin
Elimination:	Vorwiegend renal

Wirkstoffe	Präparate	Mittlere Dosierung	
		Erwachsene	Kinder
Cefalexin	Oracef, Cepprexin und andere	3–4 × 0,5–1 g oral	50–100 mg/kgKG (3–4 Dosen) oral
Cefadroxil	Grüncef und andere	2 × 1 g oral	50–100 mg/kgKG (2 Dosen) oral
Cefaclor	Panoral, Kefspor und andere	3 × 0,5(–1) g oral	30–50(–100) mg/kgKG (3 Dosen) oral

Gruppe 2 – Oralcephalosporine mit erweitertem Spektrum

Typische Indikationen:	Leichte bis mittelschwere Infektionen von Haut, Weichteilen und Atemwegen; unkomplizierte Harnwegsinfektionen
Mittel der Wahl bei:	➤ S. aureus ➤ Streptokokken ➤ Pneumokokken ➤ H. influenzae ➤ P. mirabilis
Wichtig für den Kliniker:	Cefuroxim-Axetil ist ein Prodrug, das oral resorbiert und durch Esterspaltung pharmakologisch aktiv wird. Resorption kritisch, nach dem Essen besser.
Unerwünschte Arzneimittelwirkungen:	Siehe Gruppe 1
Kontraindikationen:	Cephalosporinallergie; **Cave:** Kreuzallergie gegen Penicillin
Elimination:	Renal

Wirkstoffe	Präparate	Mittlere Dosierung	
		Erwachsene	Kinder
Cefuroxim-Axetil	Elobact, Zinnat	2 × 0,5 g oral	20–30 mg/kgKG (2 Dosen) oral
Loracarbef	Lorafem	2 × 200–400 mg oral	15–30 mg/kgKG (2 Dosen) oral

3 Antiinfektive Pharmakotherapie

Gruppe 3 – Oralcephalosporine

Typische Indikationen:	Infekte des Respirationstrakts, der Harnwege sowie im HNO-Bereich; Gonorrhoe
Mittel der Wahl bei:	➤ Gonokokken
	➤ (Streptokokken)
	➤ (Pneumokokken)
Wichtig für den Kliniker:	Gut geeignet zur Einmaltherapie der Gonorrhoe; erweiterte Aktivität gegen Klebsiellen, Proteus, Haemophilus, Enterobacter und Serratia. **Cave:** S.-aureus-Lücke
Unerwünschte Arzneimittelwirkungen:	Siehe Gruppe 1
Kontraindikationen:	Cephalosporinallergie; **Cave:** Kreuzallergie gegen Penicillin
Elimination:	Renal (Cefixim auch biliär)

Wirkstoffe	Präparate	Mittlere Dosierung	
		Erwachsene	Kinder
Cefixim	Cephoral, Suprax und andere	2 × 200 mg oral (Gonorrhoe: 1 × 400 mg)	8(–12) mg/kgKG (1 – 2 Dosen) oral
Cefetamet-Pivoxil	Globocef	2 × 500 mg oral	20 mg/kgKG (2 Dosen) oral
Ceftibuten	Keimax	1 × 400 mg oral	9 mg/kgKG (1 Dosis) oral
Cefpodixim-Proxetil	Podomexef, Orelox	2 × 100 – 200 mg oral	5 – 12 mg/kgKG (2 Dosen) oral

Carbapeneme/Monobactame

Carbapeneme

Imipenem/Cilastatin und Meropenem

Typische Indikationen:	Empirische Therapie schwerer Infektionen, unter anderem Sepsis, Peritonitis, Pneumonie, auch bei neutropenischen Patienten; gezielte Therapie von Enterobacter-/Citrobacterinfektionen oder gramnegativen Mischinfektionen; bei Meningitis ist nur Meropenem geeignet
Mittel der Wahl bei:	➤ Morganella
	➤ Enterobacter
	➤ Citrobacter
	➤ B. fragilis
Wichtig für den Kliniker:	Carbapeneme haben ein sehr breites Erregerspektrum und eignen sich zur Initialtherapie von schweren Infektionen und bei Mischinfektionen. Zur gezielten Therapie sollten Antibiotika mit schmalerem Spektrum eingesetzt werden. Imipenem wird durch eine humane Dipeptidase gespalten, daher muss es mit Cilastin 1 : 1 kombiniert werden.
Unerwünschte Arzneimittelwirkungen:	Allergische Reaktionen, selten Anaphylaxie; gastrointestinale Beschwerden (5 – 10 %); Störungen des Zentralnervensystems bei Imipenem (Krämpfe bei Kombination mit Gancyclovir), vor allem bei Niereninsuffizienz; selten Nierenschädigung
Kontraindikationen:	Spezifische Überempfindlichkeit; **Cave:** selten Kreuzallergie gegen Penicillin, **Cave:** Schwangerschaft (strenge Indikationsstellung)
Elimination:	Vorwiegend renal

Wirkstoffe	Präparate	Mittlere Dosierung	
		Erwachsene	Kinder
Imipenem/Cilastin	Zienam	3–4 × 0,5–1 g Imipenem i. v.	Imipenem: 60 mg/kgKG i. v. (4 Dosen)
Meropenem	Meronem	3 × 1–2 g i. v.	Imipenem: 60 mg/kgKG i. v. (3 Dosen)

Ertapenem

Typische Indikationen:	Peritonitis, gynäkologische Infektionen
Wichtig für den Kliniker:	Gute Aktivität gegen Anaerobier. Keine Wirksamkeit gegen Pseudomonas und Enterokokken. Zur kalkulierten Therapie nosokomialer Infektionen nicht geeignet. Vorhandene Daten und Erfahrungen gering.
Unerwünschte Arzneimittelwirkungen:	Allergische Reaktionen, selten Anaphylaxie; gastrointestinale Beschwerden, Störungen des Zentralnervensystems, Phlebitis, Anstieg der Transaminasenwerte
Kontraindikationen:	Spezifische Überempfindlichkeit; **Cave:** selten Kreuzallergie gegen Penicillin; keine Zulassung bei Kindern und Jugendlichen, Schwangeren, Niereninsuffizienz
Elimination:	Vorwiegend renal

Wirkstoffe	Präparat	Mittlere Dosierung	
		Erwachsene	Kinder
Ertapenem	Invanz	1 × 1 g i. v.	–

Monobactame

Aztreonam

Typische Indikationen:	Reserveantibiotikum zur Therapie schwerer gramnegativer Infektionen bei Allergie gegen β-Laktam-Antibiotika
Wichtig für den Kliniker:	Sehr hilfreiche Option bei Penicilin-/Cephalosporin-Carbapenem-Allergie und schwerer gramnegativer Infektion.
Unerwünschte Arzneimittelwirkungen:	Allergische Reaktionen, selten Anaphylaxie; gastrointestinale Beschwerden, Hepatotoxizität, Blutbildveränderungen
Kontraindikationen:	Spezifische Überempfindlichkeit; **Cave:** Schwangerschaft (strenge Indikationsstellung) und Leberschädigung
Elimination:	Vorwiegend renal

Wirkstoffe	Präparat	Mittlere Dosierung	
		Erwachsene	Kinder
Aztreonam	Azactam	2–3 × 2 g i. v.	100–150 mg/kgKG i. v. (3–4 Dosen)

3 Antiinfektive Pharmakotherapie

Aminoglykoside

Basisaminoglykoside

Typische Indikationen:	Schwere (nosokomiale) gramnegative und -positive Infektionen (Sepsis, Pneumonie, Endokarditis mit grampositiven Kokken) als Kombinationstherapie mit β-Laktam-Antibiotika
Mittel der Wahl bei:	➤ Listerien ➤ F. tularensis ➤ Brucellen
Wichtig für den Kliniker:	Aminoglykoside wirken schnell konzentrationsabhängig bakterizid. Sie haben einen ausgeprägten postantibiotischen Effekt, und wenn immer möglich, ist eine Einmaldosierung zu bevorzugen. Geringe therapeutische Breite: Dauerhaft hohe Dosen führen in 3–14 % der Fälle zu oft irreversibler Ototoxizität und in 15–25 % zu meist reversibler Nephrotoxizität! Daher empfiehlt sich eine tägliche Einmalgabe mit hohen Spitzen- und niedrigen Talspiegeln (**nicht** bei der Endokarditis) sowie eine definierte Therapiedauer von < 10 Tagen, zudem eine gute Hydrierung der Patienten und die Kontrolle der Nierenfunktion, wenn kein Verdacht einer Pseudomonas-Infektion: Gentamicin bevorzugen im Vergleich zu Tobramycin. Aminoglykoside und Heparin nicht in der gleichen Flasche verabreichen (pharmazeutische Inaktivierung).
Unerwünschte Arzneimittelwirkungen:	Ototoxizität, Nephrotoxizität, selten allergische Reaktionen, selten neuromuskuläre Blockaden
Kontraindikationen:	1. Trimenon der Schwangerschaft (embryo- und fetotoxisch), terminale Niereninsuffizienz; **Cave:** 2./.3 Schwangerschaftstrimenon, Vorschäden des Innenohres, Myasthenia gravis, Morbus Parkinson; möglichst keine gleichzeitige Gabe von Schleifendiuretika, Glykopeptiden, Cidofovir, Foscarnet, Amphotericin B, Ciclosporin, nichtsteroidalen Antirheumatika, Röntgenkontrastmittel
Elimination:	Renal

Wirkstoffe	Präparate	Mittlere Dosierung	
		Erwachsene	Kinder
Gentamicin	Refobacin und andere	3–5 mg/kgKG i. v.(1–3 Dosen)	3–5 mg/kgKG i. v.(1–3 Dosen)
Tobramycin	Gernebcin und andere	3–5 mg/kgKG i. v.(1–3 Dosen)	3–5 mg/kgKG i. v.(1–3 Dosen)
Netilmicin	Certomicin	4–7,5 mg/kgKG i. v.(1–3 Dosen)	6–7,5 mg/kgKG i. v.(1–3 Dosen)

Reserveaminoglykosid Amikacin

Typische Indikationen:	Schwere (noskomiale) gramnegative Infektionen; Reserveaminoglykosid bei Gentamicin-/Tobramycin-Resistenz und bei atypischen Mykobakterien
Mittel der Wahl bei:	➤ Listerien ➤ M. kansasii ➤ M. marinum ➤ M. fortuitum
Wichtig für den Kliniker:	Amikacin nur bei erwiesener Resistenz gegen andere Aminoglykoside anwenden. Ansonsten siehe oben (Aminoglykoside).
Unerwünschte Arzneimittelwirkungen:	Siehe oben (Aminoglykoside)
Kontraindikationen:	Siehe oben (Aminoglykoside)
Elimination:	Renal

Wirkstoffe	Präparate	Mittlere Dosierung	
		Erwachsene	Kinder
Amikacin	Biklin und andere	(10–)15 mg/kgKG i. v.(1 – 3 Dosen)	(10–)15 mg/kgKG i. v.(1 – 3 Dosen)

Fluorchinolone (Gyrasehemmer)

Chinolone der Gruppe 1

Typische Indikationen:	Harnwegsinfekte
Mittel der Wahl bei:	► (Enterobakterien)
	► (Gonokokken)
Wichtig für den Kliniker:	Diese älteren Chinolone erreichen hohe Urinkonzentrationen und eignen sich nur zur Therapie von Harnwegsinfekten mit empfindlichen Erregern.
Unerwünschte Arzneimittelwirkungen:	Gastrointestinale Beschwerden, Störungen des Zentralnervensystems, Phototoxizität, selten Allergien, Tendopathien, Leber- und Nierenschäden
Kontraindikationen:	Schwangerschaft und Stillzeit, Kinder in der Wachstumsphase, spezifische Überempfindlichkeiten; **Cave:** Erkrankungen des Zentralnervensystems
Elimination:	Renal

Wirkstoffe	Präparate	Mittlere Dosierung	
		Erwachsene	Kinder
Norfloxazin	Barazan und andere	2 × 400 mg oral	–

Chinolone der Gruppe 2

Typische Indikationen:	Harnwegsinfekte bei Cotrimoxazol-/Amoxicillinresistenz, Gastroenteritis, (Para-)Thyphus (auch Sanierung von Dauerausscheidern), Gonorrhoe und weitere sexuell übertragbare Erkrankungen außer Lues, HNO-/Knochen- und Gelenkinfekte durch multiresistente gramnegative Erreger, Prophylaxe bei Kontaktpersonen bei Meningokokkenmeningitis; **nicht** bei Pneumokokkenpneumonie; Ciprofloxacin gut geeignet bei Pseudomonasinfekten („diabetischer Fuß" und bei jugendlichen Mukoviszidosepatienten)
Mittel der Wahl bei:	► Klebsiellen
	► Salmonellen
	► Shigellen
	► Y. enterocolitica
	► (M. tuberculosis)
Wichtig für den Kliniker:	Gute orale Resorption. Intravenöse Verabreichung etwa 10-mal teurer als orale! Chinolone zeigen eine sehr gute Penetration in das Gewebe von Lunge, Leber, Gallengängen/-blase, Nieren, Prostata, Knochen, Meningen und in Abwehrzellen (Granulozyten, Makrophagen), zudem wirken sie bakterizid. Ofloxazin ist ein Racemat. Ciprofloxacin ist das Chinolon mit der höchsten Aktivität gegen Pseudomonas. Gyrasehemmer sind wirksam bei Infekten mit Chlamydien und Mykoplasmen, gegebenenfalls auch zur alternativen Kombinationstherapie bei multiresistentem M. tuberculosis und weiteren Infektionskrankheiten. Es treten vermehrt Resistenzen bei Infektionen mit Pseudomonas, Enterobakterien, Salmonellen, E. coli und Staphylokokken auf.
Unerwünschte Arzneimittelwirkungen:	Gastrointestinale Beschwerden, Störungen des Zentralnervensystems, Phototoxizität, selten Allergien, Tendopathien, Leber- und Nierenschäden

3 Antiinfektive Pharmakotherapie

Kontraindikationen:	Schwangerschaft und Stillzeit, Kinder in der Wachstumsphase, spezifische Überempfindlichkeiten; **Cave:** Erkrankungen des Zentralnervensystems
Elimination:	Renal

Wirkstoffe	Präparate	Mittlere Dosierung	
		Erwachsene	Kinder
Ofloxazin	Tarivid	2 × 200–400 mg i. v./oral	–
Ciprofloxazin	Ciprobay	2 × 250–500(–750) mg oral bzw. 2(–3) × 200–400 mg i. v.	30 mg/kgKG i. v. (3 Dosen) bzw. 40 mg/kgKG oral (2 Dosen)

Chinolone der Gruppe 3

Typische Indikationen:	Atemwegsinfekte mit Pneumokokken oder Legionellen, ungezielte Therapie der schweren ambulant erworbenen Pneumonie, Harnwegsinfekte bei Cotrimoxazol-/Amoxicillinresistenz, Gastroenteritis, (Para-)Thyphus (auch Sanierung von Dauerausscheidern), Gonorrhoe, HNO-/Knochen- und Gelenkinfekte durch multiresistente gramnegative Erreger
Mittel der Wahl bei:	➤ Legionellen ➤ (Pneumokokken) ➤ (Shigellen) ➤ (Y. enterocolitica) ➤ (V. cholerae)
Wichtig für den Kliniker:	Hochwirksames L-Enantiomer von Ofloxazin, daher auch gut gegen Pneumokokken wirksam. Es treten vermehrt Resistenzen bei Pseudomonas, Enterobakterien, Salmonellen, E. coli und Staphylokokken auf.
Unerwünschte Arzneimittelwirkungen:	Gastrointestinale Beschwerden, Störungen, des Zentralnervensystems, Phototoxizität, selten Allergien, Tendopathien (zusammen mit Glukokortikoiden), Leber- und Nierenschäden; Beeinträchtigung der Blutzuckereinstellung
Kontraindikationen:	Schwangerschaft und Stillzeit, Kinder in der Wachstumsphase, spezifische Überempfindlichkeiten; **Cave:** Erkrankungen des Zentralnervensystems
Elimination:	Renal

Wirkstoffe	Präparat	Mittlere Dosierung	
		Erwachsene	Kinder
Levofloxazin	Tavanic	1–2 × 250–500 mg oral/i. v.	–

Chinolone der Gruppe 4

Typische Indikationen:	Schwere ambulant erworbene Pneumonie, schwere akute Exazerbation einer chronisch-obstruktiven Lungenerkrankung, komplizierter Harnwegsinfekt (nur Gatifloxacin)
Wichtig für den Kliniker:	Chinolone der Gruppe 4 haben ein extrem breites Wirkspektrum (gramnegativ, grampositiv, atypische Erreger sowie Anaerobier). Sehr wertvolle Reserveantibiotika, die nur bei schweren Infektionen eingesetzt werden dürfen – nicht bei leichter ambulant erworbener Pneumonie oder bei unkomplizierter Bronchitis. **Cave:** Verlängerung der QT-Zeit!
Unerwünschte Arzneimittelwirkungen:	Gastrointestinale Beschwerden, Störungen des Zentralnervensystems, Arrhythmien

Kontraindikationen:	Schwangerschaft und Stillzeit, Kinder in der Wachstumsphase, spezifische Überempfindlichkeiten; **Cave:** Erkrankungen des Zentralnervensystems; **Cave:** vorbestehende QT-Zeit-Verlängerungen (angeboren, Antiarrhythmika der Klassen IA und III, Neuroleptika, Antidepressiva, Antihistaminika, Makrolide)
Elimination:	Fäkal/renal

Wirkstoffe	Präparate	Mittlere Dosierung Erwachsene	Kinder
Moxifloxazin	Avalox	1 × 400 mg oral/i. v.	–
Gatifloxazin	Bonoq	1 × 200 – 400 mg oral (bei Gonorrhoe 1 × 400 mg)	–

Tetrazykline

Doxycyclin/Tetracyclin

Typische Indikationen:	Infektionen mit intrazellulären Erregern (Chlamydien, Rickettsien, Borellien und andere), z. B. atypische Pneumonie, Erythema migrans bei Lyme-Borreliose, unspezifische Urethritis
Mittel der Wahl bei:	➤ Brucellen ➤ B. burgdorferi ➤ M. hominis ➤ U. urealyticum ➤ Chlamydien ➤ Rickettsien ➤ C. burneti ➤ Ehrlichien ➤ Bartonellen
Wichtig für den Kliniker:	Tetrazykline weisen eine breite bakteriostatische Aktivität auf, vor allem gegen intrazelluläre Erreger. Zu beachten sind die zunehmenden Resistenzen. Daher nur noch selten verwendetes Antibiotikum mit Spezialindikationen, wie Borreliose, Rickettsiosen, Malariaprophylaxe
Unerwünschte Arzneimittelwirkungen:	Gastrointestinale Beschwerden, phototoxische Reaktionen, Knochenwachstumsstörungen und Zahnschmelzentwicklungsstörung/Gelbfärbung der Zähne, selten Allergien; bei Überdosierung hepatotoxisch; Tetrazykline wirken sich auf die Resorption oraler Kontrazeptiva, Antidiabetika und Antikoagulanzien aus; die Resorption der Tetrazykline bei oraler Gabe wird durch Antazida, Milch, Eisenpräparate und Sucralfat reduziert
Kontraindikationen:	Nicht bei Kindern < 8 Jahre, in der Stillzeit und bei schweren Leberschäden; nur bei vitaler Indikation in der Schwangerschaft
Elimination:	Biliär, renal

Wirkstoffe	Präparate	Mittlere Dosierung Erwachsene	Kinder
Doxycyclin	Vibramycin und andere	Initial 200 mg, dann 2 × 100 mg i. v./oral	Initial 4 mg/kgKG, dann 2 – 4 mg/kgKG i. v./oral (1 Dosis)

3 Antiinfektive Pharmakotherapie

Makrolide/Ketolide

Erythromycin

Typische Indikationen:	Infektionen der Atemwege (Chlamydien, Mykoplasmen, Legionellen und andere), Keuchhusten, Harnwegsinfekte in der Schwangerschaft; Alternative zu Penicillin (Pneumokokkenpneumonie, Pharyngitis, Diphtherie), insbesondere bei Penicillinallergie
Mittel der Wahl bei:	➤ Legionellen ➤ C. diphtheriae ➤ B. pertussis ➤ M. pneumoniae ➤ C. jejuni ➤ Bartonellen
Wichtig für den Kliniker:	Für die orale Applikation sollte ein neueres Makrolid, etwa Clarithromycin, bevorzugt werden. Erythromycin i. v. ist Mittel der Wahl bei Legionellosen.
Unerwünschte Arzneimittelwirkungen:	Gastrointestinale Beschwerden, Hepatotoxizität, Phlebitis, selten Allergien, Arrhythmien und reversible Hörschäden; **Cave:** Übertritt in Muttermilch (Diarrhoen, Sensibilisierung und anderes)
Kontraindikationen:	Spezifische Unverträglichkeit; Therapie mit Carbamazepin, Terfenadin, Pimozid; Dosisreduktion bei Leberschäden
Elimination:	Vorwiegend biliär

Wirkstoffe	Präparate	Mittlere Dosierung	
		Erwachsene	Kinder
Erythromycin	Erythrocin und andere	1,5–3 g i. v./oral (2–4 Dosen)	30–50 mg/kgKG i. v./oral (2–4 Dosen)

Roxithromycin

Typische Indikationen:	Infektionen der Atemwege (Chlamydien, Mykoplasmen, Legionellen und andere), Keuchhusten; Alternative zu Penicillin (Pneumokokkenpneumonie, Pharyngitis, Diphtherie)
Mittel der Wahl bei:	➤ H. pylori ➤ Bartonellen ➤ B. pertussis ➤ M. avium ➤ M. pneumoniae
Wichtig für den Kliniker:	Roxithromycin hat bei oraler Applikation deutliche pharmakologische Vorteile gegenüber Erythromycin.
Unerwünschte Arzneimittelwirkungen:	Gastrointestinale Beschwerden, Hepatotoxizität, selten Allergien, Verlängerung der QT-Zeit und Arrhythmien; verstärkte Wirkung von Ciclosporin, Clozapin, Theophyllin, Carbamazepin, Didoxin
Kontraindikationen:	Sicherheit in der Schwangerschaft nicht erwiesen; spezifische Unverträglichkeit; Therapie mit Sekalealkaloiden, Terfenadin, Pimozid; Dosisreduktion bei Leberschäden
Elimination:	Vorwiegend biliär

Wirkstoffe	Präparate	Mittlere Dosierung	
		Erwachsene	Kinder
Roxithromycin	Rulid und andere	2 × 150 mg oral	5–7,5 mg/kgKG oral (2 Dosen)

Clarithromycin

Typische Indikationen:	Wie Roxithromycin, zusätzlich Kombinationstherapie zur H.-pylori-Eradikation; Infektionen mit atypischen Mykobakterien
Mittel der Wahl bei:	➤ H. pylori ➤ Bartonellen ➤ B. pertussis ➤ M. avium ➤ M. pneumoniae
Wichtig für den Kliniker:	Clarithromycin sollte nüchtern eingenommen werden und hat im Vergleich zu Erythromycin eine gesteigerte Aktivität gegen viele Erreger. Clarithromycin weist im Vergleich zu Roxithromycin eine besser Gewebegängigkeit auf.
Unerwünschte Arzneimittelwirkungen:	Siehe Roxithromycin
Kontraindikationen:	Siehe Roxithromycin
Elimination:	Vorwiegend biliär

Wirkstoffe	Präparate	Mittlere Dosierung Erwachsene	Kinder
Clarithromycin	Klacid und andere	2 × 250–500 mg oral oder 2 × 500 mg i. v. (1 Dosis)	15 mg/kgKG oral (2 Dosen)

Azithromycin

Typische Indikationen:	Infektionen der Atemwege (Chlamydien, Mykoplasmen, Legionellen und andere), akute Sinusitis, Campylobacterenteritis, Infektionen mit Shigellen und Salmonellen, (Para-)Typhus, Keuchhusten; Alternative zu Penicillin (Pneumokokkenpneumonie, Pharyngitis, Diphtherie); Kombinationstherapie zur H.-pylori-Eradikation; Infektionen mit atypischen Mykobakterien; Lepra
Mittel der Wahl bei:	➤ H. ducreyi ➤ Bartonellen ➤ B. burgdorferi ➤ B. pertussis ➤ Legionellen ➤ M. pneumoniae ➤ C. pneumoniae ➤ C. trachomatis
Wichtig für den Kliniker:	Azithromycin hat ein ähnliches Wirkspektrum wie die anderen Makrolide, es erreicht sehr hohe Gewebedosen mit einer langen Halbwertszeit. Dies ermöglicht eine Kurztherapie (Einnahme an 3 Tagen) oder gar eine Einmalgabe (1 × 1 g bei Chlamydienurethritis). Azithromycin ist allein oder in Kombination mit Rifabutin zur Prophylaxe von Infektionen mit M. avium intracellulare bei Patienten mit AIDS zugelassen.
Unerwünschte Arzneimittelwirkungen:	Gastrointestinale Beschwerden, Hepatotoxizität, Kopfschmerzen, selten Allergien; Interaktionspotenzial nicht so hoch wie bei Clari- oder Roxithromycin
Kontraindikationen:	Sicherheit in der Schwangerschaft nicht erwiesen; **Cave:** Leberschäden
Elimination:	Vorwiegend biliär

Wirkstoffe	Präparate	Mittlere Dosierung Erwachsene	Kinder
Azithromycin	Zithromax, Ultreon und andere	1 × 500 mg oral (für 3 Tage), bei Gonorrhoe 1 × 1 g	10 mg/kgKG oral (1 Dosis über 3 Tage)

Ketolide/Telithromycin

Typische Indikationen:	Ambulant erworbene Infektionen der Atemwege (Pneumokokken, Streptokokken, Mykoplasmen, Chlamydien für Patienten > 18 Jahre; mit β-hämolysierenden Streptokokken für Patienten > 12 Jahre)
Mittel der Wahl bei:	➤ Penicillin-G-resistente Pneumokokken ➤ H. Influenzae
Wichtig für den Kliniker:	Ketolide sind eine Weiterentwicklung der Makrolide mit größerem Spektrum und meist stärkerer Aktivität. Interessant ist die Wirksamkeit gegenüber penicillin- und erythromycinresistenten Pneumokokken. Die klinischen Erfahrungen sind noch eingeschränkt. Teuer.
Unerwünschte Arzneimittelwirkungen:	Gastrointestinale Beschwerden, Hepatotoxizität, neurologische Störungen, Kopfschmerzen, Hypotonie, Arrhythmien, Allergien
Kontraindikationen:	Stillzeit, vorbestehende QT-Zeit-Verlängerungen; keine gemeinsame Einnahme mit Mutterkornalkaloiden, Pimozin, Astemizol, Terfanidin und HMG-CoA-Reduktase-Hemmern; Sicherheit in der Schwangerschaft nicht erwiesen
Elimination:	Vorwiegend biliär

Wirkstoffe	Präparat	Mittlere Dosierung Erwachsene	Kinder
Telithromycin	Ketek	1 × 800 mg oral	

■ Lincosamide

Clindamycin

Typische Indikationen:	Kombinationsantibiotikum bei Infektionen mit Anaerobiern (intraabdominelle Abszesse, Aspirationspneumonie und andere) und Staphylokokken; Alternative bei Streptokokkeninfektion und Penicillinallergie
Mittel der Wahl bei:	➤ (Pneumokokken) ➤ (Streptkokken) ➤ (S. aureus)
Wichtig für den Kliniker:	Clindamycin ist gut geeignet bei Anaerobierinfektionen (Resistenzen bei Bacteroides, dann Metronidazol) und bei Staphylokokkeninfektionen (gute Anreicherung im Knochen). Hohes Potential hinsichtlich pseudomembranöser Kolitis. Spezialindikation (in Kombination) bei HIV-Infektion mit zerebraler Toxoplasmose.
Unerwünschte Arzneimittelwirkungen:	Gastrointestinale Beschwerden, häufig pseudomembranöse Kolitis durch C. difficile; Hepatotoxizität; selten Allergien; **Cave:** Muskelrelaxanzien
Kontraindikationen:	Lincosamidallergie, entzündliche Darmerkrankungen; strenge Indikationsstellung in Schwangerschaft und Stillzeit; **Cave:** Leberschäden
Elimination:	Renal und biliär

Wirkstoffe	Präparate	Mittlere Dosierung Erwachsene	Kinder
Clindamycin	Sobelin und andere	3 × 600 mg oral	20 mg/kgKG in 3 Dosen

Cotrimoxazol

Typische Indikationen:	Therapie und Prophylaxe von Harnwegsinfekten (auch Pyelonephritis, Prostatitis) und Infektionen mit Pneumocystis carinii; Infektionen mit Nocardien, Brucellen
Mittel der Wahl bei:	➤ Providencia ➤ B. cepacia ➤ S. maltophila ➤ Nocardien
Wichtig für den Kliniker:	Bewährte Kombination aus Trimethoprim und Sulfamethoxazol. Zunehmend Resistenzprobleme, daher keine kalkulierte Therapie. Hohe Allergierate wegen Sulfonamidanteil. Bei Therapie auf Nierenfunktion und Blutbild achten. Spezialindikation in der Intensivmedizin bei Infektion mit S. maltophilia. Bei HIV-Patienten zur Behandlung der Pneumocystis-carinii-Pneumonie.
Unerwünschte Arzneimittelwirkungen:	Allergische und toxische (Haut-)Reaktionen (**Cave:** Steven-Johnson-Syndrom, Lyell-Syndrom, Anaphylaxie), Phototoxizität, Blutbildstörungen (sehr selten Agranulozytose), Hepato- und Nephrotoxizität
Kontraindikationen:	Schwangerschaft (1. Trimenon und 4 Wochen vor der Geburt; Vorsicht im 2./3. Trimenon), Stillzeit, 1. Lebensmonat; Schäden der Niere und der Leber oder Störungen der Blutbildung; Porphyrie, Glukose-6-Phosphat-Dehydrogenase-Mangel, Überempfindlichkeit gegen Trimethoprim und Sulfamethoxazol
Elimination:	Vorwiegend renal

Wirkstoffe	Präparate	Mittlere Dosierung Erwachsene	Kinder
Cotrimoxazol	Bactrim, Eusaprim und andere	1,2–2,4 g i. v. (2–4 Dosen), 4 × 150–450 mg oral	15–40 mg/kgKG i. v.(3–4 Dosen), 10–40 mg/kgKG oral (3–4 Dosen)

Fosfomycin

Typische Indikationen:	Alternativ-(Kombinations-) Antibiotikum bei Infektionen mit S. aureus (Hirnabszess, Osteomyelitis)
Mittel der Wahl bei:	➤ Staphylokokken
Wichtig für den Kliniker:	Gute Gewebepenetration, keine Kreuzallergien oder -resistenzen mit anderen Antibiotika. **Cave:** Natriumgehalt. Seltene Spezialindikation bei Pseudomonasinfektionen.
Unerwünschte Arzneimittelwirkungen:	Gastrointestinale Beschwerden, Hepatotoxizität, selten Allergien
Kontraindikationen:	Spezifische Überempfindlichkeit; Sicherheit in der Schwangerschaft nicht erwiesen
Elimination:	renal

Wirkstoffe	Präparate	Mittlere Dosierung Erwachsene	Kinder
Fosfomycin	Infectofos und andere	2–3 × 2–5 g i. v.	150–300 mg/kgKG

3 Antiinfektive Pharmakotherapie

■ Fusidinsäure

Typische Indikationen:	Reserveantibiotikum bei Staphylokokkeninfektionen bei Penicillinallergie und MRSA
Mittel der Wahl bei:	➤ Staphylokokken
Wichtig für den Kliniker:	Alternative zu Vancomycin (MRSA), keine Kreuzallergien oder -resistenzen mit anderen Antibiotika. Kombinationstherapie wegen schneller Resistenzbildung. Einnahme zu den Mahlzeiten.
Unerwünschte Arzneimittelwirkungen:	Gastrointestinale Beschwerden, Ikterus, Hepatotoxizität, selten Allergien
Kontraindikationen:	Nicht kurz vor der Geburt oder in der Stillzeit (Kernikterus), keine intramuskuläre Gabe (lokale Nekrose), keine schnelle intravenöse Gabe (lokale Reizung und Hämolyse)
Elimination:	Vorwiegend biliär

Wirkstoffe	Präparat	Mittlere Dosierung	
		Erwachsene	Kinder
Fusidinsäure	Fucidine	3 × 500 mg oral oder i. v. über 2–4 Stunden	20–30 mg/kgKG (3 Dosen)

■ Metronidazol

Typische Indikationen:	Kombinationstherapie von Anaerobierinfektionen (mit Cephalosporin der 3. Generation plus Aminoglykosid) bei schweren Infektionen, z. B. Sepsis, Pneumonie, Abszesse; Spezialindikation bei H.-pylori-Eradikation; bei pseudomembranöser Kolitis; bei Protozoeninfektionen: Trichomonaden, Gardia lamblia, Amöben
Mittel der Wahl bei:	➤ H. pylori ➤ B. fragilis ➤ C. difficile ➤ G. vaginalis
Wichtig für den Kliniker:	Preiswertes Antibiotikum gegen Anaerobier und Protozoen. Alkoholintoleranz und Geschmacksirritationen.
Unerwünschte Arzneimittelwirkungen:	Gastrointestinale Beschwerden, Alkoholintoleranz (Psychosen); selten: Störungen des Zentralnervensystems, Neuropathie
Kontraindikationen:	Spezifische Überempfindlichkeit; in Schwangerschaft und Stillzeit möglichst nur lokal anwenden (z. B. Gardnerellavaginitis); Dosisreduktion bei Leberschäden; Erkrankungen des Zentralnervensystems, Nervenerkrankungen
Elimination:	Vorwiegend renal

Wirkstoffe	Präparate	Mittlere Dosierung	
		Erwachsene	Kinder
Metronidazol	Clont, Flagyl	3 × 400 mg oral oder 3 × 500 mg i. v. über je 1 Stunde	20–30 mg/kgKG oral (2–3 Dosen) oder 15–30 mg/kgKG i. v. (2–3 Dosen)

Antibakterielle Pharmakotherapie

Glykopeptide

Vancomycin/Teicoplanin

Typische Indikationen:	(Reserve-)Antibiotikum gegen Staphylokokken (S. aureus, MRSA, S. epidermidis) und Enterokokken, orale Gabe bei C.-difficile-assoziierter pseudomembranöser Kolitis
Mittel der Wahl bei:	➤ S. aureus, inklusive MRSA ➤ Koagulasenegative Staphylokokken ➤ E. faecium
Wichtig für den Kliniker:	Sehr gutes Staphylokokkenantibiotikum, insbesondere bei MRSA oder bei mit S. aureus oder S. epidermidis infizierten Fremdkörpern (z. B. künstliche Herzklappen). Gute Alternative bei Infektion mit S. aureus und Penicillinallergie. Auch gut wirksam gegen Enterokokken, insbesondere bei Penicillinallergie und bei infizierten Fremdkörpern (in den USA bereits zahlreiche vancomycinresistente Enterokokken, VRE). Spezialindikation bei antibiotikaassoziierter Kolitis. Spiegelbestimmung nur bei hoher Dosis, Niereninsuffizienz oder Kombination mit Aminoglykosiden (2 Stunden nach Ende der Infusion). Bei Teicoplanin Einmalgabe auch intramuskulär/intravenös und damit Einsatz im ambulanten Bereich möglich. Teicoplanin ist wesentlich teurer.
Unerwünschte Arzneimittelwirkungen:	Bei zu schneller Infusion Hautrötung und Blutdruckabfall (Red Man Syndrome); Allergien (bis Anaphylaxie), Thrombophlebitis; Ototoxizität bei Kombination mit Aminoglykosiden, Schleifendiuretika oder Amphotericin B
Kontraindikationen:	Glykopeptidallergie; Sicherheit in Schwangerschaft nicht erwiesen; schwere Hörschäden
Elimination:	Vorwiegend renal

Wirkstoffe	Präparate	Mittlere Dosierung	
		Erwachsene	Kinder
Vancomycin	Vancomycin und andere	2 × 1 g i. v. über > 1 Stunde, bei Infektion mit C. difficile 4 × 125 mg oral	20–40(–60) mg/kgKG i. v. (4 Dosen), bei Infektion mit C. difficile 20–40 mg/kgKG oral (4 Dosen)
Teicoplanin	Targocid und andere	Initial 400–800 mg, dann 1 × 200–400 mg i. v./i. m.	Initial 2 × 10 mg/kgKG (im Abstand von 12 Stunden), dann 6–10 mg/kgKG (1 Dosis) i. v./i. m.

Streptogramine

Quinupristin/Dalfopristin

Typische Indikationen:	Reserveantibiotikum gegen multiresistente grampositive Erreger (MRSA, Vancomycinresistenter Enterococcus faecium, penicillinresistente Pneumokokken und andere) bei nosokomialer Pneumonie oder Haut-/Weichteilinfektionen
Mittel der Wahl bei:	➤ (MRSA) ➤ (E. faecium)
Wichtig für den Kliniker:	Fixe Kombination (Verhältnis 3:7) von Streptograminen der Gruppe A (Dalfopristin) und B (Quinupristin). Es gibt keine Kreuzresistenzen mit β-Laktamen oder Glykopeptiden. Es gibt resistente E. faecium und H. influenzae. Keine Wirkung auf E. faecalis. Teuer.

3 Antiinfektive Pharmakotherapie

Unerwünschte Arzneimittelwirkungen:	**Cave:** Venenwandreizung tritt häufig auf, daher Verdünnung und Gabe über längeren Zeitraum; zentraler Venenkatheter ist günstiger; gastrointestinale Beschwerden, Eritheme und Juckreiz; über Metabolisierung in der Leber Interaktionen (unter anderem mit Mutterkornalkaloiden, Benzodiazepinen, Kalziumantagonisten, Ciclosporin, Tacrolimus, antiretroviralen Substanzen); Hepatotoxizität
Kontraindikationen:	Schwangerschaft/Stillzeit; **Cave:** Medikamenteninteraktionen über Leberstoffwechsel oder Verlängerung der QT-Zeit
Elimination:	Vorwiegend biliär (renal)

Wirkstoffe	Präparat	Mittlere Dosierung	
		Erwachsene	Kinder
Quinupristin/ Dalfopristin	Synercid	(2–)3 × (5–)7,5 mg/kgKG über zentralen Venenkatheter über 1 Stunde	–

Oxazolidinone

Linezolid

Typische Indikationen:	Reserveantibiotikum gegen multiresistente grampositive Erreger (MRSA, VRE, penicillinresistente Pneumokokken und andere), auch Pasteurellen und M. avium intracellulare
Mittel der Wahl bei:	➤ (MRSA) ➤ (E. faecium)
Wichtig für den Kliniker:	Neue Antibiotikaklasse der Oxazolidinone ohne Kreuzallergien oder -resistenzen. Gute Gewebe- und Weichteilpenetration. Schwacher Monoaminooxidasehemmer. Gute orale Bioverfügbarkeit. Keine Dosisreduktion bei Niereninsuffizienz. **Antibiotikum stellt echten Fortschritt dar!** Teuer.
Unerwünschte Arzneimittelwirkungen:	Hypertonie, Hyperthermie und Störungen des Zentralnervensystems; Interaktionen mit Tyramin; Anämie bei längerer Therapie
Kontraindikationen:	Keine Daten zu Schwangerschaft/Stillzeit; nicht für Kinder zugelassen; spezifische Überempfindlichkeit
Elimination:	Renal (fäkal)

Wirkstoffe	Präparat	Mittlere Dosierung	
		Erwachsene	Kinder
Linezolid	Zyvoxid	2 × 600 mg oral/i. v.	–

Rifampicin

Mittel der Wahl bei:	➤ M. tuberculosis ➤ M. leprae ➤ Staphylokokken
Wichtig für den Kliniker:	Wichtiger Kombinationspartner bei Staphylokokkeninfektionen (gute Gewebegängigkeit), Spezialindikation bei Umgebungsprophylaxe bei Meningokokkenmeningitis. Bakterizides Antituberkulotikum der ersten Wahl für die

	Basiskombinationstherapie. Selten Primärresistenzen (bei Patienten aus Osteuropa). Kontrollen: Leberwerte, Blutbild.
Unerwünschte Arzneimittelwirkungen:	Anstieg der Transaminasenwerte, gastrointestinale Beschwerden, selten Allergien und Blutbildstörungen; Rotfärbung von Speichel, Urin, Schweiß; sehr starke Induktion des Abbaus zahlreicher Medikamente (unter anderem oraler Kontrazeptiva)
Kontraindikationen:	Stillzeit, Säuglinge < 2 Monate, Therapie mit HIV-Proteaseinhibitoren oder Itraconazol, schwere Leberschäden; **Cave:** Schwangerschaft
Elimination:	Biliär, renal

Wirkstoffe	Präparate	Mittlere Dosierung	
		Erwachsene	Kinder
Rifampicin	Rifa und andere	10 mg/kgKG/Tag in einer Dosis oral/i. v.	10 mg/kgKG/Tag in einer Dosis oral/i. v.

Antivirale Pharmakotherapie

Nukleosidanaloga

Aciclovir

Typische Indikationen:	Infektionen mit Herpes-simplex-Viren (HSV; Herpesenzephalitis!, auch bei Neugeborenen und immungeschwächten Patienten) und Varizella-Zoster-Virus (VZV; Herpes zoster, auch bei immungeschwächten Patienten); Prophylaxe einer HSV-Reaktivierung bei Immunsuppression
Wichtig für den Kliniker:	Gute Wirksamkeit gegen HSV, weniger gegen VZV (höhere Dosis), kaum gegen Epstein-Barr-Virus (EBV) und Zytomegalievirus (CMV). Resistenzen sind möglich. Hochdosierte intravenöse Gabe bei Enzephalitis und bei Neugeborenen. Bei oraler Einnahme Bioverfügbarkeit von 15–20 %, daher ist Valaciclovir zur oralen Gabe bei Herpes-Zoster-Infektion besser geeignet.
Unerwünschte Arzneimittelwirkungen:	Reversible Nephrotoxizität (**Cave:** Ciclosporin und andere), Hepatotoxizität, Phlebitis, Hautausschlag, Übelkeit/Erbrechen, Kopfschmerzen/Störungen des Zentralnervensystems (**Cave:** Zidovudin); Verlängerung der Halbwertszeit durch Cimetidin/Probenecid; bei zu schneller Gabe Kristallbildung in den Nierentubuli (Hämaturie)
Kontraindikationen:	Schwangerschaft, Stillzeit, spezifische Überempfindlichkeit
Elimination:	Renal

Wirkstoffe	Präparate	Mittlere Dosierung	
		Erwachsene, Kinder > 12 Jahre	Kinder < 12 Jahre
Aciclovir	Zovirax und andere	15–30 mg/kgKG (3 Dosen) i. v., 5 × 200–800 mg	750–1500 mg/m² KOF (3 Dosen)

3 Antiinfektive Pharmakotherapie

Valaciclovir

Typische Indikationen:	Infektionen mit HSV (Herpes genitalis) und VZV (unkomplizierter Herpes zoster), Prophylaxe von CMV-Infektionen (Immunsuppression/HIV-Infektion)
Wichtig für den Kliniker:	Valaciclovir wird nach oraler Gabe rasch in Aciclovir umgewandelt und erreicht eine Bioverfügbarkeit von 50 %.
Unerwünschte Arzneimittelwirkungen:	Übelkeit/Erbrechen/Durchfall, Kopfschmerzen/Müdigkeit; Verlängerung der Halbwertszeit durch Cimetidin/Probenecid
Kontraindikationen:	Schwangerschaft, Stillzeit, spezifische Überempfindlichkeit
Elimination:	Renal

Wirkstoffe	Präparat	Mittlere Dosierung	
		Erwachsene	Kinder
Valaciclovir	Valtrex	2–3 × 0,5–1 g oral	–

Famciclovir

Typische Indikationen:	Infektionen mit HSV (Herpes genitalis) und VZV (unkomplizierter Herpes zoster), Prophylaxe von CMV-Infektionen (Immunsuppression/HIV-Infektion)
Wichtig für den Kliniker:	Famciclovir wird nach oraler Gabe rasch in Penciclovir umgewandelt und erreicht damit eine gute Bioverfügbarkeit. Die Wirksamkeit ist mit derjenigen von Aciclovir/Valaciclovir vergleichbar.
Unerwünschte Arzneimittelwirkungen:	Übelkeit/Durchfall, Kopfschmerzen/Müdigkeit
Kontraindikationen:	Schwangerschaft, Stillzeit (mangels Daten)
Elimination:	Renal, fäkal

Wirkstoffe	Präparat	Mittlere Dosierung	
		Erwachsene	Kinder
Famciclovir	Famvir	2–3 × 125–250 mg oral	–

Brivudin

Typische Indikationen:	Herpes zoster bei immunkompetenten Erwachsenen (in den ersten 72 Stunden)
Wichtig für den Kliniker:	Keine Wirkung auf HSV 2
Unerwünschte Arzneimittelwirkungen:	Übelkeit/Durchfall, Kopfschmerzen/Müdigkeit/Schwindel, selten Hautefloreszenz; Akkumulation bei gleichzeitiger Gabe von 5-Fluorouracil; **Cave:** Substanzen mit hoher Eiweißbindung (gegenseitige Verdrängung)
Kontraindikationen:	Schwangerschaft, Stillzeit (mangels Daten); Allergie
Elimination:	Vorwiegend renal

Wirkstoffe	Präparat	Mittlere Dosierung	
		Erwachsene	Kinder
Brivudin	Zostex	1 × 125 mg oral für 5 Tage (HSV 1), 4 × 125 mg oral für 7 Tage (VZV)	–

Ganciclovir

Typische Indikationen:	CMV-Infektionen bei Immunsuppression, z. B. CMV-Retinitis, CMV-Pneumonie
Wichtig für den Kliniker:	Ganciclovir weist eine sehr gute Wirksamkeit gegen CMV auf, die Aktivität gegen HSV und VZV ist mit derjenigen von Aciclovir vergleichbar. Die orale Bioverfügbarkeit ist sehr gering. Bei (seltenen) Resistenzen kann Foscarnet eingesetzt werden. Männliche Patienten sollten bis 6 Monate nach Therapieende keine Kinder zeugen (Teratogenität).
Unerwünschte Arzneimittelwirkungen:	Blutbildstörungen (häufig Neutropenie, Thrombozytopenie), Störungen des Zentralnervensystems, Phlebitis, Exanthem, Fieber, Nephrotoxizität, Hepatotoxizität
Kontraindikationen:	Schwangerschaft, Stillzeit; spezifische Überempfindlichkeit; Neutropenie, Thrombozytopenie
Elimination:	Renal

Wirkstoffe	Präparat	Mittlere Dosierung	
		Erwachsene	Kinder
Ganciclovir	Cymeven	10 mg/kgKG i. v. (2 Dosen), Suppressionstherapie bei AIDS: 5 mg/kgKG an 5 Tagen in der Woche	–

Foscarnet

Typische Indikationen:	Schwere CMV-Infektionen oder akute Infektionen mit aciclovirresistenten HSV
Wichtig für den Kliniker:	Foscarnet nur verwenden, wenn Standardmedikation versagt hat. Therapie nur bei positivem Erreger-/Resistenznachweis. Eine gute Hydrierung und häufige Kontrollen der Elektrolyt- (vor allem Kalzium) und Nierenwerte sind wesentlich. Bei schwersten Infektionen kann der Synergismus mit Ganciclovir genutzt werden. Männliche Patienten sollten bis 6 Monate nach Therapieende keine Kinder zeugen (Teratogenität).
Unerwünschte Arzneimittelwirkungen:	Häufig Nephrotoxizität (**Cave:** andere nephrotoxische Substanzen), Elektrolytentgleisungen (Kalzium, Magnesium, Phosphat), Störungen des Zentralnervensystems, Diarrhoe; auch Anämie, Exanthem, Hepatotoxizität, Phlebitis, genitale Ulzerationen
Kontraindikationen:	Schwangerschaft, Stillzeit; spezifische Überempfindlichkeit; Therapie mit Pentamidin (Kalzium)
Elimination:	Renal

Wirkstoffe	Präparat	Mittlere Dosierung	
		Erwachsene	Kinder
Foscarnet	Foscavir	▶ CMV: zur Induktion 180 mg/kgKG (3 Dosen), zur Erhaltung 90–120 mg/kgKG (1 Dosis) ▶ HSV: zur Induktion 120 mg/kgKG (3 Dosen)	–

Cidofovir

Typische Indikationen:	Schwere CMV-Infektionen, insbesondere CMV-Retinitis bei HIV-Patienten, wenn Ganciclovir/Foscarnet nicht infrage kommen bzw. versagt haben
Wichtig für den Kliniker:	Wegen der ausgeprägten dosisabhängigen Nephrotoxizität (> 40%) muss vor und nach jeder Gabe mit je 1 Liter NaCl-Lösung (0,9%) hydriert werden. Probenecid ist zur Verlängerung der Wirkung notwendig. Blutbild und Nierenfunktion müssen regelmäßig überwacht und gegebenenfalls die Therapie abgebrochen werden.
Unerwünschte Arzneimittelwirkungen:	Starke Nephrotoxizität (**Cave:** Aminoglykoside, Amphotericin B, nichtsteroidale Antiphlogistika, Foscarnet, Pentamidin, Schleifendiuretika), Blutbildstörungen (Neutropenie, Thrombozytopenie), gastrointestinale Beschwerden), Kopfschmerzen, Überempfindlichkeitsreaktionen, Alopezie, Asthenie, okuläre Hypotonie
Kontraindikationen:	Schwangerschaft, Stillzeit; spezifische Überempfindlichkeit, Niereninsuffizienz/Therapie mit nephrotoxischen Substanzen
Elimination:	Renal

Wirkstoffe	Präparat	Mittlere Dosierung	
		Erwachsene	Kinder
Cidofovir	Vistide	Initial: 5 mg/kgKG 1 × pro Woche i. v. (über 1 Stunde) für 2 Wochen, dann 1 × 5 mg/kgKG alle 2 Wochen; Probenecid (oral) 3 Stunden vor (2 g), 2 Stunden nach (1 g) und 8 Stunden nach (1 g) der Cidofovirinfusion	–

Ribavirin

Typische Indikationen:	Chronische Hepatitis C (Rebetol oral, kombiniert mit Interferon-α), schwere Infektion der unteren Atemwege mit RSV (Respiratory Syncitial Virus; Virazol-Aerosol bei Säuglingen mit hohem Risiko, Erregernachweis); Spezialindikation bei bestimmten Formen des viral-hämorrhagischen Fiebers (Lassa, Krim-Kongo und andere)
Wichtig für den Kliniker:	Ribavirin/Interferon-α ist Standarttherapie bei chronisch-aktiver Hepatitis-C-Virus-Infektion. Ribavirineinsatz bei RSV-Infektionen umstritten.
Unerwünschte Arzneimittelwirkungen:	Rebetol: hämolytische Anämie, Hepatotoxizität Virazol: Bronchospasmus, Konjunktivitis, Exanthem
Kontraindikationen:	Schwangerschaft, Stillzeit
Elimination:	Renal

Wirkstoffe	Präparate	Mittlere Dosierung	
		Erwachsene	Kinder
Ribavirin	Rebetol (Hepatitis-C-Virus)	2 × 600 mg	–
	Virazol (RSV)	–	20 mg/ml, Inhalation 12–18 Stunden/Tag (3–7 Tage)

Lamivudin (3TC)

Typische Indikationen:	Chronische Hepatitis B (Monotherapie) und Kombinationstherapie bei HIV-Infektion
Wichtig für den Kliniker:	Die Therapieerfolge bei HBV-Infektion sind ermutigend. HBV-Resistenzen können auftreten. Standardmedikament bei HIV-Infektion (in höherer Dosis).
Unerwünschte Arzneimittelwirkungen:	HBV-Therapie: selten Müdigkeit, Kopfschmerzen, gastrointestinale Beschwerden HIV-Therapie: gelegentlich Hautausschläge, Schlaflosigkeit, Fieber, Übelkeit/Diarrhoe; selten Neuropathie, Haarausfall, Pankreatitis
Kontraindikationen:	Stillzeit; 1. Trimenon der Schwangerschaft; **Cave:** 2./3. Trimenon; **Cave:** Pankreatitis
Elimination:	Vorwiegend renal

Wirkstoffe	Präparate	Mittlere Dosierung	
		Erwachsene	Kinder
Lamivudin	HBV-Infektion: Zeffix	1 × 100 mg oral	–
	HIV-Infektion: Epivir	2 × 150 mg oral	–

Tenofovir (nukleotidischer Inhibitor der reversen Transkriptase)

Typische Indikationen:	HIV-Therapie; Nukleotidanalogon, auch bei lamivudinresistenter Hepatitis B wirksam
Wichtig für den Kliniker:	Noch keine Langzeitdaten; seit 06/2003 auch für nicht vorbehandelte Patienten zugelassen, auch bei lamivudinresistenter Hepatitis B wirksam. Gleiche Potenz wie Stavudin (4DT).
Unerwünschte Arzneimittelwirkungen:	Gut verträglich, Erhöhung der Leberwerte, Leukopenie
Kontraindikationen:	Dosisanpassung bei Niereninsuffizienz; keine Erfahrungen zur Schwangerschaft
Elimination:	Renal

Wirkstoffe	Präparat	Mittlere Dosierung	
		Erwachsene	Kinder
Tenovovir	Viread	1 × 300 mg oral	–

Amantadin

Typische Indikationen:	Prophylaxe (Epidemie) und Therapie der Influenza A bei Risikopatienten (Vorerkrankungen, ältere Patienten ohne Impfung)
Wichtig für den Kliniker:	Prophylaxe nur auf dem Höhepunkt einer Epidemie und bei vorliegendem Risiko, Therapie möglichst frühzeitig (dann gegebenenfalls Halbierung der Krankheitsdauer). Resistenzbildung möglich. Medikament wird nach Zulassung von Zanamivir und Oseltamivir an Bedeutung verlieren.
Unerwünschte Arzneimittelwirkungen:	Recht häufig Störungen des Zentralnervensystems (selten bis hin zu Krampfanfällen/Delirium; **Cave:** ältere Patienten, Niereninsuffizienz); bei längerer Anwendung: marmorierte Haut, Herzinsuffizienz, Knöchelödem, Harnretention

3 Antiinfektive Pharmakotherapie

Kontraindikationen:	Schwangerschaft, Stillzeit; spezifische Überempfindlichkeit; Engwinkelglaukom, Prostatahyperplasie; **Cave:** Niereninsuffizienz, Epilepsie, Psychose
Elimination:	Renal

Wirkstoffe	Präparate	Mittlere Dosierung	
		Erwachsene	Kinder
Amantadin	Infex, Infectoflu und andere	➤ < 65 Jahre: 2 × 100 mg oral ➤ > 65 Jahre: 1 × 100 mg oral	➤ 10 Jahre: 2 × 100 mg oral ➤ 5–10 Jahre: 1 × 5–10 mg/kgKG

Neuraminidasehemmer

Zanamivir

Typische Indikationen:	Therapie der Influenza A/B bei Risikopatienten (chronische Vorerkrankungen, ältere Patienten ohne Impfung), während Epidemie oder nosokomialen Ausbrüchen
Wichtig für den Kliniker:	Der Neuraminidasehemmer reduziert Symptome und Krankheitsdauer nach Einnahme innerhalb der ersten 36 Stunden.
Unerwünschte Arzneimittelwirkungen:	Selten Bronchospasmus
Kontraindikationen:	Stillzeit, Kinder bis 12 Jahre, Schwangerschaft (mangels Daten); **Cave:** Asthma, chronisch-obstruktive Lungenerkrankung

Wirkstoffe	Präparate	Mittlere Dosierung	
		Erwachsene	Kinder bis 12 Jahre
Zanamivir	Relenza	2 × 10 mg per Inhalation für 5 Tage	–

Oseltamivir

Typische Indikationen:	Prophylaxe (Erwachsene und Jugendliche > 13 Jahre) und Therapie der Influenza A/B (Erwachsene und Kinder > 1 Jahr)
Wichtig für den Kliniker:	Der Neuraminidasehemmer (Influenza A/B) reduziert Symptome und Krankheitsdauer bei frühzeitiger Einnahme.
Unerwünschte Arzneimittelwirkungen:	Übelkeit/Erbrechen
Kontraindikationen:	Schwangerschaft, Stillzeit (mangels Daten); spezifische Überempfindlichkeit
Elimination:	Renal

Wirkstoffe	Präparate	Mittlere Dosierung	
		Erwachsene	Kinder bis 1 Jahr
Oseltamivir	Tamiflu	2 × 75 mg oral für 5 Tage	–

Interferon-α (IFN-α)

Typische Indikationen:	Chronische Hepatitis B und C
Wichtig für den Kliniker:	Bei der chronischen Hepatitis C ist die Kombination aus IFN-α und Ribavirin Standard. Bestehen Kontraindikationen gegen Ribavirin, ist eine Monotherapie möglich. Pegyliertes Interferon kann wegen seiner langen Halbwertszeit einmal wöchentlich verabreicht werden.
Unerwünschte Arzneimittelwirkungen:	Grippeähnliches Syndrom (Schüttelfrost, Fieber, Muskel-/Gelenkschmerzen usw.), gastrointestinale Beschwerden, psychische Störungen, Störungen des Zentralnervensystems, Leuko-/Thrombozytopenie (**Cave:** Zidovudine und andere), (Auto-)Immunreaktionen, Hypo-/Hyperthyreose, Diabetes mellitus, Hepatotoxizität, Arrhythmien
Kontraindikationen:	Spezifische Überempfindlichkeit; Organtransplantation (außer Leber), Neutro-/Thrombozytopenie, Epilepsie, Depression, Leberzirrhose, Thyreoiditis, Autoimmunkrankheiten; **Cave:** Sicherheit nicht erwiesen während Schwangerschaft/Stillzeit
Elimination:	Renal

Wirkstoffe	Präparate	Mittlere Dosierung Erwachsene	Kinder
IFN-α 2a/2b	Referon, Intron	➤ HBV: 5–10 Mio. IE 3 × pro Woche für 4–6 Monate s. c. ➤ HCV: 3–6 Mio. IE 3 × pro Woche s. c.	–
IFN alfacon-1	Inferax	(7,5–)9 µg 3 × pro Woche für 12 Monate s. c.	–
PEG-IFN-Alpha;	Pegintron	0,5–1 µg/kgKG 1 × pro Woche für 6–12 Monate	–

Antimykotische Pharmakotherapie

Amphotericin B

Typische Indikationen: Mittel der Wahl bei:	Mittel der Wahl bei lebensbedrohlichen Mykosen ➤ Candida ➤ Cryptococcus ➤ Aspergillus
Wichtig für den Kliniker:	Wegen potenziell ausgeprägter unerwünschter Arzneimittelwirkungen bei Infusion ist eine Testdosis (1 mg intravenös) zu empfehlen. Bei Candida- und Cryptococcusinfektion Komedikation mit Flucytosin möglich. Liposomales Amphotericin erlaubt durch seine geringere Toxizität höhere Dosen, ist aber sehr teuer.
Unerwünschte Arzneimittelwirkungen:	Nephrotoxizität (meist reversibel, kann durch tägliche intravenöse Gabe von NaCl-Lösung in einer Dosierung von 200 mval sowie Dosisreduktion vermindert werden); Fieber, Schüttelfrost, Erbrechen bei Infusion (gegebenenfalls Prämedikation mit Paracetamol/Diphenhydramin/Hydrokortison), Thrombophlebitis (1000 IE Heparin in Infusionslösung geben), Hypokaliämie
Kontraindikationen:	Drohendes Nierenversagen, schwere Leberschädigung; Sicherheit in Schwangerschaft und Stillzeit nicht nachgewiesen
Elimination:	Renal, biliär

Amphotericin B	
Amphotericin B®	AmBisome (liposomal)
Initial 0,1 mg/kgKG, dann 1 mg/kgKG i. v. über 4–6 Stunden in 5 %iger Glukoselösung	Initial 1 mg/kgKG, täglich steigern auf 3–5 mg/kgKG i. v. über 1–2 Stunden

Azole

Fluconazol

Typische Indikationen:	Candidiasis (Pharynx, Ösophagus, Vagina, Haut, systemisch) sowie Kryptokokkose
Mittel der Wahl bei:	➤ Candida (außer C. krusei und C. glabrata) ➤ Cryptococcus
Wichtig für den Kliniker:	Gute enterale Resorption, gute Liquorgängigkeit. Bei nachgewiesener systemischer Candida-albicans-Infektion gut verträgliche Alternative zu Amphotericin B. Bei Langzeittherapie Selektion von resistenten C. albicans sowie C. non-albicans möglich. Fluconazol ist gegen Aspergillen nicht wirksam.
Unerwünschte Arzneimittelwirkungen:	Gastrointestinale Beschwerden, Hepatotoxizität, Exanthem; zahlreiche Medikamenteninteraktionen
Kontraindikationen:	Schwangerschaft, Terfenadintherapie, schwere Leberstörung
Elimination:	Vorwiegend renal

Wirkstoffe	Präparate	Mittlere Dosierung Erwachsene	Kinder
Fluconazol	Diflucan und andere	Initial 200–400(–800) mg, dann 1 × 100–400 mg i. v./oral	1 × 3–6 mg/kgKG

Itraconazol

Typische Indikationen:	Aspergillose, Histoplasmose, Blastomykose, Parakokzidioidomykose, Kokzidioidomykose (außer Meningitis), Kryptokokkose, Sporotrichose
Mittel der Wahl bei:	➤ Candida (außer C. krusei und C. glabrata) ➤ Cryptococcus ➤ Aspergillus ➤ Sporothrix ➤ Histoplasma ➤ Blastomyces ➤ Paracoccidioides ➤ Coccidioides
Wichtig für den Kliniker:	Itraconazol hat ein breiteres antimykotisches Spektrum als Fluconazol und stellt eine potenzielle Alternative zu Amphotericin B bei langsam verlaufender invasiver Aspergillose dar. Bei systemischer Candidiasis ist Fluconazol vorzuziehen. Durch starke hepatische Enzyminduktion zahlreiche Medikamenteninteraktionen.
Unerwünschte Arzneimittelwirkungen:	Wie bei Fluconazol
Kontraindikationen:	Wie bei Fluconazol
Elimination:	Vorwiegend hepatisch

Antimykotische Pharmakotherapie

Wirkstoffe	Präparat	Mittlere Dosierung – Erwachsene	
		Oral	Intravenös
Itraconazol	Sempera	(1–)2(–3) × 200 mg	2 × 200 mg/Tag für 2 Tage, dann 1 × 200 mg/Tag

Voriconazol

Typische Indikationen:	Invasive Aspergillose, Systemmykose durch Fusarium oder Scedosporium
Mittel der Wahl bei:	➤ Aspergillus
	➤ Candida
Wichtig für den Kliniker:	Bei invasiver Aspergillose gute Alternative zu Amphotericin B. Orale Gabe möglich, gute Gewebegängigkeit in das Zentralnervensystem.
Unerwünschte Arzneimittelwirkungen:	Wie bei Fluconazol, zusätzlich reversible Sehstörungen
Kontraindikationen:	Schwangerschaft, Stillzeit; Triazolallergie
Elimination:	Vorwiegend hepatisch

Wirkstoffe	Präparat	Mittlere Dosierung	
		Erwachsene	Kinder
Voriconazol	VFEND	Initial 2 × 6 mg/kgKG, dann 2 × 4 mg/kgKG	Initial 2 × 6 mg/kgKG, dann 2 × 4 mg/kgKG/Tag

■ Flucytosin

Typische Indikationen:	Kombinationstherapie mit Amphotericin bei Systemmykosen mit Candida oder Cryptococcus
Wichtig für den Kliniker:	Wegen schneller Resistenzentwicklung nicht allein zu Therapie/Prophylaxe von Pilzinfektionen geeignet. Synergismus mit Amphotericin, zumindest in vitro. Kontrolle von Leberwerten und Blutbild.
Unerwünschte Arzneimittelwirkungen:	Reversible Blutbildungsstörung (dosisabhängig; **Cave:** Niereninsuffizienz!), Hepatotoxizität, gastrointestinale Beschwerden, Exanthem
Kontraindikationen:	Schwangerschaft; Sicherheit in Stillzeit nicht erwiesen
Elimination:	Vorwiegend renal

Wirkstoffe	Präparat	Mittlere Dosierung	
		Erwachsene	Kinder
Flucytosin	Ancotil	100–150 mg/kgKG/Tag i. v. (4 Dosen)	100–150 mg/kgKG/Tag i. v. (4 Dosen)

■ Caspofungin

Typische Indikationen:	Reserveantimykotikum bei invasiver Aspergillose
Wichtig für den Kliniker:	Neues Antimykotikum mit Aspergillen- und Candidawirksamkeit und guter Verträglichkeit sowie ohne Kreuzresistenzen. Noch wenig Erfahrung, sehr teuer.
Unerwünschte Arzneimittelwirkungen:	Selten Fieber, Übelkeit, Erbrechen, Hitzegefühl, Hautausschlag, Kopfschmerzen, Hepatotoxizität

3 Antiinfektive Pharmakotherapie

Kontraindikationen:	Sicherheit in Schwangerschaft und Stillzeit nicht erwiesen; spezifische Überempfindlichkeit
Elimination:	Renal, fäkal

Wirkstoffe	Präparate	Mittlere Dosierung	
		Erwachsene	Kinder
Caspofungin	Caspofungin MSD	1. Tag: 70 mg/kgKG, dann 50 mg/kgKG i. v. (über 1 Stunde)	1. Tag: 70 mg/kgKG, dann 50 mg/kgKG i. v. (über 1 Stunde)

Antimalariamedikamente

Wegen der ständigen Aktualisierung der Empfehlungen zur Malariaprophylaxe und -therapie siehe bei der „Deutschen Gesellschaft für Tropenmedizin" unter www.dtg.mwn.de.

Chloroquin

Typische Indikationen:	Therapie und in Kombination zur Prophylaxe der Malaria tertiana und quartana
Mittel der Wahl bei:	➤ P. vivax ➤ P. malariae ➤ (P. falciparum)
Wichtig für den Kliniker:	Bei P. falciparum treten vermehrt Chloroquinresistenzen auf (Afrika, Südostasien). Die Einnahme sollte zu den Mahlzeiten erfolgen. Eine Tablette einhält 150 mg Chloroquinbase (entspricht 250 mg Chloroquinsalz).
Unerwünschte Arzneimittelwirkungen:	Gastrointestinale Beschwerden, Kopfschmerzen, Retinopathie, reversible Hornhauttrübung
Kontraindikationen:	Netzhautschäden, Leber- oder Knochenmarkschäden (keine Kombination mit hepatotoxischen Substanzen!), Myasthenia gravis, spezifische Überempfindlichkeit; **Cave:** Epilepsie, Porphyrie, Psoriasis, Therapie mit Phenylbutazon
Elimination:	Renal

Wirkstoff	Präparat	Mittlere Dosierung
Chloroquin	Resochin	➤ Prophylaxe: 300 mg alle 3 – 4 Tage (nur in Kombination) ➤ Therapie: initial 600 mg, dann je 300 mg nach 6, 24 und 48 Stunden

Chinin

Typische Indikationen:	Therapie der chloroquinresistenten Malaria tropica
Mittel der Wahl bei:	➤ P. falciparum ➤ (P. vivax) ➤ (P. malariae)
Wichtig für den Kliniker:	Meist kombiniert mit Doxycyclin. Es wird bei der Malaria tropica vermehrt eingesetzt, da bisher keine Resistenzen aufgetreten sind. Es ist nicht zur Prophylaxe geeignet.

Antimalariamedikamente

Unerwünschte Arzneimittelwirkungen:	Häufig gastrointestinale Beschwerden, Störungen des Zentralnervensystems (Tinnitus, Kopfschmerzen, Übelkeit, Sehstörungen), Verlängerung der QT-Zeit, Hypotension, Hypoglykämie
Kontraindikationen:	Spezifische Überempfindlichkeit, Herzrhythmusstörungen
Elimination:	Renal

Wirkstoff	Präparate	Mittlere Dosierung
Chinin	Diverse	Initial 3 × 20 mg/kgKG, dann 3 × 10 mg/kgKG alle 8 Stunden

Mefloquin

Typische Indikationen:	Therapie und Prophylaxe (maximal 4 Wochen) und notfallmäßige Selbstbehandlung der Malaria in Gebieten mit hohem Malariarisiko durch P. falciparum
Mittel der Wahl bei:	➤ P. vivax ➤ P. ovale ➤ P. malariae ➤ P. falciparum
Wichtig für den Kliniker:	Es werden vermehrt Resistenzen beobachtet. Mefloquin darf nicht zusammen mit Chinin/Chinidin eingesetzt werden. Bis zu 3 Wochen nach Therapieende kann die Verkehrstauglichkeit eingeschränkt sein (auch kein Bedienen komplizierter/gefährlicher Geräte). Mefloquin kann die Wirksamkeit einer oralen Typhusimpfung beeinträchtigen (erst impfen, nach 3 Tagen Beginn der Malariaprophylaxe).
Unerwünschte Arzneimittelwirkungen:	Psychische Störungen (Halluzinationen, Paranoia), gastrointestinale Beschwerden (Übelkeit, Diarrhoe); Wechselwirkung mit oralen Antidiabetika und Antikoagulanzien sowie Betablockern, Valproinsäure und anderen
Kontraindikationen:	Schwangerschaft, Stillzeit, Störungen des Zentralnervensystems
Elimination:	Fäkal

Wirkstoff	Präparat	Mittlere Dosierung
Mefloquin	Lariam	➤ Prophylaxe: 1 × 250 mg/Woche 1–3 Wochen vor bis 4 Wochen nach der Reise ➤ Therapie: initial 750 mg, dann 500 mg nach 6 Stunden und bei einem Körpergewicht von > 60 kg zusätzlich 250 mg nach weiteren 8 Stunden

Proguanil

Typische Indikationen:	Prophylaxe der Malaria (nur in Kombination mit Chloroquin und anderen Medikamenten)
Unerwünschte Arzneimittelwirkungen:	Selten orale Ulzera
Kontraindikationen:	**Cave:** Niereninsuffizienz
Elimination:	Renal

Wirkstoff	Präparat	Mittlere Dosierung
Proguanil	Paludrine	1 × 200 mg oral

3 Antiinfektive Pharmakotherapie

Atovaquon

Typische Indikationen:	Behandlung der Malaria in Kombination mit Proguanil, Therapie der Pneumocystis-carinii-Pneumonie (Alternativ zu Cotrimoxazol)
Mittel der Wahl bei:	➤ Pneumocystis carinii
	➤ P. falciparum
	➤ (T. gondii)
Wichtig für den Kliniker:	Die Bioverfügbarkeit wird durch Einnahme während der Mahlzeit verbessert.
Unerwünschte Arzneimittelwirkungen:	Exantheme, gastrointestinale Beschwerden, Kopfschmerzen, Fieber
Kontraindikationen:	Wenig Erfahrung zu Schwangerschaft/Stillzeit
Elimination:	Fäkal

Wirkstoff	Präparat	Mittlere Dosierung
Atovaquon	Wellvone	➤ Pneumocystis-carinii-Pneumonie: 3 × 750 mg oral
		➤ Malaria: nur in Kombination mit Proguanil (siehe unten)

Atovaquon/Proguanil

Typische Indikationen:	Prophylaxe und Therapie der unkomplizierten Malaria
Mittel der Wahl bei:	➤ Plasmodien
Wichtig für den Kliniker:	Gut wirksam und verträglich. Einnahmebeginn 2 Tage vor und Einnahmeende 7 Tage nach der Reise.
Unerwünschte Arzneimittelwirkungen:	Gastrointestinale Beschwerden, Kopfschmerzen
Kontraindikationen:	Wenig Erfahrung zu Schwangerschaft/Stillzeit
Elimination:	Fäkal

Wirkstoffe	Präparat	Mittlere Dosierung
Atovaquon/ Proguanil	Malarone	➤ 250/100: 1 Tablette/Tag als Malariaprophylaxe
		➤ 1000/400: 4 Tabletten/Tag für 3 Tage als Malariatherapie

Artemether/Lumefantrin

Typische Indikationen:	Behandlung der unkomplizierten Infektion mit P. falciparum
Mittel der Wahl bei:	➤ P. falciparum
Wichtig für den Kliniker:	Zur Malariaprophylaxe ungeeignet. Nicht zur Behandlung der M. tertiana.
Unerwünschte Arzneimittelwirkungen:	Verdauungsstörungen, Kopfschmerzen, Schwindel
Kontraindikationen:	Alter < 12 Jahre, Körpergewicht < 35 kg, schwere Lebererkrankung

Wirkstoffe	Präparat	Mittlere Dosierung
Artemether/ Lumefantrin	Riamet	4 Tabletten initial, 4 Tabletten nach 8 Stunden, 4 Tabletten an Tag 2 und 4 Tabletten an Tag 3

Anthelminthika

Mebendazol

Typische Indikationen:	Therapie bei Infektion mit Peitschen-, Maden-, Spul- und Hakenwürmern, Strongyloides stercoralis und Taeniasis
Mittel der Wahl bei:	► T. trichiura ► (Taenia spp.) ► Ascaris lumbricoides ► Enterobius vermicularis ► Ancylostoma duodenale ► Strongyloides stercoralis
Wichtig für den Kliniker:	Männer und Frauen sollten während der Therapie eine sichere Empfängnisverhütung beachten.
Unerwünschte Arzneimittelwirkungen:	Gastrointestinale Beschwerden
Kontraindikationen:	Schwangerschaft, schwere Leberschädigung
Elimination:	Fäkal

Wirkstoff	Präparat	Mittlere Dosierung
Mebendazol	Vermox	2 × 100 mg oral für 1–3 Tage

Niclosamid

Typische Indikationen:	Mittel der Wahl zur Therapie von Infektionen mit Rinder-, Schweine-, Fisch- und Zwergbandwurm
Mittel der Wahl bei:	► Taenia saginata ► T. solium ► Diphyllobothrium latum ► Hymenolepis nana
Wichtig für den Kliniker:	Niclosamid wird kaum resorbiert und wirkt daher nur gegen im Darm befindliche Bandwürmer.
Unerwünschte Arzneimittelwirkungen:	Gastrointestinale Beschwerden, Beeinträchtigung der Verkehrstüchtigkeit
Kontraindikationen:	Spezifische Unverträglichkeit; **Cave:** Schwangerschaft
Elimination:	Fäkal

Wirkstoff	Präparat	Mittlere Dosierung
Niclosamid	Yomesan	1 × 4 Tabletten für 1 Tag (H. nana: 7 Tage)

3 Antiinfektive Pharmakotherapie

Praziquantel

Typische Indikationen:	Therapie von Infektionen mit Schistosomen sowie Leber- und Lungenegeln
Mittel der Wahl bei:	➤ S. haematobium
	➤ S. intercaltum
	➤ S. japonicum
	➤ S. mansoni
	➤ Clonorchis sinensis
	➤ Opisthorchis viverini
	➤ Paragonimus westermani
Wichtig für den Kliniker:	Die Stärke der unerwünschten Arzneimittelwirkungen kann vom Parasitenbefall abhängen.
Unerwünschte Arzneimittelwirkungen:	Bauchschmerzen, Übelkeit/Erbrechen, Kopfschmerz, Schwindel, Müdigkeit, Myalgie, Urtikaria
Kontraindikationen:	Spezifische Unverträglichkeit, intraokuläre Zystizerkose; **Cave:** Schwangerschaft, Stillzeit, Herz- und Leberstörungen
Elimination:	Renal

Wirkstoff	Präparate	Mittlere Dosierung
Praziquantel	Bitricide, Cesol, Cystide	40–60 mg/kgKG für 1–2 Tage

Albendazol

Typische Indikationen:	Befall mit Echinokokken, Trichinellen, Strongyloides, Nematoden, Zestoden und Trematoden
Mittel der Wahl bei:	➤ E. granulosus
	➤ E. multilocularis
	➤ T. spiralis
	➤ T. trichuria
	➤ Strongyloides stercoralis
	➤ Ascaris lumbricoides
	➤ Ancylostoma duodenale
	➤ Enterobius vermicularis
	➤ Taenia saginata
	➤ Taenia solium
	➤ Opisthorchis viverini
	➤ Und viele mehr
Wichtig für den Kliniker:	Albendazol wird nach einer fettreichen Mahlzeit besser resorbiert.
Unerwünschte Arzneimittelwirkungen:	Störungen des Zentralnervensystems, Hepatotoxizität, Magen-Darm-Beschwerden, Kopfschmerzen, Leukopenie, Haarausfall, Fieber, Ekzeme, allergische Reaktionen; Wechselwirkungen mit Praziquantel, Cimetidin und Dexamethason
Kontraindikationen:	Spezifische Unverträglichkeit, Schwangerschaft/Stillzeit, Kinder bis 6 Jahre, Herz- und Leberstörungen
Elimination:	Biliär

Wirkstoff	Präparat	Mittlere Dosierung
Albendazol	Eskazole	➤ Alveoläre/zystische Echinokokkose: 2 × 400 mg für 4 Wochen, dann 2 Wochen Pause, dann 2 weitere Behandlungszyklen ➤ Trichinose: 2 × 400 mg für 6 Tage ➤ Neurozystizerkose: 2 × 7,5 mg/kgKG/Tag für 4 Wochen

Tuberkulosemedikamente

Informationen zur Therapie der Tuberkulose finden sich in Kapitel 6.

Medikamente gegen HIV

Informationen zur Therapie der HIV-Infektion und von AIDS finden sich in Kapitel 20.

Literatur

Daschner F. Antibiotika am Krankenbett. Heidelberg: Springer.
Kollef MH, Sherman G, Ward S, et al. Inadaequate antimicrobial treatment of infections: a risk factor for hospital mortality among critically ill patients. Chest. 1999;115:462–74.
The Sanford Giude to Antimicrobial Therapy. www.sanfordguide.com.

4 Impfungen

B. Stück

Impfungen werden empfohlen, um
- den Einzelnen vor einer Infektionskrankheit zu schützen (Individualschutz),
- Menschen, die selbst nicht geimpft werden können, vor einer Infektionskrankheit zu schützen (Herdimmunität),
- eine seuchenhafte Ausbreitung zu verhindern (Riegelungsimpfung),
- Krankheiten bzw. deren Erreger regional (Elimination) oder weltweit (Eradikation) zu verhindern bzw. auszurotten.

Impfempfehlungen. In Deutschland besteht keine Impfpflicht. Impfempfehlungen werden durch die „Ständige Impfkommission am Robert Koch-Institut" (STIKO) erarbeitet, die primär im „Epidemiologischen Bulletin" (siehe auch unter www.rki.de; Tabelle 4.1) veröffentlicht werden. Diese sind Grundlage für die obersten Gesundheitsbehörden der Länder, Impfungen zum Schutz der Gesundheit „öffentlich zu empfehlen". Wer durch eine „öffentlich empfohlene Impfung" oder durch eine nach den internationalen Gesundheitsvorschriften vorgenommene Schutzimpfung einen Schaden erlitten hat, kann beim Versorgungsamt einen Anspruch auf Versorgung geltend machen (siehe Kapitel 5).

> Ein Immunschutz kann durch aktive und passive Immunisierung erzielt werden.

Aktive Immunisierung. Bei der aktiven Immunisierung werden die Verhältnisse einer natürlichen Infektion nachgeahmt. Durch die Applikation körperfremder Antigene wird beim Empfänger eine spezifische Immunität induziert. Dabei können eine humorale und eine zellvermittelte Immunität erzielt werden. Wie bei der Auseinandersetzung mit einem Erreger führt auch eine Impfung zu einem immunologischen Gedächtnis, indem sich ein Teil der stimulierten Lymphozyten zu Gedächtniszellen (Memory-Zellen) entwickelt. Bei erneutem Antigenkontakt werden sie kurzfristig durch Restimulation aktiviert, und es kommt zu einer schnelleren, verstärkten und effektiveren Immunreaktion. Mehrfache und anhaltende Stimulationen führen zu einer verstärkten Bildung von Memory-Zellen (Boosterung). B-Memory-Zellen haben eine Lebensdauer von mindestens 5 Jahren, T-Memory-Zellen eine noch längere.

Antigene. Wichtig ist die Unterscheidung von T-Zell-abhängigen und T-Zell-unabhängigen Antigenen. T-Zell-unabhängige Antigene (z. B. die Kapselpolysaccharide von Pneumokokken, Meningokokken und Haemophilus influenzae Typ b) führen ohne Einbeziehung von T-Helferzellen zur Reifung von antikörperbildenden Plasmazellen. Dabei kommt es nur zur Bildung von IgM-Immunglobulinen, ein Isotypenswitch findet nicht statt, und ein B-Zell-Gedächtnis wird nicht aufgebaut. Auch sind Kinder in den ersten 18–24 Lebensmonaten aufgrund der Unreife ihres B-Zell-Systems nicht in der Lage, spezifische Antikörper gegen diese Antigene zu bilden.

Impfstoffe. Für aktive Immunisierungen stehen verschiedene Impfstoffe zur Verfügung:
- **Totimpfstoffe** enthalten abgetötete Erreger bzw. Teile von diesen oder detoxifizierte Sekretionsprodukte (Toxoide) eines Erregers. Bei der Herstellung werden Hitze oder chemische Prozesse (z. B. Formaldehyd, Phenole und andere) angewandt. Da keine Vermehrung im Körper stattfindet, sind zum Aufbau eines Impfschutzes höhere Antigenmengen und gelegentlich mehrere Applikationen erforderlich. Um die Antigenität zu erhöhen, werden die Antigene gelegentlich an Adjuvanzien (z. B. Aluminiumhydroxyd, Aluminiumphosphat, Virosome) adsorbiert. Einige Totimpfstoffe enthalten noch Konservierungsmittel (wenige noch Thiomersal, eine Quecksilberverbindung, oder 2-Phenylethanol).
- **Lebendimpfstoffe** enthalten attenuierte, das heißt abgeschwächte, aber noch vermehrungsfähige Erreger. Die Attenuierung erfolgt entweder durch mehrere Zellkulturpassagen, wobei

4 Impfungen

Tabelle **4.1** Impfkalender der Ständigen Impfkommission (STIKO) / Stand: Juli 2003 (Standardimpfungen) für Säuglinge, Kinder, Jugendliche und Erwachsene (empfohlenes Impfalter und Mindestabstände zwischen den Impfungen)

Impfstoff/Antigen-kombinationen	Alter in vollendeten Monaten						Alter in vollendeten Jahren			
	Geburt	2	3	4	11–14	15–23[a]	5–6[a]	9–17[a]	ab 18	≥60
DTaP*		1.	2.	3.	4.					
DT/Td[b]							A	A	A***	
aP								A		
Hib*		1.	c)	2.	3.					
IPV*		1.	c)	2.	3.			A		
HB*	d)	1.	c)	2.	3.			G		
MMR**					1.	2.				
Influenza****										S
Pneumokokken*****										S

Um die Zahl der Injektionen möglichst gering zu halten, sollten vorzugsweise Kombinationsimpfstoffe verwendet werden. Impfstoffe mit unterschiedlichen Antigenkombinationen von D/d, T, aP, HB, Hib und IPV sind bereits verfügbar. Bei Verwendung von Kombinationsimpfstoffen sind die Angaben des Herstellers zu den Impfabständen zu beachten.

A: Auffrischimpfung. Diese sollte möglichst nicht früher als 5 Jahre nach der vorangegangenen letzten Dosis erfolgen.
G: Grundimmunisierung aller noch nicht geimpften Jugendlichen bzw. Komplettierung eines unvollständigen Impfschutzes.
S: Standardimpfungen mit allgemeiner Anwendung = Regelimpfungen.

a) Zu diesen Zeitpunkten soll der Impfstatus unbedingt überprüft und gegebenenfalls vervollständigt werden.
b) Ab einem Alter von 5 bzw. 6 Jahren wird zur Auffrischimpfung ein Impfstoff mit reduziertem Diphtherietoxoidgehalt verwendet.
c) Antigenkombinationen, die eine Pertussiskomponente (aP) enthalten, werden nach dem für DTaP angegebenen Schema benutzt.
d) Neugeborene HBsAg-positiver Mütter oder mit unbekanntem HBsAg-Status.

*   Abstände zwischen den Impfungen: mindestens 4 Wochen; Abstand zwischen vorletzter und letzter Impfung: mindestens 6 Monate.
**   Mindestabstand zwischen den Impfungen: 4 Wochen.
***   Jeweils 10 Jahre nach der letzten vorangegangenen Dosis.
**** Jährlich mit dem von der WHO empfohlenen aktuellen Impfstoff.
***** Impfung mit Polysaccharidimpfstoff; Wiederimpfung im Abstand von 6 Jahren.

D: Diphtherie
d: Diphtherieimpfstoff mit reduziertem Diphtherietoxoidgehalt
T: Tetanus
aP: Pertussis
Hib: Haemophilus influenzae Typ b
IPV: inaktivierte Poliovakzine
HB: Hepatitis B
MMR: Masern, Mumps, Röteln

sich weniger virulente Mutanten vermehren können, oder durch gentechnische Manipulationen, durch die bestimmte Virulenzfaktoren vollständig ausgeschaltet werden. Die Erreger haben ihre pathogenen Eigenschaften weitgehend verloren, verbleiben jedoch längere Zeit im Körper und ahmen die Infektion in abgeschwächter Form nach. Es sind daher in der Regel nur eine oder 2 Impfstoffgaben notwendig, um einen lang anhaltenden Schutz zu induzieren.

➤ **Virale Lebendimpfstoffe** enthalten oftmals noch geringe Mengen an Antibiotikarückständen, die den Kulturen zur Verhinderung einer bakteriellen Kontamination zugesetzt wurden. Zur Anzucht der Viren werden gelegentlich Hühnerembryonen (Gelbfieberimpfstoffe) und Allantoisflüssigkeit von Hühnerembryonen (Influenzaimpfstoffe) verwendet, sodass es trotz der zur Anwendung kommenden Reinigungsprozesse zu allergischen bis hin zu anaphylaktischen Reaktionen kommen kann (siehe unten, „Impfen bei Allergie"). Zur Haltbarmachung der Impfstoffe werden gelegentlich Stabilisatoren (z. B. Albumin, Polygeline oder Kälberserum aus BSE-freien Beständen) zugesetzt.

➤ **Biotechnologisch hergestellte Impfstoffe** enthalten schutzverleihende Antigene, die von Pro- oder Eukaryonten nach Einbau des entsprechenden kodierenden Gens produziert werden. Ein Beispiel ist der aus genetisch veränderten Hefezellen gewonnene Hepatitis-B-Impfstoff (Hepatitis-B-Surface-Antigen).

➤ Bei **Konjugatimpfstoffen** werden T-Zell-unabhängige Antigene durch Konjugation an Eiweißmoleküle zu „T-Zell-abhängigen" Antigenen gemacht, z. B. durch Konjugation der Kapselpolysaccharide an Proteintoxoide. Diese Impfstoffe sind in der Lage, auch bei Säuglingen und Kleinkindern schützende Antikörper vom IgG-Typ zu induzieren und damit einen anhaltenden Schutz aufzubauen. Der Proteinanteil des Antigens führt zur Aktivierung von T-Zellen, was wiederum die B-Zell-Reaktion modifiziert.

Kombinationsimpfstoffe. Um die Zahl der Injektionen möglichst gering zu halten, empfiehlt die STIKO, vorzugsweise Kombinationsimpfstoffe zu verwenden. Vor allem Eltern befürchten jedoch, dass die „Vielzahl" der in Kombinationsimpfstoffen enthaltenen Antigene das kindliche Immunsystem überfordern. Im Gegensatz zu den vielen „banalen" Infekten in den ersten Lebensjahren, bei denen der Organismus auf eine Vielzahl von körperfremden Strukturen der Erreger mit zahlreichen „Antikörpern" reagiert, die ohne Bedeutung für die Abwehr sind, enthalten Kombinationsimpfstoffe nur wenige, hochgereinigte, effektive Antigene. Vorteile der Kombinationsimpfstoffe sind:
➤ weniger Injektionen,
➤ weniger Impftermine,
➤ bessere Akzeptanz von Impfungen,
➤ höhere Durchimpfungsraten,
➤ geringere Zuführung von Begleitstoffen und dadurch seltener auftretende Impfreaktionen und geringere Gefahr einer möglichen Allergisierung,
➤ bessere Kontrolle der Impfstofflagerung.

Bei einigen Kombinationen kann durch eine Konkurrenz der Antigene eine Beeinflussung der Immunogenität auftreten. So zeigen Kombinationsimpfstoffe gelegentlich signifikant niedrige Antikörpertiter bestimmter Einzelkomponenten, vor allem gegen die Impfstoffkomponente „Haemophilus influenzae Typ b". Die vom Hersteller empfohlene Zahl der Injektionen darf daher nicht willkürlich verringert werden. Kombinationsimpfstoffe, die eine azelluläre Pertussiskomponente enthalten, müssen nach dem „Pertussisschema" eingesetzt werden. Genaue Angaben zu Impfstoffen sind über die Fachinformationen sowie über den Fachinfo-Service des „Bundesverbandes der Pharmazeutischen Industrie" kostenlos erhältlich (Adresse: Postfach 1255, 88322 Aulendorf, Württemberg. E-mail: fachinfo@ecv.de).

Der Umgang mit Impfstoffen erfordert besondere Maßnahmen. Die für die Schutzwirkung verantwortlichen Antigene sind in der Regel biologischen Ursprungs und somit in hohem Grad empfindlich gegenüber äußeren Einwirkungen, insbesondere Licht und Temperaturschwankungen.

> Lebendimpfstoffe sind kühlkettenpflichtig, das heißt sie sind ununterbrochen bei +2 °C bis +8 °C zu transportieren und zu lagern.

Lebendimpfstoffe. Die in Lebendimpfstoffen enthaltenen Stabilisatoren lassen zwar eine kurzzeitige Überschreitung der vorgeschriebenen Temperaturen zu, wie sie beim üblichen Impfvorgang unumgänglich ist, das mehrfache Überschreiten der Lagerungstemperatur, z. B. durch das häufige Öffnen der Kühlschranktür, kann jedoch zu einem Kumulationseffekt führen. Auch muss der Impfstoff im Kühlschrank so gelagert werden, dass die Luftzirkulation gewährleistet ist. Zur größeren Sicherheit sollte ein in der Mitte des Kühlschranks liegendes Minimum-Maximum-Thermometer täglich einmal kontrolliert werden.

Totimpfstoffe sind weniger wärmeempfindlich, das heißt sie können außerhalb des Kühlschranks bei + 2 °C bis + 15 °C transportiert werden. Adsorbatimpfstoffe sind jedoch nach Frosteinwirkung unbrauchbar und müssen verworfen werden. Durch das Einfrieren kommt es zu einer Ausflockung des Impfstoffs mit der Gefahr starker Lokalreaktionen und einer Beeinträchtigung der Schutzwirkung.

Allgemeine Regeln bei der Anwendung von Impfstoffen

Vorbereitungen. Der Impfstoff wird immer erst unmittelbar vor der Impfung aufgezogen. Bei der Entnahme des Impfstoffs aus Mehrfachentnahmepackungen bzw. bei der Impfung mehrerer Personen ist grundsätzlich nicht nur die Kanüle, sondern auch die Spritze zu wechseln (Gefahr der Infektionsverbreitung durch den Hughes-Absetzfehler). Insbesondere bei Adsorbatimpfstoffen sollte nicht mit der gleichen Kanüle injiziert werden, mit der der Impfstoff aufgezogen wurde. Reste des Adsorbats an der Kanüle machen die Injektion schmerzhaft und können im Stichkanal zu stärkeren Lokalreaktionen führen. Auch sollte der Impfstoff möglichst handwarm injiziert werden.

Der Injektionsort muss desinfiziert werden, am besten mit einem alkoholfeuchten sterilen Tupfer. Dabei sollte die Hautstelle nur in einer Richtung abgerieben werden, um ein Einreiben von Keimen in die Haarfollikelmündungen zu vermeiden. Das Desinfektionsmittel sollte mindestens eine Minute auf die Haut einwirken und anschließend mindestens eine Minute antrocknen.

Verabreichung. Je nach Anweisung des Herstellers werden Impfstoffe oral, subkutan oder intramuskulär verabreicht. Mit wenigen Ausnahmen (z. B. Choleraimpfstoff) werden Impfstoffe intramuskulär injiziert. Die Injektion sollte im ersten Lebensjahr in den M. vastus lateralis (anterolateraler Oberschenkel), später immer in den M. deltoideus des nicht dominanten Armes erfolgen. Bei einer Injektion in das Fettgewebe im Glutealbereich kann es zu sterilen Abszessen kommen, auch wird der Impferfolg infrage gestellt (Hepatitis-B-Impfung!).

> Bei Bestehen einer hämorrhagischen Diathese ist eine subkutane Injektion möglich, wenn sie vom Hersteller für diese besondere Indikation empfohlen wird (siehe Fachinformation).

Impfdosen, Impfabstände. Aufbau und Erhalt einer Basisimmunität erfordern, je nach Impfstoff und immunologischer Reaktionsfähigkeit des Impflings, unterschiedliche Impfdosen und Impfabstände, die den Fachinformationen zu entnehmen sind. Diese Empfehlungen basieren, ebenso wie die Art der Zuführung des Impfstoffs, auf den zur Zulassung durchgeführten experimentellen und klinischen Voruntersuchungen. Insbesondere im Kindesalter muss es bei den Standardimpfungen das Ziel sein, frühzeitig einen vollständigen Impfschutz aufzubauen. Hepatitis-B-Impfstoffe können bereits direkt nach der Geburt, Totimpfstoffe ab der vollendeten 8. Lebenswoche und Lebendimpfstoffe ab dem vollendeten 10. Lebensmonat verwendet werden. Da der Säugling noch maternale, diaplazentar übertragene IgG-Antikörper besitzt, die die attenuierten Impfviren neutralisieren, könnte eine Immunantwort verhindert werden. Wichtig ist, dass bei der Grundimmunisierung der erforderliche Mindestabstand zwischen 2 Impfungen eingehalten wird. Dagegen gibt es keine unzulässig großen Abstände zwischen Impfungen: Jede dokumentierte Impfung zählt! Auch eine für viele Jahre unterbrochene Grundimmunisierung muss bei einem immunkompetenten Impfling nicht neu begonnen werden.

Lebendimpfstoffe können gleichzeitig, am sichersten kontralateral, gegeben werden, sonst muss ein Abstand von wenigstens 4 Wochen eingehalten werden. Die nach einer ersten Lebendimpfung auftretende vermehrte Zytokinproduktion, wie z. B. von Interferon, kann die Immunantwort der 2. Lebendimpfung beeinflussen. Totimpfstoffe können simultan oder mit beliebigem Abstand verabreicht werden – auch parallel zu Lebendimpfstoffen.

> Bei der Überprüfung des aktuellen Impfstatus sollten grundsätzlich nur dokumentierte Impfungen berücksichtigt werden.

Antikörperbestimmung. Fehlende Angaben sind kein Grund, notwendige Impfungen zu unterlassen oder zu verschieben. Zusätzliche Impfungen mit Totimpfstoffen bei bereits bestehendem Impfschutz sind ohne Risiko. Durch den Boostereffekt wird die Immunität stabilisiert. Selten wird eine verstärkte lokale Impfreaktion beobachtet. Hyperimmunisierungen sind extrem selten. Lediglich bei Tetanus- und Diphtherieimpfungen werden sie beobachtet (Arthus-Reaktionen). Hier sind in Einzelfällen Antikörperbestimmungen angebracht, um bei bestehendem Impfschutz die Impfserie abzubrechen. Dagegen kommt es bei Mehrfachimpfungen mit Lebendvirusimpfstoffen bei bereits bestehender Immunität zu einer schnellen Eliminierung der Impfviren.

> Antikörperbestimmungen ersetzen nicht eine fehlende Impfdokumentation.

Antikörperbestimmungen sollten nach der Impfung von Risikopatienten (z. B. Impfung bei Immunsupprimierten), bei Hochgefährdeten (z. B. Kontaktpersonen von chronischen Hepatitis-B-Virus-Trägern) sowie bei Unterbrechung einer Impfserie wegen bekannt gewordener Kontraindikation durchgeführt werden.

Postexpositionelle Immunprophylaxe. Eine postexpositionelle Immunprophylaxe (Inkubationsimpfung; Tabelle 4.2) ist nur sinnvoll, wenn ein Impfschutz noch vor dem Auftreten der Krankheitserscheinungen erreicht wird.

Simultanimpfung, passive Immunisierung. Soll ein sicherer Schutz erreicht werden, ist die Gabe eines Immunglobulins oder eine passiv-aktive Immunisierung (Simultanimpfung) vorzuziehen. Eine Störung des Krankheitsverlaufs ist, mit Ausnahme der FSME (Frühjahr-Sommer-Meningoenzephalitis), erfahrungsgemäß weder durch eine Inkubationsimpfung noch durch die Gabe eines Immunglobulins zu erwarten. Bei der passiven Immunisierung werden Immunglobuline menschlicher oder tierischer Herkunft verabreicht. Sie werden prophylaktisch eingesetzt. Ihre Wirkung tritt kurzfristig ein, ist aber auf wenige Wochen begrenzt.

Humane Immunglobuline werden entweder als Normalimmunglobuline (NIG) eingesetzt und müssen dann aus einem Pool von mindestens 1000 Blutspendern hergestellt werden oder als spezielle Immunglobuline (SIG), gewonnen aus dem Plasma einzelner Spender mit hohem Gehalt an spezifischen Antikörpern. Es gibt intravenös und intramuskulär zu applizierende Präparate. Intravenös zu verabreichende Immunglobuline werden dann angewandt, wenn ein sehr rascher Schutz notwendig ist, große Mengen zu verabreichen sind oder eine erhöhte Blutungsneigung besteht. Auch humane Immunglobuline sind nicht frei von Nebenwirkungen. Vorsicht ist vor allem bei Patienten mit einem absoluten IgA-Mangel geboten, da die Präparate geringe Mengen an Immunglobulin A enthalten und so zu einer Sensibilisierung führen können. Grundsätzlich sollen sie körperwarm verabreicht werden. Dies gilt auch für die intravenöse Gabe. Hier muss eine längerfristige Überwachung durchgeführt werden. Unbedingt ist den Herstellerrichtlinien zu folgen. Für die Gabe humaner Immunglobuline bestehen folgende Indikationen:
➤ Hepatitis A,
➤ Hepatitis B,

Tabelle 4.2 Postexpositionelle Immunprophylaxe (Inkubationsimpfungen). Eine Inkubationsimpfung ist sinnvoll bis zur angegebenen Zeit nach Infektionskontakt

Infektion	Zeit nach Kontakt	Bemerkung
Masern, Mumps, Röteln	bis 72 Stunden	keine Impfung von Schwangeren!
Varizellen	bis 72 Stunden	Aktivimpfung der Kontaktpersonen nicht vergessen
Hepatitis A	bis 7 Tage	
Hepatitis B	bis 7 Tage	aktiv und passiv
Pertussis	bis 7 Tage	bei unvollständiger Grundimmunisierung
Tetanus		unmittelbar nach Exposition, wie STIKO-Empfehlung
Tollwut		unmittelbar nach Exposition, wie STIKO-Empfehlung

- Masern,
- Rötelnkontakt in der Schwangerschaft,
- Tetanus,
- Tollwut,
- Varizellenkontakt in der Schwangerschaft und bei Immunsupprimierten,
- Zytomegalievirusinfektion bei Immunsupprimierten.
- (Ein humanes Immunglobulin gegen Diphtherie ist nicht mehr im Handel.)

Heterologe Antiseren weisen wegen der artfremden Proteine eine hohe Gefahr der Sensibilisierung auf. Sie werden deshalb nur gezielt eingesetzt, vorwiegend bei
- Diphtherie,
- Gasbrand,
- Schlangenbissen,
- Skorpionstichen,
- Botulismus.

Impfleistung des Arztes

Die Impfleistung des Arztes umfasst neben der Impfung Informationen über:
- augenblicklichen Gesundheitszustand des Impflings zum Ausschluss behandlungsbedürftiger Erkrankungen,
- Bedeutung der Krankheit, gegen die geimpft wird, für den Einzelnen und die Allgemeinheit,
- Behandlungsmöglichkeiten der Krankheit,
- Nutzen und Wirkung der Schutzimpfung,
- Art des Impfstoffs,
- Durchführung der Impfung,
- mögliche Nebenwirkungen und Komplikationen,
- Verhalten nach der Impfung,
- Beginn und Dauer des Impfschutzes sowie Notwendigkeit von Auffrisch- oder Wiederimpfungen.

Weiterhin sind notwendig:
- Erhebung der allgemeinen und der Impfanamnese,
- Frage nach möglichen Kontraindikationen,
- Eintragung der Impfung in den Impfpass einschließlich Präparat und Chargennummer.

> Der Arzt hat die Pflicht, vor Durchführung einer Schutzimpfung den Impfling oder seine Eltern bzw. die Sorgeberechtigten über die Impfung aufzuklären, damit sie über die Teilnahme entscheiden können.

Aufklärung. Zum Umfang der Aufklärungspflicht vor Schutzimpfungen hat der Bundesgerichtshof im Jahr 2000 in einer grundlegenden Entscheidung alle wichtigen Fragen angesprochen (BGH, Urteil vom 15.02.2000, VI ZR 48/99. NJW 2000, 1784–1788). Kurz zusammengefasst hat der Bundesgerichtshof festgestellt (siehe auch Kapitel 5):
- Die aktuellen Empfehlungen der Ständigen Impfkommission (STIKO) stellen den medizinischen Standard dar.
- Die von der STIKO empfohlenen Schutzimpfungen im Säuglings- und im Kleinkindalter sind Routinemaßnahmen.
- Den Eltern ist der Entscheidungskonflikt über das Für und Wider von Schutzimpfungen durch die öffentlichen Empfehlungen der Länder weitgehend abgenommen.
- Den Eltern muss deshalb üblicherweise keine Bedenkzeit eingeräumt werden.
- Die Impfung muss nicht an einem gesonderten, von der Aufklärung zeitlich getrennten Termin stattfinden.
- Zur Aufklärung gehört auch die Beschreibung der impfpräventablen Erkrankung. Auf unnötige Dramatisierung soll verzichtet werden.
- Es muss über alle spezifischen Risiken der Impfung aufgeklärt werden. Dabei kommt es nicht darauf an, ob die möglichen Risiken der Impfung häufig oder selten auftreten.
- Zu Nebenwirkungen und Komplikationen genügt eine Aufklärung im Großen und Ganzen. Die Erläuterung einzelner medizinischer Diagnosen ist nicht erforderlich.
- Merkblätter zur Aufklärung über die Impfung und die zu verhütende Erkrankung sind üblich und haben für den Arzt den Vorteil, dass er im Fall eines Rechtsstreits sicher beweisen kann, dass eine ordnungsgemäße Aufklärung stattgefunden hat.
- Die alleinige Aufklärung durch ein Merkblatt ist jedoch nicht ausreichend. Es muss immer Gelegenheit zu einem Gespräch gegeben werden.
- Die Einwilligung zur Impfung kann mündlich erfolgen, eine Unterschrift ist nicht notwendig.
- Bei Routinemaßnahmen wie einer Impfung genügt die Einwilligung eines Elternteils. Der Arzt kann in der Regel darauf vertrauen, dass der andere Elternteil ebenfalls zustimmt.

▶ Bei der 2. Impfung mit dem gleichen Impfstoff im Rahmen einer Grundimmunisierung ist keine erneute Aufklärung erforderlich.

Aufklärungsmerkblätter werden z. B. vom „Deutschen Grünen Kreuz" (Schuhmarkt 4, 35037 Marburg) herausgegeben, die von der „Deutschen Vereinigung zur Bekämpfung von Viruskrankheiten e.V." sowie der „Deutschen Gesellschaft für Tropenmedizin und internationale Gesundheit" in Zusammenarbeit mit dem Robert Koch-Institut erarbeitet werden. Aufklärungsblätter sind auch beim pro-Compliance Verlag GmbH (Weinstraße 70, 91056 Erlangen) zu erhalten sowie von einigen Impfstoffherstellern. Auch die STIKO hat in ihren Impfempfehlungen Richtlinien zur Aufklärung vorgelegt. Der Impfling muss intellektuell und aufgrund seiner psychischen Gesundheit in der Lage sein, eigenverantwortlich der Impfung zuzustimmen. Vom 16. Lebensjahr an wird dies generell angenommen. Aus juristischer Sicht wird empfohlen, zwischen dem 14. und dem 16. Lebensjahr die Aufklärung und die Einwilligung zur Impfung sowohl mit dem Impfling als auch mit den Sorgeberechtigten zu besprechen.

Impfreaktionen und Impfkomplikationen

Unerwünschte Arzneimittelwirkungen treten bei Beachtung einer vorschriftsmäßigen Impftechnik und der Kontraindikationen sehr selten nach Impfungen auf. Trotzdem muss auch bei Impfungen eine Nutzen-Risiko-Analyse beachtet werden. Zu unterscheiden ist zwischen Impfreaktionen und Impfkomplikationen:
▶ **Impfreaktionen** treten in der Regel innerhalb der ersten 72 Stunden nach der Impfung auf, meist als Lokalreaktion in Form von Rötung, Schwellung und Schmerzhaftigkeit an der Injektionsstelle. Es handelt sich um harmlose Beschwerden im Rahmen der Immunantwort, die keiner weiteren Klärung bedürfen (siehe unten, „Impfung bei Allergie"). Selten kommt es zu systemischen Reaktionen mit allgemeinem Krankheitsgefühl und Fieber. Nach der Impfung mit Lebendimpfstoffen kann es, je nach Impfstoff, bei bis zu 10 % der Geimpften zu einer Impfkrankheit mit einer mitigierten Symptomatik kommen, ähnlich der Infektionskrankheit, gegen die geimpft wurde.
▶ **Impfkomplikationen** sind vorübergehende therapiebedürftige Erkrankungen oder bleibende Schäden. Das Auftreten von Impfreaktionen sowie der Impfkrankheit liegt im Prozentbereich, sodass sie in der Regel bei den klinischen Prüfungen erfasst werden. Therapiebedürftige Erkrankungen treten dagegen nur im Promillebereich auf und werden – ebenso wie bleibende Schäden, die in einer Häufigkeit von < 1:1 Million auftreten – in der Regel bei den der Zulassung vorausgehenden Prüfungen nicht erfasst.

Verstärkte Impfreaktionen und Impfkomplikationen sind unerwünschte Nebenwirkungen und fallen unter die unerwünschten Arzneimittelwirkungen. Die WHO unterscheidet 4 Kategorien von unerwünschten Arzneimittelwirkungen:
▶ durch die Impfung verursachte unerwünschte Reaktionen: es besteht ein kausaler Zusammenhang, z. B. vakzineassoziierte paralytische Poliomyelitis nach Impfung mit einem Poliolebendimpfstoff;
▶ durch die Impfung ausgelöste unerwünschte Reaktionen, die auch bei anderen Gelegenheiten hätten auftreten können, z. B. Fieberkrampf;
▶ Erkrankungen, die rein zufällig in zeitlichem Zusammenhang mit der Impfung auftreten: koinzidenter Zusammenhang, z. B. multiple Sklerose, Guillain-Barré-Syndrom, Epilepsie;
▶ Erkrankungen, die durch fehlerhafte Produktion, fehlerhafte Dosierung oder fehlerhafte Anwendung des Impfstoffs auftreten, z. B. Injektionsschäden.

Anaphylaktische Sofortreaktionen. Trotz unauffälliger Anamnese kann es in sehr seltenen Fällen zu anaphylaktischen Sofortreaktionen kommen. Jeder Arzt, der Impfungen durchführt, sollte deshalb folgende Notfallmedikamente zur Hand haben:
▶ 500 ml kolloidale oder Elektrolytlösung,
▶ Epinephrin- (Adrenalin-)Fertigspritze (Verdünnung 1:10 000) zur intravenösen Injektion,
▶ wasserlösliches Prednisolon zur intravenösen Injektion,
▶ Antihistaminikum zur intravenösen Injektion,
▶ β-2-Sympathomimetikum als Aerosol,
▶ Theophyllin zur intravenösen Injektion.

Bei einem anaphylaktischen Schock empfiehlt sich folgendes Vorgehen:
- intravenöser Zugang mit Verweilkanüle, Volumensubstitution;
- Adrenalin intravenös: 0,1 ml einer Suprareninlösung in einer Verdünnung von 1:10 000 (z. B. von der Fa. Braun in gebrauchsfertiger Spritze) pro 10 kg Körpergewicht;
- Prednisolon intravenös;
- Antihistaminika, wenn der Blutdruck ausreichend hoch ist (Gefahr des weiteren Blutdruckabfalls);
- Theophyllin intravenös.

Meldung. Bereits bei Verdacht auf eine verstärkte Impfreaktion sollte eine Untersuchung vorgenommen und das Ergebnis in der Patientenakte vermerkt werden. Bei Impfkomplikationen muss grundsätzlich eine frühzeitige, unter Umständen klinische Untersuchung durchgeführt werden. Jeder Verdacht auf eine über das übliche Ausmaß einer Impfreaktion hinausgehende gesundheitliche Schädigung ist nach dem Infektionsschutzgesetz (IfSG) § 6 Abs. 1 Nr. 3 namentlich an das Gesundheitsamt zu melden (siehe Kapitel 5). Bei Meldung an den Hersteller – die anzuraten ist, da dieser ein ureigenes Interesse daran hat, über seine Produkte Bescheid zu wissen – ist er nach dem Arzneimittelgesetz verpflichtet, auch das Paul-Ehrlich-Institut zu unterrichten. Wichtig ist es, relevantes Untersuchungsmaterial zu asservieren. Bei behandlungsbedürftigen Erkrankungen sollte immer eine gründliche Klärung versucht werden – auch um dem Patienten bei koinzidentalem Auftreten eine kausale Therapie nicht vorzuenthalten.

Versorgung nach Impfschaden. Der Antrag auf Versorgung wegen eines Impfschadens muss beim Versorgungsamt gestellt werden. Nach dem IfSG erhält der Geschädigte auf Antrag eine Versorgung wegen der erlittenen wirtschaftlichen und gesundheitlichen Folgen. Es wird jedoch kein Schmerzensgeld gezahlt. Ein solches kann vom Geschädigten dann in einem Zivilprozess, meist wegen mangelhafter Aufklärung, vom Arzt eingeklagt werden.

Impfhindernisse, Kontraindikationen

Kinder, Jugendliche und Erwachsene sollten bei der Impfung gesund sein. Andererseits sind gerade Menschen mit chronischen Erkrankungen durch Infektionskrankheiten besonders gefährdet. Hier ist der Arzt bei der sehr sorgfältigen Abwägung von Nutzen und Risiko einer Schutzimpfung besonders gefordert.

Vorübergehende Impfhindernisse sind:
- Akute behandlungsbedürftige Erkrankungen: Hier sollte die Impfung, wenn nicht eine besondere Indikation besteht, bis 14 Tage nach der Genesung ausgesetzt werden.
- Impfkomplikationen nach einer Impfung: Weitere Impfungen mit dem gleichen Impfstoff sollten erst nach Klärung der Ursache erfolgen.
- Geplante Operationen: Impfungen mit Totimpfstoffen sollten 3–7 Tage und solche mit Lebendimpfstoffen 14 Tage vor dem Operationstermin nicht durchgeführt werden, da postoperative und Impfreaktionen oft nicht zu unterscheiden sind.
- Vorangegangene Immunglobulingaben: Wegen möglicherweise passiv übertragener Antikörper können Masern-Mumps-Röteln- und Varizellen-Impfung für mindestens 3 Monate nicht durchgeführt werden. Dagegen wird die Immunogenität durch die Gabe von gewaschenen Erythrozyten nicht beeinträchtigt.

Relative Impfhindernisse sind:
- progrediente chronische Erkrankungen;
- Thrombozytopenie nach der ersten Masern-Mumps-Röteln-Impfung – die Notwendigkeit einer 2. Impfung sollte durch einen negativen Antikörpernachweis erbracht werden;
- Schwangerschaften (bei Impfungen mit Totimpfstoffen).

Absolute Kontraindikationen sind:
- Allergien gegen Bestandteile des Impfstoffs;
- für Lebendimpfstoffe: erworbene und angeborene Immunschwäche (Ausnahmen: siehe unten, „Impfen bei Immunschwäche");
- für Lebendimpfstoffe: Schwangerschaft (aber keine Indikation zum Abbruch).

Keine Kontraindikationen sind:
- banale Infekte, auch mit Fieber < 38,5 °C;
- Antibiotikagabe;
- vorangegangene „Impfreaktionen";

- chronische Erkrankungen, einschließlich nicht-progredienter Erkrankungen des Zentralnervensystems;
- Fieberkrämpfe in der Anamnese;
- Krampfanfälle in der Familie;
- Ekzeme, Dermatitis;
- Frühgeburtlichkeit, Neugeborenenikterus;
- Schwangere in der Familie (auch Masern-Mumps-Röteln-Impfviren werden nicht übertragen);
- Stillen des Säuglings;
- Kontakt zu Personen mit ansteckenden Krankheiten.

Praktische Probleme des Impfens aus Sicht der Patienten

Grundsätzlich sollten Patienten mit Grunderkrankungen ebenfalls geimpft werden. In Einzelfällen sind jedoch eine Risiko-Nutzen-Abwägung sowie eine sorgfältige Aufklärung erforderlich. Dies gilt insbesondere für Patienten mit progredienten oder in Schüben verlaufenden Erkrankungen, damit eine Verschlechterung nicht zu Unrecht der Impfung angelastet wird.

Impfen bei Allergie

Auch Allergiker brauchen einen Impfschutz! Da bei ihnen aber mit verstärkten Reaktionen und bei starken Allergien auch mit dem Auftreten von Sofortreaktionen gerechnet werden muss, sollte grundsätzlich eine Überwachungsdauer von 30 Minuten eingehalten werden. Allgemein gilt:
- keine Begünstigung der allergischen Manifestation;
- gelegentlich verstärkte Lokalreaktion;
- während der Hyposensibilisierung bei ansteigender Antigendosis möglichst keine Impfungen – wenn erforderlich, dann 1 Woche vor und nach der Impfung keine Allergengaben.

Folgende Impfstoffbestandteile können zu Allergien und/oder verstärkten Reaktionen führen:
- Stabilisatoren (z. B. Albumin, Polygeline);
- Formaldehyd (Hepatitis-B- und Influenzaimpfstoff), insbesondere bei medizinischem Personal;
- Thiomersal;
- Antibiotikazusätze (nur bei bestehender Unverträglichkeit);
- Ovalbumin (Gelbfieber- und Influenzaimpfstoffe; nur bei bestehender klinischer Unverträglichkeit) – alleiniger Nachweis im Prick- oder RAST-Test ohne Aussage, keine Reaktionen bei Masern-Mumps-Röteln- und TW-Impfstoffen zu erwarten;

Sonderimpfungen bei Allergikern:
- Varizellenimpfungen bei schwerer Neurodermitis;
- Influenzaimpfung bei starker Neigung zu Asthma bronchiale.

Impfen bei Immunschwäche

Primäre Immundefekte:
- Impfungen mit Lebendimpfstoffen sind kontraindiziert, jedoch nicht bei selektivem IgA-Mangel, IgG-Subklassen-Defekten, Phagozytosedefekten und Granulozytenfunktionsstörungen.
- Impfungen mit Totimpfstoffen sind möglich, jedoch ist eine Antikörperkontrolle erforderlich.

Sekundäre Immundefekte:
- Bei HIV-Infektion sind Impfungen mit Totimpfstoffen möglich, jedoch ist eine Antikörperkontrolle erforderlich! Keine Impfungen mit Lebendimpfstoffen durchführen, jedoch wird die Masern-Mumps-Röteln-Impfung empfohlen, da eine Masernerkrankung oft mit schweren Komplikationen verläuft. Diskutiert wird die Durchführung einer Varizellenimpfung.
- Nach Masern-, Varizellen-, Epstein-Barr-Virus- und anderen Virusinfektionen sollten wegen der transitorischen Immunschwäche Impfungen mit Lebendimpfstoffen erst etwa 3 Wochen nach Ablauf der Erkrankung vorgenommen werden.
- Vor Organ- und Knochenmarktransplantationen sind Auffrischimpfungen durchzuführen. Impfungen mit Lebendimpfstoffen sind in der Regel für 1–2 Jahre kontraindiziert. Totimpfstoffe können nach einem Jahr gegeben werden. In der Regel ist – auch bei vorher geimpften Patienten – eine erneute Grundimmunisierung notwendig.
- Während zytostatischer oder immunsuppressiver Behandlung sollen keine Lebendimpfstoffe

verwendet werden (Ausnahme: Varizellenimpfung bei Kindern nach mindestens 12-monatiger kompletter Remission und einer Lymphozytenzahl von mindestens 1200/µl im Blut). Die zytostatische Erhaltungsdosis ist für 1 Woche vor und 1 Woche nach der Impfung auszusetzen. Eine Immunantwort ist in der Regel 6 Monate nach Therapieende wieder möglich.
➤ Impfung der seronegativen Kontaktpersonen!

Impfen bei und nach Kortikoidbehandlung

➤ Anwendungen auf der Haut, eine Applikation intraartikulär oder in Form von Aerosolen führen in der Regel nicht zur Immunsuppression.
➤ Bei zuvor gesunden Kindern und Gesunden, die < 2 mg Prednison/kgKG (< 20 mg/Tag) oder > 2 mg/kgKG (> 20 mg/Tag) über weniger als 14 Tage erhalten haben, ist die Durchführung aller Impfungen möglich.
➤ Bei Kindern und Erwachsenen, die über länger als 14 Tage ≥ 2 mg Prednison/kgKG (> 20 mg/Tag) erhalten haben, sind Lebendimpfungen frühestens 4 Wochen nach Absetzen der Therapie möglich.
➤ Vor Beginn einer Langzeittherapie ist unter Umständen eine Varizellenimpfung bei seronegativen Personen vorzunehmen.
➤ Die Anwendung von Totimpfstoffen ist möglich, der Impfschutz kann allerdings reduziert sein.

Impfen bei Aspleniesyndrom

➤ Alle Patienten mit Aspleniesyndrom (anatomisch und funktionell) sollten gegen Pneumokokken geimpft sein. Auffrischimpfungen erfolgen nach 5 Jahren (kein immunologisches Gedächtnis, unter Umständen zuerst Konjugatimpfstoff verwenden). Bei Kindern < 2 Jahre wird die erste Impfung nach der vollendeten 8. Lebenswoche mit Konjugatimpfstoff durchgeführt.
➤ Bei Patienten, die noch nicht gegen Haemophilus influenzae Typ b geimpft sind, muss die Impfung nachgeholt werden.
➤ Bei geplanter Splenektomie erfolgt 2–3 Wochen vor der Operation eine Impfung gegen Pneumokokken und Haemophilus influenzae Typ b.
➤ Information der Patienten, Dokumentation ihrer Gefährdung und Mitteilung des Zeitpunkts der Auffrischimpfung sind wichtig.

➤ Eine Impfung gegen Meningokokken ist zu empfehlen; die verfügbaren Meningokokkenpolysaccharidimpfstoffe schützen jedoch nur vor Infektionen durch die Serotypen A und C, die insgesamt in Mitteleuropa nur etwa 30 % der Meningokokkenmeningitiden und -sepsisfälle ausmachen. Bei Kindern vor dem 2. Lebensjahr erfolgt nach der vollendeten 8. Lebenswoche die erste Impfung mit einem Meningokokkenkonjugatimpfstoff.
➤ Impfungen gegen Influenza können vorteilhaft sein.
➤ Eine lang andauernde (lebenslange?) antibiotische Prophylaxe (oral Phenoxymethylpenicillin oder alternativ Amoxicillin) wird empfohlen.
➤ Patienten ohne Milz sind gegenüber einer schwer verlaufenden Malaria (und Babesiose) besonders anfällig.
➤ Tier- und speziell Zeckenbisse können besonders gefährliche Folgen haben.
➤ Patienten sollten einen Ausweis haben, der auf das spezielle Risiko einer foudroyant verlaufenden Infektion hinweist.
➤ Da Impfungen nicht immer schützen, ist bei jedem unklaren Fieber, auch bei durchgeführter Prophylaxe, die dringende Abklärung, unter Umständen die stationäre Einweisung, erforderlich.

Impfen in der Schwangerschaft

Varizellen, Hepatitis B. Impfungen schützen die Schwangere und ihr Ungeborenes. Bei Frauen im gebärfähigen Alter ist deshalb die Kontrolle des Impfstatus besonders wichtig. Fehlt die Dokumentation für eine der empfohlenen Impfungen, sollten sie nachgeholt werden. Grundsätzlich muss nach überstandenen Varizelleninfekten gefragt werden. Bei unsicheren Angaben ist eine serologische Überprüfung gerechtfertigt. Bei seronegativen Frauen mit Kinderwunsch sollte eine Varizellenimpfung durchgeführt werden. Bei Verdacht auf Kontakt mit chronischen Hepatitis-B-Virus-Trägern ist grundsätzlich eine Überprüfung der Hepatitis-B-Serologie vorzunehmen. Auch während der Schwangerschaft ist eine Hepatitis-B-Impfung möglich.

Impfungen während der Schwangerschaft sollten nur durchgeführt werden, wenn eine Indikation besteht. Anaphylaktische Reaktionen treten zwar – auch bei Schwangeren – extrem selten auf, können aber erhebliche Auswirkungen auf das ungeborene

Kind haben. Auch wird diskutiert, ob stärkere Fieberreaktionen im 1. Trimenon teratogen sein können. Schließlich weisen 3 % aller Neugeborenen körperliche Fehlbildungen auf, die zu Unrecht Impfungen angelastet werden könnten. Indizierte Impfungen sollten deshalb möglichst erst ab dem 2. Trimenon erfolgen.

Impfen in der Stillzeit

Tot- und Lebendimpfungen können unbedenklich durchgeführt werden.

Impfen bei Frühgeborenen

- Frühgeborene werden entsprechend ihrem chronologischen Alter nach den Empfehlungen der STIKO geimpft.
- Frühgeborene HBsAg-positiver Mütter sollten unbedingt aktiv-passiv innerhalb der ersten 12 Lebensstunden gegen Hepatitis B geimpft werden.
- Wegen der erhöhten Gefahr, an invasiven Pneumokokkeninfektionen zu erkranken, empfiehlt die STIKO nach der vollendeten 8. Lebenswoche die Impfung mit einem Konjugatpneumokokkenimpfstoff.
- Langzeitbeatmete Neugeborene sollten ab dem 6. Lebensmonat gegen Influenza geimpft werden. Wichtig ist die Impfung der betreuenden Personen!

Impfen bei Patienten mit Herzerkrankungen

Die Durchführung aller empfohlenen Standardimpfungen ist anzuraten. Bei hämodynamisch wirksamen Herzfehlern sowie ab dem 60. Lebensjahr sind die Influenza- und die Pneumokokkenschutzimpfung durchzuführen (Wiederholungsimpfung nach 6 Jahren nicht vergessen!). Bei Gefahr einer kardialen Dekompensation ist eine großzügige Fieberprophylaxe erforderlich.

Impfen bei Patienten mit chronischen Lungenerkrankungen

Die Durchführung der empfohlenen Standardimpfungen ist nahe zu legen. Zusätzlich erfolgt die Impfung gegen Influenza und Pneumokokken. Wenn bisher keine Impfung erfolgte, sind bei Kindern und Jugendlichen Pertussis- und Masernschutzimpfung vorzunehmen.

Impfen bei Patienten mit chronischen Leberkrankheiten

- HBsAg-negative Patienten müssen gegen Hepatitis B geimpft werden.
- Außerdem erfolgt die Impfung gegen Hepatitis A, einschließlich HBsAg-positiver und mit Hepatitis C infizierter Patienten.

Impfen bei Patienten mit chronischem Nierenleiden

- Patienten mit Niereninsuffizienz sollten gegen Hepatitis B (bei Dialysepatienten doppelte Antigendosis), Pneumokokken und Influenza geschützt werden.
- Bei nephrotischem Syndrom wird die Pneumokokken- und im Kindesalter die Varizellenimpfung nach Beendigung der Kortikoidmedikation (Rezidivgefahr) empfohlen.
- Nach hämolytisch-urämischem Syndrom ist eine sorgfältige Nutzen-Risiko-Abwägung vorzunehmen, da gelegentlich nach Impfungen Rezidive beschrieben worden sind. Unter Umständen sollten Impfungen für 1 Jahr ausgesetzt werden.

Impfen bei Patienten mit neurologischen Erkrankungen

- Bei Patienten mit progredienten Erkrankungen des Zentralnervensystems muss eine besonders sorgfältige Nutzen-Risiko-Abwägung vorgenommen werden – weniger wegen der Gefahr von Impfkomplikationen als der falschen Zuordnung. Ein ausführliches Impfgespräch ist erforderlich.
- Bei Krampfleiden ist die Impfung, wenn möglich, erst nach medikamentöser Einstellung zu empfehlen. Zur Vermeidung von Fieber erfolgt die

Gabe von Antipyretika, insbesondere bei Masern-, Pertussis- und Pneumokokkenschutzimpfung.
- Patienten mit multipler Sklerose sollten neben den Standardimpfungen auch einen Schutz gegen Influenza und Pneumokokkeninfektionen erhalten.
- Patienten mit Postpoliosyndrom bzw. durchgemachter Poliomyelitis müssen gegen Poliomyelitis geimpft werden, da die Erkrankung meist nur durch einen Typ hervorgerufen wurde.
- Patienten mit Down-Syndrom können alle empfohlenen Standardimpfungen erhalten. Zusätzlich empfiehlt sich die Hepatitis-B-Impfung, da bei diesen Patienten bei Infektion vermehrt chronische Verläufe auftreten. Wegen einer verminderten Immunantwort sollte anschließend eine Antikörperkontrolle erfolgen.
- Psychomotorisch retardierte Patienten, insbesondere wenn sie in einem Heim untergebracht sind, werden gegen Hepatitis A und Hepatitis B geimpft.

Impfen bei Patienten mit Stoffwechselstörungen

Patienten mit Diabetes mellitus können alle Standardimpfungen erhalten. Außerdem sollten sie gegen Influenza und Pneumokokkeninfektionen geimpft werden. Bei angeborenen seltenen Stoffwechselstörungen ist ein Kontakt mit Spezialisten zu empfehlen, da diese Störungen gelegentlich mit Immundefekten vergesellschaftet sind.

Impfen bei Patienten mit erhöhter Blutungsneigung

- In der Regel sind alle empfohlenen Standardimpfungen möglich. Die Durchführung der Impfung erfolgt unter Umständen subkutan (Fachinformation beachten!). Bei Substitutionstherapie werden Hepatitis-A- und -B-Impfung empfohlen.
- Bei anamnestischer Thrombozytopenie können eine Masern-, eine Röteln- sowie eine Pneumokokkenimpfung in seltenen Fällen eine transitorische, benigne Thrombozytopenie auslösen. Wurde bereits eine erste Masern-Mumps-Röteln-Impfung durchgeführt, wird vor der 2. Impfung eine Antikörperkontrolle empfohlen.

Impfen bei Aussiedlern, Flüchtlingen oder Asylbewerbern in Gemeinschaftseinrichtungen

- Erwachsene werden entsprechend den Empfehlungen der STIKO gegen Diphtherie, Tetanus, Poliomyelitis, seronegative Personen gegen Hepatitis B geimpft.
- Bei Kindern wird entsprechend den Empfehlungen der STIKO geimpft, gegebenenfalls wird das Anlegen einer intrakutanen Tuberkulinprobe erforderlich.

Reiseimpfungen

Individuelles Vorgehen. Reiseimpfungen dienen dem Individualschutz. Die Kosten werden von den Krankenkassen nicht übernommen. Für eine Impfberatung sind Reiseziel, Reiseroute, Reisestil, Aufenthaltsdauer, Tätigkeit am Reiseziel, Impfanamnese und Gesundheitszustand wichtig (für Internetadressen siehe Literatur). Es erfolgen die Kontrolle der im Impfbuch dokumentierten (!) Impfungen sowie Nach- und Auffrischimpfung der von der STIKO empfohlenen Impfungen.

Gelbfieberimpfung. Die einzige international vorgeschriebene Impfung ist die Gelbfieberimpfung bei Einreise in oder Ausreise aus Infektionsgebiete(n) (Afrika: Länder zwischen dem 15. nördlichen und dem 10. südlichen Breitengrad; Südamerika: nördliche Gebiete einschließlich Amazonasbecken):
- WHO-Zertifikat,
- Impfung mindestens 10 Tage vor Einreise und nur durch autorisierte Impfstellen,
- gut verträglicher Lebendimpfstoff,
- Kontraindikationen: Schwangerschaft, Hühnereiweißallergie.

Choleraschutzimpfung. Bis 1993 wurde von einigen Ländern auch der Nachweis einer Choleraschutzimpfung verlangt, er wird offiziell heute nicht mehr gefordert. Das Infektionsrisiko ist für Reisende sehr ge-

ring. Zur Verfügung stehen ein Totimpfstoff, der injiziert werden muss, und ein oraler Lebendimpfstoff, der aber in Deutschland nicht zugelassen und nur über die internationale Apotheke zu erhalten ist:
➤ je nach Hersteller 1 Dosis bzw. 2 Dosen im Abstand von 2–6 Wochen,
➤ beide Impfstoffe haben jedoch nur eine eingeschränkte Schutzwirkung.

Eine Polioschutzimpfung mit einer inaktivierten Vakzine sollte bei Reisen in Endemiegebiete (unter anderem in Afrika: Äthiopien, Nigeria, Angola, Somalia, der Sudan und die Demokratische Republik Kongo; in Asien: Indien, Bangladesh, Pakistan, Afghanistan) aufgefrischt werden, wenn die letzte Impfung 10 Jahre oder länger zurückliegt:
➤ bei fehlender Dokumentation Grundimmunisierung je nach Hersteller mit 2 oder 3 Dosen.

Hepatitis-A-Impfung. Bei Reisen in Länder mit erhöhtem Hepatitis-A-Vorkommen (Süd- und Osteuropa, Asien, Afrika, Mittel- und Südamerika), auch bei Hotel- und Ferienclubaufenthalten, ist generell eine Hepatitis-A-Impfung zu empfehlen. Bereits die 1. Impfung (Totimpfstoff) führt innerhalb von 14 Tagen für mindestens 12 Monate zu einem Schutz. Eine Wiederholungsimpfung nach 6 Monaten verlängert die Schutzwirkung auf bis zu 10 Jahre. Die Gabe von Standardimmunglobulin ist heute als Reiseimpfung nicht mehr zu empfehlen.

Die Hepatitis-B-Schutzimpfung wird empfohlen für bestimmte Berufsgruppen, die in Gebieten mit erhöhtem Hepatitits-B-Vorkommen (unter anderem Afrika, Südostasien) tätig sind, sowie für Reisende mit engem Kontakt zur einheimischen Bevölkerung und bei längerem Aufenthalt, wenn eventuell medizinische Hilfe in Anspruch genommen werden muss (Unfälle!).

Eine Tollwutschutzimpfung sollte unter anderem Trekkingreisenden, Entwicklungshelfern, Höhlenforschern in Endemiegebieten (z. B. indischer Subkontinent, Afrika) empfohlen werden. Wegen der in Reiseländern nicht immer zur Verfügung stehenden gut verträglichen Gewebekulturimpfstoffe sollte die Indikation zur präexpositionellen Prophylaxe großzügig gestellt werden:
➤ je nach Hersteller Impfung an Tag 0, 7, (21), 28 und 56.

Die Typhusschutzimpfung ist nur bei Reisen unter schlechten hygienischen Bedingungen erforderlich.

Meningokokkenschutzimpfungen sind bei längeren Reisen oder bei engem Kontakt zur Bevölkerung im afrikanischen Meningitisgürtel (südlich der Sahara vom Sudan bis Gambia) angebracht. Eine Nachweispflicht besteht für Pilger zur Haj in Mekka. Außerdem sollten diese Impfung Schüler und Studenten bei Langzeitaufenthalten in Ländern erhalten, in denen die Impfung empfohlen ist. Je nach Reiseland stehen 2fach- (A- und C-) sowie 4fach- (A-, C-, W-135- ,Y-)Polysaccharidimpfstoffe zur Verfügung. Die Impfstoffe schützen nicht gegen den in Deutschland überwiegend vorkommenden Serotyp B. Eine zuverlässige Schutzwirkung tritt erst nach vollendetem 2. Lebensjahr auf. Die einmalige Impfung schützt für 3–5 Jahre. Für Kinder < 2 Jahre stehen Konjugat-Meningokokken-C-Impfstoffe zur Verfügung.

Eine Impfung gegen die japanische Enzephalitis ist sehr selten erforderlich, und zwar nur bei längerem Aufenthalt in ländlichen Gegenden unter anderem in China, Indien, Laos, Nepal und Thailand während der mückenreichen Jahreszeit. Der Impfstoff ist in Deutschland nicht zugelassen, die Beschaffung erfolgt über die internationale Apotheke. Es werden 3 Impfungen vorgenommen, dabei kommt es relativ häufig zu Nebenwirkungen. Es empfiehlt sich, Schutzmaßnahmen gegen Mückenstiche anzuwenden (Moskitonetz, Repellents).

Pockenschutzimpfung

Momentane Situation. Nachdem im Oktober 1977 der letzte Pockenfall durch eine Wildvirusinfektion in Somalia aufgetreten war, erklärte die WHO die Welt im Oktober 1978 als „pockenfrei". Auf Empfehlung der WHO sollten 1999 alle Pockenimpfstämme vernichtet werden, was leider nicht geschah. Inzwischen haben einige Impfstoffhersteller die Produktion von Pockenimpfstoffen sogar wieder aufgenommen. Wie bei allen Vakziniaimpfstämmen handelt es sich hier nicht um das Variolavirus, sondern um ein verwandtes Virus unbekannter Herkunft. Diese Impfstoffe haben jedoch bisher weder eine Zulassung in den Herstellerländern noch in Deutschland durch das Paul-Ehrlich-Institut erhalten. Die von der Bundesregierung eingekauften Pockenimpfstoffe dienen allein der Vorsorge, um für den – extrem unwahrscheinlichen – Fall einer Bedrohung durch Pockenviren sofort Impfungen durchführen zu können. Eine innerhalb der ersten 4 Tage nach Kontakt durchgeführte Vakzination schützt vor einer Infektion. Pockenimpfungen weisen eine hohe Rate an Nebenwirkungen und Impfschäden auf. Bei einem von 1000 Impflingen ist mit einer behandlungsbedürftigen Komplikation zu rechnen. Bei 1 Million Impfungen treten etwa 30 Dauerschäden und eine tödliche Impfkomplikation auf (Burger u. Kurth 2003).

Schwere Nebenwirkungen werden insbesondere bei Erstimpfungen beobachtet (CDC 2001, Ehrengut 1966):
- **Eccema vaccinatum** (Impfekzem) bei etwa einer auf 25 000 Impfungen. Gefährdet sind Geimpfte und Kontaktpersonen mit atopischer Dermatitis, auch Patienten mit erscheinungsfreier Haut zum Zeitpunkt der Impfung.
- **Vaccinia generalisata** bei etwa einer auf 4000 Impfungen. Meist ist der Verlauf komplikationslos.
- **Vaccinia progressiva** bei etwa einer auf 600 000 Impfungen sowie bei Kontaktpersonen mit Immunmangelzuständen. Dieses Krankheitsbild weist eine hohe Letalität auf.
- **Postvakzinale Enzephalitis** bei zirka 1 auf 80.000 Geimpften, überwiegend im 1. Lebensjahr nach Erstimpfung. 15 – 25 % der Erkrankten sterben, zirka 25 % erleiden Dauerschäden.

Therapie der Nebenwirkungen. Bei schweren Verläufen kann, mit Ausnahme bei der postvakzinalen Enzephalitis, eine Behandlung mit spezifischem Immunglobulin versucht werden, welches aber in Deutschland nicht zur Verfügung steht.

Vakzinale Komplikationen der Haut treten insbesondere bei Eigenverschleppung (Vaccinia secundaria) und durch Kontakt mit der Impfstelle eines Geimpften oder mit Impfstoff auf (Vaccinia translata).

Schlussfolgerungen. Eine Pockenwildvirusinfektion hinterlässt eine dauerhafte Immunität. Dagegen gibt es nur wenige Untersuchungen zur Dauer des Impfschutzes nach Pockenimpfungen mit zudem noch widersprüchlichen Aussagen. Untersuchungen in Ländern, in denen die Pocken endemisch auftraten, sprachen für einen Infektionsschutz von mehr als 20 Jahren. Wahrscheinlich war es hier jedoch zu inapparenten Infektionen gekommen, die den Schutz im Sinne einer Boosterung verlängerten. Mehr als 95 % der Erstgeimpften entwickeln Antikörper gegen das Vakzinevirus. Neutralisierende Antikörper sind bei etwa 75 % der Geimpften nach der Revakzination über mehr als 10 Jahre nachweisbar. Jedoch ist der Schwellenwert, der noch einen Schutz vor einer Infektion anzeigt, unbekannt. Dies gilt auch für die zelluläre Immunität (Henderson u. Moss 1999). Zwar besteht nach einer Impfung über Jahrzehnte hinweg ein T-Zell-Gedächtnis, das wahrscheinlich aber nur Verlauf und vor allem Ausgang der Erkrankung günstig zu beeinflussen scheint. So betrug bei 680 importierten Pockenerkrankungen in Europa die Letalität 52 % bei Ungeimpften, 11,1 % bei denen, deren Impfung länger als 20 Jahre zurücklag, und 1,4 % bei denen, die innerhalb der letzten 10 Jahre geimpft worden waren (Mack 1972). Die in Deutschland vor mehr als 45 Jahren durchgeführten Pockenschutzimpfungen bieten keinen Schutz vor einer Infektion; inwieweit sie vor einem schweren Verlauf schützen, ist fraglich.

Literatur

Burger R, Kurth R. Eine Wiedereinführung der Pockenimpfung ist derzeit nicht notwendig. Dt Ärztebl. 2003;100: C145 – 6.

CDC. Vaccinia (Smallpox) vaccine. Recommendations of the Advisory Committee on Immunization Practices (ACIP), 2001. MMWR. 2001;50:No. RR-10.

Committee on Infectious Diseases. Active and passive immunization. In: Pickering LK, ed. 2000 Red Book. 25 th ed. Elk Grove Village, IL: American Academy of Pediatrics; 2000:1 – 81.

Dittmann S. Risiko des Impfens und das noch größere Risiko, nicht geimpft zu sein. Bundesgesundheitsbl-Gesundheitsforsch-Gesundheitsschutz. 2002;45:316 – 22.

Ehrengut W. Die Pockenschutzimpfung. In: Ehrengut W, Hrsg. Impffibel. 2. Aufl. Stuttgart: Schattauer; 1966: 91 – 177.

Heininger U. Impfratgeber. Impfempfehlungen für Kinder, Jugendliche und Erwachsene. Bremen: UNI-Med Verlag; 2002.

Henderson D, Moss B. Smallpox and vaccinia. In: Plotkin St, Orenstein A, eds: Vaccines. 3rd ed. Philadelphia: Saunders. 1999:74–94.

Keller-Stanislawski B, Hartmann K. Auswertung der Meldungen von Verdachtsfällen auf Impfkomplikationen nach dem Infektionsschutzgesetz. Bundesgesundheitsbl-Gesundheitsforsch-Gesundheitsschutz. 2002; 45:344–54.

Mack T. Smallpox in Europe, 1950–1971. J Inf Dis. 1972; 125:161–9.

Meyer C, Reiter S, Siedler A, Hellenbrand W, Rasch G. Über die Bedeutung von Schutzimpfungen. Epidemiologie, Durchimpfungsraten, Programme. Bundesgesundheitsbl-Gesundheitsforsch-Gesundheitsschutz. 2002; 45:323–31.

Plotkin S, Orenstein W. Vaccines. 3rd ed. Philadelphia: Saunders; 1999.

Quast U, Thilo W, Fescharek R. Impfreaktionen. 2. Aufl. Stuttgart: Hippokrates; 1997.

Quast U, Ley S. Schutzimpfungen im Dialog. 3. Aufl. Marburg: Kilian; 1999.

Reiseimpfungen. http://www.rki.de; http://www.who.int/ith; http://www.fit-for.travel.de; http://www.travelmed.de; http://www.crm.de.

Robert Koch-Institut. Empfehlungen der Ständigen Impfkommission (STIKO) am Robert Koch-Institut. Stand: Juli 2003. Epidemiol Bull. 2003;32:245–60.

Schmitt HJ, Hülße C, Raue W. Schutzimpfungen 2003. Berlin: Infomed; 2003.

Spiess H. Impfkompendium. 5. Aufl. Stuttgart: Thieme; 1999.

Ständige Impfkommission am Robert Koch-Institut. http://www.rki.de/ges/stiko/stiko.htm.

5 Rechtliche Aspekte

A. Nassauer

Vorbemerkung

Die Beschäftigung mit rechtlichen Regelungen ist eine „trockene Materie", und doch sind Minimalkenntnisse über gesetzliche Bestimmungen im Gesundheitswesen sowie eine Auseinandersetzung damit kein „notwendiges Übel", sondern tragen dazu bei, den beruflichen Alltag mit größerer Sicherheit und Routine zu bewältigen.

Maßnahmen gegen gemeingefährliche und übertragbare Krankheiten sind gemäß Art. 74 Nr. 19 Grundgesetz (GG) Gegenstand der konkurrierenden Gesetzgebung (Recht der Länder zur Gesetzgebung, solange der Bund nicht tätig wird). Anfang 2001 wurden das Bundes-Seuchengesetz (BSeuchG) und das ebenfalls reformbedürftige Geschlechtskrankheitengesetz aus dem Jahr 1953 durch das Infektionsschutzgesetz abgelöst. Die Notwendigkeit, die Materie gesetzlich zu regeln, ist in erster Linie durch die Tatsache begründet, dass Infektionskrankheiten direkt von Mensch zu Mensch oder durch Wasser oder Lebensmittel auf Menschen übertragen werden können und individualmedizinische Maßnahmen allein eine Epidemie, einen Ausbruch oder schlicht die Infektion weiterer Einzelpersonen nicht wirksam verhindern können. Damit sind Verhütung, Bekämpfung und Kontrolle übertragbarer Krankheiten öffentliche Aufgaben.

Infektionsschutzgesetz. Das seit dem 01.01.2001 geltende Infektionsschutzgesetz (IfSG) ist der umfangreichste und bedeutendste Teil des Seuchenrechtsneuordnungsgesetzes. Diese Bezeichnung veranlasst zu der Annahme, dass der Gesetzgeber das BSeuchG in einigen Passagen zwar geändert, im Wesentlichen aber alles beim Alten gelassen hätte. Richtig ist, dass bewährte Vorschriften aus dem alten Recht übernommen wurden. Dazu zählen die §§ 16 ff. IfSG als Vorschriften zur Gefahrenabwehr (sie beinhalten z. B. die Möglichkeit zur Anordnung von Desinfektionsmaßnahmen, wenn Gegenstände mit Krankheitserregern behaftet sind, oder auch Bekämpfungsmaßnahmen gegen tierische Schädlinge, wenn durch diese die Weiterverbreitung von humanpathogenen Krankheitserregern zu befürchten ist). Oft müssen bei Häufungen von Infektionen Ermittlungen über Ursache, Art und Ansteckungsquelle der Erkrankung angestellt werden. Nicht selten sind Schutzmaßnahmen, wie Beobachtung oder Quarantäne, erforderlich. All dies sind Instrumente des klassischen „Seuchenrechts", auf die auch heute nicht verzichtet werden kann (Gegenstand der §§ 25 ff. IfSG). Sie sind regelmäßig mit der Einschränkung von Freiheitsrechten verbunden, die nicht durch behandelnde Ärzte, sondern nur durch hoheitliche Maßnahmen umgesetzt werden können. Im rechtlichen Sinne handelt es sich dabei um „Polizeirecht". Dies erklärt die Notwendigkeit eines Gesetzes, das den Interessenkonflikt zwischen individueller Freiheit und dem staatlichen Anspruch, die Allgemeinheit vor Infektionskrankheiten zu schützen, nachvollziehbar regelt (Bales et al. 2001).

Behörden. Die lokalen Fachbehörden sind die Gesundheitsämter, welche bei ordnungsrechtlichen Verfügungen die allgemeinen Polizeibehörden unterstützen. Weitere Behörden des öffentlichen Gesundheitsdienstes sind als Fachaufsicht die Regierungspräsidien bzw. Bezirkregierungen, die Gesundheitsministerien der Länder als oberste Landesgesundheitsbehörden und auf Bundesebene das Robert Koch-Institut (RKI), das Paul Ehrlich-Institut (Bundesamt für Sera und Impfstoffe) sowie die Bundeszentrale für gesundheitliche Aufklärung als Einrichtung des Bundes, welche medizinische Informationen für Laien veröffentlicht.

Robert Koch-Institut. Die Aufgaben des RKI sind in § 4 IfSG beschrieben. Danach erstellt das Institut unter anderem als Maßnahme des vorbeugenden Gesundheitsschutzes Richtlinien, Merkblätter und sonstige Informationen zu Infektionskrankheiten und berät den öffentlichen Gesundheitsdienst der

5 Rechtliche Aspekte

Länder in allen Fragen der Infektionsprävention sowie bei der Erkennung und Bekämpfung von übertragbaren Krankheiten. Alle Dokumente sind im Internet unter www.rki.de verfügbar.

Weitere wichtige Rechtsquellen zum Infektionsschutz sind:
- die „Internationalen Gesundheitsvorschriften" (IGV), die die wesentlichen Vorgaben zur Kontrolle von schwerwiegenden Infektion im internationalen Reiseverkehr enthalten und vom deutschen Bundestag ratifiziert und damit in ein nationales Gesetz überführt wurden (zur Weiterentwicklung siehe unter www.who.int);
- die Gesundheitsdienstgesetze der Länder, die weiterführende Kompetenzen und Aufgaben von Gesundheitsämtern bei der Infektionskontrolle beschreiben;
- die Biostoffverordnung (BioStoffV) als wichtigstes Regelwerk des medizinischen Arbeitsschutzes, unter anderem für alle Beschäftigten im Gesundheitsdienst und der Wohlfahrtspflege;
- die Trinkwasserverordnung (TrinkwV), die unter anderem bestimmt, dass Trinkwasser als wichtigstes Lebensmittel stets frei von Krankheitserregern sein muss (die Überwachung erfolgt durch die Gesundheitsämter);
- die Lebensmittelhygieneverordnung (LMHV), die Bestimmungen zur mikrobiologischen Sicherheit und zur Produkthygiene enthält.

Prävention durch Information und Aufklärung

Im IfSG sind 2 Aussagen wegweisend:
- § 3 besagt, dass Information und Aufklärung der Allgemeinheit über die Gefahren übertragbarer Krankheiten und die Möglichkeiten zu deren Verhütung eine öffentliche Aufgabe sind.
- § 1 Abs. 2 S. 2 IfSG postuliert: „Die Eigenverantwortung der Träger und Leiter von Gemeinschaftseinrichtungen, Lebensmittelbetrieben und Gesundheitseinrichtungen sowie des Einzelnen bei der Prävention übertragbarer Krankheiten soll (in diesem Gesetz) verdeutlicht und gefördert werden."

Eigenverantwortung. Nun darf die Bedeutung von Generalklauseln (und als solche sind die beiden zitierten Vorschriften zu sehen) nicht zu sehr strapaziert werden. Die beiden Bestimmungen sollten aber als Grundsatz für die Anwendung und Auslegung der speziellen Regelungen des IfSG bedacht und die Entscheidung des Gesetzgebers dahingehend interpretiert werden, dass Infektionsschutz als öffentliche Aufgabe allein nicht zum angestrebten Ziel führt; vielmehr bedarf es auch immer der eigenverantwortlichen Wahrnehmung von Rechten und Pflichten von Einzelpersonen und Einrichtungen, z. B. in der Kinderbetreuung oder der Gemeinschaftsverpflegung, um eine Weiterverbreitung von Krankheitserregern zu verhindern oder zumindest einzudämmen.

Surveillance übertragbarer Krankheiten (Meldewesen)

Mit dem Infektionsschutzgesetz wird das System der meldepflichtigen Krankheiten in Deutschland auf eine neue Basis gestellt. Es sind sowohl bestimmte Krankheitsbilder bei Verdacht, Erkrankung oder Tod (§ 6 IfSG) als auch labordiagnostische Nachweise von Erregern (§ 7 IfSG) durch behandelnde Ärzte zu melden.

Meldepflichtige Krankheiten (Krankheitsverdacht, Erkrankung und Tod; § 6 Abs. 1 Nr. 1 IfSG)
- Botulismus
- Cholera
- Diphtherie
- Humane spongiforme Enzephalopathie, außer familiär-hereditäre Formen
- Akute Virushepatitis
- Enteropathisches hämolytisch-urämisches Syndrom
- Virusbedingtes hämorrhagisches Fieber

Surveillance übertragbarer Krankheiten (Meldewesen)

- Masern
- Meningokokkenmeningitis oder -sepsis
- Milzbrand
- Poliomyelitis
- Pest
- Tollwut
- Typhus abdominalis/Paratyphus
Außerdem ist meldepflichtig: Erkrankung und Tod an einer **behandlungsbedürftigen Tuberkulose**

Weitergabe von Daten. Das Gesetz regelt auch, welche personen- und krankheitsbezogenen Daten von den Meldepflichtigen an das Gesundheitsamt weitergegeben werden müssen. Zur Wahrung des Datenschutzes legt es auch fest, welche Angaben aus diesem Datensatz dann für die Infektionsstatistik weiter an die Landesbehörden übermittelt werden dürfen. Insbesondere bei Verdachtsmeldungen oder bei der Meldung von Erregernachweisen werden nicht immer alle übermittlungspflichtigen Angaben bereits durch die erste Meldung vorliegen. Daher muss das Gesundheitsamt in diesen Fällen weitere Erkundigungen einholen, um die entsprechenden Informationen weitergeben zu können. Den Gesundheitsämtern obliegt auch die Aufgabe, die eingehenden Meldungen von Ärzten und Laboratorien zusammenzuführen und als Einzelfallmeldung weiter an die zuständigen Landesbehörden zu übermitteln. Dafür wurden Falldefinitionen entwickelt, denn nur bei Anwendung solcher fachlicher Vorgaben wird gewährleistet, dass in einer Infektionsstatistik valide und epidemiologisch verwertbare Ergebnisse zusammengefasst und veröffentlicht werden können. Wichtig ist, dass die genannten Falldefinitionen nicht bereits die meldenden Ärzte oder sonstige im Gesetz genannte Personen verpflichten, sondern fachliche Grundlage für die Gesundheitsämter sind.

Die meldepflichtigen Nachweise von Krankheitserregern beinhaltet § 7 IfSG; hiernach ist jetzt der Nachweis von 47 Krankheitserregern dem Gesundheitsamt zu melden.

**Meldepflichtige Nachweise
von Krankheitserregern
(namentliche Meldung nach § 7 Abs. 1 IfSG)**
- Adenoviren: Nachweis aus Konjunktivalabstrich
- Bacillus anthracis
- Borrelia recurrentis
- Brucella spp.
- Campylobacter spp., darmpathogen
- Chlamydia psittaci
- Clostridium botulinum oder Toxinnachweis
- Corynebacterium diphtheriae, toxinbildend
- Coxiella burneti
- Cryptosporidium parvum
- Ebolavirus
- EHEC (enterohämorrhagische E. coli), E. coli, sonstige darmpathogene Species
- Francisella tularensis
- FSME-Virus
- Gelbfiebervirus
- Giardia lamblia
- Haemophilus influenzae, bei direktem Nachweis aus Liquor oder Blut
- Hantaviren
- Hepatitis-A-Virus
- Hepatitis-B-Virus
- Hepatitis-C-Virus, jedoch keine chronische Infektion
- Hepatitis-D-Virus
- Hepatitis-E-Virus
- Influenzaviren, jedoch nur direkter Nachweis
- Lassavirus
- Legionella spp.
- Leptospira interrogans
- Listeria monocytogenes, direkter Nachweis aus Blut, Liquor, Abstrichen von Neugeborenen
- Marburgvirus
- Masernvirus
- Mycobacterium leprae
- Mycobacterium tuberculosis, M. africanum, M. bovis
- Neisseria meningitidis, Nachweis aus Liquor, Blut
- Norwalk-ähnliches Virus, Nachweis aus Stuhl
- Poliovirus
- Rabiesvirus
- Rickettsia prowazekii
- Rotavirus
- Salmonella paratyphi, direkter Nachweis
- Salmonella typhi, direkter Nachweis
- Sonstige Salmonellen
- Shigella spp.
- Trichinella spiralis
- Vibrio cholerae O1 und O139
- Yersinia enterocolitica, darmpathogen
- Yersinia pestis
- Andere Erreger hämorrhagischen Fiebers

Verarbeitung der Daten. Alle Einzelfallmeldungen aus den Ländern werden dem Robert Koch-Institut mitgeteilt, das die Aufgabe eines epidemiologischen

Datenzentrums übernommen hat. Die Daten werden im „Epidemiologischen Bulletin" (www.rki.de) veröffentlicht; epidemiologische Analysen und andere Bewertungen sollen Ärzte, Krankenhäuser und weitere Gesundheitseinrichtungen in die Lage versetzen, auf epidemiologische Veränderungen zeitnah zu reagieren.

Namentliche Meldung. Das beschriebene Verfahren dient aber nicht allein der epidemiologischen Auswertung auf Bundes- oder Landesebene, sondern durch die namentliche Meldung sollen die Gesundheitsämter in die Lage versetzt werden, die Weiterverbreitung bestimmter Infektionskrankheiten in ihrer Zuständigkeit zu verhindern. Dies ist historisch gesehen die Begründung für die Einführung einer Meldepflicht und zeigt sich im Englischen in den synonym gebrauchten Termini „Reportable" und „Communicable Diseases". Nach Meldung z. B. einer Hepatitis ist zunächst die Diagnostik zu vervollständigen. Wird das Hepatitis-A-Virus als Erreger nachgewiesen, sind Isolations- und Desinfektionsmaßnahmen, die Suche nach dem konatminierten Lebensmittel sowie Schutzimpfungen für Kontaktpersonen zu bedenken. Wird das Hepatitis-C-Virus als Krankheitsursache diagnostiziert, stehen die Beratung des Patienten und seiner Angehörigen ganz im Vordergrund. Für die recht schwierige Entscheidung im Gesetz, welche Erkrankungen schon im Verdachtsfall primär durch den behandelnden Arzt zu melden sind (§ 6 IfSG) war die Überlegung entscheidend, in welchen Fällen rasche Untersuchungen und Entscheidungen des Gesundheitsamtes für den Einzelnen wie auch für sein privates und berufliches Umfeld von unmittelbarer gesundheitlicher Bedeutung sind.

Sentinelerhebungen. Neu in das IfSG aufgenommen wurde die Möglichkeit zu Sentinelerhebungen (§ 13 IfSG). Danach kann das Robert Koch-Institut in Zusammenarbeit mit den Ländern Erhebungen zur Verbreitung von Infektionskrankheiten durchführen, wenn Kenntnisse darüber von gesundheitlicher Bedeutung für das Gemeinwohl sind und die Krankheiten wegen ihrer Häufigkeit über Einzelfallmeldungen nur schwer erfasst werden können. Sentinels bestehen z. B. zur Influenza und zu den Masern. Im ersten Fall ist die Planung präventiver Maßnahmen und bei Masern die Bemühung um eine Eradikation dieser impfpräventablen Krankheit Hauptzweck der epidemiologischen Untersuchungen.

Schutzimpfungen

Rechtliche Situation. Die Entscheidung des Gesetzes für mehr Eigenverantwortung des Einzelnen und die Betonung der Primärprävention haben gerade in den Regelungen zu Schutzimpfungen ihren Niederschlag gefunden. Gemäß § 20 Abs. 1 IfSG hat der öffentliche Gesundheitsdienst die Aufgabe, die Bevölkerung über die Bedeutung von Schutzimpfungen zu informieren. In § 20 Abs. 2 IfSG wird die „Ständige Impfkommission" (STIKO) gesetzlich verankert. Sie erhält zu ihrer bisherigen Tätigkeit (Veröffentlichung eines Impfkalenders für Kinder, Jugendliche und Erwachsene) ergänzend die Aufgabe, Kriterien zur Abgrenzung einer möglichen Impfreaktion und einer über das übliche Ausmaß einer Impfreaktion hinausgehenden gesundheitlichen Schädigung zu entwickeln. Dies ist deshalb von praktischer Relevanz, da gemäß § 6 Abs. 1 Nr. 3 IfSG ein Impfschaden dem Gesundheitsamt namentlich mitzuteilen ist. Aufgrund dieser Neuregelung soll nach und nach eine aussagefähige Impfschadenstatistik in Deutschland entstehen. Außerdem besteht die Möglichkeit, dass das Gesundheitsamt sowohl impfenden Arzt als auch Impfling in einer schwierigen Situation beraten und mithelfen kann, das oft deutlich belastete Vertrauensverhältnis wiederherzustellen. Durch § 20 Abs. 3 IfSG werden die Länder aufgefordert, eigene öffentliche Empfehlungen zu Schutzimpfungen auf der Grundlage der STIKO-Empfehlungen auszusprechen – ein Merkmal für die föderale Eigenständigkeit der Länder im Gesundheitswesen.

Dokumentation. Neu ist auch die Entscheidung in § 22 IfSG: Der Gesetzgeber fordert nicht mehr (wie in § 16 Abs. 2 BSeuchG) ein bundeseinheitliches Muster eines Impfausweises, was nicht verwirklicht werden konnte; festgelegt wird jetzt lediglich, welche Eintragungen in ein Impfdokument erfolgen müssen: Datum der Impfung, Chargennummer des Impfstoffs, Name der Krankheit (gegen die geimpft wird), Stempel und Unterschrift des Arztes.

Erhebung des Impfstatus. § 34 Abs. 11 IfSG verpflichtet die Gesundheitsämter, bei allen Einschülern den Impfstatus zu erheben. Gerade genaue Kenntnisse über Durchimpfungsraten sind die Basis für gesundheitspolitische Aktivitäten oder auch Anlass für Gesundheitsämter zur Intervention, wenn allzu große Lücken festgestellt werden.

Die Impfentschädigungsregelungen sind jetzt in den §§ 60 ff. IfSG formuliert und haben ganz wesentlich das Recht aus dem BSeuchG übernommen. Bei diesem staatlichen Aufopferungsanspruch handelt es sich um eine verschuldensunabhängige Entschädigung (nicht entscheidend ist also, ob ein Arzt vorsätzlich oder fahrlässig einen Schaden herbeigeführt hat) und damit eine sehr weitgehende Garantie. Hauptvoraussetzung ist, dass die Schutzimpfung öffentlich empfohlen ist (siehe oben). Ist ein Gesundheitsschaden zumindest wahrscheinlich auf eine empfohlene Impfung zurückzuführen, erhält der Patient Heilbehandlung und (bei andauernder Schädigung) Rentenzahlungen in entsprechender Anwendung des Bundesversorgungsgesetzes. Auch diese Garantie belegt, dass Schutzimpfungen eine öffentliche Aufgabe und im Übrigen die einzigen gesetzlich geregelten medizinischen Maßnahmen sind.

Regelungen für Gemeinschaftseinrichtungen

Gesundheitliche Anforderungen, Mitwirkungspflichten: Im BSeuchG waren Untersuchungspflichten für Beschäftigte in Gemeinschaftseinrichtungen und Lebensmittelbetrieben normiert, die nicht in das IfSG übernommen wurden. An ihre Stelle sind Belehrungen getreten, die insgesamt zeitaufwändiger sein dürften. Der Katalog der Erkrankungen, die im Einzelfall zum Besuchs- oder Tätigkeitsverbot führen, wurde dem heutigen Kenntnisstand und der epidemiologischen Situation angepasst. Genannt sind in § 34 Abs. 1 IfSG Erkrankungen, die im Einzelfall schwer verlaufen oder für deren Ausbreitung in Gemeinschaftseinrichtungen besonders günstige Bedingungen vorliegen. Außerdem ist der Läusebefall genannt. Kinder mit Gastroenteritis, die jünger als 6 Jahre sind, dürfen Gemeinschaftseinrichtungen ebenfalls nicht besuchen. Festzuhalten ist, dass im Gesetzestext das Gesundheitsamt als Behörde, die eine Wiederzulassung zum Besuch feststellt, nicht mehr eigens genannt, sondern dies jetzt allein dem behandelnden Arzt übertragen ist.

> **Zusätzliche Vorschriften für Schulen und sonstige Gemeinschaftseinrichtungen (§ 34 Abs. 1 IfSG), gesundheitliche Anforderungen, Mitwirkungspflichten**
> Personen, die an
> - Cholera,
> - Diphtherie,
> - Enteritis durch enterohämorrhagische E. coli (EHEC),
> - virusbedingtem hämorrhagischen Fieber,
> - Haemophilus-influenzae-Typ-B-Meningitis,
> - Impetigo contagiosa (ansteckende Borkenflechte),
> - Keuchhusten,
> - ansteckungsfähiger Lungentuberkulose,
> - Masern,
> - Meningokokkeninfektion,
> - Mumps,
> - Paratyphus,
> - Pest,
> - Poliomyelitis,
> - Scabies (Krätze),
> - Scharlach oder sonstigen Streptococcus-pyogenes-Infektionen,
> - Shigellose,
> - Typhus abdominalis,
> - Virushepatitis A oder E,
> - Windpocken
>
> erkrankt oder dessen verdächtig oder die verlaust sind, dürfen Gemeinschaftseinrichtungen nicht betreten, bis nach ärztlichem Urteil eine Weiterverbreitung der Erkrankung nicht mehr zu befürchten ist.

Ausscheider von Choleravibrionen, Typhus, Paratyphus, Salmonellen, Shigellen, EHEC (enterohämorrhagische E. coli) und Diphtheriebakterien dürfen allerdings nur mit Zustimmung des Gesundheitsamtes und unter Beachtung von Schutzmaßnahmen die Einrichtung besuchen (§ 34 Abs. 2 IfSG). Absatz 3 der Vorschrift geht noch einen Schritt weiter: Danach dürfen Mitglieder einer Wohngemeinschaft nicht in eine Kindergemeinschaftseinrichtung gehen, wenn zu Hause eine Person an einer schwerwiegenden Infektion erkrankt ist (der Katalog ist mit dem in § 34 Abs. 1 IfSG weitgehend identisch; nicht genannt sind Impetigo contagiosa, Keuchhusten, Scabies, Scharlach und Windpocken).

Belehrung. § 35 Abs. 5 S. 2 IfSG verlangt, dass die Leitung der Gemeinschaftseinrichtung jede Person, die dort neu betreut wird, oder deren Sorgeberechtigte über die geschilderten Verpflichtungen aus § 34 Abs. 1–3 IfSG zu belehren hat. Für Betreuungs-, Erziehungs- und Aufsichtspersonal wird bestimmt, dass es vor erstmaliger Aufnahme der Tätigkeit und im Weiteren mindestens im Abstand von 2 Jahren über die gesundheitlichen Anforderungen und Mitwirkungspflichten nach § 34 IfSG zu belehren ist.

Belehrung für Beschäftigte in Lebensmittelbetrieben

Anstelle der früher durchgeführten Untersuchungen gemäß § 18 Abs. 1 BSeuchG (im Wesentlichen 2 Stuhlproben vor erstmaliger Aufnahme der Tätigkeit) sieht das IfSG vor, dass Personen, die gewerbsmäßigen Umgang mit bestimmten Lebensmitteln (aus Fleisch, Fisch, anderen Meeresfrüchten, Ei- und Milchprodukten) haben und dabei mit ihnen direkt oder indirekt in Berührung kommen oder in Küchen von Gaststätten, Restaurants, Kantinen, Cafés oder in sonstigen Einrichtungen mit und zur Gemeinschaftsverpflegung tätig sind, durch Belehrungen in die Lage versetzt werden, Hinderungsgründe für eine Tätigkeit bei sich selbst festzustellen.

Tätigkeitsverbot. Nicht arbeiten im Lebensmittelbereich darf, wer an Typhus abdominalis, Paratyphus, Cholera, Shigellenruhr, Salmonellose, einer anderen infektiösen Gastroenteritis oder Virushepatitis A oder E erkrankt oder dessen verdächtigt ist. Ebenso betroffen sind Beschäftigte, die infizierte Wunden haben oder an Hautkrankheiten leiden, bei denen die Möglichkeit besteht, dass deren Krankheitserreger über Lebensmittel übertragen werden können. Auch die Ausscheider von Shigellen, Salmonellen, EHEC oder Choleravibrionen unterliegen einem Tätigkeitsverbot.

Diese Belehrung zu Infektionskrankheiten muss vor erstmaliger Aufnahme der Tätigkeit in mündlicher und schriftlicher Form durch das Gesundheitsamt erfolgen. Im Laufe der weiteren Beschäftigung müssen die Wiederholungsbelehrungen dann von den jeweiligen Unternehmen vorgenommen werden.

Regelungen für Pflegepersonal. Von Krankenhäusern und Einrichtungen der Altenpflege wird häufig gefragt, ob auch Pflegepersonal eine solche Belehrung nach IfSG erhalten muss, da es natürlich für Patienten hin und wieder Speisen zubereitet oder auch ältere Patienten häufig füttern muss. Die Durchführung von Bundesgesetzen ist Sache der Länder. Deshalb können rechtlich verbindliche Festlegungen nur durch die obersten Landesgesundheitsbehörden getroffen werden. Krankenhäuser und Pflegeeinrichtungen sind also gut beraten, sich hier beim zuständigen Gesundheitsamt zu erkundigen.

Literatur

Ammon A, Gastmeier P, Weist K, Kramer M, Petersen L. Empfehlungen zur Untersuchung von Ausbrüchen nosokomialer Infektionen. RKI-Heft 21, Robert Koch-Institut, Nordufer 20, 13353 Berlin; 2001.

Bales S, Baumann HG, Schnitzler N. Infektionsschutzgesetz, Kommentar und Vorschriftensammlung. 2. Aufl. Stuttgart, Berlin, Köln: W. Kohlhammer; 2003.

Kommission für Krankenhaushygiene und Infektionsprävention. Empfehlung zur Surveillance (Erfassung und Bewertung) nosokomialer Infektionen. Bundesgesundheitsbl. 2001;44:523–36.

Links im Internet

www.rki.de

II Spezielle Infektiologie

A Infektionen der Organsysteme, spezielle Infektionssyndrome

6. Infektionen des Respirationstraktes 96
7. Infektionen der Mundhöhle, der Speicheldrüsen und des Halses 169
8. Infektionen des Gastrointestinaltrakts, der Gallengänge, der Gallenblase und des Pankreas 194
9. Infektionen der Leber 259
10. Infektionen des Bauchraumes 282
11. Infektionen der Niere und der ableitenden Harnwege 291
12. Infektionen des Genitaltraktes und sexuell übertragbare Krankheiten 307
13. Infektionen des Herzens und der Gefäße 329
14. Infektionen des Nervensystems 351
15. Infektionen des Auges und der Orbita 386
16. Infektionen von Haut und Weichteilen 402
17. Infektionen von Knochen und Gelenken 432

B System- und Multiorganinfektionen

18. Sepsis, SIRS (Systemic inflammatory Response Syndrome) 443
19. Systeminfektionen 454
20. Immundefizienzerkrankungen (HIV-Infektion, AIDS) 508
21. Fieber unbekannter Ursache 544

C Infektionen bei besonderen Dispositionen

22. Infektionen bei Abwehrschwäche (ohne AIDS) 553
23. Infektionen der Schwangeren und des Neugeborenen 587
24. Infektionen im Kindesalter 610
25. Infektionen beim älteren Menschen 619
26. Nosokomiale Infektionen 626

6 Infektionen des Respirationstraktes

S. Rosseau, H. Schütte, N. Suttorp

Abwehrmechanismen

Infektionsvoraussetzungen. Mit jedem Atemzug gelangen Partikel und damit potenziell Krankheitserreger in die Atemwege. Durch das komplexe Zusammenspiel zahlreicher mechanischer, zellulärer und humoraler Faktoren wird jedoch ein steriles Milieu im unteren Respirationstrakt aufrechterhalten. Bronchopulmonale Infektionen entstehen entweder bei einem Defekt des respiratorischen Abwehrsystems oder bei Exposition gegenüber einer großen Anzahl an Mikroorganismen bzw. bei Kontakt mit einem besonders virulenten Erreger. Meist werden die eine Atemwegsinfektion auslösenden Erreger inhaliert oder aspiriert, seltener gelangen sie als Embolus über die pulmonale Gefäßstrombahn in die Lunge.

Abwehrmechanismen. Der aerodynamische Filter des oberen Respirationstraktes, bestehend aus den Nasennebenhöhlen und dem sich dichotom aufzweigenden Bronchialsystem, fördert die Deposition inhalierter Mikroorganismen in den oberen Atemwegen und verhindert den Eintritt größerer Partikel in die unteren Atemwege. An der Bronchialschleimhaut verhindert der konstitutiv hohe IgA-Gehalt des Bronchialsekrets Adhäsion und Invasion von Erregern. Durch Hustenreflex, Mukusproduktion und mukoziliäre Clearance werden tracheal und bronchial deponierte Partikel wieder in den Nasen-Rachen-Raum befördert und dort verschluckt oder expektoriert. Im Bereich der Alveolen sind die Alveolarmakrophagen sehr effiziente Abwehrzellen. Sie können in den Alveolarraum eingedrungene Erreger durch Phagozytose eliminieren (Abb. 6.1). Das Surfactantsystem unterstützt die alveoläre Immunabwehr, indem die Surfactantproteine SP-A und SP-D den Phagozytoseprozess fördern und den oxidativen Burst von Makrophagen aktivieren.

Zytokine. Der Kontakt mit bakteriellen Oberflächenmolekülen und die Aktivierung durch bakte-

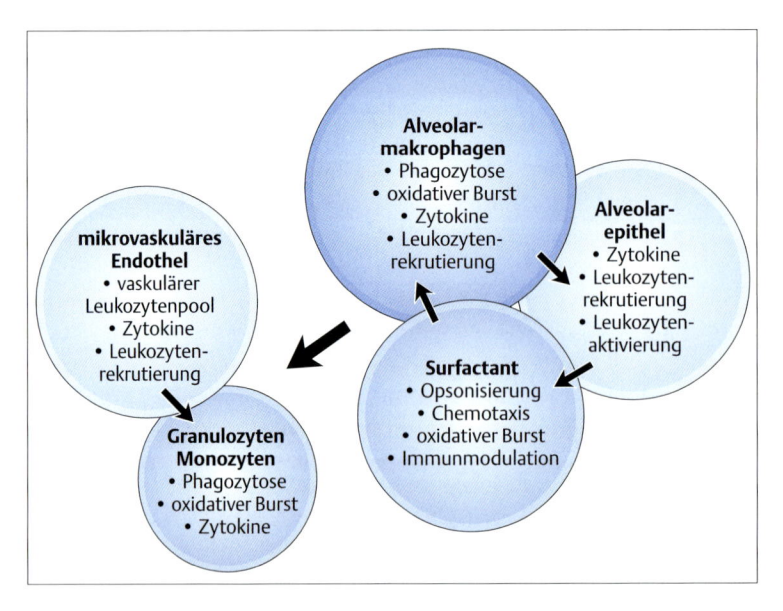

Abb. 6.1 Immunabwehr im Alveolarraum.

rielle Toxine induzieren in den Makrophagen die Synthese proinflammatorischer Zytokine. Durch die Sekretion von TNF-α und IL-1β werden nachfolgend Alveolarepithelzellen und die Endothelzellen der pulmonalen Mikrozirkulation aktiviert und in den Prozess der antimikrobiellen Abwehr integriert. Alveolarmakrophagen, Atemwegsepithelzellen und die Endothelzellen können durch Freisetzung chemotaktisch aktiver Substanzen weitere entzündungskompetente Zellpopulationen in die Lunge rekrutieren: neutrophile Granulozyten, die durch ihre Phagozytosekapazität die Elimination von Bakterien beschleunigen, Monozyten, die durch die Produktion von Entzündungsmediatoren den Abwehrprozess und die begleitende inflammatorische Reaktion modulieren, sowie Lymphozyten, die eine spezifische Abwehrreaktion initiieren (Abb. 6.2).

Bronchiale und alveoläre Epithelzellen können auch durch direkten Kontakt mit Mikroorganismen in den Abwehr- und Entzündungsprozess involviert werden. Durch Erregeradhäsion oder -invasion wird in Bronchialepithelzellen die Chemokinsynthese initiiert und die Produktion antimikrobiell wirksamer Defensine gesteigert. Defensine binden an Zellwandbestandteile gramnegativer Bakterien und Pilze, sie können durch Neutralisation der kritischen Interaktionsmoleküle die Infektion der Wirtszelle verhindern. In Bronchialepithelzellen induziert eine Infektion gleichzeitig die Synthese antiinflammatorischer Mediatoren, wie z. B. Prostaglandin E2, hierdurch kann die lokale Entzündungsantwort begrenzt und einer Gewebedestruktion vorgebeugt werden. Typ-II-Alveolarepithelzellen produzieren Surfactant, dessen Bestandteile nicht nur den Phagozytoseprozess unterstützen, sondern zusätzlich immunmodulatorische Aktivität besitzen. So können die Surfactantproteine SP-A und SP-D durch ihre hohe Affinität zur Lipid-A-Komponente und zu einigen Polysaccharid- domänen bakterieller Endotoxine deren proinflammatorische Effekte neutralisieren. Darüber hinaus inhibieren SP-A und Surfactantlipide direkt die Synthese proinflammatorischer Zytokine in Monozyten und Makrophagen.

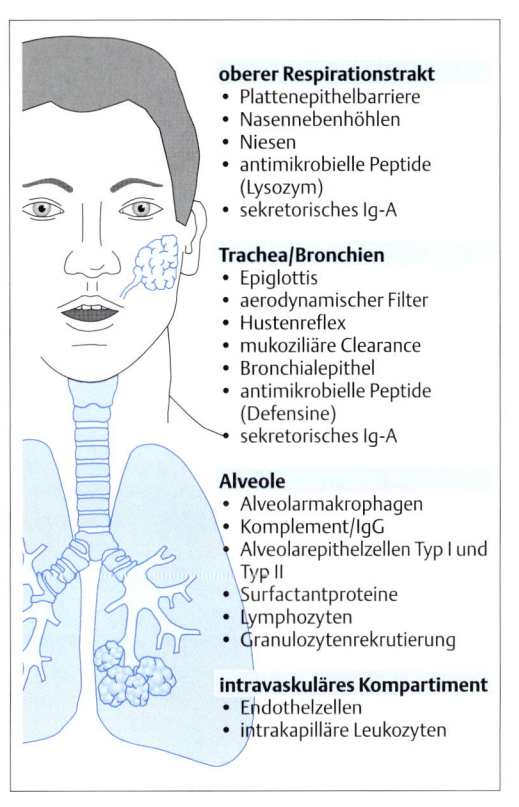

Abb. 6.2 Pulmonale Abwehrfunktionen.

oberer Respirationstrakt
- Plattenepithelbarriere
- Nasennebenhöhlen
- Niesen
- antimikrobielle Peptide (Lysozym)
- sekretorisches Ig-A

Trachea/Bronchien
- Epiglottis
- aerodynamischer Filter
- Hustenreflex
- muköziliäre Clearance
- Bronchialepithel
- antimikrobielle Peptide (Defensine)
- sekretorisches Ig-A

Alveole
- Alveolarmakrophagen
- Komplement/IgG
- Alveolarepithelzellen Typ I und Typ II
- Surfactantproteine
- Lymphozyten
- Granulozytenrekrutierung

intravaskuläres Kompartiment
- Endothelzellen
- intrakapilläre Leukozyten

> Atemwegsepithelzellen üben somit eine zentrale protektive Funktion bei der Abwehr von Infektionen des Respirationstraktes aus: Sie tragen einerseits zur Steigerung der pulmonalen Abwehr und damit zur Erregerelimination bei, andererseits können sie die Entzündungsreaktion begrenzen, dadurch die Schädigung der Atemwege und des Lungengewebes reduzieren und einer Beeinträchtigung der Gasaustauschfunktion vorbeugen.

Otitis media

Definition/Klassifikation

Die akute Otitis media ist eine Entzündung des Mittelohrs mit raschem Beginn und kurzer Dauer (< 3 Wochen), sie tritt im Erwachsenenalter meist während oder kurz nach einer akuten Infektion des oberen Respirationstraktes auf. Bei der chronischen Otitis media handelt es sich um eine persistierende, meist schubweise verlaufende, eitrige Entzündung des Mittelohrs. Es kommt zur Trommelfellperforation und oftmals auch zur Mitbeteiligung der Knochenstrukturen.

Epidemiologie und klinische Bedeutung

Die Otitis media ist im Kindesalter eine der häufigsten Infektionskrankheiten (60 % aller Kinder bis zum 6. Lebensjahr). Erwachsene erkranken nur selten an einer Mittelohrentzündung.

Ätiologie und Pathogenese

Voraussetzungen, Erreger. Die Tuba auditiva belüftet das Mittelohr und sorgt für den Druckausgleich, sie leitet das Sekret der Mittelohrschleimhaut in den Nasopharynx und schützt das Mittelohr vor Schleimabsonderungen aus dem Nasopharynx. Sobald eine dieser Funktionen beeinträchtigt ist, kann es zu Infektionen kommen. Bei Kindern führen meist große Adenoide zur Obstruktion der Tuba eustachii. Durch den nahezu waagerechten Verlauf der Tube im Kindesalter ist die Drainage des Mittelohrsekrets bereits unter physiologischen Bedingungen beeinträchtigt. Bei Erwachsenen verursachen meist virale Infektionen des oberen Respirationstrakts eine ziliäre Dysfunktion im Bereich der Mittelohrschleimhaut. Hierdurch wird die Sekretableitung aus dem Mittelohr beeinträchtigt und dadurch eine sekundäre bakterielle Infektion begünstigt. Die häufigsten Erreger der akuten Otitis media sind: Streptococcus pneumoniae (30 %), Haemophilus influenzae (20 %), Respiratory Syncytial Virus, Rhino-, Influenza-, Parainfluenza- und Adenoviren. Seltener verursachen hämolysierende Streptokokken der Gruppe A, Staphylococcus aureus, Pseudomonas aeruginosa, Branhamella catarrhalis und Mykoplasmen eine akute Mittelohrentzündung. Bei Säuglingen bis zum 6. Lebensmonat findet man manchmal Chlamydia trachomatis.

Die chronische Otitis media ist oftmals Folge einer Trommelfellperforation (nach akuter Otitis media, nach Trauma oder bei Cholesteatom), sie wird durch eine Tubenfunktionsstörung oder eine behinderte Nasenatmung (z. B. Septumdeviation) begünstigt. Selten ist eine Tuberkulose, eine Allergie, eine Immunschwäche oder eine Wegener-Granulomatose Ursache für die chronische Infektion des Mittelohrs. Die häufigsten Erreger sind Pseudomonas aeruginosa (60–80 %), Staphylococcus aureus (10–25 %), Proteus spp. (10–20 %), Escherichia coli, Streptococcus viridans, Klebsiellen und Pilze. Im Verlauf kann es zu Fibrose und Adhäsivprozessen der Mittelohrschleimhaut, zur Ausbildung von eitrigen Granulationen und Schleimhautpolypen, zur Ostitis der Gehörknöchelchen und des Mastoids, zur reaktiven Knochenneubildung und zur Entwicklung von Cholesteringranulomen kommen.

Klinisches Bild

Die akute Otitis media verursacht meist stechende Ohrenschmerzen, es kann auf der betroffenen Seite zu einem Hörverlust kommen. Insbesondere Kinder können sehr hohes Fieber entwickeln, sehr kleine Kinder weisen oftmals nur uncharakteristische Symptome, wie z. B. Bauchschmerzen auf. Typische Komplikationen sind eine Mastoiditis, die durch eine schmerzhafte Rötung über dem Mastoid gekennzeichnet ist, eine akute Labyrinthitis mit heftiger Schwindelsymptomatik und/oder Taubheit sowie eine Fazialisparese. Schwerwiegende Komplikationen sind akute Sinusvenenthrombose, Meningitis, subduraler oder epiduraler Abszess. Eine Petroapizitis (Fortleitung des Prozesses bis in die Felsenbeinspitze) macht sich durch den Symptomkomplex des Gradenigo-Syndroms bemerkbar: Mittelohrentzündung mit Abduzensparese und Trigeminusneuralgie.

Die chronische Otitis media verursacht eine schleimige, eitrige oder fötide Sekretion aus dem äußeren Gehörgang. Der Trommelfelldefekt führt zur Schallleitungsschwerhörigkeit. Die Patienten haben in der Regel keine Schmerzen, typischerweise berichten sie über Schwindel, sobald beim Baden oder Schwimmen Wasser in das Mittelohr eindringen kann. Manchmal finden sich die Symptome einer begleitenden chronischen Sinusitis. Wie bei der Otitis media acuta kann es zur Mastoiditis, zu einer Fazialisparese, einer Labyrinthitis oder einer Petroapizitis kommen. Oftmals lassen sich auch ein Gehörgangsekzem, eine chronische Otitis externa oder – als langfristige Folge – eine toxisch bedingte, fortschreitende Innenohrschwerhörigkeit nachweisen.

Diagnose, Differenzialdiagnose

Klinische Untersuchung. Die Diagnose der akuten Otitis media stützt sich auf Anamnese, klinisches Bild und Untersuchungsbefund, insbesondere auf den otoskopischen Befund. Bei der Otoskopie finden sich ein hochrotes oder gelbliches vorgewölbtes Trommelfell und ein Paukenerguss. Bei einer unsichtbaren Spontanperforation sind unter Umständen Eitertropfen auf dem Trommelfell zu sehen. Rhinoskopisch lassen sich ebenfalls gerötete Schleimhäute nachweisen, manchmal ist eine Schleim-Eiter-Straße im Nasen-Rachen-Raum zu sehen. Eine abstehende, gerötete Ohrmuschel sowie Klopf- oder Druckschmerz über dem Mastoid können auf eine Mastoidits hindeuten. Um frühzeitig eine potenzielle Innenohrschädigung zu erfassen, sollte im Rahmen der klinischen Untersuchung eine Hörprüfung mit Stimmgabel und Audiogramm durchgeführt werden. Zur Gleichgewichtsprüfung ist eine Untersuchung mit der Frenzel-Brille erforderlich. In Abhängigkeit vom klinischen Untersuchungsbefund sollte zusätzlich eine Endoskopie des Nasopharynx erfolgen (große Adenoide, Tumorverdacht) oder eine Röntgenuntersuchung von Nasennebenhöhlen und Mastoid durchgeführt werden. Bei entsprechender neurologischer Symptomatik sind eine kranielle Computertomographie (Abszess) oder Kernspintomographie (Sinusvenenthrombose) anzufertigen und gegebenenfalls eine Liquorpunktion (Meningitis) durchzuführen. Eine schwere Erkrankung mit Begleitkomplikationen, anhaltende Beschwerden trotz Therapie und eine bekannte Abwehrschwäche (z. B. Malignome, HIV-Infektion) sollten Anlass zur mikrobiologischen Diagnostik sein. Zur Erregeridentifizierung werden Abstriche aus dem Nasopharynx gewonnen, bei Spontanperforation oder nach Parazentese aus dem Gehörgang.

Bei der chronischen Otitis media zeigt sich während der Otoskopie meist eine subtotale Trommelfellperforation, im äußeren Gehörgang lässt sich häufig Sekret nachweisen. Die aktive Entzündung ist durch eine gerötete Mittelohrschleimhaut mit zum Teil hyperplastischen Schleimhautpolypen gekennzeichnet. Im inaktiven Stadium zeigt sich eine eher blasse, trockene und verdickte Mittelohrschleimhaut. Hörprüfung mit Stimmgabel und Audiogramm sowie Gleichgewichtsprüfung mit Frenzel-Brille sind zum Ausschluss einer bereits bestehenden Innenohrschädigung obligatorisch. Die Überprüfung der Tubendurchgängigkeit sollte ebenfalls Bestandteil der klinischen Untersuchung sein. Es sollte immer eine mikrobiologische Diagnostik erfolgen, hierzu wird Sekret aus dem äußeren Gehörgang gewonnen. Insbesondere ist nach säurefesten Stäbchen zu suchen. Die Röntgendarstellung nach Schüller dient dem Nachweis einer reduzierten Pneumatisation des Mastoids und zum Ausschluss einer Ostitis. Bei klinischer Symptomatik einer Petroapizitis ist eine kranielle Computertomographie anzufertigen. Bei möglicher allergischer Genese sollten eine Allergiediagnostik durchgeführt und bei Verdacht auf eine Autoimmunopathie die entsprechende immunologische Diagnostik eingeleitet (z. B. c-ANCA-Nachweis bei Morbus Wegener) und eine Biopsie entnommen werden.

Therapie und Prävention

Symptomatische Therapie, Antibiotika. Da die akute Otitis media eine relativ hohe Selbstheilungsrate aufweist, ist es nicht erforderlich, jede Erkrankung mit Antibiotika zu behandeln. Patienten mit mildem Krankheitsverlauf und gering ausgeprägtem Trommelfellbefund können unter engmaschiger ärztlicher Kontrolle – nach jeweils 24 und 48 Stunden – symptomatisch mit abschwellenden Nasentropfen, Mukolytika und Analgetika behandelt werden. Bei sichtbarer Trommelfellvorwölbung und ausgeprägten inflammtorischen Veränderungen des Trommelfells oder Begleitkomplikationen wird eine Antibiotikatherapie mit einem Aminopenicillin in Kombination mit einem β-Laktamase-Inhibitor (Amoxicillin plus Clavulansäure oder Ampicillin plus Sulbactam), einem Oralcephalosporin mit erweitertem Spektrum (Cefuroxim-Axetil oder Cefpodoxim-Proxetil) oder mit einem Makrolid (Clarithromycin, Roxitromycin oder Azithromycin) durchgeführt. Nach einem Auslandsaufenthalt sind penicillin- bzw. makrolidresistente Pneumokokken zu berücksichtigen, in diesem Fall sollte oral mit einem neueren Gyrasehemmer behandelt werden (z. B. Moxifloxazin). Die Antibiotikatherapie sollte für 7 Tage durchgeführt werden (Azithromycintherapie für 3 Tage). Eine Mastoiditis wird primär intravenös mit einem Aminopenicillin plus β-Laktamase-Inhibitor (Amoxicillin plus Clavulansäure oder Ampicillin plus Sulbactam), alternativ mit einem Cephalosporin der Gruppe 2 (Cefuroxim oder Cefotiam) oder 3a (Cefotaxim oder Ceftriaxon) behandelt. Bei β-Laktam-Allergie kann bei Erwachsenen ein Gyrasehemmer verordnet werden (z. B. Moxifloxazin). Fast immer ist zusätzlich eine Operation erforderlich.

Die aktive chronische Otitis media wird zunächst konservativ mit sorgfältiger Ohrreinigung und Abtragung von Polypen behandelt. Der Patient sollte das Eindringen von Wasser in das Mittelohr vermeiden und das Ohr wiederholt trockenfönen. Bei Schleimhauthyperplasie mit starker Sekretion kann man chinolonhaltige Ohrentropfen einsetzen. Die

Anwendung topischer Aminoglykoside ist aufgrund der Ototoxizität umstritten. Da die Otitis media chronica meist als Folge einer Tubenventilationsstörung auftritt, sollte die zugrunde liegende Tubenfunktionsstörung begleitend mit abschwellenden Nasentropfen und gegebenenfalls mit Mukolytika behandelt werden. Der Patient sollte zur regelmäßigen Durchführung eines Valsalva-Manövers angehalten werden. Erst bei erfolgloser Lokalbehandlung wird resistenzgerecht ein systemisch wirksames Antibiotikum verordnet. Im seltenen Fall eines erfolglosen Versuchs eines Errgernachweises wird entsprechend der häufigsten Erreger eine kalkulierte Kombinationstherapie – bestehend aus einem Cephalosporin der Gruppe 3b (Ceftazidim oder Cefipim) plus Clindamycin, einem Acylaminopenicillin plus β-Laktamase-Inhibitor (Piperacillin plus Tazobactam oder Sulbactam) oder einem pseudomonaswirksamen Fluorchinolon (Ciprofloxazin) plus Clindamycin – durchgeführt. Die letztgenannte Kombination lässt sich auch oral verabreichen. Bei allergischer Genese ist für eine Allergenkarenz zu sorgen, gegebenenfalls sind hierbei zusätzlich topische, das heißt nasal zu applizierende Glukokortikoide zu verordnen.

Operation. Im inaktiven Stadium, nach Abschluss der Behandlung der chronisch-aktiven Mittelohrentzündung oder bei Auftreten von Komplikationen sollte der Patient grundsätzlich einer Operation zugeführt werden (z. B. Sanierung der Nasennebenhöhlen, Septumplastik, Adenotomie, tympanoplastische Versorgung).

Sinusitis

Definition/Klassifikation

Die Sinusitis ist eine Entzündung der Schleimhaut einer oder mehrerer Nasennebenhöhlen. Neben nichtinfektiösen Formen (allergisch, toxisch) kommen als mikrobielle Auslöser Viren, Bakterien, aber auch Pilze infrage. Die klinische Manifestation der Erkrankung wird ferner von den Umständen der Infektion (ambulant, nosokomial) und dem Immunstatus des Patienten bestimmt. Sowohl ein akuter als auch ein chronischer Verlauf sind möglich.

Epidemiologie und klinische Bedeutung

Die Sinusitis ist eine häufige Erkrankung. Bei Erwachsenen ist meistens die Kieferhöhle betroffen, gefolgt von der Siebbeinhöhle; Stirnhöhle und Keilbeinhöhle sind seltener beteiligt.

Ätiologie und Pathogenese

Bakterielle Sinusitis. Die bakterielle Sinusitis tritt in der Regel als Folge einer Störung der Belüftung und der Drainage der Nasennebenhöhlen auf. Hierfür kann ein Schleimhautödem viraler oder allergischer Ursache verantwortlich sein, aber auch Polypen, anatomische Bedingungen (z. B. Septumdeviation) oder ein Tumor. Die Sinusitis maxillaris kann auch durch eine dentogen fortgeleitete Entzündung entstehen. In manchen Fällen können nasotracheale Tuben bei beatmeten Patienten auf Intensivstationen eine Sinusitis verursachen (Abb. 6.3). Unter den bakteriellen Erregern dominieren Streptococcus pneumoniae und Haemophilus influenzae, bei Kindern häufig auch Moraxella catarrhalis. Bei der chronischen Sinusitis spielen auch Staphylokokken und Gruppe A-Streptokokken sowie Anaerobier und Pseudomonas aeruginosa eine Rolle.

Virale Sinusitis. Häufige virale Erreger der akuten Sinusitis sind Rhinoviren, Influenza- und Parainfluenzaviren.

Pilzsinusitiden können nichtinvasiv oder invasiv auftreten. Die nichtinvasiven Formen betreffen vornehmlich immunkompetente Patienten als allergische Sinusitis (Aspergillus, Dematiaceaarten, wie z. B. Alternaria) oder als „Pilzball" (Aspergillom). Bei invasiven Infektionen sind häufig Mucoralesarten oder Aspergillusspezies beteiligt. Der Verlauf wird wesentlich vom Immunstatus des Patienten bestimmt; insbesondere bei Immundefizienz ist eine invasive Pilzsinusitis lebensbedrohlich.

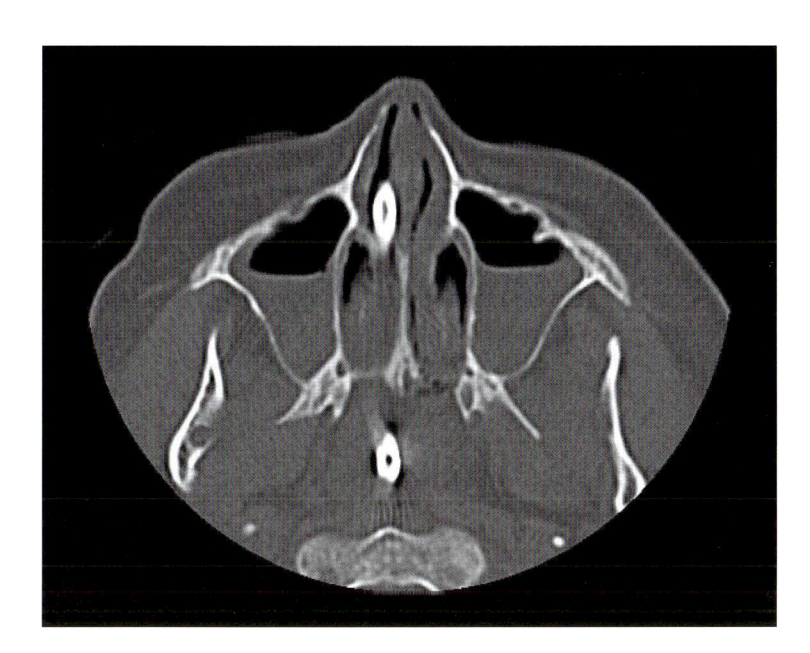

Abb. 6.3 Pansinusitis nach Langzeitbeatmung.

Klinisches Bild

Die klinische Differenzierung zwischen der bakteriellen Sinusitis und einer viralen Infektion ist oftmals schwierig. Die Symptomatik der akuten Sinusitis umfasst dumpfe Schmerzen und Druckgefühl in der betroffenen Nasennebenhöhle, zusätzlich behinderte Nasenatmung und Ausfluss eitrigen Sekrets aus Nase oder Nasopharynx. Die Schmerzen können beim Vornüberbeugen zunehmen und in die Zähne ausstrahlen. Fieber tritt in etwa der Hälfte der Fälle auf. Bei der chronischen Sinusitis weisen Fieber und eitrige Sekretion auf eine akute Exazerbation hin, wohingegen diese Symptome sonst oftmals fehlen.

Diagnose, Differenzialdiagnose

Wenn die klinische Symptomatik für mehr als eine Woche persistiert, besteht Verdacht auf eine bakterielle Infektion. Es imponiert ein Druckschmerz über der Wange und der fazialen Kieferhöhlenwand, gegebenenfalls auch ein Klopfschmerz der Zähne. Auf der Röntgenaufnahme der Nasennebenhöhlen deuten eine Verschattung, ein Flüssigkeitsspiegel oder eine Schleimhautschwellung auf eine bakterielle Infektion hin. Insbesondere in chronischen Fällen sollte ein hals-nasen-ohren-ärztlicher Status, einschließlich Endoskopie des Nasen-Rachen-Raumes, erhoben werden. Die Computertomographie bleibt komplizierten oder chronischen Verlaufsformen vorbehalten, ist jedoch vor einem operativen Eingriff unverzichtbar. Ein Erregernachweis ist nicht immer erforderlich, sollte aber in komplizierten oder chronischen Fällen, bei nosokomialer Infektion und bei Risikopatienten erfolgen (Sinuspunktion). Bei entsprechendem klinischen Verdacht ist eine allergologische Diagnostik erforderlich (Hautpricktest, Bestimmung des spezifischen IgE, nasale Allergenprovokation).

Therapie und Prävention

Die Basistherapie der akuten Sinusitis umfasst die Applikation abschwellender Nasensprays sowie die Anwendung von Mukolytika und Antiphlogistika. Bei akuter bakterieller Sinusitis sollte eine kalkulierte orale Antibiotikatherapie über 7–10 Tage mit einem Aminopenicillin plus β-Laktamase-Inhibitor (Ampicillin plus Sulbactam oder Amoxicillin plus Clavulansäure) oder mit einem Oralcephalosporin mit erweitertem Wirkspektrum (Cefuroxim-Axetil oder Cefpodoxim-Proxetil) erfolgen. In schweren Fällen ist eine intravenöse Gabe indiziert (Ampicillin plus Sulbactam, Amoxicillin plus Clavulansäure, Cefuroxim oder Cefotiam). Bei unzureichender Drainage kann eine Kieferhöhlenpunktion erforderlich werden. Erfolglosigkeit der Therapie, endokranielle oder orbitale Komplikationen sowie die chronische Sinusitis (insbesondere bei rezidivierenden bronchialen Infekten und obstruktiven Lungenerkrankungen) stellen mögliche Operationsindikationen dar. Bei chronischer Sinusitis sollte immer eine resistenzgerechte Antibiotikatherapie erfolgen, dies kann z. B. den Einsatz von Gyrasehemmern oder Clindamycin erfordern. Die invasive Pilzsinusitis erfordert eine systemische Therapie mit Antimykotika, wie z. B. Amphotericin B, und ein operatives Debridement. Das nichtinvasive Aspergillom wird primär chirurgisch behandelt.

Akute Bronchitis

Definition/Klassifikation

Die akute Bronchitis wird als akute Entzündung des Tracheobronchialbaumes definiert. Häufig sind die extrathorakalen Atemwege mit beteiligt. Infektiöse Ursachen dominieren; daneben treten jedoch auch allergische oder toxische Formen auf. Die akute Bronchitis muss von der Exazerbation einer chronischen Bronchitis unterschieden werden.

Epidemiologie und klinische Bedeutung

Die akute Bronchitis ist eine der häufigsten Erkrankungen des Menschen; die sozioökonomischen Folgen sind erheblich. Erwachsene erkranken im Durchschnitt 2- bis 3-mal pro Jahr, Kinder noch häufiger. Infektionen treten bevorzugt in der kalten Jahreszeit auf und werden zumeist durch Viren verursacht.

Ätiologie und Pathogenese

Wichtige virale Erreger sind Adenoviren, Rhinoviren und Coronaviren. Coxsackie- und Respiratory Syncytial Viren sowie Parainfluenzaviren können ebenfalls eine Rolle spielen. Influenzaviren der Typen A und B sind insbesondere bei Grippeepidemien von Bedeutung. Bakterielle Auslöser sind erheblich seltener; ihre Bedeutung ist umstritten. Mycoplasma pneumoniae, Bordetella pertussis und Chlamydia pneumoniae können beteiligt sein, ebenso Moraxella catarrhalis, allerdings lässt sich dieser Erreger häufig auch bei Gesunden nachweisen. Die Relevanz von Streptococcus pneumoniae und Haemophilus influenzae ist fraglich; auch diese sind in der Standortflora Gesunder zu finden.

Pathogenese. Die Pathogenese der viralen Bronchitis ist noch nicht vollständig bekannt. Die Aufnahme der Erreger erfolgt in erster Linie durch die Inhalation von Aerosolen, die durch Husten oder Niesen freigesetzt wurden. Influenzaviren schädigen das Bronchialepithel durch direkte Invasion, während bei Rhinoviren eher eine sekundäre Freisetzung von Mediatoren mit mäßiggradiger entzündlicher Reaktion vorherrscht. Die Bronchialschleimhaut ist hyperämisch und ödematös geschwollen; es kommt zu vermehrter Sekretion. Die Zerstörung des Bronchialepithels kann sehr ausgeprägt sein, wie bei Influenza, aber auch nur diskret, wie bei Infektionen durch Rhinoviren. Der Schweregrad einer akuten Bronchitis kann durch exogene Faktoren, wie Zigarettenrauch und Luftverschmutzung, verstärkt werden; hierdurch kann es auch zu einer dauerhaften Schädigung des Bronchialsystems kommen (siehe unten, „Chronische Bronchitis").

Klinisches Bild

Husten ist ein Kardinalsymptom der akuten Bronchitis, wenngleich nicht spezifisch, da eine Reihe anderer Infektionen und Erkrankungen des Respirationstraktes mit Husten einhergehen können. Der Husten kann 2–4 Wochen, manchmal aber auch länger anhalten und ist von Sputumproduktion begleitet. Andere initiale Symptome sind unspezifisch „grippeähnlich" – wie Kopfschmerzen, Myalgien und Abgeschlagenheit. Fieber tritt in Abhängigkeit vom auslösenden Erreger und dem Alter des Patienten auf: Bei Erwachsenen führen Influenzaviren, Adenoviren und M. pneumoniae zu erhöhter Temperatur, während dies bei „Erkältungsviren", wie Rhino- und Coronaviren, eher untypisch ist. Bei schwerer Affektion der Trachea können atemabhängige retrosternale Schmerzen auftreten. Patienten mit vorbestehenden Lungenerkrankungen können Dyspnoe und eine Zyanose entwickeln. Bei der Auskultation können Giemen und grobblasige Rasselgeräusche festgestellt werden; klinische Zeichen der alveolären Beteiligung finden sich bei der unkomplizierten Bronchitis nicht.

Diagnose, Differenzialdiagnose

Befund. Die akute Bronchitis ist in vielen Fällen eine Ausschlussdiagnose. Zur Anamnese gehören Fragen nach Zigarettenrauchen, Allergien und Inhalation irritativ-toxischer Substanzen, sowie nach Beschwerden an anderen Organsystemen, insbesondere an den extrathorakalen Atemwegen. Informationen über eine chronische Sinusitis (mit Post nasal Drip) sind ebenso bedeutsam wie die Fragen nach einer gastroösophagealen Refluxkrankheit. Die Anamnese sollte auch die aktuelle Medikation (z.B. ACE-Hemmer) und den Impfstatus beinhalten. Zusätzlich ist die aktuelle epidemiologische Situation von Bedeutung. Bei der körperlichen Untersuchung ist es besonders wichtig, die Symptome einer Pneumonie nicht zu übersehen, aber auch, Hinweise auf eine anderweitige, z.B. kardiale Erkrankung zu erhalten. Bei Verdacht auf eine Pneumonie und in Zweifelsfällen sollte eine Röntgenaufnahme des Thorax erfolgen. Influenzaviren lassen sich aus Sputum, Rachenabstrich und insbesondere aus nasopharyngealer Spülflüssigkeit isolieren. Bei Verdacht auf eine Infektion mit Mycoplasma pneumoniae oder Chlamydia pneumoniae ist ein Nachweis (Antigene, Kultur, Serologie) zwar möglich, bei der unkomplizierten Bronchitis aber meist ohne klinische Relevanz. Der serologische oder der (schwierige) kulturelle Nachweis kann ohnehin nicht zeitnah, sondern nur retrospektiv diagnostischen Aufschluss liefern.

Pertussis. Als Ursache einer akuten Bronchitis wird zunehmend auch die Pertussisinfektion identifiziert. Das Erkrankungsalter hat sich aufgrund der weit verbreiteten Durchimpfung von Kindern hin zu Jugendlichen und Erwachsenen verlagert. Klinisch ist die durch Bordetella pertussis oder parapertussis ausgelöste schwere Bronchitis kaum von anderen infektiösen Ursachen zu unterscheiden; die für die Erkrankung bei Kindern typische Symptomatik mit krampfartigem Husten und „Keuchen" fehlt häufig. Pertussis wird oftmals nicht erkannt; Studien haben gezeigt, dass bei etwa 20 % aller Erwachsenen mit schwerem, anhaltendem Husten Pertussis die Ursache ist. Der Erreger kann nur in der Frühphase der Infektion in Kulturen aus bronchopulmonalem Sekret nachgewiesen werden, häufig besteht allerdings in diesem Zeitraum noch kein klinischer Verdacht. Bei länger anhaltender Symptomatik kann der serologische Nachweis richtungsweisend sein.

Mikrobiologische Untersuchung. Die routinemäßige mikrobiologische Untersuchung des Sputums ist bei akuter Bronchitis aufgrund des unklaren ursächlichen Stellenwertes bakterieller Infektionen sowie der möglichen Kontamination durch nasopharyngeales Sekret nicht sinnvoll. Eitriges Sputum kann allerdings eine bakterielle Superinfektion anzeigen und ist vor allem dann von diagnostischer Bedeutung, wenn gleichzeitig Schüttelfrost und hohes Fieber auf eine Pneumonie hindeuten. Wenn eine primär virale Bronchitis einer sekundären bakteriellen Infektion den Weg bereitet, sind häufig Pneumokokken und Haemophilus influenzae beteiligt. Als laborchemische Zeichen einer bakteriellen Superinfektion können eine Leukozytose mit Linksverschiebung und ein Anstieg des C-reaktiven Proteins auftreten.

Weiterführende Untersuchungen. Bei Patienten, bei denen der Husten über die übliche Dauer der Erkrankung hinaus anhält, ist eine weiterführende Diagnostik – Röntgenuntersuchung des Thorax, Lungenfunktionsmessung mit bronchialer Provokation, Computertomographie des Thorax, Bronchoskopie, hals-nasen-ohren-ärztliche Untersuchung sowie Gastroskopie – erforderlich, um andere Ursachen – wie z.B. Asthma bronchiale, Tuberkulose, Fremdkörperaspiration, Malignome, Post nasal Drip und Refluxkrankheit – aufzudecken. Ebenso sollte an die Möglichkeit einer Herzinsuffizienz gedacht werden.

Therapie und Prävention

Symptomatische Maßnahmen. Die Therapie der akuten Bronchitis beschränkt sich überwiegend auf symptomatische Maßnahmen. Nahezu immer ist eine ambulante Behandlung möglich. Quälender Husten kann durch codeinhaltige Antitussiva gelindert werden, körperliche Schonung mit Bettruhe, Paracetamol oder Azetylsalizylsäure helfen bei Fieber und starkem Krankheitsgefühl. Der Nutzen von Expektoranzien ist umstritten; wichtiger ist eine ausreichende Flüssigkeitszufuhr, um das Eintrocknen des Bronchialsekrets zu verhindern. Positive Effekte oraler oder inhalativer Steroide sind bislang nicht überzeugend belegt worden.

Schwerer Verlauf. Insbesondere Patienten mit kardiopulmonalen Vorerkrankungen, die unter einer schweren Bronchitis, z. B. durch Influenzaviren, leiden, können eine respiratorische Insuffizienz entwickeln und einer stationären Therapie bedürfen. Die Influenza kann durchaus einen komplizierten, pneumonischen Verlauf bis hin zur Notwendigkeit einer intensivmedizinischen Therapie nehmen. Des Weiteren ist bei schwerwiegendem Influenzaverlauf eine Sekundärinfektion mit S. aureus zu bedenken.

Medikamentöse Therapie. Die Gabe von Antibiotika ist bei sonst gesunden Patienten mit offenkundig viraler Bronchitis nicht indiziert, da sie keinen klinischen Nutzen hat. Dennoch wird derzeit ein Großteil der Patienten mit akuter Bronchitis mit Antibiotika behandelt. Der unkritische Einsatz von Antibiotika in solchen Fällen hat erheblich zur Selektion resistenter Erreger beigetragen. In bestimmten Fällen (z. B. Säuglinge, gestörte Immunkompetenz, höheres Alter, vorbestehende Lungenerkrankung oder anderweitige schwere Grunderkrankung) kann eine Antibiotikatherapie erforderlich sein; so auch bei der bakteriellen Superinfektion einer primär viralen Bronchitis. Zur ungezielten Therapie ohne Erregernachweis kann ein Makrolid, bei Verdacht auf eine sekundäre bakterielle Infektion ein Aminopenicillin plus β-Laktamase-Inhibitor oder ein Cephalosporin der 2. Generation eingesetzt werden. Mycoplasma pneumoniae und Chlamydia pneumonie sind mit Makroliden oder Tetrazyklinen behandelbar, Bordetella pertussis mit einem Makrolid (Tabelle 6.1). Moraxella catarrhalis kann mit einem Aminopenicillin plus β-Laktamase-Inhibitor, alternativ mit einem Cephalosporin der 2. oder 3. Generation therapiert werden. Bei Influenza-A-Epidemien kann bei schwerem Verlauf eine Therapie mit Amantadin erfolgen, wenn die Erkrankung noch keine 48 Stunden andauert. Als neuere Medikamente zur Behandlung der Influenza A und B stehen die Hemmstoffe des viralen Enzyms Neuraminidase, Zanamivir (Relenza) und Oseltamivir (Tamiflu), zur Verfügung. Die Behandlung sollte auch hier so früh wie möglich, nämlich innerhalb von 36–48 Stunden nach Einsetzen der Symptomatik, beginnen. Die Wirksamkeit der letztgenannten Medikamente speziell in Risikogruppen ist allerdings bislang noch nicht ausreichend validiert.

Grippeschutzimpfung. Eine wichtige Prophylaxemaßnahme ist die Grippeschutzimpfung, die für

Tabelle 6.1   Therapie der akuten Bronchitis bei bekanntem Erreger

	1. Wahl	Alternativen
Chlamydia pneumoniae	▶ Clarithromycin: 2 × 250 (–500) mg p. o.	▶ Azithromycin: 1 × 500 mg p. o. für 3 Tage ▶ Roxithromycin: 1 × 300 mg p. o. ▶ Doxycyclin: 1 × 200 mg p. o.
Mycoplasma pneumoniae	▶ Doxycyclin : 1 × 100–200 mg p. o.	▶ Clarithromycin: 2 × 250 (–500) mg p. o. ▶ Azithromycin: 1 × 500 mg p. o. für 3 Tage ▶ Roxithromycin: 1 × 300 mg p. o.
Bordetella pertussis	▶ Clarithromycin: 2 × 250 (–500) mg p. o.	▶ Roxithromycin: 1 × 300 mg p. o. ▶ Cotrimoxazol: 2 × 960 mg p. o.
Moraxella catarrhalis	▶ Amoxicillin + Clavulansäure: 3 × 625 (–1250) mg p. o.	Oralcephalosporin mit erweitertem Spektrum: ▶ Cefuroxim-Axetil: 2 × 250–500 mg p. o. ▶ Cefpodoxim-Proxetil: 1 × 400 mg p. o. Gyrasehemmer: ▶ Ciprofloxacin: 2 × 500 mg p. o. ▶ Levofloxazin: 1–2 × 250 (–500) mg p. o.
Influenzavirus	innerhalb von 36 Stunden nach Infektion: ▶ Amantadin: 200 mg p. o. (nur bei Influenza A) ▶ Zanamivir: 2 × 10 mg inhalativ über 5 Tage (bei Influenza A + B) ▶ Oseltamivir: 2 × 75 mg p. o. über 5 Tage (bei Influenza A + B)	–

alle Personen über 60 Jahre, alle Patienten mit gesundheitlicher Gefährdung infolge eines Grundleidens (z. B. chronische Lungen- und Herz-Kreislauf-Kankheiten, Diabetes mellitus, Immundefizienz), alle Personen mit erhöhter Gefährdung (z. B. medizinisches Personal) oder in Einrichtungen mit erhöhtem Publikumsverkehr empfohlen wird.

Chronische Bronchitis und Infektexazerbation

Definition/Klassifikation

Die chronische Bronchitis ist primär keine Infektionskrankheit; sie entsteht durch die Kombination aus exogener Schädigung und der hierdurch bedingten Schwächung bronchopulmonaler Abwehrmechanismen. Nach Definition der WHO ist die chronische Bronchitis durch andauernden oder rezidivierend auftretenden Husten mit oder ohne Auswurf an den meisten Tagen von 3 oder mehr aufeinander folgenden Monaten in mindestens 2 aufeinander folgenden Jahren gekennzeichnet. Die Symptome dürfen nicht Folge einer anderen Lungenkrankheit, wie z. B. Tuberkulose oder Bronchiektasen, sein. Es muss zwischen einer nichtobstruktiven Bronchitis und einer chronisch-obstruktiven Bronchitis, also einer chronischen Bronchitis mit Einengung der Atemwege, unterschieden werden. Die chronisch-obstruktive Form kann mit einem Lungenemphysem kombiniert sein. Eine obstruktive Störung wird mittels Lungenfunktionsdiagnostik erkannt. Die chronische Bronchitis spielt sich in den großen Atemwegen ab. Die Bronchiolitis, eine Erkrankungen der kleinen Bronchien und Bronchiolen, ist eine separate Entität, die insbesondere in der Pädiatrie eine Rolle spielt.

Epidemiologie und klinische Bedeutung

Es wird geschätzt, das etwa 10 % der Bevölkerung unter einer chronischen Bronchitis leiden; 15–20 % der Betroffenen entwickeln im Verlauf eine Atemwegsobstruktion, dieser kommt eine wesentliche prognostische Bedeutung zu. Die Lebenserwartung von Patienten mit chronischer Bronchitis ist nur unwesentlich eingeschränkt; sobald es allerdings zu einer Atemwegsobstruktion kommt, tritt der Tod im Mittel 10 Jahre früher als bei einem Lungengesunden ein.

Die sozioökonomischen Folgen der chronischen Bronchitis sind erheblich: Im Jahre 1997 kam es zu 2,7 Millionen Krankenhausbehandlungstagen und zu 25 Millionen Arbeitsunfähigkeitstagen, die Gesamtkosten betrugen etwa 12,3 Milliarden DM. Die direkten Kosten für Gesundheitsleistungen hatten dabei einen Anteil von 3,3 Milliarden DM und die indirekten Kosten durch Arbeitsausfall einen Anteil von etwa 9 Milliarden DM. Darüber hinaus sind die chronisch-obstruktiven Lungenerkrankungen eine bedeutende Ursache für Frühberentung und Erwerbsminderung: Im Jahre 1995 wurden 9865 Personen aufgrund einer chronisch-obstruktiven Lungenkrankheit berentet, das durchschnittliche Rentenalter lag zwischen 52 und 55 Jahren.

Ätiologie und Pathogenese

Exogene und endogene Faktoren. Eine chronische Bronchitis wird hauptsächlich durch exogene Noxen verursacht. Hierzu zählt vor allem inhalatives Zigarettenrauchen, aber auch die Luftverunreinigung mit SO_2, NO_2 und O_3 sowie Stäuben und beruflichen Schadstoffen, wie Chlorgas, Nitrosegase, Ammoniak, Isozyanate und Rauch. Seltener führen auch endogene Faktoren – wie Antikörpermangelsyndrom, α_1-Protease-Inhibitor-Mangel, primäre ziliäre Dysfunktion (z. B. bei Kartagener-Syndrom), Dysregulation von Matrixmetalloproteinasen und Genpolymorphismen (z. B. mikrosomale Epoxidhydrolase, TNF-α oder Glutathion-S-Transferase p1) – zu chronischer Bronchitis und Emphysem.

Entwicklung der chronischen Entzündung. Normalerweise wird im unteren Respirationstrakt gesunder Personen durch das bronchopulmonale Abwehrsystem ein steriles Milieu aufrechterhalten. Durch eine chronische Entzündung entwickelt sich eine Dysfunktion des bronchialen Flimmerepithels, damit kommt es zur Störung der mukoziliären Clearance und im weiteren Verlauf zur Infektion. Verschiedene Erreger können durch Sekretion von Enzymen und/oder Toxinen (z. B. IgA-inaktivierende Proteasen, Neuraminidase, Pneumolysin) die lokalen Abwehrmechanismen zusätzlich schädigen und in der Bronchialschleimhaut persistieren. Hierdurch entwickelt sich nunmehr im oberen Respirationstrakt eine bakterielle Besiedelung, die wiederum die chronische Entzündungsreaktion der Bronchialschleimhaut unterhält. Im Verlauf führt die chronische Inflammation zur Destruktion von Lungen- und Bronchialgewebe. Die Patienten entwickeln eine Gasaustauschstörung, eine Rechtsherzbelastung und schließlich ein Versagen der Atemmuskulatur.

Akute Exazerbation. Im Verlauf der chronischen Bronchitis kommt es häufig zu akuten Exazerbationen. Virale und bakterielle Infektionen sind oftmals die Auslöser – allerdings ist umstritten, ob Infektionen die bedeutsamsten Auslöser akuter Exazerbationen sind. Meist lassen sich aufgrund der chronischen Besiedlung auch in der stabilen Krankheitsphase Keime aus dem Sputum isolieren. Häufig findet man eine Mischflora aus oropharyngealer Standortflora, Haemophilus influenzae, Moraxella catarrhalis und Streptococcus pneumoniae. Der Nachweis pathogener Erreger im Bronchialsekret ist deshalb bei diesen Patienten kein Beweis für eine akute Infektion. Keime der Standortflora können bei starkem Wachstum ebenfalls eine akute Exazerbation hervorrufen. Kürzlich wurde die Möglichkeit des Erregerwechsels im Respirationstrakt als bedeutender Faktor einer akuten Exazerbation betont: Bei Patienten mit chronischer Besiedlung des Respirationstraktes ist insbesondere bei Nachweis eines neuen Stammes von H. influenzae, M. catarrhalis oder S. pneumoniae das relative Risiko, an einer akuten Exazerbation zu erkranken, signifikant erhöht (Sethi et al. 2002). Seltener führen Infektionen mit Mycoplasma pneumoniae oder Chlamydia pneumoniae zu einer akuten Exazerbation. Bei anhaltendem, hartnäckigem Husten kann Bordetella pertussis der auslösende Erreger sein. Auch virale Infektionen können zu einer akuten Exazerbation führen – man schätzt, dass ein Drittel durch Influenza- und Parainfluenzavirus, Respiratory Syncytial Virus, Rhinoviren oder Coronaviren ausgelöst werden. Virale Infektionen zeigen eine jahreszeitliche Häufung, sie treten vermehrt in den Wintermonaten auf. In fortgeschrittenen Stadien chronischer Bronchitis mit ausgeprägter Obstruktion lassen sich vermehrt Pseudomonaden, aber auch Enterobacteriaceae (z. B. Klebsiellen) und grampositive Pathogene, wie hämolysierende Streptokokken und Staphylococcus aureus, isolieren. Andere Ursachen akuter Exazerbationen sind allergische Reaktionen, Inhalation von Stäuben oder toxischen Gasen, Medikamentenunverträglichkeiten oder auch eine Linksherzinsuffizienz.

Klinisches Bild

Patienten mit chronischer Bronchitis leiden in der Regel auch in der stabilen Krankheitsphase an Husten mit Auswurf. Hierbei kommt es hauptsächlich in den frühen Morgenstunden zu Hustenattacken mit erheblicher Sputumproduktion. Bei fortgeschrittener Erkrankung mit ausgeprägter Obstruktion und/oder schwerem Emphysem oder aber bei einer akuten Exazerbation leiden die Patienten unter Dyspnoe. Die zunehmende Luftnot ist das Leitsymptom der akuten Exazerbation. Zusätzlich berichten die Patienten oftmals über eine Zunahme von Husten und/oder Sputumproduktion; Husten und Sputum können jedoch auch unverändert sein. In der akuten Phase nimmt die Viskosität des Bronchialsekrets deutlich zu, ebenso berichten die Patienten eventuell über eine Farbänderung des Schleimes; dieses Symptom ist jedoch unspezifisch, da sich Konsistenz und Farbe des Auswurfs auch während einer stabilen Krankheitsphase verändern können. Auch akute Exazerbationen nichtinfektiöser Genese können durch die verstärkte bronchiale Inflammation mit Anreicherung von neutrophilen Granulozyten zur Produktion von purulentem Sputum führen; eitriges Sputum ist daher kein Beweis für eine bakterielle Infektion. Manchmal ist die nur sehr diskrete Zunahme einer Belastungsdyspnoe oder die Ausbildung von Beinödemen einziges klinisches Symptom einer Infektexazerbation. Die Patienten können auch von einem thorakalen Engegefühl oder von zunehmender Müdigkeit berichten. Nur sehr selten wird man die klassischen Symptome einer akuten Infektion, wie Fieber und Schüttelfrost, feststellen.

Diagnose, Differenzialdiagnose

Mit Hilfe klinischer Kriterien und diagnostischer Maßnahmen kann lediglich die Diagnose einer akuten Exazerbation gestellt werden; die Ursache lässt sich oftmals nicht eindeutig klären. Bei der Blutuntersuchung finden sich häufig weder Leukozytose und Linksverschiebung oder Erhöhung der CRP-Konzentration noch eine Zunahme der Blutkörperchensenkungsgeschwindigkeit als Zeichen einer akuten Entzündung bzw. Infektion. Auch die Röntgenuntersuchung des Thorax ist bei der Diag-

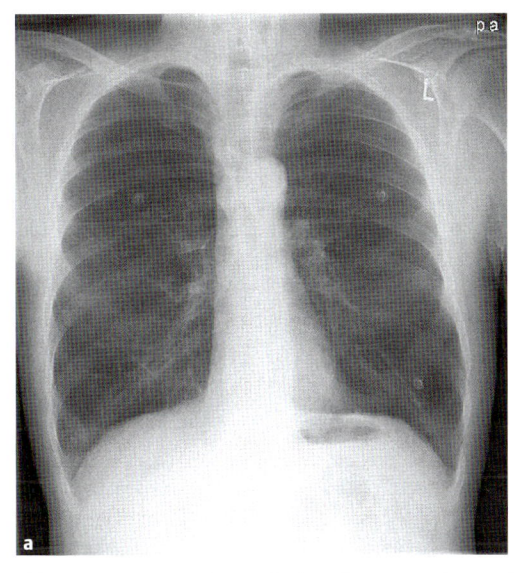

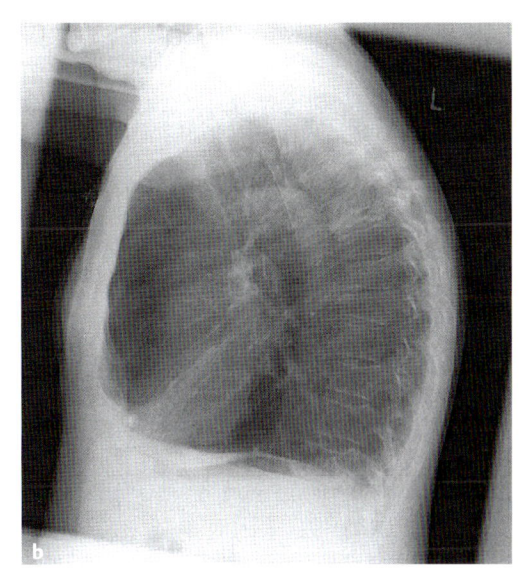

Abb. 6.4 Patient mit chronisch-obstruktiver Bronchitis und Emphysem.
a a. p. Aufnahme.
b Seitaufnahme.

nosestellung nicht hilfreich; hier zeigen sich lediglich die chronischen Veränderungen einer obstruktiven Atemwegserkrankung (Abb. 6.4) oder die Vergrößerung des rechten Herzens als Zeichen der chronischen Rechtsherzbelastung. Die Lungenaufnahme dient lediglich zum Ausschluss anderer Ursachen der Dyspnoe und zum Ausschluss einer Pneumonie. Die Lungenfunktionsananalyse und die Blutgasanalyse können die klinischen Anzeichen der akuten Exazerbation objektivieren (Zunahme von Obstruktion, Hypoxämie und/oder Hyperkapnie), allerdings können diese Parameter die Ursache der Exazerbation differenzialdiagnostisch nicht klären. Aufgrund der häufig chronischen bakteriellen Besiedlung des Respirationstraktes ist die mikrobiologische Untersuchung von Sputum, Tracheal- oder Bronchialsekret nicht richtungweisend, da ein Erregernachweis die akute Infektion nicht beweisen kann. Auch die zytologische Analyse von Sekret ist wenig hilfreich, da sowohl in der stabilen Krankheitsphase als auch bei akuten Exazerbationen nichtinfektiöser Genese neutrophile Granulozyten zu finden sind. Bei ambulant behandelbaren Patienten ist deshalb die mikrobiologische Sputumuntersuchung nicht notwendig und wird allgemein als unwirtschaftlich angesehen. Diese Untersuchung ist erst bei Versagen der kalkulierten Initialtherapie bzw. bei stationär behandlungsbedürftigen Patienten erforderlich.

Zusammengefasst sind Zunahme der Atemfrequenz oder zunehmende Dyspnoe, zunehmende Sputumproduktion, Veränderung der Sputumkonsistenz, Veränderung der Sputumfarbe, zunehmender Husten, Verschlechterung der Lungenfunktion und Verschlechterung des Gasaustausches bei unveränderter Röntgenaufnahme des Thorax die wesentlichen Kriterien für die Diagnose einer akuten Exazerbation.

Therapie und Prävention

Antibiotikatherapie. Es hat sich gezeigt, dass Patienten mit akuter Exazerbation von einer Antibiotikatherapie profitieren, insbesondere diejenigen mit fortgeschrittener chronischer Bronchitis. Aus diesem Grund sollte bei einer akuten Exazerbation neben einer antiobstruktiven und antiinflammatorischen Therapie immer eine kalkulierte, risikoadaptierte Antibiotikatherapie durchgeführt werden. Parameter der Risikostratifikation sind Alter, Dauer der Erkrankung, Anzahl der Exazerbationen im zurückliegenden Jahr, Lungenfunktionsparameter und Begleiterkrankungen. Die Übergänge der Schweregrade sind fließend, im Zweifelsfall ist die Einsekundenausatmungskapazität (FEV_1) in der Lungenfunktionsuntersuchung das entscheidende Kriterium (Tabelle 6.2). Die Antibiotikatherapie

Tabelle 6.2 Schweregrade der akuten Exazerbation bei chronischer Bronchitis

Schweregrad I	▸ Kurze Anamnese (< 3 Jahre) ▸ < 3 Exazerbationen/Jahr ▸ Keine oder leichte Obstruktion (Einsekundenausatmungskapazität > 50 % des Sollwertes), sonst normale Lungenfunktionsparameter ▸ Keine Komorbidität ▸ Ambulante Behandlung möglich
Schweregrad II	▸ Längere Anamnese (> 3 Jahre) ▸ < 3 Exazerbationen/Jahr ▸ Leicht- bis mittelgradige Obstruktion (Einsekundenausatmungskapazität 35–50 % des Sollwertes bzw. 0,75–1,5 l absolut) ▸ Emphysem ▸ Komorbidität ▸ Oftmals stationäre Therapie erforderlich, bei leichteren Fällen auch ambulante Behandlung möglich
Schweregrad III	▸ Lange Anamnese (> 6 Jahre) ▸ Häufige Krankenhausaufenthalte ▸ > 3 Exazerbationen/Jahr ▸ Schwere Obstruktion (Einsekundenausatmungskapazität < 35 % des Sollwertes) ▸ Bronchiektasen ▸ Mittelgradiges bis schweres Emphysem ▸ Komorbidität ▸ Stationäre Behandlung erforderlich

führt zwar akut zu einer Besserung der Beschwerden, der Langzeitverlauf der chronischen Bronchitis lässt sich jedoch nicht beeinflussen.

Schweregrad I. Eine akute Exazerbation der chronischen Bronchitis vom Schweregrad I ist gekennzeichnet durch eine kurze Anamnese (< 3 Jahre), weniger als 3 Exazerbationen pro Jahr, keine oder eine nur leichte Obstruktion (FEV$_1$ > 50 % des Sollwertes) bei sonst normalen Lungenfunktionsparametern sowie durch fehlende Komorbiditäten. Es lassen sich häufig S. pneumoniae und H. influenzae nachweisen, seltener spielen Chlamydien eine Rolle. Bei diesen Patienten ist es allerdings nicht erforderlich, eine mikrobiologische Sputumuntersuchung vorzunehmen. Neben einem Aminopenicillin plus β-Laktamase-Inhibitor eignen sich auch Cephalosporine der 2. Generation (z. B. Cefuroxim) bzw. Oralcephalosporine mit erweitertem Spektrum (z. B. Cefuroxim-Axetil, Cefpodoxim-Proxetil) oder Makrolide (z. B. Clarithromycin, Roxithromycin, Azithromycin). Die Antibiotikatherapie sollte über 5–7 Tage durchgeführt werden. Die Behandlung kann in den meisten Fällen ambulant erfolgen, mit oraler Verabreichung des Antibiotikums.

Schweregrad II ist durch eine längere Anamnese (> 3 Jahre), weniger als 3 Exazerbationen pro Jahr, eine leicht- bis mittelgradige Obstruktion (FEV$_1$ 35–50 % des Sollwertes) und durch Begleiterkrankungen gekennzeichnet. Häufige Erreger sind, neben H. influenzae und S. pneumoniae, M. catarrhalis und S. aureus. Nur selten ist C. pneumoniae für die Exazerbation verantwortlich. Insbesondere bei antibiotisch vorbehandelten Patienten findet man häufiger auch Enterobacteriaceae. In Abhängigkeit von der klinischen Ausprägung erfolgt die Behandlung ambulant oder stationär. Bei Notwendigkeit einer stationären Behandlung sollte eine mikrobiologische Sputumuntersuchung erfolgen. Trotzdem ist sofort mit einer kalkulierten Antibiotikatherapie zu beginnen, diese darf keinesfalls bis zum Eintreffen des Kulturergebnisses hinausgezögert werden. Zur Antibiotikatherapie eignen sich ebenfalls Aminopenicilline plus β-Laktamase-Inhibitor und Cephalosporine der 2. Generation (z. B. Cefuroxim, Cefotiam) bzw. Oralcephalosporine mit erweitertem Spektrum (z. B. Cefuroxim-Axetil, Cefpodoxim-Proxetil). Alternativ, insbesondere bei β-Laktam-Allergie, kann ein Gyrasehemmer der 3. (z. B. Levofloxazin) oder der 4. Generation (z. B. Moxifloxazin) verwendet werden. Meist ist noch eine orale Therapie möglich. Soll im ambulanten Bereich eine parenterale oder sequenzielle Therapie durchgeführt werden, eignen sich hierfür Substanzen mit langer Halbwertszeit, die nur einmal täglich verabreicht werden müssen, z. B. Ceftriaxon (Cephalosporin der Gruppe 3a) oder Moxifloxazin. Die Therapiedauer beträgt, je nach klinischer Ausprägung, 5–10 Tage.

Kriterien zur stationären Behandlung bei akuter Exazerbation einer chronischen Bronchitis
▸ Erhebliche Zunahme der Symptome, z. B. Ruhedyspnoe bei vorbestehender Belastungsdyspnoe
▸ Auftreten neuer Symptome, z. B. Zyanose, Beinödeme
▸ Auftreten von Herzrhythmusstörungen
▸ Höheres Lebensalter (> 65 Jahre)
▸ Chronische Bronchitis mit Schweregrad II–III
▸ Komorbiditäten, z. B. Diabetes mellitus, Herzinsuffizienz, Leberzirrhose

- Unsichere oder unzureichende häusliche Versorgung
- Diagnostische Unsicherheiten
- Versagen einer initial ambulanten Therapie

Schweregrad III ist durch eine Anamnese von mehr als 6 Jahren, häufige Krankenhausaufenthalte, mehr als 3 Exazerbationen pro Jahr, eine schwere Obstruktion ($FEV_1 < 35\%$ des Sollwertes), ein mittelgradiges bis schweres Emphysem und Komorbiditäten charakterisiert. Die Behandlung muss fast immer stationär erfolgen, immer ist eine mikrobiologische Sputumuntersuchung anzustreben. Die Antibiotikatherapie wird initial parenteral durchgeführt, bei klinischer Besserung kann auf eine orale Behandlung umgestellt werden (Sequenztherapie). Leitkeime sind neben H. influenzae, S. pneumoniae und Enterobacteriaceae, wie Klebsiellen und E. coli, vor allem Pseudomonaden. Die Antibiotikatherapie sollte deshalb mit einem Acylureidopenicillin plus β-Laktamase-Inhibitor (z. B. Piperazillin plus Tazobactam oder Sulbactam), alternativ mit einem pseudomonaswirksamen Gyrasehemmer (Ciprofloxacin) oder einem Cephalosporin der Gruppe 3b (z. B. Ceftazidim, Cefepim) erfolgen. Bei bereits initial vital bedrohlicher Erkrankung kann auch ein Carbapenem (z. B. Imipinem/Cilastin, Meropenem) eingesetzt werden. Bei Nachweis von Pseudomonaden ist eine Kombinationstherapie sinnvoll, z. B. Acylureidopenicillin/β-Laktamase-Inhibitor, pseudomonaswirksames Cephalosporin der Gruppe 3b oder ein Carbapenem, jeweils in Kombination mit Ciprofloxacin oder Tobramycin. Die Therapiedauer sollte 10–14 Tage betragen (Tabelle 6.3).

Neuraminidasehemmer. Bei Nachweis von Influenza A im Rachenspülwasser kann eine Therapie mit Amantadin erfolgen, wenn die Erkrankung noch keine 48 Stunden andauert. Zusätzlich stehen die Hemmstoffe des viralen Enzyms Neuraminidase, Zanamivir (Relenza) und Oseltamivir (Tamiflu), zur Behandlung der Influenza A und B zur Verfügung. Die Behandlung sollte auch hier innerhalb von 36–48 Stunden nach Einsetzen der Symptomatik beginnen. Die Wirksamkeit ist für diese Indikation allerdings nicht ausreichend validiert.

Die antiinflammatorische Therapie der akuten Exazerbation wird mit einem hochdosierten, systemisch verabreichten Steroid durchgeführt. Die Steroiddosis sollte sobald wie möglich ausgeschlichen oder, wenn unvermeidbar, auf die niedrigstmögliche orale oder inhalative Dauertherapie reduziert werden. Darüber hinaus muss die Lungenfunktion durch eine intensivierte bronchodilatatorische Therapie optimiert werden, hierbei kommen inhalative $β_2$-Sympathomimetika und/oder Anticholinergika, gegebenenfalls systemisch applizierbare $β_2$-Sympathomimetika zum Einsatz. Eine Behandlung mit Methylxanthinen (z. B. Theophyllin) wird bei der akuten Exazerbation kontrovers beurteilt. Die Verabreichung von Mukolytika (Azetylzystein, Ambroxol) kann das Abhusten von zähem Sekret erleichtern, allerdings sollte die Anwendung nicht zur vermehrten Sputumproduktion führen.

Unterstutzung der Atmung. Bei Hypoxämie wird Sauerstoff per Nasensonde (maximale inspiratorische Sauerstofffraktion von 0,44) oder Gesichtsmaske (maximale inspiratorische Sauerstofffraktion von 0,55 bzw. von 0,9 mit Reservoir) angeboten, Zielwert ist ein Sauerstoffpartialdruck von 60–65 mmHg bzw. eine Sauerstoffsättigung von > 90 %. Meist reichen geringe Mengen von 2–4 Liter Sauerstoff pro Minute aus, um die Hypoxämie auszugleichen, ein geringer Anstieg des Kohlendioxidpartialdrucks wird hierbei toleriert. Bei zunehmender Hyperkapnie mit respiratorischer Azidose sollten zunächst nichtinvasive Beatmungsverfahren zum Einsatz kommen, erst bei schwerer Hyperkapnie mit Kohlendioxidnarkose und lebensbedrohlichen Herzrhythmusstörungen oder Intoleranz der Maskenbeatmung sollte eine Intubation und damit eine invasive Beatmung erfolgen. Gerade bei Patienten mit chronisch-obstruktiven Lungenerkrankungen haben sich die nichtinvasiven Beatmungsverfahren bewährt, sie konnten die Mortalität der beatmungspflichtigen akuten Exazerbation erheblich senken.

> Von der „Ständigen Impfkommission" (STIKO) des Robert Koch-Instituts werden für Patienten mit chronischer Bronchitis die jährliche Grippeschutzimpfung mit jeweils aktuellen Impfstoffen gegen Influenza und alle 6 Jahre eine Pneumokokkenimpfung empfohlen.

6 Infektionen des Respirationstraktes

Tabelle 6.3 Risikoadaptierte Therapie der akuten Exazerbation bei chronischer Bronchitis

Schweregrad I	**Aminopenicillin/β-Laktamase-Inhibitor**	
	Amoxicillin/Clavulansäure	3 × 625–1250 mg p. o.
	Ampicillin/Sulbactam	3 × 750 mg p. o.
	oder	
	Oralcephalosporin mit erweitertem Spektrum	
	Cefuroxim-Axetil	2 × 0,25–0,5 g p. o.
	Cefpodoxim-Proxetil	1 × 0,2–0,4 g p. o.
	oder	
	Makrolid	
	Clarithromycin	2 × 250–500 mg p. o.
	Azithromycin	1 × 500 mg p. o.
	Roxithromycin	1 × 300 mg p. o.
Schweregrad II	**Aminopenicillin/β-Laktamase-Inhibitor**	
	Amoxicillin/Clavulansäure	3 × 1,2–2,2 g i. v. oder 3 × 625–1250 mg p. o.
	Ampicillin/Sulbactam	3 × 1,5–3 g i. v. oder 3 × 750 mg p. o.
	oder	
	Cephalosporin der Gruppe 2	
	Cefuroxim	3 × 1,5 g i. v. oder 2 × 0,5 g p. o.
	Cefotiam	3 × 2 g i. v.
	oder	
	Cephalosporin der Gruppe 3a	
	Ceftriaxon	1 × 2 g i. v.
	oder	
	Gyrasehemmer	
	Levofloxazin (3. Generation)	2 × 500 mg i. v. oder p. o.
	Moxifloxazin (4. Generation)	1 × 400 mg i. v. oder p. o.
Schweregrad III	**Acylureidopenicillin/β-Laktamase-Inhibitor**	
	Piperacillin/Tazobactam	3 × 4,5 g i. v.
	Piperacillin/Sulbactam	3 × 4 g / 3 × 0,5–1 g i. v.
	oder	
	Cephalosporin der Gruppe 3b	
	Ceftazidim	3 × 2 g i. v.
	Cefipim	2 × 1–2 g i. v.
	oder	
	Gyrasehemmer (pseudomonaswirksam)	
	Ciprofloxazin	2 × 200–400 mg i. v.
	oder	
	Carbapenem	
	Imipenem/Cilastin	4 × 0,5 bis 3 × 1 g i. v.
	Meropenem	3 × 1 g i. v.
	gegebenenfalls	
	Acylureidopenicillin/β-Laktamase-Inhibitor	
	Cephalosporin der Gruppe 3b oder	
	Carbapenem	
	plus Ciprofloxazin oder	
	plus **Aminoglykosid**	
	Tobramycin	1 × 3–4 mg/kgKG i. v.

Bronchopulmonale Infektionen bei zystischer Fibrose

Definition/Klassifikation

Bei der zystischen Fibrose (Mukoviszidose) besteht eine Fehlfunktion der exkretorischen Drüsen mit Bildung abnorm visköser Sekrete. Die Erkrankung kann sich an verschiedenen Organen in jeweils variabler Ausprägung manifestieren. Im Vordergrund stehen eine chronisch-obstruktive Lungenerkrankung, die häufig mit einer chronischen bakteriellen Besiedlung und rezidivierenden Infektexazerbationen einhergeht, sowie eine exokrine Pankreasinsuffizienz.

Epidemiologie und klinische Bedeutung

Die zystische Fibrose ist die häufigste angeborene Stoffwechselerkrankung der kaukasischen Rasse mit tödlichem Ausgang. Die Erkrankungshäufigkeit bei Neugeborenen beträgt 1 : 2000 – 1 : 2500. In Deutschland waren im Jahre 2001 etwa 5600 Patienten mit zystischer Fibrose registriert; knapp 48 % von ihnen waren über 18 Jahre alt. Die Prognose der Erkrankung hat sich aufgrund der verbesserten Therapiemöglichkeiten in den letzten Jahren kontinuierlich gebessert; im Jahr 2000 betrug der Median der Überlebenswahrscheinlichkeit in Deutschland 31,2 Jahre. Ebenso erhöhte sich die Lebensqualität der Betroffenen. Für die begrenzte Lebenserwartung ist in der weitaus überwiegenden Zahl der Fälle die fortschreitende Lungenerkrankung verantwortlich.

Ätiologie und Pathogenese

Genetik. Die zystische Fibrose wird autosomal-rezessiv vererbt. Der zugrunde liegende Gendefekt auf Chromosom 7 wurde 1989 entdeckt und betrifft den „Cystic Fibrosis transmembrane Regulator" (CFTR) in epithelialen Zellen; es sind mehr als 800 Mutationen bekannt. Der CFTR steuert cAMP-abhängig den zellulären Chloridionentransport, reguliert jedoch auch andere Ionenkanäle. Im Bronchialsystem kommt es zur Bildung wasserarmer, hochvisköser Sekrete und einer sekundären Störung der muköziliären Clearance. Hierdurch und durch weitere, erst teilweise bekannte Mechanismen wird das Auftreten von Infektionen begünstigt, die im Verlauf chronifizieren. Die infektinduzierte Entzündungsreaktion mit Einstrom und Aktivierung von Leukozyten führt zu einer Schädigung der Bronchialschleimhaut, fortwährendem Untergang an Lungengewebe und zunehmender respiratorischer Insuffizienz.

Wichtige bakterielle Erreger in den ersten Jahren der Erkrankung sind Staphylococcus aureus und Haemophilus influenzae. Virale Infekte (Influenzavirus, Respiratory Syncitial Virus, Rhino- und Adenoviren) treten ähnlich häufig auf wie bei gleichaltrigen Gesunden und spielen eine Rolle als Wegbereiter einer bakteriellen Infektion. Mit steigendem Alter kommt es häufig zu einer chronischen Lungeninfektion durch Pseudomonas aeruginosa; hiervon sind in Deutschland etwa 50 % aller und etwa 75 % der erwachsenen Patienten betroffen. Häufig handelt es sich um mukoide Pseudomonasspezies, die schwer eliminierbar sind; komplizierend kommt es im Verlauf der Erkrankung durch den Selektionsdruck wiederholter Antibiotikatherapien zu zunehmender Resistenzentwicklung. In späteren Stadien der Erkrankung können auch weitere multiresistente Problemkeime – wie Burkholderia spp., Stenotrophomonas maltophilia oder methicillinresistente Staphylokokken (MRSA) – eine Rolle spielen. Infektionen durch M. tuberculosis kommen eher selten vor. Auch atypische Mykobakterien können auftreten, wobei klinische Bedeutung und Verlauf sehr variabel sind. Häufig finden sich – auch als Folge wiederholter Antibiotikatherapien – Candida- oder Aspergillusspezies im Bronchialsekret; invasive Pilzpneumonien durch Aspergillus sind allerdings selten. Eine chronische Kolonisation mit Aspergillus kann asymptomatisch verlaufen, aber auch zu einer Sensibilisierung mit Entwicklung einer allergischen bronchopulmonalen Aspergillose führen.

Klinisches Bild

Die klinische Symptomatik der zystischen Fibrose ist vielgestaltig. Mehr als die Hälfte der Patienten leiden bei Diagnosestellung unter pulmonalen Symptomen mit chronischem, produktivem Husten und einer obstruktiven Ventilationsstörung. Zusätzlich können eine Polyposis nasi und eine Sinusitis bestehen; typische gastrointestinale Symptome sind Mekoniumileus, Diarrhoe und Maldigestion, Gedeihstörungen sind häufig. Bei einer bronchopulmonalen Infektexazerbation kommt es zu vermehrtem Husten und zunehmender Menge an Bronchialsekret; dieses weist oftmals eine zähere Konsistenz und charakteristische Verfärbungen auf. Luftnot, Zyanose und vermehrte Atemarbeit können in Abhängigkeit von der Schwere der Infektion und der vorbestehenden pulmonalen Funktionseinschränkung auftreten. Fieber tritt nicht obligat auf, sollte aber stets Anlass zu besonderer Aufmerksamkeit sein. Bei einigen Patienten sind Infektexazerbationen zusätzlich durch Appetitlosigkeit und Gewichtsverlust gekennzeichnet.

Diagnose, Differenzialdiagnose

Aus prognostischen Gründen ist es wichtig, die Diagnose einer zystischen Fibrose frühzeitig zu stellen. Ein allgemeines Neugeborenenscreening erfolgt in Deutschland derzeit nicht. Nur die Hälfte der Fälle wird während des ersten Lebensjahres erkannt, manche Erstdiagnose wird erst im Erwachsenenalter gestellt. Gelegentlich wird die pulmonale Symptomatik zunächst als Asthma bronchiale oder als chronische Bronchitis fehlgedeutet. Eine laborchemische Bestätigung des klinischen Verdachts gelingt durch den Nachweis einer erhöhten Konzentration von Natrium- und Chloridionen im Schweiß nach Pilocarpinstimulation. Zusätzlich ist eine Diagnose durch Messung der transepithelialen Potenzialdifferenz an der Nasenschleimhaut, von Ionenströmen an Rektumschleimhautbiopsien oder durch eine DNA-Analyse möglich.

Infektexazerbation. Für die Diagnose einer bronchopulmonalen Infektexazerbation sind vor allem die bereits angeführten klinischen Charakteristika maßgeblich. Laborchemisch fallen eine leichte Leukozytose und ein Konzentrationsanstieg des C-reaktiven Proteins auf. Die Röntgenaufnahme des Thorax ist bei akuter klinischer Verschlechterung von besonderer Bedeutung, um Komplikationen (Pneumonie, Atelektase, Abszess, Pneumothorax) zu erkennen. Bei der Lungenfunktionsmessung lassen sich häufig eine zunehmende Obstruktion und die Verschlechterung des Gasaustausches mit Hypoxämie und gegebenenfalls Hyperkapnie nachweisen.

Therapie und Prävention

Wesentliche therapeutische Basismaßnahmen bei zystischer Fibrose umfassen Krankengymnastik zur Sekretdrainage, Inhalationstherapie, antiobstruktive und antibiotische Therapie sowie spezifische, hochkalorische Ernährung und Pankreasenzymsubstitution. Die Therapie muss frühzeitig einsetzen und konsequent durchgeführt werden; die Betreuung der Patienten sollte vorzugsweise in Spezialambulanzen erfolgen. Eine kausale Therapie der Mukoviszidose ist nicht möglich.

Infektexazerbation. Bei der Antibiotikatherapie bronchopulmonaler Infektexazerbationen sind bei Patienten mit zystischer Fibrose die veränderte Pharmakokinetik mit erhöhter Clearance und erhöhtem Verteilungsvolumen sowie die bei oraler Gabe beeinträchtigte Resorption zu berücksichtigen; hierdurch sind häufig höhere Dosierungen erforderlich. Bei Exazerbationen durch Pseudomonas aeruginosa sollte stets eine Kombination von Antibiotika eingesetzt werden, um synergistische Effekte zu nutzen und Resistenzentwicklungen zu reduzieren. Gebräuchliche Kombinationspartner sind β-Laktam-Antibiotika, wie Ceftazidim oder Meropenem, plus Aminoglykosid (Tobramycin) oder Fosfomycin, sowie Ciproflocaxin plus Colistin oder Tobramycin (inhalativ). Die Therapie sollte sich stets am Antibiogramm orientieren und über 14–21 Tage erfolgen. Bei Applikation von Aminoglykosiden, deren Tagesdosis bei Patienten mit zystischer Fibrose 2- bis 5-mal höher ist als bei anderen Patienten, ist eine Kontrolle der Serumspiegel obligatorisch. Wichtige Begleitmaßnahmen sind eine Intensivierung der Mukolyse und der Sekretdrainage sowie gegebenenfalls die Intensivierung der antiobstruktiven Therapie. Bei chronischer Pseudomonasinfektion kann eine dauerhafte inhalative Antibiotikatherapie mit Colistin oder Tobramycin den Krankheitsverlauf stabilisieren. Bei fortgeschrittener Erkrankung wird teilweise auch eine regelmäßige pseudomonaswirksame intravenöse Antibiotikatherapie favorisiert, die unabhängig von einer Exazerbation alle 3–4 Monate für jeweils 2 Wochen durchgeführt wird.

Pneumonie

Definition und Klassifikation

Einteilung. Die Pneumonie ist eine entzündliche Erkrankung des Lungenparenchyms, die durch eine Infektion mit Bakterien, Viren oder Pilzen ausgelöst wird. In der Regel tritt die Pneumonie akut auf und heilt vollständig aus. Sie kann jedoch auch einen chronischen Verlauf nehmen und in seltenen Fällen zu einer Lungenfibrose führen. Heutzutage ist es weniger eine Herausforderung, eine Pneumonie zu diagnostizieren, als vielmehr, den auslösenden Erreger zu ermitteln und rechtzeitig eine kalkulierte Antibiotikatherapie einzuleiten. Eine am auslösenden Erreger orientierte Pneumonieeinteilung ist zwar grundsätzlich vorteilhaft, die Zeit bis zur Erregerisolation ist jedoch für klinische Belange zu lang. Die Sterblichkeit der Pneumonie hängt ganz wesentlich von dem frühzeitigen Beginn einer wirksamen Antibiotikatherapie ab, deshalb muss bereits initial, also noch vor Erhalt des mikrobiologischen Befundes, ein kalkuliertes Antibiotikaregime zum Einsatz kommen. Kein Antibiotikum erfasst alle Erreger, deshalb ist es sinnvoll, Klassifikationen zu erstellen, die eine Orientierung über die jeweils wahrscheinlichsten auslösenden Erreger erlauben und dadurch die Treffsicherheit der Initialtherapie erhöhen. Neben den auslösenden Erregern ist eine Klassifikation auch nach folgenden Gesichtspunkten möglich: Röntgenmorphologie, klinische Symptomatik, auslösendes Ereignis und Vorerkrankungen. In der letzten Zeit hat sich die Einteilung nach den Kriterien „ambulant erworbene Pneumonie" (Community acquired Pneumonia, CAP), „nosokomiale Pneumonie" (Hospital acquired Peumonia, HAP) und „Pneumonie bei Immunsuppression" bewährt. Dieser Einteilung lassen sich in Abhängigkeit von Krankheitsschwere, Patientenalter, Risikofaktoren und Komorbiditäten verschiedene Erregerspektren zuordnen, auf die jeweils mit einer kalkulierten Antibiotikatherapie reagiert werden kann.

> **Einteilung der Pneumonien**
> **Ambulant erworbene Pneumonie** (community acquired pneumonia, CAP; hierzu zählt auch: Pneumonie weniger als 48 h nach einer Krankenhausaufnahme)
> ➤ leichte Verlaufsform (< 65 Jahre, keine Komorbidität, ambulante Therapie möglich)
> ➤ mittelschwere Verlaufsform (> 65 Jahre, Komorbidität, stationäre Therapie),
> ➤ schwere Verlaufsform (Komplikationen, stationäre Intensivtherapie)
>
> **Im Krankenhaus erworbene (nosokomiale) Pneumonie** (hospital acquired pneumonia, HAP) ohne vorherige ambulante Infektion:
> ➤ 48 h bis 5 Tage nach Aufnahme (early onset, endogene und ambulante Flora)
> ➤ > 5 Tage nach Aufnahme (late onset, nosokomiale Erreger)
> ➤ unter Beatmungstherapie entstanden (ventilator associated pneumonia, VAP)
> **Pneumonie bei Immunsuppression**

Typische und atypische Pneumonie. Daneben existiert eine historisch begründete Einteilung der Pneumonien als typische (positiver Auskultationsbefund, Infiltrat) bzw. als atypische (negativer Auskultationsbefund, interstitielle Zeichnungsvermehrung) Pneumonie, nach der erstere in der Regel durch Bakterien, letztere durch Mykoplasmen, Chlamydien oder Viren ausgelöst wird. Allerdings kann auch eine Pneumokokkenpneumonie atypisch verlaufen, und eine atypische Pneumonie kann die Charakteristika einer typischen Pneumonie aufweisen. Spezifität und Sensitivität der klinischen und radiologischen Pneumoniesymptome sind somit unzuverlässig, entsprechend hat diese Form der Einteilung an Bedeutung verloren.

Epidemiologie und klinische Bedeutung

Ambulant erworbene Pneumonie. Im Jahre 1998 wurden in Deutschland 238 000 Patienten aufgrund einer CAP in einem Krankenhaus aufgenommen, die CAP führt damit häufiger als Herzinfarkt oder Schlaganfall zur stationären Aufnahme (Statistisches Bundesamt 1998). Man schätzt, dass jeder 4. Patient mit einer Pneumonie stationär eingewiesen werden muss, sodass in Deutschland mit etwa 800 000 CAP-Patienten pro Jahr zu rechnen ist.

> Die ambulant erworbene Pneumonie ist damit ein erheblicher Kostenfaktor im Gesundheitswesen.

Kosten. Die Behandlung von Pneumonien hat im Jahre 1994 Kosten von etwa 2,3 Milliarden DM verursacht, davon entfielen 1,6 Milliarden DM auf die stationäre Behandlung und etwa 150 Millionen DM auf die Antibiotikatherapie. Bei einem durchschnittlichen Arbeitsausfall von 17 Tagen pro Krankheitsfall entstehen zusätzlich erhebliche gesamtwirtschaftliche Kosten.

> Die ambulant erworbene Pneumonie ist eine der häufigsten lebensbedrohlichen Krankheiten in Deutschland.

Mortalität. Im Jahre 1995 starben mehr als 17 000 Patienten an einer ambulant erworbenen Pneumonie, das entsprach 2 % aller Sterbefälle in der Gesamtbevölkerung. Viruspneumonien machen nur einen sehr geringen Anteil an der Sterblichkeit aus (1 % aller Pneumonien, allerdings 19 % bei Kindern); mehr als 70 % der an Pneumonie verstorbenen Patienten waren älter als 70 Jahre. In 60–80 % aller Fälle ambulant erworbener Pneumonien liegt eine Komorbidität vor, nur 20–40 % aller Pneumonien treten aus völliger Gesundheit heraus auf. Obwohl die Inzidenz in den Wintermonaten und zu Beginn des Frühjahrs etwas erhöht ist, existiert keine generelle saisonale Abhängigkeit, allerdings werden bei einigen auslösenden Erregern jahreszeitliche Häufungen beobachtet (z. B. Mykoplasmen, Adenoviren). Prädisponierende Faktoren sind – neben höherem Lebensalter, chronisch-obstruktiven Lungenerkrankungen und Rauchen – Herzinsuffizienz, chronische Leber- und Nierenerkrankungen, Diabetes mellitus, Mangelernährung, Alkoholmissbrauch und neurologische Erkrankungen. Nach Splenektomie weisen Patienten durch den resultierenden Immundefekt ein besonders hohes Risiko auf, an einer schweren Pneumokokkenpneumonie zu erkranken. Steigendes Durchschnittsalter der Bevölkerung, Zunahme der Anzahl immunsupprimierter Patienten (z. B. nach Organ- und Knochenmarktransplantation) und durch innovative Therapiestrategien verbesserte Überlebenschancen für Patienten mit z. B. Krebs oder AIDS werden die Inzidenz der Pneumonie künftig weiter ansteigen lassen.

Nosokomiale Pneumonie. Bei 0,5–1 % aller Krankenhauspatienten wird der stationäre Aufenthalt durch eine HAP kompliziert, das entspricht etwa 100 000–150 000 Fällen pro Jahr. Die HAP ist damit die zweithäufigste nosokomiale Infektion, ihr Anteil beträgt aktuell 15,4 % an allen im Krankenhaus erworbenen Infektionen. Auf Intensivstationen muss man pro 1000 Beatmungstagen mit 20–35 Erkrankungen rechnen; die beatmungsassoziierte Pneumonie ist mit einer hohen Letalität von bis zu 70 % behaftet. Insgesamt machen Pneumonien 5 % aller Sterbefälle im Krankenhaus aus. Darüber hinaus führt die HAP zu einer erheblichen Steigerung der Behandlungskosten. Aufgrund einer längeren Verweildauer von etwa 10 Tagen verursachte die HAP im Jahre 1998 zusätzliche Kosten in Höhe von etwa 4900 DM pro Fall, bei intensivmedizinisch betreuten Patienten erhöhten sich diese Kosten sogar auf 14 253 DM pro Fall (Statistisches Bundesamt 1998).

Ätiologie und Pathogenese

Ambulant erworbene Pneumonie. Die CAP wird am häufigsten durch Streptococcus pneumoniae, Mykoplasma pneumoniae, Chlamydia pneumoniae, Viren (Influenza-A- und -B-, Parainfluenza-, Adenoviren, Respiratory Syncitial Virus) und Haemophilus influenzae verursacht. In Abhängigkeit von Krankheitsschwere, Alter, Risikofaktoren und Komorbidität ergeben sich Besonderheiten: Die Mykoplasmenpneumonie hat die höchste Inzidenz bei Kindern, Heranwachsenden und jungen Erwachsenen; bei älteren Patienten kommt sie in einer Häufigkeit von lediglich 1–5 % vor. Bei der schweren CAP, insbesondere bei älteren Patienten, spielen auch Legionellen (Abb. 6.5), Staphylococcus aureus und Klebsiella pneumoniae eine Rolle. Eine CAP bei chronisch-obstruktiver Bronchitis wird manchmal durch Moraxella catarrhalis ausgelöst; bei Bronchiektasen und bei hochgradiger obstruktiver Ventilationsstörung (FEV_1 < 35 % des Sollwertes) findet sich besonders häufig Pseudomonas aeruginosa (Abb. 6.6). Eine Aspiration von Mageninhalt verursacht in etwa 60 % der Fälle eine Pneumonie, gefährdet sind besonders ältere und multimorbide

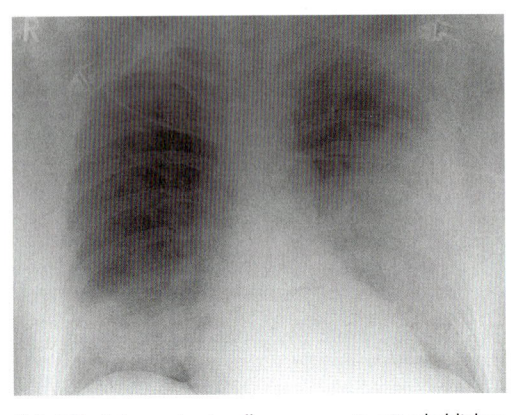

Abb. 6.5 Schwere Legionellenpneumonie mit erheblicher respiratorischer Insuffizienz; Röntgenaufnahme des Thorax im Liegen.

Patienten, Patienten mit neurologischen oder psychiatrischen Erkrankungen und Patienten mit Bewusstseinsstörungen. Im ambulanten Bereich sind bei der Aspirationspneumonie meist Anaerobier (z. B. Bacteroides spp., Fusobacterium spp., Porphyromonas spp.) und Streptococcus spp. für die Infektion verantwortlich. Bei bestimmten Berufsgruppen (z. B. Tierärzte, Landwirte, Viehzüchter, Laborpersonal) oder Tierhaltern kann eine CAP auch durch Coxiella burneti (Q-Fieber; Schafe) oder Chlamydia psittacii (Psittakose; Vögel, insbesondere Papageien) verursacht werden; die Risikofaktoren sind bei der Anamnese zu erfragen. Zusätzlich sind bei der heutigen hohen Mobilität auch geographische Aspekte zu berücksichtigen: Reisende aus Mittelmeergebieten haben häufiger Legionellainfektionen, in Nordostspanien treten vermehrt Coxiellaerkrankungen auf, in Südostasien ist Pseudomonas pseudomallei zu bedenken, und in manchen Gegenden Südafrikas treten gehauft Infektionen mit Klebsiella pneumoniae auf. Seit Anfang 2003 ist das SARS (Severe acute respiratory Syndrome) als weitere Form der Pneumonie zu bedenken, die durch ein neues Coronavirus verursacht wird. Ist eine Pneumonie bei einer Person, die aus einem „betroffenen Areal" (zurzeit Südostasien, insbesondere China, aber auch Kanada, insbesondere Toronto) einreiste, nachgewiesen, sind besondere Schutzmaßnahmen notwendig. Da bei diesem „neuen" Pneumonieerreger noch viele Informationen und Vorgaben im Fluss sind, wird hierzu auf die Homepage des Robert Koch-Instituts (www.rki.de) verwiesen.

> **Erregerspektrum bei ambulant erworbener Pneumonie**
>
> **Bakterien**
> - Häufig: Streptococcus pneumoniae, Mycoplasma pneumoniae, Chlamydia spp., Legionella spp, Moraxella catarrhalis, Haemophilus influenzae, Staphylococcus aureus
> - Selten: Enterobacteriaceae, Pseudomonas aeruginosa, Coxiella burneti, Klebsiella pneumoniae, Mycobacterium tuberculosis
>
> **Viren**
> - Häufig: Influenzaviren A und B, Parainfluenzavirus, Adenoviren, Respiratory Syncitial Virus, Coxsackievirus, ECHO-Viren
> - Selten: Coronaviren (SARS)

Nosokomiale Pneumonie. Eine sich im Krankenhaus manifestierende Pneumonie wird per definitionem erst 48 Stunden nach Krankenhausaufnahme als HAP bezeichnet; bis dahin spricht man noch von einer CAP. Die HAP lässt sich in eine frühe Form, die Early Onset Pneumonia (Auftreten inner-

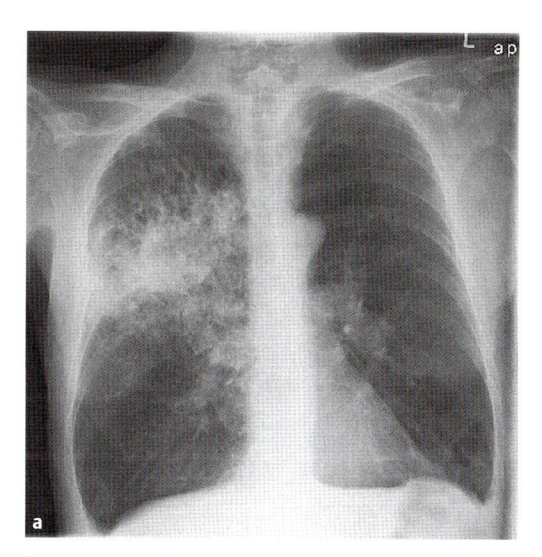

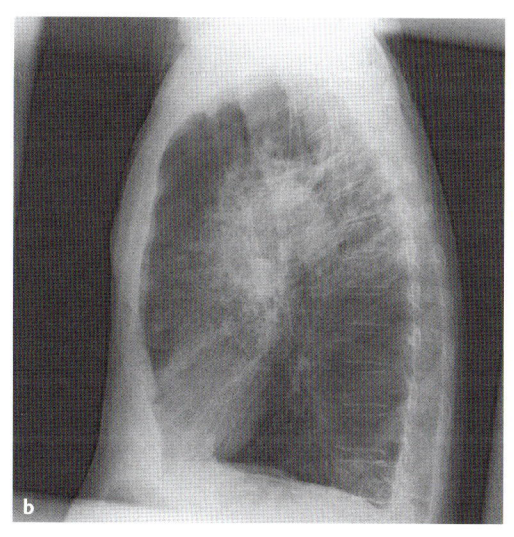

Abb. 6.6 Ambulant erworbene Pneumonie, ausgelöst durch Pseudomonas aeruginosa; Patient mit schwerer chronisch-obstruktiver Lungenerkrankung und Emphysem.
a p. a. Aufnahme.
b Seitaufnahme.

halb der ersten 5 Tage des Krankenhausaufenthalts), und in eine späte Form, die Late Onset Pneumonia (Auftreten später als 5 Tage nach Krankenhausaufnahme), unterteilen. Während die frühe HAP meist noch durch ambulant akquirierte und endogene Erreger verursacht wird, finden sich bei der späten HAP zunehmend nosokomiale Problemkeime, wie E. coli, Klebsiella, Serratia, Enterobacter, Pseudomonas, Proteus und S. aureus. Diese Keime weisen häufig eine Multiresistenz gegenüber zahlreichen Antibiotika auf. Risikofaktoren für das Auftreten einer nosokomialen Pneumonie können beim Patienten liegen: Alter > 70 Jahre, schwere Grunderkrankung, Mangelernährung, Koma, Alkoholabusus, Leberzirrhose, Langzeitsteroidmedikation, Dialyse, Komorbiditäten wie Diabetes mellitus oder chronisch-obstruktive Lungenerkrankung. Weitere Risikofaktoren bestehen in mangelnder Hygiene des Krankenhauspersonals (ungenügende Händedesinfektion, keine Benutzung von Handschuhen, Verwendung kolonisierter Materialien oder kontaminierten Wassers) sowie in diagnostischen oder therapeutischen Interventionen (Punktionen, Operationen, Immunsuppressiva, Chemotherapeutika, breiter und langfristiger Einsatz von Antibiotika und Beatmung). Die invasive Beatmung ist der größte Risikofaktor für die Ausbildung einer nosokomialen Pneumonie. Das Risiko ist bei beatmeten Patienten 20-mal höher als bei nichtbeatmeten hospitalisierten Patienten; die Letalität ist mit 70 % sehr hoch. Aufgrund dieser herausragenden klinischen Bedeutung wird die beatmungsassoziierte Pneumonie als eigene Entität behandelt und als VAP (Ventilator associated Pneumonia) klassifiziert (richtiger wäre der Begriff „tubusassoziierte Pneumonie", da die erhöhte Pneumonierate in der Tat Folge der Intubation und nicht Folge der Beatmung ist). Die VAP wird überwiegend durch gramnegative Erreger verursacht, insbesondere durch multiresistente Enterobacteriaceae (E. coli, Serratia, Klebsiella, Enterobacter) und Pseudomonasspezies. Ein weiterer großer Anteil wird durch S. aureus ausgelöst, insbesondere bei Brandverletzten oder bei neurochirurgischen Patienten. Häufig findet sich eine polymikrobielle Infektion, seltener sind nosokomiale Legionellenpneumonien, virale Infektionen oder Pilzpneumonien. Bei diesen letztgenannten Infektionen handelt es sich bei den Betroffenen fast immer um immunsupprimierte Patienten.

Erregerspektrum bei nosokomialer Pneumonie

Bakterien
- 48 Stunden bis 5 Tage nach Aufnahme: Streptococcus pneumoniae, Staphylococcus aureus, Haemophilus influenzae, Enterobacteriaceae (E. coli, Klebsiella spp., Enterobacter aerogenes)
- > 5 Tage nach Aufnahme zusätzlich: methicillinresistente S. aureus, Pseudomonas aeruginosa, Enterobacter cloacae, Serratia spp., Proteus spp., Acinetobacter spp., Stenotrophomonas maltophilia, Citrobacter spp., Legionella spp., ESBL- (Extended-Spectrum-Betalactamase-)Klebsiella spp., ESBL-Escherichia coli, Anaerobier

Pilze
- > 5–10 Tage nach Aufnahme: Aspergillus spp., Candida spp.

Pneumonie bei Immunsuppression: Die Inzidenz der Pneumonie ist bei immunkompromittierten Patienten deutlich erhöht. Das Auftreten einer Pneumonie bei Immunsuppression verlangt eine genaue Anamnese hinsichtlich der Grunderkrankung (z. B. hämatologische oder onkologische Grunderkrankung, Organ- oder Knochenmarktransplantation, Splenektomie, HIV-Infektion) und der vorausgegangenen Therapien (Chemotherapie, Radiatio, Immunsuppressiva, Kortikoide). Es ist immer zu klären, welche Form des Immundefekts (Granulozyten, Lymphozyten, Antikörper) bei dem betroffenen Patienten dominiert und mit welchen Infektionen und Erregern deshalb gerechnet werden muss (grampositive oder gramnegative Erreger, kapseltragende Bakterien, Viren, Pilze). Die Pneumonie bei Immunsuppression wird zum einen durch die eine CAP oder eine HAP auslösenden Erreger verursacht, zum anderen muss man bei abwehrgeschwächten Patienten zusätzlich mit Erregern rechnen, die bei sonst gesunden Patienten nicht oder nur sehr selten eine Atemwegsinfektion hervorrufen. Bei Patienten mit malignen Erkrankungen tritt die Legionellenpneumonie (Abb. 6.5) deutlich häufiger auf. Bei Patienten mit hämatologischen Grunderkrankungen und krankheitsbedingter oder therapieinduzierter Knochenmarksuppression mit Neutropenie muss man gehäuft mit einer durch Pilze verursachten Pneumonie rechnen (Abb. 6.7). Am häufigsten lassen sich hierbei Candida und Aspergillus spp. nachweisen. Eine durch Pneumocystis carinii ausgelöste Pneumonie kann unter immunsuppressiver Therapie, z. B. nach Organ- oder Knochenmarktranplan-

Pneumonie

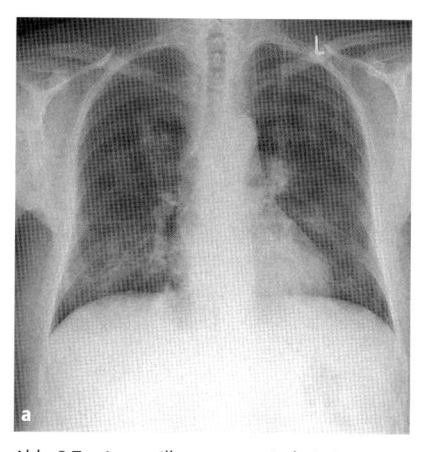

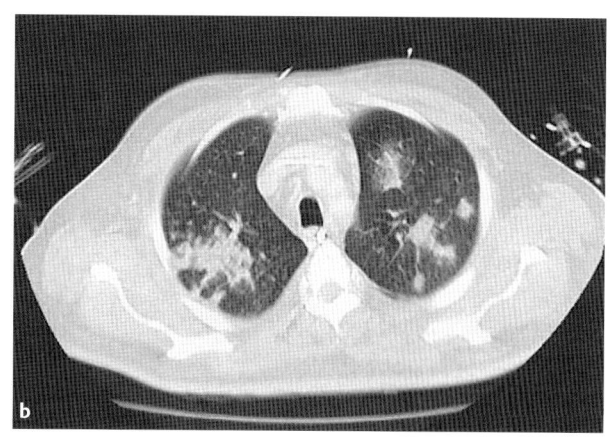

Abb. 6.**7** Aspergilluspneumonie bei einem Patienten mit akuter lymphatischer Leukämie und Neutropenie (< 1000/µl).
a Röntgenaufnahme des Thorax im Liegen.
b High-Resolution-Computertomographie.

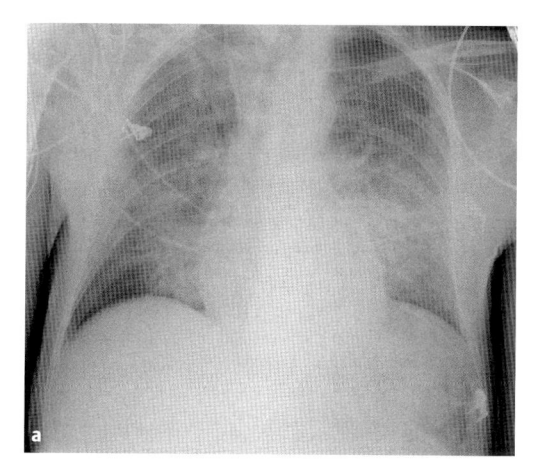

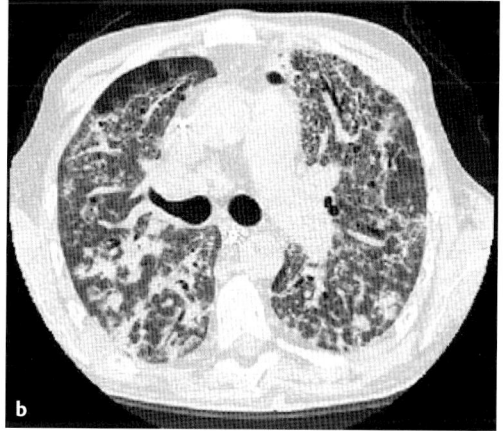

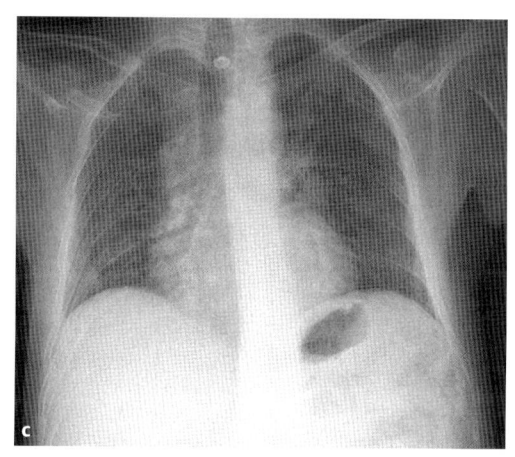

Abb. 6.**8** Schwerste Pneumocystis-carinii-Pneumonie als Erstmanifestation einer HIV-Infektion.
a Röntgenaufnahme des Thorax im Liegen bei Aufnahme auf die Intensivstation.
b Trotz adäquater Therapie musste der Patient am 15. Tag intubiert werden, das High-Resolution-Computertomogramm unmittelbar nach Intubation zeigt eine massive interstitielle Inflammation mit Fibrosierung und einen kleinen ventralen Pneumothorax auf der rechten Seite.
c Regredienz der Infiltrate nach insgesamt 3-monatiger Therapie; Röntgenaufnahme des Thorax am Tag der Entlassung von der Intensivstation.

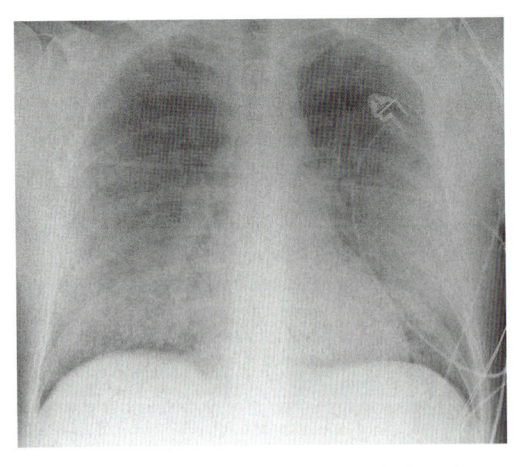

Abb. 6.**9** Varizellenpneumonie; Röntgenaufnahme des Thorax im Liegen.

tation, oder bei Autoimmunerkrankungen auftreten; typisch ist diese Form der Pneumonie bei Patienten mit AIDS und einer Helferzellzahl < 200/µl (Abb. 6.**8**). Bei HIV-Infizierten treten zudem gehäuft Pneumokokkenpneumonien auf. In den entsprechenden Endemiegebieten haben AIDS-Patienten ein erhöhtes Risiko für das Auftreten einer pulmonalen Histoplasmose. Diese Risikofaktoren sind bei der Anamnese zu erheben. Immunsupprimierte Patienten erkranken häufig an einer schweren viralen Pneumonie, Auslöser sind meist Zytomegalievirus (CMV), seltener Herpes-simplex-Virus (HSV) oder Varizella-Zoster-Virus (VZV; Abb. 6.**9**).

Erregerspektrum bei Pneumonie unter Immunsuppression (zusätzlich zu den in den vorangegangenen beiden Übersichten genannten Erregern)
▶ Bakterien: Rhodococcus equi, Nocardia spp., atypische Mykobakterien
▶ Pilze: Cryptococcus neoformans, Pneumocystis carinii, Histoplasma capsulatum (nur endemisch)
▶ Viren: Zytomegalievirus (CMV), Herpes-simplex-Virus (HSV), Varizella-Zoster-Virus (VZV)

Klinisches Bild

Symptomatik. Die klassische Symptomkonstellation bei Pneumonie besteht aus Fieber, Husten und mukopurulentem Sputum. Brustschmerz (bei Begleitpleuritis; siehe unten), Schüttelfrost, Dyspnoe, Schwäche und Müdigkeit können eine Pneumonie begleiten. Besonderheiten des Erregers, Alter des Patienten und Komorbiditäten können das klinische Bild erheblich beeinflussen. Eine Pneumokokkenpneumonie beginnt plötzlich mit Schüttelfrost und hohem Fieber, die Patienten sind häufig stark beeinträchtigt. Im Gegensatz dazu verläuft eine durch Mykoplasmen, Chlamydien oder Viren ausgelöste Pneumonie eher weniger schwer, hierbei finden sich neben trockenem Reizhusten und allgemeiner Abgeschlagenheit oftmals starke Kopfschmerzen sowie Muskel- und Gelenkschmerzen. Bei älteren Patienten lassen sich häufig nur Schwäche, Appetitlosigkeit und Verwirrtheit als einzige Symptome der Pneumonie nachweisen. Selbst diese unspezifischen Symptome findet man meist nur durch subtile Anamnese und klinische Untersuchung.

Die Spezifität der klassischen Symptome – Husten, Auswurf, Fieber – ist sehr gering: Husten tritt außer bei Pneumonie z. B. auch bei Bronchitis, interstitiellen Lungenerkrankungen, Bronchialkarzinom, Lungentuberkulose und Asthma bronchiale auf. Auch die vermehrte Sputumproduktion ist ein unspezifisches Symptom, das ebenfalls bei einer akuten oder chronischen Bronchitis auftritt. Die Produktion eines gelblich- oder grünlich-eitrigen Sputums weist lediglich auf eine bakterielle Infektion hin, dieses Symptom kann differenzialdiagnostisch auch nicht zwischen einer Pneumonie und einer Bronchitis trennen. Eine akute, fulminante Pneumonie kann sich auch primär als Schocklunge (parapneumonisches Adult respiratory Distress Syndrome) oder als septisches Krankheitsbild mit katecholaminpflichtigem Kreislaufversagen, akutem Nierenversagen und Verbrauchskoagulopathie präsentieren. Hierbei lassen sich besonders häufig S. pneumoniae und S. aureus als Erreger nachweisen (Abb. 6.**10**).

Diagnose, Differenzialdiagnose

Körperlicher Untersuchungsbefund. Bei der klinischen Untersuchung achtet man bei der Inspektion des Patienten auf die Atemfrequenz sowie auf Zeichen der Dyspnoe (Einsatz der Atemhilfsmuskulatur, Schwierigkeiten beim Sprechen, Einziehung der Interkostalräume bei erhöhter Atemarbeit) und der Hypoxämie (Zyanose, Verwirrtheit), auf einseitige oder asymmetrische Atemexkursionen und auf eine schmerzbedingte Schonatmung. Perkutorisch findet man über infiltrierten Arealen einen gedämpften Klopfschall, der Stimmfremitus ist in die-

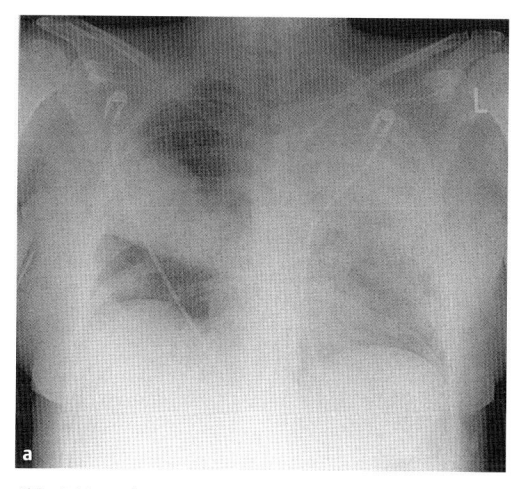

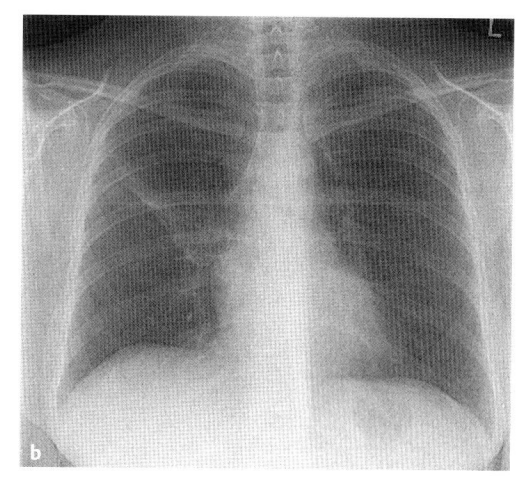

Abb. 6.10 Fulminante Pneumokokkenpneumonie mit akutem Lungenversagen und septischem Schock bei einer bislang völlig gesunden 43-jährigen Patientin.
a Bei Krankenhausaufnahme.
b Röntgenaufnahme des Thorax bei Entlassung nach 9-wöchiger Therapie.

sen Bereichen verstärkt. Auskultatorisch lassen sich „ohrnahe" feinblasige Rasselgeräusche nachweisen; grobblasige bronchitische Geräusche entstehen durch die vermehrte Sekretproduktion und die Ansammlung in den Atemwegen. Bei einer Begleitpleuritis findet sich Pleurareiben. Ein negativer Auskultationsbefund schliesst eine Pneumonie nicht aus; hilusnahe Infiltrate werden bei der Auskultation nicht erfasst. Ein unauffälliger Auskultationsbefund ist typisch für eine durch Mykoplasmen, Chlamydien oder Viren ausgelöste Pneumonie. Fieber und Leukozytose sind typische Symptome bei Pneumonie, allerdings auch bei anderen Infektionen. Ältere Patienten entwickeln meist weder Fieber noch Leukozytose, bei ihnen finden sich bei der körperlichen Untersuchung häufiger Somnolenz, Exsikkose und Tachykardie. Eine im Verhältnis zu Körpertemperatur und Flüssigkeitsmangel zu niedrige Herzfrequenz (relative Bradykardie) kann auf eine durch Viren, Mykoplasmen, Chlamydien oder Legionellen ausgelöste Erkrankung hindeuten.

Gasaustauschstörung. Die Symptome der bei Pneumonie oftmals ausgeprägten Gasaustauschstörung sind ebenfalls unspezifisch, nur selten zeigt sich eine Zyanose als Zeichen der Hypoxämie. Häufiger äußert sich die Gasaustauschstörung in Form von Dyspnoe, Schwitzen, Tachykardie oder Verwirrtheit; Objektivierung und Bestimmung des Schweregrades gelingen nur durch eine Blutgasanalyse. Die Gasaustauschstörung führt zu einer Rechtsherzbelastung, auch hier lassen sich nur selten die Zeichen einer akuten Rechtsherzdekompensation (gestaute Halsvenen, Leberdruckschmerz) finden. Für den Nachweis der Rechtsherzbelastung eignet sich indirekt die Abdomensonographie (Stauung der V. cava, gestaute Lebervenen, Hepatomegalie); der direkte Nachweis erfordert die Durchführung einer Echokardiographie (Trikuspidalklappeninsuffizienz, erhöhter pulmonalarterieller Druck, vergrößerter rechter Ventrikel). Mit Hilfe der Sonographie kann man gleichzeitig nach einer pleuralen Flüssigkeitsansammlung suchen. Ein parapneumonischer Erguss lässt sich im Verlauf bei mehr als der Hälfte der Patienten nachweisen, er stellt einen Risikofaktor für die Ausbildung eines Pleuraempyems dar (siehe unten).

Röntgenuntersuchung des Thorax. Die körperliche Untersuchung und die klinische Symptomatik sind also wenig spezifisch für die Pneumonie. Die definitive Diagnose wird durch die Röntgenuntersuchung des Thorax gestellt. Bei der Lobärpneumonie lassen sich typischerweise eine homogene Verschattung eines Lungenlappens oder eines Segments und ein positives Bronchopneumogramm (Abhebung der luftgefüllten bronchialen Atemwege von den mit Sekret gefüllten peripheren Lungenanteilen) darstellen. Eine Bronchopneumonie ist im Röntgenbild durch mehrere konfluierende Infiltrate gekennzeichnet (entzündliches Exsudat im peribronchialen Gewebe mit Ausdehnung auf einzelne Lobuli). Bei einer durch Viren, Mykoplasmen oder Chlamydien ausgelösten Pneumonie findet sich häufig eine perihiläre interstitielle Zeichnungsvermehrung, während in den peripheren Lungenanteilen meist nur eine zarte, schleierartige Trübung zu sehen ist. Die Röntgenaufnahme des Thorax kann eine vermutete Pneumonie zwar sichern, allerdings lässt das Muster der radiologischen Veränderungen nicht auf die definitive Ursache der Pneumonie schließen. Eine Ausnahme stellt das radiologisch nachweisbare Infiltrat bei einem neutropenischen Patienten dar, hier handelt es sich mit an Sicherheit grenzender Wahrscheinlichkeit um eine Pilzpneumonie (Pilzmyzel in den Alveolen; Abb. 6.**7**). Dagegen ist die durch einen bakteriellen Erreger verursachte Pneumonie bei einem neutropenischen Patienten aufgrund des fehlenden alveolären Neutrophileneinstroms oftmals radiologisch nicht erkennbar, sodass ein negativer Röntgenbefund das Vorliegen einer Pneumonie bei diesen Patienten nicht ausschließen kann.

Mikrobiologische Diagnostik. Die Ursache einer Pneumonie lässt sich nur durch die mikrobiologische Erregeridentifikation ermitteln. Möglichst noch vor Beginn der kalkulierten Antibiotikatherapie sollten Bronchialsekret gewonnen und eine Bakterienkultur angelegt werden. Unter ambulanten Bedingungen ist der Erregernachweis nicht zwingend erforderlich. Unter stationären Bedingungen sollte jedoch immer eine Erregeridentifizierung angestrebt werden; allerdings ist die Rate der richtig bestimmten Erreger mit 20–30 % sehr gering. Auch bei konsequenter mikrobiologischer Diagnostik gelingt meist nur in der Hälfte aller Fälle ein definitiver Erregernachweis. Das Ergebnis der kurzfristig durchführbaren mikroskopischen Untersuchung gramgefärbter Sputumausstriche sollte nicht allein die initiale Antibiotikatherapie bestimmen, aber ein entsprechender Befund kann dazu beitragen, die kalkulierte Antibiotikatherapie um ein bestimmtes Medikament zu erweitern. Neben der Unterscheidung in grampositive und gramnegative Erreger kann auch die Form der Bakterien bei dieser Untersuchungsmethode richtungsweisend sein, z. B. sind Pneumokokken relativ große grampositive Bakterien, die als Diplokokken vorliegen, während andere Streptokokken längere Ketten ausbilden; Haemophilus influenzae ist ein gramnegatives kokkoides Stäbchenbakterium, S. aureus stellt sich in Form grampositiver haufenförmiger Kokken dar. Bei der mikroskopischen Sputumuntersuchung sollte zusätzlich auf die Anzahl der Epithelzellen und neutrophilen Granulozyten geachtet werden: Mehr als 10 Epithelzellen und weniger als 25 Granulozyten pro Gesichtsfeld deuten eher auf das Vorliegen von Speichel als von Bronchialsekret hin.

Materialgewinnung. Sollte der Patient kein oder nicht genügend Sputum produzieren (z. B. bei Exsikkose), kann man die Sekretproduktion durch Inhalation mit Kochsalzlösung und/oder Ambroxol steigern. Manchmal kann zur Sekretgewinnung auch eine transglottische Absaugung erforderlich werden. Das Influenzavirus wird im Rachenspülwasser identifiziert. Der Nachweis von Legionellen gelingt durch Antigennachweis im Urin oder die direkte Immunfluoreszenzmikroskopie bzw. die kulturelle Anzüchtung aus dem Sputum. Bei der Pneumokokkenpneumonie gelingt die Erregerdifferenzierung meist aus der Blutkultur. Im Urin kann man Pneumokokkenantigen nachweisen, die Wertigkeit des Tests für die Klinik ist jedoch noch unklar. Infektionen mit Mykoplasmen, Chlamydien oder Coxiellen können erst im Verlauf durch den Anstieg des Antikörpertiters im Serum gesichert werden. Bei der Mykoplasmenpneumonie kann es mit Beginn der Antiköperproduktion zu einer hämolytischen Anämie durch Kälteagglutinine kommen. Die serologischen Untersuchungen haben – außer bei einer therapierefraktären Pneumonie – in der klinischen Routine keinen Stellenwert.

An laborchemischen Parametern werden ein Blutbild, wenn möglich ein Differenzialblutbild, das C-reaktive Protein, Elektrolyte, Harnstoff und Kreatinin bestimmt (im Krankenhaus zusätzlich die kapillären Blutgase). Diese Parameter dienen zwar nicht der Diagnosestellung, sie erlauben aber eine therapeutische und prognostische Einschätzung.

Praktisches Vorgehen. Zur rationalen Diagnostik hat sich folgendes Vorgehen bewährt (Abb. 6.11): Leichtere Erkrankungen bei ansonsten gesunden Personen können ohne weitere Diagnostik ambulant behandelt werden. Bei schwereren Erkrankungen junger und gesunder Personen, leichter kranker älterer Patienten oder Patienten mit chronischen Erkrankungen sollte die Indikation zur Röntgenaufnahme des Thorax frühzeitig gestellt werden. Im ambulanten Bereich ist nicht unbedingt eine Erregerdiagnostik gefordert; wenn allerdings eine stationäre Behandlung indiziert ist, sollte konsequent eine Erregeridentifizierung aus Sputum und Blut-

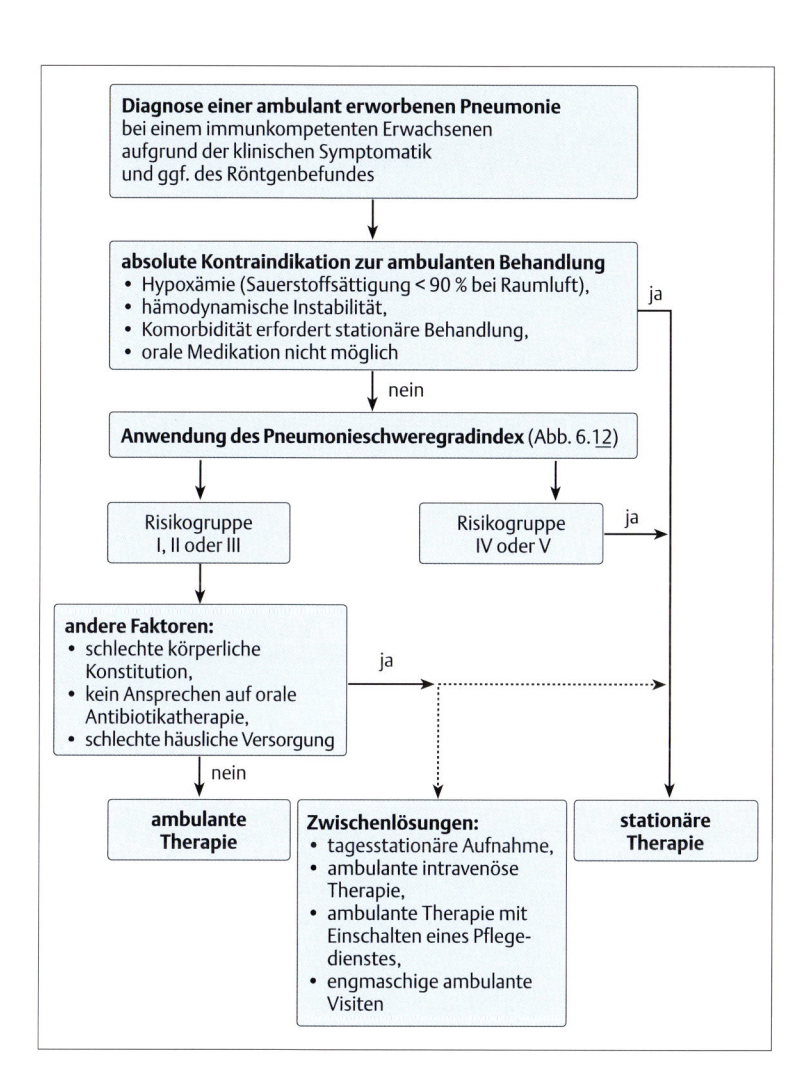

Abb. 6.11 Diagnostisches Vorgehen bei ambulant erworbener Pneumonie.

```
┌─────────────────────────────────────────────────────┐
│ Diagnose einer ambulant erworbenen Pneumonie        │
│ bei einem immunkompetenten Erwachsenen              │
│ aufgrund der klinischen Symptomatik                 │
│ und ggf. des Röntgenbefundes                        │
└─────────────────────────────────────────────────────┘
                         ↓
┌─────────────────────────────────────────────────────┐
│ absolute Kontraindikation zur ambulanten Behandlung │
│ • Hypoxämie (Sauerstoffsättigung < 90 % bei Raumluft),│ ja →
│ • hämodynamische Instabilität,                      │
│ • Komorbidität erfordert stationäre Behandlung,     │
│ • orale Medikation nicht möglich                    │
└─────────────────────────────────────────────────────┘
                    nein ↓
┌─────────────────────────────────────────────────────┐
│ Anwendung des Pneumonieschweregradindex (Abb. 6.12) │
└─────────────────────────────────────────────────────┘
         ↓                          ↓
   Risikogruppe              Risikogruppe       ja →
   I, II oder III            IV oder V
         ↓
┌──────────────────────────┐
│ andere Faktoren:         │
│ • schlechte körperliche  │ ja →
│   Konstitution,          │
│ • kein Ansprechen auf    │
│   orale Antibiotikatherapie, │
│ • schlechte häusliche Versorgung │
└──────────────────────────┘
         ↓ nein
   ambulante          Zwischenlösungen:              stationäre
   Therapie           • tagesstationäre Aufnahme,    Therapie
                      • ambulante intravenöse
                        Therapie,
                      • ambulante Therapie mit
                        Einschalten eines Pflege-
                        dienstes,
                      • engmaschige ambulante
                        Visiten
```

kultur angestrebt werden. Zudem sollten bei älteren oder multimorbiden Patienten, bei schwerer Erkrankung jüngerer Patienten und bei allen stationären Patienten die Bestimmung von Blutbild, CRP, Kreatinin und Elektrolyten sowie eine Messung der Sauerstoffsättigung oder eine Blutgasanalyse durchgeführt werden. Bei einer schweren Pneumonie sollte der Urin immer auf Legionellenantigen untersucht werden.

Invasive Diagnostik. Bei immunsupprimierten Patienten, bei Versagen der kalkulierten Initialtherapie einer CAP bzw. bei einem therapieresistenten Infiltrat sowie bei Patienten mit einer HAP, insbesondere mit einer VAP, ist zur definitiven Klärung der Ursache die Indikation zur invasiven Diagnostik gegeben. Das zentrale diagnostische Verfahren zur Materialgewinnung ist die flexible Bronchoskopie mit Durchführung eines geschützten Bürstenabstrichs (Protected Brush) und/oder einer bronchoalveolären Lavage im betroffenen Areal. Aus dem gewonnen Material wird eine Kultur angelegt; die quantitative Bakterienkultur kann dazu beitragen, eine Kontamination oder Kolonisation sicher von einer tatsächlichen Infektion zu trennen: In der Regel werden mehr als 10 000 Erreger pro Milliliter Lavageflüssigkeit als signifikant betrachtet.

Mittels molekularbiologischer Verfahren (Polymerasekettenreaktion) können Viren, Chlamydien, Mykoplasmen und Legionellen im Material der bronchoalveolären Lavage nachgewiesen werden. Die bronchoalveoläre Lavage hat insbesondere zum Nachweis von Mykobakterien (Ziehl-Neelsen-Färbung, Polymerasekettenreaktion, Kultur), Pneumocystis carinii (Grocott-Färbung, Immunfluoreszenz), Zytomegalievirus und Herpes-simplex-Virus (Polymerasekettenreaktion, Antigennachweis) einen großen Stellenwert erlangt. Bei der Pneumocystis-carinii-Pneumonie hat die Analyse von Bronchialsekret keine hohe Treffsicherheit, hier muss zum Nachweis des nur im Alveolarraum vorkommenden Erregers mindestens provoziertes Sputum durch Inhalation hypertoner Kochsalzlösung gewonnen werden. Diese Methode erfordert jedoch gut geschultes Personal und ein standardisiertes Vorgehen, um falschnegative Ergebnisse zu vermeiden.

Zytologische Untersuchung. Bei unklarem Infiltrat oder interstitieller Zeichnungsvermehrung ist die Analyse des Materials aus der bronchoalveolären Lavage auch über die Erregerdiagnostik hinaus von hohem differenzialdiagnostischen Wert: Die Analyse der zellulären Zusammensetzung der Lavage kann weitere Hinweise auf die zugrunde liegende, gegebenenfalls auch nichtinfektiöse Erkrankung liefern. Da bei einer Pneumonie typischerweise die Anzahl der neutrophilen Granulozyten erhöht ist, müssen insbesondere eine fehlende Neutrophilie (ohne Neutropenie im Blutbild!), eine ausgeprägte Lymphozytose oder eine Eosinophilie an eine andere Lungenkrankheit denken lassen. Bei einer T8-Lymphozytose kann es sich beispielsweise um eine exogen-allergische Alveolitis und bei einer Eosinophilie z. B. um eine eosinophile Pneumonie, einen Morbus Wegener oder eine parasitäre Erkrankung (z. B. durch Ascaris lumbricoides) handeln.

Eine transbronchiale Biopsie, die im Rahmen einer flexiblen Bronchoskopie durchgeführt werden kann, ist erforderlich, um die Gewebeinvasion von Pilzen und damit die Pilzpneumonie sicher von einer Kolonisation durch Candida oder Aspergillus spp. zu unterscheiden. Auch Nocardia spp. oder Actinomyces spp. lassen sich oftmals nur in bioptisch gewonnenem Material nachweisen. Diese Pneumonien treten typischerweise bei myeloischer Insuffizienz auf, ihre bioptische Sicherung ist aufgrund der bestehenden Thrombopenie häufig nicht möglich. Durch Verwendung der geschützten Bürste (Protected Brush) bei der Bronchoskopie lassen sich die pneumonieverursachenden Erreger ebenfalls sicherer identifizieren, da das gewonnene Material während der Prozedur vor einer Kontamination mit kolonisierenden Erregern des oberen Respirationstraktes geschützt ist. Allerdings verursacht diese Technik erhebliche Kosten, und bislang konnte nicht gezeigt werden, dass hierdurch Verlauf oder Ausgang einer Pneumonie entscheidend beeinflusst werden.

Ergusspunktion. Lässt sich sonographisch oder radiologisch ein parapneumonischer Erguss nachweisen, bietet die Ergusspunktion mit nachfolgender Färbung eines Ausstrichs und Anlegen einer Bakterienkultur weitere diagnostische Möglichkeiten zur Erregeridentifizierung. Lässt sich makroskopisch erkennbarer Eiter gewinnen, kann man bereits bei der Punktion – ohne weitere Laboranalysen – die Diagnose eines Pleuraempyems stellen und entsprechende therapeutische Maßnahmen einleiten (siehe unten).

Computertomographie. Die Durchführung einer Computertomographie (CT) des Thorax ist bei der Erkennung von Komplikationen oder Ursachen einer therapierefraktären Pneumonie hilfreich. So lässt sich mit Hilfe dieser Untersuchung ein Tumor als Ursache einer Retentionspneumonie identifizieren oder ein in der konventionellen Röntgenaufnahme des Thorax nicht erkennbarer Abszess nachweisen. Eine hochauflösende CT (High Resolution CT) erfasst bereits Pneumonien, die sich auf dem Röntgenbild des Thorax noch nicht abbilden (z. B. bei neutropenischen Patienten). Mit Hilfe der Spiral-CT kann man besonders gut die pulmonalen Gefäße abbilden und so mit einer sehr hohen Sensitivität eine Lungenarterienembolie als Ursache einer Infarktpneumonie nachweisen.

Wenn ein Lungeninfiltrat trotz Therapie persistiert, sind weitere differenzialdiagnostische Überlegungen erforderlich.

> Bei einem therapieresistenten Infiltrat kann es sich um
> ➤ ein Bronchialkarzinom,
> ➤ eine Lungentuberkulose,
> ➤ eine Infarktpneumonie,
> ➤ einen Lungenabszess,
> ➤ eine eosinophile Pneumonie oder
> ➤ eine interstitielle Lungenerkrankung
> handeln.
> Therapieresistente Infiltrate müssen bronchoskopisch abgeklärt werden.

Bronchoskopie. Die Untersuchung mit einer flexiblen Fiberoptik erlaubt die direkte Inspektion der zentralen Atemwege und die gezielte Probenentnahme durch bronchiale Spülung, Bürstenabstrich, bronchoalveoläre Lavage oder Biopsie. Lässt sich auch wiederholt mit Hilfe dieser Untersuchung keine eindeutige Diagnose stellen, kann in seltenen Fällen die Durchführung einer offenen Lungenbiopsie (thorakoskopischer minimalinvasiver Eingriff oder klassisch chirurgisch) angezeigt sein. Bei immunsupprimierten Patienten sollte diese diagnostische Maßnahme nicht unnötig hinausgezögert werden und gegebenenfalls sehr frühzeitig erfolgen, denn gerade bei diesen Patienten hat die Klärung der Ursache einer Pneumonie eine besondere Dringlichkeit.

Therapie

Ambulant erworbene Pneumonie

Ambulante/stationäre Therapie. Nach Diagnosestellung muss zunächst die Entscheidung zur ambulanten oder zur stationären Behandlung getroffen werden. Für diese Entscheidung sind folgende Kriterien maßgeblich:
- klinischer Schweregrad (stationäre Behandlung indiziert bei Atemfrequenz > 30/min, Herzfrequenz > 125/min, extrapulmonale Komplikationen),
- Komorbiditäten (chronisch-obstruktive Lungenerkrankung, Herzinsuffizienz, Leberzirrhose, Niereninsuffizienz, neurologische Erkrankungen),
- Alter (frühzeitige Entscheidung zur Einweisung bei einem Alter > 65 Jahre),
- Qualität der häuslichen Versorgung.

Ausgeprägte radiologische Veränderungen (multiple oder beidseitige Infiltrate, Einschmelzungen, großer Pleuraerguss) und pathologische Laborparameter (Leukozytose von > 20 000/µl, Leukopenie von < 4000/µl, erhöhter Nierenretentionsparameter, Elektrolytentgleisungen, Hypoxämie mit einem Sauerstoffpartialdruck von < 60 mmHg) begründen ebenfalls die Entscheidung zur Krankenhauseinweisung. Kriterien für die Behandlung auf einer Intensivstation sind, neben Lebensalter und Vorerkrankungen, Schweregrad der Gasaustauschstörung (Sauerstoffpartialdruck von < 60 mmHg, Kohlendioxidpartialdruck von > 45 mmHg) und rasche Progredienz der Infiltrate (> 50 % innerhalb von 48 Stunden) sowie hämodynamische Instabilität (systolischer Blutdruck < 90 mmHg oder diastolischer Blutdruck < 60 mmHg), metabolische Entgleisung (Azidose, Hyperglykämie), Versagen weiterer Organe (Niere und/oder Leber) und Gerinnungsstörungen als Zeichen der fortschreitenden Sepsis. Zur Abschätzung des Risikos und zur Entscheidung für eine ambulante oder stationäre Behandlung können die in Abb. 6.11 und Abb. 6.12 dargestellten Algorithmen zur Anwendung kommen.

Ambulante Behandlung der ambulant erworbenen Pneumonie. Eine leichtgradige CAP kann im Sinne einer empirischen ambulanten Therapie mit einem neueren Makrolid behandelt werden (Clarithromycin, Azithromycin). Mit dieser Therapie werden die 3 häufigsten Erreger – S. pneumoniae, M. pneumoniae und C. pneumoniae – erfasst. Die Makrolidresistenz von Pneumokokken liegt in Deutschland bei 10–15 %, sodass – insbesondere bei leichtgradiger CAP – eine Makrolidtherapie noch als adäquat zu betrachten ist. Erythromycin ist wegen seiner schlechten Verträglichkeit und zahlreicher unerwünschter Wirkungen nicht mehr das Makrolid der ersten Wahl. Cotrimoxazol oder Tetrazykline können aufgrund der aktuellen Resistenzlage nicht mehr empfohlen werden. Die Rate an Penicillin-G-resistenten Pneumokokken beträgt in Deutschland < 5 %. In anderen europäischen (Spanien, Portugal, Osteuropa) und außereuropäischen Ländern (Japan, Korea) liegt diese Rate zum Teil dramatisch höher. Bei entsprechender Reiseanamnese ist im ambulanten Bereich eine Behandlung mit einem Gyrasehemmer der 4. Generation angezeigt (z. B. Moxifloxazin). Im Normalfall wird eine Therapiedauer von 7–10 Tagen als ausreichend angesehen, bei einer Infektion mit Mykoplasmen oder Chlamydien wird eine Therapiedauer von 10–14 Tagen empfohlen. Die Behandlung mit Azithromycin kann aufgrund der langen Halbwertszeit auf 3–5 Tage beschränkt werden. Eine potenziell lebensbedrohliche Verschlechterung entwickelt sich meist innerhalb von 24–48 Stunden, deshalb sollte man in diesem Zeitraum eine Folgeuntersuchung anstreben. Bei Therapieversagen ist meist eine stationäre Einweisung notwendig.

> **Therapie der leichten ambulant erworbenen Pneumonie** (Patienten < 65 Jahre, fehlende Komorbidität, keine Einschränkung der Vitalfunktionen)
>
> **Kalkulierte Initialtherapie: Makrolid**
> - Clarithromycin: 2 × 250 (–500) mg p. o.
> - Azithromycin: 1 × 500 mg über 3 Tage p. o.
>
> **Reiserückkehrer (z. B. Spanien, Osteuropa/Ungarn, Japan, Korea):**
> **Chinolon der neueren Generation**
> - Moxifloxazin: 1 × 400 mg p. o.

6 Infektionen des Respirationstraktes

Patient mit ambulant erworbener Pneumonie → Alter > 50 Jahre (ja → Risikogruppen II–IV nach Scoresystem) nein → Komorbidität: Neoplasie, Herzinsuffizienz, zerebrovaskuläre Insuffizienz, Nierenerkrankungen, Lebererkrankungen (ja → Risikogruppen II–IV) nein → klinische Befunde: Herzfrequenz > 125/min, Atemfrequenz > 30/min, systolischer Blutdruck < 90 mmHg, Temperatur < 35 °C oder > 40 °C, zerebrale Dysfunktion (ja → Risikogruppen II–IV) nein → Risikogruppe I

Scoresystem

Charakteristika	Punkte
Alter: männlich	Lebensalter
weiblich	Lebensalter – 10
Pflegeheim	+10
Neoplasie	+30
Lebererkrankung	+20
Herzinsuffizienz	+10
zerebrovaskuläre Insuffizienz	+10
Nierenerkrankungen	+10
zerebrale Dysfunktion	+20
Atemfrequenz > 30/min	+20
systolischer Blutdruck < 90 mmHg	+20
Temperatur < 35 °C oder > 40 °C	+15
Herzfrequenz < 125/min	+10
pH-Wert < 7,35	+30
Harnstoff-N-Konzentration > 30 mg/dl	+20
Natriumkonzentration < 130 mmol/l	+20
Glukose > 250 mg %	+10
Hämatokrit < 30 %	+10
Sauerstoffpartialdruck < 60 mmHg	+10
Pleuraerguss	+10

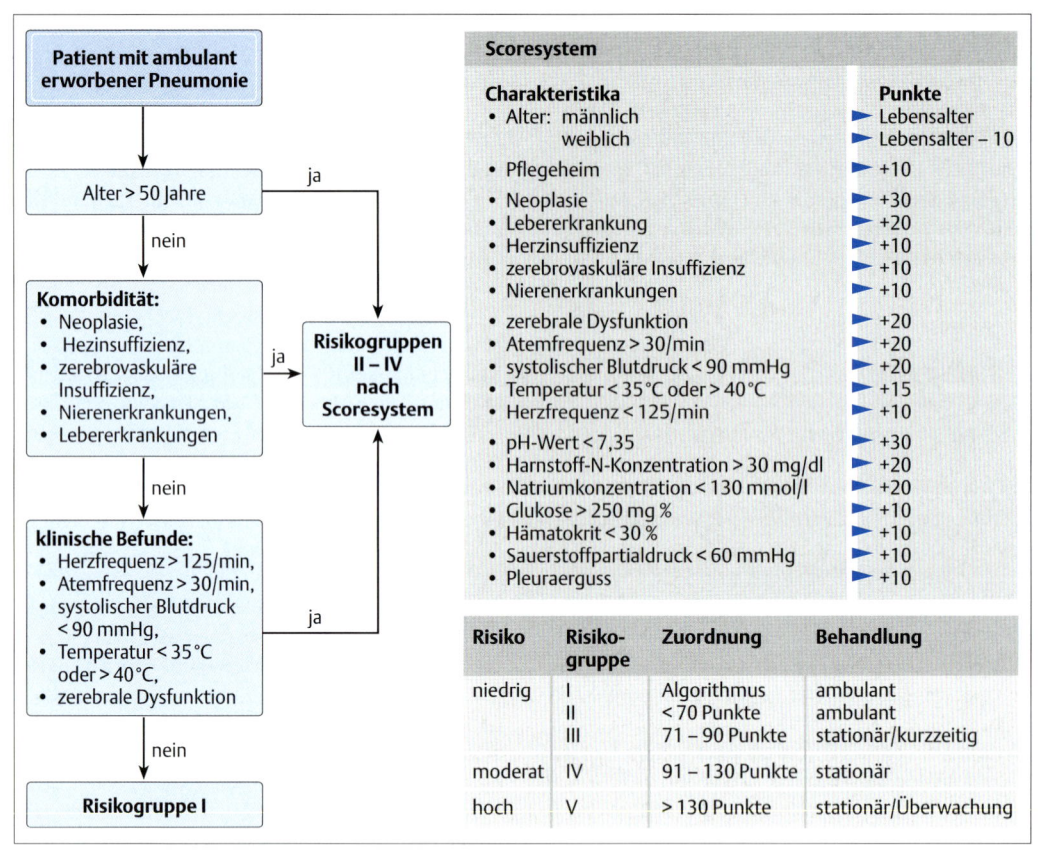

Risiko	Risikogruppe	Zuordnung	Behandlung
niedrig	I	Algorithmus	ambulant
	II	< 70 Punkte	ambulant
	III	71 – 90 Punkte	stationär/kurzzeitig
moderat	IV	91 – 130 Punkte	stationär
hoch	V	> 130 Punkte	stationär/Überwachung

Abb. 6.**12**   Therapiealgorithmus bei ambulant erworbener Pneumonie (nach Fine 1997).

Stationär behandlungsbedürftige ambulant erworbene Pneumonie. Patienten mit primär stationär behandlungsbedürftiger CAP (mittelschwere CAP) sollten initial eine Therapiekombination aus einem Aminopenicillin plus β-Laktamase-Inhibitor und einem Makrolid erhalten. Alternativ kann ein Cephalosporin der 2. Generation (z. B. Cefotiam oder Cefuroxim) in Kombination mit einem Makrolid oder ein Gyrasehemmer der 4. Generation verordnet werden. Bei entsprechender Reiseanamnese mit hohem Risiko für eine Infektion mit resistenten Pneumokokken sollte ein Cephalosporin der 3. Generation (z. B. Ceftriaxon) in Kombination mit einem Makrolid oder ebenfalls ein Gyrasehemmer der 4. Generation eingesetzt werden. Werden bei der Erregerdiagnostik Pneumokokken mit unkomplizierter Resistenzlage nachgewiesen, sollte man die Antibiotikatherapie auf die alleinige Gabe von Penicillin deeskalieren. Zu Beginn der Behandlung sollten die Antibiotika intravenös verabreicht werden, nach Entfieberung kann man auf eine orale Medikation umstellen. Die Therapiedauer beträgt 7 – 10 Tage, nach Umstellung auf die orale Medikation kann die Therapie ambulant fortgesetzt werden. Nach einer Behandlungsdauer von 48 – 72 Stunden sollte man eine Therapieevaluation vornehmen (Tabelle 6.**4**).

Intensivmedizinisch behandlungsbedürftige ambulant erworbene Pneumonie. Bei schwerer CAP mit bereits initial intensivmedizinischer Behandlungsindikation wird ein Acylureidopenicillin mit einem β-Laktamase-Inhibitor (z. B. Piperacillin plus Tazobactam oder Sulbactam) und einem Makrolid kombiniert; diese Kombination kann noch um ein Aminoglykosid erweitert werden. Alternativ benutzt man ein Cephalosprin der 3. Generation (z. B. Ceftriaxon oder Cefotaxim, bei Verdacht auf eine Pseudomonasinfektion Ceftazidim) oder der 4. Generation (Cefepim) in Kombination mit einem Makrolid und gegebenenfalls einem Aminoglykosid. Statt Makrolid plus Aminoglykosid kann auch ein

Kalkulierte Initialtherapie	
Aminopenicillin/β-Laktamase-Inhibitor	
Amoxicillin/Clavulansäure	3 × 1,2–2,2 g i. v. oder 3 × 625–1250 mg p. o.
Ampicillin/Sulbactam	3 × 1,5–3 g i. v. oder 3 × 750 mg p. o.
oder	
Cephalosporin der 2. Generation	
Cefuroxim	3 × 1,5 g i. v.
Cefotiam	3 × 2 g i. v.
Jeweils in Kombination mit	
Makrolid	
Erythromycin	3 × 1 g i. v.
Clarithromycin	2 × 250–500 mg p. o. oder i. v.
Azithromycin	1 × 500 mg p. o.
Roxithromycin	1 × 300 mg p. o.
Alternativ	
Chinolon der neueren Generation	
Moxifloxacin	1 × 400 mg p. o. oder i. v.

Tabelle 6.**4** Therapie der mittelschweren ambulant erworbenen Pneumonie (Patienten > 65 Jahre, Komorbidität, stationäre Therapie erforderlich), Dosierungen pro Tag bei normaler Nierenfunktion

Gyrasehemmer (Ciprofloxazin, Levofloxazin) als Kombinationspartner eingesetzt werden. Carbapeneme sind als Reserveantibiotika zu betrachten, ihr Einsatz als Initialtherapie der CAP ist besonders schweren Fällen vorbehalten, z. B. bei hochgradig immunsupprimierten Patienten. Die Antibiotika werden immer intravenös verabreicht, die Therapiedauer beträgt 10–14 Tage. Liegt nach entsprechender Diagnostik ein Erregernachweis vor, ist die Therapie entsprechend zu modifizieren und zu fokussieren. Auch bei der schweren Pneumonie wird nach 48–72 Stunden eine Therapieevaluation durchgeführt (Tabelle 6.5).

Therapieerfolg. Je nach auslösendem Erreger und eingesetztem Antibiotikum weist die ambulant behandelbare Pneumonie Heilungsraten von 76–98 % auf. Für stationär behandelte Pneumonien werden Heilungsraten von 70–90 % angegeben.

Nosokomiale Pneumonie

Therapie der Early Onset nosokomialen Pneumonie. Die Early Onset HAP kann unabhängig vom Schweregrad mit einer Monotherapie behandelt werden. Bei der kalkulierten Initialtherapie kommen ein Aminopenicillin plus β-Laktamase-Inhibitor oder ein Cephalosporin der 2. Generation (z. B. Cefuroxim, Cefotiam) zum Einsatz.

Therapie der Late Onset nosokomialen Pneumonie. Die kalkulierte Initialtherapie bei der leichten bis mittelschweren Late Onset HAP des spontanatmenden Patienten wird mit einem Cephalosporin der 3. Generation (z. B. Ceftriaxon oder Cefotaxim) oder mit einem Gyrasehemmer (Ciprofloxazin, Levofloxazin) durchgeführt. Liegen Risikofaktoren vor, wird die antimikrobielle Therapie entsprechend dem zu erwartenden Erregerspektrum erweitert:

- Bei Trauma des Zentralnervensystems oder Koma sollte eine Kombination mit einem staphylokokkenwirksamen Antibiotikum erfolgen (z. B. Clindamycin), welches im Einzelfall auch eine Wirksamkeit gegen methicillinresistente Staphylokokken aufweist (z. B. Vancomycin oder Linezolid).
- Bei Aspiration sollte Clindamycin ergänzt oder eine Therapie mit Piperacillin plus β-Laktamase-Inhibitor gewählt werden.
- Bei strukturellen Lungenerkrankungen sollte ein pseudomonaswirksames Cephalosporin (Ceftazidim, Cefepim), Piperacillin plus β-Laktamase-Inhibitor oder Ciprofloxazin zum Einsatz kommen.

„Deeskalations-/Eskalationsstrategie". Bei vorbestehender antimikrobieller Therapie aufgrund einer anderen Indikation ist mit multiresistenten gramnegativen und grampositiven Erregern zu rechnen. Bei multiresistenten Erregern oder spät einsetzender HAP ist die Überlegenheit einer Kombinationstherapie gegenüber der Monotherapie zwar nicht gesichert, sollte aber bei schwerer Erkrankung oder VAP erwogen werden. Bei der „Deeskalationsstrategie" besteht die kalkulierte Thera-

Tabelle 6.5 Therapie der schweren ambulant erworbenen Pneumonie (Intensivüberwachung/Intensivpflege erforderlich), Dosierungen pro Tag bei normaler Nierenfunktion

Kalkulierte Initialtherapie	
Acylureidopenicillin/β-Laktamase-Inhibitor	
Piperacillin/Sulbactam	3 × 4 g / 3 × 0,5–1 g i. v.
Piperacillin/Tazobactam	3 × 4,5 g i. v.
oder	
Cephalosporin der 3. oder 4. Generation	
Ceftriaxon	1 × 2 g i. v.
Cefotaxim	3 × 2 g i. v.
Ceftazidim (bei Verdacht auf Pseudomonas)	3 × 2 g i. v.
Cefepim (bei Verdacht auf Pseudomonas)	2 × 1–2 g i. v.
In Kombination mit	
Makrolid	
Erythromycin	3–4 × 1 g i. v.
Clarithromycin	2 × 500 mg i. v.
Gegebenenfalls zusätzlich	
Aminoglykosid	
Gentamycin	1 × 3–4 mg/kgKG i. v.
Tobramycin (bei Verdacht auf Pseudomonas)	1 × 3–4 mg/kgKG i. v.
Alternativ zur Kombination von Makrolid und Aminoglykosid	
Chinolon	
Ciprofloxacin	2 × 400 mg i. v.
Levofloxacin	1–2 × 500 mg i. v.
Reserveantibiotika: Carbapeneme	
Imipenem/Cilastatin	4 × 0,5 g – 3 × 1 g i. v.
Meropenem	3 × 1 g i. v.
In Kombination mit Makrolid ggf. plus Aminoglykosid, alternativ mit Chinolon.	

pie der schweren Late Onset HAP oder der VAP aus der Kombination eines Acylureidopenicillins plus β-Laktamase-Inhibitor, eines pseudomonaswirksamen Cephalosporins der Gruppe 3b (Ceftazidim, Cefepim) oder eines Carbapenems (Imipenem/Cilastin oder Meropenem) mit Ciprofloxacin oder einem pseudomonaswirksamen Aminoglykosid (Tobramycin oder Amikacin). Besteht die Gefahr einer Infektion mit ESBL- (Extended-Spectrum-Betalactamase-)Enterobacteriaceae, sollte ein Carbapenem (Imipenem/Cilastin oder Meropenem) oder ein Gyrasehemmer in der Kombination enthalten sein. Weiterhin sind die individuellen Risikofaktoren im Hinblick auf eine Infektion mit Anaerobiern, Staphylokokken oder MRSA sowie Legionellen oder Pilzen zu berücksichtigen. Bei Nachweis eines nichtmultiresistenten Erregers wird im Verlauf auf eine Monotherapie reduziert. Bei der „Eskalationsstrategie" wird mit einer Monotherapie begonnen und erst bei Nachweis eines multiresistenten Erregers der Kombinationspartner ergänzt. Für die Eskalationsstrategie spricht die einfache, kostengünstigere Therapie, die einen Großteil der Erreger erreicht und eine „Übertherapie" mit Selektion von Resistenzen vermeidet. Für die Deeskalationsstrategie spricht, dass eine primär inadäquate antimikrobielle Therapie auch nach Korrektur nicht mehr die Ergebnisse einer primär adäquaten Therapie erzielt. Die Wahl der Strategie hängt von der Prävalenz multiresistenter Erreger im jeweiligen Einsatzbereich (Risikokonstellation auf der Station/im Krankenhaus) ab. Bei unbekannter oder hoher Prävalenz (> 10 %) sollte die Deeskalationsstrategie gewählt werden (Tabellen 6.6 und 6.7).

Pneumonie bei Immunsuppression

Pilzinfektionen. Die Pneumonie bei Immunsuppression wird wie die Late Onset HAP behandelt. Zusätzlich ist mit Pilzen und Viren zu rechnen. Bei dringendem Verdacht auf eine Pilzpneumonie (z. B. pulmonale Infiltrate bei Neutropenie) sollte deshalb eine kalkulierte antimykotische Therapie mit Amphotericin B eingeleitet werden. Eine gesicherte As-

Tabelle 6.6 Therapie der nosokomialen Pneumonie, Dosierungen pro Tag bei normaler Nierenfunktion

Kalkulierte Initialtherapie	
Frühe nosokomiale Pneumonie (≥ 48 Stunden bis 5 Tage nach Aufnahme)	
Aminopenicillin/β-Laktamase-Inhibitor	
Amoxicillin/Clavulansäure	3 × 1,2–2,2 g i. v. oder 3 × 625–1250 mg p. o.
Ampicillin/Sulbactam	3 × 1,5–3 g i. v. oder 3 × 750 mg p. o.
Oder	
Cephalosporin der 2. Generation	
Cefuroxim	3 × 1,5 g i. v.
Cefotiam	3 × 2 g i. v.
Leichte bis mittelschwere späte nosokomiale Pneumonie (> 5 Tage nach Aufnahme) ohne Risikofaktoren	
Cephalosporin der 3. Generation	
Ceftriaxon	1 × 2 g i. v.
Cefotaxim	3 × 2 g i. v.
Oder	
Chinolon	
Ciprofloxacin	2 × 200–400 mg i. v.
Levofloxacin	1–2 × 500 mg i. v.
Schwere späte nosokomiale Pneumonie (> 5 Tage nach Aufnahme), Pneumonie bei beatmeten Patienten ohne weitere Risikofaktoren	
Acylureidopenicillin/β-Laktamase-Inhibitor	
Piperacillin/Sulbactam	3 × 4 g/3 × 0,5–1 g i. v.
Piperacillin/Tazobactam	3 × 4,5 g i. v.
Oder	
Pseudomonaswirksames Cephalosporin der 3. oder 4. Generation	
Ceftazidim	3 × 2 g i. v.
Cefepim	2 × 1–2 g i. v.
Oder	
Carbapenem	
Imipenem/Cilastatin	4 × 0,5 g–3 × 1 g i. v.
Meropenem	3 × 1 g i. v.
Jeweils in Kombination mit	
Chinolon	
Ciprofloxacin	2 × 400 mg i. v.
Levofloxacin	1–2 × 500 mg i. v.
Oder	
Pseudomonaswirksames Aminoglykosid	
Tobramycin	1 × 3–4 mg/kgKG i. v.
Amikacin	1 × 15 mg/kgKG i. v.

pergilluspneumonie wird mit Amphotericin B oder Voriconazol behandelt. Ein additiver Effekt von Flucytosin oder der Nutzen einer alleinigen oder zusätzlichen Gabe von Itraconazol gilt als nicht gesichert. Eine Candida albicans-Pneumonie wird mit Amphotericin B behandelt; nur in leichten Fällen oder bei Unverträglichkeit bzw. ausgeprägter Toxizität von Amphotericin B kann man auch Fluconazol

6 Infektionen des Respirationstraktes

Tabelle 6.7 Therapie der Pneumonie bei bekanntem Erreger, Dosierungen bei normaler Nierenfunktion, jeweils pro Tag

	1. Wahl	Alternativen
Bakterien		
Streptococus pneumoniae	➤ Penicillin G: 4 × 5 Mega	➤ Ceftriaxon: 1 × 2 g i. v.
Bei Resistenz	➤ Ceftriaxon: 1 × 2 g i. v.	➤ Moxifloxazin: 1 × 400 mg p. o./i. v.
Bei vollständiger Resistenz	➤ Vancomycin: 2 × 1000 mg plus ➤ Rifampicin: 1 × 600 mg p. o./i. v.	➤ Linezolid: 2 × 600 mg p. o./i. v.
Chlamydia pneumoniae	➤ Clarithromycin: 2 × 250 (–500) mg p. o./i. v.	➤ Azithromycin: 1 × 500 mg über 3 Tage p. o. ➤ Roxithromycin: 1 × 300 mg p. o. ➤ Doxycyclin: 1–2 × 100 mg p. o.
Mycoplasma pneumoniae	➤ Doxycyclin: 1–2 × 100 mg p. o.	➤ Clarithromycin: 2 × 250 (–500) mg p. o./i. v. ➤ Azithromycin: 1 × 500 mg über 3 Tage p. o. ➤ Roxithromycin: 1 × 300 mg p. o.
Staphylococcus aureus	➤ Cefazolin: 3 × 2 g i. v.	➤ Clindamycin: 3 × 900 mg i. v. ➤ Cefazolin + Rifampicin: 1 × 600 mg p. o./i. v.
Methicillinresistenter Staphylococcus aureus	➤ Vancomycin: 4 × 500 mg oder 2 × 1000 mg plus ➤ Rifampicin: 1 × 600 mg i. v.	➤ Linezolid: 2 × 600 mg i. v./p. o. ➤ Quinupristin/Dalfopristin: 3 × 5 mg/kgKG i. v.
Legionella spp.	➤ Erythromycin: 4 × 1 g i. v.	➤ Azithromycin: 1 × 500 mg über 3 Tage p. o. ➤ Roxithromycin: 1 × 300 mg p. o. ➤ Clarithromycin: 2 × 250 (–500) mg p. o./i. v. ➤ Ciprofloxacin: 2 × 400 mg i. v. oder 2 × 500 mg p. o. ➤ Moxifloxacin 1 × 400 mg i. v./p. o. ➤ Erythromycin + Rifampicin: 1 × 600 mg p. o./i. v.
Haemophilus influenzae	➤ Ceftriaxon: 1 × 2 g i. v.	➤ Ciprofloxacin: 2 × 200–400 mg i. v. oder 2 × 500 mg p. o. ➤ Amoxicillin/Clavulansäure: 3 × 1,2–2,2 g i. v. oder 3 × 625 (–1250) mg p. o. ➤ Ampicillin/Sulbactam: 3 × 1,5–3 g i. v. oder 3 × 750 mg p. o.
Pseudomonas aeruginosa	➤ Ceftazidim: 3 × 2 g i. v. plus ➤ Tobramycin: 1 × 3–4 mg/kgKG i. v.	➤ Piperacillin/Sulbactam: 3 × 4 g/3 × 0,5–1 g i. v. ➤ Piperacillin/Tazobactam: 3 × 4,5 g i. v. ➤ Meropenem: 3 × 1 g i. v. jeweils plus ➤ Tobramycin: 1 × 3–4 mg/kgKG i. v. oder ➤ Ciprofloxacin: 2 × 400 mg i. v. oder 2 × 500 mg p. o.
Coxiella burneti	➤ Doxycyclin: 1 × 200 mg p. o.	➤ Ciprobay: 2 × 500 mg p. o.
Klebsiella pneumoniae	➤ Ceftriaxon: 1 × 2 g plus ➤ Gentamycin: 1 × 3–4 mg/kgKG i.v	➤ Imipenem: 4 × 0,5–3 × 1 g i. v. ➤ Ciprofloxacin: 2 × 400 mg i. v. oder 2 × 500 mg p. o.
Chlamydia psittaci	➤ Doxycyclin: 1 × 200 mg p. o.	➤ Ciprofloxacin: 2 × 400 mg i. v. oder 2 × 500 mg p. o.
Enterobacter spp.	➤ Imipenem: 4 × 0,5–3 × 1 g i. v. ➤ Meropenem: 3 × 1 g i.v	➤ Piperacillin/Sulbactam: 3 × 4 g/3 × 0,5–1 g i. v. ➤ Piperacillin/Tazobactam: 3 × 4,5 g i. v. ➤ Ciprofloxacin: 2 × 400 mg i. v. oder 2 × 500 mg p. o.

Pneumonie

Tabelle 6.7 (Fortsetzung)

	1. Wahl	Alternativen
Pilze		
Aspergillus spp.	▸ Amphotericin B: 1 × 0,7 – 1 mg/kgKG i. v.	▸ liposomales Amphotericin B: 3 – 5 mg/kgKG i. v. ▸ Voriconazol: Initialdosis von 2 × 6 mg/kgKG i. v., dann 2 × 4 mg/kgKG i. v., dann 2 × 200 mg p. o. ▸ Caspofungin: Initialdosis von 1 × 70 mg i. v., dann 1 × 50 mg i. v.; bei Leberinsuffizienz 1 × 35 mg
Candida albicans	▸ Amphotericin B: 1 × 0,7 – 1 mg/kgKG i. v.	▸ Fluconazol: 1 – 2 × 400 mg i. v. ▸ liposomales Amphotericin B: 3 – 5 mg/kgKG i. v. ▸ Caspofungin: Initialdosis von 1 × 70 mg i. v., dann 1 × 50 mg i. v.; bei Leberinsuffizienz 1 × 35 mg ▸ Voriconazol: Initialdosis von 2 × 6 mg/kgKG i. v., dann 2 × 4 mg/kgKG i. v., dann 2 × 200 mg p. o.
Candida krusei, glabrata	▸ Amphotericin B: 1 × 0,7 – 1 mg/kgKG i. v.	▸ liposomales Amphotericin B: 3 – 5 mg/kgKG i. v. ▸ Caspofungin: Initialdosis von 1 × 70 mg i. v., dann 1 × 50 mg i. v.; bei Leberinsuffizienz 1 × 35 mg ▸ Voriconazol: Initialdosis von 2 × 6 mg/kgKG i. v., dann 2 × 4 mg/kgKG i. v., dann 2 × 200 mg p. o.
Pneumocystis carinii	▸ Trimethoprim: 15 – 20 mg/kgKG plus ▸ Sulfamethoxazol: 75 – 100 mg/kgKG i. v.	▸ Pentamidin: 4 mg/kgKG i. v. ▸ Trimethrexat: 45 mg/m²KOF i. v. plus Leucovorin: 80 mg/m²KOF ▸ Atovaquon: 2 × 750 mg p. o. ▸ Clindamycin: 3 × 900 mg i. v. plus Primaquin: 15 mg p. o.
Viren		
Influenzavirus	▸ Amantadin: 200 mg p. o. innerhalb von 36 Stunden nach Infektion: ▸ Zanamivir: 2 × 10 mg inhalativ für 5 Tage ▸ Oseltamivir: 2 × 75 mg p. o.	–
Respiratory Syncitial Virus	▸ Ribavirin inhalativ (umstritten, nur bei Kindern oder nach Knochenmarktransplantation): 20 mg/ml, 12 – 18 Stunden/Tag für 3 – 7 Tage	–
Zytomegalievirus	▸ Gancyclovir: 2 × 5 mg/kgKG i. v.	▸ Foscavir: 3 × 60 mg/kgKG i. v. ▸ Cidofovir: Initialtherapie mit 5 mg/kgKG i. v. wöchentlich, Erhaltungstherapie mit 5 mg/kgKG alle 2 Wochen
Herpes-simplex-Virus	▸ Aciclovir: 3 × 10 mg/kgKG i. v.	–
Varizella-Zoster-Virus	▸ Aciclovir: 3 × 10 mg/kgKG i. v.	–

einsetzen, allerdings muss hierbei an die Möglichkeit einer Resistenz gedacht werden. Infektionen durch andere Candida spp. (z. B. C. glabrata, C. parapsilosis) werden mit Amphotericin B behandelt. Neuere Antimykotika, wie Caspofungin und Voriconazol, weisen bei guter Wirksamkeit gegen Candida- und Aspergillusspezies eine deutlich geringere Toxizität auf als Amphotericin B. Caspofungin scheint bei invasiver Candidainfektion auch bei neutropenischen Patienten eine dem Amphotericin B vergleichbare Wirkung zu zeigen, bei invasiver Aspergillose ist die Substanz jedoch bislang nur zur Second-line-Therapie zugelassen. Voriconazol hat derzeit eine Zulassung zur Therapie von systemischen Infektionen durch Aspergillus und seltene Pilzarten, wie Scedosporium- oder Fusariumspezies, erhalten. Bei invasiver Aspergillose ist die Therapie mit Voriconazol vermutlich der Behandlung mit Amphotericin überlegen. Bei neutropenischem Fieber erwies sich die empirische Therapie mit Voriconazol als ähnlich wirksam wie Amphotericin B, jedoch wurde Voriconazol für diese Indikation bislang nicht als First-Line-Therapie zugelassen.

Virusinfektionen. Die Therapie der Wahl bei einer durch Zytomegalievirus induzierten Pneumonie ist Ganciclovir, bei Unverträglichkeit oder Resistenz kann Foscarnet, bei Resistenz gegen Foscarnet auch Cidofovir eingesetzt werden. Der Einsatz von Immunglobulinen bei der durch Zytomegalievirus ausgelösten Pneumonie ist umstritten, wird aber z. B. bei Patienten nach Lungentransplantation durchgeführt. Eine Herpes-simplex-Virus-Pneumonie wird mit Aciclovir behandelt (Tabelle 6.7).

Bei HIV-Infizierten mit einer Helferzellzahl < 200/µl kann eine Pneumocystis carinii-Pneumonie auftreten (Abb. 6.8). Wenn bei typischer Symptomatik mit Fieber, trockenem Husten und Belastungsdyspnoe sowie radiologischem Verdacht nicht sofort eine entsprechende Diagnostik durchgeführt werden kann (Bronchoskopie, bronchoalveoläre Lavage, Spezialfärbungen), sollte bis zum sicheren Ausschluss einer Pneumocystis-carinii-Pneumonie eine Therapie mit Trimethoprim-Sulfamethoxazol eingeleitet werden. Ein Erregernachweis ist bei der Pneumocystis carinii-Pneumonie auch noch einige Tage nach Therapiebeginn möglich. Alternativ kann man bei Sulfonamidallergie und leichter bis mittelschwerer Erkrankung Clindamycin plus Primaquin (**Cave:** Glukose-6-Phosphat-Dehydrogenase-Mangel) oder Atovaquone einsetzen; bei der schweren Pneumocystis carinii-Pneumonie muss auf eine intravenöse Therapie mit Pentamidine oder Trimetrexat plus Folinsäure ausgewichen werden. Zusätzlich profitieren HIV-infizierte Patienten mit schwerer Pneumocystis carinii-Pneumonie von einer begleitenden Kortisontherapie (2-mal 40 mg an den Behandlungstagen 1 – 5; 1-mal 40 mg an den Tagen 6 – 10; 1-mal 20 mg an den Behandlungstagen 10 – 20). Die Therapiedauer bei Pneumocystis carinii-Pneumonie beträgt 3 Wochen, anschließend erhalten die Patienten eine Sekundärprophylaxe (Tabelle 6.7).

Legionellenpneumonie. Bei Immunsuppression ist die Inzidenz der Legionellenpneumonie erhöht. Hierbei ist Erythromycin noch immer das Antibiotikum der ersten Wahl. Alternativ können auch die neueren Makrolide (insbesondere Azithromycin) zur Behandlung eingesetzt werden. Möglicherweise sind die neueren Makrolide aufgrund ihrer pharmakokinetischen Eigenschaften, ihrer besseren Gewebepenetration und ihrer höheren intrazellulären Aktivität sogar besser wirksam. Chinolone (Levofloxazin, Ciprofloxazin) sind ebenfalls hochwirksam gegen Legionellen, sie sind aufgrund geringerer Arzneimittelinteraktionen insbesondere zur Therapie medikamentös immunsupprimierter Patienten geeignet. Grundsätzlich ist eine Monotherapie möglich; die Kombination aus Rifampicin und Erythromycin besitzt allerdings die höchste Effektivität. Doxycyclin, Trimethoprim-Sulfamethoxazol, Clindamycin und Imipenem zeigen ebenfalls eine antibakterielle Aktivität gegenüber Legionellen, sie besitzen bei der Therapie aber keinen Stellenwert. Die Legionellenpneumonie sollte immer intravenös behandelt werden, die Therapiedauer beträgt 10 – 14 Tage, bei immunsupprimierten Patienten 21 Tage (Tabelle 6.7).

> Bei einer Behandlung mit Antibiotika treten häufig Nebenwirkungen auf, teilweise sind diese auch schwerwiegend. Bei der Auswahl des Antibiotikums sind die unerwünschten Arzneimittelwirkungen individuell zu berücksichtigen, aufgrund des potenziell lebensbedrohlichen Verlaufs einer Pneumonie müssen sie jedoch manchmal in Kauf genommen werden.

Supportive Therapiemaßnahmen bei Pneumonie sind: nasale Sauerstoffapplikation, ausreichende Hydrierung, Fiebersenkung, Schmerzlinderung, Verabreichung von Expektoranzien und krankengymnastische Therapie. Bei progredienter respiratorischer Insuffizienz und zunehmender Erschöpfung der Atemmuskulatur ist eine Beatmungstherapie indiziert. Bei sekundären Pneumonieformen muss –

soweit möglich – die Grundkrankheit mitbehandelt werden, z. B. Rekompensation der kardialen Insuffizienz bei Stauungspneumonie oder therapeutische Antikoagulation bei Infarktpneumonie nach Lungenembolie. Eine Bronchopneumonie bei chronisch-obstruktiver Lungenerkrankung erfordert die Optimierung der antiobstruktiven Therapie, und bei einer poststenotischen Pneumonie müssen die Ursache geklärt und die Beseitigung der Stenose angestrebt werden (Rekanalisierung durch Laser- oder Argonbeamertherapie, Stenteinlage, bei Bronchialkarzinom Chemotherapie und/oder Radiatio).

Die Therapiekontrolle erfolgt anhand des klinischen Verlaufs, der Abnahme von Leukozytose und CRP-Konzentration sowie der Regredienz der pulmonalen Infiltrate. Bei einem Therapieversagen unterscheidet man das primäre Therapieversagen mit ausbleibender klinischer Remission oder Befundprogredienz von einem sekundären Therapieversagen bei erneuter Verschlechterung nach initialer Remission sowie von einem persistierenden Infiltrat trotz Rückgang der klinischen Symptomatik (Abb. 6.13). Beim primären Therapieversagen handelt es sich meist um die Folge einer inadäquaten antimikrobiellen Therapie bei primärer Erregerresistenz, bei viraler Pneumonie oder bei fehlerhafter Klassifizierung als CAP bei nicht erkannter Aspiration oder unbekannten Begleiterkrankungen (z. B. Pneumocystiscarinii-Pneumonie bei unbekannter HIV-Infektion). Für das sekundäre Therapieversagen sind häufig Pneumoniekomplikationen (Abszess, Pleuraempyem), eine nosokomiale Superinfektion oder ebenfalls eine falsche Klassifizierung (z. B. Retentionspneumonie oder Infarktpneumonie) verantwortlich. Bei klinischer Besserung und persistierendem Infiltrat müssen eine Tuberkulose oder ein Malignom (Abb. 6.13) ausgeschlossen werden. Manchmal können auch eine eosinophile Pneumonie oder eine Bronchiolitis obliterans mit organisierender Pneumonie Ursache eines persisitierenden Infiltrats sein.

Prävention

Ambulant erworbene Pneumonie. Bei der Prävention der CAP spielt die jährliche Grippeschutzimpfung mit jeweils aktuellen Impfstoffen gegen die Virusgrippe (Influenza) eine wichtige Rolle. Die „Ständige Impfkommission" (STIKO) des Robert Koch-Instituts empfiehlt die Impfung für Personen ab 60 Jahren, für Patienten mit chronischen Erkrankungen (chronisch-obstruktive Lungenerkrankung, Diabetes mellitus, Herzinsuffizienz, Leber- oder Nierenerkrankungen, Immundefekt, HIV-Infektion), für Bewohner von Alten- und Pflegeheimen, für Mitarbeiter im Gesundheitswesen und generell bei einer drohenden Epidemie. Mit einer Pneumokokkenschutzimpfung lassen sich nach Expertenmeinung die im Rahmen einer Pneumokokkeninfektion auftretenden bedrohlichen und schwerwiegenden Komplikationen wirksam verringern. Die STIKO empfiehlt die Pneumokokkenimpfung im Abstand von 6 Jahren für Personen ab 60 Jahren, bei Patienten mit angeborenen oder erworbenen Immundefekten mit T- und B-zellulärer Restfunktion (Hypogammaglobulinämie, Komplement- und Properdindefekte, funktionelle oder anatomische Asplenie, Sichelzellenanämie, Krankheiten der blutbildenden Organe, nach Knochenmarktransplantation, neoplastische Krankheiten und HIV-Infektion) und bei Patienten mit chronischen Lungen- oder Herz-Kreislauf-Krankheiten, Diabetes mellitus, Niereninsuffizienz, vor Organtransplantation und bei Liquorfisteln. Die Impfung gegen Haemophilus influenzae Typ B wird im Erwachsenenalter bei Personen mit funktioneller oder anatomischer Asplenie empfohlen.

Nosokomiale Pneumonie. Sowohl auf Normalstationen als auch auf Intensivstationen kann der zyklische Wechsel der Antibiotikaregimes in der Pri-

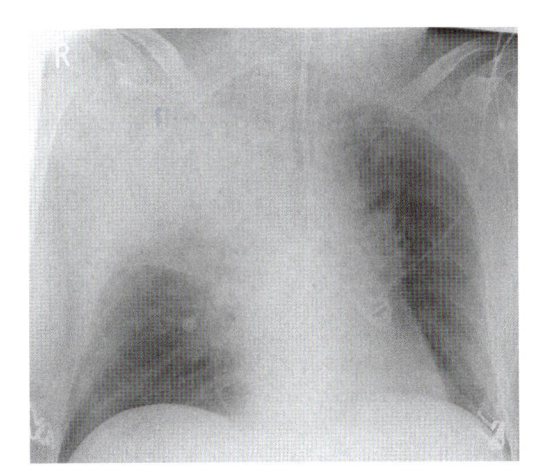

Abb. 6.**13** Persistierendes Infiltrat bei ambulant erworbener Pneumonie ohne Erregernachweis. Nach insgesamt fast 3-wöchiger Antibiotikabehandlung war die klinische Symptomatik vollständig regredient, der radiologische Befund zeigte jedoch keine Rückbildungstendenz. In der Bronchoskopie stellte sich ein endoluminales Tumorwachstum dar, mittels Biopsie wurde die Diagnose eines Bronchialkarzinoms gesichert.

märtherapie (Crop Rotation) den Selektionsdruck verringern und damit möglicherweise die Inzidenz nosokomialer Infektionen durch multiresistente Keime reduzieren. Weitere Präventionsmaßnahmen im Hinblick auf die nosokomiale Pneumonie betreffen hauptsächlich die VAP, da die Intubation den größten Risikofaktor für die HAP darstellt. Das Risiko einer VAP kann durch den Einsatz der nichtinvasiven Beatmung bei Patienten mit kardialem Lungenödem oder chronisch-obstruktiver Lungenerkrankung erheblich reduziert werden. Der Stellenwert der nichtinvasiven Beatmung bei Pneumonie, akutem Lungenversagen (Adult respiratory Distress Syndrome, ARDS) oder bei Entwöhnung nach invasiver Langzeitbeatmung ist derzeit noch nicht geklärt. Wenn eine Intubation unumgänglich ist, sollte zur Prophylaxe einer Atemwegsinfektion eine orotracheale Intubation erfolgen. Durch Oberkörperhochlagerung beatmeter Patienten kann ebenfalls eine erhebliche Reduktion der Pneumonierate erzielt werden. Auch Rotationsbetten und die Verwendung von Tubi mit subglottischer Absaugmöglichkeit können das Pneumonierisiko verringern, allerdings sind hierzu noch weitere Untersuchungen erforderlich. Das Vermeiden einer sehr tiefen Analgosedierung und Muskelrelaxation mit Hilfe neuerer Beatmungsverfahren sowie eine frühzeitige enterale Ernährung können ebenfalls die Pneumonierate reduzieren. Eine Antibiotikaprophylaxe oder die selektive Darmdekontamination können unter einer Beatmungstherapie nicht generell empfohlen werden, bestimmte Patientengruppen scheinen aber von einer selektiven Darmdekontamination zu profitieren (z. B. bei nekrotisierender Pankreatitis oder nach Lebertransplantation). Die Stressulkusprophylaxe mit H_2-Antagonisten hat sich im Gegensatz zu früheren Studien nicht als Risikofaktor für die VAP erwiesen, allerdings gibt es noch keine Daten zur Verwendung der (stärker wirksamen) Protonenpumpeninhibitoren, sodass diese Medikamentengruppe noch nicht zur Ulkusprophylaxe bei Beatmung empfohlen werden kann.

> Eine der wichtigsten Präventionsmaßnahmen ist die Einhaltung der Hygieneregeln bei der Behandlung beatmeter Patienten. Dazu zählen die konsequente Händedesinfektion, die Isolation von Patienten mit multiresistenten Erregern, die Verwendung geschlossener Absaugsysteme und ein nur einmal wöchentlicher Beatmungssystemwechsel. Zum möglichen Infektionsrisiko durch Verwendung einer aktiven Befeuchtung oder von Medikamentenverneblern im Beatmungssystem können im Moment noch keine klaren Empfehlungen gegeben werden.

Lungenabszess

Definition/Klassifikation

Ein Lungenabszess ist eine pulmonale Infektion, die zur Destruktion von Lungengewebe führt. Wenn die entzündliche Einschmelzung Anschluss an das Bronchialsystem erlangt, wird das nekrotische Material abgehustet. Hierdurch kommt es zur Ausbildung von Höhlen mit radiologisch nachweisbarem Flüssigkeits-Luft-Spiegel.

Epidemiologie und klinische Bedeutung

Ein solitärer Lungenabszess (Abb. 6.14) ist häufig Folge einer Pneumonie, multiple Lungenabszesse deuten eher auf ein metastatisch-embolisches Geschehen hin (Abb. 6.15). Bei etwa 1/3 der Patienten kommt es begleitend zur Ausbildung eines Empyems (siehe unten). Ein Hirnabszess kann schwerwiegende Komplikation eines unzureichend behandelten Lungenabszesses sein. Die Prognose bei einem Lungenabszess wird im Wesentlichen von den Begleiterkrankungen und der Art des auslösenden Erregers bestimmt, die Sterblichkeit wird mit 15–25 % angegeben. Bei Immunsupprimierten, insbesondere bei einer Infektion mit Aspergillus oder Nocardia spp., ist die Prognose schlecht.

Ätiologie und Pathogenese

Aspirationspneumonie. Am häufigsten entsteht ein Lungenabszess im Rahmen einer Aspirationspneumonie. Die prädisponierenden Faktoren für den Lungenabszess sind deshalb identisch mit den Risikofaktoren für die Aspirationspneumonie. Der wichtigste Risikofaktor ist eine Phase der Bewusstseinsstörung bei z. B. Alkoholismus, Krampfanfall, Drogenmissbrauch, Intoxikation, zerebralem Insult oder Trauma des Zentralnervensystems. Darüber hinaus können Schluckstörungen bei neurologischen

Lungenabszess

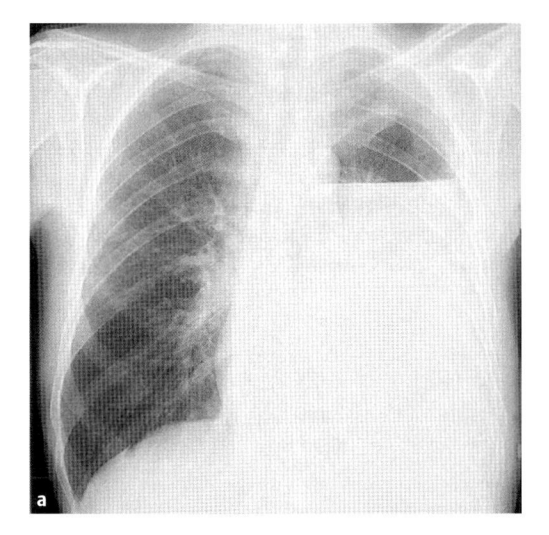

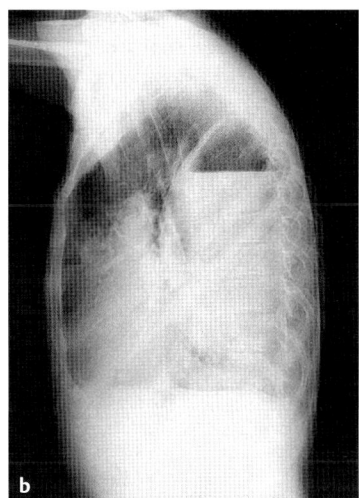

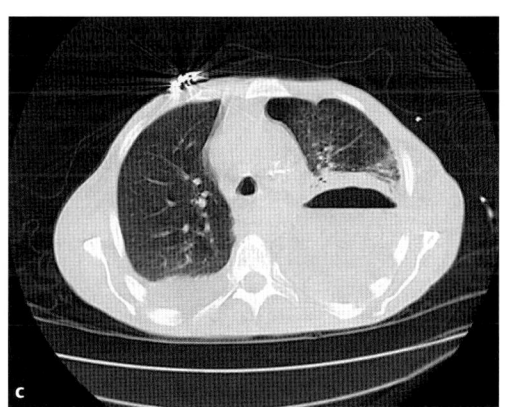

Abb. 6.14 Lungenabszess bei einem Patienten mit Alkoholmissbrauch; es stellt sich der typische Luft-Flüssigkeits-Spiegel dar.
a u. b Konventionelles Röntgenbild des Thorax in posterior-anteriorer und seitlicher Aufnahmetechnik.
c Computertomogramm.

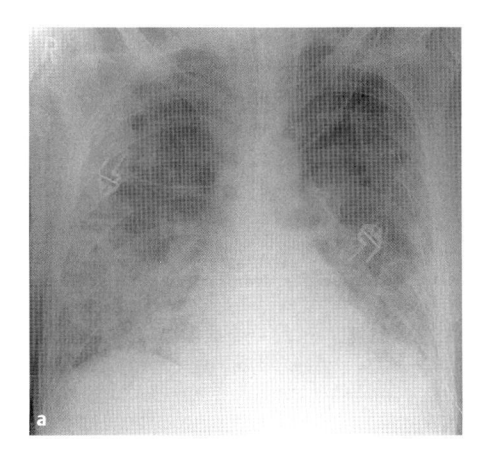

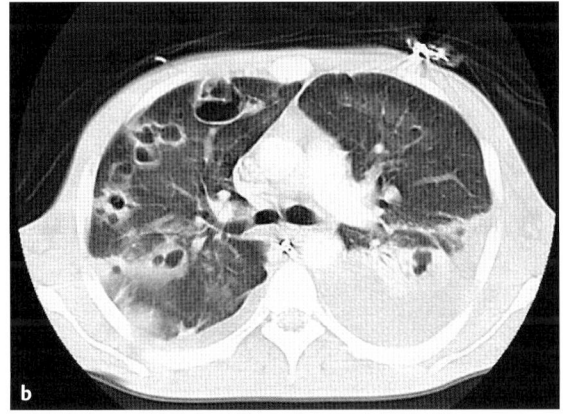

Abb. 6.15 Embolische Lungenabszesse bei Trikuspidalklappenendokarditis; Patient mit intravenösem Drogenmissbrauch; Erreger: Staphylococcus aureus.
a Konventionelles Röntgenbild des Thorax in anteriorer-posteriorer Aufnahmetechnik, liegend.
b Computertomogramm.

Erkrankungen sowie raumfordernde Prozesse in Hypopharynx oder Ösophagus zur Aspiration führen. Die Aspiration von Erbrochenem schädigt die Lunge zusätzlich durch eine chemische Inflammation (Mendelson-Syndrom), hierdurch wird die Abwehrfunktion der bronchopulmonalen Epithelbarriere zerstört und der Infektion durch aspirierte Keime Vorschub geleistet. Art und Ausprägung der Infektion werden aber nicht nur durch Wirtsfaktoren, sondern auch durch die Virulenz der auslösenden Erreger bestimmt – 45 % aller gesunden Menschen aspirieren während der Tiefschlafphasen Keime der oropharyngealen Flora, ohne dass sich hierdurch eine Pneumonie entwickelt. Patienten mit schlechtem Zahnstatus oder Zahnfleischaffektionen haben ein deutlich erhöhtes Risiko, an einem Lungenabszess zu erkranken. Bei ihnen ist die Dichte der Anaerobier innerhalb der oropharyngealen Flora besonders hoch, demnach scheint die Menge aspirierter, potenziell pathogener Keime ein bedeutsamer Faktor für die Ausbildung einer Infektion zu sein. Anaerobier (meist eine Mischinfektion aus Peptostreptococcus spp., Fusobacterium spp., Bacteroides spp., Prevotella spp. und Clostridium spp.) sind im ambulanten Bereich die häufigsten Verursacher eines Lungenabszesses (Tabelle 6.8).

Erregerspektrum. Bei hospitalisierten Patienten wird die Aspirationspneumonie oftmals durch eine anaerob-aerobe Mischinfektion ausgelöst, häufige aerobe Erreger sind S. aureus, S. pyogenes, Enterobacteriaceae und Pseudomonas aeruginosa. Bei Patienten mit hohem Alkoholkonsum finden sich bereits im ambulanten Bereich gehäuft gramnegative Erreger (z. B. Klebsiella spp.), bei immunkompromittierten Personen (medikamentöse Immunsuppression, Chemotherapie, AIDS) muss man zusätzlich mit Corynebakterien, Serratia spp., Nokardien, Rhodococcus equi und Aspergillus spp. rechnen (Tabelle 6.8).

Risikopatienten. Patienten mit Bronchiektasen, mit stenosierenden Prozessen des Bronchialsystems oder Patienten mit einem Lungeninfarkt nach Lungenembolie haben ebenfalls ein erhöhtes Risiko für die Ausbildung eines Lungenabszesses. Bei Bronchiektasie findet man vermehrt Pseudomonas aeruginosa, bei Bronchusstenosen überwiegend Anaerobier, während bei Lungeninfarkten häufig S. aureus, aber auch anaerob-aerobe Mischinfektionen zu finden sind.

Multiple Abszesse sind meistens Folge eines metastatisch-embolischen Geschehens, z. B. bei Patienten mit intravenösem Drogenmissbrauch als Folge einer Trikuspidalklappenendokarditis, bei infiziertem zentralen Venenkatheter oder bei infizierter Thrombophlebitis (Abb. 6.15). Bei embolischen Lungenabszessen ist meist S. aureus auslösender Erreger, seltener findet man Anaerobier oder Enterobacteriaceae. Hämatogene Lungenabszesse durch gramnegative Erreger entstehen vorwiegend bei Infektionen oder Eingriffen am Urogenital- oder Gastrointestinaltrakt.

Seltene Erreger. Sehr selten werden Lungenabszesse durch Pneumokokken (überwiegend Serotyp 3), Legionellen, E. coli oder Burkholderia cepacia verursacht.

Tabelle 6.8 Erregerspektrum bei Lungenabszess

Erregergruppe	Erreger
Immunkompetente Patienten	
Anaerobier	▸ Peptostreptococcus ▸ Fusobacterium ▸ Bacteroides/Prevotella ▸ Veillonella ▸ Eubacterium ▸ Clostridium
Aerobier	
Grampositiv	▸ Staphylococcus aureus ▸ Streptococcus pyogenes ▸ Streptococcus milleri ▸ Streptococcus pneumoniae ▸ Streptococcus spp. ▸ Enterococcus faecalis
Gramnegativ	▸ Klebsiella pneumoniae ▸ Pseudomonas aeruginosa ▸ Haemophilus influenzae ▸ Escherichia coli
Bei immunsupprimierten Patienten zusätzlich	
Anaerobier/Aerobier	▸ Legionella ▸ Serratia ▸ Rhodococcus equi ▸ Nocardia ▸ Corynebacterium ▸ Burkholderia cepacia
Mykobakterien	▸ Mykobacterium tuberculosis ▸ Mykobacterium kansasii
Pilze	▸ Aspergillus

Klinisches Bild

Symptomatik. Der Beginn der ambulant erworbenen Erkrankung ist in den meisten Fällen schleichend. Fieber oder subfebrile Temperaturen, Nachtschweiß, Gewichtsverlust, Schwäche und produktiver Husten mit Expektoration von purulentem oder blutigem Sekret mit teilweise erheblichem Foetor sind typische, aber unspezifische Symptome bei einem Lungenabszess. Wenn die pulmonale Läsion keinen Anschluss an das Bronchialsystem hat, kann die Produktion von eitrigem Sputum fehlen. Weitere unspezifische Symptome bei fortgeschrittener Erkrankung sind Thoraxschmerz bei Pleurabeteiligung oder Luftnot bei großer Abszesshöhle, multiplen Abszedierungen oder ausgedehntem Pleuraempyem.

Bei der körperlichen Untersuchung lassen sich dieselben Befunde wie bei einer Pneumonie erheben: Zeichen der Dyspnoe oder der Hypoxämie, einseitige oder asymmetrische Atemexkursionen, schmerzbedingte Schonatmung, gedämpfter Klopfschall, aufgehobenes Atemgeräusch, Pleurareiben bei Begleitpleuritis und klassisches amphorisches Atemgeräusch nach Ausbildung einer größeren Abszesshöhle. Zahnstatus und Anamneseerhebung deuten möglicherweise auf ein entsprechendes Risikoprofil hin. Bei einer vorbestehenden Pneumonie sollten anhaltendes Fieber, ausbleibende klinische Besserung und persistierendes Infiltrat trotz Antibiotikatherapie an die Ausbildung eines Lungenabszesses denken lassen. Lungenabszesse, die durch S. aureus, K. pneumoniae oder S. pyogenes verursacht werden, verlaufen häufig wie eine akute Pneumonie. Die Patienten haben hohes Fieber und Schüttelfrost, oftmals zeigen sie bereits primär die Symptome eines septischen Krankheitsbildes mit Hypotonie, Tachykardie, Verwirrtheit sowie marmorierter Haut und petechialen Einblutungen als Zeichen von Mikrozirkulationsstörungen und Verbrauchskoagulopathie. Bei Lungenabszessen embolischer Genese lassen sich möglicherweise Symptome der Grunderkrankung finden, z. B. Herzgeräusch bei Endokarditis, infizierter zentraler Venenkatheter, Infektionen anderer Organsysteme oder typische Einstichstellen und Narben bei intravenösem Drogenmissbrauch.

Diagnose, Differenzialdiagnose

Röntgendiagnostik. Die Diagnose wird mit Hilfe einer Röntgenaufnahme des Thorax gestellt. Diese sollte bei entsprechendem Verdacht im Stehen oder Sitzen und in 2 Ebenen erfolgen, um die typischen Luft-Flüssigkeits-Spiegel darzustellen (Abb. 6.**14**). Ein Lungenabszess als Aspirationsfolge findet sich typischerweise im posterioren Oberlappensegment (S2), im apikalen (S6) oder in den basalen Unterlappensegmenten (S8–10). Die rechte Lunge ist häufiger betroffen als die linke. Eine vollständig entleerte Abszesshöhle stellt sich als Kaverne dar (Abb. 6.**15**), während Einschmelzungen ohne Anschluss an das Bronchialsystem als sehr dichte Infiltrate imponieren. Zur Abgrenzung von einer Pneumonie ist in diesem Fall eine Computertomographie (CT) erforderlich, auch bei Tumorverdacht sollte eine CT durchgeführt werden. Bei einem Pleuraempyem lässt sich ebenfalls nur mit Hilfe einer CT ein zugrunde liegender Abszess nachweisen (Abb. 6.**14**). Laborchemisch lassen sich die unspezifischen Zeichen der akuten oder chronischen Entzündungsreaktion nachweisen: erhöhte CRP-Konzentration, Leukozytose, Linksverschiebung, Anämie und Thrombozytose.

Erregerdiagnostik. Der Lungenabszess ist eine folgenreiche Diagnose, die immer, insbesondere bei nosokomialer Infektion oder bei immunsupprimierten Patienten, eine Erregerdiagnostik erfordert, bevor eine kalkulierte Antibiotikagabe begonnen wird. Da die Keime der oropharyngealen Flora häufig Auslöser oder Mitverursacher eines Lungenabszesses sind, sollte man keinesfalls das expektorierte Sputum zur Erregerdifferenzierung verwenden. Zur Materialgewinnung ist eine Bronchoskopie mit Durchführung eines geschützten Bürstenabstrichs (Protected Brush) oder einer bronchoalveolären Lavage erforderlich. Die Bronchoskopie muss immer durchgeführt werden, wenn eine Bronchusstenose durch Tumor oder Fremdkörper infrage kommt. Während der Bronchoskopie sollten Lokalanästhetika nur sparsam eingesetzt werden, da sie die kulturelle Erregeranzucht erheblich beeinträchtigen. Bei weit peripher gelegenen Prozessen kann eine CT- oder ultraschallgesteuerte transkutane Punktion zur Gewinnung von Probenmaterial erforderlich werden. Hierbei besteht jedoch die Gefahr, dass Keime in den Pleuraraum gelangen und nachfolgend ein Empyem verursachen. Wenn bereits ein Empyem vorliegt, wird dieses punktiert und drainiert (siehe unten), das gewonnene Material wird zur mikrobiologischen Diagnostik genutzt. Nach Möglichkeit sollten immer quantitative Kulturen angelegt werden, eine Keimzahl von 10^5–10^6/ml ist als signifikant anzusehen. Bei akuten Erkrankungen oder bei Verdacht auf ein embolisches Geschehen lohnt es sich, Blutkulturen anzulegen. Bei allen Proben müssen auch die Transport- und Lagerungsbedingungen für Anaerobier berücksichtigt werden. Im Rahmen der mikrobiologischen Diagnostik sollte eine Untersuchung auf säurefeste Stäbchen erfolgen, insbesondere wenn sich auf dem Röntgenbild eine Kaverne darstellt. Bei immunsupprimierten Patienten sind zusätzlich Untersuchungen zum Nachweis von Pilzen durchzuführen. Außer bei Mykobakterien und Pilzen gelingt es leider auch bei konsequenter mikrobiologischer Diagnostik nur selten, die tatsächlich auslösenden Erreger zu identifizieren.

Therapie und Prävention

Antibiotische Therapie. Lungenabszesse werden primär mit Antibiotika behandelt. Die Therapiedauer ist bisher nicht standardisiert, sollte aber 3 Wochen nicht unterschreiten. Die Behandlung wird üblicherweise bis zur radiologisch nachweisbaren Rückbildung des Abszesses oder bis zum Erreichen eines radiologischen Residualzustands durchgeführt; dies kann manchmal mehrere Monate in Anspruch nehmen. Initial sollte eine intravenöse Behandlung durchgeführt werden, im Verlauf kann man auf eine orale Sequenztherapie umstellen. Die Therapie ambulant erworbener Infektionen erfolgt empirisch; aufgrund des Erregerspektrums kommen ein Aminopenicillin plus β-Laktamase-Inhibitor, Clindamycin in Kombination mit einem Cephalosporin der 3. Generation (z. B. Ceftriaxon oder Cefotaxim) oder ein neuerer Gyrasehemmer (z. B. Moxifloxazin) infrage. Diese Antibiotika weisen eine hervorragende pulmonale Gewebegängigkeit und eine gute Wirksamkeit sowohl gegen Anaerobier als auch gegen grampositve und gramnegative Erreger auf. Die neueren Gyrasehemmer sind insbesondere bei Vorliegen einer β-Laktam-Allergie eine therapeutische Alternative. Die Kombination von Penicillin mit Clindamycin oder Metronidazol hat nur noch nachrangige Bedeutung. Aufgrund des Resistenzprofils von Anaerobiern sollte keinesfalls eine empirische Monotherapie mit Clindamycin, Penicillin oder Metronidazol durchgeführt werden. Bei entsprechendem Risikoprofil und bei einem nosokomial erworbenen Lungenabszess sollte eine pseudomonaswirksame Kombination zum Einsatz kommen: Piperacillin plus Tazobactam oder Sulbactam, alternativ Clindamycin plus Ceftazidim oder Cefepim, oder ein Carbapenem (Tabelle 6.**9**). Bei einem Lungenabszess durch S. aureus sollten Cefazolin oder Flucloxazillin, jeweils in Kombination mit Rifampicin oder Clindamycin, eingesetzt werden. Infektionen mit MRSA werden mit Vancomycin plus Rifampicin, Linezolid oder Quinopristin/Dalfopristin behandelt. Bei anderen, selteneren Erregern erfolgt die Auswahl der Antibiotika nach dem entsprechenden Resistenzprofil oder nach dem für den betreffenden Erreger gültigen Therapiestandard (Tabelle 6.**10**).

Tabelle 6.**9** Kalkulierte Therapie bei Lungenabszess

Medikament	Dosierung (pro Tag bei normaler Nierenfunktion)
Ambulant erworbener Abszess, Abszess nach Aspiration	
– Ampicillin + Sulbactam	3 × 1,5–3 g i. v.
– Amoxicillin + Clavulansäure	3 × 1,2–2,2 g i. v.
– Clindamycin	3 × 900 mg i. v.
Plus	
Ceftriaxon oder	1 × 2 g i. v.
Cefotaxim	3 × 2 g i. v.
– Moxifloxazin	1 × 400 mg i. v.
Penicillin	4 × 5 Mio IE i. v.
Plus	
Metronidazol oder	3 × 500 mg i. v.
Clindamycin	3 × 900 mg i. v.
Nosokomial erworbener Abszess, immunsupprimierte Patienten	
– Piperacillin/Tazobactam	3 × 4,5 g i. v.
– Piperacillin/Sulbactam	3 × 4 g/3 × 0,5–1 g i. v.
– Clindamycin	3 × 900 mg i. v.
Plus	
Ceftazidim oder	3 × 2 g i. v.
Cefepim	2–3 × 2 g i. v.
– Imipinem	4 × 0,5 g–3 × 1 g i. v.
– Meropenem	3 × 1 g i. v.

Tabelle 6.10 Antibiotikatherapie bei Lungenabszess mit nachgewiesenem Erreger

Medikament	Dosierung (pro Tag bei normaler Nierenfunktion)
Staphylococcus aureus	
– Cefazolin oder	3 × 2 g i. v.
Flucloxacillin	3 × 4 g i. v.
– Plus	
Rifampicin oder	1 × 600 mg i. v.
Clindamycin	3 × 900 mg i. v.
Methicillinresistenter Staphylococcus aureus	
– Vancomycin	2 × 1 g i. v. (Medikamentenspiegel!)
Plus	
Rifampicin oder	1 × 600 mg i. v.
Linezolid	2 × 600 mg i. v.
Pseudomonas aeruginosa	
– Ceftazidim	3 × 2 g i. v.
Plus	
Ciprofloxacin oder	2 × 200–400 mg i. v.
Tobramycin oder	3–5 mg/kgKG i. v. (Medikamentenspiegel!)
Amikacin	15 mg/kgKG i. v., verteilt auf 2–3 Tagesdosen (Medikamentenspiegel!)
Legionella	
– Erythromycin	3–4 × 1 g i. v.
Gegebenenfalls plus Rifampicin	2 × 600 mg i. v.
– Clarithromycin	2 × 500 mg i. v.
– Ciprofloxacin	2 × 200–400 mg i. v.
– Levofloxacin	1 × 500 mg i. v.
Aspergillus	
– Amphotericin B	0,7–1 mg/kgKG i. v.
– Liposomales Amphotericin B	3–5 mg/kgKG i. v.
– Voriconazol	Initialdosis von 2 × 6 mg/kgKG i. v., dann 2 × 4 mg/kgKG i. v. oder 2 × 200 mg p. o.
– Caspofungin	Initialdosis von 1 × 70 mg i. v., dann 1 × 50 mg i. v.; bei Leberinsuffizienz 1 × 35 mg

Therapieerfolg. Zur Entfieberung kommt es im Allgemeinen 4–7 Tage nach Therapiebeginn, in Einzelfällen kann das Fieber jedoch auch 2–3 Wochen anhalten. Wichtig für die Therapiekontrolle ist der Umstand, dass es innerhalb der ersten Woche nach Behandlungsbeginn nach radiologischen Kriterien noch zu einem Progress kommen kann. Eine Therapieevaluation sollte daher – außer bei Nachweis eines speziellen Erregers – erst nach einer Woche vorgenommen werden. Supportive Maßnahmen bestehen in einer intensiven physiotherapeutischen Behandlung mit Atemtherapie, Lagerungsdrainage und gegebenenfalls Vibrationsbehandlung. Chirurgische Maßnahmen sind zur Abszessbehandlung meist nicht mehr erforderlich, sie kommen erst bei fehlender Therapieansprache, anderweitig nicht zu behebenden Bronchusstenosen, bei Blutungen und bei sehr großen Abszesshöhlen zum Einsatz. In ausgesuchten Fällen kann bei pleuranaher Lokalisation eine transkutane, großlumige Drainage angelegt werden, generell beinhaltet dieses Verfahren aber das Risiko einer Keimverschleppung in den Pleuraraum mit nachfolgender Ausbildung eines Empyems. Bei Verdacht auf eine Tuberkulose oder ein Aspergillom ist die Drainageanlage aufgrund des sehr hohen Blutungsrisikos kontraindiziert. Abszesse anderer Genese weisen im Allgemeinen nur ein geringes Blutungsrisiko auf. Wenn sich ein Abszess in den Pleuraraum entleert und damit spontan ein Pleuraempyem entsteht, ist die Anlage einer Spüldrainage obligat (siehe unten).

Pleuritis, Pleuraerguss und Pleuraempyem

■ Definition/Klassifikation

Die infektiöse Pleuritis stellt die durch eine Infektion hervorgerufene Enzündungsreaktion der Pleura dar. Durch die erhöhte Kapillarpermeabilität der inflammatorisch veränderten Pleura kann sich ein parainfektiöser Erguss ausbilden. Davon abzugrenzen sind ein Pleuraerguss auf dem Boden eines erhöhten kapillären Filtrationsdrucks bei kardialen, hepatischen oder renalen Erkrankungen sowie eine primär sterile Pleuritis mit entzündlichem Begleiterguss bei malignen Erkrankungen, Fremdkörperreaktionen oder Autoimmunkrankheiten. Ein Pleuraerguss kann „abszedieren" und damit in ein Pleuraempyem übergehen.

■ Epidemiologie und klinische Bedeutung

Bei etwa 50 % der Patienten, die an einer Pneumonie erkrankt sind, bildet sich ein parapneumonischer Erguss aus, aber nur etwa 5 % der Patienten mit parapneumonischem Erguss entwickeln ein Empyem. Das Pleuraempyem hat eine schlechte Prognose, wenn es nicht erkannt oder nicht adäquat und konsequent behandelt wird. Bei jungen, zuvor sonst völlig gesunden Patienten liegt die Sterblichkeit bei 8–15 %, bei älteren Personen oder Patienten mit schweren Grunderkrankungen beträgt die Letaliät des Pleuraempyems 40–70 %. Das nosokomial erworbene, häufig durch gramnegative oder multiresistente Erreger hervorgerufene Empyem hat eine besonders schlechte Prognose und muss entsprechend aggressiv behandelt werden. Langfristig kann ein durch das Empyem hervorgerufener narbiger Umbau der Pleura (Pleuraschwiele oder -schwarte) zu einer schweren restriktiven Lungenerkrankung führen.

■ Ätiologie und Pathogenese

Vorangegangene Pneumonie. Die infektiöse Pleuritis und der parainfektiöse Pleuraerguss treten überwiegend sekundär als Folge einer Pneumonie auf. Der Übergang in ein parapneumonisches Exsudat und schließlich in ein Empyem ist durch den zunehmenden Einstrom neutrophiler Granulozyten (exsudative Phase) und eine progrediente, intrapleurale Fibrinbildung (fibropurulente Phase) gekennzeichnet. Die Phagozytose als Abwehrleistung der Granulozyten ist im sauren, hypoxischen und opsoninarmen Milieu eines Pleuraexsudats erheblich beeinträchtigt. Durch Freisetzung zahlreicher antimikrobieller Substanzen können einwandernde Granulozyten das Bakterienwachstum im pleuralen Kompartiment zwar einschränken, jedoch wird durch diese Wachstumshemmung die Wirksamkeit von Antibiotika herabgesetzt.

Extrapulmonale Ursachen. Ein Pleuraempyem kann auch durch primär extrapulmonale Infektionen (kardial, mediastinal, vetrebral, subdiaphragmal) hervorgerufen werden oder im Rahmen einer Sepsis auftreten. Die Erreger gelangen hierbei per continuitatem, über das lymphatische System oder über den Blutweg in den Pleuraraum. Zu transthorakalen Infektionen kommt es im Rahmen thorakaler Eingriffe oder Verletzungen (Operation, Thoraxdainage, Ergusspunktion, offenes Thoraxtrauma, Ösophagusruptur).

Erreger. Bei primär gesunden Personen wird das parapneumonische Pleuraempyem besonders häufig durch S. pneumoniae, S. aureus und S. pyogenes verursacht. Anaerobierinfektionen finden sich vorwiegend bei Aspirationspneumonien und Lungenabszessen sowie bei primär oropharyngealen oder gastrointestinalen Infektionen. Sehr selten können subdiaphragmale Infektionen (z. B. durch Salmonellen, Clostridien, Amöben) zu einem Empyem führen (Abb. 6.16). Bei einem Pleuraempyem nach Thoraxtrauma oder thoraxchirurgischem Eingriff lassen sich besonders häufig S. aureus oder gramnegative Erreger nachweisen. Ein Empyem als Komplikation eines Hämatothorax wird oft durch Staphylokokken verursacht, während das Empyem als Komplikation eines Pneumothorax oder eines primär serösen Pleuraergusses sehr häufig mit gramnegativen Erregern assoziiert ist. Bei immunkompromitierten Patienten sind ebenfalls sehr häufig gramnegative Erreger, aber auch Pilze für die Ausbildung eines Pleuraempyems verantwortlich. Bei Patienten mit HIV-Infektion oder nach Organtransplantation sowie bei Personen aus Risikoländern sollte ein Pleuraexsudat auch an eine Tuberkulose denken lassen. Insbesondere pleurale Fisteln sind häufig mit einer Tuberkulose assoziiert, allerdings können Pleurafisteln auch auf eine Infektion mit Nokardien oder Aktinomyzeten hindeuten.

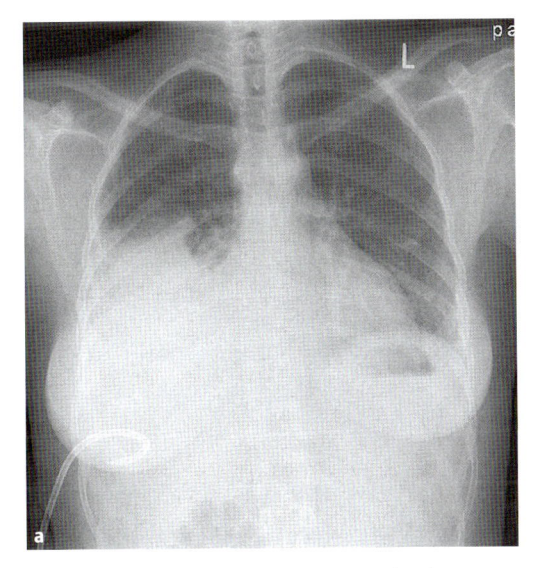

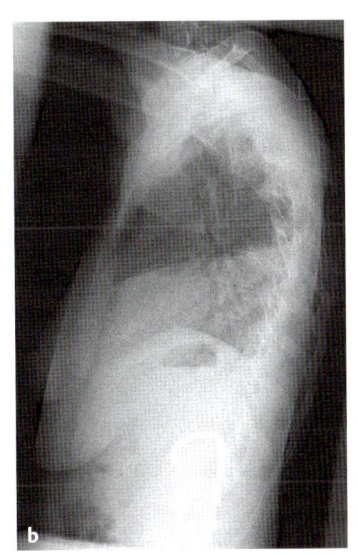

Abb. 6.16 Pleuraempyem bei primärem Leberabszess. Konventionelle Röntgenaufnahme des Thorax in posterior-anteriorer (**a**) und seitlicher Aufnahmetechnik (**b**); es ist die bereits liegende Leberdrainage zu erkennen. Bei der anschließenden Pleurapunktion entleerte sich rahmiger Eiter; Erreger: Streptococcus milleri.

Klinisches Bild

Die parapneumonische Pleuritis ist meist durch einen heftigen, atemabhängigen Thoraxschmerz gekennzeichnet. Die schmerzhaft eingeschränkte Atmung kann zur Dyspnoe führen. Weitere Symptome – wie Fieber, Schüttelfrost, Husten, Nachtschweiß und Appetitlosigkeit – unterscheiden sich nicht von denen bei Pneumonie. Mit Ausbildung eines parapneumonischen Ergusses lässt der starke Thoraxschmerz oft nach, ein großer Erguss kann Dyspnoe verursachen. Persistierendes Fieber, erneuter Schüttelfrost oder ausbleibende klinische Besserung trotz Antibiotikatherapie müssen bei einer Pneumonie mit Begleiterguss an die Ausbildung eines Empyems denken lassen.

Die Entwicklung eines Pleuraempyems auf dem Boden extrapulmonaler Infektionen kann ebenfalls durch das Auftreten atemabhängiger Thoraxschmerzen oder zunehmender Dypnoe gekennzeichnet sein. Oftmals lenkt aber erst eine radiologische oder sonographische Untersuchung den Verdacht auf ein Pleuraempyem. Eine transthorakale Infektion nach einem diagnostischen oder therapeutischen Thoraxeingriff (Operation, Thorakoskopie, Punktion, Drainage) oder nach einer Thoraxverletzung kündigt sich durch das Auftreten von Fieber und Schüttelfrost an. Die entsprechende Anamnese sowie das Vorhandensein eines Pleuraergusses lenken den Verdacht auf ein Pleuraempyem.

Diagnose, Differenzialdiagnose

Auskultation. Die parapneumonische Pleuritis kann bei entsprechendem klinischen Bild durch das typische, knarrende Geräusch des Pleurareibens bei der Lungenauskultation diagnostiziert werden. Dieses Geräusch lässt sich allerdings nach Ausbildung eines parapneumonischen Ergusses oftmals nicht mehr nachweisen. Ein Pleuraerguss kann bei fehlendem Atemgeräusch und gleichzeitiger perkutorischer Dämpfung im betroffenen Lungenareal vermutet werden. Der Nachweis der pleuralen Flüssigkeitsansammlung gelingt mit einer Röntgenaufname des Thorax (Abb. 6.16 und Abb. 6.17) oder besser noch mit einer Ultraschalluntersuchung. Bei der sonographischen Untersuchung kann das Binnenreflexmuster der intrapleuralen Flüssigkeitsansammlung, der Nachweis von Fibrinfäden oder die Ausbildung von Septen bereits auf das Vorliegen eines komplexen Exsudats oder eines Empyems hindeuten. Die Abgrenzung von einem Lungenabszess kann mit diesen beiden Untersuchungstechniken manchmal unmöglich sein, hier ist die Durchführung einer Computertomographie unter Verwendung von Kontrastmittel hilfreich (Abb. 6.18).

6 Infektionen des Respirationstraktes

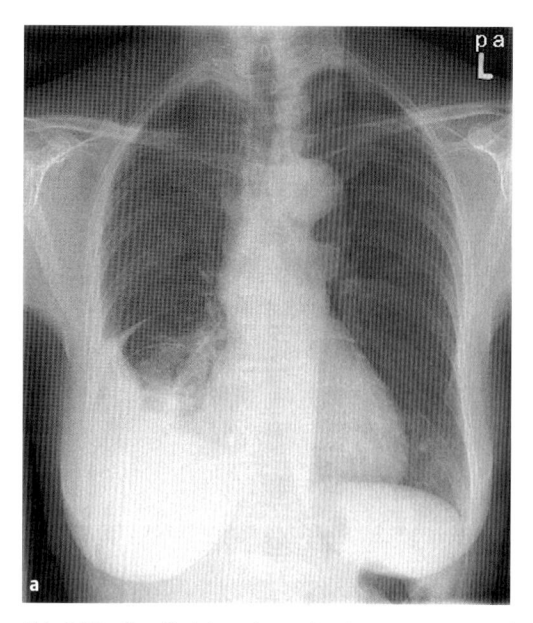

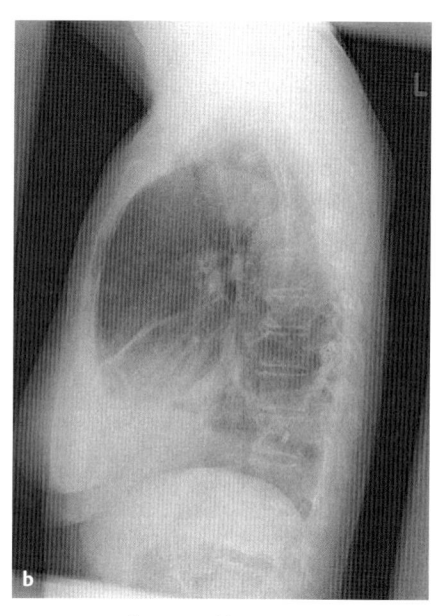

Abb. 6.**17** Pleuritis tuberculosa mit gekammertem ventralen Erguss. Die Leukozytenzahl im Pleuraerguss betrug 2470/μl, davon 74 % Lymphozyten, 18 % neutrophile Granulozyten, 8 % Makrophagen. Der Glukosegehalt lag bei 13 mg/dl, die LDH-Konzentration bei 575 U/l, der pH-Wert bei 7,26.
a p. a. Aufnahme.
b Seitliche Aufnahme.

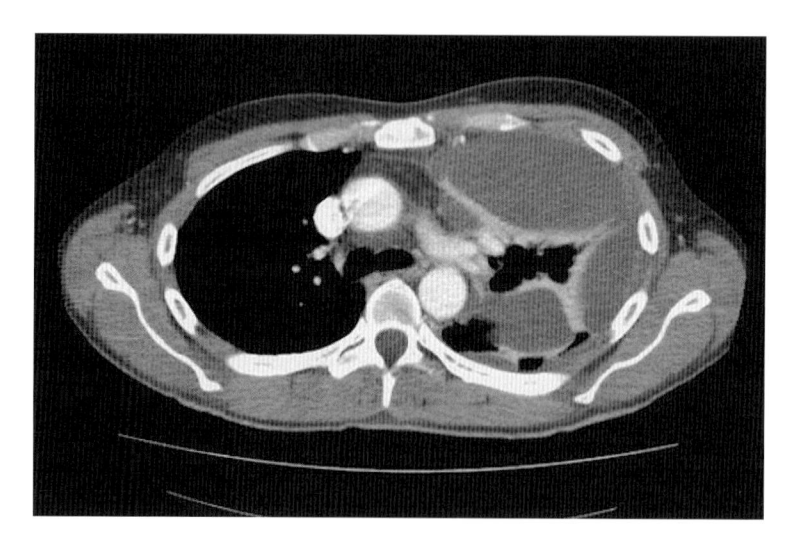

Abb. 6.**18** Patient mit primärer Pneumokokkenpneumonie. Auf dem Computertomogramm kommt der mehrfach gekammerte Erguss zur Darstellung. Die Pleurapunktion erbrachte die Diagnose eines parapneumonischen Exsudats: Zellgehalt im Erguss von 1940/μl, davon 80 % neutrophile Granulozyten, 9 % Lymphozyten, 2 % eosinophile Granulozyten, 9 % Makrophagen. Der Glukosegehalt lag bei 6 mg/dl, die LDH-Konzentration bei 956 U/l, der pH-Wert bei 7,12.

Pleurapunktion. Um die Genese der pleuralen Flüssigkeitsansammlung definitiv zu klären, ist eine diagnostische Pleurapunktion durchzuführen. Stellt sich das gewonnene Material bereits makroskopisch als Eiter und damit als Pleuraempyem dar, sind Ausstriche zur Zelldifferenzierung und zur mikroskopisch-bakteriologischen Untersuchung anzufertigen sowie Kulturen anzulegen. Bei weniger eindeutigem Material sollten zusätzlich Zellzahl, pH-Wert sowie LDH- und Glukosekonzentration bestimmt werden. Die Bestimmung von Lipase- und Triglyzeridkonzentration sowie von antinukleären Antikörpern und Rheumafaktoren und ebenso die zytopathologische Untersuchung des Materials können differenzialdiagnostisch wegweisend sein. Bei einem parapneumonischen Erguss finden sich eine mäßige Leukozytose (etwa 500–2000/µl), eine moderate LDH-Konzentrationserhöhung (< 1000 U/l), ein pH-Wert > 7,2 und eine Glukosekonzentration von > 40 mg/dl in der pleuralen Flüssigkeit. Die Ausbildung eines komplexen Exsudats und die Entwicklung eines Empyems sind durch eine zunehmende Granulozytose, eine ausgeprägtere LDH-Konzentrationserhöhung (> 1000 U/l), einen abnehmenden pH-Wert (< 7,2) und eine niedrige Glukosekonzentration von < 40 mg/dl gekennzeichnet. Da die neutrophilen Granulozyten bei zunehmender Inflammation vermehrt lysieren, korrelieren die Leukozytenzahlen weniger gut mit dem Schweregrad der Erkrankung als der pH-Wert des gewonnenen Materials (Tabelle 6.11).

Weitere Untersuchungen. Manchmal kann zur Erregeridentifizierung eine Pleurabiopsie notwendig werden (Kultur, Polymerasekettenreaktion, Histologie). Im Blut lassen sich die unspezifischen Veränderungen einer akuten Entzündungsreaktion mit Leukozytose und Linksverschiebung sowie Erhöhung von CRP-Konzentration und Blutkörperchensenkungsgeschwindigkeit nachweisen.

Therapie und Prävention

Die parapneumonische Pleuritis kann symptomatisch mit einem nichtsteroidalen Antiphlogistikum behandelt werden. Die antibiotische Therapie der parapneumonschen Pleuritis sowie eines parapneumonischen Ergusses sollte nach den Richtlinien der Antibiotikatherapie bei Pneumonie erfolgen (siehe oben). Ein frei auslaufender, parapneumonischer Erguss mit einer Tiefenausdehnung < 1 cm kann konservativ behandelt werden, während größere Ergussmengen durch eine Pleurapunktion entlastet werden sollten. Die Rückbildung eines parapneumonischen Ergusses sollte sonographisch oder radiologisch überwacht werden.

Parapneumonisches Exsudat/Empyem. Ein umschriebener, so genannter „gefangener Erguss" deutet bereits auf das Vorliegen eines komplexen Exsudats hin (Abb. 6.18). Hierbei kommt es unter anderem durch eine pleurale Fibrindeposition im Verlauf zu einem fibrosierenden Prozess der Pleura, der als Spätfolge zu einer schweren, restriktiven Lungenerkrankung führen kann. Deshalb sollten – analog zum Pleuraempyem – komplexe Exsudate, und damit auch der umschriebene parapneumonische Pleuraerguss, aggressiv behandelt und bereits initial mit einer Thoraxdrainage versorgt werden.

Die Behandlung eines parapneumonischen komplexen Exsudats und eines Pleuraempyems muss konsequent 3 Ziele verfolgen:
- adäquate antibiotische Therapie zur Eradikation der Infektion,
- Drainage des eitrigen und fibrinreichen Materials,
- Reexpansion der betroffenen Lunge.

Die Auswahl des Antibiotikums richtet sich nach dem auslösenden Erreger. Infektionen mit multi-

Tabelle 6.11 Klassifikation des Pleuraergusses (nach Colice et al. 2000)

Klassifikation	Klinisch-chemische Analyse		
	pH-Wert	Glukosegehalt (mg/dl)	LDH-Wert (U/l)
Parapneumonischer Erguss	> 7,2	> 40	< 1000
Parapneumonisches Exsudat			
Leicht	≥ 7,2	> 40	< 1000
Moderat	≤ 7,2	< 40	> 1000
Schwer	≤ 7,0	< 40	> 1000
Empyem		makroskopisch eitrig	

resistenten Erregern, insbesondere nosokomiale Infektionen, bedürfen einer Kombinationstherapie. Anaerobierinfektionen sollten mit Clindamycin oder Carbapenemen behandelt werden. Metronidazol ist weniger gut geeignet, da es in dem partiell aeroben Milieu des drainierten Empyems nicht in seinen aktiven Metaboliten umgewandelt wird. Die Initiierung einer kalkulierten Antibiotikatherapie bei parapneumonischem Exsudat oder Empyem erfolgt nach den Richtlinien der Behandlung bei Pneumonie (siehe oben).

Pleuraempyem nach Trauma. Ein Pleuraempyem nach Thoraxtrauma, nach Hämatothorax, nach thoraxchirurgischem Eingriff oder als Komplikation eines Pneumothorax muss aufgrund der hohen Letalität sofort, das heißt vor Erhalt des mikrobiologischen Befundes mit einer breit wirksamen Antibiotikakombination behandelt werden. Die Antibiotikakombination sollte Staphylokokken (S. aureus, koagulasenegative Staphylokokken und gegebenenfalls MRSA), Enterokokken, Anaerobier und gram-negative Erreger erfassen, z. B. Vancomycin plus Carbapenem plus Aminoglykosid oder Vancomycin plus Piperacillin plus Sulbactam/Tazobactam plus Aminoglykosid. Statt Vancomycin kann alternativ Linezolid, Quinupristin plus Dalfopristin oder Fosfomycin benutzt werden. Falls möglich, sollte nach Erregeridentifizierung eine Deeskalation der Antibiotikatherapie angestrebt werden.

Pilzinfektion. Bei gesichertem Nachweis einer Pilzinfektion sollte mit Amphotericin B behandelt werden, Candida albicans ist meist mit Fluconazol zu therapieren. Bei Therapieversagen stehen neue, hochwirksame Antimykotika zur Verfügung: Voriconazol oder Caspofungin. Eine Nokardiose kann man mit Trimethoprim-Sulfamethoxazol, Ceftriaxon oder einem Carbapenem behandeln; die Aktinomykose wird für mehrere Monate hochdosiert mit Penicillin G therapiert, bei Penicillinallergie mit Doxycyclin oder Clindamycin. Manchmal ist zusätzlich eine chirurgische Herdsanierung erforderlich.

Intrapleurale Medikamentenapplikation. Im Pleuraraum werden adäquate Wirkspiegel erreicht, sodass normalerweise keine intrapleurale Instillation von Antibiotika erforderlich ist. Allerdings kann bei entsprechender Indikation die intrapleurale Anwendung von z. B. Vancomycin, Amphotericin B oder Aminoglykosiden toxische Nebenwirkungen durch Vermeidung hoher intravenöser Dosen minimieren. Die Substanzen werden bei inflammatorisch veränderter Pleura teilweise resorbiert, sodass auch hier eine Blutspiegelkontrolle angezeigt ist. Die Dauer der Antibiotikatherapie sollte mindestens 2 Wochen betragen; je nach Krankheitsverlauf oder Schwere der Erkrankung sollten die Antibiotika für 4 Wochen und länger appliziert werden. Insbesondere bei immunsupprimierten Patienten oder bei Infektionen mit Nokardien, Aktinomyzeten oder Pilzen sollte ausreichend lange behandelt werden (Tabellen 6.**9** und 6.**10**).

Die Anlage einer Thoraxdrainage ist erforderlich, wenn der Erguss einen pH-Wert < 7,2, eine LDH-Konzentration von > 1000 U/l oder eine Glukosekonzentration von < 40 mg/dl aufweist oder wenn bereits sonographisch Fibrinfäden und Septen sichtbar sind. Wiederholte Pleurapunktionen stellen hierbei keine adäquate Therapie dar, da nicht nur die fibrinreiche, eitrige Flüssigkeit entfernt, sondern die Pleurahöhle anschließend ausgiebig gespült werden sollte (z. B. mit isotoner Kochsalzlösung). Bei wenig viskösem Material können ultraschallgesteuert dünnlumige Drainagen in Seldinger-Technik angelegt werden. Empyeme erfordern in der Regel die Anlage mehrerer dicklumiger Drainagen, während lokal umschriebene Exsudate auch mit einer einzigen kombinierten Saug-Spül-Drainage versorgt werden können. Mehrere umschriebene Flüssigkeitsansammlungen oder septierte Empyeme erfordern die gezielte, CT-gesteuerte Anlage von Thoraxdrainagen. Eine Ausnahme bildet das tuberkulöse Exsudat (Abb. 6.**17**), welches sich – solange keine Fisteln vorliegen – allein mit einer medikamentösen Therapie behandeln lässt. Eine Thoraxdrainage kann entfernt werden, wenn die tägliche Förderrate und der Resterguss 50 ml nicht übersteigen.

Intrapleurale Fibrinolyse. Wenn sich Exsudat oder Empyem nicht nach spätestens 24 Stunden vollständig über die Thoraxdrainage entleert haben, sollte eine intrapleurale fibrinolytische Therapie erfolgen. Diese kann mit Streptokinase, Urokinase oder Varidase (Streptokinase plus Streptodornase) erfolgen; neuere Fibrinolytika befinden sich in der Erprobung. Die intrapleurale Instillation wird mehrfach wiederholt, eine Erfolgskontrolle wird mittels CT durchgeführt. Die fibrinolytische Therapie weist Erfolgsraten von bis zu 90 % auf, sie versagt allerdings bei weit fortgeschrittenen Erkrankungen mit bereits erheblicher Fibrosierung. Als Nebenwirkung können lokale Blutungskomplikationen und Fieberreaktionen auftreten; die Anwendung von Fibrinolytika ist bei bronchopleuralen Fisteln kontraindiziert.

Thorakoskopische und chirurgische Therapie.
Wenn Drainagebehandlung und fibrinolytische Therapie versagen, kann man versuchen, pleurale Septen thorakoskopisch (videoassistierte Thorakoskopie) zu lösen. Ein weit fortgeschrittenes, fibrosierendes Pleuraempyem erfordert jedoch die frühzeitige chirurgische Dekortikation. Bronchopleurale Fisteln müssen häufig ebenfalls chirurgisch saniert werden.

Zur Verhinderung iatrogener transthorakaler Infektionen sollte auch bei minimalen pleuralen Eingriffen immer auf eine ausreichende Hautdesinfektion und auf steriles Arbeiten geachtet werden. Ein komplexes Exsudat und ein Pleuraempyem sind frühzeitig zu diagnostizieren und konsequent zu behandeln, um einen großen thoraxchirurgischen Eingriff und potenzielle Spätkomplikationen zu vermeiden.

Literatur

American Thoracic Society. Guidelines for the management of adults with community-acquired pneumonia: diagnosis, assessment of severity, antimicrobial therapy, and prevention. Am J Respir Crit Care Med. 2001;163: 1730–54.

Angus DC, Marrie TJ, Obrosky DS, et al. Severe community-acquired pneumonia. Use of intensive care services and evaluation of American and British Thoracic Society diagnostic criteria. Am J Respir Crit Care Med. 2002;166: 717–23.

Arbeitsgemeinschaft der Medizinischen Wissenschaftlichen Fachgesellschaften (AWMF). http://www.uni-duesseldorf.de/AWMF

Bartlett JG, Dowell SF, Mandell LA, Fine MJ. Practice guidelines for the management of community-acquired pneumonia in adults. Guidelines from the Infectious Diseases Society of America. Clin Infect Dis. 2000;31: 347–82.

Bodmann KF, Lorenz J, Bauer TT, Ewig S, Trautmann M, Vogel F. Nosokomiale Pneumonie: Prävention, Diagnostik und Therapie. Chemother J. 2003;12:33–44.

British Thoracic Society Standards of Care Committee. Non-invasive ventilation in acute respiratory failure. Thorax. 2002;57:192–211.

Chastre J, Fagon JY. Ventilator-associated pneumonia. Am J Respir Crit Care Med. 2002;165:867–903.

Colice GL, Curtis A, Deslauriers J, et al. Medical and surgical treatment of parapneumonic effusions: an evidence-based guideline. Chest. 2002;118:1158–71.

Davis B, Systrom DM. Lung abscess: Pathogenesis, diagnosis and treatment. Curr Clin Top Infect Dis. 1998; 18:252–73.

Dockter G, Lindemann H. Mukoviszidose. Stuttgart: Thieme; 2000.

Dykewicz MS. Rhinitis and sinusitis. J Allergy Clin Immunol. 2003;111:S520–9.

Edmonds ML. Evidence-based emergency medicine. Antibiotic treatment for acute bronchitis. Ann Emerg Med. 2002;40:110–2.

Empfehlungen der ständigen Impfkommission (STIKO) am Robert-Koch Institut. Epid Bull. 2002;28:227–42.

Ewig S, Schäfer H. Lungenabszesse neu betrachtet. Pneumologie. 2001a;55:195–201a.

Ewig S, Schäfer H. Therapie der ambulant erworbenen, aspirationsassoziierten Lungenabszesse. Pneumologie. 2001b;55:431–7.

Ewig S, Torres A. Severe community-acquired pneumonia. Curr Opin Crit Care. 2002;8:453–60.

Fiel S. Guidelines and critical pathways for severe hospital-acquired pneumonia. Chest. 2001;119:412S–8S.

Fine MJ, Auble TE, Yealy DM. A prediction rule to identify low-risk patients with community-acquired pneumonia. M Engl J Med. 1997;336:243–50.

Flicker M, Kreuzer A, Lintner F, et al. Leitfaden zum Umgang mit Materialien zur Diagnostik von Atemwegserkrankungen. Atemw-Lungenkrkh. 2001;27:125–44.

Frey DJM, Klapa J, Kaiser D. Spül-Drainage und Fibrinolyse zur Behandlung des metapneumonischen Pleuraempyems. Pneumologie. 1999;53:596–04.

Gould IM. BTS guidelines on CAP – Community acquired pneumonia. Thorax. 2002;57:657.

Halm EA, Teirstein AS. Management of community-acquired pneumonia. N Engl J Med. 2002;347:2039–45.

Hendley JO. Otitis media. N Engl J Med. 2002;15:1169–74.

Herbrecht R, Denning DW, Patterson TF, et al. Invasive fungal infections group of the european organisation for research and treatment of cancer and the global aspergillus study group. Voriconazole versus amphotericin B for primary therapy of invasive aspergillosis. N Engl J Med. 2002;347:408–15.

Hickner JM, Bartlett JG, Besser RE, Gonzales R, Hoffman JR, Sande MA. Principles of appropriate antibiotic use for acute rhinosinusitis in adults: background. Ann Emerg Med. 2002;37:703–10.

Kemper P, Köhler D. Stellenwert der intrapleuralen Fibrinolyse bei der Therapie exsudativer, fibrinöser, gekammerter Pleuraergüsse, beim Pleuraempyem und beim Hämatothorax. Pneumologie. 1999;53: 373–84.

Klein JO. Strategies for decreasing multidrug antibiotic resistance: role of ototopical agents for treatment of middle ear infections. Am J Manag Care. 2002;8: S345–52.

Konietzko N, Fabel H. Weißbuch Lunge: Bronchitis. Stuttgart: Thieme; 2002.

Krueger WA, Unertl KE. Selective decontamination of the digestive tract. Curr Opin Crit Care. 2002;8:139–44.

Light RW, Girard WM, Jenkinson SG. Parapneumonic effusions. Am J Med. 1980;69:507.

Mandell LA, Marrie TJ, Grossman RF, Chow AW, Hyland RH and the canadian community-acquired pneumonia working group. Canadian Guidelines for the initial management of community-acquired pneumonia: An evi-

dence-based update by the canadian infectious diseases society and the canadian thoracic society. Clin Infect Dis. 2000;31:383–421.
McCrory DC, Brown C, Gelfand SE, Bach PB. Management of acute exacerbations of COPD. A summary and appraisal of published evidence. Chest. 2001;119:1190–209.
Mehta S, Hill NS. Noninvasive ventilation – state of the art. AJRCCM. 2001;163:540–77.
Pauwels RA. Global strategy for the diagnosis, management, and prevention of chronic obstructive pulmonary disease. NHLBI/WHO global initiative for chronic obstructive lung disease (GOLD). Workshop summary. AJRCCM. 2001;163:1256–76.
Pichichero ME, Casey JR. Otitis media. Expert Opin Pharmacother. 2002;3:1073–90.
Robert Koch-Institut. Empfehlungen der Ständigen Impfkomission (STIKO). Epidemiologisches Bulletin. 2002; 28.
Sethi S, Evans N, Grant BJ, Murphy TF. New strains of bacteria and exacerbations of chronic obstructive pulmonary disease. N Engl J Med. 2002;347:465–71.
Snow V, Mottur-Pilson C, Gonzales R, for the American College of Physicians – American Society of Internal Medicine. Principles of appropriate antibiotic use for treatment of non-specific upper respiratory tract infections in adults. Ann Intern Med. 2001;134:487–9.
Statistisches Bundesamt. Gesundheitsbericht für Deutschland. http://www.gbe-bund.de.; 1998.
Stern M, B Sens, B Wiedemann, O Busse. Qualitätssicherung Mukoviszidose. 2001.
Stoller JK. Acute exacerbations of chronic obstructive pulmonary disease. N Engl J Med. 2002;346:988–94.
Vogel F, Worth H, Adam D, et al. Rationale Therapie bakterieller Atemwegsinfektionen. Empfehlungen einer Expertengruppe der Paul-Ehrlich-Gesellschaft für Chemotherapie e.V. und der Deutschen Atemwegsliga e.V. Atemw. Lungenkrkh. 2000;26:513–35 und Chemotherapie Journal. 2000;9:3–23.
Woodhead M. Community-acquired pneumonia in Europe: causative pathogens and resistance patterns. Eur Respir J. 2002;S36:20S–7S.
Worth H, Buhl R, Cegla U, et al. Leitlinie der Deutschen Atemwegsliga und der Deutsachen Gesellschaft für Pneumologie zur Diagnostik und Therapie von Patienten mit chronisch obstruktiver Bronchitis und Lungenemphysem. Pneumologie. 2002;56:704–38.
Yankaskas JR, RM Knowles. Cystic fibrosis in adults. Lippincott-Raven; 1999.

Mycobacterium tuberculosis / Pulmonale und extrapulmonale Tuberkulose

M. Mielke, N. Suttorp

Die Tuberkulose ist eine chronische Erkrankung insbesondere der Lungen, aber auch anderer Organe, die durch Mycobacterium (M.) tuberculosis verursacht wird. Der Erreger wurde durch Robert Koch 1882 erstmals beschrieben. Der Nachweis der Ätiologie (Koch-Henle-Postulate) die Pathogenese, die Abwehrmechanismen sowie die Prinzipien der kombinierten antiinfektiven Therapie der Infektion haben paradigmatische Züge.

Erreger

M. tuberculosis ist ein schlankes, langes, obligat aerobes, säurefestes, sporenloses Stäbchen und gehört zur Ordnung der Actinomycetales, Familie Mycobacteriaceae, Genus Mycobacterium. Es existieren etwa 90 verschiedene Mykobakterienarten. Unter dem Begriff „Mycobacterium-tuberculosis-Komplex" werden zusammengefasst: M. tuberculosis, M. bovis und M. africanum. Der häufigste Erreger der als Tuberkulose bezeichneten Infektionen ist M. tuberculosis. Zu den Mykobakterien zählen ferner der Erreger der Lepra, M. leprae (◆ Abb. 31) sowie eine Reihe für den Menschen weniger pathogener Spezies, die teilweise an andere Wirte adaptiert sind, wie z. B. M. avium. Für M. tuberculosis und africanum sind Menschen das einzige epidemiologisch relevante Reservoir, für M. bovis Mensch und Rind.

Zellwand der Mykobakterien. Die Generationszeit des Erregers ist in vitro mit etwa 20 Stunden sehr lang (zum Vergleich E. coli: 15 Minuten). Der vergleichsweise komplizierte Aufbau der Zellwand der Mykobakterien und ihr hoher Gehalt an Lipiden, Fettsäuren und Wachsen machen sie besonders resistent gegen Angriffe von außen. Die Lipide sind überwiegend in der Zellwand lokalisiert und bestehen aus Mykolsäuren, Mykosiden und sulfonierten Glykolipiden. Diese Besonderheit des Aufbaus ist für die Pathogenese, die Immunantwort und die Resistenz gegen Desinfektionsmaßnahmen von Bedeutung. Ähnliche Strukturen kommen sonst nur noch bei Nokardien vor.

Intrazelluläre Vitalpersistenz. Spezielle Virulenzfaktoren und Exotoxine im klassischen Sinne existieren nicht; die Pathogenität beruht vielmehr auf der Fähigkeit zur intrazellulären Vitalpersistenz und der damit verbundenen Induktion einer ausgeprägten zellvermittelten

6 Infektionen des Respirationstraktes

Immunantwort. Von Mykobakterien abgeleitete Proteine (Tuberkulin, PPD) sind allein nicht in der Lage, eine Immunantwort zu induzieren. Die Lipide der Zellwand sind allerdings wichtige Adjuvanzien. Wurde im Rahmen einer Infektion eine Immunantwort ausgelöst, so sind die mykobakteriellen Proteine in der Lage, die präformierten spezifischen T-Zellen zu restimulieren. Dies wird diagnostisch beim Tuberkulintest genutzt.

Falldefinition. In Deutschland werden Tuberkuloseerkrankung Fälle von statistisch erfasst, die einer der 3 folgenden Definitionen entsprechen:
- Behandlungsbedürftiger Erkrankungsfall, als dessen Ursache M. tuberculosis, M. bovis, M. africanum, M. microti oder Mycobacterium-tuberculosis-Komplex (außer Bacille Calmette-Guérin, BCG) kulturell nachgewiesen wurde. Ubiquitäre Mykobakterien (und M. leprae) gelten nicht als Erreger der Tuberkulose.
- Behandlungsbedürftiger Erkrankungsfall, bei dem der kulturelle Erregernachweis nicht gelang und bei dem klinische, radiologische, histologische oder sonstige Befunde, gegebenenfalls unter Berücksichtigung des färberischen Nachweises säurefester Stäbchen und/oder eines Nachweises von Mycobacterium-tuberculosis-Komplex durch Nukleinsäureamplifikationstechnik und/oder der Reaktion auf Tuberkulin das Vorliegen einer Tuberkulose so wahrscheinlich machen, dass nach ärztlicher Beurteilung eine Indikation zur Behandlung mit einer empfohlenen Antituberkulotikakombination besteht. Sofern dieser in Erfahrung zu bringen ist, sollte der Verlauf unter dieser Behandlung die Diagnose der Tuberkulose stützen. Bestätigt der Verlauf unter der Behandlung die Diagnose einer Tuberkulose nicht, so ist die Meldung zurückzuziehen. Eine Tuberkulinkonversion ohne tuberkulosetypischen Organbefund gilt nicht als Erkrankung an Tuberkulose, auch wenn eine Chemoprävention durchgeführt wird.
- Ein Erkrankungsfall, der erst nach dem Tode diagnostiziert wurde und bei dem charakteristische pathologische Befunde oder der Nachweis säurefester Stäbchen im Direktpräparat oder der Nachweis von Mycobacterium-tuberculosis-Komplex durch Nukleinsäureamplifikationstechniken das Vorliegen einer Tuberkulose wahrscheinlich machen.

Häufigkeit, Verbreitung und Bedeutung der Infektion

Inzidenz. Die Infektion mit M. tuberculosis ist auf den Menschen beschränkt und weltweit verbreitet. Nach Schätzungen der Weltgesundheitsorganisation (WHO) ist etwa ein Drittel der Weltbevölkerung infiziert. Jährlich infizieren sich 100 Millionen Menschen neu und erkranken etwa 8 Millionen aus dieser Population neu an Tuberkulose. Etwa 5–10% der Infizierten erkranken im Laufe ihres Lebens an einer aktiven Tuberkulose. Die Tuberkulose ist mit 2–3 Millionen Todesfällen pro Jahr die weltweit am häufigsten zum Tode führende Infektionskrankheit bei Jugendlichen und Erwachsenen. Die Zahl der Sterbefälle erhöht sich durch tuberkulosebedingte tödliche Verläufe von AIDS. Extrem betroffen sind die afrikanischen Länder, der Süden und der Osten Asiens, einige lateinamerikanische Staaten und zunehmend auch die Nachfolgestaaten der ehemaligen Sowjetunion. Auf Europa entfallen nur etwa 8% aller durch die WHO registrierten Tuberkulosefälle. In Deutschland wurde in den letzten Jahren durch Meldung eine Neuerkrankungshäufigkeit (Inzidenz) von 12–14 Erkrankungen pro 100 000 Einwohner erfasst. Die Inzidenz der Tuberkulose in Deutschland hat sich seit 1985 halbiert und beträgt nur noch ein Zehntel der Inzidenz von 1960. Damit ist die Erkrankungshäufigkeit gering, aber nicht minimal. Die **Letalität** liegt noch immer bei etwa 6%. Zu den europäischen Ländern mit noch geringerer Inzidenz (Low-Incidence-Countries, das heißt Länder mit weniger als 10 Erkrankungen pro 100.000 Einwohner) gehören Dänemark, Island, Norwegen, Schweden, Italien, Monaco und Malta.

Erkrankungsarten. Insgesamt 50–60% der gemeldeten Fälle sind offene Lungentuberkulosen. Lungentuberkulosen ohne Erregernachweis machen etwa 30%, die Tuberkulose anderer Organe etwa 15% aus. Von Letzteren ist etwa die Hälfte Lymphknotentuberkulosen, ein Viertel Urogenitaltuberkulosen. In etwa 10% der extrapulmonalen Tuberkulosen sind Knochen oder Gelenke befallen. Eine Meningitis tuberculosa liegt bei etwa 5% der extrapulmonalen Manifestationen vor.

Mycobacterium avium, der Erreger der Geflügeltuberkulose, kann – allerdings selten – auch beim Menschen Erkrankungen verursachen. Seine Bedeutung liegt im Wesentlichen in dem Befall von Immunsupprimierten, insbesondere an AIDS Erkrankten (Kapitel 20).

Besondere Gefährdung. Männer sind häufiger betroffen als Frauen. In der deutschen Bevölkerung nimmt die Inzidenz nach einem kleinen Gipfel in der Altersgruppe von 1–5 Jahren kontinuierlich mit dem Lebensalter zu. In der ausländischen Bevölkerung wird eine 3-gipflige Altersverteilung beobachtet (1–5, 15–40 und 60 bis > 75 Jahre). Die Tuberkulose ist eine Erkrankung der Ballungszentren und der Armut. Begünstigend wirken eine schlechte medizinische Versorgung, rasches Bevölkerungswachstum unter Bedingungen der Armut, Krieg und Migration. In Afrika südlich der Sahara und in Südasien spielt die Ausbreitung von HIV-Infektionen eine zusätzliche Rolle, dort ist die Tuberkulose die führende Todesursache bei HIV Infizierten. In Deutschland und anderen Industriestaaten unterliegen Einheimische aus sozial benachteiligten Gruppen der Gesellschaft einem höheren Tuberkuloseinfektions- und -erkrankungsrisiko (Obdachlose, Drogen- und Alkoholabhängige usw.). Besonders gefährdet sind auch Kontaktpersonen von an offener Tuberkulose Erkrankten, Personen mit einer unzureichend behandelten früheren Tuberkuloseerkrankung sowie HIV-Infizierte und Patienten mit anderen Krankheiten, die zu einer dauerhaften Schwächung des Immunsystems (Diabetes mellitus, Leberzirrhose, Niereninsuffizienz, Mangelernährung, maligne Erkrankungen, Silikose) führen. Der alarmierende Anstieg der Tuberkulose und der Erregerresistenz in einzelnen Staaten Osteuropas und der Gemeinschaft unabhängiger Staaten (GUS) erlangte aufgrund der geographischen Nähe und der Migration aus diesen Regionen in den vergangenen Jahren für Deutschland eine besondere Relevanz.

Übertragung, Infektion und Pathogenese

Die Übertragung der Erreger erfolgt – in der Regel ausgehend von Menschen mit „offener" Tuberkulose – direkt von Mensch zu Mensch aerogen durch Tröpfchen, die insbesondere beim Husten und Niesen freigesetzt werden. Besondere Bedeutung haben kontaminierte Aerosole mit einem Tröpfchendurchmesser von 1–5 μm, welche lange in der Luft verbleiben und nach Inhalation in die tiefen Lungenabschnitte vordringen. Die Infektion mit Tuberkuloseerregern erfolgt weniger leicht als bei anderen durch Aerosole übertragenen Krankheiten oder einigen Kinderkrankheiten. Studien in Haushalten von Tuberkulosepatienten mit mikroskopischem Nachweis säurefester Stäbchen im Sputum haben ergeben, dass sich durchschnittlich nur ein Drittel der empfänglichen Mitbewohner infiziert. Ein offen Tuberkulöser infiziert, falls er nicht erkannt und behandelt wird, je nach sozialem Kontakt und Hygienestandard etwa 2–10 andere Personen. Anders ausgedrückt ist davon auszugehen, dass von 100 Kontaktpersonen etwa 10 infiziert werden, von denen eine an Tuberkulose erkrankt. Ob es zur Infektion kommt, hängt von der Häufigkeit, Dauer und Nähe des Kontakts, der Menge und der Virulenz der inhalierten Erreger und der Disposition der exponierten Person ab.

Die Kontagiosität ist bei offener Lungentuberkulose am höchsten. Von extrapulmonalen Tuberkulosen (Lymphknoten, Urogenitalsystem, Knochen, Gelenke, Verdauungsorgane) geht, obwohl der Erreger durch den Urin bei Tuberkulose des Harntrakts und durch den Stuhl bei Darmtuberkulose ausgeschieden wird, kein praktisch bedeutsames Infektionsrisiko aus. Die Ansteckungsfähigkeit der Lungentuberkulose ist am höchsten, solange säurefeste Stäbchen im Direktpräparat aus Sputum, abgesaugtem Bronchialsekret oder Magensaft nachweisbar sind. Die Kontagiosität von Patienten, bei denen lediglich ein kultureller oder molekularbiologischer Erregernachweis gelingt, ist demgegenüber wesentlich geringer. Unter einer wirksamen antituberkulösen Kombinationstherapie klingt die Ansteckungsfähigkeit innerhalb von 2–3 Wochen ab.

Eine Übertragung der Rindertuberkulose (M. bovis) durch nicht pasteurisierte kontaminierte Milch ist prinzipiell möglich, jedoch in Mitteleuropa nicht mehr von Bedeutung, da der Rinderbestand weitestgehend tuberkulosefrei ist. Bei der Gruppe der saprophytären Mykobakterien erfolgt die Infektion des in der Regel immunsupprimierten Wirtes nach Aufnahme über die Lunge (z. B. durch Inhalation von kontaminiertem Staub), den Darm (durch kontaminiertes Wasser, Nahrungsmittel) oder durch Inokulation in die Haut (s. Kapitel 6).

Inkubationszeit. Die Tuberkulose ist eine chronisch verlaufende, zyklische Infektionskrankheit, die verschiedene Organe befallen kann. Die Inkubationszeit kann Wochen bis Monate betragen. Sie ist von der Infektionsdosis, der Virulenz der Erreger und der Abwehrlage des Wirtes abhängig. Eine Lungentuberkulose wird in der Regel 6 Monate nach einer Infektion klinisch manifest (Primärtuberkulose), jedoch kann eine Erkrankung auch früher, sogar vor einer Tuberkulinkonversion, auftreten (progressive Primärtuberkulose). Das Erkrankungsrisiko ist in den ersten beiden Jahren nach der Infektion am höchsten. Reaktivierungen latenter Herde können jedoch noch nach Jahrzehnten im Alter bzw. als Folge immunsupprimierender Grunderkrankungen oder Therapien auftreten (postprimäre Tuberkulose).

Immunologie und Pathogenese

Der Zeitraum zwischen einer Erstinfektion und einer positiven Tuberkulinreaktion beträgt im Mittel 6 Wochen (4–12 Wochen). Diese „präallergische Phase" ist bei der Bewertung von Tuberkulintestergebnissen bei Kontaktpersonen Tuberkulosekranker zu berücksichtigen. Die Infektiosität von M. tuberculosis ist deutlich stärker ausgeprägt als seine Virulenz. Klinisch manifeste Infektionen sind eher die Ausnahme als die Regel – vorausgesetzt, es liegen keine disponierenden Faktoren vor. Die bei 95 % der Infektionen aerogen erworbenen Erreger gelangen über die Atemluft zunächst in die gut belüfteten basalen Lungenabschnitte. Die Beobachtung, dass Reaktivierungen überwiegend in apikalen Lungenabschnitten erfolgen, deutet daher auf eine vorausgegangene hämatogene Aussaat hin. Nach Eindringen der Erreger in die Alveolen werden die Bakterien von Alveolarmakrophagen phagozytiert. Die „natürliche Resistenz" eines Individuums entscheidet darüber, ob eine Tuberkuloseinfektion subklinisch abläuft oder zu mehr oder weniger schweren Krankheitserscheinungen führt.

Spezifische Immunantwort. Der Verlauf der Tuberkuloseerkrankung wird weiter von der spezifischen Immunantwort determiniert: Am Ort der Infektion bildet sich ein entzündliches Infiltrat, der Primäraffekt, aus. Der Transport infizierter Makrophagen in die regionalen Lymphknoten leitet die immunologische Reaktion ein. Sowohl mykobakterielle Proteine als auch Lipide lösen nach Präsentation durch Makrophagen die Proliferation und die Differenzierung von T-Lymphozyten aus. Primäraffekt und reagierender regionaler Lymphknoten werden als „Primärkomplex" bezeichnet. Der von der mykobakteriellen Zellwand ausgehende starke Entzündungsreiz führt über die Ausschüttung von TNF-α, IL-12 und IL-18 durch die befallenen Makrophagen zur Differenzierung IFN-γ-produzierender Th1-Zellen. Pathologisch-anatomisch resultieren Granulome aus Lymphozyten, Epitheloidzellen und mehrkernigen Langhans-Riesenzellen; zentral in den Granulomen können Nekrosen auftreten.

Inapparente Infektion/Generalisierung. Ist die Infektionsdosis gering und die Immunreaktion ausgeprägt, kommt es zur inapparenten Infektion. Dies ist in über 90 % der Infektionen der Fall. Ist die Infektionsdosis sehr hoch, die Virulenz ausgeprägt oder die Funktion des Immunsystems, insbesondere der unspezifischen Resistenz, eingeschränkt, kann es zur Generalisierung bis hin zu einer Sepsis (Landouzy-Sepsis) kommen. Nach hämatogener Aussaat kann die Infektion in den befallenen Organen (apikale Abschnitte der Lunge, Nieren, Knochen) über Jahre latent bleiben; bei Minderung der Abwehrlage (AIDS, Alter > 60 Jahre, Kortisontherapie) kann die Vermehrung der persistierenden Erreger erneut einsetzen. Sie erfolgt nun in Anwesenheit einer etablierten Th1-Antwort und kann so eine hyperge Reaktion mit Gewebeeinschmelzung zur Folge haben.

Klinisches Bild

Die Primärtuberkulose ist durch den pulmonalen Lungenherd plus Mitbeteiligung der regionalen Lymphknoten gekennzeichnet. Sie ist symptomlos oder von milden Symptomen begleitet und nur am Umschlagen der Tuberkulinreaktion von negativ nach positiv erkennbar. In seltenen Fällen werden Lymphknoten im Hilusbereich so stark betroffen, dass diese die Bronchien komprimieren (insbesondere im Bereich des Mittellappens, so genannte Epituberkulose) oder in die Bronchien einbrechen. Die primäre Infektion erfolgt in einem Land mit hoher Tuberkuloseinzidenz meist im frühen Kindesalter, in Ländern mit niedriger Inzidenz verschiebt sich dieser Zeitpunkt zunehmend in das Jugend- und Erwachsenenalter.

Progressive Primärtuberkulose. Mit der Primärtuberkulose endet bei der Mehrzahl der Betroffenen die Erkrankung. Die progressive Primärtuberkulose ist durch hämatogene und lymphogene Dissemination der Erreger gekennzeichnet und äußert sich in Form einer Miliartuberkulose oder einer tuberkulösen Meningitis. Beim Jugendlichen oder jungen Erwachsenen (heute auch bei Älteren) kommt es bei der progressiven Primärtuberkulose meist zur Pleuritis exsudativa. Im Röntgenbild kommen die Zeichen eines Pleuraergusses zur Darstellung, der bei der Punktion als Exsudat imponiert.

Die Miliartuberkulose ist eine schwerwiegende Erkrankung, die mit Fieber und Gewichtsverlust einhergeht. Wegweisend sind im Röntgenbild des Thorax erkennbare kleinste, stecknadelkopf- bis hirsekorngroße Herde über allen Lungenteilen, die nur bei technisch guten Röntgenaufnahmen nachweisbar sind. Die Tuberkulinreaktion ist wegen der Anergie häufig negativ.

Die postprimäre Tuberkulose kennzeichnet die reaktivierte Erkrankung, in der Regel die postprimäre Lungentuberkulose, aber auch verschiedene Formen der extrapulmonalen Tuberkulose. Initial treten meist keine charakteristischen Erscheinungen auf. Mögliche Allgemeinsymptome sind Einschränkungen des Allgemeinbefindens, Gewichtsabnahme, Konzentrationsstörungen, Fieber, vermehrtes Schwitzen (besonders nachts), Appetitmangel, Müdigkeit, allgemeine Schwäche, Erythema nodosum sowie Organsymptome am Ort der Reaktivierung. Bei der (postprimären) Lungentuberkulose treten respiratorische Beschwerden in Form von Husten, Thoraxschmerzen und Atemnot auf. Länger als 3 Wochen bestehender Husten sollte unbedingt abgeklärt werden, blutiger Auswurf bedarf der sofortigen Abklärung!

> Viele aktive Tuberkuloseerkrankungen werden zufällig durch eine Röntgenaufnahme des Thorax entdeckt (Nachweis von fleckigen Infiltraten und Kavernen im Oberlappen). Bei einem Drittel der Tuberkulosefälle zeigt das Röntgenbild nur atypische Befunde. Jede Pneumonie, die sich nach antibiotischer Behandlung nicht zeitgerecht zurückbildet, ist tuberkuloseverdächtig.

Als Komplikationen der Lungentuberkulose können Hämoptysen, Spontanpneumothorax oder Pleuraempyem auftreten. Als Folgeschäden z. B. einer unbehandelten Tuberkulose werden respiratorische Insuffizienz und pulmonale Hypertonie bei restriktiver Störung beobachtet.

Extrapulmonale Tuberkulose. Die **Lymphknotentuberkulose**, die häufigste extrapulmonale Tuberkulose, kann als Primärinfektion am Hals, nach Infektion durch kontaminierte Milch (Typus bovinus) oder als spätere Streuung generalisiert auftreten. Die tuberkulösen Lymphknoten sind fest, unter der Haut verschieblich und neigen zur käsigen Einschmelzung und zur Fistelbildung. Die **Darmtuberkulose** durch M. tuberculosis ist meist die Folge einer schweren offenen Lungentuberkulose, bei der Tuberkelbakterien verschluckt werden. Die **Peritonealtuberkulose** kommt bei schweren Tuberkulosen im Rahmen der hämatogenen Streuung oder auch bei Abszedierung und Perforation verkäster tuberkulöser Mesenteriallymphknoten vor. Leber- und Milztuberkulose äußern sich durch Vergrößerung dieser Organe und Fieber. Sie sind Ausdruck einer hämatogenen Streuung. Auch hier wird die Diagnose am besten durch Laparoskopie und gezielte Leberpunktion mit histologischer und kultureller Untersuchung des gewonnenen Zylinders gestellt. Die **Nebennierentuberkulose** ist selten, kann aber zu dem bekannten Bild der Addison-Krankheit führen. Die **Urogenital-/Nierentuberkulose** entsteht hämatogen, meist von einem Primärherd in der Lunge ausgehend. Sie äußert sich durch eine lang andauernde, therapieresistente Leukozytenausscheidung im Urin, ohne dass Anzeichen für einen andersartigen Harninfekt bestehen ("sterile" Pyurie). Als Folge können Ureter- und Harnröhrenstrikturen oder eine Schrumpfblase auftreten. **Knochen- und Gelenktuberkulose** entstehen fast immer im Rahmen einer hämatogenen Aussaat. Es bilden sich miliare Knötchen, aus denen sich eine tuberkulöse Osteomyelitis oder Periostitis entwickelt.

Labordiagnostik

Allgemeine Hinweise zur klinischen und Labordiagnostik. Verdächtig auf eine Tuberkulose ist die Symptomkonstellation aus Fieber, Husten und Auswurf über mehr als 3 Wochen, Gewichtsabnahme und Schweißneigung. Typische Laborveränderungen existieren nicht, allerdings können Zeichen einer chronischen Infektion/Entzündung (mäßige Leukozytose, hypochrome Anämie, Beschleunigung der Blutkörperchensenkungsgeschwindigkeit) auftreten. Der klinische Verdacht wird untermauert durch ein charakteristisches Röntgenbild des Thorax (gegebenenfalls auch anderer beteiligter Organe). Es ist zu beachten, dass bei fortgeschrittener Immunsuppression im Rahmen von AIDS (< 200 CD4-positive T-Zellen/µl) untypische Bilder vorkommen können. Der histologische Nachweis zentral nekrotisierender Granulome mit Riesenzellen macht die Diagnose in hohem Maße wahrscheinlich (siehe oben, "Falldefinition"), beweißt sie aber nicht (👁 Abb. 30).

Der Erregernachweis kann grundsätzlich in Liquor, Sputum (postbronchoskopisch), Kehlkopfabstrichen, Bronchialspülflüssigkeit, Magensaft, Urin, Stuhl sowie Lymphknoten-, Pleura- und Leberpunktaten geführt zu werden. Bei dringendem Verdacht auf Lungentuberkulose und negativem Sputumbefund ist eine Bronchoskopie mit Lavage indiziert. Zur Diagnose der Miliartuberkulose sind eine technisch hochwertige Röntgenaufnahme des Thorax, eine Liquorpunktion, die Spiegelung des Augenhintergrundes (Chorioidaltuberkel), die Laparoskopie mit Leberpunktion (Miliartuberkulose der Leber und der Milz) sowie die Thorakoskopie geeignet.

Tuberkulintest. Zum Nachweis einer Tuberkuloseinfektion ohne Erkrankung steht nur der Tuberkulintest zur Verfügung, valide serologische Verfahren existieren nicht. Positive Ergebnisse im Tuberkulintest zeigen eine stattgehabte Tuberkuloseinfektion an. Sie fallen daher beim Erwachsenen zumindest in höheren Konzentrationen häufiger positiv aus, auch wenn keine floride Tuberkulose besteht. Im Kindesalter und wenn während einer Erkrankung ein Umschlag von der negativen zur positiven Hautreaktion zu verfolgen ist (Konversion), leisten sie sehr gute Dienste für die Diagnostik. Als Folge der verminderten Frühdurchseuchung findet sich heute bei Jugendlichen bis zum 20. Lebensjahr nur noch in 8–20 % der Fälle eine positive Tuberkulinreaktion. Deshalb gewinnt der Test zunehmend an differenzialdiagnostischer Bedeutung. Es stehen 2 Verfahren der Tuberkulintestung zur Verfügung:
- ▶ **Tine-Test oder Tubergentest (Stempeltest)**, der als einfacher Suchtest dient und aufgrund seiner Sensitivität für Screeningverfahren innerhalb großer Gruppen exponierter Kontaktpersonen ohne tuberkuloseverdächtige Beschwerden geeignet ist. Es handelt sich um die intrakutane Applikation von Tuberkulin, das 4 kleinen, 2 mm langen Edelstahlzinken (Tines) anhaftet, die an einem Plastikhalter angebracht sind. Die Zinken werden nach Desinfektion der Beugeseite des Unterarmes in die angespannte Haut eingedrückt und der

Testkörper nach einer Verweildauer von etwa 2 Sekunden entfernt und vernichtet. Ein positives Ergebnis ist nach 72–96 Stunden dadurch erkennbar, dass an den Einstichstellen entzündliche Papeln von mindestens 2 mm Durchmesser auftreten. Zweifelhafte Stempeltestresultate müssen mittels Mendel-Mantoux-Technik weiter abgeklärt werden.

➤ Die beste und sicherste Tuberkulinprobe ist der **Intrakutantest nach Mendel-Mantoux**; 0,1 ml verdünntes Tuberkulin werden intrakutan an der Palmarseite des Unterarms gespritzt, sodass eine helle Quaddel entsteht. Im positiven Fall bildet sich nach 48–72 Stunden ein Infiltrat von mindestens 8 mm Durchmesser, das mehrere Tage bestehen bleibt. Die Ablesung erfolgt nach 72 Stunden. Bei Kindern beginnt man mit der Verdünnung 1 : 100 000 und steigert dann über 1 : 10 000, 1 : 1000, 1 : 100 bis 1 : 10. Bei Erwachsenen ist es zweckmäßig, mit einer Verdünnung von 1 : 1 000 000 zu beginnen, da eine Reaktion bei einer Verdünnung von 1 : 10 000 bereits als normal anzusehen ist und eine stärkere Tuberkulinempfindlichkeit eventuell einen Hinweis auf eine floride Tuberkulose geben kann. Bei schwerer Tuberkulose mit Anergie (Miliartuberkulose) können die Tuberkulinproben negativ ausfallen. Die Interpretation des Tuberkulintests kann, neben möglicher Kreuzreaktionen aufgrund einer Infektion mit so genannten ubiquitären Mykobakterien, durch eine vorausgegangene BCG-Impfung erschwert sein.

Röntgendiagnostik. Neben den bakteriologischen Nachweisverfahren spielt die Röntgendiagnostik in der Erkennung und Verlaufsbeurteilung der Lungentuberkulose eine entscheidende Rolle. Sie ist Methode der Wahl zur Abklärung der oben genannten Symptome sowie zur Früherkennung der Erkrankung bei Migranten, Obdachlosen, tuberkulinpositiven Kontaktpersonen und in der Rezidivdiagnostik.

Bakteriologische Diagnostik. Mikroskopische und kulturelle Methoden sollten jeweils kombiniert durchgeführt werden. Neben den Tuberkulosebakterien (M. tuberculosis, M. africanum, M. bovis/BCG, M. canetti und M. microti) sind etwa 80 ubiquitäre Mykobakterienarten beschrieben. Der mikroskopische Nachweis der säurefesten Stäbchen erfolgt nach Anreicherung mit der Ziehl-Neelsen-Färbung oder der Fluoreszenzmikroskopie nach Auramin-Färbung. Das Ergebnis der Mikroskopie liegt sehr schnell vor, es müssen aber mindestens 10^4 Keime/ml vorhanden sein, um ein positives Ergebnis zu erhalten. Zwischen lebenden und toten Bakterien sowie zwischen Tuberkulosebakterien und ubiquitären Mykobakterien kann in der Routinediagnostik nicht unterschieden werden. Daher ist es immer erforderlich, auch eine Kultur anzulegen.

Kultureller Nachweis. Die Kultur in flüssigen und auf festen Nährboden hat den Vorteil, dass man die isolierten Bakterien gleich auf ihre Resistenz gegen Antituberkulotika testen kann. Um ein positives Ergebnis zu erhalten, werden für Festmedien etwa 100 Bakterien pro Milliliter benötigt, für Flüssigmedien dagegen nur noch etwa 10 Bakterien pro Milliliter. Für ein sicheres Ergebnis müssen die Kulturen 6 Wochen (Flüssigmedien) bzw. 8 Wochen (Festmedien) bebrütet werden. Verbesserte Anzuchtbedingungen in **flüssigen Medien mit Wachstumsindikatoren** erlauben heute Anzucht und Nachweis innerhalb von 1–2 Wochen. Diese schnelleren Kulturverfahren sind teurer als Festmedien, sollten jedoch zu einer raschen kulturellen Diagnostik immer eingesetzt werden.

Die Differenzierung von Mykobakterien erfolgt mittels biochemischer Leistungsprüfung und/oder spezifischen Gensonden bis hin zur Sequenzierung von 16S-rRNA-kodierender DNA. Die **Polymerasekettenreaktion (PCR)** ermöglicht einen sehr raschen (innerhalb von 48 Stunden) und empfindlichen Nachweis sowie auch die eindeutige Identifizierung von Erregern des Mycobacterium-tuberculosis-Komplexes direkt aus dem Untersuchungsmaterial. Die PCR ist kein Screeningverfahren – sie ist indiziert bei begründetem Verdacht einer Lungentuberkulose und negativem Sputumbefund, bei AIDS und positivem Sputumbefund sowie bei Verdacht auf Meningitis. Es müssen jedoch mindestens 2 Untersuchungen durchgeführt werden. Der kulturelle Nachweis ist in jedem Fall erforderlich. Die PCR ist nicht zur Therapiekontrolle geeignet, da auch DNA oder RNA von nicht lebenden Bakterien nachgewiesen wird!

Bei jedem Nachweis von Mykobakterien sollte eine Differenzierung erfolgen. Am einfachsten und schnellsten kann mit Hilfe von Gensonden zwischen Tuberkulosebakterien und ubiquitären Mykobakterien unterschieden werden. Diese Sonden detektieren speziesspezifische Sequenzen der ribosomalen RNA. Der Einsatz von DNA-Fingerprint-Analysen ermöglicht eine zuverlässige Identifizierung von Mycobacterium-tuberculosis-Komplex-Isolaten auf Stammebene. Hierbei werden stammspezifische Bandenmuster verwendet, die so stabil sind, dass einzelne Übertragungen verifiziert, Infektionswege nachvollzogen und Ausbrüche von bestimmten Isolaten verfolgt werden können.

Resistenzprüfung. Beim Nachweis von Tuberkulosebakterien muss von jedem Erstisolat eine Resistenzprüfung durchgeführt werden, um eine primäre Resistenz zu erfassen. Eine Wiederholung ist erforderlich, wenn trotz Therapie nach etwa 2 Monaten weiterhin positive Kulturen isoliert werden. Es stehen 2 Methoden der Resistenzprüfung zur Verfügung: Proportionsmethode unter Verwendung des Loewenstein-Jensen-Nährbodens (Zeitdauer: 3–4 Wochen) und das Verfahren mit Flüssigmedien (Zeitdauer: 1 Woche).

Therapie

Therapieeinleitung. Die Indikation zur Therapie ist bei Erkrankungen mit positivem Erregernachweis leicht. Bei dringendem Verdacht auf eine aktive Tuberkulose (klinisches Bild, röntgenologischer Verlauf) muss auch ohne Erregernachweis eine Therapie eingeleitet werden. Diese Entscheidung ist immer wieder eine ärztliche Herausforderung. Das Therapieziel ist die klinische Heilung bei sehr geringer Rückfallrate (Relapse Rate). Der Therapieerfolg ist abhängig von der korrekt dosierten, regelmäßigen Anwendung von Antituberkulotika in einer Medikamentenkombination über einen definierten Zeitraum. Tuberkulosemedikamente der ersten Wahl (siehe Liste am Ende des Kapitels hinsichtlich Dosis, Nebenwirkungen, Kontrollen sowie Kontraindikationen) sind:
➤ Isonicotinsäurehydrazid (INH),
➤ Rifampicin (RMP),
➤ Pyrazinamid (PZA),
➤ Streptomycin (SM),
➤ Ethambutol (EMB).

Antituberkulotika der 2. Wahl sind:
➤ Prothionamid,
➤ Cycloserin,
➤ Amikacin/Kanamycin,
➤ Paraaminosalicylsäure (PAS),
➤ Capreomycin.

Kombinationstherapie. Als Standardtherapie für die Lungentuberkulose wird eine Pharmakotherapie angesehen, die sich über einen Zeitraum von insgesamt 6 Monaten erstreckt. In der Initialphase erfolgt eine Kombinationstherapie mit INH, RMP, PZA und EMB oder SM über eine Dauer von 2 Monaten. In der Stabilisierungsphase wird über einen Zeitraum von 4 Monaten INH und RMP gegeben. Die Medikamenteneinnahme erfolgt gleichzeitig in einer täglichen Einzeldosis, da es auf hohe Spitzenkonzentrationen ankommt. Voraussetzung für eine nur 6 Monate andauernde Behandlung ist, dass die Medikamente vertragen werden, keine Resistenz vorliegt und eine gute Compliance des Patienten besteht. Wenn die Empfindlichkeit des Erregers gegenüber den Antituberkulotika der ersten Wahl nachgewiesen ist, kann EMB abgesetzt werden. Die Erhaltungstherapie in der Stabilisierungsphase kann täglich oder 3-mal pro Woche (intermittierende Therapie) gegeben werden. Bei der tuberkulösen Meningitis, der tuberkulösen Perikarditis sowie (mit Einschränkungen) bei der tuberkulösen Pleuritis wird – neben der antituberkulösen Vierfachtherapie – die Anwendung von Glukokortikoiden empfohlen. Die zugrunde liegende Überlegung besteht darin, überschießende entzündliche, allergische und proliferative Prozesse von Seiten des Patienten zu minimieren.

Abweichung vom 6-Monats-Regime. Patienten mit Kavernenbildung und positiver Erregerkultur noch 2 Monate nach Therapiebeginn müssen über insgesamt 9 Monate behandelt werden. Bei Silikotuberkulose und bei tuberkulöser Meningitis beträgt die Therapiedauer 1 Jahr. Kann INH nicht benutzt werden, verlängert sich die Therapie auf 12 Monate (RMP, EMB, PZA, SM für 2 Monate; RMP und EMB für 10 Monate). Kann RMP nicht verwendet werden, beträgt die Therapiegesamtdauer 18 Monate (INH, EMB, PZA, SM für 2 Monate; INH, EMB für die restliche Zeit). Lässt sich PZA nicht einsetzen, verlängert sich die Therapie auf 9 Monate (INH, RMP, EMB für 3 Monate, dann INH plus RMP für 6 Monate). In Abwesenheit von RMP kann PZA auch länger als 2 Monate gegeben werden.

Management von Nebenwirkungen. Die Verträglichkeit der gewählten Kombination muss durch regelmäßige Kontrollen von Transaminasen, Cholestaseparametern, Kreatinin und Kalium sichergestellt werden. Seltenere unerwünschte Wirkungen sind: Hyperurikämie, Blutbildveränderungen, Hör- und Sehstörungen sowie Polyneuropathie. Wie mit jeder Medikation können sowohl milde als auch schwerwiegende Nebenwirkungen auftreten. Milde Nebenwirkungen müssen symptomatisch behandelt werden, bei schwerwiegenden ist die Medikation abzusetzen. Es ist wichtig, dass First-Line-Medikamente nur mit ausreichender Rechtfertigung abgesetzt werden:

- **Gastrointestinale Symptome** – wie Übelkeit, reduzierter Appetit, Nausea – ohne Zeichen der hepatischen Toxizität können dadurch angegangen werden, dass die Tuberkulosemedikation mit den Mahlzeiten eingenommen wird.
- **Medikamentenfieber:** Wenn Fieber bei einem Patienten auftritt, der bereits über mehrere Wochen die antituberkulösen Medikamente eingenommen hat, sollte man „Drug Fever" erwägen, insbesondere dann, wenn der Patient mikrobiologisch und radiologisch eine Besserung zeigt. Medikamentenfieber sollte auch dann erwogen werden, wenn es bei Wohlbefinden des Patienten auftritt. Des Weiteren ist zu bedenken, dass Fieber bei Tuberkulose auch während der Therapie für ein (bis 2) Monate bestehen kann. Eine paradoxe Reaktion mit Entwicklung von Fieber ist besonders bei HIV-infizierten Patienten unter Tuberkulosemedikation zu erwarten.
- **Hepatitis:** Drei der First-Line-Tuberkulosemedikamente (INH, RMP, PZA) können eine Leberschädigung hervorrufen. Ein Anstieg der Transaminasenwerte tritt bei nahezu 20% der Patienten unter der Standard-4-Medikamenten-Therapie auf. Eine Erhöhung der AST um den Faktor 3 oberhalb der Norm bei Beschwerden oder um den Faktor 5 oberhalb der Norm ohne Beschwerden ist noch tolerabel, und es ist nicht richtig, die Tuberkulosemedikation abzusetzen, vielmehr ist die Frequenz der klinischen und laborchemischen Kontrollen zu erhöhen. Wenn jedoch die AST-Werte über dem 5fachen der Norm liegen oder über dem 3fachen der Norm in Gegenwart von Symptomen, müssen die leberschädigenden Medikamente abgesetzt werden. Untersuchungen hinsichtlich Hepatitis A, B und C sollten veranlasst sowie eine hepatobiliäre Erkrankung ausgeschlossen werden. Wenn die Tuberkulose gravierend und die medikamenteninduzierte Schädigung nur langsam rückläufig ist, muss zwischenzeitlich eine antituberkulöse Medikation mit nicht-leberschädlichen Medikamenten (EMB, SM, Fluorchinolon) aufgenommen werden. Wenn der AST-Wert auf weniger als das 2fache der Norm zurückgefallen ist, sollten die First-Line-Medikamente wieder eingesetzt werden. Da Rifampicin eine geringere Wahrscheinlichkeit aufweist, eine Hepatotoxizität auszulösen als INH oder PZA, und da Rifampicin die effektivste Medikation darstellt, wird mit der Gabe dieses Medikaments beginnend erneut mit der Therapie eingesetzt. Wenn nach einer Woche kein Anstieg des AST-Wertes zu verzeichnen ist, wird INH erneut hinzugeben und nach einer weiteren Woche PZA. Wenn die Symptome wiederkehren, sollte das letzte Medikament, welches hinzugenommen wurde, wieder gestoppt werden. Wenn Rifampicin und INH toleriert werden und wenn die Hepatitis ausgeprägt war, muss man PZA als verantwortliches Medikament annehmen und sollte es nicht mehr verwenden (ohne PZA muss die Therapie dann über mindestens 9 Monate fortgeführt werden, siehe oben).

Resistenzen der Erreger gegenüber Antituberkulotika. Man unterscheidet die primäre Resistenz, bei der keine antituberkulotische Vorbehandlung, sondern die Infektion mit bereits resistenten Erregern stattfand, von der sekundären (erworbenen) Resistenz als Folge einer Selektion während der Therapie. Eine Multiresistenz (Multi Drug Resistance, MDR) liegt vor, wenn ein Stamm mindestens gegen Isoniazid und Rifampicin resistent ist. Die Erregerresistenz erlangt eine wachsende Bedeutung. In Deutschland ist in etwa 6% der Isolate mit einer INH-Resistenz, in 4% mit einer SM-Resistenz, in 1,5% mit einer RMP-Resistenz und in 1,5–2% mit einer MDR zu rechnen. Bei Patienten aus bestimmten Regionen der Welt muss mit vermehrter Multiresistenz gerechnet werden. Besonders ungünstige Resistenzsituationen liegen im Gebiet der Gemeinschaft unabhängiger Staaten (GUS), in den baltischen Staaten sowie in Teilen Zentral- und Südamerikas und Afrikas vor (z.B. wurden 1999 bei Patienten aus der GUS in 9,4% der Fälle Stämme mit MDR gefunden). Bei Verdacht auf das Vorliegen einer Resistenz (unklare Vorbehandlung, Herkunft des Patienten aus einem Land mit hoher Prävalenz von MDR, klinische

Verschlechterung unter Therapie) muss dies bereits bei der (weiteren) Therapieplanung berücksichtigt werden. Die Behandlung bei MDR verlangt besondere Erfahrung. Ein Patient mit offener MDR-Tuberkulose sollte in einem Unterdruckzimmer behandelt werden.

Prognose, Komplikationen und Überwachung des Therapieerfolgs. Die entscheidenden Faktoren für den Therapieerfolg sind die Empfindlichkeit des Erregers und die Compliance des Patienten. Der Immunstatus beeinflusst die Dauer der Behandlung. Die Rezidivrate liegt bei adäquater Therapie unter 5 %. Die Therapiekontrolle erfolgt anhand von klinischem Bild (Temperaturrückgang, Besserung des Allgemeinbefindens, Gewichtszunahme) und mikrobiologischen Befunden (Sputumkonversion). Bei suffizienter Therapie sollte der Patient nach 4 Wochen afebril sein. Eine Sputumnegativierung (Konversion) soll spätestens nach 4 Monaten erreicht sein. Röntgenkontrollaufnahmen des Thorax erfolgen initial monatlich, dann nach 6, 9 und 12 Monaten. Die Veränderungen des Röntgenbildes bilden sich langsam zurück. Unmittelbar nach Beginn der Therapie kann es sogar zunächst zur Intensivierung der entzündlichen Veränderungen in der Lunge kommen. Hinsichtlich HIV-Infektion und Tuberkulose siehe Kapitel 20, bei zahlreichen Spezialfragen im Zusammenhang mit Tuberkulose (Schwangerschaft, HIV-Infektion, Brusternährung, Medikamentendosierung bei Dialysepatienten, Bedeutung der Chirurgie bei MDR) wird auf die Literatur (ATS Documents 2003) verwiesen.

Maßnahmen der Verhütung und Bekämpfung

Grundsätze der Prävention

Entscheidend für eine effektive Tuberkulosebekämpfung sind die rasche Entdeckung erkrankter und kontagiöser Personen und eine schnell einsetzende effiziente Therapie. Patienten mit offener Tuberkulose müssen im Einzelzimmer (bei MDR Zimmer mit Unterdruck) isoliert werden.

> **DOTS-Strategie**
>
> Die **DOTS-Strategie** (Directly observed Treatment, Short-Course), deren Grundsätze allgemein anerkannt sind, die aber speziell auf die Bedingungen in den Entwicklungsländern mit hoher Tuberkuloseprävalenz ausgerichtet ist, beinhaltet im Wesentlichen 5 Punkte:
>
> ➤ Anerkennung der Tuberkulose als wichtige Priorität der öffentlichen Gesundheitspflege durch die politisch Verantwortlichen
> ➤ Fallfindung mittels bakteriologischer Sputumuntersuchungen in den für die Primärversorgung verantwortlichen Einrichtungen
> ➤ Standardisierte Kurzzeitchemotherapie, zumindest aller Sputumpositiven, bei optimalem Case-Management (direkt überwachte Medikamenteneinnahme)
> ➤ Sicherstellung der Versorgung mit allen notwendigen Antituberkulotika
> ➤ Surveillance-System zur Erfassung aller Patienten mittels standardisierter Register, einschließlich der systematischen Erfassung der Behandlungsergebnisse zwecks Programmsupervision und -evaluation

Zur Vermeidung von Infektionen durch M. bovis sind die Überwachung der Rinder, die Tötung infizierter Tiere und die Pasteurisierung der Milch die wesentlichen vorbeugenden Maßnahmen. Eine Prävention von M.-avium-Infektionen bei Patienten mit AIDS ist nur chemoprophylaktisch möglich, da die Infektionswege unklar sind. Die Erreger kommen im Wasser vor und dringen vermutlich vom Darm aus in den Organismus ein.

Surveillance

Daten für die epidemiologische Surveillance der Tuberkulose werden in Deutschland vom „Deutschen Zentralkomitee zur Bekämpfung der Tuberkulose" (DZK), dem Robert Koch-Institut, dem „Nationalen Referenzzentrum für Mykobakterien" und dem „Arbeitskreis Mykobakterien" in Zusammenarbeit mit den Einrichtungen des öffentlichen Gesundheitsdienstes (ÖGD) gemeinsam gewonnen und ausgewertet. Eine wesentliche Voraussetzung für die Reduzierung der Erkrankungshäufigkeit an Tuberkulose in Deutschland ist die aktive Fallsuche durch Umgebungsuntersuchungen bei neuerkrankten Tuberkulosepatienten und in Hochrisikogruppen. Erstrebenswert ist eine gezielte Untersuchung der Kontaktpersonen von ansteckungsfähigen Tuberkulosepatienten, nach Deutschland kommender Asylbewerber, Kriegsflüchtlinge und Aussiedler wie auch die aktive Betreuung anderer gefährdeter Personen, z. B. HIV-Positive, Obdachlose, Drogenabhängige und Gefängnisinsassen. Die Röntgenreihenuntersuchung ist bei der derzeitigen niedrigen Tuberkuloseinzidenz in Deutschland nicht mehr vertretbar, da Aufwand und Strahlenbelastung größer sind als der Nutzen durch die geringe Zahl der entdeckten Erkrankungen.

Spezifische Prophylaxe

Chemoprophylaxe. Bei der Chemoprophylaxe ist zwischen der primären und der sekundären Chemoprophylaxe zu unterscheiden. Erstere kann tuberkulin-negativen Personen (insbesondere Säuglinge einer erkrankten stillenden Mutter) nach Kontakt mit an offener Tuberkulose Erkrankten angeboten werden. Die sekundäre Chemoprophylaxe (präventive Chemotherapie) erfolgt mit INH täglich über 6 (–12) Monate bei Tuberkulinkonversion (insbesondere bei Kindern unter 6 Jahren) ohne andere Zeichen einer Infektion oder bei tuberkulinpositiven Patienten, bei denen aufgrund einer Immunschwäche oder einer immunsupprimierenden Behandlung eine Reaktivierung latenter Herde befürchtet wird. Die BCG-Impfung als Impfprophylaxe wird in Deutschland von der „Ständigen Impfkommission" (STIKO) am Robert Koch-Institut seit 1998 nicht mehr empfohlen (s. Kapitel 20).

Desinfektionsmaßnahmen. Mit Mykobakterien kontaminierte Instrumente, Oberflächen und Wäsche werden mit dafür zugelassenen und empfohlenen Desinfektionsmitteln auf der Basis von Alkoholen, Aldehyden und Chlorverbindungen desinfiziert. Ohne keimtötende Maßnahmen sind Mykobakterien für mehrere Wochen lebensfähig und infektiös.

Wiederzulassung. Unter wirksamer antituberkulöser Kombinationstherapie bleiben Patienten für mindestens 3 Wochen von dem Besuch in Gemeinschaftseinrichtungen ausgeschlossen bzw. dürfen keine Tätigkeiten mit ausgeprägtem Personenkontakt (Lehrer, Pflegepersonal usw.) ausüben. Bestanden initial Fieber und Husten, so ist eine 2 Wochen anhaltende Entfieberung abzuwarten. Falls zu Anfang säurefeste Stäbchen nachgewiesen wurden, müssen nach der Behandlung mikroskopisch negative Befunde in 3 aufeinander folgenden Proben von Sputum, Bronchialsekret oder Magensaft vorliegen, ehe die Tätigkeit wieder aufgenommen bzw. eine Gemeinschaftseinrichtung wieder besucht werden kann.

Maßnahmen für Kontaktpersonen sind neben den üblichen Kontrollmaßnahmen nicht erforderlich, solange keine tuberkuloseverdächtigen Symptome auftreten. Wichtig ist es, unter Kontaktpersonen (Familie, Bekanntenkreis, Arbeitsplatz, Personal in Einrichtungen usw.) gezielt nach Personen zu suchen, die als Infektionsquelle wirken könnten. Bei Auftreten tuberkuloseverdächtiger Symptome gelten bei engen Kontaktpersonen Tuberkulosekranker die Bedingungen der Wiederzulassung wie im Fall einer bestätigten Erkrankung.

Maßnahmen bei Ausbrüchen

Bei Ausbrüchen von Tuberkuloseerkrankungen ist der umgehende Nachweis des Erregers einschließlich kulturellem Nachweis, Typendifferenzierung und Resistenzprüfung erforderlich. Infektiöse Patienten sind bis zum Wirksamwerden der Therapie weitgehend abzusondern. Bei Kontaktpersonen sollte gezielt das Vorliegen einer Tuberkulose ausgeschlossen werden. Beim Nachweis multiresistenter Stämme müssen, unabhängig von der allgemeinen Meldepflicht, ebenfalls die zuständigen Gesundheitsbehörden informiert werden, da besondere Vorsorgemaßnahmen erforderlich sind. Die Feintypisierung isolierter Stämme durch Methoden der molekularen Typisierung und der anschließende Vergleich dieser Stämme untereinander stellt ein neues Hilfsmittel bei der infektionsepidemiologischen Aufklärung von Infektketten dar. Ausbrüche, denen multiresistente Erreger zugrunde liegen, wie sie in der Literatur für Krankenhäuser und Gemeinschaftseinrichtungen beschrieben wurden, sind von höchster Bedeutung. Das Einbeziehen von Experten wird dringend empfohlen.

Meldung und Beratung

Nach dem Infektionsschutzgesetz (IfSG) besteht eine Meldepflicht für Erkrankung und Tod an behandlungsbedürftigen Formen der Tuberkulose der Atmungsorgane sowie der übrigen Organe (auch wenn ein bakteriologischer Nachweis nicht vorliegt). Seitens der Laboratorien sind der direkte Nachweis von Erregern des Mycobacterium-tuberculosis-Komplexes sowie nachfolgend die Ergebnisse der Typendifferenzierung und das Ergebnis der Resistenztestung zu melden. Vorab ist der Nachweis säurefester Stäbchen im Sputum meldepflichtig.

■ Beratung und spezielle Diagnostik

Nationales Referenzzentrum
für Mykobakterien
Forschungszentrum Borstel
Parkallee 18
23845 Borstel
Leitung: Frau Dr. S. Rüsch-Gerdes
Tel.: 04537 / 188 – 213/-211
Fax: 04537 / 188 – 311
E-Mail: srueschg@fz-borstel.de

Deutsches Zentralkomitee
zur Bekämpfung der Tuberkulose
Lungenklinik Heckeshorn
Zum Heckeshorn 33
14109 Berlin
Generalsekretär:
Herr Prof. Dr. R. Loddenkemper
Tel.: 030 / 8002 – 2435
Fax: 030 / 8002 – 2286
E-Mail: loddheck@zedat.fu-berlin.de

Deutsche Gesellschaft
für Pädiatrische Infektiologie
Ausschuss Mykobakterien
Vorsitzender: Dr. K. Magdorf
Lungenklinik Heckeshorn
Zum Heckeshorn 33
14109 Berlin
Tel.: 030 / 8002 – 2345
Fax: 030 / 8002 – 2278
E-Mail: klaus.magdorf@charite.de

Mitglieder des „Beratungsnetzwerkes Tuberkulose des Bundesverbandes der Ärzte des Öffentlichen Gesundheitsdienstes" (BVÖGD)

Literatur

ATS Documents: Treatment of Tuberculosis. American Thoracic Society/Center for Disease Control and Prevention/Infectious Diseases Society of America: Am J Resp Crit Care Med. 2003;167:603 – 62.

DZK: Deutsches Zentralkomitee zur Bekämpfung der Tuberkulose. Richtlinie zur Chemotherapie der Tuberkulose. Pneumologie. 2001; 55:494 – 511.

Isemann MD. Treatment of multidrug-resistant tuberculosis. N Engl J Med. 993;329:784 – 790.

Isemann MD. A clinician's guide to tuberculosis. Philadelphia: Lippincott Williams & Wilkins; 2000.

Konietzko N, Loddenkemper R. Tuberkulose. Stuttgart: Thieme; 1999.

Weis SE, Slocum PC; Blais FX, et al. The effect of directly observed therapy on the rates of drug resistance and relapse in tuberculosis. N Engl J Med. 1994; 330:1179 – 84.

Antituberkulotika

Isoniazid (INH)

Mittel der Wahl bei:	➤ M. tuberculosis ➤ M. kansasii
Wichtig für den Kliniker:	Bakterizides Antituberkulotikum der ersten Wahl für die Basiskombinationstherapie. Selten Primärresistenzen (vor allem bei Patienten aus Osteuropa). Kontrollen: Leber, Blutbild, Neurostatus. Orale Resorption durch Antazida vermindert.
Unerwünschte Arzneimittelwirkungen:	Anstieg der Transaminasenwerte, Störungen des Zentralnervensystems und der peripheren Nerven – Prophylaxe durch Vitamin B6; gastrointestinale Beschwerden, Allergien (Exanthem, Gelenkbeschwerden, Fieber usw); Blutbildveränderungen
Kontraindikationen:	Spezifische Überempfindlichkeit; akute Hepatitis, schwere Leberschädigung, Epilepsie, Psychose
Elimination:	Vorwiegend renal

Wirkstoff	Präparate	Mittlere Dosierung	
		Erwachsene	Kinder
Isoniazid	Isozid, Tebesium	5 (–10) mg/kgKG/Tag in einer Dosis oral/i. v./i. m. (maximal 600 mg/Tag)	6 (–20) mg/kgKG/tag (3 Dosen) oral/i. v../i. m. (maximal 300 mg/Tag)

Rifampicin

Mittel der Wahl:	➤ M. tuberculosis ➤ M. leprae
Wichtig für den Kliniker:	Bakterizides Antituberkulotikum der ersten Wahl für die Basiskombinationstherapie. Selten Primärresistenzen (bei Patienten aus Osteuropa). Kontrollen: Leber, Blutbild. Wichtiger Kombinationspartner bei Staphylokokkeninfektionen (gute Gewebegängigkeit), Spezialindikation bei Meningokokkenmeningitisumgebungsprophylaxe.
Unerwünschte Arzneimittelwirkungen:	Anstieg der Transaminasenwerte, gastrointestinale Beschwerden; selten Allergien und Blutbildveränderungen; Rotfärbung von Speichel, Urin, Schweiß; sehr starke Induktion des Abbaus zahlreicher Medikamente (unter anderem orale Kontrazeptiva)
Kontraindikationen:	Stillzeit, Säuglinge < 2 Monate; Therapie mit HIV-Proteaseinhibitoren oder Itraconazol; schwere Leberschäden; **Cave:** Schwangerschaft
Elimination:	Biliär, renal

Wirkstoff	Präparate	Mittlere Dosierung	
		Erwachsene	Kinder
Rifampicin	Rifa und andere	10 mg/kgKG/Tag in einer Dosis oral/i. v.	10 mg/kgKG/Tag in einer Dosis oral/i. v.

Rifabutin

Mittel der Wahl:	➤ M. tuberculosis ➤ M. marinum ➤ M. leprae ➤ M. kansasii ➤ M. avium intracellulare

6 Infektionen des Respirationstraktes

Wichtig für den Kliniker:	Bakterizides Antituberkulotikum. Indiziert, wenn Rifampicin verboten, so bei HIV-Therapie mit Proteaseinhibitoren oder Itraconazol (weniger hepatische Enzyminduktion). Kontrollen: Leber, Blutbild. Rifabutin ist (neben Clarithromycin und Ethambutol) Bestandteil der Mycobacterium-avium-intracellulare-Therapie.
Unerwünschte Arzneimittelwirkungen:	Hepatotoxizität, gastrointestinale Beschwerden; selten Allergien; Blutbildveränderungen, Rotfärbung von Speichel, Urin, Schweiß; schwächere Medikamenteninteraktionen als Rifampicin
Kontraindikationen:	Schwangerschaft, Stillzeit, Kinder; Therapie mit Ritonavir, Saquinavir, Delavirdin, Nevirapin oder Efavirenz; schwere Leberschäden; keine Kombination mit Rifampicin
Elimination:	Biliär, renal

Wirkstoff	Präparate	Mittlere Dosierung	
		Erwachsene	Kinder
Rifabutin	Mycobutin, Alfacid	1 × 300 mg oral	–

Pyrazinamid

Mittel der Wahl:	► M. tuberculosis
Wichtig für den Kliniker:	Bakterizides Antituberkulotikum der ersten Wahl für die Basiskombinationstherapie. Kontrollen: Transaminasen, Harnsäure.
Unerwünschte Arzneimittelwirkungen:	Hepatotoxizität, gastrointestinale Beschwerden, Arthralgien, Hyperurikämie, Photosensibilisierung
Kontraindikationen:	Schwere Leberschäden; Sicherheit in der Schwangerschaft nicht erwiesen; **Cave:** Gicht
Elimination:	Renal

Wirkstoff	Präparate	Mittlere Dosierung	
		Erwachsene	Kinder
Pyrazinamid	Pyrafat	35 mg/kgKG 1 × täglich oder 50 mg/kgKG 2 × pro Woche oral	35 mg/kgKG 1 × täglich oder 50 mg/kgKG 2 × pro Woche oral

Ethambutol

Mittel der Wahl:	► M. tuberculosis ► M. marinum ► M. avium intracellulare ► M. kansasii
Wichtig für den Kliniker:	Bakteriostatisches Antituberkulotikum der ersten Wahl für die Basiskombinationstherapie. Kontrollen (alle 4 Wochen): Gesichtsfeld, Visus, Farbensehen.
Unerwünschte Arzneimittelwirkungen:	Dosisabhängige Retrobulbärneuritis, periphere und zentrale Neuropathie, Hyperurikämie, gastrointestinale Beschwerden
Kontraindikationen:	Spezifische Überempfindlichkeit; vorbestehende Schäden des N. opticus
Elimination:	Vorwiegend renal

6 Infektionen des Respirationstraktes

Wirkstoff	Präparate	Mittlere Dosierung Erwachsene	Kinder
Ethambutol	Myambutol und andere	25 mg/kgKG/Tag für 2 Monate, dann 15 mg/kgKG/Tag	1 × 15 – 25 mg/kgKG/Tag (maximal 2,5 g/Tag) oral, i. v., i. m.

Streptomycin

Mittel der Wahl:	► M. tuberculosis
	► (Brucellen)
	► (Yersinia pestis)
	► (F. tularensis)
Wichtig für den Kliniker:	Bakterizides Antituberkulotikum der ersten Wahl für die Kombinationstherapie. Kontrollen von Gleichgewichtsinn und Gehör. Spezialindikation bei Pest, Tularämie, Brucellose.
Unerwünschte Arzneimittelwirkungen:	Dosis- und therapiedauerabhängige Oto- und Vestibulotoxizität (**Cave:** Komedikation mit Vancomycin, Furosemid, Torasemid, Ethacrynsäure), Nephrotoxizität (**Cave:** Komedikation mit Vancomycin, Amphotericin B, Ciclosporin, Cisplatin, Aciclovir); selten Allergien
Kontraindikationen:	Schwangerschaft, Stillzeit, Neugeborene; Niereninsuffizienz; spezifische Überempfindlichkeit; **Cave:** Innenohrschäden
Elimination:	Renal, biliär

Wirkstoff	Präparate	Mittlere Dosierung Erwachsene	Kinder
Streptomycin	Streptomycin und andere	1 × 15 mg/kgKG/tag für 2 Monate, dann 2 × 20 mg/kgKG/Woche i. v., i. m.	1 × 20 – 30 mg/kgKG/Tag i. v., i. m.

Prothionamid

Mittel der Wahl:	► M. tuberculosis
	► M. kansasii
Wichtig für den Kliniker:	Reserveantituberkulotikum für die Kombinationstherapie bei INH-Resistenz. Kontrollen: Transaminasen. **Cave:** verminderte Alkoholtoleranz, gesteigerte Toxizität bei Kombination mit INH.
Unerwünschte Arzneimittelwirkungen:	Hepato- und Neurotoxizität, psychische Störungen, Photosensibilisierung, Neutropenie
Kontraindikationen:	Stillzeit; schwere Leberschäden; **Cave:** Schwangerschaft, Psychosen, Alkoholismus
Elimination:	Renal

Wirkstoff	Präparate	Mittlere Dosierung Erwachsene	Kinder
Protionamid	Peteha, Ektebin und andere	3 – 4 × 250 mg oral (INH-Kombination: 2 × 250 mg)	15 – 20 mg/kgKG (2 – 3 Dosen; bei INH: 10 mg/kgKG) oral

Streptococcus pneumoniaem, Pneumokokken

M. Mielke, B. Stück

Erreger

Streptococcus pneumoniae ist ein grampositives, typischerweise als Diplococcus vorliegendes Bakterium. Pathogene Stämme sind von einer Polysaccharidkapsel umgeben, die den wichtigsten Virulenzfaktor darstellt. Weitere Virulenzfaktoren sind verschiedene, zum Teil sezernierte Proteine, wie z. B. das porenbildende Toxin Pneumolysin oder zellwandassoziierte Oberflächenproteine und das C-Polysaccharid, welches das danach benannte Akutphaseprotein „C-reaktives Protein" bindet. Aufgrund des unterschiedlichen Aufbaus der Kapsel lassen sich über 90 verschiedene Serotypen unterscheiden. Für die Klassifizierung sind ein amerikanisches serotyp- und ein dänisches serogruppenbasiertes System gebräuchlich. Die Kapselpolysaccharide induzieren eine T-Zell-unabhängige typenspezifische Immunität. Eine Kreuzimmunogenität ist nach bisherigem Kenntnisstand nur sehr selten bei Zugehörigkeit zur gleichen Serogruppe vorhanden. Die Kapsel schützt vor Phagozytose. Erst durch die Reaktion mit typenspezifischen Antikörpern und der damit verbundenen Aktivierung von Komplement sowie der Bindung an Fc-Rezeptoren ist eine Phagozytose der Erreger möglich. Die Elimination aus der Blutbahn findet im Wesentlichen in Milz und Leber statt.

Häufigkeit, Verbreitung und Bedeutung der Infektion

Keimträger, Besiedlung. Pneumokokken sind häufige Kommensalen des oberen Respirationstraktes. Sie besiedeln als extrazelluläre Erreger die Epithelien, von wo sie in die Tuba Eustachii, die Nasennebenhöhlen und die Bronchien gelangen können. Klinische Isolate sind nahezu ausnahmslos bekapselt. Nichtbekapselte Stämme wurden nur als Erreger von Konjunktivitiden beschrieben. Kinder bis zum 2. Lebensjahr sind vorübergehend zu über 50% gesunde Keimträger. Gesunde Erwachsene sind je nach Alter, Kontakt zu Kindern und Größe der Wohngemeinschaft besiedelt. Insgesamt 20% der verschiedenen Pneumokokkentypen verursachen etwa 90% der in Europa auftretenden Pneumokokkeninfektionen. Geographische und altersabhängige Unterschiede bei der Serotypenverteilung haben zu der Auffassung geführt, dass aus epidemiologischer Sicht jeder Serotyp als ein eigenständiger Erreger angesehen werden muss.

Immunreaktion. Opsonierende Antikörper treten in der Regel 5–8 Tage nach der Infektion auf. Die Immunreaktion auf Kapselpolysaccharide ist jedoch von der B-Zell-Reife abhängig. Aufgrund dessen sind vor allem Kinder in den ersten beiden Lebensjahren nicht in der Lage, eine ausreichende serotypische Immunität aufzubauen. Besonders gefährdet sind daher Säuglinge und Kleinkinder unter 2 Jahren aber auch Menschen über 60 Jahre und Patienten mit Aspleniesyndrom, Sichelzellenanämie, HIV-Infektion und angeborenen B-Zell-Defekten (Hypo- und Agammaglobulinämie) sowie Immunsupprimierte. Weitere Risikofaktoren sind Alkoholmissbrauch und Leberzirrhose.

Erkrankungshäufigkeit. Nach Angaben der Weltgesundheitsorganisation (WHO) gehören Pneumokokken weltweit zu den bedeutendsten bakteriellen Krankheitserregern des Menschen. Für die Zahl durch Pneumokokken verursachter Erkrankungen in Deutschland gibt es nur Schätzwerte. Bei Kindern bis zum 16. Lebensjahr wird jährlich von etwa 220 Meningitiden und 330 nichtmeningitischen invasiven Erkrankungen (Sepsis, bakteriämische Pneumonien) ausgegangen. Jährlich versterben etwa 20 Kinder an den Folgen der invasiven Infektion, etwa 20 tragen einen Hörverlust davon, und etwa 20 erleiden bleibende zentralnervöse Schäden. Insgesamt sterben in Deutschland jährlich etwa 12 000 Menschen an den Folgen einer Pneumokokkeninfektion. Die Hälfte aller Todesfälle tritt trotz Antibiotikatherapie bereits innerhalb der ersten 48 Stunden ein.

Saisonale Häufungen treten parallel zur Häufung von viralen Erkältungskrankheiten und der Influenza auf.

Übertragung, Infektion und Pathogenese

Pneumokokken sind wenig umweltresistent. Folglich sind Pneumokokkeninfektionen in der Regel sporadische endogene Infektionen, die vom Oropharynx ausgehen. Ausbrüche in Gemeinschaftseinrichtungen mit nur einem Serotyp sind jedoch beobachtet worden, setzen aber in der Regel längeren und engen Kontakt voraus. Die Mehrzahl der Stämme gesunder Träger sind nicht bekapselt. Änderungen der „Wirtsfaktoren", Störungen der lokalen oder systemischen Immunabwehr, z. B. auch vorangegangene Virusinfektionen, begünstigen die lokale Ausbreitung und führen zur **Otitis media**, zur **Sinusitis** oder nach Aspiration zur **Pneumonie**. Bei gefährdeten Personen kann es zur bakteriämischen Ausbreitung der Erreger kommen. Folgen sind bakteriämische (Lobär-)Pneumonie, **Meningitis**, **septische Arthritis** oder **Sepsis**.

Klinisches Bild und Therapie

Pneumokokken können eine Vielzahl an Symptomen und Krankheitsbildern hervorrufen, zumeist Infektionen der Atemwege und der angrenzenden Höhlen.

> **Pneumokokkenerkrankungen**
> **Lokalinfektionen**
> ▸ Akute Otitis media
> ▸ Akute Sinusitis, Mastoiditis
> ▸ Konjunktivitis
> ▸ Bronchopneumonie
>
> Invasive Infektionen, bakteriämische **Generalisation** (Schüttelfrost, schweres Krankheitsgefühl, kritische Entfieberung)
> ▸ Lobärpneumonie
> ▸ Akute Meningitis
> ▸ Akutes Pleuraempyem, Lungenabszess
> ▸ Pneumokokkenarthritis
> ▸ Pneumokokkenendokarditis
> ▸ Pneumokokkenperitonitis

Pneumokokkenpneumonie

Klinisches Bild. Die Pneumokokkenpneumonie beginnt typischerweise abrupt mit hohem Fieber und eventuell mit Schüttelfrost als Zeichen der Bakteriämie. Dem zunächst trockenen Husten folgt später eitriger Auswurf. Der Patient macht einen schwerkranken Eindruck. Bei alten Patienten tritt oft nur geringfügiger Husten mit wenig Auswurf und geringem Fieber auf. Im Vordergrund stehen dann Tachykardie, Tachypnoe und Exsikkose. Im Röntgenbild stellt sich eine Lobär- oder Bronchopneumonie dar. Als häufigste Komplikation tritt bei etwa 2% der Pneumokokkenpneumonien ein Pleuraempyem auf (für etwa 15% aller

6 Infektionen des Respirationstraktes

Empyeme sind Pneumokokken verantwortlich), welches von dem in etwa 25 % der Fälle auftretenden reaktiven Pleuraexsudat abgegrenzt werden muss. Hinweis ist vor allem anhaltendes Fieber trotz antibiotischer Therapie.

Therapie. Obwohl in den letzten Jahren penicillinresistente Stämme (intermediär resistent: MIC 0,1 – 1 mg/l; resistent: MIC > 1,0 mg/l) in verschiedenen Nachbarländern, z. B. Spanien und Frankreich, zunehmend auftreten, ist in Deutschland Penicillin weiterhin als Mittel der ersten Wahl anzusehen. Alternativ können Makrolide eingesetzt werden. Bei nachgewiesener Penicillinresistenz kommen Cephalosporine zur Anwendung. Eine klinische Besserung ist innerhalb von 48 Stunden zu erwarten. Bei Ausbleiben der Entfieberung muss an eine Antibiotikaresistenz, an lokale Komplikationen sowie an einen Immundefekt gedacht werden. Die Therapiedauer beträgt 7 – 14 Tage.

Bakteriämie

Die Bakteriämie tritt bei 25 – 30 % der Patienten mit einer Pneumonie auf. Auch eine Pneumokokkenmeningitis oder -endokarditis ist von einer Bakteriämie begleitet. Besonders gefährdet sind Patienten mit Aspleniesyndrom, bei denen die Bakteriämie oft einen fulminanten Verlauf nimmt (OPSI-Syndrom: Overwhelming postsplenectomy Infection).

Meningitis

Klinisches Bild. Nach den Meningokokken sind Pneumokokken, insbesondere nach Einführung der Impfung gegen H. influenzae Typ B, ab der 6. Lebenswoche bis zum 5. Lebensjahr die häufigste Ursache von akuten bakteriellen Meningitiden. Im Erwachsenenalter sind es dann vor allem Pneumokokken. Etwa 20 Prozent der an einer Pneumokokkenmeningitis erkrankten Menschen sind älter als 65 Jahre, ein Viertel von ihnen hat gleichzeitig eine Pneumonie. Alkoholiker sind besonders betroffen. Pneumokokkenmeningitiden beginnen akut mit hohem Fieber und weisen eine hohe Letalität, insbesondere bei älteren Menschen, und eine hohe Rate an bleibenden Defekten auf. Die Pneumokokkenmeningitis tritt als metastatische Meningitis – z. B. bei Pneumonie, Otitis media, Mastoiditis oder Sinusitis – auf. Eine Splenektomie oder eine Leberzirrhose begünstigen länger anhaltende Bakteriämien und in der Folge den Übergang der Erreger in den Plexus choroideus und stellt so einen Risikofaktor für die Pneumokokkenmeningitis dar.

Therapie: Die Therapie der Meningitis ist eine intensivmedizinische Aufgabe. Gegen die durch Streptococcus pneumoniae ausgelösten Meningitiden wird Penicillin G, alternativ Ceftriaxon oder Cefotaxim, eingesetzt. Eine Resistenzbestimmung ist bei der Meningitis aufgrund der prognostischen und therapeutischen Konsequenzen besonders bedeutsam.

Akute Otitis media

Pneumokokken verursachen fast die Hälfte aller akuten, in der Regel einseitigen Otitiden bei Säuglingen, Kleinkindern und Kindern. Rezidivierende Otitiden durch Pneumokokken sind häufig. Die früher oft beobachteten Komplikationen, wie Meningitis oder Mastoiditis, sind nach Einführung der Antibiotika selten geworden.

Therapie: Amoxicillin gilt als Mittel der ersten Wahl. Wirksam sind auch Cephalosporine oder Erythromycin.

Konjunktivitis

Pneumokokken können eine eitrige Konjunktivitis verursachen. Hier besteht die Gefahr eines Ulcus serpens (Kapitel 15).

Labordiagnostik

Pneumokokken sind auf künstlichen Nährböden unter aeroben und anaeroben Bedingungen innerhalb von 24 Stunden anzüchtbar. Geeignet für den Nachweis von Pneumokokken sind Sputum/Bronchialsekret und Pleurapunktat, Eiter aus Ohr- und Korneaabstrichen sowie Sinus- und Gelenkpunktate, Blut und Liquor. Bei hoher Erregerzahl ist der mikroskopische Direktnachweis mittels Grampräparat möglich. Bei Verdacht auf eine Pneumokokkenpneumonie sollten neben Sputum/Bronchialsekret auch immer Blutkulturen untersucht werden. Schnelltests sind auf der Basis von Antigennachweisen besonders für die Untersuchung von Liquor geeignet. Pleura- und Gelenkpunktate sowie Liquor können unmittelbar nach Entnahme auch in Blutkulturflaschen gegeben werden.

Maßnahmen der Verhütung und Bekämpfung

Schutzimpfung

Die Pneumokokkenschutzimpfung wird von der „Ständigen Impfkommission" am Robert Koch-Institut seit 1998 für alle Menschen ab 60 Jahren sowie für bestimmte besonders gefährdete Patienten empfohlen. Zur aktiven Immunisierung steht ein polyvalenter Pneumokokkenpolysaccharidimpfstoff für Erwachsene und Kinder nach dem vollendeten 2. Lebensjahr zur Verfügung. Er enthält hochgereinigte Kapselpolysaccharide der 23 Pneumokokkentypen, die für etwa 90 % aller systemischen Pneumokokkenerkrankungen verantwortlich sind. Die Impflinge erhalten eine einmalige Dosis intramuskulär oder subkutan.

STIKO-Empfehlungen für die Pneumokokkenschutzimpfung

- Frühgeborene (< 38. Woche)
- Kinder mit niedrigem Geburtsgewicht (< 2500 g)
- Säuglinge und Kleinkinder mit Gedeihstörungen oder neurologischen Krankheiten (z. B. Zerebralparesen oder Anfallsleiden)
- Kinder (ab vollendetem 2. Lebensmonat), Jugendliche und Erwachsene mit erhöhter gesundheitlicher Gefährdung infolge einer Grundkrankheit: angeborene oder erworbene Immundefekte (wie z. B. Hypogammaglobulinämie, Komplement- und Properdindefekte), funktionelle oder anatomische Asplenie, Sichelzellenanämie, Krankheiten der blutbildenden Organe, neoplastische Erkrankungen, HIV-Infektion, nach Knochenmarktransplantation, chronische Erkrankungen (wie z. B. Herz-Kreislauf-Krankheiten, Krankheiten der Atmungsorgane, Diabetes mellitus und andere Stoffwechselerkrankungen, Niereninsuffizienz/nephrotisches Syndrom, Liquorfistel), vor Organtransplantation und vor Beginn einer immunsuppressiven Therapie
- Personen über 60 Jahre

Impfschema

- Die Impfung erfolgt stets intramuskulär, bei Säuglingen und Kleinkindern in den anterolateralen Oberschenkel (M. vastus lateralis), bei älteren Kindern bevorzugt in den M. deltoideus.

6 Infektionen des Respirationstraktes

- Säuglinge und Kleinkinder ab Beginn des 3. Monats bis zu einem Alter von 6 Monaten: 3 Impfungen im Abstand von 4 Wochen, eine 4. Dosis wird im 2. Lebensjahr empfohlen
- Zuvor nicht geimpfte Kinder: Kinder im Alter von 7–11 Monaten erhalten 2 Impfungen im Abstand von 4 Wochen, eine 3. Dosis wird im 2. Lebensjahr empfohlen; Kinder im Alter von 12–23 Monaten erhalten 2 Impfungen im Abstand von 2 Monaten

Der Impfschutz tritt nach 2–3 Wochen ein und hält bei Gesunden für 5–8 Jahre an. Da die Immunantwort auf Polysaccharidantigene T-Zell-unabhängig ist und damit ein immunologisches Gedächtnis fehlt, ist eine Boosterung nicht möglich. Es wird deshalb von der STIKO empfohlen, bei Personen über 60 Jahren im Abstand von 6 Jahren eine Wiederholungsimpfung durchzuführen. Zeitgleich mit dem Pneumokokkenpolysaccharidimpfstoff kann der Influenzaimpfstoff (und jeder andere Impfstoff) gegeben werden (Injektion in den anderen Arm), ohne dass die Wirksamkeit einer der Impfungen beeinträchtigt würde oder mehr Nebenwirkungen auftreten. Bei hochgefährdeten Patienten wird die „Vorimpfung" mit einem Konjugatimpfstoff diskutiert, um so eine Boosterung möglich zu machen.

Die Wirksamkeit der Impfung gegen invasive Pneumokokkeninfektionen wurde durch eine große Zahl klinischer Studien belegt. Je nach Alter, Gesundheitszustand und Abstand zur Impfung werden durchschnittliche Schutzraten zwischen 50 und 90% angegeben. Je älter die Patienten sind, desto geringer ist ihre Immunantwort. Auch chronisch Erkrankte oder Menschen mit einer geschwächten Immunabwehr können schwächer reagieren. Gerade bei ihnen ist daher die frühe Pneumokokkenschutzimpfung besonders wichtig. Kinder reagieren aufgrund ihres noch mangelhaft ausgebildeten B-Zell-Systems nur ungenügend auf Polysaccharidimpfstoffe. Für sie stehen 7-valente Konjugatpneumokokkenimpfstoffe zur Verfügung, bei denen durch Kopplung der Polysaccharidantigene an Tetanustoxoid auch T-Zellen stimuliert werden. Dadurch wird ein immunologisches Gedächtnis erworben.

Umgang mit erkrankten Personen

Besondere Desinfektionsmaßnahmen oder eine Isolierung von Patienten mit Pneumokokkeninfektionen sind nicht erforderlich. Die ohnehin geringe Kontagiosität des Patienten erlischt bereits 24–48 Stunden nach Beginn der Antibiotikabehandlung. Hochgefährdete Personen sollten jedoch von Patienten mit invasiven Pneumokokkeninfektionen ferngehalten werden.

Es besteht keine Meldepflicht.

■ Beratung und spezielle Diagnostik

Nationales Referenzzentrum
für Streptokokken
Institut für Medizinische Mikrobiologie
der RWTH Aachen
Pauwelstr. 30
52057 Aachen
Tel.: 0241 / 80–89510
Fax: 0241 / 888 84 83
Ansprechpartner für Pneumokokken:
PD R.R. Reinert
E-Mail: reinert@rwth-aachen.de

Literatur

American Academy of Pediatrics. Committee of Infectious Diseases. Policy statement: recommendations for the prevention of pneumococcal infections, including the use of the pneumococcal conjugate vaccine (Prevnar), pneumococcal polysaccharide vaccine, and antibiotic prophylaxis. Pediatrics. 2000;106: 362–6.

Black S, Shinefield H. Safety and efficacy of the seven-valent pneumococcal conjugate vaccine: evidence from Northern California. Eur J Pediatr. 2002;161:S127–31.

Centers for Disease Control. Preventing pneumococcal disease among infants and young children: Recommendations of the Advisory Committee on Immunization Practices. MMWR. 2000;49:RR-9.

Dengler T, Strnad R, Zimmermann R, Allers C, Markus B, Kübler W, Zielen S. Pneumokokkenimpfung nach Herz- und Lebertransplantationen. Immunantworten bei immunsupprimierten Patienten und gesunden Kontrollpersonen. Dtsch Med Wschr. 1997; 121:1519–26.

Heininger U. Prävention von Pneumokokkeninfektionen. Monatsschr Kinderheilkd. 2003;151:391–6.

Fedson DS. Pneumokokkenimpfung bei älteren Menschen. Immunologie & Impfen. 1999;2: 28–33.

Germing U, Giagounidis A, Zysk G. Infektionsprophylaxe bei asplenischen Patienten. Immunologie & Impfen. 1999;2:77–82.

Hülße C, Ley S, Stück B. Ärztemerkblatt Pneumokokken. Deutsches Grünes Kreuz. Marburg: Kilian; 1999.

Ley S, Stück B. Pneumokokken-Infektionen. Immunologie & Impfen. 1998;1:38–44.

Nuorti J, Buttler J, Crutcher J, Guevara R, Welch D, Holder P, Ellliot J. An outbreak of multi-drug-resistant pneumococcal pneumonia and bacteremia among unvaccinated nursing home residents. N Engl J Med. 1998;338: 1861–8.

Robert Koch-Institut. Surveillance invasiver Pneumokokken-Infektionen im Kindesalter. Epidemiol Bull. 2000;32:97–100.

Robert Koch-Institut. Empfehlungen der Ständigen Impfkommission (STIKO) am Robert Koch-Institut/Stand: Juli 2002. Epidemiol Bull. 2002;28:227–42.

Suttorp M. Impfungen bei Kindern mit fehlender oder geschwächter Immunabwehr. Immunologie & Impfen. 1999;2:70–6.

Whitney CG. The potential of pneumococcal conjugate vaccines for children. Pediatr Inf Dis J. 2002;21:961–70.

Zielen S, Scholz H (Koordinator). Pneumokokken-Infektionen. In: Deutsche Gesellschaft für pädiatrische Infektiologie, Hrsg. Infektionen bei Kindern und Jugendlichen. München: Futuramed; 2003:572–7.

Legionella pneumophila/Legionellose

M. Mielke

Erreger

Legionellen, die Erreger der Legionellose sind schwer färbbare, gramnegative, unbekapselte, aber intrazellulär vitale, mikroaerophile Stäbchenbakterien mit besonderen Ansprüchen an die Wachstumsbedingungen (spezielle Aminosäuren, Cystein, Eisen). Ihr natürlicher Standort sind in Süßwasser lebende Amöben bei Wassertemperaturen von 20–50 °C. Entdeckung und Name gehen auf die Untersuchung eines Ausbruchs einer akuten fieberhaften **Atemwegserkrankung** zurück, die bei amerikanischen Kriegsveteranen (Legionären) anlässlich eines gemeinsamen Hotelaufenthalts 1976 in Philadelphia auftrat. In diesem Zusammenhang wurden auch Anzuchtbedingungen eingesetzt, die sonst nur für Rickettsien verwendet werden. In der Folge gelangen die Entwicklung einfacherer Anzuchtverfahren und die Entdeckung einer Vielzahl von verwandten Organismen. Heute nimmt man über 40 Arten von Legionella an, wovon mindestens 19 als Erreger von Pneumonien beim Menschen bekannt sind. Darüber hinaus sind sie Ursache des **Pontiac-Fiebers** und von **Wundinfektionen** bei Immunsupprimierten, deren Wunden in Kontakt mit kontaminiertem Wasser kommen. Der weitaus häufigste Krankheitserreger für Menschen ist allerdings L. pneumophila (85–90% der Fälle), gefolgt von L. micdadei (5–10%) und L. bozemanii sowie L. dumoffii. L. pneumonphila lassen sich weiter in Serovare differenzieren. Am häufigsten sind die Serovare 1, 4 und 6.

Häufigkeit, Verbreitung und Bedeutung der Infektion

Legionellosen kommen weltweit als nosokomiale Infektion bei Immunsupprimierten vor, werden aber auch außerhalb des Krankenhauses erworben. In Deutschland muss nach Schätzung mit 6000–10 000 Infektionen pro Jahr gerechnet werden; 1–8% aller ambulant erworbenen Pneumonien, die zur Krankenhauseinweisung führen, und etwa 4% der letalen nosokomialen Pneumonien lassen sich auf Legionellen zurückführen. Die meisten Fälle treten sporadisch mit einer Häufung im Spätsommer und im frühen Herbst auf (auch als reiseassoziierte Erkrankung nach Aufenthalt in Hotels mit kontaminiertem Wasser).

Die Erkrankung kann in jedem Lebensalter auftreten, meist sind jedoch männliche Personen im mittleren Lebensalter und organischer Vorschädigung betroffen. Gruppenerkrankungen sind bei gemeinsamer Exposition beschrieben. Zu den nachgewiesenen Risikofaktoren gehören Rauchen, kardiale Vorschädigung, Alkoholabusus und Immunsuppression, besonders mit Kortikosteroiden.

Übertragung, Infektion und Pathogenese

Primäres Reservoir ist das Süßwasser. Die Übertragung von Mensch zu Mensch ist nicht nachgewiesen worden. Dagegen wurden wiederholt Ausbrüche beschrieben, die – wie im Fall der Erstbeschreibung – auf kontaminierte Wasserleitungen oder Klimaanlagen zurückgeführt werden konnten. Ob die Infektion über kontaminierte Aerosole oder Aspiration kontaminierten Wassers erfolgt, ist nicht klar. Gefährdet sind insbesondere Immunsupprimierte. Die Inkubationszeit beträgt in der Regel 2–10 Tage. Die Infektion erfolgt normalerweise aerogen, Eintrittspforte ist der Respirationstrakt. Die Virulenz beruht auf der Anpassung der Erreger an das intrazelluläre Milieu von Eukaryonten, welche ihnen das Überleben auch in professionellen Phagozyten des Menschen gestattet (Dowling et al. 1992, Harb et al. 2000, Cianciotto 2001.) Legionellen werden durch eine charakteristische Form der Phagozytose (Coiling Phagozytose) von den Makrophagen der Lunge aufgenommen, überleben in diesen und führen so zu einer interstitiellen Pneumonie.

Klinisches Bild und Therapie

Symptome. Das Krankheitsspektrum reicht von asymptomatischen, lediglich durch Serokonversion nachweisbaren Infektionen über eine selbstlimitierende grippeähnliche Erkrankung ohne Pneumonie (**Pontiac-Fieber**) bis hin zur Legionärserkrankung, der schwersten und bekanntesten Art von **Pneumonie**. Im Rahmen von nosokomialen Infektionen bei Immunsupprimierten sind Infektionen der Weichteile und der Knochen beschrieben (z. B. Sternuminfektion bei Herztransplantierten). Bei den meisten Patienten ist ein Prodromalstadium mit grippeähnlichen Symptomen (Unwohlsein, Fieber, Kopfschmerzen und Myalgien) zu beobachten, gefolgt von hohem Fieber und trockenem Husten. Im weiteren Verlauf kommt es zur Produktion von nichteitrigem Sputum. Eine Diarrhoe ist häufig. Weniger oft tritt ein veränderter Gemütszustand mit Verwirrungszuständen, Lethargie oder Delirium auf.

Befunde. Charakteristische Befunde sind hohes Fieber und mäßige Leukozytose mit peripheren Leukozytenzahlen von 10 000–15 000/µl, Hyponatriämie, Hypophosphatämie und abnorme Leberenzymwerte. Gelegentlich tritt eine Mikrohämaturie in Verbindung mit einer beeinträchtigten Nierenfunktion auf. Im Frühstadium der Erkrankung zeigen die Röntgenaufnahmen des Thorax in der Regel unilaterale, fleckige, segmentale oder lobäre alveoläre Infiltrate. Im weiteren Verlauf der Krankheit kommt es bei vielen Patienten zur Entwicklung eines bilateralen Befalls; Pleuraergüsse sind relativ häufig. Gelegentlich entwickeln sich Lungenabszesse und septische Embolien, die im Röntgenbild als fleckförmige Verschattungen imponieren. Bei Patienten mit verändertem Gemütszustand fallen die Liquoruntersuchungen normal aus; bei Patienten mit Diarrhoe finden sich weder Blut noch Leukozyten im Stuhl.

Der Therapieerfolg hängt entscheidend vom Zeitpunkt der Diagnose sowie den disponierenden Faktoren und Vorerkrankungen ab. Bei 16% der Fälle, die bei dem Ausbruch in Philadelphia beobachtet wurden, verlief die Erkrankung unter dem Bild einer Ateminsuffizienz und Schock letal. Patienten, die auf die Therapie ansprechen, erholen sich langsam, und die Auffälligkeiten im Röntgenbild persistieren gewöhnlich mehrere Wochen. Mittel der Wahl sind **Makrolide**. Als Alternative bieten sich **Chinolone** an. Schwerkranke Patienten sollten mit einem Makrolid in Kombination mit Rifampicin (2-mal täglich 300 mg per os oder intravenös) behandelt werden. Die Behandlung sollte mindestens 10–14 Tage andauern, bei Immunsupprimierten über 3 Wochen fortgeführt werden, um Rückfälle zu vermeiden. Die intravenöse Therapie kann auf eine orale Behandlung umgestellt werden, wenn das Fieber und die akuten Symptome abgeklungen sind. Auch mit adäquater Therapie beträgt die Letalität bei ambulant erworbener Erkrankung mehr als 15% und ist bei immunsupprimierten oder hospitalisierten Patienten noch höher.

Differenzialdiagnosen sind Infektionen mit Mykoplasmen und Chlamydien sowie Influenza.

Labordiagnostik

Der Verdacht auf eine Legionellose wird spätestens dann geäußert, wenn bei Patienten mit Pneumonie und organischer Vorschädigung mit den üblichen diagnostischen Methoden kein Erreger nachweisbar ist. Die Diagnose wird durch Nachweis des Erregers mittels **Antigentest im Urin** (zurzeit für L. pneumophila verfügbar), Mikroskopie (direkter Fluoreszenztest) und Kultur auf Spezialnährböden bestätigt. Die Antigenausscheidung setzt etwa 24 Stunden nach Beginn der Symptomatik ein und persistiert auch bei adäquater Therapie für einige Wochen. Geeignetes Untersuchungsmaterial ist Bronchoskopieaspirat (in Einzelfällen Lungenbiopsat) oder Pleuraflüssigkeit. Der Nachweis im Blut kann bei Verwendung spezieller Blutkulturverfahren (Lysis-Zentrifugation) gelingen. Der serologische Nachweis spezifischer Antikörper hat eine deutlich geringere Bedeutung für die Diagnose (Nachweis eines 4fachen Titeranstiegs auf 1 : 128 im Immunfluoreszenztest). Als äußerst hilfreich im Einklang mit dem klinischen Bild der Erkrankung erweist sich ein Rekonvaleszenzserum mit einem Titer von 1 : 256 oder mehr. Der zur Diagnose führende Titeranstieg tritt jedoch gewöhnlich erst 3–6 Wochen nach dem Beginn der Erkrankung ein und ist daher nur zur retrospektiven Sicherung der Diagnose wertvoll (Waterer et al. 2001).

Maßnahmen der Verhütung und Bekämpfung

Maßnahmen für Patienten und Kontaktpersonen. Eine Isolierung der Patienten ist nicht erforderlich, eine spezifische Immunprophylaxe nicht verfügbar. Die Prävention beruht wesentlich auf der Wartung und Instandhaltung von wasserführenden Systemen mit unmittelbarem Bezug zum Menschen (stagnierende Trinkwasserleitungen, Klimaanlagen; es liegen zahlreiche technische Regeln vor, siehe unter www.rki.de). Hyperchlorierung und Erhitzen des Wassers auf über 60 °C sind die am häufigsten angewendeten Verfahren. Führen diese nicht zum Erfolg, müssen gegebenenfalls anorganische Beläge und Biofilme in den Leitungen entfernt werden.

Maßnahmen bei Ausbrüchen. Wichtigste Maßnahmen sind Ermittlung und Sanierung der Infektionsquelle. Dies ist Aufgabe der nationalen und gegebenenfalls internationalen Gesundheitsbehörden.

> Grundlage für das Tätigwerden der Gesundheitsbehörden ist die Meldung des direkten oder indirekten Nachweises einer akuten Infektion gemäß § 7 IfSG an das zuständige Gesundheitsamt. Dieses führt lokale Ermittlungen durch und gibt den Befund an das Robert Koch-Institut weiter, welches die entsprechende europäische Arbeitsgruppe (EWGLI) informiert (zur Identifizierung ausländischer Quellen bei reiseassoziierter Legionellose).

■ Beratung und spezielle Diagnostik

Institut für Medizinische Mikrobiologie und Hygiene des Universitätsklinikums der TU Dresden
Fiedlerstraße 42
01307 Dresden
Herr Dr. C. Lück

Literatur

Cianciotto NP. Pathogenicity of Legionella pneumophila. Int J Med Microbiol. 2001;291: 331–43.
Dowling JN, Saha AK, Glew RH. Virulence factors of the family Legionellaceae. Microbiol Reviews. 1996;56:32–60.
Harb OS, Gao L-Y, Kwak YA. From protozoa to mamalian cells: a new pradigm in the life cycle of intracelulalr bacterial pathogens. Environment Microbiol. 2000;2:251–65.
Waterer GW, Baselski VS, Wunderink RG. Legionella and community-acquired pneumonia: A review of current diagnostic tests from a clinician's viewpoint. Am J Med. 2001;110: 41–8.

Links

European Working Group on Legionella Infections: EWGLI unter www.rki.de

Pneumotrope Mykoplasmen: Mycoplasma pneumoniae

M. Mielke

Erreger

Mycoplasmen sind pleomorphe, zellwandlose, mikroaerophile Bakterien (Mollicutes), die für ihr Wachstum auf komplexe, protein- und cholesterinreiche (serumhaltige) Substrate angewiesen sind. Eine einheitliche Größe kann wegen der Vielgestaltigkeit nicht angegeben werden. Sie haben Ähnlichkeit mit den L-Formen zellwandtragender Bakterien, tragen jedoch Sterole in der Zellmembran. Sie sind die kleinsten bakteriellen Erreger, und nur Filter mit einer Porengröße von 200 nm oder weniger halten auch Mykoplasmen zurück. β-Laktam-Antibiotika sind aufgrund ihres Angriffspunktes an der bakteriellen Zellwand grundsätzlich nicht wirksam. Von den bekannten Mycoplasma spp. ist M. pneumoniae als Erreger von **interstitiellen Pneumonien** des Menschen beschrieben. Andere Arten befallen bevorzugt den Urogenitaltrakt (s. Kapitel 12).

Häufigkeit, Verbreitung und Bedeutung der Infektion

Erregerreservoir ist nur der Mensch. Mycoplasma pneumoniae ist der häufigste Erreger von Lungeninfektionen bei Kindern und jungen Erwachsenen im Alter von 5–35 Jahren, kommt aber in allen Altersstufen, weltweit verbreitet und ohne ausgeprägte Geschlechterdisposition oder jahreszeitliche Schwankung vor. Die höchste Inzidenz ist in der Altersgruppe von 5–20 Jahren gegeben. Asymptomatische Träger sind, insbesondere bei Ausbrüchen, häufig. Auch bei Kindern unter 5 Jahren verläuft die Infektion in der Regel leicht, was auf eine Beteiligung immunologischer Reaktionen bei der Pathogenese der Bronchitis und der Pneumonie hindeutet.

Ausbrüche. Der Erreger kann in Gemeinschaftseinrichtungen zu Ausbrüchen

6 Infektionen des Respirationstraktes

führen, die sich aufgrund der 2- bis 3-wöchigen Inkubationszeit nur langsam ausbreiten, aber über Wochen anhalten können. Zudem sind Mykoplasmen auch nach Therapie noch über Wochen im Rachensekret nachweisbar.

Übertragung, Infektion und Pathogenese

Die Ausbreitung erfolgt bei engem sozialen Kontakt, z. B. in Familien, Schulen, beim Militär und in anderen Gemeinschaftseinrichtungen durch aerogene **Übertragung von Mensch zu Mensch** als Tröpfcheninfektion. Die Empfindlichkeit gegen Austrocknung bedingt, dass dies der wesentliche Übertragungsweg ist. M. pneumoniae heftet sich mittels spezifischer Adhäsionsmoleküle (P1-Adhäsin) an das Zilienepithel der Schleimhaut des Respirationstraktes an und führt direkt oder indirekt zur Zerstörung der Epithelzellen und der Zilien. Mikroskopisch beobachtet man die Zeichen einer interstitiellen Pneumonie, Bronchitis oder Bronchiolitis. Das peribronchiale Gewebe zeigt eine Infiltration von Plasmazellen und Lymphozyten; im Lumen der Bronchiolen erscheinen Neutrophile, Makrophagen, Fibrinfasern und Trümmer zerstörter Epithelzellen.

Klinisches Bild und Therapie

Symptomatik. Die Erkrankung beginnt mit Halsschmerzen, Heiserkeit, trockenem Husten (Laryngotracheobronchitis), gelegentlich Schnupfen, Fieber und Kopfschmerzen, ähnlich wie bei einem grippalen Infekt. Bei 5–10 % der Infizierten können sich die Symptome in den folgenden Tagen jedoch allmählich verstärken. Die Befunde bei der körperlichen Untersuchung sind im Verhältnis zu den Beschwerden der Patienten und den Veränderungen im Röntgenbild wenig eindrucksvoll („atypische Pneumonie"). Hustenanfälle sind nicht selten. Das produzierte Sputum ist schleimig, mukopurulent oder blutig tingiert. Es besteht eine relative Bradykardie. Als Zeichen der Allgemeininfektion ist die Milz geschwollen. Gelegentlich tritt ein makulopapulöses (morbilliformes) Exanthem auf. Im Gegensatz zur klassischen Pneumokokkenpneumonie entwickelt sich die Mykoplasmenpneumonie in der Regel allmählich. Die akuten Symptome persistieren gewöhnlich über 1–2 Wochen, bevor eine allerdings nur schrittweise Besserung eintritt. Bei vielen Patienten dauern Müdigkeit und Krankheitsgefühl noch mehrere Wochen lang an. Bei der Mykoplasmenpneumonie handelt es sich im Allgemeinen um eine leichte Krankheit. In Einzelfällen leiden die Patienten jedoch an einer schweren Pneumonie, die manchmal auch zum akuten Atemnotsyndrom führen kann.

Als Komplikationen können Pleuraergüsse, Sinusitis, Otitis media, Myokarditis (Rhythmusstörungen), hämolytische Anämie, thromboembolische Komplikationen (Raynaud-Phänomen), Polyarthritis (reaktive Arthritis) oder neurologische Syndrome – wie Meningoenzephalitis, transversale Myelitis, periphere Neuropathien oder zerebelläre Ataxie – auftreten. Auch ein Erythema multiforme oder ein Stevens-Johnson-Syndrom kann vorkommen.

Prognose und Therapie. Fast alle Patienten genesen mit oder ohne Therapie. Da Mykoplasmen keine Zellwände besitzen, sprechen sie nicht auf zellwandaktive Antibiotika – alle β-Laktam-Präparate eingeschlossen, an. Medikamente der Wahl sind daher Doxycyclin oder Makrolide für 10–14 Tage. Chinolone sind ebenfalls wirksam. Trotz Therapie kann der Erreger noch längere Zeit in den Atemwegen persistieren.

Differenzialdiagnosen sind Ornithose, Q-Fieber, Legionellenpneumonie und Viruspneumonie.

Labordiagnostik

Der Verdacht auf eine Mykoplasmenpneumonie wird im Rahmen der Differenzialdiagnostik bei atypischer Pneumonie, insbesondere im Kindes- und jungen Erwachsenenalter, geäußert. Die Leukozytenzahl liegt gewöhnlich im Normbereich oder ist eventuell leicht erhöht. Die Anzucht von M. pneumoniae ist möglich, aber schwierig und aufwändig (siehe unten, „Konsiliarlaboratorien"). Sie erfordert in der Regel Nasopharyngealsekret als Untersuchungsmaterial, welches auf antibiotikahaltigen Spezialnährböden über mehrere Tage bis zu 2 Wochen inkubiert wird. Die meisten Krankenhauslaboratorien greifen daher auf serologische Testverfahren, z. B. Antigen- bzw. Antikörpernachweis mittels ELISA, zurück. Obwohl grundsätzlich verfügbar, hat sich die PCR zum Erregernachweis bisher nicht durchgesetzt. Die Kältehämagglutininreaktion (kreuzreagierende, oligoklonale IgM-Antikörper gegen Erythrozytenantigene durch polyklonale B-Zell-Aktivierung – zirkulierende Immunkomplexe) wird als positiv angesehen, wenn sich eine 4fache Erhöhung des Titers in aufeinander folgenden Proben oder ein einzelner Titer von mindestens 1:64 ergibt. Der Test ist allerdings weder befriedigend sensitiv noch spezifisch. In der Regel erfolgt der Antikörpernachweis mittels Komplementbindungsreaktion (4facher Anstieg auf Titer > 1:32) oder (IgM-)ELISA. Der Nachweis von Antikörpern gegen das P1-Adhäsin gilt als sehr spezifisch. Der Titeranstieg erfolgt etwa 2–3 Wochen nach Infektion, sodass für die Diagnose Rekonvaleszentenserum gewonnen werden muss und die initiale Serologie in der Regel nicht zur Therapieentscheidung beiträgt. Positive Titer in der Komplementbindungsreaktion persistieren für einige Jahre. Für die Diagnose einer Reinfektion kann der IgA-Nachweis hilfreich sein, da der IgM-Anstieg ausbleibt.

Maßnahmen der Verhütung und Bekämpfung

Infektionen mit M. pneumoniae hinterlassen eine zeitlich begrenzte erworbene Resistenz aufgrund einer IgA-vermittelten Schleimhautimmunität. Eine Impfung steht nicht zur Verfügung. Bei Ausbrüchen steht die Vermeidung von Gemeinschaftseinrichtungen im Vordergrund. Eine Chemoprophylaxe (gegebenenfalls mit Azithromycin; Klausner et al. 1998) wird nicht generell empfohlen.

■ **Beratung und spezielle Diagnostik**

Konsiliarlabor für respiratorische Infektionen
Institut für Medizinische Mikrobiologie und Hygiene des Universitätsklinikums der TU Dresden
Fiedlerstr. 42
01307 Dresden
Prof. Dr. E. Jacobs

Konsiliarlabor für respiratorische Infektionen
Niedersächsisches Landesgesundheitsamt Hannover
Rosebeckstr. 4–6
30449 Hannover
Dr. Dr. R. Heckler

Literatur

Hammerschlag MR. Mycoplasma pneumoniae infections. Cur Opinion Infect Dis. 2001;14:181–6.
Klausner JD, Passaro D, Rosenberg J, et al. Enhanced control of an outbreak of Mycoplasma pneumoniae with azithromycin prophylaxis. J Infect Dis. 1998;177:161–6.

Pneumotrope Chlamydien: Chlamydia psittaci und Chlamydia pneumoniae

M. Mielke

Erreger

Chlamydien sind eine Gattung gramnegativer, obligat intrazellulärer Bakterien mit einem typischen, für Bakterien einzigartigen biphasischen Entwicklungszyklus zwischen den extrazellulären, infektiösen Elementarkörperchen und den intrazellulären Initial- und Einschlusskörperchen, die charakteristischerweise kein Peptidoglykan enthalten. Nach den Mykoplasmen haben die Chlamydien das kleinste bakterielle Genom (etwa 1 Million Basenpaare). Zur Gattung gehören 3 humanpathogene Spezies: C. pneumoniae, C. psittaci und C. trachomatis. Von Letzteren sind zahlreiche Serovare bekannt. Ein Befall des Respirationstraktes kommt bei diesen nur beim Neugeborenen bzw. beim Säugling vor.

Häufigkeit, Verbreitung und Bedeutung der Infektion

Infektionen durch Chlamydien treten weltweit auf. Das heute als C. pneumoniae bekannte ätiologische Agens wurde 1965 erstmalig isoliert und ursprünglich als „TWAR-Erreger" (Taiwan acute respiratory Agent) bezeichnet. Nach Schätzungen ist davon auszugehen, dass 5–10% der stationär behandelten Pneumonien auf C. pneumoniae zurückzuführen sind. Der Erreger wurde auch in atherosklerotisch veränderten Gefäßen bei Patienten mit koronarer Herzkrankheit nachgewiesen. Seroprävalenzstudien zeigen eine mit dem Lebensalter zunehmende umfangreiche Durchseuchung mit dem Erreger (etwa 60% im Alter von 20 Jahren). C. psittaci ist der Erreger einer Zoonose (Ornithose, Psittakose), die vor allem von Vögeln (Psittaciden/Papageienartige, Sittiche, Kanarienvögel, wild lebende Vögel, z. B. Möwen) ausgeht, aber auch bei anderen Haustieren vorkommen und selten auf den Menschen übergehen kann. Massentierhaltungen von Hühnern, Enten und Tauben spielen als Infektionsquelle eine besondere Rolle (Poppert et al. 2001).

Übertragung, Infektion und Pathogenese

C. psittaci kommt in respiratorischen Sekreten, Exkrementen und den Federn befallener asymptomatischer oder erkrankter Tiere vor und bleibt dort über Wochen infektiös. Die Übertragung auf den Menschen erfolgt aerogen oder durch unmittelbaren Kontakt mit den Tieren bzw. kontaminierter Streu. Die Inkubationszeit beträgt 5–15 Tage. Eine Übertragung von Mensch zu Mensch ist nicht ausgeschlossen, aber selten. Nach Eindringen des Erregers über die Alveolen kommt es regelhaft zu einer Generalisation über das Blut.

Die Infektion mit C. pneumoniae, dessen Erregerreservoir der Mensch ist, erfolgt durch **Tröpfcheninfektion von Mensch zu Mensch**. Die Inkubationszeit beträgt 1–4 Wochen. Die Dauer der Ansteckungsfähigkeit ist unklar, asymptomatische Träger wurden beobachtet. Seroepidemiologische Studien und der Nachweis von C. pneumoniae in atheromatösen Plaques haben zu der Hypothese geführt, dass chronische C.-pneumoniae-Infektionen an der Pathogenese der koronaren Herzkrankheit beteiligt sein könnten. Diese Hypothese ist daher so attraktiv, als die Entstehung atherosklerotischer Läsionen als Folge einer chronisch-inflammatorischen Reaktion der Gefäßwand nach primärer Schädigung des Endothels und der glatten Muskelzellen durch verschiedene Noxen aufgefasst werden kann. In-vitro-Untersuchungen zeigen, dass C. pneumoniae mit Endothelzellen, **glatten Muskelzellen** und Makrophagen alle pathogenetisch relevanten Zellen befallen kann und die befallenen Zellen mit der Ausschüttung proinflammatorischer Zytokine und Wachstumsfaktoren sowie vermehrter Expression prothrombotischer Substanzen reagieren. Die hohe Durchseuchung und die geringe Spezifität oder Sensitivität der zur Verfügung stehenden Untersuchungsmethoden haben es bisher allerdings unmöglich gemacht, die Hypothese zu bestätigen oder zu widerlegen. Eine Therapieindikation mit dem Ziel der Verbesserung der Prognose oder der Senkung der Rezidivrate kardialer Ereignisse leitet sich daher bisher nicht ab (Boman u. Hammerschlag 2002).

Klinisches Bild und Therapie

Die Psittakose verläuft in der Regel schwerer als die Infektion mit C. pneumoniae. Tödliche Verläufe kommen vor. Zum typischen Krankheitsbild gehören hohes Fieber, das langsam zu einer Kontinua ansteigt, relative Bradykardie und Leukopenie mit Linksverschiebung sowie initial unspezifische Symptome, wie Hals-, Kopf-, Muskel- und Gelenkschmerzen. Als Zeichen der Generalisierung werden häufig eine Splenomegalie sowie eine mäßige Erhöhung der Leberenzymwerte beobachtet. Erst später kommt trockener oder zäh-schleimiger Husten als Zeichen einer atypischen Pneumonie hinzu. Eine Konjunktivitis sowie gastrointestinale Beschwerden und Bewusstseinsstörungen können das Bild begleiten. Komplikationen bestehen in Endokarditis, Myokarditis, Perikarditis mit Herzinsuffizienz, Enzephalitis (Seh- und Hörstörungen, Benommenheit, Reflexdifferenzen, Vestibularisstörungen) und reaktiver Arthritis. Gelegentlich kommen Exantheme vor, die die Abgrenzung von einem Typhus weiter erschweren können. In der Schwangerschaft kann es zu einer Plazentitis mit schweren Folgen für das Ungeborene kommen.

Das klinische Bild der C.-pneumoniae-Infektion ähnelt der Mykoplasmenpneumonie mit Pharyngitis, Sinusitis, Bronchitis und Pneumonie, vor allem bei älteren Kindern und jungen Erwachsenen. Die meisten Patienten haben Husten, Fieber und Auswurf, sind aber nicht ernstlich krank. Hinweisend ist bei einer Pneumonie das gleichzeitige Auftreten von Symptomen der oberen Luftwege, wie Laryngitis oder Pharyngitis. Asymptomatische Verläufe sind häufig.

Medikamente der Wahl sind Doxycyclin oder Makrolide für 10–21 Tage. Auch neuere Chinolone (z. B. Moxifloxacin) sind wirksam. Innerhalb von 48–72 Stunden werden Fieber und andere Symptome gewöhnlich beherrscht, aber die antibiotische Behandlung sollte für mindestens 10 Tage beibehalten werden, da Rezidive beobachtet wurden. Der Röntgenbild der Lunge normalisiert sich häufig erst im Verlauf von Monaten.

Differenzialdiagnosen. Die klinische Unterscheidung von anderen atypischen Pneumonien ist schwierig. Anfänglich kann die Erkrankung mit Influenza, Typhus, Brucellose, Mykoplasmenpneumonie, Legionellose oder Q-Fieber verwechselt werden. Bei stärkerer Leberbeteiligung kann auch an eine Leptospirose gedacht werden. Findet sich in der Vorgeschichte Kontakt zu Vögeln, so fällt der Verdacht auf die Psittakose.

Labordiagnostik

Die Verdachtsdiagnose kann bei Patienten mit den oben dargestellten Symptomen ohne andere gesicherte Diagnose und fehlendem Ansprechen auf β-Laktam-Antibiotika gestellt werden. Zeichen einer interstitiellen Pneumonie werden häufig erst am Anfang der 2. Krankheitswoche beobachtet. Eine Infektion mit Chlamydien kann durch die Kultur (in embryonalen Eikulturen oder, heute üblicher, in geeigneten Zellkulturen), durch direkte Immunfluoreszenz, PCR oder serologisch nachgewiesen werden. Die direkten Erregernachweise erfordern spezielle Abnahmetechniken für das Untersuchungsmaterial (Nasopharyngealsekret/-abstrich, bronchoalveoläre Lavage) und Transportmedien und sind Speziallaboratorien (siehe unten) nach Rücksprache vorbehalten. Die Anzucht von C. psittaci erfordert ein Labor der Sicherheitsstufe 3. Die regelmäßige Generalisation der Infektion hat bei C. psittaci generell die Bildung von Antikörpern zur Folge. Bei C. pneumoniae und C. trachomatis ist dagegen die serologische Diagnostik weniger zuverlässig. Der Nachweis von chlamydienspezifischen Antikörpern beruht auf LPS- (= gattungs-)spezifischen (Komplementbindungsreaktion und ELISA) bzw. spezies-spezifischen IgM- und IgG-Nachweisen mittels ELISA oder Mikroimmunfluoreszenztest (MIF). Bei Reinfektionen kann ein IgA-Nachweis hilfreich sein. Die Befundinterpretation ist schwierig und laborspezifisch. Insbesondere fehlen diagnostische Marker einer chronischen extrapulmonalen Infektion mit C. pneumoniae (Tuuminen et al. 2000).

Maßnahmen der Verhütung und Bekämpfung

Die Psittakose ist eine meldepflichtige Tierseuche. In Zuchtbeständen und im Tierhandel ist ihre Bekämpfung tierseuchenrechtlich geregelt. Die Erregerausbreitung durch importierte Papageienarten versucht man durch die gesetzlich verordnete Verfütterung von (Chlortetracyclin-)behandeltem Futter für 45 Tage zu vermeiden; auf diese Art wird gewöhnlich, jedoch nicht immer, der Erreger aus dem Blut und den Fäzes der Vögel eliminiert. Häufige und hygienische Beseitigung der Einstreu (in verschlossenen Kunststoffsäcken) trägt zur Vermeidung der Infektion bei. Eine Impfung steht nicht zur Verfügung. Zweitinfektionen sind beschrieben. Eine Übertragung von Mensch zu Mensch ist äußerst selten, eine Isolierung der Patienten in der Regel nicht erforderlich. Eine Präventionsmöglichkeit gegen die Infektion mit C. pneumoniae besteht bei der breiten Durchseuchung nicht.

> Der labordiagnostische Nachweis einer C.-psittaci-Infektion sowie Häufungen (z. B. bei beruflich Exponierten) sind meldepflichtig.

■ Beratung und spezielle Diagnostik

Konsiliarlaboratorium für Chlamydien
Institut für Medizinische Mikrobiologie
am Klinikum der FSU Jena
Semmelweisstr. 4
07740 Jena
Prof. Dr. E. Straube

Konsiliarlabor für respiratorische Infektionen
Institut für Medizinische Mikrobiologie und Hygiene des Universitätsklinikums der TU Dresden
Fiedlerstr. 42
01307 Dresden
Prof. Dr. E. Jacobs

Konsiliarlabor für respiratorische Infektionen
Niedersächsisches Landesgesundheitsamt Hannover
Rosebeckstr. 4 – 6
30449 Hannover
Dr. Dr. R. Heckler

Literatur

Boman J, Hammerschlag MR. Chlamydia pneumoniae and atherosclerosis: Critical assessment of diagnostic methods and relevance to treatment studies. Clin Microbiol Reviews. 2002;15:1 – 20.

Hammerschlag MR. Chlamydia pneumoniae and the lung. Eur Respir J. 2000;16:1001 – 7.

Poppert S, Marre R, Essig A. Biology and clinical significance of Chlamydiae. Contrib Microbiol. 2001;8:51 – 71.

Tuuminen T, Palomäki P, Paavonen J. The use of serologic tests fort the diagnosis of chlamydial infections. J Microbiol Methods. 2000; 42:265 – 79.

Bordetella pertussis/Pertussis

B. Stück

Erreger

Die klinische Erkrankung „Pertussis" wird überwiegend durch Bordetella pertussis hervorgerufen, in leichterer Form auch durch B. parapertussis. Der Erreger, Bordetella pertussis, ist ein kleines, aerobes, gramnegatives Stäbchen. Es bildet eine Vielzahl an Toxinen und Virulenzfaktoren, unter anderem Pertussistoxin, filamentöses Hämagglutinin, Pertactin, Adenylatzyklasetoxin, Tracheazytoxin. Auf der Oberfläche befinden sich Membranproteine und Agglutinogene (Fimbrien). Es bestehen zwar Antigengemeinschaften mit B. parapertussis, auch kommen Doppelinfektionen vor, jedoch besteht keine Kreuzimmunität.

Häufigkeit, Verbreitung und Bedeutung der Infektion

Der Erreger ist weltweit verbreitet. Es besteht ein hoher Kontagionsindex. Für B. pertussis ist der Mensch das einzige Reservoir, B. parapertussis wird auch bei Schafen nachgewiesen. Während der Aussetzung der allgemeinen Impfempfehlung in den alten Bundesländern von 1974 – 1991 ergab sich eine hohe Inzidenz (geschätzt: 150 – 180 Erkrankungen pro 100 000 Einwohner), nach Wiedereinführung der allgemeinen Impfempfehlung und Zulassung der azellulären Pertussisimpfstoffe im Jahre 1995, vor allem auch als Kombinationsimpfstoffe, erfolgte ein deutlicher Rückgang. In den letzten Jahren, bedingt auch aufgrund einer verbesserten Diagnostik, wird zu-

Übertragung, Infektion und Pathogenese

Die Übertragung erfolgt durch Tröpfcheninfektion bei engem Kontakt, jedoch führen bereits geringe Erregermengen zur Infektion. Auch Geimpfte können kurzdauernd Erreger übertragen. Ein lang andauernder Trägerstatus ist nicht bekannt. Die Vermehrung findet auf dem zilientragenden Epithel der Atemwegsschleimhäute statt. Toxine und Virulenzfaktoren führen zur Lähmung der Zilien, verschlechtern die lokalen Abwehrkräfte und führen zu Entzündungen sowie zur lokalen Zerstörung der Mukosa. Eine Invasion in das Epithel ist selten. Jedoch gelingt gelegentlich der Nachweis von B. pertussis in alveolären Makrophagen.

Klinisches Bild und Therapie

Die Inkubationszeit beträgt 6–14 (–20) Tage. Der Krankheitsverlauf kann in 3 Stadien eingeteilt werden:
- **Stadium catarrhale:** Dauer von 1–2 Wochen, anfangs uncharakteristischer Husten, oft ähnlich einem „viralen Infekt", höchste Ansteckungsgefahr;
- **Stadium convulsivum:** Dauer von 4–6 Wochen, anfallsweise auftretende Hustenanfälle (Stakkatohusten) mit tiefer ziehender Inspiration, bei Säuglingen und jüngeren Kindern oft Krampf der Glottis- und Bronchialmuskulatur mit Apnoe- und Zyanosezuständen; bei jedem 2. Kind am Ende des Anfalls typisches Keuchen durch plötzliche Inspiration gegen die geschlossene Glottis, anschließend häufig Hervorwürgen von zähem Schleim und Erbrechen; Zunahme der Hustenattacken in der ersten Woche (bis zu 15-mal und häufiger in 24 Stunden), verstärkt durch körperliche Anstrengung, bei älteren Kindern durch psychische Faktoren; Anfälle treten insbesondere nachts auf, Fieber deutet immer auf eine sekundäre bakterielle Infektion hin;
- **Stadium decrementi:** Dauer von 6–10 Wochen, allmähliches Abklingen, Rückfälle;
- „**Erinnerungshusten**" häufig bei Infekten (◆ Abb. 4a und 4b).

Bei jungen Säuglingen bestehen oft nur lebensbedrohliche Apnoeanfälle! Bei Erwachsenen äußert sich die Erkrankung meist als länger andauernder Husten (> 7 Tage), oft nachts, gelegentlich mit Erbrechen. Typische Anfälle sind selten.

Komplikationen, insbesondere bei Säuglingen und jungen Kleinkindern, sind:
- Gewichtsverlust (15 %),
- Pneumonien durch Haemophilus influenzae und Pneumokokken (etwa 1–5 %),
- Bronchitis (10 %),
- Otitis media (2–3 %),
- Atelektasen (0,3–0,5 %),
- Apnoen (1 %),
- Konvulsionen (0,5–1 %),
- Enzephalopathien (0,1 %).

Neurologische Komplikationen werden vor allem durch hypoxämische Zustände hervorgerufen. Daher besteht insbesondere nach Enzephalopathien die Gefahr des Dauerschadens. Sehr selten werden auch „plötzliche Säuglingstodesfälle" beobachtet (bakteriologische Kontrolle!).

Therapie. Bei Neugeborenen (fehlender Nestschutz!) und sehr jungen Säuglingen ist die stationäre Beobachtung zu erwägen. Die antibiotische Behandlung erfolgt möglichst frühzeitig mit **Makroliden** (Erythromycin, Azithromycin, Clarithromycin, Roxithromycin), auch bei Geimpften. Dadurch wird die Unterbrechung der Infektionskette erreicht. Bei Makrolidunverträglichkeit kommt als Alternative **Cotrimoxazol** infrage. Die Behandlungsdauer beträgt 14 Tage. Ab dem 8. Lebensjahr kann Doxycyclin verwendet werden. Der Nutzen von Antitussiva, Sedativa und Neuroleptika ist umstritten. Bei sehr jungen Säuglingen kann ein Behandlungsversuch mit Salbutamol (0,3–0,5 mg/kgKG/Tag per os) durchgeführt werden. Wichtig sind eine ruhige Umgebung und eine reichliche Flüssigkeitszufuhr.

Immunität. Die Erkrankung hinterlässt nur eine Immunität von 15–20 Jahren (Erkrankung Erwachsener). Durch Restimmunität kommt es gelegentlich zu leichteren Verläufen. Ein serologischer Parameter der Immunität ist bisher nicht sicher bekannt. Es besteht kein Nestschutz!

Differenzialdiagnosen sind Infektionen mit B. parapertussis, Mycoplasma pneumoniae, Chlamydia trachomatis, Chlamydia pneumoniae und B. bronchiseptica.

Labordiagnostik

In der Regel besteht eine klinische Treffsicherheit von 80 %. Eine weiterführende Diagnostik ist insbesondere bei Jugendlichen und Erwachsenen bei länger anhaltendem Husten indiziert. Im Stadium convulsivum kann eine Lymphozytose bei normaler Blutkörperchensenkungsgeschwindigkeit und normalem CRP-Wert einen Hinweis darstellen. Der Erregernachweis gelingt vor allem im Anfangsstadium (Nasopharyngealabstrich auf Spezialnährboden). Es besteht eine hohe Spezifität. Ein direkter Antigennachweis ist möglich, die Sensitivität ist jedoch geringer. Der PCR-Nachweis ist schnell und sehr sensitiv, jedoch aufwändig und teuer. Ein Antikörpernachweis ist frühestens nach Übergang in das Stadium convulsivum möglich. Im ELISA erfolgt der getrennte Nachweis der Immunglobulinklassen. Die Labordiagnostik ist insgesamt nicht standardisiert.

Maßnahmen der Verhütung und Bekämpfung

Ansteckungsfähigkeit besteht insbesondere im Stadium catarrhale, und zwar bis zu 3 Wochen nach dem Auftreten des typischen Hustens.

Präventive Maßnahmen. Es erfolgt eine aktive Impfung mit azellulären Pertussisimpfstoffen nach Vollendung der 8. Lebenswoche, dann werden 3 Impfungen in 4-wöchigem Abstand und die 4. Impfung im Alter von 11–14 Monaten vorgenommen (vorzugsweise als Kombinationsimpfung) und eine Auffrischimpfung im Alter von 9–17 Jahren. Jugendliche, die bisher keine Grundimmunisierung erhalten haben, werden mit monovalenten Impfstoffen entsprechend den Herstellerangaben geimpft. Die Schutzrate beträgt 80–90 %, die Schutzdauer 5–10 Jahre. Da eine Eradikation des Keimes nicht möglich ist, werden regelmäßige Wiederholungsimpfungen im Erwachsenenalter diskutiert. Die Impfung für „Personal in Pädiatrie und Infektionsmedizin sowie in Gemeinschaftseinrichtungen für das Vorschulalter" wird durch die STIKO empfohlen. Die passive Immunisierung ist ohne Wirkung.

Maßnahmen für Patienten und Kontaktpersonen. Patienten werden im Krankenhaus für 5 Tage nach Beginn der antibiotischen Behandlung isoliert. Für enge Kontaktpersonen (Haushalt) wird eine Chemoprophylaxe empfohlen, wenn in der Umgebung besonders gefährdete Personen leben (Säuglinge, Kleinkinder, Personen mit chronisch-pulmonalen Leiden). Es erfolgt die Vervollständigung des Impfschutzes. Impfungen während der Inkubationszeit führen nicht zum Auftreten von Komplikationen. Die Wiederzulassung zu Gemeinschaftseinrichtungen kann frühestens 5 Tage nach Beginn einer effektiven Chemotherapie erfolgen, ohne antibakterielle Behandlung 3 Wochen nach Auftreten der ersten Symptome.

> Eine Meldepflicht besteht für den Todesfall und bei Erkrankungshäufung in Kindergemeinschaftseinrichtungen, Krankenanstalten und Entbindungsheimen. In einigen Bundesländern, insbesondere den neuen Bundesländern, besteht eine länderspezifische Meldepflicht bei Erkrankung.

■ **Beratung und spezielle Diagnostik**

Konsiliarlaboratorium für Bordetella pertussis
Institut für Hygiene und Labormedizin
Klinikum Krefeld
Lutherplatz 40
47805 Krefeld
Tel.: 021 51 / 32 24 66
Fax: 021 51 / 32 20 79
Ansprechpartner:
Prof. Dr. C.H. Wirsing von König
e-mail: WvK_hyg@klinikum-krefeld.de

Literatur

American Academy of Pediatrics. Pertussis. In: Pickering LK, Hrsg. Red Book: Report of the Committee on Infectious Diseases. 25 th ed. Elk Grove Village, ILL: American Academy of Pediatrics; 2000:435–48.

CDC. Epidemiology and Prevention of Vaccine-Preventable Diseases. Pink Book. Pertussis. 7 th ed. Washington: Centers for Disaese Control; 2002. www.cdc.gov/nip/publications/pink.

Heininger U. Pertussis-Impfung. Kinderärztliche Praxis. 2003;74:44–5.

Liese J (Koordinator). Pertussis. In: Deutsche Gesellschaft für pädiatrische Infektiologie. 4. Aufl. München: Futuramed; 2003:419–27.

Lugauer S, Stehr K, Wirsing von König C-H, Heininger U. Pertussis im Erwachsenenalter: Krankheitsbild, Epidemiologie und Prophylaxe. Dtsch Med Wochenschr. 2001;126:1272–7.

Robert Koch-Institut. Pertussis – zur Situation in Deutschland. Fragen und Antworten zur Pertussis-Impfung. Pertussis in Sachsen-Anhalt. Beispiel einer Pertussis-Häufung in Sachsen-Anhalt. Epidemiol Bull. 2000a;17:135–9.

Robert Koch-Institut. Pertussis-Ausbruch unter Mitarbeitern einer Kindestation. Epidemiol Bull. 2000b;3:25.

Robert Koch-Institut. Ratgeber Infektionskrankheiten. Pertussis. Epidemiol Bull. 2001;43:328–33.

Robert Koch-Institut. Empfehlungen der Ständigen Impfkommission (STIKO) am Robert Koch-Institut/Stand: Juli 2002. Epidemiol Bull. 2002a; 28:227–42.

Robert Koch-Institut. Impfpräventable Krankheiten: Jahresbericht 2001. Pertussis. Epidemiol Bull. 2002b;43:359–60.

Schneeweiß B, Schmitt H-J, Wirsing von König C, Stück B. Neues über Pertussis und Pertussisimpfstoffe. Dt Ärztebl. 1996;93: A-3270–6.

Southhall D, Thomas M, Lambert H. Severe hypoxaemia in pertussis. Arch Dis Childh. 1988;63:598–605.

Stück B. Symptomatik, Diagnostik und Therapie der Pertussis bei Neugeborenen. In: Palitzsch D, Hrsg. Fragen und Antworten aus der pädiatrischen Praxis. München: Marseille; 1994:161–3.

Influenzaviren/Influenza

B. Stück

Erreger

Die Erreger der Influenza sind Orthomyxoviren. Humanmedizinische Bedeutung haben die Serotypen A, B und C. Sie sind umhüllt von einer Lipoproteinmembran, in der die für die Infektiosität verantwortlichen Oberflächenantigene Hämagglutinin und Neuraminidase enthalten sind. Influenza-A- und -B-Viren besitzen ein Hämagglutininglykoprotein (H), das für die Bindung des Virus an Rezeptoren der Zelloberfläche und für die Fusion der zellulären mit der viralen Membran verantwortlich ist, sowie das Neuraminidaseglykoprotein (N), das bei der Freisetzung neu gebildeter Viren aus der infizierten Zelle eine wichtige Rolle spielt. Influenza-C-Viren besitzen nur ein Glykoprotein, das sowohl die Aufgaben der Rezeptorbindung und der Fusion als auch des rezeptorzerstörenden Enzyms übernimmt. Hämagglutininglykoprotein (H) und Neuraminidaseglykoprotein (N) sind auf verschiedenen RNS-Molekülen kodiert, können also bei Doppelinfektionen verschiedener Virustypen im gleichen Wirt untereinander ausgetauscht werden – ein Vorgang, der als „Reassortment" bezeichnet wird. Dieses Phänomen, das dem „Antigenshift" zugrunde liegt, führt zu einer sprunghaften Veränderung der Antigenspezifität mit neuen Subtypen und wurde bisher nur bei Influenza-A-Viren beobachtet. Wegen fehlender Immunität in der Bevölkerung kann es durch diese neuen Varianten zu Pandemien kommen. Punktmutationen führen dagegen bei Influenza-A- und seltener bei Influenza-B-Viren zu geringeren Veränderungen der Oberflächenantigene (Antigendrift). Eine Antigendrift ist verantwortlich für Epidemien und lokal begrenzte Ausbrüche.

Häufigkeit, Verbreitung und Bedeutung der Infektion

Influenzaviren sind weltweit verbreitet. Bei Influenzainfektionen des Menschen ist der Mensch das primäre Reservoir. Jedoch kommen Influenza-A-Viren auch bei Säugetieren (Schweine, Pferde) und bei vielen Vogelarten vor. Sie werden als Virusreservoir für neue Subtypen und als Quelle einer epidemischen Ausbreitung angesehen. Influenza-B-Viren kommen nur beim Menschen, Influenza-C-Viren auch beim Schwein vor. Die Übertragung erfolgt überwiegend aerogen und durch Tröpfcheninfektion. Kinder sind die häufigsten Überträger der Influenzaviren. Am stärksten betroffen sind Kinder im Vorschul- und Schulalter. Von ihnen geht die Infektion auf ältere Familienmitglieder über. Bei Kindern in den ersten beiden Lebensjahren ist die Hospitalisierungsrate wegen Influenza etwa 12-mal so hoch wie bei Jugendlichen von 5–17 Jahren. In der nördlichen Hemisphäre treten Erkrankungen vom späten Herbst bis zum Frühjahr auf, in der südlichen Hemisphäre 6 Monate davor oder danach. Influenzaviren sind zytotoxisch für das Flimmerepithel des Respirationstraktes. Selten treten kurzzeitige Virämien auf. Ausgedehnte Epithelschädigungen führen zu sekundären bakteriellen Infektionen.

Klinisches Bild und Therapie

Symptomatik. Die Inkubationszeit beträgt 1–3 Tage. Ansteckungsfähigkeit besteht vor allem kurz vor der Erkrankung und hält bis zu einer Woche an. Die Kontagiosität ist hoch! Die Schwere der Symptome ist abhängig von bereits vorangegangenen Kontakten mit verwandten Influenzatypen. Jeder zweite Infizierte zeigt die „klassischen Symptome" der Influenza: abrupter Beginn mit hohem Fieber, Abgeschlagenheit, Myalgien, Kopfschmerzen und nichtproduktiver Husten. Zusätzlich bestehen oft gastrointestinale Beschwerden, retrosternale Schmerzen, Lichtempfindlichkeit und Schmerzen bei Augenbewegungen. Für Klein- und Schulkinder typisch ist die Laryngotracheobronchitis, für Säuglinge die Bronchiolitis oder eine obstruktive Tracheobronchitis. Die Allgemeinsymptome klingen nach 3–5 Tagen ab, oft besteht jedoch eine länger anhaltende Beeinträchtigung des Allgemeinbefindens.

Komplikationen treten vor allem bei Kindern im Alter bis zu 4 Jahren und bei Erwachsenen über 65 Jahre sowie bei bestehenden Vorerkrankungen als sekundäre bakterielle Pneumonien (Pneumokokken, seltener H. influenzae Typ B, Staphylococcus aureus) auf. Insbesondere bei älteren Patienten besteht eine hohe Letalität (10–40 %). Selten sind primäre Influenzapneumonien, meist zu Beginn der Erkrankung auftretend. Weitere Komplikationen sind Bronchitis, Tracheobronchitis, Pleuritis und peripherer Kreislaufkollaps sowie seltener Myokarditis, Perikarditis oder Enzephalitis. Bei Kindern ist die Otitis media eine typische Komplikation. Bei Kindern im Alter bis zu 16 Jahren wird diskutiert, ob es nach Gabe von Salizylsäuremedikamenten bei Influenza- B- und auch Influenza-A-Infektionen zum Reye-Syndrom kommen kann: unstillbares Erbrechen als Zeichen der Enzephalopathie mit konsekutivem neurologischen Verfall (Hinweis: erhöhte Werte für Transaminasen und Ammoniak!). Die Letalität ist hoch! (Glasgow u. Middleton 2001). Daher sind **Salizylate im Kindesalter kontraindiziert.** Influenza-B-Infektionen sind klinisch nicht von Influenza-A-Infektionen zu unterscheiden, verlaufen jedoch meist milder.

Die Therapie erfolgt überwiegend symptomatisch. Bei Influenza A kann der Krankheitsverlauf durch die Gabe von Amantadin und Rimantidin innerhalb von 48 Stunden nach Auftreten der Symptome günstig beeinflusst werden. Amantadin kann auch prophylaktisch eingesetzt werden. Bei der Influenza A und B sind Neuraminidasehemmer (Zanamivir und Oseltamivir) prophylaktisch und bei Einsatz in den beiden ersten Krankheitstagen therapeutisch wirksam. Zur Therapie sind bei Kindern Amantadin und als Neuraminidasehemmer Oseltamivir ab dem vollendeten 12. Lebensmonat und zur Prophylaxe Amantadin sowie ab einem Alter von 13 Jahren Oseltamivir zugelassen. Dabei sind die Kontraindikationen zu beachten.

Labordiagnostik

Bei schweren Verläufen, dem Auftreten von Komplikationen und aus epidemiologischen Gründen sollte eine Virusisolierung innerhalb der ersten 3 Krankheitstage angestrebt werden. Zur Schnelldiagnostik eignet sich der direkte Antigennachweis viraler Antigene aus Nasen-, Rachen- und Alveolarsekret durch Immunfluoreszenz oder ELISA-Technik. Für die epidemiologische Überwachung ist die Anzüchtung in embryonierten Hühnereiern oder auf permanenten Zelllinien geeignet, Antikörpernachweise werden zur Bestimmung der Immunitätslage angewandt. Nur hohe Titer in einem Einzelserum beweisen eine frische Infektion. Mittels PCR ist der Genomnachweis möglich.

Maßnahmen der Verhütung und Bekämpfung

Präventive Maßnahmen. Wichtigste Präventionsmaßnahme ist die jährliche Schutzimpfung mit einem den Empfehlungen der WHO entsprechend zusammengesetzten Impfstoff. Die Impfung sollte in den Monaten September und Oktober durchgeführt werden, ist aber auch bis in den Monat Februar hinein noch sinnvoll. Zielgruppen sind:
- Personen über 60 Jahre (unter Umständen auch Impfung durch einen mit einem Adjuvanz verstärkten Impfstoff);
- Kinder, Jugendliche und Erwachsene mit erhöhter gesundheitlicher Gefährdung infolge eines Grundleidens (z. B. chronische Lungen-, Herz-Kreislauf-, Leber- und Nierenkrankheiten, Diabetes mellitus und andere Stoffwechselkrankheiten, Hämoglobinopathien, primäre und sekundäre Immundefizienzen, HIV-Infektion);
- Personen, die durch ihren Beruf in erhöhtem Maße gefährdet sind oder die Infektion auf andere übertragen können (z. B. medizinisches Personal, aber auch Personen in Einrichtungen mit umfangreichem Publikumsverkehr);
- alle Personen der Bevölkerung bei allgemeiner Empfehlung der Gesundheitsbehörden, wenn durch Erregerwechsel Pandemien befürchtet werden.

Spezielle Situationen. Bei Patienten mit eingeschränkter Immunantwort werden Impfstoffe mit einem Adjuvanz empfohlen. Bei Auftreten einer Influenza im 2. und 3. Trimenon der Schwangerschaft besteht eine erhöhte Gefahr kardialer und pulmonaler Komplikationen. Sie entspricht derjenigen nichtschwangerer Frauen mit erhöhter gesundheitlicher Gefährdung. Eine Impfung nach dem 1. Trimenon ist deshalb in Erwägung zu ziehen. Nach den bisherigen Erfahrungen sind Schädigungen durch eine Impfung in der Schwangerschaft nicht zu erwarten. Da Kinder häufig Influenzaviren übertragen, ist auch die Impfung gesunder Kinder zu überlegen, wenn sie in engem Kontakt mit hochgefährdeten Personen leben (z. B. beatmete Frühgeborene). Die Dosierung beträgt (siehe auch Fachinformationen):
- für Erwachsene und Kinder ab dem 13. Lebensjahr: 1 × 0,5 ml;
- für Kinder unter 12 Jahren: 2 × 0,5 ml, falls in den vergangenen 4 Jahren nicht geimpft wurde, sonst: 1 × 0,5 ml;
- für Kinder von 6 Monaten bis zum 3. Lebensjahr: 2 × 0,25 ml im Abstand von 4 Wochen.

Maßnahmen bei Patienten und Kontaktpersonen. Bei ungeimpften Risikopatienten ist während einer Influenza-A-Epidemie eine Amantadinprophylaxe in Erwägung zu ziehen (schnelle Resistenzentwicklung). Eine Isolierung von Patienten mit gesichertem Virusnachweis, insbesondere von Risikopatienten, ist in den ersten 3–5 Tagen sinnvoll. Bei Verdacht sollten gefährdete Familienmitglieder ferngehalten werden.

> Nach dem IfSG besteht eine Meldepflicht für den direkten Virusnachweis.

6 Infektionen des Respirationstraktes

■ Beratung und spezielle Diagnostik

Nationales Referenzzentrum
Niedersächsisches
Landesgesundheitsamt
Fachbereich Virologie
Rosenbeckstraße 4
30449 Hannover
Ansprechpartner: Dr. Dr. R. Heckler
E-Mail:
Rolf.Heckler@NLGA.niedersachsen.de
Tel.: 0511 / 4505 – 201
Fax: 0511 / 4505 – 240

Robert Koch-Institut
Abteilung für Infektionskrankheiten/
FG 12
Nordufer 20
13353 Berlin
Ansprechpartner: Frau Dr. B Schweiger
E-Mail: schweigerb@rki.de
Tel.: 01888754 2456, -2464
Fax: 01888754 2605

Literatur

American Academy of Pediatrics: Influenza. In: Pickering LK, ed.: 2000 Red Book: Report of the Committee on Infectious Diseases. 25 th ed. Elk Grove Village, ILL: American Academy of Pediatrics; 2000:351 – 59.

Berner R (Koordinator). Influenza. In: Deutsche Gesellschaft für pädiatrische Infektiologie, Hrsg. Infektionen bei Kindern und Jugendlichen. München: Futuramed; 2003: 411 – 8.

Brodhun B, Buchholz U, Kramer M, Breuer T. Influenzasurveillance in Deutschland. Bundesgesundheitsbl-Gesundheitsforsch-Gesundheitsschutz. 2001;44:1174 – 9.

CDC. Epidemiology and Prevention of Vaccine-Preventable Diseases. Pink Book. 7th ed. Washington: Centers for Disease Control; 2002. www.cdc.gov/nip/publications/pink.

Centers for Disease Control and Prevention. Prevention and Control of Influenza. MMWR. 2003;52(RR08):1 – 36.

Deutsche Akademie für Kinderheilkunde und Jugendmedizin, Kommission für Infektionskrankheiten und Impfungen. Stellungnahme zur Verwendung von Neuraminidasehemmern zur Therapie bzw. Prophylaxe der Influenza bei Kindern und Jugendlichen. Kinder Jugendarzt. 2003;34:7 – 9.

Glasgow J, Middleton B. Reye syndrom – insights on causation and prognosis. Arch Dis Cild. 2001;85:351 – 3.

Lange W, Vogel R, Uphoff H. Influenza. Virologie, Epidemiologie, Klinik, Therapie und Praxis. Berlin: Blackwell; 1999.

Reichert T, Sugaya N, Fedson D, Glezen P, Simonsen L, Tashiro M. The Japanese experience with vaccinating schoolchildren against influenza. N Engl J Med. 2001;344:889 – 96.

Robert Koch-Institut. Ratgeber Infektionskrankheiten. 1. Folge: Influenzavirus-Infektionen (Virusgrippe). Aktualisiert März 2001. www.rki.de/INFEKT/INF_A_Z/RATGEBER/RAT1.HTM

Robert Koch-Institut. Empfehlungen der Ständigen Impfkommission (STIKO) am Robert Koch-Institut/Stand: Juli 2002. Epidemiol Bull. 2002;28:227 – 42.

Robert Koch-Institut. Zu einer Influenza in einem Alten- und Pflegeheim in Mecklenburg-Vorpommern. Epidemiol Bull. 2003;17:133.

Weigl J. Epidemiologie der Influenza bei Kindern. In: Schmitt HJ, Hrsg. Alte und neue Impfstoff in Deutschland. Berlin: Infomed; 2002:51 – 62.

Wutzler P. Stellenwert der Influenza-Impfung – wann sind Neuraminidase-Hemmer indiziert? ImpfDialog. 2002:4:159 – 64.

Coronavirus als Erreger des schweren akuten respiratorischen Syndroms (SARS)

W. Kiehl, M. Mielke

Erreger

Als Erreger des SARS, das erst im Februar 2003 als neues gravierendes internationales Gesundheitsproblem in Erscheinung trat, wurde bereits Ende März 2003 ein bisher nicht bekanntes Virus aus der Familie der Coronaviridae (Coronaviren) identifiziert und als SARS-assoziiertes Coronavirus (SARS Co-V) bezeichnet. Die Erfüllung der Koch-Henle-Postulate unter Einbeziehung eines Makaken-Modells bestätigte kurze Zeit später diese Hypothese. Alle anderen humanen Coronaviren, die recht verbreitet sind, verursachen lediglich banale Erkrankungen des Respirations- und Gastrointestinaltraktes. Bei Tieren führen verschiedene Coronaviren dagegen zu wichtigen Erkrankungen an verschiedenen Organsystemen (Peritonitiden, Gastroenteritiden, Hepatitiden, Erkrankungen des Respirationstraktes und des Zentralnervensystems). Es handelt sich um behüllte Einzelstrang-RNA-Viren, die im Zytoplasma von Zellen replizieren. Sie sind nicht sehr empfindlich gegenüber Umwelteinflüssen und überstehen z. B. einen kurzzeitigen Transport durch Luft oder Wasser. In Stuhl und Urin behalten sie bei Raumtemperatur ihre Aktivität für bis zu 4 Tage. Das Erhitzen auf mindestens 56 °C bewirkt eine rasche Inaktivierung. Übliche Desinfektionsmittel führen ebenfalls zur Inaktivierung. Das natürliche Reservoir des SARS-assoziierten Coronavirus ist noch ungeklärt, es ist unter in China wildlebenden Tieren zu suchen. Eine Exposition von Menschen ist z. B. durch auf Märkten zum Verzehr angebotenes Fleisch wildlebender Tiere gegeben. Einige Hinweise sprechen für eine besondere Rolle der Zibetkatze (Paguma larvata). Dieses Reservoir ist weiter existent.

Häufigkeit, Verbreitung und Bedeutung der Infektion

Das Auftreten dieser bedrohlichen Krankheit ist ein weiteres Beispiel dafür, dass ein Erreger aus tierischen Reservoirs jederzeit die Artengrenze zum Menschen überspringen und dann gegebenenfalls aus einer Zoonose eine Anthroponose werden kann, deren Gefährlichkeit in diesem Fall aus der leichten Übertragbarkeit und dem relativ schweren klinischen Bild resultiert. Das SARS hatte sich – zunächst unbemerkt von der Weltöffentlichkeit – seit Ende 2002 von der südchinesischen Provinz Guangdong aus über angrenzende ostasiatische Gebiete (insbesondere Hongkong) in weite Teile der Welt verbreitet. Innerhalb weniger Monate sind weltweit rund 8500 Erkrankungsfälle und über 800 Sterbefälle in rund 30 Ländern registriert worden. Schwerpunkte des Geschehens waren in der ersten Hälfte des Jahres 2003 verschiedene chinesische Provinzen, Hongkong, Taiwan, Vietnam, Singapur sowie Toronto in Kanada. Die heute enge Vernetzung der Länder der Welt ermöglichte einerseits die schnelle Ausbreitung der Krankheit, aber andererseits auch die rasche Aufklärung epidemiologischer Zusammenhänge, die Entdeckung des Erregers sowie das Einleiten wirksamer Gegenmaßnahmen. Der Umgang mit SARS ist ein auf dem Gebiet des

Infektionsschutzes bisher einmaliges Beispiel effektiver internationaler Zusammenarbeit. Das Ergebnis der weltweit gemeinsamen Aktivitäten ist das zunächst offensichtlich vollständige Zurückdrängen der Krankheit, sodass aus heutiger Sicht die Chance besteht, SARS zu eliminieren. Das tierische Erregerreservoir besteht allerdings weiter. Probleme entstehen insbesondere durch den sehr uncharakteristischen Krankheitsbeginn, der es erschwert, bei unerwartet neu auftretenden Fällen, z. B. während der Influenzasaison, frühzeitig Schutzmaßnahmen zur Verhinderung einer weiteren Ausbreitung einzuleiten. Eine unerkannte Erkrankung reicht aus, um einen neuen Ausbruch auszulösen. Vorerst sind eine erhöhte Wachsamkeit und eine entsprechende infektionsepidemiologische Surveillance geboten.

Übertragung, Infektion und Pathogenese

Das SARS Co-V wird überwiegend im engen direkten Kontakt mit Infizierten durch das Einatmen infektiöser Tröpfchen aus Sekreten der Atemwege übertragen. Dies erklärt auch die relativ hohe Zahl an Infektionen bei medizinischem Personal mit ungeschütztem Patientenkontakt. Es wurde beobachtet, dass einige Erkrankte besonders kontagiös für ihre Umgebung waren, so genannte Super-Spreader. Dies wird nicht mit besonders virulenten Stämmen, sondern mit einer besonders hohen Viruslast in den Sekreten des Respirationstraktes erklärt. Die Nähe zum Indexpatienten und dessen individuelle Viruslast haben sich als wesentliche Einflussfaktoren für die Übertragung erwiesen. Nach den vorliegenden Erkenntnissen findet eine effiziente Übertragung des Virus von infizierten Personen aus nur beim Vorliegen von Krankheitssymptomen statt. Die Viruslast scheint im Laufe der Erkrankung anzusteigen und erreicht etwa nach 10 Tagen ein Maximum, um dann wieder abzufallen. Eine fäkal-orale Übertragung ist möglich, aber wesentlich seltener, ebenso die indirekte Übertragung infektiöser Partikel über die Luft. Produkte und Waren aus Gebieten mit SARS-Ausbrüchen sind hinsichtlich einer Verbreitung des Erregers ungefährlich.

Klinisches Bild und Therapie

Symptomatik. Die Inkubationszeit beträgt 2–7 Tage, selten bis zu 10 Tage. Die Erkrankung beginnt mit unspezifischen Symptomen der Atemwege, Kopfschmerzen und allgemeinem Krankheitsgefühl und ist im Verlauf insbesondere durch Fieber über 38 °C, trockenen Husten und Dyspnoe charakterisiert. Der Anamnese (Exposition in einem aktuell betroffenen Gebiet) kommt daher besondere Bedeutung zu. Die Erkrankung kann mit lediglich leichten Symptomen einhergehen oder (mit 2-phasigem Fieberverlauf) schwer verlaufen und schließlich unter dem Bild eines akuten Atemnotsyndroms (ARDS) tödlich enden. Bei guter medizinischer Betreuung kann die Letalität auf 3–10 % der Fälle beschränkt werden, sonst ist mit einem höheren Anteil tödlicher Verläufe zu rechnen. Zur Häufigkeit asymptomatischer Infektionen und zur Dauer der Immunität nach einer Erkrankung fehlen noch aussagekräftige Daten.

Therapie. In Anbetracht der initial schwierigen Differenzialdiagnostik erfolgt die Therapie zunächst breit mit Amoxicillin-Clavulansäure und Azithromycin per os (alternativ ein Chinolon), Ribavirin (intravenös) und gegebenenfalls Kortikosteroiden. Die abnehmende Sauerstoffsättigung erfordert in den schwer verlaufenden Fällen eine maschinelle Beatmung (www.who.int/csr/sars/management/en/).

Labordiagnostik

Differenzialdiagnostisch sind durch andere Erreger verursachte interstitielle Pneumonien zu berücksichtigen (z. B. Infektionen durch Legionellen, Mykoplasmen, Chlamydien, Influenzaviren, Parainfluenzaviren, RSV, Adenoviren). Im Gegensatz zu vielen anderen Krankheiten ist die Diagnose „SARS" derzeit weitgehend eine Ausschlussdiagnose. Für die Kategorie „Verdachtsfall" oder „wahrscheinlicher Fall" existieren Falldefinitionen in internationaler Übereinkunft (www.rki.de oder www.who.int). Es gelten folgende Grundsätze: Der Verdacht auf eine Infektion mit dem SARS-Coronavirus wird bei Auftreten der genannten Symptome und dem Aufenthalt in einer betroffenen Region bzw. einem engen Kontakt zu einem wahrscheinlichen SARS-Fall innerhalb von 10 Tagen vor Beginn der Symptome geäußert. Zeichen einer interstitiellen Pneumonie im Röntgenbild der Lunge oder Zeichen eines akuten Atemnotsyndroms erhärten den Verdacht. Auch der Nachweis einer progressiven Lymphopenie, einer Thrombozytopenie und einer Verminderung der $CD4^+$- und $CD8^+$-T-Zellen sowie ein erhöhter LDH-Spiegel stützen die Verdachtsdiagnose.

Erregernachweis. Als Untersuchungsmaterial sind Sputum (kein Speichel!) oder Nasopharynxaspirat geeignet, falls verfügbar ist auch Bronchialspülflüssigkeit günstig. Ein Erregernachweis im Stuhl ist erst einige Tage nach Krankheitsbeginn möglich. Ferner sollten EDTA-Blut und Serum gewonnen werden. Die spezifische Diagnostik beruht auf dem Nachweis des Erregers mittels PCR (z. B. in Nasopharyngealsekret oder Stuhl) bzw. dem Nachweis spezifischer Antikörper im Serum mittels ELISA oder IFA. Ein negativer PCR-Befund kann einen klinisch-epidemiologisch begründeten Verdacht auf SARS nicht aufheben. Andererseits hat der labordiagnostische Nachweis einer Coronavirusinfektion für sich allein keine Aussagekraft, er kann in der derzeitigen Situation nur in Verbindung mit den klinischen und epidemiologischen Kriterien helfen, die Diagnose „SARS" zu untermauern. Die Erreger bieten auch bei der elektronenmikroskopischen Untersuchung (Patientenmaterial, diagnostische Zellkulturen) ein charakteristisches Bild, sodass auf diesem Wege gegebenenfalls eine Verdachtsdiagnose gestützt werden kann. Die Anlage von Blutkulturen dient dem Ausschluss anderer Ursachen. Hinweise für die Bewertung von Laborergebnissen finden sich unter http://www.who.int/csr/sars/labmethods/en/.

Maßnahmen der Verhütung und Bekämpfung

Präventive Maßnahmen

Eine Impfung ist bisher nicht verfügbar. Die Verhütung der Verbreitung beruht daher ganz auf präventiven organisatorischen seuchenhygienischen Maßnahmen (Ermittlung, Identifizierung und gegebenenfalls Isolierung von Kontaktpersonen) sowie Hygienemaßnahmen im Umfeld von Erkrankten. Eine effiziente internationale epidemiologische Surveillance ist unverzichtbar, um entstehende Ausbrüche frühzeitig zu erkennen.

Maßnahmen für Patienten und Kontaktpersonen

Patienten. Personen mit dem Verdacht auf ein sich entwickelndes SARS dürfen nicht mit öffentlichen Verkehrsmitteln reisen und bedürfen medizinischer Beratung und Betreuung. Über eine Krankenhausbehandlung ist vor allem nach der Schwere der Erkrankung zu entscheiden.

Leicht Erkrankte können auch zu Hause behandelt werden, wenn die Betreuung gesichert ist (dann darf die Wohnung nicht verlassen werden, Besuche sind auf das Notwendigste zu beschränken). Im Umfeld der Erkrankten sind für die betreuenden Personen Maßnahmen zur Verhütung von Tröpfcheninfektionen (und weiterer Exposition) erforderlich (gut sitzende partikelfiltrierende Halbmasken als Mund-Nasen-Schutz, z. B. FFP2, Schutzbrille, Handschuhe, alkoholische Händedesinfektion, Schutzkittel, Haube). Kontakte zu anderen Personen sollen bis 14 Tage nach Entfieberung und Sistieren des Hustens auf ein Minimum beschränkt werden. Zur Flächendesinfektion eignen sich besonders Mittel auf Aldehyd- oder Peressigsäurebasis bzw. Alkohole. Die bisherige Erfahrung zeigt, dass beim Umgang mit SARS-Patienten (Pflege, Untersuchung, diagnostische Eingriffe) die Einhaltung der krankenhaushygienischen Schutzmaßnahmen von ganz besonderer Bedeutung ist. Auch in medizinischen Laboratorien sind bei der Verarbeitung von Proben aus dem Respirationstrakt oder Stuhl von Erkrankten spezielle Vorsorgemaßnahmen erforderlich.

Kontaktpersonen. Personen mit einer nachweislichen oder anzunehmenden Exposition gegenüber SARS-Erkrankten werden nach dem Grad der Gefährdung in 3 Kategorien eingeteilt (dabei bezeichnet Kategorie I das größte Erkrankungsrisiko). Im Zusammenwirken mit dem zuständigen Gesundheitsamt werden differenzierte Schutzmaßnahmen festgelegt. Das Spektrum der möglichen Maßnahmen umfasst nach der Identifizierung und Registrierung durch das Gesundheitsamt eine Beratung, die häusliche Absonderung und eine aktive bzw. passive Gesundheitsüberwachung (Beobachtung) für 10 Tage. Die häusliche Absonderung bedeutet, dass die Wohnung durch die betreffenden Personen nicht verlassen werden darf und Besuche auf das Notwendigste zu beschränken sind. Die Gesundheitsüberwachung schließt das regelmäßige Messen der Körpertemperatur ein. In jedem Fall muss gesichert sein, dass beim Auftreten verdächtiger Symptome ein Arzt und das Gesundheitsamt informiert werden, um das weitere Vorgehen besprechen und festlegen zu können (siehe Empfehlungen zum Umgang mit Kontaktpersonen beim Auftreten von SARS: www.rki.de).

Die bestehende Meldepflicht für SARS (Verdachtsfälle und wahrscheinliche Fälle gemäß Falldefinition) wird aus § 6 (1) Ziff. 5a IfSG abgeleitet (bedrohliche Krankheit mit schwerwiegender Gefahr für die Allgemeinheit durch einen nicht nach § 7 meldepflichtigen Erreger), die Übermittlung an das RKI zusätzlich durch eine Verwaltungsvorschrift nach § 5 IfSG.

■ **Beratung und spezielle Diagnostik**

Zur Beratung stehen alle Gesundheitsämter zur Verfügung. Spezielle diagnostische Erfahrungen liegen unter anderem in folgenden Laboratorien vor:

Bernhard-Nocht-Institut
für Tropenmedizin
Bernhard-Nocht-Str. 74
20359 Hamburg
Abteilung Virologie
Ansprechpartner:
Herr Prof. Dr. H. Schmitz
E-Mail: Schmitz@bni-hamburg.de

Institut für Virologie der Philipps-Universität Marburg
Robert-Koch-Str. 17
35037 Marburg
Ansprechpartner:
Herr Prof. Dr. H.-D. Klenk
E-Mail: klenk@mailer.uni-marburg.de

Robert Koch-Institut
Nationales Referenzzentrum
für Influenza
Nordufer 20
13353 Berlin
Ansprechpartnerin:
Frau Dr. B. Schweiger
E-Mail: schweigerb@rki.de

Literatur

Avendano M, Derkach P, Swan S. Clinical Course and Management of SARS in Health Care Workers in Toronto: a case serie. CMAJ. 2003;168. wwww.cmaj.ca/cgi/content/full/168/13/1649.

CDC. Preliminary Clinical Description of Severe Acute Respiratory Syndrome. MMWR. 2003; 52:255–6.

Drosten M, et al./Ksiazek T et al. A Novel Coronavirus in Patients with SARS/A Novel Coronavirus Associated with SARS. N Engl J Med; 2003 (HTML-Version).

Peiris JS, Chu CM, Cheng VC, et al. Clinical progression and virus load in a community outbreak of coronavirus associated SARS pneumonia: a prospective study. Lancet. 2003; 361:1767–72.

Peiris JS, Lai ST, Poon LL, et al. Coronavirus as a possible cause of severe acute respiratory syndrome. Lancet. 2003;361:1319–25.

RKI. www.rki.de/INFEKT/ARSUU.HTM.

Rota PA, Oberste MS, Monroe SS, et al. Characterization of a novel coronavirus associated with severe acute respiratory syndrome. Science. 2003;300:1394–9.

SARS Reference Textbook. www.sarsreference.com.

WHO. www.who.int/csr/sars/guidelines/en.

7 Infektionen der Mundhöhle, der Speicheldrüsen und des Halses

A. M. Schmidt-Westhausen

Konzentration an Mikroorganismen. Der Mundhöhle kommt als Eintrittspforte und leicht einsehbare Schleimhautoberfläche besondere Bedeutung im Zusammenhang mit Infektionen zu. Sie gehört zu den mikrobiell am dichtesten besiedelten Körperregionen: In 1 ml Speichel können etwa 10^7–10^8 Mikroorganismen nachgewiesen werden (van Houte u. Green 1974). Am dento-gingivalen Übergang und in Zahntaschen ist die Konzentration von Mikroorganismen noch deutlich höher. Es verwundert daher nicht, wenn eine Abwehrschwäche im Rahmen von Immundefizienzerkrankungen häufig zuerst in der Mundhöhle erkennbar wird. Infektionen der Mundhöhle und der umliegenden Gewebe können odontogenen und nichtodontogenen Ursprungs sein; es finden sich weiterhin Veränderungen, die Symptom einer systemischen Erkrankung sind.

Lymphatisches Gewebe. Der ausgeprägten mikrobiellen Besiedelung entsprechend weisen die die Mundhöhle und den Pharynx auskleidenden Gewebe eine Struktur- und Funktionseinheit aus epithelialen und lymphoiden Zellen (lymphatischer Rachenring) auf (Übersicht bei Schroeder 2000). Hierzu zählen insbesondere auch die Tonsillen – Tonsilla lingualis (Zungenbälge, Zungenmandeln), Tonsillae palatinae (Gaumenmandeln), Tonsilla pharyngea (Rachenmandel) – sowie das sich um die Tuba eustachii verdichtende lymphatische Gewebe (Tonsilla tubaria). Das Abwehrsystem der die Mundhöhle umgebenden Gewebe weist ein dichtes lymphatisches Gefäßnetz und eine Reihe von Lymphknoten auf, die hauptsächlich an der äußeren Kopf-Hals-Grenze lokalisiert sind. Für den Bereich des Gesichts und der die Mundhöhle umgebenden Gewebe dienen hauptsächlich die submandibulären Lymphknoten als erste Station. Die Lymphgefäße, die zu diesem Knoten führen, entspringen aus einem feinen, engmaschigem Netz, welches Pulpen, Mundschleimhaut und parodontale Weichgewebe durchzieht, und folgen generell dem Verlauf der venösen Blutbahnen.

Unspezifische und spezifische Abwehr. Neben der Abwehr, die durch Immunglobuline (überwiegend IgA) auf den Schleimhautoberflächen und im Speichel erreicht wird, spielt die Wirkung der Speicheldrüsenprodukte (Muzine) eine wichtige Rolle bei der Aufrechterhaltung der physiologischen Flora und der Abwehr von Infektionen. Diese Glykoproteine bilden eine Oberflächenbenetzung der Schleimhaut und können die Adhäsion von Bakterien und Pilzen inhibieren. Unspezifische Abwehrreaktionen durch Epithelzellen, neutrophile Granulozyten und Makrophagen erfolgen sowohl unter physiologischen Bedingungen als auch bei akut- und chronisch-entzündlichen Zuständen im Bereich der Gingiva und in tonsillären Krypten wie auch bei verletzter und/oder infizierter Mundschleimhaut. Sie werden ergänzt durch die spezifische Abwehr bei Exsudation von Serum (IgM, IgG).

Diagnostik. Die Diagnose in der Oralmedizin beruht wesentlich auf der speziellen Anamnese und der klinischen Untersuchung sowie gegebenenfalls ergänzend auf Blutbild und Ergebnissen von Biopsien (histologischer Befund und gegebenenfalls PCR-Analyse), mikrobiologischen Untersuchungen und bildgebenden Verfahren (Sonographie, Röntgenuntersuchungen, Kernspintomographie; Reichart u. Philipsen 1999).

Klinische Untersuchung. Für die intraorale Untersuchung sind 2 Spiegel notwendig; die Textur einer Mundschleimhautveränderung gibt die digitale Palpation am verlässlichsten wieder. In jedem Fall sind Prothesen vor der Untersuchung zu entfernen. Bei der Untersuchung der Wangenmukosa wird mit 2 Mundspiegeln, die als Retraktoren dienen, bei weit geöffnetem Mund das gesamte Planum buccale von der Kommissur bis zum vorderen Gaumenbogen dargestellt. Bei Verwendung nur eines Spiegels wird die Kommissur davon verdeckt, so dass Veränderungen in diesem Bereich, die oft präkanzerösen Charakter haben, übersehen werden können. Es ist wichtig, bei Mundschleimhautveränderungen die genaue Lokalisation in der Mundhöhle zu registrieren und, wenn möglich, zu kodieren. Erst dies ermöglicht eine zuverlässige Nachuntersuchung.

Grundlegende Reaktionsformen im Bereich der Mundhöhle sind:
- Erythem (z. B. bei Candidainfektion, Gonorrhoe, Scharlach im Initialstadium, Röteln, Masern, Epstein-Barr-Virus-Infektion im Initialstadium),
- Papel (z. B. Condylomata lata bei Lues II),
- Ulkus (z. B. bei Zytomegalievirus- oder Coxsackievirusinfektion, Hand-Fuß-Mund-Krankheit, Lues, Noma, Angina Plaut-Vincent, Tuberkulose),
- Hyperplasie (z. B. bei Epstein-Barr-Virus-assoziierter Haarleukoplakie, candidaassoziierter papillärer Hyperplasie, viral bedingter fokaler epithelialer Hyperplasie, Papillomen, Verrucae vulgares, Condylomata accuminata),
- Hypertrophie,
- Vesikel (platzen wegen des feuchten Milieus schnell auf und sind daher selten zu sehen, sondern eher das Residualstadium der Erosion; z. B. bei Herpes-Zoster-, Herpes-simplex-, Varizellen- oder Coxsackie-A-Virus-Infektion, Herpangina, Pocken),
- Pseudomembran (z. B. bei Candidainfektion, Diphtherie).

Stomatitiden

■ Definition

Der Begriff „Stomatitis" ist eine sehr allgemein gehaltene Bezeichnung für entzündliche Erkrankungen der Mundschleimhaut unterschiedlicher Genese und mit unterschiedlichem klinischen Erscheinungsbild. Daher wird dieser Begriff in der Oralmedizin zugunsten spezifischerer Bezeichnungen selten verwendet.

Ursachen für eine so genannte Stomatitis sind eine Vielzahl verschiedener Faktoren, zu denen virale, bakterielle und mykotische Infektionen zählen, die bei reduziertem Allgemeinzustand und bei Immunsuppression sowie bei mangelnder Mundhygiene von unterschiedlichem Ausprägungsgrad sein können (Übersicht bei Reichart u. Philipsen 1999).

■ Einteilung

Klinisch kann sich eine Stomatitis – je nach Erreger – erosiv, ulzerierend, nekrotisierend, vesikulär oder hyperkeratotisch darstellen. Zur genaueren Beschreibung einer Stomatitis ist eine am Erreger (Bakterien, Viren, Pilze) orientierte Einteilung vorteilhaft, impliziert jedoch gegebenenfalls eine Erregerisolierung, die zum Teil aufwändig sein kann.

■ Virale Infektionen

Eine Übersicht über die virusassoziierten Mundschleimhauterkrankungen gibt Tabelle 7.**1**. Im Rahmen der Infektion kommt es entweder zur manifesten Erkrankung oder lediglich zur Ausbreitung der Viren durch den Speichel. Das klinische Spektrum viraler Erkrankungen der Mundhöhle reicht von Ulzerationen bis hin zu hyperkeratotischen Veränderungen. Dies erschwert die klinische Diagnose.

Gingivostomatitis herpetica (◉ Abb. 55)

Definition, Ätiologie und Pathogenese. Bei der Gingivostomatitis herpetica handelt es sich um eine Primärmanifestation der Herpes-simplex-Virus-1-(HSV-1-, selten auch HSV-2-)Infektion. Am häufigsten sind Kinder oder junge Erwachsene betroffen.

Klinisches Bild. Folgende Symptome sind zu beobachten:
- Fieber, katarrhalische Beschwerden, Unwohlsein (ähnlich dem Prodromalstadium der Influenza);
- möglicherweise radikulomeningoenzephale Beteiligung;
- oft schmerzhafte Lymphknotenschwellung;
- kleine Bläschen (Durchmesser etwa 1–5 mm) an Gingiva, hartem Gaumen und der gesamten Mundschleimhaut sowie dem Lippenrot; die Bläschen platzen und wandeln sich zu unregelmäßigen, schmerzhaften Ulzera;
- erhöhter Speichelfluss;
- Foetor ex ore;

Stomatitiden

Tabelle 7.1 Übersicht über mikrobiell bedingte Erkrankungen/Krankheitsmanifestationen in der Mundhöhle

Erreger	Erkrankungen
Viren	
▶ humanes Herpesvirus 1 Herpes-simplex-Virus 1	▶ Gingivostomatitis herpetica ▶ Herpes labialis
▶ humanes Herpesvirus 2 Herpes-simplex-Virus 2	▶ Herpes genitalis/labialis ▶ Gingivostomatitis herpetica
▶ humanes Herpesvirus 3 Varizella-Zoster-Virus	▶ Varizellen (Windpocken) ▶ Zoster (Gesichts-/Gürtelrose)
▶ humanes Herpesvirus 4 Epstein-Barr-Virus	▶ infektiöse Mononukleose ▶ Burkitt-Lymphom ▶ orale Haarleukoplakie
▶ humanes Herpesvirus 5 Zytomegalievirus	▶ inapparent bei Immungesunden ▶ bei Immunkompromittierten: (Chorio-)Retinitis, Pneumonie, Hepatitis, Splenomegalie
▶ humanes Herpesvirus 8 (Kaposi Sarkom Herpesvirus)	▶ Kaposi-Sarkom
▶ humane Papillomaviren 2, 4, 57	▶ Verrucae vulgares
▶ humane Papillomaviren 6, 11	▶ Condylomata acuminata ▶ Plattenepithelpapillome
▶ humane Papillomaviren 13, 32	▶ fokale epitheliale Hyperplasie
▶ Coxsackieviren der Gruppe A	▶ Herpangina ▶ Hand-Fuß-Mund-Krankheit
▶ Masernvirus	▶ Masern
▶ Rötelnvirus	▶ Röteln
Bakterien	
▶ Aktinomyces spp./Mischinfektion	▶ Aktinomykose
▶ Bakterielle Mischinfektion	▶ Angina Plaut-Vincent ▶ Parodontitis ▶ Noma
▶ Streptococcus pyogenes	▶ Pharyngitis, Tonsillitis, Peritonsillarabszess ▶ Scharlach
▶ Mycobacterium tuberculosis	▶ Tuberkulose
▶ Neisseria gonorrhoeae	▶ Gonokokkenstomatitis
▶ Treponema pallidum	▶ Lues (Primärulkus, Condylomata lata) ▶ Plaques muqueuses
Pilze	
▶ Candida spp.	▶ Candidiasis (verschiedene Formen) ▶ Cheilitis ▶ Glossitis rhombica mediana

- Blutungsneigung;
- Unfähigkeit, Speisen zu sich zu nehmen;

Bei sonst Gesunden ist eine Heilung ohne Narbenbildung innerhalb von 10–14 Tagen zu erwarten. Ein Rezidiv in Form einer akuten Gingivostomatitis kommt nicht vor.

Diagnostik. Der Bläscheninhalt wird für die Anlage einer Viruskultur sowie die Durchführung einer PCR („Polymerase Chain Reaction", Polymerasekettenreaktion) gewonnen.

Differenzialdiagnosen. Als Differenzialdiagnosen kommen infrage:
- Varizellen,
- Erythema exsudativum multiforme,
- andere orale Ulzera aufgrund von
  - rezidivierenden Aphthen,
  - hämatologischen Erkrankungen (Eisen-, Folat-, Vitamin-B12-Mangel, Leukozyten- und andere Immundefekte inklusive HIV-Infektion und Leukämie),
  - gastrointestinalen Erkrankungen (Zöliakie, Morbus Crohn, Colitis ulcerosa),
  - mukokutanen Erkrankungen (Lichen planus, Pemphigus, Epidermolysis bullosa, Lupus erythematodes, Morbus Reiter),
  - Infektionen (Infektion mit anderen Herpes- oder Enteroviren, Lues, Tuberkulose),
  - Langerhans-Zell-Granulomatosen,
  - Zytostatikatherapie.

Therapie. Die Therapie erfolgt ausschließlich symptomatisch mit Analgetika/Antipyretika, lokalen Antiseptika (Chlorhexidin 0,2 % Mundspüllösung) und/oder anästhesierenden Lutschtabletten. Bei immundefizienten Patienten empfiehlt sich die Verwendung von Aciclovir oder Derivaten (oral oder parenteral).

Zytomegalievirusinfektion

Definition, Ätiologie und Pathogenese. Das Zytomegalievirus (CMV) ruft selten Veränderungen der Mundschleimhaut hervor. Es ist jedoch ein wichtiges Pathogen bei Immunsupprimierten, einschließlich HIV-Patienten, Organtransplantierten (besonders Knochenmarktransplantierten) und Neugeborenen. Nach Erstinfektion kann es bei HIV-Patienten im Stadium der Immunsuppression zur Reaktivierung des endogenen Virus kommen.

Klinisches Bild. Es entwickelt sich ein Ulkus der Mundschleimhaut, das „wie ausgestanzt" aussieht.

Diagnostik. Der Erregernachweis erfolgt durch histologische Untersuchung, positive Viruskultur oder PCR aus Biospiematerial.

Differenzialdiagnosen. Es sind insbesondere andere orale Ulzera in Betracht zu ziehen (siehe oben, „Gingivostomatitis herpetica").

Therapie. Die Behandlung erfolgt mit Ganciclovir (systemisch) oder Foscarnet.

Infektiöse Mononukleose (◉ Abb. 54)

Definition, Ätiologie und Pathogenese. Es handelt sich um eine Infektion mit dem Epstein-Barr-Virus (EBV).

Klinisches Bild. Folgende Befunde sind zu erheben:
- Tonsillitis (diphtherieähnlich, Beläge sind jedoch eher schmutzig-grau, ohne Pseudomembranen oder Blutungen und greifen nicht auf die Umgebung der Tonsillen über);
- symmetrische, scharf umschriebene Petechien am Übergang vom harten zum weichen Gaumen bei 25 % der Patienten;
- möglicherweise akute ulzerierende Gingivitis und/oder Stomatitis.

Diagnostik. Die Diagnostik orientiert sich am klinischen Bild sowie an den EBV-spezifischen labordiagnostischen Befunden.

Differenzialdiagnosen. Differenzialdiagnostisch sind zu bedenken:
- orale Veränderungen bei Leukämie,
- sekundäre Lues,
- Diphtherie.

Therapie. Die Behandlung erfolgt rein symptomatisch mit Analgetika/Antipyretika, lokalen Antiseptika (Chlorhexidin 0,2 % Mundspüllösung) und/oder anästhesierenden Lutschtabletten.

Herpangina (aphthöse Pharyngitis)

Definition, Ätiologie und Pathogenese. Die Herpangina (Zahorsky-Syndrom) tritt meist bei Kleinkindern in den Sommermonaten auf. Erreger sind Coxsackieviren der Gruppe A (Typen 1–6, 8, 10 und 22, selten andere Typen) und andere Enteroviren.

Klinisches Bild (intraoral). Bei der klinischen Untersuchung fallen auf:
- kleine Bläschen bzw. Ulzerationen am weichen Gaumen,
- Schluckbeschwerden.

Diagnostik. Die Diagnostik orientiert sich am klinischen Bild. Auch der Nachweis von Enterovirusgenom im Rachenspülwasser kann hilfreich sein, eine serologische Untersuchung hingegen ist nicht sinnvoll.

Differenzialdiagnosen. Differenzialdiagnostisch sind zu bedenken:
- aphthöse Ulzera,
- HSV-Infektion.

Therapie. Die Behandlung ist symptomatisch: Analgetika/Antipyretika, lokale Antiseptika (Chlorhexidin 0,2 % Mundspüllösung) und/oder anästhesierende Lutschtabletten.

Hand-Fuß-Mund-Krankheit

Definition, Ätiologie und Pathogenese. Die Hand-Fuß-Mund-Krankheit wird ebenfalls durch Coxsackieviren der Gruppe A (Typ 16, weniger häufig Typen 5 und 10) ausgelöst. Charakteristisch für die Erkrankung ist die makulopapuläre Bläschenbildung an Händen, Füßen und in der Mundhöhle.

Klinisches Bild (intraoral). Folgende Symptome sind zu beobachten:
- schmerzhafte, aphthenähnliche Veränderungen (in 100 % der Fälle),
- von einem roten Hof umgebene Ulzera,
- erschwerte Nahrungsaufnahme.

Diagnostik. Die Diagnostik orientiert sich am klinischen Bild.

Differenzialdiagnosen. Als Differenzialdiagnosen kommen in Betracht:
- Maul- und Klauenseuche,
- Aphthen,
- HSV-Infektion,
- Varizellen.

Therapie. Die Behandlung erfolgt ausschließlich symptomatisch mit Analgetika/Antipyretika, lokalen Antiseptika (Chlorhexidin 0,2 % Mundspüllösung) und/oder anästhesierenden Lutschtabletten.

■ Bakterielle Infektionen

Eine Übersicht über bakterielle Infektionen der Mundschleimhaut ist in Tabelle 7.1 dargestellt.

Lues

Definition, Ätiologie und Pathogenese. Die durch Treponema pallidum verursachte Lues geht mit einer Vielzahl oraler Manifestationen einher. Nach einer Inkubationszeit von 3–5 Wochen entwickelt sich am Ort der Infektion die Primärmanifestation, der harte Schanker (Ulcus durum), der in der Regel durch schmerzlose Lymphknotenschwellungen begleitet wird („Primärkomplex"). Etwa 4–12 % der Primäraffektionen finden sich extragenital, davon die Hälfte auf der Mundschleimhaut. Der syphilitische Primäraffekt ist hochkontagiös. Nach einigen Tagen bis wenigen Wochen heilt der Primäraffekt spontan ab. Bei allen unklaren Schleimhautbefunden in der Mundhöhle sollte auch an eine Lues gedacht werden.

Primäre Lues

Klinisches Bild (oraler Primäraffekt). Es zeigen sich folgende Symptome:
- Lokalisation des Primäraffekts häufig im unteren Lippenrotbereich („Rüssellippe"), seltener an Zunge oder Gingiva;
- schmerzloses, dunkelrotes, leicht erhabenes und induriertes Ulkus variabler Größe (wenige Millimeter bis zu 3 cm).

Diagnostik. Die Diagnostik erfolgt durch den Nachweis von Treponema pallidum im Abstrich (Dunkelfeldmikroskopie), gegebenenfalls können eine PCR oder serologische Untersuchungen sinnvoll sein.

Differenzialdiagnosen. Differenzialdiagnostisch kommen in Betracht:
- Majoraphthen (schmerzhaft),
- Erythroplakie,
- Plattenepithelkarzinom
- Herpes-simplex-Virus-Infektion,
- traumatisches Ulkus,
- unspezifische Tonsillitis.

Therapie. Die Behandlung erfolgt systemisch mit Penicillin über mehrere Wochen.

Sekundäre Lues

Die Zeichen der sekundären Form – wie kutane Eruptionen, Pharyngitis und generalisierte Lymphknotenvergrößerungen – treten meist 2–12 Wochen nach dem Primärkomplex auf, in manchen Fällen können mehrere Jahre vergehen. Hautveränderungen stellen sich makulär, papulär, makulopapulär, pustulär oder lichenoid dar.

Klinisches Bild (oral). Es lassen sich folgende Befunde erheben:
➤ geschwollene, stark entzündete Tonsillen, Heiserkeit;
➤ generalisierte Adenopathie (schmerzlose, gut tastbare Lymphknoten);
➤ am Mundwinkel feuchte, flache Papeln (Condylomata lata);
➤ an weichem Gaumen, Zunge und vestibulärer Mukosa so genannte Plaques muqueuses (leicht erhabene, grauweiße, von einem roten Hof umgebene Veränderungen, die bei Entfernung der obersten Schicht bluten; treten solitär oder multipel auf) (👁 Abb. 59a);
➤ bei Auftreten an der Lippenschleimhaut erinnert das klinische Bild an die Schleimspur einer Schnecke.

Differenzialdiagnosen. Differenzialdiagnostisch sind abzugrenzen:
➤ erodierte Arzneimittelenantheme (Anamnese!);
➤ virale Mundschleimhautinfektionen,
➤ Cheilitis angularis.

Therapie. Die Behandlung erfolgt systemisch (intramuskulär) mit Penicillin.

Tertiäre Lues

Klinisches Bild (oral). Es zeigen sich folgende Befunde:
➤ so genannte Gummen (an Gaumen oder Zunge):
 – Gaumen: Perforation des Knochens und Perforation in die Nasenhöhle, Destruktion der Uvula oder Schleimhautperforation;
 – Zunge: solitär oder multipel, Ähnlichkeit mit malignen Tumoren, gelegentlich Makroglossie;
➤ atrophische Glossitis (Atrophie der Papillae filiformes und fungiformes);
➤ interstitielle Glossitis (sklerosierende Entzündung mit unregelmäßigen Einziehungen, „pflasterartig"); führt in 20 % der Fälle zu einem Karzinom.

Differenzialdiagnosen. Es sind abzugrenzen:
➤ gegen die Gummen: granulomatöse Infektionen (Tuberkulose), ulzerierte Malignome, nekrotisierende Sialometaplasie;
➤ gegen die Glossitis interstitialis: Glossitis bei Melkersson-Rosenthal-Syndrom;
➤ Lingua plicata;
➤ Karzinom.

Therapie. Die Behandlung erfolgt systemisch (intravenös) mit Penicillin.

Gonokokkenstomatitis

Definition, Ätiologie und Pathogenese. Neben den primären Gonokokkeninfektionen des Genitaltrakts und der Konjunktiven kann es, wenn auch sehr selten, zu Mundhöhlenveränderungen, Kiefergelenkarthritis, Sialadenitis und Pharyngitis kommen (Lachner et al. 1987). Diese Infektionen treten bei Homosexuellen und bei Heterosexuellen, deren Sexualpraktiken Cunnilingus und Fellatio einschließen, häufiger auf. Die Mehrzahl der pharyngealen Infektionen sind asymptomatisch, dennoch lässt sich der Erreger nachweisen.

Klinisches Bild. Die Symptomatik beinhaltet:
➤ lokalisiertes Erythem oder Ulzera mit gelblichen Pseudomembranen an Gingiva, Wangenmukosa, Gaumen, Oropharynx;
➤ feuerrote Mundschleimhaut;
➤ erhöhte Speichelviskosität.

Diagnostik. Die Diagnostik erfolgt mit Hilfe eines Direktpräparats (Nachweis intrazellulärer Diplokokken) sowie mittels kulturellem Nachweis (Abstrich).

Differenzialdiagnosen. Es kommen eine unspezifische Tonsillitis sowie andere orale Ulzera (insbesondere Gingivostomatitis herpetica) infrage.

Therapie. Die Behandlung wird mit Antibiotika durchgeführt.

Aktinomykose

Definition, Ätiologie und Pathogenese. Die Aktinomykose ist eine chronische, teils suppurative, teils granulomatöse Entzündung, welche durch Actinomyces israelii ausgelöst wird, wobei auch andere Bakterien (Bacteroides corrodens, Actinobacillus actinomycetemcomitans) im Sinne einer Mischinfektion beteiligt sein können. Aktinomyzeten finden sich oft als Kommensalen in der Mundhöhle, ohne Symptome zu verursachen. Bildet sich jedoch eine Eintrittspforte (offene nekrotische Pulpen, radikuläre Zysten, Wunden oder impaktierte Zähne), können Mikroorganismen in das Gewebe eindringen. Sie verbleiben entweder lokalisiert oder breiten sich in die Speicheldrüsen, die Gesichtshaut und in Richtung Hals aus. Einige Fälle von Zungenaktinomykose wurden beschrieben. Die zervikofaziale Form kommt meist im Alter zwischen 15 und 35 Jahren vor, Männer sind doppelt so häufig betroffen wie Frauen.

Einteilung. Drei anatomische Varianten sind bekannt: die zervikofaziale, die abdominale und die pulmonale Form. Im Folgenden wird die selten auftretende zervikofaziale Form beschrieben.

Klinisches Bild. Die Symptomatik besteht aus:
- meist submandibulär am Kieferwinkel lokalisierter Entzündung;
- erhabener, harter Schwellung von häufig roter bis blauroter Farbe;
- gelegentlich Kieferklemme;
- selten Fieber;
- bei Nichtbehandlung multiplen Abszessen, Spontanperforationen der Haut, multiplen Fisteln;
- Austritt so genannter Drusen (Aktinomyzetenkolonien).

Diagnostik. Geeignet sind der mikroskopische und der kulturelle Nachweis im Fistelsekret bzw. in bioptisch gewonnenem Material.

Differenzialdiagnosen. Differenzialdiagnostisch sind abzugrenzen:
- maligner Tumor,
- odontogener Abszess,
- Tuberkulose.

Therapie. Die Langzeittherapie erfolgt mit Penicillin (zunächst intravenös für 4–6 Wochen, danach oral für 6–12 Monate), Doxycyclin oder – bei schweren Verläufen – auch mit Carbapenem (parenteral). Gegebenenfalls wird eine chirurgische Sanierung notwendig.

Noma (Abb. 51)

Synonyme sind:
- Chancrum oris,
- gangränöse Stomatitis,
- infektiöse orale Nekrose.

Definition, Ätiologie und Pathogenese. Als Noma wird eine Infektion der Schleimhäute mit Beteiligung von Borrelia vincenti und Bacillus fusiformis bezeichnet. Ein spezifischer beteiligter Mikroorganismus ist jedoch nicht bekannt. Die Erkrankung ist in verschiedenen Teilen der Welt zu finden, gegenwärtig trifft man das Krankheitsbild hauptsächlich in Afrika, Asien und Südamerika an. Prädisponierende Faktoren sind eine verringerte Widerstandskraft, Unterernährung und schlechte Hygiene. Das Inzidenzmaximum liegt in der Altersgruppe der 2- bis 5-Jährigen. Die gangränöse Stomatitis kann als erstes Zeichen einer Agranulozytose, einer zyklischen Neutropenie sowie leukämischer Erkrankungen auftreten. Auch im Verlauf einer HIV-Infektion kann es zu diesem Krankheitsbild kommen.

Klinisches Bild. Die Symptomatik besteht aus:
- reduziertem Allgemeinzustand,
- initial Ulzerationen der Schleimhäute,
- Trismus,
- Ausdehnung auf die Haut bis zur Nekrose,
- fauligem Geruch,
- Demarkation des gangränösen Gewebes,
- möglicherweise Sequestrierung des betroffenen Knochens einschließlich der Zähne.

Diagnostik. Die Diagnose wird klinisch gestellt, gegebenenfalls erfolgt der mikroskopische Nachweis von Borrelien und fusiformen Stäbchen.

Differenzialdiagnose. Es sind nekrotisierende Parodontalerkrankungen bei AIDS in Betracht zu ziehen.

Therapie. Therapeutisch wirksam sind:
- Wundreinigung mit antiseptischen Lösungen,
- Antibiotika (Penicillin),
- Verbesserung des Ernährungszustands,
- chirurgische Behandlung der Gesichtsdefekte.

Angina Plaut-Vincent

Synonyme sind:
- Angina ulceromembranacea,
- Angina ulcerosa,
- Fusospirochätose.

Definition, Ätiologie und Pathogenese. Die Angina Plaut-Vincent zählt zu den Fusospirochätosen. Es handelt sich um eine Mischinfektion unter Beteiligung von Treponema vincentii und Eubacterium plautii. Sie tritt vor allem im Alter von 16–25 Jahren auf.

Klinisches Bild. Die Symptomatik beinhaltet:
- Erkrankungsbeginn ohne Prodromi;
- meist einseitige, ulzerierende Angina;
- Schwellung der regionären Lymphknoten;
- tiefes, scharf begrenztes Ulkus mit grau-weißlichen, nekrotischen Belägen;
- Foetor ex ore;
- kaum beeinträchtigtes Allgemeinbefinden, Fieberfreiheit.

Diagnostik. Die Diagnostik erfolgt durch Abstrich und Direktpräparat mit mikroskopischem Nachweis von Spirochäten und fusiformen Stäbchen. Kulturelle Verfahren sind ohne Bedeutung, da die kombiniert auftretenden Erreger in begrenztem Umfang auch zur physiologischen Mundhöhlenflora gehören.

Differenzialdiagnosen. Differenzialdiagnostisch kommen in Betracht:
- Diphtherie,
- infektiöse Mononukleose,
- Streptokokkenangina,
- Lues,
- Tuberkulose,
- Angina/Mundschleimhautveränderungen bei Granulozytopenie,
- Tumor.

Therapie. Die Behandlung erfolgt lokal mit Wasserstoffperoxid oder Touchierung mit 1- bis 3 %iger Chromsäure oder 10 %iger Argentumnitrikumlösung. Weiterhin kommen Penicillin, Cephalosporine, Tetracycline und Clindamycin zum Einsatz.

Tuberkulose

Definition, Ätiologie und Pathogenese. Tuberkulöse Veränderungen der Mundschleimhaut werden selten beobachtet und sind meist Folge einer fortgeschrittenen Lungentuberkulose bzw. einer hämatogenen Dissemination. Nach Literaturangaben variiert die Häufigkeit oraler Manifestationen von 0,05 bis 1,4 %. Die Inzidenz der Tuberkulose ist bei HIV-seropositiven Individuen höher (Leroy et al. 1995, Yanai et al. 1996). In seltenen Fällen dient ein tief zerstörter Zahn als Eintrittspforte, es kann dann ein periapikales tuberkulöses Granulom oder eine tuberkulöse Osteomyelitis entstehen. Die tuberkulöse Infektion der submandibulären Lymphknoten (Skrofula ◆ Abb. 30) kann sich zu einem Abszess entwickeln oder als granulomatöse Erkrankung weiterbestehen. Verkalkte Lymphknoten als Zeichen einer latenten Tuberkulose sind gelegentlich ein Zufallsbefund bei röntgenologischen bzw. computertomographischen Schädel-, Kiefer- sowie Thoraxaufnahmen. Eine Entfernung ist nicht notwendig. Die Tuberkulose der Speicheldrüsen ist selten und stellt sich in Form einer soliden Masse dar, die einem neoplastischen Prozess ähneln kann.

Klinisches Bild. Symptome sind:
- intraorale, unscharf begrenzte Ulzerationen mit unterminierten Rändern (Ulzera können in seltenen Fällen der Entwicklung pulmonaler Symptome vorangehen);
- gelblich-graue Fibrinschicht;
- an Haut-Schleimhaut-Grenze flache Ulzeration mit Bildung von Granulationsgewebe in der Tiefe.

Diagnostik. Der Nachweis erfolgt histologisch und mikrobiologisch anhand von bioptisch gewonnenem Material. Die weitere Diagnostik entspricht dem Vorgehen bei Lungentuberkulose.

Differenzialdiagnosen. Es kommen andere orale Ulzera, besonders bei Lues und Karzinom, in Betracht.

Therapie. Die Behandlung erfolgt wie bei einer Lungentuberkulose systemisch mit Antituberkulotika.

Peritonsillarabszess

Defintion, Ätiologie und Pathogenese. Der Peritonsillarabszess ist die häufigste lokale Komplikation der Tonsillitis acuta bzw. einer rezidivierend-exazerbierenden chronischen Tonsillitis. Die Tonsillitis wird am häufigsten durch β-hämolysierende Streptokokken der Gruppe A verursacht. In der Häufigkeit folgt eine Mischinfektion mit anaeroben und aeroben Erregern der Mundflora. Durch die Gefahr der Ausbreitung in Richtung der großen Halsgefäße (Thrombophlebitis), zum Larynx (Larynxeingangsödem) sowie entlang der tiefen Halsfaszie bis in das Mediastinum kann rasch ein durchaus lebensbedrohlicher Zustand entstehen. Hauptsächlich betroffen sind Personen in der Präadoleszenz bis Adoleszenz.

Klinisches Bild. Folgende Symptome sind zu beobachten:
- wenige Tage nach einer Angina einseitige Zunahme der Schluckbeschwerden mit Ausstrahlung in die Ohrregion,
- einseitige Vorwölbung und Rötung des weichen Gaumens,
- Uvulaödem und Verschiebung der Uvula zur kontralateralen Seite,
- Fluktuation,
- Trismus,
- kloßige Sprache,
- eventuell Atemnot mit Stridor,
- gleichseitige, oft erheblich schmerzhafte Lymphadenitis colli,
- hohes Fieber bzw. erneuter Fieberanstieg.

Diagnostik. Die Diagnose wird anhand der klinischen Untersuchung gestellt (Inspektion von Mundhöhle und Oropharynx, Lupenlaryngoskopie, gegebenenfalls transnasale flexible Laryngoskopie), eventuell ergänzt durch ein Blutbild (ausgeprägte Leukozytose mit Linksverschiebung). Bei Unklarheit darüber, ob bereits eine Abszedierung stattgefunden hat, empfiehlt sich die Sonographie.

Differenzialdiagnosen. Differenzialdiagnostisch kommen in Betracht:
- Peritonsillitis ohne manifesten Abszess (lediglich gradueller Unterschied),
- infektiöse Mononukleose (eher symmetrisch, Beläge, Fieber weniger hoch, spezifisches Blutbild),
- Tonsillenkarzinom (kaum Schmerzen, kein Fieber, oft ulzerierend),
- parapharyngeale Tumoren (Eisbergtumoren),
- Dentitio difficilis,
- Aneurysma der A. carotis (Pulsation!).

Therapie. Die Behandlung erfolgt mit Penicillin (25 mg/kg Körpergewicht pro Tag intravenös oder per os für 10 Tage). Bei erheblichem Uvula- oder Larynxödem (Stridor!) kommen Glukokortikoide zum Einsatz (z. B. 250–500 mg Prednisolon intravenös); dies erleichtert auch die postoperative Extubation (**Cave:** Kontraindikationen für Glukokortikoide). Bei manifestem Abszess kommt eine Abszesstonsillektomie („à chaud") in Betracht, ebenso eine Nadelaspiration oder eine Inzision mit Drainage, wenn die Abszesstonsillektomie nicht möglich ist oder vom Patient abgelehnt wird. Es ist auch eine Tonsillektomie nach 4–5 Tagen („à tiède") oder im entzündungsfreien Intervall („à froid") möglich. Jedoch wird ein Rezidiv auch ohne Tonsillektomie nur in 10–15 % der Fälle beobachtet.

Pilzinfektionen

Eine Übersicht über Pilzinfektionen der Mundschleimhaut ist in Tabelle 7.**1** dargestellt.

Besiedlung mit Pilzen. Unter den Mykosen der Mundhöhle ist die Infektion mit Sprosspilzen, unter ihnen hauptsächlich Candida spp., von zentraler Bedeutung. Pilzinfektionen wie Histoplasmose, Mukormykose und Aspergillose sind selten. Candida zählt beim Gesunden zu den Kommensalen des Orogastrointestinaltrakts: Bei 20–50 % gesunder Individuen können Candida spp. in geringer Anzahl nachgewiesen werden (Odds 1988). Infektiologisch gesehen ist der Nachweis von Candida zunächst nur als Kolonisierung anzusehen (Bernhardt 1996).

Einteilung. In den 2 vergangenen Jahrzehnten hat die Prävalenz der superfiziellen und invasiven Candidiasis zugenommen, was auf die weitverbreitete Anwendung von Antibiotika und die Einführung von Immunsuppressiva zurückzuführen ist. Auch zeigte sich, dass die Candidiasis eine der opportunistischen Infektionen des Krankheitsbildes AIDS ist und dass eine Candidiasis unklarer Genese eines der ersten Zeichen einer HIV-Infektion oder einer AIDS-Erkrankung sein kann. Aufgrund der Bedeutung der HIV-Infektion für klinische Manifestation, Therapie und Prognose ist eine Einteilung in Candidainfektionen bei HIV-seronegativen und bei HIV-seropositiven Patienten zweckmäßig.

Candidainfektion bei HIV-seronegativen Patienten

Prädisponierende Faktoren. Bei den klinischen Formen der oralen Candidiasis unterscheidet man einerseits zwischen akuten und chronischen Formen, andererseits zwischen Patienten ohne Prothesen und Prothesenträgern. Mindestens 90 % der Candidamykosen werden durch die Spezies Candida albicans verursacht. In seltenen Fällen können auch Candida tropicalis und parapsilosis sowie andere Spezies zu Krankheitserscheinungen führen. Verschiedene lokale Faktoren begünstigen die orale Infektion mit Candida, wie z. B. chronische Irritation (Prothesen), schlechte Mundhygiene und Xerostomie. Allgemein prädisponierende Faktoren sind endokrine Störungen (z. B. Diabetes mellitus), Malabsorption, Kachexie, maligne hämatologische Erkrankungen, andere schwere Allgemeinerkrankungen, Bestrahlung, Zytostatikatherapie, Immunsuppression sowie die Einnahme von Kortikosteroiden (auch in inhalativer Form) und Antibiotika. Bei Neugeborenen sind die vaginale Exposition sowie die Unreife des Immunsystems und der Mangel an ausgebildeter Standortflora Ursachen für eine mögliche Infektion mit Candida albicans.

Pseudomembranöse Candidiasis

Klinisches Bild. Es zeigen sich folgende Symptome:
- schmerzlose, cremige, weiße, abwischbare Flecken (bestehend aus desquamiertem Epithel, Keratin, Fibrin, Gewebenekrosen, Speiseresten, Entzündungszellen, Bakterien), welche nach dem Abreiben eine blutende Basis hinterlassen;
- Auftreten an Wangenschleimhaut, Gaumen, Zunge.

Diagnostik. Es wird eine Exfoliativzytologie zum Nachweis von Candidahyphen durchgeführt, auch ein Abstrich kommt infrage (der alleinige Nachweis von Candida spp. ist nicht beweisend).

Differenzialdiagnosen. In Betracht zu ziehen sind:
- heterotope Talgdrüsen,
- Koplik-Flecken (bei Masern),
- Lichen planus reticularis (nicht abwischbar).

Therapie. Die orale Candidiasis kann lokal und/oder in schweren Fällen systemisch behandelt werden. Lokal kommen Amphotericin-B-, Nystatin- und Clotrimazollutschtabletten oder Miconazolgel zur Anwendung.

Erythematöse Candidiasis

Definition. Die erythematöse Variante der Candidiasis, die früher als atrophische Form bezeichnet wurde, kann im Gegensatz zur pseudomembranösen Candidiasis schmerzhaft sein. Eine akute erythematöse Candidiasis wird als Komplikation einer Behandlung mit Breitspektrumantibiotika, Immunsuppressiva oder Zytostatika beobachtet. Bei diesen Patienten kann die gesamte Mundhöhle einschließlich der Zunge betroffen sein. Klinisch ähnelt eine akute erythematöse Candidiasis der chronisch-erythematösen Form bei Prothesenträgern. Diese entzündlichen Veränderungen unter Oberkieferprothesen sind multikausal und wurden auch als „Stomatitis prothetica" oder „Prothesenstomatopathie" bezeichnet. Die prothesenbedeckte Mukosa ist diffus gerötet und glatt-atrophisch. Ursachen hierfür können prothesenbedingte Mikrotraumen und unzureichende Mundhygiene sein. In einer Studie wurden bei 137 Prothesenträgern in 38 % der Fälle eine erythematöse Candidiasis und in 26 % eine Cheilitis angularis nachgewiesen.

Klinisches Bild. Typische Symptome sind:
- feuerrote, oft am Gaumen gelegene Flecken unterschiedlicher Größe,
- konfluierende Bereiche,
- Juckreiz,
- Mundbrennen,
- unter Umständen Schluckbeschwerden.

Diagnostik. Es wird eine Exfoliativzytologie zum Nachweis von Candidahyphen durchgeführt.

Differenzialdiagnosen. Differenzialdiagnostisch kommen in Betracht:
- Erythroplakie,
- Trauma,
- bei Zungenveränderung: Abgrenzung von einer Glossitis bei Mangelanämie.

Therapie. Die Behandlung erfolgt lokal mit Amphotericin-B-, Nystatin- oder Clotrimazollutschtabletten bzw. Miconazolgel

Cheilitis angularis (◉ Abb. 50)

Synonyme sind:
- Perlèche,
- Rhagaden,
- Cheilosis angularis.

Definition. Die Cheilitis angularis ist meist Folge einer Candidainfektion, aber auch Staphylococcus aureus und/oder Streptokokken können gelegentlich aus den Läsionen isoliert werden. Andere prädisponierende Faktoren sind das Tragen einer Prothese, hängende, schlecht tonisierte Wangen sowie tiefe Mundwinkel, die ständig mit Speichel befeuchtet werden.

Klinisches Bild. Symptome sind:
- schmerzhafte Fissuren (von den Mundwinkeln ausstrahlend),
- gelegentlich Krustenbildung.

Diagnostik. Es wird ein Abstrich zum Nachweis von Candida bzw. Bakterien (z. B. Staphylococcus aureus) untersucht.

Differenzialdiagnosen. Differenzialdiagnostisch kommt eine Eisenmangelanämie in Betracht.

Therapie. Die Therapie erfolgt lokal mit Amphotericin-B-, Nystatin- oder Clotrimazollutschtabletten bzw. Miconazolgel. Gegebenenfalls ist eine Neuanfertigung der Prothese notwendig (wenn die vertikale Dimension der Prothese zu niedrig ist).

Glossitis rhombica mediana (👁 Abb. 57)

Definition. Die Glossitis rhombica mediana kann als lokalisierte Form der erythematösen Candidiasis aufgefasst werden und galt früher als entwicklungsbedingte Anomalie. Sie ist jedoch Folge einer lokalisierten chronischen Candidainfektion. Faktoren wie Tabakgenuss und das Tragen von Prothesen scheinen die lokalisierte Proliferation von Candida albicans auf der Zunge zu begünstigen. Die Glossitis rhombica mediana wird besonders häufig bei Patienten mit Diabetes mellitus beobachtet.

Klinisches Bild. Es wird eine Papillenatrophie in der Mittellinie des Zungenrückens, anterior der Papillae vallatae, in rhombischer Form beobachtet.

Diagnostik. Diagnostisch erfolgt ein Abstrich zum Nachweis von Candida.

Differenzialdiagnosen. Folgende Differenzialdiagnosen kommen infrage:
➤ Erythroplakie,
➤ Karzinom,
➤ Lingua geographica,
➤ Lues,
➤ Aktinomykose.

Therapie. Die Behandlung erfolgt lokal mit Amphotericin-B-, Nystatin- oder Clotrimazollutschtabletten bzw. Miconazolgel. Wichtig ist zudem das Aufgeben des Rauchens.

Chronisch-hyperplastische Candidiasis

Synonym wird der Begriff „Candidaleukoplakie" verwendet.

Definition, Ätiologie und Pathogenese. Möglicherweise handelt es sich bei der chronisch-hyperplastischen Candidiasis um eine Superinfektion einer bereits vorhandenen Leukoplakie mit Candida albicans. Frühdiagnose und aktive Behandlung der kommissuralen hyperplastischen Candidiasis sind wichtig, da eine deutliche Tendenz der inhomogenen candidainfizierten Leukoplakien zu maligner Veränderung besteht. Die chronisch-hyperplastische Candidainfektion der Lippenkommissur ist fast immer mit dem Rauchen assoziiert. Zusätzlich werden das Tragen einer Prothese und die okklusale Friktion als Faktoren diskutiert, die zur Veränderung der Schleimhaut führen und so die Kolonisation mit Candida spp. erleichtern.

Klinisches Bild. Symptome sind:
➤ Lokalisation am Mundwinkel, meist beidseitig;
➤ Auftreten meist in Assoziation mit einer Leukoplakie;
➤ noduläre, plaqueförmige, weiße, festhaftende Bezirke in erythematösen/ulzerierten Schleimhautbereichen.

Diagnostik. Es wird ein Abstrich bzw. eine Biopsie zum Nachweis von Sprosspilzen untersucht.

Differenzialdiagnosen. Es muss eine Abgrenzung zu anderen weißen Veränderungen stattfinden:
➤ Lichen planus,
➤ Lupus erythematodes discoides,
➤ lichenoide Reaktion,
➤ Plattenepithelkarzinom.

Therapie. Die inhomogene Form kann durch eine lokale Antimykotikagabe homogene Form annehmen (Fälle, in denen die Veränderung sogar völlig abgeklungen ist, sind beschrieben worden). Auch eine (Laser-)Exzision kann sinnvoll sein.

Papilläre Hyperplasie (Prothesenstomatitis Typ III; 👁 Abb. 56)

Definition, Ätiologie und Pathogenese. Eine granuläre Form der Candidiasis der Mundschleimhaut wird auch als hyperplastische Prothesenstomatitis bezeichnet. Die Ätiologie ist multikausal. Hauptursachen sind Candidainfektion und mechanisches Trauma durch eine schlecht sitzende Oberkieferprothese, weniger häufig kommen primärtoxische und allergische Reaktionen – hervorgerufen durch die Prothesenbestandteile – infrage.

Klinisches Bild. Typische Symptome sind:
➤ hyperämische Mukosa, überwiegend bei Prothesenträgern,
➤ granuläre oder noduläre Schleimhauthyperplasie in der Mitte des Gaumens,
➤ knötchenförmiges oder moosartiges Aussehen,
➤ oft schmerzhaft, Irritationsgefühl.

Diagnostik. Diagnostisch wegweisend ist das typische klinische Bild bei Prothesenträgern.

Differenzialdiagnosen. Differenzialdiagnostisch zu berücksichtigen sind:
- Condylomata acuminata,
- Verrucae vulgares,
- Rauchergaumen (noduläre, erythematöse Speicheldrüsen).

Therapie. Die Behandlung erfolgt lokal mit Amphotericin-B-, Nystatin- oder Clotrimazollutschtabletten bzw. Miconazolgel. Auch eine chirurgische Abtragung oder die Neuanfertigung der Prothese kann notwendig werden.

Candidainfektion bei HIV-seropositiven Patienten

Durch die HIV-Infektion hat die oropharyngeale und insbesondere die ösophageale Candidiasis neue Bedeutung erlangt, sie zählt zu den HIV-assoziierten opportunistischen Infektionen (EC-Clearinghouse 1993). HIV-seropositive Patienten und solche, die an AIDS erkrankt sind, sind gleichermaßen davon betroffen. Diese Patienten können alle oben genannten Formen der oralen Candidiasis aufweisen; verschiedene Formen sind auch gleichzeitig zu beobachten. Die oropharyngeale und die ösophageale Candidiasis sind die häufigsten opportunistischen Infektionen bei erwachsenen Patienten mit HIV-Infektion. Bei Patienten aus Risikogruppen können sie Vorzeichen des Vollbildes AIDS sein. Es besteht eine signifikante Korrelation zwischen einer pseudomembranösen Candidiasis und einer CD4-Zell-Zahl <200/µl. Untersuchungen haben gezeigt, dass der erythematösen Form möglicherweise dieselbe prognostische Bedeutung hinsichtlich der Entwicklung von AIDS zukommt.

Therapie. Rezidive sind bei lediglich lokaler Therapie mit Nystatin, Amphotericin, Clotrimazol oder Miconazol häufig. Daher ist eine systemische Therapie mit Fluconazol oder Itraconazol zu bevorzugen.

Sonstige entzündliche Veränderungen

Chronisch-rezidivierende Aphthen

Definition, Ätiologie und Pathogenese. Aphthen zählen mit einer Prävalenz von 10–30 % in der normalen Bevölkerung zu den häufigsten Veränderungen der oralen Mukosa. Die Ätiologie ist nach wie vor ungeklärt. Prädisponierende Faktoren sind:
- Trauma,
- Allergie,
- genetische Disposition,
- endokrine Störungen,
- emotionaler Stress,
- AIDS.

Klinisches Bild. Klinisch unterscheidet man zwischen Minor-, Major- und herpetiformen Aphthen:
- Minoraphthen:
  - Ulzera < 4 mm, umgeben von einem erythematösen Randsaum in der beweglichen Schleimhaut;
  - Abheilung innerhalb von 14 Tagen ohne Narbenbildung.
- Majoraphthen:
  - Ulzera bis >1 cm, Lokalisation in der gesamten Mundhöhle einschließlich Zungenrücken und hartem Gaumen möglich;
  - Abheilung innerhalb von 1–3 Monaten mit Narbenbildung.
- Herpetiforme Aphthen:
  - multiple kleine Ulzera, konfluierend, mit zerklüfteten Rändern.

Diagnostik. Wegweisend sind das klinische Bild und die Anamnese.

Differenzialdiagnosen. Es kommen andere orale Ulzera (insbesondere bei Gingivostomatitis herpetica) infrage.

Therapie. Die Behandlung erfolgt lokal mit Antiseptika (Chlorhexidin 0,2 % Mundspüllösung, Bethamethason oder Beclomethason), gegebenenfalls mit Steroiden (Triamcinolonhaftsalbe).

Nichtentzündliche mikrobiell bedingte Veränderungen der Mundschleimhaut

Definition. Neben der so genannten Stomatitis finden sich in der Mundschleimhaut auch Veränderungen, die keine Zeichen einer Entzündung aufweisen, jedoch mit bestimmten Erregern assoziiert sind. Hauptsächlich davon betroffen sind Personen mit Immundefizienz.

Einteilung. Die Einteilung erfolgt nach der Ätiologie auf Basis des klinischen Aspekts und gegebenenfalls des Erregernachweises.

Virusinfektionen

Mit humanen Papillomaviren assoziierte orale Veränderungen

Die Angaben über Prävalenz und Inzidenz oraler Manifestationen der Infektion mit humanen Papillomaviren (HPV) sind lückenhaft, und genaue Daten über silente Infektionen fehlen gänzlich. In den letzten Jahren ließ sich feststellen, dass bei HIV-seropositiven Patienten, die eine so genannte hochaktive antiretrovirale Therapie (HAART) erhalten, orale Manifestationen der HIV-Infektion deutlich seltener sind, HPV-assoziierte Läsionen jedoch merklich häufiger auftreten (👁 Abb. 52).

Verrucae vulgares

Synonym wird der Begriff „Viruswarzen" verwendet.

Definition, Ätiologie und Pathogenese. Orale Warzen werden durch die HPV-Typen 2 und 4 verursacht, doch auch HPV-57- DNA kann in den meisten Veränderungen nachgewiesen werden. Dies wird meist bei Kindern beobachtet, die Warzen an den Fingern aufweisen. Die Inzidenz oraler Warzen bei Frauen mit gleichzeitiger genitaler HPV-Infektion lag einer Studie zufolge bei 0,9 % (Kellokoski et al. 1990).

Klinisches Bild. Es zeigen sich exophytische, mit weißen Spitzen versehene, schmerzlose Wucherungen.

Diagnostik. Es erfolgt der histologische Nachweis in bioptisch gewonnenem Material, gegebenenfalls wird eine PCR durchgeführt.

Differenzialdiagnosen. Es kommen infrage:
- Papillome,
- Condylomata acuminata.

Therapie. Die Behandlung besteht in der chirurgischen Exzision (auch mit Hilfe eines CO_2-Lasers), allerdings besteht eine hohe Rezidivquote bei immunkompromittierten Personen.

Condylomata acuminata

Definition, Ätiologie und Pathogenese. Diese Veränderung befindet sich oft an anogenitaler Haut und Schleimhaut und wird den venerischen Erkrankungen zugeordnet. Die Kondylomen werden sexuell übertragen, eine Assoziation mit HPV 6 und 11 ist häufig. In der Literatur finden sich nur wenige epidemiologische Hinweise auf die Häufigkeit oraler Kondylome, bis zum Jahr 1989 wurden lediglich 156 Fälle beschrieben. Männer waren weitaus häufiger betroffen als Frauen (95 %), 81 % der Fälle traten im Alter von 21–40 Jahren auf. Condylomata acuminata zählen zu den oralen Manifestationen, die mit der HIV-Infektion assoziiert sind. Bei HIV-seropositiven Patienten können – abgesehen von HPV 6 und 11 – auch eine Reihe weiterer ungewöhnlicher Typen nachgewiesen werden.

Klinisches Bild. Symptome sind initial kleine, schleimhautfarbene Knötchen, die später proliferieren und konfluieren. Sie sind weich, an der Oberfläche aufsitzend, gestielt oder papillär. Die Kondylome treten an Oberlippe, Zungenbändchen, Zungenrücken und Unterlippe auf, auch ein multiples Vorkommen in verschiedenen Bereichen ist möglich.

Diagnostik. Die Diagnose wird anhand des histologischen Nachweises an bioptisch gewonnenem Material gestellt, gegebenenfalls kann eine PCR durchgeführt werden.

Differenzialdiagnosen. Differenzialdiagnostisch kommen in Betracht:
- Verrucae vulgares,
- Papillome.

Therapie. Die Behandlung besteht in der lokalen chirurgischen Exzision oder in einer Vaporisation mittels CO_2-Laser.

Fokale epitheliale Hyperplasie (Morbus Heck; ◉ Abb. 59b)

Definition, Ätiologie und Pathogenese. Die Bezeichnung „fokale epitheliale Hyperplasie" (FEH) wurde 1965 für multiple, flache, weiche Knötchen eingeführt. Die FEH wird durch die HPV-Typen 13 und 32 verursacht (Übersicht bei Scully 1996). Zuerst wurde sie nur bei jungen Indianern Neumexikos und Brasiliens beobachtet, es folgten Berichte über ein gehäuftes Auftreten bei grönländischen Eskimos (20%) und Indios in Venezuela (34%). Einzelfälle wurden aus Südafrika und Europa (vor Einführung von HAART) gemeldet.

Klinisches Bild. Es zeigen sich leicht erhabene, schleimhautfarbene, meist 0,1–0,5 cm große Hyperplasien an Lippenschleimhaut, Wange oder Kommissuren.

Diagnostik. Die Diagnose wird mittels histologischem Nachweis an bioptisch gewonnenem Material gestellt, gegebenenfalls kann eine PCR durchgeführt werden.

Differenzialdiagnosen. Differenzialdiagnostisch kommen infrage:
➤ multiple Condylomata acuminata und Verrucae vulgares,
➤ multiple Plattenepithelpapillome.

Therapie. Eine Behandlung ist nicht notwendig, nur aus ästhetischen Gründen bietet sich die chirurgische Exzision an. Eine spontane Rückbildung wird häufig beobachtet.

Plattenepithelpapillome

Definition, Ätiologie und Pathogenese. Diese benignen Tumoren gehen vom Mundschleimhautepithel aus. In einer Studie konnten in 80%, in einer weiteren in 68% der Papillome die HPV-Typen 6 und 11 nachgewiesen werden, sodass HPV eine ätiologische Rolle bei der Pathogenese zuzukommen scheint. In verschiedenen Publikationen wird auf den Terminus „Plattenepithelpapillom" verzichtet, da die Abgrenzung von Condylomata acuminata eher akademisch erscheint (Übersicht bei Syrjänen 1997).

Klinisches Bild. Folgende Symptome lassen sich feststellen:
➤ kleine, fingerartige, gestielte, gut abgegrenzte Fortsätze mit weißlicher Oberfläche;
➤ langsame Wachstumstendenz;
➤ Vorkommen an Gaumen, Wangenschleimhaut, Gingiva, Lippen.

Diagnostik. Die Diagnose erfolgt mit Hilfe des histologischen Nachweises an bioptisch gewonnenem Material, gegebenenfalls ist die Durchführung einer PCR sinnvoll.

Differenzialdiagnosen. Es kommen infrage:
➤ Verrucae vulgares,
➤ Condylomata acuminata.

Therapie. Die Behandlung besteht in der chirurgische Exzision oder einer Vaporisation mittels CO_2-Laser.

Mit humanen Herpesviren assoziierte orale Veränderungen

Orale Haarleukoplakie (◉ Abb. 62)

Definition, Ätiologie und Pathogenese. Die orale Haarleukoplakie (HL) zählt zu den oralen Manifestationen, die direkt mit der HIV-Infektion assoziiert sind (EC-Clearinghouse 1993). Die HL wird durch das Epstein-Barr-Virus (EBV) verursacht. Sie nimmt unter den Virusinfektionen eine besondere Bedeutung ein, da sie – wie die Candidiasis – als Marker der AIDS-Erkrankung gilt. Die HL wurde 1984 erstmals in San Francisco beobachtet, hauptsächlich bei homosexuellen Männern. Weitergehende Untersuchungen machten deutlich, dass sämtliche HIV-Risikogruppen HL entwickeln. Während die HL früher als reine AIDS-assoziierte opportunistische Infektion angesehen wurde, ist seit einigen Jahren bekannt, dass die HL kein spezifisches Zeichen einer HIV-Infektion ist, sondern im Rahmen auch anderer immunsuppressiver Zustände beobachtet werden kann. Trotz Assoziation mit dem EBV scheint die HL keine Eigenschaften einer Präkanzerose zu entwickeln. Differenzialdiagnostische Probleme ergeben sich durch Superinfektion mit Candida albicans. Oft kann erst nach antimykotischer Therapie die Diagnose einer HL gestellt werden.

Klinisches Bild. Typische Symptome sind:
➤ weiße, nicht abwischbare Läsion;
➤ Vorkommen meist am lateralen Zungenrand;
➤ Oberfläche gefurcht, an der Zungenunterseite auch homogen.

Diagnostik. Die Diagnose wird anhand des klinischen Bildes gestellt, gegebenenfalls kommen eine Exfoliativzytologie bzw. die Untersuchung bioptisch gewonnenen Materials (PCR, Nachweis von EBV durch In-situ-Hybridisierung, Immunhistochemie) infrage.

Differenzialdiagnosen. Differenzialdiagnostisch sind zu bedenken:
- pseudomembranöse Candidiasis,
- Leukoplakie,
- irritativ-traumatische Hyperkeratose.

Therapie. Eine Behandlung ist nicht erforderlich, Spontanremissionen sind häufig.

Orales Non-Hodgkin-Lymphom (Abb. 60)

Definition, Ätiologie und Pathogenese. Das orale Non-Hodgkin-Lymphom (NHL) ist häufig mit dem Epstein-Barr-Virus assoziiert, was mittels In-situ-Hybridisierung nachgewiesen werden konnte. Im Jahre 1991 lag die Inzidenz des NHL bei AIDS-Patienten 60-mal höher als in der Durchschnittsbevölkerung. Orale oder periorale Symptome wiesen 5 % der Patienten mit AIDS-assoziiertem NHL auf. Eine Analyse des National Cancer Institute zeigte, dass sich die Inzidenz des NHL bei HIV-Patienten in den letzten Jahren halbiert hat. Grund hierfür ist die Einführung der HAART, die diesen Patienten seit 1997 in Ländern wie Nordamerika, Europa, und Australien zur Verfügung steht.

Klinisches Bild. Die Symptomatik beinhaltet Weichgewebeschwellungen/Ulzerationen der Gingiva des Alveolarfortsatzes, der Kieferhöhle, der Glandula parotis oder des Waldeyer-Rachenrings. Der darunter liegende Knochen kann mitbetroffen sein.

Diagnostik. Die Diagnose erfolgt mittels histologischem Nachweis anhand bioptisch gewonnenen Materials, gegebenenfalls kann eine PCR durchgeführt werden.

Differenzialdiagnosen. Es kommen infrage:
- andere orale Ulzera (siehe oben, „Gingivostomatitis herpetica"),
- Majoraphthen,
- chronische Infektionen (Tuberkulose).

Therapie. Bei lokalisiertem oralem AIDS-assoziiertem NHL wird eine Radiatio durchgeführt, bei multifokalen Prozessen eine Chemotherapie. Bei HIV-Infektion kommt zusätzlich die HAART zur Anwendung.

Kaposi-Sarkom bei HIV-seropositiven Patienten (Abb. 61)

Definition, Ätiologie und Pathogenese. Moricz Kaposi beschrieb im Jahre 1872 das Kaposi-Sarkom (KS) erstmals als Tumorentität und prägte den Begriff „idiopathisches, multiples Pigmentsarkom der Haut". Das KS wird jedoch nicht als echtes Sarkom, sondern als Proliferation endothelialer Zellen betrachtet. Bei der Ätiologie des KS spielen das 1994 entdeckte humane Herpesvirus 8 (HHV 8 oder Kaposi-Sarkom-Herpesvirus) und angiogenetische Faktoren eine wesentliche Rolle. Die orale Manifestation des KS tritt nahezu nur bei AIDS-Erkrankten oder bei immunsupprimierten Patienten nach Organtransplantation auf. Bis zu 90 % der an disseminierten KS leidenden Patienten entwickeln auch orale Veränderungen; 22 % der KS treten primär in der Mundhöhle auf. Die mittlere Überlebensrate bei Patienten mit oralem KS beträgt 24 Monate, diejenige von Patienten, die ausschließlich kutane KS aufweisen, 72 Monate. Das KS tritt hauptsächlich bei weißen homosexuellen Männern mit einer Prävalenz von 10–20 % auf. Bei HIV-infizierten Kindern und Frauen, intravenösem Drogengebrauch, heterosexuellem Verhalten oder bei durch Bluttransfusion Infizierten ist das KS selten.

Klinisches Bild. Symptome sind braunrote Flecken im Übergangsbereich vom harten zum weichen Gaumen über der Austrittsstelle der A. palatina, seltener sind Oberkiefervestibulum, Gingiva oder Zunge betroffen. Initial sind die KS flach und makulaförmig, im Spätstadium zeigen sich vorgewölbte, blaurote, häufig ulzerierte, blutende Tumoren.

Diagnostik. Die Diagnose erfolgt anhand der Anamnese (Immundefekt, HIV-Infektion) sowie durch den histologischen Nachweis anhand bioptisch gewonnenen Materials, gegebenenfalls mittels PCR.

Differenzialdiagnosen. Differenzialdiagnostisch sind in Betracht zu ziehen:
- Amalgamtätowierung,
- Hämangiom,
- Hämatome,
- Nävi,
- pyogenes Granulom.

Therapie. Die Behandlung besteht bei lokalisierten enoralen tumorösen KS in der intraoralen Bestrahlung. Disseminierte KS werden einer systemischen Therapie zugeführt. Zusätzlich kommt eine antivirale Therapie gegen HHV 8 und gegebenenfalls HIV zur Anwendung.

Molluscum contagiosum (◉ Abb. 25)

Definition, Ätiologie und Pathogenese. Die so genannte Dellwarze wird durch ein Virus aus der Familie der Poxviridae verursacht. Peri- und intraorale Veränderungen wurden bei HIV-seropositiven Patienten beschrieben. Das Molluscum contagiosum zählt zu den oralen Manifestationen, die mit der HIV-Infektion assoziiert sind (EC-Clearinghouse 1993).

Differenzialdiagnosen (zu anderen oralen Veränderungen) sind:
➤ fokale epitheliale Hyperplasie,
➤ Verrucae vulgares,
➤ kleine Formen des Keratoakanthoms.
 (s. auch Kapitel 16 und 20)

Infektionen der Speicheldrüsen

Definition

Infektionen der Speicheldrüsen können die Glandulae parotis, submandibularis und sublingualis betreffen, jedoch auch die zahlreichen kleinen, akzessorischen Speicheldrüsen. Letztere sind zahlreich in der gesamten Mundschleimhaut, besonders in der Mukosa des Gaumens (vor allem am Übergang vom harten zum weichen Gaumen), den Lippen und dem hinteren Anteil des Zungenrückens vorhanden.

Einteilung

Eine Unterscheidung der verschiedenen Formen der Speicheldrüsenentzündung erfolgt nach der Ätiologie, primär auf Basis des klinischen Bildes und gestützt durch weiterführende Untersuchungen (Erregernachweis). Infektionen der Speicheldrüsen können bakterieller oder viraler Genese sein. Weiterhin kann eine Sialadenitis auch auf allergische Reaktionen, Autoimmunreaktionen und Reaktionen nach Radiatio zurückzuführen sein.

Ätiologie

Virusinfektionen

Es kommen Infektionen mit dem Zytomegalievirus (CMV) sowie die Parotitis epidemica (Mumps) in Betracht.

Bakterielle Infektionen

Akute (suppurative) Parotitis

Definition, Ätiologie und Pathogenese. Die akute pyogene Parotitis entwickelt sich fast ausschließlich bei älteren Menschen mit schweren Allgemeinerkrankungen (z. B. Diabetes mellitus) und nach Sondenernährung. Häufig wird Staphylococcus aureus, weniger häufig werden Streptokokken, Haemophilus influenzae und Pneumokokken isoliert. Erkrankungen durch spezifische Erreger (Aktinomyzeten, Mykobakterien) sind selten.

Klinisches Bild. Typische Symptome sind:
➤ schmerzhafte ein- oder doppelseitige Schwellung vor oder unter dem Ohr (abstehendes Ohrläppchen),
➤ trübes bzw. nach Abszedierung eitriges Sekret,
➤ unter Umständen Parese des N. facialis,
➤ heftige Schmerzen (ganze Gesichtshälfte betroffen),
➤ Fieber und Abgeschlagenheit,
➤ gelegentlich Trismus und Schluckbeschwerden.

Diagnostik. Die Diagnose wird durch die mikrobiologische Untersuchung des aus dem Ausführungsgang gezielt entnommenen Parotissekrets gestellt.

Differenzialdiagnosen. Differenzialdiagnostisch sind in Betracht zu ziehen:
➤ Parotitis epidemica (Mumps),
➤ Morbus Sjögren,
➤ Tumoren,
➤ odontogener Abszess (retromandibulär oder Wangenabszess).

Therapie. Die Behandlung erfolgt initial antibiotisch mit Ampicillin/Sulbactam oder Amoxicillin/Clavulansäure. Bei Abszedierung wird eine Inzision notwendig (**Cave:** N. facialis!). Bei Nachweis von Mykobakterien erfolgt die Therapie nach dem mikrobiologischen Befund.

Chronische Parotitis

Definition, Ätiologie und Pathogenese. Diese Form der Parotitis verläuft oft asymptomatisch. Die Infektion kann – wie bei der akuten Sialadenitis – retrograd durch den Ductus parotideus, hämatogen oder lymphogen erfolgen. Eine in die Speicheldrüsen aufsteigende Infektion wird in manchen Fällen durch eine Entzündung der Mundschleimhaut und eine gleichzeitig verringerte Speichelsekretion hervorgerufen. Der chronische Entzündungsprozess schädigt hauptsächlich die serösen Azini. Die daraus resultierende Verringerung der Speichelproduktion begünstigt die Ausbreitung der Infektion. Die Parotitis kann mit Remissionen und Exazerbationen einhergehen (chronisch-rezidivierende Parotitis).

Klinisches Bild. Symptome sind:
- meist einseitige Beschwerden,
- selten Xerostomie (übrige Speicheldrüsen sind in ihrer Funktion nicht eingeschränkt),
- seröser Speichel mit weißen Flöckchen.

Diagnostik. Die Diagnose wird durch mikrobiologische Untersuchung des aus dem Ausführungsgang gezielt entnommenen Parotissekrets gestellt.

Differenzialdiagnosen. Infrage kommen:
- Sialolithiasis,
- Sarkoidose,
- Speicheldrüsentumoren,
- Sialosen,
- Miculicz-Syndrom (Augenbefund!).

Therapie. Die Behandlung erfolgt durch Massieren der Parotis in dorsoventraler Richtung, Anregung der Speichelsekretion (z. B. Lutschen von zuckerfreien Zitronenbonbons) sowie die Gabe von Antibiotika nach mikrobiologischem Befund.

Literatur

Armitage GC. Development of a classification system for periodontal diseases and conditions. Ann Periodontol. 1999;4:1–6.

Bernhardt H. Candida im Ökosystem des Orogastrointestinaltraktes. Mycoses. 1996;39:44–7.

EC-Clearinghouse on oral problems related to HIV infection and WHO Collaborating Centre on Oral Manifestations of the Immunodeficiency Virus. Classification and diagnostic criteria for oral lesions in HIV infection. J Oral Pathol Med. 1993;22:289–91.

Jabra-Rizk MA, Ferreira SM, Sabet M, et al. Recovery of Candida dubliniensis and other yeasts from human immunodeficiency virus-associated periodontal lesions. J Clin Microbiol. 2001;39:4520–2.

Kellokoski J, Syrjanen S, Syrjanen K, et al. Oral mucosal changes in women with genital HPV infection. J Oral Pathol Med. 1990;19:142–8.

Lachner J, Shetty V, Niederdellmann H. Gingival ulcer as an initial manifestation of gonococcal stomatitis. Br Dent J. 1987;162:461–3.

Leroy V, Msellati P, Lepage P, et al. Four years natural history of HIV-1 infection in African women: a prospective cohort study in Kigali (Rwanda) 1988–1993. J AIDS & Retrovirol. 1995;415–21.

Odds FC. Candida and candidosis. 2nd ed. London: Ballière Tindall; 1988.

Page RC, Offenbacher S, Schroeder HE, et al. Advances in the pathogenesis of periodontitis: summary of developments, clinical implications and future directions. Periodontol. 2000;14:214–248.

Reich E. Parodontalerkrankungen bei den Erwachsenen. In: IDZ IdDZ, Dritte Deutsche Mundgesundheitsstudie (DMS III). Köln: Deutscher Ärzte Verlag; 1997.

Reich E. Parodontalerkrankungen bei den Jugendlichen. In: IDZ IdDZ, Dritte Deutsche Mundgesundheitsstudie (DMS III). Köln: Deutscher Ärzte Verlag; 1997.

Reichart PA, Philipsen HP. Oralpathologie. Stuttgart: Thieme; 1999.

Schroeder HE. Orale Strukturbiologie. 5. Aufl. Stuttgart: Thieme, 2000.

Scully C. New aspects of oral viral diseases. Curr Top Pathol. 1996;90:29–6.

Socransky SS, Haffajee AD, Cugini MA, et al. Microbial complexes in subgingival plaque. J Clin Periodontol. 1998;25:134–144.

Syrjänen S. Viral infections of the oral mucosa. Dtsch Zahnärztl Z. 1997;52:657–667.

van Houte J, Green DB. Relationship between the concentration of bacteria in saliva and the colonization of teeth in humans. Infect Immun. 1974;9:624–630.

Waterhouse JP, Doniach I. Postmortem prevalence of focal lymphocytic adenitis of the submandibular salivary gland. J Path Bact. 1966;91:53–64.

Yanai H, Uthaivoravit W, Panich V, et al. Rapid increase in HIV-related tuberculosis, Change Rai, Thailand. AIDS. 1996;10:527–31.

Streptococcus pyogenes, Gruppe-A-Streptokokken (GAS)

B. Stück

Erreger

Es handelt sich um grampositive Kettenkokken. Kolonien zeigen auf hammelbluthaltigen Nährböden eine vollständige Hämolyse (β-Hämolyse). Das C-Polysaccharid charakterisiert die serologische Gruppe A (Lancefield-Gruppe), das M-Protein, das in mehr als 80 verschiedenen Antigenausprägungen vorkommt, die Einteilung in Serovare.

Häufigkeit, Verbreitung und Bedeutung der Infektion

Der Mensch ist das einzige Reservoir. Racheninfektionen durch GAS gehören zu den häufigsten bakteriellen Infektionen im Kindesalter und betreffen überwiegend das frühe Schulalter. Enges Zusammenleben in der Familie und in Gemeinschaftseinrichtungen begünstigen eine Infektion. In den Wintermonaten sind asymptomatische Träger (bis zu 20% der Bevölkerung) häufig unerkannte Ansteckungsquellen. In den Tropen und Subtropen führen GAS-Infektionen oft zu Pyodermien, betroffen sind vor allem Kleinkinder. Nur wenige Serotypen bedingen in mehrjährigem Wechsel die Mehrzahl der Infektionen.

Übertragung, Infektion und Pathogenese

Die Übertragung erfolgt überwiegend durch Tröpfchen- oder Schmierinfektion. GAS bilden eine Vielzahl von Virulenzfaktoren. Dabei spielen extrazelluläre Substanzen – wie Streptokinase, Hyaluronidase und Streptodornasen als Ausbreitungsfaktoren sowie Streptolysin O und Streptolysin S durch Schädigung von Abwehrzellen – eine Rolle. Werden Streptokokken von einem lysogenen Phagen infiziert, bilden sie die erythrogenen Toxine A und C, die die typischen Haut- und Schleimhauterscheinungen beim Scharlach hervorrufen. Sie können als Superantigene eine verstärkte Zytokinbildung hervorrufen. Als zellgebundene Virulenzfaktoren wirken das C-Polysaccharid in der Kapsel und die der Zellwand aufliegende M-Protein-Schicht, welche die Phagozytose und die Komplementwirkung blockieren. Vor allem die extrazellulären Virulenzfaktoren sind für die Tendenz zur Ausbreitung im Gewebe verantwortlich.

Klinisches Bild und Therapie

GAS verursachen eine Vielzahl von Krankheitsbildern. Wichtige Gruppen sind im Folgenden dargestellt.

Lokale eitrige Infektionen des Rachens. Die Streptokokkenpharyngitis (Tonsillopharyngitis) beginnt meist plötzlich (Inkubationszeit: 2–5 Tage) mit Halsschmerzen, Schluckbeschwerden, Kopfschmerzen, gestörtem Allgemeinbefinden, oft hohem Fieber, gelegentlich auch Erbrechen und Bauchschmerzen. Außerdem bestehen ein ausgeprägtes Erythem und eine Schwellung der Pharynxschleimhaut mit eitrigem Exsudat. Seltener sind weiß-gelbliche Beläge der Tonsillen zu erkennen. Es können schmerzhafte Lymphknoten im Kieferwinkel auftreten. Bronchopulmonale Symptome fehlen. Komplikationen bestehen in Otitis media sowie Retropharyngeal- und Peritonsillarabszess. Differenzialdiagnosen sind Tonsillopharyngitis (häufig durch Virusinfektionen hervorgerufen) sowie EBV- und Adenovirusinfektionen, bei denen ebenfalls „gelbe" Beläge auftreten können.

Lokale eitrige Infektionen der Haut. Die Impetigo contagiosa ist eine eitrige Infektion der Epidermis, die häufig im Gesicht, seltener an den Extremitäten auftritt und mit pustulösen Effloreszenzen einhergeht. Es besteht kein Fieber. In den letzten Jahren wurden bei Kleinkindern zunehmend perianale und auch vaginale Schleimhautinfektionen beobachtet. Beim Erysipel sind auch die tieferen Hautschichten betroffen. Typisch sind scharf begrenzte, schmerzhafte, sich innerhalb von Stunden ausbreitende Rötungen, meist mit Fieber einhergehend. Bei der Phlegmone ist auch das subkutane Gewebe betroffen, hervorgerufen durch Wundinfektion oder hämatogene Streuung. Die nekrotisierende Fasziitis ist ein schweres Krankheitsbild mit rasch fortschreitender Nekrose der betroffenen Faszien und der Muskulatur sowie mit Schocksymptomatik, hervorgerufen durch GAS mit zahlreichen Virulenzfaktoren („Killer-Bakterien", „fleischfressende Bakterien" Typ M-1).

Generalisierende und toxinvermittelte Infektion. Der Scharlach ist gekennzeichnet durch Angina, Pharynxenanthem und feinfleckiges Exanthem sowie eine sich nach dem 3. Krankheitstag immer deutlicher abzeichnende Himbeer- oder Erdbeerzunge (vergrößerte Papillen auf einer anfangs belegten Zunge, die sich später schält). Das Exanthem tritt am 1./2. Krankheitstag auf, beginnt mit feinstfleckiger follikulärer bis diffuser Rötung in Achseln und Leisten und breitet sich dann über den ganzen Körper aus mit Betonung der Leistenbeugen und unter Freilassung der Mund-Kinn-Partie (periorale Blässe) sowie der Handinnenflächen und der Fußsohlen. Das Enanthem verschwindet nach 6–9 Tagen, das Exanthem nach 2–4 Tagen. Einige Tage später tritt eine groblamellöse Schuppung am Rumpf und insbesondere an den Handtellern und an den Fußsohlen auf. Das Exanthem wird hervorgerufen durch GAS, die aufgrund einer Phageninfektion ein erythrogenes Exotoxin bilden.

Das Streptokokken-Toxic-Shock-Syndrom (STSS) wird durch Exotoxine, überwiegend der Gruppe A, ausgelöst, die durch Bindung an Lymphozyten und Makrophagen (Superantigene) zu einer überschießenden Immunantwort führen. Meist besteht ein kutaner, selten ein pulmonaler Infektionsherd. Diagnosekriterien sind der Nachweis von GAS, eine arterielle Hypotension sowie mindestens 2 der folgenden Befunde: generalisiertes Exanthem oder Desquamation, nekrotisierende Fasziitis, Myositis oder Gangrän, ARDS, Nierenversagen, Koagulopathie, Leberschädigung. Insgesamt handelt es sich um eine seltene Erkrankung, die als Komplikation bei einer Varizelleninfektion auftreten kann. Betroffen sind überwiegend junge Erwachsene. Die Letalität beträgt 30–50%.

Die Puerperalsepsis spielt heute nur noch in den Entwicklungsländern eine Rolle.

Spätfolgen einer GAS-Infektion treten als Folgekrankheiten in der 3.–4. Krankheitswoche nach der GAS-Infektion auf. Es handelt sich um **rheumatisches Fieber, Erythema nodosum** und die akute **Glomerulonephritis** sowie 8–30 Wochen später die **Chorea minor.** Unter dem Begriff „PANDAS" (Pediatric autoimmune neuropsychiatric Disorders associated with streptococcal Infections) werden heute neuropsychiatrische Erkrankungen mit Zwangsstörungen zusammengefasst. Der Altersgipfel für das rheumatische Fieber liegt um das 10.Lebensjahr. Hauptkriterien (Jones-Kriterien) sind Karditis, Polyarthritis, Chorea, Erythema marginatum und subkutane Knötchen. Nebenkriterien sind Fieber, Arthralgien, Erhöhung von Blutkörperchensenkungsgeschwindigkeit und CRP-Konzentration sowie verlängertes Postremissionsintervall. Die Diagnose des rheumatischen Fiebers ist wahrscheinlich, wenn 2 Haupt- oder 1 Haupt- und 2 Nebenkriterien vorliegen.

Therapie. GAS-Infektionen sollten antibiotisch behandelt werden, auch wenn es nur selten zu Folgeerkrankungen kommt. Mittel der Wahl bei Rachen- und Hautinfektionen ist Penicillin V (100 000 Einheiten pro Kilogramm Körpergewicht pro Tag oral; maximal 2, bei Erwachsenen maximal 3 Millionen Einheiten pro Tag) in 2 Einzeldosen über 10 Tage. Resistenzentwicklungen wurden bisher nicht beobachtet. Ein Therapieversagen entsteht meist durch mangelnde Compliance. Daher ist auch die Gabe von Cephalosporinen und Erythromycinestolat über 5 Tage möglich. Bei Penicillinallergie erfolgt die Gabe von Makroliden. Bei schweren Infektionen (Fasziitis, STSS) kann zusätzlich Clindamycin eingesetzt werden (blockiert die Proteinsynthese und damit die Toxinproduktion). Nach durchgemachtem rheumatischen Fieber ist eine Langzeitprophylaxe erforderlich.

Labordiagnostik

Insbesondere bei Racheninfektionen ist das klinische Bild oft nicht ausreichend. Der kulturelle Nachweis auf einer Blutagarplatte ist „Golden Standard".

Schnelltests weisen eine hohe Spezifität, jedoch eine geringere Sensitivität auf. Eine Kontrolle nach durchgeführter Therapie ist nicht erforderlich. Antikörpernachweise sind nur bei Folgekrankheiten empfehlenswert.

Maßnahmen der Verhütung und Bekämpfung

Bei lokaler Infektion und bei Scharlach besteht 24 Stunden nach Therapiebeginn keine Kontagiosität mehr. Umgebungsuntersuchungen sind nicht erforderlich. Asymptomatische Träger bedürfen keiner Behandlung. Jedoch ist auf eine strikte Penicillinprophylaxe bei Kontaktpersonen mit Zustand nach rheumatischem Fieber zu achten.

> Eine Meldepflicht besteht nur für Scharlach in einigen neuen Bundesländern (Brandenburg, Sachsen, Sachsen-Anhalt, Thüringen).

■ Beratung und spezielle Diagnostik

Nationales Referenzzentrum
für Streptokokken
Institut für Medizinische Mikrobiologie
der RWTH Aachen
Pauwelstraße 30
52057 Aachen
Tel.: 0241 / 80 – 89510, -89511, -88441
Fax: 0241 / 8888483
www.streptococcus.de
Ansprechpartner: Prof. Dr. R. Lütticken
E-Mail: webmaster@streptococcus.de

(👁 Abb. 16, 18a, 43a – d)

Literatur

Adam D (Koordinator). β-hämolysierende Streptokokken. (Gruppe A)-Infektionen. In: Deutsche Gesellschaft für pädiatrische Infektiologie, Hrsg. Infektionen bei Kindern und Jugendlichen. München: Futuramed; 2000: 561 – 7.

American Academy of Pediatrics. Group A Streptococcal Infections. In: Pickering LK, ed. 2000 Red Book: Report of the Committee on Infectious Diseases. 25th ed. Elk Grove Village, IL: American Academy of Pediatrics; 2000a: 526 – 36.

American Academy of Pediatrics. Toxic Shock Syndrom. In: Pickering LK, ed. 2000 Red Book: Report of the Committee on Infectious Diseases. 25th ed. Elk Grove Village, IL: American Academy of Pediatrics; 2000b:577 – 81.

Grundhewer H. Bakterielle perianale Dermatitis. Monatsssch Kinderheilkd. 2001;149:850 – 3.

Hufnagel M, Schmitt HJ. Toxisches Schocksyndrom. In: Lentze MJ, Schaub J, Schulte FJ, Spranger J, Hrsg. Pädiatrie. Heidelberg: Springer; 2001:660 – 2.

Keitzer R. Infektionen mit β-hämolysierenden Streptokokken der Gruppe A (GABS) und Streptokokkenfolgeerkrankungen. Monatsschr Kinderheilkd. 2003;151:358 – 72.

Scholz H. Streptokokken-Infektionen. In: Lentze MJ, Schaub J, Schulte FJ, Spranger J, Hrsg. Pädiatrie. Heidelberg: Springer; 2001:664 – 7.

Tapiero B, Lebel M. Toxic Shock Syndrom. In: Jenson H, Baltimore R, ed. Pediatric Infectious Diseases. Principles and Practice. 2nd ed. Philadelphia: Saunders. 2002:296 – 305.

Wahn V, Oppermann J, Huppertz HI, Zepp F. Rheumatische Erkrankungen im Kindes- und Jugendalter. München: Marseille; 2001.

Corynebacterium diphtheriae/Diphtherie

W. Kiehl

Erreger

Corynebacterium (C.) diphtheriae (Familie Actinomycetales, Genus Corynebacterium) ist der Erreger der Diphtherie (Rachendiphtherie, Haut- und Wunddiphtherie). Die unbeweglichen, nicht sporulierenden, grampositiven, unbekapselten Stäbchen wachsen unter aeroben und anaeroben Bedingungen. Vier Biotypen (gravis, mitis, belfanti, intermedius) können anhand verschiedener Kriterien – z. B. Morphologie der Kolonien, hämolytische Aktivität und Zuckerfermentationsreaktionen – unterschieden werden (die Biotypisierung ist aber für die Klinik und die Epidemiologie von begrenztem Wert). Die Virulenz des obligat pathogenen Diphtherieerregers entsteht durch das Diphtherietoxin, den einzigen Virulenzfaktor von C. diphtheriae. Das tox$^+$-Gen (dtx), welches für das Toxinbildungsvermögen verantwortlich ist, wird durch spezifische Phagen (Prophagen β) übertragen; nichttoxigene C. diphtheriae erwerben die Fähigkeit, Diphtherietoxin zu erzeugen, durch tox+-Phagen. Das Toxin ist ein hitzelabiles Protein mit einem Molekulargewicht von 62 kD, es ist serologisch einheitlich. Corynebakterien werden durch Hitze (10 Minuten bei 58 °C) und durch die üblichen Desinfektionsmittel sicher abgetötet. Gegen Austrocknung sind sie relativ resistent. Der Mensch ist das einzige Reservoir für C. diphtheriae. Außer C. diphtheriae kann nur **C. ulcerans** diphtherieartige Symptome und – wie Einzelfälle gezeigt haben – schwere toxische Verlaufsformen verursachen. C. ulcerans ist auch tierpathogen und kommt bei Kühen, Schafen und Pferden vor. Einige andere Spezies der

7 Infektionen der Mundhöhle, der Speicheldrüsen und des Halses

Corynebacterium diphtheriae

Gattung Corynebacterium können als opportunistische Krankheitserreger bedeutsam sein.

Häufigkeit, Verbreitung und Bedeutung der Infektion

Infektionen durch C. diphtheriae werden weltweit beobachtet. Die meisten Erkrankungen treten in gemäßigten Klimazonen mit einem saisonalen Morbiditätsgipfel in Herbst und Winter auf. In den westlichen Industrieländern ist die Zahl der Erkrankungen in den letzten Jahrzehnten erheblich zurückgegangen. In weiten Teilen der Dritten Welt ist die Diphtherie trotz eines auch dort beobachteten Rückgangs noch immer endemisch. Schlechte sozioökonomische Bedingungen und ungenügende Impfprävention ermöglichen größere Epidemien. In Deutschland sind in den letzten Jahren nur sporadische Einzelfälle von Rachendiphtherie aufgetreten, meist als Folge von Kontakten zu Personen aus Endemiegebieten. Vereinzelt werden auch toxinbildende C. diphtheriae aus Wundabstrichen (Haut- und Wunddiphtherie) nachgewiesen. Ein Diphtheriesterbefall hat sich in Deutschland zuletzt 1997 ereignet (1995: 2 tödlich verlaufene Erkrankungsfälle).

Übertragung, Infektion und Pathogenese

Eine Übertragung erfolgt von Erkrankten oder asymptomatischen Keimträgern aerogen durch Tröpfcheninfektion (Face-to-Face-Kontakt), bei der Hautdiphtherie durch Schmierinfektion. Das Risiko einer Übertragung durch Erkrankte ist höher als das durch Keimträger. Von 100 nicht immunen Exponierten kommt es bei etwa 10–20 zu einer Infektion (Kontagionsindex: 0,1–0,2). Eine indirekte Übertragung durch kontaminiertes Material ist prinzipiell möglich, aber selten. Eine 1996 in Deutschland beobachtete Laborinfektion erinnert an berufsbedingte Infektionsrisiken. Eine Ansteckungsfähigkeit besteht, solange der Erreger in Sekreten und Wunden nachweisbar ist. In der Regel betrifft dies bei Unbehandelten einen Zeitraum von 2 Wochen, selten mehr als 4 Wochen, bei antibakterieller Behandlung nur 2–4 Tage.

Pathogenese. C. diphtheriae besiedelt die Rachenschleimhaut (auch die Tonsillen) und dringt nicht tiefer in das Gewebe ein. Es kann auch auf der Schleimhaut immuner Personen zu einer Kolonisation kommen, jedoch nicht zu pathogenen Wirkungen. Das Toxin wird am Ort der Ansiedlung gebildet. Es gelangt in den Blutkreislauf und erreicht so Orte seines Angriffs: die Zellen des Herzens, der Nieren und der peripheren Nerven. Das Toxin hemmt die Proteinbiosynthese, es kommt zu lokalen und systemischen Gewebeschäden. Eine lokale Wirkung ist die Zerstörung der Zellen in der Umgebung der Ansiedlung, dies führt zu Gewebenekrosen und einem dicken, weißgrauen Belag – einem Fibrinnetz mit eingelagerten Leukozyten und Zelltrümmern, der so genannten Pseudomembran. Die Pseudomembran kann sich über den gesamten Nasen-Rachen-Raum ausbreiten.

Die systemische Toxinwirkung betrifft alle Zellen des Körpers, bevorzugt jedoch diejenigen mit einer hohen Stoffwechselleistung und einer hohen Rezeptorendichte auf der Zelloberfläche (Zerstörungen von Herzmuskelzellen und Zellen in den Nierentubuli). Die Wirkung auf die Nervenzellen besteht in einer erheblichen Störung der Weiterleitung von Impulsen auf der Grundlage einer Demyelinisierung.

Klinisches Bild und Therapie

Primärinfektion. Die Inkubationszeit beträgt in der Regel 2–5 Tage, selten bis zu 8 Tagen. Die Primärinfektion des Respirationstraktes betrifft in gemäßigten Klimazonen hauptsächlich die Tonsillopharyngealregion (**Rachendiphtherie** ⊲◉ Abb. 53), es kann aber (in absteigender Reihenfolge der Häufigkeit) auch eine laryngeale, nasale oder tracheobronchiale Primärinfektion vorliegen. Die Krankheit beginnt mit Halsschmerzen und Schluckbeschwerden. Die Rachenschleimhaut ist gerötet und geschwollen. Fieber kann zunächst fehlen, es können aber auch Temperaturen bis zu 39 °C auftreten. Typisch ist ein starkes Krankheitsgefühl (als Zeichen der beginnenden Toxinwirkung), die Patienten sind lethargisch und blass. Später kommt es zu Heiserkeit, Stridor, einer schlaffen Lähmung des weichen Gaumens (Gaumensegelparese) und Lymphknotenschwellungen. Es entsteht eine Tonsillitis/Pharyngitis mit Stippchen, die zu grau-weißen Pseudomembranen konfluieren. Die Pseudomembranen überschreiten oft die Tonsillen und breiten sich auf Gaumen und Uvula, gegebenenfalls auch bis zum Kehlkopf aus. Bei dem Versuch, die Membranen zu entfernen, kommt es meist zu Blutungen. Ein mögliches Charakteristikum ist ein süßlicher Geruch, der vom erfahrenen Arzt bereits in einigem Abstand wahrgenommen werden kann. Das Blutbild ist durch eine Leukozytose mit Linksverschiebung und Lymphopenie charakterisiert.

Bei Kehlkopfdiphtherie dominieren zunächst Husten und Heiserkeit. Bei Patienten mit nasaler Diphtherie zeigt sich oft ein serosanguinöser ein- oder beidseitiger Ausfluss aus der Nase.

Die Haut-/Wunddiphtherie kommt vor allem in den Tropen vor, in westlichen Ländern insbesondere in bestimmten Gruppen, z. B. bei Obdachlosen, Alkoholikern und Drogenabhängigen. Es findet sich normalerweise eine Infektion mit C. diphtheriae auf dem Boden einer präexistierenden Dermatose/Verletzung. Das klinische Bild gleicht demjenigen anderer sekundärer bakterieller Hautinfektionen. Diphtherische Infektionen des Auges, der Vagina und des Nabelschnurstumpfes sind möglich.

Wichtige Komplikationen sind:
➤ Obstruktion der Atemwege (echter Krupp) durch ein Absteigen der Pseudomembranen (bis zum Ersticken),
➤ schmerzhafte Halslymphknotenschwellung mit ausgeprägtem periglandulären Ödem („Caesarenhals"),
➤ toxinbedingte interstitielle Myokarditis,
➤ akutes Nierenversagen (Tubulusnekrosen),
➤ Polyneuritis.

Diese können als Spätkomplikationen noch bis zu 8 Wochen nach der akuten Erkrankung auftreten. Zu den selteneren Komplikationen gehören Enzephalitis, Hirninfarkt, Lungenembolie und Endokarditis. Der Tod kann als Folge einer Atemwegsobstruktion oder eines Herzversagens eintreten. Die Letalität der Diphtherie liegt heute bei 5–10 %, unter ungünstigen Verhältnissen erreicht sie bis zu 25 %.

Immunität. Nach der ersten Krankheitswoche beginnt der Organismus Antitoxin zu bilden. Dieses vermittelt einen gewissen Schutz vor weiteren schädlichen Toxinwirkungen. Die antitoxische Immunität ist aber insgesamt nicht sehr stark ausgeprägt und nicht von langer Dauer (nach einer Erkrankung sollte daher ein Impfschutz aufgebaut werden!).

Therapie. Mit der klinischen Verdachtsdiagnose ist als spezifische Therapie die sofortige Gabe von Antitoxin indiziert, um das noch nicht zellgebundene Toxin zu neutralisieren (dieses Immunserum muss in der Regel aus einem regionalen Depot angefordert werden). Verabreicht werden 20 000–40 000 (bei sehr schwerem Verlauf bis zu 120 000) Einheiten Immunserum vom Pferd nach Vortestung (1 : 10 verdünntes Antitoxin wird im Intrakutan- oder Konjunktivaltest vorgetestet). Eine frühzeitig (bereits beim klinischen Verdachtsfall) einsetzende antitoxische Behandlung beeinflusst den Krankheitsverlauf entscheidend. Durch eine gleichzeitig begonnene antibiotische Therapie werden die toxinproduzierenden Keime (nicht aber das Toxin) eliminiert. Als Mittel der Wahl werden Penicillin oder Makrolide über 10 Tage empfohlen; andere Antibiotika – z. B. Tetrazykline, Rifampicin und Clindamycin – sind ebenfalls wirksam. Komplikationen können eine intensivmedizinische Behandlung erfordern, z. B. Intubation oder Behandlung von Herzinsuffizienz oder Herzrhythmusstörungen, Dialyse. Keimträger werden antibiotisch saniert (sie erhalten kein Antitoxin).

Labordiagnostik

Diphtherie sollte bei entzündlichen Erkrankungen im Nasen-Rachen-Raum differenzialdiagnostisch mit erwogen werden. Bei klinischem Verdacht auf eine Diphtherie ist sofort eine bakteriologische Diagnostik einzuleiten: Es wird versucht, den Nachweis des Erregers mittels Rachenabstrichen (unter der Pseudomembran!) bzw. Nasen- oder Wundabstrichen zu führen (vor Beginn der antibiotischen Therapie!). Die Labordiagnose dient der nachträglichen Bestätigung der Diagnose, nur ein angezüchteter Stamm kann auf sein Toxinbildungsvermögen hin untersucht werden. Im mikroskopischen Direktpräparat finden sich erste Hinweise auf das Vorliegen einer Diphtherie (charakteristische V- oder Y-Lagerung, die an chinesische Schriftzeichen erinnert; unter Umständen sind Polkörperchen erkennbar). Die Corynebakterien können leicht gekrümmt und am Ende etwas aufgetrieben sein (griechisch „coryne" = die Keule). Der kulturelle Nachweis erfolgt über Anreicherungs- und Selektivmedien und nimmt bis zur biochemischen Differenzierung 3–4 Tage in Anspruch. Auf Nährböden, die Kaliumtellurit enthalten und selektiv wirken, bilden sich graue bis schwarze Kolonien. Die Biotypisierung ermöglicht die Zuordnung zu den Biovaren „gravis", „mitis" „belfantis" und „intermedius" sowie die Abgrenzung anderer Spezies der Gattung Corynebacterium. Das Toxingen wird mittels einer dtx-PCR nachwiesen, der Toxinnachweis am isolierten Erreger über eine Immunpräzipitation (z. B. Elek-Test) geführt, beides in spezialisierten Laboratorien. Verdächtige Stämme sollten zum Toxinnachweis und zur näheren Differenzierung unverzüglich direkt in das Konsiliarlabor für Diphtherie (Adresse siehe unten) eingesandt werden (die Typisierung auf molekularer Ebene hilft gegebenenfalls bei der Identifizierung von Infektketten). Zum Nachweis des individuellen Impfschutzes können spezifische Antikörper gegen Toxoid im Serum mit kommerziellen Tests quantifiziert werden, als verlässlich gelten jedoch nur Neutralisationstests auf Zellkulturen. Diese Tests sind hauptsächlich für epidemiologische Fragestellungen von Bedeutung und sollten nur im Ausnahmefall zur Überprüfung der Immunität nach Impfung angewandt werden.

Maßnahmen der Verhütung und Bekämpfung

Präventive Maßnahmen

Schutzimpfung. Eine sichere Prophylaxe besteht in der aktiven Immunisierung mit einem Toxoidimpfstoff (formalininaktiviertes Toxin). Die erzeugte antitoxische Immunität führt im Fall einer Infektion zur Neutralisierung des Toxins und verhindert damit eine Erkrankung (Keimträger können auch unter Geimpften vorkommen). Für den Individualschutz sind mindestens 0,1 internationale Einheiten Diphtherieantitoxin pro Milliliter Serum erforderlich. Entsprechend den Impfempfehlungen der „Ständigen Impfkommission" (STIKO) am Robert Koch-Institut sollen alle Kleinkinder eine Grundimmunisierung erhalten, die im Schulalter geboostert werden muss. Im späteren Leben sollte die Impfimmunität im Abstand von etwa 10 Jahren aufgefrischt werden. Ein ausreichender aktueller Impfschutzes ist besonders wichtig für:

- medizinisches Personal, das engen Kontakt zu Erkrankten haben kann;
- Personal in Laboratorien mit Diphtherierisiko;
- Personal in Einrichtungen mit umfangreichem Publikumsverkehr;
- Aussiedler, Flüchtlinge und Asylbewerber aus Gebieten mit Diphtherierisiko, die in Gemeinschaftsunterkünften leben, sowie das Personal dieser Einrichtungen;
- Bedienstete des Bundesgrenzschutzes und der Zollverwaltung;
- Reisende in Regionen mit Diphtherierisiko (eine Reise von bis dato Ungeimpften in ein Infektionsgebiet sollte frühestens nach der 2. Impfung angetreten werden).

Die Impfung gegen Diphtherie wird in der Regel in Kombination mit anderen Impfungen, bei Erwachsenen mit der gegen Tetanus (Td-Impfstoff), durchgeführt, ist aber auch monovalent möglich. Nichtgeimpfte Erwachsene oder Personen mit fehlendem Impfnachweis sollten 2 Impfungen im Abstand von 4–8 Wochen und eine 3. Impfung 6–12 Monate nach der 2. Impfung erhalten. Eine unterbrochene Grundimmunisierung kann noch nach vielen Jahren entsprechend vervollständigt werden. Wegen des Fehlens empfohlener Auffrischimpfungen im Schul- und Erwachsenenalter bestehen Defizite der Impfimmunität in diesen Altersgruppen.

Maßnahmen für Patienten und Kontaktpersonen

Erkrankte Personen sollten stationär behandelt, in der Einrichtung isoliert und nur von Personal mit aktuellem Impfschutz betreut werden. Die Isolierung darf erst aufgehoben werden, wenn nach Beendigung der Therapie bei 3 – frühestens 24 Stunden nach Absetzen der Antibiotika im Abstand von 2 Tagen entnommenen – Nasen- und Rachenabstrichen ein negatives Untersuchungsergebnis vorliegt. Eine weitere Kontrolle im Abstand von 2 Wochen soll das negative Ergebnis sichern. Zur Verhütung der Übertragung des Erregers sind adäquate Desinfektionsmaßnahmen in der Umgebung eines Erkrankten (Wohnung, Gesundheitseinrichtung) erforderlich.

Kontaktpersonen. Epidemiologisch wichtig sind so genannte „enge Kontaktpersonen". Dies sind Personen, die während der Periode der Ansteckungsfähigkeit eines an bestätigter Diphtherie Erkrankten über einige Zeit unmittelbar der Atemluft des Erkrankten ausgesetzt waren oder Körperkontakt hatten. Der zu berücksichtigende Personenkreis und vorbeugende Maßnahmen sind in der folgenden Übersicht zusammengestellt.

7 Infektionen der Mundhöhle, der Speicheldrüsen und des Halses

Maßnahmen bei engen Kontaktpersonen im Umfeld einer Diphtherieerkrankung
- **Kreis der engen Kontaktpersonen:** im Haushalt des Patienten lebende Personen, Mitschüler, Kinder der gleichen Gruppe einer Kindereinrichtung, Erzieher und Betreuer, medizinische Pflegekräfte, Arbeitskollegen, Freunde
Maßnahmen bei engen Kontaktpersonen: Nasen- und Rachenabstriche, Beobachtung der Gesundheit bezüglich des Auftretens klinischer Symptome für einen Zeitraum von 7 Tagen, präventive antibiotische Therapie (z.B. mit Clarithromycin oral) unabhängig vom Impfstatus; eine Tätigkeit in Gemeinschaftseinrichtungen bzw. der Besuch von Gemeinschaftseinrichtungen ist zeitweilig untersagt

Bei allen Personen im Umfeld des Erkrankungsfalls (Kontaktpersonen im erweiterten Sinn) sind eine Kontrolle des Impfstatus und das umgehende Schließen ermittelter Impflücken erforderlich. Falls in der Umgebung eines Patienten im Rahmen bakteriologischer Kontrolluntersuchungen symptomlose Keimträger (Carrier) toxinbildender Stämme entdeckt werden, müssen diese antibiotisch behandelt werden. Schutzmaßnahmen, die für Gemeinschaftseinrichtungen gelten, sind in nachfolgender Übersicht dargestellt.

Infektionsschutz in Gemeinschaftseinrichtungen beim Auftreten von Diphtherie
Personal darf bei Erkrankung, Verdacht auf Erkrankung, Keimträgertum sowie bei engem Kontakt in der Wohngemeinschaft keine Lehr-, Erziehungs-, Pflege-, Aufsichts- oder sonstigen Tätigkeiten ausüben (§ 34 IfSG).
Personen, die die Einrichtung besuchen bzw. dort betreut werden, ist bei Erkrankung, Verdacht auf Erkrankung sowie bei engem Kontakt in der Wohngemeinschaft kein Aufenthalt in der Einrichtung erlaubt (§ 33 bzw. 34 IfSG).

Bedingungen der Wiederzulassung:
- **nach Erkrankung oder bei behandelten Keimträgern:** ein negatives Untersuchungsergebnis bei 3 Nasen- und Rachenabstrichen (im Abstand von 2 Tagen)
- **bei behandelten Kontaktpersonen:** am 3. Tag nach Beginn der antimikrobiellen Behandlung
- **bei Kontaktpersonen ohne antimikrobielle Therapie:** ein negatives Untersuchungsergebnis bei 3 Nasen- und Rachenabstrichen (im Abstand von 2 Tagen), im Ausnahmefall 7 Tage nach dem letzten Kontakt
- es ist ein **ärztliches Attest** erforderlich

Bei örtlichen Ausbrüchen ist die Diagnose bei den ersten Erkrankungsfällen schnellstmöglich zu sichern. Das zuständige Gesundheitsamt trifft die zur Verhütung der Weiterverbreitung erforderlichen Maßnahmen und kontrolliert deren Durchführung. Wichtig sind die Kontrolle des Impfstatus im Umfeld und das sofortige Schließen von Impflücken. Bei Epidemien oder regional erhöhter Morbidität geben die Gesundheitsbehörden, falls erforderlich, situationsgerechte Empfehlungen zur Durchführung weiterer Impfungen. Im Rahmen eines Ausbruchs kann es sinnvoll sein, eine Auffrischung der Impfung bei allen Kontaktpersonen vorzunehmen, die die letzte Impfdosis vor mehr als 5 Jahren erhalten haben.

Nach § 6 des Infektionsschutzgesetzes sind durch den behandelnden Arzt der Verdacht auf eine Erkrankung, Erkrankung und Tod sowie nach § 7 durch den Leiter des Labors der Nachweis von toxinbildenden C. diphtheriae zu melden. Für die Leiter von Gemeinschaftseinrichtungen besteht gemäß § 34 IfSG die Pflicht, das zuständige Gesundheitsamt unverzüglich über das zur Kenntnis gelangte Auftreten zu benachrichtigen und dazu nähere Angaben zu machen. Das Einhalten aller Meldevorschriften ist bei der Diphtherie besonders wichtig, weil auf der Grundlage des § 12 IfSG und internationaler Regelungen beim Auftreten einer Diphtherieerkrankung die Weltgesundheitsorganisation unverzüglich zu informieren ist.

■ Beratung und spezielle Diagnostik

Konsiliarlaboratorium für Diphtherie
Max von Pettenkofer-Institut für Hygiene und Medizinische Mikrobiologie der LMU München
Pettenkoferstr. 9a
80336 München
Telefon: 089 / 5160–5201, -5226
Fax: 089 / 5160–5202, -5223
Ansprechpartner:
Prof. Dr. Dr. J. Heesemann, Dr. A. Sing
E-mail: heesemann@m3401.mpk.med.uni-muenchen.de
E-mail: sing@m3401.mpk.med.uni-muenchen.de.

Literatur

Chin J. Control of Communicable Diseases Manual. 17th ed. Washington: American Public Health Association; 2000: 165–70.
Deutsche Gesellschaft für Pädiatrische Infektiologie (DGPI). Handbuch Infektionen bei Kindern und Jugendlichen. 3. Aufl. München: Futuramed; 2000:240–4.
Galazka A. The changing epidemiology of diphtheria in the vaccine era. J Infect Dis. 2000; 181 Suppl 1:S2–9. Review.
RKI. Impfpräventable Krankheiten in Deutschland bis zum Jahr 2000. Epid. Bull. 2002;7: 50–1.
RKI. Ratgeber Diphtherie. Epid. Bull. 2001;6: 39–42. www.rki.de.
RKI. Infektionsepidemiologisches Jahrbuch meldepflichtiger Krankheiten für 2002. Berlin: Eigenverlag; 2003.
RKI. Impfempfehlungen der Ständigen Impfkommission (STIKO) am Robert Koch-Institut. Epid. Bull. 2003;32. www.rki.de.

Einzelheiten der mikrobiologischen Diagnostik können den „Mikrobioogisch-infektiologischen Qualitätsstandards" (MiQs) entnommen werden (Heft 13: Infektionen des Mundes und der oberen Atemwege), die im Auftrag der DGHM erarbeitet wurden.

Epstein-Barr-Virus/Mononucleosis infectiosa, Pfeiffersches Drüsenfieber

B. Stück

Erreger

Das Epstein-Barr-Virus (EBV, HHV 4) gehört zur Gruppe der Herpesviren und besitzt eine doppelsträngige DNS. Die Virussynthese erfolgt im Kern der infizierten Zelle. Der Erstkontakt führt zur lebenslangen Persistenz in den B-Lymphozyten und in undifferenzierten Epithelzellen. Es besteht die Möglichkeit der endogenen Reaktivierung bei Resistenzminderung.

Häufigkeit, Verbreitung und Bedeutung der Infektion

EBV sind weltweit verbreitet. Im Kindesalter ist der Verlauf meist asymptomatisch. In Ländern mit hohem hygienischen Standard erfolgt eine Verschiebung in das Jugend- und Erwachsenenalter. Der Erkrankungsgipfel liegt zwischen dem 15. und dem 19. Lebensjahr. Etwa 50 % der Infizierten zeigen das Krankheitsbild der infektiösen Mononukleose. Im mittleren Erwachsenenalter beträgt die Durchseuchungsrate 90–95 %. Außerdem wird das EBV mit dem in Afrika auftretenden Burkitt-Lymphom, dem Nasopharynxkarzinom und verschiedenen B-Zell-Lymphomen bei Immunsuppression in Verbindung gebracht.

Übertragung, Infektion und Pathogenese

Die Übertragung erfolgt durch direkten Kontakt oder Tröpfcheninfektion, in der Regel durch virushaltigen Speichel („Kissing Disease"). Infektionsquellen sind oft asymptomatisch Infizierte. Eine Ausscheidung ist noch Wochen und Monate nach Abklingen der Symptome möglich. Selten erfolgt eine Übertragung durch Bluttransfusion (meist jedoch mononukleoseähnliches Bild durch Zytomegalievirusinfektion). Bei Kindern ist eine parenterale Übertragung bei Organtransplantationen möglich. Die primäre Aufnahme findet in den Endothelzellen der Zunge, der Mundschleimhaut und der Speicheldrüsen statt. Die B-Lymphozyten werden durch das EBV transformiert und proliferieren.

Klinisches Bild und Therapie

Die Inkubationszeit beträgt 14–50 Tage. Bei Immunkompetenten verläuft der Krankheitsbeginn akut mit Fieber, generalisierten Lymphknotenschwellungen, Pharyngitis, petechialen Enanthemen (👁 Abb. 54), Hepatitis und Hepatosplenomegalie. Exantheme treten meist nur in Zusammenhang mit einer Ampizillingabe auf. Selten kommt es zu Meningitis, Enzephalitis und Guillain-Barré-Syndrom. Der Verlauf ist in der Regel unproblematisch, nur selten treten Komplikationen auf (Hypo-/Hypergammaglobulinämie, Milzruptur, Thrombozytopenie, Agranulozytose, Myo-/Perikarditis). Bei angeborenen oder erworbenen Immundefekten (HIV-Infektion, zytostatische Immunsuppression, Organtransplantation) können EBV-Infektionen oder -Reaktivierungen zu lymphoproliferativen Erkrankungen führen, die nicht selten letal verlaufen. Sehr selten werden fulminante Verläufe bei Jungen aufgrund eines genetisch bedingten Immundefekts (Xq25) wegen einer fehlenden Immunantwort beobachtet (XLP-Syndrom). Bei zellulärem Immundefekt, insbesondere HIV-Infektion, ist die Entwicklung einer oralen Haarleukoplakie möglich.

Differenzialdiagnosen sind Streptokokkenangina, Angina Plaut-Vincent, Diphtherie, Leukosen, Lymphogranulomatose und spezifische Lymphadenitiden.

Die Therapie erfolgt symptomatisch. Bei lymphoproliferativen Verläufen kann ein Versuch mit Virostatika durchgeführt werden, bei massiver Tonsillenhyperplasie der Versuch einer kurzzeitigen Steroidtherapie (Dexamethason).

Labordiagnostik

Im peripheren Blut kann das Auftreten der charakteristischen, atypischen mononukleären Zellen beobachtet werden, bei denen es sich um aktivierte Lymphozyten handelt. Der direkte Virusnachweis kann im Speichel erfolgen; dies ist jedoch aufwändig und für die Routinediagnostik nicht geeignet. Der Nachweis heterophiler Antikörper (Paul-Bunnel-Test) gelingt durch Agglutination von Pferde- oder Schafserythrozyten. Bei Erwachsenen ergeben sich in 10–15 % der Fälle, bei Kindern unter 5 Jahren fast immer falsch-negative Resultate. Es besteht jedoch die Möglichkeit des Schnelltests.

Serologischer Nachweis EBV-spezifischer Antikörper im Serum

- **Bisher kein EBV-Kontakt:** Nachweis von IgG-Antikörpern gegen Viruskapsidantigen negativ, Nachweis von IgM-Antikörpern gegen Viruskapsidantigen negativ, Nachweis von Antikörpern gegen Early-Antigen negativ, Nachweis von Antikörpern gegen nukleäres Epstein-Barr-Antigen negativ
- **Akute Infektion:** Nachweis von IgG-Antikörpern gegen Viruskapsidantigen positiv, Nachweis von IgM-Antikörpern gegen Viruskapsidantigen positiv, Nachweis von Antikörpern gegen Early-Antigen positiv oder negativ, Nachweis von Antikörpern gegen nukleäres Epstein-Barr-Antigen negativ
- **Abgeklungene Infektion:** Nachweis von IgG-Antikörpern gegen Viruskapsidantigen positiv, Nachweis von IgM-Antikörpern gegen Viruskapsidantigen negativ, Nachweis von Antikörpern gegen Early-Antigen negativ, Nachweis von Antikörpern gegen nukleäres Epstein-Barr-Antigen positiv
- **Zurückliegende Infektion:** Nachweis von IgG-Antikörpern gegen Viruskapsidantigen positiv, Nachweis von IgM-Antikörpern gegen Viruskapsidantigen negativ, Nachweis von Antikörpern gegen Early-Antigen negativ, Nachweis von Antikörpern gegen nukleäres Epstein-Barr-Antigen positiv
- **Chronisch-aktive Infektion:** Nachweis von IgG-Antikörpern gegen Viruskapsidantigen sehr deutlich positiv, Nachweis von IgM-Antikörpern gegen Viruskapsidantigen positiv oder negativ, Nachweis von Antikörpern gegen Early-Antigen sehr deutlich positiv, Nachweis von Antikörpern gegen nukleäres Epstein-Barr-Antigen positiv oder negativ
- **Lymphoproliferative Infektion:** Nachweis von IgG-Antikörpern gegen Viruskapsidantigen deutlich positiv, Nachweis von IgM-Antikörpern gegen Viruskapsidantigen positiv oder negativ, Nachweis von Antikörpern gegen Early-Antigen deutlich positiv, Nachweis von Antikörpern gegen nukleäres Epstein-Barr-Antigen positiv oder negativ

Maßnahmen der Verhütung und Bekämpfung

Es besteht eine lebenslange latente Infektion. Eine Isolierung ist nur bei seronegativen Patienten mit Immundefekten notwendig. Bei Kindern kann vor einer Transplantation unter Umständen eine präsymptomatische Therapie mit Virostatika durchgeführt werden.

■ Beratung und spezielle Diagnostik

Konsiliarlaboratorium für EBV, HHV 6, 7, 8
Institut für Medizinische Mikrobiologie und Hygiene, Abteilung Virologie
Staatliche Medizinaluntersuchungsstelle
Universitätskliniken, Haus 47
66421 Homburg/Saar
Ansprechpartner:
Prof. Dr. N. Müller-Lantzsch
E-Mail: vinmue@uniklinik-saarland.de
Tel.: 06841 / 162 – 3931 oder –3935
Fax: 06481 / 162 – 3980

Literatur

American Academy of Pediatrics. Epstein-Barr Virus Infections. In: Pickering LK, ed. 2000 Red Book: Report of the Committee on Infectious Diseases. 25 th ed. Elk Grove Village, IL: American Academy of Pediatrics; 2000:238 – 40.

Jenson H. Infectious agents and oncogenesis. In: Jenson H, Baltimore R, eds. Pediatric Infectious Diseases. 2nd ed. Philadelphia: Saunders; 2002a:23 – 30.

Jenson H. Infectious Mononucleosois. In: Jenson H, Baltimore R, eds. Pediatric Infectious Diseases. 2nd ed. Philadelphia: Saunders; 2002b:426 – 36.

Schuster V (Koordinator). Epstein-Barr-Virus-Infektionen. In: Deutsche Gesellschaft für pädiatrische Infektiologie, Hrsg. Infektionen bei Kindern und Jugendlichen. München: Futuramed; 2003:297 – 301.

Torre D, Tambini R. Acyclovir for treatment of infectious mononucleosis: A meta-analysis. Scand J Infect Dis. 1999;31:543 – 7.

Mumps-Virus/Parotitis epidemica

B. Stück

Erreger

Das Mumpsvirus ist ein einsträngiges RNS-Virus aus der Familie der Paramyxoviridae. Es ist nur ein Serotyp bekannt. Obwohl genetisch relativ stabil, lassen sich durch Sequenzvergleiche Unterschiede zwischen einzelnen Stämmen feststellen. Damit ist auch eine Unterscheidung von Impfviren und Wildviren möglich, was bei der Beurteilung von Impfkomplikationen wichtig sein kann. Einige Stämme unterscheiden sich in ihren biologischen Eigenschaften, z. B. der Neurovirulenz.

Häufigkeit, Verbreitung und Bedeutung der Infektion

Der Mensch ist das einzige Erregerreservoir. An Mumps Erkrankte sind nicht so kontagiös wie bei den Masern. Der Kontagionsindex liegt bei etwa 50%, der Manifestationsindex bei etwa 80%. Das bedeutet, dass nicht sofort jeder Nichtimmune, der mit dem Virus in Kontakt kommt, infiziert wird und selbst ein Infizierter nicht unbedingt deutliche klinische Symptome zeigen muss. Entsprechend dem relativ niedrigen Kontagionsindex treten Mumpsinfektionen häufig erst im Schulalter, in der Pubertät oder gar im Erwachsenenalter auf. Das Mumpsvirus ist weltweit verbreitet, wenngleich einige Länder mit hoher Durchimpfung heute schon weitgehend frei von Mumpserkrankungen sind. In Deutschland sind Kinder am Ende des ersten Lebensjahres empfänglich gegenüber Mumps. Zu diesem Zeitpunkt besteht kein Schutz durch maternale Antikörper mehr. Bei Schulkindern beträgt die Empfänglichkeit noch etwa 20%, bei Jugendlichen 10% und bei Erwachsenen 3 – 5%. In Industrieländern, wie auch bei uns, wird die Mumpsprävention wegen der Komplikationen im Kindes- und vor allem im Erwachsenenalter in die Routineimpfprogramme eingebunden.

Übertragung, Infektion und Pathogenese

Das Virus vermehrt sich zunächst im Nasopharynx und den regionalen Lymphknoten, 2 – 3 Wochen später kommt es zu einer 3 – 5 Tage anhaltenden Virämie, während der das Virus in die verschiedensten Organe – vorwiegend in die Speicheldrüsen, das Pankreas, die Hoden, die Eierstöcke sowie in die Meningen – gelangt.

Klinisches Bild und Therapie

Die Inkubationszeit beträgt etwa 14 – 18 (bis zu 25) Tage. Die Erkrankung beginnt mit unspezifischen Prodromi in Form von Kopfschmerzen, Krankheitsgefühl, Muskelschmerzen, respiratorischen Symptomen und geringem Fieber. In etwa der Hälfte der Fälle kommt es zu keiner weiteren klinischen Symptomatik. Bei 30 – 40% der Betroffenen tritt innerhalb der folgenden 2 Tage eine ein- oder doppelseitige Parotitis auf; auch die übrigen Speicheldrüsen können allein oder zusätzlich befallen sein. Die komplikationslose Erkrankung klingt nach 7 – 10 Tagen ab. Häufig treten jedoch Komplikationen, insbesondere bei Erkrankung im Erwachsenenalter, auf:

➤ asymptomatische aseptische Meningitis (50 – 60%),
➤ klinisch manifeste aseptische Meningitis (etwa 10%),
➤ Enzephalitis (sehr selten, < 2/100 000),
➤ Pankreatitis (2 – 5%),
➤ Innenohrschwerhörigkeit (etwa 4%), meist unilateral, bleibende Hörstörungen (1/20 000),
➤ Taubheit (1/20 000),
➤ sehr selten Meningoenzephalitis (zu 50% Defektheilung),
➤ Orchitis bei jugendlichen und erwachsenen Männern (20 – 50%), selten zur Sterilität führend,
➤ Oophoritis bei jugendlichen und erwachsenen Frauen (5%),
➤ Mastitis bei Frauen (bis zu 30%),
➤ im EKG Zeichen einer Myokarditis (3 – 15%), die in der Regel völlig ausheilt.

(◉ Abb. 6a – c)

Sehr selten wird über Arthralgien und Arthritiden berichtet.

Die Therapie erfolgt symptomatisch. Bei Erkrankung in den ersten Wochen der Schwangerschaft besteht die Gefahr des Spontanaborts. Fehlbildungen sind nicht zu befürchten.

Differenzialdiagnosen. Parotisschwellungen treten auch bei anderen viralen Erkrankungen auf, z. B. bei Infektionen durch Parainfluenza-, Influenza- oder Coxsackieviren oder bei Verschluss der Papille, beispielsweise durch Steine.

Labordiagnostik

In der Regel ist die Diagnose klinisch zu stellen. Bei atypischen Verläufen kann die Diagnose serologisch durch den Nachweis virusspezifischer IgG- und IgM-Antikörper mittels ELISA im Serum und gegebenenfalls im Liquor bestätigt werden, bei Manifestationen im Zentralnervensystem durch Virusanzucht bzw. Virus-RNA-Nachweis aus Rachenabstrich, Speichel, Liquor, Urin oder Biopsiematerial.

Maßnahmen der Verhütung und Bekämpfung

Ansteckungsgefahr besteht von 2 Tagen vor bis 4 Tagen nach Erkrankungsbeginn.

Präventive Maßnahmen. Die wirksamste präventive Maßnahme ist die Schutzimpfung. Sie wird von der STIKO als 2-malige MMR-Impfung empfohlen, beginnend ab dem vollendeten 10. Lebensmonat. Eine Altersbegrenzung besteht nicht. Schwangere sollten nicht geimpft werden. Es bestehen die allgemeinen Kontraindikationen für Lebendimpfstoffe (siehe Kapitel 4). Ein Impfschutz hält nach den bisherigen Erfahrungen mindestens 2 Lebensjahrzehnte an, wahrscheinlich lebenslang. Ob nach Kontakt eine aktive Impfung schützt, ist umstritten. Jedoch ist eine solche bei Ungeimpften angezeigt, um spätere Infektionen zu vermeiden. Sie wird jedoch als Riegelungsimpfung von der STIKO innerhalb von 3 Tagen, maximal 5 Tagen, nach Kontakt empfohlen. Eine passive Immunisierung ist ohne Effekt.

Maßnahmen für Patienten und Kontaktpersonen. Der Besuch von Kindergemeinschaftseinrichtungen ist erst nach Abklingen der klinischen Symptome, frühestens 9 Tage nach Ausbruch der Erkrankung erlaubt, bei Kontaktpersonen 18 Tage nach dem letzten Kontakt. Ausnahmen bestehen bei laborbestätigter früherer Erkrankung, bei Geimpften (wenn erst eine Impfung vorgenommen wurde, nach der 2. Impfung) sowie nach Riegelungsimpfung maximal 5 Tagen nach Kontakt.

> Die Erkrankung ist nicht meldepflichtig nach IfSG (länderspezifische Meldepflicht in Berlin, Brandenburg, Mecklenburg-Vorpommern, Sachsen, Sachsen-Anhalt).

■ Beratung und spezielle Diagnostik

Nationales Referenzzentrum für Masern, Mumps, Röteln
Robert Koch-Institut, Berlin
Ansprechpartner: Frau Dr. Tischer
Tel.: 030 / 4547‑2647
Fax: 030 / 4547‑2605
E-mail: tischera@rki.de

Literatur

American Academy of Pediatrics. Mumps. In: Pickering LK, ed. 2000 Red Book: Report of the Committee on Infectious Diseases. 25th ed. Elk Grove Village, IL: American Academy of Pediatrics; 2000:405‑8.

CDC. Epidemiology and Prevention of Vaccine-Preventable Diseases. Mumps. Pink Book. 7th ed. Washington: Centers for Disaese Control; 2002. www.cdc.gov/nip/publications/pink.

Kreth HW (Koordinator). Mumps. In: Deutsche Gesellschaft für pädiatrische Infektiologie, Hrsg. Infektionen bei Kindern und Jugendlichen. München: Futuramed; 2003:519‑22.

Nöjd J, Tecle T, Samuelson A, Örvell C. Mumps virus neutralizing antibodies do no protect against reinfection with heterologous mumps virus genotype. Vaccine. 2001;19:1727‑31.

Quast U, Stück B. Ärztemerkblatt Masern, Mumps, Röteln. Marburg: Deutsches Grünes Kreuz; 1999.

Robert Koch-Institut. Ratgeber Infektionskrankheiten. Mumps (Parotitis epidemica). Epidemiol Bull 2001;37: 279‑81.

Robert Koch-Institut. Empfehlungen der Ständigen Impfkommission (STIKO) am Robert Koch-Institut/Stand: Juli 2002. Epidemiol Bull. 2002a;28:227‑42.

Robert Koch-Institut. Empfohlene immunprophylaktische Maßnahmen bei Auftreten von Erkrankungen an Masern, Mumps oder Röteln in Kindereinrichtungen und Schulen. Epidemiol Bull. 2002b;29:222‑3.

8 Infektionen des Gastrointestinaltrakts, der Gallengänge, der Gallenblase und des Pankreas

W. Heise

Ösophagitis

Definition/Klassifikation

Die Ösophagitis ist eine Entzündung der Speiseröhre, die in der Mehrzahl der Fälle im Rahmen einer Refluxerkrankung (GERD: Gastro-esophageal Reflux Disease) auftritt. Die weniger häufigen infektiös verursachten Ösophagitiden werden bei Besiedlung oder Mitbeteiligung der Speiseröhre bei Infektionen gefunden und sind durch zum Teil charakteristische endoskopische und histologische Befunde definiert.

Epidemiologie und klinische Bedeutung

Entzündungen des Ösophagus werden in Biopsieserien (bei symptomatischen Patienten) in weniger als 10 % der Fälle festgestellt und zu etwa 40 % bei Autopsien, wobei die refluxbedingten Ösophagitiden ganz im Vordergrund stehen und die infektiösen Formen selten sind. Angaben zu Prävalenzen aller infektiösen Ösophagitiden existieren nicht und sind lediglich für Candidainfektionen des Ösophagus bekannt (< 5 % bei Gesunden, deutlich erhöht bei Immunsuppression und Tumorerkrankungen, 25–50 % bei symptomatischen HIV-Patienten mit fortgeschrittenem Immundefekt). Klinische Bedeutung erlangt dieses Krankheitsbild durch die erhöhte Morbidität und Mortalität (z. B. durch Komplikationen der Infektion, wie Fisteln oder Perforation).

Ätiologie und Pathogenese

Speichelproduktion, Peristaltik, physiologisch schnelle Passage und eine intakte Schleimhaut schützen den Ösophagus vor Infektionen und machen infektiöse Ösophagitiden zu einer Seltenheit. Für die Entstehung kommen, je nach Erreger, unterschiedliche Infektionswege in Betracht:

- deszendierende Infektion (z. B. bei primärem Befall des Oropharynx mit Candida spp.),
- endogene Reaktivierung (z. B. Infektionen mit Herpes-simplex-, Varizella-Zoster-, Zytomegalievirus),
- per continuitatem aus mediastinalen Lymphknoten (z. B. Infektion mit M. tuberculosis),
- hämatogene Aussaat (bei einer Mitbeteiligung im Rahmen disseminierter Infektionen, z. B. durch Treponema pallidum, Trypanosoma cruzi, Cryptococcus spp.),
- unklare Pathogenese (z. B. akute HIV-Infektion).

Disponierende Faktoren

Defekte der mukosalen Schutzfaktoren, Störungen von Peristaltik oder Passage und vor allem Veränderungen des Erreger-Wirt-Verhältnisses bei Immunabwehrstörungen begünstigen die Besiedlung der Ösophagusschleimhaut. Als wesentliche Risikofaktoren für Infektionen des Ösophagus gelten:

- schwere Erkrankungen mit relativer Abwehrschwäche (Alkoholkrankheit, Leberzirrhose, Diabetes mellitus, Kachexie, Tumorerkrankungen),
- hohes Alter,
- hämatologische Krankheitsbilder mit Neutropenie,
- angeborene oder erworbene Immundefekte (z. B. AIDS),
- Therapie mit immunsuppressiven Medikamenten (Kortikosteroide, Chemotherapeutika, Immunsuppressiva),
- Radiotherapie.

Weitere begünstigende Faktoren sind:
- anatomische Varianten der Speiseröhre,
- mechanische Behinderung der Passage (Stenosen durch Tumoren, Strikturen oder Fremdkörper),
- Trauma oder Verletzungen,
- Ösophaguserkrankungen mit Veränderung der Motilität (Sklerodermie, Achalasie).

Epidemiologische Faktoren spielen nur in Endemiegebieten bestimmter Erreger für den Befall des Ösophagus eine Rolle (z. B. Histoplasma capsulatum, Trypanosoma cruzi).

Erreger. Das Ausmaß der Immunsuppression und die Grunderkrankung disponieren gleichzeitig für bestimmte Erreger: Während bei leichter Abwehrstörung Candida spp. vorkommen, ist eine schwere Abwehrschwäche von Virus-, Pilz- oder schweren bakteriellen Infektionen begleitet. Granulozytopenien disponieren besonders für bakterielle Erreger. Dass bei Transplantationspatienten ösophageale Infektionen seltener beobachtet werden als bei Leukämiepatienten oder während einer Chemotherapie, kann auf standardisierte Prophylaxen zurückgeführt werden. Bei HIV-Patienten kommen Ösophagusmanifestationen opportunistischer Infektionen fast ausschließlich bei einer CD4-Zell-Zahl < 200/μl und somit in einem fortgeschrittenen Stadium des Immundefekts vor; seit Einführung der HAART (hochaktive antiretrovirale Therapie) in der HIV-Therapie und einer damit erreichten Verbesserung der Immunlage hat die Prävalenz von Ösophagusinfektionen (vor allem durch Candida spp., Zytomegalievirus und Herpes-simplex-Virus) deutlich abgenommen.

Einteilung und Erregerspektrum

Eine Einteilung der Infektionen wird nach dem Erregerspektrum in bakterielle, virale, parasitäre und mykologische Ursachen vorgenommen.

Pilzinfektionen des Ösophagus stellen die häufigsten und wichtigsten Ösophagitiden sowohl bei Gesunden als auch bei Patienten mit Störungen der Immunabwehr dar. Candida albicans als Kommensale der Mundflora steht mit einer Prävalenz von 20 % im Vordergrund, während Nicht-C.-albicans-Stämme (z. B. C. tropicalis, C. krusei oder C. glabrata) seltener bei Immunkompetenten pathogene Bedeutung haben. Eine Kolonisation mit Candida kommt bereits bei Gesunden vor. Antibiotikatherapie, Diabetes mellitus, Bestrahlung und Chemotherapie fördern eine Infektion mit Candida, die dann durch Invasion Krankheitswert erlangt. Die übrigen Pilzarten – wie Aspergillen, Kryptokokken, Blastomyces, Mukor oder Histoplasma capsulatum – haben fast nur bei schwerer Immunsuppression, bei AIDS oder in Endemiegebieten der Erreger eine Bedeutung.

Virale Infektionen. Neben den Pilzinfektionen spielen bei Nicht-HIV-Patienten vor allem die viralen Infektionen als Ursache einer Ösophagitis eine Rolle. Infektionen mit dem Herpes-simplex-Virus Typ 1 kommen (in leichten Verlaufsformen) bei Immunkompetenten vor, gehäufter und mit ausgeprägteren Befunden aber wiederum bei Immunsuppression (z. B. Chemotherapie) oder HIV-Infektion. Zytomegalievirus- (CMV-)Infektionen spielen weitgehend bei AIDS mit fortgeschrittener Immunsuppression eine Rolle, Infektionen mit Varizella-Zoster-, Epstein-Barr-, Polio- oder Masernvirus sind seltene Ursachen.

Bakterielle Infektionen des Ösophagus treten vor allem bei Granulozytopenie und unter säuresuppressiver Medikation auf, Mischinfektionen (in erster Linie Staphylokokken, Streptokokken und Bacillus spp.) sind dabei häufig. Während Mycobacterium-avium-Komplex fast nur im Rahmen der HIV-Infektion Manifestationen im Ösophagus verursacht, kommen Infektionen mit M. tuberculosis auch bei Immunkompetenten vor. Charakteristisch sind hierbei Läsionen im mittleren Drittel der Speiseröhre, die durch direkten Befall der mediastinalen Lymphknoten zustande kommen und gehäuft mit Fisteln oder Perforation einhergehen. Manifestationen einer Lues, Diphtherie oder Aktinomykose oder auch Infektionen mit Nocardia brasiliensis oder Clostridium tetani sind sehr selten.

Parasitäre Ösophagitiden sind eine Rarität und vor allem auf Endemiegebiete (z. B. Trypanosoma cruzi, Leishmanien) beschränkt oder HIV-assoziiert (z. B. Kryptosporidien, Pneumocystis carinii) im Rahmen einer infektiösen Generalisation zu finden.

Klinisches Bild

Organspezifische Symptome. Die Symptomatik der Ösophagitis ist organtypisch und unterscheidet sich nicht von den klinischen Zeichen anderer Ösophaguserkrankungen. Leichtere Infektionen (z. B. mit Candida spp., Herpes-simplex-Virus) können asymptomatisch sein. Charakteristisch sind in den meisten Fällen als Leitsymptome Dysphagie (Schluckstörung), Odynophagie (Schmerzen beim Schlucken), retrosternale Schmerzen oder thorakale Beschwerden. Erbrechen, Hämatemesis (Bluterbrechen) oder Teerstuhl weisen auf Komplikationen, wie z. B. eine Blutung, hin.

Diagnose, Differenzialdiagnose

Klinischer Befund. Laborparameter (einschließlich serologischer Untersuchungen) tragen zur Diagnosefindung bei infektiöser Ösophagitis kaum bei. Die Inspektion des Oropharynx kann Hinweise geben, da candidatypische weiße Plaques, Perlèche, erythematöse Veränderungen oder Herpes-simplex-Virus-typische Läsionen richtungsweisend für den zusätzlichen ösophagealen Befund sein können. Methode der Wahl ist aber die Ösophagoskopie, da nur auf diese Weise Schleimhautläsionen nachgewiesen und eine Einschätzung des Erregertyps vorgenommen werden können. Bei Candida spp. reicht das Spektrum der Schleimhautveränderungen von einzelnen weißlichen Belägen über konfluierende, nicht abstreifbare Plaques bis hin zur kompletten Auskleidung des Lumens oder ulzerativen Läsionen. Bei Infektion mit dem Herpes-simplex-Virus (HSV) sind meist kleine Ulzera mit gelblichen Rändern („Vulkanulzera") und gehäuft Blutungszeichen erkennbar. Die CMV-Infektion ist (vor allem bei HIV-Patienten bekannt) durch solitäre oder multiple längliche, lineare Ulzerationen ohne entzündliche Randreaktionen charakterisiert.

Histologischer Befund. Beweisend sind Biopsien oder Bürstenabstriche, mit denen histologische und mikrobiologische Zeichen für den Erregernachweis bzw. Mehrfachbefunde gesichert werden können. In der direkten Beurteilung eines Abstrichs können Pilzmyzele als Zeichen einer Candidiasis nachgewiesen werden. PAS- oder Versilberungsfärbung (z. B. Grocott) können diese histologisch sichern. Für die CMV-Infektion sind histologisch Einschlusskörper und Eulenaugenzellen charakteristisch, während der zusätzliche Virusnachweis immunhistochemisch, kulturell sowie mittels In-situ-Hybridisierung oder PCR möglich ist. Die HSV-Infektion lässt sich histologisch anhand von ein- oder mehrkernigen Riesenzellen bzw. über den Nachweis des zytopathischen Effekts der Viren im Plattenepithel nachweisen (Methoden: Immunfluoreszenz, Kultur).

Differenzialdiagnose. Das gesamte Spektrum von Ösophaguserkrankungen (Refluxerkrankung, Divertikel, Achalasie, Sklerodermie, Fremdkörper, Tumoren, Perforation usw.) kommt differenzialdiagnostisch, je nach Intensität der Symptomatik, infrage.

Therapie und Prävention

Leichte Formen einer Candida- oder Herpesösophagitis heilen spontan aus und benötigen keine Therapie. Für alle übrigen Verläufe ist je nach Erreger eine spezifische Therapie erforderlich, die in Tabelle 8.1 dargestellt ist. Dabei werden hier nur die Therapieempfehlungen für die wichtigsten Pathogene beschrieben. Für die Behandlung der übrigen, selteneren Infektionen (z. B. mit M. tuberculosis, Cryptococcus spp. oder Histoplasma capsulatum) besteht kein Unterschied zu anderen Manifestationen, sodass auf die Erregerbeschreibung in den entsprechenden Kapiteln verwiesen wird. Intensität und Dauer der Behandlung richten sich nach der Grundkrankheit. Bei Immunkompetenten sind in der Regel eine niedrige Dosis und eine kürzere Therapie erfolgreich, anders als z. B. bei Erkrankungen mit Immunsuppression, während einer Chemotherapie oder bei AIDS.

Therapiekontrolle und Komplikationen. Komplikationen werden sowohl spontan als auch im Verlauf der Therapie beobachtet und sind teilweise für

Tabelle **8.1** Therapie bei infektiöser Ösophagitis mit häufigen Erregern

Erreger	Therapie
Candida spp.	immunkompetenter Patient: ▶ Fluconazol: 50–100 mg/Tag ▶ alternativ Amphotericin B als Suspension oder Lutschtablette: 4 × 1–2 Einheiten/Tag bei Immunsuppression: ▶ Fluconazol: 100–200 mg/Tag ▶ alternativ Itraconazol: 200 mg/Tag oder ▶ Voriconazol: 2 × 200 mg/Tag
Herpes-simplex-Virus	immunkompetenter Patient: ▶ Aciclovir: 5 × 200–400 mg p. o. ▶ alternativ Valaciclovir: 2 × 500 mg p. o. bei Immunsuppression: ▶ Aciclovir: 5 × 200–400 mg p. o. ▶ alternativ Foscarnet: 2 × 90 mg/kg/Tag i. v.
Zytomegalievirus	▶ Ganciclovir: 2 × 5 mg/kgKG/Tag i. v. oder ▶ Foscarnet: 2 × 90 mg/kg//Tag i. v. ▶ eventuell Cidofovir: 5 mg/kgKG 1 × pro Woche

einzelne Erreger charakteristisch. Bakterielle Superinfektionen kommen bei viralen oder Candidainfektionen häufig vor. Die Bildung von Fisteln (z. B. mediastinal, bronchial) wird gehäuft bei Tuberkulose oder auch bei Lues, Aktinomykose und Blastomycesinfektion beschrieben. Bei den viralen Infektionen (vor allem durch Herpes simplex) werden Blutungen, seltener Perforationen beobachtet. Strikturen können den Verlauf vor allem bei CMV-bedingten Ulzerationen komplizieren.

Prophylaxe. Eine prophylaktische Gabe von Antimykotika (z. B. Fluconazol: 3 × 100 mg/Woche oder 50–100 mg/Tag) wird bei HIV-Patienten mit niedriger CD4-Zell-Zahl und rezidivierendem enoralen oder ösophagealen Candidabefall empfohlen. Bei anderen Erkrankungen mit Immunsuppression (z. B. nach Organ- oder Knochenmarktransplantation) ist die Prophylaxe mit Aciclovir (2 × 400 mg/Tag) bzw. Ganciclovir (3 × 1 g/Tag p. o. oder 5 mg/kgKG/Tag i. v.) gegen die HSV- bzw. CMV-Ösophagitis wirksam.

Prognose. Die Prognose der infektiösen Ösophagitiden ist gut, wenn rechtzeitig die Diagnose gestellt und eine spezifische Therapie eingeleitet wurde. Schwere Verläufe mit hoher Mortalität sind bei unbehandelten oder spät diagnostizierten M.-tuberculosis-Infektionen oder CMV-assoziierten Läsionen bekannt.

Chronische Gastritis

Definition/Klassifikation

Eine Entzündung der Magenschleimhaut wird als Gastritis bezeichnet und beschreibt eine unspezifische Reaktion auf verschiedene ätiologische Faktoren. Lokalisation, Ausdehnung, Morphologie, Histologie oder Ausmaß der Schleimhautveränderungen müssen durch die Endoskopie definiert werden. Die Diagnose beruht auf der pathohistologischen Beurteilung von Biopsiematerial, die dann eine Zuordnung z. B. in die „Sidney-Klassifikation" ermöglicht. Nach klinischen Kriterien werden die (seltenere) akute Gastritis, die (häufigere) chronische Gastritis und Sonderformen unterschieden. Im Folgenden sollen vor allem Charakteristika der Helicobacter-pylori-assoziierten chronischen Gastritis als der wichtigsten Form der chronischen Gastritis diskutiert werden.

Epidemiologie und klinische Bedeutung

Die Epidemiologie der chronischen Gastritis wird vor allem durch die Helicobacter-pylori-Infektion bestimmt (siehe Erregersteckbrief zu H. pylori). Die chronische Gastritis ist eine Erkrankung des mittleren Lebensalters. Etwa 40–50 % der Weltbevölkerung und etwa 35 % der in Europa lebenden Menschen weisen eine chronische Gastritis auf. Da aber nur ein Viertel der Patienten mit chronischer H.-pylori-Gastritis später auch eine Folgekrankheit (also vor allem ein Ulcus ventriculi oder ein Ulcus duodeni) erleiden, müssen auch andere Faktoren an der Pathogenese beteiligt sein. Die klinische Bedeutung der H.-pylori-Infektion ist sowohl durch die chronische Gastritis bestimmt als auch durch die Folgekrankheiten, die bei lange bestehender H.-pylori-Infektion und konsekutiver chronischer Gastritis entstehen. Neben Ulcus ventriculi und Ulcus duodeni sind dies unter anderem Magenlymphom, Magenkarzinom und extragastrale H.-pylori-Manifestationen.

Erregerspektrum. Neben H. pylori kommt auch H. heilmannii (früher: Gastrospirillum hominis) als Erreger einer chronisch-aktiven Gastritis vor. Die Prävalenz dieser Helicobacterspezies liegt bei 0,05–0,5 % in großen Kollektiven. Eine simultane Infektion mit H. pylori ist beschrieben.

Ätiologie, Pathogenese und Einteilung

Einteilung der Gastritiden

Die Gastritiden werden heute vor allem nach ätiologischen Faktoren unterschieden. Die bakteriell (in erster Linie durch H. pylori) bedingte Gastritis (Typ B) ist die wichtigste Form und wird im „ABC" der Gastritiden von der Autoimmungastritis (Typ A) und der chemisch-toxisch bedingten Gastritis (Typ C) unterschieden.

Die Typ-A-Gastritis hat einen Anteil von 3–5 % der Gastritiden und ist durch eine Atrophie im Fundus-/Korpusbereich charakterisiert. Sie wird als Autoimmunkrankheit eingestuft, weist Antikörper gegen Belegzellen und Intrinsic Factor auf und ist mit verschiedenen anderen Autoimmunerkrankungen assoziiert.

Die Typ-C-Gastritis (etwa 15 % der Gastritiden) wird durch einen pathologischen duodenogastralen Gallereflux und/oder nichtsteroidale Antirheumatika (NSAR) hervorgerufen.

Sonderformen sind: lymphozytäre Gastritis, eosinophile Gastritis, granulomatöse Gastritis (unter anderem bei Morbus Crohn oder anderen nichtinfektiösen Erkrankungen), radiogene Gastritis sowie die seltenen infektiös bedingten (nicht H.-pylori-assoziierten) Gastritisformen.

Infektiöse Gastritiden sind die eitrige (phlegmonöse und abszedierende) Gastritis, bei der es durch Schleimhautdefekte oder hämatogene Streuung bakterieller Erreger zu einer eitrigen Entzündung der Magenwand kommt, und die emphysematöse Gastritis, bei der gasbildende Bakterien ödematöse, nekrotische Wandveränderungen verursachen.

Manifestationen von nichtbakteriellen Infektionen (CMV-, HSV-, Varizella-Zoster-Virus-, Kryptosporidien-, Leishmanieninfektionen) im Magen sind selten und kommen vor allem bei Erregerdissemination unter Immunsuppression (z. B. bei HIV-Patienten) vor. Dies gilt auch für gastrale Mitbeteiligung bei Tuberkulose, Syphilis, Pilzerkrankungen (durch Candida spp., Histoplasma capsulatum) oder Wurmerkrankungen (z. B. durch Askariden, Strongyloides), die selten den Magen befallen und dann im histologischen Befund die jeweils erregertypischen Veränderungen zeigen.

Die Einteilung nach dem Verlauf unterscheidet die akute und die chronische Gastritis.

Akute Gastritiden entstehen durch:
- H.-pylori-Infektion,
- H.-pylori-unabhängige infektiöse Ursachen,
- nichtsteroidale Antiphlogistika,
- andere Noxen (z. B. hochkonzentrierter Alkohol, bakterielle Toxine, Folgen einer Durchblutungsstörung z. B. bei Schock, Zytostatika).

Chronische Gastritiden entstehen in etwa 80 % der Fälle auf dem Boden einer chronischen Besiedlung der Magenschleimhaut mit H. pylori. Der chronischen Infektion geht immer eine akute Gastritis nach H.-pylori-Erwerb voraus, die allerdings bei nur einem geringen Anteil der Patienten auch klinisch apparent wird. Zu Übertragung und Aufnahme von H. pylori siehe Erregersteckbrief zu H. pylori.

Pathogenese und histologischer Befund

H. pylori besitzt einen Tropismus für Magenepithelien, kann also ausschließlich Magenschleimhaut bzw. ektope Magenschleimhaut oder gastrale Metaplasien in anderen Abschnitten des Verdauungstraktes besiedeln, nicht aber den Dünndarm. Die Infektion der Magenschleimhaut wird durch verschiedene H.-pylori-typische Virulenzfaktoren ermöglicht, die zunächst die Kolonisation, dann die Persistenz des Erregers und schließlich die Schädigung des Magenepithels ermöglichen (siehe Erregersteckbrief). Dabei ist der genaue Mechanismus der Gewebeschädigung multifaktoriell und sowohl von Erreger- als auch von Wirtsfaktoren bestimmt, bisher aber nicht eindeutig geklärt. Histologisch sind ein teilweiser Ersatz des Oberflächenepithels durch Regeneratepithel, Lymphfollikel, intestinale Metaplasie und fokale Atrophie charakteristisch. Die Dichte der Keimbesiedlung bestimmt das Ausmaß und die Intensität der Gastritis. Morphologisch sind, neben der Keimbesiedlung der Mukosaoberfläche, die lymphohistiozytäre Infiltration (die die Schwere der Gastritis bestimmt) und die Infiltration durch neutrophile Granulozyten (als Ausdruck des Aktivitätsgrades) richtungsweisend. Das Auftreten von Lymphfollikeln und basalen lymphatischen Aggregaten ist pathognomonisch für die H.-pylori-Gastritis.

Disponierende Faktoren. Das Risiko einer chronischen Typ-B-Gastritis wird durch die Epidemiologie der H.-pylori-Infektion bestimmt. Diese kennt Alters- und regionale Unterschiede sowie sozioökonomische und ethnische Faktoren (siehe Erregersteckbrief).

Anamnese und organspezifische Symptome

Eine charakteristische Symptomatik der akuten oder chronischen H.-pylori-Gastritis existiert nicht. Die akute Infektion ist in der überwiegenden Zahl der Fälle asymptomatisch. Wenn Symptome vorkommen, stehen Übelkeit, eventuell Erbrechen, Völlegefühl, mangelnder Appetit und/oder Oberbauchschmerzen im Vordergrund. Die Dauer der Beschwerden reicht von wenigen Tagen bis zu 2

Wochen und ist in der Regel selbstlimitiert. Die Symptome der chronischen Gastritis sind ebenfalls unspezifisch; die Mehrzahl der Patienten zeigt keinerlei Symptome. Bei symptomatischen Patienten bestehen über längere Zeit Oberbauchbeschwerden, Völlegefühl oder Inappetenz.

Organspezifischer Untersuchungsbefund. Klinische Zeichen einer chronischen Gastritis können völlig fehlen bzw. bestehen oft ausschließlich aus Druckschmerz im Oberbauch.

Diagnose, Differenzialdiagnose

Der Nachweis der H.-pylori-Infektion erfolgt durch invasive und nichtinvasive Methoden:
- nichtinvasive Methoden: ^{13}C-Harnstoff-Atemtest, H.-pylori-Antigen-Stuhltest, Serologie;
- invasive Methoden: histologischer Befund, Ureasetest, kultureller Nachweis des Erregers aus Biopsien (Details siehe Erregersteckbrief).

Die Auswahl der Methode richtet sich nach der Fragestellung (z. B. Ulkusausschluss, H.-pylori-Infektion bei Refluxösophagitis) und den Voruntersuchungen (z. B. Kontrolle eines Ulkus nach H.-pylori-Eradikation). Bei der Erstdiagnostik von Patienten mit Oberbauchbeschwerden, bei denen als Differenzialdiagnose andere Magenerkrankungen ausgeschlossen werden sollen, wird deshalb zuerst eine Ösophagogastroduodenoskopie empfohlen, bei der die Gastritis gesichert und die H.-pylori-Besiedlung histologisch bzw. mit dem Ureasetest aus Biopsien nachgewiesen werden kann.

Differenzialdiagnose. Differenzialdiagnostisch sind in erster Linie verschiedene Erkrankungen des Magens oder des Duodenums auszuschließen:
- Ulcus ventriculi oder duodeni,
- Magenkarzinom,
- Magenlymphom,
- Non-Ulcer-Dyspepsie,
- Refluxerkrankung.

Je nach Intensität der Beschwerden umfasst die Liste der möglichen anderen Ursachen Erkrankungen der Gallenwege (Cholezystitis, Cholezystolithiasis), Pankreaserkrankungen (Pankreatitis), Erkrankungen des Kolons (z. B. Reizkolon) oder verschiedene andere Krankheitsbilder des Abdomens bzw. thorakale Erkrankungen mit Projektion der Beschwerden in das Abdomen.

Therapie und Prävention

Typ-A-Gastritis. Für die chronisch-atrophische Gastritis (Typ-A-Gastritis) gibt es keine kausale Therapie. Als symptomatische Behandlung werden Protonenpumpeninhibitoren (PPI) eingesetzt, bei megaloblastärer Therapie Vitamin B12 parenteral.

Bei der Typ-C-Gastritis sollten, wenn möglich, nichtsteroidale Antirheumatika vermieden werden. PPI gelten als Medikamente der Wahl für die erosiven Läsionen. Für komplizierte Läsionen (z. B. mit Blutungen) gelten die Therapiekonzepte der Ulkuskomplikationen (z. B. Injektionstherapie). Wenn bei Patienten mit Typ-C-Gastritis eine H.-pylori-Infektion vorliegt, sollte eine Eradikationsbehandlung erfolgen.

Bei der Typ-B-Gastritis können zur Behandlung H2-Blocker oder PPI eingesetzt werden; der alleinige Nachweis einer H.-pylori-Infektion ist keine Indikation für eine Eradikationstherapie, es sei denn, es findet sich endoskopisch eine erosive Gastritis oder eine H.-pylori-Gastritis unter Einnahme von NSAR.

Eradikationstherapie. Als sichere Indikationen für die H.-pylori-Eradikation gelten:
- Ulcus ventriculi und duodeni,
- H.-pylori-Gastritis unter NSAR-Therapie,
- erosive oder hämorrhagische Gastritis,
- MALT-Lymphom des Magens,
- H.-pylori-Gastritis im Restmagen nach Magenresektion,
- Riesenfaltengastritis.

Offen und kontrovers diskutiert sind derzeit noch die Indikationen
- funktionelle Dyspepsie,
- H.-pylori-Gastritis vor Therapie der Refluxerkrankung.

Dreifachtherapie. Die H.-pylori-Gastritis wird heute mit einer Dreifachtherapie aus einem PPI und 2 Antibiotika behandelt. Die Dauer der Therapie beträgt eine Woche. Mit den in Tabelle 8.**2** aufgeführten Schemata werden Eradikationsraten von 85–100 % erreicht. Als Standardschemata gelten heute z. B. die „französische" und die „italienische" Tripeltherapie, die Clarithromycin und Amoxicillin bzw. Metronidazol enthalten und in ihrer Wirksamkeit vergleichbar sind. Früher eingesetzte Duo- oder gar Monotherapien (z. B. mit Bismutsalzen, H2-Blo-

Tabelle 8.2 Therapieschemata der Helicobacter-pylori-Infektion

Therapieschema	Dosis	Therapiedauer
„Italienische" Tripeltherapie		7 Tage
Protonenpumpeninhibitoren in Standarddosis	1-0-1	
Clarithromycin, 250 mg	1-0-1	
Metronidazol, 400 mg	1-0-1	
„Französische" Tripeltherapie		7 Tage
Protonenpumpeninhibitoren in Standarddosis	1-0-1	
Clarithromycin, 500 mg	1-0-1	
Amoxicillin, 1 g	1-0-1	
Alternativschema		7 Tage
Protonenpumpeninhibitoren in Standarddosis	1-0-1	
Metronidazol, 400 mg	1-0-1	
Amoxicillin, 1 g	1-0-1	
Reserveschema: Quadrupeltherapie		7 Tage
Protonenpumpeninhibitoren in Standarddosis	1-0-1	
Metronidazol, 400 mg	1-0-1	
Bismutsalz	1-1-1-1	
Tetrazyklin, 500 mg	1-1-1-1	
Standarddosen der Protonenpumpeninhibitoren		
Omeprazol	20 mg	
Esomeprazol	20 mg	
Lansoprazol	30 mg	
Pantoprazol	40 mg	
Rabeprazol	20 mg	

ckern oder PPI allein) sind heute obsolet, da die Eradikationsraten deutlich unter denen der Tripeltherapie liegen. Die Wahl des jeweiligen Schemas hängt unter anderem von der Verträglichkeit (z. B. Penicillinallergie) und der derzeitigen Resistenzlage ab, die in Deutschland zurzeit etwa 5 % für Clarithromycin und etwa 30 % für Metronidazol beträgt. Trotz der teilweise hohen (In-vitro-)Resistenz sind die Eradikationsraten in der Kombination für alle Antibiotika hoch und betragen bis zu 90 %. Langfristig sind zunehmende Resistenzen zu befürchten. Bei Therapieversagen, das als Persistenz der H.-pylori-Infektion definiert wird, müssen erneute Therapiezyklen mit anderen Substanzen oder, in Ausnahmefällen (bzw. bei Vorliegen von Resistenzen), auch Vierfachtherapien (z. B. mit Bismutsalzen, Tetrazyklinen) bzw. höhere Antibiotikadosen gewählt werden. Resistenzbestimmungen aus Biopsien können in Einzelfällen zur gezielten Therapie sinnvoll sein.

Therapiekontrolle und Komplikationen. Der Erfolg der Eradikation sollte unbedingt überprüft werden, da die Sanierung der H.-pylori-Infektion bedeutsam für die Vermeidung von Rezidiven bzw. H.-pylori-bedingten Folgeerkrankungen ist. Bei einer Gastritis reicht als Therapiekontrolle frühestens 4 (bzw. 6) Wochen nach Ende der säuresuppressiven Therapie ein ^{13}C-Harnstoff-Atemtest. Bei Fortbestehen der Symptomatik und/oder unverändert positivem H.-pylori-Test sollte eine Kontrollendoskopie mit erneuter Biopsie zur Überprüfung des H.-pylori-Befundes bzw. Biopsieentnahmen für eine Resistenzbestimmung durchgeführt werden.

Komplikationen der chronischen Gastritis sind allenfalls im Langzeitverlauf ohne Eradikation zu erwarten; es ist bei einer H.-pylori-Infektion mit zunehmender Schleimhautatrophie und Metaplasie zu rechnen. Komplikationen der Therapie bestehen in Nebenwirkungen der Medikamente.

Prognose. Die Prognose der chronischen H.-pylori-Gastritis ist gut, da bei hohen Eradikationsraten mit einer kompletten Rückbildung der histologischen Veränderungen zu rechnen ist. Der Langzeitverlauf hängt auch von der Wirksamkeit des jeweiligen Therapieschemas ab. Ob in Zukunft (vor dem Hintergrund zunehmender Resistenzen) mit ansteigenden Zahlen von Therapieversagern zu rechnen ist, kann derzeit nicht beantwortet werden. Die Reinfektionsrate nach erfolgreicher Behandlung ist gering und beträgt in Mitteleuropa weniger als 1 %.

Ulcus ventriculi und duodeni

Allgemeines

Peptische Ulzerationen des Magens und des Duodenums weisen in ihrer Pathogenese, dem klinischen Bild und der Morphologie viele Gemeinsamkeiten auf. Die häufigsten Ursachen ulzeröser Läsionen sind die H.-pylori-Infektion und die Einnahme nichtsteroidaler Antirheumatika (NSAR). In diesem Kapitel sollen die infektiologischen Aspekte im Vordergrund stehen.

Definition

Ein Ulkus des Magens oder des Duodenums ist ein Substanzdefekt in der Schleimhaut, der die Lamina muscularis mucosae überschreitet.

Epidemiologie und klinische Bedeutung

Ulcera duodeni sind mit einer Prävalenz von 1 – 1,4 % (jährliche Inzidenz: 150 : 100 000 Einwohner) häufiger als Ulcera ventriculi (Prävalenz: 0,3 %, Inzidenz: 50 : 100 000). Peptische Ulzera kommen bei H.-pylori-Infektionen 4- bis 10-mal häufiger vor als bei H.-pylori-negativen Personen. In den letzten Jahren sind in Nordamerika und Mitteleuropa abnehmende Zahlen von Ulkuserkrankungen (vor allem bei Jüngeren) registriert worden. Dass gleichzeitig die Häufigkeit von Ulkuskomplikationen und ulkusbedingter Mortalität gleich geblieben sind, wird auf die hohe Zahl an komplizierten Verläufen bei älteren Patienten (vermutlich vor allem durch die Einnahme von NSAR) bezogen. Ulcera duodeni kommen bei Männern etwa 3- bis 4-mal häufiger vor als bei Frauen; bei Magenulzera sind die Unterschiede geringer. Beide Erkrankungen sind Krankheitsbilder des mittleren (bei Ulcera duodeni) und höheren Alters, sodass heute der Altersgipfel bei den 60- bis 70-Jährigen beim Ulcus duodeni und bei den 70- bis 80-Jährigen beim Ulcus ventriculi liegt. Im Kindesalter ist die Ulkuserkrankung eine Seltenheit.

Geographische Häufungen kommen vor. In einigen Regionen (z. B. Japan) überwiegen Magenulzera. Die früher beobachteten jahreszeitlichen Unterschiede des Auftretens konnten in den letzten Jahren nicht bestätigt werden. Blutgruppeneigenschaften und genetische Faktoren (erstgradige Verwandte von Ulkuspatienten haben ein höheres Risiko) spielen eine Rolle.

Ätiologie, Pathogenese und Einteilung

Die Entstehung peptischer Magen- und Duodenalulzera beruht auf
➤ Störungen des Zusammenspiels mukosaler Schutzmechanismen,
➤ Säure und Pepsin als aggressiven Faktoren,
➤ exogenen Ursachen, wie H. pylori oder NSAR.

Magensäure. Die früher postulierte Rolle der Magensäure („kein Ulkus ohne Säure") widerspricht nicht dem aktuellen Wissensstand zur Pathogenese. Vielmehr werden Störungen der Säuresekretion bei der Ulkusentstehung erst durch die H.-pylori-Infektion des Magens erklärbar. Bedeutsam sind Verteilung und Entzündungsaktivität der chronischen Gastritis, gastrale Hormone, stammspezifische Faktoren von H. pylori (z. B. VacA und CagA) und die Interaktion des Bakteriums mit der Mukosa. Beim Ulcus duodeni sind Hemmung der Somatostatinproduktion der D-Zellen der Mukosa, daraus resultierende Hypergastrinämie und Hyperazidität bedeutsam. Im Gegensatz dazu liegen Säuresekretion und Gastrinspiegel bei Patienten mit Ulzerationen im Antrum des Magens im Normbereich (die Säureproduktion ist bei proximalen Magengeschwüren sogar vermindert), sodass hier vor allem die zunehmende Gastritis bzw. Parietalzellverlust, Phospholipidprodukte und Zytokine für die Schädigung und die Ulkusentstehung eine Rolle spielen.

Die zentrale Rolle von H. pylori wird durch die Assoziation zwischen Ulkus und H.-pylori-Infektion

unterstrichen: Etwa 95 % der Ulcera duodeni und 70 % der Ulcera ventriculi sind H.-pylori-assoziiert. Werden die Verläufe mit zusätzlicher Einnahme von NSAR nicht berücksichtigt, können insgesamt sogar etwa 90 % der Magenulzera als Folge einer H.-pylori-Infektion gewertet werden. Allerdings ist H. pylori nicht alleiniger Faktor der Ulkusentstehung, da nur etwa 25 % der H.-pylori-Infizierten ein Ulkus entwickeln. Weitere Faktoren sind:
- vermehrte Gastrinproduktion (z. B. Zollinger-Ellison-Syndrom),
- endokrine Erkrankungen (Hyperparathyreoidismus),
- Schleimhauthypoxie (bei Stressläsionen, Polytrauma, intensivmedizinischer Therapie usw.),
- Motilitätsstörungen (z. B. duodenogastraler Reflux),
- erhöhter Vagotonus,
- vorangegangene Magenoperation.

Rauchen gilt als Kofaktor der Ulkusentstehung; Alkohol kann (ebenso wie bei der akuten Gastritis) eine Schädigung der Magenschleimhaut bewirken und dadurch die Ulkusentstehung fördern.

Die Einteilung der peptischen Ulzera erfolgt nach ihrer Ätiologie. Neben den häufigsten Faktoren – H. pylori und NSAR – sind die Stressulzera zu nennen, die z. B. postoperativ oder unter intensivmedizinischen Bedingungen entstehen.

Ursachen gastraler und duodenaler Ulzera

Häufig
- Helicobacter-pylori-Gastritis
- Nichtsteroidale Antirheumatika
- Stress (z. B. Polytrauma, Verbrennungen)

Selten
- Erkrankungen mit verstärkter Säuresekretion (Gastrinom, Mastozytose, G-Zell-Hyperplasie)
- Vorangegangene Magenoperation
- Infektionen (mit Zytomegalievirus, Herpes-simplex-Virus, Mykobakterien)
- Vorangegangene Radiatio
- Vorangegangene Chemotherapie
- Hyperparathyreoidismus
- Morbus Crohn
- Karzinom oder malignes Lymphom

An infektiologischen Ursachen sind vor allem CMV- und etwas seltener HSV-assoziierte Läsionen im Magen (oder seltener im Duodenum) von Bedeutung. Sie treten vor allem bei Immunsuppression auf – z. B. HIV-Infektion, Organtransplantation, Chemotherapie, Tumorerkrankung, Alkoholismus, Diabetes mellitus – oder bei älteren Patienten. M. tuberculosis oder M.-avium-Komplex können als seltene Ursachen von Ulzerationen gefunden werden.

Klinisches Bild

Anamnese und organspezifische Symptome. Die Anamnese umfasst:
- frühere Ulkus- bzw. Magenerkrankungen,
- frühere Therapie von Ulzera,
- frühere H.-pylori-Infektion,
- Operationen am Magen,
- Einnahme von Medikamenten (vor allem NSAR),
- Auftreten von Alarmsymptomen (Meläna, Hämatemesis, Gewichtsverlust, Schmerzen).

Klinisch stehen Oberbauchschmerzen (meist Epigastrium oder rechter Oberbauch), eventuell Übelkeit, Inappetenz oder Gewichtsabnahme im Vordergrund. Die Schmerzen treten nüchtern, postprandial oder auch nachts essensunabhängig auf. Bei komplizierten Verläufen mit Magenausgangsstenose, Perforation oder Ulkusblutung können Erbrechen, Schmerzausstrahlung in den Rücken, heftige therapieresistente Schmerzen oder Zeichen einer gastrointestinalen Blutung (Hämatemesis, Teerstuhl, eventuell Schockzeichen) hinzukommen. Bei okkulten Blutungen können Zeichen einer Eisenmangelanämie (Abgeschlagenheit, Müdigkeit) bestehen. Bei älteren Patienten mit NSAR-bedingten Ulzera können Symptome auch völlig fehlen.

Organspezifischer Untersuchungsbefund. Der Untersuchungsbefund kann beim unkomplizierten Ulkus unauffällig sein. Ein Druckschmerz im Epigastrium oder im rechten Oberbauch steht im Vordergrund. Bei kompliziertem Verlauf mit Perforation können Zeichen des Peritonismus (Abwehrspannung, „brettharter" Bauch) bis hin zur Ileussymptomatik mit fehlenden Darmgeräuschen bestehen. Bei Blutungen kann die rektale Untersuchung Teerstuhl zeigen.

Diagnose, Differenzialdiagnose

Die Diagnostik umfasst:
- **typische Laborparameter:** keine; eventuell Anämie (bei blutenden Ulzera), Bestimmungen von Kalzium (Hyperparathyreoidismus) oder Gastrin (Gastrinom) im Serum bei der Suche nach seltenen Ulkusursachen, Pepsinogenbestimmungen und Messungen der Magensäuresekretion für den klinischen Alltag unerheblich;
- **nichtinvasiver H.-pylori-Nachweis** (^{13}C-Harnstoff-Atemtest, Antigenstuhltest oder Serologie): kann lediglich eine Infektion anzeigen, aber nicht das Ulkus beweisen;
- **Oberbauchsonographie:** Ausschluss extragastraler Erkrankungen (Gallensteine, Pankreaserkrankungen) oder von Komplikationen der Ulzerationen (Magenausgangsstenose);
- **Ösophagogastroduodenoskopie:** Methode der Wahl bei unklaren Oberbauchbeschwerden, kann sowohl bioptisch die Ursache des Ulkus aufdecken (bei H.-pylori-Infektion: Histologie, Ureasetest) als auch andere Erkrankungen (Magenkarzinom, Lymphom) beim Ulcus ventriculi ausschließen;
- **Röntgenuntersuchungen des Magens:** heute ausschließlich bei Ablehnung der Endoskopie seitens des Patienten und eventuell zur präoperativen Dokumentation einer Magenausgangsstenose indiziert;
- **Endosonographie:** bei atypischen oder therapierefraktären Ulzera (vor allem Darstellung von Tiefeninfiltration oder Längsausdehnung) bzw. bei Karzinomen oder Lymphomen für das Staging sinnvoll.

Differenzialdiagnose. Die Differenzialdiagnose umfasst, ähnlich wie bei der chronischen Gastritis (und je nach Intensität und Dauer der Beschwerden), verschiedene Erkrankungen des Magens oder des Duodenums, einschließlich Gastritis, funktionelle Dyspepsie, Magenkarzinom und Magenlymphom. Je nach Intensität der Beschwerden sind als mögliche andere Ursachen auch Erkrankungen der Gallenwege (Cholezystitis, Cholezystolithiasis), Pankreaserkrankungen (Pankreatitis), Erkrankungen des Kolons (z. B. Reizkolon) oder verschiedene andere Krankheitsbilder, einschließlich kardialer (z. B. Herzinfarkt) oder pulmonaler (z. B. Lungenembolie) Erkrankungen, auszuschließen. Bei Zeichen einer gastrointestinalen Blutung müssen andere Blutungsursachen und -lokalisationen (z. B. Angiodysplasien, Kolonpolypen oder -tumoren, entzündliche Darmerkrankungen) bedacht werden.

Therapie und Prävention

Zur Therapie der Ulkuskrankkeit stehen H2-Blocker und PPI zur Hemmung der Säuresekretion zur Verfügung. Aufgrund der höheren Wirksamkeit wird heute allgemein den PPI der Vorzug gegeben (z. B. PPI-Standarddosis 2-mal täglich, z. B. Omeprazol: 2 × 20 mg oder 2 × 40 mg). Sucralfat kann die Therapie eventuell ergänzen, während Prostaglandinanaloga ausschließlich für die Prophylaxe bei NSAR-assoziierten Läsionen verwendet werden. Bei Notwendigkeit einer antirheumatischen Therapie sollten selektive Cyclooxygenase- (COX-)2-hemmende NSAR gewählt werden. Bei H.-pylori-bedingten Ulcera ventriculi bzw. duodeni ist heute die Tripeltherapie (PPI plus 2 Antibiotika) und damit die Erregereradikation Therapiestandard (siehe Therapie der chronischen Gastritis und Tabelle 8.2). Beim unkomplizierten Ulkus genügt in der Regel eine einwöchige Behandlung. Ob symptomatische Patienten von einer Fortführung der PPI-Therapie profitieren und die Abheilung des Ulkus beschleunigt wird, kann nicht sicher beantwortet werden; dieses Vorgehen ist aber für die Mehrzahl der Fälle nicht erforderlich. Bei Ulkusblutungen wird eine intravenöse Omeprazoltherapie empfohlen.

Therapiekontrolle und Komplikationen. Komplikationen der Ulzera im Magen und im Duodenum bestimmen wesentlich den weiteren Verlauf, da hierdurch die Mortalität der Erkrankung erheblich steigt. Relevant sind:
- gastrointestinale Blutung (hohe Letalität bei älteren Patienten und/oder bei gleichzeitiger Einnahme von NSAR),
- Magenausgangsstenose (z. B. bei intrapylorischen Ulcera ventriculi oder Ulcera duodeni im Bulbus),
- Penetration oder Perforation in Nachbarorgane oder in die freie Bauchhöhle,
- Entwicklung von Magenkarzinomen (auf dem Boden von chronischen Ulzerationen in 1–7 % der Fälle; Pathogenese umstritten).

Eine endoskopische Kontrolle (für erneute Biopsien) ist bei Magenulzera bis zur Abheilung zum sicheren Ausschluss eines Magenkarzinoms erforderlich; zu diesem Zeitpunkt sollte dann gleichzeitig der Erfolg der H.-pylori-Eradikation überprüft werden. Da es bei Ulcera duodeni quasi niemals zu malignen Entartungen kommt, ist bei unkomplizierten Läsionen ohne Blutung oder Perforation die Durchführung einer alleinigen H.-pylori-Kontrolle mit nichtinvasiven Methoden 4–6 Wochen nach der Erstuntersuchung ausreichend.

Prognose. Die Prognose der Ulkuskrankheit ist gut. Etwa 50 % der Läsionen zeigen innerhalb von 8 Wochen eine Spontanheilung. Der weitere Verlauf hängt in erster Linie vom Erfolg der H.-pylori-Eradikation und dem Auftreten von Komplikationen ab. Die Zahl der Rezidivblutungen wird durch eine erfolgreiche Eradikation deutlich gemindert. Rezidive (bis zu 80 % innerhalb von einem Jahr) werden vor allem dann beobachtet, wenn ausschließlich eine säuresupprimierende Therapie und keine H.-pylori-Eradikation durchgeführt wurde. Sie treten nach H.-pylori-Eradikation nur bei 4–6 % der Patienten auf. Die Rate an H.-pylori-Reinfektionen beträgt in westlichen Ländern weniger als 1 % pro Jahr.

Morbus Whipple

Definition

Der Morbus Whipple (Synonym: intestinale Lipodystrophie) ist eine bakteriell induzierte, chronisch-rezidivierende Systemerkrankung.

Epidemiologie und klinische Bedeutung

Die Whipple-Erkrankung ist selten. Weltweit wurden bisher weniger als 1000 Kasuistiken publiziert, die vor allem aus dem europäischen und angloamerikanischen Raum stammen. Genaue Angaben zur Inzidenz und eventuellen geographischen Faktoren sind deshalb bisher nicht möglich. Das Hauptmanifestationsalter liegt zwischen 40 und 55 Jahren, wobei Erkrankungen in allen Altersgruppen beschrieben sind. Männer erkranken etwa 8-mal häufiger als Frauen; eine sichere genetische Disposition konnte bisher nicht aufgezeigt werden. Eine Assoziation mit dem HLA-B27-Antigen existiert in 25–30 % der Fälle. Der Erreger Tropheryma whippelii ist ein ubiquitär vorkommendes Bakterium. Infektionen werden gehäuft in ländlichen Gegenden festgestellt. Cluster und familiär gehäuft auftretende Erkrankungen kommt vor.

Ätiologie, Pathogenese und Einteilung

Als ursächlicher Erreger, der bereits von G.H. Whipple im Jahre 1907 bei der Erstbeschreibung der Erkrankung als stäbchenförmiges Bakterium erkannt wurde, ist in den letzten Jahren dank molekularbiologischer Techniken Tropheryma whippelii charakterisiert worden. Elektronenmikroskopisch gelang vorher bereits in der Dünndarmmukosa der Nachweis von charakteristischen stäbchenförmigen Bakterien, die etwa 0,2 μm × 1,5–2,5 μm groß und sowohl intra- als auch extrazellulär lokalisiert sind. In PAS-positiven Makrophagen sind sie nach der Phagozytose als körnige Zytoplasmaeinschlüsse erkennbar (wodurch der Begriff der „Sickleform-Particle-containing"- (SPC-)Zellen geprägt wurde) und durchlaufen degenerative Veränderungen. Der Nachweis einer 16S rRNA-Gensequenz mittels PCR (aus Dünndarmbiopsien) erlaubte die phylogenetische Einordnung des Whipple-Erregers zur Spezies der Aktinobakterien und zur Ordnung der Aktinomyzeten. Auch die Kultivierung des Bakteriums mit einer humanen Fibroblastenzelllinie ist kürzlich erfolgreich durchgeführt worden. Die genaue Pathogenese der Erkrankung ist bisher nicht geklärt. Wesentlich scheint dabei ein (auch nach Behandlung der Infektion persistierender) Defekt der zellulären Immunität zu sein, der die T-Lymphozyten betrifft (abgeschwächte Reaktion auf Mitogene und Antigene) und/oder einer verminderter Monozyten- und Makrophagenfunktion zuzuschreiben ist.

Pathologische Anatomie. Als systemische Erkrankung werden beim Morbus Whipple multiple Organe befallen, die parallel, aber auch unabhängig voneinander infiziert sein können. Am häufigsten kommen Manifestationen am Gastrointestinaltrakt (Dünndarm, Leber), an Lymphknoten und Milz sowie an Gelenken, Zentralnervensystem, Auge, Herz (Endo-, Myo- und/oder Perikard), Lunge, endokrinen Organe, Knochen und Haut vor. Da die Diagnose meist initial aus Dünndarmbiopsien gestellt werden kann, sind die pathomorphologischen Veränderungen hier am besten charakterisiert worden. Duodenum und Jejunum, fast immer befallen, zeigen eine verdickte und ödematöse Darmwand, plumpe und abgeflachte Zotten sowie eine ausgedehnte Infiltration der Lamina propria mit Zerstörung der villösen Architektur. Kolon und Rektum sind nur in Ausnahmefällen betroffen und eignen sich deshalb nicht zur Diagnosesicherung. Extraintestinal finden sich PAS-positive Makrophagen als Ausdruck des Systembefalls in den betroffenen Organen. In der Leber sind Zeichen einer granulomatösen Hepatitis zu erkennen.

Klinisches Bild

Organspezifische Symptome

Die Symptomatik der Erkrankung wird durch das Organverteilungsmuster bestimmt und hängt gleichsam vom Zeitpunkt der Diagnosestellung ab. Fieber, Gelenkbeschwerden oder neurologische Symptome können auch allein (ohne gastrointestinale Beschwerden) auftreten; die Mehrzahl der Fälle wird allerdings erst bei Auftreten abdomineller Symptome oder einer Diarrhö als Morbus Whipple diagnostiziert. Häufigste Symptome sind:

- Gewichtsverlust (85–100 %),
- Gelenkbeschwerden (70–100 %),
- Diarrhö (70–85 %),
- abdominelle Schmerzen (50–90 %),
- Fieberschübe (40–60 %),
- Nachtschweiß (25–35 %),
- Myalgien (etwa 25 %).

Bei den gastrointestinalen Beschwerden stehen abdominelle Schmerzen und Diarrhö im Vordergrund, die mit zunehmender Dauer von Zeichen der Malabsorption (Fettstühle, periphere Ödeme), Schwäche und Kachexie gefolgt sein können. Lymphknoten sind das am zweithäufigsten befallene Gewebe, wobei sowohl mesenteriale und retroperitoneale als auch axilläre oder zervikale Lymphknotenvergrößerungen zu beobachten sind. Gelenkbeschwerden können ein frühes Kardinalsymptom sein und (als seronegative Arthritis) dem gastrointestinalen Befall um viele Jahre vorausgehen. Das Spektrum der Symptome des Zentralnervensystems ist vielfältig und kann psychische und kognitive Störungen ebenso beinhalten wie Hirnnervenausfälle oder Krampfanfälle. Die Haut zeigt Hyperpigmentationen, als pulmonale Beschwerden treten häufig Husten, Dyspnoe oder pleurale Schmerzen auf.

Organspezifischer Untersuchungsbefund

Bei einem Großteil der Patienten mit Morbus Whipple finden sich keine richtungsweisenden Untersuchungsbefunde, wenn Fieber, Arthralgien oder Nachtschweiß im Vordergrund stehen. Je nach Organmanifestation werden ansonsten vor allem die Folgen der Malabsorption beobachtet: Kachexie, Muskelschwund, Ödeme oder Zeichen von Eisenmangel (Rhagaden, brüchige Nägel), Blässe (Anämie), Glossitis usw. Das Abdomen kann druckschmerzhaft sein, größere abdominelle Lymphknoten sind bei Kachexie eventuell palpabel. Hyperpigmentierungen an lichtexponierten Hautarealen oder eine hämorrhagische Purpura können auffallen. Neben Arthralgien kommen (bei akuter, intermittierender oder wandernder Polyarthritis) Gelenkrötung, Überwärmung und Schmerzhaftigkeit vor. Bei neurologischer Symptomatik werden Nervenlähmungen, Ataxie, Muskelschwund oder Zeichen einer psychischen Störung beobachtet.

Diagnose, Differenzialdiagnose

Laborbefunde. Unter den Laborbefunden finden sich Zeichen einer chronischen Entzündung (Beschleunigung der Blutkörperchensenkungsgeschwindigkeit, Anämie, Leukozytose, relative Lymphopenie) bzw. der Malabsorption (Eiweiß- und speziell Albuminmangel, Vitamin-B12- und Folsäuremangel, Kalzium-, Kalium- und Phosphatmangel). In Funktionstesten (z. B. D-Xylose-Test) lässt sich die gestörte Resorptionsleistung bestätigen.

Von den bildgebenden Verfahren können Abdomensonographie und Computertomographie die vergrößerten intraabdominellen Lymphknoten zeigen. Die Röntgenuntersuchung des Dünndarms mit Kontrastmittel (Enteroklysma nach Sellink) kann die Vergröberung des Schleimhautreliefs, knötchenförmige Auflagerungen oder Pelotteneffekte darstellen. In Hinblick auf die Manifestationen im Bereich des Zentralnervensystems sind Computer- und Kernspintomographie des Kopfes geeignete Untersuchungen zum Nachweis fokaler Läsionen oder Raumforderungen. Die (häufige) kardiale Mitbeteiligung muss mittels Echokardiographie untersucht werden.

Bioptischer Nachweis. Beweisend ist allerdings einzig der Genomnachweis von Tropheryma whippelii mittels PCR aus dem Gewebe, in erster Linie aus dem Dünndarm. Eine Dünndarmbiopsie wird wegen der guten Zugänglichkeit bei Verdacht auf Morbus Whipple auch dann durchgeführt, wenn keine Symptome des Gastrointestinaltraktes bestehen. Die endoskopische Diagnostik hat deshalb zentrale Bedeutung. Richtungsweisend können aber auch Liquordiagnostik (Zytologie, PCR) bzw. der Makrophagennachweis in anderen Sekreten oder Geweben (Pleura-, Perikard- oder Gelenkerguss, Lymphknoten, Herz, Muskel, Niere, Knochenmark usw.) sein.

Differenzialdiagnose. Wegen der vielfältigen Organsymptomatik ist das Spektrum der differenzialdiagnostisch auszuschließenden Erkrankungen groß. Die frühzeitig auftretenden Gelenkbeschwerden müssen vor allem gegen den rheumatischen Formenkreis bzw. gegen Borreliose, Morbus Reiter, Sarkoidose usw. abgegrenzt werden. Bei gleichzeitig bestehenden gastrointestinalen Beschwerden kommen als Differenzialdiagnose unter anderem postenteritische Arthropathie, Morbus Crohn, Colitis ulcerosa oder Kollagenosen infrage. Steht die Malabsorption im Vordergrund, müssen andere Dünndarmerkrankungen (z. B. Sprue) bedacht werden. Da PAS-positive Makrophagen in der Lamina propria des Dünndarms auch im Rahmen einer disseminierten Infektion mit dem Mycobacterium-avium-Komplex vorkommen können, sollte eine HIV-Infektion ausgeschlossen werden. Aufgrund von Gewichtsabnahme, Fieber und Anämie werden oft Tumor- bzw. Lymphomerkrankungen vermutet, an die auch bei großen intraabdominellen Lymphknoten gedacht wird. Verschiedene Erkrankungen des Zentralnervensystems – entzündlicher oder tumoröser Natur – gilt es ebenfalls auszuschließen. Insgesamt sollte bei Kombination der genannten Symptome (insbesondere Arthropathien, unklare abdominelle Beschwerden und/oder Diarrhö) frühzeitig an einen Morbus Whipple gedacht werden.

Therapie

Die derzeit durchgeführte Therapie beruht auf empirischen Daten, da randomisierte Studien zur Wahl des Antibiotikums fehlen. Empfohlen werden sequenzielle Antibiotikatherapien über insgesamt 1 Jahr, um das Therapieziel (Eradikation des Erregers aus allen Geweben) zu erreichen. Tabelle 8.3 stellt empfohlene Antibiotika dar. In der Regel wird initial eine intravenöse Behandlung mit Penicillin und Streptomycin favorisiert. Bei Manifestationen im Bereich des Zentralnervensystems sollte wegen der besseren Liquorgängigkeit Ceftriaxon (oder auch Chloramphenicol) eingesetzt werden. Bei Nachweis einer kardialen Beteiligung wird die initiale parenterale Therapie auf insgesamt 6 Wochen verlängert. Wegen der lang andauernden Elimination des Erregers wird an diese erste Therapiephase eine insgesamt etwa einjährige perorale Behandlung mit Trimethoprim/Sulfamethoxazol angeschlossen, die bei leichten Verlaufsformen auch vom Zeitpunkt der Diagnose an eingenommen werden kann.

Therapiekontrolle und Komplikationen. Klinisch sprechen die Symptome Diarrhö und Fieber innerhalb einer Woche auf die Therapie an; die Steatorrhö sistiert meist erst nach mehreren Wochen. Die Beendigung der Therapie wird davon abhängig gemacht, ob ein Rückgang der PAS-Reaktivität der Makrophagen der Dünndarmmukosa und eine negative PCR erreicht werden. In Einzelfällen wird bei asymptomatischen Patienten PAS-positives Material unverändert (teilweise über viele Jahre) in der Lamina propria gefunden, sodass diese einer genauen Langzeitbeobachtung unterstellt werden, zumal die Bedeutung dieses Befundes für eventuelle Rezidive nicht eindeutig geklärt ist. Rezidive kommen vor und werden vor allem bei Auftreten im Zentralnervensystem wegen der dann gehäuften komplizierten Verläufe (zum Teil mit hoher Mortalität) gefürchtet. Die Therapie des Rezidivs richtet

Tabelle 8.3 Sequenztherapie des Morbus Whipple

Initialtherapie (Wochen 1–2)	Dauertherapie (Wochen 3–52)
➤ Penicillin G (1,2 Mio. Einheiten /Tag i. v.) plus Streptomycin (1 g/Tag i. m.), bei Endokardbeteiligung für 6 Wochen, oder ➤ Ceftriaxon (2 × 2 g/Tag i. v.) plus Streptomycin (1 g/Tag i. m.), bei Endokardbeteiligung für 6 Wochen, oder ➤ Trimethoprim/Sulfamethoxazol (160 mg/800 mg): 3-mal täglich p. o.	➤ Trimethoprim/Sulfamethoxazol (160 mg/800 mg): 2-mal täglich oder ➤ Doxycyclin: 200 mg/Tag p. o.

sich in der Regel nach dem Behandlungsschema der Erstmanifestation. Alle Patienten mit Morbus Whipple sollten (vor dem Hintergrund der noch nicht sicheren Langzeitprognose und der Gefahr der Rezidive) über 10 Jahre klinisch kontrolliert werden.

Prognose. Ohne Antibiotikatherapie ist die Prognose infaust. Seit Einsatz der antibiotischen Langzeitbehandlung ist eine Remission zu erreichen: Auch die Langzeitprognose ist, bis auf Verläufe mit primärer oder sekundärer/rezidivierender Manifestation im Bereich des Zentralnervensystems, gut.

Enteritis, Kolitis

Definition

Infektiöse Enteritis und Kolitis sind Durchfallerkrankungen, die je nach Dauer der Symptomatik in akute Formen (kürzer als 14 Tage) und chronische Formen (länger als 4 Wochen) unterschieden werden. Protrahierte Verläufe akuter Erkrankungen können gelegentlich zwischen einer und 4 Wochen lang anhalten. Das Leitsymptom „Diarrhö" wird durch mehr als 3 nicht geformte Stuhlentleerungen pro Tag definiert.

Epidemiologie und klinische Bedeutung

Bedeutung. Durch Infektionen oder Intoxikationen ausgelöste Enteritiden gehören, neben den akuten respiratorischen Erkrankungen, zu den häufigsten Infektionskrankheiten überhaupt. Die Anzahl infektiös bedingter Durchfallepisoden wird weltweit jährlich auf etwa 800 Millionen geschätzt, von denen 7–12 Millionen direkt oder indirekt zum Tode führen und somit die häufigste Todesursache darstellen. Besonders Kinder in Dritte-Welt-Ländern sind gefährdet; nach Schätzungen versterben etwa 5–8 Millionen Kinder jährlich an Durchfallerkrankungen. Aber auch in den Industrienationen ist die infektiöse Diarrhö von großer sozioökonomischer Relevanz: In Deutschland und in den USA treten 1–1,5 Durchfallepisoden pro Einwohner und Jahr auf und tragen bei mehr als 50 % der älteren Patienten wesentlich zur Mortalität bei. In Deutschland sind Durchfallerkrankungen häufiger Anlass für ambulante Diagnostik und ärztliche Behandlung und führen zu über 3,5 Millionen Arbeitsunfähigkeitsbescheinigungen und 2,5 Millionen bakteriologischen Stuhluntersuchungen pro Jahr.

Risikogruppen für akute Durchfallerkrankungen sind Kinder (insbesondere unter 4 Jahren), alte Menschen und Patienten mit Immunsuppression, bei denen diese Infektionen meist kompliziert und länger als bei Immunkompetenten verlaufen. Die Mehrzahl der intestinalen Infektionen ist nach dem neuen Infektionsschutzgesetz meldepflichtig.

An Reisediarrhö erkranken derzeit etwa 30–40 % der Fernreisenden. Durchfallerkrankungen auf Fernreisen verursachen die häufigsten Episoden einer infektiösen Diarrhö überhaupt: Je nach geographischer Region kommen Durchfälle zu 2–4 % (Nordamerika, Europa), 10–15 % (Mittelmeerländer) oder bis zu 40 % (Südamerika, Asien, Afrika) vor. Nach Schätzungen beschreibt ein Drittel aller Tropenreisenden Diarrhöepisoden. Als Risikofaktoren gelten geographische Region, Reisedauer, Zahl der Diätfehler, Herkunftsland des Reisenden, Alter des Reisenden, Jahreszeit (in subtropischen Regionen), Reisestil (Individualtourismus, Rundreise oder Badeurlaub) und die Qualität der Unterkunft. Auslösende Faktoren sind kontaminierte Lebensmittel und verunreinigtes Trinkwasser. Die häufigsten Erreger sind:
- enterotoxinproduzierende E.-coli-Stämme (ETEC),
- Enteritissalmonellen,
- Campylobacter spp.,
- Shigellen,
- Rotaviren,
- Protozoen (vor allem Giardia lamblia, Entamoeba histolytica, Cyclospora spp., Cryptosporidium spp.).

Lebensmittelvergiftung. Epidemiologisch bedeutsam sind außerdem akute Krankheitsbilder, bei denen die enterale Infektion durch kontaminierte Speisen oder Getränke ausgelöst wird („Lebensmittelvergiftung"). Epidemien oder Infektionshäufungen in Heimen, Kindergärten oder Gruppeneinrichtungen sind bekannt. Das Erregerspektrum kennt eine Vielzahl von Pathogenen, von denen Bakterien mit 80 % die größte Gruppe darstellen. Staphylococcus aureus, Bacillus cereus und Clostridium botulinum sind die wichtigsten Bakterien; Salmonellen,

Campylobacter, Shigellen, Listerien, enterohämorrhagische E. coli (EHEC; z. B. E. coli O157:H7) und Yersinien werden seltener beobachtet. Von den viralen Erregern sind vor allem das Hepatitis-A-Virus und Noroviren zu nennen.

Ätiologie, Pathogenese und Einteilung

Enteriden und Kolitiden im Rahmen von Durchfallerkrankungen werden durch Bakterien, Viren oder Parasiten verursacht. Welcher Erreger als Ursache einer Diarrhö anzunehmen ist, hängt von verschiedenen Faktoren ab:
- Alter des Patienten,
- Reiseanamnese,
- Krankenhausaufenthalt,
- Antibiotikatherapie,
- Immunsuppression,
- Gruppenerkrankungen,
- Epidemien in Kindergärten, Altenheimen usw.,
- Infektion in der Umgebung,
- Einnahme verdächtiger Nahrungsmittel (Eiprodukte, Geflügel, Wurst).

Die häufigsten Erreger sind in Tabelle 8.4 zusammengefasst.

Übertragungsweg

Infektiöse Enteritiden und Kolitiden werden in der Regel fäkal-oral übertragen; kontaminierte Lebensmittel tierischen Ursprungs (vor allem Eiprodukte, Geflügel, Wurst) oder Trinkwasser (vor allem in Ländern und Regionen mit niedrigem Hygienestandard) sind die wichtigsten Quellen. Direkte Übertragungen von Mensch zu Mensch spielen bei den meisten Erregern eine untergeordnete Rolle und sind – wenn überhaupt – vor allem im Kindesalter von Bedeutung. So können chronisch mit dem Erreger Infizierte (z. B. bei Enteritissalmonellen) als Dauerausscheider eine Infektionsquelle darstellen.

Pathogenese

Die Pathogenese der Durchfallerkrankungen wird durch die erregertypischen Schädigungsmechanismen bestimmt:
- Enterotoxinbildung,
- Invasion,
- Penetration,
- Enteroadhärenz.

Die Enterotoxinbildung führt zu Motilitäts- und Sekretionssteigerung und kommt vor allem bei Vibrio cholerae, enterotoxischen E. coli (ETEC), enteropathogenen E. coli (EPEC), enteroaggregativen E. coli

Tabelle 8.4 Erregerspektrum bei Durchfallerkrankungen

Bakterien	Viren	Parasiten
▶ Enterotoxische E. coli (ETEC)	▶ Rotaviren*	▶ Giardia lamblia*,**
▶ Enteropathogene E. coli (EPEC)*	▶ Enterale Adenoviren	▶ Entamoeba histolytica*,**
▶ Enteroinvasive E. coli (EIEC)	▶ Noroviren	▶ Blastocystis hominis*,**
▶ Enterohämorrhagische E. coli (EHEC)	▶ Astroviren	▶ Isospora belli*
▶ Enteroaggregative E. coli (EAEC)*	▶ Coronaviren	▶ Balantidium coli*
▶ Salmonella spp.*		▶ Cryptosporidium parvum*,**
▶ Shigella spp.		▶ Cyclospora cayetanensis*
▶ Campylobacter spp.*		▶ Enterocytozoon bieneusi*,**
▶ Yersinia spp.*		▶ Encephalitozoon intestinalis*,**
▶ Aeromonas hydrophila*		▶ Trichuris trichiura*
▶ Plesiomonas shigelloides*		▶ Schistosoma spp.*
▶ Vibrio cholerae O1 und O139		▶ Strongyloides stercoralis*
▶ Staphylococcus aureus (Toxin)		▶ Trichinella spiralis*
▶ Bacillus cereus (Toxin)		▶ Ancylostoma duodenale*
▶ Clostridium perfringens		▶ Necator americanus*
▶ Clostridium difficile*		
▶ Mycobacterium-avium-Komplex*,**		
▶ Mycobacterium tuberculosis*,**		

* chronische Diarrhö möglich; ** Auftreten gehäuft bei Immunsuppression

(EAEC), Staphylococcus aureus, Bacillus cereus, Clostridium spp. und Rotaviren vor. Neben den Enterotoxinen können auch Neurotoxine und Zytotoxine beteiligt sein. Erreger mit Merkmalen der Invasivität (z. B. Salmonellen, Shigellen, Campylobacter, Yersinien, enteroinvasive E. coli – EIEC) verursachen eine Schädigung des Oberflächenepithels und verhindern dadurch die Rückresorption als wahrscheinliche Ursache der Diarrhö. Eine zusätzliche Penetration des Epithels ohne gleichzeitige Schädigung der Epithelschicht ist bei Salmonellen und Yersinien bekannt. Enteroadhärenz als Pathomechanismus kommt erregertypisch bei enteroaggregativen E. coli, Giardia lamblia und möglicherweise auch bei Kryptosporidien vor. Kombinationen dieser Pathogenesefaktoren sind bei einigen Erregern möglich, die – wie z. B. Salmonellen – neben der Toxinbildung auch invasive Eigenschaften besitzen (siehe auch Erregersteckbriefe). Keimdosis, Virulenz des Erregers und die Abwehrlage des Wirtes sind ebenso für Erkrankung und Verlauf bedeutsam. Hierzu zählen vor allem die Magensäurebarriere, die intestinale Flora und die mukosale Immunabwehr.

Einteilung nach der Pathogenese

Die verschiedenen Faktoren in der Pathogenese ermöglichen (trotz einiger Überschneidungen) eine Einteilung in
- nichtinvasive Enteritis und
- invasive Enteritis.

Die nichtinvasive Form kommt durch Erreger mit hauptsächlicher Enterotoxinbildung zustande (z. B. Vibrio cholerae, ETEC, Staphylococcus aureus, Bacillus cereus, Clostridien), befällt vor allem den Dünndarm und ist entsprechend durch eine wässrige, ausgeprägte Diarrhö charakterisiert. Fieber, Blut- oder Schleimauflagerung bzw. abdominelle Krämpfe kommen meist nicht vor.

Die invasive Form ist durch Symptome der Schleimhautschädigung gekennzeichnet, zeigt Veränderungen vor allem im Kolon und ist meist von Tenesmen, Fieber und blutigem oder schleimigem Stuhl begleitet. Hauptvertreter dieser Gruppe sind Salmonellen, Shigellen, Campylobacter, EHEC und EIEC. EHEC-Bakterien sind beispielsweise durch ihre Fähigkeit, Shiga-like-Toxine (oder Verotoxine) zu bilden, charakterisiert. Diese binden an spezielle Zellwandrezeptoren (Gb3 und Gb4) im kapillären Endothel, wo sie die Proteinsynthese blockieren sowie einen raschen Zelltod und damit kapilläre Endothelschäden herbeiführen, die nachfolgend – je nach Lokalisation der Primärschäden durch das Toxin – zu hämolytischer Anämie, Nierenversagen, Thrombozytopenie und Hautblutungen führen können.

Die Unterscheidung nach der Symptomatik erfolgt in
- akute Enteritis und
- chronische Enteritis.

Zur akuten Enteritis gehören die „Lebensmittelintoxikationen" (z. B. durch Staphylococcus aureus, Bacillus cereus, Clostridium perfringens), Infektionen durch die meisten Erreger der Reisediarrhö (z. B. ETEC, Salmonellen, Shigellen, Campylobacter, Rotaviren), die meisten viralen Infektionen (vor allem durch Rotaviren, Adenoviren, Noroviren), Erkrankungen durch parasitäre Erreger (Kryptosporidien, Entamoeba histolytica) und auch Infektionen durch Erreger der nosokomialen Enteritis.

Eine chronische Enteritis mit einer Dauer von mehreren Wochen kommt insbesondere bei parasitären Infektionen vor (vor allem mit Giardia lamblia, Entamoeba histolytica, Cyclospora, Kryptosporidien, Strongyloides, Isospora belli). Bakterielle Erreger sind eine seltenere Ursache, können aber auch chronische Verläufe hervorrufen (z. B. Aeromonas, Plesiomonas, Campylobacter jejuni, Yersinien, Shigella spp., Salmonella enteritidis, Clostridium difficile, M. tuberculosis). Häufig treten chronische Infektionen bei Immunsuppression auf, z. B. bei HIV-Patienten (durch Zytomegalievirus, Kryptosporidien).

Disponierende Faktoren

Bei einer Vielzahl der (insbesondere schwerer verlaufenden) infektiösen Enteritiden und Kolitiden spielen Risikofaktoren des Wirtes und Komorbiditäten eine große Rolle. Risikofaktoren für intestinale Infektionen sind vor allem:
- schwere Grunderkrankungen (z. B. Leberzirrhose, Tumorerkrankungen),
- höheres Alter,
- Kleinkindalter,
- Mangelernährung,
- Immunmangelsyndrome (z. B. HIV-Infektion, IgA-Mangel, andere Antikörpermangelsyndrome),
- vorangegangene Antibiotikatherapie,
- Chemotherapie,
- Organtransplantation,
- Kortikoidtherapie.

Klinisches Bild

Anamnese. Die Anamnese des Patienten ist meist richtungsweisend und lässt aufgrund der Bedingungen, unter denen die Enteritis zustande gekommen ist, bereits Vermutungen zur Erregerassoziation zu. Die „A-und-O-Regel" (**A**limentär? **A**usland? **A**ntibiotika? **A**IDS? **A**larmzeichen wie Fieber oder blutige Diarrhö? **O**der andere erkennbare Faktoren?) umfasst die wesentlichen Umstände, die eine Durchfallerkrankung bahnen können:

- Eine definierte Exposition (z. B. Restaurantbesuch) oder die zeitgleiche Erkrankung mehrerer Personen weist auf eine Lebensmittelintoxikation hin oder auf Erreger, die durch kontaminierte Lebensmittel oder Trinkwasser (E. coli, Salmonellen, Campylobacter; Rotaviren, Noroviren; Giardia lamblia, Cyclospora, Kryptosporidien) übertragen werden.
- Eine Reiseanamnese (vor allem in tropische Länder) lässt Schlüsse auf zusätzliche Erreger zu, die je nach geographischer Region wahrscheinlich sind.
- Tätigkeit oder Aufenthalt in Gruppeneinrichtungen (Altenheime, Pflegeheime, Kindergärten) macht z. B. Kleinepidemien verschiedener Enteropathogene (Salmonellen, Campylobacter, E. coli, Viren) wahrscheinlich.
- Nach Antibiotika- (oder anderer Medikamenten-) Einnahme sollte an eine antibiotikaassoziierte Diarrhö ohne Erreger oder an Clostridium-difficile-Infektionen (mit oder ohne pseudomembranöse Kolitis) gedacht werden. Dies gilt insbesondere auch bei Aufenthalten im Krankenhaus bzw. auf Intensivstationen, wo das Risiko nosokomialer intestinaler Infektionen deutlich erhöht ist.
- Bestehende Grunderkrankungen mit Immunsuppression (vor allem HIV-Infektion) lassen an opportunistische Erreger (z. B. Zytomegalievirus, Kryptosporidien, Mikrosporidien) oder bakterielle Erreger mit kompliziertem Verlauf (z. B. Salmonellenbakteriämie) denken.

Symptomatik. Die wichtigsten Symptome von infektiöser Enteritis und Kolitis sind:

- Diarrhö,
- Nausea,
- Erbrechen,
- Tenesmen,
- abdominelle Schmerzen,
- Fieber,
- eventuell Zeichen des Flüssigkeitsverlustes (Exsikkose, Hypotonie, Oligurie, Bewusstseinstrübung).

Im Vordergrund steht die Diarrhö, die je nach Erreger mäßiggradig bis massiv (eventuell bis 20 Stuhlentleerungen pro Tag) und auch blutig oder schleimig sein kann (vor allem bei Dysenterieverläufen, z. B. durch Shigellen, Entamoeba histolytica, Campylobacter spp.). Die Symptomatik beginnt in Abhängigkeit von der Inkubationszeit des jeweiligen Erregers und kann sowohl nach wenigen Tagen spontan sistieren als auch über 1–2 Wochen bestehen bleiben. Fieber kommt vor allem bei Erregern mit Invasion der Schleimhaut vor – also z. B. ETEC, Vibrio cholerae, Staphylococcus aureus –, bei denen auch gehäuft Tenesmen beobachtet werden. Imperativer Stuhlgang und malabsorptive Durchfälle stehen bei parasitären Infektionen (durch Kryptosporidien, Giardia lamblia; Cyclosporiasis) oder EPEC- und EAEC-Infektionen im Vordergrund. Arthralgien sind als Begleitphänomen einer erregerassoziierten Enteritis zu verstehen. Postinfektiöse lebensbedrohliche Syndrome, wie das hämolytisch-urämische Syndrom oder die thrombotisch-thrombozytopenische Purpura, können vor allem bei EHEC-Erkrankungen wenige Tage nach Beginn oder auch nach dem Abklingen der Durchfallerkrankung auftreten.

Organspezifischer Untersuchungsbefund. Der körperliche Untersuchungsbefund ist unspezifisch und zeigt vor allem Zeichen einer Exsikkose (herabgesetzter Hautturgor, trockene Schleimhäute) (◉ Abb. 2) und abdominellen Druckschmerz. Zeichen eines Peritonismus sind selten. Die Peristaltik kann je nach Krankheitsbild lebhaft oder hochgestellt sein, bei komplizierten Verlaufsformen mit Megakolon oder Ileus auch fehlen bzw. vermindert sein.

Diagnose, Differenzialdiagnose

Die Intensität und das Vorgehen bei der Diagnostik richten sich nach der Vorgeschichte des Patienten, den Grunderkrankungen, dem Alter und dem Schweregrad der Durchfallerkrankung (Abb. 8.1). Als Warnsignale, die eine intensivere Diagnostik erfordern, werden profuse Durchfälle mit hochgradigem Flüssigkeitsverlust, massives Erbrechen, Blutbeimengungen im Stuhl oder starke blutig-schleimige Diarrhö, persistierendes Fieber und deutliche Allgemeinsymptome verstanden. Eine gezielte Diagnostik ist erforderlich bei:

Enteritis, Kolitis

Diarrhö

- unkompliziert, selbstlimitiert → keine Diagnostik, symptomatische Therapie
- Therapieversagen oder protrahierter Verlauf

komplizierter Verlauf:
- blutige Diarrhö
- schwere Allgemeinsymptomatik
- schwere Begleit- oder Grunderkrankung
- Immunsuppression
- Säuglinge oder Kleinkinder

oder epidemiologische Bedeutung:
- Diarrhö in Kindergärten
- Altenheimen oder im
- Nahrungsmittelgewerbe

→ Stuhluntersuchung auf Leukozyten

- eventuell Endoskopie/Dünndarmbiopsie,
- Untersuchung des Duodenalsekrets (Morbus Whipple, Lambliasis, Zytomegalievirusinfektion, Sprue usw.)

positiv:

Kultur:
- Salmonellen,
- Shigellen,
- Campylobacter,
- enteroinvasive E. coli,
- enterohämorrhagische E. coli,
- Yersinien,
- Clostridium difficile

Toxin:
- Clostridium difficile

negativ:

Kultur:
- enteropathogene E. coli

Elektronenmikroskopie:
- Rotaviren,
- Noroviren,
- Coronaviren,
- Adenoviren,
- Astroviren usw.

Spezialfärbungen/Parasitologie:
- Giardia lamblia,
- Entamoeba histolytica,
- Würmer

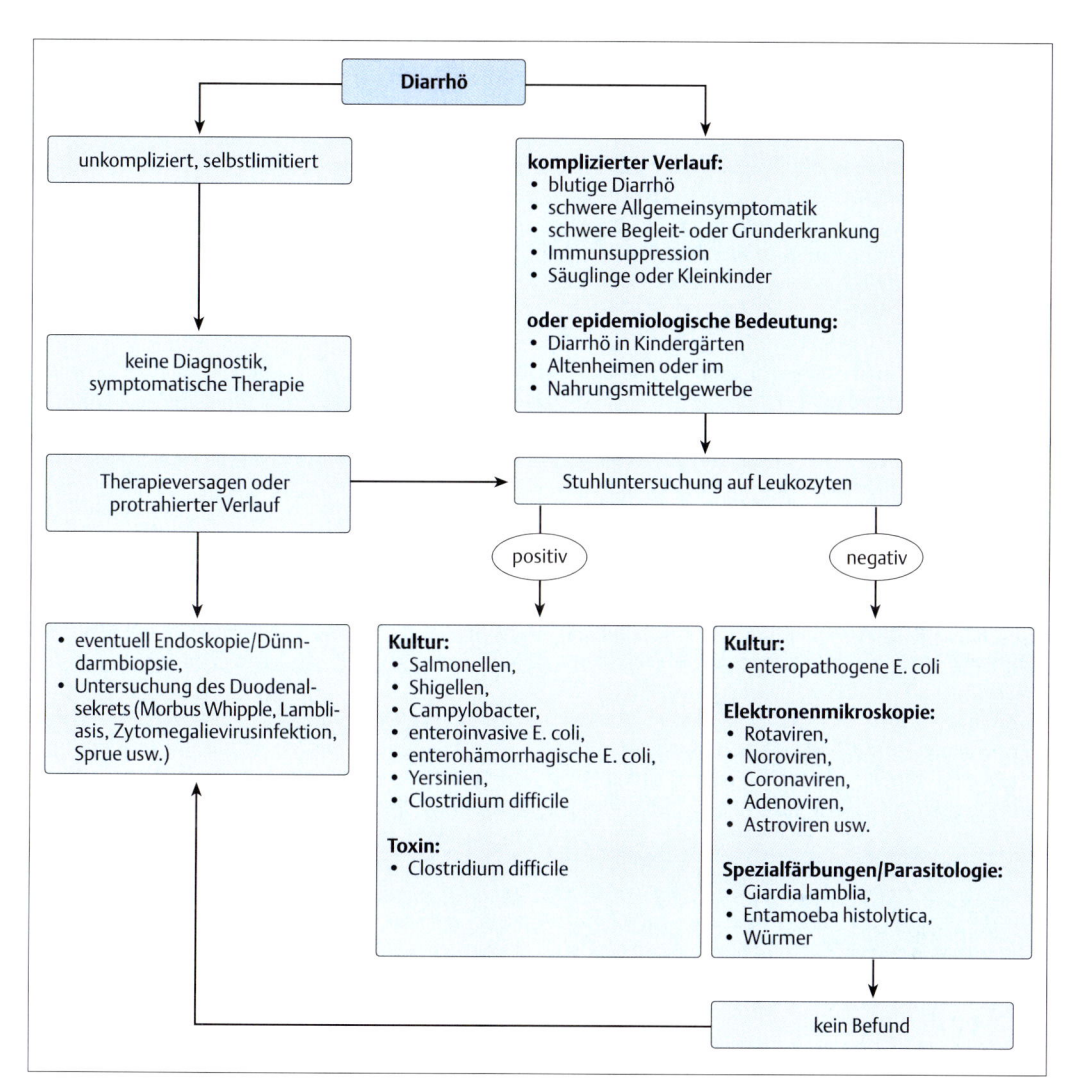

→ kein Befund

Abb. 8.1 Diagnostik bei Diarrhö.

- Erkrankungen, die nicht selbstlimitiert verlaufen,
- klinisch komplizierten Verläufen (Fieber, Dysenteriezeichen, andere Komplikationen),
- epidemiologisch relevanten Verlaufsformen (z. B. Gruppenerkrankungen oder Kleinepidemien),
- schweren Grunderkrankungen,
- Risikopatienten,
- Immunschwäche.

Stuhldiagnostik. Neben der Stuhlvisite (zur Überprüfung der Angaben des Patienten) ist die mikroskopische Stuhldiagnostik oft schon richtungsweisend, da der Nachweis von Leukozyten im Stuhl die Differenzierung einer entzündlichen (schleimhautinvasiven) Enteritis von einer nichtentzündlichen Form zulässt und somit eine erste Zuordnung zum wahrscheinlichen Erregerspektrum ermöglicht. In erfahrenen Labors können außerdem im Nativpräparat/mittels Stuhlmikroskopie Trophozoiten von Entamoeba histolytica, Giardia lamblia oder anderen Parasiten gefunden und damit eine Diagnose gestellt werden. Eine Stuhlkultur auf Bakterien ist „Golden Standard" der Diagnostik zum bakteriellen Erregernachweis und bei schweren Verläufen der Enteritis/Kolitis erforderlich. Je nach Erreger werden hierzu Anreicherungs-, Differenzierungs- oder Selektivmedien verwendet. Für manche spezielle Fragestellungen außerhalb einer Routinediagnostik (z. B. EHEC, ETEC, EIEC) ist es empfehlenswert, die Diagnostik in Referenzlabors durchführen zu lassen (siehe Erregersteckbriefe). Bei EHEC-Bakterien, die eine serologisch sowie fermentativ nicht einheitliche Gruppe bilden, muss sich die Diagnostik zunächst auf den Nachweis von Shigatoxin konzentrieren. Spezialfärbungen für den Nachweis intestinaler Parasiten (z. B. modifizierte Kinyoun-Färbung bei Kryptosporidien) sollten je nach Grundkrankheit eingesetzt werden.

Differenzialdiagnose. Die akute Diarrhö ist in der überwiegenden Zahl der Fälle infektiös bzw. durch Nahrungsmittelintoxikation verursacht. Trotzdem müssen auch nichtinfektiöse Ursachen bedacht werden. Die Differenzialdiagnosen der wichtigsten Ursachen einer akuten Diarrhö sind in nachfolgender Übersicht zusammengestellt. Es muss berücksichtigt werden, dass auch chronische Erkrankungen (wie Morbus Crohn oder Colitis ulcerosa) durch eine akute Symptomatik auffallen können. Manche Erkrankungen (wie z. B. endokrine Störungen) können sowohl akute als auch chronische Durchfälle verursachen.

Differenzialdiagnose der akuten Diarrhö
- Infektion
- Ischämische Kolitis
- Strahlenkolitis
- Schwermetallintoxikation
- Erstmanifestationen chronisch-entzündlicher Darmerkrankungen (M. Crohn, Colitis ulcerosa)
- Nahrungsmittelallergie
- Medikamentennebenwirkung
- Diarrhö unter Chemotherapie
- Opiatentzug
- Endokrine Ursachen (z. B. Hyperthyreose)
- „Runner's Diarrhea"
- Kolontumoren

Die Differenzialdiagnose chronischer (länger als 4 Wochen andauernder) Durchfälle umfasst ein breites Spektrum verschiedener Erkrankungen, vor allem des Gastrointestinaltraktes. Insbesondere Dünndarmerkrankungen mit Malabsorption, Systemerkrankungen und biliopankreatische Erkrankungen mit Maldigestion müssen berücksichtigt werden (siehe nachfolgende Übersicht). Wegen der Vielzahl der möglichen Differenzialdiagnosen können hier nur die wichtigsten genannt werden.

Differenzialdiagnose der chronischen Diarrhö
- Infektion
- Zoeliakie
- Spruesyndrome anderer Genese
- Intestinale Ischämie
- Chronisch-entzündliche Darmerkrankungen
- Chronische Pankreatitis
- Morbus Whipple
- Lymphome
- Kurzdarmsyndrom
- Hyperthyreose
- Multiple endokrine Neoplasien (MEN)
- Kollagene Kolitis
- Vorangegangene Ileumresektion
- Chronischer Laxanzienabusus
- Endokrine Ursachen (Karzinoid, Hyperthyreose usw.)

Therapie und Prävention

Die Behandlung infektiöser Enteritiden und Kolitiden muss berücksichtigen, dass die Krankheitsbilder meist selbstlimitiert und (bei akuten Durchfallerkrankungen) auf wenige Tage bis wenige Wochen beschränkt sind. Gleichzeitig sind die Patienten aber vor allem durch Flüssigkeits- und Elektrolytverluste bedroht, die bei der Therapie ausgeglichen werden müssen. Die therapeutischen Konzepte umfassen deshalb:
- Ausgleich der Flüssigkeits- und Elektrolytverluste,
- symptomatische Therapie (von Erbrechen, Fieber, eventuell der Diarrhö),
- eventuell eine gezielte Chemotherapie.

Flüssigkeitsgabe. Entscheidend ist die orale Gabe von Flüssigkeit (z. B. mit Glukose- und elektrolythaltigen Hydratationslösungen), die das Flüssigkeitsdefizit ausgleichen sollen. Bei Risikopatienten (alte Menschen, Patienten mit schweren Grunderkrankungen, kleine Kinder) oder bei profusen Durchfällen bzw. massivem Erbrechen kann die parenterale Flüssigkeitsgabe erforderlich sein.

Symptomatische Behandlung. Der Einsatz von Motilitätshemmern, antisekretorisch wirksamen Medikamenten oder Adsorbenzien zur symptomatischen Behandlung des Durchfalls sollte immer abgewogen und die Indikation überprüft werden. Mit Motilitätshemmern, wie Loperamid, wird eine deutliche Reduzierung der Stuhlfrequenz und des Stuhlvolumens erreicht. Nicht eingesetzt werden darf Loperamid allerdings bei Infektionen mit Enteroinvasion, da hierbei die Invasion der Schleimhaut begünstigt und dadurch der Krankheitsverlauf verlängert wird. Zaldaride als antisekretorisch wirkender Inhibitor der Calmodulinaktivität kann den Flüssigkeitsverlust vermindern und eventuell in Zukunft von Bedeutung sein.

Eine antimikrobielle Therapie ist in der Regel (bei einem meist zeitlich begrenzten, selbstlimitierten Krankheitsbild) nur in Ausnahmefällen erforderlich. Gegen eine empirische oder antibiotische Therapie sprechen:
- niedrige Inzidenz therapiepflichtiger Infektionen,
- Probleme der Resistenzentwicklung,
- verlängerte Erregerausscheidung unter Therapie (z. B. Salmonellose),
- vermehrte Toxinproduktion unter Therapie (z. B. EHEC-Erkrankungen),
- Zunahme der Diarrhö unter Therapie (z. B. Infektionen durch Clostridium difficile),
- Kosten.

Eine antimikrobielle Therapie wird empfohlen bei:
- bestimmten Erregern, unabhängig vom Verlauf (z. B. Shigellen),
- komplizierten Verläufen der Enteritis/Kolitis (z. B. mit Bakteriämie),
- Risikopatienten (alte Menschen, Patienten mit Immunsuppression, z. B. durch HIV-Infektion),
- schweren Grunderkrankungen.

Eine empirische Behandlung vor endgültiger Erregersicherung kann bei schweren Krankheitsverläufen (oder auch bei komplizierten Verläufen durch importierte Enteritiserreger) erforderlich sein. Wegen der zunehmenden Resistenzentwicklung müssen Vor- und Nachteile einer kalkulierten Ersttherapie abgewogen werden. Bewährt haben sich hierbei vor allem Chinolone (z. B. Ciprofloxacin: 2 × 500 mg). Die Behandlung der postinfektiösen Syndrome im Rahmen EHEC-bedingter Erkrankungen, hämolytisch-urämisches Syndrom und thrombotisch-thrombozytopenische Purpura, kann nur symptomatisch erfolgen. Die wichtigsten Therapiekonzepte der gezielten Behandlung häufiger intestinaler Infektionen sind in Tabelle 8.5 zusammengestellt.

Therapiekontrolle und Komplikationen. Der Therapieerfolg wird an der Besserung der Symptomatik festgemacht. Erfolgsparameter sind Rückgang der Diarrhö, des Fiebers, der abdominellen Beschwerden und des Erbrechens. Eine Kontrolle der Laborparameter und des mikrobiologischen Stuhlbefundes ist in der Mehrzahl der Fälle nicht erforderlich.

Therapieversagen. Tritt keine Besserung der Symptome unter einer symptomatischen Therapie auf, sollte ein Erregernachweis versucht bzw. die Diagnostik intensiviert werden. Falls eine empirische Antibiotikatherapie begonnen wurde, muss ein Therapiewechsel je nach Enteropathogen eingeleitet werden. Ein Therapieversagen trotz Einsatz einer Chemotherapie der ersten Wahl kann auf Resistenzen hinweisen (z. B. Shigelleninfektion, Giardia-lamblia-Infektion). Ist der Erreger isoliert worden, muss die Empfindlichkeit im Antibiogramm überprüft werden. Ein Therapieversagen kann auch durch Komplikationen der Infektion verursacht sein:

Tabelle 8.5 Antimikrobielle Therapie bei intestinalen Infektionen

Erreger	Indikation der Therapie	1. Wahl	Alternative	Therapiedauer
Salmonella Enteritidis	Alter > 65 Jahre, Immunsuppression (HIV, schwere Grunderkrankungen)	Ciprofloxacin: 2 × 500 mg/Tag p. o.	Cotrimoxazol: 2 × 960 mg/Tag p. o.	7 Tage
Campylobacter jejuni	komplizierter Verlauf, Immunsuppression	Erythromycin: 4 × 500 mg/Tag p. o.	Doxycyclin: 2 × 100 mg/Tag p. o.	7 Tage
Yersinia enterocolitica	komplizierter Verlauf	Doxycyclin: 2 × 100 mg/Tag p. o.	Cotrimoxazol: 2 × 480 mg/Tag p. o.	7 Tage

Tabelle 8.5 (Fortsetzung)

Erreger	Indikation der Therapie	1. Wahl	Alternative	Therapiedauer
Shigellen	frühzeitige Therapie	Ciprofloxacin (2 × 500 mg/Tag p. o.) oder Amoxicillin (2–3 g p. o.)	Cotrimoxazol (2 × 960 mg/Tag p. o.) oder Doxycyclin (2 × 100 mg/Tag p. o.)	7 Tage
Vibrio cholerae	nach Flüssigkeitsgabe	Doxycyclin (2 × 100 mg/Tag p. o.) oder Tetrazyklin (4 × 500 mg)	Cotrimoxazol: 2 × 960 mg/Tag p. o.	4–5 Tage
Clostridium difficile	bei Toxinnachweis	Metronidazol: 4 × 500 mg p. o.	Vancomycin (4 × 250 mg p. o.) oder Teicoplanin (2 × 400 mg/Tag)	7 Tage
M. tuberculosis	Infektion	Isoniazid (5 mg/kgKG) plus Rifampicin (10 mg/kgKG) plus Pyrazinamid (35 mg/kgKG)	oder Kombination mit Streptomycin (15 mg/kgKG) oder mit Ethambutol (20–25 mg/kgKG) oder mit Prothionamid (10–15 mg/kgKG)	6 Monate (oder länger)
Mycobacterium-avium-Komplex	disseminierte Infektion	Clarithromycin (1 g/Tag) plus Ethambutol (1 g/Tag) plus Rifabutin (300 mg/Tag)	oder Kombination mit Ciprofloxacin (2 × 500 mg/Tag) oder mit Azithromycin (500 mg/Tag) oder mit Amikacin	je nach Verlauf, z. B. 3 Monate
Aeromonas/ Plesiomonas	komplizierter Verlauf, extraintestinale Infektion	Cotrimoxazol: 2 × 960 mg/Tag p. o.	Ciprofloxacin (2 × 500 mg/Tag p. o.), Doxycyclin (2 × 100 mg/Tag p. o.)	3–5 Tage
Giardia lamblia	symptomatische Infektion	Metronidazol: 3 × 250 mg bis 3 × 500 mg	Tinidazol: 2 g als Einmaldosis oder 3 × 200 mg	10 Tage
Entamoeba histolytica	symptomatische Infektion	Metronidazol: 3 × 500 mg bis 3 × 750 mg	Tinidazol: 2 × 1 g	10 Tage
Isospora belli	Infektion	Cotrimoxazol: 2–4 × 960 mg/Tag p. o.	Pyrimethamin (50–75 mg/Tag) plus Folinsäure (5–10 mg/Tag)	10 Tage
Kryptosporidien	ausgeprägte Diarrhö	keine gesicherte Therapie; Versuch mit Paromomycin: 3 g/Tag	Nitazoxanide (1 g/Tag), Albendazole (2 × 400 mg/Tag), Azithromycin (2 × 500 mg/Tag), Atovaquone (4 × 750 mg/Tag)	je nach Verlauf, eventuell 3–4 Wochen
Mikrosporidien	ausgeprägte Diarrhö, extraintestinale Manifestation oder Dissemination	keine gesicherte Therapie; Versuch mit Albendazol: 2 × 400 mg/Tag	Metronidazol (2 × 400 mg/Tag), Atovaquone (4 × 750 mg/Tag), Fumagillin (3 × 20 mg/Tag)	je nach Verlauf, eventuell 2–4 Wochen
Cyclospora cayetanensis	Infektion	keine gesicherte Therapie; Versuch mit Cotrimoxazol: 2–4 × 960 mg/Tag p. o.	–	mindestens 10 Tag
Schistosma	Infektion	Praziquantel: 2–3 × 20 mg/Tag	Oxamniquin (15 mg/kgKG), Metrifonat (7,5 mg/kgKG)	Einmalgabe

- Folgen der Dehydratation (z. B. Kollaps, Kreislaufinsuffizienz, Nierenversagen),
- lokale Komplikationen (wie toxisches Megakolon, Ileus, Perforation, peranale Blutung bei schwerer Kolitis),
- Folgen einer systemischen Infektion (z. B. Bakteriämie, Abszessbildung in anderen Organen),
- postinfektiöse Komplikationen (reaktive Arthritis, Erythema nodosum, eventuell neurologische Komplikationen).

Prophylaxe. Eine sinnvolle Prophylaxe richtet sich nach Typ und Bedingungen der Durchfallerkrankung. Endemische Diarrhöepisoden als Ausdruck einer Lebensmittelintoxikation machen vor allem Hygienemaßnahmen im Haushalt beim Umgang mit Lebensmitteln und die sachgerechte Zubereitung vor allem von Eierspeisen, Fleisch und Geflügel erforderlich. Bei Fernreisen sind die Empfehlungen hinsichtlich Nahrungsmitteln („Boil it, cook it, peel it or forget it") unverändert zu beachten und wichtigste Prophylaxe. Eine prophylaktische Antibiotikatherapie bei Kurzreisen oder der Einsatz von Probiotika als Schutz der Darmflora vor Infektionen haben sich nicht etablieren können. Der ungezielte, oft überflüssige Einsatz von Antibiotika hat sowohl für Resistenzen als auch für sekundäre Komplikationen gesorgt. Nosokomiale Infektionen des Gastrointestinaltraktes (z. B. durch Clostridium difficile) könnten bei gezielter Gabe von Antibiotika und Einhaltung von Hygienemaßnahmen im Krankenhaus vermieden werden.

Prognose. Die Prognose der überwiegenden Fälle von infektiöser Diarrhö in Industrienationen ist gut. Da die Mehrzahl der akuten Durchfallerkrankungen selbstlimitiert ist und die Symptomatik spontan sistiert, sind über die passagere akute Morbidität hinaus bei Patienten ohne Komorbidität keine weiteren Komplikationen zu erwarten. Allerdings hängt der Verlauf wesentlich von den oben genannten Risikofaktoren der Patienten ab. Patienten mit schweren Grunderkrankungen (z. B. Leberzirrhose, Tumorerkrankungen), alte Menschen, Kleinkinder oder Risikopatienten mit Immunsuppression sind stärker gefährdet, protrahierte oder komplizierte Verläufe der Durchfallerkrankung zu entwickeln. Bei ihnen ist die Mortalität daher erhöht. Durchfallerkrankungen in Dritte-Welt-Ländern sind wegen der meist bestehenden Mangelernährung, fehlender Flüssigkeitssubstitution und der Unmöglichkeit einer eventuell notwendigen Chemotherapie prognostisch ungünstig und von einer erheblichen Mortalität begleitet.

Intestinale Helmintheninfektionen

Wurmerkrankungen können, je nach Intensität des Erregerbefalls, ebenfalls eine Diarrhö verursachen. Ist der Parasitenbefall gering, stehen klinisch abdominelle Beschwerden im Vordergrund oder die Patienten sind asymptomatisch. Je nach Spezies kommen die Wurmerkrankungen gehäuft in tropischen Regionen vor oder sind weltweit verbreitet. Eine Einteilung kann in Nematoden (Fadenwürmer), Zestoden (Bandwürmer) und Trematoden (Saugwürmer) vorgenommen werden. Für die Mehrzahl der Helminthen ist die Stuhlmikroskopie nach Anreicherung (MIF: Merthiolate-Iodine-Formalin) Nachweismethode der Wahl. Die Therapie der wichtigsten Wurmerkrankungen ist in Tabelle 8.6 zusammengestellt.

Antibiotikaassoziierte Diarrhö

Infektionen durch Clostridium difficile. Antibiotikaassoziierte Durchfälle haben durch zunehmende antimikrobielle Therapien an Bedeutung gewonnen. Das Krankheitsspektrum ist vielfältig und reicht von passagerer, selbstlimitierter Diarrhö ohne Erregernachweis über längere Durchfallepisoden bei einer Infektion mit Clostridium difficile bis hin zur schweren pseudomembranösen Kolitis. Ein Erreger wird bei Durchfällen unter Antibiotikagabe nur in etwa 10–20 % der Fälle gefunden, die Mehrzahl der Verläufe bleibt ungeklärt. Clostridium difficile ist der relevanteste Erreger, und die Infektion gilt als Prototyp der komplizierten antibiotikaassoziierten Durchfallerkrankung, die häufig eine pseudomembranöse Kolitis verursacht. Da die C.-difficile–Infektionen außerdem auch nosokomial (ohne Antibiotikatherapie) vorkommen und sich in den letzten Jahren als wichtige Krankenhausinfektion etabliert haben, werden die beiden Verlaufsformen gemeinsam abgehandelt.

Die Häufigkeit der C.-difficile-Infektion schwankt, je nach regionalen Bedingungen, Anzahl der Antibiotikatherapien und hygienischen Faktoren. Weitere Risikofaktoren sind unter anderem Immunsuppression, maligne Tumoren, andere schwere Vorerkrankungen sowie invasive Prozeduren, wie Operationen und Chemotherapie. Die häufige Besiedlung stationärer Patienten mit C. difficile birgt das Risiko der Kontamination und Ausbreitung als nosokomiale Infektion.

Tabelle 8.6 Therapie intestinaler Infektionen mit Helminthen

Infektion	Therapie der Wahl	Alternative
Nematoden		
Ascaris lumbricoides (Spulwurm)	Albendazol (400 mg als Einzeldosis) oder Mebendazol (2 × 100 mg über 3 Tage)	Fenbendazol, Flubendazol
Strongyloides stercoralis (Zwergfadenwurm)	Albendazol (400–800 mg über 3 Tage) oder Tiabendazol (25 mg/kgKG über 3 Tage)	Mebendazol: 2 × 100 mg über 3 Tage
Ancylostoma duodenale (Hakenwurm)	Mebendazol (2 × 100 mg über 3 Tage) oder Albendazol (400 mg als Einzeldosis)	Levamisol (2,5 mg/kgKG) oder Pyrantel (20 mg/kgKG) als Einzeldosis
Necator americanus (Hakenwurm)	Mebendazol (2 × 100 mg über 3 Tage) oder Albendazol (100 mg über 3 Tage)	Levamisol (2,5 mg/kgKG) oder Pyrantel (20 mg/kgKG) als Einzeldosis
Trichuris trichiura (Peitschenwurm)	Mebendazol: 2 × 100 mg über 3 Tage	Albendazol: 400 mg als Einzeldosis
Enterobius vermicularis	Mebendazol (100 mg) oder Pyrviniumembonat (50 mg) als Einzeldosis	Pyrantel: 11 mg/kgKG als Einzeldosis
Trichinella spiralis	Tiabendazol: 25 mg/kgKG über 3 Tage	Mebendazol: 600 mg am 1. Tag, dann bis 1,5 g/Tag über 10 Tage
Cestoden		
Taenia solium (Schweinebandwurm)	Praziquantel: 5–10 mg/kgKG als Einzeldosis	Niclosamid: 2 g als Einzeldosis
Taenia saginata (Rinderbandwurm)	Praziquantel: 5–10 mg/kgKG als Einzeldosis	Niclosamid: 2 g als Einzeldosis
Diphyllobotrium latum (Fischbandwurm)	Niclosamid (2 g als Einzeldosis) oder Praziquantel (5–10 mg/kgKG als Einzeldosis)	–
Hymenolepis nana (Zwergbandwurm)	Praziquantel: 15–25 mg/kgKG als Einzeldosis	Niclosamid: 2 g/Tag über 7 Tage

Pathogenese. Eine Antibiotikatherapie als Auslöser einer antibiotikaassoziierten Diarrhö oder einer C.-difficile-Infektion kann mehrere Wochen zurückliegen. Grundsätzlich kommen alle Antibiotika als Ursache infrage, auch wenn Clindamycin, Cephalosporine und Breitspektrumpenicilline gehäuft verantwortlich sind.

Das klinische Bild unterscheidet leichte Verläufe mit nur passagerem Durchfall von schweren Kolitiden, die endoskopisch das charakteristische Bild einer pseudomembranösen Kolitis zeigen. Je nach Intensität bestehen zusätzlich Fieber, Bauchschmerzen und schweres Krankheitsgefühl. Komplikationen der C.-difficile-Kolitis – wie toxisches Megakolon, Ileus oder Perforation – sind beschrieben.

Therapie. Da die Besiedlung des Kolons mit Clostridium difficile allein keinen Krankheitswert besitzt, ist in der Diagnostik der Toxinnachweis aus dem Stuhl entscheidend. Das eventuell kausale Antibiotikum sollte wenn möglich nicht mehr gegeben werden. Die Behandlung ist von der Schwere des Verlaufs abhängig: Bei leichten Formen ist die alleinige symptomatische Therapie (Flüssigkeitsersatz) ausreichend, bei schwereren Verläufen ist Metronidazol (oral) Therapie der Wahl; alternativ können Vancomycin oder Teicoplanin eingesetzt werden. Rezidive kommen in 10–30 % der Fälle nach Therapieende vor und sollten Anlass für einen erneuten Behandlungszyklus mit Metronidazol oder Vancomycin sein. Protrahierte Verläufe treten auf und können Probleme bei der Keimeradikation bereiten.

Proktitis

Definition

Die Proktitis ist eine Entzündung des Rektums, die mit anorektalen Beschwerden einhergeht und durch eine Infektion der Rektumschleimhaut (oder durch eine Mitbeteiligung des Rektums im Rahmen anderer Erkrankungen des Kolorektums) verursacht wird. Im Gegensatz zur infektiösen Kolitis oder Proktokolitis bleiben die Schleimhautveränderungen bei der Proktitis auf die distalen 15 cm des Rektums beschränkt.

Epidemiologie und klinische Bedeutung

Die Epidemiologie infektiöser Proktitiden ist vor allem durch die Verbreitung sexuell übertragbarer Krankheiten definiert. Zahlen zur Prävalenz existieren hierzu vor allem aus STD- (Sexual transmitted Diseases-)Kliniken der USA oder aus Untersuchungen homosexueller Patienten und können somit nicht die tatsächliche weltweite Häufigkeit dieser Erkrankungen widerspiegeln. Die epidemiologische Bedeutung liegt (vergleichbar mit derjenigen der HIV-Infektion) vor allem in der sexuellen Übertragung von Infektionen mit Befall des Gastrointestinaltraktes, zu denen bei Patienten mit homosexuellen Kontakten (bzw. bei Heterosexuellen mit Risikopraktiken) auch Infektionen mit Salmonellen, Shigellen oder Campylobacter zählen. In Zeiten der AIDS-Epidemie in den USA in den 1990er Jahren waren sexuell übertragbare gastrointestinale Infektionen nicht nur Ausdruck der hohen Promiskuität in einzelnen Risikogruppen, sondern auch Hinweis auf die hohe Durchseuchung mit Entamoeba histolytica, Giardia lamblia oder Chlamydien, z. B. bei Homosexuellen. Safer-Sex-Verhalten (zur Vermeidung von HIV-Infektionen) hat entsprechend zum Rückgang von rektaler Gonorrhö und sexuell übertragenen Amöbeninfektionen geführt.

Ätiologie und Pathogenese

Proktitiden können als Mitbeteiligung bei anderen infektiösen Enteritiden (z. B. durch Salmonellen, Shigellen, Campylobacter usw.) oder auch sekundär bei Patienten mit chronisch-entzündlichen Darmerkrankungen (Colitis ulcerosa, Morbus Crohn) vorkommen. Allerdings sind sexuell übertragbare Infektionen als Ursachen für die meisten Fälle einer Proktitis verantwortlich und setzen Analverkehr bzw. oral-anale Kontakte voraus. Infektionen, die keine Reifungsphase außerhalb des primären Wirtes benötigen, können direkt durch sexuellen Kontakt die Rektumschleimhaut befallen. Diese reagiert, je nach Erreger, mit unterschiedlichen Schleimhautveränderungen, und zwar Schleimhauterythem, Hämorrhagien oder auch ulzeröse Läsionen. Für HIV ist gezeigt worden, dass bereits vorhandene Schleimhautläsionen des Rektums die Infektion über den Analkontakt begünstigen.

Das Erregerspektrum der Proktitis ist groß und umfasst bakterielle, virale und parasitäre Infektionen. Wurmerkrankungen (z. B. durch Strongyloides oder Enterobius vermicularis) können zwar auch – sexuell übertragen – das Rektum befallen, verursachen aber selten eine Proktitis. Shigellen, Salmonellen und Campylobacter werden (auch) sexuell übertragen, führen aber in der Regel zu einer Enteritis oder Proktokolitis. Die wichtigsten Erreger einer Proktitis sind:
- Chlamydia trachomatis,
- Neisseria gonorrhoeae,
- Treponema pallidum,
- Herpes-simplex-Virus,
- Zytomegalievirus,
- HIV,
- humane Papillomaviren,
- Entamoeba histolytica,
- Giardia lamblia.

Klinisches Bild

Anamnese und organspezifische Symptome. In der Anamnese sollten bei unklarer Proktitis Analverkehr oder oral-anale Sexualpraktiken als Übertragungsweg erfragt werden. Grundsätzlich muss auch bei Durchfallerkrankungen, die mit proktitischen Beschwerden (siehe unten) einhergehen, an die Möglichkeit dieses Übertragungsweges gedacht werden. Das zeitliche Intervall von der Infektion bis zum Auftreten von Symptomen kann, je nach Erreger, schwanken. Viele Patienten haben keine Beschwerden und müssen als symptomlose Träger der Infektion gelten. Die häufigsten Symptome einer Proktitis sind:

- anale oder abdominelle Schmerzen,
- Diarrhö, eventuell blutig,
- eventuell Obstipation,
- anale Sekretion, eventuell schleimig-blutig,
- Juckreiz,
- eventuell Fieber,
- Neuralgien im Sakralbereich.

Zusätzlich können Beschwerden durch Schwellungen inguinaler Lymphknoten oder auch Schmerzen durch perianale Läsionen, Fisteln oder anale Fissuren auftreten.

Organspezifischer Untersuchungsbefund. Die klinische Untersuchung bei Verdacht auf eine Proktitis kann perianal Bläschen oder Ulzera zeigen, die vor allem bei Herpes-simplex-Virus-Infektionen oder zytomegalievirusbedingten Läsionen typisch sind. Chlamydieninfektionen können eitrigen Ausfluss bedingen bzw. im weiteren Verlauf sekundäre Komplikationen, wie Abszesse oder Strikturen, die eine rektale Untersuchung oder Rektoskopie unmöglich bzw. sehr schmerzhaft werden lassen. Da die Mehrzahl der Infektionen erst durch die Befunde von Proktoskopie oder Rektoskopie diagnostiziert werden, sind oft die sichtbaren Schleimhautveränderungen richtungsweisend. Bei der Inspektion des Analkanals können Fissuren, Fisteln oder Abszesse auffallen. Die Schleimhaut des Rektums zeigt ein Erythem, ist oft schwer entzündlich verändert und lässt Exsudate oder eitrige Beläge erkennen. Aphthöse, erosive und ulzeröse Läsionen (z. B. bei Lues, Infektionen durch Zytomegalievirus) kommen ebenfalls vor. Pseudopolypoide oder tumoröse Veränderungen können als Folge einer Papillomavirusinfektion des Rektums auftreten.

Diagnose, Differenzialdiagnose

Die Diagnose der infektiösen Proktitis wird, je nach Erreger, mikrobiologisch (durch den Erregernachweis aus Abstrichen), serologisch oder histologisch aus Biopsien gestellt:
- Chlamydia trachomatis: Erregernachweis aus Abstrichen oder Biopsien (Antigennachweis, PCR);
- Neisseria gonorrhoeae: kultureller Nachweis aus Abstrichen;
- Treponema pallidum: direkter Erregernachweis aus Läsionen (Dunkelfeldmikroskopie) oder Serologie (TPHA, VDRL, FTA-Abs-Test, eventuell 19S-IgM-FTA-Abs);
- Herpes-simplex-Virus: Erregernachweis aus Läsionen/Vesikeln in Zellkultur, Immunfluoreszenz;
- Zytomegalievirus: histologischer Nachweis bzw. immunhistochemische Unersuchung aus Biopsiematerial;
- HIV: Erregernachweis aus Biopsiematerial;
- humane Papillomaviren: Erregernachweis aus Biopsiematerial (PCR);
- Entamoeba histolytica: Stuhluntersuchung (Mikroskopie);
- Giardia lamblia: Stuhluntersuchung (Mikroskopie).

Differenzialdiagnose. Die Differenzialdiagnose der Proktitis umfasst vor allem nichtinfektiöse Proktitiden, die ein klinisch/endoskopisch sehr ähnliches Bild zeigen können. Morbus-Crohn- oder Colitis-ulcerosa-assoziierte Läsionen, ischämische Ursachen oder Läsionen nach Bestrahlung sind am häufigsten. Eine durch Fremdkörper ausgelöste Proktitis oder nach Trauma bzw. allergische Proktitiden sind eher selten. Eine Differenzierung wird durch die histologischen Befunde möglich.

Therapie und Prävention

Es bestehen folgende Therapieoptionen:
- Chlamydia trachomatis: Azithromycin (1 g als Einmaltherapie) oder Doxycyclin (2 × 100 mg) bzw. Clarithromycin (2 × 500 mg) für 7 Tage;
- Neisseria gonorrhoeae: Ceftriaxon (250 mg intramuskulär als Einmaldosis) oder Doxycyclin (2 × 100 mg) bzw. Erythromycin (4 × 500 mg) oral für 7 Tage;
- Treponema pallidum: Benzathin-Penicillin (2,4 Millionen Einheiten intramuskulär für 7 Tage) oder Doxycyclin (2 × 100 mg für 7 Tage) oder Erythromycin (4 × 500 mg oral für 7 Tage) oder Ceftriaxon (2 g intravenös für 7–10 Tage);
- Herpes-simplex-Virus: Aciclovir (3–5 × 800 mg oral für 7–10 Tage), bei schweren Verläufen auch intravenöse Therapie sinnvoll;
- Zytomegalievirus: Ganciclovir (2 × 5 mg pro Kilogramm Körpergewicht intravenös) oder Foscarnet (2 × 90 mg pro Kilogramm Körpergewicht intravenös) für 2–3 Wochen;
- Entamoeba histolytica: Metronidazol (3 × 500 mg oral);
- Giardia lamblia: Metronidazol (3 × 500 mg oral).

Therapiekontrolle, Komplikationen und Prognose. Die Therapiekontrolle richtet sich nach dem Rückgang der Symptome bzw. den endoskopischen Befunden. Mikrobiologische Kontrollabstriche können sinnvoll sein, sind aber bei unkompliziertem Verlauf verzichtbar. Komplikationen werden selten beobachtet und bestehen vor allem aus lokalen Komplikationen, wie Blutungen, Fisteln, Abszessen oder Strikturen im Analbereich. Die Prognose der behandelten infektiösen Proktitiden ist gut.

Prävention. Die Prävention umfasst vor allem die Hygienemaßnahmen zur Vermeidung enteraler Infektionen (z. B. bei Salmonellen-, Shigellen-, Campylobacterinfektionen usw.). Bei sekundärem Befall, z. B. im Rahmen chronisch-entzündlicher Darmerkrankungen, sollte differenzialdiagnostisch an die Möglichkeit einer Proktitis gedacht werden. Eine wirksame Prävention bei sexuell übertragbaren Infektionen besteht in der Information zum Übertragungsrisiko, dem Gebrauch von Kondomen und der Vermeidung von risikoreichen Sexualkontakten.

Cholezystitis

Entzündliche Veränderungen der Gallenwege betreffen die Gallenblase sowie die intra- und/oder die extrahepatischen Gallenwege. Neben den häufigeren akuten Entzündungen gibt es auch chronische Verläufe. Nach der Organzuordnung sind Cholezystitis, Cholangitis und deren entzündliche Komplikationen, wie das Gallenblasenempyem, zu unterscheiden. Da die Mehrzahl der Krankheitsbilder auf eine Steinbildung im Bereich der Gallenwege zurückzuführen ist (Cholezystolithiasis, Cholangiolithiasis oder Choledocholithiasis), gibt es viele Gemeinsamkeiten in Pathogenese, Erregerspektrum, Diagnostik und Therapie.

Definition

Die akute Cholezystitis beschreibt eine Entzündung der Gallenblasenwand und des Ductus cysticus, die meist auf dem Boden von Gallenblasensteinen („kalkulöse" Cholezystitis) oder sehr selten auch ohne gleichzeitige Cholezystolithiasis („akalkulöse" Cholezystitis) vorkommen. Eine chronische Cholezystitis kann sich bei nicht ausgeheilter akuter Verlaufsform entwickeln.

Epidemiologie und klinische Bedeutung

Da 90–95 % aller akuten Formen der Cholezystitis auf dem Boden einer Cholelithiasis vorkommen, werden Epidemiologie und Häufigkeit der Erkrankung durch das Gallensteinleiden definiert. Gallensteine treten weltweit mit einer Prävalenz von etwa 10 % (Erwachsene) auf, dabei aber regional und ethnologisch in unterschiedlicher Häufigkeit. Altersabhängig steigt die Prävalenz an, Frauen sind häufiger betroffen als Männer. In Mitteleuropa werden bei etwa 20 % der Frauen über 50 Jahren und bei 10 % der Männer Gallensteine gefunden. Eine symptomatische Erkrankung entwickeln etwa 20 % der Gallensteinträger.

Ätiologie und Pathogenese

Eine Cholezystitis entsteht bei Behinderung des Galleflusses aus der Gallenblase (meist durch ein Abflusshindernis in Infundibulum oder Ductus cysticus). Die häufigsten Ursachen sind in der nachfolgenden Übersicht aufgeführt. Gleichzeitig sind Kompression der abführenden Blutgefäße, Behinderung der Lymphdrainage und Zunahme der Flüssigkeitssekretion der Gallenblasenwand dafür verantwortlich, dass ein Ödem der Gallenblase entsteht und sich ischämiebedingt eine Nekrose und ein Gangrän entwickelt. In 40–50 % der Fälle kommt es sekundär zu einer Bakterieninvasion, die in der vorgeschädigten Wand einen günstigen Nährboden vorfindet. Ob die bakterielle Besiedlung vorbestehend ist oder eine Erregeraszension aus dem Duodenum entsteht, ist ebenso unklar wie die eventuelle Rolle der bakteriellen Dekonjugation der Gallensäuren. Für die Schädigung der Gallenblase spielen Gallensäuren, Lysolezithin sowie als pro- und antiinflammatorische Mediatoren die Prostaglandine E und F eine Rolle.

> **Ursachen der akuten Cholezystitis**
> ▶ Gallensteine (90–95 %)
> ▶ Tumoren der Gallenblase, der Gallenwege, des Pankreas oder der Papille
> ▶ Parasiten (z. B. Ascaris lumbricoides)
> ▶ Galleschlamm („Sludge")
> ▶ Entzündliches Ödem/Fibrose im Ductus cysticus
> ▶ Abknicken des Ductus cysticus
> ▶ Lymphknotenvergrößerungen im Leberhilus
> ▶ Atypische Blutgefäße
> ▶ Benigne Gallenblasenpolypen

Bei der akalkulösen Cholezystitis ist die Genese weniger gut geklärt; sie tritt meist bei schwerkranken Patienten (z. B. nach Operation oder Trauma, nach mehrwöchiger parenteraler Ernährung), bei Kindern, im Rahmen von Allgemeininfektionen, nach Chemotherapie oder bei HIV-Infektion auf. Die Rolle, die hierbei die Stase der Galle und der Gallenblasenschlamm („Sludge") als Wegbereiter einer Entzündung spielen, ist nicht genau geklärt.

Disponierende Faktoren. Wichtigste Risikofaktoren für eine Cholelithiasis (und damit eine Cholezystitis) sind in Mitteleuropa und in den USA:
▶ Geschlecht (Frauen),
▶ Adipositas,
▶ Alter (> 50 Jahre),
▶ familiäre Belastung,
▶ Schwangerschaft,
▶ Hyperlipidämie,
▶ Medikamente,
▶ hormonelle Faktoren (z. B. postmenopausale Östrogensubstitution).

Geographische und ethnische Faktoren sind bei der Prävalenz des Gallensteinleidens und damit der akuten Cholezystitis relevant: Die Prävalenzraten in Westeuropa und in den USA sind z. B. höher als in Asien oder Japan. „Kaukasische" oder hispanische Menschen haben häufiger Gallensteine als Schwarzafrikaner.

Erregerspektrum. Bei der Cholezystitis dominieren in der Mehrzahl bakterielle Erreger (vor allem E. coli, Klebsiellen, Enterobacter spp., Enterokokken, Proteus und Streptokokken); Pseudomonas spp. können als Problemkeime auftreten. Bei den Anaerobiern spielen vor allem Clostridium spp. oder Bacteroides fragilis eine Rolle. Mischinfektionen kommen in über 50 % der Fälle vor. Parasitäre Erreger (z. B. Kryptosporidien, Mikrosporidien oder Giardia lamblia) können vor allem bei Immunsupprimierten (z. B. bei AIDS) in den Gallengängen gefunden werden; Opisthorchis spp., Clonorchis sinensis oder Fasciola hepatica fast ausschließlich in Endemiegebieten des jeweiligen Erregers. Auch Viren (z. B. Zytomegalievirus) oder Pilze (z. B. Candida spp.) sind seltene Ursachen und fast immer auf immunsupprimierte Patienten beschränkt.

Klinisches Bild

Anamnese und organspezifische Symptome. Frühere Episoden von rechtsseitigen, eventuell kolikartigen Oberbauchschmerzen und bereits diagnostizierte Gallensteine können richtungsweisend sein. In der akuten Symptomatik sind rechtsseitige, heftige, kolikartige Oberbauchbeschwerden charakteristisch, die oft länger als eine Stunde anhalten und mit Übelkeit, Erbrechen und Fieber einhergehen. Eine Ausstrahlung der Schmerzen in die rechte Schulter bzw. den Rücken kommt häufig vor. Ein Ikterus ist selten (etwa 20 % der Patienten). Asymptomatische oder symptomarme Verläufe können gelegentlich (insbesondere bei älteren Patienten) auftreten.

Organspezifischer Untersuchungsbefund. Viele Patienten mit Gallenkoliken sind schmerzbedingt unruhig. Der rechte Oberbauch ist druckschmerzhaft; bei tiefer Inspiration löst die Palpation eine lokale Abwehrspannung als Ausdruck des Peritonismus aus, die als „Murphy"-Zeichen bekannt ist. Bei zunehmender Peritonitis finden sich spärliche Darmgeräusche.

Diagnose, Differenzialdiagnose

Die Diagnostik ergibt folgende Befunde:
▶ Labordiagnostik: Leukozytose (11 000–20 000/ml) mit Linksverschiebung, Beschleunigung der Blutkörperchensenkungsgeschwindigkeit und Konzentrationserhöhung des C-reaktiven Proteins neben leichter Erhöhung der Leberwerte (GOT/GPT) bzw. Anstieg der Cholestaseparameter γ-GT und alkalische Phosphatase sind hinweisend. Eine chronische Cholezystitis kann allerdings völlig normale Laborparameter aufweisen.
▶ Mikrobiologie: Bei Patienten mit Fieber sollten vor Beginn der Antibiotikatherapie Blutkulturen angelegt werden.
▶ Röntgenaufnahme des Abdomens: Es können

sich verkalkte Gallenblasenkonkremente darstellen.
- Oberbauchsonographie: Sie ist die Methode der Wahl und zeigt eine Auflockerung sowie eine Verdickung der Gallenblasenwand auf über 4 mm, eventuell einen Flüssigkeitssaum um die Gallenblase herum (Pericholezystitis) und (bei „kalkulöser" Cholezystitis) Gallenblasensteine. Steine in Ductus cysticus oder Infundibulum können schwierig nachzuweisen sein. Erweiterte intra- und/oder extrahepatische Gallengänge sind Hinweis auf ein Abflusshindernis im Ductus hepatocholedochus.
- Weitere Untersuchungsmethoden: Sie sind in der Regel für eine Diagnosestellung nicht erforderlich. Orale oder intravenöse Cholangiographie, hepatobiliäre Szintigraphie und Computertomographie sind heute entbehrlich. Eine ERCP (endoskopische retrograde Cholangiopankreatikographie) wird erforderlich, wenn sonographisch der Verdacht auf zusätzliche Choledochuskonkremente besteht.

Differenzialdiagnose. Die Differenzialdiagnose der akuten Cholezystitis umfasst Krankheitsbilder, die ebenfalls das Bild eines akuten Abdomens verursachen bzw. dieses bei pulmonalen oder kardialen Erkrankungen imitieren können.

Differenzialdiagnose der akuten Cholezystitis
- Ulkus ventriculi oder Ulkus duodeni
- Pankreatitis
- Appendizitis
- Leber- oder Nierenabszess
- Nierenkolik
- Pyelonephritis
- Myokardinfarkt
- Aortenaneurysma
- Lungenembolie

Therapie

Die konventionelle Therapie überbrückt die Zeit bis zur operativen Behandlung der Gallensteine; die antibiotische Therapie soll septische Komplikationen verhindern.

Akute Cholezystitis

Die Therapie beinhaltet in der Regel Bettruhe, eventuell Nahrungskarenz sowie parenterale Flüssigkeitszufuhr.

Supportive/symptomatische Therapie

Als Spasmolytikum ist z. B. Butylscopolamin (z. B. Buscopan: 1–2 × 1 Suppositorium à 20 mg oder 1 Ampulle intravenös), als Analgetikum Novaminsulfon (z. B. Novalgin: 1–2 Ampullen langsam intravenös) indiziert. Bei stärkeren Schmerzen ist die Gabe von Pentazozin (z. B. Fortral: 1 Ampulle à 30 mg langsam intravenös) oder Pethidin (z. B. Dolantin: 50 mg langsam intravenös) erforderlich.

Kalkulierte Initialtherapie

Bei Entzündungszeichen (Leukozytose, Konzentrationserhöhung des C-reaktiven Proteins) und Fieber und somit Hinweisen auf eine schwere Entzündung ist eine antibiotische Therapie erforderlich. Bevorzugt wird z. B. Mezlocillin oder Piperacillin, eventuell in Kombination mit einem β-Laktamase-Hemmer oder einem Aminoglykosid. Auch Cephalosporine, wie Ceftriaxon oder Cefotaxim, können wirksam sein (**Cave:** Enterokokkeninfektion) bzw. Chinolone (z. B. Ciprofloxacin). Bei schweren Infektionen sollten z. B. Carbapeneme (Imipenem) oder Kombinationen der genannten Antibiotika mit Metronidazol gewählt werden, z. B.:
- Mezlocillin (Baypen): 3 × 2 g/Tag intravenös (maximal 15 g/Tag);
- Piperacillin (Pipril): 3 × 2 g/Tag intravenös;
- Imipenem (Zienam): 1,5–2 g/Tag intravenös;
- Ceftriaxon (Rocephin): 1 × 2 g/Tag intravenös;
- Cefotaxim (Claforan): 4–6 g/Tag intravenös;
- Ciprofloxacin (Ciprobay): 2 × 200 mg/Tag intravenös.

Bei komplizierten Verläufen kommen infrage:
- β-Laktam-Antibiotika plus Clavulansäure oder Aminoglykosid;
- Amoxicillin/Clavulansäure (Augmentan): 3 × 1,2 g/Tag intravenös;
- eventuell auch Ergänzung mit Metronidazol (Clont): 3 × 400 mg/Tag intravenös.

Die Dauer der Antibiotikatherapie beträgt 7–10 Tage bzw. mindestens 3 Tage über die Entfieberung hinaus. Bei Erregernachweis in der Blutkultur erfolgt eine gezielte Therapie, eventuell kommt der Wechsel des Antibiotikums in Betracht.

Cholezystektomie. Da die Therapie der Cholezystitis die Infektion, aber nicht die zugrunde liegende Ursache beseitigt, muss baldmöglichst bei Gallenblasensteinen zur Verhinderung weiterer Komplikationen eine Cholezystektomie durchgeführt werden, die heute in der Regel als laparoskopischer Eingriff möglich ist. Als idealer Operationszeitpunkt wird der Zeitraum wenige Tage nach dem Akutereignis angesehen. Auf weitere Therapiekonzepte der Cholezystolithiasis (z. B. orale medikamentöse Litholyse, Laserlithotrypsie oder Stoßwellentherapie) soll an dieser Stelle nicht eingegangen werden.

Chronische Cholezystitis

Dieses Krankheitsbild ist klinisch nicht einheitlich und eher symptomarm; nach bildgebenden Methoden lässt es sich oft nicht von Syndromen mit chronisch verdickter Gallenblasenwand oder Schrumpfgallenblase unterscheiden. Die Therapie der Wahl besteht in der Cholezystektomie.

Therapiekontrolle und Komplikationen

Ein Rückgang von klinischen Symptomen, Entzündungszeichen und eventuell sonographischen Befunden der Cholezystitis ist als Therapieerfolg zu werten. Ungeachtet dessen muss aber bei Cholezystolithiasis innerhalb weniger Tage eine Cholezystektomie erfolgen, um weitere Komplikationen zu vermeiden. Die Komplikationen der Cholezystitis sind wiederum durch die zugrunde liegende Cholezystolithiasis bedingt:

- Gallenblasenhydrops bzw. Gallenblasenempyem: Ein Gallenblasenhydrops wird durch einen länger bestehenden Verschluss des Ductus cysticus aufgrund der Druckerhöhung ausgelöst, die bei Resorption von Gallenbestandteilen durch die überdehnte Gallenblasenwand entsteht.
- Leberabszess/subphrenischer Abszess: Beide Krankheitsbilder können im Rahmen infektiöser oder septischer Komplikationen der Cholezystitis auftreten.
- Perforation: Auf dem Boden steinbedingter Druckläsionen oder einer nekrotisch veränderten Gallenblasenwand kann es zu einer Perforation kommen. Bei Perforation in die freie Bauchhöhle wird der Verlauf durch eine gallige Peritonitis kompliziert (klinisches Bild: akutes Abdomen mit Abwehrspannung und Peritonismus). Gedeckte Perforationen, bei denen eine Pericholezystitis zu einer fibrinösen Verklebung der Gallenblasenwand führt, können in die Leber, den Ductus choledochus, den Bulbus duodeni oder in das Kolon (als cholezystenterische Fisteln) erfolgen. Da sie oft ohne akute Beschwerden auftreten, werden sie erst im Verlauf diagnostiziert, z. B. wenn ein perforierter Gallenstein mit Latenz in Dünndarm oder Kolon zu einer Obstruktion mit Ileus führt (Gallensteinileus).
- Emphysematöse Cholezystitis: Diese seltene, fulminant verlaufende Form der akuten Cholezystitis kommt durch eine sekundäre Infektion der Gallenblasenwand mit gasbildenden Organismen (z. B. anaerobe Streptokokken oder Clostridium perfringens) zustande.
- Chronische Cholezystitis: Eine chronische Cholezystitis kann sich aus einer akuten Entzündung entwickeln und verläuft oft symptomarm bzw. wird häufig erst chirurgisch-pathologisch diagnostiziert.
- Begleitpankreatitis: Bei Auftreten von Gallengangsteinen oder einer Papillenstenose zusätzlich zur Cholezystolithiasis kann eine Begleitpankreatitis resultieren (klinisches Bild: Oberbauchschmerzen; Laborbefund: Konzentrationserhöhung der Pankreasenzyme).
- Weitere Komplikationen: Schrumpfgallenblase und Porzellangallenblase können als Restzustand nach lange bestehender Cholezystitis auftreten. Ein Mirizzi-Syndrom entsteht durch eine Impaktierung des Gallensteins im Ductus cysticus oder im Gallenblasenhals; die sekundäre Kompression des Ductus hepatocholedochus führt zum Ikterus.

Prognose

Bei unkompliziertem Verlauf beträgt die Letalität der Cholezystitis weniger als 5 %. Da ein spontaner Steinabgang ebenso wie ein Zurückrutschen des Konkrements in die Gallenblase möglich ist, kann die Entzündung auch spontan ausheilen. Bei Auftreten von Komplikationen erhöht sich allerdings die Letalitätsrate erheblich, da Perforation, Sepsis oder Empyem unbehandelt tödlich verlaufen.

Cholangitis

Definition

Eine Cholangitis wird als Entzündung der Gallenwege definiert. Cholestase und Abflusshindernisse begünstigen vor allem bakterielle Infektionen.

Epidemiologie und klinische Bedeutung

Da über 85 % aller Cholangitiden durch Gallengangsteine bedingt sind, ist die epidemiologische Bedeutung durch die Cholelithiasis definiert. Etwa 15 % der Patienten mit Cholelithiasis weisen zum Zeitpunkt der Cholezystektomie eine Choledocholithiasis auf (und gleichzeitig 95 % der Fälle mit Gallengang- auch zusätzlich Gallenblasensteinen). Nach Schätzungen werden etwa ein Drittel dieser Fälle von Choledocholithiasis von einer Cholangitis begleitet und damit symptomatisch. Die Inzidenz der übrigen Formen der nichteitrigen Cholangitiden (z. B. primär sklerosierende Cholangitis: 1–8/100 000) ist gering.

Ätiologie, Pathogenese und Einteilung

Die bakterielle Besiedlung der Gallenwege, die meist aus dem Duodenum erfolgt, bleibt initial eine asymptomatische Bakteriocholie. Die zusätzliche Obstruktion führt über eine nichteitrige zu einer eitrigen Cholangitis. Die Rolle der hämatogenen Aussaat wird diskutiert.

Unterscheidung aufgrund der Pathogenese

Von den (häufigeren) infektiösen Cholangitiden sind die nichteitrigen Formen abzugrenzen, die heute als Autoimmunerkrankungen anzusehen sind und durch die primär sklerosierende Cholangitis und die primär biliäre Zirrhose vertreten werden. Auf beide Krankheitsbilder wird an dieser Stelle nicht weiter eingegangen. In Südostasien ist die „orientalische" Cholangitis endemisch, bei der es über die Bildung von Kalziumbilirubinatsteinen zur biliären Obstruktion mit Cholangitis kommt. Die Pathogenese der HIV-assoziierten Cholangitis („AIDS-Cholangiopathie") ist nicht eindeutig geklärt; neben dem Befall der Gallenwege mit opportunistischen Erregern (Kryptosporidien, Mikrosporidien) werden auch immunologische Phänomene diskutiert.

Unterscheidung aufgrund der Erreger

Bakterielle Cholangitiden sind die wesentlichen Formen der Cholangitis. Virale oder parasitär bedingte Formen sind selten und durch anatomische Varianten (z. B. Gallengangatresie), bestimmte Alters- und Risikogruppen (z. B. Immunsuppression) und geographische Faktoren (Ostasien bei Clonorchis sinensis, Askariden) begünstigt.

Unterscheidung akute/chronische Cholangitis

Ursache der akuten Cholangitis ist meist eine Obstruktion der Gallenwege und hier wiederum in der Mehrzahl (in mehr als 85 % der Fälle) durch Gallengangsteine sowie selten durch Stenosen aufgrund von (malignen oder benignen) Tumoren der Gallenwege, der Papille oder des Pankreas. Weitere Ursachen sind:

- nichttumoröse Erkrankungen des Pankreas (chronische Pankreatitis, anatomische Varianten wie das Pankreas divisum),
- juxtapapilläre Divertikel,
- Kompressionseffekte durch vergrößerte Lymphknoten,
- postoperative (nach Gallengangchirurgie) oder postinfektiöse Strikturen,
- Blutkoagel,
- Parasiten in den Gallenwegen (z. B. Askariden),
- sekundär verschlossene Gallenwegsdrainagen (z. B. nach endoskopischer Stenteinlage bei Gallengangverschluss),
- infektiöse Ursachen der Cholangitis: Leberabszesse und große Echinokokkuszysten, die zu einer Kompression der Gallengänge führen.

Neben akuten Verläufen kommen seltener auch chronische Cholangitiden vor, die bei extrahepatischen Obstruktionen im Gallengang, bei intrahepatischen Stenosen (z. B. bei primär-sklerosierender Cholangitis) oder als nichteitrige chronisch destruierende Cholangitis (bei der primär biliären Zirrhose) auftreten.

Erregerspektrum

Das Erregerspektrum ist im Abschnitt „Cholezystitis" dargestellt.

Klinisches Bild

Organspezifische Symptome. Oberbauchkoliken, der Nachweis einer Cholezystolithiasis und vorangegangene Operationen oder endoskopische Eingriffe an den Gallenwegen sind richtungsweisend. Klassisch ist bei der Cholangitis die Charcot-Trias: Schmerzen (im rechten Oberbauch), Fieber (eventuell mit Schüttelfrost) und Ikterus. Allerdings kann die Cholangitis auch monosymptomatisch oder lediglich mit Fieber und Schmerzen verlaufen. Bei malignen Ursachen der Cholestase kann das Symptom „Schmerz" völlig fehlen. Das Krankheitsbild ist wegen der hohen Rate an septikämischen Verläufen (Cholangiosepsis) oft kompliziert. Schwere Formen der eitrigen Cholangitis kommen außerdem auch gehäuft bei älteren Patienten vor und können mit Zeichen der Sepsis, mit Hypotension, Bewusstseinstrübung, Exsikkose und Schock einhergehen.

Organspezifischer Untersuchungsbefund. Druckschmerz im rechten Oberbauch, eventuell Haut- und Sklerenikterus, oft Abwehrspannung und Zeichen der Verschlechterung des Allgemeinbefindens sind charakteristisch.

Diagnose, Differenzialdiagnose

Es zeigen sich folgende Befunde:
- Labordiagnostik: (siehe Abschnitt „akute Cholezystitis"),
- Mikrobiologie: Blutkulturen sind unbedingt vor Beginn der Antibiotikatherapie anzulegen, da bei etwa 50 % der Cholangitiden eine Bakteriämie besteht.
- Oberbauchsonographie: Sonographisch finden sich Gallengangsteine, eine Dilatation der intra- und/oder extrahepatischen Gallengänge und eventuell auch echodichtes Material im Gallengang als Ausdruck von Sludge. Bei Pankreatitis können Ödem, Verkalkungen und Strukturänderungen des Parenchyms hinweisend sein.
- ERCP: Bei sonographisch erweitertem Gallengang oder Nachweis einer Cholelithiasis ist eine ERCP zum Nachweis bzw. zum Ausschluss einer Stenose im Ductus hepatocholedochus als Ursache der Cholangitis umgehend erforderlich, da hierdurch therapeutisch Steinextraktion und Gallengangsdrainage möglich sind. Die ERCP gilt heute als „Golden Standard" der Diagnostik und Therapie einer Choledocholithiasis.
- Eine Computertomographie des Abdomens (heute vor allem als Spiralcomputertomographie) kann die Dilatation der Gallengänge und die Pankreatitis zeigen, ersetzt die ERCP aber nicht. Die Magnetresonanztomographie für die akute Diagnostik nicht erforderlich, kann aber bei Gallengangveränderungen, Stenosen oder Strikturen diagnostisch statt der ERCP richtungsweisend sein, wenn keine therapeutische Intervention erforderlich ist.
- Die Endosonographie des oberen Gastrointestinaltraktes kann konventionell nicht diagnostizierte Choledochussteine nachweisen.

Differenzialdiagnose. Sie umfasst die in der Übersicht „Differenzialdiagnose der akuten Cholezystitis" aufgeführten Erkrankungen, wenn (wie bei der akuten Cholezystitis) die Oberbauchbeschwerden im Vordergrund stehen. Bei fieberhaften oder ikterischen Verläufen bzw. bei asymptomatischer Manifestation müssen andere Infektionen (unter anderem Harnwegsinfekt, Urosepsis, Bakteriämie anderer Genese) oder Erkrankungen mit Ikterus (unter anderem Hämolyse, Hepatitis) ausgeschlossen werden.

Therapie

Die Therapie der Cholangitis entspricht im Wesentlichen derjenigen bei Cholezystitis (siehe oben).

Therapiekontrolle und Komplikationen. Ein klinisches Ansprechen (Rückgang von Symptomatik, Fieber und Entzündungszeichen) sollte innerhalb weniger Tage eintreten. Bei Choledocholithiasis ist eine endoskopische Steinextraktion erforderlich, bei Cholezystolithiasis die Planung einer Cholezystektomie. Komplikationen bestehen in Cholangiosepsis sowie bei Cholelithiasis Steininkarzeration, Perforation oder Fistelbildung sowie Begleitpankreatitis. Als Spätfolgen der Cholangitis sind narbige Strikturen oder eine Papillitis bekannt.

Prognose. Die Prognose der unkomplizierten Cholangitis ist unter konservativer Therapie gut. Bei später Diagnose und septischen bzw. komplizierten Verläufen mit schwerer Obstruktion kann die Mortalität, insbesondere bei älteren Patienten, hoch sein.

Gallenblasenempyem

Definition

Ein Gallenblasenempyem ist eine eitrige Entzündung in der Gallenblase, die durch einen (steinbedingten oder entzündlichen) Verschluss des Ductus cysticus bei bakterieller Infektion entsteht und als seltene Komplikation einer akuten Cholezystitis auftritt.

Ätiologie und Pathogenese

Disponierende Faktoren entsprechen denjenigen der Cholezystitis. Gefährdet sind vor allem ältere Patienten (> 60 Jahre) bzw. Patienten mit weiteren Risikofaktoren (z. B. Diabetes mellitus).

Klinisches Bild

Organspezifische Symptome. Rechtsseitige Oberbauchschmerzen, Fieber und eventuell ein Ikterus bestimmen das klinische Bild.

Organspezifischer Untersuchungsbefund. Eine Gallenblasenempyem ist klinisch nicht von einer akuten Cholezystitis zu unterscheiden: Druckschmerz im rechten Oberbauch, eventuell Haut- und Sklerenikterus, oft Abwehrspannung und Zeichen der Verschlechterung des Allgemeinbefindens kommen vor.

Diagnose, Differenzialdiagnose

Es zeigen sich folgende Befunde:
- Labordiagnostik: Die für die Cholezystitis beschriebenen Entzündungsparameter, eine Erhöhung der Transaminasenwerte sowie der Cholestaseparameter sind auch beim Gallenblasenempyem zu finden.
- Mikrobiologie: Das Erregerspektrum entspricht demjenigen der akuten Cholezystitis. Blutkulturen sollten vor Beginn der Antibiotikatherapie angelegt werden.
- Oberbauchsonographie: Sonographisch findet sich eine vergrößerte, wandverdickte Gallenblase, die mit echodichtem Material (Sludge) ausgefüllt ist und daneben eventuell Gallensteine zeigt. Eine Dilatation der intra- und/oder extrahepatischen Gallengänge kann zusätzlich bestehen.

Differenzialdiagnose. Sie umfasst die für die Cholezystitis beschriebenen Krankheitsbilder.

Therapie

Eine umgehende Cholezystektomie ist die Methode der Wahl. Eine Antibiotikatherapie ist obligat und umfasst die im Abschnitt „Cholangitis" genannten Antibiotika.

Prognose. Unbehandelt verläuft das Gallenblasenempyem letal. Bei rechtzeitiger chirurgischer Intervention ist die Prognose gut.

Pankreatitis

Die überwiegender Mehrzahl der akuten Pankreatitiden ist nichtinfektiöser Genese, sondern biliär oder alkoholtoxisch bedingt (seltener: Hyperkalzämiesyndrome, Hyperlipoproteinämie, Medikamente usw.). Akute infektiöse Pankreatitiden, die durch eine Mitbeteiligung des Pankreas im Rahmen einer disseminierten Infektion entstehen, sind weniger häufig. Von diesen müssen als Krankheitsbilder die infektiösen Komplikationen als Folge einer akuten Pankreatitis getrennt werden, die durch infizierte Nekrosen, infizierte Pseudozysten oder Pankreasabszesse charakterisiert sind.

Infektiöse Pankreatitis

Definition

Eine Mitbeteiligung des Pankreas im Rahmen einer akuten Infektion unterschiedlicher Genese wird als akute infektiöse (Begleit-)Pankreatitis bezeichnet.

Epidemiologie und klinische Bedeutung

Infektiöse (Begleit-)Pankreatitiden sind selten, manche Verläufe ausgesprochene Raritäten. Genaue Zahlen liegen nicht vor und lassen sich allenfalls an der Häufigkeit der jeweiligen zugrunde liegenden Infektion schätzen; sie kommen bei weniger als 1–5 % der Verläufe vor. Dagegen sind Parasiten (z. B. Askariden, Clonorchis sinensis) in China oder Indien häufige Ursachen einer Pankreatitis (oder Cholangitis), und diese erregerassoziierten Pankreatitiden haben dort eine hohe Inzidenz.

Ätiologie, Pathogenese und Einteilung

Eine primäre infektiöse Pankreatitis kommt entweder im Rahmen einer Dissemination eines Erregers vor (z. B. bei Zytomegalievirusinfektion, Mumps) oder durch eine Aszension des Erregers aus dem Duodenum. So können enterale Infektionen via Dünndarm (wie bei der Cholangitis) das Pankreasgewebe befallen (z. B. Salmonellen) oder parasitäre Erreger (z. B. Askariden) das Pankreasgangsystem. Die histopathologische Reaktionsform des Pankreas besteht in der Mehrzahl der Fälle in einer interstitiellen Pankreatitis mit serösem oder serofibrinösem Exsudat und später interstitiellen Fibrosen. Bei der Tuberkulose können erregerbedingt Abszesse oder Einschmelzungen entstehen. Es sind verschiedene Einteilungen möglich:

- Einteilung nach dem Erregerspektrum: Eine Einteilung der infektiösen Pankreatitiden kann durch das Erregerspektrum in bakterielle, virale, parasitäre und mykologische Ursachen vorgenommen werden. Zur Bedeutung der einzelnen Infektionen sei bemerkt, dass in Mitteleuropa virale Ursachen (z. B. durch Coxsackie-, Mumps-, Zytomegalie-, Epstein-Barr-, Hepatitis- oder Varizella-Zoster-Virus) und einige bakterielle Erreger (Salmonella spp., M. tuberculosis) deutlich häufiger und deshalb klinisch relevanter sind als die hier seltenen Pilz- (z. B. Candida spp. oder Aspergillus spp.) oder Parasiteninfektionen. Bei den bakteriellen Infektionen sind als Erreger in erster Linie M. tuberculosis, Salmonella spp., Legionellen, Brucellen, Spirochäten und Leptospiren zu nennen. Parasitäre Erreger als Ursache der Pankreatitis (Askariden, Clonorchis sinensis, Opisthorchis spp., Fasciola hepatica, Anikasis spp., Echinokokkus spp. usw.) sind in außereuropäischen Endemiegebieten der jeweiligen Erreger von Bedeutung.
- Einteilung nach der Immunlage: Verläufe und Erregerspektrum bei Immunkompetenten müssen von denen bei Immundefizienz (z. B. AIDS) unterschieden werden. Bei Diabetes mellitus, Tumorerkrankungen oder anderen Bedingungen einer relativen Immunsuppression werden z. B. Candida-, M.-tuberculosis- oder Zytomegalievirusbeteiligung bei einer Pankreatitis gehäuft gefunden. Bei HIV-Patienten wurden bei generalisierter Infektion eine Vielzahl der HIV-assoziierten Erreger (Herpesviren, Zytomegalievirus, Mykobakterien, Toxoplasma gondii, Kryptokokkus spp., Candida spp., Aspergillus spp. oder Pneumocystis carinii usw.) als Ursache einer Begleitpankreatitis nachgewiesen.

Klinisches Bild

Organspezifische Symptome. Die Mehrzahl der infektiösen (Begleit-)Pankreatitiden verläuft asymptomatisch und wird lediglich durch erhöhte Amylase- und Lipasewerte diagnostiziert. Bei den symptomatischen Verläufen stehen Oberbauchschmerzen, eventuell mit gürtelförmiger Ausstrahlung, Übelkeit, Erbrechen und Meteorismus im Vordergrund. Fulminante Verläufe mit schwerster Pankreatitis und Schocksymptomatik, dem Bild eines akuten Abdomens oder respiratorischer Insuffizienz sind die Ausnahme.

Organspezifischer Untersuchungsbefund. In der überwiegenden Zahl der Fälle ist kein auffälliger abdomineller Befund zu erwarten; eher stehen die Symptome der zugrunde liegenden Infektion (Fieber, Hepatomegalie usw.) im Vordergrund. Je nach Schwere der Pankreatitis können Druckschmerz im Oberbauch bzw. Epigastrium, Abwehrspannung, Meteorismus oder spärliche Peristaltik beobachtet werden.

Diagnose, Differenzialdiagnose

Es lassen sich folgende Befunde erheben:
- Labordiagnostik: Erhöhte Amylase- und/oder Lipasewerte geben Hinweis auf die Mitbeteiligung des Pankreas. Der Lipasewert bleibt im Verlauf länger erhöht und ist bei gleicher Sensitivität, aber höherer Spezifität der Amylasebestimmung vorzuziehen. Erhöhungen der Entzündungsparameter (Konzentration des C-reaktiven Proteins, Blutkörperchensenkungsgeschwindigkeit, Leukozytenzahl) sind eher selten, nicht spezifisch und vor allem bei bakteriellen Infektionen zu erwarten. Der Erregernachweis der zugrunde

liegenden Infektionskrankheit wird in den entsprechenden Kapiteln dieses Buches beschrieben.
- Bildgebende Verfahren: Lediglich bei Abszessen des Pankreas (z. B. bei Tuberkulose) kann durch eine sonographisch oder computertomographisch gesteuerte Punktion ein Erregernachweis gelingen.

Da die Mehrzahl der Verläufe keine Organveränderungen verursacht, die in bildgebenden Verfahren erkennbar wären, reicht die Oberbauchsonographie meist für die weitere Diagnostik aus, um z. B. eine ödematöse oder exsudative (bzw. nekrotisierende) Pankreatitis auszuschließen. Auf eine Computertomographie des Abdomens kann in der Regel verzichtet werden; sie bleibt komplizierten Verläufen vorbehalten.

Differenzialdiagnose. Bei symptomatischer Pankreatitis umfasst die Differenzialdiagnose, je nach Intensität der Beschwerden, ein breites Spektrum verschiedener Erkrankungen des Abdomens. Ulcus ventriculi oder duodeni, Cholezystitis, intestinale Obstruktion oder Perforation, Mesenterialarterienverschluss, Aortenaneurysma und auch kardiale sowie pulmonale Erkrankungen müssen ausgeschlossen werden. Die Differenzialdiagnose der Amylase- (bzw. Lipase-)Konzentrationserhöhung schließt andere Pankreaserkrankungen (z. B. Karzinom), Parotitis, Cholestase, Cholezystitis, Perforationen im Abdomen, Mesenterialinfarkt, Appendizitis, Niereninsuffizienz und bei asymptomatischen Patienten auch Makroamylasämie bzw. familiäre idiopathische Hyperenzymämie ein.

Therapie

Eine Therapie der Begleitpankreatitis ist in der Regel (bei asymptomatischen oder milden Verläufen) nicht erforderlich. Grundsätzlich richtet sich die Behandlung nach der zugrunde liegenden Infektion. Eine generelle prophylaktische Antibiotikatherapie wird nicht empfohlen und bleibt schweren Verläufen mit Nekrosen vorbehalten (siehe unten). Wie bei der nichtinfektiösen Pankreatitis sind bei schweren Verläufen Intensivüberwachung, orale Nahrungskarenz, ausreichende Volumensubstitution und parenterale Ernährung sowie eine ausreichende Schmerztherapie erforderlich. Bei infektiösen Pankreatitiden, bei denen parasitäre Erreger bekannt oder vermutet werden und sich sonographisch eine Dilatation der biliären oder pankreatischen Gangsysteme findet, sollte eine ERCP durchgeführt werden. Hiermit ist z. B. eine Obstruktion durch Askariden erkennbar sowie eine Extraktion und damit eine Beseitigung des Hindernisses endoskopisch möglich.

Therapiekontrolle und Komplikationen. Erfolgsparameter sind die Rückläufigkeit der klinischen Beschwerden und das Absinken bzw. die Normalisierung der Pankreasenzymwerte. Mögliche (wenn auch sehr seltene) Komplikationen der akuten infektiösen Pankreatitis sind Pankreasnekrose, Pankreasabszess, die Ausbildung von Pseudozysten mit eventueller Kompression von umgebenden Organstrukturen, gastrointestinale Blutungen, Gefäßthrombosen oder bei fulminanten Verläufen auch systemische Komplikationen einer Pankreatitis (respiratorische Insuffizienz, metabolische Entgleisung, disseminierte intravasale Gerinnung usw.).

Prognose. Die Prognose der akuten infektiösen Pankreatitis ist gut.

Infektiöse Komplikationen einer akuten Pankreatitis

Der Verlauf einer akuten Pankreatitis (in der Mehrzahl biliär oder alkoholtoxisch bedingt) wird vor allem vom Auftreten von Komplikationen, Nekrosebildung und Infektionen bestimmt. Dabei kommen sowohl lokale Komplikationen (wie z. B. Pseudozystenbildung oder Obstruktion von Gallengang oder Duodenum, gastrointestinale Blutungen) als auch systemische Komplikationen (unter anderem respiratorische Insuffizienz, Schock, Niereninsuffizienz, Aszites- oder Pleuraergussbildung) in Betracht. Die infektiösen Komplikationen akuter Verläufe sollen an dieser Stelle dargestellt werden, da sie wesentliche klinische und prognostische Bedeutung haben.

Definition

Sekundäre Infektionen von Pankreasgewebe, nekrotischem Gewebe oder präformierten Räumen (Zysten) bilden die infektiösen Komplikationen einer akuten Pankreatitis. Die Nomenklatur der einzelnen Erscheinungsformen ist nicht einheitlich. Unterschieden werden:
- infizierte Nekrosen,
- Pankreasabszesse,
- infizierte Pseudozysten.

Bei infizierten Nekrosen (im Rahmen einer nekrotisierenden Verlaufsform) kommt es zu einer bakteriellen Besiedlung fokaler oder diffuser Areale des Pankreasparenchyms. Pankreasabszesse sind lokalisierte und abgekapselte Ansammlungen von eitrigem Material, wobei Nekrosen meist fehlen. Pankreaspseudozysten, die im Verlauf einer akuten Pankreatitis entstehen können, Pankreassekret enthalten und meist Anschluss an das Pankreasgangsystem haben, können sekundär mit Bakterien besiedelt sein und dann als infizierte Pseudozyste eine eigene klinische Entität bilden; 85 % sind im Pankreaskorpus oder -schwanz, 15 % im Pankreaskopf lokalisiert. Auf Pseudozysten, die im Verlauf einer chronischen Pankreatitis entstehen und in der Regel Retentionszysten sind, soll an dieser Stelle nicht eingegangen werden, da Infektionen hierbei selten sind.

Epidemiologie und klinische Bedeutung

Die Inzidenz der akuten Pankreatitis wird mit etwa 0,5 % angegeben. Während komplikationsreiche (einschließlich pulmonaler Komplikationen, Niereninsuffizienz usw.) Verläufe bei etwa 10–20 % aller Pankreatitiden beobachtet werden, kommen infektiöse Komplikationen bei weniger als 5 % der Patienten vor, bei leichteren Verläufen in weniger als 2 % der Fälle. Infektionen von nekrotischem Pankreasgewebe können bei 1–10 % aller akuten Pankreatitiden und bei 20–70 % aller Verläufe einer nekrotisierenden Pankreatitis beobachtet werden. Das Risiko einer infektiösen Komplikation korreliert dabei nicht unbedingt mit dem Schweregrad der Erkrankung. Sekundäre Infektionen sind von großer klinischer Bedeutung, da die Mortalität bei infektiösen Komplikationen bei 20–50 % liegt und die bakterielle Besiedlung von Pankreasnekrosen als der wichtigste Parameter für einen ungünstigen Verlauf und eine schlechte Prognose anzusehen ist. Der (nicht gesicherte) prophylaktische Antibiotikaeinsatz ist vermutlich dafür verantwortlich, dass die Häufigkeit von Nekroseinfektionen von früher 40–60 % auf jetzt etwa 20–30 % abgenommen hat. Pankreasabszesse entstehen bei 3–4 % der akuten Pankreatitiden; Pseudozysten bei etwa 15 % der akuten und bei 25–30 % der chronischen Formen einer Pankreatitis.

Ätiologie, Pathogenese und Einteilung

Nekrotisches Gewebe bildet den idealen „Nährboden" für bakterielle Infektionen. Störungen der pankreatischen Mikrozirkulation scheinen ein wichtiger Faktor bei der Entstehung einer nekrotisierenden aus einer interstitiellen Pankreatitis zu sein. In der Pathogenese der Infektion des Pankreasgewebes spielen hämatogene und lymphogene Ausbreitung, biliäre Infektionen und vor allem die Erregeraszension aus dem Dünndarm eine Rolle. Zudem ist in den letzten Jahren zunehmend die bakterielle Translokation von Bakterien aus dem Kolon in die Nekrosezonen als relevanter Pathomechanismus charakterisiert worden. Das Risiko der Infektion von Nekrosen nimmt mit der Krankheitsdauer zu; nach 7 Tagen sind 25 % der Nekrosen infiziert, nach 14 Tagen über 50 %. Pankreaspseudozysten entstehen bei akuter Pankreatitis aus Ansammlungen von Nekrosen und entzündlichem Exsudat und bilden sich in etwa 40 % der Fälle spontan wieder zurück.

Disponierende Faktoren. Als Risikofaktor für infektiöse Komplikationen gelten schwere Verlaufsformen einer Pankreatitis. Inwieweit weitere Komorbiditäten eine Rolle spielen (wie z. B. reduzierter Allgemeinzustand, schwere Grundkrankheiten, Diabetes mellitus), kann nur vermutet werden, ohne dass Daten aus randomisierten Studien vorliegen.

Erregerspektrum. Die wichtigsten Erreger und deren Häufigkeiten bei infizierten Nekrosen einer Pankreatitis sind in Tabelle 8.7 dargestellt. Im Vordergrund stehen Erreger des Gastrointestinaltraktes, vor allem gramnegative Bakterien, aber auch Anae-

Tabelle **8.7** Erregerspektrum bei infizierten Pankreasnekrosen und Pankreasabszessen (Prävalenzraten nach Literaturangaben)

Erreger	Häufigkeit (%)
E. coli	17–35
Enterokokken	10–20
Enterobacter spp.	10–20
Klebsiella pneumoniae	5–24
Andere gramnegative Enterobakterien	15–30
Streptokokken	11–25
Pseudomonas aeruginosa	10–17
Staphylococcus aureus	10–15
Candida spp.	5–15
Bacteroides spp.	5–14

robier. In den letzten Jahren spielen grampositive Bakterien und Pilze (vor allem Candida spp.) zunehmend eine Rolle. Die Mehrzahl der Infektionen (etwa 2/3) sind von einem einzigen Erreger bestimmt, bei etwa 1/3 der Fälle liegt eine Mischkultur vor.

Klinisches Bild

Organspezifische Symptome. Spezifische Symptome zur Annahme von Abszessen und infizierten Nekrosen existieren nicht. Hinweisend sind:
- Verschlechterung des klinischen Bildes,
- neu aufgetretenes Fieber,
- Organversagen,
- persistierende Oberbauchschmerzen,
- persistierende Pankreatitis,
- eventuell Ileus.

Je nach Größe und Komplikation können bei akuter Pseudozystenbildung kompressionsbedingte Beschwerden von Duodenum oder Ductus pancreaticus im Vordergrund der Beschwerden stehen und Erbrechen oder zunehmende Schmerzen verursachen.

Organspezifischer Untersuchungsbefund. Druckschmerz im Oberbauch, oft eine verminderte Peristaltik und eine palpable Resistenz (bei großen Pseudozysten) stehen im Vordergrund. Bei schweren, komplizierten Verläufen können Abwehrspannung (bei peritonitischem Verlauf) sowie Zeichen einer Hypovolämie oder eines Schocks (mit Tachykardie, Hypotonie) hinzukommen. Zyanose oder Tachypnoe können auf eine respiratorische Insuffizienz hinweisen. Ein Ikterus stellt eine Ausnahme dar und wird z. B. bei Kompression des Ductus choledochus durch große Pseudozysten beobachtet.

Diagnose, Differenzialdiagnose

Es lassen sich folgende Befunde erheben:
- Labordiagnostik: Neben dem klinischen Bild weisen die Entzündungsparameter C-reaktives Protein und Blutkörperchensenkungsgeschwindigkeit sowie das Blutbild mit Leukozytose und Linksverschiebung auf die Infektion hin, sind aber nicht spezifisch oder beweisend. Prokalzitonin gilt als sehr sensitiver Indikator für infizierte Nekrosen, wird aber noch nicht in der Routinediagnostik eingesetzt. Die Empfindlichkeit von Phospholipase A2 und trypsinogenaktivierendem Peptid (TAP) wird derzeit untersucht. Blutkulturen sind bei fieberhaften Verläufen anzulegen.
- Bildgebende Verfahren: Eine Kontrastmittelcomputertomographie des Abdomens gilt als die empfindlichste Methode, um Nekrosen im Pankreas nachzuweisen; die Oberbauchsonographie ist vor allem für den Verlauf und zur Beurteilung der Pseudozystenbildung ideal. Besteht der Verdacht auf eine sekundäre Infektion von Nekrosen, sollte eine sonographisch oder computertomographisch gesteuerte Feinnadelpunktion mit Aspiration zur mikrobiologischen Aufarbeitung (Gramfärbung und kulturelle Anzucht) durchgeführt werden. Dies gilt als Methode mit hoher Sicherheit und ermöglicht eine schnelle Erregerdifferenzierung bzw. den Ausschluss einer Infektion.

Differenzialdiagnose. Differenzialdiagnostisch müssen nekrotische Areale ohne Infektion (sterile Infektion) ausgeschlossen werden, bei Pseudozysten vor allem Retentionszysten, zystische Pankreastumoren oder auch (echte) kongenitale Zysten.

Therapie und Prävention

Antibiotikatherapie. Antibiotika sind (im Gegensatz zur unkomplizierten Pankreatitis) bei infizierten Nekrosen, infizierten Pseudozysten und Abszessen indiziert und prognostisch in diesen Fällen relevant. Empfehlenswert sind hierbei Carbapeneme, Gyrasehemmer, Acylaminopenicilline oder Cephalosporine (3. Generation), eventuell in Kombination mit Metronidazol, die als pankreas- und nekrosegängig angesehen werden, z. B.:
- Imipenem (Zienam): 1,5 – 2 g/Tag intravenös;
- Meropenem (Meronem): 3 g/Tag intravenös;
- Mezlocillin (Baypen): 3 × 2 g/Tag intravenös (maximal 15 g/Tag);
- Piperacillin (Pipril)/Tazobactam (Tazobac): 3 × 4,5 g/Tag intravenös;
- Ceftriaxon (Rocephin): 1 × 2 g/Tag intravenös;
- Cefotaxim (Claforan): 4 – 6 g/Tag intravenös;
- Ciprofloxacin (Ciprobay): 2 × 200 mg/Tag intravenös;
- eventuell auch Ergänzung mit Metronidazol (Clont): 3 × 400 mg/Tag intravenös.

Die Dauer der Therapie wird vom klinischen Verlauf bestimmt; ratsam sind mindestens 7 – 10 Tage.

Interventionelle/chirurgische Therapie. Interventionelle Drainagen von infizierten Nekrosen sind in der Hand des Erfahrenen sicher und wirksam, nach derzeitiger Erfahrung und Studienlage hinsichtlich der Langzeitergebnisse aber den chirurgischen Verfahren (operative Sanierung zum Zeitpunkt des Nachweises einer Nekroseinfektion, Nekrosektomie in Kombination mit einem Lavageverfahren) unterlegen. Bei asymptomatischen, nicht infizierten Pseudozysten wird der Spontanverlauf wegen der hohen Rückbildungstendenz abgewartet. Sie sollten erst dann behandelt werden, wenn eine Obstruktion von Ductus choledochus oder Duodenum, eine Größenzunahme oder Blutungen auftreten. Bei infizierten Pseudozysten oder Abszessen kann primär interventionell (mittels perkutaner Zystendrainage oder Punktion) therapiert werden.

Allgemeine Therapie. Bei komplizierten Verlaufsformen erfolgen Intensivüberwachung, orale Nahrungskarenz, ausreichende Volumensubstitution und parenterale Ernährung sowie eine ausreichende Schmerztherapie.

Therapiekontrolle und Komplikationen. Ein Rückgang der klinischen Beschwerden, der Entzündungsparameter und des Fiebers sowie eine Normalisierung des Computertomographie- bzw. des sonographischen Befundes signalisieren ein Ansprechen auf die Therapie. Nennenswerte Komplikationen von Pseudozyste, Abszess und Nekrose sind sowohl durch die progrediente Pankreatitis und deren systemische Komplikationen als auch durch septische Verläufe oder Kompression bzw. Blutung der Pseudozyste bedingt.

Prophylaxe. Auch wenn die Untersuchung der prophylaktischen Gabe von Antibiotika in diversen Studien nur zum Teil einen sicher protektiven Effekt zeigen konnten, wird heute eine prophylaktische Therapie mit Antibiotika bei schwerer akuter Pankreatitis empfohlen.

Prognose. Die Prognose der unbehandelten infizierten Nekrose und des Abszesses ist schlecht, der Verlauf letal. Ziel von Diagnostik und Therapie muss es deshalb sein, die hohe Mortalitätsrate von bis zu 50 % durch frühzeitiges Erkennen dieser Komplikationen und schnelle Intervention zu senken. Für diese Verläufe scheint auch die prophylaktische Therapie mit Antibiotika (z. B. mit Imipenem) sinnvoll zu sein.

Literatur

Baehr PH, McDonald GB. Esophageal infections: Risk factors, presentation, diagnosis and treatment. Gastroenterology. 1994;106:509–32.
Barbut F, Petit JC. Epidemiology of Clostridium difficile-assoaciated infections. Clin Microbiol Infect. 2001;7:405–10.
Blaser MJ. Helicobacter pylori and related organisms. In: Principles and Practice of Infectious Diseases. Philadelphia: Churchill Livingstone; 2000;2285–93.
Carpenter HA. Bacterial and parasitic cholangitis. Mayo Clin Proc. 1998;73:473–8.
Dixon MF, Genta RM, Yardley JH, Correa P and the participants in the International Workshop on the Histopathology of Gastritis. Houston 1994. Classification and Grading of Gastritis. The updated Sydney System. Am J Surg Pathol. 1996;20:1161–81.
Farthing MJG. Helicobacter pylori infection: An overview. Brit Med Bull. 1998;54:1–6.
Fischbach W. Magenkarzinom und MALT-Lymphom: Prophylaxe durch Helicobacter pylori-Eradikation? Dtsch med Wschr. 1997;122:983–7.
Gloor B, Müller CA, Worni M, Stahel PF, Redaelli C, Uhl W, Buchler MW. Pancreatic infection in severe pancreatitis: The role of fungus and multiresistant organisms. Arch Surg. 2001;136:592–6.
Goodgame RW. Viral infections of the gastrointestinal tract. Curr Gastroenterol Rep. 1999;1:292–300.
Heise W. Diagnostik und Therapie opportunistischer Infektionen. In: Gölz J, Mayr C, Heise W, Hrsg. HIV und AIDS. München: Urban und Fischer; 1999;153–99.
Heise W, L'age M. Infektionskrankheiten des Ösophagus. In: Hahn EG, Riemann JF, Hrsg. Klinische Gastroenterologie. Stuttgart: Thieme; 1996:577–81.
Isenmann R, Beger HG. Natural history of acute pancreatitis and the role of infection. Baillieres-Best-Pract-Res-Clin-Gastroenterol. 1999;13:291–301.
Katz DE, Taylor DN. Parasitic infections of the gastrointestinal tract. Gastroenterol Clin North Am. 2001;30: 797–815.
Kearney DJ. Retreatment of Helicobacter pylori infection after initial treatment failure. Am J Gastroenterol. 2001; 95:1335–9.
Klebl F, Langgartner J, Messmann H. Ulcera ventriculi und duodeni. Arzneimitteltherapie. 2001;11:348–55.
Lee SD, Surawicz CM. Infectious causes of chronic diarrhea. Gastroenterol Clin North Am 2001;30:679–92.
Malfertheiner P. Helicobacter pylori. Von der Grundlage zur Therapie. Stuttgart: Thieme; 2000.
Marth T. Whipple's Disease. In: Mandell GL, Bennett JE, Dolin R, eds. Principles and Practice of Infectious Diseases. Philadelphia: Churchill Livingstone; 2000;1170–4.
Mylonakis E, Ryan ET, Calderwood SB. Clostridium difficile-associated diarrhea. Arch Intern Med. 2001;161:525–33.

Okhuysen PC. Traveler's diarrhea due to intestinal protozoa. Clin Infect Dis. 2001;33:110–4.
Oldfield EC, Wallace MR. The role of antibiotics in the treatment of infectious diarrhea. Gastroenterol Clin North Am. 2001;30:817–37.
Owen RL. Proctitis and sexually transmitted intestinal disorders. In: Philadelphia, Saunders Sleisinger & Fordtran's Gastrointestinal and Liver Disease. 1999:1939–55.
Ruskoné-Fourmestraux A, Lavergne A, Aegerter P, et al. Predictive factors for regression of gastric MALT lymphoma after anti-Helicobacter pylori treatment. Gut. 2000;48:297–303.
Scharnke W, Dancygier H. Morbus Whipple. Eine seltene Systemerkrankung. Dtsch med Wschr. 2001;126:957–62.
Siegel JH, Rodriguez R, Cohen SA, Kasmin FE, Cooperman AM. Endoscopic management of cholangitis: Critical review of an alternative technique and report of a large series. Am J Gastroenterol. 1994;89:1142–6.
Westphal JF, Brogard JM. Biliary tract infections. A guide to drug treatment. Drugs. 1999;57:81–91.
Wilcox CM, Karowe MW. Esophageal infections: Etiology, diagnosis and management. Gastroenterologist. 1994;2:188–205.
Wyatt JI. Histopathology of gastroduodenal inflammation: The impact of Helicobacter pylori. Histopathology. 1995;26:1–15.

Links

- CDC (Centers for Disease Control and Prevention): www.cdc.gov/ncidod/dpd/ oder www.cdc.gov/ncidod/dbmd/diseaseinfo/
- World Health Organization: www.who.ch
- Robert Koch-Institut: www.rki.de
- Deutsche Gesellschaft für Tropenmedizin und Internationale Gesundheit (DTG): www.dtg.mwn.de

Helicobacter pylori

W. Heise

Erreger

Morphologie. Helicobacter pylori ist ein gramnegatives mikroaerophiles Bakterium, das in einfach gebogener oder spiralförmiger Zellform vorliegt. Nach längerer Bebrütung kann H. pylori in Kokkoidformen übergehen, die metabolisch aktiv, aber nicht kultivierbar sind. H. pylori benötigt reichhaltige Nährmedien zum Wachstum. Das Bakterium ist 2,5–5,0 µm lang und durch ein Bündel Flagellen charakterisiert, welches ihm Beweglichkeit verleiht. H. pylori gehört zum Genus Helicobacter, der mit über 30 Spezies derzeit die größte Gattung der zur rRNA-Superfamilie IV gehörenden Proteobacteria bildet. Kennzeichnend für H. pylori ist eine ausgeprägte genetische Variabilität, die bewirkt, dass bei verschiedenen Patienten nur selten völlig identische Stämme isoliert werden.

Verschiedene Virulenzfaktoren sind für H. pylori charakteristisch, die bei der Kolonisation des Erregers, bei der Persistenz im Organismus und bei der eigentlichen Gewebeschädigung eine wichtige Rolle spielen. Hierbei sind die Bildung von Urease, Motilität und Chemotaxis sowie die Ausbildung von Adhäsinen zu nennen, die die Besiedlung des Magens ermöglichen. Das cagA-Gen, welches über der Hälfte der H.-pylori-Stämme exprimiert wird und das zytotoxische Protein CagA kodiert, sowie das vakuolisierende Zytotoxin VacA gelten als Marker der Pathogenität. Die s- und m-Regionen des vacA-Gens mit jeweils verschiedenen Allelen charakterisieren einzelne H.-pylori-Stämme (z. B. CagA/s1-positiv). Diese führen über eine besonders ausgeprägte Entzündung und Interleukinproduktion gehäuft zu H.-pylori-Folgeerkrankungen, wie Gastritis oder Ulkuskrankheit. CagA-positive Stämme bewirken wahrscheinlich zusätzlich über die Bildung des PicB-Proteins eine verstärkte proinflammatorische Zytokinbildung. H.-pylori-Stämme, die CagA-, VacA- und PicB-positiv sind, kommen gehäuft bei klinisch schweren Manifestationen der Infektion vor (Ulkuskrankheit) und werden als Typ-I-Stämme bezeichnet (im Gegensatz zu den Typ-II-Stämmen, die diese Merkmale nicht tragen und seltener zu Komplikationen führen). Daneben sind die Bildung von Hitzeschockproteinen, Lipopolysacchariden und verschiedenen bakteriellen Enzymen Voraussetzung der gewebeschädigenden Wirkung.

Reaktion des Wirtes. Außerdem sind immunologische Reaktionen des Organismus bei der H. pylori-Infektion von Bedeutung. Zum einen wird eine unspezifische Immunreaktion ausgelöst, die zur akuten Gastritis führt. Zum anderen finden T- und B-Zell-Aktivierung als spezifische Immunantwort statt. Bei der zellulären Antwort sind Th1- und Th2-Zellen relevant, die sich in ihrem Zytokinmuster unterscheiden. Dass die lokale Reaktion des Magens auf die H.-pylori-Infektion zu einer systemischen Reaktion führt, zeigt die Bildung von IgG-, IgA- und IgM-Antikörpern.

Häufigkeit, Verbreitung und Bedeutung der Infektion

Inzidenz. H. pylori besiedelt den Magen des Menschen, der als einziges Reservoir gilt. Das Bakterium kommt bei etwa 50 % in der Weltbevölkerung vor und ist damit wahrscheinlich der häufigste Erreger weltweit. Charakteristisch sind geographische, ethnische, sozioökonomische und Altersunterschiede. In Industrieländern beträgt die Prävalenz bei Kindern etwa 5 % und steigt dann stetig an, um bei den 60-Jährigen in einer Häufigkeit von über 50 % vorzukommen. In Dritte-Welt-Ländern ist die Inzidenz bereits im Kindesalter hoch und erreicht eine fast komplette Durchseuchung bei Erwachsenen. Die schwarze und hispanische Bevölkerung der USA ist signifikant häufiger infiziert als die weiße Bevölkerung. Als Ursachen gelten hygienisch schlechte Lebensbedingungen und beengte Wohnverhältnisse. In Industrieländern (bei einer jährlichen Neuerkrankungsrate von weniger als 0,5 % bei Erwachsenen) ist ein deutlicher Rückgang der H.-pylori-Infektion zu verzeichnen.

Die klinische Bedeutung der H.-pylori-Infektion ist durch die chronische Gastritis bestimmt, die über 80 % der chronischen Gastritiden ausmacht und die als Voraussetzung des Ulkusleidens (in Form von Ulcus ventriculi und Ulcus duodeni) gilt. Gleichzeitig ist die H.-pylori-Infektion eine präneoplastische Kondition, da der Erreger die Entstehung des Magenkarzinoms und des Magenlymphoms fördert. Inwieweit extragastrale H.-pylori-Manifestationen (z. B. bei koronarer Herzkrankheit, Gefäßerkrankungen oder Autoimmunkrankheiten) eine wirklich kausale Rolle spielen, kann derzeit noch nicht beantwortet werden. Auch wenn viele Patienten mit einer H.-pylori-Infektion asymptomatisch bleiben, entwickeln sich in bis zu 25 % der Fälle Folgekrankheiten, von denen allein Ulcus ventriculi und Ulcus duodeni erhebliche Relevanz besitzen. Etwa 95 % der Ulcera duodeni und 70 % der Ulcera ventriculi sind H.-pylori-assoziiert. Komplizierte Verläufe bei älteren Patienten (oft bei gleichzeitiger Medikation mit nichtsteroidalen Antirheumatika, NSAR) tragen zur hohen Mortalität als indirekte Folge der Infektion bei, zumal die peptischen Ulkuserkrankungen einen Häufigkeitsgipfel im mittleren und höheren Alter aufweisen.

Übertragung, Infektion und Pathogenese

Übertragung und Aufnahme von H. pylori erfolgen nach heutigem Wissensstand oral-oral, fäkal-oral oder gastro-oral. Diese Infektionswege sind durch den Nachweis des Erregers in Stuhl, Zahnbelägen und Speichel sowie durch intrafamiliäre Infektionen belegt. Hinweise für Übertragungen des Bakteriums durch Wasser oder Gemüse existieren zwar, sind aber nicht eindeutig gesichert. Eine sexuelle Übertragung konnte bisher nicht nachgewiesen werden. Die Infektion der Magenschleimhaut wird durch verschiedene H.-pylori-typische Virulenzfaktoren (siehe oben) ermöglicht, welche die Kolonisation, dann die Persistenz des Erregers und schließlich die Schädigung des Magenepithels ermöglichen. Der Mechanismus der Gewebeschädigung ist multifaktoriell und sowohl von Erreger- als auch von Wirtsfaktoren bestimmt. Die Entstehung peptischer Magen- und Duodenalulzera beruht auf Störungen des Zusammenspiels mukosaler Schutzmechanismen, aggressiver Faktoren (Säure und Pepsin) und H.-pylori-typischen Eigenschaften. Erregerassoziierte Veränderungen gastraler Hormone und der Säuresekretion sowie H.-pylori-stammesspezifische Faktoren und die Interaktion des Bakteriums mit der Mukosa sind für die Pathogenese relevant. H. pylori wirkt auf die Magenschleimhaut als Antigen und löst eine lokale Immunantwort aus, die zu einer chronischen Gastritis führt.

Klinisches Bild

H. pylori verursacht eine chronische Gastritis, auf deren Boden sich peptische Ulzera entwickeln können. Als Folgekrankheiten, die gehäuft bei einer H.-pylori-Infektion der Magenschleimhaut auftreten, gelten MALT-Lymphome des Magens und Magenkarzinome.

Gastritis

Akute Gastritis. Die akute H.-pylori-Gastritis ist meist asymptomatisch. Bei den symptomatischen Patienten liegt meist ein nur wenige Tage bis maximal 2 Wochen anhaltendes Krankheitsbild mit Oberbauchbeschwerden, Übelkeit, eventuell Erbrechen oder Völlegefühl und mangelndem Appetit vor. Fieber tritt im Normalfall nicht auf. Die Beschwerden klingen entweder spontan ab oder reagieren gut auf eine symptomatische Therapie mit H2-Blockern oder Protonenpumpeninhibitoren (PPI). Da in der Regel wegen des zeitlich limitierten Krankheitsbildes keine Diagnostik erfolgt, werden eine H.-pylori-Infektion nicht diagnostiziert und der Übergang in die chronische Gastritis nicht erfasst.

Chronische Gastritis. Auch bei der chronischen H. pylori-Gastritis ist die Mehrzahl der Patienten beschwerdefrei bzw. sind die Symptome unspezifisch. Oberbauchbeschwerden, Völlegefühl und Meteorismus oder Inappetenz, die meist über längere Zeit bestehen, sind bei symptomatischen Patienten am häufigsten.

Komplikationen werden in der Regel weder bei der akuten noch bei der chronischen Gastritis beobachtet. Bei Verläufen mit erosiver oder hämorrhagischer Gastritis können allerdings Zeichen einer gastrointestinalen Blutung (Hämatemesis, Teerstuhl) vorkommen. Ulzerationen im Magen und Duodenum werden ebenso wie das Magenlymphom und das Magenkarzinom als Folgekrankheiten angesehen, die meist nach mehreren Jahren einer chronischen H.-pylori-Gastritis auftreten.

Ulcus ventriculi und Ulcus duodeni

Patienten mit Magen- bzw. Duodenalulzera schildern Oberbauchschmerzen (meist im Epigastrium oder im rechten Oberbauch), eventuell Übelkeit, Inappetenz oder Gewichtsabnahme. Die Schmerzen treten sowohl nüchtern als auch postprandial oder nachts essensunabhängig auf. Abgeschlagenheit und Müdigkeit als Zeichen einer Anämie bei okkulten Blutungen können bestehen. Bei älteren Patienten können Symptome auch völlig fehlen – insbesondere, wenn NSAR eingenommen werden. Komplikationen der Ulkuskrankheit sind Magenausgangsstenose, Perforation oder Ulkusblutung (in etwa 10 % der Fälle), die dann Erbrechen, Schmerzausstrahlung in den Rücken oder Zeichen einer gastrointestinalen Blutung verursachen können.

MALT-Lymphom und Magenkarzinom

Seltene Komplikationen, aber gehäuft bei einer chronischen H.-pylori-Gastritis beobachtet, sind das MALT-Lymphom und das Magenkarzinom. Beide Tumoren imponieren klinisch durch ähnlich unspezifische Symptome wie sie auch bei der Ulkuskrankheit auftreten. Oberbauchschmerzen, Inappetenz, eventuell Gewichtsabnahme, Übelkeit und Erbrechen und gelegentlich auch Symptome einer gastrointestinalen Blutung kommen vor. Die Sicherung der Diagnose erfolgt endoskopisch-histologisch. Die Prävalenz der chronischen H.-pylori-Gastritis beim MALT-Lymphom des Magens beträgt 80–100 %, beim Magenfrühkarzinom 77–85 %. Epidemiologischen Studien zufolge könnten 60 % der Magenkarzinome durch eine H.-pylori-Eradikation verhindert werden.

Labordiagnostik

Der Nachweis der H.-pylori-Infektion des Magens ist mit invasiven und nichtinvasiven Methoden möglich. Bei der Erstdiagnostik einer chronischen Gastritis oder einer H.-pylori-assoziierten Ulkuserkrankung ist initial immer eine Ösophagogastroduodenoskopie sinnvoll, da hiermit andere Ursachen von Oberbauchbeschwerden (z. B. Refluxerkrankung, Magenkarzinom oder Lymphom) ausgeschlossen werden können.

Nichtinvasive Methoden

Indikationen bestehen in der Untersuchung auf bestehende H.-pylori-Infektion sowie der Überprüfung des Therapieerfolgs und der Feststellung von Re-Infektionen sowie im Rahmen epidemiologischer Studien.

^{13}**C-Harnstoff-Atemtest.** Der ^{13}C-Harnstoff-Atemtest ist ein sehr sensitives, aber teures Nachweisverfahren und gilt heute als „Golden Standard". Nach oraler Zufuhr von Harnstoff, der mit einem stabilen Isotop markiert wurde (^{13}C), wird dieser bei bestehender H.-pylori-Infektion durch die Ureaseaktivität zu CO_2 und Ammoniak gespalten und das abgeatmete CO_2 dann massenspektroskopisch bestimmt. Neue Methoden benutzen stattdessen ein nichtdisperses Infrarotspektrometer. Die Sensitivität beträgt 97 %, die Spezifität 100 %. Falschnegative Befunde kommen durch lange Einnahme von PPI oder Wismut zustande. Der ^{13}C-Harnstoff-Atemtest gilt als ideale Methode zur Therapiekontrolle (frühestens 4 Wochen nach Therapieende).

H.-pylori-Antigen-Stuhltest. Als neue Verfahren etablieren sich derzeit H.-pylori-Antigen-Stuhltests, die auf monoklonalen Antikörpern (FemtoLab H. pylori) bzw. polyklonalen Antikörpern (Premier Platinum HpSA EIA) beruhen. Bei hoher Sensitivität und Spezifität (90–96 %) sind sie als Alternative zum Atemtest zu verstehen und bieten den Vorteil des günstigeren Preises. Als Einschränkungen sind die Notwendigkeit der raschen Verarbeitung der Stuhlprobe und eine reduzierte Sensitivität bei PPI-Therapie oder bei Magenblutungen anzusehen.

Antikörpernachweis. Serologische Methoden des Nachweis von H.-pylori-Antikörpern haben Bedeutung als Screeningmethode. Sie sind Ausdruck einer systemischen Immunantwort auf die lokale Infektion; Latexagglutinationstest und ELISA kommen hier vor allem zum Einsatz. Die Sensitivität liegt bei 90–98 %, die Spezifität bei 88–95 %. Als neue, einfache, schnelle und nichtinvasive Methode hat sich ein Urinantikörpertest erwiesen, der eine gleich gute Empfindlichkeit wie der Serumtest zeigt.

Invasive Methoden

Histologischer Erregernachweis. Der histologische Nachweis aus Biopsien ist mit Routinefärbungen (Giemsa, Hämatoxylin/Eosin) möglich. Modifizierte Färbungen – z. B. Versilberungsmethode nach Whartin-Starry (als heute am häufigsten eingesetzte Methode) oder modifizierte Giemsa-, Methylenblau- oder Gentafärbung – erleichtern den H.-pylori-Nachweis, sind aber nach dem aktualisierten Sidney-System nicht zwingend erforderlich. Alle Methoden besitzen eine hohe Sensitivität (90–95 %), Lücken entstehen allenfalls durch den „Sampling Error". Empfohlen werden zur Gastritisdiagnose 5 Biopsien, je 2 aus Antrum und Korpus und eine aus der Angulusfalte. Immunhistochemische Untersuchungen mit mono- oder polyklonalen Antikörpern können in Einzelfällen ergänzend sinnvoll sein. Immunhistochemie und die Polymerasekettenreaktion (PCR) aus Biopsien erreichen eine Sensitivität von 90–95 % bei einer Spezifität von 100 %, haben sich aber für die Routinediagnostik als zu aufwändig erwiesen.

Ureasetest (CLO-Test, HUT-Test). Der Ureasetest ermöglicht schnell und einfach aus endoskopisch entnommenen Biopsien den H.-pylori-Nachweis (je eine Biopsie aus Antrum und Korpus). Im Kulturmedium erfolgt bei Vorliegen von H. pylori durch die Freisetzung von Ammoniumionen eine pH-Wert-Änderung und damit ein Farbumschlag von gelb nach rot. Schnelligkeit des Tests (bei H.-pylori-Infektion Ergebnis eventuell bereits nach 30 Minuten ablesbar), einfache Anwendbarkeit und geringe Kosten machen den Ureasetest zu einem häufig eingesetzten Verfahren. Sensitivität und Spezifität sind mit etwa 95 % sehr hoch. Falsch-negative Befunde kommen durch eine Vorbehandlung mit Antibiotika, PPI oder Wismut zustande. Die Spezifität fällt ab, wenn der Test zu spät, das heißt später als nach 24 Stunden abgelesen wird.

Kultureller Erregernachweis. Der kulturelle Nachweis des Erregers aus Biopsien wird erforderlich, wenn die Empfindlichkeit des Stammes auf Antibiotika getestet, molekulargenetische Charakterisierungen der Stämme durchgeführt oder Virulenzfaktoren untersucht werden sollen. Er erfordert hochwertige Kulturmedien (z. B. Columbia-, Brucella- oder Wilkens-Chalgren-Agar) für mindestens 2 zu entnehmende Biopsien und eine schnelle Verarbeitung. Bei einer hohen Spezifität von 100 % ist der Test durch Sensitivitäten zwischen 50 und weniger als 90 % belastet. Da die Methode aufwändig sowie kosten- und zeitintensiv ist, hat sie sich für die Routinediagnostik nicht durchgesetzt, kann aber vor dem Hintergrund zunehmender Resistenzen in der Zukunft relevant werden.

Therapie

Gastritis. Die Therapie der H.-pylori-Gastritis richtet sich nach dem klinischen Beschwerdebild und dem Ausmaß des endoskopischen bzw. histologischen Befundes. Die alleinige H.-pylori-Infektion der Magenschleimhaut ohne auffälliges endoskopisches oder histologisches Bild wird nicht therapiert. Für die funktionelle Dyspepsie liegen zwar kontroverse Daten vor, eine Therapie der H.-pylori-Infektion kann jedoch das Beschwerdebild bessern. Bei erosiven oder hämorrhagischen Veränderungen, Einnahme von NSAR oder einer Riesenfaltengastritis und gleichzeitiger chronischer H.-pylori-Gastritis wird eine Eradikation empfohlen.

Ulzera. In allen Fällen eines Ulcus ventriculi oder Ulcus duodeni ist eine Erregereradikation obligat. Diese wird (wie auch bei der chronischen Gastritis) mit einer

Tripeltherapie aus PPI plus 2 Antibiotika (Clarithromycin plus Amoxicillin bzw. Metronidazol) über eine Woche erreicht (Kapitel 8, Tabelle 8.2). Mit den Standardtripeltherapien wird eine Eradikation bei bis zu 90 % der Patienten erreicht.

MALT-Lymphom, Magenkarzinom. Bei der Behandlung der MALT-Lymphome sind lokalisierte Frühformen mit einer H.-pylori-Eradikation in 80 – 90 % der Fälle in Remission zu bringen. Je nach histologischem Befund müssen ansonsten Radio- und Chemotherapie durchgeführt werden. Beim Magenkarzinom ist für die Mehrzahl der Fälle die Resektion erforderlich. Lokalisierte Frühformen können heute endoskopisch (mittels Mukosaresektion) kurativ behandelt werden.

Maßnahmen der Verhütung und Bekämpfung

Präventive Maßnahmen. Eine prophylaktische und therapeutische Immunisierung ist im Tierversuch wirksam, eine humane Vakzine steht zurzeit aber noch nicht zur Verfügung. Die Impfstoffentwicklung wird derzeit aber aktiv betrieben. Eine Prävention der H.-pylori-Infektion kann entweder vor einer Infektion mit dem Erreger schützen (z. B. sozioökonomische oder ethnische Faktoren) oder bei erfolgter H.-pylori-Infektion des Magens die nicht heilbaren oder kompliziert verlaufenden Folgekrankheiten vermeiden. Bei der weltweit hohen Durchseuchung wäre eine Prävention allein durch eine Verbesserung der Hygiene bzw. der Änderung der schlechten Lebensbedingungen möglich. Dieses ist in Dritte-Welt- Ländern sicher unrealistisch und eine echte Prävention somit nicht möglich. Auch wenn die Situation in Industrieländern einfacher zu handhaben ist, intrafamiliäre Übertragungen möglich sind und somit hier eine Prävention denkbar wäre, müssen sich präventive Maßnahmen vor allem auf die Hygiene beziehen. Dazu gehört selbstverständlich auch die adäquate Aufbereitung und Desinfektion von Endoskopen. Es gilt vor allem, die „Komplikationen" der Infektion durch eine frühzeitige Erregereradikation gering zu halten. So treten Blutungskomplikationen bzw. Rezidivblutungen bei Ulcera ventriculi oder duodeni nach einer frühen Tripeltherapie deutlich seltener auf. Bei den niedrigmalignen MALT-Lymphomen des Magens gelingt es sogar, Frühformen des Lymphoms mit einer alleinigen H.-pylori-Behandlung in Remission zu bringen. Ob dies bei den Magenkarzinomen ebenfalls möglich ist, wird derzeit in Studien (PRISMA-Studie, Dresden) untersucht, in denen bei korpusbetonten Gastritiden im Verlauf die Häufigkeit von Karzinomen nach Eradikation von H. pylori verfolgt wird. Da die Anzahl von Lymphom- oder Karzinomerkrankungen im Vergleich zur H.-pylori-Durchseuchung gering ist und die Kofaktoren der Malignomentstehung nur teilweise geklärt sind, wird eine generelle Erregereradikation als „Tumorprophylaxe" noch nicht empfohlen.

Maßnahmen für Patienten und Kontaktpersonen. Eine Isolierung der Patienten oder andere Maßnahmen für das Umfeld sind nicht sinnvoll oder erforderlich.

▪ Eine Meldepflicht besteht nicht.

■ Beratung und spezielle Diagnostik

Nationales Referenzzentrum
für Helicobacter/Konsiliarlaboratorium
für Helicobacter pylori
Institut für Medizinische Mikrobiologie
und Hygiene
Hermann-Herder-Str. 11
79104 Freiburg
Tel.: 0761 / 203 – 6590, -6532

Literatur

Farthing MJG. Helicobacter pylori infection: An overview. Brit Med Bull. 1998;54:1 – 6.
Malfertheiner P. Helicobacter pylori. Von der Grundlage zur Therapie. Stuttgart: Thieme; 2000.
Meyer JM, Silliman NP, Wang W, et al. Risk factors for Helicobacter pylori resistance in the United States: The surveillance of H. pylori antimicrobial resistance partnership (SHARP) study, 1993 – 1999. Ann Intern Med. 2002;136:13 – 24.
Mobley HLT. Helicobacter pylori factors associated with disease development. Gastroenterology. 1997;113:S21 – 8.
Parsonnet J. Helicobacter pylori: The size of the problem. Gut. 1998;43(Suppl1):S6 – 9.

Salmonella Enteritidis, Salmonella Typhimurium/Salmonellose

W. Kiehl

Erreger

Enteritissalmonellen. Bakterien der Gattung Salmonella, Spezies und Subspezies Salmonella enterica, sind gramnegative, meist bewegliche Stäbchen innerhalb der Familie der Enterobacteriaceae. Die Repräsentanten der Spezies Salmonella enterica besitzen eine hypervariable Antigenausrüstung. Aufgrund der Struktur ihrer Körper- (O-)Antigene und ihrer Geißel- (H-)Antigene ist eine Einteilung in etwa 2400 Serovare (serologische Gruppen) möglich (Kauffmann-White-Schema), die taxonomisch und pathogenetisch nicht eigenständig sind. Die Serovare lassen sich in vielfältige Erregertypen (Klone) differenzieren; diese sind Individuen vergleichbar und können klinisch und epidemiologisch unterschiedlich wirken. Diejenigen Serovare von Salmonella enterica, die überwiegend als Erreger lebensmittelbedingter Erkrankungen bedeutsam sind, werden als „Enteritissalmonellen" bezeichnet (eine Ausnahme bilden lediglich die Serovare Typhi und Paratyphi). Nur 20 – 30 der zu den Enteritissalmonellen zählenden Serovare sind epidemiologisch besonders wichtig.

Salmonellen sind für den Menschen obligat pathogene Erreger und in der Außenwelt relativ anpassungsfähig. Sie können sich im Temperaturbereich von 4 – 45 °C vermehren und in der Umwelt (Abwasser, Schlamm, Staub, Erdboden) sowie in oder auf verschiedenen (trockenen) Lebensmitteln mehrere Monate (teilweise auch Jahre) überleben. Durch Kühlen oder Einfrieren werden sie nicht vernichtet, durch Temperaturen ab 60 °C hingegen abgetötet – wirklich sicher aber nur, wenn Temperaturen über 70 °C für mindestens 10 Minuten eingewirkt haben.

Salmonella Enteritidis, Salmonella Typhimurium. Auch in Deutschland stehen die Serovare Salmonella (S.) Enteritidis und S. Typhimurium im Vordergrund und werden im Folgenden besonders herausgestellt. Ihre Sonderstellung ergibt sich aus der Verbreitung und daraus, dass sie sich mehr als andere Serovare an den Menschen adaptiert haben. Die Salmonellen belegen unter den erfassten Ursachen bei Durchfallerkrankungen bei Erwachsenen den ersten Rang und zählen insgesamt zu den häufigsten Erregern von Darminfektionen und Lebensmittelvergiftungen. Salmonellaenteritiden sind Zoonosen; der Mensch ist nur ein Zufallswirt. Das Reservoir ist breit gefächert, viele Tierarten bis hin zu Amphibien und Reptilien beherbergen Salmonellen.

Häufigkeit, Verbreitung und Bedeutung der Infektion

Enteritissalmonellen sind weltweit verbreitet. Massentierhaltung, verschiedenste Formen der Gemeinschaftsverpflegung, die industrielle Produktion von Lebensmitteln und auch Hygienemängel in Küche und Haushalt begünstigen eine Streuung. Aus der Häufigkeit des Vorkommens in wichtigen Nutzviehbeständen mit der möglichen Folge der Kontamination von Lebensmitteln tierischen Ursprungs (Eier, Fleisch, Wurst) erwächst eine besondere epidemiologische Bedeutung. Salmonellosen treten als lebensmittelbedingte Erkrankungen mehrheitlich sporadisch auf. Gruppenerkrankungen und andere Ausbrüche haben dabei einen Anteil von etwa 15 %. In den wärmeren Monaten ist die Zahl der Erkrankungen deutlich höher. Die höchste altersspezifische Inzidenz findet sich bei Säuglingen, Kleinkindern und Kindern bis zu 10 Jahren. In den letzten Jahren kamen in Deutschland jährlich über 70 000 Erkrankungsfälle zur Meldung (2002: 72 377; 88 Erkrankungen pro 100 000 Einwohner). Ein seit 1992 leicht rückläufiger Trend hat sich bisher insgesamt fortgesetzt. Die Salmonellose bleibt mit dieser Inzidenz auch weiterhin eine bedeutende Infektionskrankheit. Es werden schätzungsweise nur 10–20 % der tatsächlich vorkommenden Salmonelloseerkrankungsfälle durch Meldung erfasst.

Der **Serovar Enteritidis** ist nach wie vor der dominierende Erreger bei Einzelerkrankungen und Ausbrüchen. Sein Anteil an den gemeldeten Fällen hat sich im Jahr 2002 auf 75 % erhöht (in den Vorjahren etwa 58–68 %). Der Anteil des zweithäufigsten Serovars Typhimurium hat sich in den letzten Jahren verringert (2002: 19 %). Trotz leichter jährlicher Verschiebungen in der Häufigkeit dieser beiden wichtigsten Serovare hat sich seit längerem ein gemeinsamer Anteil von etwa 90 % als stabil erwiesen. Die ursprünglich prognostizierte weitere Zunahme des mehrfach gegen Antibiotika resistenten klonalen Typs Salmonella Typhimurium DT 104 bei Mensch und Tier hat sich bisher nicht bestätigt.

Die Bedeutung der Salmonellose ergibt sich aus ihrer trotz längerer Rückentwicklung immer noch beträchtlichen Häufigkeit, einer alljährlich größeren Zahl an Ausbrüchen sowie der Möglichkeit schwerer Verläufe mit immer noch 50–100 Sterbefällen pro Jahr.

Übertragung, Infektion und Pathogenese

Infizierte Tiere. Primäre Infektionsquellen sind in den meisten Fällen infiziertes Geflügel (Hühner, Enten, Gänse, Puten) oder infizierte Schweine und Rinder. Die Tiere sind in der Regel nicht klinisch krank. Die Infektion des Menschen erfolgt fast ausschließlich durch den Verzehr kontaminierter Lebensmittel oder Zubereitungen. Vergleichsweise selten gehen Infektionen direkt von einem infizierten Tier aus (Heimtiere, Streichelzoo) oder erfolgen durch einen direkten Kontakt von Mensch zu Mensch (dies ist praktisch nur bei Kleinkindern möglich).

Erregerhaltige Eier. Wichtigstes Vehikel ist das Ei, sofern es roh verzehrt oder verarbeitet wird. Salmonellen können auf der Eischale oder im Inneren enthalten sein, die Kontamination kann bereits im Eileiter oder später von außen durch Fäzes erfolgen. Eine Passage durch die Eischale ist bei höherer Temperatur und Feuchtigkeit oder bei Schalendefekten möglich. Von Bedeutung sind Cremes, Konditoreiwaren, Mayonnaise und Speiseeis, die Rohei enthalten. Durch hygienewidrige Behandlung (ungekühlte oder zu lange Aufbewahrung, ungünstige Bedingungen beim Transport usw.) werden hohe Keimzahlen erreicht.

Erregerhaltiges Fleisch. Weitere wichtige Vehikel sind Fleisch und Fleischprodukte, die von infizierten Tieren stammen oder kontaminiert wurden, sofern sie roh oder ungenügend erhitzt verzehrt werden. Hier spielen Schlachtgeflügel, Rohwurstsorten, Hackfleisch oder Fleisch- salate eine besondere Rolle. Durch eine Vielzahl an Lebensmitteln ist es bei gelegentlicher Kontamination zu Erkrankungsfällen gekommen (z. B. Molkereiprodukte, Sprossen, Tomaten, Fischwaren, Schokoladenerzeugnisse, Gewürze). Die praktisch wichtige **Kontamination von Lebensmitteln** kann über die Hände, Geräte, Gefäße, Arbeitsflächen, andere Lebensmittel oder Schädlinge erfolgen. Infizierte Menschen – unter ihnen viele **gesunde Keimträger** – können Enteritissalmonellen in großer Menge ausscheiden.

Die Infektionsdosis liegt für den erwachsenen Menschen bei 10^4 bis 10^6 Keimen und ist damit vergleichsweise hoch. Salmonellen müssen sich in der Regel erst in einem Lebensmittel vermehren, ehe sie eine Erkrankung auslösen können. Bei Kindern, abwehrgeschwächten Personen und in stark fetthaltigen Lebensmitteln (Schutz der Erreger bei der Magenpassage) reicht eine wesentlich geringere Zahl (unter Umständen 100 und weniger) aus, um eine Infektion und eine Erkrankung herbeizuführen.

Pathogenese. Salmonellen heften sich mittels ihrer Fimbrien (verschiedene targetspezifische Adhäsionsfimbrien) an spezifische Epithelzellen des unteren Dünndarms (M-Zellen). Dabei wirken bestimmte Oberflächenproteine (PagC), ein Invasionsgenprodukt (inv) und ein spezifisches Kontakthämolysin (Salmolysin), welche die Zielzellen schädigen. Im Zuge der Invasion wird die Lamina propria erreicht, wo die Erreger von Makrophagen aufgenommen werden, in denen sie sich vermehren und von denen aus gegebenenfalls auch eine systemische Verbreitung erfolgen kann. Endotoxine bewirken entzündliche Reaktionen in der Lamina propria. Enterotoxine (Stn, Sly, Szt) verursachen Störungen des Flüssigkeits- und Elektrolyttransports im unteren Dünndarm. Die Menge der ausgeschiedenen Flüssigkeit kann vom Dickdarm nicht mehr vollständig resorbiert werden, sodass es zu Durchfällen kommt. In der Regel bleibt es bei einer Lokalinfektion des Darmes (fakultativ invasiv). Bei bestehender Abwehrschwäche kann sich der Erreger im Organismus weiter ausbreiten und unter anderem eine Sepsis auslösen. Bei wirtsadaptierten Serovaren – wie S. Enteritidis und S. Typhimurium – kann ein serovarspezifisches Plasmid diesen Prozess verstärken.

Klinisches Bild und Therapie

Symptomatik. Die Inkubationszeit beträgt 5–72 Stunden, maximal 7 Tage. Eine höhere Zahl aufgenommener Keime führt zu einer kürzeren Inkubationszeit. Erregereigenschaften und Disposition des Empfängers bestimmen das klinische Bild. Eine Salmonellose beginnt plötzlich mit Leibschmerzen und zahlreichen wässrigen Stühlen. Die Stühle können so wässrig werden, dass sie an Cholerastühle erinnern. Blutbeimengungen treten nur selten und wenn, dann im Verlauf der Erkrankung auf. Weitere mögliche Symptome sind Fieber, Übelkeit, Erbrechen und Kopfschmerzen. Überwiegend halten die Symptome nur wenige Stunden oder Tage an. Leichte oder symptomlose Verläufe sind nicht selten. Bei schwereren klinischen Verläufen werden Schüttelfrost und höheres Fieber beobachtet. Es kann eine Enterokolitis mit Schleimhautulzerationen entstehen. Eine immunologische Komplikation (überwiegend bei Patienten mit dem HLA-B27-Antigen) stellt die reaktive Arthritis dar, die etwa 10 Tage nach Beginn der Enteritis auftritt und länger bestehen kann.

Lokale und systemische Infektion. Im Regelfall läuft eine Lokalinfektion im Darm ab. Bei etwa 5 % der Erkrankten kommt es durch das Eindringen der Salmonellen in den Blutkreislauf zum Übergang in eine systemische Infektion (**extraintestinale Manifestation**). Gefährdet sind besonders Neugeborene, alte Menschen, immunsupprimierte Patienten (AIDS!) und Personen mit Vorerkrankungen (Sichelzellenanämie, kardiovaskuläre Erkrankungen usw.). Eine akute oder intermittierende Bakteriämie ist durch Fieber, Schüttelfrost, Schweißausbrüche, Muskelschmerzen und allgemeine Schwäche gekennzeichnet (sie tritt besonders häufig bei Säuglingen auf). Etwa 10 % der Patienten mit einer Bakteriämie entwickeln fokale Infektionen, diese können sich als Osteomyelitis, Pneumonie, Pleuraempyem, Perikarditis, Meningitis usw. äußern. Ein typhöser Verlauf ist bei einer Infektion mit Enteritissalmonellen sehr selten, aber möglich.

Sowohl bei den an Enteritis Erkrankten als auch bei den symptomlos Infizierten kommt es zu einer **Keimausscheidung** durch den Stuhl. Diese dauert in der Regel 3–6 Wochen, nur äußerst selten länger als 6 Monate an. Eine relativ lange Ausscheidung wird vor allem bei Säuglingen beobachtet. Differenzialdiagnostisch sind akute Gastroenteritiden anderer Ätiologie zu erwägen. Nach einer Salmonellose kommt es nur zu einer begrenzten Immunität gegenüber dem verursachenden Serovar. Die **Letalität** liegt in Deutschland unter 0,1 %. An einer Salmonellose sterben vorwiegend ältere und abwehrgeschwächte Menschen, unter ungünstigen Umständen auch Säuglinge und Kleinkinder.

Therapie. Bei unkompliziertem gastroenteritischen Verlauf ist eine antibakterielle Chemotherapie nicht indiziert, sie hat kaum Einfluss auf die Enteritis und kann die Keimausscheidung verlängern. Ziel der therapeutischen Maßnahmen ist es, den Elektrolyt- und Flüssigkeitsverlust auszugleichen. Begründet und notwendig ist eine Chemotherapie bei schwerer Kolitis, typhösem oder extraintestinalem Verlauf, bei schweren Grundleiden sowie bei Kindern im ersten Lebensjahr oder bei Patienten im höheren Lebensalter. Geeignet sind bei Erwachsenen insbesondere Ciprofloxacin, bei extraintestinaler Manifestation auch Cefotaxim oder Ceftriaxon, bei Kindern Ampicillin oder Cotrimoxazol. Bei fokalen Infektionen (Meningitis, Osteomyelitis) sind Cephalosporine der 3. Generation oder Gyrasehemmer angezeigt. Bei Meningitis wird auch Chloramphenicol empfohlen. Zur Sanierung von Langzeitausscheidern wird besonders Ciprofloxacin eingesetzt. Eine Chemotherapie erfordert die Bestimmung der Erregerresistenz.

Labordiagnostik

Das Leitsymptom „Durchfall" sollte – erst ist hin Verbindung mit weiteren Krankheitszeichen – zu einer labordiagnostischen Abklärung der Diagnose führen, bei Verdacht auf eine bakterielle Genese durch eine bakteriologische Untersuchung. Der Erregernachweis kann durch Anzucht mittels bakteriologischer Untersuchung von Stuhl, Rektalabstrichen (in gepuffertem Transportmedium eingesendet), Erbrochenem, aber auch aus verdächtigten Lebensmitteln und Zubereitungen geführt werden. Bei Bakteriämie oder typhösem Verlauf sind Blutkulturen indiziert. Bei Gruppenerkrankungen wird eine Auswahl typisch erkrankter Personen untersucht. Die Erreger der Gattung Salmonella werden nach der kulturellen Anzüchtung serologisch (Kauffmann-White-Schema) und biochemisch („bunte Reihe") differenziert, dies identifiziert den Serovar. Die Dauer der Untersuchung beträgt 2–3 Tage (Verdachtsdiagnose nach einem Tag). Zur Aufdeckung spezieller Infektionswege wird bei den epidemiologisch bedeutsamen Serovaren S. Enteritidis und S. Typhimurium eine komplexe Feindifferenzierung mittels epidemiologischer Laboratoriumsmethoden in Speziallaboratorien empfohlen (Phagentypisierung, Plasmidanalysen, Pulsfeldgelelektrophorese usw.).

Maßnahmen der Verhütung und Bekämpfung

Präventive Maßnahmen

Die primäre Prävention konzentriert sich auf die Tierbestände und die Produktion tierischer Lebensmittel (optimale Schlacht- und Lebensmittelhygiene). Grundlage der Präventions- und Bekämpfungsmaßnahmen ist eine, zumindest europaweite, qualifizierte epidemiologische Surveillance.

Hygienemaßnahmen

Bei der Gewinnung, Be- und Verarbeitung, Lagerung, dem Transport und dem Verkauf von Lebensmitteln insbesondere tierischen Ursprungs beugt das Beachten von Grundsätzen der Hygiene Kontaminationen vor (siehe nachfolgende Übersicht). Das Einhalten der Hygienenormen in privaten Haushalten bleibt ein besonders wichtiges Mittel zur Vermeidung und weiteren Reduzierung der Erkrankungen (über die Hälfte der Häufungen tritt in Privathaushalten auf). Information und Aufklärung sind hier weiterhin notwendig.

> **Grundsätze der Aufbewahrung von Nahrungsmitteln und der Zubereitung von Speisen im Kontext der Salmonelloseprävention**
> - Aufbewahrung von Lebensmitteln, die viel Eiweiß und Wasser enthalten, bei Temperaturen unter 10 °C (Kühlschrank, Kühlraum)
> - Erreichen und Überschreiten einer Temperatur von 70 °C beim Zubereiten und Aufwärmen von Speisen (auch im Inneren), Garzeiten beim Erhitzen mit der Mikrowelle entsprechend nicht zu kurz bemessen
> - Vermeiden eines längeren Warmhaltens von Speisen bzw. Erreichen einer möglichst kurzen Abkühlzeit (kritisch ist der Bereich unterhalb von 60 °C)

- Verzehr warmer Speisen innerhalb von 2 Stunden
- Küchenhygiene (saubere Geräte und Arbeitsflächen, hygienische Aufbewahrung von Lebensmitteln und Speisen, Händehygiene, Fliegenbekämpfung)
- Beachten, dass Auftauwasser von gefrorenem Geflügel oder Wild oft Salmonellen enthält (benetzte Geräte und Hände gründlich reinigen)

Maßnahmen für Patienten und Kontaktpersonen

Erkrankte. Während der Dauer ihrer Erkrankung sollten Patienten zu Hause bleiben. Hygienemaßnahmen sollten die Erregerausscheidung durch den Stuhl berücksichtigen, eine gründliche Händehygiene ist in der Regel ausreichend. Eine Krankenhausbehandlung ist bei längerem und schwerem Verlauf sowie bei extraintestinaler Manifestation angezeigt. Im Krankenhaus ist eine Isolierung erforderlich, es gilt ein auf die Verhütung der Übertragung von Darminfektionen eingestelltes Hygieneregime (Händehygiene, Sanitärhygiene).

Gemeinschaftseinrichtungen. Solange enteritische Symptome bestehen, darf eine Gemeinschaftseinrichtung nicht besucht oder keine betreuende Tätigkeit in ihr ausgeübt werden; 48 Stunden nach Abklingen des Durchfalls können diese Einschränkungen entfallen. Bei Kleinkindern in Kindertagesstätten ist allerdings die Möglichkeit einer direkten Übertragung von Mensch zu Mensch zu beachten. Bei ihnen sind nach einer Erkrankung vor der Wiederaufnahme Stuhluntersuchungen sinnvoll, um das Sistieren der Erregerausscheidung zu belegen. Sonst bestehen für asymptomatisch Infizierte (Ausscheider) in Gemeinschaftseinrichtungen keine Einschränkungen, sofern die persönliche Hygiene und die Hygiene in der Einrichtung einen Schutz vor Schmierinfektionen gewährleisten.

Lebensmittelberufe. Personen, die an einer Salmonellose erkrankt sind, bei denen der Verdacht auf eine Erkrankung besteht oder die den Erreger ausscheiden, dürfen gemäß § 42 IfSG vorübergehend keine Tätigkeit ausüben, bei denen sie mit Lebensmitteln in Berührung kommen. Dies gilt auch für Beschäftigte in Küchen von Gaststätten und sonstigen Einrichtungen, die Gemeinschaftsverpflegung herstellen. Die Wiederaufnahme der Tätigkeit sollte nach einer Entscheidung des Gesundheitsamtes erfolgen, in der Regel nach dem Vorliegen von 1–2 negativen Ergebnissen der bakteriologischen Stuhluntersuchung. Für Kontaktpersonen sind keine besonderen Maßnahmen erforderlich, solange keine enteritischen Symptome auftreten. **Ausbrüche** erfordern es, die Infektionsquelle bzw. das übertragende Vehikel schnell zu erkennen, um eine weitere Ausbreitung zu verhindern (Sicherstellen und Einsenden verdächtiger Lebensmittel oder Speisen, spezialisierte Labordiagnostik).

> Ein Nachweis von Salmonellen im Zusammenhang mit einer akuten Infektion ist durch den Leiter des untersuchenden Labors unverzüglich dem Gesundheitsamt zu melden. Eine Erkrankung an akuter infektiöser Gastroenteritis ist (einschließlich des Verdachts) unabhängig von der Ätiologie gemäß § 6 Abs. 1 Nr. 2 IfSG an das zuständige Gesundheitsamt zu melden, wenn eine Person betroffen ist, die eine Tätigkeit im Lebensmittelbereich (definiert in § 42 Abs. 1 IfSG) ausübt. Meldepflichtig sind auch 2 oder mehr gleichartige Erkrankungen mit einem wahrscheinlichen epidemiologischen Zusammenhang.

Beratung und spezielle Diagnostik

Nationales Referenzzentrum
für Salmonellen und andere
bakterielle Enteritiserreger
Arbeitsgruppe Wernigerode
Robert Koch-Institut
(Bereich Wernigerode)
Burgstraße 37
38855 Wernigerode
Tel.: 03943 / 679 – 206
Fax: 03943 / 679 – 207
Ansprechpartner:
Herr Prof. Dr. H. Tschäpe
E-mail: tschaepeh@rki.de

Nationales Referenzzentrum
für Salmonellen und andere
bakterielle Enteritiserreger
Arbeitsgruppe Hamburg
Hygiene-Institut Hamburg
Marckmannstr. 129a
20539 Hamburg
Tel.: 040 / 42837 – 201, -202
Fax: 040 / 42837 – 483
Ansprechpartner:
Herr Prof. Dr. J. Bockemühl
E-mail: jochen.bockemuehl@BUG.hamburg.de

Konsiliarlaboratorium
für gastrointestinale Infektionen
(bakterielle und parasitäre Erreger)
Institut für Medizinische Mikrobiologie
und Hygiene
Klinikum der Universität Freiburg
Hermann-Herder-Str. 11
79104 Freiburg
Tel.: 0761 / 203 – 6590
Fax: 0761 / 203 – 6562
Ansprechpartner:
Herr Prof. Dr. med. M. Kist
E-mail: kistman@ukl.uni-freiburg.de

Literatur

BgVV (jetzt BfR). Salmonella. In: Bericht über die epidemiologische Situation der Zoonosen in Deutschland für 2001. Reihe BgVV-Hefte. Berlin: Eigenverlag; 2002;Heft 6/2002: 19–128.

Chin J. Control of Communicable Diseases Manual. 17th ed. Washington DC: American Public Health Association; 2000:440–4.

Deutsche Gesellschaft für Pädiatrische Infektiologie (DGPI). Handbuch 2000 – Infektionen bei Kindern und Jugendlichen. 3. Aufl. München. Futuramed; 2000:527–38.

Rabsch W, Liesegang A, Tschäpe H. Laborgestützte Surveillance der Salmonellose beim Menschen. Berl Munch Tierarztl Wochenschr. 2001;11 – 12:433 – 7. Review.

RKI. Salmonellose – Jahresbericht 2001. Epidemiol Bull. 2002;50:417–9.

RKI. Infektionsepidemiologisches Jahrbuch meldepflichtiger Krankheiten 2002. Berlin: Eigenverlag; 2003.

RKI/BgVV. Salmonellose – Merkblatt für Ärzte. Bundesgesundheitsbl-Gesundheitsforsch-Gesundheitsschutz. 1997;1 (aktualisiert im Juli 2001: www.rki.de).

Tschäpe H, Bockemühl J. Lebensmittelübertragene Salmonellose in Deutschland. Bundesgesundheitsbl-Gesundheitsforsch-Gesundheitsschutz. 2002;45:345 – 61.

Erreger der Gattung Shigella/Shigellose

W. Kiehl

Erreger

Serogruppen. Die Shigellose (Shigellenruhr, Shigellendysenterie, Bakterienruhr) wird durch obligat pathogene Bakterien der Gattung Shigella (Familie der Enterobacteriaceae) verursacht. Shigellen sind unbeweglich, gramnegativ und werden nach biochemischen Merkmalen und spezifischen O-Antigenen in Serogruppen unterteilt, die 4 verschiedenen Spezies entsprechen:
> **Gruppe A:** Shigella dysenteriae,
> **Gruppe B:** Shigella flexneri,
> **Gruppe C:** Shigella boydii,
> **Gruppe D:** Shigella sonnei.

Stämme der Gruppen A–C können bestimmten Serovaren zugeordnet werden, insgesamt 13 Serovaren bei Shigella (Sh.) dysenteriae, 8 Serovaren bei Sh. flexneri, 18 Serovaren bei Sh. boydii und einem Serovar mit 2 serologischen Formen bei Sh. sonnei. Alle Shigellen besitzen ein aus Lipopolysacchariden bestehendes **Endotoxin**, das zur entzündlichen Reizung der Darmschleimhaut beiträgt. Nur Sh. dysenteriae Typ I bildet zusätzlich ein **Exotoxin**, das **Shiga-Toxin 1**, welches zu schweren toxischen Krankheitsbildern mit Beteiligung der Nieren oder des Zentralnervensystems führen kann. Die Virulenzfaktoren sind auf einem Plasmid und chromosomal kodiert. Shigellen besitzen eine relative Säuretoleranz, die eine Magenpassage und so auch eine recht geringe minimale Infektionsdosis ermöglicht. In der Außenwelt können sie unter kühlen, feuchten und dunklen Bedingungen einige Wochen überleben. Gegen Austrocknung sind sie empfindlich.

Häufigkeit, Verbreitung und Bedeutung der Infektion

Der Mensch ist das einzige relevante Reservoir für Shigellen (sie kommen auch bei höheren Affen vor). Shigellen sind weltweit verbreitet. Die hochkontagiöse Darminfektion zeigt eine charakteristische Häufung in warmen Monaten. Ausbreitungen der Shigellose sind bei ungenügender Hygiene in Gemeinschaften (Kindereinrichtungen, Heime, Pflegeeinrichtungen, Lager) leicht möglich. Die Shigellose tritt in Deutschland weiterhin noch endemisch auf. Schwere Verlaufsformen sind heute selten, die Infektion kann therapeutisch gut beherrscht werden. Die Morbidität unterliegt gegenwärtig nur geringen Veränderungen, die von der Zahl importierter Erkrankungsfälle und örtlichen Häufungen beeinflusst sind. Im Jahre 2002 wurden insgesamt 1180 Erkrankungen an Shigellenruhr gemeldet (in den Vorjahren 1300–1600 Fälle). Hauptsächlich sind Infektionen durch Sh. sonnei (75–80%) und Sh. flexneri (15–18%) zu verzeichnen. Diese beiden Spezies führen überwiegend zu leichteren Erkrankungen, die aber auch hochakut verlaufen können und sehr infektiös sind. Die Anteile von Sh. boydii und Sh. dysenteriae liegen unter 5%. Besonders häufig erkranken Kinder im Alter bis zu 10 Jahren und Erwachsene im Alter von 20–39 Jahren; 15–20% der erfassten Fälle traten in den letzten Jahren im Rahmen von überwiegend kleineren Häufungen in Familien, Kindereinrichtungen, Schulen, Ferienlagern usw. auf. Ausgangspunkt war häufig eine aus dem Ausland importierte Erkrankung; 65–80% der in Deutschland diagnostizierten Shigellosefälle werden gegenwärtig importiert, darunter praktisch alle Infektionen mit Sh. dysenteriae und Sh. boydii. Wichtige Infektionsgebiete für die deutsche Bevölkerung sind – in Abhängigkeit vom Reiseverhalten – derzeit Nordafrika (Ägypten, Tunesien), die Türkei, Südasien (Indien, Thailand) sowie Mittelamerika (Dominikanische Republik, Mexiko).

Übertragung, Infektion und Pathogenese

Die fäkal-orale Übertragung erfolgt entweder als Schmierinfektion durch direkte Kontakte von Mensch zu Mensch (sexuelle Kontakte eingeschlossen) oder durch kontaminierte Lebensmittel bzw. kontaminiertes Wasser, letzteres besonders in tropischen Ländern. Die Verbreitung des Erregers durch Fliegen besitzt unter Umständen praktische Bedeutung. Die Infektionsdosis kann minimal sein (10–200 Keime). Eine Ansteckungsfähigkeit besteht während der akuten Infektion und solange der Erreger mit dem Stuhl ausgeschieden wird; dies ist gewöhnlich bis zu 4 Wochen nach der Erkrankung der Fall. Auch eine symptomlose Infektion führt zur Ausscheidung der Erreger. Die Ausscheidung über einen längeren Zeitraum ist selten, sie wird z.B. bei immungeschwächten Personen oder mangelernährten Kindern beobachtet.

Pathogenese. Nach oraler Aufnahme vermehren sich die Shigellen zunächst im Dünndarm, dann erfolgt die Invasion der Kolonmukosa durch Penetration von Mukosazellen. Wichtige Virulenzfaktoren sind die Fähigkeiten, Kolonepithelzellen zur aktiven Aufnahme der Erreger zu veranlassen und Abwehrstoffe der Mukosa auszuschalten. Die Vermehrung der Erreger führt zur Schädigung und Zerstörung weiterer Epithelzellen, in der Lamina propria werden Entzündungsprozesse und geschwürige, zu Blutungen neigenden Läsionen induziert, die bis in die Submukosa und die Muskularis reichen. Auf dieser Grundlage entsteht das typische klinische Bild der Ruhr. Sekretorische Proteine tragen zur Diarrhö bei. Shigella dysenteriae Serovar 1 bildet ein Zytotoxin (Shiga-Toxin), das mit dem Shiga-Toxin 1 (Verotoxin 1) enterohämorrhagischer E. coli (EHEC) nahezu identisch ist und extraintestinale Manifestationen auslösen kann.

Klinisches Bild und Therapie

Shigellenruhr. Die Inkubationszeit ist kurz, sie beträgt etwa 12–96 Stunden. Es ist zu unterscheiden zwischen Shigellosen, die alle Infektionen durch Shigellen umfassen, und der Shigellenruhr (Bakterienruhr), welche durch Shigellen verursachte Darminfektionen unter dem klinischen Bild der Ruhr (blutig-schleimige Stühle) bezeichnet. Die Shigellenruhr tritt in der Regel als akute, infektiöse, inflammatorische Kolitis auf. Die Symptomatik kann dabei sehr unterschiedlich sein. Sie variiert zwischen leichten Verlaufsformen mit geringer wässriger Diarrhö und schweren Erkrankungen mit Fieber, blutiger und eitriger Diarrhö sowie abdominellen Krämpfen. Im weiteren Verlauf kann es zu fokalen Ulzerationen, vorwiegend im distalen Kolon, kommen. Folgen der Kolitis können Dehydratation und Proteinverluste sein. Schwere Komplikationen der Kolitis sind Kolondilatation und -perforation. Die Shigellainfektion bleibt in der Regel auf den Darm beschränkt.

Exotoxinwirkung. Wichtige Manifestationen der Shigellainfektion sind durch die Wirkungen des Exotoxins bedingt. Das von Sh. dysenteriae Serovar 1 gebildete Zytotoxin (Shiga-Toxin) kann als extraintestinale Komplikation ein hämolytisch-urämisches Syndrom auslösen oder zu Wirkungen am Zentralnervensystem (starke Kopfschmerzen, Lethargie, Krampfanfälle) führen. Eine Generalisation der Erreger auf dem Blutweg ist sehr selten. Weitere mögliche Komplikationen sind postinfektiöse Infektarthritiden und das Reiter-Syndrom. Nach einer Shigellose kommt es nicht zu einer dauerhaften Immunität. Die Letalität liegt heute bei unter 1 %.

Therapie. Bei Patienten in gutem Allgemeinzustand kann eine symptomatische Therapie mit Bettruhe, Schonkost und oralem Flüssigkeitsersatz ausreichend sein. Bei Patienten mit chronischen Grundkrankheiten sowie bei sehr jungen und alten Patienten wird häufig ein parenteraler Ersatz von Flüssigkeit und Elektrolyten erforderlich. Ob eine antibiotische Therapie indiziert ist, hängt vom Erreger und dem Schweregrad der Erkrankung ab. Im Gegensatz zu einigen anderen Darminfektionen wird sie großzügiger empfohlen. In der Regel verkürzt sie die Krankheitsdauer und reduziert die Erregerausscheidung. Gut geeignet sind bei Erwachsenen Chinolone (Ciprofloxacin, Ofloxacin) oder Ampicillin, bei Kindern Cotrimoxazol oder Ampicillin. Wirksam ist ferner Doxycyclin. Bei Shigellen ist häufiger als bei anderen Enterobakterien mit einer Antibiotikaresistenz zu rechnen, auch Multiresistenzen sind nicht selten. Motilitätshemmer sollten nicht eingesetzt werden.

Labordiagnostik

Symptome der Ruhr erlauben eine klinische Verdachtsdiagnose. Labordiagnostisch dient in der Regel ein kultureller Erregernachweis der Sicherung einer Shigellose. Als Untersuchungsmaterial eigen sich frische Stuhlproben oder frisch entnommene Rektalabstriche (Transport in gepuffertem Medium). Die Anzüchtung gelingt bei Verwendung der für Salmonellen und Shigellen vorgesehenen Nährmedien mit hoher Sicherheit. Die Identifizierung erfolgt nach Prüfung biochemischer Leistungen und der serologischen Bestimmung der O-Antigene. Eine diagnostische Abklärung mittels PCR ist möglich, aber keine Routinemethode. Zur Aufdeckung von Infektionsquellen und der Verfolgung von Infektionswegen ist eine komplexe Feindifferenzierung in einem Speziallabor (nationales Referenzzentrum, siehe unten) erforderlich (serologische Typisierung zur Bestimmung des Serovars, Biochemotypie, Lysotypie, genotypische Identifizierung).

Maßnahmen der Verhütung und Bekämpfung

Präventive Maßnahmen

Grundlagen der Prävention sind die Abwasser-, Trinkwasser- und Lebensmittelhygiene. Schutzimpfungen stehen zur individuelle Prophylaxe von Shigellainfektionen nicht zur Verfügung. Da die Übertragung in der Regel durch direkten Kontakt von Mensch zu Mensch erfolgt, ist eine effektive Händehygiene zur Vermeidung von fäkal-oralen Schmierinfektionen eine besonders wirksame präventive Maßnahme. Die hygienischen Maßnahmen werden durch die Fliegenbekämpfung ergänzt. In tropischen Ländern sollten die allgegenwärtigen Infektionsrisiken durch kontaminiertes Wasser oder ungekochte Speisen (z. B. Salate) beachtet und abgewendet werden (z. B. nur Speisen und Getränke aus zuverlässiger Quelle und selbst geschälte Früchte zu sich nehmen, Wasser unklarer Herkunft entkeimen oder ausreichend erhitzen, Speisen gegebenenfalls ausreichend erhitzen).

Maßnahmen für Patienten und Kontaktpersonen

Erkrankte. Im Fall einer Krankenhausbehandlung muss das Hygieneregime die vergleichsweise hohe Kontagiosität berücksichtigen (Isolierung des Erkrankten im Einzelzimmer, möglichst mit eigener Toilette, besondere Kittel, Händedesinfektion, Desinfektion aller Gegenstände, mit denen der Patient Kontakt hatte). Bei der Pflege im häuslichen Bereich sind eine gründliche Händehygiene (möglichst mit Desinfektion) und die regelmäßige Reinigung der Toilette mit einem Haushaltsreiniger besonders zu beachten.

Lebensmittelberufe. Personen, die an Shigellenruhr erkrankt sind oder bei denen der Verdacht auf eine Erkrankung besteht, dürfen keine Tätigkeiten ausüben, bei denen sie direkten Kontakt mit Lebensmitteln haben (§ 42 IfSG). Dies gilt auch für Beschäftigte in Küchen von Gaststätten und sonstigen Einrichtungen mit oder zur Gemeinschaftsverpflegung und auch für Personen, die zeitweilige Ausscheider von Shigellen sind. Die Wiederaufnahme der Tätigkeit sollte nach einer Entscheidung des Gesundheitsamtes erfolgen, in der Regel nach dem Vorliegen von 2 negativen Ergebnissen der bakteriologischen Stuhluntersuchung.

In Gemeinschaftseinrichtungen dürfen an Shigellose Erkrankte nach § 34 IfSG keine betreuende Tätigkeit ausüben bzw. eine Gemeinschaftseinrichtung nicht besuchen. Dies betrifft auch Shigellenausscheider. Eine Wiederzulassung zu Gemeinschaftseinrichtungen ist nach klinischer Genesung und Vorliegen von 3 negativen Befunden einer bakteriologischen Stuhluntersuchung (Entnahme der Stuhlproben im Abstand von 1 – 2 Tagen) möglich (ein schriftliches ärztliches Attest wird für erforderlich gehalten). Bei längerer Keimausscheidung kann mit dem Gesundheitsamt eine individuelle Ausnahmeregelung vereinbart werden.

Kontaktpersonen müssen für die Dauer der Inkubationszeit eine besonders gründliche Händehygiene einhalten. Ein Ausschluss von Gemeinschaftseinrichtungen ist im Allgemeinen nicht erforderlich, solange keine enteritischen Symptome auftreten und gute hygienische Bedingungen gewährleistet sind.

Ausbrüche erfordern ein schnelles Ermitteln der vermutlichen Ursache und der bisher erfolgten Infektionen. Das Gesundheitsamt muss unverzüglich informiert werden, um Maßnahmen zur Aufklärung und zur Verhinderung der weiteren Ausbreitung einleiten und koordinieren zu können (Händedesinfektion, Toilettenhygiene, Ermitteln infizierter Personen durch bakteriologische Untersuchungen, Beobachtung, Belehrung).

> Nach § 7 IfSG ist der direkte oder indirekte Nachweis von Shigellen meldepflichtig, sofern der Nachweis auf eine akute Infektion hinweist. Krankheitsverdacht und Erkrankung sind nach § 6 IfSG meldepflichtig, wenn die entsprechende Person eine Tätigkeit gemäß § 42 IfSG ausübt. Bei Verdacht auf eine Shigellose wird (wie bei anderen akuten infektiösen Gastroenteritiden) außerdem die Meldepflicht gemäß § 6 (1) Ziff. 2 berührt, sofern 2 oder mehr gleichartige Erkrankungen auftreten, bei denen ein epidemiologischer Zusammenhang wahrscheinlich ist oder vermutet wird.

8 Infektionen des Gastrointestinaltrakts, der Gallengänge, der Gallenblase und des Pankreas

■ Beratung und spezielle Diagnostik

Nationales Referenzzentrum
für Salmonellen und andere bakterielle
Enteritiserreger
Arbeitsgruppe Wernigerode
Robert Koch-Institut
(Bereich Wernigerode)
Burgstraße 37
38855 Wernigerode
Tel.: 03943 / 679 – 206
Fax: 03943 / 679 – 207
Ansprechpartner:
Herr Prof. Dr. H. Tschäpe
E-mail: tschaepeh@rki.de

Nationales Referenzzentrum
für Salmonellen und andere
bakterielle Enteritiserreger
Arbeitsgruppe Hamburg
Hygiene-Institut Hamburg
Marckmannstr. 129a
20539 Hamburg
Tel.: 040 / 42837 – 201, -202
Fax: 040 / 42837 – 483

Ansprechpartner:
Herr Prof. Dr. J. Bockemühl
E-mail: jochen.bockemuehl@BUG.hamburg.de

Konsiliarlaboratorium
für gastrointestinale Infektionen
(bakterielle und parasitäre Erreger)
Institut für Medizinische Mikrobiologie
und Hygiene
Klinikum der Universität Freiburg
Hermann-Herder-Str. 11
79104 Freiburg
Tel.: 0761 / 203 – 6590
Fax: 0761 / 203 – 6562
Ansprechpartner:
Herr Prof. Dr. med. M. Kist
E-mail: kistman@ukl.uni-freiburg.de

Literatur

Altwegg M, Bockemühl J. Escherichia und Shigella. In: Colliers L, Balows A, Sussman M, eds. Topley & Wilson's Microbiology and Microbial Infections, 9th ed., Vol 2, Chapter 40. London: Arnold; 1998:935 – 96.

Chin J. Control of Communicable Diseases Manual. 17 th ed. Washington DC: American Public Health Association; 2000:451 – 5.
Deutsche Gesellschaft für Pädiatrische Infektiologie (DGPI). Shigellose. In: Handbuch 2000 – Infektionen bei Kindern und Jugendlichen. 3. Aufl. München: Futuramed; 2000:543 – 8.
Mandell GL, Bennett J E, Dolin R. Principles and Practice of Infectious Diseases. New York: Churchill Livingstone Inc; 1995:2033 – 9.
RKI. Ratgeber Shigellose. Epid. Bull. 2001;(32): 243 – 6 (und www.rki.de).
RKI. Infektionsepidemiologisches Jahrbuch meldepflichtiger Krankheiten 2002. Berlin: Eigenverlag; 2003.

Bezüglich weiterer Einzelheiten zur mikrobiologischen Diagnostik wird auf die MiQ-Hefte (Mikrobiologisch-infektiologischer Qualitätsstandard im Auftrag der DGHM, Heft 9: Infektionen des Darmes) verwiesen.

Campylobacter jejuni/Campylobacteriose

W. Kiehl

Erreger

Morphologie. Campylobacter (C.) jejuni, die wichtigste humanpathogene Spezies der Gattung Campylobacter, ist ein gramnegatives Stäbchen von spiral- oder S-förmiger Gestalt; eine polare Geißel ermöglicht charakteristische Bewegungen. C. jejuni produziert ein hitzelabiles Exotoxin sowie einige Zytotoxine, die dem Shiga-Toxin ähneln. Sie spielen eine Rolle in der Pathogenese der verursachten Enterokolitis. Im Unterschied zu den Enterobakterien sind die Oxidase- und die Katalasereaktion positiv. Von etwa 15 beschriebenen Spezies der Gattung Campylobacter sind vermutlich nur 8 mit Erkrankungen des Menschen assoziiert; außer C. jejuni besitzen aber nur C. coli, C. lari und C. fetus eine gewisse praktische Bedeutung.

Das Erregerreservoir ist relativ groß: verschiedene Nutztiere (vor allem Geflügel, Rind und Schwein), Haustiere (Hund und Katze) und Wildtiere sowie wildlebende Vögel. C. jejuni ist ein Kommensale des Geflügeldarmtrakts. Die Kolonisationsrate kann sehr hoch sein und über 10^6 koloniebildende Einheiten pro Gramm Kot betragen. Das Vorkommen von C. jejuni im Darmtrakt anderer warmblütiger Tiere führt bei ihnen meist nicht zu Erkrankungen. C. jejuni ist relativ unempfindlich gegenüber Umwelteinwirkungen und ist mikroaerophil, sodass die Überlebensfähigkeit über einige Zeit in kontaminierten Lebensmitteln (Milch!), Oberflächen- oder Trinkwasser oder auch im Erdboden gegeben ist. Außerhalb des Wirtsorganismus kommt es aber nicht zur Vermehrung (im Unterschied zu anderen bakteriellen Erregern von Darminfektionen, z. B. Salmonellen, Yersinien und pathogene E. coli).

Häufigkeit, Verbreitung und Bedeutung der Infektion

Enteritis. Die Campylobakteriose ist eine weltweit verbreitete und sehr häufig vorkommende Zoonose. In den Entwicklungsländern werden C. jejuni bis zu 80% aller Durchfallerkrankungen angelastet. Humanpathogene Spezies der Gattung Campylobacter – weit überwiegend C. jejuni – werden über Haustiere leicht direkt oder indirekt auf den Menschen übertragen. Die Erkrankung – meist eine Enteritis – kann unterschiedlich schwer verlaufen; die Mehrzahl der Infektionen verläuft unkompliziert und ist – falls notwendig – gut antibiotisch behandelbar. Erkrankungen und Ausbrüche sind im ländlichen Raum häufiger. Wegen der weiten Verbreitung der Erreger hat die Campylobakteriose auch einen gewissen Anteil an der Reisediarrhö.

Kinder unter 6 Jahren sind besonders häufig von der Erkrankung betroffen, auch ältere Menschen sind vermehrt empfänglich. Allerdings werden auch vermehrt Infektionen bei jüngeren Erwachsenen zwischen 20 und 40 Jahren beobachtet. Wie in anderen Ländern mit Campylobactersurveillance sind Campylobacter auch in Deutschland nach Salmonellen und vor Yersinien die zweithäufigsten bakteriellen Enteritiserreger. In der warmen Jahreszeit treten die Erkrankungen vermehrt auf. Die Inzidenz weist regionale Unterschiede auf, die auch von einem speziellen Interesse der behandelnden Ärzte und der Labordiagnostiker abhängig sind. Im Bundesdurchschnitt lag die Inzidenzrate im Jahr 2002 bei 68 Erkrankungsfällen pro 100 000

Einwohner (56 350 gemeldete Erkrankungen). Campylobacterinfektionen wurden in den letzten Jahren mit einer zunehmenden Tendenz nachgewiesen; in einigen Bundesländern lag ihre Inzidenz schon höher als diejenige der Salmonellainfektionen.

Übertragung, Infektion und Pathogenese

Übertragung durch Lebensmittel. Die Übertragung des Erregers erfolgt überwiegend über kontaminierte Lebensmittel. Da Erhitzungsprozesse im Rahmen der Zubereitung vorhandene Erreger zerstören, kommen lebensmittelbedingte Infektionen durch Campylobacterspezies besonders durch den Verzehr roher oder nicht ausreichend erhitzter Lebensmittel zustande. Infektionen erfolgen hauptsächlich durch den Verzehr von unzureichend erhitztem oder rekontaminiertem Geflügelfleisch, nicht pasteurisierter Milch, rohem Hackfleisch, kontaminiertem, nicht gechlortem Trinkwasser oder auch über Heimtiere (besonders durchfallkranke Welpen und Katzen). Eier spielen keine Rolle. Bei sporadischen Campylobacteriosen wurde Geflügelverzehr im Haushalt als Hauptfaktor der Übertragung ermittelt. Mehrere Ausbrüche konnten in den letzten Jahren auf kontaminierte Rohmilch zurückgeführt werden. Wenn Lebensmittel und Wasser als Vehikel des Erregers in Erscheinung treten, sind sie primär von ausscheidenden Tieren kontaminiert. Die Erreger vermögen in der Umwelt oder in Lebensmitteln (auch in gekühltem Zustand!) einige Zeit zu überleben.

Zum Auslösen einer Infektion ist schon eine vergleichsweise geringe Erregermenge – etwa ab 500 Keime – ausreichend. Deshalb ist eine direkte Übertragung von Mensch zu Mensch vor allem bei kleinen Kindern möglich und kommen Infektionen beim Baden in kontaminierten Oberflächengewässern vor. Erkrankte bzw. Infizierte sind potenziell infektiös, solange Erreger im Stuhl ausgeschieden werden. Personen, die nicht antibiotisch behandelt werden, können die Erreger über einen Zeitraum von 2–4 Wochen ausscheiden. Bei Immundefizienz, z. B. bei AIDS-Patienten, ist mit einer Langzeitausscheidung zu rechnen. Zur Epidemiologie der Campylobacterinfektionen beim Menschen (Übertragungsmechanismen, Übertragungswege, Einflussfaktoren) und auch zur Ausbreitung in den Tierbeständen sind noch verschiedene Fragen offen.

Pathogenese. Nach der Magenpassage vermehrt sich C. jejuni im oberen Dünndarm und in der Gallenflüssigkeit. Die nachfolgende Entzündung und Gewebeschädigung kann Jejunum, Ileum und Kolon in gleicher Weise betreffen. Es kommt zu einer ödematösen, exsudativen Enteritis mit anschließender Atrophie der Darmschleimhaut; Ulzerationen des Epithels sind möglich. Diesen geweblichen Reaktionen liegen eine Adhäsion des Erregers an den Epithelzellen des Darmes, seine Endotoxinaktivität und das zytopathische Wirken des Exotoxins zugrunde. C. jejuni kann die Darmschleimhaut auch invasiv durchdringen und ist prinzipiell fähig, eine systemische Infektion auszulösen.

Klinisches Bild und Therapie

Symptomatik. Die Inkubationszeit beträgt in der Regel 2–7 Tage, 1–10 Tage sind möglich. Viele Infektionen verlaufen asymptomatisch. Manifeste Erscheinungen einer Infektion mit C. jejuni bieten gewöhnlich das Bild einer akuten Enteritis, die nicht von Enteritiden anderer Genese zu unterscheiden ist. Häufig bestehen 12–24 Stunden vor Auftreten der enteritischen Symptome Prodromi mit Fieber (38–40 °C), Kopfschmerzen, Myalgien oder Arthralgien. Die häufigsten Symptome sind Diarrhö, Abdominalschmerzen bzw. -krämpfe, Fieber und Müdigkeit. Die Diarrhö kann zwischen breiigen bis massiv wässrigen, selten auch blutigen Stühlen variieren. Die Erkrankung hält normalerweise für einen Tag an, kann aber auch eine Woche, mitunter sogar länger andauern. In der Regel verläuft sie gutartig und selbstlimitierend. Bei 5–10 % der unbehandelten Patienten können Rezidive entstehen. Die seltenen protrahierten oder chronischen Verläufe betreffen meist resistenzgeminderte und immundefiziente Personen. Die Infektion ist in diesen Fällen durch Antibiotika (siehe unten) gut beherrschbar, Resistenzen sind zu beachten.

Als Spätfolge kann selten eine reaktive Arthritis auftreten. Eine postinfektiöse Beteiligung des Nervensystems kann sich in Einzelfällen als Guillain-Barré-Syndrom (Polyneuropathie mit Lähmungen und Hirnnervenschäden) oder als Bickerstaff-Enzephalitis manifestieren. Im Verlauf einer Infektion werden spezifische Antikörper (IgG, IgM, IgA) gebildet, es kommt aber nicht zu einer länger andauernden Immunität.

Therapie. Eine symptomatische Therapie mit Volumen- und Elektrolytsubstitution ist in den meisten Fällen ausreichend. Eine antibiotische Therapie ist indiziert bei Patienten mit hohem Fieber und schweren klinischen Verläufen. Auch bei immunsupprimierten Patienten oder Sepsis und Persistenz der Symptome für länger als eine Woche ist eine antibiotische Therapie erforderlich. Mittel der Wahl sind Makrolide und Chinolone (Gyrasehemmer). Bei letzteren wird eine zunehmende Resistenzentwicklung beobachtet. Bei extraintestinalen Manifestationen werden ebenfalls Makrolide sowie Gentamicin, Cefotaxim oder Imipenem empfohlen.

Labordiagnostik

Die Sicherung der Diagnose durch Nachweis des Erregers erfolgt in der Regel durch Anzucht aus möglichst frischem Stuhl (auch aus Blut oder Eiter) unter Verwendung von Selektivnährböden. C. jejuni hat hohe Ansprüche an das Nährmedium und benötigt mikroaerobe Bedingungen. Er wird daher meist nur bei gezielter Suche gefunden, daher sind spezielle Hinweise des behandelnden Arztes wichtig. Der Erfolg des Erregernachweises hängt stärker als bei anderen Erregern von den Bedingungen der Materialentnahme und des Materialtransports ab. Der Antikörpernachweis ist möglich, jedoch nicht als Routinemethode eingeführt. Als Feintypisierungsmethode zur Sicherung von Infektketten durch den Nachweis der klonalen Identität ist die Pulsfeldgelelektrophorese geeignet. Als weitere Möglichkeiten stehen prinzipiell die Flagellin-RFLP (Restriktionsfragmentlängenpolymorphismus) sowie der Fragmentlängenpolymorphismus nach Amplifikation in Speziallaboratorien zur Verfügung.

Maßnahmen der Verhütung und Bekämpfung

Präventive Maßnahmen

Hygieneregeln. Die Möglichkeiten der Prävention der Campylobakteriose des Menschen sind begrenzt. Wichtig sind die Sanierung oder Reduktion der Durchseuchung der Schlachtgeflügelbestände sowie die Verbesserung und strikte Einhaltung der Schlachthygiene, vor allem bei Geflügel (C. jejuni) und Schweinen (C. coli). Bei Herstellung, Lagerung, Transport und Verkauf von Lebensmitteln gelten dieselben Hygieneregeln wie zur Vermeidung der Verbreitung anderer

Enteritiserreger. Zum Schutz vor Campylobacterinfektionen ist bei der Speisenzubereitung eine konsequente Küchenhygiene zu beachten. Fleisch, hier vor allem Geflügelfleisch, ist grundsätzlich gründlich durchzugaren. Milch, die direkt vom Erzeuger abgegeben wird, muss abgekocht werden. Säuglinge, Kleinkinder sowie alte und abwehrgeschwächte Menschen sollten rohe Lebensmittel tierischer Herkunft (einschließlich Rohmilch als Hof- oder Vorzugsmilch) grundsätzlich nicht zu sich nehmen. Die sogenannte „Ökowelle" und der Trend zur Direktvermarktung landwirtschaftlicher Produkte haben zu der verbreiteten Ansicht geführt, dass rohe Milch und daraus hergestellte Produkte „von gesunden Kühen" besonders gesund seien. Dass dies nicht so ist, zeigen immer wieder Infektionen durch verschiedene Erreger, darunter C. jejuni. Bei individueller Rohmilchabgabe „ab Hof" besteht die Pflicht, auf das „Abkochen vor Verzehr" hinzuweisen. Im Rahmen einer Gemeinschaftsverpflegung darf Rohmilch grundsätzlich nur nach ausreichender Erhitzung ausgegeben und verwendet werden (§ 18 Milch-VO).

Händehygiene. Eine besonders wichtige allgemeine Maßnahmen zur Prophylaxe von Campylobacterinfektionen ist das Waschen der Hände, vor allem nach jedem Toilettenbesuch sowie nach Kontakt mit vermutlich kontaminierten Gegenständen (z. B. Windeln), rohem Geflügelfleisch, Arbeitsgeräten und -flächen in der Küche und vor der Zubereitung von Mahlzeiten. Händewaschen führt zwar nicht zur sicheren vollständigen Beseitigung, aber zur drastischen Reduzierung der Anzahl bakterieller Keime an den Händen. Bezüglich der Milchhygiene, der Küchenhygiene und der persönlichen Hygiene besteht noch einiger Aufklärungsbedarf in der Bevölkerung.

Maßnahmen für Patienten und Kontaktpersonen

Gemeinschaftseinrichtungen. Während der Dauer ihrer Erkrankung sollten Patienten zu Hause bleiben und die angeführten Hygienemaßnahmen beachten. Solange enteritische Symptome bestehen, darf eine Gemeinschaftseinrichtung nicht besucht oder keine betreuende Tätigkeit in ihr ausgeübt werden. Für asymptomatisch Infizierte (Ausscheider) bestehen in Gemeinschaftseinrichtungen keine Einschränkungen, sofern ein Schutz vor Schmierinfektionen gewährleistet werden kann. Bei Kleinkindern in Kindertagesstätten ist die Möglichkeit einer direkten Übertragung von Mensch zu Mensch zu beachten.

Lebensmittelberufe. Personen, die an einer Campylobacterinfektion erkrankt sind oder bei denen der Verdacht auf eine Erkrankung besteht, dürfen keine Tätigkeiten ausüben, bei denen sie direkt mit Lebensmitteln in Berührung kommen (§ 42 IfSG). Dies gilt auch für Beschäftigte in Küchen von Gaststätten und sonstigen Einrichtungen, die Gemeinschaftsverpflegung herstellen (dies sollte sinngemäß auch für gesunde Personen gelten, die C. jejuni ausscheiden, obwohl dieser Erreger in § 42 Abs. 1 Ziff. 3 nicht ausdrücklich genannt ist). Vor Wiederaufnahme der Tätigkeit sollte ein negativer Befund einer bakteriologischen Untersuchung vorliegen. Für Kontaktpersonen zu einer Campylobacterenteritis sind keine besonderen Maßnahmen erforderlich, solange keine enteritischen Symptome auftreten.

Bei Ausbrüchen ist es wichtig, die Infektionsquelle bzw. das übertragende Vehikel schnell zu erkennen, um eine weitere Ausbreitung zu verhindern. Dies erfordert ein gutes Zusammenwirken zwischen behandelnden Ärzten und dem Gesundheitsamt sowie dem Veterinäramt. Vermehrte Erkrankungsfälle in einer Kindertagesstätte erfordern eine besondere Kontrolle des Hygieneregimes und der weiteren Entwicklung.

> Für die Leiter von Laboratorien besteht eine Meldepflicht gemäß § 7 IfSG, die sich auf den direkten oder indirekten Nachweis akuter Darminfektionen durch Campylobacter jejuni bezieht. Nach § 6 Abs. 1 Ziff. 2 sind akute infektiöse Enteritiden jeder Ätiologie durch den feststellenden Arzt zu melden, wenn sie Personen im Lebensmittelbereich (Tätigkeiten nach § 42 IfSG Abs. 1) betreffen oder 2 oder mehr gleichartige Erkrankungen mit einem vermuteten Zusammenhang aufgetreten sind.

■ **Beratung und spezielle Diagnostik**

Nationales Referenzzentrum
für Salmonellen und andere bakterielle Enteritiserreger
Arbeitsgruppe Wernigerode
Robert Koch-Institut
(Bereich Wernigerode)
Burgstraße 37
38855 Wernigerode
Tel.: 03943 / 679–206
Fax: 03943 / 679–207
Ansprechpartner:
Herr Prof. Dr. H. Tschäpe
E-mail: tschaepeh@rki.de

Nationales Referenzzentrum
für Salmonellen und andere
bakterielle Enteritiserreger
Arbeitsgruppe Hamburg
Hygiene-Institut Hamburg
Marckmannstr. 129a
20539 Hamburg
Tel.: 040 / 42837–201, -202
Fax: 040 / 42837–483
Ansprechpartner:
Herr Prof. Dr. J. Bockemühl
E-mail:
jochen.bockemuehl@BUG.hamburg.de

Konsiliarlaboratorium
für Campylobacter/Aeromonas
Institut für Medizinische Mikrobiologie
und Hygiene
Klinikum der Universität Freiburg
Hermann-Herder-Str. 11
79104 Freiburg
Tel.: 0761 / 203–6590, -6510
Fax: 0761 / 203–6562
Ansprechpartner: Herr Prof. Dr. M. Kist
E-mail: kistman@ukl.uni-freiburg.de

Literatur

Allos BM. Campylobacter jejuni Infections – update on emerging issues and trends. Clin Infect Dis. 2001;32:1201–6. Review.

Altekruse SF, Stern NJ, Fields PI, Swerdlow DL. Campylobacter jejuni – an emerging foodborne pathogen. Emerg Infect Dis. 1999;5:28–35. Review.

Blaser MJ. Campylobacter and related species. In: Mandell GL, Bennett JE, Dolin R, eds. Principles and Practice of Infectious Diseases. 4th ed. New York: Churchill Livingstone Inc; 1995:1948–56.

Chin J. Control of Communicable Diseases Manual. 17th ed. Washington, DC: American Public Health Association; 2000:79–81.

Fields PI, Swerdlow DL. Campylobacter jejuni. Clin Lab Med. 1999;3:489–504, Review.

RKI. Ratgeber Campylobacter-Infektionen. Epidemiol Bull. 1999;35:259–61. (aktualisiert im Oktober 2001: www.rki.de).

RKI. Infektionsepidemiologisches Jahrbuch meldepflichtiger Krankheiten für 2002. Berlin: Eigenverlag; 2003.

Thurm V, et al. Infektionsepidemiologie lebensmittelbedingter Campylobacter-Infektionen. Bundesgesundheitsbl-Gesundheitsforsch-Gesundheitsschutz. 1999;42:206–11.

Thurm V, et al. Rohmilch als Ursache lebensmittelbedingter Campylobacter-Infektionen. Bundesgesundheitsbl-Gesundheitsforsch-Gesundheitsschutz. 2000;43(10):777–80.

Wassenaar TM, Blaser MJ. Pathophysiology of Campylobacter jejuni infections of humans. Microbes Infect. 1999;12:1023–33. Review.

Yersinia enterocolitica/Yersiniose

W. Kiehl

Erreger

Yersinia enterocolitica, der Erreger der intestinalen Yersiniose, ist eine Spezies innerhalb der Gattung Yersinia, die zur Familie der Enterobacteriaceae gehört. Diese Zuordnung besteht erst seit 1965, zunächst war (nach der Beschreibung als Infektionserreger des Menschen Ende der 1930er Jahre) eine Zuordnung zur Gattung Pasteurella – als Pasteurella X – erfolgt. Morphologisch handelt es sich um ein gramnegatives, kokkoides Stäbchen. Die Begeißelung ist temperaturabhängig, bei Wachstumstemperaturen zwischen 22 und 28 °C ist sie nachweisbar. Bei Yersinia enterocolitica sind über 50 **Serotypen** bekannt, viele von ihnen sind apathogen. Die Serotypen können 4 verschiedenen **Biotypen** zugeordnet werden. Humanpathogene Stämme sind generell pyrazinamidasenegativ. Sie gehören zu den Serotypen O3, O8, O9 und O5,27 und zu den Biotypen 1, 2, 3 und 4. Die wichtigen Pathogenitätsfaktoren sind plasmiddeterminiert. Yersinia enterocolitica besitzt (ebenso wie Yersinia pseudotuberculosis) ein 70–75 Kilobasen umfassendes Virulenzplasmid, dessen Produkte die Virulenz wesentlich bestimmen. Die von ihm gebildeten Proteine Yops (YadA, YopD, YopE, YopH, YopM) schalten zelluläre Abwehrleistungen aus, sodass die Yersinien extrazellulär besser im Wirt überleben können. Der Verlust des Virulenzplasmids bedeutet den Verlust der Pathogenität und der Potenz zur systemischen Ausbreitung. Außerdem wird ein chromosomal determiniertes Invasionsgen (inv) exprimiert, das an der Penetration der Darmwand beteiligt ist. Yersinia-enterocolitica-Stämme können ein – chromosomal determiniertes – hitzestabiles Enterotoxin bilden. Die Resistenz gegenüber bestimmten äußeren Einflüssen ist bemerkenswert: Yersinien sind fähig, sich bei kühlen Temperaturen (das heißt 4 °C) und unter mikroaeroben Bedingungen zu vermehren. Auch im Erdreich bleibt die Vermehrungsfähigkeit über mehrere Monate erhalten. Reservoir des Erregers sind viele Säugetierarten, speziell Nagetiere und Haustiere des Menschen (vor allem Schweine, bei denen der Darm und die Tonsillen besiedelt sind) sowie der Mensch selbst.

Häufigkeit, Verbreitung und Bedeutung der Infektion

Yersinia enterocolitica ist weltweit verbreitet. Viele Tierarten – fast ausschließlich Säugetiere – beherbergen den Erreger, ohne selbst zu erkranken. Für den Menschen ist die hohe Kolonisationsrate bei Schweinen von besonderer Bedeutung. In Deutschland wird Yersinia enterocolitica in der Umgebung des Menschen außerdem bei Rindern, Schafen und Hunden gefunden. Die geographische Verbreitung der Serotypen und Biotypen ist unterschiedlich und verändert sich. In Europa sind Stämme der Serotypen O9 (in Deutschland Biovar 2 und 3 bei Schweinen und Rindern prävalent), O3 (in Deutschland Biovar 4, gegenwärtig seltener als vor einigen Jahren) und O5,27 (in Deutschland Biovar 2) epidemiologisch und klinisch bedeutsam. Die bei Erkrankten nachgewiesenen Stämme entsprechen den Nachweisen bei Tieren und in tierischen Lebensmitteln. In Deutschland haben die erfassten Erkrankungsfälle durch Yersinia enterocolitica bis Ende der 1990er Jahre eher zugenommen, gegenwärtig belegen sie den 3. Rang unter den bakteriellen Darminfektionen (vor den E.-coli-Infektionen). Im Jahre 2002 wurden 7515 Fälle durch Meldung erfasst (9,1 Erkrankungen pro 100 000 Einwohner). Kleinkinder und ältere Kinder sind besonders empfänglich für die Darminfektion und stellen etwa 2/3 der Erkrankten. Die Infektionen ereignen sich – in Abhängigkeit vom Vorkommen bei Schweinen – überwiegend in der kalten Jahreszeit.

Übertragung, Infektion und Pathogenese

Die Übertragung der Erreger erfolgt in der Regel über kontaminierte Lebensmittel tierischer Herkunft, ist aber auch über kontaminiertes Wasser oder – seltener – direkt von Mensch zu Mensch möglich. Wichtige Vehikel sind rohes oder ungenügend erhitztes Schweinefleisch sowie rohe Milch. Direkter Kontakt mit Tieren – Haustiere, Heimtiere, Nutztiere – kann bei mangelnder persönlicher Hygiene zu einer Infektion führen. Bei der Verarbeitung von Lebensmitteln können die Erreger über kontaminierte Arbeitsflächen, Geräte oder die Hände leicht verbreitet werden. Im Gegensatz zu vielen anderen Erregern von Darminfektionen bleibt Yersinia enterocolitica bei kühlen Temperaturen (Kühlschrank, Kühllagerung) und unter mikroaeroben Bedingungen nicht nur infektionstüchtig, sondern vermehrt sich auch. So ist z. B. auch in abgepackten kontaminierten Lebensmitteln eine kritische Anreicherung der Keime möglich. Nosokomiale Infektionen und Übertragungen durch Blutkonserven infizierter Spender sind möglich.

Pathogenese. Die Erreger gelangen in der Regel nach oraler Aufnahme in den Darmtrakt. Sie befallen das mononukleär-phagozytäre System, indem sie die M-Zellen des terminalen Ileum durchwandern und in die mesenterialen Lymphknoten vordringen, die sich stark vergrößern und entzünden können. In der Darmschleimhaut und in den Peyer-Plaques können sich geschwürige Läsionen bilden.

Klinisches Bild und Therapie

Symptomatik. Die Inkubationszeit beträgt im Mittel 2–5 (maximal 10) Tage. Yersinia enterocolitica löst beim Menschen im Regelfall eine Enteritis oder eine Enterokolitis aus, die wie eine unspezifische Enteritis verläuft und klinisch nicht von anderen Enteritiden zu unterscheiden ist. Im Vergleich der infektionsbedingten Darmerkrankungen zählt die Yersiniose zu den Infektionen, die relativ häufig schwer und kompliziert verlaufen (dies betrifft besonders Kinder). Bei der unkomplizierten Yersiniose können neben dünnbreiigem Durchfall Übelkeit, kolikartige Leibschmerzen, Tenesmen und Fieber auftreten. Der Stuhl enthält selten Schleim oder Blut, bei Kindern treten häufiger eine blutige Diarrhö und auch Fieber auf. Die Dauer der Enteritis/Enterokolitis kann wenige Tage, aber auch 1–2 Wochen betragen. Der Erreger wird meist über 2–3 Wochen ausgeschieden, vor allem bei unbehandelten Fällen kann sich die Ausscheidung aber auch über 2–3 Monate und länger erstrecken. Die begleitende Lymphadenitis der mesenterialen Lymphknoten kann schmerzhaft sein und sogar das Bild eines „akuten Abdomens" erzeugen. Die Symptome können als „Pseudoappendizitis" imponieren und waren vielfach Anlass zu einer Appendektomie. Es kann sich aber auch eine „echte" akute oder subakute Appendizitis oder eine akute Ileitis terminalis entwickeln. Diese Formen betreffen am häufigsten Patienten im Alter zwischen 10 und 30 Jahren.

Extraintestinale Krankheitserscheinungen. In der Regel beschränkt sich die Erkrankung auf die pathogenen Wirkungen im Bereich des Darmes als Lokalinfektion, es sind aber auch extraintestinale Krankheitserscheinungen möglich. Bei Patienten mit Immunschwäche, mit chronischen Lebererkrankungen und neoplastischen Prozessen sowie bei hämolytischer Anämie kann der Erreger in die Blutbahn eindringen und eine Sepsis verursachen. Weitere in Einzelfällen mögliche extraintestinale Krankheitserscheinungen sind eine Meningitis oder Harnwegsinfektionen. Mögliche Nachkrankheiten, die einige Tage bis zu einem Monat nach den akuten Erscheinungen auftreten können, sind Erythema nodosum, reaktive Arthritis, Arthralgien, Polyneuropathien bis zum Guillain-Barré-Syndrom, Karditis oder Reiter-Trias (Arthritis, Urethritis, Konjunktivitis). HLA-B27-positive Patienten sind besonders für bestimmte Nachkrankheiten der Yersiniose (Arthritis, Morbus Reiter) prädisponiert.

Die spezifische Immunität ist T-Zell-abhängig. Bereits wenige Tage nach der Infektion werden Antikörper gebildet, die für etwa 6 Monate persistieren. Für den Verlauf der Infektion sind sie offenbar von geringerer Bedeutung, ermöglichen aber die serologische Diagnostik.

Therapie. Bei unkomplizierten Fällen einer Enteritis infectiosa oder mesenterialen Lymphadenitis durch Yersinia enterocolitica und gutem Allgemeinzustand des Patienten ist eine symptomatische Therapie, gegebenenfalls mit Flüssigkeits- und Elektrolytersatz, ausreichend. Bei schwerem oder chronifizierendem Verlauf und bei Sepsis ist eine Chemotherapie erforderlich. Geeignete Mittel sind Aminoglykoside, Tetrazykline, Cephalosporine der 3. Generation sowie Ciprofloxacin und Cotrimoxazol. Bei Sepsis sollte Ciprofloxacin (intravenös) mit Gentamicin kombiniert werden.

Labordiagnostik

Bei Enteritis können die Erreger aus dem Stuhl kulturell angezüchtet werden, bei Sepsis aus dem Blut, ferner aus Biopsiematerial bzw. aus Appendizes. Die Anzüchtung ist bei intestinalen Erscheinungen Methode der Wahl. Für Entnahme und Transport des Materials gelten die üblichen Vorschriften. Die Anzüchtung erfolgt auf Selektivkulturmedien. Bei entsprechendem Verdacht kann eine Kälteanreicherung mit anschließender Subkultur auf Selektivkulturmedien erfolgen. Die Identifizierung erfolgt anhand biochemischer Kriterien und einer Serotypisierung aufgrund der O-Antigene. Die molekularbiologische Diagnostik ermöglicht die Bestimmung der Pathogenitätsgene. Der Antikörpernachweis wird besonders bei extraintestinalen Folgekrankheiten eingesetzt. Agglutinierende Antikörper sind mittels Widal-Reaktion nachweisbar (hitzeinaktivierte und formalinbehandelte Stämme agglutinieren durch Serumantikörper). IgA- und IgG-Antikörper gegen die produzierten Virulenzproteine (Yops) können mittels ELISA oder Western-Blot nachgewiesen werden. Beweisend ist ein mindestens 4facher Titeranstieg in 2 Proben. Mögliche Kreuzreaktionen mit Antikörpern gegen Salmonellen und eine enge Antigengemeinschaft der Stämme der Serogruppe O9 mit Brucella abortus sind zu beachten.

Maßnahmen der Verhütung und Bekämpfung

Präventive Maßnahmen

Tierbestände und Tierprodukte müssen neben anderen für Darminfektionen des Menschen relevanten Erregern auch bezüglich des Vorkommens von Yersinien überwacht werden. Ziel ist es, das Auftreten in den für die Lebensmittelproduktion wichtigen Tierbeständen zu vermindern. Trinkwasserreservoirs müssen vor fäkalen Verunreinigungen sicher geschützt werden und das Wasser adäquat aufbereitet sein. Menschliche und tierische Fäkalien müssen so beseitigt werden, dass keine sanitärhygienischen Risiken entstehen. Gleiches sollte auch für Hunde- und Katzenkot erreicht werden. Bei Gewinnung, Be- und Verarbeitung, Lagerung, Transport, Verkauf und Zubereitung von Lebensmitteln, insbesondere tierischen Ursprungs, beugt die strikte Einhaltung der Hygienevorschriften Kontaminationen vor. Bei der Yersiniose ist dies wegen der möglichen Keimvermehrung auch bei Kühllagerung und Verpackung von besonderer Bedeutung. Der Verzehr von rohem oder ungenügend erhitztem Fleisch sollte unterbleiben. Beim Zubereiten oder Aufwärmen von Speisen müssen 70 °C auch im Inneren überschritten werden; beim Erhitzen mit der Mikrowelle dürfen die Garzeiten nicht zu kurz gewählt werden. Milch muss pasteurisiert werden. Persönliche Hygiene ist beim Umgang mit Lebensmitteln und Speisen grundsätzlich wichtig (Waschen der Hände vor der Zubereitung von Speisen, vor dem Essen, nach dem Hantieren mit rohem Fleisch und nach Tierkontakt).

Maßnahmen für Patienten und Kontaktpersonen

Bei einer Krankenhausbehandlung gelten die für Darminfektionen vorgesehenen krankenhaushygienischen Maßnahmen (Händehygiene, Sanitärhygiene). Die ätiologische Klärung der Darminfektion ermöglicht eine adäquate Behandlung und gegebenenfalls gezieltere präventive Maßnahmen. Nach § 34 IfSG dürfen an Yersiniose erkrankte Personen in **Gemeinschaftseinrichtungen** keine Tätigkeiten ausüben, bei denen sie Kontakt zu den dort Betreuten haben. Ebenfalls gilt für die in Gemeinschaftseinrichtungen Betreuten, dass sie diese nicht besuchen dürfen, bis eine Weiterverbreitung der Erkrankung nicht mehr zu befürchten ist. Eine Wiederzulassung zu Gemeinschaftseinrichtungen ist nach klinischer Genesung möglich. Für **„Lebensmittelberufe"** gilt: Personen, die an einer Yersinia-entrocolitica-Infektion erkrankt sind oder bei denen der Verdacht auf eine Erkrankung besteht, dürfen keine Tätigkeit ausüben, bei der sie direkten Kontakt zu Lebensmitteln haben (§ 42 IfSG). Dies gilt auch für Beschäftigte in Küchen von Gaststätten und sonstigen Einrichtungen mit oder zur Gemeinschaftsverpflegung (dies sollte sinngemäß auch für gesunde Personen gelten, die Yersinia enterocolitica ausscheiden, obwohl dieser Erreger in § 42 Abs. 1 Ziff. 3 nicht ausdrücklich genannt ist). Vor Wiederaufnahme der Tätigkeit sollte mindestens ein negativer Befund einer bakteriologischen Untersuchung vorliegen. Kontaktpersonen müssen für die Dauer der Inkubationszeit eine besonders gründliche Händehygiene einhalten. Ein Ausschluss von Gemeinschaftseinrichtungen oder Tätigkeiten im Lebensmittelverkehr ist nicht erforderlich, solange keine enteritischen Symptome auftreten und die Einhaltung der hygienischen Maßnahmen gewährleistet ist.

Ausbrüche erfordern ein schnelles Ermitteln oder Ausschließen einer gemeinsamen Ansteckungsquelle. Das Gesundheitsamt muss unverzüglich informiert werden, um Maßnahmen zur Verhinderung der weiteren Ausbreitung einleiten und koordinieren zu können.

Für die Leiter von Laboratorien besteht eine Meldepflicht gemäß § 7 IfSG, die sich auf den direkten oder indirekten Nachweis akuter Darminfektionen durch Yersinia enterocolitica bezieht. Nach § 6 Abs. 1 Ziff. 2 sind akute infektiöse Enteritiden jeder Ätiologie durch den feststellenden Arzt dann zu melden, wenn sie Personen im Lebensmittelbereich (Tätigkeiten nach § 42 IfSG Abs. 1) betreffen oder 2 oder mehr gleichartige Erkrankungen mit einem vermuteten Zusammenhang aufgetreten sind.

■ **Beratung und spezielle Diagnostik**

Nationales Referenzzentrum
für Salmonellen und andere
bakterielle Enteritiserreger
Arbeitsgruppe Wernigerode
Robert Koch-Institut
(Bereich Wernigerode)
Burgstraße 37
38855 Wernigerode
Tel.: 03943 / 679–206
Fax: 03943 / 679–207
Ansprechpartner:
Herr Prof. Dr. H. Tschäpe
E-mail: tschaepeh@rki.de

Nationales Referenzzentrum
für Salmonellen und andere
bakterielle Enteritiserreger
Arbeitsgruppe Hamburg
Hygiene-Institut Hamburg
Marckmannstr. 129a
20539 Hamburg
Tel.: 040 / 42837–201, -202
Fax: 040 / 42837–483
Ansprechpartner:
Herr Prof. Dr. J. Bockemühl
E-mail:
jochen.bockemuehl@BUG.hamburg.de

Konsiliarlaboratorium
für gastrointestinale Infektionen
(bakterielle und parasitäre Erreger)
Institut für Medizinische Mikrobiologie
und Hygiene
Klinikum der Universität Freiburg
Hermann-Herder-Str. 11
79104 Freiburg
Tel.: 0761 / 203–6590
Fax: 0761 / 203–6562
Ansprechpartner:
Herr Prof. Dr. med. M. Kist
E-mail: kistman@ukl.uni-freiburg.de

Literatur

BgVV (jetzt BfR): Yersinia enterocolitica. In: Bericht über die epidemiologische Situation der Zoonosen in Deutschland für 2001. Reihe BgVV-Hefte. Berlin: Eigenverlag; 2002;Heft 6/2002:165–72.

Chin J. Control of Communicable Diseases Manual. 17 th ed. Washington DC: American Public Health Association; 2000:558–61.

Deutsche Gesellschaft für Pädiatrische Infektiologie (DGPI). Infektionen bei Kindern und Jugendlichen. 3. Aufl. München: Futuramed; 2000:642–5.

Koornhof HJ, Smego RAJ, Nicol M. Yersiniosis. II: The pathogenesis of Yersinia infections. Eur J Clin Microbiol Infect Dis. 1999;18:87–112. Review.

RKI. Infektionsepidemiologisches Jahrbuch meldepflichtiger Krankheiten 2002. Berlin: Eigenverlag; 2003.

Vibrio cholerae/Cholera

W. Kiehl

Erreger

Vibrio (V.) cholerae ist ein kurzes, kommaförmiges, gramnegatives, aerobes Stäbchenbakterium aus der Familie der Vibrionaceae. Eine unipolare Geißel verleiht den Erregern eine charakteristische Beweglichkeit. Die epidemische Verbreitung hat die Entwicklung von Feintypisierungsmethoden zur Aufdeckung epidemiologischer Zusammenhänge gefördert. Aufgrund von Oberflächenantigenen (Zellwand und Fimbrien) können verschiedene Serogruppen unterschieden werden. Die Cholera wird durch Vertreter der **Serogruppen 01 und 0139** (durch letztere erst seit einigen Jahren) ausgelöst. Andere Vertreter der Spezies sind weniger virulent. Innerhalb der Serogruppe O1 können **2 Biotypen, der klassische V.-cholerae-Typ und der Typ El Tor**, unterschieden werden, diese gliedern sich in die **Serotypen** Inaba, Ogawa und Hikojima auf. Der Erreger verfügt über verschiedene Virulenzfaktoren, von denen das **Choleratoxin** der bedeutendste ist. Die Nährstoffansprüche des Erregers sind gering, sodass ein Überleben in Oberflächenwasser gesichert ist, allerdings ist eine mittlere Wassertemperatur von über 20 °C für die Etablierung erforderlich. Ein Überleben der Vibrionen in oder auf Lebensmitteln bzw. in Getränken ist für mehrere Tage möglich. Kühlen oder Einfrieren tötet sie nicht unmittelbar ab, ein trockenes oder saures Milieu schadet ihnen jedoch. Die Gattung umfasst weitere Spezies, die sich biochemisch oder serologisch von V. cholerae unterscheiden. Diese können neben Diarrhö (V. parahaemolyticus) auch zu Wundinfektionen und Sepsis (V. vulnificus) führen.

Häufigkeit, Verbreitung und Bedeutung der Infektion

Die Cholera kann weltweit vorkommen. Sie ist auf dem indischen Subkontinent sowie in Südostasien, Ostasien, Zentralafrika und Teilen Zentral- und Südamerikas endemisch und führt dort immer wieder zu Epidemien. Gelegentlich werden pandemische Ausbreitungen beobachtet. In anderen Teilen der Welt kommt sie als eingeschleppte sporadische Erkrankung vor. Aufgrund des Übertragungsmodus sind Populationen mit mangelhafter Trinkwasserversorgung und allgemein schlechten Hygieneverhältnissen besonders betroffen. Vital gefährdet sind insbesondere Kleinkinder und alte Menschen. Epidemien sind zu jeder Jahreszeit möglich und können Personen jeden Alters betreffen. In Deutschland sind in den letzten Jahren nur importierte Einzelfälle ohne Folgeinfektionen beobachtet worden.

Übertragung, Infektion und Pathogenese

Ein bedeutendes Reservoir für V. cholerae ist der Mensch (asymptomatische Träger/subklinisch Infizierte kommen vor). Daneben sind natürliche Erregerreservoirs in Brackwasserzonen in Erscheinung getreten, in denen die Vibrionen offenbar auch unabhängig vom Menschen in Plankton existieren. Wichtige Vehikel sind fäkal verunreinigtes Oberflächen- und Nutzwasser, Meerestiere und andere kontaminierte Nahrungsmittel. Zur Übertragung kommt es durch die Aufnahme kontaminierter Lebensmittel, fäkal-orale Schmierinfektion oder durch direkten Kontakt zu Erbrochenem oder Stuhl von Erkrankten. Die Inkubationszeit beträgt wenige Stunden bis zu 5 Tagen, im Mittel 2–3 Tage. In der Regel erfordert die Infektion die Aufnahme größerer Mengen von Erregern. Wegen der Empfindlichkeit der Keime gegenüber Magensäure prädisponiert eine Sub- oder Anazidität zu dieser Erkrankung und senkt die Infektionsdosis. Die Ansiedlung findet durch Anheftung an das Darmepithel, bevorzugt in den oberen (alkalischen) Abschnitten des Dünndarms, statt. Eine Zerstörung der Zellen erfolgt nicht. Die meisten Patienten sind innerhalb von 2 Wochen frei von V. cholerae, einige Patienten tragen den Erreger jedoch chronisch im Gallentrakt (Ausscheider). In Endemiegebieten lebende Personen erwerben nach und nach eine natürliche Immunität. V. cholerae bleibt in der Regel auf das Darmlumen beschränkt, sodass Zeichen der Allgemeininfektion (Fieber, Milzschwellung) fehlen. V. cholerae O1 und O139 produzieren ein Enterotoxin, welches zur Hypersekretion einer isotonen Elektrolytlösung durch die intakte Dünndarmschleimhaut führt. Die Muzinase ist möglicherweise bei der Minderung des Schutzeffekts von Darmmuzin wichtig, während die Neuraminidase die Struktur der Ganglioside in den Zellmembranen der Schleimhaut verändern und somit den Gehalt an spezifischem enterotoxinbindenden Ganglosid (GM1) erhöhen kann. Ein zellgebundenes Agglutinin mag die Schleimhautbesiedlung unterstützen, aber die Pili scheinen bedeutender zu sein.

Klinisches Bild und Therapie

Symptomatik. Die Cholera kann subklinisch, als leichte unkomplizierte Durchfallerkrankung oder als fulminante, potenziell tödliche Krankheit verlaufen. Initial tritt in der Regel eine plötzliche, schmerzlose, wässrige (reiswasserartige) Diarrhö mit Übelkeit und Erbrechen auf. Der sich ergebende schwere Flüssigkeits- und Elektrolytverlust ruft starken Durst, Oligurie, Muskelkrämpfe, Schwächegefühl und eine starke Verminderung des Gewebeturgors mit eingesunkenen Augen, Heiserkeit und faltiger Haut an den Fingern hervor. Die Choleramanifestationen resultieren aus dem Verlust von isotonem, wässrigem Stuhl, der reich an Natrium, Chlorid, Bikarbonat und Kalium ist. Es kommt zu Hypovolämie, Muskelkrämpfen, Hämokonzentration, Oligurie und Anurie sowie schwerer metabolischer Azidose mit Kaliumverlust (aber normaler Serumnatriumkonzentration), Hyponatriämie und Hypoglykämie, was unbehandelt Kreislaufkollaps, Zyanose und Benommenheit zur Folge hat (● Abb. 2). Eine länger andauernde Hypovolämie führt zur Anurie und kann in der Niere eine tubuläre Nekrose bedingen. Bei unbehandelten schweren Fällen überschreitet die Letalität – in der Regel aufgrund der Dehydratation – 50 %, sie lässt sich jedoch durch sofortige ausreichende Flüssigkeits- und Elektrolyttherapie auf unter 1 % senken. Die unkomplizierte Cholera sistiert spontan innerhalb von 3–6 Tagen.

Parenterale Rehydrierung. Eine schnelle Normalisierung der Hypovolämie und der metabolischen Azidose sowie die Vermeidung einer Hypokaliämie sind wichtig. Bei schwer dehydrierten, insbesondere nicht zum Trinken fähigen Patienten ist nach Möglichkeit sofort eine Infusionstherapie einzuleiten, wahlweise mit Ringer-Laktat-Lösung (100 ml pro Kilogramm Körpergewicht), einem 2:1-Gemisch aus 0,9 %iger Kochsalzlösung und 0,17 molarem (1/6 molar) Natriumlaktat oder einer 0,9 %igen Kochsalzlösung. Die Infusion sollte schnell erfolgen (1–2 ml pro Kilogramm Körpergewicht und Minute), bis der Blutdruck normal und der Puls kräftig ist. Der Rest wird dann über einen Zeitraum von 3 Stunden infundiert. Außerdem sollte uneingeschränkt Wasser oral gegeben werden. Zum Ausgleich des Kaliumverlusts können der Infusion 10–15 mval Kaliumchlorid pro Liter zugesetzt werden oder man verabreicht Kaliumbikarbonat (1 ml pro Kilogramm Körpergewicht einer Lösung mit 100 g pro Liter). Dies ist insbesondere bei Kindern wichtig, die einen Kaliumverlust weniger gut tolerieren.

Enterale Rehydrierung. Die Menge der ersetzten Flüssigkeiten sollte dem Volumen des Stuhls entsprechen. Die adäquate Flüssigkeitsaufnahme wird durch häufige klinische Beurteilung überprüft (Pulsfrequenz und -stärke, Hautturgor und Urinvolumen). Plasma, Plasmaexpander und blutdrucksteigernde Mittel sollten nicht als Ersatz für Wasser und Elektrolyte verwendet werden. Die orale Verabreichung einer Glukose-Elektrolyt-Lösung ist wirksam und sollte nach der anfänglichen intravenösen Rehydrierung durchgeführt werden. Sie kann als unter Umständen einzige Rehydrierungsmöglichkeit sehr hilfreich sein, wenn in Epidemiegebieten die Vorräte an parenteral verabreichbarer Flüssigkeit eingeschränkt sind. Patienten mit milder oder moderater Dehydratation, die in der Lage sind zu trinken, können mit oralen Lösungen rehydriert werden (ungefähr 75 ml pro Kilogramm Körpergewicht in 4 Stunden). Diejenigen mit stärkerer Dehydratation benötigen jedoch mehr Flüssigkeit und zudem eventuell einen nasogastralen Tubus. Die von der WHO empfohlene Lösung enthält 20 g Glukose, 3,5 g Natriumchlorid, 2,9 g Trinatriumzitratdihydrat (oder 2,5 g Natriumbikarbonat) und 1,5 g Kaliumchlorid auf 1 Liter Trinkwasser. Dieses Vorgehen sollte nach der Rehydrierung in dem Ausmaß fortgeführt werden, in dem ein kontinuierlicher Verlust durch Stuhl oder Erbrochenes besteht. Feste Nahrung sollte wieder gegeben werden, sobald kein Erbrechen mehr auftritt und der Appetit zurückkehrt.

Antibiotische Therapie. Eine frühzeitige Behandlung mit einem effektiven oralen Antibiotikum tötet die Keime ab, reduziert das Stuhlvolumen um 50 % und beendet die Diarrhö innerhalb von 48 Stunden. Die Wahl des Antibiotikums sollte sich nach der Empfindlichkeit des isolierten V.-cholerae-Stammes richten. Bei sensiblen Stämme wirken in der Regel Doxycyclin (bei Erwachsenen ist eine orale Einzeldosis von 300 mg wirksam), Erythromycin (Erwachsene: 100 mg 2-mal täglich über 72 Stunden; Kinder: 50 mg pro Kilogramm Körpergewicht pro Tag in 4 geteilten Dosen über 72 Stunden), Trimethoprim-Sulfamethoxazol (Erwachsene: 2-mal täglich 160 mg Trimethoprim und 2-mal täglich 800 mg Sulfamethoxazol; Kinder: 2-mal täglich 5 mg Trimethoprim pro Kilogramm Körpergewicht und 2-mal täglich 25 mg Sulfamethoxazol pro Kilogramm Körpergewicht über 72 Stunden) oder Ciprofloxacin (Erwachsene: 1 g oral als Einmaldosis).

Differenzialdiagnosen. Die Cholera muss von klinisch ähnlichen Erkrankungen, die durch enterotoxinbildende Stämme von Escherichia coli sowie gelegentlich durch Salmonellen und Shigellen hervorgerufen werden, unterschieden werden.

Labordiagnostik

Die Verdachtsdiagnose wird aufgrund des klinischen Bildes gestellt und durch mikroskopischen (Dunkelfeld) und kulturellen Nachweis von V. cholerae aus Rektalabstrichen (in Transportmedium zum Schutz vor Austrocknung) oder frischen Stühlen gesichert. Auch in Erbrochenem und Duodenalsaft ist der Erreger nachweisbar. Das Labor sollte vorab telefonisch benachrichtigt werden, um die für die Diagnostik erforderlichen Spezialuntersuchungen umgehend vorbereiten zu können. Die Gattung Vibrio zeichnet sich, wie viele darmpathogene Erreger, durch die Unfähigkeit zur Fermentierung von Laktose und eine positive Oxidasereaktion aus. Durch Agglutination mit spezifischen Antiseren erfolgt eine weitergehende Differenzierung in Serogruppen, Bio- und Serotypen. Alle nicht mit O1- oder O139-spezifischen Antiseren reagierenden Vibrionen werden als Nicht-Cholera-Vibrionen zusammengefasst. Obwohl im Verlauf der Erkrankung IgG-Antikörper (etwa ab dem 10. Tag) im Serum auftreten, haben Antikörpernachweise bei der Lokalinfektion keine diagnostische Bedeutung.

Maßnahmen der Verhütung und Bekämpfung

Präventive Maßnahmen

Hygienemaßnahmen. Entscheidend für die Vermeidung der Ausbreitung der Cholera sind Hygienemaßnahmen, eine strikte Trennung von Ab- und Trinkwasser, eine gute Lebensmittel- und Küchenhygiene sowie persönliche Hygiene. Trinkwasserreservoirs müssen vor fäkalen Verunreinigungen sicher geschützt werden, das Wasser adäquat aufbereitet sein. Menschliche und tierische Fäkalien müssen so beseitigt werden, dass keine sanitärhygienischen Risiken entstehen. Unter eingeschränkten hygienischen Bedingungen (oder in Epidemiegebieten) soll Trinkwasser nur abgekocht oder chloriert genossen und Gemüse und Fisch gründlich gekocht werden. Obst soll nur frisch geschält verzehrt werden. Auf Eiswürfel in Getränken ist zu verzichten. Wichtig ist zudem die Fliegenbekämpfung!

Impfung. Die verfügbaren Choleraimpfstoffe sind nur von eingeschränktem Wert, sodass es seitens der WHO und auch der „Ständigen Impfkommission" (STIKO) am Robert Koch-Institut keine Impfempfehlungen gibt. Es muss jedoch damit gerechnet werden, dass eine Impfung noch in einigen Ziel- oder Transitländern verlangt wird. Individuelle Erwägungen können allerdings in bestimmten Fällen ebenfalls eine Impfung ratsam erscheinen lassen. Am geeignetsten erscheint dann einer der beiden oralen Impfstoffe, die aber nicht in allen Ländern zugelassen sind: Ein Totimpfstoff, der Stämme der Serogruppe O1 und auch die Untereinheit B des Choleratoxins enthält, schützt effektiver gegen Infektionen mit dem klassischen Biotyp (weniger gegen El-Tor-Infektionen). Daneben gibt es einen oralen Lebendimpfstoff gegen Erreger der Serogruppe O1. Beide bewirken bei der Mehrzahl der Geimpften (bis zu 85 %) einen Impfschutz für einige Monate gegen Infektionen durch Erreger der Serogruppe O1. Der Impfschutz besteht bei Erwachsenen länger als bei Kindern. Das Ziel besteht darin, einen Impfstoff zu entwickeln, der gegen Infektionen mit Erregern beider Serogruppen – O1 und O139 – wirksam ist. Ein in Deutschland zugelassener parenteraler Choleraimpfstoff verleiht nur für kurze Zeit einen Teilschutz und erscheint weniger geeignet.

Maßnahmen für Patienten und Kontaktpersonen

Eine Krankenhausbehandlung ist bei schwerem Verlauf indiziert und erfordert ein für infektiöse Darmerkrankungen geltendes Hygieneregime (Händehygiene, Sanitärhygiene, laufende Desinfektion im Umfeld des Patienten, Vermeidung eines direkten Kontakts mit Stuhl und Erbrochenem durch Schutzkleidung bzw. Handschuhe). Eine strenge Isolierung ist nicht erforderlich. Leicht verlaufende Erkrankungen können auch ambulant medizinisch betreut werden.

Tätigkeiten in Lebensmittelberufen oder Tätigkeiten bzw. der Aufenthalt in **Gemeinschaftseinrichtungen** sind erst wieder gestattet, wenn nach der klinischen Genesung 3 im Abstand von mindestens 24 Stunden abgenommene Stuhlproben ohne Erregernachweis bleiben und ein ärztliches Attest sowie die Zustimmung des Gesundheitsamtes vorliegen.

Für Kontaktpersonen bzw. Personen, die aus gleicher Quelle infiziert sein könnten, sind eine Belehrung über erforderliche Hygienemaßnahmen, bakteriologische Untersuchungen und eine häusliche Beobachtung für 5 Tage vorzusehen. Eine umgehende Chemoprophylaxe mit Doxycyclin kann in der Wohngemeinschaft des Cholerapatienten sinnvoll sein, ist aber als Massenprophylaxe ungeeignet (mit resistenten Stämmen ist zu rechnen). Bei Kindern unter 9 Jahren kann Trimethoprim-Sulfamethoxazol als Prophylaxe angewandt werden. Impfungen von Kontaktpersonen sind nicht indiziert. Bei häuslicher Abwasserbehandlung müssen die Ausscheidungen desinfiziert werden. Tätigkeiten in Lebensmittelberufen oder Tätigkeiten bzw. der Aufenthalt in Gemeinschaftseinrichtungen sind erst wieder gestattet, wenn nach Ablauf von 5 Tagen eine Stuhlprobe bakteriologisch untersucht wurde und einen negativen Befund erbrachte sowie ein ärztliches Attest vorliegt.

Ausbrüche erfordern ein schnelles Ermitteln der Ansteckungsquelle und beteiligter Vehikel, Maßnahmen zur Verhinderung der weiteren Ausbreitung, die Sicherung der medizinischen Betreuung und die Aufklärung gefährdeter Personen durch das Gesundheitsamt.

> Nach § 6 (1) IfSG sind durch den behandelnden Arzt der Verdacht auf eine Erkrankung, Erkrankung und Tod an Cholera sowie nach § 7 durch den Leiter des Labors der Nachweis von Vibrio cholerae O1 und O139 zu melden. Das Einhalten aller Meldevorschriften ist bei Cholera besonders wichtig, weil auf der Grundlage von § 12 IfSG und internationaler Regelungen beim Auftreten einer Choleraerkrankung die Weltgesundheitsorganisation unverzüglich zu informieren ist.

■ Beratung und spezielle Diagnostik

Nationales Referenzzentrum
für Salmonellen und andere
bakterielle Enteritiserreger
Arbeitsgruppe Wernigerode
Robert Koch-Institut
(Bereich Wernigerode)
Burgstraße 37
38855 Wernigerode
Tel.: 03943 / 679 – 206
Fax: 03943 / 679 – 207
Ansprechpartner:
Herr Prof. Dr. H. Tschäpe
E-mail: tschaepeh@rki.de

8 Infektionen des Gastrointestinaltrakts, der Gallengänge, der Gallenblase und des Pankreas

Nationales Referenzzentrum
für Salmonellen und andere
bakterielle Enteritiserreger
Arbeitsgruppe Hamburg
Hygiene-Institut Hamburg
Marckmannstr. 129a
20539 Hamburg
Tel.: 040 / 42837 – 201, -202
Fax: 040 / 42837 – 483
Ansprechpartner:
Herr Prof. Dr. J. Bockemühl
E-mail:
jochen.bockemuehl@BUG.hamburg.de

Konsiliarlaboratorium
für gastrointestinale Infektionen
(bakterielle und parasitäre Erreger)
Institut für Medizinische Mikrobiologie
und Hygiene
Klinikum der Universität Freiburg
Hermann-Herder-Str. 11
79104 Freiburg
Tel.: 0761 / 203 – 6590
Fax: 0761 / 203 – 6562
Ansprechpartner:
Herr Prof. Dr. med. M. Kist
E-mail: kistman@ukl.uni-freiburg.de

Literatur

Chin J. Control of Communicable Diseases Manual. 17 th ed. Washington DC: American Public Health Association; 2000:100 – 8.
Diesfeld HJ, Krause G, Teichmann D. Praktische Tropen- und Reisemedizin. 2. Aufl. Stuttgart: Thieme; 2003:106 – 110
Scas C, Bennett JE, Dolin R (ed.). Vibrio cholerae. In: Mandell GL, Bennett JE, Dolin RC (ed.). Principles and Practice of Infections Diseases. 5th ed., New York: Churchill Livingston Inc; 2000:2266 – 2272
WHO: Fact Sheet 107 „Cholera". www.who.int/inf-fs/en/fact107.html.

Rotaviren

W. Kiehl

Erreger

Rotaviren gehören zur Familie Reoviridae. Es handelt sich um hüllenlose, isometrische Viruspartikel (Ikosaeder) mit einem Durchmesser von 75 nm, die strukturell 3-schichtig sind (äußeres und inneres Kapsid und Core-Schale). Namengebend ist eine in der elektronenoptischen Darstellung erkennbare radartige Struktur. Das Genom besteht aus 11 doppelsträngigen RNA-Segmenten, die für 8 virale Strukturproteine (VP) kodieren. Durch eine unterschiedliche Anordnung der Strukturproteine können sich Unterschiede in der Infektiosität der Viruspartikel ergeben. Diese Segmentierung ermöglicht bei Doppelinfektionen über einen Segmentaustausch (Reassortment) die Entstehung neuer Varianten. Man unterscheidet 7 Serogruppen (A–G), für Infektionen des Menschen sind die Gruppen A–C bedeutsam. Rotaviren der **Gruppe A** kommt die weltweit größte epidemiologische Bedeutung zu. Zwei Oberflächenproteine (VP 4 und VP 7) sind für die Antigenität des Virus von Bedeutung. Anhand dieser erfolgt die Einteilung der Viren einer Serogruppe in unterschiedliche Sero- (Geno-)Typen nach einem binären System. Man unterscheidet 14 VP-7-Typen (G-Typen) und 20 VP-4-Typen (P-Typen). Der größte Anteil der Rotaviruserkrankungen (etwa 75%) wird durch Rotaviren des Typs G1P8 verursacht. Das Virus ist sehr umweltresistent (hohe Tenazität, Säureresistenz). Hauptreservoir für Rotaviren ist der Mensch; die Rotaviren, die bei Haus- und Nutztieren gefunden werden, besitzen für menschliche Erkrankungen offensichtlich keine größere Bedeutung.

Häufigkeit, Verbreitung und Bedeutung der Infektion

Rotaviren sind weltweit die häufigste Ursache (mehr als 70%) schwerer Durchfallerkrankungen bei Kindern. In Entwicklungsländern haben diese Erkrankungen eine besondere Bedeutung, da sie maßgeblich zur Mortalität im Kindesalter beitragen. Es wird geschätzt, dass in Afrika, Asien und Lateinamerika jährlich 500 Millionen Säuglinge und Kleinkinder erkranken und etwa 600 000 bis zu 1 Million an der Krankheit sterben, hauptsächlich durch Exsikkose. In den westlichen Industrieländern erkranken am häufigsten Säuglinge und Kinder im Alter von 6 Monaten bis zu 2 Jahren. Die in diesem Alter meist noch fehlende Immunität bedingt eine besonders hohe Empfänglichkeit; später werden infolge zunehmender Kontakte mit dem Erreger rasch Antikörper gebildet. Kinder mit einer Rotavirusinfektion erkranken durchschnittlich schwerer als Kinder mit einer Gastroenteritis anderer Ätiologie (die Rate der Krankenhauseinweisungen ist mit 6 – 7% relativ hoch). Im Jahre 2002 wurden in Deutschland 52 399 Rotaviruserkrankungen durch Meldung erfasst (64 Erkrankungen pro 100 000 Einwohner). Das Maximum der altersspezifischen Inzidenz liegt beiden 0- bis 2-Jährigen (2000 Erkrankungen pro 100 000 Kinder der Altersgruppe). Die Meldedaten bestätigen einen charakteristischen Gipfel in der kalten Jahreszeit (November bis Mai). Eine deutlich höhere Inzidenz in den neuen Bundesländern wird durch Besonderheiten des Diagnostik- und Meldeverhaltens erklärt. Mit der gegenwärtig ermittelten Inzidenz sind Rotaviren die häufigste Ursache für virale Darminfektionen und dritthäufigste Erreger von Darminfektionen insgesamt. Häufungen haben einen Anteil von etwa 10%.

Übertragung, Infektion und Pathogenese

Rotaviren werden fäkal-oral, besonders durch Schmierinfektion, aber auch durch kontaminiertes Wasser und Lebensmittel übertragen. Eine Besonderheit besteht darin, dass auch eine aerogene Übertragung möglich ist (obwohl sich die Rotaviren im Respirationstrakt nicht vermehren, können sie in der akuten Phase der Erkrankung doch über Atemsekrete ausgeschieden werden). Das Virus ist sehr leicht übertragbar, bereits 10 Partikel reichen aus, um ein Kind zu infizieren. Bei akut Infizierten werden 10^9 bis 10^{11} Viren pro Gramm Stuhl ausgeschieden. Nosokomiale Rotavirusinfektionen sind häufig und betreffen in besonderem Maße Neugeborenen- und Säuglingsstationen. Eine Ansteckungsfähigkeit besteht während des akuten Krankheitsstadiums und solange das Virus mit dem Stuhl ausgeschieden wird. In der Regel erfolgt eine Virusausscheidung für 6 – 8 Tage, in Einzelfällen (bei kleine Kinder) wurden jedoch auch Zeiten von bis zu 30 Tagen beschrieben. Subklinisch Erkrankte (Neugeborene, Erwachsene) sind als Überträger des Virus wichtig.

Rotaviren

Pathogenese. Das Virus vermehrt sich in den differenzierten Epithelzellen an den Spitzen der Dünndarmzotten. Nekrose und Abstoßung der oberen Zellschicht führen dabei zur Malabsorption, die anschließende reaktive Hyperplasie wird von einer verstärkten Sekretion begleitet.

Klinisches Bild und Therapie

Symptomatik. Die Inkubationszeit beträgt 1–3 Tage. Die Symptomatik der Rotavirusinfektionen reicht von subklinischen Ausprägungen über eine leichte Diarrhö bis zu schweren Erkrankungen. Die Enteritis ist klinisch nicht von Darminfektionen anderer Ätiologie zu unterscheiden. Am schwersten erkranken Kinder im Alter zwischen 6 Monaten und 2 Jahren. Die Erkrankung beginnt akut mit wässrigen Durchfällen und Erbrechen. Im Stuhl findet man oft Schleimbeimengungen. Fieber und abdominelle Schmerzen können auftreten. In mehr als der Hälfte der Fälle sind unspezifische respiratorische Symptome zu beobachten. Die gastrointestinalen Symptome bestehen in der Regel für 2–6 Tage. Eine Persistenz der Infektion ist nicht bekannt. Eine eintretende Dehydratation kann lebensbedrohend werden. Letale Verläufe sind allerdings unter den Bedingungen eines gut entwickelten Gesundheitssystems äußerst selten. Nach Ablauf der Infektion lässt sich eine im Wesentlichen serotypenspezifische, humorale Immunität nachweisen. Reinfektionen sind nicht selten. Infektionen durch verschiedene Serotypen können aufeinander folgen.

Therapie. In der Regel ist eine orale Substitution von Flüssigkeit und Elektrolyten ausreichend. Nur in seltenen Fällen ist eine intravenöse Flüssigkeitszufuhr erforderlich. Eine virustatische Therapie existiert nicht.

Labordiagnostik

Rotaviren werden in großer Zahl mit dem Stuhl ausgeschieden, daher ist ein **direkter Erregernachweis im Stuhl** die labordiagnostische Methode der Wahl. Entweder wird mit dem Enzym-Immun-Test (EIA) ein gruppenspezifisches Antigen (meist Gruppe A, Gruppenantigen VP 6) des inneren Kapsids nachgewiesen oder es erfolgt ein Direktnachweis mittels Elektronenmikroskopie (Negative Staining; unter Umständen vorherige Anreicherung durch Ultrazentrifugation). Der elektronenmikroskopische Nachweis ist leicht möglich, wird aber wegen des hohen Aufwandes nur selten durchgeführt. Vorteil dieser Methode ist eine breite virale Differenzialdiagnostik. Mit beiden Methoden liegt der Befund nach wenigen Stunden vor. Bei der Interpretation der mit dem EIA erhobenen Befunde ist zu beachten, dass Rotaviren, die nicht zur Gruppe A gehören (die z. B. importiert sein können), nicht erfasst werden. Mittels PCR kann der Nukleinsäurenachweis geführt werden, Infektketten lassen sich rekonstruieren (RT-PCR und Sequenzierung des Amplifikats). Ein Nachweis von Rotavirus gestattet nur in Verbindung mit entsprechenden klinischen Befunden eine Aussage zur Bedeutung als Krankheitserreger. Die Virusanzucht ist schwierig und keine Routinemethode, aber wichtig bei der Abklärung nosokomialer Probleme, der Überprüfung von Desinfektionsverfahren und im Rahmen der epidemiologischen Surveillance. Serologische Tests sind in der Praxis ohne Bedeutung.

Maßnahmen der Verhütung und Bekämpfung

Präventive Maßnahmen

Eine Impfung steht gegenwärtig nicht zur Verfügung, wäre aber im frühen Kindesalter sinnvoll. Eine Ende der 1990er Jahre in den USA eingesetzte tetravalente orale Lebendvakzine wurde wegen erheblicher Komplikationen (Invaginationen) wieder vom Markt genommen.

Maßnahmen für Patienten und Kontaktpersonen

Hygienemaßnahmen. Zur Verhütung der weiteren Ausbreitung von Rotavirusinfektionen in Kinderkliniken, Kindergärten und ähnlichen Institutionen ist ein striktes Befolgen der auf die Unterbrechung des fäkal-oralen Übertragungsweges bezogenen Hygienevorschriften notwendig (Tragen von Handschuhen und Schutzkitteln bei Kontakt mit infektiösem Material, zusätzliche Reinigung der Toiletten, intensivierte Händehygiene, häufige Desinfektion). Das Virus bleibt auf kontaminierten Oberflächen oder Händen lange infektionstüchtig! Zur Desinfektion sind nur Präparate mit nachgewiesener Viruswirksamkeit geeignet, zur Händedesinfektion sind dies Präparate auf der Basis von Chlor und bestimmten Alkoholen (Wirkungsbereich B in der Liste der vom Robert Koch-Institut geprüften und anerkannten Desinfektionsmittel gemäß § 18 IfSG). Erkrankte Angehörige des Personals sind von der Arbeit freizustellen und dürfen frühestens 2 Tage nach Ende der klinischen Symptomatik die Arbeit wieder aufnehmen, falls ein korrektes Hygieneverhalten garantiert werden kann. Im Krankenhaus sollen erkrankte Kinder isoliert (gegebenenfalls auch Gruppenisolierung) und von separaten Pflegepersonen versorgt werden. Eltern, die zur Betreuung ihrer Kinder mit aufgenommen wurden, müssen sich den geltenden Hygienevorschriften mit unterziehen. Bei epidemischem Auftreten eines Serotyps mit aktuell hoher Pathogenität kann versucht werden, Frühgeborene durch die tägliche Gabe von 4 × 500 mg humanem IgG vor einer Erkrankung zu schützen. Bei den vorbeugenden Maßnahmen ist auch eine besondere Gefährdung immunsupprimierter und alter Menschen zu berücksichtigen. In der häuslichen Pflege ist eine gründliche Händehygiene ausreichend. Die zusätzliche Verwendung von Handschuhen ist nur für den Windelwechsel notwendig.

Gemeinschaftseinrichtungen. Nach § 34 Abs. 1 IfSG dürfen Kinder unter 6 Jahren, die an einer infektiösen Gastroenteritis erkrankt oder dessen verdächtig sind, Gemeinschaftseinrichtungen nicht besuchen. Eine Wiederzulassung nach Rotaviruserkrankung kann nach klinischer Genesung (geformter Stuhl) wieder erfolgen, falls durch die persönliche Hygiene und die Hygiene in der Einrichtung das Risiko von Schmierinfektionen als gering eingeschätzt werden kann.

Lebensmittelberufe. Personen, die an einer Enteritis durch Rotaviren erkrankt sind oder bei denen der Verdacht auf diese Erkrankung besteht, dürfen Tätigkeiten, bei denen ein unmittelbarer Umgang mit unverpackten Lebensmitteln erfolgt (§ 42 IfSG), für die Dauer der anzunehmenden Ansteckungsfähigkeit nicht ausüben. Die Tätigkeit darf – in Abhängigkeit von dem Risiko, am Arbeitsplatz Lebensmittel oder Zubereitungen zu kontaminieren – frühestens 2 Tage nach dem Sistieren der klinischen Erscheinungen, bei hoher Kontaminationsgefahr möglichst erst 8 Tage nach Erkrankungsbeginn wieder aufgenommen werden. Nach Wiederaufnahme der Tätigkeit sind Hände- und Toilettenhygiene besonders zu beachten. Für nicht erkrankte Kontaktpersonen sind keine Maßnahmen erforderlich.

Ausbrüche in Gemeinschaftseinrichtungen erfordern ein schnelles Ermitteln der Infektionsursache durch Labordiagnostik

(Material von einigen typisch Erkrankten) und das Ermitteln möglicher Übertragungsfaktoren. Auf Basis der Untersuchungs- und Ermittlungsergebnisse sind Maßnahmen zur Verhinderung der weiteren Ausbreitung einzuleiten, dabei ist die Beratung durch Mitarbeiter des zuständigen Gesundheitsamtes sinnvoll.

> Nach § 7 IfSG ist der labordiagnostische Nachweis von Rotaviren durch den Leiter des Labors zu melden, sofern der Nachweis auf eine akute Infektion hinweist. Nach § 6 Abs. 1 Ziff. 2 IfSG sind Krankheitsverdacht und Erkrankung meldepflichtig, wenn die erkrankte Person eine Tätigkeit im Sinne des § 42 ausübt oder wenn 2 oder mehr gleichartige Erkrankungen auftreten, bei denen ein epidemiologischer Zusammenhang wahrscheinlich ist oder vermutet wird.

■ Beratung und spezielle Diagnostik

Konsiliarlaboratorium für Rotaviren
Institut für Medizinische Virologie
der Universität Frankfurt/Main
Paul-Ehrlich-Str. 40
60596 Frankfurt/Main
Tel.: 069 / 6301 – 5219
Fax: 069 / 6301 – 6477
Ansprechpartner:
Herr Prof. Dr. H. W. Doerr
E-mail: h.w.doerr@em.uni-frankfurt.de

Konsiliarlaboratorium
für die elektronenmikroskopische
Diagnostik gastrointestinaler
Infektionen
Landesinstitut für den Öffentlichen
Gesundheitsdienst des Landes NRW
Institut für Medizinische Mikrobiologie
Universität Münster
Von-Stauffenberg-Str. 36
48151 Münster
Tel.: 0251 / 7793 – 142
Fax: 0251 / 7793 – 104
Ansprechpartner:
Herr Dr. H. G. Baumeister
E-mail:
horst.baumeister@loegd.nrw.de

Literatur

Chin J. Control of Communicable Diseases Manual. 17 th ed. Washingon DC: American Public Health Association; 2000:215 – 8.
Desselberger U, Iturriza-Gomara M, Gray JJ. Rotavirus epidemiology and surveillance. Novartis Found Symp. 2001;238:125 – 47; discussion 147 – 52. Review.
Franck S, Doerr HW. Nosokomiale Virusinfektionen des Gastrointestinaltraktes. In: Rabenau HF, Thraenhart O, Doerr HW, Hrsg. Nosokomiale Virusinfektionen – Erkennung und Bekämpfung. Lengerich, Berlin: Pabst Science Publishers. 2001:201 – 13.
Haller OA, Mertens T. Diagnostik und Therapie von Viruskrankheiten – Leitlinien der Gesellschaft für Virologie. München, Jena: Urban & Fischer; 1999:214 – 6.
Mandell GL, Bennett JE, Dolin R. Principles and Practice of Infectious Diseases. New York: Churchill Livingstone Inc. 1995;1448 – 55.
RKI. Ratgeber Infektionskrankheiten: Erkrankungen durch Rotaviren. Epid. Bull. 2002;10:77 – 9 (oder unter www.rki.de).
RKI. Infektionsepidemiologisches Jahrbuch meldepflichtiger Krankheiten 2002. Berlin: Eigenverlag; 2003.

Noroviren (Norwalk-like-Viren, Norwalk-ähnliche Viren)

W. Kiehl

Erreger

Die bisher als Norwalk-like-Viren (Norwalk-ähnliche Viren) bezeichneten Viren bilden nach neuer Nomenklatur innerhalb der Familie der Caliciviridae jetzt das Genus Norovirus. Sie wurden im Zusammenhang mit einem Gastroenteritisausbruch im Jahre 1972 in Norwalk/Ohio (USA) durch elektronenmikroskopische Untersuchungen entdeckt und imponierten als **Small round structured Viruses** (SRSV). Das 27 nm große, nicht umhüllte Virus besitzt ein Plusstrang-RNA-Genom und ein Kapsid mit charakteristischer Oberflächenstruktur. Es werden 2 Genogruppen (GGI und GGII) unterschieden, innerhalb derer durch Nukleinsäuresequenzierung verschiedene Genotypen voneinander abgegrenzt werden können. Bisher ist eine Züchtung auf Kulturzellen nicht möglich. Noroviren sind ausgesprochen resistent gegenüber Desinfektionsmitteln und Umwelteinflüssen. Der Mensch ist das einzige bekannte Reservoir des Erregers. Der Nachweis von Noroviren bei Tieren (Schweinen, Katzen und Kaninchen) steht in keinem erkennbaren Zusammenhang mit Erkrankungen des Menschen.

Häufigkeit, Verbreitung und Bedeutung der Infektion

Erkrankungen durch Noroviren (epidemisches Erbrechen, epidemische virale Gastroenteritis) sind leicht bis mittelschwer verlaufende akute Gastroenteritiden, die sehr leicht von Mensch zu Mensch übertragen werden. Noroviren sind weltweit verbreitet. Sie sind für einen großen Teil der nicht bakteriell bedingten Gastroenteritiserkrankungen bei älteren Kindern (etwa 30 %) und bei Erwachsenen (bis zu 50 %) verantwortlich. Bei Säuglingen und Kleinkindern sind sie nach den Rotaviren die zweithäufigste Ursache akuter Gastroenteritiden. Die auch in Deutschland weit verbreitete Infektionskrankheit tritt – speziell in der kalten Jahreszeit, aber häufiger als andere Darminfektionen auch ganzjährig – gehäuft in Familien und Gemeinschaftseinrichtungen (Alten-, Pflege-, Kur- und Kinderheime, Kindertagesstätten, Schulen) sowie in Gesundheitseinrichtungen in Erscheinung; der Anteil der im Rahmen von Häufungen erfassten Fälle übersteigt 90 %. Prinzipiell sind alle Altersgruppen empfänglich. Besonders häufig erkranken aber Kinder im Alter bis zu 5 Jahren und – bedingt durch Häufungen in Altenheimen und auf Pflegestationen – auch Personen in höherem Lebensalter. In Deutschland wurden im Jahre 2002 mit 50 764 gemeldeten Noroviruserkrankungen (62 Erkrankungen pro 100 000 Einwohner) ungewöhnlich viele Fälle erfasst. Die Erkrankungshäufigkeit unterliegt, offensichtlich in Abhängigkeit von den Eigenschaften der kursierenden Erreger, größeren Unterschieden. Nachdem seit Ende der 1990er Jahre in vielen Laboratorien die Möglichkeit der Diagnostik geschaffen wurde, konnte das erhebliche Ausmaß des Auftretens dieser Infektionen erstmals belegt werden. Nur ein kleiner Teil der Morbidität wird allerdings labordiagnostisch, die Mehrzahl der Fälle wird klinisch-epidemiologisch gesichert.

Übertragung, Infektion und Pathogenese

Die Viren werden im Stuhl des Menschen in sehr großer Menge ausgeschieden. Die größte Rolle spielt die direkte Übertragung von Mensch zu Mensch. Die Übertragung erfolgt überwiegend fäkal-oral. Die sehr rasche Infektionsausbreitung in Gemeinschaften wird dadurch besonders begünstigt, dass neben der fäkal-oralen Übertragung auch eine aerogene Übertragung durch Bildung virushaltiger Aerosole während des oft plötzlichen Erbrechens stattfinden kann. Kontaminierte Gegenstände können eine Übertragung vermitteln. Kontaminierte Speisen (Salate, Krabben, Muscheln usw.) oder Getränke (verunreinigtes Wasser!) führen zu weiteren Infektionen und auch zu Ausbrüchen. Die Infektiosität ist sehr hoch; die minimale Infektionsdosis liegt bei 10–100 Viruspartikeln und ist damit außerordentlich gering. Eine Virusausscheidung findet noch mehrere Tage nach dem Abklingen der akuten Krankheitserscheinungen statt, in der Regel 8–10 Tage; bis zu 4 Wochen sind möglich. Die Ansteckungsfähigkeit geht während dieser Zeit zwar wahrscheinlich zurück, bleibt aber prinzipiell bestehen. Erkrankte sind während der akuten Phase und mindestens 2–3 Tage nach Sistieren der klinischen Symptome in hohem Maße ansteckungsfähig.

Pathogenese. Noroviren bewirken histologische Veränderungen am Dünndarm, wobei der Pathomechanismus in keines der bekannten Schemen eingeordnet werden kann und als noch ungeklärt gelten muss.

Klinisches Bild und Therapie

Symptomatik. Die Inkubationszeit beträgt 12–50, in der Regel 24–48 Stunden. Noroviren verursachen akut beginnende Gastroenteritiden, die durch heftiges Erbrechen und starke Durchfälle gekennzeichnet sind, zu einem erheblichen Flüssigkeitsdefizit führen können und selbstlimitierend sind. In der Regel besteht ein ausgeprägtes Krankheitsgefühl mit abdominellen Schmerzen, Übelkeit, Kopfschmerzen, Myalgien und Mattigkeit. Die Temperaturen können et-

was erhöht sein, hohes Fieber ist ungewöhnlich. Wenn keine begleitenden Grunderkrankungen vorliegen, bestehen die klinischen Symptome für etwa 12–72 Stunden. Eine Infektion kann auch zu einer sehr leichten Symptomatik, bis hin zu asymptomatischen Verläufen führen. Komplikationen, bleibende Schäden und chronische Verlaufsformen sind nicht zu erwarten. Die entstehende Immunität ist nur von kurzer Dauer (Monate bis wenige Jahre), sodass Reinfektionen möglich sind. Antikörper im Serum korrelieren nicht mit einem vorhandenen Schutz.

Therapie. In der Regel reicht eine ambulante Behandlung aus. Eine kausale antivirale Therapie steht nicht zur Verfügung. Im Rahmen der symptomatischen Behandlung ist der Ausgleich des zum Teil erheblichen Flüssigkeits- und Elektrolytverlusts wichtig.

Labordiagnostik

Der Nachweis von Noroviren im Stuhl war anfangs nur in Speziallaboratorien möglich, kann aber jetzt in vielen Laboratorien geführt werden. Eingesetzt werden die Amplifikation viraler Nukleinsäuren als RT-PCR oder die Elektronenmikroskopie (direkt oder als Immunelektronenmikroskopie). Die RT-PCR bietet bezüglich der Sensitivität Vorteile und ist insbesondere zur raschen Aufklärung von Ausbrüchen geeignet. Jeder Nachweis von Viren bestätigt eine akute Infektion. Erste kommerzielle Antigen-EIA zum Nachweis von Noroviren sind im Angebot, ihre praktische Anwendbarkeit muss jedoch noch abschließend beurteilt werden. Antikörpernachweise haben keine praktische Bedeutung.

Maßnahmen der Verhütung und Bekämpfung

Präventive Maßnahmen

Eine Impfung steht nicht zur Verfügung. Beiträge zur Prävention können durch eine gute Hygiene in Gemeinschaftseinrichtungen und Küchen geleistet werden. Zur Vermeidung einer Übertragung durch kontaminierte Speisen sollten insbesondere Gerichte mit Fisch und Meeresfrüchten gut durchgegart sein.

Maßnahmen für Patienten und Kontaktpersonen

Erkrankte Personen sollten in der akuten Erkrankungsphase Bettruhe einhalten und bis zu 48 Stunden (besser 72

Stunden) nach Sistieren der klinischen Symptome den Kontakt mit anderen Personen konsequent einschränken. Eine Ansteckungsfähigkeit besteht zwar bereits bei Auftreten geringer gastrointestinaler Beschwerden, allerdings erst mit dem Auftreten von Symptomen, sodass für nicht erkrankte Kontaktpersonen keine Maßnahmen erforderlich sind.

Hygienemaßnahmen in Gemeinschaftseinrichtungen, wie Krankenhäusern und Altenheimen, sollten Patienten-, Bewohner- und Personalbewegungen innerhalb der Stationen konsequent eingeschränkt werden, um eine Ausbreitung zwischen einzelnen Stationen und Bereichen der Einrichtung weitgehend zu minimieren (Gruppenisolierung, Kohortenpflege, Aufnahmestopp). Zur Vermeidung einer fäkal-oralen Übertragung sind umfangreiche Hygienemaßnahmen erforderlich: Tragen von Handschuhen und Schutzkitteln (Mund-Nasen-Schutz bei der Pflege akut Erkrankter), Absonderung der erkrankten Personen, tägliche gründliche Reinigung und Desinfektion des Sanitärbereichs (einschließlich Nachtstühle, Steckbecken usw.), intensivierte Händehygiene, häufige Desinfektion aller patientennahen und häufig genutzten Oberflächen (Handgriffe, Handläufe), Desinfektion bei sichtbaren Verunreinigungen, Bett- und Leibwäsche als infektiöse Wäsche behandeln, Schutzkleidung im Isolationsbereich lassen. Zur Desinfektion sind nur Präparate mit nachgewiesener Viruswirksamkeit geeignet (Wirkungsbereich B in der Liste der vom Robert Koch-Institut geprüften und anerkannten Desinfektionsmittel und -verfahren). In Anbetracht der hohen Kontagiosität der Noroviren sind die Hygienemaßnahmen nur bei sehr konsequenter und lückenloser Durchführung wirksam.

Erkranktes Personal in Gemeinschaftseinrichtungen (Gesundheits- und Kindereinrichtungen, Alten- und Pflegeheime) sollte auch bei geringen gastrointestinalen Beschwerden von der Arbeit freigestellt werden und frühestens 2 Tage (möglichst 3 Tage) nach Ende der klinischen Symptomatik die Arbeit wieder aufnehmen, falls ein korrektes Hygieneverhalten garantiert werden kann. Kinder dürfen Gemeinschaftseinrichtungen und Schulen nach klinischer Genesung (geformter Stuhl) wieder besuchen, falls durch die persönliche Hygiene und die Hygiene in der Einrichtung das Risiko von Schmierinfektionen als gering eingeschätzt werden kann.

Tätigkeiten in Lebensmittelberufen (§ 42 IfSG) dürfen von Personen, die an einer Enteritis durch Noroviren erkrankt sind oder bei denen der Verdacht auf eine Erkrankung besteht, nicht ausgeübt und frühestens 2 Tage nach Ende der klinischen Symptomatik wieder aufgenommen werden. Beschäftigte, die einen unmittelbaren Umgang mit unverpackten oder nachträglich nicht mehr erhitzten Lebensmitteln haben, sollten allerdings nach Möglichkeit für weitere 8 Tage an einem hygienisch unbedenklicheren Arbeitsplatz tätig sein. Nach Wiederaufnahme der Tätigkeit sind Hände- und Toilettenhygiene besonders zu beachten, weil die Virusausscheidung zwar zurückgegangen, aber noch für einige weitere Tage möglich ist.

Ausbrüche in Gemeinschaftseinrichtungen erfordern ein schnelles Ermitteln der Infektionsursache durch Labordiagnostik (Material von einigen typisch Erkrankten gegebenenfalls parallel auf andere Erreger gezielt untersuchen) und das Ermitteln möglicher Übertragungsfaktoren. Mitarbeiter des unverzüglich zu informierenden zuständigen Gesundheitsamtes können bezüglich der antiepidemischen und präventiven Maßnahmen beratend tätig werden.

Der Nachweis von Norovirus im Stuhl im Zusammenhang mit einer akuten Infektion ist nach § 7 IfSG durch den Leiter des Laboratoriums zu melden. Bei Verdacht auf eine Gastroenteritis durch Norovirus wird (wie bei anderen akuten infektiösen Gastroenteritiden) außerdem die Meldepflicht gemäß § 6 (1) Ziff. 2 berührt, sofern ein beruflicher Umgang mit unverpackten Lebensmitteln (§ 42 IfSG) gegeben ist oder 2 oder mehr gleichartige Erkrankungen auftreten, bei denen ein epidemiologischer Zusammenhang wahrscheinlich ist oder vermutet wird.

■ **Beratung und spezielle Diagnostik**

Konsiliarlaboratorium
für gastrointestinale Infektionen (Noroviren)
Robert Koch-Institut
Nordufer 20
13353 Berlin
Tel.: 01888 – 754 – 2379, -2378
Fax: 030 / 4547 – 2617
Ansprechpartner:
Herr Dr. habil. E. Schreier
E-mail: schreiere@rki.de

Konsiliarlaboratorium
für elektronenmikroskopische Diagnostik viraler Erreger gastrointestinaler Infektionen
Landesinstitut für den Öffentlichen Gesundheitsdienst des Landes NRW
Institut für Medizinische Mikrobiologie
Universität Münster
Von-Stauffenberg-Str. 36
48151 Münster
Tel.: 0251 / 7793 – 142
Fax: 0251 / 7793 – 104

Ansprechpartner:
Herr Dr. H. G. Baumeister
E-mail:
horst.baumeister@ loegd.nrw.de

Literatur

Ando T, Noel JS, Fankhauser RL. Genetic classification of Norwalk-like viruses. J Infect Dis. 2000;181(Suppl 2):336 – 48. Review.
CDC: Viral Gastroenteritis. wysiwyg://61/http: //www.cdc.gov/ncidod/dvrd/gastro.htm.
Chin J. Control of Communicable Diseases Manual. 17 th ed. Washington DC: American Public Health Association. 2000:218 – 20.
Haller OA, Mertens T. Norwalkvirus (Caliciviridae). Diagnostik und Therapie von Viruskrankheiten. München, Jena: Urban & Fischer; 1999:165 – 7.
Hardy ME. Norwalk- and Norwalk-like viruses in epidemic gastroenteritis. Clin Lab Med. 1999;3:675 – 90. Review.
Künkel U, Schreier E. Caliciviren – virale Auslöser akuter Gastroenteritiden. Bundesgesundheitsbl-Gesundheitsforsch-Gesundheitsschutz. 2002;45:534 – 42.
RKI. Ratgeber Erkrankungen durch Norwalk-ähnliche Viren. Epid. Bull. 2000;4:29 – 31 (im März 2002 aktualisierte Fassung: www.rki.de).
RKI. Erkrankungen durch Norwalk-likeViren (Jahresbericht 2001, Klassifikation, Management, Nachweis). Epid. Bull. 2002;47:395 – 7.
RKI. Erkrankungen durch Norwalk-likeViren (Noroviren) – Jahresbericht 2002. Epid. Bull. 2003a;6:39 – 41.
RKI. Infektionsepidemiologisches Jahrbuch meldepflichtiger Krankheiten 2002. Berlin: Eigenverlag; 2003b.

Entamoeba histolytica/Amöbiasis

W. Kiehl

Erreger

Entamoeba (E.) histolytica, eine Spezies der Gattung Entamoeba aus der Klasse der Rhizopoda, ist ein fakultativ pathogenes Protozoon. Im Gegensatz zu anderen in Süßwasser lebenden Amöben hat sich diese Art als Intestinalparasit qualifiziert und kann im menschlichen Organismus sowohl als Kommensale auftreten als auch zum Erreger der invasiven intestinalen oder auch der invasiven extraintestinalen Amöbiasis (Amöbenruhr) werden. Die Amöben sind aerotolerante Anaerobier. Verschiedene voneinander abgrenzbare Formen gehören nach heutiger Auffassung 2 verschiedenen Spezies an: E. histolytica ist als potenziell humanpathogen einzustufen, die apathogenen Formen werden der Spezies Entamoeba dispar zugeordnet. Andere, ebenfalls im Darm vorkommende apathogene Amöben sind morphologisch sehr ähnlich (E. hartmanni, E. coli, Iodamoeba bütschlii, Dientamoeba fragilis, Endolimax nana u. a.) und können zu Verwechslungen führen. Die Faktoren, welche die Pathogenität von E. histolytica bedingen, sind nicht vollständig aufgeklärt. Erscheinungsformen von E. histolytica sind die umweltresistente Zyste (10 – 15 µm), ein im Darm durch Teilung entstehender kommensaler Trophozoit (**Minutaform**; 5 – 7 µm) sowie ein sich gegebenenfalls entwickelnder hämatophager, invasiver Trophozoit (**Magnaform**; bis zu 40 µm). Die Zysten sind in der Umwelt äußerst widerstandsfähig. In feuchter und kühler Umgebung können sie mehrere Monate infektionstüchtig bleiben, bei Austrocknung und bei höheren Temperaturen sterben sie rasch ab. Sie überleben in gechlortem Wasser. Reservoir ist der Mensch (chronisch Erkrankte oder asymptomatische Zystenträger); Primaten und Haustiere (auch Ratten) können Amöbenträger sein, besitzen aber als Infektionsquellen keine praktische Bedeutung.

Häufigkeit, Verbreitung und Bedeutung der Infektion

E. histolytica ist weltweit existent, die Amöbenruhr ist aber vor allem in den warmen Ländern endemisch und stark verbreitet. Die Raten der Zystenträger in der Bevölkerung hängen vom hygienischen Niveau ab und erreichen bei mangelnder Hygiene die höchsten Werte. In den Endemiegebieten erkranken besonders häufig jüngere Erwachsene. Amöbiasis tritt – im Gegensatz zur Shigellose – selten bei Kindern unter 5 Jahren und sehr selten bei Kleinkindern (unter 2 Jahren) auf. Sie gehört zu den wichtigen Tropenkrankheiten, jährlich werden rund 100 000 Todesfälle angenommen. Nach Deutschland und andere Länder der gemäßigten Klimazone wird die Amöbiasis in der Regel eingeschleppt. Die Prävalenz der Zystenträger liegt in Mitteleuropa unter 2 %. Es werden meist nur sporadische Einzelfälle beobachtet.

Übertragung, Infektion und Pathogenese

Symptomlose Amöbenträger fungieren als Infektionsquellen. Die Übertragung der mit dem Stuhl in großer Zahl (bis zu mehreren Millionen am Tag) ausgeschiedenen Zysten von E. histolytica erfolgt in der Regel durch kontaminierte Lebensmittel oder Wasser. Fliegen spielen als Überträger eine Rolle. Eine direkte Übertragung von Mensch zu Mensch ist auch im Rahmen sexueller (oral-analer) Kontakte möglich. Von akut Erkrankten geht nur eine relativ geringe Gefahr für ihre Umgebung aus, weil zu dieser Zeit keine Zysten ausgeschieden werden und die Trophozoiten (Magnaformen) außerhalb des Organismus wenig stabil sind. Etwa oral aufgenommene Trophozoiten würden die Darmpassage nicht überstehen. Eine Infektionsgefahr besteht, solange Zysten ausgeschieden werden; dies kann für mehrere Jahre der Fall sein. Es besteht eine allgemeine Empfänglichkeit. Die Besiedlung mit E. dispar schützt vor Erkrankungen durch E. histolytica. Infektionen durch E. histolytica führen überwiegend zu einem asymptomatischen Verlauf, können aber leichte bis schwere intestinale und extraintestinale Krankheitserscheinungen auslösen.

Pathogenese. Die aufgenommenen Zysten von E. histolytica führen zunächst zu einer symptomlosen Infestation im Darm. Diese kann jahrelang unbemerkt bestehen; die Zysten wandeln sich im Lumen des Dickdarms zu kommensalen Trophozoiten (Minutaform), die sich durch Teilung vermehren und neue Zysten bilden, deren Ausscheidung mit dem Stuhl erfolgt. Die Mehrzahl aller Infektionen verläuft in dieser Weise nichtinvasiv und asymptomatisch. Die Entwicklung der Minutaform zur invasiven Magnaform bedarf offenbar zusätzlicher Reize, wie sie bakterielle Darminfektionen, Änderungen der Darmflora, Diätwechsel oder Resistenzminderungen unterschiedlicher Genese darstellen können. Sehr wahrscheinlich sind nur bestimmte Stämme befähigt, pathogene Wirkungen zu entfalten. Die Magnaform des Erregers (wichtigstes Kennzeichen: inkorporierte Erythrozyten) besitzt die Fähigkeit, sich an die Zellen der Dickdarmschleimhaut anzuheften (Adhärenz), in diese einzudringen und sie zu zerstören (Zytolyse, Proteolyse). Dieser Prozess setzt sich im angrenzenden Gewebe (Submukosa) fort. Die Folgen sind Zellnekrosen, Ulzerationen, lokale Entzündungen und Blutungen. Es entsteht das klinische Bild einer Amöbenkolitis. Die intestinalen Erscheinungen sind als Lokalinfektionskrankheit zu werten, extraintestinale Manifestationen sind möglich, aber vergleichsweise selten.

Immunität. Amöbeninfestationen werden prinzipiell von der Immunantwort des Organismus begrenzt. Eine ausgeprägte Immunantwort wird aber nicht induziert; Reinfektionen sind daher möglich, aber selten.

Klinisches Bild und Therapie

Intestinale Krankheitserscheinungen. Wie bei allen Lokalinfektionskrankheiten ist die Inkubationszeit nicht genau zu bestimmen, sie kann wenige Tage bis zu Monaten oder sogar Jahren betragen. In Fällen, in denen sich unmittelbar nach der Infektion eine akute Erkrankung entwickelt, wird im Mittel eine Inkubationszeit von 2–4 Wochen beobachtet. Die Amöbenruhr beginnt nicht so stürmisch wie die bakterielle Ruhr. Durchfälle wechseln mit Verstopfung. Die Durchfälle enthalten Schleim- und Blutmengungen; der glasig-schleimige Stuhl erinnert mitunter an Himbeergelee und ist selten wässrig. Begleitende bakterielle Superinfektionen können das Bild verschleiern und insbesondere die Beschaffenheit des Stuhls verändern. Es bestehen Tenesmen und krampfartige Leibschmerzen, meist kein Fieber. Rektoskopisch finden sich oft kraterförmige, mit Schleim belegte Geschwüre, deren Ränder scharf begrenzt und meist etwas erhaben sind. In schweren Fällen besteht das typische Bild einer Colitis ulcerosa, auch röntgenologisch zeigen sich die Zeichen einer Kolitis. Die Erkrankung neigt zu Rezidiven und geht häufig in ein chronisches Stadium über, das über Jahre fortbestehen kann. Im Zuge einer akuten invasiven intestinalen Amöbiasis kann die Leber vergrößert und druckempfindlich sein (unspezifische Hepatose). Eine Amöbenhepatitis im Sinne einer diffusen, primär entzündlichen Affektion der Leber durch Amöbeninvasion ist nicht möglich. Intestinale Komplikationen der Amöbenruhr sind granulomatöse Infiltrate (Amöbome), Darmblutungen und eine – lebensbedrohliche – Perforation des Dickdarms (Kolonfistel). Differenzialdiagnostisch kommen bakterielle Ruhr (Shigellose), Colitis ulcerosa, Darmtuberkulose, Darmbilharziose und eventuell auch Neoplasmen im Bereich des Dickdarms infrage. Die Abgrenzung von einer Colitis ulcerosa ist besonders wichtig, weil die Therapie gegensätzlich ist.

Extraintestinale Manifestationen. Eine invasive extraintestinale Amöbiasis kann nach symptomarmer, auch unbemerkt abgelaufener Infestation von E. histolytica noch nach längerer Zeit entstehen; daraus können sich Probleme der diagnostischen Zuordnung ergeben. Die Amöbenhepatose (invasive extraintestinale Amöbiasis) ist eine seltene, aber wichtige Komplikation der Amöbiasis, die bei Männern häufiger beobachtet wird. Die Trophozoiten gelangen hämatogen in die Leber und führen dort zu meist herdförmigen Leberzellnekrosen (allgemein als „Leberabszess" bezeichnet). Die befallenen Zellen werden lysiert, angelockte neutrophile Granulozyten zerstört. Es entsteht ein von einer charakteristisch rot-braun gefärbten (Anchovy-Sauce-like) Flüssigkeit gefülltes Zentrum, im Randbereich sind die Trophozoiten nachweisbar. Ausgeprägte Entzündungsreaktionen fehlen häufig. Der rechte Leberlappen wird bevorzugt befallen. Der Beginn ist schleichend. Die Patienten fühlen sich matt und abgeschlagen. Es bestehen subfebrile Temperaturen und ein Subikterus sowie Schmerzen in der Lebergegend; die Schmerzen können in die rechte Schulter ausstrahlen. Im Verlauf kommt es zu Schüttelfrost mit entsprechenden Fieberanstieg, deutlicher Leukozytose und Druckschmerzhaftigkeit der Leber. Die Patienten zeigen ein starkes Krankheitsgefühl. Die Diagnose wird klinisch gestellt (großen Wert besitzt die Sonographie) und durch entsprechende labordiagnostische Befunde bestätigt. Leberabszesse können in die Pleura (Pleuraempyem), in die Lunge (Lungenabszess) oder in das Peritoneum durchbrechen. Metastatische Abszesse in anderen Organen sind von der Leber aus durch Verschleppung der Amöben auf dem Blutweg möglich (z. B. Gehirn oder Haut), aber extrem selten.

Therapie. Zur Behandlung der intestinalen und der extraintestinalen Formen sowie zur Sanierung von Zystenträgern stehen wirksame Chemotherapeutika (Amöbizide) zur Verfügung, die intraluminal, systemisch oder kombiniert angreifen. Ihr Einsatz wird vom Schweregrad bestimmt. Bei ungenügender Therapie drohen Rezidive, die sehr invasiv verlaufen können. Folgende Therapieoptionen stehen zur Verfügung:

- **Amöbenruhr:** Therapeutikum der Wahl ist Metronidazol. Es sind auch andere Imidazole (Tinidazol, Ornidazol) und Diloxanidfuorat geeignet.
- **Invasive extraintestinale Amöbiasis (Leberabszess):** Es werden Dihydroemetin sowie die Kombination von Nitroimidazolen und Chloroquin verwendet. Eine Aspiration des „Eiters" durch eine therapeutische Punktion wird heute nicht mehr empfohlen.
- **Sanierung von Zystenträgern:** Diloxanidfuorat und Paromomycin kommen zur Anwendung.

Labordiagnostik

Mikroskopische Untersuchung. Im Stuhl oder in Schleimflocken, die bei der Rektoskopie gewonnen wurden, erfolgt der Erregernachweis durch mikroskopische Untersuchung. Die Erreger lassen sich im körperwarmen Stuhl nachweisen. Je dünner der Stuhl, desto leichter gelingt dies. Der Stuhl muss sofort, maximal innerhalb einer Stunde, in das Labor gelangen. Günstig ist es, wenn der Patient eine auf die sofortige Untersuchung eingerichtete Ambulanz aufsucht oder wenn eine Bedside-Diagnostik durchgeführt wird. Die mikroskopische Untersuchung erfolgt im Nativpräparat sowie nach Anfärbung, z. B. nach Lawless. Die Gewebeformen sind an ihrer Beweglichkeit zu erkennen. Nur der Nachweis erythrozytenenthaltender Magnaformen beweist eine invasive intestinale Amöbiasis! Die Untersuchung erfordert spezielle Erfahrung, weil apathogene Formen und Makrophagen zu Verwechslungen führen können. Ein einmaliger negativer Befund der mikroskopischen Untersuchung reicht nicht aus, um eine Verdachtsdiagnose zu entkräften; die Untersuchung sollte mindestens 3-mal durchgeführt werden. Für den Nachweis von Zysten und für die Unterscheidung der Minutaformen von den anderen im Darm des Menschen vorkommenden, etwa gleich großen Amöbenarten eignet sich ebenfalls die Lawless-Färbung. Zysten können auch mit dem SAF-Verfahren angereichert und differenziert werden. Zur Differenzierung eignen sich zudem die Isoenzymanalyse, die PCR und der Antigennachweis im Stuhl.

Kultur. Die Amöben lassen sich auch kulturell nachweisen.

Antikörpernachweis. Der Nachweis von Antikörpern ist mittels indirekter Immunfluoreszenz, indirekter Hämagglutination oder ELISA möglich und besitzt Bedeutung bei invasiven Formen, vor allem aber bei extraintestinalen Manifestationen (insbesondere bei einem Leberabszess), weil hier der direkte Erregernachweis im Stuhl oft nicht geführt werden kann. Zur Erhöhung der diagnostischen Sicherheit wird die Kombination mehrerer Tests empfohlen. Zu beachten ist, dass nach erfolgreicher Therapie noch über lange Zeit vermehrt Antikörper nachzuweisen sind.

Maßnahmen der Verhütung und Bekämpfung

Präventive Maßnahmen

Die Bekämpfung der Amöbenruhr ist außerordentlich schwierig, weil Millionen von Menschen symptomlos Amöbenzysten tragen. Eine Schutzimpfung steht nicht zur Verfügung, eine Chemoprophylaxe wird nicht empfohlen. Die individuelle Prävention muss sich auf Maßnahmen der Hygiene konzentrieren und stützt sich dabei auf die Grundsätze, die für alle fäkal-oral übertragenen Infektionen gelten. Wichtig sind die persönliche Hygiene (Händewaschen nach dem Stuhlgang und vor der Einnahme oder der Zubereitung von Mahlzeiten) und die Sanitärhygiene (hygienisch einwandfreie Beseitigung der Fäkalien, keine Kopfdüngung von Gemüse, adäquate Abwasserbehandlung). In warmen Ländern sollte auf den Verzehr von rohem Gemüse oder rohen Früchten verzichtet werden, wenn eine Kontamination nicht sicher ausgeschlossen werden kann. Gleiches gilt für die Verwendung von Wasser, falls Zweifel an einer einwandfreien Gewinnung bzw. Trinkwasserqualität berechtigt sind (nicht erhitzte Getränke nur aus Flaschen mit Originalverschluss trinken). Unterwegs und in Notsituationen helfen zur Wasseraufbereitung Filtrieren (Filter mit einer Porengröße unter 1 μm), Aufkochen (1 Minute) oder bestimmte chemische Dekontaminationsmaßnahmen. Waschen bzw. Abspülen potenziell kontaminierter Lebensmittel mit sehr heißem Wasser (über 50 °C) erbringt nur eine relative Sicherheit. Eine Stuhluntersuchung nach Rückkehr aus den Tropen ist zu empfehlen.

Maßnahmen für Patienten und Kontaktpersonen

Beim Umgang mit Patienten sind normale krankenhaushygienische Maßnahmen ausreichend. Eine Infektionsgefahr geht unter Umständen von Stuhl oder kontaminierter Wäsche aus. Träger von E. histolytica sollten im Sinne eines präventiven Verhaltens belehrt und möglichst spezifisch behandelt werden. Personen, bei denen das Ausscheiden von E. histolytica festgestellt wurde, sollten vor Abschluss der Behandlung nicht im Lebensmittelverkehr, in der Pflege von Patienten oder in Gemeinschaftseinrichtungen tätig sein. Bei Personen in der engeren Umgebung eines Erkrankten (Wohngemeinschaft) und solchen, die möglicherweise aus gleicher Quelle infiziert wurden, sind adäquate Stuhluntersuchungen angezeigt. Das gehäufte Auftreten einer Amöbiasis in einem bestimmten Umfeld ist unwahrscheinlich.

> Die Amöbenruhr ist in Deutschland, wie in vielen anderen Ländern, nicht meldepflichtig.

■ Beratung und spezielle Diagnostik

Konsiliarlaboratorium für Entamoeba, Filarien, Plasmodien, Trypanosoma und Leishmanien
Bernhard-Nocht-Institut
für Tropenmedizin Hamburg
Bernhard-Nocht-Str. 74
20359 Hamburg
Tel.: 040 / 42818 – 240
Fax: 040 / 42818 – 252
Ansprechpartner:
Herr Prof. Dr. B. Fleischer
E-mail: bni@bni-hamburg.de

Literatur

Anand AC, Puri P. Amoebiasis revisited: pathogenesis, diagnosis and management. Trop Gastroenterol. 1999;1:2 – 15. Review.

Chin J. Control of Communicable Diseases Manual. 17 th ed. Washington DC: American Public Health Association, 2000:11 – 5.

Deutsche Gesellschaft für Tropenmedizin und Internationale Gesundheit (DTG): Diagnostik und Therapie der Amöbenruhr – Leitlinien (Stand: Januar 2000). AWMF online: www.uni-duesseldorf.de/AWMF/11/trop003.htm.

Krauss H, Weber A, Enders B, Schiefer HG, Slenczka W, Zahner H. Zoonosen. 2. Aufl. Köln: Dt. Ärzte-Verlag. 1997:198 – 203.

Lang W, Löscher T. Tropenmedizin in Klinik und Praxis. Stuttgart: Thieme; 2000.

Lucius R, Loos-Frank B. Parasitologie. Heidelberg, Berlin: Spektrum Akademischer Verlag; 1997:126 – 30.

McQuaid RK. Amebiasis. In: Current Medical Diagnostic and treatment. 36 th ed. 1997: 1297 – 302.

Stanley SL. Pathophysiology of amoebiasis. Trends Parasitol. 2001;6:280 – 5. Review.

Giardia lamblia/Lambliasis

W. Kiehl

Erreger

Giardia (G.) lamblia (Lamblia intestinalis), der Erreger der Giardiasis (Lambliasis) ist ein begeißeltes Protozoon. Der Parasit besitzt eine Größe von 10 – 20 μm und ist ein aerotoleranter Anaerobier. Kennzeichnend sind 2 große, augenähnliche Kerne sowie eine saugnapfartige ventrale Scheibe, mit der er sich an die Epitelzellen des Dünndarms und der Gallenwege anheften kann. Die Vermehrung erfolgt im Darm durch Zweiteilung. Erscheinungsformen sind begeißelte vegetative Formen (Trophozoiten) und Dauerformen (Zysten). Die Zysten werden von der Oberfläche des Parasiten abgeschieden (Exozytose) und sind nicht begeißelt. In ihnen finden Kernteilungen statt, charakteristisch sind 4 Kerne. Sie werden mit dem Stuhl ausgeschieden. Die Zysten sind in der Außenwelt bei kühler Temperatur (z. B. in kaltem Wasser) längere Zeit lebensfähig. Sie werden durch die übliche Trinkwasserchlorierung nicht abgetötet. Bei höheren Temperaturen sterben sie rasch ab. Reservoir sind infizierte Menschen und offenbar verschiedene Haus- und Wildtiere. Die Stämme von Gardia lamblia können sehr heterogen sein (Unterschiede im Genbestand, in den Isoenzymen und besonders in den variablen Oberflächenproteinen); dies könnte beobachtete Unterschiede in der Humanpathogenität erklären. Die Bedeutung, die Tiere als Erregerreservoir für den Menschen besitzen, muss noch näher geklärt werden.

Häufigkeit, Verbreitung und Bedeutung der Infektion

Lamblien sind weltweit verbreitet, kommen aber in warmen Ländern besonders häufig vor. Kinder sind hauptsächlich betroffen. Bei niedrigem hygienischen Niveau wird eine hohe Rate an Zystenträgern gefunden (in Elendsgebieten können bis zu 80 % der Kinder befallen sein). In Mitteleuropa beträgt der Befall weniger als 1 %. In Deutschland werden gegenwärtig 4 – 5 Erkrankungen pro 100 000 Einwohner durch Meldung erfasst. Kinder in der Altersgruppe unter 10 Jahren sind besonders häufig betroffen, bei den Älteren treten relativ viele Erkrankungsfälle im Alter von 20 – 39 Jahren auf. Bei rund 40 % der gemeldeten Erkrankungsfälle wurde eine Infektion im Ausland bestätigt; unter den europäischen Ländern wurden Italien und Spanien, außerhalb Europas Indien und die Türkei besonders häufig als Infektionsland genannt.

Übertragung, Infektion und Pathogenese

Die Zysten von G. lamblia werden mit dem Stuhl ausgeschieden und fäkal-oral direkt von Mensch zu Mensch oder indirekt durch verunreinigtes Wasser (Trinkwasser, Oberflächenwasser) und Lebensmittel übertragen. Die direkte Übertragung besitzt für Gemeinschaftseinrichtungen, speziell Kindereinrichtungen, eine besondere Bedeutung und scheint der Hauptübertragungsweg zu sein. Infektionen zwischen Mutter und Kind sind nicht selten. Die direkte Übertragung kann auch unter homosexuellen Männern eine Rolle spielen. Die Übertragung durch Trinkwasser spielt bei G. lamblia erfahrungsgemäß eine besondere Rolle; auch Baden in kontaminiertem Oberflächenwasser kann zu Infektionen führen. Infizierte (mit oder ohne Symptome) sind während der Gesamtdauer der Infektion ansteckungsfähig, dies kann über Monate der Fall sein. Symptomlose Träger spielen bei der Weiterverbreitung des Parasiten eine wichtige Rolle. G. lamblia ist fakultativ pathogen. Der überwiegende Teil der Infektionen verläuft symptomlos. Eine pathogene Wirkung von G. lamblia, die für die Spezies sicher belegt ist, wird vor allem bei starker Vermehrung und als Sekundärinfektion nach Vorerkrankungen entfaltet. Die Parasiten besiedeln die Darmschleimhaut, indem sie sich an die Mikrovilli der Epithelzellen anheften. Sie phagozytieren Darminhalt. In der Regel ist der Dünndarm betroffen, es können aber – stammabhängig – unterschiedliche Darmabschnitte besiedelt werden. Der Parasit schädigt die Darmschleimhaut mechanisch und biochemisch, sodass es zu lokalen Entzündungen, Blutverlusten, Substanzverlusten und im Weiteren, bei starker Vermehrung, zu Ernährungs- und Stoffwechselstörungen kommt.

Klinisches Bild und Therapie

Symptomatik. Die Inkubationszeit beträgt 3 – 25 Tage, kann jedoch auch länger sein. In der Mehrzahl der Fälle mit manifesten Erscheinungen treten erste Symptome nach 7 – 10 Tagen auf. Die möglichen Symptome sind sehr verschiedenartig und beschränken sich fast ausschließlich auf vom Intestinum ausgehende Krankheitserscheinungen: Mattigkeit, Völlegefühl und krampfartige Schmerzen im Oberbauch, Blähungen, Erbrechen, subfebrile Temperaturen (selten Fieber), leichte Diarrhö. Der Stuhl ist meist hell, oft wird Fett ausgeschieden (Steatorrhö). Die Reaktion des Stuhls ist alkalisch. Appetitlosigkeit und Malabsorptionsphänomene können zu einem Gewichtsverlust führen. Weiterhin kann eine Anämie auftreten. Das akute Stadium dauert in der Regel 1 – 2 Wochen an. Der Fortgang der Infektion kann von einer über Wochen und Monate andauernden Diarrhö begleitet sein. Schwer verlaufende Infektionen können zu bleibenden Schäden an der Schleimhaut von Duodenum oder Jejunum führen. Bei Kindern kann sich ein Krankheitsbild entwickeln, das sehr der Zöliakie gleicht (Gedeihstörung, großes Abdomen, Muskelhypotrophie, chronische Leibschmerzen). Die Infektion ist selbstbegrenzend, es kommt nach Wochen bis Monaten zur Ausheilung. Bei einer HIV-Infektion oder einer Immunsuppression aus anderer Ursache können sich die Lamblien als Opportunisten besonders stark vermehren, sodass die Infektion unter Umständen schwerer verläuft und länger fortbesteht. Als postinfektiöse Erkrankung ist eine reaktive Arthritis möglich.

Therapie. Zur Chemotherapie sind Nitroimidazolpräparate geeignet (z. B. Metronidazol, Tinidazol, Albendazol über 7 Tage). Es wurden jedoch bereits Resistenzen beobachtet.

Labordiagnostik

Eine Indikation zur Labordiagnostik besteht bei entsprechendem klinischen Verdacht, insbesondere bei wieder holten Durchfällen unklarer Genese (oder im Rahmen von Umgebungsuntersuchungen). Im Vordergrund steht der mikroskopische Nachweis von Zysten im Stuhl oder Trophozoiten im Duodenalsekret bzw. in Biopsiematerial. Das Untersuchungsmaterial muss sofort in das Labor gelangen. Günstig ist es, wenn der Patient eine auf die sofortige Untersuchung eingerichtete Ambulanz aufsucht oder eine Bedside-Diagnostik erfolgt. Zur mikroskopischen Untersuchung empfiehlt sich bei negativer Nativuntersuchung eine Anreicherung mittels SAF-Methode. Ein einmaliger negativer Befund der mikroskopischen Untersuchung reicht nicht aus, um eine Verdachtsdiagnose zu entkräften, die Untersuchung sollte mindestens 3-mal durchgeführt werden. Bei chronischen Verlaufsformen ist der Parasitennachweis im gefärbten histologischen Präparat einer Dünndarmbiopsie möglich. Ein Antigennachweis kann mittels ELISA, direkter Immunfluoreszenz und anderer Verfahren erfolgen.

Maßnahmen der Verhütung und Bekämpfung

Präventive Maßnahmen

Die Bekämpfung der Giardiasis ist dadurch erschwert, dass ein umfangreiches Erregerreservoir innerhalb der menschlichen und tierischen Population existiert und die Infektion unter unhygienischen Bedingungen von einer großen Zahl an Menschen, die symptomlos Zysten tragen, leicht verbreitet werden kann. Eine Schutzimpfung oder eine Chemoprophylaxe steht nicht zur Verfügung. Die Prävention muss sich auf **Maßnahmen der Hygiene** konzentrieren und stützt sich dabei auf die Grundsätze, die für alle fäkal-oral übertragenen Infektionen gelten. Wichtig sind die persönliche Hygiene (Hände- und Toilettenhygiene). Standard ist das Händewaschen nach dem Stuhlgang und vor der Einnahme oder der Zubereitung von Mahlzeiten. Die Abwendung von Gefahren, die vom infektiösen Stuhl ausgehen, erfolgt durch die Sanitärhygiene (hygienisch einwandfreie Beseitigung der Fäkalien, adäquate Abwasserbehandlung). Wasserreservoirs und Oberflächenwasser sind vor Kontaminationen zu schützen. In den warmen Ländern sollte auf den Verzehr von rohem Gemüse oder rohen Früchten verzichtet werden, wenn eine Kontamination nicht sicher ausgeschlossen werden kann. Gleiches gilt für die Verwendung von Wasser, falls Zweifel an einer einwandfreien Gewinnung bzw. Trinkwasserqualität berechtigt sind. Unterwegs und in Notfallsituationen helfen Filtrieren oder Aufkochen (1 Minute).

Maßnahmen für Patienten und Kontaktpersonen

Beim Umgang mit Patienten sind normale krankenhaushygienische Maßnahmen und ein auf infektiöse Darmerkrankungen eingerichtetes Hygieneregime ausreichend. Eine Infektionsgefahr geht nur von Stuhl oder entsprechenden Kontaminationen der Wäsche aus. Eine Schlussreinigung wird empfohlen. Bei Personen in der engeren Umgebung eines Erkrankten (Wohngemeinschaft und andere enge Kontaktpersonen) und solchen, die möglicherweise aus gleicher Quelle infiziert wurden, sind Stuhluntersuchungen angezeigt. Wird ein Zystenträger als solcher erkannt, sollte er im Sinne eines präventiven Verhaltens belehrt und möglichst spezifisch behandelt werden. Ausscheider von Zysten sollten vor Abschluss der Behandlung nicht im Lebensmittelverkehr, in der Pflege von Patienten oder in Gemeinschaftseinrichtungen tätig sein. Das gehäufte Auftreten von Infektionen durch G. lamblia ist durch eine gemeinsame Exposition gegenüber kontaminiertem Wasser (seltener auch gegenüber kontaminierten Lebensmitteln) oder durch Kontaktinfektionen in einer Gemeinschaftseinrichtung möglich. Falls der Verdacht auf einen solchen Ausbruch besteht, sind eine sorgfältige Labordiagnostik zur Bestätigung, die spezifische Behandlung aller Erkrankten und ein adäquates Hygieneregime zur Verhütung weiterer Infektionen erforderlich.

> Der Nachweis von G. lamblia in Verbindung mit einer akuten Infektion ist nach § 7 IfSG durch den Leiter der Untersuchungsstelle an das Gesundheitsamt zu melden.

■ Beratung und spezielle Diagnostik

Konsiliarlaboratorium
für gastrointestinale Infektionen
(bakterielle und parasitäre Erreger)
Institut für Medizinische Mikrobiologie und Hygiene
Klinikum der Universität Freiburg
Hermann-Herder-Str. 11
79104 Freiburg
Tel.: 0761 / 203 – 6590
Fax: 0761 / 203 – 6562
Ansprechpartner:
Herr Prof. Dr. med. M. Kist
E-mail: kistman@ukl.uni-freiburg.de

Literatur

Chin J. Control of Communicable Diseases Manual. 17 th ed. Washingon DC: American Public Health Association; 2000:220 – 2.

Fleischer K, Burchard G, Janitschke K. Giardiasis und andere intestinale Protozoeninfektionen. In: Lang W, Löscher T, Hrsg. Tropenmedizin in Klinik und Praxis. Stuttgart: Thieme; 2000.

Gardner TB, Hill DR. Treatment of giardiasis. Clin Microbiol Rev. 2001;14:114 – 28. Review.

Gornik V, Behringer K, Kölb B, Exner M. Erster Giardiasisausbruch im Zusammenhang mit kontaminiertem Trinkwasser in Deutschland. Bundesgesundheitsbl-Gesundheitsforsch-Gesundheitsschutz. 2001;44:352 – 7.

Krauss H, Weber A, Enders B, Schiefer HG, Slenczka W, Zahner H. Zoonosen. 2. Aufl. Köln: Dt. Ärzte-Verlag; 1997:211 – 3.

Lucius R, Loos-Frank B. Parasitologie. Heidelberg, Berlin: Spektrum Akademischer Verlag; 1997:32 – 4.

RKI. Infektionsepidemiologisches Jahrbuch meldepflichtiger Krankheiten 2002. Berlin: Eigenverlag; 2003.

Thompson RC. Giardiasis as a re-emerging infectious disease and its zoonotic potential. Int J Parasitol. 2000;30:1259 – 67. Review.

Enterobius vermicularis/Oxyuriasis

B. Stück

Erreger

Enterobius vermicularis gehört zu den Nematoden. Die Erreger werden wegen des „madenartigen" Aussehens auch Madenwürmer genannt. Die Männchen sind 2–6 mm, die Weibchen 8–12 mm lang und weiß.

Häufigkeit, Verbreitung und Bedeutung der Infektion

Infektionen sind weltweit verbreitet, auch in den Industrienationen. Der Mensch ist der Hauptwirt. Vorwiegend sind Kinder betroffen, meist aber auch Familienangehörige befallen.

Übertragung, Infektion und Pathogenese

Die Ansteckung erfolgt überwiegend oral, bei älteren Kindern und Erwachsenen durch Kontakt von Mensch zu Mensch oder über Nahrungsmittel, Kopfdüngung, Kleidung und Staubinfektion, bei Kleinkindern durch Selbstinfektion (digitale Autoinfektion). Die klebrige Oberfläche der Eier begünstigt das Haften an Gegenständen. Die Erreger leben im Dünndarm und im oberen Dickdarm. Nach der Kopulation sterben die Männchen ab, die befruchteten Weibchen wandern zur Eiablage – vor allem nachts (Bettwärme) – zum Anus, da die Eiablage nur unter Anwesenheit von Sauerstoff vonstatten geht. Die Würmer sind etwa 2 Wochen nach Aufnahme der Eier geschlechtsreif.

Klinisches Bild und Therapie

Die Infektion verläuft meist asymptomatisch. Häufigstes Symptom ist ein nachts auftretender Juckreiz in der Analgegend, der Schlafstörungen bedingt (unter Umständen Reizbarkeit, Nervosität, Müdigkeit). Bei Mädchen kann auch ein Befall der Vulva (Pruritus vulvae) und der Vagina (Fluor) auftreten. Durch Kratzen in der Analgegend entstehen Ekzeme. Diskutiert wird, ob durch Befall der Appendix eine Appendizitis ausgelöst werden kann. Die Behandlung erfolgt mit Pyrantel-Embonat (einmalig 10 mg pro Kilogramm Körpergewicht, maximal 1 g) oder Mebendazol (einmalig 100 mg). Diese Therapie sollte nicht bei Kindern unter 6 Monaten sowie im 1. Trimenon der Schwangerschaft durchgeführt werden! Weniger wirksam ist das eine starke Stuhlverfärbung verursachende Pyrvinium-Pamoat (einmalig 5 mg pro Kilogramm Körpergewicht), dieses stellt jedoch in der Schwangerschaft das Mittel der Wahl dar (Schaefer u. Spielmann 2001). Alle Anthelminthika wirken nur auf adulte Würmer, daher sind Rezidive häufig. Eine Wiederholung der Behandlung sollte nach 2–3 Wochen erfolgen. Insbesondere bei Rezidiven muss eine Mitbehandlung der Familienangehörigen durchgeführt werden, da ein oft asymptomatischer Befall vorliegt. Hygienische Maßnahmen (Händewaschen, Fingernägel kürzen, häufiges Waschen der Analgegend, Wechseln der Bettwäsche, Tragen von dicht schließender Nachtwäsche) sind von großer Bedeutung.

Labordiagnostik

Mikroskopisch werden Eier auf einem auf den Analbereich aufgeklebten Zellophanklebestreifen oder durch Beobachtung im Stuhl nachgewiesen.

Maßnahmen der Verhütung und Bekämpfung

Es muss eine gleichzeitige Behandlung der Kontaktpersonen erfolgen.

Literatur

Bialek R (Koordinator). Enterobiasis. In: Deutsche Gesellschaft für pädiatrische Infektiologie, Hrsg. Infektionen bei Kindern und Jugendlichen. München: Futuramed; 2003:290–2.

Eckert J. Enterobius. In: Kayser FH, Bienz KA, Eckert J, Zinkernagel RM, Hrsg. Medizinische Mikrobiologie. Stuttgart: Thieme; 2001:612–3.

Schaefer C, Spielmann H. Arzneiverordnungen in Schwangerschaft und Stillzeit. 6. Aufl. München: Urban & Fischer; 2001:149–51.

Ascaris lumbricoides/Askaridiasis

B. Stück

Erreger

Es handelt sich um Rundwürmer, die Männchen werden bis zu 25 cm, die Weibchen bis zu 40 cm lang. Sie sind bleistiftdick und haben ein gelblich-rotes Aussehen.

Häufigkeit, Infektion und Bedeutung der Infektion

Die Infektion ist weltweit verbreitet, häufiger tritt sie in Landgebieten mit Kopfdüngung auf. Hauptendemiegebiete sind Afrika, Lateinamerika und Südostasien. In Deutschland treten Infektionen insbesondere bei Kindern im Alter von 5–10 Jahren auf. Der Befall hat große humanmedizinische Relevanz.

Übertragung, Infektion und Pathogenese

Die geschlechtsreifen Würmer halten sich im Dünndarm, besonders im mittleren Jejunum, auf. Die Weibchen produzieren etwa 200 000 Eier pro Tag, die mit dem Stuhl ausgeschieden werden. Im feuchten, sauerstoffhaltigen und warmen Milieu (etwa 25 °C) entwickeln sich infektionsfähige Eier. Unter diesen Bedingungen sind sie jahrelang lebensfähig. Bei oraler Aufnahme wird aus dem verschluckten Ei im Dünndarm die Larve frei, die über Lymph- und Blutstrom in die Leber und von dort über das rechte Herz in die Lunge gelangt, in der ein eosinophiles Infiltrat entsteht. Die in der Lunge größer gewordenen Larven gelangen über Bronchien und Trachea in den Pharynx und werden (meist nachts im Schlaf) erneut verschluckt. Im Darm wachsen sie zu geschlechtsreifen Parasiten heran und werden 12 Wochen später wiederum mit dem Stuhl ausgeschieden.

Klinisches Bild und Therapie

Bei leichtem Befall besteht oft ein symptomloser Verlauf, bei massivem Befall kolikartige Bauchschmerzen, Appetitlosigkeit und Durchfälle. Bei Verlegung im unteren Ileum durch Askariden ist ein Ileus möglich. Bei Befall des Ductus choledochus können Gallenkoliken, bei Befall des Ductus pancreaticus eine Pankreatitis auftreten. Während der Wanderung durch die Lunge kann es zu Lungensymptomen kommen: Husten, blutiger Auswurf, Bronchitis, leichtes Fieber. Das meist flüchtige Lungeninfiltrat (eosinophiles Lungeninfiltrat Löffler) ist im Röntgenbild als unscharfe Eintrübung zu erkennen. Im Blutbild besteht eine Eosinophilie. Selten können aufgrund der von den Askariden freigesetzten Allergenen und Toxine toxisch-allergische Dermatosen auftreten, wie Urtikaria, Konjunktivitis, Bronchitis oder Asthma bronchiale. Jede Askaridiasis muss behandelt werden, entweder mit Pyrantelpamoat (einmalig 10 mg pro Kilogramm Körpergewicht, Höchstdosis: 1 g; nicht für Kinder unter 6 Monaten geeignet) oder mit Mebendazol (altersunabhängig ab 12 Monaten 200 mg pro Tag in 2 Einzeldosen an 3 Tagen). Beide Medikamente sind nur darmwirksam, eine Wiederholung der Behandlung nach 3 Wochen ist anzuraten (Pyrantelpamoat ist in der Schwangerschaft relativ kontraindiziert, Mebendazol darf bei behandlungspflichtigen Wurmerkrankungen verabreicht werden, im 1. Trimenon jedoch nur nach kritischer Prüfung (Schaefer u. Spielmann 2001).

Labordiagnostik

Die Askarideneier sind mikroskopisch im Stuhl, im Nativpräparat oder nach Anreicherung nachweisbar.

Maßnahmen der Verhütung und Bekämpfung

Hygienemaßnahmen sind zu beachten. Bei Auslandsreisen gilt: „Boil it, cook it or forget it!"

Literatur

Eckert J. Nematoden. In: Kayser FH, Bienz KA, Eckert J, Zinkernagel RM, Hrsg. Medizinische Mikrobiologie. Stuttgart: Thieme; 2001: 603–5.

Schaefer C, Spielmann H. Arzneiverordnungen in Schwangerschaft und Stillzeit. 6. Aufl. München: Urban & Fischer; 2001:149–51.

Sitzmann FC. Askaridiasis. In: Deutsche Gesellschaft für pädiatrische Infektiologie, Hrsg. Infektionen bei Kindern und Jugendlichen. München: Futuramed; 2003:200–2.

9 Infektionen der Leber

U. Hopf, T. Berg

Virushepatitis

Definition/Klassifikation

Bei der Virushepatitis im engeren Sinne handelt es sich um akute oder chronische Entzündungen des Leberparenchyms, die durch Hepatitisviren hervorgerufen werden. Zu den etablierten Hepatitisviren gehören die Typen A, B, C, D und E (Tabelle 9.1). Eine klinische Relevanz weiterer Viren, die mit einer Hepatitis in Verbindung gebracht werden – wie z. B. Hepatitis-G-Virus/GB-Virus C, TT-Virus bzw. SEN-Viren – ist bisher nicht belegt. Es sind aber so genannte Begleithepatitiden bei anderen Virusinfektionen ohne primäre Hepatotropie bekannt, wie z. B. bei Infektionen durch Viren der Herpesgruppe, das heißt Zytomegalievirus, Epstein-Barr-Virus und Herpes-simplex-Virus. Begleithepatitiden können auch bei Brucelleninfektion, Tuberkulose, Leptospirose, Syphilis, Q-Fieber, Rickettsiosen, Malaria, Amöbiasis, Leishmaniose sowie bei Echinokokkose auftreten.

Tabelle 9.1 Charakteristika der Hepatitisviren und der Hepatitisvirusinfektionen

Charakteristika	Hepatitis-A-Virus	Hepatitis-E-Virus	Hepatitis-B-Virus	Hepatitis-D-Virus	Hepatitis-C-Virus
Virusfamilie	Picornaviridae	Caliciviridae	Hepadnaviridae	Deltaviridae	Flaviviridae
Genom	RNA	RNA	DNA	RNA	RNA
Inkubationszeit (Tage)	14–45	14–60	30–180	30–180	14–180
Transmission	fäkal-oral	fäkal-oral	parenteral	parenteral	parenteral
Impfstoff	aktiv und passiv	in Studien	aktiv und passiv	Impfung gegen HBV	nein
Diagnostik (akute Infektion)	Anti-HAV-IgM	Anti-HEV-IgM	HBsAg, Anti-HBc-IgM	Anti-HDV-IgM, HDV-RNA (PCR)	Anti-HCV, HCV-RNA (PCR)
Fulminanter Verlauf	< 0,1 %	< 1 % (bis 20 % bei Schwangeren)	< 1 %	–	extrem selten
Chronifizierung	nein	nein	< 5 % (adult) bzw. 90 % (perinatal)	< 10 % (Koinfektion) bzw. > 80 % (Superinfektion)	50–80 %
Leberzirrhose bei chronischer Hepatitis	–	–	20–30 %	30–40 %	20–30 %
Onkogenität	nein	nein	ja	?	ja
Meldepflicht (nach Bundesseuchengesetz bei Erkrankung und Tod)	ja	ja	ja	ja	ja

Epidemiologie und klinische Bedeutung

Hepatitis-A-Viren (HAV)

HAV werden fäkal-oral übertragen. Die Durchseuchung mit HAV ist in den geographisch wärmeren Regionen und bei mangelnder Hygiene relativ hoch. In einigen Mittelmeerländern sind junge Erwachsene bereits zu über 70 % Anti-HAV-positiv. Etwa 90 % der frischen HAV-Infektionen, insbesondere im Kindesalter, verlaufen jedoch asymptomatisch. Eine erworbene Immunität hält in der Regel lebenslang an. In Deutschland liegt die Durchseuchung mit HAV im Erwachsenenalter bei etwa 50 %.

Hepatitis-B-Viren (HBV)

Die Übertragung von HBV findet parenteral statt. Häufigster Infektionsweg ist heute der Sexualkontakt. Weltweit rechnet man mit etwa 300 Millionen chronischen HBV-Trägern. In Deutschland geht man von etwa 300 000 HBsAg-Trägern aus, das heißt etwa 0,4 % der Bevölkerung sind chronisch HBV-infiziert. In Afrika und Asien beträgt dieser Anteil bis zu 15 % der Bevölkerung und in den Mittelmeerländern bis zu 5 %. Durch Impfung und AIDS-Prophylaxe ist die Zahl der chronisch HBV-infizierten Patienten in den westeuropäischen Ländern rückläufig. In Deutschland finden sich die meisten Patienten mit chronischer Hepatitis B in den Großstädten; viele dieser Patienten sind mediterraner Herkunft.

Hepatitis-D-Viren (HDV)

HDV werden ebenfalls parenteral übertragen. Die HDV-Infektion kann sich nur bei vorbestehender HBV-Infektion klinisch manifestieren. Insofern stammen die in Deutschland anzutreffenden Patienten mit HDV-Super- bzw. -Koinfektionen überwiegend aus dem Mittelmeerraum. Da Patienten mit chronischer HDV-Infektion zur progredienten chronischen Hepatitis tendieren, ist die diagnostische Abklärung von Bedeutung. Eine auffällig hohe IgG-Konzentration bei chronischer Hepatitis B sollte an eine HDV-Koinfektion denken lassen.

Hepatitis-C-Viren (HCV)

Inzidenz. Das Hepatitis-C-Virus (HCV) ist weltweit verbreitet. Etwa 3 % der Weltbevölkerung sind mit HCV infiziert, was ungefähr 170 Millionen chronischen Virusträgern entspricht. In der Allgemeinbevölkerung ist die HCV-Prävalenz geographisch unterschiedlich, mit etwa 0,5 % in nordeuropäischen Ländern und etwa 2 % in den Mittelmeerländern. In Deutschland sind etwa 0,5 % der Bevölkerung chronisch mit HCV infiziert (etwa 350 000 Virusträger). Die Rate der jährlichen HCV-Neuinfektionen wird in Deutschland auf 5000 geschätzt.

Übertragung. Der Mensch ist für HCV der einzige natürliche Wirt. HCV werden parenteral durch Blut und Blutprodukte übertragen. HCV-Genom kann aber mittels Polymerasekettenreaktion (Polymerase Chain Reaction, PCR) auch in anderen Körperflüssigkeiten (Speichel, Sperma) nachgewiesen werden. Die Übertragung von HCV durch Bluttransfusionen und durch nicht inaktivierbare zelluläre Blutprodukte ist seit der Einführung des Anti-HCV-Screenings von Blutspendern deutlich zurückgegangen und spielt heute nur noch eine untergeordnete Rolle.

Ansteckung. Intravenöser Drogenabusus stellt in den entwickelten Ländern den wichtigsten HCV-Transmissionsweg dar. Bis zu 80 % der intravenös Drogenabhängigen sind Anti-HCV-positiv. Demgegenüber wird HCV in den Entwicklungsländern nosokomial, vor allem durch unhygienische Injektionspraktiken übertragen. Dialysepatienten sind zu 10–30 % mit HCV infiziert. Das Risiko einer vertikalen HCV-Transmission (von der Mutter auf das Kind unter der Geburt) ist mit etwa 5 % gering und zudem abhängig von der HCV-Konzentration im mütterlichen Blut. Bei gleichzeitiger HIV-Infektion steigt das Übertragungsrisiko an (bis auf etwa 20 %). Eine HCV-Übertragung durch Muttermilch konnte bisher nicht dokumentiert werden. Man muss HCV-infizierten Müttern daher nicht vom Stillen abraten. Die sexuelle Übertragung von HCV ist prinzipiell möglich; das Ausmaß der sexuellen Transmission ist jedoch unklar. Bei heterosexuellen Partnern von Patienten mit chronischer Hepatitis C finden sich mit etwa 0–4 % niedrige Anti-HCV-Prävalenzen. Demgegenüber zeigen sexuell promiskuitive Personen mit 2–12 % deutlich höhere Anti-HCV-Prävalenzen als die übrige Bevölkerung. Beim medizinischen Personal ist die Anti-HCV-Prävalenz gegenüber der Normalbevölkerung nur gering erhöht. Bei bis zu 30 % der Patienten mit chronischer Hepatitis C lässt sich keiner der bekannten Risikofaktoren nachweisen.

Hepatitis-E-Viren (HEV)

Ähnlich wie bei HAV erfolgt die Übertragung von HEV fäkal-oral. Außerhalb von Endemiegebieten – wie Indien, Südostasien, Ostafrika und Mittelamerika – ist die Hepatitis E eine Rarität. Dennoch sollte bei unklarer akuter Hepatitis an die Hepatitis E gedacht werden (vorausgegangene Fernreise?). Die Diagnose erfolgt serologisch durch Nachweis von Anti-HEV-IgM und die Bestätigung durch Nachweis von HEV-RNA mittels PCR (Chauhan et al. 1993).

Prävention gegenüber Hepatitisvirusinfektionen

Infektion mit HAV

Die Prävention besteht vor allem in der Einhaltung hygienischer Grundregeln und in der Vermeidung von potenziell HAV-infizierten Lebensmitteln (Lemmon 1997). Detaillierte Empfehlungen sind im Merkblatt für Ärzte des Robert Koch-Instituts vom März 2001 nachzulesen (www.rki.de/Infekt/Inf.A-Z/MBL).

Für die Impfung (aktive Immunisierung) steht ein Impfstoff mit inaktivierten HAV (HAVpur, Havrix) zur Verfügung. Eine vorherige Testung auf Anti-HAV ist bei Erwachsenen aus Kostengründen sinnvoll, da die Wahrscheinlichkeit einer bereits vorhandenen Immunität relativ hoch ist. Die Grundimmunisierung basiert auf 2 Injektionen im Abstand von 6–12 Monaten. Nach den Empfehlungen der „Ständigen Impfkommission" (STIKO) sollten folgende Personengruppen geimpft werden:

- Hepatitis-A-gefährdetes Personal medizinischer Einrichtungen, z. B. in Pädiatrie und Infektionsmedizin;
- Hepatitis-A-gefährdetes Personal von Laboratorien, z. B. für Stuhluntersuchungen;
- Personal in Kindertagesstätten, Kinderheimen usw.;
- Personen in psychiatrischen Einrichtungen oder vergleichbaren Fürsorgeeinrichtungen für Zerebralgeschädigte oder Verhaltensgestörte;
- Kanalisations- und Klärwerksarbeiter;
- homosexuell aktive Männer;
- Personen mit substitutionspflichtiger Hämophilie;
- Kontaktpersonen von Hepatitis-A-Erkrankten (Riegelungsimpfung);
- Personen, die an einer chronischen Lebererkrankung (z. B. chronische HBV- und/oder HCV-Infektion) leiden und keine HAV-Antikörper besitzen;
- Reisende in Regionen mit hoher Hepatitis-A-Prävalenz – „Rucksacktouristen" und Entwicklungshelfer sind besonders infektionsgefährdet.

Maßnahmen für Patienten und Kontaktpersonen: Beim Umgang mit Patienten, die an Hepatitis A erkrankt sind, ist darauf zu achten, dass durch das Tragen von Handschuhen und durch effiziente Händehygiene bei potenziellem Kontakt mit Stuhl der Patienten eine Schmierinfektion vermieden wird. Die Virusausscheidung im Stuhl erreicht den Gipfel mit dem Anstieg der Transaminasenwerte und verschwindet in der Regel mit dem Rückgang der Transaminasenwerte. Eine stationäre Aufnahme ist bei unkompliziertem Verlauf der Hepatitis A nicht erforderlich. Nur wenn eine deutliche Einschränkung der Lebersyntheseleistung erkennbar wird, wie z. B. Absinken des Quick-Wertes auf unter 50 %, ist der Patient stationär aufzunehmen. Es sollte dann für die Zeit der Ansteckungsgefahr eine Unterbringung in einem Einzelzimmer mit eigener Toilette sichergestellt sein, das heißt bis zum Überschreiten des „Transaminasengipfels" bzw. bis 1 Woche nach Auftreten des Ikterus.

Maßnahmen nach Exposition. Bei aktueller Exposition und fehlender Immunität oder nicht bekanntem Immunstatus ist neben der aktiven Impfung eine passive Immunprophylaxe mit humanem Anti-HAV-Immunglobulin angezeigt. Die passive Immunprophylaxe kann bis zu 10 Tagen nach Exposition einen 80–90 %igen Schutz bieten. Bei absehbar hohem Infektionsrisiko und fehlender Immunität ist im Einzelfall auch eine präexpositionelle passive Immunprophylaxe vertretbar.

Kombinationsimpfung gegen HAV und HBV. Die Kombinationsimpfung gegen HAV und HBV wird von der STIKO in denjenigen Fällen empfohlen, bei denen sich die Indikationen für die Hepatitis-B- und die Hepatitis-A-Schutzimpfung überlappen, wie z. B. medizinisches Personal bei Kontakt zu Blut und Stuhl (Pädiatrie, Infektiologie, Laborpersonal), Personal und Patienten in psychiatrischen oder vergleichbaren Fürsorgeeinrichtungen, homosexuell aktive Männer sowie Kinder, die zur Hepatitis-B-Impfung anstehen bei vorgesehener Reise in ein Land mit hoher Hepatitis-A-Prävalenz oder im Umfeld eines örtlichen Hepatitis-A-Ausbruchs.

Infektion mit HBV

Im Vordergrund der Prophylaxe steht die Impfung (aktive Immunisierung). Im Kindesalter wird eine generelle Impfung nach Richtlinien der STIKO empfohlen (siehe Kapitel 4). Eine passive Prophylaxe mit Anti-HBs-Hyperimmunglobulin ist in bestimmten postexpositionellen Situationen indiziert. Im

Übrigen wird hinsichtlich einer potenziellen Infektion durch Sexualkontakte zu vorbeugenden Maßnahmen geraten, wie sie auch für die HIV-Infektion etabliert sind. Die Prophylaxe zur HDV-Infektion besteht in der Vermeidung der HBV-Infektion.

Der Impfstoff ist ein gentechnologisch hergestelltes HBsAg. Zur Grundimmunisierung gehören 3 Injektionen in der Abfolge Tag 0, Monat 1 und Monat 6 (–12). Es empfiehlt sich eine Kontrolle des Anti-HBs-Titers 4–8 Wochen nach der letzten Injektion. Sofern der Anti-HBs-Titer über 100 U/l liegt, kann in der Regel von einem lebenslangen Schutz ausgegangen werden. Bei einem Anti-HBs-Titer unter 100 U/l nach Grundimmunisierung kann eine 3. und eventuell auch eine 4. Injektion mit normalem Impfstoff durchgeführt werden, mit jeweiliger Titerkontrolle 4–8 Wochen nach der letzten Impfung.

Für medizinisches Personal mit erhöhter Exposition gegenüber HBV werden folgende Empfehlungen gegeben: Nach erfolgreicher Grundimmunisierung, das heißt einem Anti-HBs-Titer über 100 U/l, ist eine Anti-HBs-Titer-Bestimmung erst nach 10 Jahren angezeigt. Liegt der Titer nach 10 Jahren weiterhin über 100 U/l, kann für weitere 10 Jahre abgewartet werden. Ist der Titer auf unter 100 U/l abgesunken, sollte eine Auffrischimpfung mit anschließender Titerkontrolle erfolgen (für nähere Einzelheiten siehe Merkblatt des Robert Koch-Instituts).

Gemäß den STIKO-Empfehlungen sollten folgende Personengruppen gegen HBV geimpft werden:
- Hepatitis-B-gefährdetes Personal im Gesundheitsdienst, einschließlich Reinigungspersonal und Personen in psychiatrischen oder vergleichbaren Fürsorgeeinrichtungen für Zerebralgeschädigte oder Verhaltensgestörte, sowie andere Personen, die durch Blutkontakte mit möglicherweise infizierten Personen gefährdet sind, wie z. B. betriebliche bzw. ehrenamtliche Ersthelfer sowie Mitarbeiter von Rettungsdiensten, Polizisten, Sozialarbeiter und Gefängnispersonal mit Kontakt zu Drogenabhängigen;
- Dialysepatienten, Patienten mit häufiger Übertragung von Blut oder Blutbestandteilen (z. B. Patienten mit Hämophilie), Patienten vor ausgedehnten chirurgischen Eingriffen (z. B. vor Operationen unter Verwendung der Herz-Lungen-Maschine);
- Personen mit chronischen Lebererkrankungen sowie HIV-Positive, die HBsAg-negativ sind;
- durch Kontakt mit HBsAg-Trägern in Familie oder Wohngemeinschaft gefährdete Personen;
- besondere Risikogruppen, wie z. B. homosexuell aktive Männer, Drogenabhängige, Prostituierte, länger einsitzende Strafgefangene;
- durch Kontakt mit HBsAg-Trägern in einer Gemeinschaft (Kindergärten, Kinderheime, Pflegestätten, Schulklassen, Spielgemeinschaften) gefährdete Personen;
- Reisende in Regionen mit hoher Hepatitis-B-Prävalenz bei längerfristigem Aufenthalt oder bei zu erwartenden engen Kontakten zur einheimischen Bevölkerung.

Aktive und passive Immunisierung werden empfohlen bei:
- Verletzungen mit möglicherweise erregerhaltigen Gegenständen, z. B. Nadelstichexposition;
- Neugeborenen von HBsAg-positiven Müttern oder von Müttern mit unbekanntem HBsAg-Status (unabhängig vom Geburtsgewicht).

Maßnahmen nach Exposition. Es werden hier die Empfehlungen der STIKO zitiert:
- Hepatitis-B-Immunprophylaxe bei Exposition mit HBV-haltigem Material;
- als HBV-haltig gilt: HBsAg-positives Material, z. B. Blut oder Material, bei dem eine Kontamination wahrscheinlich, eine Testung aber nicht möglich ist, z. B. Kanüle im Abfall (Empfehlungen auch im Epidemiologischen Bulletin des RKI, 1/2000: 1–2).

Für geimpfte Personen gilt generell: Keine Maßnahmen notwendig,
- wenn bei der exponierten Person der Anti-HBs-Titer nach Grundimmunisierung mehr als 100 U/l betrug und die letzte Impfung nicht länger als 5 Jahre zurückliegt;
- wenn innerhalb der letzten 12 Monate ein Anti-HBs-Titer von mehr als 100 U/l gemessen wurde (unabhängig vom Zeitpunkt der Grundimmunisierung).

Die sofortige Verabreichung einer Dosis Hepatitis-B-Impfstoff (ohne weitere Maßnahmen) ist erforderlich,
- wenn die letzte Impfung bereits 5–10 Jahre zurückliegt – selbst wenn der Anti-HBs-Titer direkt nach Grundimmunisierung mehr als 100 U/l betrug.

Eine sofortige Testung des „Empfängers" (des Exponierten) ist erforderlich,
- wenn der Empfänger nicht bzw. nicht vollständig geimpft ist;
- wenn der Empfänger „Low-Responder" ist (Anti-HBs-Titer nach Grundimmunisierung unter 100 U/l);

- wenn der Impferfolg nie kontrolliert wurde;
- wenn die letzte Impfung länger als 10 Jahre zurückliegt.

Das weitere Vorgehen ist in diesem Fall vom Testergebnis abhängig. „Non-Responder" (Anti-HBs-Titer unter 10 U/l nach 3 oder mehr Impfungen) und andere gesichert Anti-HBs-Negative erhalten nach Exposition unverzüglich Hepatitis-B-Impfstoff (10–20 µg HBsAg intramuskulär) plus Hepatitis-B-Immunglobulin (6–10 Einheiten pro Kilogramm Körpergewicht intravenös).

Vorgehen nach HBV-Exposition in Abhängigkeit vom serologischen Testergebnis:
- aktueller Anti-HBs-Titer über 100 U/l: Gabe von Hepatitis-B-Impfstoff sowie von Hepatitis-B-Immunglobulin nicht erforderlich;
- aktueller Anti-HBs-Titer beträgt 10–100 U/l: Gabe von Hepatitis-B-Impfstoff (die Gabe von Hepatitis-B-Immunglobulin ist nicht erforderlich);
- aktueller Anti-HBs-Titer unter 10 U/l: Gabe von Hepatitis-B-Impfstoff und von Hepatitis-B-Immunglobulin;
- Anti-HBs-Titer nicht innerhalb von 48 Stunden zu bestimmen: Gabe von Hepatitis-B-Impfstoff und von Hepatitis-B-Immunglobulin.

Infektion mit HCV
Hinsichtlich der Prophylaxe der HCV-Infektion sind weder ein Impfstoff noch ein Immunglobulin zur passiven Immunprophylaxe verfügbar. Die Prävention beschränkt sich daher auf die Vermeidung der Exposition gegenüber potenziell infektiösen Materialien, wie zuvor bereits ausgeführt.

Nach Nadelstichverletzungen mit gesichert oder wahrscheinlich HCV-kontaminiertem Blut ist nach 2 Wochen und dann in 4-wöchigen Abständen eine qualitative Bestimmung der HCV-RNA für einen Zeitraum von bis zu 6 Monaten anzuraten. Wird der HCV-RNA-Test positiv, so empfiehlt sich derzeit eine Interferonmonotherapie mit Standardinterferon, initial über 4 Wochen mit täglich 5–6 Millionen Einheiten und anschließend 3 × 5–6 Millionen Einheiten pro Woche subkutan über insgesamt 6 Monate (Jaeckel et al. 2001). Eine prophylaktische Therapie, das heißt ohne Nachweis von HCV-RNA, ist nicht indiziert.

Akute Virushepatitis

Klinisches Bild. Das Leitsymptom der akuten Virushepatitis ist oft ein Ikterus. Es können aber auch uncharakteristische Beschwerden – wie Schwäche, Druck im Abdomen, Übelkeit, Erbrechen, Diarrhö, Fieber, Juckreiz und Gelenkbeschwerden – mit oder ohne Ikterus zur Diagnose einer akuten Hepatitis führen. Asymptomatische Verläufe einer akuten Hepatitis sind häufig. Die Leber kann palpatorisch vergrößert sein, erscheint aber in der Regel klinisch unauffällig, ebenso die Milz. Bei fulminanten Verläufen (Häufigkeit unter 1%) wird eine Größenabnahme der Leber als prognostisch ungünstig gewertet, insbesondere in Assoziation mit Aszitesbildung. Entwickelt sich eine Enzephalopathie, ist die Prognose ohne Lebertransplantation meist infaust. Die Labordiagnostik sichert in der Regel die Diagnose und ermöglicht die differenzialdiagnostische Zuordnung. Im Vordergrund stehen die massiv erhöhten Transaminasenwerte.

Hepatitis A. Der Nachweis von Anti-HAV-IgM ist diagnostisch beweisend (Abb. 9.1). Der Virusdirektnachweis ist nicht erforderlich. Ein deutlicher Anstieg der Konzentration der alkalischen Phosphatase und der γ-GT ist typisch. Die Hepatitis A heilt regelhaft aus und hinterlässt eine lebenslange Immunität. Protrahierte Verläufe über mehrere Monate sind möglich. Eine Sonderform stellt die so genannte „relapsing" Hepatitis A dar, bei der nach

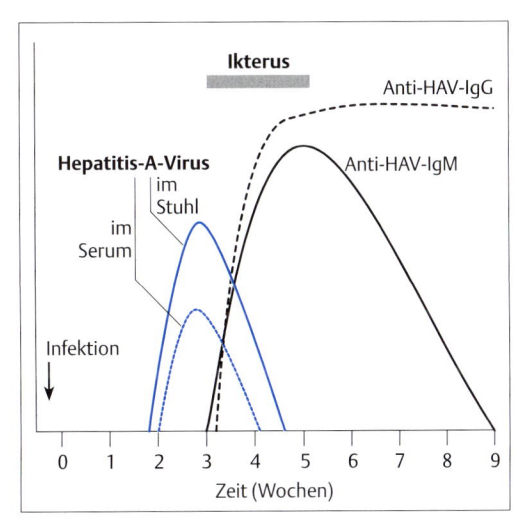

Abb. 9.1 Serologische Parameter im Verlauf der akuten Hepatitis A.

dem Abklingen der Lebererkrankung ein virologischer Rückfall mit erneuter Symptomatik und Wiederanstieg der klinisch-chemischen Parameter beobachtet wird. Eine spezifische Therapie ist nicht erforderlich und auch nicht verfügbar. Bei starkem Juckreiz kann die Gabe von Cholestyramin (4–8 g täglich) hilfreich sein.

Hepatitis B. Der Verlauf ist schwerer als bei der Hepatitis A, klinisch aber nicht von dieser zu unterscheiden. Nicht selten treten protrahierte Verläufe mit anhaltender Virämie auf. Die Diagnose der akuten Hepatitis B wird anamnestisch/klinisch gestellt und durch den serologischen Nachweis von HBsAg und Anti-HBc-IgM bestätigt (Abb. 9.2). Bei fulminanten Verläufen kann das HBsAg rasch eliminiert werden, sodass lediglich Anti-HBc-IgM auf die Diagnose hinweist. Eine quantitative Bestimmung der HBV-DNA ist bei unproblematischem Verlauf nicht erforderlich, wird aber nach stationärer Aufnahme der Patienten meist durchgeführt. Die akute Hepatitis B bedarf in der Regel keiner speziellen Therapie. Bei schwerem Verlauf sollte der Patient in ein hepatologisches Zentrum mit Transplantationsmöglichkeit verlegt werden. Eine Therapie mit Interferon ist kontraindiziert. Patienten mit schwerer Verlaufsform, beginnender Leberinsuffizienz und anhaltender Virämie sollten mit Lamivudin (100 mg täglich oral) behandelt werden.

Hepatitis D. Zwei Formen der HDV-Infektion werden unterschieden:

- Simultan- oder Koinfektion von HDV und HBV bei zuvor gesunder Person: Die Koinfektion verläuft in der Regel selbstlimitierend. Typisch ist ein biphasischer Verlauf der Transaminasenwerte.
- Superinfektion mit HDV bei bereits bestehender chronischer Hepatitis B: Die Superinfektion geht meist (in über 80 % der Fälle) in eine chronische Verlaufsform mit Progredienz über. Ein Schub bei chronischer Hepatitis B ist deshalb stets verdächtig auf eine HDV-Superinfektion. Die HDV-Superinfektion kann in bis zu 5 % der Fälle fulminant verlaufen.

Die Diagnose der akuten Hepatitis D wird mittels Anti-HDV-IgM-Test und durch den HDV-RNA-Nachweis gestellt. Eine etablierte Therapie der akuten HDV-Infektion existiert nicht.

Hepatitis C. Die Infektion mit HCV führt ohne Therapie meist zur Etablierung eines chronischen HCV-Carrier-Status, ohne dass eine akute Hepatitis vorausgeht. Sofern sich enzymserologisch und histologisch das Bild einer akuten Hepatitis entwickelt, fehlt oft der Ikterus als klinisches Zeichen. Der Konzentrationsanstieg der Transaminasen bleibt bei der akuten Hepatitis meist unter 1000 U/l. Der Antikörpertest (Anti-HCV-ELISA) wird 3–4 Wochen nach Infektion positiv. Die frische HCV-Infektion ist daher zuerst mittels PCR nachweisbar. Wegen der hohen Chronifizierungsrate ist die antivirale Behandlung einer frischen HCV-Infektion sinnvoll. Mit einer 6-monatigen Interferonmonotherapie wird fast immer eine Ausheilung erreicht (zur Dosierung siehe oben, „Infektion mit HCV"; Jaeckel et al. 2001). Kommt es dennoch zu einem Rückfall, sollte sich eine für die chronische Hepatitis C etablierte Standardtherapie anschließen. Ein Patient gilt als ausgeheilt, wenn die serologische Remission (HCV-RNA-Nachweis negativ) 6 Monate nach Therapieende anhält.

Hepatitis E. Infektionsweg und Verlauf der Hepatitis E sind mit denjenigen der Hepatitis A vergleichbar. Eine Besonderheit stellt die hohe Rate an akutem Leberversagen (20 %) bei Schwangeren mit HEV-Infektion dar. Bei Leberversagen bleibt die Option der Lebertransplantation. Eine antivirale Therapie ist für HEV nicht bekannt.

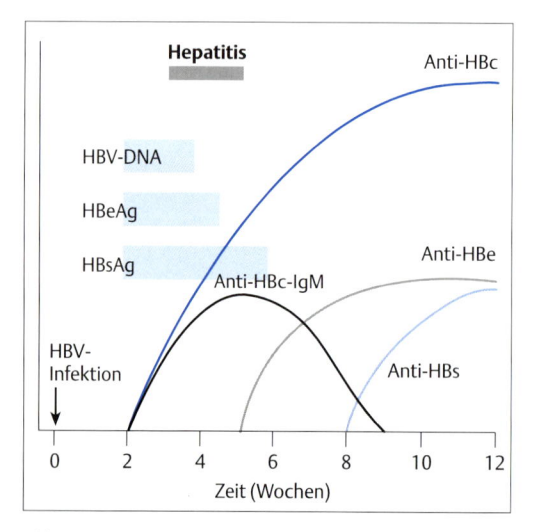

Abb. 9.2 Serologische Parameter im Verlauf der akuten Hepatitis B.

Chronische Virushepatitis

Definition. Kriterien der Chronizität sind die Dauer der Hepatitis bzw. eine länger als 6 Monate andauernde Infektion und ein entsprechendes histologisches Bild. Liegt eine ausreichend dokumentierte Verlaufsbeobachtung vor, kann die Frage, ob es sich um eine akute oder um eine chronische Hepatitis handelt, auch ohne histologischen Befund beantwortet werden.

Anamnese, Diagnostik und klinischer Verlauf. Die chronische Virushepatitis kann asymptomatisch verlaufen oder mit uncharakteristischen Beschwerden einhergehen, wie Müdigkeit, Schwäche, Oberbauchbeschwerden, Juckreiz und Gelenkbeschwerden. Oft fehlt in der Anamnese der akute Beginn. Der klinische Untersuchungsbefund der chronischen Virushepatitis ist meist unauffällig. Ergeben sich aufgrund der Anamnese, der Beschwerden, des klinischen Befundes und/oder erhöhter GPT- bzw. γ-GT-Werte Hinweise auf eine Lebererkrankung, so empfiehlt sich eine Stufendiagnostik:

- **Stufe 1** (klinisch-chemische Basisdiagnostik): GPT, γ-GT und kleines Blutbild;
- **Stufe 2:** Kontrolle von GPT und γ-GT, außerdem GOT, alkalische Phosphatase, Bilirubin, Blutbild mit Differenzialblutbild, Thrombozytenzahl, Quick-Wert, Gesamteiweiß, Albumin, Serumelektrophorese, Cholesterin, Triglyzeride, Glukose, Eisen, Ferritin, Anti-HCV-Antikörper (ELISA) und HBsAg;
  - **Stufe 2a** – Patient HBsAg-positiv, Transaminasenwerte erhöht: Mit dem Nachweis von HBsAg ist eine HBV-Persistenz gesichert. Zur Einschätzung der virologischen Konstellation im Hinblick auf eine antivirale Therapie sind folgende weitergehende Bestimmungen notwendig: HBeAg, Anti-HBe und HBV-DNA quantitativ (Abb. 9.**3**). Vor einer Interferontherapie sollte wiederum das unter Stufe 2b aufgeführte Autoantikörperspektrum bestimmt werden sowie TSH und Anti-HIV.
  - **Stufe 2b** – Patient Anti-HCV-positiv: Es erfolgt die quantitative HCV-RNA- und bei therapeutischen Konsequenzen auch die HCV-Genotyp-Bestimmung. Der Anti-HCV-Bestätigungstest mittels Immunoblot ist nicht erforderlich. Vor antiviraler Therapie mit Interferon und Ribavirin sollten zusätzlich folgende Antikörper bestimmt werden: ANA, SMA, LKM-AK, LP-/SLA-AK, AMA, TAK, MAK (TPO-AK) und Anti-HIV; außerdem TSH. Anti-HCV-positive Patienten mit normalen Transaminasenwerten sind zu etwa 2/3 HCV-Träger, von denen etwa 3/4 eine chronische Hepatitis aufweisen. Es sollte deshalb in der serologischen Diagnostik entsprechend der Anti-HCV-positiven Gruppe mit erhöhten Transaminasenwerten vorgegangen werden (Abb. 9.**4**).
  - **Stufe 2c** – Patienten mit erhöhtem γ-GT-Wert als auffälligstem Parameter (γ-GT-Wert höher als derjenige der alkalischen Phosphatase, Anti-HCV-Nachweis negativ, HBsAg-Nachweis negativ): Hierbei ist in erster Linie an eine exogen-toxische Lebererkrankung zu denken.
  - **Stufe 2d** – Patienten mit Konzentrationserhöhung von Transaminasen, alkalischer Phosphatase und γ-GT (Wert der alkalischen Phosphatase höher als derjenige der γ-GT, Anti-HCV-Nachweis negativ, HBsAg-Nachweis negativ): Differenzialdiagnostisch kommen unter anderem eine Autoimmunhepatitis, eine primär biliäre Zirrhose und eine primär sklerosierende Cholangitis infrage. Außerdem

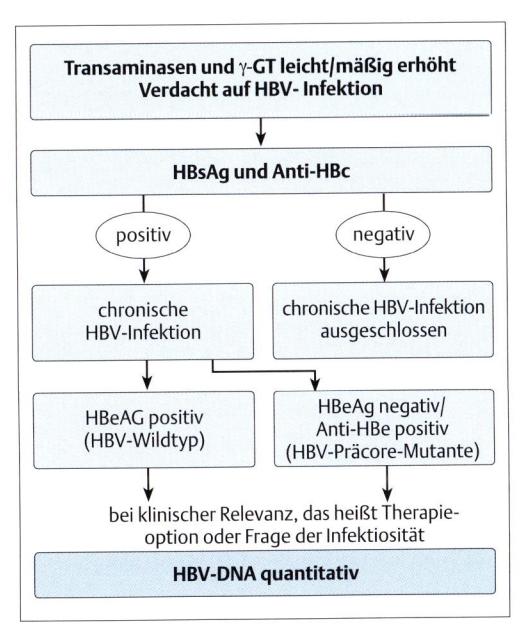

Abb. 9.**3** Serologische Stufendiagnostik bei Verdacht auf chronische Hepatitis B.

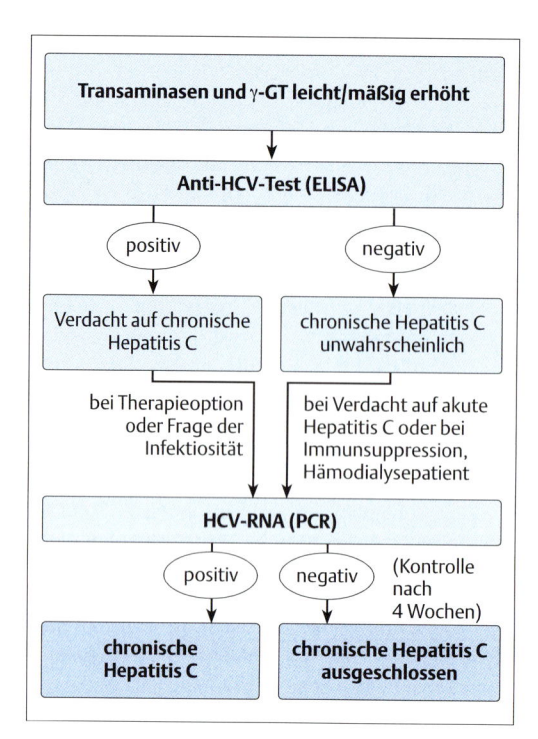

Abb. 9.4 Serologische Stufendiagnostik bei Verdacht auf chronische Hepatitis C.

muss an eine Sarkoidose, an eine medikamententoxische (allergische) oder auch an eine metabolische Erkrankung gedacht werden. Folgende Antikörperbestimmungen sollten veranlasst werden: ANA, AMA, SMA, LKM-AK, LP-/SLA-AK, pANCA; außerdem quantitative Immunglobulinbestimmung.

Stellenwert bildgebender Verfahren in der Diagnostik der chronischen Hepatitis. Bei der Untersuchung einer Lebererkrankung gehört die abdominelle Sonographie zur Basisdiagnostik. Mittels Doppler-Sonographie kann der hepatische Blutfluss beurteilt werden. Computertomographie und Magnetresonanztomographie sind für das diagnostische Programm der chronischen Hepatitis in der Regel nicht erforderlich, sofern sich sonographisch keine Hinweise auf eine fokale Leberläsion ergeben.

Indikation zur Leberbiopsie. Die Leberbiopsie steht am Ende des diagnostischen Programms. Mit der erheblichen Verbesserung der serologischen Diagnostik in den letzten Jahren ist die Indikation zur Biopsie in jedem Einzelfall hinsichtlich der zu erwartenden Konsequenzen zu hinterfragen. Bei einer gesicherten HBV- oder HCV-Infektion mit erhöhten Transaminasenwerten kann man davon ausgehen, dass eine chronische Hepatitis vorliegt. Da in der Mehrzahl der Fälle weder der Grad der entzündlichen Aktivität noch das Stadium der Fibrose für die Indikation zur antiviralen Therapie entscheidend sind, wird man meist nicht auf eine Biopsie bestehen müssen. In unklaren Situationen und zur Aktivitätsbeurteilung, sofern für die Therapieindikation wichtig, sollte eine Leberbiopsie angestrebt werden.

Chronische Hepatitis B

Eine chronische HBV-Infektion bzw. eine chronische Hepatitis B liegt vor, wenn der Patient länger als 6 Monate HBsAg-positiv ist (Abb. 9.5). Der Spontanverlauf der chronischen Hepatitis B ist meist ungünstig (Abb. 9.6). Ohne Therapie entwickeln etwa 50 % der Patienten nach 5 Jahren eine Zirrhose. Ein kleinerer Teil der Patienten geht spontan in einen asymptomatischen HBsAg-Träger-Status über, der dann auch meist stabil bleibt. In Einzelfällen kann bei asymptomatischen HBsAg-Trägern eine Reaktivierung der HBV-Replikation mit entzündlichen Schüben eintreten. Handelt es sich um eine Infektion mit dem Wildtyp des HBV, so findet sich die Konstellation HBeAg-positiv/Anti-HBe-negativ. Bei einer HBeAg-negativen/Anti-HBe-positiven chronischen Hepatitis B wird eine HBV-Präcore-Mutante repliziert. Solche Patienten tendieren zu hepa-

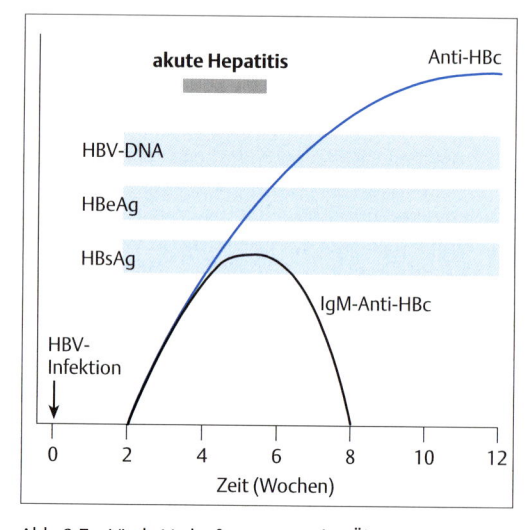

Abb. 9.5 Virale Verlaufsparameter bei Übergang einer akuten Hepatitis B in eine chronische Hepatitis.

Chronische Virushepatitis

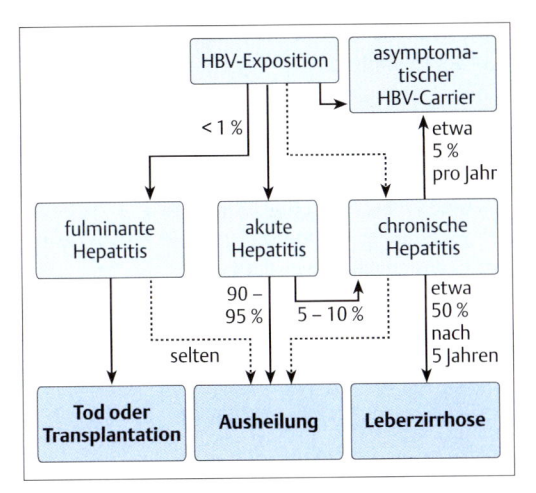

Abb. 9.6 Spontanverläufe der Hepatitis-B-Virus- (HBV-)Infektion.

titischen Schüben mit progredientem Verlauf. Demgegenüber geht der so genannte gesunde (asymptomatische) HBsAg-Träger-Status (HBeAg-negativ/Anti-HBe-positiv, weniger als 100 000 HBV-DNS-Kopien pro Milliliter) mit normalen Transaminasenwerten einher und weist histologisch keine oder nur eine minimale Hepatitis auf.

Therapie der chronischen Hepatitis B

Interferon-α (IFN-α) war bis Mitte der 1990er Jahre das einzig wirksame Medikament bei chronischer Hepatitis B. Unter einer Dosierung von 3-mal 5–10 Millionen Einheiten IFN-α (subkutan) über einen Zeitraum von 4–6 Monaten kann eine anhaltende Remission – das heißt Serokonversion von HBeAg zu Anti-HBe mit Sistieren der Virusreplikation und Übergang in einen asymptomatischen HBsAg-Träger-Status – bei 30–40 % der Patienten erreicht werden. Diese Patientengruppe hat in der Regel eine gute Prognose. Rückfälle sind nach IFN-α-Therapie bei eingetretener Serokonversion von HBeAg zu Anti-HBe mit etwa 10 % eher selten. Unter den Patienten mit Serokonversion von HBeAg zu Anti-HBe kommt es später in etwa 10 % der Fälle zu einer Serokonversion von HBsAg zu Anti-HBs und damit zu einer Ausheilung der chronischen HBV-Infektion.

Immunstimulation. Die entzündliche Aktivität in der Leber ist bei der chronischen Hepatitis B durch immunologische Abwehrreaktionen gegenüber viralen Antigenen bedingt. Für den therapeutischen Erfolg bei der IFN-α-Therapie scheint vor allem der immunstimulatorische Effekt entscheidend zu sein. Es ist daher verständlich, dass Patienten mit prätherapeutisch hoher Entzündungsaktivität, relativ hohen Transaminasenwerten und geringer HBV-Replikation als Ausdruck einer aktiven Immunabwehr besser auf eine IFN-α-Therapie ansprechen als Patienten mit hochreplikativer chronischer Hepatitis B bei normalen oder nur leicht erhöhten Transaminasenwerten.

Nukleosid/Nukleotid-Analoga. Einen wesentlichen Fortschritt in der Therapie der chronischen Hepatitis B stellte die Einführung dieser Substanzen dar. Sie können oral verabreicht werden und sind gut verträglich. Lamivudin ist als Zeffix in einer Dosierung von 100 mg täglich (oral) und Adefovir als Hepsera in einer Dosierung von 10 mg täglich (oral) in Deutschland für die Therapie der chronischen Hepatitis B zugelassen. Die Ergebnisse zeigen, dass nach kontinuierlicher Therapie eine anhaltende HBV-DNA-Negativierung mit Anti-HBe-Serokonversion und Besserung des leberhistologischen Befundes eintreten kann. Lamivudin bzw. Adefovir werden heute als First-Line-Medikation in der Therapie der chronischen Hepatitis B eingesetzt (Lok et al. 2001, Hadziyannis et al. 2003, Marcellin et al 2003, Dienstag et al. 1999). Ein Problem der Lamivudintherapie stellt die Resistenzentwicklung des HBV durch Mutationen im Polymerasegen dar. Nach 1-jähriger Lamivudintherapie liegt die Resistenzentwicklungsrate bei etwa 10 % und nach 4-jähriger Therapie bei über 60 %. Bei Lamivudinresistenz ist Adefovir wirksam. Bei einer Lamivudinresistenzentwicklung sollte daher die Therapie auf Adefovir umgestellt werden (Perillo et al. 2000). Weitere Nukleosidanaloga, wie z. B. Tenofovir und Entecavir, befinden sich am Beginn klinischer Prüfungen. Erste Daten zeigen, dass bei Lamivudinresistenz Tenofovir wirksam ist (von Bömmel et al. 2002, 2003). Tenofovir ist als Viread für die Behandlung der HIV-Infektion zugelassen.

Indikation zur antiviralen Therapie bei chronischer Hepatitis B

Patienten mit HBsAg-positiver chronischer Hepatitis und quantitativ nachweisbarer Virusreplikation (mehr als 100 000 Kopien pro Milliliter) sind potenzielle Kandidaten für eine antivirale Therapie. Die Unterscheidung der replikativen chronischen Hepatitis B in eine HBeAg-positive (Wildtyp) und eine Anti-HBe-positive (Präcore-Mutante) Form hat Einfluss auf das therapeutische Vorgehen. Zunehmend findet sich eine Konstellation, bei der trotz relativ niedriger HBV-DNA-Konzentration und Anti-HBe-Positivität anhaltende oder fluktuierende Konzentrationserhöhungen der Transaminasen beobachtet werden und sich im Verlauf eine progrediente Lebererkrankung entwickelt. Diese Patienten replizieren HBV-Präcore-Mutanten auf niedrigem Niveau. Bisher wurde diese Patientengruppe keiner Therapie zugeführt. In dieser Situation empfiehlt sich die Erstellung eines leberhistologischen Befundes nach perkutaner Biopsie. Bei Nachweis einer chronischen Hepatitis wäre eine Therapie mit Lamivudin bzw. Adefovir angezeigt. Patienten, die über längere Zeiträume, das heißt 1 Jahr und länger, normale Transaminasenwerte aufweisen, sind eine heterogene Patientengruppe. Ein Teil lässt sich dem so genannten asymptomatischen HBsAg-Träger-Status zuordnen. Histologisch zeigt der asymptomatische HBsAg-Träger keine relevante chronische Hepatitis, höchstens eine so genannte „Minimalhepatitis". Der asymptomatische HBsAg-Träger bedarf einer Verlaufsbeobachtung, keiner Therapie. Es kann sich aber auch hinter normalen Transaminasenwerten eine klinisch relevante chronische Hepatitis B verbergen. Aus diesem Grund sollte bei diesen Patienten eine histologische Abklärung angestrebt werden, wenn eine Virämie von mehr als 10 000 Kopien vorhanden ist. Die Therapieentscheidung wird dann durch den histologischen Befund wesentlich beeinflusst.

Aktuelle Therapieempfehlung bei chronischer Hepatitis B

Für eine IFN-α-Monotherapie sind jene Patienten geeignet, die eine hierfür günstige serologische Konstellation aufweisen, das heißt:
- relativ hohe Transaminasenwerte (über 200 U/l)
- relativ niedrige HBV-DNA-Konzentration, das heißt weniger als 1 Million Kopien pro Milliliter,
- kurze Infektionsdauer (weniger als 5 Jahre),
- hohe entzündliche Aktivität im leberhistologischen Befund.

Als Standard gelten dabei die für die chronische Hepatitis B zugelassenen Interferone in einer Dosierung und mit einer Behandlungsdauer wie in Tabelle 9.2 aufgeführt. Die Studien zur Behandlung der chronischen Hepatitis B mit pegyliertem Interferon sind noch nicht abgeschlossen, weshalb auch noch keine Zulassung vorliegt. Es wird zwar auch bei der chronischen Hepatitis B eine bessere Wirkung der pegylierten Interferone (PEG-IFN-α) im Vergleich mit Standardinterferon erwartet, noch kann aber eine allgemeine Empfehlung zum Einsatz von PEG-IFN-α bei der chronischen Hepatitis B nicht gegeben werden. In Einzelfällen mit schwieri-

Tabelle 9.2 Therapieempfehlungen bei chronischer Hepatitis B

Konstellation/Diagnose	Therapieempfehlung
HBeAg-positive chronische Hepatitis B (Wildtyp) mit günstigen prognostischen Parametern für IFN-α	3 × 5–10 Mio. Einheiten IFN-α/Woche s. c. für 4–6 Monate, eventuell 1,5 µg PEG-IFN-α-2b/kgKG/Woche s. c. oder 180 µg PEG-IFN-α-2a/Woche s. c. für 6 Monate*; alternativ: Lamivudin- (100 mg/Tag p. o.) oder Adefovirmonotherapie (10 mg/Tag p. o.) bis zur Serokonversion von HBeAg zu Anti-HBe, anschließend weitere 6 Monate
HBeAg-positive chronische Hepatitis B (Wildtyp) mit ungünstigen prognostischen Parametern für IFN-α	Lamivudin- (100 mg/Tag p. o.) oder Adefovirmonotherapie (10 mg/Tag p. o.) bis zur Serokonversion von HBeAg zu Anti-HBe, anschließend für weitere 6 Monate; oder Kombinationstherapie mit IFN-α (siehe oben) und Lamivudin für 6–12 Monate bzw. bis zur Serokonversion von HBeAg zu Anti-HBe
Anti-HBe-positive chronische Hepatitis B (Präcore-Mutante)	Lamivudin- (100 mg/Tag p. o.) oder Adefovirlangzeitmonotherapie (10 mg/Tag p. o.)
Dekompensierte Zirrhose Stadien Child B und C	Lamivudinmonotherapie (100 mg/Tag p. o.)**; Indikation zur Lebertransplantation prüfen
Chronische Hepatitis B und D	3 × 9–10 Mio. Einheiten IFN-α/Woche s. c. für 12 Monate, eventuell PEG-IFN (Dosierung siehe oben)*

*   PEG-IFN ist für die Therapie der chronischen Hepatitis B und D bisher nicht zugelassen;
** bisher keine Daten zum Einsatz von Adefovir.

ger Vorgeschichte, z. B. Non-Response mit Krankheitsprogression, kann die Gabe von PEG-IFN-α gerechtfertigt sein.

Lamivudin. Die Studien, die zur Zulassung von Lamivudin führten, wurden primär und überwiegend an HBeAg-positiven Patienten durchgeführt. In diesen Studien konnte gezeigt werden, dass Lamivudin als Monotherapie in Abhängigkeit von der Behandlungsdauer zu 22 % (Therapiedauer: 1 Jahr) bis 40 % (Therapiedauer: 3 Jahre) zu einer Serokonversion von HBeAg zu Anti-HBe führt. In den letzten Jahren ist in Westeuropa die Prävalenz der Patienten mit HBeAg-positiver chronischer Hepatitis B rückläufig, während die Zahl der Anti-HBe-positiven Patienten zunimmt. Diese Entwicklung wird nicht nur von westeuropäischen, sondern auch von amerikanischen Zentren bestätigt. Möglicherweise beruht diese Erscheinung zumindest partiell auf dem langjährigen Einsatz von IFN-α bei der chronischen Hepatitis B. Es wäre denkbar, dass durch einen therapieinduzierten immunologischen Selektionsdruck bestimmte HBV-Mutanten begünstigt werden. Auch bei der HBeAg-negativen/Anti-HBe-positiven chronischen Hepatitis B sind Lamivudin, Adefovir und IFN-α wirksam. Die meisten Zentren tendieren in diesen Fällen zu einer Langzeitmonotherapie mit Lamivudin bzw. Adefovir, und zwar aufgrund der hohen Relapse-Rate nach Therapieende bei nur 1-jähriger Therapiedauer.

Chronische Hepatitis D

Patienten mit HDV-Koinfektion weisen ein hohes Risiko auf, eine Leberzirrhose zu entwickeln. Eine effektive Therapie wäre daher besonders wichtig. Nach den vorliegenden Daten ist jedoch die IFN-α-Therapie der chronischen Hepatitis D hinsichtlich einer anhaltenden Remission wenig erfolgreich (Malaguarnera et al. 1996). Bei hochdosierter und lang andauernder IFN-α-Therapie (3-mal wöchentlich 9–10 Millionen Einheiten über 1 Jahr) gelingt es, in etwa 50 % der Fälle eine Normalisierung der Transaminasenwerte und ein Verschwinden der HDV-RNA im Serum zu induzieren. Die Mehrzahl aller behandelten Patienten (bis zu 90 %) erleidet aber nach Absetzen der Therapie einen Rückfall. Bei einem kleinen Teil der Patienten bleiben die Transaminasenwerte nach Therapieende im Normbereich, und es findet sich ein Nachlassen der entzündlichen Aktivität im leberhistologischen Befund. Eine Elimination der HDV-RNA wird nur in Einzelfällen erreicht. Derzeit wird man bei jungen Patienten mit hoher entzündlicher Aktivität der chronischen Hepatitis D eine PEG-IFN-α-Therapie über mindestens 1 Jahr in einer Dosierung von 1,5 µg pro Kilogramm Körpergewicht und Woche (PEG-IFN-α-2b: PegIntron) oder 180 µg (PEG-IFN-α-2a: Pegasys) durchführen. Durch die mit der Therapie verbundene Verminderung der viralen Replikation und der entzündlichen Aktivität erhofft man, die Krankheitsprogredienz zumindest passager aufzuhalten.

Problemfälle bei chronischer Hepatitis B

Unter so genannten Problemfällen bei chronischer Hepatitis B versteht man folgende Gruppen:
➤ HBV-Zirrhose im fortgeschrittenen Stadium,
➤ HBV-Zirrhose und Lebertransplantation,
➤ HBV-Infektion bei Dialysepatienten und nach Nierentransplantation,
➤ chronische Hepatitis B mit HCV- oder HIV-Koinfektion,
➤ chronische Hepatitis B mit extrahepatischen Manifestationen.

HBV-Zirrhose im fortgeschrittenen Stadium. Die fortgeschrittene Zirrhose (Stadium Child B bzw. C) ist eine Kontraindikation für IFN-α. In diesen Fällen sollte vorrangig die Transplantationsindikation geklärt werden. Wenngleich die Prognose dieser Patienten ohne Lebertransplantation ungünstig ist, so kann in einigen Fällen mit Lamivudin die Situation stabilisiert oder sogar verbessert werden. Man wird deshalb bei Patienten mit fortgeschrittener Zirrhose und aktiver HBV-Replikation bzw. anhaltender HBV-induzierter Entzündungsaktivität ohne Transplantationsoption eher großzügig eine Lamivudinmonotherapie veranlassen. Die Child-A-Zirrhose sollte antiviral behandelt werden, wenn Zeichen der Progredienz erkennbar sind. Im Prinzip gelten dabei die Empfehlungen entsprechend der chronischen Hepatitis B ohne Zirrhose (Tabelle 9.2).

HBV-Zirrhose und orthotoper Lebertransplantation. Zur Prävention der HBV-Reinfektion werden heute unterschiedliche Strategien verfolgt. In den meisten Zentren erfolgt die Prophylaxe mittels Kombination aus Anti-HBs-Hyperimmunglobulin (HBIg) plus Lamivudin, die der alleinigen Gabe von HBIg hinsichtlich Verhinderung der HBV-Reinfektion überlegen ist. HBIg (10 000 Einheiten) wird intraoperativ während der anhepatischen Phase und anschließend täglich gegeben, bis zum Verschwinden von HBsAg im Serum. Danach wird ein Anti-HBs-Titer von mehr als 100 U/l angestrebt, und zwar durch Gabe von 1500–2000 Einheiten HBIg (1- bis 4-mal pro Monat, unlimitiert). Die postoperative Reinfektionsprophylaxe allein mit Lamivudin ist zwar wesentlich kostengünstiger, jedoch treten Resistenzentwicklungen auf, sodass zurzeit in den meisten Zentren auf den Einsatz von HBIg nicht verzichtet wird. Neuere Daten lassen aber vermuten, dass bei der Kombinationsprophylaxe aus HBIg und Lamivudin die HBIg-Dosis im Langzeitverlauf verringert bzw. die HBIg-Prophylaxe beendet werden könnte, ohne dass eine Steigerung der HBV-Reinfektionsrate zu erwarten ist. Dieser Ansatz würde wesentlich zu einer Senkung der Kosten im postoperativen Verlauf beitragen. Die Strategie der aktiven Vakzinierung mit HBsAg und einem Adjuvans als Prophylaxe nach orthotoper Lebertransplantation ist erfolgversprechend (Bienzle et al. 2002).

Falls nach Transplantation HBsAg erneut im Serum nachweisbar wird, kann von einer Reinfektion des Transplantats ausgegangen werden, auch wenn diese enzymserologisch und morphologisch zunächst nicht als Hepatitis imponiert. Die HBV-Reinfektionshepatitis kann sich entweder als chronische Hepatitis mit zum Teil rascher Zirrhoseentwicklung oder seltener als akute Verlaufsform mit progredientem Transplantatversagen manifestieren. Für die Therapie der Reinfektionshepatitis wird in erster Linie Lamivudin eingesetzt bzw. Adefovir bei Resistenzentwicklung gegenüber Lamivudin. Bei einigen Patienten ist die Kombination des Virustatikums mit IFN-α erfolgversprechend. Mit Tenofovir steht ein weiteres Nukleotid-Analogon zur Verfügung, das auch bei Lamivudinresistenz wirksam ist. Durch diese prophylaktischen und therapeutischen Strategien wird die Prognose von HBV-positiven Patienten nach orthotoper Lebertransplantation wesentlich verbessert (Steinmüller et al. 2002).

HBV-Infektion bei Dialysepatienten und nach Nierentransplantation. Eine chronische HBV-Infektion bei Patienten unter Dialyse oder nach Nierentransplantation führt ohne antivirale Therapie häufig zur Zirrhose. Meist sind diese Patienten hoch virämisch. Eine frühzeitig einsetzende antivirale Therapie ist angezeigt. Therapie der Wahl ist eine Lamivudinmonotherapie (unlimitiert). Interferon stellt eine weitere Option bei Dialysepatienten dar, nicht hingegen nach Nierentransplantation, und zwar aufgrund des erhöhten Abstoßungsrisikos. Wenn sich eine Zirrhose ausgebildet hat, stellt sich bei Dialysepatienten die Frage nach einer kombinierten Nieren-Leber-Transplantation.

Chronische Hepatitis B mit HCV- bzw. HIV-Koinfektion. Die chronische Hepatitis B mit HCV-Koinfektion geht in der Regel mit einer niedrigen Viruskonzentration des HBV einher. Insofern erhebt sich hier die Frage, welche der beiden Virusinfektionen im konkreten Fall für die Unterhaltung der chronischen Hepatitis im Vordergrund steht. Dementsprechend sollte dann über die Indikation zu einer antiviralen Therapie individuell entschieden werden. Es bietet sich ein Therapieschema mit IFN-α als Basismedikation an, da dieses bei beiden Virusinfektionen wirksam ist. Bei hochreplikativer Hepatitis B (mehr als 100 000 Kopien pro Milliliter) und C kann eine Tripeltherapie mit IFN-α plus Lamivudin (bzw. Adefovir) und Ribavirin erfolgversprechend sein. Bei einer Koinfektion von HBV und HIV ist Lamivudin bzw. Tenofovir das Mittel der Wahl. Auch hier wird in Abhängigkeit vom Schweregrad der HIV-Infektion die antivirale Therapieindikation individuell zu stellen sein.

Chronische HBV-Infektion mit extrahepatischen Manifestationen. Zu den gravierenden extrahepatischen Manifestationen der chronischen HBV-Infektion gehören die Panarteriitis und die chronische Glomerulonephritis. Aufgrund eigener Beobachtungen sind diese Patienten eher niedrig virämisch. Dennoch ist eine antivirale Therapie angezeigt, die primär mit Lamivudin oder Adefovir durchgeführt wird. Größere Studien liegen hierzu nicht vor. Sollte wegen einer Progredienz der neurologischen Symptome bei Panarteriitis oder eines nephrotischen Syndroms der Einsatz von Steroiden notwendig werden, so dürfen diese nur unter gleichzeitiger antiviraler Medikation verwendet werden. Ansonsten kann es durch die Steroidbehandlung zu einer schweren Reaktivierung der HBV-Infektion mit akutem Leberversagen kommen.

Chronische Hepatitis C

Die möglichen Wege des Spontanverlaufs der HCV-Infektion sind in Abb. 9.7 dargestellt. Patienten mit mehrjähriger HCV-Infektion haben kaum Chancen auf eine Spontanheilung bzw. eine spontane HCV-Elimination. Dies bedeutet aber nicht zwangsläufig, dass die Prognose ungünstig sein muss. Langzeitbeobachtungen zum Spontanverlauf der chro-

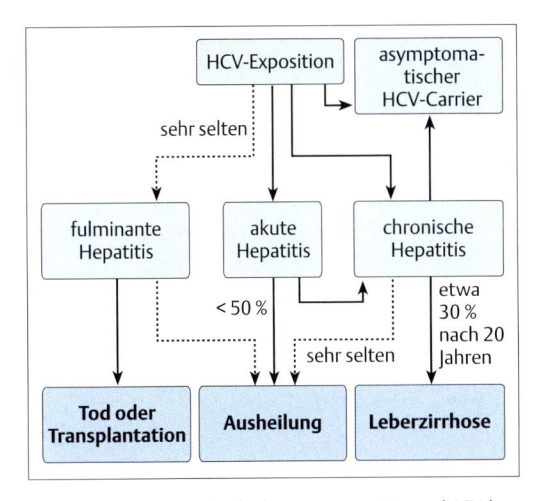

Abb. 9.7 Spontanverläufe der Hepatitis-C-Virus- (HCV-) Infektion.

nischen Hepatitis C haben gezeigt, dass bei etwa 30 % der Patienten mit der Entwicklung einer Zirrhose zu rechnen ist. Demnach wird der überwiegende Teil der Patienten mit chronischer HCV-Infektion keine gravierende Lebererkrankung entwickeln. Dennoch ist im Hinblick auf die relativ hohe Prävalenz der chronischen HCV-Infektion die Zahl der Patienten mit progredienter chronischer Hepatitis und Entwicklung einer Zirrhose erheblich. Unter den Patienten mit Lebertransplantation liegt der Anteil der Patienten, die wegen einer HCV-induzierten dekompensierten Zirrhose transplantiert werden, in unserem Zentrum bei 18 % und in den USA bei 15 – 30 %. Hinzu kommt das hohe Risiko hinsichtlich der Entwicklung eines hepatozelluären Karzinoms, wenn die chronische Hepatitis in eine Zirrhose übergegangen ist (etwa 3 % pro Jahr). Die Zeitdauer vom Eintritt der HCV-Infektion bis zur Ausbildung einer Zirrhose und schließlich bis zur Manifestation gravierender zirrhotischer Komplikationen beträgt 20 – 30 Jahre. Rasch progrediente Verläufe sind eher die Ausnahme. Prognostisch ungünstig für den Verlauf sind ein höheres Alter zum Infektionszeitpunkt, männliches Geschlecht und regelmäßiger Alkoholkonsum. Leider verfügen wir aber nicht über verlässliche individuelle prognostische Parameter. Die Erfahrungen zeigen jedoch, dass bei einem langjährigen milden Verlauf der HCV-Infektion im Allgemeinen von einer stabilen Situation ausgegangen werden kann. Dies ist für die Therapieentscheidung bei älteren Patienten relevant. Es gibt aber einzelne Fälle, die nach jahrelanger geringer Entzündungsaktivität in eine progrediente Verlaufsform übergehen. Meist sind solche Entwicklungen an den Transaminasenwerten erkennbar.

Therapie der chronischen Hepatitis C

Kombinationstherapie bei chronischer Hepatitis C

In einer ersten Pilotstudie aus dem Jahr 1994 zeigte sich ein günstiger Effekt der Kombination aus IFN-α und Ribavirin. Umfangreiche kontrollierte Studien haben die Überlegenheit der Kombinationstherapie gegenüber der IFN-α-Monotherapie belegt (Poynard et al. 1998). Die Kombinationstherapie ist seit 1999 in Deutschland zugelassen. Aktueller Standard ist pegyliertes (Depot-)IFN-α plus Ribavirin.

Pegylierte Interferone. Einen wesentlichen Fortschritt in der Therapie der chronischen Hepatitis C stellt die Entwicklung der pegylierten Interferone (PEG-IFN-α) dar. Durch die Kopplung von Polyethylenglykol an das rekombinante IFN-α wird eine bis zu 10fache Verlängerung der Halbwertszeit erreicht, sodass eine einmal wöchentliche Gabe ausreicht, um einen konstanten IFN-α-Serumspiegel aufrechtzuerhalten. Die Pegylierung therapeutischer Proteine führt zu einer Erhöhung der Substanzstabilität durch Verzögerung der Proteolyse sowie Verminderung der renalen Clearance. Aufgrund der konstant verlängerten IFN-Wirkspiegel wird eine höhere therapeutische Konzentration erreicht. Derzeit existieren 2 zugelassene PEG-Interferone, die sich hinsichtlich Aufbau, Molekulargewicht, Pharmakokinetik und Pharmakodynamik voneinander unterscheiden: PEG-IFN-α-2b (PegIntron, Essex Pharma) und PEG-IFN-α-2a (Pegasys, Hoffmann-La Roche). Aufgrund des größeren Verteilungsvolumens der Substanz wird PEG-IFN-α-2b körpergewichtsadaptiert dosiert. Die Langzeitergebnisse zur Therapie der chronischen Hepatitis C mit PEG-IFN-α belegen die verbesserte Wirksamkeit gegenüber dem Standard-IFN-α (Manns et al. 2001, Hadziyannis et al. 2002). Die verbesserte antivirale Wirkung der PEG-Interferone ist in erster Linie Folge der konstanten IFN-α-Wirkspiegel, die – im Gegensatz zu den Standardinterferonen – zu einer kontinuierlichen Suppression der Hepatitis-C-Virämie führen. Die aktuellen Empfehlungen zur Kombinationstherapie der chronischen Hepatitis C mit PEG-IFN-α und Ribavirin sind in Tabelle 9.**3** zusammengefasst. Ribavirin wird nach Körpergewicht wie folgt dosiert:

9 Infektionen der Leber

Tabelle 9.3 Therapieempfehlungen bei chronischer Hepatitis C in Abhängigkeit von der virologischen Konstellation

Konstellation	Therapieform	Therapieempfehlung Dosis	Therapiedauer
Unvorbehandelte Patienten			
Infektion mit HCV-Genotyp 2 oder 3	Kombinationstherapie	180 µg PEG-IFN-α-2a bzw. PEG-IFN-α-2b (1,5 µg/kgKG 1-mal wöchentlich s. c.) plus 800 mg Ribavirin/Tag p.o	24 Wochen
Infektion mit HCV-Genotyp 1, 4, 5 oder 6	Kombinationstherapie	180 µg PEG-IFN-α-2a bzw. PEG-IFN-α-2b (1,5 µg/kgKG 1-mal wöchentlich s. c.) plus 800–1400 mg Ribavirin*/Tag p.o	48 Wochen
Patienten mit Relapse			
Nach IFN-α-Monotherapie	Kombinationstherapie	siehe oben	24–48 Wochen**
Nach IFN-α-Ribavirin-Kombinationstherapie	Keine etablierte Therapieoption	eventuell PEG-IFN-α plus Ribavirin, Verlängerung der Therapiedauer	
Patienten mit Non-Response			
Nach IFN-α-Monotherapie	Kombinationstherapie	siehe oben	mindestens 48 Wochen
Nach IFN-α-Ribavirin-Kombinationstherapie	Keine etablierte Therapieoption	Therapie in Studien (Fibrogeneseprogressionshemmung, Prophylaxe des hepatozellulären Karzinoms)	

* Ribavirindosis in Abhängigkeit vom Körpergewicht (siehe Text);
** Therapiedauer in Abhängigkeit vom HCV-Genotyp (siehe unvorbehandelte Patienten)

bis 65 Kilogramm: 800 mg pro Tag (verteilt auf 2 Dosen);
65–85 Kilogramm: 1000 mg pro Tag (verteilt auf 2 Dosen);
85–105 Kilogramm: 1200 mg pro Tag (verteilt auf 2 Dosen);
mehr als 105 Kilogramm: 1400 mg pro Tag (verteilt auf 2 Dosen).

Ziele der antiviralen Therapie sind:
► Heilung der chronischen Hepatitis C,
► Linderung der Symptome,
► Beeinflussung der Krankheitsprogression,
► Fibrosehemmung,
► Karzinomprophylaxe.

Wenn 6 Monate nach Therapieende der HCV-RNA-Nachweis mittels qualitativer PCR negativ geblieben ist, kann von einer Heilung der chronischen Hepatitis C ausgegangen werden (Berg u. Hopf 2001).

Definition der Response. Das Responseverhalten auf eine antivirale Therapie orientiert sich nach derzeitigem Stand weniger an den Transaminasenwerten (biochemische Response) als vielmehr an der im Serum nachweisbaren HCV-RNA (virologische Response) im zeitlichen Ablauf. Ziel der antiviralen Therapie ist es, eine anhaltende virologische Remission zu erreichen. Um von einer anhaltenden Remission sprechen zu können, sollten während der Nachbeobachtung von mindestens 6 Monaten die Transaminasenwerte im Normbereich und die PCR zum Nachweis von HCV-RNA negativ geblieben sein. Als Non-Responder sind Patienten definiert, die unter einer mindestens 6-monatigen Kombinationstherapie nicht HCV-RNA-negativ geworden sind (Abb. 9.8).

Prognostische Faktoren für das Therapieansprechen bei chronischer Hepatitis C

Die Ursachen und Mechanismen für das unterschiedliche Responseverhalten von Patienten mit chronischer Hepatitis C auf die Interferontherapie sind bis heute unbekannt. Unter den Faktoren, die

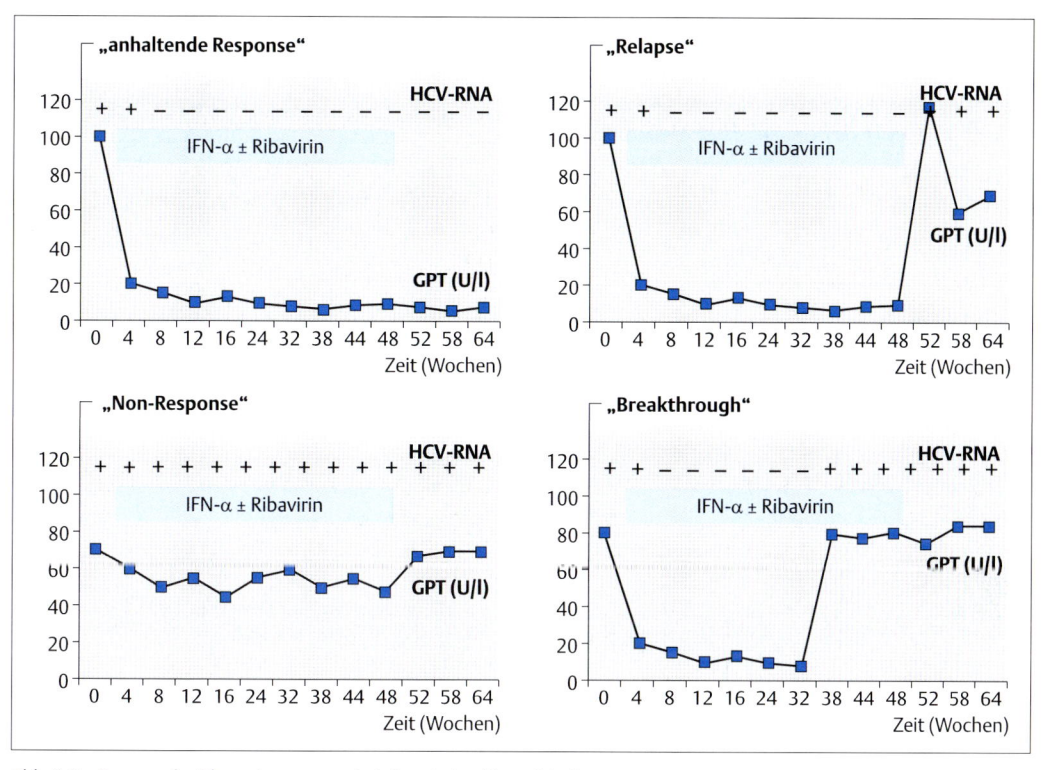

Abb. 9.8 Formen der Therapieresponse bei chronischer Hepatitis C.

eine prognostische Relevanz hinsichtlich des Ansprechens auf eine antivirale Therapie haben, kann zwischen Wirtsfaktoren und viralen Faktoren unterschieden werden. Auch die Höhe der Medikationsdosis und die Therapiedauer haben einen Einfluss. Therapeutisch relevante, unabhängige prognostische Faktoren für die IFN-α-Ribavirin-Kombinationstherapie bei chronischer Hepatitis C konnten im Rahmen der internationalen Multicenterstudien zur Kombinationstherapie definiert werden.

Günstige Prognosefaktoren für das Therapieansprechen sind:
- Infektion mit den HCV-Genotypen 2 und 3,
- Konzentration der γ-GT nicht erhöht,
- Transaminasenwerte mindestens 3fach erhöht,
- HCV-RNA-Nachweis von weniger als 800 000 u/ml bei Infektion mit dem HCV-Genotyp 1,
- keine Zirrhose bei Infektion mit dem HCV-Genotyp 1.

Wenngleich durch die etablierten prognostischen Parameter eine Abschätzung der wahrscheinlichen Therapieresponse möglich ist, so kann keiner der prognostischen Parameter im Einzelfall eine Response oder Non-Response verlässlich voraussagen. Die Entscheidung zum Therapieabbruch wegen virologischer Non-Response (HCV-RNA im Serum wiederholt nachweisbar) kann nach 12-wöchiger Therapie getroffen werden, wenn die HCV-RNA-Konzentration nicht mehr als 2 log-Stufen bzw. nicht auf einen Wert unter 30 000 u/ml abgefallen ist (Berg et al. 2003a).

Ergebnisse der Therapie

Mit der Kombinationstherapie aus PEG-IFN-α plus Ribavirin beträgt die Rate der anhaltenden Remission bzw. der Ausheilung bei den HCV-Genotypen 2 und 3 etwa 80% und bei Genotyp 1 etwa 50%; im Einzelnen:
- 1,5 μg PEG-IFN-α-2b (PegIntron) pro Kilogramm Körpergewicht plus 800 mg Ribavirin für 48 Wochen führte bei HCV-Typ 1 in 42% der Fälle und bei den HCV-Typen 2 und 3 in 82% der Fälle zur Remission.
- 180 μg PEG-IFN-α-2a (Pegasys) plus 1000–1200 mg Ribavirin für 48 Wochen induzierte bei HCV-Typ 1 in 51% der Fälle und bei den

HCV-Typen 2 und 3 in 77% der Fälle eine Remission.

Indikationen und Kontraindikationen zur antiviralen Therapie bei chronischer Hepatitis C

Die Indikation zur antiviralen Therapie ist gegeben bei:
- chronischer Hepatitis C (Anti-HCV- und HCV-RNA-positiv, Transaminasenwerte erhöht),
- kompensierter HCV-induzierter Zirrhose im Stadium Child A,
- chronisch HCV-infizierten Patienten mit normalen Transaminasenwerten, falls es sich um junge Patienten mit histologisch nachgewiesener chronischer Hepatitis und vorhandener Motivation handelt (besonders dringend bei medizinischem Personal),
- HCV-induzierter kryoglobulinämischer Vaskulitis, Arthritis und/oder Glomerulonephritis,
- HCV-HIV-Koinfektion bei klinisch stabiler HIV-Infektion,
- HCV-HBV-Koinfektion (gegebenenfalls Kombinationstherapie mit Lamivudin),
- einem Alter unter 70 Jahren (Patienten im höheren Alter können behandelt werden, wenn histologisch bereits eine fortgeschrittene Fibrose vorliegt sowie bei gutem Allgemeinzustand und entsprechender Motivation),
- Ausschluss von Kontraindikationen.

Weitere mögliche Indikationen der antiviralen Therapie sind Fibrogenesehemmung und Prophylaxe hinsichtlich der Entwicklung eines hepatozellulären Karzinoms bei Patienten mit fortgeschrittener Fibrose bzw. manifester Zirrhose (Stadium Child A), die auf eine vorangegangene antivirale Therapie nicht dauerhaft angesprochen haben (Empfehlung: Therapie in derzeit laufenden Studien oder individuelle Therapieentscheidung – Motivation des Patienten!).

Eine Leberbiopsie ist bei serologisch klarer Konstellation für die Indikationsstellung zur Therapie keine Voraussetzung. Die Indikation zur Leberbiopsie ist gegeben, wenn zu erwarten ist, dass der Befund hinsichtlich des weiteren Vorgehens Konsequenzen hat, z. B. bei Patienten mit normalen Transaminasenwerten, Patienten im höheren Alter, Verdacht auf Überlappung mit einer anderen Lebererkrankung.

Kontraindikationen. Folgende Kontraindikationen der PEG-IFN-α-Ribavirin-Therapie sind zu beachten:
- absolute Kontraindikationen:
    - Leberzirrhose Stadium Child C,
    - aktueller intravenöser Drogenabusus (Patienten, die sich stabil – ohne „Beikonsum" – in einem Methadonprogramm befinden, können erfolgreich therapiert werden),
    - Alkoholabusus,
    - Schwangerschaft,
    - schwere Depression/Psychosen/zerebrale Anfallsleiden (die Zusammenarbeit mit einem Psychiater, der Erfahrung mit der Interferontherapie besitzt, wird empfohlen),
    - schwere Allgemeinerkrankungen, AIDS,
    - Autoimmunerkrankungen,
    - funktionierendes Nierentransplantat,
    - Leukopenie von unter 1,0/nl,
    - Thrombopenie von unter 50/nl;
- relative Kontraindikationen:
    - Leberzirrhose Stadium Child B,
    - höheres Alter (über 65 Jahre),
    - fragwürdige Motivation,
    - Hyper-/Hypothyreose (nach Therapie der Schilddrüsenfunktionsstörung und bei normalem TSH-Wert ist eine antivirale Therapie unter engmaschiger Kontrolle der Schilddrüsenfunktionsparameter möglich),
    - Depressionen in der Vorgeschichte (die Zusammenarbeit mit einem Psychiater, der Erfahrung mit der Interferontherapie besitzt, wird empfohlen),
    - reduzierter Allgemeinzustand,
    - Vorhandensein weiterer Erkrankungen,
    - chronische Niereninsuffizienz,
    - Leukozytenwerte von 1,0–2,0/nl,
    - Thrombozytenwerte von 50–100/nl.

Nebenwirkungen der Ribavirintherapie

Ribavirin ist im Allgemeinen gut verträglich. Wichtigste Nebenwirkung ist die Entwicklung einer Anämie infolge der ribavirininduzierten osmotischen Hämolyse. Daher sind während der Therapie regelmäßige Blutbildkontrollen und gegebenenfalls eine Dosisanpassungen erforderlich. Weitere Nebenwirkungen sind Dyspnoe, Husten, Schlafstörungen, Hautauschlag und Pruritus. Die Nebenwirkungen sind nach Therapieende voll reversibel. Für Ribavirin besteht außerdem ein teratogenes Risiko.

Kontraindikationen für Ribavirin
- schwere Niereninsuffizienz
- vorbestehende schwere Anämie
- Hämoglobinopathie
- schwere Herzerkrankung (bei Risikofaktoren für koronare Herzerkrankung Belastungs-EKG durchführen!)
- unzuverlässige Kontrazeption
- Schwangerschaft

Verlaufskontrollen unter der Kombinationstherapie mit PEG-IFN-α und Ribavirin

Folgende Kontrollen sind notwendig:
- initial alle 2 Wochen bis Woche 8: Basislabor, das heißt rotes Blutbild, Leukozyten, Thrombozyten, GPT, γ-GT;
- ab Woche 8 alle 4 Wochen Basislabor;
- Wochen 4 und 12: Basislabor, ergänzend quantitativer HCV-RNA-Nachweis; TSH alle 12 Wochen;
- qualitativer HCV-RNA-Nachweis in den Wochen 24 und 48 sowie während der Nachbeobachtung.

Weitere Therapieoptionen

Konsensusinterferon. Konsensus-IFN-α hat eine 10fach höhere Affinität zu Interferonrezeptoren. In-vitro-Untersuchungen konnten für Konsensusinterferon gegenüber anderen Typ-1-Interferonen eine höhere antivirale und antiproliferative Wirkung nachweisen, und auch die natürlichen Killerzellen wurden stärker aktiviert. In klinischen Studien zeigten sich jedoch bei unvorbehandelten Patienten keine Vorteile gegenüber der Therapie mit Standard-IFN-α. Möglicherweise hat Konsensusinterferon eine bessere Wirksamkeit als Standard-IFN-α bei der Retherapie von Non-Respondern bzw. Relapsern und bei Patienten mit HCV-Genotyp-1-Infektion. Diese Daten beruhen jedoch auf kleinen Fallzahlen. Zurzeit werden Studien zur Kombinationstherapie von Konsensusinterferon und Ribavirin durchgeführt.

Amantadin. Amantadin (1-Aminoadamantanamine) ist ein synthetisches trizyklisches Amin mit gut charakterisierter antiviraler Wirkung gegen das Influenza-A-Virus. Der molekulare Wirkungsmechanismus beruht in erster Linie auf einer Inhibition der Frühphase der Virusreplikation, wahrscheinlich dem Virus-Uncoating. Die antivirale Aktivität von Amantadin bei Patienten mit chronischer Hepatitis C ist bisher kaum charakterisiert. Eine dosisabhängige Hemmung der HCV-Replikation in kultivierten weißen Blutzellen HCV-infizierter Patienten durch Amantadin wurde beschrieben. Eine erste klinische Pilotstudie zur Amantadinmonotherapie bei IFN-α-Non-Respondern mit chronischer Hepatitis C zeigte vielversprechende Ergebnisse mit virologischen Ansprechraten von etwa 20 %. Diese Daten konnten jedoch in Folgestudien nicht bestätigt werden. In Kombination mit IFN-α bzw. IFN-α plus Ribavirin führt jedoch die zusätzliche Gabe von Amantadin (200 mg pro Tag oral, verteilt auf 2 Dosen) zu einer Steigerung der anhaltenden Remissionsraten, vor allem beim HCV-Genotyp 1, um etwa 8 % (Berg et al. 2003a).

Chronische Hepatitis C mit extrahepatischen Manifestationen

Kryoglobulinämie

Bei 5–10 % der Patienten mit chronischer Hepatitis C findet sich eine Kryoglobulinämie (Weiner et al. 1998). Ein Teil dieser Patienten weist eine vaskulitische Purpura mit oder ohne Arthralgien auf. Die Purpuraläsionen zeigen eine leukozytoklastische Vaskulitis mit Ablagerungen kryoglobulinämischer Komponenten. Durch eine antivirale Therapie können die extrahepatischen Symptome und eine Abnahme der Kryoglobuline erreicht werden. In Einzelfällen wird mit Beginn einer Interferontherapie eine passagere Progredienz der vaskulitischen Symptome beobachtet, die schließlich in eine Remission übergeht. Mit eingetretener Viruselimination klingen die extrahepatischen Krankheitsmanifestationen langsam ab. Die enge Korrelation von virologischer und klinischer Response belegt die ätiopathogenetische Bedeutung der HCV-Infektion bei dieser Erkrankung. Es besteht deshalb eine Indikation zur antiviralen Therapie, die als Standardkombinationstherapie erfolgen sollte.

HCV-assoziierte Glomerulonephritis

Symptomatik. Die chronische Glomerulonephritis stellt eine seltene extrahepatische Komplikation der chronischen HCV-Infektion dar. In diesen Fällen handelt es sich meist um eine kryoglobulinämische oder auch nichtkryoglobulinämische membranoproliferative Glomerulonephritis, seltener um mesangioproliferative oder membranöse Formen. Andere Glomerulonephritisformen sind offenbar nicht signifikant mit einer HCV-Infektion korreliert. Oft ist die klinische Symptomatik der Nierenerkrankung stumm. Bei Patienten mit membranoproliferativer Glomerulonephritis sind Mikrohämaturie und

Proteinurie die häufigsten auffälligen Parameter. Etwa 50% der Patienten weisen eine milde Niereninsuffizienz auf, etwa 20–25% zeigen ein akutes nephritisches Syndrom, und bei etwa 25% manifestiert sich die Erkrankung initial mit einem nephrotischen Syndrom. Demgegenüber zeigen mehr als 80% der Patienten mit HCV-assoziierter membranöser Glomerulonephritis primär ein nephrotisches Syndrom. Obwohl eine Kryoglobulinämie bei mehr als 60% der HCV-assoziierten Glomerulonephritiden nachweisbar ist, fehlen häufig andere extrarenale Manifestationen der Kryoglobulinämie, und die Leberfunktionsparameter können im Normbereich liegen.

Therapie. Die optimale Behandlungsstrategie für die HCV-induzierte Nierenerkrankung ist noch nicht hinreichend definiert. Eine Interferontherapie über 6–12 Monate ist wirksam und führt zu einer Reduktion der Proteinurie, jedoch nicht immer zu einer Besserung der Nierenfunktion. Die klinische Response korreliert dabei mit der virologischen Response. Nach Absetzen einer Interferontherapie kommt es meist zu einem Relapse der Hepatitis-C-Virämie und der Nierenerkrankung. Einzelfallbeschreibungen existieren von einer erfolgreichen Hochdosisinterferontherapie (10 Millionen Einheiten täglich) bei Patienten, die auf eine Standardtherapie keine Response gezeigt hatten. Eine anhaltende Remission der Glomerulonephritis ist offenbar in Einzelfällen auch durch eine längere Therapiedauer (z.B. 1 Jahr) möglich. Wichtig ist die histologische Sicherung einer HCV-induzierten Glomerulonephritis, da es bei Patienten mit chronischer Hepatitis und Glomerulonephritis, die nicht HCV-induziert ist, durch eine Interferon-α-Therapie zu einer Exazerbation der Glomerulopathie kommen kann. Kortikosteroide spielen eine potenzielle Rolle bei der Therapie der HCV-induzierten Glomerulonephritis. Ein Problem besteht jedoch darin, dass die Steroidtherapie zu einer Erhöhung der Virämie und damit zu einer Verschlechterung der Lebererkrankung führen kann. Eine Stoßtherapie mit Kortikoiden kann die Nierenfunktion bessern. Zur Kombinationstherapie mit Steroiden und Interferon liegen bisher nur Einzelfallbeschreibungen vor, immerhin mit guter klinischer Response. Gleiches gilt für Cyclophosphamid. Weitere Optionen sind die Kombination von Steroiden mit zytostatischen Substanzen sowie die Plasmapherese mit oder ohne begleitenden Einsatz zytostatischer Substanzen.

Die Prognose der HCV-induzierten Glomerulonephritis ist in vielen Fällen eher als günstig anzusehen. Bei etwa 1/3 der Patienten kann es spontan zu einer kompletten oder partiellen Remission kommen. Ein Teil der Patienten zeigt trotz persistierender milder Proteinurie über viele Jahre keine Progression. Der Prozentsatz der Patienten mit HCV-assoziierter Glomerulonephritis, die eine dialysepflichtige terminale Niereninsuffizienz entwickeln, wird auf etwa 10% geschätzt. Diese Patienten sind potenzielle Kandidaten für eine Nierentransplantation. Da nach erfolgreicher Nierentransplantation IFN-α aufgrund eines erhöhten Abstoßungsrisikos kontraindiziert ist, wäre zu prüfen, inwiefern diese Patienten von einer IFN-α-Therapie vor Transplantation profitieren. Eine kombinierte antivirale Therapie mit IFN-α und Ribavirin ist vor Nierentransplantation nicht möglich, da der Einsatz von Ribavirin bei schwerer Niereninsuffizienz kontraindiziert ist.

HCV-Infektion und Lymphome

Für die Pathogenese der Kryoglobulinentstehung vermutet man, dass die HCV-Infektion eine progressive B-Zell-Proliferation auslöst, bei der eine zunächst benigne lymphoproliferative Erkrankung mit anfänglich polyklonaler Proliferation in eine oligo-/monoklonale B-Zell-Proliferation und schließlich in eine maligne Krankheit (Non-Hodgkin-Lymphom) übergehen kann. Meist handelt es sich um niedrigmaligne B-Zell-Non-Hodgkin-Lymphome, in der Regel um Immunozytome. Italienische Arbeitsgruppen fanden HCV-Marker bei Patienten mit B-Zell-Non-Hodgkin-Lymphomen in einer Häufigkeit von bis zu 50%. Studien mit größeren Fallzahlen zeigten mit 9% jedoch eher eine niedrige Prävalenz. Es scheinen hier geographisch-regionale und ethnische Unterschiede zu bestehen.

Übersicht: Die Hepatitis-Viren

Hepatitis-A-Virus (HAV)

Das zur Familie der Picornaviridae gehörende HAV ist ein kleines, unbehülltes Partikel mit einer Größe von etwa 27 nm. Wie andere Picornaviren besitzt es ein Kapsid, das eine Einzelstrang-RNA positiver Polarität mit einer Länge von etwa 7,5 Kilobasen enthält. Das HAV-Genom hat einen langen offenen Leserahmen, der für ein Polyprotein von 2227 Aminosäuren kodiert, bestehend aus Struktur- und Nichtstrukturproteinen. Die 4 Strukturproteine VP1–4 bilden zusammen das Kapsid (P1-Region).

Die neutralisierende Antikörperantwort erfolgt gegen ein konformationelles Epitop der Kapsidvirusoberfläche. Die Nichtstrukturproteinregion (P2/P3) kodiert für Proteasen und die Polymerase. Es sind 7 Genotypen von HAV bekannt, jedoch nur 1 Serotyp, sodass die Impfung einen Schutz gegenüber allen Genotypen vermittelt.

Hauptvermehrungsort des HAV ist die Leber. HAV hat jedoch keine direkte zytolytische Wirkung. Die Hepatitis ist in erster Linie eine Folge immunologischer Vorgänge, bei denen virusinfizierte Hepatozyten durch natürliche Killerzellen und spezifische zytotoxische T-Lymphozyten zerstört werden. Das Virus wird bereits während der Inkubationsphase über die Galle in hohen Konzentrationen im Stuhl ausgeschieden. Gegen Ende der Inkubationsphase findet sich auch eine vorübergehende Virämie. Ist die Erkrankung ausgebrochen, ist das Virusantigen nur noch bei etwa 50 % aller Patienten im Stuhl nachweisbar. Eine HAV-Infektion hinterlässt eine lebenslange Immunität.

Hepatitis-E-Virus (HEV)

Das Hepatitis-E-Virus ist ein kleines, kugelförmiges, hüllenloses RNA-Virus mit einem Durchmesser von 23 nm. Obwohl HEV einige morphologische Ähnlichkeiten mit den Caliciviridae aufweist, wird es weder zu diesen noch zu den Picornaviridae gezählt. Das 7,5 Kilobasen lange Plusstrang-RNA-Genom ist durch ein Kapsidprotein verkapselt, welches wahrscheinlich das Produkt des offenen Leserahmens 2 (ORF-2) des HEV-Genoms ist. ORF-1 kodiert für ein Polyprotein mit Motifen für eine methyltransferase, protease, helikase und RNA-abhängige RNA-Polymerase. HEV kann in 3 Genotypen eingeteilt werden, die vor allem in Südostasien (Burma), Nord- und Zentralasien (China) und Nordamerika (Mexiko) gefunden werden. Alle bisher bekannten HEV-Isolate scheinen aber eine Kreuzprotektion zu induzieren und somit nur einem Serotyp anzugehören.

Eine abgelaufene HEV-Infektion führt wahrscheinlich nicht zu einer lebenslangen Immunität. Wiederholte subklinische Infektionen können vorkommen. Es gibt Hinweise darauf, dass die HEV-Infektion zu den Zoonosen gerechnet werden kann. Viele HEV-Infektionen werden offenbar direkt von Haustieren bzw. Wildtieren oder über kontaminiertes Wasser auf den Menschen übertragen.

Die Seroprävalenz von Anti-HEV liegt bei gesunden Erwachsenen in der Türkei und in Taiwan bei etwa 5–10 %. In den westlichen Industrieländern liegt die Seroprävalenz bei unter 0,5 %. Klinische Fälle von Hepatitis E in Deutschland (Europa) finden sich vor allem bei Reisenden aus dem indischen Subkontinent bzw. HEV-Endemiegebieten.

Hepatitis-B-Virus (HBV)

Das relativ kleine Genom des Hepatitis-B-Virus (HBV) besteht aus einer zirkulären, partiell doppelsträngigen DNA von etwa 3200 Basenpaaren. Der Minusstrang des HBV-Genoms kodiert für 7 Proteine, die durch sich gegenseitig überlappende Leserahmen exprimiert werden. Diese 4 Leserahmen (S, C, P und X) kodieren die strukturellen (Hüllproteine, S = Surface; Kapsidprotein, C = Core) und die nichtstrukturellen HBV-Proteine (Polymerase und X-Protein). Das Hepatitishüllprotein (HBsAg) besteht aus einem Hauptprotein (S), einem mittleren Protein (prä-S2) und dem großen Protein (prä-S1); 90 % der Virushülle werden durch das Haupt-S-Protein gebildet, welches auch die allen HBV-Subtypen (Serotypen adw, ayw, adr und ayr) gemeinsame so genannte „a"-Determinante trägt. Die protektive Immunantwort ist im Wesentlichen gegen diese Determinante gerichtet.

Das HBV gehört zur Familie der Hepadnaviren (Genus Orthohepadnavirus). Es existieren 7 HBV-Genotypen (A–H) mit unterschiedlicher geographischer Verteilung und möglicherweise auch unterschiedlicher pathogenetischer Bedeutung. Der HBV-Replikationszyklus beginnt mit der Bindung des HBV an der Zelloberfläche der Hepatozyten. Über einen bisher noch unbekannten Rezeptor gelangt das Virus in die Wirtszelle. Im Zytoplasma wird die Hülle entfernt, und das Nukleokapsid gelangt in den Zellkern. Hier wird die HBV-DNA in eine kovalent gebundene zirkuläre doppelsträngige DNA (cccDNA) umgewandelt, die dort als Matrize für die prägenomische RNA dient, die die gesamte virale DNA-Sequenz-Information enthält. Zusätzlich werden subgenomische RNA (Messenger-RNA) transskribiert, die in das Zytoplasma wandern und in die verschiedenen HBV-Struktur- und -Nichtstrukturproteine translatiert werden. Die prägenomische RNA wird zusammen mit der HBV-DNA-Polymerase im Kapsid verpackt und mittels reverser Transkription in einen neuen Minus-DNA-Strang umgeschrieben. Die Minusstrang-DNA dient dann als Template für die Plusstrangformation. Einige der Doppelstrang-DNA enthaltenden Kapside werden zum Zellkern transportiert, um dort den cccDNA-Pool zu vergrößern. Die übrigen reifen Kapside werden im endoplasmatischen Retikulum in HBsAg-Partikel verpackt und über den Golgi-Apparat als neue Dane-Partikel aus der Zelle ausgeschleust. Zusätzlich werden auch leere HBV-Hüllpartikel produziert, die keine HBV-

DNA enthalten, so genannte sphärische oder filamentöse Formen.

Hepatitis-D-Virus (HDV)

Das Hepatitis-D-Virus (HDV) ist ein defektes RNA-Virus, das sich nur in Gegenwart des HBV vermehren kann. Es hat einen Durchmesser von etwa 36 nm und besitzt, wie das HBV, eine Hülle aus HBsAg. Im Nukleokapsid befinden sich das Hepatitis-D-Antigen (HDAg) und das Virusgenom. Das HDV-Genom besteht aus einer zirkulären Einzelstrang-RNA negativer Polarität und einer Länge von etwa 1700 Nukleotiden. Aufgrund einer großen Anzahl interner Basenpaarungen (etwa 70 % der HDV-Nukleotide) hat das HDV-Genom eine komplexe Sekundärstruktur innerhalb der zirkulären Konformation, die ihm eine besondere Stabilität verleiht. Das HDV-Genom kodiert für mindestens 5 offene Leserahmen, deren mögliche Genprodukte, bis auf das HDAg, nicht gut charakterisiert sind. Das HDAg kommt in 2 molekularen Formen (S = Small; L = Large) vor, die sich durch das Vorhandensein von 19–20 zusätzlichen Aminosäuren am C-Terminus voneinander unterscheiden. HDAg-S wird für die HDV-Replikation benötigt, während HDAg-L die HDV-Replikation hemmt und für die Virusformation benötigt wird. Es existieren 3 verschiedene HDV-Genotypen mit unterschiedlicher geographischer Verteilung und möglicherweise auch unterschiedlicher Pathogenität.

Die exakten Mechanismen der RNA-Transkription bzw. -Replikation sind unklar. HDV besitzt keine Polymerase. Daher vermutet man, dass das Virus die Wirts-DNA-abhängige RNA-Polymerase I und/oder II für die Replikation nutzt. Infizierte Zellen können bis zu 100 000 Kopien HDV-genomischer RNA produzieren. Die HDV-Infektion supprimiert die HBV-Replikation und die HBV-Genexpression.

Genomorganisation des Hepatitis-C-Virus (HCV)

1989 gelang Choo und weiteren Wissenschaftlern der „Chiron Corporation" in den USA mittels moderner molekularbiologischer Verfahren die Identifizierung des gesuchten Non-A-Non-B-Virus aus einem hochtitrig infektiösen Plasma eines Schimpansen mit chronischer Non-A-Non-B-Hepatitis. Durch Sequenzierung sich überlappender cDNA-Klone konnte schließlich die gesamte Nukleotidsequenz dieses Non-A-Non-B-Virus-Genoms dargestellt werden, welches als „Hepatitis-C-Virus" bezeichnet wurde. Es zeigte sich, dass bis zu 90 % der akuten und chronischen Non-A-Non-B-Hepatitiden auf eine Infektion mit dem HCV zurückzuführen sind. HCV wurde als seperater Genus innerhalb der Familie der Flaviviridae klassifiziert.

HCV enthält ein Einzel- (+-)Strang-RNA-Genom von etwa 9600 Nukleotiden, das in einem Nukleokapsid verpackt ist. Das Genom beginnt mit einer für alle Isolate hochkonservierten, nichtkodierenden Region von 341 Nukleotiden, die eine interne Ribosomenbindungsstelle enthält und die Expression des HCV-Polyproteins steuert. Dem nichtkodierenden 5'- Ende folgt ein langer offener Leserahmen mit einer Länge von etwa 9033 Nukleotiden, der für ein, je nach Virustyp, 3010–3033 Aminosäuren großes Vorläuferpolyprotein kodiert. Von diesem Polyprotein werden an bestimmten Schnittstellen einzelne Proteine ko- oder posttranslational von wirtskodierten Signalasen und viruskodierten Proteasen abgespalten. Das nichtkodierende 3'-Ende ist, je nach Isolat, 27–55 Nukleotide lang und wird von einem Poly- (U-)Strang, gefolgt von einer hochkonservierten Region von 98 Nukleotiden, beendet. Diese hochkonservierte Sequenz ist möglicherweise für die Replikation im Rahmen eines Selbstpriming von Bedeutung.

HCV-Genotypen. Eine große Zahl verschiedener HCV-Isolate sind bis heute kloniert und sequenziert worden. Es zeigte sich, dass das HCV eine ausgeprägte genetische Heterogenität aufweist, wie man es auch von anderen RNA-Viren kennt, die keine replikativen Reparaturmechanismen besitzen und zu Fehlern neigende Replikasen enthalten. Aufgrund der Ungenauigkeit der HCV-RNA-Polymerase kommt es bei der Replikation zu etwa 2×10^{-3} Mutationen pro Nukleotidposition pro Jahr. Phylogenetische Analysen der Nukleotid- bzw. Aminosäuresequenz von HCV-Isolaten aus unterschiedlichen geographischen Regionen haben die Existenz von 6 verschiedenen HCV-Genotypen ergeben. Die HCV-Genotypen zeigen eine Homologie auf der Nukleotid- bzw. auf der Aminosäurenebene zu etwa 65–72 % bzw. 75–86 %. Diese 6 HCV-Typen können weiter in enger miteinander verwandte Subtypen (z. B. 1a, 1b, 1c, ...) unterteilt werden. Während die HCV-Genotypen 1–3 eine weltweite Verbreitung zeigen, werden die Genotypen 4–6 nur in bestimmten geographischen Regionen gefunden, z. B. in Nord- und Zentralafrika Typ 4, in Südafrika Typ 5 sowie in Hongkong und Vietnam Typ 6. Die HCV-Genotypen unterscheiden sich jedoch nicht nur in ihrer geographischen Verteilung, sondern auch in ihren biologischen Effekten. Besonderes Interesse besteht derzeit in der Erforschung genotypenabhängiger Unterschiede bei der Virusreplikation, der Mutationsrate, des Krankheitsverlaufs der chronischen Hepatitis C und vor allem der Response auf eine antivirale Therapie.

Neue hepatitisassoziierte Viren

Mit der Entdeckung des Hepatitis-C-Virus (HCV) konnte die Ursache von über 90 % der bis dahin als „Non-A-Non-B" bezeichneten Hepatitiden geklärt werden. Es verbleibt eine Gruppe von posttransfusionell und sporadisch (das heißt ohne erkennbaren Übertragungsweg) vorkommenden, akuten und chronischen Hepatitiden, die keinem der bisher bekannten Hepatitisviren zugeordnet werden können. Man vermutet daher, dass weitere Hepatitisviren existieren, die für die so genannte Non-A–E-Hepatitis verantwortlich sind (Berg et al. 2002).

GB-Virus C/Hepatitis-G-Virus. Im Jahre 1995 sind unabhängig voneinander 2 neue Viren einer Spezies entdeckt worden, das GB-Virus C (GBV-C) und das Hepatitis-G-Virus (HGV), die als mögliche Ursache akuter und chronischer Hepatitiden unklarer Ätiologie angesehen wurden. GBV-C enthält ein Einzel-(+-)Strang-RNA-Genom mit einer Länge von etwa 9400 Nukleotiden. Aufgrund seiner Genomorganisation und seiner Länge wird es der Familie der Flaviviridae zugeordnet, zu der auch das Hepatitis-C-Virus gehört. GBV-C/HGV ist weltweit verbreitet. Seine Prävalenz bei Blutspendern zeigt geographische Unterschiede und erreicht 1–4 % in den westliche Industriestaaten und bis zu 13 % in Südafrika. Bei Menschen/Patienten mit parenteralen Risikofaktoren (z. B. Abhängigkeit von intravenös konsumierten Drogen, Patienten mit Hepatitis B oder C) liegt die GBV-C/HGV-Prävalenz wesentlich höher und erreicht 3,5–50 %. Die Übertragung von GBV-C/HGV erfolgt parenteral. Vertikale Transmissionen wurden ebenfalls beschrieben. Eine Transmission durch Sperma oder Speichel erscheint möglich. Die Mehrzahl der GBV-C/HGV-Infizierten zeigt keine parenteralen Risikofaktoren, sodass weitere Übertragungswege vermutet werden.

TT-Virus (TTV). Im Dezember 1997 wurde von japanischen Forschern ein neues DNA-Virus, das TT-Virus (TTV), im Serum eines Patienten (mit den Initialen T.T.) mit anikterischer, selbstlimitierender akuter Posttransfusionshepatitis unklarer Ätiologie (Non-A–G) identifiziert. TTV wird parenteral übertragen. Die hohe TTV-Prävalenz in der Normalbevölkerung und bei Kindern spricht jedoch dafür, dass auch nichtparenterale Übertragungswege (fäkal-oral) vorkommen. So konnte TTV sowohl in der Galle als auch in Stuhl und Speichel infizierter Personen nachgewiesen werden. Nach TTV-Exposition scheint die Mehrzahl der Patienten eine chronische Infektion zu entwickeln, Mischinfektionen mit unterschiedlichen TTV-Isolaten sind häufig (etwa 30 %). Es gibt bisher keinen dokumentierten Zusammenhang zwischen einer chronischen TTV-Infektion und der Entwicklung einer chronischen Lebererkrankung (Berg et al. 1999). Spontane Viruseliminationen kommen mit 38 % nach 1 Jahr und 67 % nach 5 Jahren häufig vor.

„Begleithepatitiden" im Rahmen systemischer Virusinfektionen

Im Rahmen systemischer Virusinfektionen kann die Leber im Sinne einer milden „Begleithepatitis" mitbetroffen sein. Die Gruppe der Herpesviren (Herpessimplex-Virus, Epstein-Barr-Virus, Zytomegalievirus, Varizella-Zoster-Virus) ist im Wesentlichen für diese Hepatitiden verantwortlich. Andere systemische Virusinfektionen – wie Masern und Infektionen durch Enteroviren (Coxsackievirus, Echovirus), Adenoviren und Parvovirus B19 – spielen demgegenüber eine untergeordnete Rolle. Die Mitbeteiligung der Leber bei diesen systemischen Virusinfektionen manifestiert sich bei immunkompetenten Patienten meist nur durch eine leichte bis mäßige Erhöhung der Transaminasenwerte. Klinisch stehen die systemischen Manifestationen oder Symptome der Virusinfektion (Fieber, allgemeines Krankheitsgefühl, eventuell Lymphknotenschwellung) im Vordergrund. So sind im Rahmen einer Generalisation schwere Hepatitiden durch das Herpes-simplex-Virus Typ 1 bei Neugeborenen, immunsupprimierten Patienten oder Patienten mit Immundefekten (AIDS) beschrieben worden. Bei immunsupprimierten Patienten können jedoch auch andere Herpesviren schwere Hepatitiden bis hin zum Leberversagen hervorrufen. Klinisch relevante Hepatitiden mit Viren der Herpesgruppe bei nicht immunkompromittierten Patienten sind eher selten.

Epstein-Barr-Virus (EBV). Als Zeichen der Leberbeteiligung sind die Transaminasenwerte leicht erhöht. Die Werte für alkalische Phosphatase und LDH sind typischerweise deutlich pathologisch. Die Diagnose kann bei entsprechendem klinischen Bild oft schon durch die typischen Blutbildveränderungen – das heißt Lymphozytose mit deutlicher Vermehrung atypischer Lymphozyten auf bis zu 50 % der Leukozyten (so genannte Pfeiffer-Zellen; Virozyten) – gestellt werden. Serologisch können EBV-spezifische IgM- und IgG-Antikörper, Antikörper gegen das EBV-assoziierte nukleäre Antigen (EBNA) und heterophile Antikörper (Paul-Bunnell-Test) sowie Antikörper gegen virale Kapsidantigene (VCA) bzw. gegen frühe Antigene (EA) nachgewiesen werden. Die EBV-Hepatitis heilt in aller Regel rasch aus. Selten können die erhöhten Transaminasenwerte für mehrere Wochen persistieren. Nur bei schwerer

Verlaufsform mit hohen Transaminasenwerten und Ikterus ist eine antivirale Therapie mit Aciclovir indiziert.

Zytomegalievirus (CMV). Perinatale Zytomegalievirusinfektionen können die Ursache für einen neonatalen Ikterus darstellen. Die Hepatitis verläuft klinisch in der Regel moderat, mit meist nur mäßig erhöhten Transaminasenwerten, und die Hepatitis heilt normalerweise innerhalb des ersten Lebensjahres aus. Histologisch zeigt sich dabei das Bild einer Riesenzellhepatitis mit einzelnen, großen, intranukleären Einschlusskörperchen in den Hepatozyten sowie in den Kupffer-Zellen und den Cholangiozyten (so genannte Eulenaugenzellen). Die Therapie der schweren, behandlungsbedürftigen CMV-Infektion besteht in der intravenösen Gabe von Ganciclovir oder Foscarnet. Bei Erwachsenen verläuft die CMV-Infektion meist inapparent oder unter einem der infektiösen Mononukleose ähnlichem Krankheitsbild. Eine milde Begleithepatitis mit mäßig erhöhten Transaminasenwerten und leichter Hepatosplenomegalie tritt in etwa 25 % aller Fälle auf. Die Hepatitis heilt normalerweise ohne Therapie folgenlos aus. Eine chronische CMV-Hepatitis wurde bisher nicht beschrieben. Bei Patienten nach Organtransplantation (vor allem nach Lebertransplantation) ist die CMV-Infektion bzw. -Reaktivierung eine relativ häufige Ursache für eine akute Hepatitis. Die Diagnose der CMV-Hepatitis wird durch den Titeranstieg spezifischer Anti-CMV-Antikörper vom IgM-Typ sowie durch den CMV-Antigen-Nachweis in Leukozyten (mittels APAAP-Methode) bzw. durch PCR gestellt.

Pyogener Leberabszess

Klinisches Bild. Pyogene Leberabszesse können sich im Rahmen einer bakteriellen Cholangitis entwickeln. In seltenen Fällen basiert der Leberabszess auf einer hämatogenen Bakterieneinschwemmung in die Leber über die Pfortader, z. B. bei bakteriellen Infektionen im Darmbereich, wie Divertikulitis oder Appendizitis. Typische Symptome sind Oberbauchschmerzen und Fieber mit oder ohne Ikterus. Im Rahmen der Labordiagnostik finden sich eine hohe Blutkörperchensenkungsgeschwindigkeit, ein hoher CRP-Wert und eine Leukozytose.

Das Erregerspektrum der Leberabszesse hat sich in den letzten Jahrzehnten mehrfach gewandelt. Mit der Etablierung der antibiotischen Therapie war eine zunehmende Prävalenz der gramnegativen Bakterien zu beobachten. In den letzten Jahren wurde jedoch häufig Streptococcus milleri im Eiter von Leberabszessen oder auch im Blut betroffener Patienten nachgewiesen. Im Gegensatz zu anderen Leberabszessen, die in der Regel verschiedene Organismen enthalten, sind die durch Streptococcus milleri ausgelösten Abszesse zu fast 80 % monomikrobiell (Tabelle 9.4). Diese Abszesse zeigen im Vergleich mit anderen Leberabszessen meist einen schwereren und protrahierteren Verlauf.

Therapie. Der pyogene Leberabszess wird sonographisch gesteuert perkutan punktiert, der Abszessinhalt aspiriert und die Abszesshöhle drainiert. Gleichzeitig werden eine lokale und eine systemische antibiotische Therapie eingeleitet. Gelingt die

Tabelle **9.4** Erregerspektrum bei 37 Patienten mit Leberabszess, Anteil bei Mischinfektionen (Coredoira et al. 1998)

Erreger (Anzahl der Isolate)	Erreger bei nachweisbarer Mischinfektion (%)
Grampositive Kokken (n = 32)	
Streptococcus milleri (19)	21
Streptococcus sanguis (1)	0
Enterococcus faecalis (4)	100
Enterococcus avium (1)	100
Streptococcus bovis (1)	100
Peptostreptococcus spp. (3)	100
Staphylococcus aureus (2)	100
Staphylococcus epidermidis (1)	100
Gramnegative Reaktionen (n = 26)	
Aerobier (n = 17)	
Escherichia coli (8)	87
Klebsiella pneumoniae (3)	0
Haemophilus parainfluenzae (2)	50
Proteus mirabilis (1)	100
Morganella morganii (1)	100
Citrobacter freundii (1)	100
Xanthomonas maltophila (1)	100
Anaerobier (n = 9)	
Bacteroides fragilis (5)	80
Fusobacterium varium (4)	75
Pilze (n = 3)	
Candida albicans (2)	50
Candida parapsilosis (1)	100

perkutane Punktion nicht, sollte operativ eine Drainage eingelegt werden. Die Wahl der Antibiotika richtet sich nach dem mikrobiologischen Befund. Ist dieser nicht verfügbar, so sollte eine Antibiotikakombination gewählt werden, die Aerobier und Anaerobier abdeckt. Antibiotika der Wahl sind Cephalosporine, Ureidopenicilline, Aminoglykoside und Metronidazol. Hinsichtlich des Amöbenabszesses sei auf Kapitel 8 verwiesen.

Literatur

Berg T, Hopf U. Therapie der Hepatitis C Virus (HCV)-Infektion. In: Häussinger D, Niederau C, Hrsg. Hepatitis C. 2. Aufl. Berlin: Blackwell Wissenschafts-Verlag; 2001: 233–84.

Berg T, Kronenberger B, Hinrichsen H, et al. Triple therapy with amantadine in treatment-naive patients with chronic hepatitis C: A placebo-controlled trial. Hepatology. 2003a;37:1359–67.

Berg T, Neuhaus R, Klein R, et al. Distinct enzyme profiles in patients with cryptogenic cirhosis reflect heterogeneous causes with different outcomes after liver transplantation (OLT): A long-term documentation before and after OLT. Transplantation. 2002;74:792–8.

Berg T, Sarrazin C, Hinrichsen H, et al. Prediction of treatment outcome in patients with chronic hepatitis C: Significance of baseline parameters and viral dynamics during therapy. Hepatology 2003b;37:600–9.

Berg T, Schreier E, Heuft HG, et al. Occurrence of a novel DNA virus (TTV) infection in patients with liver diseases and its frequency in blood donors. J Med Virol. 1999; 59:117–21.

Bienzle U, Gunther M, Neuhaus R, Neuhaus P. Successful hepatitis B vaccination in patients who underwent transplantation for hepatitis B virus-related cirrhosis: Preliminary results. Liver Transpl. 2002;8:562–4.

Chauhan A, Jameel S, Dilawari JB, Chawla YK, Kaur U, Ganguly NK. Hepatitis E virus transmission to a volunteer. Lancet. 1993;341:149–50.

Coredoira J, Casariego E, Moreno C et al. Prospective study of Streptococcus milleri hepatic abscess. In Eur J Clin Microbiol Infect Dis. 1998;17:556–60.

Dienstag ER, Schiff TL, Wright RP, et al. Lamivudine as initial treatment for chronic hepatitis B in the United States. N Engl J Med. 341;1999:1256.

Hadziyannis SJ, et al. Adefovir dipivoxil for the treatment of hepatitis B e Antigen negative chronic hepatitis B. N Engl J Med. 2003;348:800–7.

Hadziyannis SJ, Cheinquer H, Morgan T, et al. Peginterferon alfa-2A (40kD) (PEGASYS) in combination with ribavirin (RBV): efficacy and safety results from a phase III randomized, double-blind, multicentre study examining effect of duration of treatment and RBV dose. J Hepatol. 2002;36(Suppl 1):3.

Jaeckel E, Cornberg M, Wedemeyer H, et al. Treatment of acute hepatitis C with interferon a-2b. N Engl J Med. 2001;345:1452–7.

Lemmon SM. Type A viral hepatitis: epidemiology, diagnosis and prevention. In Clin Chem. 1997;43:1494–9.

Lok AS, Heathcote EJ, Hoofnagel JH. Management of Hepatitis B 2000-Summary of a workshop. Gastroenterology. 2001;120:1828–53.

Malaguarnera M, Restuccia S, Pistone G, Ruello P, Giugno I, Trovato BA. A meta analysis of interferon-alpha treatment of hepatitis D virus infection. Pharmacotherapy. 1996;16:609–14.

Manns MP, McHutchison JG, Gordon SC, et al. and the International Hepatitis Interventional Therapy Group. Peginterferon alfa-2b plus ribavirin compared with interferon alfa-2b plus ribavirin for initial treatment of chronic hepatitis C: a randomized trial. Lancet. 2001; 358:958–65.

Marcellin P, Chang T-T, Lim SG, et al. Adefovir dipivoxil for the treatment of hepatitis B e antigen-positive chronic hepatitis B. N Engl J Med. 2003;348:808–16.

Perrillo R, Schiff E, Yoshida E, et al.. Adefovir Dipivoxil for the treatment of lamivudine-resistant hepatitis B mutants. Hepatology. 2000;32:129–34.

Poynard T, Marcellin P, Lee SS, et al. Randomised trial of interferon alpha2b plus ribavirin for 48 weeks or for 24 weeks versus interferon alpha2b plus placebo for 48 weeks for treatment of chronic infection with hepatitis C virus. International Hepatitis Interventional Therapy Group (IHIT). Lancet. 1998;352:1426–32.

Steinmüller T, Seehofer D, Rayes N, et al. Increasing applicability of liver transplantation for patients with hepatitis B-related liver disease. Hepatology. 2002;35:1528–35.

von Bömmel F, Schernick A, Hopf U, Berg T. Tenofovir Disoproxil Fumarate exhibits strong antiviral effect in a patient with severe lamivudine-resistant hepatitis B reactivation. Gastroenterology. 2003;124:586–7.

von Bömmel F, Wünsche T, Schürmann D, Berg T. Tenofovir treatment in patients with lamivudine-resistant hepatitis B mutants affects strongly viral replication. Hepatology. 2002;36:507–8.

Weiner S, Berg T, Berthold H, et al. A clinical and virological study on hepatitis C virus-related cryoglobulinemia in Germany. J Hepatol. 1998;29:375–84.

10 Infektionen des Bauchraumes

J. Schölmerich

Peritonitis

Definition

Als Peritonitis wird eine entzündliche Erkrankung der Bauchhöhle bezeichnet, die in der ganz überwiegenden Zahl der Fälle durch Bakterien oder Pilze ausgelöst wird. Meist handelt es sich um akute Erkrankungen infolge von Störungen der Integrität des Gastrointestinaltraktes bzw. bei Frauen infolge der Aszension von Infektionen des Genitaltraktes (sekundäre Peritonitis). Eine Peritonitis kann aber auch bei intaktem Verdauungstrakt bei Vorliegen anderer Risikofaktoren (Aszites, Leberzirrhose) hämatogen oder lymphogen entstehen (primäre Peritonitis).

Epidemiologie und klinische Bedeutung

Die Inzidenz der sekundären Peritonitis ist nicht genau bekannt, allerdings erfolgen 4–10% aller Laparotomien aufgrund einer Peritonitis. Die Letalität liegt bei 5–30%, je nach Ursache und Vorerkrankungen des Patienten (Wacha 1993). Etwa 20% der Patienten mit Leberzirrhose und Aszites entwickeln eine spontane bakterielle (primäre) Peritonitis, genaue Zahlen liegen auch hier nicht vor. Die spontane bakterielle Peritonitis ist häufig Todesursache von Patienten mit Leberzirrhose. Bei rechtzeitiger Erkennung können bis zu 70% der Patienten diese Komplikation überleben.

Einteilung, Ätiologie und Pathogenese

Peritonealhöhle. Die vom Peritoneum ausgekleidete Peritonealhöhle ist ein anatomisch komplexer Raum, der normalerweise nur wenige Milliliter peritonealer Flüssigkeit enthält. Sie ist bei Männern abgeschlossen, bei den Frauen kommuniziert sie mit der Außenwelt durch die Tuben. Durch intestinale Organe und Bänder wird sie in verschiedene Bereiche gegliedert. Hierdurch sowie durch die primäre Infektionsquelle, das Vorhandensein von Adhäsionen, intraperitoneale Druckgradienten und die Lage des Patienten wird die Ausbreitung von Infektionen innerhalb der Bauchhöhle beeinflusst. Im Peritonealraum kommen physiologischerweise Zellen und lösliche Faktoren der unspezifischen (vor allem Komplement und Makrophagen) und spezifischen Immunabwehr vor. Dies spielt eine wichtige Rolle bei der Opsonierung von Mikroorganismen, die in die Bauchhöhle gelangen. Bei peritonealen Schädigungen kommt es rasch zu einer Immigration von Neutrophilen (Hall et al. 1998).

Das Peritoneum hat eine ausgesprochen hohe Resorptionsfähigkeit. Die Oberfläche beträgt, ähnlich wie die Körperoberfläche, etwa 1,7 m². Im Tierexperiment wurde gezeigt, dass Bakterien innerhalb von 6 Minuten nach der intraperitonealen Applikation im Ductus thoracicus und innerhalb von 12 Minuten im Blut nachgewiesen werden können. Dies macht verständlich, dass Peritonitiden häufig mit einem sepsisähnlichen Bild einhergehen.

Primäre und sekundäre Peritonitis. Die Peritonitis wird in die spontane bakterielle (SBP; primäre) und die sekundäre Peritonitis eingeteilt. Ursachen einer sekundären Peritonitis sind:
➤ perforierte Ulzera (40%),
➤ Appendizitis (20%),
➤ Darmgangrän oder Gallenblasenperforation (15%),
➤ postoperative Anastomoseninsuffizienz (10%),
➤ selten aszendierende Genitaltraktinfektionen.

Die spontane bakterielle Peritonitis stellt eine schwerwiegende Komplikation eines Aszites bei Leberzirrhose dar. Sie wird in 3 Formen unterteilt:
➤ die komplette SBP ist durch eine erhöhte Konzentration an Neutrophilen und einen Nachweis von Keimen im Aszites definiert;

- der „neutrozytische Aszites" ist durch eine erhöhte Neutrophilenzahl bei negativem kulturellen Befund charakterisiert;
- als „Bakteraszites" wird der Nachweis von Keimen ohne erhöhte Neutrophilenzahl bezeichnet.

Nosokomiale Infektion. Bestimmte Gruppen von Patienten mit Leberzirrhose und Aszites erkranken häufiger an SBP, so beispielsweise die oft mangelernährten Patienten mit alkoholbedingten Zirrhosen. Bei der Mehrzahl der Patienten besteht die Erkrankung bereits bei Aufnahme in die Klinik. Sie kann allerdings auch nosokomial erworben werden, wenn beispielsweise im Rahmen einer Sklerosierungstherapie bei Varizenblutung, bei koloskopischen Untersuchungen sowie Parazentesen oder Venenkatheteranlage Bakterien über das Blut in die mit Aszites gefüllte Bauchhöhle gelangen. Das Risiko ist insbesondere bei Notfalleingriffen erhöht. Bei Patienten mit Leberzirrhose findet sich häufig eine bakterielle Fehlbesiedelung im oberen Dünndarm, bei Vorliegen eines Aszites sogar noch häufiger. Eine SBP wird bei Patienten mit Fehlbesiedlung zu 31 %, bei solchen ohne Fehlbesiedlung jedoch nur zu 9 % beobachtet.

Pathogenese. Nach bakterieller Translokation (vom Darm über die Lymphgefäße in die Mesenteriallymphknoten bzw. durch die Darmwand) spielen Störungen der Peristaltik und der regionalen Infektabwehr eine Rolle. Dabei sind eine Verminderung des Eiweiß- und Komplementgehalts im Aszites sowie Störungen der Funktion des hepatischen retikuloendothelialen Systems von Bedeutung. Abbildung 10.1 fasst wichtige Faktoren der Pathogenese zusammen.

Ätiologie. Während sich die Darmflora sehr komplex zusammensetzt, ist das Spektrum der Mikroorganismen, die bei sekundärer Peritonitis isoliert werden, recht begrenzt; E. coli, Proteus spp., Klebsiella spp., Enterokokken, Bacteroides spp. und Clostridienarten dominieren. Die seltene primäre Peritonitis des Kindes (überwiegend Mädchen) wird meist durch Pneumokokken oder β-hämolysierende Streptokokken, seltener durch Staphylokokken oder Enterobakterien verursacht. Bei intraperitonealer Abszessbildung (siehe unten) wird häufig eine Kombination aus E. coli und Bacteroides spp. gefunden.

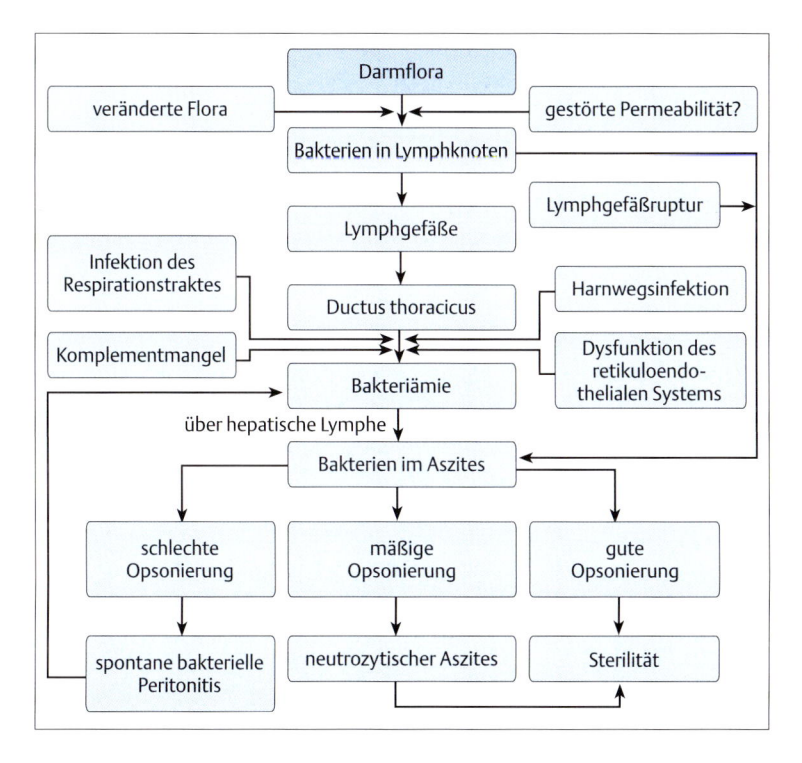

Abb. 10.1 Pathogenese der spontanen bakteriellen Peritonitis bei Leberzirrhose (Aroyo et al. 1994).

Seltene Ursachen der Peritonitis

Peritonealdialyse. Von klinischer Bedeutung ist auch die Peritonitis bei Patienten unter ambulanter Peritonealdialyse. Hier handelt es sich oft um Infektionen mit oxacillinresistenten, koagulasenegativen Staphylokokken, die durch Glykopeptide (Teicoplanin oder Vancomycin) und die zusätzliche Gabe von Heparin in die Dialyseflüssigkeit wirksam behandelt werden können. Bei therapierefraktärer Peritonitis und Pilzperitonitiden ist die Entfernung des peritonealen Dialysekatheters obligat (Golper et al. 1996).

Die tuberkulöse Peritonitis ist nach wie vor selten. Die Mehrzahl der Patienten weist eine Leberzirrhose oder andere Formen der Immundefizienz auf. Es findet sich meist eine erhöhte Lymphozytenzahl im Aszites. Eine Laparoskopie kann mittels Biopsien im Bereich des Peritoneums die Diagnose sichern. Eine Behandlung mit der Kombination aus Isoniacid, Rifampicin und Pyracinamid für 8 Wochen, gefolgt von einer Kombination aus Isoniacid und Rifampicin für weitere 4 Monate wurde in 2 großen Studien validiert (Combs et al. 1990, Cohn et al. 1990) (s. auch Kapitel 6).

Die Chlamydienperitonitis (Fitz-Hugh-Curtis-Syndrom) wurde in den letzten Jahren ebenfalls beschrieben, vor allem im rechten Oberbauch („Perihepatitis"). Sie tritt vorwiegend bei älteren Frauen auf. Der Befall erfolgt vermutlich über die Adnexe. Bei jüngeren Frauen kann auch eine Gonorrhö eine Peritonitis bedingen; rechtsseitiger Oberbauchschmerz und Fieber sind die klassischen klinischen Zeichen. Der Aszites ist häufig nicht ausreichend ausgeprägt, um zu punktieren. Eine Laparoskopie kann die Diagnose sichern. Doxycyclin ist das Antibiotikum der Wahl (s. auch Kapitel 12).

Pilzperitonitiden sind selten und meist durch Candida albicans verursacht. In der Regel sind sie mit einer intestinalen Ruptur oder einer ambulanten Peritonealdialyse assoziiert. Die Behandlung besteht in der Beseitigung der Infektionsquelle und der Gabe von Amphotericin B bzw. Fluconazol. Im Rahmen der AIDS-Erkrankung können die sehr seltenen peritonealen Histoplasmosen, Kokzidioidesmykosen und Kryptokokkosen auftreten. Außerordentlich selten ist auch eine peritoneale Schistosomiasis (s. auch Kapitel 22).

Klinisches Bild

Anamnese und klinischer Befund. Das viszerale Peritoneum wird durch sympathische Nerven ohne Schmerzrezeptoren innerviert, das parietale hingegen durch somatische Nerven. Dies führt zu dem stechenden Charakter und der präzisen Schmerzlokalisation bei einer Irritation des parietalen Peritoneums im Gegensatz zum dumpfen, diffusen Schmerz bei Irritation des viszeralen Teils.

Das Bild eines akuten Abdomens ist das klassische Zeichen einer sekundären Peritonitis. Die exakte Analyse der Schmerzlokalisation lässt häufig Rückschlüsse auf das befallene Primärorgan zu. Auch der Schmerzcharakter sowie die Möglichkeit, diesen zu beeinflussen, und assoziierte Symptome, wie Erbrechen oder Veränderung des Stuhlverhaltens, sind hilfreich.

Fieber und abdominelle Schmerzen sind Leitsymptome der SBP. Weitere Symptome und ihre Häufigkeit sind in Tabelle 10.1 dargestellt (Conn u. Fessel 1971, Boixeda et al. 1996). Dabei unterscheiden sich die 3 oben genannten Varianten der SBP bezüglich der Symptomhäufigkeit und der Letalität deutlich. So fanden sich Symptome bei 100 % der Patienten mit kompletter SBP, hingegen nur bei 56 % derjenigen mit „Bakteraszites" und bei 76 % der Patienten mit „neutrozytischem" Aszites (Chu et al. 1995, Conte et al. 1993). Allerdings zeigten Patienten mit sterilem Aszites ohne Zeichen einer Infek-

Tabelle 10.**1** Klinische Symptome bei 233 Episoden spontaner bakterieller Peritonitis (Boixeda et al. 1996)

Symptome	Häufigkeit (%)
Schmerzen	77,9
Fieber	76,8
Ikterus	74,2
Varizen	70,9
Aszites	65,6
Nierenversagen	45,9
Enzephalopathie	34,8
Diarrhö	22,1
Blutung	19,7
Sepsis	0,4

tion zu 45 % ähnliche Symptome. Auch bei Fehlen von typischen Symptomen sollte ein therapieresistenter Aszites, für den sich keine andere plausible Ursache finden lässt, den Verdacht auf eine SBP richten. Auch eine plötzliche Verschlechterung des Gesamtzustandes eines Patienten mit portalem Aszites ohne weitere Symptome sollte an eine SBP denken lassen.

Organspezifische Untersuchungsbefunde. Bei der klinischen Untersuchung bei sekundärer Peritonitis findet sich ein in der Regel immobiler Patient mit deutlich erhöhten Temperaturen, Tachykardie und häufig Hypotension. Das Fehlen von Darmgeräuschen, eine Berührungsempfindlichkeit der Bauchdecke und das so genannte bretthartes Abdomen sind klassische Untersuchungsbefunde. Die Untersuchung von Rektum und kleinem Becken ebenso wie der Nachweis eines Psoasschmerzes sind weitere wichtige klinische Hilfen. Weitere Symptome sind Folge der jeweils ursächlichen Störung der Integrität des Gastrointestinaltraktes.

Bei spontaner bakterieller Peritonitis findet sich neben den klinischen Zeichen der Leberzirrhose (Hautzeichen, Splenomegalie, Umgehungskreisläufe, Aszites) meist kein wesentlicher diagnoseweisender Befund, insbesondere häufig keine typischen Zeichen einer Peritonitis.

Diagnose, Differenzialdiagnose

Bildgebende Untersuchungen. Die Diagnose der sekundären Peritonitis ist in der Regel aufgrund der Anamnese, der klinischen Untersuchung und weniger Labortests zu stellen. Es findet sich oft eine Leukozytose, ebenso eine metabolische Azidose. Röntgenuntersuchungen zeigen häufig, aber nicht immer freie Luft, die Sensitivität für den Nachweis einer Darmperforation beträgt nur 60 % (Lee et al. 1977). Eine radiologische Darstellung des Gastrointestinaltraktes mit wasserlöslichem Kontrastmittel, heute am besten als Spiralcomputertomographie, ist wohl am besten geeignet, um die Perforation zu lokalisieren. Die Sonographie kann Abszesse, eine Pankreatitis, Gallengangserweiterungen und auch Flüssigkeitsansammlungen nachweisen; die Computertomographie ist aber in der Lage, detailliertere Informationen über verschiedene Regionen des Peritonealraumes zu liefern (Wittmann et al. 1996).

Untersuchung der Peritonealflüssigkeit. Im Falle einer Punktion finden sich exzessiv erhöhte Leukozytenzahlen in der Peritonealflüssigkeit. Bakteriologische Kulturen, die für eine unmittelbare Behandlungsindikation aber zu spät kommen, zeigen in der Regel das Wachstum mehrerer Spezies (Tabelle 10.**2**).

Aszitespunktion. Bei Verdacht auf eine spontane bakterielle Peritonitis ist eine Punktion des Aszites unabdingbar. Die Anlage einer Kultur aus der Aszitesflüssigkeit ist obligat, um auch den „Bakteraszites" zu erfassen, sie fällt aber nur in 2/3 der Fälle positiv aus (Ortiz et al. 1997). Das Einbringen des Aszites in Blutkulturflaschen führt zur deutlichen Steigerung der Ausbeute, allerdings auch zu einer Verschiebung der Mengenverhältnisse der Erreger aufgrund unterschiedlichen Wachstumsverhaltens in der Bouillon. Da alle bakteriologischen Verfahren einen gewissen Zeitraum bis zur Diagnose benötigen, diese Komplikation der Leberzirrhose mit einer hohen Letalität belastet ist und daher unmittelbarer Therapiebedarf besteht, kommt dem **Nachweis von Neutrophilen** im Aszites die wesentliche Bedeutung zu. Dabei gelten Werte von mehr als 500 Leukozyten/µl und mehr als 250 neutrophilen Granulozyten/µl als beweisend für eine SBP und als ausreichend zur Einleitung einer Therapie. Die meist

Tabelle 10.**2** Merkmale der spontanen und der sekundären bakteriellen Peritonitis

Merkmale	Spontane bakterielle Peritonitis	Sekundäre bakterielle Peritonitis
Häufigkeit (%)	1–15	0,4–2,3
1 Erreger nachweisbar (%)	78–88	selten
2 und mehr Erreger nachweisbar (%)	12–22	> 95
Leukozytenzahlen > 10 000/mm³ (%)	< 5	> 90
Pneumoperitoneum (%)	< 2	> 70

später eingehenden Kulturbefunde zeigen meist nur einen Erreger (Tabelle 10.2).

Differenzialdiagnose. Die sekundäre Peritonitis weist nur wenige Differenzialdiagnosen auf. Hierzu gehören die mesenteriale Ischämie, die akute Pankreatitis und die akute Porphyrie. Mechanischer und paralytischer Ileus lassen sich anamnestisch und durch die klinische Untersuchung abgrenzen, der Hinterwandinfarkt durch die entsprechenden Veränderungen im EKG. Pyelonephritis und paranephritischer Abszess werden durch Urinuntersuchung und bildgebende Verfahren erfasst, die stielgedrehte Ovarialzyste oder andere akute gynäkologische Erkrankungen durch gynäkologische Untersuchung und transvaginale Sonographie. Bei Vorliegen einer Leberzirrhose ist immer auch an eine Bakteriämie mit oft wenig ausgeprägten Zeichen einer Sepsis (z. B. Absinken der Thrombozytenzahl bei vorbestehender Störung der Gerinnung, subfebrile Temperaturen, Enzephalopathie) zu denken.

Therapie

Allgemein. Die sekundäre Peritonitis ist ein klinischer Notfall, der immer einer stationären, oft einer intensivmedizinischen Behandlung bedarf. Kriterien für die Intensivtherapie sind Kreislaufinstabilität, metabolische Entgleisung und das Hinzutreten weiterer Komplikationen (Organversagen). In jedem Fall muss eine unmittelbare operative Beseitigung der Ursache angestrebt werden. Die spontane bakterielle Peritonitis bedarf ebenfalls immer einer stationären Behandlung, da sie oft von weiteren Organstörungen, wie Nierenversagen und Enzephalopathie, sowie anderen Komplikationen der Leberzirrhose begleitet wird (Schölmerich u. Glück 1998).

Initiale Behandlung. Bei Patienten mit sekundärer Peritonitis sind die wesentlichen Schritte der Therapie:
- intensivmedizinische Überwachung (zentraler Venendruck, Urinvolumen, Hämatokrit, Blutglukosekonzentration, Kreatininwert, Elektrolyte, Blutgase),
- Flüssigkeits- und Elektrolytersatz, parenterale Ernährung,
- Gabe von Breitspektrumantibiotika (z. B. Cephalosporin der 3. Generation plus Metronidazol, Carbapenem oder β-Laktam-/β-Laktamase-Inhibitor-Kombination),
- rascher chirurgischer Verschluss des Defekts und Entfernung von Debris (Vasopressoren, Darmdekompression und ähnliche Maßnahmen sind, wie bei anderen abdominellen chirurgischen Eingriffen, häufig erforderlich);
- keine Steroide!

Antibiotische Therapie. Antibiotika können die Bakteriämie behandeln oder verhindern, führen aber ohne chirurgische Intervention nicht zur Heilung (Holzheimer u. Dralle 2001). Weder die Leckage des Darminhalts noch Abszesse können durch Antibiotika sterilisiert werden, ohne dass eine Drainage erfolgt. In Tiermodellen führen Antibiotika, die gegen gramnegative Bakterien gerichtet sind, zu einer Reduktion der Mortalität und solche, die gegen Anaerobier wirksam sind, zur Prävention von Abszessen. Das Abdecken aller denkbaren Organismen ist in der Regel nicht erforderlich, die Behandlung sollte auf gramnegative Enterobakterien, Enterokokken und Anaerobier gerichtet sein (z. B. Piperacillin/Tazobactam oder Carbapenem oder Chinolon oder Cephalosporin plus Aminoglykosid plus Metronidazol). Bislang sind keine evidenzbasierten Richtlinien zur Behandlung der sekundären Peritonitis verfügbar, kontrollierte Studien liegen praktisch nicht vor. Die chirurgische Intervention sollte so rasch wie möglich erfolgen. Eine ausreichende Kalorienzufuhr ist essenziell, da die Peritonitis mit einem erheblichen Katabolismus einhergeht.

Bei der spontanen bakteriellen Peritonitis haben zahlreiche Studien gezeigt, dass die Mehrzahl der untersuchten Antibiotika ausreichende Asziteskonzentrationen erreichen und auch gute klinische Wirkung besitzen. Aufgrund der höheren Zahl vorliegender Untersuchungen hat sich Cefotaxim als Standardtherapie durchgesetzt, aber andere entsprechende Substanzen – wie Ceftriaxon (einmalige tägliche Applikation) – oder eine orale Therapie mit Gyrasehemmern zeigen in verschiedenen Studien eine hohe In-vitro-Aktivität und ergaben auch klinisch gegenüber der Gabe von Cefotaxim keine signifikanten Unterschiede. Zur Dauer und Dosierung der Therapie liegen Studien zu Cefotaxim vor; 2 × 2 g pro Tag sind gleich wirksam wie 4 × 2 g, eine 5-tägige Therapie ist ebenso wirksam wie eine Therapie über 10 Tage (Rimola et al. 1995, Runyon et al. 1991).

Therapiekontrolle. Eine erfolgreiche Behandlung der sekundären Peritonitis lässt sich postoperativ an klinischen Zeichen, wie Kreislaufsituation und

Temperaturen, sowie an den laborchemischen Parametern der Entzündung (Leukozytenzahl, C-reaktives Protein) festmachen. Längerfristig sind Kontrollen durch bildgebende Verfahren erforderlich, um unter Umständen sich bildende Abszesse bei nicht komplett drainierten Räumen in der Bauchhöhle zu erfassen. Bei spontaner bakterieller Peritonitis ist eine einfache Bestimmung der Neutrophilenzahl im Aszites zweckmäßig. Ein Abfall der Neutrophilenzahl in den ersten 2 Tagen zeigt ein Ansprechen auf die Therapie an. Nach 5 Tagen ist bei erfolgreicher Behandlung die Neutrophilenzahl praktisch immer auf unter 250/µl gefallen. Aus eingangs dargestellten Gründen sind klinische Zeichen hier weniger hilfreich.

Prävention

Prädisponierende Erkrankungen. Eine echte Prophylaxe der sekundären Peritonitis ist nicht möglich. Die frühzeitige Erkennung von prädisponierenden Erkrankungen (Divertikulitis, Cholezystitis, Appendizitis, Morbus Crohn, Colitis ulcerosa, peptische Ulkuskrankheit) vermag vermutlich die Inzidenz der sekundären Peritonitis zu reduzieren, auch wenn es dazu verständlicherweise keine Daten gibt. Ziel chirurgischer Maßnahmen der Prävention ist die Vermeidung einer Anastomoseninsuffizienz.

Früherkennung. Da die Prognose der spontanen bakteriellen Peritonitis nach wie vor relativ schlecht ist, stellt die Früherkennung die wichtigste Maßnahme dar, welche die Überlebensrate von unter 50% auf deutlich über 70% anhebt. Da die Rezidivrate aber außerordentlich hoch ist und bei 43% nach 6 Monaten und bei 49% nach 12 Monaten liegt, wenn keine Prophylaxe erfolgt, wurde eine Antibiotikaprophylaxe immer wieder propagiert. Immerhin versterben 79% der Patienten mit SBP innerhalb eines Jahres, 31 davon durch eine erneute Episode (Titó et al. 1988).

Rezidivprophylaxe. Der beste Weg einer Rezidivprophylaxe wäre die Verbesserung der Leberfunktion, die aber in der Regel nur durch eine Lebertransplantation möglich ist. Somit erfolgt bislang eine Rezidivprophylaxe durch Antibiotikagabe. Die Gabe von Norfloxazin (400 mg/Tag) hat sich in mehreren Untersuchungen als diesbezüglich wirksam erwiesen, Gleiches gilt für eine Behandlung mit Trimethoprim/Sulfamethoxazol und schließlich mit Ciprofloxazin (750 mg einmal wöchentlich) (Übersicht bei Schölmerich 2000). Verschiedene Kosten-Nutzen-Analysen haben gezeigt, dass eine Rezidivprophylaxe auch kosteneffektiv ist (Inadomi u. Sonnenberg 1997).

Eine Primärprophylaxe wurde insbesondere bei Patienten mit erhöhtem Risiko (niedriger Gesamteiweißgehalt im Aszites, Hospitalisierung wegen Blutung oder invasiver Maßnahmen) erprobt. Eine prophylaktische Antibiotikagabe hat dabei die Häufigkeit der SBP vermindern können, und es fand sich ein Trend zur Reduktion der Mortalität. Dabei wurde insbesondere eine Reduktion der durch gramnegative Keime verursachten SBP-Episoden beschrieben (Llovet et al. 1997). Bei Patienten mit akuter Blutung ergab eine Prophylaxe eine Reduktion der Infektionsraten ebenso wie der Mortalität (Pauwels et al. 1996), was auch in Metaanalysen bestätigt wurde (Bernard et al. 1999). Allerdings fand sich eine wesentliche Resistenzentwicklung für E. coli unter einer Norfloxacinprophylaxe. Die unter dieser Prophylaxe aufgetretenen spontanen bakteriellen Peritonitiden zeigten einen Wandel des Erregerspektrums hin zu grampositiven Keimen. Bislang besteht lediglich Konsens, dass Patienten mit Aszites, die auf eine Lebertransplantation warten, eine primäre Prophylaxe erhalten sollten.

Intraabdominelle Abszesse

Definition

Ein Abszess ist die fokale Ansammlung von Eiter im Rahmen einer Lokalinfektion. Im Abdomen wird die Begrenzung des Abszesses meist durch Fibrin und anhängende Viszera gebildet. Die Abszesse können in der Peritonealhöhle, aber auch im Retroperitonealraum lokalisiert sein. In letzterem Fall sind sie weniger gut fokussiert und häufiger diffus ausgebreitet.

Epidemiologie und klinische Bedeutung

Die häufigsten Lokalisationen von Abszessen im Bauchraum sind der rechte und der linke subphrenische Raum, das Becken und der subhepatische Raum. In der Regel sind Abszesse in der Nähe des ursprünglichen Krankheitsprozesses lokalisiert. Ein typisches Beispiel ist der divertikulitische Abszess, bei dem das Mesenterium des Sigma als Barriere fungiert und eine Ausbreitung in die zentrale Peritonealhöhle verhindert. Nutzbare Zahlen zur Häufigkeit von intraabdominellen Abszessen fehlen. Die häufigste Ursache sind vorangegangene chirurgische Eingriffe; zu 2–4 % findet sich ein Abszess. Die Letalität liegt bei 5–20 %. Abszesse, die solide Organe (Leber, Milz) betreffen, werden hier nicht abgehandelt (s. Kapitel 9).

Ätiologie und Pathogenese

Die Mehrzahl intraabdomineller Abszesse bildet sich infolge einer anderen primären intraabdominellen Erkrankung. Dies können Trauma, Perforation, schwere Entzündung oder Infektion eines intraabdominellen Organs sein. Eine separate Gruppe stellen Abszesse infolge Anastomoseninsuffizienz nach Operationen dar. Die Abkapselung in einem begrenzten Raum und das interne Milieu des Abszesses (z. B. niedriger pH-Wert, vermindertes Oxidationspotenzial) schalten Abwehrmechanismen innerhalb des Abszesses aus und führen zu dessen Persistenz. Die häufigsten Bakterien, die in intraabdominellen Abszessen gefunden werden, sind E. coli, Enterokokken, Klebsiella, Enterobacter, Proteus, Bacteroides fragilis, anaerobe Kokken und Clostridien. Bei immunsupprimierten Patienten finden sich auch Pseudomonas aeruginosa, Serratia marcescens und Candida albicans.

Klinisches Bild

Anamnese und Befund. Die häufigsten Symptome eines intraabdominellen Abszesses sind Schüttelfrost und Fieber, das in der Regel intermittierend mit Spitzen bis zu 40 °C auftritt. Ileus und abdominelle Distension werden fast immer gefunden, häufige Beschwerden sind Appetitlosigkeit, Völlegefühl und gelegentlich Übelkeit und Erbrechen. Schmerzen äußern sich in der Regel lokalisiert in der Abszessregion, dies ist postoperativ aber oft schwierig festzustellen. Bei subphrenischen Abszessen finden sich zusätzlich Schmerzen, die in die Schulter ausstrahlen. Patienten mit intraabdominellen Abszessen erscheinen üblicherweise klinisch schwer krank und weisen systemische Zeichen, wie Tachykardie und Tachypnoe, auf. Selten findet sich ein abdomenfernes isoliertes Organversagen (ARDS, Nierenversagen usw.) als Initialsymptom. Darmgeräusche sind oft vermindert auskultierbar, es zeigen sich ein meist lokalisierbarer Druckschmerz und, je nach Lokalisation, weitere Zeichen – wie Zwerchfellhochstand bei subphrenischem Abszess, Psoasschmerz bei dem Psoas aufgelagerten Abszessen, Schmerzen bei der rektalen Untersuchung bei perityphilitischem Abszess.

Diagnose

Typisch sind eine **Leukozytose** mit Werten zwischen 15 000 und 30 000/μl und eine Konzentrationserhöhung des **C-reaktiven Proteins**. Je nach initialer Organstörung können weitere auffällige Laborbefunde – z. B. erhöhte Konzentration der alkalischen Phosphatase bei Affektionen der Gallenwege, erhöhte Lipase- oder Amylasewerte bei Pankreaserkrankungen – hinzutreten. Die Entwicklung moderner bildgebender Verfahren – wie Ultraschall, Computertomographie und zuletzt auch Kernspintomographie – haben Diagnose und Therapie intraabdomineller Abszesse wesentlich vereinfacht (Strotzer et al. 1998). Die Computertomographie vermag intraabdominelle Abszesse mit einer Treffsicherheit von 95 % zu diagnostizieren. Es findet sich meist eine runde, ovale oder bikonvexe Raumforderung mit niedriger Dichte und homogener Erscheinungsform (Abb. 10.2). Bei 1/3 der Fälle finden sich Gaseinschlüsse, die entweder durch Bakterien produziert werden oder durch eine Darmperforation entstanden sind. Die Sonographie ist der Computertomographie unterlegen, hat aber eine weitere Verbreitung gefunden und kann in verschiedenen Situationen leichter eingesetzt werden. Sie sollte initial angewandt werden, auch wenn die Treffsicherheit etwas geringer ist. Bei positivem Befund lassen sich weitere Untersuchungen vermeiden. Früher häufiger angewandte nuklearmedizinische Verfahren, die mit verschiedenen Methoden markierte Leukozyten verwenden, sind gelegentlich hilfreich, wenn sich ein klinisch vermuteter Abszess mit anderen bildgebenden Verfahren nicht nachweisen lässt (Schölmerich et al. 1988). Zum Abszessnachweis hat sich die Anwendung von Indi-

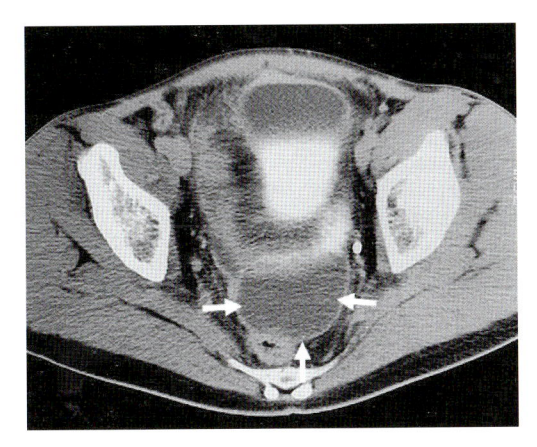

Abb. 10.2 Computertomographische Darstellung eines Abszesses bei Morbus Crohn.

um-111 als optimal erwiesen, da hier auch Spataufnahmen erfolgen können (Datz 1996).

Therapie und Prävention

Antibiotikatherapie, Drainage. Die Behandlung intraabdomineller Abszesse wird im Wesentlichen durch deren Ursache, die Lokalisation, das Ausmaß und die Gegenwart zusätzlicher intraabdomineller Erkrankungen bestimmt. Grundsätzlich muss jeder Abszess in adäquater Weise drainiert und müssen Antibiotika verabreicht werden. Vor allem ist die Ursache zu klären und primär oder sekundär zu beseitigen. Die Antibiotikatherapie wird in ähnlicher Weise wie bei der sekundären Peritonitis durchgeführt (siehe oben), da es sich in der Regel um die gleichen Erreger handelt. Vor Einführung einer operativen Therapie lag die Letalität intraabdomineller Abszesse bei 90 % (Wittmann 1990), wobei meist eine Sepsis Todesursache war. Die alleinige Antibiotikatherapie hatte nur einen geringen Einfluss auf die Sterblichkeit. Die mittlerweile niedrigere Letalität wird im Wesentlichen durch die Möglichkeiten der Intensivtherapie und durch die perkutanen Drainagetechniken, die heute als Routinemaßnahmen etabliert sind, gewährleistet (Fulcher u. Turner 1996). Eine perkutane Aspiration mit anschließender Spülung ohne Dauerdrainage hat sich ebenfalls bei bestimmten Patienten bewährt (Wroblicka u. Kuligowska 1998). Sowohl Sonographie als auch Computertomographie sind geeignet, die Platzierung der perkutanen Drainage zu steuern. Eine chirurgische Drainage ist nur bei 10 % der Patienten noch erforderlich, wenn die perkutane Drainage nicht gelingt. Häufig wird allerdings nach perkutaner Abszessdrainage und Identifikation der Ursache, beispielsweise durch eine Fisteldarstellung, ein elektiver Eingriff nötig.

Besondere Lokalisationen. Subdiaphragmatische Abszesse sind auf der linken Seite meist mit einer Splenektomie, einer Magenperforation oder einer akuten Pankreatitis und auf der rechten Seite meist mit Gallenwegserkrankungen assoziiert. Sie lassen sich in der Regel durch eine perkutane Drainage ohne folgende Operation behandeln. Schlingenabszesse liegen in der Regel unterhalb des Mesenteriums des Colon transversum und können zahlreiche Dünndarmschlingen involvieren. Sie sind oft multilokulär und entstehen infolge einer diffusen Peritonitis nach Perforation des Dünndarms. Hier sind oft operative Maßnahmen erforderlich. Beckenabszesse sind meist durch eine perforierte Appendix, eine Divertikulitis oder gynäkologische Erkrankungen bedingt und können auch bei Morbus Crohn gehäuft auftreten. Initial ist meist eine perkutane Drainage ausreichend, die Ursache wird später elektiv angegangen.

Therapiekontrolle. Eine Therapiekontrolle nach perkutaner Drainage lässt sich durch bildgebende Verfahren, insbesondere durch eine Kontrastmitteldarstellung der Abszesshöhle, erreichen. Gleichzeitig ist der Nachweis des Rückgangs klinischer Beschwerden sowie der laborchemischen und hämatologischen Entzündungszeichen zur Kontrolle ausreichend.

Prognose. Angesichts der leichteren Erkennung durch die heutigen Schnittbildverfahren (Abb. 10.2) und der wenig belastenden therapeutischen Ansätze, insbesondere der perkutanen Drainageverfahren, hat sich die Letalität der intraabdominellen Abszesse drastisch vermindert. Sie ist heute im Wesentlichen von der Grunderkrankung und nicht mehr von der Komplikation des Abszesses abhängig.

Prävention. Bezüglich der Prophylaxe gelten die gleichen Aspekte wie bei der sekundären Peritonitis (siehe oben).

Literatur

Aroyo V, Navasa M, Rimola A. Spontaneous bacterial peritonitis in liver cirrhosis: treatment and prophylaxis. Infection. 1994;22 (Suppl 3):S167–75.

Bernard B, Grange JD, Khac EN, Amiot X, Opolon P, Poynard T. Antibiotic prophylaxis for the prevention of bacterial infections in cirrhotic patients with gastrointestinal bleeding: meta-analysis. Hepatology. 1999;29:1655–61.

Boixeda D, De Luis DA, Aller R, De Argila CM. Spontaneous bacterial peritonitis. Clinical and microbiological study of 233 episodes. J Clin Gastroenterol. 1996;23:275–9.

Chu CM, Chang KY, Liaw YF. Prevalence and prognostic significance of bacterascites in cirrhosis with ascites. Dig Dis Sci. 1995;40:561–5.

Cohn DL, Catlin BJ, Peterson KL, Judson FN, Sbarbaro JA. A 62-dose, 6-month therapy for pulmonary and extrapulmonary tuberculosis. A twice-weekly, directly observed, and cost-effective regimen. Ann Intern Med. 1990;112:407–15.

Combs DL, O'Brien RJ, Geiter LJ. USPHS Tuberculosis Short-Course Chemotherapy Trial 21: effectiveness, toxicity, and acceptability. The report of final results. Ann Intern Med. 1990;112:397–406.

Conn HO, Fessel JM. Spontaneous bacterial peritonitis in cirrhosis: variations on a theme. Medicine. 1971;50:161–97.

Conte D, Bolzoni P, Bodini P, et al. Frequency of spontaneous bacterial peritonitis in 265 cirrhotics with ascites. Eur J Gastroenterol Heptatol. 1993;5:41–5.

Datz FL. Abdominal abscess detection: gallium, ^{111}In-, and ^{99m}Tc-labeled leukocytes, and polyclonal and monoclonal antibodies. Semin Nucl Med. 1996;26:51–64.

Fulcher AS, Turner MA. Percutaneous drainage of enteric-related abscesses. Gastroenterologist. 1996;4:276–85.

Golper TA, Brier ME, Bunke M, et al. Risk factors for peritonitis in long-term peritoneal dialysis: the Network 9 peritonitis and catheter survival studies. Academic Subcommittee of the Steering Committee of the network 9 Peritonitis and Catheter Survival Studies. Am J Kidney Dis. 1996;28:428–36.

Hall JC, Heel KA, Papadimitriou JM, Platell C. The pathobiology of peritonitis. Gastroenterology. 1998;114:185–96.

Holzheimer RG, Dralle H. Antibiotic therapy in intra-abdominal infections. A review on randomised clinical trials. Eur J Med Res. 2001;6:277–91.

Inadomi J, Sonnenberg A. Cost-analysis of prophylactic antibiotics in spontaneous bacterial peritonitis. Gastroenterology. 1997;113:1289–94.

Lee PW, Costen PD, Wilson DH, Halsall AK. Pneumoperitoneum in perforated duodenal ulcer disease – a further look. Br J Clin Pract. 1977;31:108–10.

Llovet JM, Rodriguez-Iglesias P, Moitinho E, et al. Spontaneous bacterial peritonitis in patients with cirrhosis undergoing selective intestinal decontamination. A retrospective study of 229 spontaneous bacterial peritonitis episodes. J Hepatol. 1997;26:88–95.

Ortiz J, Soriano G, Coll P, et al. Early microbiologic diagnosis of spontaneous bacterial peritonitis with BacT/ALERT. J Hepatol. 1997;26:839–44.

Pauwels A, Mostefa-Kara N, Debenes B, Degoutte E, Lévy VG. Systemic antibiotic prophylaxis after gastrointestinal hemorrhage in cirrhotic patients with a high risk of infection. Hepatology. 1996;24:802–6.

Rimola A, Salmerón JM, Clemente G, et al. Two different dosages of cefotaxime in the treatment of spontaneous bacterial peritonitis in cirrhosis: results of a prospective, randomized, multicenter study. Hepatology. 1995; 21:674–9.

Runyon BA, McHutchinson JG, Antillon MR, Akriviadis EA, Montan AA. Short-course versus long-course antibiotic treatment of spontaneous bacterial peritonitis: a randomized controlled study of 100 patients. Gastroenterology. 1991;100:1737–42.

Schölmerich J. Spontane bakterielle Peritonitis. In: Huchzermeyer H, Lippert H, Hrsg. Infektionsmedizin in Gastroenterologie und Viszeralchirurgie. Stuttgart: Schattauer; 2000:138–58.

Schölmerich J, Glück T. Spontane bakterielle Peritonitis. Internist. 1998;39:263–71.

Schölmerich J, Schmidt E, Schümichen C, Billman P, Schmidt H, Gerok W. Scintigraphic assessment of bowel involvement and disease activity in Crohn's disease using technetium 99 m-hexamethyl propylene amine oxine as leukocyte label. Gastroenterology. 1988;95:1287–93.

Strotzer M, Manke C, Lock G, Bregenzer N, Schölmerich J, Feuerbach S. Perkutane Abszessdrainage bei Morbus Crohn. Fortschr Röntgenstr. 1998;169:510–4.

Titó L, Rimola A, Ginés P, Llach J, Arroyo V, Rodés J. Recurrence of spontaneous bacterial peritonitis in cirrhosis: frequency and predictive factors. Hepatology. 1988;8: 27–31.

Wacha H. Die Antibiotikatherapie bei der sekundären Peritonitis. CTJ. 1993;2:49–54.

Wittmann DH. Intraabdominal infections – introduction. World J Surg. 1990;14:145–7.

Wittmann DH, Schein M, Condon RE. Management of secondary peritonitis. Ann Surg. 1996;224:10–8.

Wroblicka JT, Kuligowska E. One-step needle aspiration and lavage for the treatment of abdominal abscesses. AJR Am J Roentgenol. 1998;170:1197–203.

11 Infektionen der Niere und der ableitenden Harnwege

W. Graninger

Einführung

Definition/Klassifikation der Harnwegsinfektionen

Definition. Infektionen der Niere und der ableitenden Harnwege entstehen einerseits hämatogen, andererseits von den Harnwegen aszendierend. Infektionen der ableitenden Harnwege können den unteren und den oberen Harntrakt betreffen. Infektionen der unteren Harnwege sind die asymptomatische Bakteriurie, das „urethrale Syndrom", die Zystitis sowie im weiteren Sinne die Prostatitis und die Epydimitis. Infektionen des oberen Harntraktes umfassen die Pyelonephritis sowie Nieren- und perinephritische Abszesse.

Klassifikation. Aufgrund der Anatomie können Harnwegsinfektionen in solche des unteren und des oberen Harntraktes eingeteilt werden. Eine therapieorientierte Klassifikation teilt Harnwegsinfektionen in unkomplizierte und komplizierte Erkrankungen ein (Tabelle 11.1). Die einzige unkomplizierte Harnwegsinfektion ist die Zystitis der nichtschwangeren, erwachsenen Frau. Sie ist die häufigste Harnwegsinfektionen und spricht gut auf eine Therapie an. Komplizierte Harnwegsinfektionen sind per definitionem schwieriger und zudem länger zu behandeln. Diese umfassen Infektionen bei Kindern, Männern und schwangeren Frauen bzw. Infektionen bei strukturellen oder neurologischen Abnormitäten des Urogenitaltraktes.

Tabelle 11.1 Erreger bei unkomplizierten (ECO-Sens-Studie; n = 3278) und komplizierten Harnwegsinfektionen (SENTRY-Studie; n = 2780) sowie nach Nierentransplantation

Erreger	Unkomplizierter Harnwegsinfekt (%)	Komplizierter Harnwegsinfekt (%)	Harnwegsinfektionen innerhalb eines Jahres nach Nierentransplantation (%)
E. coli	77	47	38
P. mirabilis	5	5	–
K. pneumoniae	3	11	8
Andere Enterobacteriaceae	4	7	13
S. saprophyticus	5	–	–
E. faecalis	–	13	27
P. aeruginosa	–	8	7
S. aureus	–	3	1
S. epidermidis	–	2	4
Candida spp.	–	–	2
Andere	6	4	–

Ätiologie und Pathogenese

Schutzmechanismen. Der normale Harntrakt ist keimfrei. Extreme Schwankungen in der Osmolalität, die hohe Harnstoffkonzentration und der niedrige pH-Wert hemmen das Wachstum von Bakterien. Das so genannte Tamm-Horsefall-Protein verhindert zum Teil die Adhäsion von E.-coli-Stämmen. Ein weiterer Schutzmechanismus ist der Spüleffekt des Harnes. Kleine Mengen von Bakterien sind nicht in der Lage zu adhärieren, bleiben im Harn suspendiert und werden bei der Harnentleerung ausgespült. Bei einem größeren Inokulum kann es zur Adhärenz und in der Folge zur Blaseninfektion kommen, vor allem wenn der Erreger so genannte Adhäsionsfaktoren bilden kann. Folgen sind Invasion und Entzündungsreaktion – mit Mobilisation und Transmigration von Granulozyten in das Gewebe. Zu den Abwehrmechanismen zählt ferner die spezifische humorale Immunität. Bei der akuten Pyelonephritis werden lokal Immunglobuline gebildet und sezerniert. Dieses Phänomen kann zur Diagnose der Pyelonephritis mit Hilfe der so genannten „antikörperbeladenen Bakterien", die im Harn mittels Immunfluoreszenz nachgewiesen werden können, genutzt werden. Polymorphkernige Leukozyten können einerseits die Erreger vernichten, andererseits aber auch einen Gewebeschaden im Organ anrichten (z. B. eitrige Pyelonephritis).

Keimaszension. Die meisten Harnwegsinfektionen entstehen durch Keimaszension über die Urethra in die Blase und von dort weiter in die Nieren. Ausgangspunkt der Keimaszension ist in der Regel die Besiedlung der distalen Urethra mit potenziell uropathogenen Keimen Diese stammen meist aus dem Gastrointestinaltrakt („Enterobakterien"). Warum es zur Keimaszension von der Urethra in die Blase kommt, ist jedoch nicht in allen Einzelheiten aufgeklärt. So können z. B. Keime der Gattung Proteus durch ihre Begeißelung und lebhafte Beweglichkeit aktiv in die Blase aufsteigen. Dies trifft jedoch auf die Mehrzahl der uropathogenen Erreger nicht zu. Der Prototyp des uropathogenen Bakteriums, Escherichia coli, besitzt eine besondere Fähigkeit, am Urothel zu haften. Diese wird durch haarartige Pili oder Fimbrien an der Oberfläche vermittelt. Bis zu 400 Pili von 2 μm Länge verleihen den Bakterien ein igelartiges Aussehen. Entsprechend ihrer Reaktion mit spezifischen Antikörpern werden die gewöhnlich vorkommenden Typ-1-Pili von denen mit der Pyelonephritis assoziierten P-Pili unterschieden.

Virulenzfaktoren. Die Pili und ihre spezifischen molekularen Adhäsine bestimmen die Virulenz des Bakteriums. So ist z. B. E.coli Serotyp 06 ein besonders virulenter Erreger. Die Pili wirken als Liganden für genetisch determinierte Glykoproteinrezeptoren des Urothels. Offenbar haben weibliche Individuen mit der Blutgruppe P derartige bakterielle Rezeptoren, die über den HLA-A3-Locus vererbt werden können. Dieses P-Antigen lässt sich bei 34 % der Patientinnen mit wiederholten Harnwegsinfekten, aber nur bei 8 % der Gesunden nachweisen. Bei Mädchen mit rezidivierenden Harnwegsinfekten lassen sich zu 91 % E.coli mit P-Pili („pyelonephritogen"), zu 19 % „zystitogene" E. coli mit Typ-1-Pili, aber nur zu 7 % apathogene E. coli in der Darmflora isolieren. Die Theorie von der genetischen Disposition zu Harnwegsinfekten wird außerdem durch die Tatsache unterstützt, dass Frauen mit negativem Sekretorstatus hinsichtlich des Lewis-Blutgruppen-Antigens häufiger Harnwegsinfektionen aufweisen. Es wurde beobachtet, dass bei Frauen die Bindungsfähigkeit der Epithelzellen für Bakterien in der Proliferationsphase des Menstruationszyklus höher ist als in der Lutealphase. Gleiches gilt auch für die Frühschwangerschaft. Diese veränderte Rezeptivität der Epithelzellen wird durch Östrogene moduliert.

Der hämatogene Infektionsweg ist – abgesehen von Infektionen im Rahmen von Staphylococcus-aureus-, Salmonellen- und Candidainfektionen – umstritten. Der lymphogene Infektionsweg ist zwar theoretisch denkbar, jedoch bis heute nicht erwiesen. Die Infektion des Urothels führt zum Einwandern von Granulozyten, was sich als Pyurie manifestiert.

Prädisponierende Faktoren

Periurethrale Kolonisation, Manipulationen, Reflux. Einen wesentlichen Faktor für das Entstehen von Harnwegsinfektionen stellt die periurethrale Kolonisation dar. Die so genannte „Flitterwochenzystitis" tritt gehäuft nach Geschlechtsverkehr auf, wenn die Urethra mit pathogenen Keimen besiedelt ist. Spermizide (z. B. Non-Oxinol 9) und verschiedene Antibiotika können zu einer vermehrten Kolonisation mit coliformen Bakterien führen. Gut belegt ist ferner die Keimeinschleppung durch Katheterisierung und Manipulationen am Harntrakt. Innerhalb von 48 Stunden führt eine einmalige Katheterisierung in 0,2 %, ein Dauerkatheter mit offenem System in 98 % der Fälle zur Harnwegsinfektion. Ein weiterer prädisponierender Faktor ist der vesikoureterale Reflux. Physiologischerweise wird Reflux von Harn aus der Blase in die Ureteren während der Miktion durch den vesikoureteralen Klappenapparat verhindert. Die häufigsten Ursachen für das Versagen dieses Klappenmechanismus sind angeborene Fehlbildungen, entzündliche Veränderungen im Bereich der Blasenwand und neurogene Blasenstörungen. Bei jeder Miktion werden die Bakterien wegen des dabei ansteigenden intravesikalen Druckes in die Ureteren und in das Nierenbecken gepresst. Ferner wird durch Entzündungen der Harnleiter oder durch Bakterientoxine die Uretermotilität gestört. Ein häufig diagnostizierter röntgenologischer Befund bei der akuten Pyelonephritis ist der weitgestellte, atone Harnleiter. Aus der fehlenden Harnleiterperistaltik resultiert letztlich auch eine obstruktive Komponente, da die aktive Entleerung der terminalen Sammelrohre aufgehoben ist.

Obstruktion, Restharnbildung. Wesentliche prädisponierende Faktoren sind Obstruktionen. Dazu gehören Nephrolithiasis, Stenosen der Ureteren, Tumore, Missbildungen, angeborene und erworbene Hydronephrosen, Descensus vaginae, Prostataadenom und -karzinom sowie neurologische Formen der Harnblasenentleerung. Bei der „neurologischen" Blase und beim ausgeprägten Prostataadenom fehlt der Auswascheffekt des Harnes. Eine inkomplette Entleerung der Blase führt durch Bildung von Restharn zu einer Einschränkung des Verdünnungseffekts bei der Miktion. Im Restharn können sich die Bakterien sowohl durch die verstärkte Adhärenzmöglichkeit an der Mukosa als auch durch den mangelnden Auswascheffekt vermehren. Darüber hinaus erfährt das Hohlsystem der ableitenden Harnwege eine Dilatation mit deutlicher Zunahme des Totraumes, sodass die Zeitdauer des Urinaustausches verlängert ist. Schließlich kommt es zur Aufhebung des Druckgefälles mit konsekutivem Urinstau, im Extremfall bis zur Bowman-Kapsel, wodurch das Aufsteigen der Keime bis in die proximalen Tubulusabschnitte ermöglicht wird.

Steinleiden führen nicht nur zur Obstruktion, sondern unter Umständen auch zu Bakterienwachstum im Stein. Infektionen durch Proteus spp. führen zur Bildung von Infektionssteinen (Struvit-Stein). Das Urothel erfährt durch das Konkrement eine fortwährende Traumatisierung, wie die Mikrohämaturie bei Steinträgern beweist. Dadurch wird der urotheliale Schutz zusätzlich beeinträchtigt.

Begleiterkrankungen/-umstände. Eine Häufung von Pyelonephritiden wird während der Gravidität sowie bei Diabetes mellitus, Gicht und Analgetikaabusus gesehen. Bereits ab dem 3. Monat der Schwangerschaft erfahren das Nierenhohlraumsystem und die Harnleiter eine zunehmende Dilatation mit Abnahme der Ureterperistaltik. Diese progesteronabhängigen Veränderungen können zur Stase des Harnflusses beitragen. Bei Diabetes mellitus ist nicht klar, ob das gehäufte Auftreten einer Pyelonephritis durch eine Beeinträchtigung immunologischer Abwehrmechanismen oder das häufige Vorliegen einer Polyneuropathie, die zur Veränderung der Urodynamik führt, verursacht ist. Eine Korrelation von Infektionen zum Ausmaß der Glukosurie konnte nicht nachgewiesen werden.

Diagnose

Urindiagnostik. Für die genaue Urindiagnostik eignet sich der frisch gelassene Harn, der im optimalen Fall nach 2–4 Stunden Verweildauer in der Blase gewonnen wird. Bei der akuten Zystitis ist eine normierte Verweildauer of nicht möglich. Makroskopisch ist der Harn meist trüb und übelriechend. Die Diagnose einer Harnwegsinfektion erfordert den Nachweis einer „signifikanten Bakteriurie" (mindestens 10^5 Keime pro Milliliter) in Kombination mit entsprechenden Entzündungsreaktionen und Symptomen wie Dysurie oder Pollakisurie. Der fehlende Nachweis einer signifikanten Bakteriurie bei Dysurie lässt an ein akutes Urethralsyndrom denken. Die Standarddiagnose erfolgt aus dem so genannten Mittelstrahlharn (Clear-Catch-Midstream-Urin, 2-Gläser-Probe).

> **Sammlung des Urins**
> Zeitpunkt der Urinsammlung:
> ▶ Spontanurin: Der Urin wird zu einem beliebigen Zeitpunkt gewonnen – nur für Notfalluntersuchungen geeignet.
> ▶ Morgenurin: Man unterscheidet zwischen dem ersten Morgenurin, der dem während der Nacht produzierten Urin entspricht, und dem so genannten zweiten Morgenurin. Es ist zu bedenken, dass Zellen und Zylinder über Nacht bereits aufgelöst werden können. Für den zweiten Morgenurin wird die Harnblase am Morgen entleert, nach einem bestimmten Zeitintervall (optimal nach 4 Stunden) wird die Urinprobe zur Untersuchung gewonnen.

Technik der Urinsammlung:
- Mittelstrahlurin: Reinigung des äußeren Genitale (keine Desinfektionsmittel, Spreizen der Labien bzw. Zurückziehen des Präputiums), erste Urinportion in Becher, zweite Portion in einem sterilen Behälter sammeln, ohne dabei den Urinstrahl zu unterbrechen. Die erste Portion ist nur bei Verdacht auf Urethritis zu untersuchen. Bei Verdacht auf Prostatitis wird nach den ersten beiden Portionen eine dritte gewonnen, nachdem die Prostata digital massiert wurde.
- Blasenkatheterurin: Entnahme des Urins über einen in die Harnblase eingelegten Katheter, bei Dauerkatheter diesen 4 Stunden vorher abklemmen, dann in 2 Behälter (siehe oben) aufteilen, Harnkultur aus dem zweiten Behälter anlegen.
- Blasenpunktion: Voraussetzung für eine gefahrlose suprapubische Punktion ist eine gut gefüllte Harnblase. Urin, der durch eine Blasenpunktion gewonnen wurde, ist wegen der sterilen Entnahmebedingungen vor allem zum Nachweis einer Bakteriurie geeignet.

Die Urinanalyse mittels Streifentest ist eine Basisuntersuchung. War früher die fehlende mikroskopische Untersuchung des Harnsediments ein Kunstfehler, hat sich heute weitgehend die Diagnostik mittels Harnstreifens durchgesetzt. Papierstreifentests sind jedoch für die Diagnose der Harnwegsinfektion nur von eingeschränktem Wert, da sowohl der Nachweis von Nitrit als auch derjenige der Granulozytenesterase eine niedrige Sensitivität aufweist. Der Streifentest mit dem Testfeld für Granulozytenesterase hat eine Sensitivität von 75 % bei einer Spezifität von 94 %. Der positive prädiktive Wert des Esterasetests beträgt 50 %, der negative prädiktive Wert 92 %. Der Nitrittest hat eine Sensitivität von 35–85 % und eine Spezifität von 92–100 %. Falsch-negative Resultate sind nicht selten und können aus der Präsenz von Bakterien, die keine Nitratreduktase bilden – wie Staphylococcus, Enterococcus und Pseudomonas –, resultieren. Umgekehrt kann jedoch z. B. bei Infektionen durch E. coli ein zu niedriger Nitritspiegel in der Nahrung für eine falsch-negative Reaktion verantwortlich sein. Falsch positive Nitritreaktionen können durch hohen Nitritgehalt in der Nahrung (Pökelsalz) bedingt sein.

Mikroskopische Untersuchung. Eine mäßiggradige Proteinurie ist bei Pyelonephritis häufig. Bei einer Ausscheidung von mehr als 3 g Protein im 24-Stunden-Sammelharn muss an eine glomeruläre Erkrankung gedacht werden. Der Nachweis von Blut im Harn mittels Streifentest lässt an Harnleitersteine denken. Ein hoher pH-Wert tritt bei Infektionen durch Proteus mirabilis auf. Sämtliche Teststreifen sind jedoch der mikroskopischen Untersuchung des Harnsediments unterlegen. Bei der mikroskopischen Beurteilung des Sediments kann das Vorliegen zahlreicher Epithelien als Hinweis auf eine Kontamination der Probe gewertet werden. Finden sich granulierte Zylinder, spricht dies für das Vorliegen einer oberen Harnwegsinfektion. Es handelt sich dabei um Ausgussformen des tubulären Apparats, bestehend aus dem tubulär ausgeschiedenen Tamm-Horsefall-Protein und Leukozyten. Üblicherweise werden bei entzündlichen Veränderungen der oberen und unteren Harnwege zahlreiche Leukozyten und manchmal Leukozytenzylinder gefunden. Eine Pyurie ist als Vorliegen von 10 oder mehr Granulozyten pro Gesichtsfeld im Sediment bei 400facher Vergrößerung definiert. Die quantitative Auszählung der Leukozyten im so genannten „4-Stunden-Harn" ist bei rezidivierenden Harnwegsinfektionen von Wert, wird aber aufgrund des zeitlichen Aufwandes im Labor heute selten angewandt (so genannter Addis-Count; Normalwert: weniger als 200 000 Leukozyten pro Stunde).

Mikrobiologie – die „signifikante Bakteriurie"

Kultur. Der Harn sollte frisch untersucht oder bis zur Untersuchung gekühlt und verschlossen aufbewahrt werden, um kontaminierende Bakterien am Wachstum zu hindern. Als Standardmethode zum Erregernachweis gilt die Kultur des Mittelstrahlharnes. Die Bestimmung der Keimzahl erfolgt heute überwiegend durch Eintauchnährböden. Besser ist aber das quantitative Ausplattieren auf CLED-Agar geeignet. Bei letzterem kann durch Automatisierung des Verfahrens der zeitliche und materielle Aufwand wesentlich eingeschränkt werden. Die Standardschwelle für die signifikante Bakteriurie wurde mit 10^5 oder mehr Organismen pro Milliliter Urin definiert, um Kontamination und Infektion voneinander zu trennen.

Mikrobiologischer Nachweis der Bakteriurie
- Harnsediment
- Eintauchnährboden
- Identifizierung und Quantifizierung durch Ausplattieren auf CLED-Agar

„Signifikante Bakteriurie" bedeutet mehr als 10 000 Bakterien pro Milliliter Harn. Der Begriff wurde eingeführt, um eine (wahrscheinliche) Infektion von einer (urethralen) Kontamination abzugrenzen.

Mögliche diagnostische Probleme. Bei entsprechender Symptomatik kann jedoch auch eine geringere, „nichtsignifikante" Bakterienanzahl für den Harnwegsinfekt verantwortlich sein, vor allem dann, wenn der Erreger wiederholt nachweisbar ist. Bis zu 1/3 der Harnwegsinfekte können bei den strikten Kriterien der signifikanten Bakteriurie (10^5 Bakterien pro Milliliter) nicht erkannt werden. Falsch-niedrige Keimzahlen treten nach antimikrobieller Anbehandlung des Patienten oder durch im Übermaß vorhandenes Desinfektionsmittel am äußeren Genitale auf. Auch bei zu kurzer Verweildauer des Urins in der Blase können falsch-niedrige Keimzahlen nachgewiesen werden. Bei 95 % der Harnwegsinfekte ist eine einzelne Keimart bei einer Keimzahl von mindestens 10^5 Erreger pro Milliliter für die Infektion verantwortlich. Ein polymikrobielles Wachstum bei Harnkulturen lässt eine Kontamination vermuten; der Test sollte wiederholt werden. Gelegentlich ist trotz korrekt durchgeführter Katheter- oder Mittelstrahluringewinnung eine Unterscheidung zwischen Kontamination und Infektion auch bei wiederholter Anlage von Kulturen nicht möglich. In diesen Fällen bietet die suprapubische Blasenpunktion einen sicheren Weg, um nichtkontaminierten Urin zu gewinnen. Die Keimzahlen sind bei Blasenpunktionen sehr gering, wenn die Patienten vorher reichlich Flüssigkeit zu sich genommen haben. Doch ist hier jeglicher Keimnachweis pathologisch, weil der so gewonnene Urin steril sein sollte.

Infektlokalisation

Hinsichtlich Konsequenzen und Therapiedauer ist die Abgrenzung zwischen oberem und unterem Harnwegsinfekt mit Hilfe einer Harnprobe oft versucht worden. Ein Ansatz war der immunfluoreszenzoptische Nachweis von antikörperbeladenen Bakterien im Harn bei Pyelonephritis. Theoretisch funktioniert dieser Test auch, ist aber in der Praxis schwer durchführbar. Eine weitere Differenzierung zwischen oberem und unterem Harnwegsinfekt erfolgt mit dem „Blasenauswaschtest"; hier wird die Blase nach Anlage eines Katheters durch Instillation eines Antibiotikums, z. B. Gentamicin, „keimfrei" gemacht und in der Folge mit destilliertem Wasser ausgewaschen. Nachfolgend wird der Harn gesammelt; ein positiver Keimnachweis deutet auf eine Pyelonephritis hin. Die Untersuchung nimmt jedoch 3–4 Stunden in Anspruch und gilt für die Routinediagnostik als nicht praktikabel. An einfachsten ist die Bestimmung der Akutphaseproteine im Blut – wie Fibrinogen, C-reaktives Protein oder Serumamyloid. Erhöhte Werte sprechen für eine Nierenbeteiligung. An letzter Stelle in der Diagnostik renaler Infektionen steht aufgrund der Belastung des Patienten und der möglichen Komplikationen die Nierenbiopsie. Ihr Wert liegt überwiegend in der Abgrenzung der chronischen Pyelonephritis mit beginnender Niereninsuffizienz von der chronischen Glomerulonephritis sowie in dem Nachweis von Erkrankungskombinationen, wie diabetischer Glomerulosklerose und Pyelonephritis. Wegen des häufig herdförmigen Befalls der Nieren ist die computertomographisch gesteuerte Biopsie sinnvoll.

Infektionen des Nierenparenchyms – Pyelonephritis und Nierenabszess

▪ Definition und Pathogenese

Infektionen des Nierenparenchyms werden meist durch Bakterien, selten durch Sprosspilze oder Viren hervorgerufen. Die häufigste Infektion der Niere ist die Pyelonephritis, bei der es durch bakterielle Erreger, ausgehend von der Mukosa zu einer eitrigen interstitiellen Nephritis kommt. Zwei Drittel der Nierenabszesse entstehen als Folge einer Pyelonephritis, 1/3 sind hämatogen bedingt. In ersterem Fall sind die Erreger Enterobacteriaceae, in zweiterem meist S. aureus. Nierenabszesse können unter Bildung eines perinephritischen Abszesses rupturieren.

▪ Klinisches Bild

Bei der Pyelonephritis finden sich Rücken- oder Flankenschmerzen, hohes Fieber, Abgeschlagenheit, Frösteln und Schüttelfrost. Häufig klagt der Patient auch über Übelkeit und Erbrechen, manchmal bestehen zudem Pollakisurie und Dysurie. Der Patient berichtet über übel- oder fauligriechenden, trüben Urin. Das Nierenlager kann klopfschmerzhaft sein. Abdominelle Beschwerden mit Schmerzen und Erbrechen bis hin zum paralytischen Ileus sind möglich. Die chronisch-rezidivierende Pyelonephritis beginnt meist schleichend ohne auffällige klinische Symptomatik, bis sie z. B. anlässlich einer Hypertonieabklärung entdeckt wird. Bei der klinischen Symptomatik weisen Müdigkeit, Kopfschmerzen und Anämie allgemein auf einen chronischen Infekt hin. Die auf eine Nierenerkrankung hindeutenden Symptome der „schwachen" Blase, des vermehrten Durstes, der Pollakisurie und der Dysurie werden oft bagatellisiert.

Beim Nierenabszess ist die Symptomatik oft unspezifisch, sodass die Aufnahme üblicherweise unter der Diagnose „Fieber ungeklärter Genese" erfolgt. In manchen Fällen liegt allerdings ein hochfieberhaftes, septisches Krankheitsbild mit Schüttelfrost und Appetitlosigkeit vor. Die Intensität des Klopfschmerzes im Nierenlager reicht von diskret bis stark ausgeprägt. Während in der Regel bei der akuten Pyelonephritis die Symptome nicht länger als 5 Tage bestehen, bis der Patient zur stationären Aufnahme kommt, wird beim Nierenabszess eine längere Anamnese angegeben. Durchschnittlich dauert die febrile Periode nach Behandlungsbeginn bei der akuten Pyelonephritis 2 Tage, beim Nierenabszess aber länger als 7 Tage an. In vielen Fällen treten eine deutliche Besserung und eine Normalisierung erst nach chirurgischer Intervention (Drainage) ein. Die Harnkultur ist beim Nierenabszess oft steril.

Diagnose, Differenzialdiagnose

Wesentliche Maßnahme bei der körperlichen Untersuchung der Niere hinsichtlich einer Pyelonephritis ist die Prüfung auf Druck- und Klopfschmerzen im Nierenlager (bezüglich Harnuntersuchung siehe oben). Blutkulturen können hilfreich sein. Zur Untersuchung sollte Harn nach einer Verweildauer in der Blase von 2–4 Stunden verwendet werden, um Bakteriurie und Leukozyturie besser quantifizieren zu können. Die Diagnose wird durch systemische Entzündungszeichen, wie Leukozytose und Konzentrationsanstieg des C-reaktiven Proteins im Blut, erhärtet.

Differenzialdiagnostisch kommen Tumoren der Niere in Betracht, die aber selten mit deutlichen serologischen Entzündungszeichen einhergehen.

Sonographie und radiologische Methoden

Die sonographische Untersuchung der Nieren und der ableitenden Harnwege kann die Frage von Obstruktionen, z. B. einer Hydronephrose, klären. Unverzichtbar ist die Sonographie auch bei der Steindiagnostik. Bei Pyelonephritis findet sich sonographisch eine große Niere mit geschwollenem Parenchym und echoarmen Markpyramiden. Das Vorliegen von Nierenabszessen kann sonographisch verifiziert oder ausgeschlossen werden. Radiologische Methoden – wie intravenöse Pyelographie, Computertomographie und Miktionszysturethrogramm nach Rücksprache mit dem Urologen – erlauben weitere Aufschlüsse über Obstruktionen und Refluxmechanismen, insbesondere im Vorfeld einer möglichen Operation. Die Verwendung von Kontrastmitteln kann zu Problemen mit der Nierenfunktion oder zu Hypersensitivitätsreaktionen führen und sollte daher besonders sorgfältig überlegt werden.

Therapie

Nach Anlage einer Harnkultur (eventuell auch Blutkultur) erfolgt der Behandlungsbeginn mit einer kalkulierten Therapie mit β-Laktamen oder Chinolonen (Tabelle 11.2), die nach Eintreffen der Resistenzbestimmung korrigiert werden kann. Die akute Pyelonephritis erfordert in der Regel initial eine parenterale Antibiotikagabe. Nach Abfiebern (üblicherweise nach 24–48 Stunden) kann eine orale Weiterbehandlung erfolgen. Substanzen mit geringer Gewebekonzentration im Nierenparenchym,

Tabelle 11.2 Parenterale Therapie bei akuter Pyelonephritis

Antibiotika	Dosierung
Amoxicillin/Clavulanat	2 × 1,2–2,2 g
Cefuroxim	2 × 1,5–3 g
Cefotaxim	2 × 1–2 g
Ceftriaxon	1 × 1–2 g
Cefepim	2 × 1–2 g
Aztreonam (bei Penicillin-/Cephalosporinallergie)	2 × 1–2 g
Ciprofloxacin	2 × 0,2–0,4 g
Levofloxacin	1 × 0,5 g

wie z. B. Nitrofurantoin, sollten bei akuter Pyelonephritis nicht verwendet werden. Etwa gleichzeitig mit der Erkenntnis, dass offenbar für viele Jahre eine erhebliche Übertherapie unkomplizierter Harnwegsinfekte betrieben wurde, stellte sich heraus, dass die früher empfohlene Behandlungsdauer von 10–14 Tagen für viele Fälle einer Pyelonephritis zu kurz ist. Besonders bei chronischer Pyelonephritis scheint eine Therapiedauer von 6 Wochen bis zu 3 Monaten notwendig zu sein.

Operative Maßnahmen

Operative Maßnahmen sind dann notwendig, wenn Abflussbehinderungen vorliegen. Bei jedem kritischen Fall kann die sofortige Entlastung des Nierenbeckenhohlsystems durch eine perkutane transrenale Nierenfistel, die heute ultraschallgesteuert angelegt wird, erzielt werden. Zusätzlich lässt sich die Entlastung des Harnleiters durch retrograde, aber auch durch antegrade Schienung bewerkstelligen. Eine Pyelonephritis stellt eine Indikation zur Steinentfernung dar. Jedes noch so kleine Restkonkrement stellt sowohl einen neuen Kristallisationskern als auch eine Keimniststelle dar und ist somit Ausgangspunkt für einen Rezidivstein. Patienten mit infizierten Nierensteinen, die operativ nicht eliminiert werden können, weisen immer wieder rezidivierende Fieberschübe auf. Hier ist eine lang andauernde Therapie notwendig. Dadurch kann die schwelende Infektion, insbesondere bei Unmöglichkeit einer Sanierung struktureller Defekte, unterdrückt werden. Es ist jedoch nach Absetzten prompt mit einem Rezidiv zu rechnen. Das Erregerspektrum wechselt oft – es reicht von E. coli bis zu multiresistenten Erregern, wie Pseudomonas spp. oder Klebsiella spp. Die Bedeutung operativer Maßnahmen beim vesikoureteralen Reflux ist nicht klar definiert. Eine Indikation zur operativen Lösung besteht dann, wenn anatomisch eindeutige Verhältnisse, wie zum Beispiel Hufeisenostien, vorliegen und innerhalb eines Beobachtungszeitraumes von 6–12 Monaten mittels Bestimmung der Kreatinin-Clearance ein signifikanter Funktionsverlust nachgewiesen wird. Nach allen urologischen Eingriffen sollte auf postoperative Harnwegsinfektionen geachtet werden.

Kriterien des Behandlungserfolgs

Abfiebern sowie Nachlassen des Nierenklopfschmerzes, der Dysurie und der Pollakisurie sind die wichtigsten klinischen Zeichen für eine erfolgreiche Behandlung. Weitere Parameter sind der Rückgang der Leukozyturie, der Leukozytose und der Entzündungsparameter.

Therapieerfolg. Unter antimikrobieller Therapie muss der Harn steril werden. Als Heilung bezeichnet man normalerweise negative Harnkulturen 2 Wochen nach Beendigung der Therapie. Persistenz bedeutet das Vorhandensein des ursprünglichen Erregers 48 Stunden nach Beginn der Therapie. Ursache dafür kann eine primäre Resistenz des Erregers gegenüber einem Antibiotikum sein, aber auch zu niedrige Konzentrationen der antimikrobiellen Substanz im Harn durch niedrige intestinale Absorption, zu geringe Dosis oder zu geringe Exkretion in den Harn bei chronischem Nierenversagen. Bakterien können im Nierenparenchym, in und an Nierensteinen und in der Prostata persistieren, ohne im Harn diagnostizierbar zu sein. Nach Beendigung der Therapie ist der Erreger prompt wieder nachweisbar. Ein Rezidiv tritt meist 2 Wochen nach Therapieende auf und ist meist mit einer strukturellen Abnormalität des Harntraktes oder einer chronischen bakteriellen Prostatitis vergesellschaftet. Es ist schwierig, ein Rezidiv von einer Reinfektion zu unterscheiden. Dies kann oft nur durch molekularbiologische Charakterisierung erfolgen. Eine Reinfektion ist einfach zu diagnostizieren, wenn ein neuer Keim auftritt. Möglich ist jedoch auch eine Reinfektion mit demselben Serotyp derselben Spezies. Bei Nierenabszessen sind die Kriterien der Heilung die Reduktion des Abszessdurchmessers im Ultraschall- oder computertomographischen Bild sowie die Normalisierung der Konzentration des C-reaktiven Proteins.

**Labordiagnostik
bei Infektionen der ableitenden Harnwege**

Makroskopische Betrachtung
Frisch gelöster, noch körperwarmer Urin ist in der Regel klar. Trübungen können durch Bakterien und Leukozyten verursacht sein. Auch erhöhte Konzentrationen an Salzen können eine Trübung bewirken – amorphe Urate führen zu einer roten Farbe („Ziegelmehl"); wird der Urin auf 37 °C erwärmt, verschwindet die Trübung, eine Trübung durch Phosphate ist nach Ansäuern nicht mehr sichtbar. Selten können auch Fette für eine Trübung ursächlich sein. Übelriechender Harn spricht für eine Infektion bzw. langes Stehenlassen.

Streifentest

Harnstreifen eintauchen, herausziehen, abstreifen, mit Testfeld vergleichen.
- pH-Wert: Frischer Urin hat einen pH-Wert von 4,5–6. Ein pH-Wert über 8 lässt an zu langes Stehenlassen des Harns denken oder an ureasebildende Erreger (z. B. Proteus mirabilis).
- Nitrit: Verschiedene gramnegative Bakterien (z. B. E. coli) können im Urin vorkommendes Nitrat in Nitrit umwandeln. Die Sensitivität ist gering, da mindestens 10^5 Bakterien pro Milliliter vorhanden sein müssen, der Harn Nitrat enthalten und die Bakterien mindestens 4 Stunden im Urin wirksam sein müssen. Falsch-positive Reaktionen kommen bei langem Stehenlassen eines Urins mit hoher Nitratkonzentration vor, falsch-negative Ergebnisse bei Infektionen durch Staphylokokken, Enterokokken und Pseudomonas aeruginosa.
- Granulozytenesterase: Nachweis von lysierten Granulozyten. Falsch-negative Ergebnisse treten bei Antibiotikatherapie, Hyperbilirubinämie oder hohen Glukosekonzentrationen auf. Falsch-positive Ergebnisse sind durch Peneme, Clavulansäure bzw. Formaldehyd (Konservierungsmittel) bedingt.
- Hämaturie: Falsch-positive Befunde können durch Desinfektionsmittel, falsch-negative Befunde durch z. B. Einnahme von 1 g Ascorbinsäure verursacht sein.

Urinsediment

Die Untersuchung des Sediments muss immer bei Verdacht auf Nierenbeteiligung durchgeführt werden. Durchführung: 10 ml Harn 5 Minuten bei 400 g zentrifugieren, 9,5 ml verwerfen, 1 Tropfen des aufgeschüttelten Sediments auf Objektträger übertragen und mit Deckglas abdecken. Die Betrachtung erfolgt mittels Phasenkontrast oder Interferenzkontrast.
- Zellen: Granulozyten können in der Fuchs-Rosenthal-Kammer in Relation zur Harnmenge gezählt werden. Es ergibt sich ein genauer Wert der Leukozyturie, unabhängig von der Harnmenge. Zahlreiche Epithelien lassen auf eine nicht sachgemäße Harngewinnung schließen.
- Erythrozyten: Im Zusammenhang mit Infektionen der ableitenden Harnwege ist differenzialdiagnostisch an eine Zystitis, eine Prostatitis, eine Tuberkulose und eine Schistosomiasis zu denken.
- Zylinder: Die Matrix aller Zylinder ist das Tamm-Horsefall-Protein. Zellzylinder können auf ein pathologisches Geschehen in der Niere hinweisen. Für eine Pyelonephritis beweisend sind Granulozyten- und Bakterienzylinder.

Akutphaseproteine

Ein erhöhter Wert des C-reaktiven Proteins (CRP) spricht für eine Nierenbeteiligung, bei einer Zystitis ist der CRP-Wert meist normal.

Zystitis und urethrales Syndrom

Definition

Die Zystitis ist eine akute oder chronische Entzündung der Harnblasenmukosa, eventuell mit Beteiligung tieferer Wandschichten, und durch eine Keimzahl von mehr als 10^5 Erregern pro Milliliter Harn gekennzeichnet. Als urethrales Syndrom bezeichnet man ein Krankheitsbild mit Dysurie und Pollakisurie mit geringen Keimzahlen (mehr als 10^2 pro Milliliter).

Epidemiologie und klinische Bedeutung

Die Zystitis gehört zu den häufigsten bakteriellen Infektionen und führt allein in den USA zu 7 Millionen Arztbesuchen pro Jahr. Harnwegsinfektionen sind bei Frauen 30-mal häufiger als bei Männern. Schon ab dem 1. Lebensjahr und im schulpflichtigen Alter überwiegen die Harnwegsinfektionen bei Mädchen; 4–10 % der Schwangeren entwickeln einen Harnwegsinfekt während der Schwangerschaft und weitere 25–30 % postpartal. Nach der Menopause kommt es durch Östrogenmangel zur vermehrten periurethralen Kolonisation mit Enterobakterien sowie zu Gewebeatrophie und Erschlaffung des Beckenboden, was ebenfalls das Risiko für eine Harnwegsinfektion erhöht. Ab dem 50. Lebensjahr ist die Inzidenz der Harnwegsinfektionen bei Frauen und Männern ähnlich, wobei die nun erhöhte Inzidenz bei Männern Erkrankungen der Prostata zuzuschreiben ist.

Ätiologie

Bezüglich des Erregerspektrums ist bei ambulant erworbenen Harnwegsinfektionen Escherichia coli in etwa 70 % der Fälle der häufigste Erreger. Wird die Infektion im Krankenhaus erworben, kommt E. coli immerhin in 50 % der Fälle vor. Daneben gewinnen Keime wie Proteus, Klebsiella, Enterococcus und Pseudomonas spp. an Bedeutung. Bei jüngeren Frauen mit Zystitis bzw. urethralem Syndrom kann häufig Staphylococcus saphrophyticus nachgewiesen werden.

Klinisches Bild

Symptome der akuten Zystitis sind stechende Schmerzen über der Symphyse und am Damm, Brennen beim Wasserlassen (Dysurie), häufiger Harndrang (Pollakisurie) und eventuell eine Hämaturie. Der Harn ist trüb und gelegentlich blutig tingiert. Allgemeines Krankheitsgefühl und Fieber fehlen meistens. Klinisch ist eine Trennung zwischen unterer und oberer Harnwegsinfektion nicht immer möglich. Auch wenn entsprechende Krankheitszeichen fehlen, kann eine Beteiligung der oberen Harnwege vorliegen.

Therapie und Prävention

Harnwegsinfektionen weisen eine hohe Spontanheilungsrate von etwa 15 % auf.

Unspezifische Therapiemaßnahmen

Flüssigkeitszufuhr. Allgemein empfehlenswert ist eine reichliche Flüssigkeitszufuhr (mehr als 1,5 Liter pro Tag). Dadurch werden ein entsprechender Verdünnungseffekt der Bakterien in der Blase erzielt und das logarithmische Bakterienwachstum zurückgedrängt. Umgekehrt ist die ursprüngliche Keimzahl rasch wiederhergestellt, wenn die Flüssigkeitszufuhr zurückgeht, wie z. B. über Nacht. Andererseits kann die überreichliche Flüssigkeitszufuhr auch zu einem erhöhten Risiko des ureteralen Refluxes, zu einer Verdünnung von antibakteriellen Substanzen und zu einer Verhinderung der Ansäuerung führen. Die Aktivität der Granulozyten im stark verdünntem Urin, das heißt bei niedriger Osmolalität, ist stark herabgesetzt, wohingegen hohe Osmolalitäten die Aktivität der Granulozyten nur unwesentlich beeinflussen. Eine überreichliche Flüssigkeitszufuhr (mehr als 2 Liter pro Tag) erscheint daher nicht sinnvoll.

> **Nichtmedikamentöse Behandlung und Rezidivprophylaxe der Zystitis**
> - Ausreichende Trinkmenge (bis zu 2 Liter pro Tag)
> - Vollständige, regelmäßige Entleerung der Blase
> - Ansäuerung des Harns (Methionin, Ascorbinsäure)
> - Miktion nach Geschlechtsverkehr
> - Keine übertriebene Genital-„Hygiene"
> - Wechsel der kontrazeptiven Methode
> - Vermeiden von Unterkühlung

Ansäuerung des Urins. Ein niedriger pH-Wert erhöht die antibakterielle Aktivität. Harnsäuernde Nahrungsmittel sind Fleisch, Fisch und Eier. Pflanzennahrung und Fruchtsäfte führen zu einer Alkalisierung des Harns. Durch Diätumstellungen kann eine Ansäuerung erreicht werden; ob dies sinnvoll ist, bleibt dahingestellt, ist jedoch bei Vegetariern sicherlich ein Thema. Die Ansäuerung des Harns kann auch durch die vermehrte Zufuhr von L-Methionin oder reiner Ascorbinsäure erfolgen. Die Wirkung von Antibiotika kann pH-abhängig sein, so sind Aminoglykoside im basischen Bereich, Nitrofurantoin im sauren Bereich besser wirksam.

Harnanalgetika, wie Phenazopyridinhydrochlorid, wurden früher routinemäßig bei Dysurie verwendet. Da die Behandlung von Infektionen normalerweise rasch zur Symptomfreiheit führt, sind lokale Analgetika heute überholt.

Phytotherapie. Die in Deutschland verbreiteten pflanzlichen Medikamente und Tees wurden nie in randomisiert-kontrollierten Studien auf ihre Wirksamkeit getestet und genügen daher nicht den Anforderungen an eine rationale Pharmakotherapie. Studien zu Moos- und Bakterienextrakten sind nicht von ausreichender Qualität.

Antimikrobielle Therapie

Kurzzeittherapie. Die Therapiedauer beträgt (1) 3 (7) Tage. Voraussetzungen für eine orale Kurzzeittherapie sind eine weniger als 48 Stunden andauernde Symptomatik sowie wenige oder keine vorangegangenen Harnwegsinfekte. Nur dann kann vom Fehlen funktioneller oder anatomischer Obstruktionen ausgegangen, auf eine Differenzierung des Erregers verzichtet und eine antibakterielle Kurzzeittherapie durchgeführt werden.

Einmaltherapie. Unkomplizierte Infektionen der unteren Harnwege bei jungen Frauen können durch eine Einmaltherapie erfolgreich behandelt werden (Tabelle 11.3). Das Konzept der Einmaltherapie mit einer einzigen Dosis („Single Shot") bei Harnwegsinfektionen stellt eine wichtige therapeutische, aber auch diagnostische Neuerung dar. Dabei zeigte sich, dass die Unterteilung in Harnwegsinfektionen, die auf eine Einmaltherapie ansprechen, und solche, die nicht ansprechen, weitgehend identisch ist mit dem Vorliegen einer unteren bzw. oberen Harnwegsinfektion. Das Vorliegen komplizierender Faktoren – wie Stenosen, Restharnbildung, Konkremente, vorausgegangene urologische Eingriffe – sowie die klinischen Anzeichen einer Pyelonephritis stellen absolute Gegenindikationen für eine Einmaltherapie dar. International ist die Einmaltherapie zugunsten der 3-Tages-Therapie verlassen worden. Die Behandlung über 3 Tage zeigt eine höhere Erfolgsrate als die Einmaltherapie.

Kalkulierte Kurzzeittherapie. Für die kalkulierte orale Kurzzeittherapie über 3 Tage werden folgende antimikrobielle Substanzen eingesetzt: Trimethoprim, Amoxicillin, Cephalosporine, Pivmecillinam und Gyrasehemmer (Tabelle 11.4). Amoxicillin und Trimethoprim waren über lange Jahre Mittel der ersten Wahl, allerdings beträgt die Resistenzrate von E. coli als häufigstem Erreger bis zu 30 % (Tabelle 11.5). Daher sind Gyrasehemmer und Cephalosporine als Mittel der ersten Wahl in den Vordergrund getreten. Bei der akuten Zystitis ist normalerweise das Anlegen einer Harnkultur nicht notwendig. Die Therapie erfolgt kalkuliert aufgrund der lokalen Resistenzverhältnisse. Dies erklärt, warum in anderen Ländern z. B. Nitrofurantoin oder Fosfomycin empfohlen werden.

Eine gezielte Therapie der Zystitis mit genauem Keimnachweis wird bei Patienten mit rezidivierenden Harnwegsinfekten und bei jenen, die die Infektion im Krankenhaus erworben haben, als notwendig erachtet. Nach etwa einer Woche sollte eine Erfolgskontrolle mittels Harnkultur durchgeführt werden. Entsprechend der Symptomatik und dem ursächlichen Erreger wird hier die Therapie mit oralen Antibiotika für bis zu 7 Tage durchgeführt (Abb. 11.1).

Tabelle 11.3 Einzeldosistherapie bei der unkomplizierten Zystitis junger Frauen (Self-Start-Therapie)

Antibiotika	Dosierung
Trimethoprim	600 mg
Levofloxacin	500 mg
Fosfomycin	3000 mg

Tabelle 11.4 Dosierung oraler Antibiotika bei akuter unkomplizierter Zystitis

Antibiotika	Dosierung	Therapiedauer (Tage)
Trimethoprim	1 × 300 mg	3
Trimethoprim/Sulfonamid (kein Vorteil gegenüber Trimethoprim allein)	1 × 320/1600 mg	3
Ciprofloxacin	1 × 500 mg	3
Levofloxacin	1 × 250 mg	3
Amoxicillin	2 × 500 mg	3
Cefalexin	2 × 500 mg	3
Pivmecillinam	2 × 400 mg	3
Nitrofurantoin	2 × 100 mg	7

Tabelle 11.5 Häufigkeit und Resistenzsituation der Erreger von außerhalb des Krankenhauses erworbenen Infektionen der ableitenden Harnwege in Europa (Resistenz in Prozent)

Erreger	n	Ampi-cillin	Amoxicillin/ Clavulansäure	Cefa-droxil	Trime-thoprim	Cipro-floxacin	Nitrofu-rantoin	Fosfo-mycin	Genta-micin
E. coli	2478	30	3	2	15	2	1	1	1
P. mirabilis	192	16	1	4	26	2	100	3	2
Klebsiella spp.	97	84	4	3	12	1	100	57	0
Andere Enterobacteriaceae	122	46	21	25	9	1	40	16	1
S. saprophyticus	116	2	2	1	0	0	0	100	4

Beim urethralen Syndrom ist, neben reichlicher Flüssigkeitszufuhr, eine kalkulierte Therapie mit Cefalexin zu empfehlen. Bei Nichtansprechen ist unter Umständen an eine Chlamydieninfektion zu denken.

Reaszensionsprophylaxe

Rückfälle beruhen auf einer Persistenz der Erreger trotz initialem klinischen Therapieerfolg. Sie treten innerhalb von 14 Tagen auf und werden, gegebenenfalls mit einem anderen Medikament der Wahl, für 10 Tage behandelt. Bei einem erneuten Rückfall sollten eine Kultur angelegt und eine Sonographie durchgeführt werden. In über 90 % der Fälle handelt es sich bei rezidivierenden Infekten um Neuinfektionen. Darm- und Vaginalflora bilden hierfür das Erregerreservoir. Neuinfektionen treten nach mehr als 14 Tagen auf und werden wieder mit einer Kurzzeittherapie behandelt; ein Wechsel des Medikaments ist nicht notwendig, da meist ein identischer Keim mit unveränderter Resistenzsituation vorliegt. Frauen mit häufig wiederkehrenden Episoden (ab 3 pro Jahr) sollten einmal, gegebenenfalls durch einen Urologen, auf behandelbare Anomalien der Harnwege hin untersucht werden. Eine Langzeittherapie mit 50 mg Trimethoprim für 6 Monate ist möglich, falls nötig auch für mehrere Jahre. Bei postmenopausalen Frauen mit rezidivierenden Harnwegsinfekten sollte eine Östrogensubstitution eingeleitet werden.

Asymptomatische Bakteriurie

Die asymptomatische Bakteriurie bei nichtschwangeren Patienten stellt ein diagnostisches und therapeutisches Dilemma dar. Es bestehen oft keinerlei Symptome. Bei der Harnanalyse finden sich zwar mehr als 10^5 Bakterien pro Milliliter, es fehlt jedoch die Pyurie. Bei folgenden Patientengruppen erscheint eine Antibiotikatherapie bei asymptomatischer Bakteriurie sinnvoll: Patienten mit Diabetes

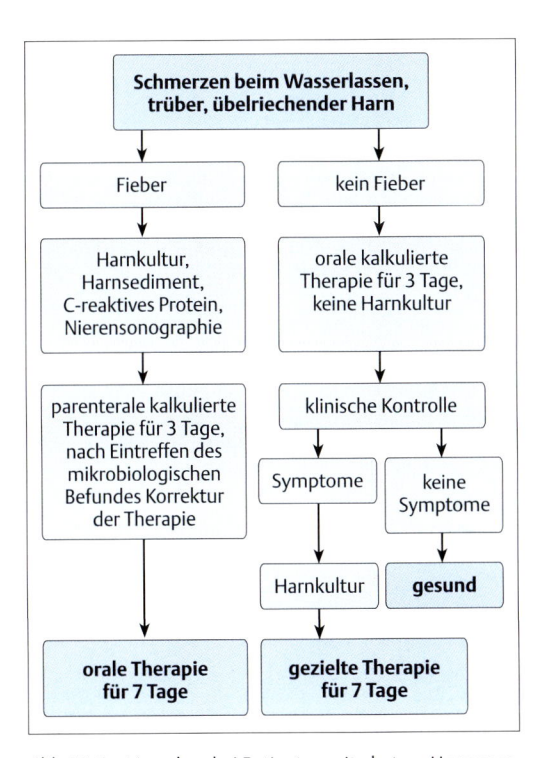

Abb. 11.1 Vorgehen bei Patienten mit akutem Harnwegsinfekt.

mellitus, künstlichen Gelenken und Herzklappen, Immunsuppression durch Steroide oder Chemotherapie, bei Nierentransplantierten oder Patienten mit Nierenfunktionsstörungen. Eine asymptomatische Bakteriurie tritt bei 7 % der Schwangeren auf, davon entwickeln bei Nichtbehandlung bis zu 30 % eine akute Pyelonephritis. Die häufigsten Erreger sind E. coli, selten Klebsiella pneumoniae, Proteus mirabilis und Enterococcus faecalis. Amoxicillin war das Mittel der Wahl und ist jetzt abgelöst durch Cefalexin und Pivmecillinam. Andere infrage kommende Antibiotika sind Nitrofurantoin und Sulfonamide. Diese dürfen im letzten Trimester jedoch nicht verwendet werden. Die Behandlungsdauer beträgt 7 Tage. Eine Harnkultur sollte eine Woche nach der Behandlung angelegt und alle 4–6 Wochen bis zur Geburt wiederholt werden.

Blasenkatheterassoziierte Infektionen

Epidemiologie und klinische Bedeutung

Harnwegsinfektionen sind die häufigsten nosokomialen Infektionen und meist mit einem Blasenkatheter vergesellschaftet. Sie stellen 40 % aller nosokomialen Infektionen dar. Bei Kurzzeitkatheterisierung beträgt die Infektionsrate 5 % pro Tag. Bei Dauerkatheterträgern erreicht die Prävalenz der Bakteriurie 100 %. Bei Patienten mit neurogener Blasenstörung und intermittierender Katheterisierung beträgt die Infektionsrate 4 pro 100 Patiententage. Die meisten katheterassoziierten Infektionen sind asymptomatisch, können jedoch bei 2–4 % aller Patienten zur Urosepsis führen.

Ätiologie und Pathogenese

Normalerweise ist die Entleerung der Blase ein wesentlicher Faktor zur Verhinderung der Kolonisation und nachfolgender Infektion. Bei Obstruktionen, Restharnbildung und Vorliegen von Fremdkörpern kann dieser Mechanismus empfindlich gestört werden. Fremdkörper im Harntrakt, wie z. B. ein Dauerkatheter oder auch ein Urethrastent oder ein Nephrostomiekatheter, werden üblicherweise mit einem Biofilm überzogen, der eine geschützte Umgebung für Bakterien darstellt und sie so der körpereigenen Abwehr und der Wirkung von Antibiotika entzieht. Die Infektion bei einem Dauerkatheter kann entweder aszendierend über das Lumen des Katheters erfolgen oder auch über die Grenzschicht zwischen Katheter und Schleimhaut.

Mikrobiologischer Befund. Das Spektrum der Erreger bei katheterassoziierten Infektionen ist wesentlich heterogener als bei Zystitiden oder Pyelonephritiden. Zwar ist E. coli auch hier der wichtigste Keim, aber beeinflusst durch die antimikrobielle Therapie kommen auch andere Enterobakterien, Pseudomonas aeruginosa, Enterokokken und Staphylokokken vor. Ureaseproduzierende Bakterien, wie z. B. Proteus mirabilis oder Morganella morganii, erzeugen eine alkalische Umgebung, die wesentlich zur Enkrustation des Dauerkatheters beitragen kann.

Klinisches Bild

Die Symptomatik ist meist äußerst spärlich; erst wenn eine Infektion parenchymatöse Organe, wie Niere oder Prostata, erreicht, kommt es zur systemischen Manifestation mit Fieber und Schmerzen. Letztendlich können auch Bakteriämie und Sepsis auftreten.

Diagnose

Harnproben für die bakterielle Kultur sollten nach 4-stündigem Abklemmen des Katheters gewonnen werden, mit nachfolgender Aufteilung des Harns auf 2 Proben, wobei die Kultur aus der zweiten Harnprobe angefertigt wird. Wichtig ist hier die Untersuchung des Sediments, um z. B. durch Leukozytenzylinder eine renale Beteiligung festzustellen. Zur Frage einer eventuellen Nierenbeteiligung ist auch die Bestimmung des CRP-Wertes im Blut geeignet.

Therapie und Prävention

Die erste therapeutische Tat muss der Wechsel des Dauerkatheters sein. Eine antimikrobielle Therapie sollte nur erfolgen, wenn Hinweise auf eine Beteiligung des Nierenparenchyms vorliegen, und so lange durchgeführt werden, bis sich Pyurie und CRP-Wert weitgehend normalisiert haben. Eine Dauertherapie bei liegendem Blasendauerkatheter ist nicht sinnvoll, da unweigerlich multiresistente Bakterien selektiert werden. Die Therapiedauer sollte 7–14 Tage betragen, unter Umständen aber auch bis zu 6 Wochen. Eine asymptomatische Bakteriurie bei liegendem Dauerkatheter kommt häufig vor und bedarf bei fehlenden systemischen Entzündungszeichen und normalem Harnbefund – außer dem Wechsel des Dauerkatheters – keiner Therapie.

Prävention. Wichtigste Maßnahme, um eine Infektion beim katheterisierten Patienten zu verhindern, ist ein geschlossenes Drainagesystem. Lokale Maßnahmen mit Desinfektionsmitteln haben sich nicht als sinnvoll herausgestellt. Eine perioperative Prophylaxe bei urologischen Operationen und auch nach Nierentransplantation wird kontrovers beurteilt. Eine wiederholte Gabe von Antibiotika ist in Bezug auf die Prävention postoperativer Harnwegsinfektionen der Einmalgabe nicht überlegen. Die Überlegenheit von Kathetern, die mit Antibiotika oder Silber imprägniert wurden, konnte bis dato nicht bewiesen werden.

Harnwegsinfektionen nach Nierentransplantation

Nierentransplantierte weisen aufgrund des kurzen Ureters eine erhöhte Anfälligkeit für Harnwegsinfektionen auf, über 70% aller Nierentransplantierten erkranken im ersten Jahr. Ein Häufigkeitsgipfel wird 5 Monate nach der Transplantation beobachtet. Regelmäßige Harnkontrollen in Verbindung mit sonographischen Untersuchungen innerhalb der ersten Jahre nach Transplantation sind notwendig. Durch die immunsuppressive Therapie ist die Symptomatik oft sehr gering ausgeprägt. Der häufigste Erreger ist auch hier E. coli, daneben kommen aber sämtliche nosokomialen Erreger inklusive Candida spp. vor (Tabelle 11.1). Durch die immunsuppressive Therapie sind Infektionen durch opportunistische Erreger – wie Mycoplasma hominis, Ureaplasma urealyticum und Salmonella species – möglich. Selten tritt eine reaktivierte Tuberkulose auf. Eine kalkulierte Therapie von Harnwegsinfektionen bei Nierentransplantierten ist daher nicht möglich. Der größte Risikofaktor ist der Blasenkatheter, er sollte so früh wie möglich nach der Transplantation entfernt werden. Bei der antimikrobiellen Therapie ist auf Wechselwirkungen mit Cyclosporin A bzw. Tacrolimus zu achten.

Prostatitis

Definition

Die Prostatitis ist eine häufige Erkrankung des Urogenitaltraktes. Man schätzt, dass 50% aller Männer in ihrem Leben einmal Symptome einer Prostatitis entwickeln. Man unterscheidet die akute bakterielle Prostatitis, die chronische bakterielle Prostatitis (durch denselben Erreger) und die so genannte chronische idiopathische Prostatitis (abakterielle Prostatitis, nonbakterielle Prostatitis, Prostatodynie). Die Definition der abakteriellen Prostatitis oder „Prostatodynie" ist noch immer kontrovers. Während bei akuter und chronischer Prostatitis eine Leukozyturie und systemische Entzündungszeichen nachweisbar sind, ist bei der so genannten „Prostatodynie" kein objektiver Befund zu erheben. Sie wird deshalb auch als „nichtentzündliches pelvines Schmerzsyndrom" (chronic pelvic pain non-inflammatory syndrome) bezeichnet.

Klinisches Bild

Die akute Prostatitis führt zu Pollakisurie, Dysurie, Spannungsgefühl im Bereich des Perineums und Druckgefühl im After. Retrosymphysäre und sakrale Schmerzen werden ebenfalls angegeben. Bei der rektalen Untersuchung ist die Prostata äußerst druckschmerzhaft. Fieber und allgemeines Krankheitsgefühl können hinzutreten. Eine nachweisbare

Fluktuation deutet auf eine bevorstehende Abszessperforation hin, die meist urethralwärts erfolgt. Die chronische bakterielle Prostatitis verursacht wechselnde Schmerzen im Dammbereich sowie suprasymphysär und inguinal, mit einem Kältegefühl in der Glans penis. Bei der „Prostatodynie" sind permanent Symptome, wie Spannungsgefühl am Damm und retrosymphysär, vorhanden. Eine depressive Stimmungslage und hoher Leidensdruck charakterisieren den über die Jahre häufig den Arzt wechselnden Patienten. Die eingeschränkte sexuelle Aktivität als Folge der Beschwerden verstärkt die Symptomatik.

Diagnose, Differenzialdiagnose

Die klinische Untersuchung beginnt mit der Inspektion und Palpation der Organe des Urogenitaltraktes. Ein diskreter Harnröhrenausfluss lässt beim Mann an eine Chlamydienurethritis, eine Epydimitis oder an eine Prostatitis denken. Der rektaldigitale Testbefund ist uncharakteristisch. Es können umschriebene fibröse Indurationen vorliegen, die im Randbereich der Prostata eine schlechte Abgrenzbarkeit bewirken, sodass differenzialdiagnostisch ein Prostatakarzinom auszuschließen ist. Bei der akuten Prostatitis tastet man eine hochgradig empfindliche, vergrößerte, so genannte „heiße Prostata". Nur in ganz seltenen Fällen ist die Prostata derb. Es ist selbstverständlich, dass eine akut entzündete Prostata nicht exprimiert werden darf, weil es sonst zu einer Keimaussaat in die Blutwege kommen kann. Differenzialdiagnostisch ist eine akute Kongestion der Prostata in Erwägung zu ziehen. Auch hier findet man einen perinealen Druckschmerz sowie Rücken- und Hodenschmerzen und einen serösen Harnröhrenausfluss. Bei der rektaldigitalen Untersuchung tastet man jedoch nur eine mäßig druckschmerzhafte, wenn auch deutlich kongestionierte Prostata. Es fehlen der Reizzustand im Bereich der Harnblase und die Temperaturerhöhung.

Labordiagnostik. „Golden Standard" für die Diagnose der chronisch bakteriellen Prostatitis ist auch heute noch die Anlage einer Kultur nach Prostatamassage. Die Untersuchung des Harns erfolgt mit der 4-Gläser-Probe: Vorlauf, Mittelstrahlurin, Prostataexprimat und Harn nach Prostatamassage. Wenn die Prostatasekrete bzw. der Urin nach Prostatamassage größere Zahlen an Bakterien enthalten als die ersten beiden Proben, ist eine bakterielle Prostatitis wahrscheinlich. Wenn alle Proben einen positiven Befund ergeben (mehr als 10^5 koloniebildende Einheiten pro Milliliter) kann z. B. Nitrofurantoin über 3 Tage gegeben werden, um Bakterien in der Blase zu eliminieren. Daraufhin wird der Test wiederholt. Bei der chronischen Prostatitis sollten im Prostatasekret Leukozyten und Bakterien (Keimzahl von mehr als 10^2 pro Milliliter) nachweisbar sein. Bei einer Prostatitis ist der Wert des prostataspezifischen Antigens (PSA) erhöht und normalisiert sich nur langsam (nach mehr als 2 Wochen) im Laufe der Behandlung.

Mikrobiologischer Befund. Die Erreger der akuten Prostatitis unterscheiden sich nicht von den Erregern von Infektionen der unteren und oberen Harnwege. Der häufigste Keim ist E. coli, gefolgt von anderen Enterobakterien, wie Klebsiella, Proteus und Serratia spp. Inwieweit grampositive Bakterien, insbesondere Staphylo- und Streptokokken, für Prostatitiden verantwortlich sind, wird diskutiert. Besonders Enterococcus faecalis kann eine chronische bakterielle Prostatitis mit rezidivierender Bakteriurie verursachen. Molekularbiologische Daten lassen darauf schließen, dass auch andere grampositive Kokken eine Rolle spielen, besonders bei der chronisch-idiopathischen Prostatitis. Auch koagulasenegative Staphylokokken, Corynebakterien, Chlamydia trachomatis und Ureaplasma urealyticum wurden als Erreger der chronischen Prostatitis angeschuldet. Seltene Ursachen für eine Prostatitis sind Mykobakterien, Gonokokken, Pilze (Aspergillus, Cryptococcus) und Viren.

Therapie

Mittel der Wahl zur Behandlung der akuten Prostatitis sind nicht zuletzt wegen der guten Gewebegängigkeit Trimethoprim, Doxycyclin oder Chinolone. Die Dauer der Behandlung schwankt zwischen 7 und 21 Tagen. Für eine akute Prostatitis sollte die Therapiedauer 30 Tage betragen und für eine chronische Infektion 6 Wochen bis 3 Monate. Bezüglich der Therapie der „Prostatodynie" herrscht Uneinigkeit, ob Antibiotika empirisch sinnvoll einzusetzen sind. Meist hat der Patient schon mehrere „Kuren" hinter sich und „fordert" eine neue Therapie. Letztere ist oft eine Verzweiflungstat – sie sollte zumindest 6 Therapiemonate mit Trimethoprim, Ciprofloxacin oder Doxycyclin umfassen, um erneute Therapieforderungen zurückweisen zu können. Die palliative Begleittherapie umfasst Wärmeapplikation, Phytoöstrogene und α-Blocker.

Urogenitaltuberkulose

Epidemiologie

Unter den postprimären Formen der Tuberkulose entfällt ungefähr 1/3 der Organmanifestationen auf das Urogenitalsystem. Das Manifestationsalter der Urogenitaltuberkulose hat sich vom 3.–4. zum 5.–6. Lebensjahrzehnt verschoben. Männer erkranken häufiger als Frauen.

Ätiologie und Pathogenese

Die Urogenitaltuberkulose entsteht hämatogen, ausgehend von einem Lungen-, selten von einem Intestinalherd. Die Manifestation der Urogenitaltuberkulose kann jedoch mit einer Latenzzeit von bis zu 30 Jahren verzögert auftreten. Die Häufigkeit der Kombination einer Nierentuberkulose mit einer Genitaltuberkulose beträgt 50–90 %. Ausgehend von der Nierenrinde kommt es zu einem Durchbruch der tuberkulösen Infektion in das Nierenbeckenkelchsystem. Deszendierend schreitet die granulomatöse Infektion über die Ureter zur Blase fort. Typisch für den Befall des Harnleiters ist die Wandverdickung mit unregelmäßiger Einengung des Lumens durch Schrumpfungsprozesse (so genannter „Gänsegurgelureter"). Um das ipsilaterale Harnleiterostium herum treten im Bereich der Blasenschleimhaut tuberkulöse Knötchen auf, die konfluieren und ulzerös einschmelzen. Der tuberkulöse Befall der Harnblase kann zur Schrumpfblase mit intramuraler Harnleiterstenose und vesikorenalem Reflux führen. Die Schrumpfung des Nierenbeckens mit sternförmiger Zusammenziehung der Kelcheinmündungen bedingt die im Röntgenbild sichtbare „Margaritenform". Eine Stenose am Ureterabgang kann über eine Hydronephrose zur stummen Niere führen. Bei Verkalkung des käsigen Kaverneninhalts und bindegewebigem Abkapseln entsteht die Kitt- oder Mörtelniere. Eine Stadieneinteilung kann aufgrund der radiologischen Befunde erfolgen: Im Stadium I finden sich röntgenologisch feine Destruktionen der Kelche. Im ulzerös-kavernösen Stadium II zeigen sich im Röntgenbild Verkalkungen, vielgestaltige Papillendefekte, Kavernen oder multiple Kelchhalsstenosen. Eine Obstruktion von proximalem oder distalem Harnleiter kann hinzutreten. Im Stadium III liegt eine totale Nierendestruktion (Kittniere) vor – der Ureter ist dabei komplett verlegt.

Klinisches Bild

Die Urogenitaltuberkulose verläuft zunächst symptomlos bzw. -arm mit Druckgefühl in der Niere, persistierender Pollakisurie, Dysurie und Nykturie mit Mikrohämaturie. Als allgemeine Symptome treten Abgeschlagenheit, Gewichtsverlust und Nachtschweiß auf. Eine sterile Pyurie ist das wichtigste richtungsweisende Symptom. Schwellungen der Nebenhoden und Skrotalfisteln weisen auf eine Genitalbeteiligung hin. Die Pollakisurie deutet gewöhnlich auf einen Kapazitätsverlust der Blase infolge der Schrumpfung hin.

Diagnose

Routinemäßig sollte nach spezifischen Erkrankungen von Lunge und Pleura gefragt werden. Eine positive Familienanamnese hinsichtlich Tuberkulose liegt in 10–15 % der Fälle vor. Eine tuberkulöse Vorerkrankung ist bei 35 % der Patienten zu erheben. Bis auf die Palpation des äußeren Genitale ermöglicht die körperliche Untersuchung keinen Ansatzpunkt. Röntgenologisch nachweisbare Verkalkungen in Projektion auf die Niere sind primär suspekt. Kelchdestruktionen, Kelchhalsstenosen und Parenchymschrumpfung lassen an eine Tuberkulose denken. Blasenschleimhauttuberkel sind zystoskopisch zu erkennen. Entscheidend für die Diagnose ist der Nachweis von Tuberkelbakterien im Harn mittels Mikroskopie, molekularbiologischer Verfahren (PCR) und Kultur. Der Urin wird 3-mal als Morgenurin an aufeinander folgenden Tagen untersucht („Löwenstein-Kultur") bzw. kultiviert. Die Wertigkeit des Mendel-Mantoux-Hauttests bei der Urogenitaltuberkulose ist unsicher. Neue Methoden sind der Nachweis von Lipoarabinomannan der Tuberkelbakterien im Harn und von Tuberkulostearinsäure im Blut.

Therapie

Die Therapie ist im Erregersteckbrief zu Mycobacterium tuberculosis beschrieben.

Literatur

Brown PD. Urinary Tract Infections in Renal Transplant Recipients. Curr Infect Dis Rep. 2002;46:525–8.

Fihn SD. Clinical practice. Acute uncomplicated urinary tract infection in women. N Engl J Med. 2003;349: 259–66.

Geerlings SE, Meiland R, Hoepelman AI. Treatment of asymptomatic bacteriuria in dabetic women. N Engl J Med. 2003;348:957–8.

Gordon KA, Jones RN; SENTRY Particiant Groups (Europe, Latin America, North America). Susceptibility patterns of orally administered antimicrobials among urinary tract infection pathogens from hospitalized patients in North America: comparison report to Europe and Latin America. Results from the SENTRY Antimicrobial Surveillance Program (2000). Diagn Microbiol Infect Dis. 2003;45:295–301.

Johnson JR. Microbial virulence determinants and the pathogenesis of urinary tract infection. Infect Dis Clin North Am. 2003;17:261–78.

Kahlmeter G; ECO.SENS. An international survey of the antimicrobial susceptibility of pathogens from uncomplicated urinary tract infections: the ECO.SENS Project. J Antimicrob Chemother. 2003;51:69–76.

Kalsi J, Arya M, Wilson P, Mundy A. Hospital-acquired urinary tract infection. Int J Pract. 2003;57:388–91.

Melekos MD, Naber KG. Complicated urinary tract infections. Int J Antimicrob Agents. 2000;15:247–56.

Naber KG, Weidner W. Chronic prostatitis – an infectious disease? J Antimicrob Chemother. 2000;46:157–61.

Nicolle L. Best pharmacological practice: urinary tract infection. Expert Opin Pharmacother. 2003;4:693–704.

12 Infektionen des Genitaltraktes und sexuell übertragbare Krankheiten

S.J. Jodl, P.K. Kohl

Einführung

Definition

Als STI (Sexually transmitted Infections, sexuell übertragene Infektionen) werden eine Anzahl von Infektionen zusammengefasst, die hauptsächlich sexuell übertragen werden. Diese Abkürzung ist neben die bekannte Abkürzung STD (Sexually transmitted Diseases, sexuell übertragene Krankheiten) getreten und wird – auch international – verbreitet verwendet, um den asymptomatischen Infektionsstatus vieler sexuell übertragbarer Krankheiten zu betonen. Die Lehre von den sexuell übertragbaren Krankheiten, früher Geschlechtskrankheiten, heißt Venerologie (Venus: römische Liebesgöttin). Das Fachgebiet der Venerologie wird von Ärzten für Haut- und Geschlechtskrankheiten bearbeitet. STI gehören zu den ältesten bekannten Krankheiten der Menschheit. Der beim Geschlechtsverkehr vorhandene und zur Zeugung notwendige enge Kontakt beider Partner ermöglicht die Übertragung von Erregern. Bakterielle und durch Protozoen verursachte STI sind meist gut therapierbar, virale STI – wie Infektionen mit HIV, humanen Papillomaviren (HPV) oder Herpes-simplex-Virus-Typen 1 und 2 (HSV 1 und 2) – verlaufen chronisch und letztendlich unheilbar, da eine Elimination des Virus nicht möglich ist. Die Bekämpfung dieser immer mehr ins Blickfeld des Interesses tretenden viralen STI stellt die große epidemiologische Herausforderung für die Venerologie der Zukunft dar.

Epidemiologie und klinische Bedeutung

Auftreten und Dynamik von STI werden von den sozioökonomischen Verhältnissen, den herrschenden kulturellen und moralischen Auffassungen sowie den hygienischen, präventiven und therapeutischen Möglichkeiten einer Gesellschaft bestimmt. Unmittelbar nach den beiden Weltkriegen stieg die Inzidenz der beiden klassischen STI Syphilis und Gonorrhö auf über 500 Erkrankungsfälle pro 100 000 Einwohner. Erst nachdem Penicillin zur kausalen Behandlung dieser bakteriellen STI zur Verfügung stand, wurde ein Rückgang der Erkrankungsfälle verzeichnet. Die sexuelle Befreiung, die ihren Ursprung Ende der 1960er hatte, ließ in den industrialisierten Ländern die Zahl an STI jedoch erneut ansteigen. Seit Auftreten der HIV-Infektion Anfang der 1980er Jahre und der darauf einsetzenden Safer-Sex-Aufklärungskampagnen erreichten alle STI ein relativ niedriges Niveau. Seit einigen Jahren kommt es jedoch, insbesondere in Großstädten, zu teilweise epidemieartigen Neuerkrankungen bakterieller STI, wie Syphilis. Gründe dafür sind importierte STI (Osteuropa, Ostasien) und ein wieder zunehmendes Risikoverhalten.

Ätiologie und Pathogenese

STI liegen eine Vielzahl unterschiedlicher Erreger zugrunde (Tabelle 12.1). Bei jedem sexuell aktiven Individuum besteht das grundsätzliche Risiko, an einer STI zu erkranken. Weiterhin besteht die Möglichkeit einer perinatalen Übertragung.

Als Risikofaktoren für eine STI gelten:
- wechselnde Sexualpartner,
- gewerbsmäßige Ausübung des Geschlechtsverkehrs (Prostitution),
- kein Gebrauch von Kondomen,
- übertriebene „Vaginalhygiene" (Risiko einer Adnexitis),
- späte ärztliche Konsultation und Behandlung,
- mangelnde Therapietreue,
- Nichteinbeziehen des Partners.

Risikoindikatoren, die auf Risikoverhalten hindeuten, jedoch nicht kausal mit STI zusammenhängen, sind:

Tabelle 12.1 Erregerübersicht sexuell übertragbarer Infektionen

Erreger		Assoziierte Erkrankungen oder Syndrome
Bakterien	Neisseria gonorrhoea	➤ Urethritis ➤ Epididymitis ➤ Prostatitis ➤ Proktitis ➤ Zervizitis ➤ Endometritis ➤ Adnexitis ➤ Perihepatitis ➤ Bartholinitis ➤ Pharyngitis ➤ Konjunktivitis ➤ präpubertale Vaginitis ➤ disseminierte Gonokokkeninfektion ➤ Chorioamnionitis ➤ vorzeitiger Blasensprung ➤ Frühgeburt ➤ Amnionitis
	Chlamydia trachomatis	➤ Urethritis ➤ Epididymitis ➤ Prostatitis ➤ Proktitis ➤ Zervizitis ➤ Endometritis ➤ Adnexitis ➤ Perihepatitis ➤ Bartholinitis ➤ Pharyngitis ➤ Konjunktivitis ➤ präpubertale Vaginitis ➤ Chorioamnionitis ➤ vorzeitiger Blasensprung ➤ Frühgeburt ➤ Amnionitis ➤ Otitis media ➤ Rhinitis ➤ Pneumonie bei Kleinkindern ➤ Reiter-Syndrom
	Ureaplasma urealyticum	➤ nichtgonorrhoische, nichtchlamydiale Urethritis
	Mycoplasma genitalium	➤ nichtgonorrhoische, nichtchlamydiale Urethritis
	Mycoplasma hominis	➤ postpartales Fieber ➤ Adnexitis (?)
	Treponema pallidum	➤ Syphilis
	Haemophilus ducreyi	➤ weicher Schanker („Chancroid")
	Calymmatobacterium granulomatis	➤ Granuloma inguinale (Donosonoris)

Tabelle 12.1 (Fortsetzung)

Erreger		Assoziierte Erkrankungen oder Syndrome
	Shigella spp.	➤ Shigellose bei homosexuellen Männern
	Campylobacter spp.	➤ Enteritis ➤ Proktokolitis bei homosexuellen Männern
Viren	HIV	➤ HIV-Erkrankung ➤ AIDS
	Herpes-simplex-Virus, Typen 1 und 2	➤ initialer und rezidivierender genitaler Herpes ➤ aseptische Meningitis ➤ neonataler Herpes
	humane Papillomaviren	➤ Condylomata acuminata ➤ Larynxpapillome ➤ intraepitheliale Dysplasie von Zervix, Vagina, Vulva, Anus und Penis
	Hepatitis-A-Virus	➤ akute Hepatitis A
	Hepatitis-B-Virus	➤ akute Hepatitis B, chronische Hepatitis B ➤ hepatozelluläres Karzinom ➤ Polyarteriitis nodosa ➤ chronische membranöse Glomerulonephritis
	Hepatitis-C-Virus	➤ akute Hepatitis C, chronische Hepatitis C ➤ hepatozelluläres Karzinom ➤ gemischte Kryoglobulinämie ➤ chronische Glomerulonephritis
	Zytomegalievirus	➤ akute Zytomegalieviruserkrankung ➤ kongenitale Zytomegalievirusinfektion mit schweren Missbildungen und hoher Mortalität
	Molluscum-contagiosum-Virus	➤ genitale Mollusca contagiosa
	humanes T-Zell-Leukämie-Virus	➤ humane T-Zell-Leukämie ➤ tropische spastische Paraparese
	humanes Herpesvirus Typ 8	➤ Kaposi-Sarkom ➤ multizentrische Castleman-Erkrankung ➤ Körperhöhlenlymphom
Protozoen	Trichomonas vaginalis	➤ vaginale Trichomoniasis, nichtgonorrhoische, nichtchlamydiale Urethritis
	Entamoeba histolytica	➤ Amöbiasis bei homosexuellen Männern
	Giardia lamblia	➤ Lambliasis bei homosexuellen Männern
Pilze	Candida spp.	➤ Vulvovaginitis ➤ Balanitis
Ektoparasiten	Phthirus pubis	➤ Pediculosis pubis
	Sarcoptes scabiei	➤ Skabies

- junges Lebensalter,
- frühe Koitarche,
- unerlaubtes Fernbleiben vom Schulunterricht,
- urbane Lebensverhältnisse,
- keine feste Partnerschaft,
- niedriger sozioökonomischer Status,
- Inhaftierung.

Diagnose

Indikationen für eine STI-Abklärung

Das Vorliegen einer STI sollte in folgenden Situationen abgeklärt werden:
- Diagnose einer STI (Fahndung nach weiteren STI, z. B. sollte bei Vorliegen von Condylomata acuminata eine komplette STI-Diagnostik durchgeführt werden);
- Risikoverhalten für den Erwerb einer STI, insbesondere ungeschützter penetrativer Geschlechtsverkehr
  - mit einem neuen Partner,
  - mit mehreren Partnern,
  - mit Partnern mit kürzlichem anderweitigem Sexualkontakt,
  - mit Partnern mit einer diagnostizierten STI oder Symptomen einer STI;
- Ausübung oder Inanspruchnahme von Prostitution;
- stattgefundener sexueller Missbrauch oder Vergewaltigung;
- geplanter invasiver zervikaler Eingriff, insbesondere Interruptio, gegebenenfalls vor der Einlage eines Intrauterinpessars oder vor einer geplanten In-vitro-Fertilisation;
- Vorliegen von Symptomen, die auf eine STI hinweisen (Tabelle 12.2);
- Sexualkontakt mit einer Person mit in Tabelle 12.2 genannter Symptomatik.

Anamnese bei Verdacht auf STI

Eine korrekte Anamnese bei Verdacht auf das Vorliegen einer STI umfasst Fragen nach:
- früheren STI,
- Symptomen und STI beim Sexualpartner,
- Medikamentenallergien,
- der momentanen Medikation (einschließlich kürzlicher Gebrauch von Antibiotika),
- weiteren Erkrankungen.

Bei Frauen sind zusätzlich Fragen zu stellen nach:
- Geburten, Schwangerschaft (gesichert oder nicht auszuschließen), Stillen,
- Menstruation,
- Kontrazeption,
- gegebenenfalls zytologischem Befund des letzten Zervixabstrichs.

Eine gezielte Sexualanamnese (Vita sexualis) umfasst Fragen nach:
- der sexuellen Orientierung,
- Koitarche,
- Zahl der Sexualpartner in den letzten 3 Monaten und im letzten Jahr,
- Zeitpunkt und Art der Sexualkontakte (Safer Sex/ungeschützter Sexualkontakt),
- Sexualpraktiken (genitaler, oraler und/oder analer Geschlechtsverkehr).

Untersuchung

Eine komplette Untersuchung bei Verdacht auf das Vorliegen bzw. zum Ausschluss einer STI sollte folgende Maßnahmen umfassen:
- Inspektion des Anogenitalbereichs,
- Palpation der Inguinalregion,
- Exprimation der Harnröhre bei Männern: Palpation des Hodens,
- bei Frauen Spekulumuntersuchung,
- bei Symptomen einer Adnexitis bimanuelle vaginale Untersuchung,

Tabelle 12.2 Auf eine sexuell übertragene Infektion hinweisende Symptome

Geschlecht	Symptome
Frauen	- vaginaler Fluor - Unterleibsschmerzen - Menstruationsunregelmäßigkeiten - Dyspareunie
Männer	- urethraler Fluor - Dysurie - Balanitis circinata - Hodenschmerzen
Beide Geschlechter	- genitale Ulzerationen - genitale Warzen - rektaler Schmerz oder Ausfluss (assoziiert mit rezeptivem analen Geschlechtsverkehr) - Mono- oder Oligoarthritis - Konjunktivitis

- Proktoskopie bei entsprechender Anamnese oder Symptomatik,
- abhängig von der Symptomatik gegebenenfalls weiterführende Diagnostik.

> **Befunde und deren häufige Erreger**
> - **Genitaler Fluor:** Neisseria gonorrhoeae, Chlamydia trachomatis, Trichomonas vaginalis, Mycoplasma genitalium, Ureaplasma urealyticum
> - **Genitale Ulzerationen:** Treponema pallidum, HSV 1 und 2 (Bläschen)
> - **Genitale Warzen:** HPV

Die klinische Symptomatik kann Hinweise auf den auslösenden Erreger geben, sie ist jedoch selten spezifisch und ersetzt nicht den Versuch eines Erregernachweises.

Therapie und Prävention

Erregernachweis, Aufklärung des Patienten. Wie bei den meisten infektiösen Erkrankungen sollte vor der Einleitung einer Therapie der Versuch eines direkten oder indirekten Erregernachweises erfolgen (siehe auch Hinweise zu den einzelnen Infektionen). Eine klare Diagnose steht vor der Einleitung einer spezifischen Therapie. Patienten sollten darüber aufgeklärt werden, dass ungeschützte Sexualkontakte bis zum Abschluss der Therapie und gegebenenfalls bis zur Kontrolle des Therapieerfolgs (auch des Partners) zu vermeiden sind. Schwierigkeiten bei der Behandlung jeder sexuell übertragbaren Erkrankung entstehen meist durch:
- insuffiziente Ursachenabklärung,
- mangelnde Therapietreue,
- Reinfektionen,
- fehlende Partnerabklärung und -behandlung,
- Antibiotikaresistenzen (bei Gonorrhö).

Präventive Maßnahmen. Am wirksamsten gegen STI sind präventive Maßnahmen. Dazu gehören:
- Gebrauch von Kondomen (Safer Sex),
- Anwendung von intravaginalen bakteriziden Substanzen,
- frühe ärztliche Konsultation und Behandlung,
- Therapietreue,
- Einbeziehung des Partners.

Eine schützende Immunität gegenüber Erregern von STI entsteht nach durchgemachter Infektion nicht. Gegenwärtig stehen, mit Ausnahme der Impfstoffe gegen Hepatitis A und Hepatitis B, keine kommerziell erhältlichen Impfstoffe gegen STI zur Verfügung.

Schutz durch Kondome. Allerdings müssen auch die Grenzen prophylaktischer Maßnahmen berücksichtigt werden. So ist die korrekte Anwendung von Kondomen
- hocheffektiv bei der Prävention von Infektionen des Zylinderepithels der Urethra und der Endozervix (hervorgerufen durch Neisseria gonorrhoeae und Chlamydia trachomatis),
- mäßig effektiv bei der Prävention von Infektionen der unverhornten Plattenepithelien der Vulva und des Penis (hervorgerufen durch HPV, HSV, Treponema pallidum und Haemophilus ducreyi),
- ineffektiv bei der Prävention von Infektionen der genitalen verhornten Plattenepithelien (hervorgerufen durch Sarcoptes scabiei und Phthirus pubis).

Optimalerweise sollte vor der Aufnahme ungeschützten Geschlechtsverkehrs bei beiden Partnern eine STI-Diagnostik erfolgen.

Urethritis des Mannes

Definition/Klassifikation

Bei der infektiösen Urethritis handelt es sich um eine erregerbedingte Entzündung des Urethraepithels. Ein Übergreifen auf paraurethrale Strukturen ist im Verlauf der Erkrankung möglich. Ätiologisch wird eine Urethritis in die gonorrhoische Urethritis (GU), die chlamydiale Urethritis (CU) und die nichtgonorrhoische, nichtchlamydiale Urethritis (NGNCU) eingeteilt. Früher wurden chlamydiale und NGNCU zur nichtgonorrhoischen Urethritis zusammengefasst. Häufig sind eine gonorrhoische Urethritis und eine chlamydiale Urethritis miteinander vergesellschaftet. Der häufigste Erreger einer NGNCU ist wahrscheinlich Mycoplasma genitalium.

Epidemiologie und klinische Bedeutung

Die Urethritis des Mannes ist häufig. Die höchste Inzidenz findet sich in der Altersgruppe der 20- bis 24-Jährigen, die zweithäufigste Inzidenz in der Altersgruppe der 15- bis 19-Jährigen. Die NGU findet sich häufiger bei Patienten mit höherem sozioökonomischen Status, höherer Bildung und einer geringeren Anzahl an Sexualpartnern im Vergleich zu Patienten mit GU. Unbehandelt kann eine Urethritis beim Patienten und seinen Sexualpartnern zu aufsteigenden Infektionen (Prostatitis, Epididymitis) und langfristig zur Sterilität führen. Eine floride Urethritis begünstigt darüber hinaus die Übertragung von HIV.

Ätiologie

Neben den genannten Erregern können Trichomonas vaginalis und bei der Erstinfektion Ureaplasma urealyticum eine Urethritis auslösen (siehe oben, Übersicht „Befunde und deren häufige Erreger"). Die genannten Erreger führen zu einer unterschiedlich ausgeprägten Entzündungsreaktion, die sich in unterschiedlicher Menge und Farbe des urethralen Ausflusses manifestiert. Im Einzelfall lassen sich die ätiologisch unterschiedlichen Urethritisformen nicht sicher voneinander unterscheiden.

Klinisches Bild

Symptomatik. Oft geht der infektiösen Urethritis der Sexualkontakt mit einem neuen Partner voraus. Auch vorangegangene Urethritisepisoden sind nicht selten zu eruieren. Die Urethritis äußert sich beim Mann meist durch (👁 Abb. 64a):
➤ urethralen Fluor,
➤ Dysurie,
➤ penilen Schmerz,
➤ Balanoposthitis.

Bei aufsteigender Infektion können Symptome einer Prostatitis oder Epididymitis (siehe Kap. 11) hinzutreten.

> In bis zu 30 % der Urethritisfälle ist der Verlauf asymptomatisch!

Komplikationen. Als lokale Komplikationen einer Urethritis des Mannes können eine Beteiligung der paraurethralen Drüsen, bei Beteiligung der Urethra posterior eine Prostatitis und eine Epididymitis mit nachfolgender Sterilät auftreten. Früher war die Stenosierung der Urethra eine gefürchtete Komplikation. Systemische Komplikationen können eine disseminierte Gonokokkeninfektion oder eine Begleitarthritis sein.

Diagnose, Differenzialdiagnose

Zur Basisdiagnostik bei Urethritis gehören neben der Sexualanamnese:
➤ klinische Untersuchung von Penis, Hoden und Inguinalregion,
➤ die labortechnische Abklärung weiterer STI.

Labordiagnostik. Nach einer Miktionskarenz von mindestens 4 Stunden sollte eine mikroskopische Untersuchung des urethralen Fluors mit einer Methylenblaufärbung oder besser einer Gramfärbung erfolgen. Bei mehr als 5 neutrophilen Granulozyten pro Gesichtsfeld bei 1000facher Vergrößerung oder mehr als 10 neutrophilen Granulozyten pro Gesichtsfeld bei 1000facher Vergrößerung im Zentrifugat des Erststrahlurins gilt die Diagnose einer Urethritis als gesichert. Der mikroskopische Nachweis von intrazellulären Diplokokken ist bei typischer Symptomatik beweisend für eine gonorrhoische Urethritis (Sensitivität der Gramfärbung: 95 %). Bei symptomarmer Urethritis sind auch extraleukozytär gelagerte Gonokokken Hinweis auf eine GU. Das Anlegen einer Gonokokkenkultur mit Antibiogramm sollte stets erfolgen. Die Chlamydia-trachomatis-Diagnostik mittels Amplifikationsmethoden ist heute gängiger Standard.

Als Differenzialdiagnosen kommen nichtinfektiöse Urethritiden, verursacht durch mechanische, chemische oder allergieauslösende Noxen, oder eine Urethritis im Rahmen einer Reiter-Krankheit infrage.

Therapie und Prävention

Die Therapie richtet sich nach dem/den nachgewiesenen Erreger/n. Wegen der häufigen Koinfektionsrate von Neisseria gonorrhoeae und Chlamydia trachomatis wird (auch ohne Nachweis) eine antibiotische Therapie empfohlen, die beide Erreger erfasst:
➤ Therapie der ersten Wahl: 400 mg Cefixim plus 1 g Azithromycin einmalig per os;

- alternative Therapie: 2 g Spectinomycin einmalig intramuskulär plus 2-mal täglich 100 mg Doxycyclin über 7 Tage per os.

Therapiekontrolle. Kontrolluntersuchungen und Kontrollabstriche sollten bei fortbestehender Symptomatik nach 7–14 Tagen durchgeführt werden.
Die Therapie einer durch Trichomonas vaginalis bzw. durch Mykoplasmen ausgelösten Urethritis ist jeweils in dem entsprechenden Erregersteckbrief beschrieben.

Zur Prävention werden die üblichen Maßnahmen der Expositionsprophylaxe gegenüber STI empfohlen.

Zervizitis

Ätiologie und Pathogenese

Für die durch sexuell übertragbare Erreger hervorgerufene Zervizitis sind eine Reihe unterschiedlicher Pathogene verantwortlich. Sie kommt bei sexuell aktiven Frauen zwischen 15 und 19 Jahren häufig vor. Neben den allgemeinen Risikofaktoren für STI steigt insbesondere mit der Anzahl der Sexualpartner das Risiko für eine Zervizitis. Wegen oftmals a- oder oligosymptomatischen Verläufen bleibt die Zervizitis häufig unerkannt. Nicht selten führt erst die Urethritis des Mannes zur Untersuchung der Partnerin und damit zur Diagnose der Zervizitis. Unbehandelt kann eine Zervizitis zur aufsteigenden Infektion (Adnexitis) und langfristig zur Sterilität führen. Bei einer Endozervizitis wird Chlamydia trachomatis in 48 %, Neisseria gonorrhoeae in 26 %, Trichomonas vaginalis in 21 % und HSV in 8 % der Fälle nachgewiesen; zu 38 % gelingt kein Erregernachweis. In diesen Fällen könnte Mycoplasma genitalium eine Rolle spielen. Häufige Erreger der Ektozervizitis sind Trichomonas vaginalis, Candida albicans und HSV. Die Inkubationszeit ist erregerabhängig.

Klinisches Bild

Symptomatik. Die Sexualanamnese kann hinweisend für risikoreiches Sexualverhalten sein. Da die Zervizitis jedoch oft a- oder oligosymptomatisch verläuft, sind die sorgfältige Erhebung des klinischen Befundes und der Erregernachweis von besonderer Bedeutung. Leitsymptome der Endozervizitis sind mukopurulenter zervikaler Fluor, leicht auszulösende Kontaktblutungen der Zervix sowie Ödem und Erythem ektoper Zervixschleimhaut. Die Unterscheidung zwischen einer Zervizitis und einer (physiologischen) Ektopie kann klinisch schwierig sein.

Bei der Ektozervizitis können zervikale Ulzerationen, Nekrosen und petechiale Veränderungen an der Zervix bestehen. Zusätzlich können klinische Zeichen – wie vaginaler Fluor, weißliche Auflagerungen oder ein diffuses oder fleckiges Erythem der Vaginalhaut – sowie Pruritus und Brennen vorliegen.

Komplikationen einer unbehandelten Zervizitis sind aufsteigende Infektionen, wie Endometritis und Adnexitis. Mögliche Langzeitfolgen einer Adnexitis sind Sterilität durch Tubenadhäsion, Extrauteringravidität und chronische Unterleibsbeschwerden; 10–19 % der Frauen mit gonorrhoischer Zervizitis weisen auch Symptome einer Salpingitis auf. Infektionen während der Schwangerschaft können Frühgeburten, eine Infektion der Ammnionflüssigkeit und Puerperalinfektionen nach sich ziehen. Peripartal kann es zur Infektion des Säuglings kommen.

Diagnose

Die Diagnose wird anhand der klinischen Symptomatik gestellt, stets sollte auch eine Kolposkopie durchgeführt werden. Vom Zervixabstrich wird eine Färbung mit Methylenblau oder nach Gram angefertigt. Bei mehr als 10 Leukozyten im Blickfeld bei 1000facher Vergrößerung gilt die Diagnose einer Zervizitis als gesichert. Die Sensitivität der Gramfärbung liegt bei 80,4 %, die Spezifität bei 48,3 %. Zum Erregernachweis ist eine komplette labortechnische STI-Ablösung durchzuführen. Bei klinischem Verdacht einer zervikalen Neoplasie muss eine zytologische Untersuchung der Zervix oder eine Zervixbiopsie erfolgen.

Therapie und Prävention

Antibiose. Zur gezielten antibiotischen Therapie der Zervizitis ist der Erregernachweis notwendig. Gelingt kein Erregernachweis oder nur der Nachweis von Neisseria gonorrhoeae oder Chlamydia trachomatis, sollte eine kalkulierte antibiotische Therapie erfolgen, welche Neisseria gonorrhoeae und Chlamydia trachomatis erfasst. Empfohlen ist folgendes Schema:
- 1 g Azithromycin 400 mg plus Cefixim einmalig per os.

Neben dieser Therapie und Kontrolluntersuchungen sollte auch die Partneruntersuchung und gegebenenfalls -mitbehandlung erfolgen.

Zur Prävention wird neben den üblichen Maßnahmen zur Expositionsprophylaxe gegenüber STI auch die Anwendung eines Diaphragmas in Verbindung mit antimikrobiellen Spermiziden empfohlen.

Adnexitis
(Synonyme: Salpingitis, pelvic inflammatory disease)

Definition

Die Adnexitis ist eine Entzündung der Tuba uterina, die von einer Endometritis, einem tuboovariellen Abszess und einer Peritonitis begleitet sein kann.

Epidemiologie und klinische Bedeutung

Die Inzidenz der Adnexitis ist eng korreliert mit der Inzidenz der STI in einer Population. In Europa nimmt die Inzidenz der Adnexitis in den letzten 25 Jahren ab. Als Risikofaktoren gelten junges Lebensalter, hohe Zahl an Sexualpartnern und gynäkologische Prozeduren, die die natürliche Zervixbarriere beeinträchtigen. Dazu zählen Zervixdilatation oder -kürettage, Aborteinleitung, Einlage eines Intrauterinpessars und Hysterosalpingographie. Unbehandelt oder zu spät behandelt kann eine Adnexitis zur Sterilität führen.

Ätiologie und Pathogenese

Bei den STI sind Chlamydia trachomatis und Neisseria gonorrhoeae am häufigsten für eine Adnexitis verantwortlich. Bei einer Adnexitis wird in 29 % der Fälle Chlamydia trachomatis und in 26 % Neisseria gonorrhoeae allein isoliert, zu 20–30 % liegt eine Mischinfektion beider Erreger vor. Allerdings gelingt ein Erregernachweis im Unterbauch nicht immer, denn nur bei 39 % der Patientinnen mit akuter Adnexitis und Chlamydiennachweis in der Zervix ist Chlamydia trachomatis auch im Peritoneum zu finden. Neisseria gonorrhoeae ist bei 42 % der Adnexitispatientinnen mit Gonokokkennachweis in der Zervix auch in den Tuben bzw. intraabdominell nachweisbar. Mycoplasma genitalium könnte ursächlich an einer Adnexitis beteiligt sein. Eine bakterielle Vaginose gilt als Risikofaktor für eine Adnexitis. Neben sexuell übertragbaren Erregern spielen insbesondere bei rezidivierenden Adnexitiden auch anaerobe Bakterien, Staphylokokken, Streptokokken der Gruppen B–D und weitere Bakterien eine Rolle.

Klinisches Bild

Symptomatik. Die durch STI verursachte Adnexitis entsteht durch eine kanalikulär aszendierende Ausbreitung der Infektion durch den Zervikalkanal bis zu den Adnexen und gegebenenfalls bis in die Bauchhöhle (Abb. 72). Die Anamnese ist bei Vorliegen einer akuten Adnexitis häufig nicht ergiebig; 60 % aller Adnexitiden verlaufen klinisch stumm und bleiben daher unerkannt, 36 % verlaufen mit milder und nur 4 % mit deutlicher klinischer Symptomatik. Ein milder Verlauf kann Hinweis auf eine durch Chlamydia trachomatis bedingte Adnexitis sein. Zu den klinischen Symptomen gehören genitaler Fluor, Blutungsanomalien, Dyspareunie, Unterleibsschmerzen und Bewegungsschmerz des Uterus sowie druckschmerzhafte Adnexe bei der bimanuellen vaginalen Untersuchung. Als weitere Symptome können Dysurie, anorektale Symptomatik, Erbrechen und Fieber hinzutreten. Bei schweren Verläufen ist zusätzlich der Allgemeinzustand stark reduziert.

Komplikationen. Akute Komplikationen einer Adnexitis sind tuboovariale oder peritoneale Abszesse, Peritonitis, Periappendizitis sowie die Perihepatitis (Fitz-Hugh-Curtis-Syndrom), die bei 5–15 % der Fälle von akuten Adnexitiden auftritt. Bei der Perihepatitis finden sich Fibrinbeläge und -stränge an der geröteten Leberkapsel mit „violinsaitenartigen" Adhäsionen an das Peritoneum. Mögliche Langzeitfolgen einer Adnexitis sind Sterilität Extrauteringravidität und chronische Unterleibsbeschwerden. Mit zunehmender Anzahl durchgemachter Adnexitiden, zunehmender Schwere der Entzündungsreaktion und zunehmendem Alter der Patientin erhöht sich das Risiko einer Infertilität bis um den Faktor 28.

Diagnose, Differenzialdiagnose

Neben der klinischen Symptomatik wird die Diagnose durch den Anstieg laborchemischer Entzündungsparameter (CRP-Wert, Leukozytenzahl, Blutkörperchensenkungsgeschwindigkeit) unterstützt. Zur ätiologischen Abklärung sollten Zervikalabstriche zur mikroskopischen Untersuchung sowie zur STI-Labordiagnostik entnommen werden. Invasive diagnostische Maßnahmen, bei denen auch Material zur mikrobiologischen Untersuchung gewonnen werden sollte, stellen die Endometriumbiopsie, die Kuldoskopie und insbesondere die Laparoskopie dar. Die Laparaskopie und die Kuldoskopie können auch therapeutisch im Sinne einer Abszesspunktion hilfreich sein. Eine nichtinvasive Methode der Diagnosesicherung und Verlaufsbeurteilung stellt die Sonographie dar, die einen tuboovarialen Abszess, erweiterte Tuben, Flüssigkeit im Douglas-Raum und vergrößerte polyzystische Ovarien sichtbar machen kann und gegebenenfalls eine Punktion ermöglicht. Bei der meist unspezifischen klinischen Symptomatik kann der Ausschluss anderer Erkrankungen den Einsatz weiterer bildgebender Verfahren notwendig werden lassen.

Als Differenzialdiagnosen kommen andere gynäkologische, urologische oder gastrointestinale Störungen in Betracht. Insbesondere eine Extrauteringravidität und eine akute Appendizitis müssen von einer Salpingitis abgegrenzt werden.

Therapie und Prävention

Die Therapie der Adnexitis sollte stationär erfolgen, insbesondere bei nicht gesicherter Diagnose, schwerer Symptomatik, tuboovarialem Abszess, Schwangerschaft oder Immunschwäche. Die frühe Einleitung einer antibiotischen Therapie, welche Neisseria gonorrhoeae, Chlamydia trachomatis und anaerobe Bakterien abdeckt, ist von entscheidender Bedeutung.

Empfohlenes Therapieschema 1
- Stationär: 4 × 600 mg Clindamycin intravenös plus 2–3 (–5) mg Tobramycin oder Gentamycin pro Kilogramm Körpergewicht für mindestens 4 Tage
- Nach Entlassung: 4 × 300 mg Clindamycin für 10–14 Tage per os

Empfohlenes Therapieschema 2
- Stationär: Chinolon, z. B. 2 × 200 mg Ofloxacin oder 2 × 500 mg Ciprofloxacin, plus 2 × 500 mg Metronidazol für mindestens 4 Tage (oder bis mindestens 48 Stunden nach klinischer Besserung) intravenös
- Nach Entlassung oder bei ambulanter Therapie: 2 × 200 mg Ofloxacin oder 2 × 500 mg Ciprofloxacin plus 2 × 500 mg Metronidazol für 10–14 Tage per os

Partneruntersuchung und -behandlung sollten unbedingt erfolgen.

Zur Prävention werden die üblichen Maßnahmen zur Expositionsprophylaxe gegenüber STI empfohlen. Die Einnahme von Ovulationshemmern scheint das Risiko einer Salpingitis zu verringern. Der Gebrauch von Kondomen bei Frauen, bei denen bereits eine Infektion mit Neisseria gonorrhoeae oder Chlamydia trachomatis nachgewiesen wurde, gilt nicht als protektiv.

Akute infektiöse Epididymitis

Epidemiologie und klinische Bedeutung

Die Entzündung des Nebenhodens (Epididymis) tritt am häufigsten als Komplikation einer durch sexuell übertragbare Erreger oder durch enterische Bakterien ausgelösten urogenitalen Infektion auf. Bei Patienten mit einer Epididymitis, hervorgerufen durch Neisseria gonorrhoeae oder Chlamydien trachomatis, handelt es sich um junge sexuell aktive Männer mit mehreren Sexualpartnern. Die klinische Bedeutung der Infektion liegt insbesondere in einer konsekutiven Sterilität, deren Risiko durch eine adäquate Therapie stark abnimmt.

Ätiologie und Pathogenese

Bei Männern unter 35 Jahren sind die sexuell übertragbaren Erreger Neisseria gonorrhoeae und Chlamydia trachomatis die häufigsten Ursachen einer Epididymitis. Bei Männern, die älter sind als 35 Jahre, wird die Epididymitis meist durch nichtsexuell übertragbare Erreger, wie Enterokokken oder Pseudomonas spp., hervorgerufen, da mit höherem Lebensalter die Zahl urogenitaler Erkrankungen generell zunimmt. Enterische Keime können jedoch auch bei homosexuellen Männern mit analinsertiven Sexualpraktiken Auslöser einer Epididymitis sein. Weitere Risikofaktoren für eine Epididymitis sind invasive Maßnahmen im Urogenitalbereich (z. B. Katheterisierung) sowie anatomische Anomalien des Urogenitaltraktes.

Klinisches Bild

Das Vorliegen einer Epididymitis bei jungen Männern ist häufig mit kürzlich zurückliegenden Sexualkontakten mit einem neuen Sexualpartner oder mit mehreren Partnern assoziiert. Eine Epididymitis äußert sich durch einen fast immer einseitigen Hodenschmerz, der in die Leiste ausstrahlen kann, sowie eine starke Schwellung des Skrotums. Gleichzeitig können klinische Zeichen einer Urethritis – wie urethraler Fluor, Dysurie und peniler Schmerz – vorliegen. Das Fehlen urethritischer Symptome schließt jedoch eine Urethritis nicht aus. Darüber hinaus können Zeichen einer Harnobstruktion bestehen.

Diagnose, Differenzialdiagnose

Bei der klinischen Untersuchung findet sich ein einseitiger Berührungs- oder Druckschmerz des Nebenhodens. In Einzelfällen ist aufgrund eines ausgeprägten Ödems die sichere Differenzierung zwischen Hoden und Nebenhoden nicht möglich. Darüber hinaus kann urethraler Fluor exprimierbar sein, und es können ein Skrotalerythem und -ödem sowie eine Hydrozele bestehen. Die lokale Symptomatik kann von Fieber begleitet sein.

Labordiagnostik. Neben einer kompletten STI-Diagnostik ist der Erststrahlurin mikroskopisch auf Granulozyten und Erreger, wie Neisseria gonorrhoeae und Chlamydia trachomatis, zu untersuchen. Ein Urinstatus sollte erhoben und die üblichen serologischen Entzündungsparameter bestimmt werden (CRP-Wert, Leukozytenzahl, Blutkörperchensenkungsgeschwindigkeit). In problematischen Fällen kann durch Punktion des Nebenhodens Material zur mikrobiologischen und zytologischen Untersuchung gewonnen werden.

Sonographie. Auch eine Sonographie des Skrotums und gegebenenfalls eine farbkodierte Duplexsonographie sollten stets durchgeführt werden, um eine Epididymitis von einer Hodentorsion, die einen chirurgischen Notfall darstellt, abzugrenzen.

Weitere Differenzialdiagnosen nichtinfektiöser Ursache sind durch Traumata, Tumoren oder Medikamente (insbesondere Amiodaron) ausgelöste Epididymitiden.

Therapie

Nach Materialgewinnung zum Erregernachweis ist die rasche Einleitung einer antibiotischen Therapie anzustreben. Die Art der Antibiose richtet sich nach den Untersuchungsbefunden, dem Alter des Patienten, der Sexualanamnese, eventuell erfolgten urogenitalen Eingriffen und bekannten anatomischen Abnormalitäten des Urogenitaltraktes. Folgende Therapieschemata sind, abhängig vom nachgewiesenen oder vermuteten Erreger, empfohlen:
- Neisseria gonorrhoeae: siehe Erregersteckbrief Neisseria gonorrhoeae;

- Chlamydia trachomatis: siehe Erregersteckbrief Chlamydia trachomatis;
- enterische Bakterien: 2 × 500 mg Ciprofloxacin plus 2 × 250 mg Levofloxacin über 14 Tage per os;
- keine Differenzierung zwischen STI oder einer Infektion durch enterische Bakterien möglich: 2 × 200 mg Ofloxacin über 14 Tage per os.

Unterstützende Maßnahmen sind Bettruhe, Skrotumhochlagerung und Kühlung. Der Nutzen einer medikamentösen antiphlogistischen Therapie mit Steroiden oder nichtsteroidalen Antiphlogistika ist nicht gesichert. Kommt es nach 3-tägiger Therapie zu keiner Verbesserung des Zustandes, sollte eine erneute Diagnostik erfolgen und die Therapie gegebenenfalls umgestellt werden. Neben einer dem Erreger und seinem Resistenzverhalten angepassten antimikrobiellen Therapie kommt auch eine chirurgische Intervention in Betracht.

Partneruntersuchung und gegebenenfalls -behandlung sind stets anzustreben. Beim Nachweis einer gonorrhoischen oder chlamydialen Epididymitis sollte die Partnerbehandlung unabhängig vom Ergebnis eines Erregernachweises erfolgen.

Literatur

Aral SO, Holmes KK. Social and behavioral determinants of the epidemiology of STDs: Industrialized and developing countries. In: Holmes KK, et al., eds. Sexually Transmitted Diseases. New York: McGraw-Hill; 1999: 39–76.

Berger RE. Acute epididymitis. In: Holmes KK, et al., eds. Sexually Transmitted Diseases. New York: McGraw-Hill; 1999:847–58.

CDC. Sexually Transmitted Diseases. Treatment Guidelines 2002. MMWR Recommendations and Reports; 2002; 51:RR6.

Holmes KK, Stamm WE. Lower Genital Tract Infection in Women. In: Holmes KK, et al., eds. Sexually Transmitted Diseases. New York: McGraw-Hill; 1999:761–81.

Horner PJ. European guideline for the management of urethritis. Int J STD & AIDS. 2001a;12(Suppl. 3):63–7.

Horner PJ. European guideline for the management of epididymo-orchitis and syndromic management of acute scrotal swelling, Int J STD & AIDS. 2001b;12(Suppl. 3): 88–93.

Hoyme UB. Salpingitis. In: Petzoldt D, Gross G, Hrsg. Diagnostik und Therapie sexuell übertragbarer Krankheiten. Berlin, Heidelberg, New York: Springer; 2001:93–6.

Kohl PK. Urethritis des Mannes. In: Petzoldt D, Gross G, Hrsg. Diagnostik und Therapie sexuell übertragbarer Krankheiten. Berlin, Heidelberg, New York: Springer; 2001:119–25.

Martin DH, Bowie WR. Urethritis in males. In: Holmes KK, et al., eds. Sexually Transmitted Diseases. New York: McGraw-Hill; 1999:833–45.

Petzoldt D, Gross G. Diagnostik und Therapie sexuell übertragbarer Krankheiten. Leitlinien 2001 der Deutschen STD-Gesellschaft. Berlin, Heidelberg: Springer; 2001.

Ross JDC. European guideline for the management of pelvic inflammatory disease and perihepatitis. Int J STD & AIDS. 2001;12(Suppl. 3):84–7.

Stary A. European guideline for the management of chlamydial infection. Int J STD & AIDS. 2001;12(Suppl. 3): 30–3.

van Voorst Vader PC, Radcliffe KW. European guideline for the organization of a consultation for sexually transmitted diseases. Int J STD & AIDS. 2001;12(Suppl. 3):4–6.

Washington AE, et al. Assessing risk factors for pelvic inflammatory disease and its sequelae. JAMA. 1991;226: 2581.

Weidner W. Epididymitis. In: Petzoldt D, Gross G, Hrsg. Diagnostik und Therapie sexuell übertragbarer Krankheiten. Berlin, Heidelberg, New York: Springer; 2001: 12–8.

Weström L, Eschenbach D. Pelvic inflammatory disease. In: Holmes KK, et al., eds. Sexually Transmitted Diseases. New York: McGraw-Hill; 1999:783–809.

Neisseria gonorrhoeae/Gonorrhö

P.K. Kohl, S.J. Jodl

Erreger

Neisseria gonorrhoeae ist eine gramnegative, paarweise beieinander liegende Kokke (Diplokokke). Der Erreger gehört zur Familie der aerob wachsenden Neisseriaceae, welche etwa 15 Arten umfasst. Eine ebenfalls humanpathogene Art ist Neisseria meningitidis. Apathogene Neisseriaarten besitzen keine klinische Bedeutung, müssen jedoch bei diagnostischen Methoden berücksichtigt werden, um falsch-positive Ergebnisse zu vermeiden. Neisseria gonorrhoeae ist sehr kälteempfindlich und außerhalb des menschlichen Körpers kaum überlebensfähig.

Häufigkeit, Verbreitung und Bedeutung der Infektion

Die Infektion mit Neisseria gonorrhoeae ist sehr häufig. In Deutschland wurde in den letzten Jahren mit 25 000–35 000 Erkrankungen gerechnet, in den USA geht man sogar von 600 000 Neuinfektionen jährlich aus. Neisseria gonorrhoeae ist weltweit verbreitet, und die Anzahl an Neuinfektionen nimmt, wie auch bei anderen STI (Sexually transmitted Infections, sexuell übertragene Infektionen), wieder zu. Neisseria gonorrhoeae besitzt Bedeutung als Erreger der gonorrhoischen Urethritis (GU) und Zervizitis (Gonorrhö, „Tripper") sowie aufsteigender und systemischer Erkrankungen. In 10–30 % der Fälle besteht eine Koinfektion mit Chlamydia trachomatis.

Übertragung, Infektion und Pathogenese

Die Übertragung erfolgt fast immer durch Geschlechtsverkehr, wobei das Infektionsrisiko für Frauen deutlich höher ist als für Männer. Es existiert kein gesicherter Nachweis, dass eine Übertragung des Erregers durch unbelebte Vektoren möglich ist. Neisseria gonorrhoeae infiziert bevorzugt nichtverhornende Zylinderepithelien. Diese finden sich in der weiblichen und männlichen Urethra, dem Zervixkanal, dem Rektum und den Konjunktiven. Mittels spezieller Adhäsionsproteine erfolgt die Anheftung von Neisseria gonorrhoeae insbesondere an schleimproduzierende Zellen. Der Erreger wird von der Wirtszelle aufgenommen und durchwandert sie. Nach dem Austritt in das submuköse Bindegewebe kommt es im Rahmen einer lokalen Immunreaktion zur Bildung von Eiter und dessen Sekretion an die Schleimhautoberfläche. Diese Eitersekretion bestimmt das klinische Bild. Nach einer Inkubationszeit von 2–6 Tagen kommt es meist zu Urethritis, Zervizitis, Proktitis, Pharyngitis oder Konjunktivitis (◉ Abb. 64a). Die Verbreitung von Neisseria gonorrhoeae wird durch symptomarme oder asymptomatische Verläufe, die beim Mann und bei der Frau vorkommen können, begünstigt. Die Inzidenz a- oder oligosymptomatischer urethraler bzw. zervikaler Infektionen mit Neisseria gonorrhoeae liegt beim Mann bei 10–15 %, bei der Frau bei 30–50 %.

Die intrauterine oder peripartale Infektion des Kindes kann zur gonorrhoischen Neugeborenenkonjunktivitis (Opthalmoblenorrhoea neonatorum) führen, früher eine häufige Erblindungsursache. Durch die Einführung der Credé-Prophylaxe (Einträufeln von Silbernitrat in das Auge des Neugeborenen) und den Rückgang der Gonokokkeninfektionen ist die gonokokkenbedingte Neugeborenenkonjunktivitis heute selten.

Klinisches Bild und Therapie

Bei Männern führt die klinische Symptomatik meist rechtzeitig zur Therapie, um schwerwiegende Folgen der Infektion zu vermeiden, jedoch oftmals nicht rechtzeitig genug, um auch die Übertragung zu verhindern. Im Gegensatz dazu kommt es bei Frauen häufig erst durch Komplikationen, wie zum Beispiel eine Adnexitis, zur Symptomatik und damit zur Diagnose der Infektion. Meist treten an der Eintrittsstelle Symptome einer Schleimhautinfektion auf, mit mukopurulentem urethralen oder zervikalen Fluor, der von Dysurie begleitet ist. Gleichzeitig kann eine Lymphadenopathie bestehen. Bei hämatogener Aussaat können Zeichen einer Vaskulitis, arthritische Beschwerden und Fieberschübe auftreten. Neben der Infektion der genitalen und extragenitalen Schleimhäute sind örtliche Komplikationen (Tysonitis, Littritis, Cowperitis, Bartholinitis) und aufsteigende Infektionen (Prostatitis, Epididymitis, Adnexitis) möglich. Selten kommt es zur Disseminierung mit akralen Effloreszenzen (◉ Abb. 64b), Arthritis, Endokarditis, Perihepatitis und/oder Meningitis. Schwerwiegende Folgen einer Gonorrhö können weibliche und männliche Sterilität, Extrauteringravidität und rezidivierende Unterleibsschmerzen sein.

Bei der Opthalmoblenorrhoea neonatorum kommt es 2–5 Tage post partum zur meist beidseitigen eitrigen Konjunktivitis mit Chemosis und Berührungsempfindlichkeit der Augen. Ein Übergreifen auf die Hornhaut kann zu Ulzeration und Perforation mit nachfolgender Erblindung führen.

Therapie. Bei der GU in Mitteleuropa ist die Einmalgabe von Cefixim Therapie der ersten Wahl. Zu beachten sind die plasmidvermittelte Penicillinresistenz durch penicillinaseproduzierende Neisseria gonorrhoeae und die chromosomal vermittelte Quinolon- und Spectinomycinresistenz. Hohe Resistenzraten sind besonders bei importierten Infektionen zu erwarten (Asien, Westpazifik!).

Orale Therapie der Gonorrhö
- Cefixim: einmalig 400 mg
- Ofloxacin: einmalig 400 mg

Intramuskuläre Therapie der Gonorrhö
- Spectinomycin: einmalig 2 g
- Ceftriaxon: einmalig 250 mg

Therapie der disseminierten Gonokokkeninfektion
- Ceftriaxon: 1–2 × 1–2 g über 7 Tage intramuskulär oder intravenös
- Cefotaxim: 3 × 1–2 g über 7 Tage intravenös
- Ofloxacin: 2 × 400 mg über 7 Tage intravenös
- Spectinomycin: 2 × 2 g über 7 Tage intramuskulär
- Erythromycin: 4 × 500 mg über 7 Tage intravenös

Die Therapie der disseminierten Gonokokkeninfektion sollte stationär erfolgen. Schwangere sollten nicht mit Chinolonen oder Tetrazyklinen behandelt werden.

Labordiagnostik

Mikroskopie. Vom Ausstrich von Urethra/Zervix ist ein Gram- oder Methylenblaupräparat anzufertigen. Der mikroskopische Nachweis von intrazellulären Diplokokken ist bei typischer Symptomatik beweisend für eine gonorrhoische Infektion. Bei symptomarmer Urethritis/Zervizitis sind auch extraleukozytär gelagerte Gonokokken Hinweis auf eine gonorrhoische Urethritis/Zervizitis. Eine Gonokokkenkultur (mit Antibiogramm) sollte daher stets angelegt werden. Auf Schoko- und/oder Blutagar sind bei 37 °C und 5–10 % CO_2 nach 24–36 Stunden kleine, transparente Kolonien erkennbar. Amplifikationsmethoden (Ligase- oder Polymerasekettenreaktion) bieten durch die Analyse des Ersstrahlurins den Vorteil einer nichtinvasiven Probengewinnung, ermöglichen jedoch, im Gegensatz zur Kultur, kein Antibiogramm. Daher liegt ihre Bedeutung zurzeit eher im Bereich epidemiologischer Untersuchungen. Serologische oder immunologische Tests sind in ihrer Aussage zweifelhaft.

■ Beratung und spezielle Diagnostik

Anlaufstelle für Gonokokkendiagnostik:
Klinik für Dermatologie und Venerologie
Vivates Klinikum Neukölln
Rudowerstr. 48
12313 Berlin
Tel. 030 / 60043601
Ansprechpartner:
Herr Prof. Dr. med. Peter K. Kohl ■ ■

Maßnahmen der Verhütung und Bekämpfung

Präventive Maßnahmen. Die korrekte Anwendung von Kondomen bietet einen guten Schutz gegenüber einer Gonokokkeninfektion. Auch ein Diaphragma scheint das Risiko für eine zervikale Infektion mit Neisseria gonorrhoeae zu verringern. Die Wirksamkeit von spermiziden und bakteriziden intravaginal zu applizierenden Gelen ist nachgewiesen. Vaginalduschen oder Urinieren nach dem Geschlechtsverkehr kann entgegen landläufiger Meinung eine Infektion nicht verhindern. Die prophylaktische Einnahme von Antibiotika nach ungeschütztem Geschlechtsverkehr fördert Selektion und Verbreitung antibiotikaresistenter Neisseria-gonorrhoeae-Stämme. Wegen der antigenen Variation des Erregers besteht nach einer durchgemachten Infektion keine Immunität. Eine Impfung gegen Neisseria gonorrhoeae steht nicht zur Verfügung. Die okuläre Prophylaxe des Neugeborenen durch lokale Antibiotika sollte weiterhin durchgeführt werden.

Maßnahmen für Patienten und Kontaktpersonen. Bei jeder Gonorrhö ist eine komplette STI-Diagnostik durchzuführen. Jeder Gonorrhöpatient sollte bis zum Nachweis des Therapieerfolgs keinen ungeschützten Geschlechtsverkehr ausüben. Außerdem sollte eine generelle Aufklärung über STI (insbesondere über Übertragungswege und präventive Maßnahmen) erfolgen. Besondere Desinfektions- oder Isolierungsmaßnahmen sind bei üblichen sozialen Kontakten nicht notwendig. Alle infrage kommenden Geschlechtspartner des Patienten sollten untersucht und gegebenenfalls mitbehandelt werden.

■ Es besteht keine Meldepflicht.

Literatur

Bignell CJ. European guideline for the management of gonorrhoea. Int J STD & AIDS. 2001; 12(Suppl. 3):27–9.
Heise H. Gonorrhö. In: Petzoldt D, Gross G, Hrsg. Diagnostik und Therapie sexuell übertragbarer Krankheiten. Berlin, Heidelberg, New York: Springer; 2001:31–8.
Hook III EW, Handsfield HH. Gonococcal Infections in the Adult. In: Holmes KK, et al., eds. Sexually Transmitted Diseases. New York: McGraw-Hill; 1999:451–6.
Kohl PK, Petzoldt D. Molekulare Pathomechanismen von Neisseria gonorrhoeae, Jahrbuch der Dermatologie. Biermann-Verlag; 1980: 87–98.
Sparling FP. Biology of Neisseria gonorrhoeae. In: Holmes KK, et al., eds. Sexually Transmitted Diseases. New York: McGraw-Hill; 1999: 433–50.

Treponema pallidum/Syphilis (Lues)

P.K. Kohl, S.J. Jodl

Erreger

Treponema pallidum, der Erreger der Syphilis, ist ein Bakterium aus der Gattung der Spirochäten. Spirochäten sind korkenzieherartig gewundene Bakterien. Wegen ihrer Umweltlabilität sind sie außerhalb des Körpers nur kurze Zeit überlebensfähig.

Häufigkeit, Verbreitung und Bedeutung der Infektion

Die Syphilis ist weltweit verbreitet. Seit der Entwicklung von Penicillin ist die Erkrankung kausal behandelbar. Trotzdem ist die Zahl der Neuinfektionen ein Indiz für soziale Umbruchsituationen. In Deutschland liegt die Inzidenzrate gegenwärtig bei 2–3 Erkrankungen pro 100 000 Einwohner. In Großstädten, bei Männern und bei Personen ausländischer Herkunft ist sie deutlich höher. Neuerdings erfährt die Erkrankung weitere Bedeutung als Koinfektion bei HIV-Infizierten. In mehreren europäischen Großstädten sind in letzter Zeit gehäufte Erkrankungen unter homosexuellen Männern auffällig geworden. Diese Entwicklung wird zum Teil auf wieder abnehmendes Safer-Sex-Verhalten zurückgeführt.

Übertragung, Infektion und Pathogenese

Das Eindringen des Erregers erfolgt durch die Schleimhaut oder durch Mikroläsionen der Haut. Von dort aus beginnt eine langsam progrediente, chronisch-granulomatöse Systemerkrankung, die meist stadienhaft verschiedene Organsysteme betrifft. Die Inkubationszeit beträgt 10–90 Tage, im Mittel etwa 21 Tage. Nur etwa die Hälfte aller Syphilisinfektionen wird symptomatisch.

Klinisches Bild und Therapie

Die Erkrankung wird in **Frühsyphilis** (primäre, sekundäre und frühe latente Syphilis) und **Spätsyphilis** (späte latente Syphilis sowie tertiäre und quartäre Syphilis) unterteilt. Neben der klinischen Untersuchung sollte durch eine gezielte Anamnese versucht werden, den Infektionszeitpunkt zu bestimmen. Die Evaluierung von Krankheitssymptomen, welche unter Umständen Jahre zurückliegen können und zu keiner Therapie geführt haben, kann dabei diagnostisch hilfreich sein (vorangegangenes Exanthem, Primäraffekt usw.).

Primäre Syphilis (Lues I)

Klinische Zeichen des Primärstadiums der Syphilis sind (<> Abb. 63a):
- derbe Induration an der Eintrittspforte, im Verlauf Entwicklung eines schmerzlosen Ulkus (Synonyme: Primäraffekt, harter Schanker),
- regionale Lymphadenopathie.

Ohne Therapie ist der Übergang in weitere Stadien möglich.

Sekundäre Syphilis (Lues II)

Diese Phase der hämatogenen Aussaat kann klinisch gekennzeichnet sein durch:
- makulopapulöse, nicht juckende Exantheme (<> Abb. 63b), typischerweise mit palmoplantarer Ausbreitung und generalisierter Lymphadenopathie,
- Schleimhautaffektionen (Plaque muqueuses (<> Abb. 59a), Condylomata lata genital und perianal),
- Alopezie und Pigmentstörungen,
- grippale Symptomatik mit Cephalgien.

Nach einer oftmals Monate bis Jahre andauernden Phase ohne klinische Symptomatik (Lues latens) folgt die tertiäre Syphilis.

Tertiäre Syphilis (Lues III)

Bei der heute seltenen tertiären Syphilis kommt es zum Auftreten von:
- kardiovaskulären Veränderungen (Aortitis luetica, Aneurysmen),
- ulzerierenden granulomatösen Veränderungen, so genannten Gummen, wobei die Beteiligung jedes Organs möglich ist.

Quartäre Syphilis (Lues IV)

Die quartäre Syphilis ist heute ebenfalls selten. In diesem Stadium ist die Manifestation im Bereich des Zentralnervensystems kennzeichnend. Es kommt zu:
- Tabes dorsalis (Untergang der grauen Hirnsubstanz mit entsprechender neurologischer Symptomatik),
- Paralysis progressiva mit Persönlichkeitsveränderungen, Insulten und weiterer zentralnervöser Symptomatik.

Die Komplikationen der Syphilis ergeben sich aus dem stadienhaften Verlauf der unbehandelten Erkrankung.

Diaplazentare Übertragung. Ab dem 4.–5. Schwangerschaftsmonat ist eine diaplazentare Übertragung der Syphilis auf den Fetus wahrscheinlich. Abhängig vom Stadium der Syphilis bei der Schwangeren kommt es in etwa 70 % der Fälle zur Totgeburt, zum Abort oder zur Lues connata.

Lues connata (siehe auch Kapitel 23)

Die Syphilis beim Säugling (Lues connata praecox) äußert sich klinisch durch:
- Hepatitis/Hepatosplenomegalie,
- Anämie,
- Hydrocephalus mit neurologischer Symptomatik,
- Skelettdeformitäten.

Bei der Spätform, die ab dem 3. Lebensjahr auftritt (Lues connata tarda), kann es zu Tonnenzähnen, Keratitis und Innenohrschwerhörigkeit, der so genannten Hutchinson-Trias, kommen.

Therapie. Die Therapie der ersten Wahl ist bis heute Penicillin, eine Penicillinresistenz von Treponema pallidum ist bisher nicht bekannt. Nur bei einer Penicillinallergie oder wenn eine intravenöse Therapie nicht durchzuführen ist, sollte Doxycyclin per os verabreicht werden. Wegen des langsamen Reproduktionszyklus der Spirochäten ist zur erfolgreichen Therapie der Syphilis ein kontinuierlicher Serumspiegel des Antibiotikums notwendig.

Therapie der Frühsyphilis
- Benzathinpenicillin G: 1 × 2,4 Millionen Einheiten einmalig intramuskulär
- Doxycyclin: 2 × 100 mg über 14 Tage per os

Therapie der Spätsyphilis
- Benzathinpenicillin G: 1 × 2,4 Millionen Einheiten intramuskulär an den Tagen 1, 8 und 15
- Doxycyclin: 2 × 200 mg über 21 Tage per os

Therapie der Neurosyphilis
- Benzathinpenicillin G: 6 × 5 Millionen Einheiten über 14–21 Tage intravenös
- Doxycyclin: 2 × 200 mg über 28–30 Tage per os

Therapiekontrolle. Serologische Verlaufskontrollen sollten nach Therapieende alle 3 Monate (Titerabfall über 4 Stufen) und während der Schwangerschaft monatlich bis zur Niederkunft erfolgen. Nach Behandlung einer Neurolues sollte die erneute Liquordiagnostik nicht vor Ablauf eines Jahres erfolgen.

Labordiagnostik

Mikroskopie. Bei Vorliegen eines Primäraffekts oder von Condylomata lata kann der Direktnachweis der lebenden Spirochäten mittels Dunkelfeldmikroskopie versucht werden (**Cave:** oral gegebenenfalls auch nichtpathogene Spirochäten nachweisbar!). Auch der histologische Nachweis mittels Silberfärbung ist möglich, die sensitivsten Methoden bestehen im Nachweis mittels Immunfluoreszenz oder PCR.

Serologie. In aller Regel erfolgt die Diagnose der Syphilis jedoch serologisch, beispielsweise bei klinischem Verdacht oder als Mituntersuchung bei anderen STI. Zur Diagnosestellung sind ein unspezifischer und mindestens ein spezifischer Tests notwendig. Folgende Laboruntersuchungen sind gebräuchlich:
- TPPA-Test (treponemenspezifisch): 4–5 Wochen nach Infektion positiv (lebenslang), Titrationsstufen, Screeningtest;
- VDRL-Test und Testvarianten (unspezifisch): positiv ab Titrationsstufen von mehr als 1:8, frühestens 4–6 Wochen nach Primärinfektion; **Cave:** zu 0,2 % falsch-positive Reaktionen möglich; Test zur Therapiekontrolle geeignet (sollte 1 Jahr nach erfolgreicher Therapie negativ werden);
- FTA-abs-Test (treponemenspezifisch): wird bereits 3 Wochen nach Infektion positiv (lebenslang);
- IgM-FTA-abs-Test, 19-S-IgM-FTA-abs-Test, ELISA-/EIA-Tests und Westernblot-/PCR-Tests (treponemen- oder treponemenantikörperspezifisch): individuelle Indikation und Interpretation der verschiedenen Tests.

Die Untersuchung des Liquors zum Ausschluss einer Neurolues ist indiziert bei:
- neurologischen Auffälligkeiten,
- klinischen Zeichen einer Lues III,
- unbekanntem Infektionszeitpunkt,
- gleichzeitig vorliegender HIV-Infektion.

Die Diagnose einer Neurolues kann anhand des Verhältnisses der intrathekalen Immunglobulinproduktion zur Immunglobulinproduktion im Serum gesichert werden. Einen zweckmäßigen Index hierzu geben die Europäischen STI-Guidelines an. Eine Neurolues liegt vor bei

- positivem TPPA-Test und/oder FTA-abs-Test im Liquor und
- einer erhöhten Zellzahl im Liquor (mindestens 10/mm^3) plus
- einem IgG-Index von mindestens 0,70 und/oder einem IgM-Index von mindestens 0,10 oder
- einem positiven VDRL-Test im Liquor.

Bei jeder Syphilis ist eine komplette STI-Diagnostik durchzuführen.

Maßnahmen der Verhütung und Bekämpfung

Präventive Maßnahmen. Die korrekte Anwendung von Kondomen bietet einen guten Schutz gegenüber einer Syphilisinfektion. Es steht keine Impfung zur Verfügung.

Maßnahmen für Patienten und Kontaktpersonen. Alle infrage kommenden Geschlechtspartner des Patienten sollten untersucht und gegebenenfalls mitbehandelt werden. Jeder Syphilispatient sollte bis zum Nachweis des Therapieerfolgs keinen ungeschützten Geschlechtsverkehr ausüben. Außerdem erfolgt eine generelle Aufklärung über STI (insbesondere über Übertragungswege und präventive Maßnahmen). Besondere Desinfektions- oder Isolierungsmaßnahmen sind bei üblichen sozialen Kontakten nicht notwendig.

Laborleiter, in deren Verantwortungsbereich eine akute Treponema-pallidum-Infektion oder eine zuvor nicht erkannte Infektion in einem späteren Stadium festgestellt wird, sind auf Grundlage von § 7 (3) IfSG zu einer nichtnamentlichen Meldung direkt an das Robert Koch-Institut verpflichtet. Der dafür zu nutzende Meldebogen hat einen zweiten Teil, der durch den einsendenden Arzt vervollständigt wird. Nicht behandlungsbedürftige oder früher abgelaufene und ausgeheilte Infektionen fallen nicht unter die Meldepflicht.

■ Beratung und spezielle Diagnostik

Konsiliarlaboratorium für Treponema (Diagnostik und Therapie)
Labor Dr. med. Krone und Partner,
Medizinaluntersuchungsstelle
Lübbertorwall 18
32052 Herford
Ansprechpartner:
Prof. Dr. med. habil. H.-J. Hagedorn
Tel.: 05221 / 126-0, -143

Konsiliarlaboratorium für Treponema (Erregerdifferenzierung)
Institut für Mikrobiologie und Hygiene
Universitätsklinikum Charité der HUB
Dorotheenstr. 96
10117 Berlin
Ansprechpartner:
Prof. Dr. Dr. U. Göbel, Frau Dr. A. Moter
Tel.: 030 / 45052-4226, -4037

Literatur

Brockmeyer NH. Syphilis. In: Petzoldt D, Gross G, Hrsg. Diagnostik und Therapie sexuell übertragbarer Krankheiten. Berlin, Heidelberg, New York: Springer; 2001:101–11.

Goh BT, van Voorst Vader PC. European guideline for the management of syphilis. Int J STD & AIDS. 2001;12(Suppl. 3):14–26.

MiQ Qualitätsstandards in der mikrobiologisch-infektiologischen Diagnostik: Syphilis (erarbeitet von H.-J. Hagedorn). Heft 16. München, Jena: Urban & Fischer; 2001.

Musher DM. Early Syphilis. In: Holmes KK, et al., eds. Sexually Transmitted Diseases. New York: McGraw-Hill; 1999:479–86.

Swartz MN, Musher DM, Healy BP. Late Syphilis In: Holmes KK, et al., eds. Sexually Transmitted Diseases. New York: McGraw-Hill; 1999:479–86.

Chlamydia trachomatis/Genitale Chlamydiose

P.K. Kohl, S.J. Jodl

Erreger

Chlamydia trachomatis ist ein obligat intrazelluläres Bakterium mit einem speziellen Reproduktionszyklus. Es durchläuft innerhalb von 30 Stunden einen Wachstumszyklus, bei dem es als infektiöser extrazellulärer Elementarkörper oder als intrazellulärer nichtinfektiöser Retikularkörper vorliegt. Chlamydia trachomatis vom Serotyp A–C ist Erreger des endemischen Trachoms, einer der häufigsten Ursachen für Erblindung in Entwicklungsländern. Chlamydia trachomatis vom Serotyp D–K ruft Infektionen des Genitaltraktes hervor. Die Serotypen L1–3 sind Erreger des Lymphogranuloma inguinale, einer meist in den Tropen vorkommenden STI. Der Erreger gehört zur Familie der Chlamydiaceae, die 4 Arten umfasst. Klinische Bedeutung besitzen Chlamydia pneumoniae sowie Chlamydia psitacci. Sie müssen bei diagnostischen Methoden berücksichtigt werden, um falsch-positive Ergebnisse zu vermeiden.

Häufigkeit, Verbreitung und Bedeutung der Infektion

Die urogenitale Infektion mit Chlamydia trachomatis vom Serotyp D-K ist in Europa die häufigste bakterielle STI. Insbesondere sexuell aktive Jugendliche und junge Erwachsene sind davon betroffen. Je nach Untersuchung können 1–5% aller sexuell aktiven Frauen infiziert sein. Oftmals besteht im Partnerkreis eine hohe Prävalenz. Eine bereits durchgemachte Chlamydia-trachomatis-Infektion geht mit einer erhöhten Wahrscheinlichkeit einer erneuten Infektion einher, welche meist durch eine Reinfektion bedingt ist. In 10% der Fälle besteht eine Koinfektion mit Neisseria gonorrhoeae. Chlamydia trachomatis ist der Erreger der chlamydialen Urethritis des Mannes (CU) und der chlamydialen Zervizitis (CZ) der Frau. Eine aufsteigende Infektion kann darüber hinaus schwere Folgen bis hin zur Sterilität haben. Die intrapartale Infektion des Kindes kann zur chlamydialen Neugeborenenkonjunktivitis (Opthalmopathia neonatorum; Kapitel 23) und zur chlamydialen Pneumonie führen.

Übertragung, Infektion und Pathogenese

Die Übertragung erfolgt durch Geschlechtsverkehr oder intrapartal. Nach dem Eindringen in die Wirtszelle wandelt sich der metabolisch inaktive Elementarkörper in den Retikularkörper um. Dieser vermehrt sich nun intrazellulär, was den Untergang der Wirtszelle zur Folge hat. Die bevorzugte Wirtszelle stellt das Zylinderepithel der Zervix dar.

Nach einer Inkubationszeit von durchschnittlich 1–3 Wochen kann es zur klinischen Symptomatik kommen.

Klinisches Bild und Therapie

Beim Mann kann es zu Zeichen der Urethritis mit urethralem Fluor sowie zu Dysurie und Lymphadenopathie kommen (⊙ Abb. 65a). In bis zu 80% der Fälle verläuft die Infektion bei der Frau asymptomatisch. Bei symptomatischen Verläufen zeigen sich Zeichen der Zervizitis mit genitalem Fluor, Dysurie und genitalen Blutungen (⊙ Abb. 65b). Bei Männern und Frauen kann es zur extragenitalen Symptomatik mit Konjunktivitis, Arthralgien und anorektalem Fluor kommen. Eine Aszension des Erregers kann beim Mann zu schwerwiegenden Komplikationen, wie Epididymitis und Sterilität, führen. Bei der Frau kann es zu Adnexitis, Extrauteringravidität und Sterilität kommen. Man schätzt, dass Chlamydieninfektionen für 50% aller Fälle von Sterilität bei der Frau verantwortlich sind!

Therapie. Als Therapie der Chlamydiatrachomatis-Infektion werden folgende Schemata empfohlen:

Therapie der ersten Wahl
- Azithromycin: 1000 mg einmalig per os
- Doxycyclin: 2 × 100 mg über 7 Tage per os

Schwangere sollten nicht mit Chinolonen oder Doxycylin behandelt werden.

Alternative Therapie
Erythromycin: 2 × 500 mg über 14 Tage per os oder 4 × 500 mg über 7 Tage per os

---

Außerdem sollte der Partner untersucht und (unabhängig vom Ergebnis!) behandelt werden. Nach einer Therapie mit Azithromycin oder Doxycyclin ist bei asymptomatischen Patienten keine Kontrolluntersuchung nötig. Jedoch sollte bei Frauen mit durchgemachter Chlamydieninfektion 3–4 Monate nach Therapieende ein Screening erfolgen. Spätestens bei fortbestehender Symptomatik ist eine komplette STI-Diagnostik unter Einbeziehung des Partners durchzuführen.

Labordiagnostik

Eine einfache Nachweismethode ist die direkte Immunfluoreszenz des Abstrichmaterials von Urethral- und/oder Zervixschleimhaut. Diese Untersuchung besitzt jedoch eine geringe Sensitivität. Der neue Standard sind Nachweismethoden mittels PCR, LCR oder transskriptionsbasierter Amplifikation. Insbesondere die Untersuchung des Erststrahlurins stellt eine nichtinvasive Untersuchungsmethode dar, die für Screeninguntersuchungen geeignet sind. Die Anzucht ist nur in der Zellkultur möglich. Serologische Untersuchungen sind, nicht zuletzt wegen der Kreuzreaktivität mit anderen Chlamydienarten, nicht sinnvoll.

Maßnahmen der Verhütung und Bekämpfung

Präventive Maßnahmen. Die korrekte Anwendung von Kondomen bietet den besten Schutz gegenüber einer genitalen Infektion mit Chlamydia trachomatis. Eine Impfung gegen Chlamydia trachomatis steht nicht zur Verfügung. Wegen der hohen Inzidenz asymptomatischer Infektionen ist ein mindestens jährliches Chlamydienscreening junger Frauen (unter 25 Jahren) sinnvoll. Außerdem sollte eine generelle Aufklärung über STI (insbesondere über Übertragungswege und präventive Maßnahmen) erfolgen.

Maßnahmen für Patienten und Kontaktpersonen. Bei jeder genitalen Chlamydieninfektion ist eine komplette STI-Diagnostik durchzuführen. Sexuelle Kontakte sollten erst wieder nach Abschluss der Therapie (oder 7 Tage nach Einmaltherapie) ausgeübt werden. Besondere Desinfektions- oder Isolierungsmaßnahmen sind bei üblichen sozialen Kontakten nicht notwendig.

■ Es besteht keine Meldepflicht.

■ Beratung und spezielle Diagnostik

Konsiliarlaboratorium für Chlamydien
Institut für Medizinische Mikrobiologie
am Klinikum der FSU Jena
Semmelweißstr. 4
07740 Jena
Ansprechpartner:
Herr Prof. Dr. E. Straube
Tel.: 03641 / 933106
E-Mail:
eberhard.straube@med.uni-jena.de

Literatur

Näher N. Genitale Chlamydia-trachomatis-Infektionen. In: Petzoldt D, Gross G, Hrsg. Diagnostik und Therapie sexuell übertragbarer Krankheiten. Berlin, Heidelberg, New York: Springer; 2001:6–12.

Schachter J. Biology of Chlamydia trachomatis. In: Holmes KK, et al., eds. Sexually Transmitted Diseases. New York: McGraw-Hill; 1999:391–406.

Stamm WE. Chlamydia trachomatis Infections in the Adult. In: Holmes KK, et al., eds. Sexually Transmitted Diseases. New York: McGraw-Hill; 1999:407–22.

Stary A. European guideline for the management of chlamydial infection. Int J STD & AIDS. 2001;12(Suppl. 3):30–3.

Genitale Mykoplasmen/Genitale Mykoplasmose

P.K. Kohl, S.J. Jodl

Erreger

Mykoplasmen sind die kleinsten freilebenden Mikroorganismen, die in den meisten ihrer Eigenschaften Bakterien ähneln. Neben der geringen Zellgröße bestimmen vor allem 2 Eigenschaften ihre besondere Verhaltensweise: das kleine Genom und das Fehlen der Zellwand. Durch das Fehlen der Zellwand sind Mykoplasmen durch bakteriendichte Filter filtrierbar, resistent gegen zellwandwirksame Antibiotika (z.B. Penicillin) und sehr empfindlich gegen äußere Faktoren, wie z.B. Austrocknung. Das kleine Genom begrenzt die biochemische Syntheseleistung der Mykoplasmen.

Häufigkeit, Verbreitung und Bedeutung der Infektion

Von den 16 verschiedenen Mykoplasmenspezies, die bisher isoliert werden konnten, sind 6 Spezies vorwiegend im Genitaltrakt zu finden. Davon werden Mycoplasma (M.) hominis und Ureaplasma urealyticum am häufigsten aus dem Genitoanalbereich isoliert. M. hominis gehört zur synergistischen Mischung der ätiologisch relevanten Erreger einer bakteriellen Vaginose. M. primatum und M. spermatophilum scheinen kein pathogenes Potenzial zu besitzen. Das zuletzt entdeckte M. penetrans wurde gehäuft aus dem Urin HIV-1-positiver homosexueller Männern isoliert. Trotz dieses Nachweises war die Infektion jedoch nicht mit einer nichtgonorrhoischen Urethritis oder mit einer schnelleren Progression der HIV-Infektion vergesellschaftet. Die Bedeutung von M. genitalium als sexuell übertragbarer Erreger kann erst seit Einführung von DNA-Amplifikationsmethoden besser untersucht werden. M. genitalium kann beim Mann Erreger einer akuten und möglicherweise auch einer persistierenden oder rezidivierenden nichtgonorrhoischen, nichtchlamydialen Urethritis (NGNCU) sein. M. genitalium wird nicht nur bei Männern mit Urethritis signifikant häufiger nachgewiesen als bei Männern ohne Urethritis, sondern auch signifikant häufiger bei Männern mit NGNCU als bei Männern mit Chlamydienurethritis. M. genitalium könnte bei bis zu 45 % der NGNCU-Fälle der verantwortliche Erreger sein. Bei der Frau ist M. genitalium stark mit Zervizitis, Endometritis und sogar mit Salpingitis und tubarer Infertilität assoziiert.

Übertragung, Infektion und Pathogenese

Genitale Mykoplasmen werden überwiegend sexuell übertragen. M. hominis und U. urealyticum können bereits bei der Geburt von der Mutter auf die Schleimhäute des Neugeborenen gelangen und sind dort noch über Wochen nachweisbar. Mit Beginn der sexuellen Aktivität können Mykoplasmen Infektionen des Genitaltraktes hervorrufen. Die Kolonisierung des Genitaltraktes mit U. urealyticum und M. hominis nimmt mit der Zahl der Sexualpartner zu, sodass insbesondere U. urealyticum als Teil der Genitalflora bei sexuell aktiven jungen Menschen angesehen werden muss. M. genitalium scheint hingegen pathogenes Potenzial zu besitzen.

Klinisches Bild und Therapie

Mykoplasmeninfektionen können beim Mann die klinischen Symptome einer Urethritis hervorrufen. Insbesondere Infektionen mit U. urealyticum und M. genitalium äußern sich in Form einer akuten, aber auch chronischen Urethritis mit Dysurie und Urethralausfluss. Selbstverständlich können auch völlig asymptomatische Verläufe vorkommen. Mehrere Studien, insbesondere bei immunsupprimierten Patienten, sowie Inokulationsversuche bei Menschen und Tieren zeigen, dass U. urealyticum bei Erstkontakt mit dem Erreger eine Urethritis auslösen kann. Bei folgenden Kontakten mit U. urealyticum kommt es dann zu einer Kolonisierung des Genitaltraktes ohne Krankheitszeichen. Bei der Frau können Mykoplasmeninfektionen die klinischen Zeichen einer bakteriellen Vaginose (in Synergie mit anderen Erregern), einer Zervizitis, einer Endometritis und einer Salpingitis hervorrufen.

Therapie. Da Antibiotika nur das Wachstum von Mykoplasmen unterdrücken, ist ein intaktes Immunsystem zur Abtötung der Erreger erforderlich. Mykoplasmen sind nur empfindlich gegen Antibiotika, die in den Zellstoffwechsel eingreifen. Als Mittel der Wahl für alle Mykoplasmeninfektionen gelten die Gruppen der Tetrazykline, der Makrolidantibiotika und der Chinolone. Folgende Therapieregimes sind möglich:

➤ Doxycyclin: 2 × 100 mg pro Tag über 10–14 Tage;
➤ Erythromycin: 4 × 500 mg pro Tag für bis zu 6 Wochen;
➤ Azithromycin über 5 Tage (1. Tag: 500 mg, 2.–5. Tag: 250 mg).

Labordiagnostik

Mykoplasmen können aufgrund ihrer geringen Größe, der fehlenden Zellwand und der minimalen Affinität zu Farbstoffen im Abstrichpräparat mikroskopisch nicht nachgewiesen werden. Zur Kultivierung von U. urealyticum und M. hominis kann Genitalsekret mit Hilfe einer kalibrierten Öse entnommen, in einem Transportmedium transportiert, auf SP4-Kulturmedium kultiviert und mit Hilfe eines Stereomikroskops auf der Kulturplatte identifiziert werden. M. genitalium wird aus dem Erststrahlurin mit Hilfe einer Multiplex-PCR nachgewiesen.

Maßnahmen der Verhütung und Bekämpfung

Es gibt keine Impfung gegen genitale Mykoplasmen. Vorsorgemaßnahmen werden wie bei anderen sexuell übertragbaren Infektionen empfohlen.

▪ Es besteht keine Meldepflicht.

■ Beratung und spezielle Diagnostik

Konsiliarlaboratorium für Mykoplasmen
Institut für Medizinische Mikrobiologie und Hygiene des Universitätsklinikums der TU Dresden
Fiedlerstr. 42
01307 Dresden
Ansprechpartner: Prof. Dr. E. Jacobs
Tel.: 0351 / 458–6550
E-Mail:
enno.jacobs@mailbox.tu-dresden.de

Literatur

Horner P, Thomas B, Gilroy CB, Egger M, Taylor-Robinson D. Role of Mycoplasma genitalium and Ureaplasma urealyticum in acute and chronic nongonococcal Urethritis. Clin Inf Dis. 2001;32:995–1003.

Johannisson G, Enström Y, Löwhagen G-B, Nagy V, Ryberg K, Seeberg S. Occurence and treatment of Mycoplasma genitalium in patients viviting STD clinics in Sweden. Int J STD & AIDS, 2000;11:324–6.

Taylor-Robinson D, Furr PM. Update on sexually transmitted mycoplasmas. Lancet. 1998;351(Suppl III):12–5.

Totten PA, Schwartz MA, Sjostrom KE, et al.. Association of Mycoplasma genitalium with nongonococcal urethritis in heterosexual men. J Infect Dis; 2001;183:269–76.

Uusküla A, Kohl PK. Genital Mycoplasmas, including Mycoplasma genitalium, as sexually transmitted agents. Int J STD & AIDS. 2002; 13:79–85.

Candida albicans als potenzieller Erreger der genitalen Kandidose

P.K. Kohl, S.J. Jodl

Erreger

Candida albicans gehört zur Standortflora der Schleimhäute. Der Hefepilz kann unter besonderen Umständen pathogene Wirkungen entfalten. Die speziellen Faktoren, die zur Umwandlung vom Kommensalen zum pathogenen Erreger führen, sind bislang nicht geklärt. Ein herabgesetzter Immunstatus (z.B. durch Diabetes mellitus, Malignome, Schwangerschaft, hohes oder geringes Lebensalter oder eine Therapie mit Immunsuppressiva oder Steroiden) und ungünstige lokale Bedingungen (Adipositas, Okklusion) begünstigen das Entstehen einer Kandidose. Auch Mischinfektionen mit Dermatophyten und Bakterien (z.B. Trichomonas vaginalis) kommen vor.

Häufigkeit, Verbreitung und Bedeutung der Infektion

Die Mehrzahl aller Frauen (70–75%) ist mindestens einmal im Leben von einer akuten vulvogenitalen Kandidose (so genannter Soor) betroffen, etwa 40–50% aller Frauen mehrmals. Chronische oder rezidivierende Vulvovaginalmykosen sind seltener (etwa 5%), dafür oftmals hartnäckig und somit psychisch stark belastend. Beim Mann kann es zur Candidabalanitis kommen (Abb. 67). Bei beiden Geschlechtern kann eine Candidaproktitis auftreten.

Klinisches Bild und Therapie

Symptomatik. Eine manifeste Infektion zeigt in der Regel eine lokal begrenzte Symptomatik an Haut und Schleimhaut (Abb. 56 und 58). An den Genitalschleimhäuten imponieren weißliche, abstreifbare Beläge, an der Haut großflächige Erytheme mit Pusteln und den charakteristischen Satellitenherden, die sich später psoriasiform darstellen. Dazu bestehen uncharakteristische Symptome – wie Brennen, Pruritus und vaginaler Fluor – sowie, insbesondere bei erosivem Verlauf, Schmerzen. Am Penis kann es zur schmerzhaften erosiven Balanitis kommen.

Differenzialdiagnostisch kommen die durch Trichomonas vaginalis hervorgerufene Vaginitis und die bakterielle Vaginose in Betracht. Weitere Differenzialdiagnosen stellen Balanitiden anderer Genese und der Lichen ruber mucosae (Beläge nicht abstreifbar) dar. Klinisch kann der Candidabefall der Haut wie eine Psoriasis inversa oder ein intertriginöses Ekzem imponieren. Bei oligosymptomatischen Verläufen einer Candidainfektion kann die Abgrenzung zu Vulvodyniesyndromen problematisch sein.

Therapie. Üblicherweise ist eine topische Therapie mit Nystatin als Creme, Paste oder Vaginaltabletten ausreichend. Bei schwerer Befundausprägung oder Therapieresistenz ist eine systemische fungistatische Therapie mit Itraconazol, Fluconazol, Amphotericin B oder 5-Flucytosin indiziert. Als Einmal- bzw. Eintagestherapie wird empfohlen:
- Fluconazol: 1 × 150 mg per os oder
- Itraconazol: 2 × 200 mg per os.

Des Weiteren sollte die Ausschaltung der begünstigenden Faktoren erfolgen. Adstringierende Sitzbäder können den Krankheitsverlauf begünstigen. Insbesondere bei fortbestehender oder rezidivierender Symptomatik ist folgende systemische antimykotische Therapie über einen längeren Zeitraum (mindestens 21 Tage) indiziert:
- Fluconazol: 1 × 200 mg per os (bei Nachweis von C. glabrata: 1 × 800 mg) oder
- Itraconazol: 1 × 200 mg per os.

In diesen Fällen sollten auch eine intestinale Candidaeradikation (bei Candidanachweis im Stuhl), eine Sanierung der Zähne (Karies) und eventueller Prothesen sowie eine Partneruntersuchung und gegebenenfalls -behandlung erfolgen.

Labordiagnostik

Zur Diagnosesicherung sollten stets ein Nativ- oder Färbepräparat (NaCl- oder KOH-Präparat bzw. Gram- oder Methylenblaufärbung) angefertigt sowie eine Kultur von Schleimhautabstrich, Fluor bzw. Hautschuppen angelegt werden. Mikroskopisch zeigen sich Pseudomycel sowie gegebenenfalls Blasto- und Chlamydosporen. Nach 36–48 Stunden bildet Candida in der Kultur kleine, weißliche Kolonien, die durch biochemische Reaktion (Zuckervergärung) und Anzüchtung auf Mangelmedien, wie z.B. Reisagar, weiter differenziert werden können.

Maßnahmen der Verhütung und Bekämpfung

Bei genitalem Fluor oder Risikoverhalten ist eine komplette STI-Diagnostik durchzuführen. In diesen Fällen sollte auch eine generelle Aufklärung über STI (insbesondere über Übertragungswege und präventive Maßnahmen) erfolgen. Zur Vermeidung von Candidosen sind die übliche Genitalhygiene sowie das Trockenhalten des betroffenen Bereichs günstig. Dauertampons sollten vermieden werden. Besondere Desinfektions- oder Isolierungsmaßnahmen sind bei üblichen sozialen Kontakten nicht notwendig.

> In Deutschland besteht keine Meldepflicht für genitale Kandidosen.

Literatur

Edwards SK. European guideline for the management of balanoposthitis. Int J STD & AIDS. 2001;12(Suppl. 3):68–72.

Korting HC. Kandidose. In: Petzoldt D, Gross G, Hrsg. Diagnostik und Therapie sexuell übertragbarer Krankheiten. Berlin, Heidelberg, New York: Springer; 2001:78–81.

Kunzelmann V, Tietz HJ, Rossner D, et al. Prerequisites for effective therapy of chronic recurrent vaginal candidiasis. Mycoses. 1996; 39(Suppl 1):65–72.

Sobel JD. Vulvovaginal Candidiasis. In: Holmes KK, et al., eds. Sexually Transmitted Diseases. New York: McGraw-Hill; 1999:629–40.

Herpes-simplex-Virus Typ 1 und Herpes-simplex-Virus Typ 2/HSV-Infektion

P.K. Kohl, S.J. Jodl, H. Henge

Erreger

Die Herpesviren Herpes-simplex-Virus Typ 1 (HSV 1) und Herpes-simplex-Virus Typ 2 (HSV 2) sind molekular sehr eng verwandte Herpesviren. Sie verursachen jedoch Krankheitsbilder mit unterschiedlicher Lokalisation und klinischer Ausprägung. Nach der Primärinfektion wird lebenslange Persistenz erreicht, indem HSV 1 im Trigeminalganglion, HSV 2 in Spinalganglien eine latente Infektion etabliert. Von dort aus kommt es durch periodische Virusreplikation zu rekurrenten mukokutanen und zentralnervösen Infektionen. Entsprechend sind HSV-1-Manifestationen überwiegend orofazial, HSV-2-Infektionen präferenziell anogenital anzutreffen. Allerdings kommen auch Doppelinfektionen bzw. HSV-1-Infektionen mit anogenitaler und gelegentlich HSV-2-Infektionen mit orofazialer Lokalisation vor.

Häufigkeit, Verbreitung und Bedeutung der Infektion

Herpes-simplex-Viren sind weltweit verbreitet. Für HSV 1 beträgt die Seroprävalenz in Deutschland bei Erwachsenen mehr als 80 %. Die meisten Primärinfektionen werden im Kindesalter erworben und verlaufen meist asymptomatisch. Komplizierte Formen der HSV-1-Infektion, wie die HSV-Enzephalitis, verlaufen schwer oder gar tödlich. Die HSV-2-Infektion wird sexuell übertragen und erreicht in Deutschland eine Seroprävalenz von etwa 20 %. Wegen der hohen Rezidivrate (nach Erstinfektion 0,34 Rezidive pro Monat) ist diese für die betroffenen Patienten häufig belastend. Besondere Bedeutung besitzt die HSV-2-Infektion bei intrapartaler Übertragung auf das Neugeborene.

Übertragung, Infektion und Pathogenese

Die Übertragung ist während der Primärphase der Infektion möglich, bei Vorliegen herpetischer Läsionen, aber auch, wenn sichtbare Läsionen fehlen. Die Übertragung erfolgt durch virushaltige Sekrete. Nach einer Inkubationsperiode von 3–14 Tagen kommt es zu einer lokalen mukokutanen Infektion mit Bläschenbildung. Nach Erreichen des peripheren und zentralen Nervensystems etabliert das Virus die latente Infektion in sensorischen Ganglien. Eine Eliminierung der dort persistierenden Viren durch das Immunsystem oder durch Medikamente ist nicht möglich. Verschiedene exogene Reize oder eine Veränderung des Immunstatus können zu Virusreaktivierung und -replikation führen, und es kommt als Folge der zentrifugalen Wanderung des Erregers aus den Ganglien in die Haut oder in die Schleimhaut zur klinischen Symptomatik im innervierten Hautareal.

Klinisches Bild und Therapie

Symptomatik. Die Primärinfektion manifestiert sich typischerweise durch das Auftreten von gruppierten Bläschen im Bereich der Mundschleimhaut (Abb. 55) bzw. auf erythematösem Grund im Anogenital- oder Glutäalbereich (Abb. 68 und 69), die zu Erosionen und Ulzerationen führen können. Begleitend treten allgemeines Krankheitsgefühl, Fieber und Lymphadenopathie auf; 90 % der Primärinfektionen verlaufen subklinisch. Rekurrente Infektionen zeigen in der Regel eine geringere Ausdehnung als Primärinfektionen. Zu den HSV-bedingten Krankheitsbildern gehören:
- Mukokutane Manifestationen:
  - Stomatitis aphthosa (HSV 1, primäre Infektion),
  - Herpes simplex labialis (HSV 1, rekurrente Infektion),
  - Keratokonjunktivitis herpetica (HSV 1, primäre und rekurrente Infektion),
  - Ekzema herpeticum (HSV 1, primäre und rekurrente Infektion),
  - Herpes genitalis (HSV 2, eventuell HSV 1, primäre und rekurrente Infektion),
  - Manifestationen am Zentralnervensystem: Herpes-simplex-Enzephalitis (HSV 1, primäre und rekurrente Infektion), Herpes-simplex-Enzephalitis bei Neugeborenen (HSV 2, primäre Infektion), Myelitis/Meningitis herpetica (HSV 2, primäre Infektion);
- Disseminierte Infektionen:
  - Herpes neonatorum (HSV 2, primäre Infektion),
  - viszeraler Herpes bei Immunsuppression (HSV 1 und HSV 2, primäre und rekurrente Infektion).

Als Differenzialdiagnose kommen andere mit genitalen Ulzera einhergehende STI – wie Syphilis – sowie andere viral, medikamentös, toxisch, allergisch oder mechanisch bedingte genitale Ulzera in Betracht. Insbesondere die Abgrenzung zum Zoster kann problematisch sein.

Herpes neonatorum. Sowohl die intrauterine als auch die intrapartale Infektion des Fetus oder des Neugeborenen können schwerwiegende Folgen haben, wobei eine Infektion im 3. Trimenon das größte Risiko darstellt. Eine Infektion während der Frühschwangerschaft führt in bis zu 25 % der Fälle zu einem Abort. Die peripartale Infektion des Neugeborenen (Herpes neonatorum) kann zur Infektion von Haut, Pharynx und Konjunktiven sowie zur Infektion innerer Organe und des Zentralnervensystems mit persistierenden neurologischen Ausfällen und Intelligenzminderung führen.

Komplikationen. Lokale Komplikationen können durch bakterielle oder mykotische Superinfektion oder kutane Verbreitung der herpetischen Läsionen entstehen. Systemische Komplikationen sind die aseptische Meningitis und die systemische Disseminierung des HSV mit Enzephalitis, Retinitis, Ösophagitis, Pneumonie und Hepatitis, welche insbesondere bei immunsupprimierten Patienten möglich ist. Weitere Komplikationen stellen die Radikulomyopathie betroffener Segmente sowie das postherpetische Erythema exsudativum multiforme dar.

Therapie. Zur Behandlung der HSV-Infektion stehen verschiedene Präparate zur Verfügung, die eine spezifische Hemmung der Virusreplikation bewirken. Die Entscheidung über das jeweilige therapeutische Vorgehen sollte in Abhängigkeit vom Schweregrad und der individuellen Beeinträchtigung durch die Infektion sowie dem Immunstatus des Patienten getroffen werden. Bei Verdacht auf eine HSV-Enzephalitis oder einen Herpes neonatorum ist eine sofortige intravenöse antivirale Therapie indiziert. Die Keratokonjunktivitis herpetica und der Herpes labialis werden lokal behandelt.

> **Episodische Therapie der primären und der rezidivierenden Herpes-genitalis-Infektion (orale Therapie über 5–10 Tage bei Immunkompetenten)**
> - Aciclovir: 3 × 400 mg oder 5 × 200 mg
> - Famciclovir: 3 × 250 mg bzw. 2 × 125 mg
> - Valaciclovir: 2 × 500 mg
>
> **Bei mehr als 6 Rezidiven jährlich ist eine systemische antivirale Suppressionstherapie als orale Dauertherapie indiziert**
> - Aciclovir: 3 × 400 mg
> - Famciclovir: 2 × 125 mg bzw. 2 × 250 mg
> - Valaciclovir: 1 × 500 mg
>
> Bei schweren Verläufen kann auch die parenterale Therapie mit Aciclovir indiziert sein. Bei immunsupprimierten Patienten können resistente HSV-Stämme Probleme bereiten, sodass bei unzureichendem Therapieerfolg eine Resistenztestung erwogen werden muss.

Labordiagnostik

Ein Erregernachweis ist aus frischen Läsionen mittels Viruskultur, PCR oder direkter Immunfluoreszenz möglich. Bei Verdacht auf eine Herpes-simplex-Enzephalitis muss grundsätzlich ein sensitiver Nukleinsäurenachweis (Nested PCR) aus dem Liquor durchgeführt und bei negativem Ergebnis in der Frühphase der Erkrankung wiederholt werden. Der serologische HSV-Antikörper-Nachweis ist für die Akutdiagnostik nur bedingt geeignet, etwa bei Nachweis der Serokonversion im Rahmen von Primärinfektionen.

Maßnahmen der Verhütung und Bekämpfung

Präventive Maßnahmen. Die korrekte Anwendung von Kondomen ist zur Vermeidung einer HSV-Infektion nur mäßig effektiv. Dennoch bietet sie den besten bekannten Schutz. Um eine Primärinfektion zu verhindern, muss der Kontakt mit infektiösen Sekreten vermieden werden. Zur Prävention der neonatalen HSV-Infektion ist bei Schwangeren mit primärem Herpes genitalis eine Entbindung mittels Sectio indiziert. Eine wirksame Immunprophylaxe existiert bisher nicht.

Maßnahmen für Patienten und Kontaktpersonen. Besondere Desinfektions- oder Isolierungsmaßnahmen sind bei üblichen sozialen Kontakten nicht notwendig. Insbesondere im ersten Jahr nach einer HSV-Primärinfektion sollte kein ungeschützter Geschlechtsverkehr ausgeübt werden. Bei genitalem Fluor und bei Risikoverhalten ist eine komplette STI-Diagnostik durchzuführen. Außerdem sollte eine generelle Aufklärung über STI (insbesondere über Übertragungswege und präventive Maßnahmen) erfolgen.

Es besteht in Deutschland keine Meldepflicht für HSV-Infektionen.

■ Beratung und spezielle Diagnostik

Konsiliarlaboratorium für HSV, VZV
Institut für Antivirale Chemotherapie des Kinkums der FSU Jena
Winzerlaer Str. 10
07745 Jena
Ansprechpartner:
Herr Prof. Dr. P. Wutzler
Tel.: 03641 / 657300
E-Mail:
peter.wutzler@med.uni-jena.de

Literatur:

Corey L, Wald A. Genital Herpes. In: Holmes KK, et al., eds. Sexually Transmitted Diseases. New York: McGraw-Hill; 1999:285–312.

Herpes Simplex Virus Special Interest Group of the Medical Society for the Study of Venereal Diseases, United Kingdom. European guideline for the management of genital herpes. Int J STD & AIDS. 2001;12(Suppl. 3):34–9.

Lautenschlager S, Kempf W. Herpes genitalis. Hautarzt. 2000;51:964–83.

Petzoldt D. Herpes genitalis. In: Petzoldt D, Gross G, Hrsg. Diagnostik und Therapie sexuell übertragbarer Krankheiten. Berlin, Heidelberg, New York: Springer; 2001:52–7.

Whitley RJ. Herpes simplex Viruses. In: Knipe DM, Howley PM. Virology. 4th ed. Philadelphia: Lippincott Williams & Wilkins; 2000: 2461–509.

Humanes Papillomavirus (HPV)/Genitale Warzen (u. a. Manifestationen)

P.K. Kohl, S.J. Jodl

Erreger

Humane Papillomaviren (HPV) sind kleine DNA-Viren, von denen zurzeit über 100 Subtypen bekannt sind. Es besteht ein unterschiedlicher Tropismus für den jeweiligen Ort der Infektion. Genitale Infektionen werden von über 30 HPV-Typen hervorgerufen. HPV werden bezüglich ihres kanzerogenen Potenzials in Low-Risk- und High-Risk-Typen unterteilt.

Häufigkeit, Verbreitung und Bedeutung der Infektion

Die Prävalenz von HPV-Infektionen ist wegen des hohen Anteils subklinischer Infektionen sehr hoch (zwischen 3 und 50%). HPV sind weltweit etwa gleichmäßig verbreitet. Bei etwa 1 % der sexuell aktiven Bevölkerung treten sichtbare Anogenitalwarzen auf. Am häufigsten sind sexuell aktive junge Erwachsene unter 25 Jahren betroffen. Anogenitale Warzen werden von den häufigeren Low-risk-Typen (HPV 6 und 11) hervorgerufen, in seltenen Fällen sind aber auch High-Risk-Typen nachzuweisen. In Neoplasien des Anogenitalbereichs können High-Risk-Typen (HPV 16, 18, 31, 33 und 35) nachgewiesen werden.

Übertragung, Infektion und Pathogenese

Die Kontagiosität von HPV ist hoch, die Inkubationszeit beträgt Wochen bis Monate. Die Übertragung erfolgt meist durch Geschlechtsverkehr oder perinatal. Auch die nichtsexuelle Übertragung im Sinne einer Kontaktinfektion ist wahrscheinlich möglich, eine Übertragung durch unbelebte Vektoren hingegen nicht gesichert. HPV infiziert ausschließlich Keratinozyten der verhornenden und nichtverhornenden Epidermis. In der Wirtszelle induziert HPV eine Proliferation, die für das klinische Erscheinungsbild verantwortlich ist. Perianale und intertriginöse Ekzeme oder Mazerationen begünstigen die Transmission von HPV.

Klinisches Bild und Therapie

Symptomatik. Die häufigste anogenitale klinische Manifestation sind **Condylo-**

mata acuminata, so genannte spitze Feigwarzen (● Abb. 52 u. 70). Die schmerzlosen, hahnenkammartigen Warzen können einzeln stehend oder beetartig auftreten. Aber auch flache Warzen (Condylomata plana) kommen vor (● Abb. 63a). Bei Männern mit genitalen Warzen ist in bis zu 1/3 der Fälle die Urethra mitbeteiligt. Bei ausgeprägtem Befund und infiltrativem Wachstum spricht man von Condylomata gigantea (Buschke-Löwenstein-Tumor). Weitere klinische Manifestationsformen von HPV-Infektionen sind die bowenoide Papulose und die Erythroplasie Queyrat – Epithelveränderungen, die beide Carcinomata in situ darstellen (meist hervorgerufen durch HPV 16). Abhängig von der Lokalisation werden diese Epithelveränderungen auch als anale intraepitheliale Neoplasie, penile intraepitheliale Neoplasie, zervikale intraepitheliale Neoplasie und vulväre intraepitheliale Neoplasie bezeichnet. Die Schwere der Dysplasie wird aufsteigend in 3 Grade unterteilt. Extragenital können sich HPV-Infektionen als vulgäre und filiforme Warzen, Plantarwarzen oder Larynxpapillome manifestieren. Die Diagnose ergibt sich meist aus dem klinischen Bild. Durch den Essigsäuretest (5% auf der Haut, 3% auf der Schleimhaut) sind auch subklinische Läsionen erkennbar. Vaginale, proktoskopische und urethroskopische Untersuchung sollten die Diagnostik erweitern.

Differenzialdiagnostisch kommen genitale Fibrome, epitheliale Karzinome (Penis-, Vulva- oder Analkarzinom) und die Balanitis plasmacellularis (Zoon) in Betracht.

Komplikationen sind bakterielle oder mykotische Superinfektionen, die insbesondere bei mazerierten Analekzemen auftreten können. Ausgedehnte perianale Kondylome begünstigen ein Analekzem.

Therapie. Die Therapie kann vom Patienten selbst oder durch den Arzt durchgeführt werden. Die Entscheidung über die aufgeführten Therapieoptionen hängt vom Ausmaß des klinischen Befundes, der Therapietreue des Patienten und von bereits durchgeführten Therapien ab:
- **Selbsttherapie** (lokal): Imiquimod 5% (Creme), Interferon-α, Podophyllotoxin (0,15 %ig als Creme bzw. 0,5 %ig als Lösung; nur für Männer zugelassen);
- **ärztliche Therapie**: Trichloressigsäure 80–90% (Lösung), Kryotherapie, Elektrokaustik, ablative Lasertherapie, Exzision.

Wegen hoher Rezidivraten (20–70% innerhalb von 6 Monaten) sind engmaschige Nachkontrollen sowie Partneruntersuchung und ggf. -mitbehandlung erforderlich. Bei ausgeprägtem Befall des Präputiums sollte eine Zirkumzision erfolgen.

Labordiagnostik

Zum Ausschluss von Karzinomen sollte die Diagnose in jedem Fall durch Probebiopsie und histologische Untersuchung abgesichert werden. Eine HPV-Typisierung mittels Amplifikationsmethoden ist nur bei wissenschaftlichen Fragestellungen angezeigt. Eine HPV-Serologie ist für den Einzelfall nicht sinnvoll.

Maßnahmen der Verhütung und Bekämpfung

Präventive Maßnahmen. Bei jeder genitalen HPV-Infektion ist eine komplette STI-Diagnostik durchzuführen. Außerdem sollte eine generelle Aufklärung über STI (insbesondere über Übertragungswege und präventive Maßnahmen) erfolgen. Bei Frauen mit anogenitalen Warzen ist die übliche Frequenz zytologischer Untersuchungen des Zervikalabstrichs ausreichend. Die korrekte Anwendung von Kondomen bietet nur einen mäßigen Schutz gegenüber einer HPV-Infektion. Es ist zurzeit kein HPV-Impfstoff zugelassen.

Maßnahmen für Patienten und Kontaktpersonen. Besondere Desinfektions- oder Isolierungsmaßnahmen sind bei üblichen sozialen Kontakten nicht notwendig. Die Wirksamkeit etwaiger Hygiene- und Desinfektionsmaßnahmen ist nicht erwiesen.

> In Deutschland besteht keine Meldepflicht für HPV-Infektionen.

Literatur

AWMF-online. Leitlinien der Deutschen STD-Gesellschaft. 2002; www.uni-duesseldorf.de/WWW/AWMF/ll/std-001.htm.

Gross G. HPV-Infektionen. In: Petzoldt D, Gross G, Hrsg. Diagnostik und Therapie sexuell übertragbarer Krankheiten. Berlin, Heidelberg, New York: Springer; 2001:67–77.

Koutsky LA, Kiviat NB. Genital Human Papillomaviruses. In: Holmes KK, et al., eds. Sexually Transmitted Diseases. New York: McGraw-Hill; 1999:347–60.

Members of the European Course on HPV-Associated Pathology. European guideline for the management of anogenital warts. Int J STD & AIDS. 2001;12(Suppl. 3):40–7.

Trichomonas vaginalis/Trichomoniasis

P.K. Kohl, S.J. Jodl

Erreger

Trichomonas vaginalis, der Erreger der Trichomoniasis, ist ein 8–25 μm großer, birnenförmiger parasitärer Flagellat (● Abb. 66b).

Häufigkeit, Verbreitung und Bedeutung der Infektion

In der Allgemeinbevölkerung liegt die Prävalenz von Trichomonas vaginalis bei Frauen bei 5–10%. Bei Männern werden 1–17% der nichtgonorrhoischen Urethritisfälle von Trichomonas vaginalis hervorgerufen. Der Erreger wird auch bei anderen STI nachgewiesen, z. B. bei Frauen mit Gonorrhö in 30–50% der Fälle. Bei der gonorrhoischen Urethritis des Mannes wird Trichomonas vaginalis in 1–19% der Fälle diagnostiziert. Die Trichomoniasis ist mit Infertilität assoziiert, wobei die Herabsetzung der Spermienmobilität als Ursache diskutiert wird.

Übertragung, Infektion und Pathogenese

Die Übertragung von Trichomonas vaginalis erfolgt vorwiegend durch Geschlechtsverkehr. Nach einer Inkubationszeit von Tagen bis wenigen Wochen ruft Trichomonas vaginalis eine nichtgonorrhoische, nichtchlamydiale Urethritis (NGNCU) beim Mann und eine Vaginitis, seltener auch eine (Ekto-)Zervizitis bei der Frau hervor. Der Erreger ruft nach Abtötung der Epithelzelle eine zelluläre, humorale und sekretorische Immunantwort hervor.

Klinisches Bild und Therapie

Symptomatik. Die Infektion verläuft bei der Frau in 10–50%, beim Mann in 90% der Fälle asymptomatisch. Das Leitsymptom der Infektion mit Trichomonas vaginalis bei der Frau ist vaginaler Fluor mit flüssigem, schaumigem Charakter. Der vaginale Fluor kann von Pruritus und Dysurie begleitet sein. Bei gleichzeitigem Vorliegen einer Zervizitis zeigen sich bei der Kolposkopie ein Zervixerythem und Kontaktblutung (Abb. 66a). Beim Mann können Symptome einer Urethritis, wie Dysurie und urethraler Fluor, auftreten.

Therapie. Es können folgende Antibiotika verwendet werden:
- Metronidazol: einmalig 2 g per os;
- Tinidazol: einmalig 2 g per os;
- Metronidazol: 1 × 2 g für 3–5 Tage per os oder 2 × 400–500 mg für 5–7 Tage per os.

Bei Gravidität sollte eine intravaginale Lokaltherapie mit Clotrimazol (100 mg für 7 Tage) oder mit Metronidazol (500 mg für 10 Tage) erfolgen. Die Partneruntersuchung auf Trichomonas vaginalis und die unabhängig vom Untersuchungsergebnis erfolgende Behandlung sind obligat.

Labordiagnostik

Der mikroskopische Direktnachweis der beweglichen Flagellaten mittels Dunkelfeld- oder Phasenkontrastmikroskop aus Sekreten (Sekret aus der hinteren Scheidenfornix oder aus der Urethra, Prostatasekret, Harnsediment) weist eine Sensitivität von 40–80% auf. Als „Golden Standard" gilt die kulturelle Anzüchtung in Nährmedien nach Feinberg oder Diamond mit einer Sensitivität von bis zu 95%. Ein nebenbefundlicher Nachweis von Trichomonas vaginalis bei der Zervixzytologie sollte durch einen Kontrollabstrich der Vagina überprüft werden.

Maßnahmen der Verhütung und Bekämpfung

Die Prävention der Infektion mit Trichomonas vaginalis besteht in den allgemeinen Maßnahmen, die für alle STI gelten (Expositionsprophylaxe).

Es besteht keine Meldepflicht.

Literatur

Krieger JN, Alderete JF. Trichomonas vaginalis and Trichomoniasis. In: Holmes KK, et al., eds. Sexually Transmitted Diseases. New York: McGraw-Hill; 1999:587–604.

Rein MF. Trichomonas vaginalis. In: Mandell GL, Bennett JE, Dolin R, eds. Principles and practice of infectious diseaeses. 4th ed. New York: Churchill Livingstone; 1995:2493–97.

Sherrard J. National guideline for the management of Trichomonas vaginalis. Sex Trans Inf. 1999;75(Suppl. 1):21–3.

Sherrard J. National guideline for the management of vaginal discharge. Int J STD & AIDS. 2001;12(Suppl. 3):73–7.

Stary A. Trichomoniasis. In: Petzoldt D, Gross G, Hrsg. Diagnostik und Therapie sexuell übertragbarer Krankheiten. Berlin, Heidelberg, New York: Springer; 2001:112–4.

13 Infektionen des Herzens und der Gefäße

D. Horstkotte, C. Piper, J. Wagener, L. Faber, M. Farr

Allgemeine Definitionen

Kardiale Infektionen können auf Endokard (Endokarditis), Myokard (Myokarditis) oder Perikard (Perikarditis) beschränkt sein oder benachbarte Strukturen gemeinsam betreffen. Bei einer lokal unkontrolliert verlaufenden Endokarditis bezieht die Infektion z. B. häufig das Myokard mit ein (Endomyokarditis). Bei primärer Myokarditis finden sich klinisch, elektrokardiographisch und echokardiographisch regelhaft die Zeichen einer begleitenden Perikarditis (Perimyokarditis). Das klassische rheumatische Fieber ist ein typisches Beispiel einer globalen Entzündungsreaktion, bei der alle Herzstrukturen einbezogen sind. Mikrobielle Infektionen herzferner Gefäße sind überwiegend durch transdermal eingebrachte oder permanent implantierte, in der Regel kunststoffbeschichtete Systeme verursacht. Sie stellen eigene Krankheitsbilder dar (polymerassoziierte Infektionen). Ausnahmen bilden Infektionen von Systemen mit Kontakt zum Endokard. Sie sind als infektiöse Endokarditiden definiert und als solche zu behandeln. Die mikrobiell verursachte Endokarditis wird heute auch im deutschen Sprachraum als „infektiöse Endokarditis" (IE) bezeichnet. Es handelt sich um eine endovaskuläre Infektion kardiovaskulärer Strukturen (z. B. native Herzklappen, ventrikuläres oder atriales Endokard), einschließlich der Infektion der großen herznahen Gefäße und intrakardial implantierten Prothesenmaterials.

Mikrobielle Endokarditis

■ Epidemiologie und klinische Bedeutung

Für Mitteleuropa ist eine jährliche Inzidenz von 6–7 (Horstkotte 2003) Erkrankungsfällen pro 100 000 Einwohner wahrscheinlich. Entsprechend der Zunahme der zur IE prädisponierenden degenerativen Herzklappenfehler (insbesondere Aortenstenose und Mitralinsuffizienz) und der steigenden Zahl von Patienten nach palliativen kardiochirurgischen Eingriffen ist ein weiterer Anstieg der Erkrankungsinzidenz wahrscheinlich.

■ Ätiologie und Pathogenese

Strukturelles und metabolisch intaktes Endokard und Endothel sind gegen eine Besiedlung durch Mikroorganismen weitgehend resistent. Mikrothromben aus Plättchen und Fibrin, die bei Verlust der endothelialen Thromboresistenz unter anderem im Gefolge mechanischer (turbulente Blutströmung) und immunologischer Schädigung (z. B. rheumatisches Fieber, Komplementaktivierung) entstehen, ermöglichen vermehrungs- und adhäsionsfähigen Mikroorganismen eine in der Regel irreversible Anhaftung (Horstkotte 1995). Endogene Bakteriämien werden während diagnostischer und therapeutischer Eingriffe regelhaft beobachtet. Arterielle und venöse Zugänge, Verweilkatheter, Respiratorbehandlungen und Infektionen – wie Pyelonephritiden, Bronchitiden, Meningitiden, Hautinfektionen, Cholezystitis usw. – können (persistierende) endogene Bakteriämien verursachen. Mit der Adhäsion an endokardständige Mikrothromben erhöht sich die Resistenz der meisten Mikroorganismen so nachhaltig, dass die zellulären und humoralen Infektabwehrmechanismen die Erreger nicht mehr zu eliminieren vermögen (Horstkotte et al. 1998b). Unbehandelt verläuft die IE daher letal. Auch gegenüber der Wirkung von Antibiotika erfolgt mit der Adhäsion eine Resistenzzunahme. Daneben sind das Versagen der Makrophagenaktivierung und der humoralen Infektabwehr als Folge der infektiven Potenz des Erregers sowie unzureichende Komplementaktivierung (Serumbakterizidie) oder Eliminationskapazität des retikulohistiozytären Systems (RHS) für die Entstehung der Endokarditis pathogenetisch bedeutsam. Erkrankungen mit Komplementverbrauch, reduzierter zellulärer Immunreaktivität und immunsuppressiven Serumfaktoren (Immundefektsyndrome, terminale Niereninsuffizienz, Alkoholismus, Drogenabusus usw.) begünstigen folglich die Manifestation einer IE.

Erreger

Häufigste Pathogene. Obwohl unter geeigneten Bedingungen nahezu alle Mikroorganismen eine IE verursachen können, machen grampositive Kokken etwa 90 % der Endokarditiserreger aus (Horstkotte 1995). Seltener werden grampositive Stäbchenbakterien, gramnegative Stäbchenbakterien (insbesondere solche der HACEK-Gruppe: Haemophilus, Actinobacillus actinomycetem-comitans, Cardiobacterium hominis, Eikenella corrodens, Kingella kingae), gramnegative Kokken, Mykobakterien, Rickettsien und Chlamydien sowie Anaerobier (insbesondere Abiotrophia spp.) gefunden. Durch den breiteren Antibiotikaeinsatz, den Anstieg der allgemeinen Lebenserwartung mit Zunahme von Haut- und Harnwegsinfekten sowie Malignomen, durch die wesentlich verbesserte Prognose von Patienten mit angeborenen und erworbenen Herzfehlern aufgrund chirurgischer Interventionen sowie die Ausweitung invasiver Untersuchungen haben sich deutliche Verschiebungen im Erregerspektrum der infektiösen Endokarditis ergeben.

Streptokokken, Enterokokken. Penicillinsensible (minimale hemmende Konzentration von Penicillin, MHK_{Pen} < 0,1 µg/ml) Streptokokken sind heute nur noch in 30–40 % der Fälle Erreger der Endokarditis, während in den 1960er und 1970er Jahren nahezu 2/3 aller Endokarditisfälle durch Streptokokken verursacht waren. Penicillinsensible Streptokokken verfügen über spezielle Adhäsionsmechanismen, die eine Adhäsion an endokardständige Mikrothromben begünstigen. Endokarditiden verursachende Viridansstreptokokken, von denen etwa 1 % eine relative Penicillinresistenz aufweisen, verursachen in der Regel subakute, prognostisch günstige Krankheitsverläufe. Penicillinsensible Streptokokken sind Teil der Flora von Parodont und Oropharynx und werden deshalb im Gefolge zahnärztlicher oder oropharyngealer Interventionen häufig in Blutkulturen gefunden. Hauptvertreter der eine IE verursachenden penicillinempfindlichen Streptokokken der serologischen Gruppe D ist Streptococcus bovis, der subakute oder chronische Krankheitsverläufe verursacht. In der Infektionsanamnese finden sich häufig Zahnbehandlungen oder gastrointestinale Erkrankungen. S. bovis Biotyp 1 wird häufig in Blutkulturen von Patienten mit gastrointestinalen Tumoren und entzündlichen Darmerkrankungen gefunden, sodass der blutkulturelle Nachweis auch eine entsprechende gastrointestinale Diagnostik erfordert. Von den Enterokokken, die derzeit für etwa 15–20 % der IE verantwortlich sind, kommt den Spezies E. faecalis (etwa 90 %) und E. faecium (etwa 10 %) Bedeutung zu. Zur Diagnostik von E. faecalis kann ein ELISA herangezogen werden. Enterokokkenendokarditiden geht häufig eine primäre Infektion voraus (Harnwegsinfekt, intraabdominelle oder intrapelvine Infektion, insbesondere Verbrennungswunden, Dekubitalulzera, diabetische Gangrän). Die Häufigkeit von Bakteriämien steigt parallel zur Länge der Hospitalbehandlung an.

Staphylokokken. Etwa 10–15 % der Endokarditisfälle werden durch Staphylococcus (S.) aureus verursacht. Die Erkrankung nimmt meist einen akuten oder foudroyanten Verlauf und wird häufig durch lokal unkontrolliert verlaufende Infektionen kompliziert (intrakardiale Abszesse, Fistelbildung, Sinus-valsalva-Aneurysmata, ausgedehnte Zerstörung des Klappenanulus und der Aortenwurzel; Chambers et al. 1983). Eine Sanierung gelingt häufig nur operativ, die Letalität ist mit etwa 20 % nach wie vor hoch. S.-aureus-Endokarditiden geht häufig eine Primärinfektion voraus (Hautverletzung, lokale Entzündung der Haut und ihrer Anhangsgebilde, Pneumonie, Otitis media, Osteomyelitis, Empyem, Septikämie bei infizierten Verweilkathetern, Implantation von Gelenkprothesen, intravaskuläre Infektionen, kardiochirurgische Eingriffe, intravenöser Drogenmissbrauch). Staphylococcus epidermidis (15–20 % der aktuellen Endokarditisfälle) ist insbesondere für die Endokarditiden nach intrakardialer Implantation prothetischen Materials bedeutsam (Horstkotte et al. 1998b).

Klinisches Bild

Die Anamneseerhebung dient auch dazu, den Beginn der Infektionssymptomatik (Fieber, Unwohlsein, Leistungsminderung, Arthralgien, Palpitationen usw.) zu ermitteln und allgemeine patientenseitige (Diabetes mellitus, terminale Niereninsuffizienz, Leberzirrhose, Virushepatitis, Alkoholabusus, immunsuppressive Therapie, Bestrahlung, angeborene und erworbene Immundefekte, Malignome usw.) sowie spezielle kardiale Prädispositionen (vorbestehende Endokardveränderungen, Herzklappenfehler, Zustand nach Herzoperation) und mögliche Bakteriämieauslöser zu eruieren. Aufgrund des veränderten Erregerspektrums hat der Prozentsatz akuter Verlaufsformen in den letzten 10 Jahren zugenommen. Allgemeines Krankheitsgefühl (z. B. Abgeschlagenheit, Mattigkeit, rezidivierende Schweißausbrüche, Leistungsknick) beklagen nahezu alle Patienten; kontinuierliches oder remittierendes Fieber kann bei 90 % nachgewiesen werden. Bei der diagnostischen Beurteilung von Herzgeräuschen ist zu bedenken, dass nur neu aufgetretene Klappeninsuffizienzgeräusche verdächtig auf eine Endokarditis sind. Systolische Geräusche werden dagegen bei Patienten mit akuten (erhöhtes Herzminutenvolumen) oder chronischen Infekten (Anämie) häufig auskultiert, ohne dass eine Klappeninsuffizienz vorliegt. Darüber hinaus findet sich bei Patienten mit akuten Endokarditiden bei der klinischen Erstuntersuchung häufig kein Herzgeräusch; dieses entwickelt sich erst später während der Therapie (Horstkotte 1992; mögliche Differenzialdiagnose: insuffiziente, nicht verdachtsgeleitete Auskultation in der Aufnahmesituation). Bei Trikuspidalklappenendokarditiden fehlen Herzgeräusche häufig. Bei chronischen Verlaufsformen imponieren meist eine anämiebedingte Blässe und eine Splenomegalie. Seltener kann ein lupusähnliches, schmetterlingsförmiges Gesichtserythem vorhanden sein. Klassische Haut- und Augenmanifestationen sind:

- **Osler-Knötchen:** druckschmerzhafte, stecknadelkopf- bis erbsgroße, blaurote oder bläuliche Schwellungen, meist an den Finger- und Zehenkuppen als Folge peripherer Mikroembolien und konsekutiver Vaskulitis (👁 Abb. 48);
- **Janeway-Effloreszenzen:** schmerzlose, unter Druck abblassende, makulöse, 1–5 mm große, unregelmäßig begrenzte hämorrhagische Effloreszenzen an Handflächen und Fußsohlen, seltener auch an Armen, Beinen und Bauch;
- **subunguale Blutungen** (Splinterblutungen) und Petechien werden bei Infektionen unterschiedlicher Genese häufig gesehen, sodass sie für eine IE nicht spezifisch sind;
- **Roth-Flecken** in der Retina imponieren als Cotton-Wool-Herde, denen perivasale Lymphozytenaggregate, Ödeme und Blutungen zugrunde liegen.

Diagnose

Labordiagnostik. Eine meist deutlich bis maximal erhöhte Blutkörperchensenkungsgeschwindigkeit (BSG) ist mit 90 % der häufigste klinisch-chemische Befund bei Patienten mit IE. Nach Sanierung der Infektion bleibt die BSG gelegentlich noch über Monate erhöht. Eine Leukozytose, überwiegend mit Linksverschiebung, besteht bei mehr als 60 % der Patienten. Bei akuten Verlaufsformen ist sie mit Leukoyztenwerten von 25 000–50 000/μl nahezu obligat (Horstkotte 1992); bei subakuten Krankheitsverläufen werden häufig nicht mehr als 8000/μl gefunden. Leukopenien können auf chronische Verlaufsformen oder auf gramnegative Erreger hinweisen. Bei chronischen Verlaufsformen wird in der Regel auch eine normochrome, normozytäre Anämie gefunden. Durch Stimulation des RHS kommt es, insbesondere bei den subakuten Verlaufsformen, zu einem Konzentrationsanstieg von Plasmazellen im Knochenmark. Eine Beteiligung der Nieren manifestiert sich primär meist als Proteinurie (etwa 50 % der Erkrankungsfälle). Eine (Mikro-)Hämaturie wird bei der Hälfte der Fälle mit Proteinurie beobachtet. Der Nachweis zirkulierender Immunkomplexe gelingt bei etwa 90 % der Patienten. Die Bildung von Immunglobulinen kann unter anderem zum Komplementverbrauch und zum Auftreten von Rheumafaktoren, antinukleären Antikörpern sowie Antikörpern gegen Myokard, glatte Muskulatur und Skelettmuskulatur, außerdem Kryoglobulinen, Makroglobulinen und zirkulierenden Immunkomplexen führen. Der Serumkomplementverbrauch manifestiert sich in einer Konzentrationserhöhung des C-reaktiven Proteins; der Wert liegt bei Patienten mit IE in der Regel über 5 mg/dl, bei 20 % der Patienten über 30 mg/dl. Zirkulierende Immunkomplexe sind für zahlreiche Sekundärkomplikationen der IE (Nephritiden, Vaskulitiden, Perikarditiden usw.) verantwortlich.

Bildgebende Diagnostik, EKG. Das Röntgenbild des Thorax hat nur zum Nachweis septischer pulmonaler Embolien bei Rechtsherzendokarditis einen Stellenwert. Bei 20 % der Patienten besteht elektrokardiographisch eine (intermittierende) AV-Blockierung, die auf intramyokardiale Abszess- oder Fistelbildungen bzw. auf eine Begleitmyokarditis hinweist. Intraventrikuläre Erregungsausbreitungsstörungen, Schenkelblöcke sowie supraventrikuläre und ventrikuläre Arrhythmien treten in Abhängigkeit von der lokalen Ausbreitung des Infektionsprozesses in 5–15 % der Fälle auf. Das bildgebende Verfahren der Wahl zum Nachweis einer endokardialen Beteiligung an einem infektiösen Prozess ist die transösophageale Echokardiographie (TEE; Horstkotte 2003), mit deren Hilfe es in hohem Maße gelingt, auch kleinere Vegetationen und Mikroabszesse nachzuweisen. Auch beim transthorakalen echokardiographischen Nachweis typischer flottierender Vegetationen (Abb. 13.1) sollte zumindest präoperativ auf die TEE nicht verzichtet werden, da sowohl die Größe der Vegetation als auch begleitende Komplikationen (z. B. Mikroabszesse, Fisteln, sekundäre Beteiligung des Mitralklappenapparats bei primärer Aortenklappenendokarditis) mittels der transösophagealen Technik zuverlässiger zu beurteilen sind (Bruss et al. 1992, Horstkotte 2003). Szintigraphische Methoden sind bisher nicht validiert und diagnostisch wenig hilfreich.

Die mikrobiologische Diagnostik bei vermuteter IE ist standardisiert (siehe nachfolgende Übersicht). Bei einem erheblichen Teil der Patienten mit gesicherter Endokarditis und negativen Kulturen (kulturnegative Endokarditis) sind vorausgegangene, ungezielt eingesetzte antibiotische Therapien für das Ausbleiben positiver Blutkulturen anzuschuldigen. Unter antibiotischer Therapie sinkt der blutkulturelle Erregernachweis innerhalb eines 48-stündigen Zeitfensters von 97 % auf 72 %. Neben dem Ausschluss labortechnischer Fehler hat es sich im klinischen Alltag als vorteilhaft erwiesen, an den ersten beiden Tagen des stationären Aufenthalts gleichmäßig über den Tag verteilt 4- bis 6-mal jeweils 2 Blutkulturen unabhängig vom Fieberanstieg anzulegen, da bei einer floriden Endokarditis von einer kontinuierlichen Bakteriämie auszugehen ist. Bei Körpertemperaturen über 38,5 °C sinkt die blutkulturelle Nachweisrate. Arteriell entnommene Blutkulturen sind für alle Erregergattungen den venös gewonnenen unterlegen. Bei kulturnegativen Endokarditiden kann ein Erregernachweis mittels Polymerasekettenreaktion (PCR) versucht werden. Unter besonderen Bedingungen können Kulturen aus Knochenmark, peripheren Embolisationen oder Hautläsionen entnommen werden. Bei Verdacht auf IE durch Candida, Kryptokokken, Rickettsien, Chlamydien, Brucellen, Legionellen und E. faecalis stehen serologische Untersuchungen zur Verfügung (Horstkotte 1992). Ist der Beginn einer antimikrobiellen Therapie dringlich, sollten mindestens 3-mal jeweils 2 Blutkulturen im Abstand von einer Stunde abgenommen werden, bevor mit der Behandlung begonnen wird (Horstkotte 2003).

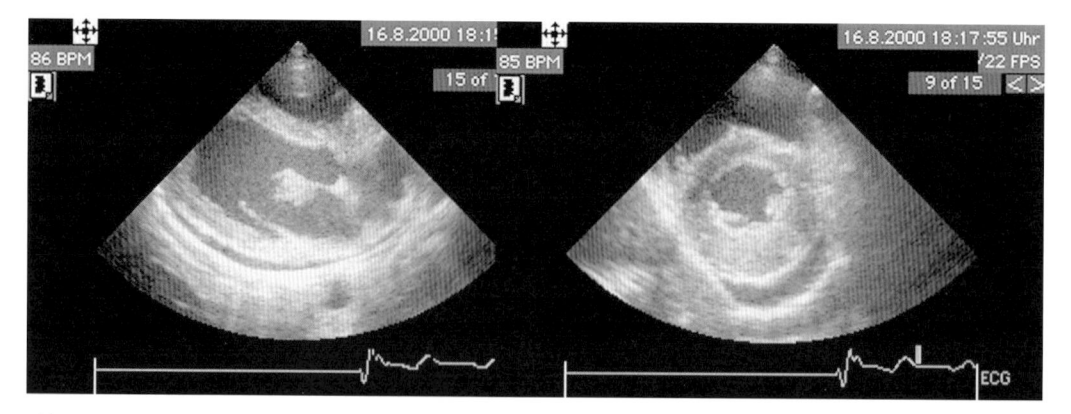

Abb. 13.1 Transthorakaler echokardiographischer Befund bei einer 20-jährigen Patientin mit foudroyanter Staphylococcus-aureus-Endokarditis: große, flottierende Vegetation am vorderen Mitralklappensegel mit hoher Emboliegefährdung bei schmalem Stiel der Vegetation und begleitendem, hämodynamisch nicht relevantem Perikarderguss.

**Mikrobiologische Diagnostik
bei Verdacht auf bakterielle Endokarditis**
- Ausreichende Blutmengen (10 ml oder mehr)
- Wechselnde periphere Venenpunktionen
- Initial 4–6 × 2 Blutkulturen pro 24 Stunden, unabhängig von Fieber
- Stets Rücksprache mit dem mikrobiologischen Labor (z. B. spezielle aerobe/anaerobe Techniken, Spezialmedien)
- Beendigung einer ungezielt begonnenen Antibiotikatherapie
- Ausschluss technischer Fehler bei Abnahme und Transport
- Ausschluss labortechnischer Fehler (z. B. Pyridoxinanreicherung, anaerobe/CO_2-Bebrütung usw.)
- Arterielle Blutkulturen sind den venös gewonnenen unterlegen
- Kulturen aus Knochenmark oder peripheren Embolien
- Serologische Untersuchungen bei Verdacht auf IE durch Candida, Kryptokokken, Rickettsien, Chlamydien, Brucellen, Legionellen und E. faecalis
- Polymerasekettenreaktion bei kulturnegativen Endokarditiden

Therapie und Prävention

Therapieprinzipien. Die IE unterscheidet sich von anderen Infektionen durch die Einbettung der Erreger in Vegetationen aus Zelldetritus, Fibrin und Thrombozyten. Sie sind der zellulären und humoralen Immunantwort damit weitgehend entzogen. Aufgrund der fehlenden Vaskularisierung des normalen Endokards können antimikrobiell wirksame Pharmaka zudem nur durch Diffusion aus dem intrakardialen Blut in die Vegetation gelangen. Diese Besonderheiten erschweren die gezielte antimikrobielle Behandlung und erfordern die Beachtung grundlegender Therapieprinzipien (Horstkotte 1995): Die antimikrobielle Chemotherapie erfolgt grundsätzlich aufgrund einer Empfindlichkeitsprüfung von Antibiotika/Antibiotikakombinationen, es wird die minimale hemmende Konzentration (MHK) bestimmt. Die bisher empfohlene Bestimmung der minimalen bakteriziden Konzentration (MBK) hat sich der MHK klinisch nicht als überlegen gezeigt, und es kann daher auf eine routinemäßige Bestimmung verzichtet werden. Bei fehlendem Ansprechen auf eine als optimal getestete Therapie ist davon auszugehen, dass die durchgeführte In-vitro-Testung an zirkulierenden Erregern (positive Blutkultur) die Resistenzlage am Infektionsort nicht adäquat repräsentiert, das heißt dass die In-vivo-Resistenz adhärierter Erreger erheblich über der In-vitro-Resistenz liegt. Eine konservativ-antimikrobielle Sanierung ist in diesen Fällen unwahrscheinlich und die Prognose der Patienten durch eine operative Beseitigung der Infektionsquelle meist erheblich zu verbessern.

Therapeutisches Vorgehen. Obwohl insbesondere bei Streptokokken-IE in kleineren Serien auch eine enterale antibiotische Behandlung erfolgreich durchgeführt wurde, stellt die parenterale Therapie nach wie vor die Standardbehandlung dar. Wegen des Expositionsschutzes der Erreger in der Vegetation erfolgt die Therapie stets als hochdosierte Behandlung, in der Regel über 4 Wochen. Da bei Patienten mit IE die renalen und hepatischen Exkretionsmechanismen von Pharmaka regelhaft gestört sind, empfiehlt sich bei Einsatz von Chemotherapeutika mit geringer therapeutischer Breite die Bestimmung der Serumtalspiegel, da einerseits hohe Diffusionsgradienten für den Therapieerfolg entscheidend sind, andererseits Änderungen der Nierenfunktion und des Herzminutenvolumens oder pharmakologische Interaktionen den Serumspiegel nachhaltig beeinflussen können. Antibiotika mit potenziell nephro- und ototoxischer Wirkung bedürfen einer besonders sorgfältigen Therapiekontrolle, insbesondere bei kombiniertem Einsatz (z. B. Vancomycin plus Aminoglykosid). Die einmalige Aminoglykosidgabe pro Tag ist bei der IE bisher nicht evaluiert und kann als Standardtherapie noch nicht empfohlen werden.

Therapieschemata. Zusätzlich zu den allgemeinen Therapiekriterien ist vor Behandlungsbeginn die Wahrscheinlichkeit zu prüfen, mit der in Abhängigkeit von der Größe der Vegetation und der für die effektivste Antikombination ermittelte MHK eine antimikrobielle Sanierung gelingen kann. Die beiden vorgenannten Faktoren entscheiden über die maximal erzielbare Antibiotikawirkung in der Tiefe der Vegetation, sodass empirisch abgeschätzt werden kann, wie lange eine antibiotische Therapie wahrscheinlich erfolgen muss, um die Vegetation zu sterilisieren, bzw. ob überhaupt eine antimikrobielle Sanierung der Vegetation erwartet werden kann (Tabelle 13.1; Horstkotte 1995). Die für häufige Endokarditiserreger erprobten und empfohlenen Therapieschemata sind in Tabelle 13.2 zusammengestellt (Moellering 1991, Report 1985, Shansons 1991, Horstkotte 2003). Eine kalkulierte

Tabelle 13.1 Empfehlenswerte Dauer einer antibiotischen Therapie bei Endokarditiden, welche durch Streptokokken, Enterokokken und Staphylokokken verursacht sind, jeweils in Abhängigkeit von der Vegetationsgröße und der minimalen antibiotischen Hemmkonzentration (MHK) aufgrund empirischer Erfahrungen

Größe der Vegetation (entscheidend ist die Größe der Vegetation während der Therapie)	≤ 4 mm	4–9 mm	≥ 10 mm
MHK* von etwa 4,0 µg/ml	antimikrobielle Sanierung fraglich/unwahrscheinlich		
4,0 µg/ml > MHK ≥ 2,0 µg/ml	> 6 Wochen	antimikrobielle Sanierung fraglich/unwahrscheinlich	
2,0 µg/ml > MHK ≥ 0,5 µg/ml	6 Wochen	> 6 Wochen	antimikrobielle Sanierung fraglich/unwahrscheinlich
0,5 µg/ml > MHK ≥ 0,1 µg/ml	6 Wochen	6 Wochen	> 6 Wochen
MHK < 0,1 µg/ml	1–4 Wochen	4 Wochen	4 Wochen

* MHK der effektivsten Antibiotikakombination

antimikrobielle Therapie bei kulturnegativer Endokarditis sollte die klinische Symptomatik und patientenseitige Faktoren – wie Drogenabusus, Kunstklappenimplantation, Alter usw. – berücksichtigen. Bei der Mehrzahl der Patienten mit kulturnegativer Endokarditis besteht keine Notwendigkeit, dringlich und ungezielt eine Therapie zu beginnen. Ist aufgrund der klinischen Situation (z. B. Sepsis) der Beginn der Antibiotikatherapie unaufschiebbar, folgt nach sorgfältiger Asservation ausreichender Blutmengen für die mikrobiologische Aufarbeitung die kalkulierte Chemotherapie folgenden Überlegungen: Bei akutem klinischen Verlauf ist die Kombination von Vancomycin und einem Aminoglykosid (vorzugsweise Gentamicin) zu empfehlen; bei subakutem oder chronischem Verlauf mit Anämie und Splenomegalie ist in erster Linie an penicillinempfindliche Streptokokken zu denken und zunächst eine dementsprechende Therapie einzuleiten.

Antikoagulation. Die Behandlung mit Antikoagulanzien bzw. mit Heparin oder Thrombozytenfunktionshemmern geht tierexperimentell mit einer geringeren Vegetationsgröße einher, auf die Inzidenz thrombembolischer Komplikationen hat sie keinen Einfluss. Eine Heparinbehandlung mit einer angestrebten PTT von 40 Sekunden ist aufgrund der allgemeinen Gefährdung für Kardioembolien gerechtfertigt. Eine vorbestehende orale Antikoagulanzienbehandlung, z. B. mit Phenprocoumon, sollte wegen der besseren Steuerbarkeit stets zugunsten einer Heparinbehandlung beendet werden.

Komplikationen. Die Prognose der akuten IE verschlechtert sich mit dem Auftreten typischer Komplikationen – wie akute Klappeninsuffizienz, myokardiale Insuffizienz, akutes Nierenversagen, systemische Embolien, persistierende Sepsis, intrakardiale oder herznahe Abszesse, Fisteln und Aneurysmata – erheblich, sodass nach Manifestation einer dieser Komplikationen individuell geprüft werden muss, ob nunmehr eine dringliche chirurgische Intervention angezeigt ist:

▶ **Vegetation und Thrombembolien.** Aufgrund der Beschleunigungskräfte ist das Thrombembolierisiko bei Mitralklappenendokarditiden höher als bei Aortenklappenendokarditiden. Große Vegetationen zeigen eine höhere Tendenz zu thrombembolischen Komplikationen als solche geringerer Diameter. Dies gilt insbesondere für Vegetationen, die sich im Bereich der hochmobilen Segelanteile der Mitralklappe befinden. Hier lokalisierte Vegetationen von mehr als 10 mm Größe stellen eine Operationsindikation dar, da die Embolisationsgefahr mit mehr als 25 % innerhalb von 10 Tagen und kumulativ mit mehr als 75 % hoch ist. Außerdem hat sich gezeigt, dass ein Auftreten von spontanem Echokontrast über mehr als 5 Tage ein Thrombembolierisiko von mehr als 50 % anzeigt. Das Rezidivrisiko nach erstmaliger Thrombembolie ist erheblich, wenn nach dem Komplikationseintritt weiterhin Vegetationen mittels TEE nachweisbar sind und/oder seit der Erstmanifestation typischer Endokarditissymptome weniger als 20 Tage vergangen sind. In mehr als der Hälfte dieser Fälle kommt es zum Thrombembolierezidiv, sodass die chi-

Tabelle 13.2   Empfehlungen zur Antibiotikatherapie bei infektiösen Endokarditiden (Horstkotte 1992)

Erreger	Sonstige Bedingungen	Antibiotika/ Antimykotika	Dosierung	Therapiedauer
Penicillinempfindliche Streptokokken (MHK_{Pen} < 0,1 µg/ml)	Penicillinverträglichkeit	Penicillin G[1,2]; Gentamicin[3]	4–6 × 5 Mio. Einheiten/Tag; 3 × 1 mg/kgKG/Tag	mindestens 4 Wochen; 2 Wochen
	Penicillinunverträglichkeit	Vancomycin[1,4]; Gentamicin[3]	4 × 7,5 mg/kgKG/Tag; 3 × 1 mg/kgKG/Tag	4 Wochen; 2 Wochen
Enterokokken und mäßig empfindliche Streptokokken (MHK_{Pen} ≥ 0,1 µg/ml)	Penicillinverträglichkeit	Mezlozillin; Gentamicin[3]	3 × 5 g/Tag; 3 × 1 mg/kgKG/Tag	jeweils 4 (–6) Wochen
	Penicillinunverträglichkeit	Vancomycin[4]; Gentamicin[3]	4 × 7,5 mg/kgKG/Tag; 3 × 1 mg/kgKG/Tag	jeweils 4 (–6) Wochen
Staphylokokken	Oxacillinempfindliche Erreger (MHK_{Oxa} < 0,1 µg/ml)	Dicloxacillin bzw. Flucloxacillin[1]; Gentamicin[3,5]	4–6 × 2 g/Tag; 3 × 1 mg/kgKG/Tag	4 (–6) Wochen; 1 (–2) Wochen
	Oxacillinresistente Erreger (MHK_{Oxa} > 0,1 µg/ml) und Penicillinunverträglichkeit	Vancomycin[1]; Gentamicin[3,5]	4 × 7,5 mg/kgKG/Tag; 3 × 1 mg/kgKG/Tag	4 (–6) Wochen; 1 (–2) Wochen
Pseudomonas aeruginosa	Stets Empfindlichkeitsprüfung in vitro	Azlocillin[1]; Tobramycin[3]	4 × 5 g/Tag; 3 × 1,5 mg/kgKG/Tag	jeweils 6 Wochen und länger
E. coli, Klebsiellen, Serratia, Proteus	–	Cefotaxim[1]; Gentamicin[3]	4 × 2 g/Tag; 3 × 1,5 mg/kgKG/Tag	jeweils 4 (–6) Wochen
Haemophilus, Actinobacillus, Cardiobacterium hominis, Eikenella, Kingella (HACEK)	–	Mezlocillin[7]; Gentamicin[3]	4 × 5 g/Tag; 3 × 1,5 mg/kgKG/Tag[6]	jeweils 4 (–6) Wochen
Candida und andere Pilze	–	Amphotericin B[8]; 5-Fluorocytosin (+ prothetischer Klappenersatz innerhalb von 10 Tagen)	0,5–1,0 mg/kgKG/Tag; 150 mg/kgKG/Tag	6–8 Wochen

MHK = minimale hemmende Konzentration; Pen = Penicillin; Oxa = Oxacillin.

[1] Kurzinfusion über 30 Minuten.
[2] Bei unkomplizierten Fällen und hochsensiblen Erregern ist eine Penicillinmonotherapie vorzuziehen.
[3] Kurzinfusion über 30 Minuten nach Applikation des β-Laktam-Antibiotikums.
[4] Alternativ Cefazolin (3 × 1–2 g/Tag) in Kombination mit Gentamicin über 4 Wochen.
[5] Bei koagulasenegativen Staphylokokken und gezielter Indikation (Abszesse, intrakardiale Fisteln, Implantation prothetischen Materials) zusätzlich 3 × 300 mg Rifampicin.
[6] Bei hochdosierter Aminoglykosidtherapie Serumspiegelkontrollen zwingend; maximale Tagesgesamtdosis für Gentamicin: 240 mg.
[7] Alternativ Ampicillin (4 × 5 g/Tag) oder Cefotaxim (4 × 2 g/Tag).
[8] Alternativ liposomales Amphotericin: 2–3 mg/Tag.

rurgische Entfernung der Emboliequelle nach dem Erstereignis angezeigt erscheint (Horstkotte et al. 1991, Horstkotte 1995). Nach zerebralen Embolien sollte bei fortbestehendem Risiko eines Thrombembolierezidivs die Operation möglichst rasch durchgeführt werden. Die nach mehr als 72 Stunden progrediente Störung der Blut-Hirn-Schranke verschlechtert die Prognose und resultiert 7 Tage nach dem Ereignis wegen der hohen Rate sekundärer zerebraler Blutungskomplikationen bei Einsatz der Herz-Lungen-Maschine gegenüber konservativ behandelten Patienten nicht mehr in einer Prognoseverbesserung (Horstkotte et al. 1998a). Abklatschvegetationen primärer Aortenklappenendokarditiden auf das anteriore Mitralsegel führen in einem hohen Prozentsatz zu einer sekundären Mitralklappenendokarditis mit der Gefahr einer Destruktion auch dieser Klappe. Bei frühzeitiger chirurgischer Intervention ist in der Mehrzahl dieser Fälle eine klappenerhaltende Mitralklappenoperation möglich.

▶ **Persistierende Sepsis.** Eine trotz gezielter Antibiotikatherapie über mehr als 48 Stunden persistierende Sepsis (bestimmt mittels einschlägiger Sepsisscores oder hämodynamischer Parameter) beeinflusst die Prognose einer IE nachhaltig negativ, wenn β-hämolysierende Streptokokken, Enterokokken und Staphylokokken, nicht aber wenn Viridansstreptokokken die ursächlichen Erreger sind. Die chirurgische Entfernung der Sepsisquelle führt statistisch zu einer deutlichen Prognoseverbesserung (Horstkotte et al. 1991). Bei persistierendem oder remittierendem Fieber trotz gezielter Antibiotikatherapie sollte stets an das Vorliegen kardialer Abszesse oder sekundärer Organmanifestationen (z. B. Milzabszesse) gedacht werden. Entsprechende Untersuchungen sind dann unerlässlich (TEE, Oberbauchsonographie, Computertomographie; Foster u. Schiller 1992, Horstkotte et al. 1986).

▶ **Akute Herzklappeninsuffizienz.** Tritt im Gefolge einer Aortenklappenendokarditis eine manifeste myokardiale Insuffizienz auf, ist die Prognose besonders schlecht, da die kardialen Strukturen an die akute Volumenmehrbelastung nicht adaptiert sind. Für Patienten mit höhergradiger, akuter Aortenklappeninsuffizienz und konsekutivem Lungenödem, das unter einer konservativen Therapie nicht rasch zu beseitigen ist, besteht daher eine dringliche Operationsindikation (Horstkotte et al. 1991, Horstkotte 1995). Das Auftreten eines Lungenödems im Gefolge einer akuten Mitralinsuffizienz ist dagegen prognostisch günstiger zu bewerten. Selbst leicht- bis mittelgradige, akut entstandene Mitralinsuffizienzen können ein Lungenödem zur Folge haben. Dies ist dann nicht Ausdruck einer linksventrikulären myokardialen Insuffizienz, sondern Folge des durch den erhöhten linksventrikulären Druck systolisch und durch das Regurgitationsvolumen diastolisch erhöhten linksatrialen Drucks. Da in diesen Fällen keine bedeutsame Kontraktilitätsstörung besteht, gelingt die Rekompensation meist, wenn die linksventrikuläre Impedanz durch Vasodilatatoren günstig beeinflusst werden kann. Bewährt ist eine Nachlastsenkung mittels Natriumnitroprussid, gegebenenfalls in Kombination mit Dobutamin (Horstkotte et al. 1986).

▶ **Akutes Nierenversagen.** Das Auftreten eines akuten Nierenversagens im Verlauf einer infektiösen Endokarditis ist ätiologisch vielschichtig. Embolien, eine diffuse Glomerulonephritis, hämodynamische Faktoren und toxische Wirkungen können beteiligt sein. Die hochdosierte antimikrobielle Therapie mit zum Teil potenzierend nephrotoxischen Substanzen stellt einen wesentlichen Kofaktor für die Entwicklung eines akuten Nierenversagens dar. Therapeutisch ist bei einer durch akutes Nierenversagen komplizierten IE eine kontinuierliche Hämofiltration angezeigt. Hämodialysebehandlungen stellen, auch wegen der kardialen Situation, keine Alternative dar. Unabhängig von der Genese zeigt das akute Nierenversagen statistisch eine so drastische Prognoseverschlechterung an, dass auch hier eine frühzeitige chirurgische Intervention in aller Regel sinnvoll ist (Horstkotte et al. 1991).

Prävention von Reinfektionen, Nachsorge. Ist eine exogene Infektionsquelle bei gesicherter IE nicht zu eruieren, muss von einer endogenen Infektionsquelle ausgegangen werden, die zur Prävention von Reinfektionen sinnvollerweise während der Behandlung der Endokarditis (das heißt unter Antibiotikaschutz) beseitigt werden sollte. Die Inzidenz von Reinfektionen ist mit etwa 0,3 % gering. Eine endogene Rezidivinfektion ist klinisch kaum bedeutsam, da früher vermutete primäre Infektionsquellen für die Endokarditis entweder doch nicht ursächlich waren oder im Gefolge der hochdosierten, lang andauernden Endokarditistherapie gleichfalls antibiotisch saniert wurden (Horstkotte et al. 1994). Eine gewisse Bedeutung kommt dagegen endogenen Reinfektionen und sekundären Infektionsquellen, z. B. Abszessen in Hirn, Niere, Milz, Leber und Lunge sowie Abszessen und Aneurysmata der großen Gefäße zu, die im Gefolge einer IE sekundär entstanden sind. Bei Abszessen bestehen besonders ungünstige Verhältnisse hinsichtlich der Chance einer antibiotischen Sanierung. Seit Rifampicin routinemäßig bei Prothesenendokarditiden und bei echokardiographischem Nachweis von Abszessen eingesetzt wird, hat die Inzidenz von Reinfektionen aus vermutlich sekundär endogenem Reservoir auf weniger als 3 % abgenommen. Wegen des Rezidiv- und Reinfektionsrisikos bei bakterieller Endokarditis hat es sich bewährt, die Patienten nach Beendigung der antibiotischen Therapie für weitere 72 Stunden engmaschig auch hinsichtlich der Körpertemperatur und der entzündungsanzeigenden Laborwerte zu überwachen. Danach sind regelmäßige ambulante Kontrollen in Abständen von 1, 2, 4 und 12 Wochen zu empfehlen (Horstkotte et al. 1994). Patienten mit durchgemachter IE weisen ein fortgesetzt deutlich erhöhtes Risiko einer erneuten Infektion auf und bedürfen einer besonders sorgfältigen Endokarditisprophylaxe.

> **Fazit**
> - Endokarditisinzidenz: etwa 2–6 Erkrankungsfälle pro 100 000 Einwohner
> - Strukturell und metabolisch intaktes Endokard und Endothel sind gegen Besiedlung durch Mikroorganismen weitgehend resistent
> - 90 % aller Endokarditiserreger sind grampositive Kokken
> - Klinische Symptome: kontinuierliches oder remittierendes Fieber, neu aufgetretene Klappeninsuffizienzgeräusche, septische oder embolische Haut- und Augenmanifestationen
> - Laborchemische Parameter: Erhöhung von CRP-Wert, Blutkörperchensenkungsgeschwindigkeit und Leukozytenzahl (bei akutem Verlauf)
> - Transthorakale, besser transösophageale Echokardiographie zum Nachweis und zur Größenbestimmung der Vegetation und zur Beurteilung der lokalen Infektionsausbreitung
> - Mikrobiologische Diagnostik: 4- bis 6-mal jeweils 2 venöse Blutkulturen täglich (aerob und anaerob), unabhängig von Fieber; Erregersicherung möglichst vor Beginn der antimikrobiellen Therapie
> - Gezielte (gemäß MHK-Testung) intravenöse Antibiotikatherapie, meist als Kombinationstherapie über 4–6 Wochen
> - Komplikationen: persistierende Sepsis trotz testgerechter Antibiose, septische Embolien, akute Herzklappeninsuffizienz, intrakardiale Infektionsausbreitung (Abszesse, Aneurysmata, Fisteln, Abklatschvegetationen), bradykarde und tachykarde Herzrhythmusstörungen, akutes Nierenversagen

Prothesenendokarditis

Definition/Klassifikation

Diagnostik und Therapie der Infektion intrakardial implantierten Materials unterscheiden sich nicht grundsätzlich von denen der Nativklappenendokarditis. Allerdings sind einige Besonderheiten zu beachten. Jede Infektion einer mechanischen oder biologischen Herzklappenprothese und eines Homografts oder auch die Infektion rekonstruierter nativer Klappen ist als Prothesenendokarditis (PE) definiert. Unabhängig vom isolierten Erreger werden PE als primär bezeichnet, wenn sie innerhalb eines Jahres nach einer Operation auftreten (Horstkotte 2003), die während einer floriden Nativklappenendokarditis durchgeführt wurde. Auch in diesen Fällen ist ein neuerlicher Erregernachweis aus Blutkulturen notwendig, um Therapiesicherheit zu gewinnen. Bei Gleichheit des prä- und postoperativ aus Blutkulturen isolierten Erregerstammes liegt eine primäre PE auch dann vor, wenn die Krankheit innerhalb des ersten postoperativen Jahres auftritt und zusätzlich für eine PE typische Symptome (Brückensymptome) vorhanden sind. Als sekundär werden solche PE bezeichnet, bei denen zum Operationszeitpunkt keine IE vorlag.

Epidemiologie und klinische Bedeutung

Die jährliche Inzidenz von sekundären PE beträgt etwa 0,2 % nach isoliertem Mitral- und 0,3 % nach isoliertem Aortenklappenersatz. Bei Mehrklappenimplantationen liegt sie gering darüber. Bei einem dringlichen Klappenersatz während florider Nativklappenendokarditis ist mit einem etwa 5 %igen Risiko mit einer primären PE zu rechnen.

Ätiologie und Pathogenese

Bei mechanischen Prothesen nehmen Infektionen ihren Ausgang vom Nahtring oder von nahtringnahen Thromben. Periprothetische Dehiszenzen und Abszesse sind häufig (Abb. 13.2). Infektionen biologischer Prothesen können dagegen auf deren Taschen beschränkt bleiben und nur eine geringe Tendenz zur Beteiligung des Nahtringes aufweisen. Eine wahrscheinliche Bakteriämieursache (Infektionen, diagnostische oder therapeutische Interventionen) finden sich in der unmittelbaren Anamnese von Patienten mit PE zu etwa 70 % und damit häufi-

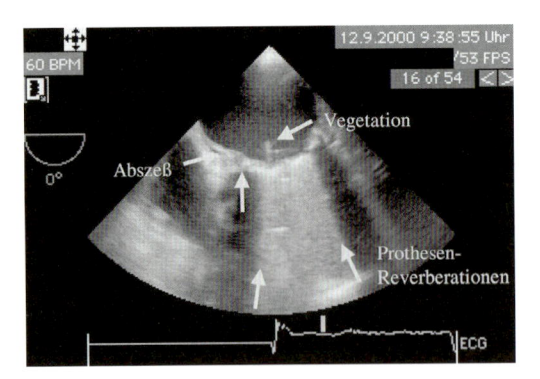

Abb. 13.2 Der transösophageale echokardiographische Befund eines 42-jährigen Patienten mit Staphylococcus-aureus-Mitralklappenprothesenendokarditis zeigt flottierende Vegetationen am Nahtring sowie einen kleinen periprothetischen Abszess als Folge der intrakardialen Infektausbreitung.

ger als bei Patienten mit Nativklappenendokarditiden.

Mikrobiologie. Typischer Erreger einer PE ist S. epidermidis, wobei Interaktionen zwischen Oberflächensubstanzen der Staphylokokken und dem implantierten Polymermaterial zum Tragen kommen, die es vor allem koagulasenegativen Staphylokokken erlauben, irreversibel an Polymeroberflächen zu adhärieren und zu mehrschichtigen Zelllagen heranzuwachsen (Matrixbildung; Horstkotte et al. 1998b). Wegen dieser Matrix aus extrazellulärer Schleimsubstanz und Wirtsproteinen sind die Abwehrmechanismen, aber auch antibakterielle Chemotherapeutika, häufig nicht in der Lage, den Herd auf dem Polymer zu eliminieren. Daneben ist für die Therapie bedeutsam, dass gerade bei der Prothesenfrühinfektion die meisten Erreger nosokomialen Ursprungs sind und häufig Multiresistenzen aufweisen. Anders als bei der nativen IE werden hier nahezu ausnahmslos penicillinasebildende Stämme von S. aureus und S. epidermidis beobachtet. Außerdem sind isolierte koagulasenegative Staphylokokkenstämme zu über 50 % nicht nur penicillinasebildend, sondern auch methicillinresistent. Neben den Staphylokokken sind Pilze und Erreger der HACEK-Gruppe am Erregerspektrum der PE zu einem höheren Prozentsatz als am Spektrum der nativen IE beteiligt. Neben der Routinediagnostik (siehe oben) ist die transösophageale Echokardiographie für die Diagnostik der PE wie auch zur Verlaufsbeobachtung von herausragender Bedeutung. Wegen Schallreflexionsphänomenen ist in der Regel die Beurteilung der intrakardialen periprothetischen Areale mittels thorakaler Echokardiographie nicht oder nicht ausreichend möglich (Reverberationen). Erst die TEE mit sorgfältiger Anfertigung sequenzieller Schnittbildebenen (omniplane Sonden) erlaubt eine zuverlässige Beurteilung (Daniel et al. 1993).

Therapie und Prävention

Im Vergleich zur nativen IE sind einige spezielle Aspekte zu berücksichtigen: Der meist erhebliche Expositionsschutz erfordert bei alternativ anwendbaren Therapieschemata (siehe Tabelle 13.2) stets die höchstdosierte Kombinationstherapie synergistisch oder additiv wirkender Antibiotika. Die Therapiedauer sollte in aller Regel 6 Wochen nicht unterschreiten. Bei Nachweis koagulasenegativer Staphylokokken als ursächliche Erreger ist anzunehmen, dass periprothetische (Mikro-)Abszesse vorliegen, sodass zusätzlich auch Rifampicin (3 × 300 mg pro Tag) eingesetzt werden sollte. Es empfiehlt sich, die orale Antikoagulation schon bei Verdacht auf das Vorliegen einer PE zugunsten der besser steuerbaren Heparinbehandlung zu beenden. Ähnlich wie bei den Nativklappenendokarditiden wird die Prognose durch Thrombembolien, eine trotz sachgerechter antibiotischer Therapie über mehr als 48 Stunden persistierende Sepsis, das Auftreten eines akuten Nierenversagens oder flottierender Vegetationen mit einem Durchmesser von mehr als 10 mm sowie durch progrediente periprothetische Dehiszenzen nachhaltig negativ beeinflusst. Eine dringlich durchgeführte Reoperation kann die Prognose erheblich verbessern.

Endokarditisprophylaxe. Trotz Fehlens kontrollierter Effektivitätsstudien besteht Konsens über die Notwendigkeit einer Endokarditisprophylaxe, wenn sich gefährdete Patienten vorausschaubar diagnostischen oder therapeutischen Eingriffen mit erwarteter Bakteriämie aussetzen. Entsprechend den aktuellen Richtlinien (Horstkotte 2003) sind Patientengruppen, die eine Endokarditisprophylaxe erhalten sollten, und Eingriffsarten zu definieren, die aufgrund der mit ihnen einhergehenden Bakteriämiefrequenz ein Gefährdungspotenzial darstellen. Die zur Prophylaxe eingesetzten Antibiotikaschemata sind in den Tabellen 13.3–13.5 dargestellt.

Tabelle 13.3 Prophylaxeschema für erwachsene Patienten mit Eingriffen im Bereich von Oropharynx sowie Respirations-, Gastrointestinal- und Urogenitaltrakt[1]

Risiko	Penicillinverträglichkeit	Penicillinunverträglichkeit
Hoch[3]	2 g (< 70 kgKG) bis 3 g (≥ 70 kgKG) Amoxicillin p. o. 60 Minuten vor dem Eingriff	1 g (als Infusion über 1 Stunde)[2] Vancomycin; 60–90 Minuten vor dem Eingriff beginnen!
Sehr hoch[3]	2 g (< 70 kgKG) bis 3 g (≥ 70 kgKG) Amoxicillin p. o.; 1 g Amoxicillin per os nach 6 Stunden[1]	1 g (als Infusion über 1 Stunde)[2] Vancomycin; 60–90 Minuten vor dem Eingriff beginnen!

[1] Erwartete Bakteriämie durch (Viridans-)Streptokokken bzw. Enterokokken: 800 mg Teicoplanin i. v. oder 600 mg Clindamycin p. o. (nur bei Eingriffen am Oropharynx!) als Alternative; bei Patienten mit besonders hohem Risiko zusätzlich 300 mg Clindamycin 6 Stunden nach dem Eingriff.
[2] Bei hospitalisierten Patienten eventuell zusätzlich 1,5 mg Gentamicin/kgKG i. v.
[3] Bei begründetem Verdacht einer länger andauernden Bakteriämie eventuell bis zu 48 Stunden lang wiederholen.

Tabelle 13.4 Prophylaxeschema für Erwachsene vor chirurgischen Maßnahmen bei Infektionen von Haut- und Hautanhangsgebilden[1]

Risiko	Orale Gabe	Parenterale Gabe
Hoch	600 mg Clindamycin p. o. 60 Minuten vor dem Eingriff	1 g (als Infusion über 1 Stunde)[2] Vancomycin i. v.; 60–90 Minuten vor dem Eingriff beginnen!
Sehr hoch	600 mg Clindamycin p. o. 60 Minuten vor dem Eingriff; 300 mg Clindamycin p. o. 6 Stunden nach dem Eingriff	1 g (als Infusion über 1 Stunde)[2] Vancomycin i. v.; 60–90 Minuten vor dem Eingriff beginnen! Eventuell erneute Gabe nach 12 Stunden[3]

[1] Erwartete Bakteriämie durch Staphylokokken.
[2] Als Alternative 800 mg Teicoplanin i. v.
[3] Bei hospitalisierten Patienten eventuell in Kombination mit 1,5 mg Gentamicin/kgKG i. v.

Tabelle 13.5 Dosierung für Kinder bei Verwendung der Prophylaxeschemata aus Tabelle 13.3 und Tabelle 13.4

Antibiotikum	Einzeldosis	Höchste Einzeldosis
Amoxicillin	50 mg/kgKG	3 g
Clindamycin	20 mg/kgKG	600 mg
Vancomycin	20 mg/kgKG	1 g
Teicoplanin	10 mg/kgKG	800 mg
Gentamicin	2 mg/kgKG	160 mg

Herzfehler und postoperative Befunde ohne und mit erhöhtem Endokarditisrisiko

Kein erhöhtes Endokarditisrisiko

- Herzgeräusche ohne echokardiographische Korrelate
- Mitralklappenprolaps ohne Insuffizienzgeräusch
- Zustand nach koronarer Bypassoperation
- Zustand nach Schrittmacher- oder Defibrillatorimplantation
- Implantierte ventrikulo-peritoneale oder ventrikulo-atriale Shunts
- Zustand nach Ductus-Botalli-Verschluss
- Operierte Herzfehler ohne Restbefund nach dem ersten postoperativen Jahr
- Vorhofseptumdefekt vom Sekundumtyp

Erhöhtes Endokarditisrisiko

- Angeborene Herzfehler (außer Vorhofseptumdefekt vom Sekundumtyp)
- Erworbene Herzklappenfehler
- Operierte Herzfehler mit Restbefund (ohne Restbefund nur für ein Jahr)

- Mitralklappenprolaps mit Insuffizienzgeräusch
- Hypertrophe obstruktive Kardiomyopathie
- Bikuspide Aortenklappe

Besonders hohes Endokarditisrisiko
- Herzklappenersatz mittels mechanischer oder biologischer Prothese
- Zustand nach bakteriell verursachter Endokarditis
- Zyanotische Herzfehler
- Zustand nach Conduitimplantation

Diagnostische und therapeutische Eingriffe, die aufgrund der nachgewiesenen Bakteriämiefrequenz* eine Prophylaxe erfordern

Oropharynx, Respirations- und oberer Verdauungstrakt**
- Zahnärztliche Eingriffe mit Blutungsgefahr (insbesondere Extraktion, Zahnsteinentfernung, Parodontalkürettage, Parodontalchirurgie, Wurzelbehandlung, zahnchirurgische Eingriffe)
- Tonsillektomie, Adenotomie
- Bronchoskopie mit starrem Instrument, Sklerosierung von Ösophagusvarizen, Ösophagus- und Bronchusdilatation, ösophageale und bronchiale Stentimplantation**
- Chirurgische Eingriffe an den oberen Atemwegen und an den Nasennebenhöhlen
- Fakultative Prophylaxe bei individuell besonders hohem Risiko (z. B. rezidivierte Endokarditis): Gastroskopie mit/ohne Biopsie, transösophageale Echokardiographie, nasotracheale Intubation, Bronchoskopie mit flexiblem Instrument

Intestinaltrakt**
- Chirurgische Eingriffe einschließlich mikroinvasiver Techniken am Gastrointestinaltrakt und den Gallenwegen
- Lithotrypsie im Bereich der Gallen- und Pankreaswege
- Fakultative Prophylaxe bei individuell besonders hohem Endokarditisrisiko: Rekto-, Sigmoido-, Koloskopie

Urogenitaltrakt**
- Zystoskopie, Lithotrypsie, chirurgische Eingriffe
- Fakultative Prophylaxe bei besonders hohem Endokarditisrisiko: Geburt, Zervixdilatation, Kürettage, Hysterektomie

Haut- und Hautanhangsgebilde
- Chirurgische Maßnahmen bei Infektionen (z. B. Abszess, Phlegmone, Furunkel)*, **

- Fakultative Prophylaxe bei individuell besonders hohem Endokarditisrisiko: Herzkatheteruntersuchungen (insbesondere bei erwartet langer Dauer)

* Die wichtigsten Erregergattungen, die bei den verschiedenen Interventionen eine Bakeriämie verursachen können, sind Streptokokken (Oropharynx und Respirationstrakt), Enterokokken (Intestinal- und Urogenitaltrakt) bzw. Staphylokokken (Haut).

** Bei wiederholten Interventionen an verschiedenen Tagen ist die Prophylaxe ohne Änderung des Schemas jeweils notwendig.

*** Hämodialyse-, Hämofiltrations- und Peritonealdialysebehandlungen erfordern keine Prophylaxe.

Fazit
- Die Infektion intrakardial implantierten Materials unterscheidet sich nicht grundsätzlich von der Nativklappenendokarditis
- Prothesenspätendokarditiden (später als 1 Jahr nach Herzklappenersatz) treten nach Mitralklappenersatz in jährlich 0,2 %, nach Aortenklappenersatz in jährlich 0,3 % und etwas häufiger nach Mehrklappeninterventionen auf
- Prothesenfrühendokarditiden (innerhalb der ersten 90 Tage bzw. des ersten postoperativen Jahres) entstehen vor allem (etwa 5 %) nach dringlichem Klappenersatz während einer floriden Endokarditis
- Mechanische Prothesen: Primärinfektion des Nahtringes mit konsekutiven periprothetischen Dehiszenzen und Abszessen
- Bioprothesen: häufig primäre Infektion der Prothesensegel mit Perforation des Gewebes
- Typische Erreger: grampositive Kokken, insbesondere koagulasenegative Staphylokokken
- Antibiotische Sanierung ist schwieriger und gelingt viel seltener als bei den Nativklappenendokarditiden, daher stets höchstdosierte Kombinationstherapie synergistisch oder additiv wirksamer Antibiotika über 6 Wochen, unter Umständen einschließlich Rifampicin und frühzeitige Reoperation
- Orale Antikoagulation auf besser steuerbare Heparine umsetzen
- Endokarditisprophylaxerichtlinien sorgfältig beachten

Entzündliche Herzmuskelerkrankungen

Definition/Klassifikation

Reaktive Infiltrationen des Myokards mit Entzündungszellen im Gefolge direkter oder indirekter Einwirkungen von Mikroorganismen sowie toxischer, chemischer und physikalischer Schädigungen, allergisch-hyperergischer Reaktionen oder Systemerkrankungen werden als „Myokarditis" zusammengefasst. Die Ätiologie der sich herdförmig oder diffus im Herzmuskel ausbreitenden, akut oder chronisch verlaufenden Entzündung blieb in der Vergangenheit oft ungeklärt, die Einteilung nach klinischen oder histologischen Kriterien unscharf. Erst die Kombination klinischer und histologischer Befunde mit den Ergebnissen neuerer Diagnoseverfahren, wie dem molekularbiologischen Virusnachweis und der immunhistochemischen Analyse der Entzündungsreaktion, erlaubt eine zuverlässige Diagnostik und eine klinisch sinnvolle Differenzierung verschiedener Myokarditisformen. Wesentliche Bestandteile der aktuellen Diagnosekriterien bilden immunhistologische Techniken, die eine exakte Identifizierung, Quantifizierung und Differenzierung infiltrierender Zellen erlauben (Kühl et al. 1996, Richardson et al. 1996). Dementsprechend wird die chronische Myokarditis mit eingeschränkter Ventrikelfunktion (entzündliche Kardiomyopathie) nunmehr in der WHO-Definition als sekundäre (spezifische) Kardiomyopathie definiert (Richardson et al. 1996).

Epidemiologie und klinische Bedeutung

In unselektionierten Autopsiestudien beträgt die Prävalenz der Myokarditis 1–10 % (Gravanis u. Sternby 1991). Bei bakterieller Endokarditis und septischen Krankheitsbildern werden entzündliche Herzmuskelbeteiligungen häufig beobachtet. Unter den Protozoenerkrankungen ist die Chagas-Infektion durch eine hohe Inzidenz myokardialer Manifestationen gekennzeichnet. Die Mehrzahl der Myokarditiden ist heute virusinduziert (akute Virusmyokarditis, AVM), von denen wiederum mehr als die Hälfte auf Coxsackievirusinfektionen entfallen. Die Inzidenz einer myokardialen Manifestation wird auf 2–5 % geschätzt. Im Obduktionsmaterial wird die AVM-Inzidenz für Deutschland mit 2–3 %, für die USA mit 4–8 % angegeben. In epidemiologischen Untersuchungen plötzlicher Herztodesfälle sind entzündliche Herzmuskelveränderungen relativ konstant in 17–19 % der Fälle dokumentiert worden, was die Bedeutung der AVM als Ursache des plötzlichen Herztodes unterstreicht (Drory et al. 1991, Feldman et al. 2000).

Ätiologie und Pathogenese

Eine Vielzahl infektiöser und nichtinfektiöser Erkrankungen (z. B. rheumatoide Erkrankung, Sarkoidose, Tuberkulose, Sepsis) sowie toxische Substanzen (z. B. Alkohol, Adriamycin) und Medikamente (z. B. Antirheumatika, Sulfonamide) können eine Myokarditis im Sinne der vorgenannten Definitionen verursachen (siehe nachfolgende Übersicht). Klinisch bedeutsam sind Infektionen durch kardiotrope Viren und einige wenige Bakterien, die das Myokard akut oder chronisch-persistierend schädigen können.

Ursachen von Myokarditiden

RNA-Viren
- Picornaviridae (Coxsackieviren A und B, Echoviren, Polioviren)
- Orthomyxoviridae (Influenzaviren A, B, C)
- Paramyxoviridae (Rubeola, Mumps)
- Flaviviridae (Hepatitis C, Gelbfieber, Dengus)
- Togaviridae (Rubella)
- Retroviridae (HIV)

DNA-Viren
- Adenoviridae
- Herpesviridae (Zytomegalievirus, Epstein-Barr-Virus, Varizella-Zoster-Virus)
- Parvoviridae (Parvovirus B19)
- HIV

Bakterien
- Borrelia burgdorferi
- Brucellen
- Corynebakterien
- Chlamydia pneumoniae
- Corynebacterium diphtheriae
- Legionellen
- Leptospiren
- Meningokokken
- Mykoplasmen
- Salmonellen

Rickettsien
- Coxiella burneti
- Rickettsia rickettsii

Protozoen
- Trypanosoma cruzi (Chagas-Erkrankung)
- Toxoplasma gondii
- Plasmodien (Malaria)
- Amöben (Amöbiasis)
- Leishmanien (Leishmaniose)

Parasiten
- Trichinen
- Echinokokken
- Askariden

Pilze
- Aspergillus
- Candida
- Kryptokokken
- Histoplasmodien
- Aktinomyzeten

Toxisch
- Alkohol
- Kokain

Medikamente
- Amphetamine
- Anthrazykline
- Barbiturate
- Chloroquin
- Doxorubicin
- Epephrin
- Katecholamine
- Lithium
- Phenothiazin
- Theophyllin
- Cyclophosphamid

Hypersensitivität
- Antibiotika
- Antikonvulsiva,
- Antituberkulotika
- Diuretika
- Indomethacin
- Oxyphenbutazon
- Phenylbutazon
- Tetanus-/Pockenimpfstoff
- Amitryptilin
- Methyldopa

Physikalisch
- Bestrahlung
- Hitzeschock
- Hypothermie

Sonstiges
- Systemerkrankungen
- Kollagenosen

Es gilt als gesichert, dass die Virusmyokarditis beim Menschen 2-phasig abläuft. In der ersten Phase mit aktiver Replikation der Viren entstehen direkte zytotoxische Effekte (Myozytolysen) mit konsekutiver Störung der diastolischen, meist auch der systolischen Myokardfunktion. Mit dem Ziel der Viruselimination wird das Monozyten-Makrophagen-System aktiviert. Die zweite Phase ist dann durch Aktivierung und Einwanderung von T-Lymphozyten charakterisiert, welche sowohl mit viralen als auch mit myokardialen Antigenen reagieren (molekulares Mimikry). Auf diesem Weg kann ein Übergang der infektgetriggerten Immunantwort in ein autoimmunologisches Geschehen und damit eine Chronifizierung der Erkrankung stattfinden. Während im Stadium der akuten Myokarditis Myokardzellnekrosen neben diffusen oder fokalen lymphozytären, leukozytären oder makrozytären Zellinfiltrationen vorliegen, sind Zellnekrosen später nicht mehr nachweisbar. Das durch Myozytolyse zerstörte Myokardgewebe wird durch eine reparative Fibrose ersetzt. Können die entzündlichen Infiltrate oder das Virus aus dem Myokard nicht eliminiert werden, entsteht ein chronischer Entzündungsprozess. Da ähnliche, auf ein virusinduziertes (auto-)immunologisches Geschehen hinweisende humorale und zelluläre Immunphänomene sowohl bei Patienten mit Myokarditis als auch bei einem Teil der Patienten mit dilatativer Kardiomyopathie nachweisbar sind, wird heute davon ausgegangen, dass es sich um verschiedene Verlaufsstadien einer gemeinsamen Erkrankungsentität handelt (Kühl et al. 1997, Kawai 1999).

Klinisches Bild

Myokardiale Begleitreaktionen bei Infektionserkrankungen. Die große Mehrzahl der akuten Myokarditiden verläuft klinisch inapparent. Oftmals deuten bei ansonsten kardial beschwerdefreien Patienten nur passager auftretende EKG-Veränderungen (ST-T-Strecken-Veränderungen), die Erstmanifestation von Arrhythmien oder zufällig erhobene echokardiographische Befunde einer Wandbewegungsstörung auf eine myokardiale Mitreaktion im Rahmen eines schweren Infektionsverlaufes hin. In einem kleinen Prozentsatz der Fälle beobachtet man zunächst eine deutliche diastolische Funktionsstörung des Myokards, später eine Zunahme der Herzgröße und/oder eine Verschlechterung der myokardialen Kontraktilität (systolische Funktionsstörung), die insbesondere bei septischen Patienten durch eine massive Interleukinausschüttung hervorgerufen wird. Thorakale Schmerzen und Luftnot sind typische Symptome dieses Erkrankungsstadiums. Kardiale Begleitreaktionen bei Infektionserkrankungen sind – sofern sie sich innerhalb weniger Tage vollständig zurückbilden – ohne Einfluss auf die Langzeitprognose.

Aktive Myokarditis. Charakteristisch, aber nicht beweisend für eine aktive Myokarditis ist die Erstmanifestation kardialer Beschwerden innerhalb weniger Tage oder Wochen (meist 1–60 Tage) nach einem Virusinfekt. Ein anamnestischer Zusammenhang kann jedoch nur bei 30–50% der Patienten hergestellt werden. Suchen die Patienten frühzeitig einen Arzt auf, lassen sich in den ersten Tagen der Erkrankung neben einer Sinustachykardie oder ausgeprägten Extrasystolien häufig fluktuierende ST-T-Strecken-Veränderungen bis hin zum Pseudoinfarktbild dokumentieren. Die in der Regel auf das 2,5fache der Norm erhöhten Kreatininkinasewerte (einschließlich des CK-MB-Anteils) und ein positiver Troponin-Test zeigen an, dass ein myokardialer Zelluntergang stattfindet. Eine Abgrenzung zum akuten Myokardinfarkt ist weder elektrokardiographisch noch laborchemisch möglich. Von den Patienten häufig geklagte Beschwerden sind Leistungseinschränkung, Palpitationen, pektanginöse Beschwerden sowie uncharakteristische thorakale Schmerzen (bei begleitender Perikarditis oft in Linksseitenlage verstärkt). Der meist subakute Verlauf verhindert in der Regel eine frühzeitige Diagnostik, die in Deutschland meist erst 10–14 Tage später stattfindet. Zu diesem Zeitpunkt sind die akuten laborchemischen und elektrokardiographischen Veränderungen meist nicht mehr nachweisbar.

Chronische Myokarditis und entzündliche Kardiomyopathie. Ein persistierender kardialer Entzündungsprozess (chronische Myokarditis) mit oder ohne Viruspersistenz ist anzunehmen, wenn sich die für die aktive Myokarditis beschriebenen, neu aufgetretenen pathologischen Befunde und das Beschwerdebild nicht innerhalb von 3–4 Monaten spontan zurückbilden. Sind die Herzhöhlen zudem vergrößert, liegt definitionsgemäß eine entzündliche Kardiomyopathie vor. Ein charakteristisches klinisches Beschwerdebild der chronisch-entzündlichen Herzmuskelerkrankung ist nicht bekannt (Kühl et al. 1996). Viele Patienten klagen über persistierende körperliche Abgeschlagenheit, eine unspezifische Leistungseinschränkung, Palpitationen oder auch Belastungsdyspnoe. Diese Befunde stehen oftmals in keinem objektivierbaren Verhältnis zur pulmonalen oder myokardialen Funktionseinschränkung.

Diagnose, Differenzialdiagnose

Nichtinvasive Diagnostik

Elektrokardiographisch werden neben unspezifischen ST-T-Strecken-Veränderungen, Sinustachykardien, eine verlangsamte Pulsnormalisierung nach ergometrischer Belastung, Vorhofflimmern, supraventrikuläre und ventrikuläre Arrhythmien (selten ventrikuläre Tachykardien) sowie Erregungsleitungsstörungen beobachtet. Im Echokardiogramm können regionale, seltener auch globale Störungen der myokardialen Kontraktilität wechselnden Ausmaßes bestehen. Höhergradige regionale oder globale Pumpfunktionsstörungen werden in der Regel nicht beobachtet. Diastolische Funktionsstörungen gehen den systolischen zeitlich voraus. Wichtig ist die differenzialdiagnostische Abgrenzung zu anderen Herzerkrankungen, die mit ähnlicher klinischer Symptomatik einhergehen können. Eine sichere Abgrenzung zu Kontraktilitätsstörungen bei ischämischer Herzkrankung ist jedoch auch unter Zuhilfenahme der Stressechokardiographie nicht möglich, da auch bei Myokarditiden belastungsinduzierbare regionale Wandbewegungsstörungen zu finden sind. Mittels nuklearmedizinischer Untersuchungstechnik können myokardiale Schädigungen oder Myokardzellnekrosen (mittels Antimyosin-Antikörper-Szintigramm) aufgedeckt werden. Sie sind jedoch für eine Myokarditis nicht spezifisch (Kühl et al. 1998, Feldman u. McNamara 2000).

Weiterführende invasive Diagnostik

Koronarangiographie, Myokardbiopsie. Aufgrund fehlender nichtinvasiver Differenzierungsmöglichkeiten zwischen persistierender und abgelaufener myokardialer Entzündung und der Tatsache, dass die Myokarditis letztlich eine Ausschlussdiagnose darstellt, ist bei erwachsenen Patienten eine Koronarangiographie obligat. Nach Ausschluss einer koronaren Herzerkrankung und Messung der zentralen Hämodynamik erfolgt in gleicher Sitzung die Entnahme von Myokardbiopsien. Der Nachweis eines Virusbefalls bei Myokarditis ist ausschließlich myokardbioptisch mit Hilfe molekularbiologischer Methoden, wie Immunoblotting oder In-vitro-Hybridisierung, bzw. der PCR, nicht aber mit serologischen Tests möglich. Neben DNA-Viren der Familien Adenoviridae, Herpesviridae und Parvoviridae werden auch RNA-Viren der Familien Picornaviridae, Orthomyxoviridae, Paramyxoviridae, Flaviviridae, Togaviridae und Retroviridae nachgewiesen (Feldman u. McNamara 2000). Insbesondere sind dabei Adenoviren, Coxsackieviren der Gruppe B und mutmaßlich Parvovirus B19 von Bedeutung, neben Enteroviren, Zytomegalievirus, Herpes-simplex-Virus Typ 2 und Herpes-C-Viren. Neben der In-situ-Hybridisierung hat sich in der klinischen Routinediagnostik für den Virusnachweis in endomyokardialen Biopsien überwiegend die PCR etabliert (Pauschinger et al. 1999, Fujioka et al. 1996, Kandolf 1998).

Die immunhistochemische Diagnostik besitzt durch die Vielzahl der zur Verfügung stehenden monoklonalen Antikörper ein ausreichendes, über die Möglichkeiten der rein histologischen Analyse der Entzündungsreaktion weit hinausgehendes diagnostisches Potenzial. Durch Differenzierung, Charakterisierung und Quantifizierung der im interstitiellen Gewebe vorliegenden aktivierten Zellen (z. B. B-Lymphozyten, T-Lymphozyten, natürliche Killerzellen, Monozyten/Makrophagen, Fibroblasten, Endothelzellen) ist eine exakte Beurteilung des myokardialen Entzündungsprozesses möglich. Es ergibt sich somit heute die Möglichkeit der biopsiegesteuerten Einteilung der entzündlichen Kardiomyopathien. Dabei ist noch ungeklärt, ob die Viruspersistenz für den Krankheitsverlauf und damit die Prognose von unabhängiger prädikativer Bedeutung ist oder ob eine akute Virusinfektion auch ohne Viruspersistenz autoimmunologische Mechanismen induzieren kann, die sekundär für die kontinuierliche myokardiale Schädigung und die Progression der Erkrankung entscheidend sind (Kühl et al. 1997). Die Bestimmung der Serumzytokinspiegel von Interferon-γ (IFN-γ) und Interleukin-4 (Il-4) ermöglicht die Einteilung der Infektion in ein Th1-Muster (IFN-γ und Il-4 im Serum nachweisbar) oder ein Th2-Muster (nur Il-4 im Serum messbar), was wiederum Auskunft über den zu erwartenden Spontanverlauf der Myokarditis gibt. Hierbei ist in Gegenwart von IFN-α (Th1-Muster) anhand tierexperimenteller Daten (Leipner et al. 2000) mit einer spontanen Viruselimination zu rechnen, während persistierende IFN-Spiegel (Th1-Muster) bei bereits erreichter Viruselimination eine chronisch-persistierende Autoimmunmyokarditis ohne spontane Ausheilung erwarten lassen.

Klassifizierung. Aufgrund der verfügbaren Daten können somit verschiedene Krankheitsentitäten unterteilt werden (Abb. 13.**3**). Bei der postmyokarditischen Herzmuskelerkrankung lässt sich weder ein chronisch-entzündliches Geschehen noch eine Viruspersistenz nachweisen (Kühl et al. 1997). Die persistierenden kardialen Symptome werden vermutlich durch im Myokard verbleibende Restschäden verursacht. Die Behandlung dieser Patienten erfolgt entsprechend dem klinischen Beschwerdebild medikamentös-konservativ. Die chronisch-virale Herzmuskelerkrankung und die chronisch-entzündliche Virusmyokarditis sind durch eine myokardiale Viruspersistenz mit oder ohne Entzündung gekennzeichnet. Bei diesen Befundkonstellationen, die den molekularbiologischen Virusnachweis im Biopsat voraussetzen, besteht die Möglichkeit einer antiviralen Behandlung, z. B. mittels Interferon, wenn ein Th2-Zytokinmuster besteht, das heißt kein endogenes Interferon nachweisbar und daher nicht mit einer Spontanremission der Erkrankung zu rechnen ist. Besteht ein Th1-Zytokinmuster, das heißt es ist endogenes Interferon vorhanden, dann werden der Spontanverlauf für 3–6 Monate unter medikamentöser Herzinsuffizienztherapie abgewartet und eine Kontrollbiopsie nach 6 Monaten durchgeführt. Nur bei anhaltender Viruspersistenz besteht eine Indikation zur Interferonbehandlung. Die chronisch-autoimmunologische Myokarditis schließlich ist durch den immunhistologischen Nachweis eines aktiven Entzündungsprozesses im Myokard bei fehlendem molekularbiologischen Virusnachweis in der Biopsie charakterisiert. Liegt ein Th2-Zytokinmuster vor, ist in Anlehnung an experimentelle Daten (Izumi et al. 2000) zu erwarten, dass der autoimmunologische Prozess zum Stillstand kommt, weshalb in diesem Fall der Spontanverlauf abgewartet und eine Kontrollbiopsie nach 6 Monaten durchgeführt wird. Zeigt sich ein Th1-Zytokinmuster, ist in Gegenwart des erhöhten Interferonspiegels von einer Chronifizierung des autoimmunologischen Prozesses auszugehen. Nur bei diesen Patienten besteht die Indikation zu einer immunsuppressiven Therapie.

Entzündliche Herzmuskelerkrankungen

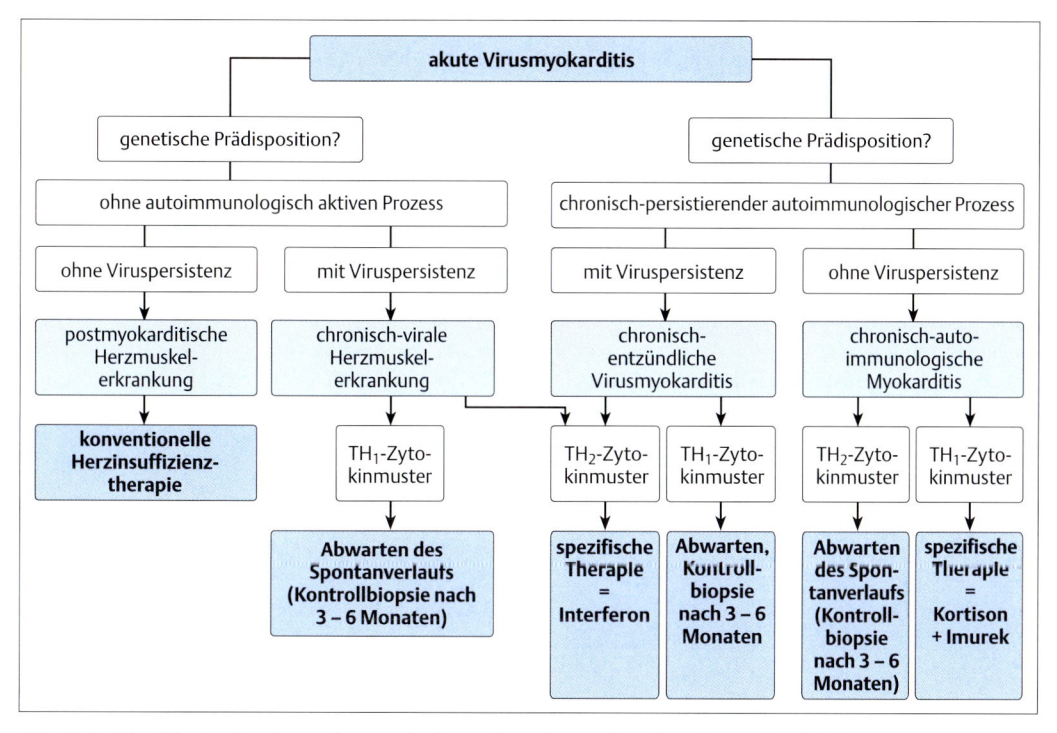

Abb. 13.3 Klassifikation der chronischen Myokarditis aufgrund immunhistologischer und molekularbiologischer Untersuchungen von Myokardbiopsien als Grundlage zur Indikation einer spezifischen Therapie.

Therapie

Die allgemeine konservativ-medikamentöse Behandlung der Patienten richtet sich nach dem klinischen Beschwerdebild. Die Therapie von Arrhythmien oder einer Herzinsuffizienz entspricht den Behandlungsrichtlinien bei anderen kausal nicht therapierbaren Grunderkrankungen. Für Patienten mit viral induzierter entzündlicher Herzmuskelerkrankung und/oder nachgewiesener Viruspersistenz besteht darüber hinaus die Möglichkeit einer spezifischen Behandlung. Die Kombination histologischer, immunhistochemischer und molekularbiologischer Diagnoseverfahren schafft somit erstmals die Situation, bestimmte Patientenkollektive zu charakterisieren und diese einer modulierenden bzw. immunsuppressiven Therapie zuzuführen.

Antivirale Therapie mit Interferon. Tierexperimentell sind nur bei sehr früher Gabe von Interferon-α oder -β eine effektive Inhibition der Virusreplikation und eine Reduktion der Zellnekrosen im Myokard belegt. Durch die Gabe von Interferon Tage nach der Virusinokulation wurde der Erkrankungsverlauf im Tierexperiment nicht positiv beeinflusst. Im Gegensatz zur humanen Virushepatitis wurden bisher nur wenige Patienten mit einer Virusmyokarditis mit Interferon behandelt. Die Therapie erfolgt in der Regel subkutan 3-mal wöchentlich mit 6–8 Millionen Einheiten Interferon-α oder -β unter engmaschigen Kontrollen von Blutbild, Schilddrüsen- und Leberparametern, der Ventrikelfunktion (Echokardiographie) sowie des Rhythmus. Die Verträglichkeit ist bei dieser relativ niedrigen Dosierung gut, die Therapieeffizienz aufgrund noch nicht abgeschlossener Langzeitbeobachtungen nicht abschließend beurteilbar. Die Zwischenergebnisse sind ermutigend: In einer Pilotserie an 22 Patienten mit entero- bzw. adenoviraler Myokarditis wurde durch eine 6-monatige Interferontherapie bei allen Patienten eine Viruselimination erreicht, die im Mittel mit einer signifikanten Verbesserung der systolischen linksventrikulären Funktion einherging (Anstieg der Ejektionsfraktion von 44,6 ± 15,5 % auf 53,1 ± 16,8 %; $p < 0,01$; Kühl et al. 2001).

Immunsuppressive Therapie. Durch die Kombination molekularbiologischer, histologischer und immunhistologischer Analyseverfahren können heute ein aktiver myokardialer Entzündungsprozess nachgewiesen und eine Viruspersistenz ausgeschlossen werden. Somit ist eine Gruppe von Patienten zu identifizieren, die von einer immunsuppressiven Behandlung profitieren könnte. Die Indikation zu einer immunsuppressiven Therapie wird derzeit vor allem bei Vorliegen einer chronisch-autoimmunologischen Myokarditis mit immunhistologischem Nachweis einer aktiven Myokardentzündung ohne Viruspersistenz gesehen, wenn die myokardiale Funktion eingeschränkt ist. Ziel der Therapie ist die Unterbrechung der gestörten Selbst-/Fremderkennung und der daraus resultierenden immunologisch gesteuerten Selbstdestruktion. Die Behandlung erfolgt mit Kortikosteroiden, Azathioprin oder Cyclosporin A; α-Methylprednisolon wird dabei in der Regel initial mit 1 mg pro Kilogramm Körpergewicht (bei Kindern 1–2 mg pro Kilogramm Körpergewicht) für zunächst 4 Wochen dosiert. Danach erfolgt alle 1–2 Wochen eine schrittweise Reduktion der Kortikosteroiddosis um jeweils 5–8 mg bis auf eine Erhaltungsdosis von 12 mg. Die Behandlungsdauer beträgt zunächst 6 Monate. Persistiert der Entzündungsprozess nach dieser Zeit (was für 35–40 % der Patienten zutrifft), wird zusätzlich mit Azathioprin behandelt. Die Kombinationstherapie scheint jedoch nur dann effektiv zu sein, wenn eine ausreichende Immunsuppression erfolgt, erkennbar an der Reduktion der peripheren Lymphozytenzahlen auf Werte unter 1500/µl. Mit dieser Stufentherapie wird bei 65–70 % der Patienten mit immunhistochemischer und molekularbiologischer Charakterisierung der Myokarditis sowohl eine klinische als auch eine hämodynamische Verbesserung erzielt, die sich deutlich vom natürlichen Verlauf der Erkrankung (einschließlich Spontanremissionsraten) unterscheidet.

Verlauf und Prognose. Ein fulminanter Myokarditisverlauf wird klinisch selten beobachtet. Ein Teil der Patienten zeigt geringe bis mäßiggradige kardiale Symptome, wie Arrhythmien, Dyspnoe oder Zeichen einer latenten bzw. manifesten myokardialen Insuffizienz. Der weitaus größte Teil der akuten Myokarditiden verläuft klinisch inapparent. Legt man klinische Verlaufsbeobachtungen zugrunde, heilen 85–90 % der akuten Myokarditiden spontan und ohne erkennbare Residuen ab. Bei prospektiv untersuchten Patientenkollektiven wird in etwa 12 % der Fälle ein Übergang in eine dilatative Kardiomyopathie beobachtet. Beschränkt man sich auf Patienten, bei denen aufgrund der oben geschilderten Untersuchungsmethoden die Myokarditis in Biopsaten gesichert war, so erfolgt ein Übergang in eine dilatative Kardiomyopathie in etwa 40 % der Fälle. Über den optimalen Zeitpunkt des Therapiebeginns kann aufgrund noch fehlender Daten nur spekuliert werden. Es wird das Konzept vertreten, die Immunsuppression möglichst frühzeitig, das heißt vor Auftreten schwerwiegender myokardialer Kontraktilitätsstörungen zu beginnen, da eine vollständige Normalisierung der Ventrikelfunktion nach Manifestation einer bedeutsamen myokardialen Funktionsstörung kaum noch erzielbar ist und offensichtlich die Progression der Erkrankung nur durch eine früh einsetzende Therapie verhindert werden kann. Inwieweit eine zusätzliche antivirale Therapie, z. B. mittels Interferon, auch die Prognose von Patienten mit myokardbioptisch negativem Virusnachweis verbessert, lässt sich derzeit nicht zuverlässig abschätzen. Beide Behandlungskonzepte werden in randomisierten Studien untersucht. Bis zum Vorliegen abschließender Ergebnisse sollte sowohl die immunsuppressive als auch die antivirale Behandlung ausgewiesenen Zentren vorbehalten bleiben, die die erforderlichen immunhistologischen und molekularbiologischen Untersuchungen beherrschen.

> **Fazit**
> - Charakteristisch, aber nicht beweisend für eine aktive Myokarditis ist die erstmalige Manifestation kardialer Beschwerden innerhalb weniger Tage oder Wochen (meist 1–60 Tage) nach einem Virusinfekt, ein anamnestischer Zusammenhang kann jedoch nur bei 30–50 % der Patienten hergestellt werden
> - Ein persistierender kardialer Entzündungsprozess (chronische Myokarditis) mit oder ohne Viruspersistenz ist anzunehmen, wenn sich die im Rahmen einer akuten Myokarditis aufgetretenen pathologischen Befunde und das Beschwerdebild nicht innerhalb von 3–4 Monaten spontan zurückbilden
> - Diagnostik: histologische, immunhistologische und virologische Untersuchung von katheterinterventionell entnommenen Myokardbiopsien
> - Therapie: immunsuppressive Therapie bei Autoimmunmyokarditis (Kortison, Imurek) und antivirale Therapie bei Virusmyokarditis (Interferon) unter Fortführung der konventionellen Herzinsuffizienztherapie.

Perikarditis

Definition/Klassifikation

Perikarditiden werden in akute, chronisch-rezidivierende und chronisch-konstriktive Verlaufsformen unterteilt. Die akute Perikarditis ist die häufigste Erkrankung des Perikards. Sie kann mit und ohne Erguss auftreten und weist eine Verlaufsdauer von weniger als 6 Wochen auf. Persistiert die Erkrankung über diesen Zeitraum hinaus oder kommt es zu rezidivierenden Schüben, liegt definitionsgemäß eine chronische bzw. eine chronisch-rezidivierende Perikarditis vor. Ein chronisch-konstriktiver Verlauf resultiert aus der Verwachsung von viszeralem und parietalem Perikardblatt und hat eine Störung insbesondere der Ventrikelfüllung bei erhaltener systolischer Myokardfunktion zur Folge. Häufig sind im Sinne einer Perimyokarditis auch die subepikardialen Myokardabschnitte (zusätzliche EKG-Veränderungen), beim akuten rheumatischen Fieber regelhaft auch das Endokard beteiligt ("Pankarditis").

Akute und chronisch-rezidivierende Perikarditis

Ätiologie und Pathogenese

Die Mehrzahl der akuten Perikarditiden kann ursächlich nicht zweifelsfrei geklärt werden ("idiopathische Form"). Am ehesten liegt ihnen eine virale (meist Perimyokarditis) bzw. autoimmunologische Genese zugrunde. Zu den Viren, die sich in der Infektionsanamnese von Patienten mit Perikarditis häufig finden, zählen Coxsackie-A- und -B-, Influenza-A- und -B-, Echo-, Masern-, Röteln-, Mumps-, Epstein-Barr- und Zytomegalieviren. Im Rahmen von HIV-Infektionen werden kardiale Beteiligungen ebenfalls häufig beobachtet (10–42%; Moreno et al. 1997). Staphylokokken, Streptokokken und Pneumokokken sind die häufigsten Erreger bakterieller Perikarditiden. Die Inzidenz der früher dominierenden tuberkulösen Perikarditis ist in Zentraleuropa heute selten, im Gefolge der zunehmenden HIV-Prävalenz aber ansteigend und in Staaten der Dritten Welt nach wie vor häufig (Fowler 1991, Taelman et al. 1990). Unter immunsuppressiver Therapie werden zunehmend häufig auch durch Pilze (Candida, Aspergillus) verursachte Perikarditiden beobachtet. Zudem sind regional begrenzte endemische Histoplasmen- und Kokzidioidoseperikarditiden berichtet worden. Nichtinfektiöse Ursachen der Perikarditis sind häufig metabolischer Genese (z. B. terminale Niereninsuffizienz), auf maligne Tumoren zurückzuführen oder immunologischer Genese (Lupus erythematodes, rheumatoide Arthritis, Postkardiotomie- bzw. Postmyokardinfarkt-/Dressler-Syndrom, Perikarditis epistenocardia).

Klinisches Bild

Leitsymptome der akuten Perikarditis sind Thoraxschmerzen, Fieber und Perikardreiben. Intensität und Qualität des Thoraxschmerzes sind variabel, werden aber häufig als "stechend" sowie im Liegen, bei Bewegung, bei tiefer Inspiration und beim Husten zunehmend angegeben. Das typische, ohrnahe systolische oder systolisch-diastolische Reibegeräusch (Lederknarren) ist am besten parasternal und endexspiratorisch zu auskultieren. Thorakale Schmerzen und Reibegeräusche treten vor allem zu Beginn der Erkrankung im Rahmen einer fibrinösen Perikarditis auf. Kommt es zur Ausbildung eines bedeutsamen Perikardergusses (exsudative Perikarditis), lassen sowohl die Schmerzen als auch das Reibegeräusch in ihrer Intensität nach. Aufgrund der Steifigkeit des Perikards führen bei rascher Entstehung des Ergusses bereits Flüssigkeitsmengen von 50–100 ml zu einer nachhaltigen Behinderung der Ventrikelfüllung mit konsekutiver Einflussstauung (gestaute Halsvenen, Kussmaul-Zeichen = paradoxer exspiratorischer Druckanstieg in den Jugularvenen, Oberbauchschmerzen durch Leberkapselspannung, sonographisch nachweisbare Lebervenenstauung). Bei chronischem Verlauf können sich alle klinischen Symptome und Befunde einer Rechtsherzinsuffizienz ausbilden. Eine Progredienz der Ergussbildung führt zum Low-cardiac-output-Syndrom mit Blutdruckabfall, Bedarfstachykardie, Pulsus paradoxus und progredienter Dyspnoe. Bei nicht rechtzeitig eingeleiteter Therapie (Perikardiozentese) kann sich eine Perikardtamponade mit Bewusstseinsstörungen, respiratorischer Insuffizienz,

Arrhythmien und letztlich einem Pumpversagen entwickeln.

Diagnose

Von den bildgebenden Verfahren kommt der Echokardiographie die entscheidende diagnostische Bedeutung zu, da bereits geringe Flüssigkeitsmengen als systolische Separation von Epi- und Perikard zuverlässig nachgewiesen und eventuelle hämodynamische Auswirkungen (z. B. paradoxe Septumbewegung, Kompression des rechten Vorhofs und des rechten Ventrikels) beurteilt werden können. Bei exsudativer Perikarditis kann sich im EKG eine periphere, seltener auch eine zentrale Niedervoltage zeigen. Ausgeprägte Ergüsse sind unter Umständen von wechselnd hohen QRS-Komplexen (elektrischer Alternans) begleitet. Im Initialstadium finden sich bei bis zu 80 % der Patienten Senkungen des PR-Segments bzw. Hebungen der ST-Strecke. Das Röntgenbild des Thorax zeigt bei zunehmendem Perikarderguss eine Verbreiterung der Herzkonturen nach rechts und links mit verstrichener Herztaille (Bocksbeutelform); im Gegensatz zum myokardialen Rückwärtsversagen entwickelt sich aber keine Lungenstauung, sondern eher eine abnehmende Lungengefäßzeichnung. Die Diagnostik maligner oder mikrobiell verursachter Perikardergüsse erfordert eine Perikardpunktion. Wegen möglicher Komplikationen (Myokard- und Koronarverletzung), insbesondere bei kleinen Flüssigkeitsmengen, sollte auf eine routinemäßige diagnostische Perikardpunktion allerdings verzichtet werden, gegebenenfalls ist ein in der Perikardpunktion erfahrener Kardiologe hinzuzuziehen. Die klinisch-chemische, mikrobiologische und zytopathologische Aufarbeitung des Punktats ist auch bei therapeutischer Perikardiozentese obligat.

Therapie

Die Behandlung ist abhängig von der zugrunde liegenden Ätiologie: Bei der idiopathischen Perikarditis besteht die Therapie, insbesondere bei Thoraxschmerzen, aus nichtsteroidalen Antirheumatika (z. B. Acetylsalicylsäure, Diclofenac, Indometacin), bei chronisch-rezidivierenden Verläufen hat sich Colchizin, unter Umständen in Kombination mit Kortikosteroiden, bewährt. Nach dem Erregernachweis erfolgt eine gezielte antibiotische bzw. tuberkulostatische Therapie. Zur Vermeidung von Verklebungen (Konstriktion) oder Abszessbildungen ist bei purulenter Perikarditis eine Drainage (subxiphoidal oder operative Perikardiotomie), gegebenenfalls mit Lavage (physiologische Kochsalzlösung, Streptokinase, Streptodornase, Antibiotika), unerlässlich. Therapie der Wahl bei Perikardtamponade ist die unverzügliche Perikardiozentese. Zur Kreislaufstabilisierung sollte bis zum Abschluss der Perikardiozentese reichlich Volumen zugeführt werden, um ausreichende Füllungsdrücke zu gewährleisten. Ist zusätzlich eine medikamentöse Intervention zur Aufrechterhaltung ausreichender peripherer Kreislaufverhältnisse erforderlich, ist Norepinephrin Mittel der ersten Wahl.

Prognose und Verlauf. Die idiopathischen, viralen und autoimmunbedingten Perikarditiden (Dressler-Syndrom, Postperikardiotomiesyndrom) nehmen einen in aller Regel nach 2–6 Wochen selbstlimitierenden Verlauf (Braunwald 1997). In 20 % der Fälle kommt es zur chronisch-rezidivierenden Form. Bei diesen Patienten ist durch eine Colchizintherapie zu 85 % eine andauernde Rezidivfreiheit zu erreichen.

Konstriktive Perikarditis

Ätiologie und Pathogenese

Die konstriktive Perikarditis entsteht durch Verwachsungen des viszeralen und parietalen Perikardblatts mit konsekutiver Füllungsbehinderung der Ventrikel. Bei späterer Kalzifizierung spricht man von einer Perikarditis calcarea („Panzerherz"). In Staaten der Dritten Welt ist die Tuberkulose weiterhin häufigste Ursache einer konstriktiven Perikarditis, in den Industrieländern ist sie vorwiegend Spätfolge idiopathischer oder viral bedingter Perikarditiden oder des Postcardiotomie-Syndroms. Jede akute Perikarditis kann in eine konstriktive Verlaufsform übergehen, häufig findet sich ein derartiger Übergang bei strahleninduzierten Perikarditiden (insbesondere nach Radiatio des Mediastinums). Die Behinderung der Ventrikelfüllung resultiert in einer venösen Einflussstauung mit konsekutiver Hepatosplenomegalie, Ödemen im Bereich der unteren Extremitäten und Ausbildung eines Aszites („Pick's Disease"). Die verminderte Ventrikelfüllung resultiert in einer praktisch kompletten systolischen Entleerung der Kammern, sodass es in der frühen Diastole zu einem raschen Bluteinstrom in die Ventrikel kommt, der vorzeitig und abrupt auf erhöhtem Druckniveau beendet wird (Dip-Plateau-Phänomen). Das so „fixierte diastolische Volumen" führt zu annähernd gleich hohen diastolischen Drücken in allen 4 Herzhöhlen (diastolischer Druckangleich).

Diagnose

Bei einer Perikarditis calcarea imponiert im Röntgenbild des Thorax bzw. bei der Fluoroskopie, insbesondere im lateralen Strahlengang, spangenartiger Kalk in Projektion auf die Herzsilhouette. Elektrokardiographisch können, neben einer Niedervoltage (bei weniger als 50 % aller Patienten), Zeichen der chronischen Außenschichtschädigung bestehen. Von großer Bedeutung ist die Doppler-Echokardiographie (einschließlich Gewebe-Doppler), die eine typische Relation der E- zur A-Welle (> 1,5) des linksventrikulären Einstroms über der Mitralklappe, ein so genanntes „restriktives" Füllungsmuster, in Kombination mit einer ausgeprägten Atemvariabilität (> 20 – 25 %) zeigt.

Therapie

Obwohl bei nur leichter Konstriktion eine diuretische Therapie initial effektiv sein kann, ist die Behandlung der Wahl die Perikardektomie mit Dekortikation. Ein frühzeitiges operatives Vorgehen ist daher bei Progredienz der klinischen Symptomatik indiziert.

Fazit
- Perikarditiden werden entsprechend ihrer Verlaufsform in akute, chronisch-rezidivierende und chronisch-konstriktive Perikarditiden unterteilt
- Der Mehrzahl der akuten Perikarditiden liegt eine virale (meist Perimyokarditis) bzw. autoimmunologische Genese zugrunde
- Mittels Echokardiographie Diagnosesicherung und Einschätzung der hämodynamischen Relevanz des Perikardergusses
- Perikardpunktionen (eventuell einschließlich Perikardioskopie) erfolgen aus diagnostischer und/ oder therapeutischer Indikation
- Therapie: antiinflammatorische (Antiphlogistika, Steroide, gegebenenfalls Colchizin), zytostatische oder gegebenenfalls tuberkulostatische Therapie; operative Perikardfensterung oder Perikardektomie

Literatur

Braunwald E. Heart Disease. 5 th ed. Philadelphia: Saunders; 1997.
Bruss J, Jacobs LE, Kotler MN, Ioli AW. Utility of transoesophageal echocardiography in the conservative management of prosthetic valve endocarditis. Chest. 1992;102: 1886 – 8.
Chambers HF, Korzeniowski OM, Sande MH. The National Collaborative Endocarditis Study Group: Staphylococcus aureus endocarditis: Clinical manifestations in addicts and nonaddicts. Medicine, Baltimore. 1983;62:170 – 7.
Daniel WG, Mügge A, Grote J, et al. Comparison of transthoracic and transesophageal echocardiography for detection of abnormalities of prostetic and bioprostetic valves in the mitral and aortic positions. Am J Cardiol. 1993;71:210 – 5.
Drory Y, Turetz Y, Hiss Y, et al. Sudden unexpected death in persons less than 40 years of age. Am J Cardiol. 1991;68:1388 – 92.
Feldman AM, McNamara D. Myocarditis. N Engl J Med. 2000;343:1388 – 98.
Foster E, Schiller NB. The role of transoesophageal echocardiography in critical care: UCSF experience. J Am Soc Echocardiogr. 1992;5:368 – 74.
Fowler NO. Tuberculous pericarditis. JAMA. 1991;266:99 – 103.
Fujioka S, Koide H, Kitaura Y, Deguchi H, Kawamura K, Kirai K. Molecular detection and differentiation of enteroviruses in endomyocardial biopsies and pericardial effusions from dilated cardiomyopathy and myocarditis. Am Heart J. 1996;131:760 – 5.
Gravanis MB, Sternby NH. Incidence of myocarditis. A 10-year autopsy study from Malmo, Sweden. Arch Pathol Lab Med. 1991;115:390 – 2.
Horstkotte D. Endokarditis. In: Hornborstel H, Kaufmann W, Siegenthaler W, Hrsg. Innere Medizin in Praxis und Klinik. Bd. I. Stuttgart: Thieme; 1992:1295 – 329.
Horstkotte D. Mikrobiell verursachte Endokarditis: klinische und tierexperimentelle Untersuchungen. Darmstadt: Steinkopff; 1995.
Horstkotte D and the Task Force on Infective Endocarditis of the European Society of Cardiology. Recommendati-

ons for Prevention, Diagnosis and Treatment of Infective Endocarditis. Eur Heart J. 2003 (in press).

Horstkotte D, Bircks W, Loogen F. Infective endocarditis of native and prosthetic valves – the case for prompt surgical intervention? A retrospective analysis of factors affecting survival. Z Kardiol. 1986;75(Suppl 2):168–82.

Horstkotte D, Piper C, Niehues R. Prognose und Nachsorge mikrobiell verursachter Endokarditiden. In: Gahl K, Hrsg. Infektiöse Endokarditis. Darmstadt: Steinkopff; 1994.

Horstkotte D, Piper C, Wiemer M, et al. Dringlicher Herzklappenersatz nach akuter Hirnembolie während florider Endokarditis. Med Klin. 1998a;93:284–93.

Horstkotte D, Schulte HD, Bircks W. Factors influencing prognosis and indication for surgical intervention in acute native-valve endocarditis. In: Horstkotte D, Bodnar E, eds. Infective endocarditis. London: ICR;1991: 171–7.

Horstkotte D, Weist K, Rüden H. Better understanding of the pathogenesis of prosthetic valve endocarditis – recent perspectives for prevention strategies. J Heart Valve Dis. 1998b;7:313–5.

Izumi T, Takehana H, Matsuda C, et al. Experimental autoimmune myocarditis and its pathomechanisms. Herz. 2000;25:274–78.

Kandolf R. Enterovirale Myokarditis und dilatative Kardiomyopathie. Med Klin. 1998;93:215–22.

Kawai C. From myocarditis to cardiomyopathy: mechanisms of inflammation and cell death: learning from the past for the future. Circulation 1999;99:1091–100.

Kühl U, Lauer B, Souvatzoglu M, Vosberg H, Schultheiß HP. Antimyosin-scintigraphy and immunohistochemical analysis of endomyokardial biopsy in patients with clinically suspected myocarditis – evidence of myocardial cell damage and inflammation in the absence of histological signs of myocarditis. J Am Coll Cardiol. 1998; 32:1371–6.

Kühl U, Noutsias M, Seeberg B, Schannwell CM, Welp LB, Schultheiß HP. Immunohistological evaluation of myocardial biopsies from patients with dilated cardiomyopathy. J Heart Failure. 1994;9: 231–45.

Kühl U, Noutsias M, Seeberg B, Schultheiß HP. Immunohistological evidence for a chronic intramyocardial inflammatory process in dilated cardiomyopathy. Heart. 1996; 75:295–300.

Kühl U, Pauschinger M, Schultheiß HP. Äthiopathogenetische Differenzierung der entzündlichen Kardiomyopathie. Internist. 1997;38:590–601.

Kühl U, Pauschinger M, Schwimmbeck P, Seeberg B, Schultheiß HP. Interferon-β treatment of patients with enteroviral and adenoviral cardiomyopathy causes effective virus clearance and long-term clinical improvement. Circulation. 2001;104(Suppl. II):II-682.

Leipner C, Grün K, Borchers M, Stelzner A. The outcome of coxsackievirus B3-(CBV3-) induced myocarditis is influenced by cellular immune status. Herz. 2000;25:248–48.

Leport C, Horstkotte D, Burckhardt D and The Group of Experts of the International Society for Chemotherapy. Antibiotic Prophylaxis for Infective Endocarditis from an International Group of Experts Towards a European Consensus. Eur Heart J. 1995;16(Suppl B):126–31.

Moellering RC. Treatment of endocarditis caused by resistant streptococci. In: Horstkotte D, Bodnar E, eds. Infective endocarditis. London: ICR; 1991:102–9.

Moreno R, Villacastin JP, Bueno H. Clinical and Echocardiographic Findings in HIV Patients with Pericardial Effusion. Cardiology. 1997;88:397–400.

Pauschinger M, Bowles NE, Fuentes-Garcia FJ, et al. Detection of adenoviral genome in the myocardium of adult patients with idiopathic left ventricular dysfunction. Circulation. 1999;99:1348–54.

Report of a Working Party of the British Society for Antimicrobial Chemotherapy. Antibiotic treatment of streptococcal and staphylococcal endocarditis. Lancet. 1985; II:815–17.

Richardson P, McKenna W, Bristow M, et al. Report of the 1995 World Health Organization/International Society and Federation of Cardiology Task Force on the Definition and Classification of cardiomyopathies (news). Circulation. 1996;93:841–2.

Shansons DC. Antibiotic treatment of endocarditis due to penicillin-sensitive streptococci. In: Horstkotte D, Bodnar E, eds. Infective endocarditis. London ICR;1991: 97–101.

Taelman H, Kagame A, Batungwanayo J et al. Pericardial effusion and HIV infection. Lancet. 1990;335:924.

14 Infektionen des Nervensystems

K. Wetzel, E. Schielke, J. R. Weber

Akute (bakterielle) Meningitis

■ Definition

Eine Meningitis ist die Entzündung der weichen Hirnhäute, die mit der Ausbreitung des meist bakteriellen Erregers im Liquor, in den Ventrikeln und im Spinalkanal verbunden ist. Häufig ist das Hirnparenchym mitbetroffen (Meningoenzephalitis). Die bakterielle Meningitis ist ein absoluter neuroinfektiologischer Notfall und muss in kürzester Zeit diagnostisch abgeklärt und entsprechend behandelt werden.

■ Epidemiologie und klinische Bedeutung

Die Inzidenz der bakteriellen Meningitis liegt in Europa bei jährlich etwa 5–10 Erkrankungen pro 100 000 Einwohner. Es bestehen erhebliche regionale Unterschiede. Durch die erfolgreiche Einführung der Impfung gegen Haemophilus influenzae Typ B hat sich eine Veränderung der Epidemiologie ergeben, sodass heute die wichtigsten Erreger im Kindes- und Erwachsenenalter Pneumokokken und Meningokokken sind, bei Neugeborenen Streptokokken der Gruppe B, Listerien und Kolibakterien. Virale Meningitiden werden am häufigsten durch Enteroviren ausgelöst. Die meisten viralen Infektionen des Zentralnervensystems manifestieren sich als Meningoenzephalitis.

■ Ätiologie und Pathogenese

Grundsätzlich geht man von der Vorstellung aus, dass eine Bakteriämie Voraussetzung für die Penetration der Bakterien durch die Blut-Hirn-Schranke ist. Auch ein lokales Eindringen, z. B. aus umgebenden Entzündungen (wie z. B. Mastoiditis), ist möglich. Der raschen bakteriellen Vermehrung im Liquor folgt ein massiver Einstrom von Leukozyten in den Subarachnoidalraum. Eine frühzeitige, möglichst gezielte Antibiose ist daher für die Prognose von großer Bedeutung. Klinisch hat sich folgende anamnestisch fassbare Einteilung bewährt:
- ambulant erworbene Meningitits (Community acquired),
- im Krankenhaus erworbene Meningitis (nosokomial), z. B. bei liegendem Shunt, nach Schädel-Hirn-Trauma, nach neurochirurgischen Eingriffen usw.,
- Meningitis bei immunsupprimierten Patienten.

Disponierende Faktoren sind Zustand nach Splenektomie, Alkoholkrankheit, Diabetes mellitus und otorhinologische Infekte. Ein Großteil sowohl bakterieller als auch viraler Meningitiden tritt ohne wesentliche Vorerkrankungen aus völliger Gesundheit auf.

■ Klinisches Bild

Typischerweise entwickeln die Patienten innerhalb von Stunden bis wenigen Tagen ein meningeales Syndrom, charakterisiert durch:
- Kopfschmerzen
- Temperaturen über 38,5 °C,
- Meningismus.

Häufig bestehen auch Lichtscheu und Erbrechen. Der Meningismus (Dehnungsschmerz im Nacken bei Beugung des Kopfes nach vorne) bzw. andere Dehnungszeichen der Hirnhäute (z. B. nach Kernig, Brudzinski und Lasègue) können in bis zu 30 % der Fälle fehlen, insbesondere bei kleinen Kindern, alten Menschen sowie komatösen Patienten. Oft besteht eine qualitative Bewusstseinsstörung (zu etwa 50 %) in Form von Verwirrtheit, Desorientiertheit und Agitiertheit oder eine zunehmende Vigilanzminderung bis zum Koma (etwa 20 %). Epileptische Anfälle und andere fokalneurologische Symptome kommen zu etwa 20–30 % vor. Ausfälle von Hirnstammfunktionen weisen auf eine Listerienmeningoenzephalitis hin. Die Beteiligung basaler Hirnnerven ist ein klinischer Hinweis auf eine basale, möglicherweise tuberkulöse Meningitis. Etwa 60 % der Patienten mit Meningokokkenmeningitiden weisen petechiale Blutungen (bakterielle Mikroembolien) als Zeichen der fulminanten Sepsis auf (◉ Abb. 34). Da die Meningokokkenerkrankung eine hohe Kontagiosität aufweist, ist eine Umgebungsanamnese – z. B. gehäuftes Auftreten von Meningitiden in einer Schulklasse oder Familie – wichtig.

Diagnose, Differenzialdiagnose

Der Schlüssel zur Diagnose ist der Liquor. Zur Reduktion des Herniationsrisikos durch Hydrozephalus oder Hirnödem sollte nach Möglichkeit vor der Liquorentnahme ein kraniales Computertomogramm (CCT) durchgeführt werden. Bei bereits bestehender Sepsis, insbesondere wenn petechiale Blutungen vorliegen, darf die Diagnostik die Therapie nicht verzögern! In diesem Fall muss sofort nach Abnahme von Material für die Blutkultur mit der Antibiose begonnen werden; erst danach sind CCT und Liquorentnahme durchzuführen (Abb. 14.1)!

Kraniales Computertomogramm (CCT). Das CCT ist meist unauffällig. In 10–15 % der Fälle zeigen sich bereits intrakranielle Komplikationen (Hydrozephalus, Hirnödem, seltener hypodense Läsionen als Ausdruck einer Arteriitis oder einer Hirnvenenthrombose, sehr selten Abszesse oder Empyeme; subdurale Effusion vor allem bei Kindern), die unter Umständen eine Kontraindikation für die sofortige Liquorentnahme darstellen. Nach Kontrastmittelgabe (bei unauffälligem Nativbefund nicht erforderlich) findet sich gelegentlich ein vermehrtes gyrales Enhancement. Wichtig ist der Nachweis möglicher Ursachen – wie Sinusitis, Mastoiditis und knöcherne Defekte – als Eintrittspforte im Knochenfenster mit 2-mm-Schichtung. Der Nachweis von Luft deutet auf ein Duraleck hin. Der Nachweis von Hypodensitäten, die von ihrer Konfiguration her Hirninfarkten entsprechen, ist Hinweis auf das Vorliegen einer Endokarditis mit entsprechenden septischen Emboli (Abb. 14.2).

Liquor. Typische Liquorbefunde sind in Tabelle 14.1 zusammengefasst. Allerdings weisen etwa 10 % der Patienten eine Zellzahl unter 100/µl auf. Dies ist vor allem der Fall bei immungeschwächten Patienten oder in einer sehr frühen Phase der Erkrankung. Anbehandelte Erkrankungen sowie durch Listerien und Tuberkelbakterien hervorgerufene Meningitiden weisen nur eine mäßige gemischte Pleozytose auf.

Labordiagnostik. Entzündungszeichen sind mit äußerst wenigen Ausnahmen immer nachweisbar. Ein normaler Wert des C-reaktiven Proteins schließt eine bakterielle Meningitis mit nahezu 100 %iger Sicherheit aus. Die Wertigkeit von Prokalzitonin für die Diagnose der bakteriellen Meningitis ist unklar, für die Erfassung einer bakteriellen Sepsis allerdings gut belegt.

Erregernachweis. Bei nicht anbehandelten Patienten ist ein Grampräparat des Liquors in etwa 60–80 % der Fälle positiv; der Erregernachweis aus der Liquorkultur gelingt zu etwa 80 %. Blutkulturen sind hilfreich und in bis zu 70 % der Fälle positiv. Die kommerziell erhältlichen Agglutinationsschnelltests sind aufgrund von Sensitivitätsproblemen von untergeordneter Bedeutung.

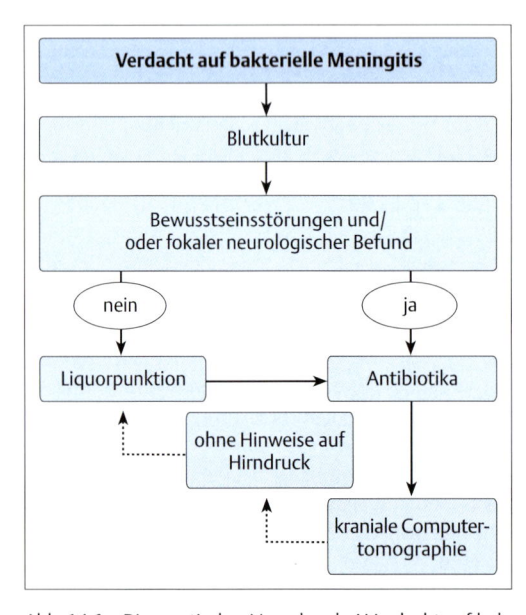

Abb. 14.1 Diagnostisches Vorgehen bei Verdacht auf bakterielle Meningitis.

Akute (bakterielle) Meningitis

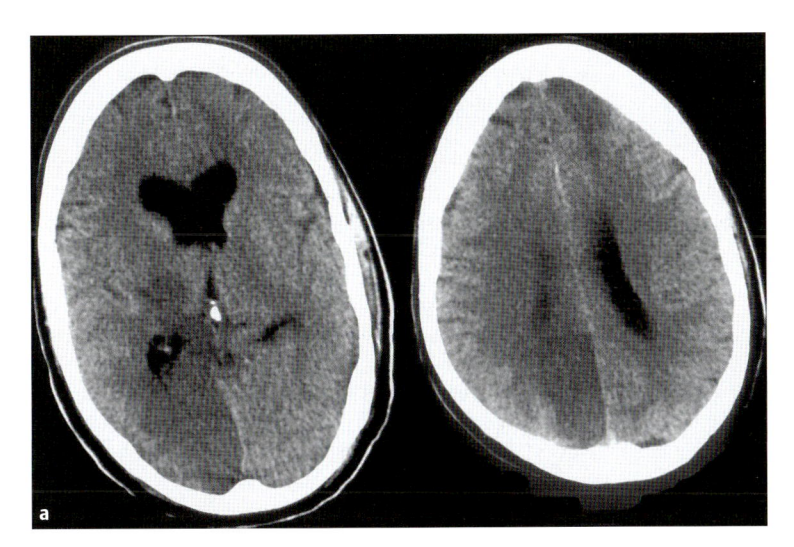

Abb. 14.**2** Der Patient wies einen deutlichen Meningismus auf sowie einen Liquorbefund, der gut mit einer bakteriellen Meningitis vereinbar war. Klinisch war vor allem die homonyme Hemianopsie Hinweis auf eine fokale Läsion.

a Im kranialen Computertomogramm zeigten sich links frontal eine keilfömig konfigurierte Hypodensität sowie eine Hypodensität im Versorgungsbereich der rechten A. cerebri posterior.

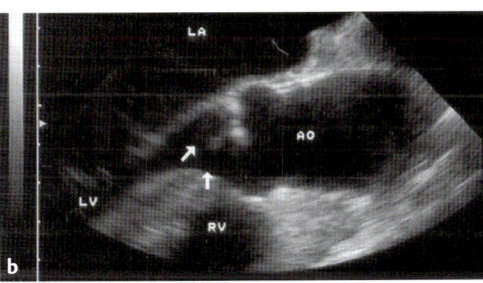

b Die transösophageale Echokardiographie bestätigte den klinischen Verdacht der Endokarditis mit Vegetationen an der Aortenklappe (siehe auch Kapitel 13).

Tabelle 14.**1** Typische Liquorbefunde

	Granulozytäre Pleozytose (purulente Meningitis)	Gemischte Pleozytose	Lymphozytäre Pleozytose (virale Meningoenzephalits)
Ursachen bzw. infrage kommende Erreger	▶ Pneumokokken ▶ Meningokokken ▶ Haemophilus influenzae ▶ E. coli ▶ Streptokokken	▶ anbehandelte bakterielle Meningitis ▶ Mycobacterium tuberculosis ▶ Listeria monocytogenes ▶ Toxoplasma gondii ▶ Candida albicans ▶ Cysticercus cellulosus ▶ Abszesse ▶ Meningealneoblastose	▶ Enteroviren ▶ Coxsackieviren ▶ Mumpsvirus ▶ Masernvirus ▶ FSME-Virus ▶ Poliomyelitisvirus ▶ Herpesviren ▶ HIV ▶ Borrelien ▶ Cryptococcus neoformans
Zellzahl, Zellart	> 800/µl, vorwiegend (bis 99 %) neutrophile Granulozyten	< 500/µl, gemischtes Zellbild (Granulozyten, Lymphozyten, Monozyten)	< 800/µl, vorwiegend Lymphozyten
Gesamteiweißgehalt (Liquor-Serum-Quotient)	> 1000 mg/l (< 0,4)	> 1000 – 10 000 mg/l (< 0,4 bei Tuberkulose und Meningealneoblastose)	bis 1000 mg/l (0,5 – 0,6)
Laktatgehalt	> 3,8 mmol/l	> 3,8 mmol/l bei Tuberkulose	normal
Aussehen	trübe	opaleszierend	klar

Therapie und Prävention

Die Antibiotikatherapie muss sofort nach der Liquorentnahme, oder – wie bereits dargestellt – noch vor dieser beginnen! Initial ist deshalb immer kalkuliert zu behandeln; gegebenenfalls wird nach Erregeranzucht und Antibiogramm die Therapie modifiziert (Tabellen 14.2 und 14.3). Zur Kontrolle des Behandlungserfolgs sollte innerhalb von 24–48 Stunden der Liquor neuerlich untersucht werden, um die Erregerelimination zu beweisen. Bei persistierendem Keimnachweis muss in Abhängigkeit vom Antibiogramm ein Wechsel der Antibiotika erwogen werden. Bei unkompliziertem Behandlungsverlauf ist eine Therapiedauer von 10–14 Tagen ausreichend; bei Infektionen mit Listerien, Staphylokokken oder gramnegativen Enterobakterien muss allerdings für 3–4 Wochen behandelt werden. Eine geringfügige Erhöhung der Zellzahl und des Gesamteiweißes kann auch bei Genesung noch für etliche Wochen nachweisbar sein und bedeutet kein Therapieversagen. Bei eindeutiger klinischer Besserung des Patienten ist daher eine Liquoruntersuchung im späteren Verlauf nicht notwendig.

Steroide. Bei der Haemophilus-influenzae-Meningitis im Kindesalter führt die Gabe von Dexamethason (0,15 mg pro Kilogramm Körpergewicht über 4 Tage) zu einer Reduktion von Folgeschäden, insbesondere bleibenden Hörminderungen. Eine Verkürzung der Steroidtherapie auf 2 Tage ist gleich effektiv wie die 4-tägige Verabreichung. Eine adjuvante Therapie mit Dexamethason war bei der Behandlung der bakteriellen Meningitis lange umstritten; eine sehr sorgfältig durchgeführte prospektive Studie zeigte zweifelsfrei eine Verbesserung sowohl der Mortalität (34% versus 14%) als auch der Morbidität (52% versus 26%) der Pneumokokkenmeningitis und keine relevanten Einflüsse bei Meningitiden durch andere Erreger. Insbesondere bei der Pneumokokkenmeningitis, der in Mitteleuropa häufigsten Meningitisform, ist daher die Gabe von Dexamethason (4 × 10 mg/TAG; 4 Tage) jeweils

Tabelle 14.2 Kalkulierte Antibiotikatherapie bei eitriger Meningitis

	Wahrscheinlichste Erreger	**Empfohlene Antibiotika**
Neugeborenes, Alter: weniger als 1 Monat	▸ gramnegative Stäbchen ▸ Streptokokken der Gruppe B ▸ Listerien	Cephalosporin der 3. Generation (Gruppe 3a) und Ampicillin
Patient bisher gesund, Alter: 1 Monat bis 6 Jahre	▸ Meningokokken ▸ Pneumokokken ▸ (Haemophilus influenzae*)	Cephalosporin der Gruppe 3a
Patient bisher gesund, Alter: über 6 Jahre	▸ Pneumokokken ▸ Meningokokken ▸ Listerien ▸ aerobe Streptokokken ▸ (Haemophilus influenzae)	Cephalosporin der Gruppe 3a oder Amoxicillin oder Cephalosporin der Gruppe 3a (eventuell ergänzend Ampicillin)**
Nosokomiale Infektion	▸ Staphylokokken ▸ gramnegative Enterobakterien ▸ Pseudomonaden	Cephalosporin der Gruppe 3b oder Meropenem, ergänzend Vancomycin oder Rifampicin oder Fosfomycin
Vorliegen einer Ventrikulitis	▸ Staphylokokken ▸ gramnegative Enterobakterien ▸ Pseudomonaden	Cephalosporin der Gruppe 3a oder 3b, Meropenem und Fosfomycin oder Rifampicin oder Vancomycin
Immunsupprimierte Patienten	▸ Listerien ▸ gramnegative Enterobakterien ▸ Pneumokokken ▸ Pseudomonaden	Cephalosporin der Gruppe 3a und Ampicillin

* Bei Kindern, die gegen Haemophilus influenzae Typ B geimpft sind, unwahrscheinlich; ** In den letzten Jahren wurden gehäuft Listeriosen des Zentralnervensystems auch bei primär gesunden Patienten gefunden, weshalb erwogen werden sollte, diese Erreger im Rahmen einer kalkulierten Antibiotikatherapie mit abzudecken (insbesondere bei untypischem Liquorbefund).

Akute (bakterielle) Meningitis

Tabelle 14.3 Antibiotikatherapie bei eitriger Meningitis in Abhängigkeit vom auslösenden Erreger

Erreger	Therapie	Therapiedauer	Wichtige Nebenwirkungen
Herpes-simplex-Virus Typ 1	Aciclovir: 3 × 10 mg/kgKG/Tag i. v.	10–14 Tage	nephrotoxisch in 5–10 % der Fälle, selten reversible Enzephalopathie; daher Infusion über 1 Stunde laufen lassen, reichliche Flüssigkeitszufuhr
Herpes-simplex-Virus Typ 2	Aciclovir: 3 × 10 mg/kgKG/Tag i. v. (2. Wahl Foscarnet: 3 × 60 mg/kgKG/Tag i. v.)	14 Tage	nephrotoxisch in 20–30 % der Fälle (nach **jeder** Foscarnetinfusion empfiehlt sich eine Nachinfusion mit 500 ml 5 %iger Glukose- oder 0,9 %iger NaCl-Lösung), Abfall des Hämoglobinwertes in etwa 25 % der Fälle, Hypokalzämie/Hyperphosphatämie (daher 2-tägig Elektrolytkontrolle), Überempfindlichkeitsreaktionen (zu 16 % Hautausschlag, zu 60 % Temperaturanstieg)
Varizella-Zoster-Virus	Aciclovir: 3 × 10 mg/kgKG/Tag i. v. (2. Wahl Foscarnet: 3 × 60 mg/kgKG/Tag i. v.)	14 Tage	nephrotoxisch in 20–30 % der Fälle (nach **jeder** Foscarnetinfusion empfiehlt sich eine Nachinfusion mit 500 ml 5 %iger Glukose- oder 0,9 %iger NaCl-Lösung), Abfall des Hämoglobinwertes in etwa 25 % der Fälle, Hypokalzämie/Hyperphosphatämie (daher 2-tägig Elektrolytkontrolle), Überempfindlichkeitsreaktionen (zu 16 % Hautausschlag, zu 60 % Temperaturanstieg)
Zytomegalievirus	Ganciclovir: 2 × 5 mg/kgKG/Tag i. v. (oder Foscarnet: 3 × 60 mg/kgKG/Tag i. v.)	mindestens 14 Tage	myelotoxisch bis zur Agranulozytose innerhalb der 1./2. Woche in etwa 15–20 % der Fälle, Netzhautablösungen in etwa 30 % der Fälle; Foscarnet: nephrotoxisch in 20–30 % der Fälle (nach **jeder** Foscarnetinfusion empfiehlt sich eine Nachinfusion mit 500 ml 5 %iger Glukose- oder 0,9 %iger NaCl-Lösung), Abfall des Hämoglobinwertes in etwa 25 % der Fälle, Hypokalzämie/Hyperphosphatämie (daher 2-tägig Elektrolytkontrolle), Überempfindlichkeitsreaktionen (zu 16 % Hautausschlag, zu 60 % Temperaturanstieg)
Borrelia burgdorferi*	Cefotaxim: 3 × 2 g/Tag i. v. (oder Ceftriaxon: 1 × 2 g/Tag i. v.)	14–28 Tage	–
Mycoplasma pneumoniae*	Erythromycin: 2 × 1 g/Tag i. v. (oder Doxycyclin: 2 × 100 mg/Tag i. v. oder p. o.)	14–21 Tage	–
Treponema pallidum*	Penicillin: 6 × 4 Mio. Einheiten/Tag i. v. (bei Allergie Erythromycin: 4 × 500 mg/Tag p. o., oder Doxycyclin: 2 × 100 mg i. v. oder p. o.)	14 Tage (bzw. 30 Tage)	–
Brucella spp.*	Doxycyclin: 2 × 100 mg/Tag p. o., ergänzend Rifampicin: 900 mg/Tag p. o.	6 Wochen	hepatotoxisch in etwa 5–20 % der Fälle (Erhöhung der Transaminasenwerte)
Listeria monocytogenes*	Ampicillin: 4 × 2–3 g/Tag i. v. (oder Amoxicillin: 3 × 2,2 g/Tag i. v., eventuell ergänzend Clavulansäure)	21–24 Tage	–

Tabelle 14.3 (Fortsetzung)

Erreger	Therapie	Therapiedauer	Wichtige Nebenwirkungen
Tropheryma whippelii*	Trimethoprim/Sulfamethoxazol: 2 × 320/800 mg/Tag i. v. (oder Doxycyclin: 200 mg/Tag i. v.); Erhaltungstherapie mit Trimethoprim/ Sulfamethoxazol: 320/800 mg/Tag p. o. (oder Doxycyclin: 100 mg/Tag p. o.)	14–28 Tage, Erhaltungstherapie: 1–3 Jahre	bei AIDS-Patienten in bis zu 70 % der Fälle Nebenwirkungen (sonst: 1–15 %): gastrointestinal, allergisch, phototoxisch; Doxycyclin: hepatotoxisch in etwa 5–20 % der Fälle (Erhöhung der Transaminasenwerte)
Mycobacterium tuberculosis	wie pulmonale Tuberkulose (siehe Kapitel 6)		

* Dosierungsempfehlungen gelten für normalgewichtige Erwachsene mit normaler Nierenfunktion.

15–20 Minuten vor der Verabreichung der Antibiotika zu empfehlen (de Gans u. van de Beek 2002).

Analgosedierung. Aufgrund der heftigen Kopfschmerzen ist eine suffiziente Analgesie mit Opioiden empfehlenswert, ehe man die Patienten mit Benzodiazepinen sediert. Neuroleptika sind wegen der potenziellen Senkung der Krampfschwelle weniger geeignet.

Antikonvulsiva. Bei epileptischen Anfällen sollte eine Schnellaufsättigung mit Phenytoin erfolgen (initial 250 mg über 10 Minuten intravenös, dann 750 mg als Kurzinfusion über 45 Minuten; ab dem 2. Tag 3 × 100–250 mg intravenös oder oral; Zielspiegel: 15–25 µg/ml). Eine prophylaktische antikonvulsive Therapie ist nicht indiziert.

Die Therapie bei erhöhtem Hirndruck ist in Abb. 14.3 dargestellt.

Therapiekontrolle und Komplikationen. Neben den bei jedem septischen Krankheitsbild zu überwachenden Parametern ist eine engmaschige Kontrolle bezüglich beginnender Hirndruckzeichen (Vigilanz, Pupillenweite und -reagibilität anfangs 1- bis 2-stündlich überprüfen) sowie möglicher neu auftretender Herdsymptome (tägliche Erhebung eines neurologischen Status) zwingend erforderlich. Im Zweifel und bei geändertem klinischen Befund muss eine CCT-Kontrolle erfolgen.

Beatmung. Die Indikation zur Beatmung ist großzügig zu stellen. Zeigt sich im CCT ein drohender Hydrozephalus, muss umgehend durch eine externe Ventrikeldrainage entlastet werden.

Antikoagulation. Finden sich in der transkraniellen Doppler-Sonographie Hinweise auf eine Steigerung der Flussgeschwindigkeit und bestehen klinisch oder computertomographisch fokale Störungen, ist an eine zerebrale Arteriitis oder eine Sinusvenenthrombose zu denken (Pfister et al. 1993). Bei nachgewiesener Sinusvenenthrombose erfolgt eine PTT-wirksame Antikoagulation mit Heparin. Für die zerebrale Arteriitis gibt es keine gesicherte Therapie; wichtig ist aber, einen ausreichenden Perfusionsdruck im Gehirn durch hochnormale Blutdruckwerte zu sichern.

Prophylaxe. Enge Kontaktpersonen (Haushaltsmitglieder, Personen, die mit oropharyngealen Sekreten in Kontakt kamen, Kontaktpersonen in Kindereinrichtungen, Internaten, Kasernen) von Patienten mit einer Haemophilus- oder Meningokokkenmeningitis haben ein deutlich erhöhtes Erkrankungsrisiko. Indexfälle müssen daher umgehend den Gesundheitsbehörden mitgeteilt sowie Kontaktpersonen identifiziert und einer Chemoprophylaxe zugeführt werden. Bei bakteriellen Meningitiden anderer Ätiologie besteht kein nennenswert erhöhtes Erkrankungsrisiko für Kontaktpersonen. Es ist davon auszugehen, dass nach mehr als 24-stündiger antibiotischer Therapie keine Infektionsgefahr mehr besteht. Patienten, deren Meningokokkeninfektion mit Penicillin behandelt wird, sollten zusätzlich einmal 500 mg Ciprofloxacin zur Keimelimination aus dem Nasen-Rachen-Raum erhalten.

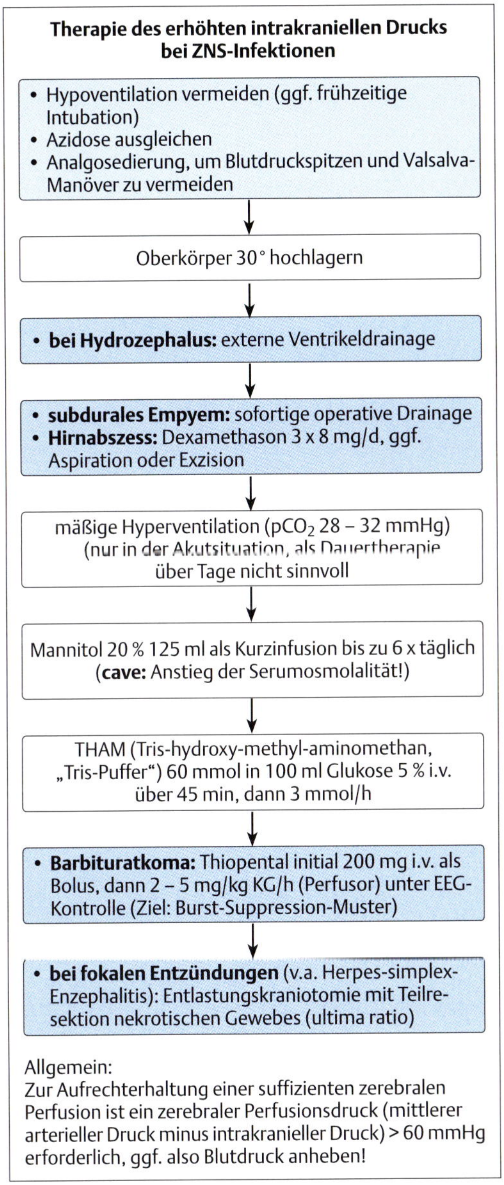

Akute (bakterielle) Meningitis

Therapie des erhöhten intrakraniellen Drucks bei ZNS-Infektionen

- Hypoventilation vermeiden (ggf. frühzeitige Intubation)
- Azidose ausgleichen
- Analgosedierung, um Blutdruckspitzen und Valsalva-Manöver zu vermeiden

↓

Oberkörper 30° hochlagern

↓

- **bei Hydrozephalus:** externe Ventrikeldrainage

↓

- **subdurales Empyem:** sofortige operative Drainage
- **Hirnabszess:** Dexamethason 3 x 8 mg/d, ggf. Aspiration oder Exzision

↓

mäßige Hyperventilation (pCO_2 28–32 mmHg) (nur in der Akutsituation, als Dauertherapie über Tage nicht sinnvoll)

↓

Mannitol 20 % 125 ml als Kurzinfusion bis zu 6 x täglich (**cave:** Anstieg der Serumosmolalität!)

↓

THAM (Tris-hydroxy-methyl-aminomethan, „Tris-Puffer") 60 mmol in 100 ml Glukose 5 % i.v. über 45 min, dann 3 mmol/h

↓

- **Barbituratkoma:** Thiopental initial 200 mg i.v. als Bolus, dann 2–5 mg/kg KG/h (Perfusor) unter EEG-Kontrolle (Ziel: Burst-Suppression-Muster)

↓

- **bei fokalen Entzündungen** (v.a. Herpes-simplex-Enzephalitis): Entlastungskraniotomie mit Teilresektion nekrotischen Gewebes (ultima ratio)

Allgemein:
Zur Aufrechterhaltung einer suffizienten zerebralen Perfusion ist ein zerebraler Perfusionsdruck (mittlerer arterieller Druck minus intrakranieller Druck) > 60 mmHg erforderlich, ggf. also Blutdruck anheben!

Abb. 14.**3** Therapie des erhöhten intrakraniellen Druckes bei Infektionen des Zentralnervensystems.

Chemoprophylaxe bei Neisseria meningitidis

▶ Rifampicin: 2 × 10 mg pro Kilogramm Körpergewicht pro Tag (maximal 2 × 600 mg) oral über 2 Tage oder
▶ Ciprofloxacin: 500 mg oral als Einmalgabe oder
▶ Ceftriaxon: 250 mg intravenös als Einmalgabe (bei Schwangerschaft)

Chemoprophylaxe bei Haemophilus influenzae
Rifampicin: 2 × 10 mg pro Kilogramm Körpergewicht pro Tag (maximal 2 × 600 mg) oral über 2 Tage

Die Impfung gegen H. influenzae Typ B für Säuglinge ist empfohlen und hat zu einer drastischen Verminderung der Erkrankung in den USA und in Europa geführt (zur Pneumokokkenimpfung siehe Kapitel 4 und 6). Die Meningokokkenimpfung gegen Meningokokken der Serogruppen A, C, W135 und Y ist für Personen in Risikogebieten (Afrika, „Meningitisgürtel" usw.) empfohlen, in Europa allerdings nicht sinnvoll, da hier die Mehrzahl der Erkrankungen durch die Serogruppe B verursacht wird.

Prognose. Die Letalität der bakteriellen Meningitis liegt bei 10–30 %. Prognostisch ungünstige Faktoren sind vor allem verzögerter Behandlungsbeginn, höheres Lebensalter, fehlender Meningismus sowie eine so genannte apurulente bakterielle Meningitis (geringe Zellzahl bei hoher Bakteriendichte im Liquor).

# 14 Infektionen des Nervensystems

(Meningo-)Enzephalitis

▪ Definition

Akute Enzephalitiden sind Entzündungen des Hirnparenchyms. Dabei können nur die weiße (Leukenzephalitis), nur die graue Substanz (Polioenzephalitis) oder das gesamte Hirngewebe (Panenzephalitis) und zusätzlich die Meningen (Meningoenzephalitis) betroffen sein.

▪ Epidemiologie und klinische Bedeutung

Für Erwachsene wird die jährliche Inzidenz auf bis zu 7,4 Erkrankungen pro 100 000 Einwohner (Nicolosi et al. 1986) geschätzt. Bei Schulkindern werden doppelt so hohe Inzidenzen berichtet. Es bestehen beträchtliche regionale und saisonale Unterschiede. Die Übertragung erfolgt dabei durch
- Tröpfcheninfektion bzw. Mensch-zu-Mensch-Übertragung,
- Exazerbation einer latenten Viruspersistenz (Herpes-simplex-Viren, Varizella-Zoster-Virus),
- Vektoren (z. B. Arthropoden).

Die wichtigste durch Arthropoden übertragene Erkrankung ist in Mitteleuropa die Frühsommermeningoenzephalitis (FSME). Sie weist eine endemische Häufung in Österreich, Süddeutschland, Osteuropa und Skandinavien auf (1,2 Erkrankungen pro 100 000 Einwohner; Kaiser 1999). Masern-, Mumps-, Röteln- und Varizella-Zoster-Virus-Enzephalitiden überwiegen im Winterhalbjahr. Manche Erreger führen vorwiegend bei immuninkompetenten Patienten (nach Knochenmark- oder Organtransplantation, bei fortgeschrittener HIV-Infektion) zu opportunistischen Enzephalitiden, z. B. Zytomegalievirus (CMV), Varizella-Zoster-Virus (VZV), Toxoplasma gondii, Listerien oder Nokardien.

▪ Ätiologie und Pathogenese

Akute Enzephalitiden werden hauptsächlich durch Viren, deutlich seltener durch Bakterien, Parasiten und Pilze verursacht. Daneben werden auch immunologisch vermittelte (para- oder postinfektiöse und postvakzinale) und paraneoplastische Enzephalitiden unterschieden. Klinisch sind diese Formen oft nur schwer zu trennen. Wichtige virale Erreger von akuten Enzephalitiden im europäischen Raum sind in variabler Häufigkeit:
- Viren der Herpesgruppe: Herpes-simplex-Virus Typ 2 (HSV 2), Epstein-Barr-Virus (EBV), Zytomegalievirus (CMV), humanes Herpesvirus 6 (HHV 6);
- Enteroviren: Coxsackievirus A und B, Polio- und Echoviren;
- Arboviren, z. B. FSME-Virus;
- Paramyxoviren, z. B. Masern- und Mumpsvirus;
- Rhabdoviren, z. B. Rabiesvirus.

Die virale Ausbreitung erfolgt meist hämatogen im Rahmen einer Virämie (z. B. bei CMV, EBV, Enteroviren, Arboviren). Nur wenige Viren gelangen auf neurogenem Weg in das Hirnparenchym (HSV, VZV, Rabiesviren). Seltener können akute Enzephalitiden verursacht werden durch:
- Bakterien, z. B. Listerien, Mykoplasmen, Rickettsien, Bartonella, Borrelien, Mycobacterium tuberculosis, Tropheryma whippelii;
- Pilze, z. B. C. neoformans;
- Protozoen, z. B. Toxoplasma gondii, Acanthamoeben;
- Helminthen, z. B. Trichinella spiralis.

▪ Klinisches Bild

Die Anamnese sollte folgende Informationen erbringen: Exposition zu Tieren/Vektoren (z. B. Arthropoden), enge soziale Kontakte einschließlich Sexualkontakte, Reiseanamnese, Vorerkrankungen (bekannte Immunsuppression?) und Impfstatus. Das Symptomspektrum und der zeitliche Verlauf der verschiedenen Enzephalitiden sind so variabel, dass keine typische Symptomkonstellation genannt werden kann. Häufig finden sich, neben einem unspezifischen und meist kurzen Prodromalstadium, auch eine entzündliche Affektion der Meningen (Meningoenzephalitis) und initial folgende unspezifische Symptome:
- Fieber,
- allgemeine Abgeschlagenheit,
- meningeales Syndrom (siehe oben).

Je nachdem, ob die Hirnparenchymbeteiligung fokal oder disseminiert verläuft, folgen dem Prodromalstadium:
- qualitative (Verwirrtheit, Delir, Psychose) und/oder quantitative (Somnolenz, Sopor, Koma) Bewusstseinsstörungen;
- neurologische Herdzeichen.

Bei Infektionen mit bestimmten Erregern, insbesondere den Arboviren, finden sich typischerweise biphasische Verläufe, während bei anderen Erregern die Prodromalphase fast nahtlos in die enzephalitische Erkrankung übergeht. Der Gesamtverlauf erstreckt sich von 1–2 Wochen bis über mehrere Monate und kann damit nahtlos in eine chronische Enzephalitis übergehen.

Diagnose, Differenzialdiagnose

Die Diagnose von Enzephalitiden ist wegen der oft unspezifischen Symptomatik mitunter schwierig.

Klinische Untersuchung. Zusätzlich zur neurologischen Untersuchung können begleitende Organmanifestationen wichtige Hinweis auf einen spezifischen Erreger geben:
- Hautveränderungen (z. B. Herpes zoster, Masern, Röteln),
- Lymphadenopathie (EBV, CMV),
- begleitende/vorausgegangene Bronchitis/Pneumonie (z. B. Adenoviren, Mykoplasmen),
- Parotitis und/oder Orchitis (Mumps).

Zerebrale Bildgebung. Das CCT ist bei akuten Enzephalitiden wenig sensitiv. Die Bedeutung liegt im Ausschluss eines Hirnödems vor Liquorentnahme. Im kranialen Magnetresonanztomogramm sind enzephalitische Veränderungen im Vergleich zum CCT deutlich früher, bereits nach 24–48 Stunden, zu beobachten. Je nach Art der Enzephalitis finden sich:
- fokale oder disseminierte Signalanhebungen in der T2-Wichtung,
- bei hämorrhagischen Anteilen hyperintense Signalanhebungen in der T1-Wichtung,
- Störungen der Blut-Hirn-Schranke.

Sensitiver scheint die Inversion-Recovery-Technik (FLAIR- oder TIRM-Sequenz) oder die Diffusionswichtung zu sein. Das kraniale Magnetresonanztomogramm kann aber auch völlig unauffällig sein und bleiben.

Liquor. Bei viralen Enzephalitiden finden sich zu über 90 % entzündliche Veränderungen; meist entwickelt sich auch bei initial unauffälligen Befunden nach einigen Tagen eine Pleozytose (zu typischen Liquorbefunden siehe Tabelle 14.1). Im Zweifelsfall muss die Liquoruntersuchung nach 24 Stunden wiederholt werden.

Erregernachweis. Ein direkter oder indirekter Erregernachweis gelingt zu höchstens 30 %, entweder mittels Genomnachweis aus dem Liquor durch die Polymerasekettenreaktion (PCR) oder – erst im Krankheitsverlauf – durch das Auftreten einer spezifischen intrathekalen Antikörpersynthese oder einer Titerbewegung im Serum. Ein spezifischer Titeranstieg von mindestens 4 Stufen innerhalb von 2–4 Wochen nach Erkrankungsbeginn ist ein sicherer Hinweis auf eine akute spezifische Infektion, aber für die Akutdiagnostik ungeeignet. Es sei darauf hingewiesen, dass bei immuninkompetenten Patienten bei fortgeschrittener Immundefizienz keine Antikörperbildung stattfindet und somit auch kein Titeranstieg zu beobachten ist. In diesen Fällen ist nur der spezifische Nachweis mittels PCR richtungsweisend. Da die meisten viralen Erreger nicht kausal bekämpft werden können, sind breitgestreute virologische Untersuchungen aus ökonomischen Gründen nur bei epidemiologischen und akademischen Fragestellungen bzw. im Rahmen einer Ausschlussdiagnostik indiziert.

EEG. Das EEG ist heute von untergeordneter Bedeutung, da es zwar sensitiv, aber unspezifisch ist. In Situationen, in denen ein Magnetresonanztomogramm nicht rasch verfügbar ist, kann es aber einen wertvollen Baustein bei der Diagnosefindung darstellen. Darüber hinaus ist es unverändert wichtig zum Nachweis epileptischer Aktivität.

Wesentliche klinische Differenzialdiagnosen der (Meningo-)Enzephalitis
- **Infektiös:** unzureichend behandelte eitrige Meningitis, septisch-metastatische Herdenzephalitis, bakterielle Erreger (Listerien, Mycobacterium tuberculosis, Legionellen, Spirochäten, Mykoplasmen, Tropheryma whippelii), Pilze, Protozoen (Toxoplasma gondii, Amöben), Helminthen
- **Immunologisch:** para- oder postinfektiös, postvakzinal
- **Neoplastisch:** paraneoplastische Enzephalitis, Meningeosis carcinomatosa/lymphomatosa, zerebrale Tumoren (z. B. Astrozytom, Filiae)
- **Vaskulär:** Sinusvenenthrombose, zerebrale Ischämien, Vaskulitis, subdurales Hämatom
- **Toxisch/allergisch:** toxische Enzephalopathie, Reye-Syndrom, medikamentös
- **Metabolisch:** metabolische Enzephalopathie, Adrenoleukodystrophien
- **Systemerkrankungen:** Sarkoidose, Kollagenosen (z. B. systemischer Lupus erythematodes)

Therapie und Prävention

Antimikrobielle Chemotherapie. Die meisten Enzephalitiden sind einer kausalen Therapie nicht zugänglich, haben aber mehrheitlich eine günstige Spontanprognose. Tabelle 14.4 gibt eine Übersicht der Erreger und der Therapie potenziell behandelbarer Enzephalitiden.

Symptomatische Therapie. Symptomatische Maßnahmen erfordern Bettruhe, Fiebersenkung, die Kontrolle von Elektrolyt- und Wasserhaushalt und eine adäquate Analgesie. Oft besteht im Rahmen der Enzephalitis ein organisches Psychosyndrom mit Aggressivität bis hin zum Delirium, was eine sedierende Therapie (z. B. mit Benzodiazepinen) erfordern kann. Das Auftreten von epileptischen Anfällen (im Sinne einer symptomatischen Epilepsie) bedarf der akuten antikonvulsiven Therapie (siehe oben). Hirnstammenzephalitiden und erhöhter Hirndruck können eine frühzeitige Intubation und Beatmung auf Intensivstation notwendig machen. Haupttodes-

Tabelle 14.4 Subakute und chronische Infektionen des Zentralnervensystems

Epidemiologie/Pathogenese	Klinisches Bild	Diagnose	Therapie	Komplikationen/Prognose
Legionellose				
Legionella pneumophila: Legionellatoxine pathogenetisch bedeutsam; neurologische Symptome bei etwa 40–50 % der Patienten, die auch vor der Pneumonie auftreten können	diffuse Enzephalitis (am häufigsten) oder Hirnstammenzephalitis, Myelitis und Polyneuropathie; oft fulminate Verläufe; schwere atypische Pneumonie mit hohem Fieber	radiologisch: Hirnödem; erregerspezifisch: Antikörpernachweis in Liquor/Serum; Antigennachweis im Urin; PCR im Liquor	Erythromycin: 2–4 g/Tag über mindestens 3 Wochen, initial i. v.; in schweren Fällen zusätzlich Rifampicin: 10 mg/kgKG/Tag i. v.; alternativ Ciprofloxacin, Doxycyclin	Letalität: 6–30 %
Whipple-Krankheit				
Tropheryma whippelii; Beteiligung des Zentralnervensystems in bis zu 40 % der Fälle, oft nur geringe neurologische Symptome; Primärmanifestation im Dünndarm; Befall des Zentralnervensystems unter Umständen Jahre später, primärere Manifestation im Bereich des Zentralnervensystems extrem selten	Meningitis oder Polioenzephalitis, Demenz (etwa 80 %); supranukleäre Blickparese, Vigilanzstörung, Psychose (jeweils etwa 50 %); typisch: okulomastikatorische und okulo-fazial-skeletale Myorhythmien; hypothalamische Funktionsstörung (31 %), Hirnnervenbeteiligung (25 %)	radiologisch: hypodense Läsionen und Granulome (etwa 50 %), Hirnatrophie (etwa 42 %), obstruktiver Hydrozephalus (5 %); erregerspezifisch: Liquorzellen in 30 % der Fälle PAS-positiv; Dünndarmbiopsie, PCR im Liquor	Penicillin: 1,2 Mio. Einheiten/Tag i. v., ergänzend Streptomycin: 1 g/Tag i. m. über 3 Wochen; im Anschluss: Trimethoprim/Sulfamethoxazol: 2 × 320/800 mg/Tag p. o. oder Doxycyclin: 100 mg/Tag über mindestens 1 Jahr	Rezidiv in 25 % der Fälle
Nokardiose				
Vorwiegend Nocardia asteroides; hämatogene Streuung von pulmonalem Primärherd, Beteiligung des Zentralnervensystems in 25 % der Fälle; 80 % der Patienten sind immunsupprimiert	Abszess, selten eitrige Meningitis; subakuter Beginn, meningeales Syndrom; zu 70 % qualitative Bewusstseinsstörung, zu 11 % mit fokalem neurologischen Defizit	radiologisch: Abszess; erregerspezifisch: Kultur (oft wochenlanges Wachstum nötig), serologischer Antikörpernachweis; eventuell Lungenbiopsie	1. Wahl Trimethoprim/Sulfamethoxazol: 2 × 320/800 mg/Tag i. v.; 2. Wahl Imipenem: 3 × 500 mg/Tag i. v., ergänzend Arnikacin: 1 × 1 g/Tag i. v. über mindestens 6–12 Monate	Letalität: 15–85 %; häufig Rezidive

Tabelle 14.4 (Fortsetzung)

Epidemiologie/ Pathogenese	Klinisches Bild	Diagnose	Therapie	Komplikationen/ Prognose
Aktinomykose				
Vorwiegend Actinomyces israelii; Ausbreitung meist per continuitatem, selten hämatogen; Primärlokalisation am häufigsten pulmonal und zervikofazial	Abszesse, selten Meningoenzephalitis; Aktinomykom, subduraler oder epiduraler Abszess; subakuter Beginn; fokale neurologische Symptome zu 80 %, Kopfschmerz zu 70 %, Fieber zu 37 %, Papillenödem zu 32 %,	radiologisch: Abszess; erregerspezifisch: Kultur und Mikroskopie von Abszessmaterial oder der vermuteten Primärmanifestation	1. Wahl Penicillin G: 6 × 5 Mio. Einheiten i. v. über 6 Wochen, dann Phenoxymethylpenicillin: 3 Mio. Einheiten/Tag p. o. über 6–12 Monate; Ausweichpräparate sind z. B. Erythromycin, Clindamycin, Cephalosporine und Tetrazykline; chirurgische Entlastung bei Abszess oder Empyem	Letalität: 28 %; Rezidive möglich
Neurolues				
Im latenten Stadium (etwa 3 Monate bis 15 Jahre nach Primärinfektion) und im Tertiärstadium (mehr als 15 Jahre nach Primärinfektion) auftretend; nur 3–9 % der Patienten mit Primäraffekt entwickeln eine Neurosyphilis	Meningitis/Meningovaskulitis (Endarteriitis obliterans der mittleren und großen Gefäße), progressive Paralyse mit Demenz, psychiatrische Symptome, Dysarthrie, Hypomimie, Tremor der Zunge, später Pupillenabnormalitäten (Argyll-Robertson-Phänomen) und Optikusneuritis, Tabes dorsalis (entzündliche und später atrophische Veränderungen der Hinterstränge und spinalen Wurzeln), Gummen im Bereich des Zentralnervensystems mit neurologischen Herdsymptomen oder epileptischen Anfällen; wesentlichste lebensbedrohliche systemische Manifestation: Medianekrose der Aorta (Mesaortitis luetica)	Liquor: unspezifisch entzündlich; erregerspezifisch: Serologie (TPHA, VDRL, FTA-Absorptionstest, IgM; siehe Kapitel 12), Antikörperindex; radiologisch: zerebrale Gummen (kraniale Computer- oder Magnetresonanztomographie), Magnetresonanzangiographie oder zerebrale Panangiographie bei Verdacht auf Meningovaskulitis mit Kalibersprüngen und Gefäßwandunregelmäßigkeiten	1. Wahl Penicillin G: 6 × 4 Mio. Einheiten/Tag i. v. über 2 Wochen oder Procainpenicillin: 4 Mio. Einheiten/Tag i. m., ergänzend Probenecid: 4 × 500 mg/Tag p. o. über 2 Wochen; 2. Wahl Amoxicillin: 3 g/Tag, ergänzend Probenecid: 2 × 500 mg/Tag über 2 Wochen, Ceftriaxon: 1 × 2 g/Tag i. v. für mindestens 10 Tage, Doxycyclin: 2 × 200 mg/Tag p. o. für mindestens 3 Wochen (Ceftriaxon und Doxycyclin weisen bei HIV-assoziierter Neurosyphilis eine Versagerquote von über 20 % auf)	Jarisch-Herxheimer-Reaktion innerhalb von Stunden nach Beginn der Therapie; Prognose abhängig vom Stadium: eine Meningitis heilt folgenlos ab, bei Meningovaskulitis und progressiver Paralyse ist eine Stabilisierung der progredienten neurologischen Symptomatik das erreichbare Optimum; hohe Mortalität bei Ruptur eines dissezierenden Aneurysmas der Aorta ascendens bei Mesaortitis luetica

ursache bei schweren Enzephalitiden ist der erhöhte intrakranielle Druck. Die Behandlung des erhöhten Hirndrucks sollte aufgrund der Komplexität auf spezialisierten neurologischen Intensivstationen durchgeführt werden.

Therapiekontrolle und Komplikationen. Die Mehrzahl der akuten Enzephalitiden ist selbstlimitierend, es verbleibt keine residuale Symptomatik, wobei Verläufe im Kindesalter oft günstiger zu sein scheinen. Gelegentlich tritt ein Diabetes insipidus oder ein SIADH (Syndrom der inadäquaten ADH-Sekretion) als Zeichen der Mitbeteiligung des Hypothalamus auf. Das Hauptproblem stellt bei schweren Verläufen der erhöhte intrakranielle Druck mit all seinen Komplikationen dar.

Prophylaxe. Eine Immunisierung existiert für folgende, potenziell Infektionen des Zentralnervensystems auslösende virale Erreger bzw. Erkrankungen: Masern, Mumps, Röteln, FSME-Virus, japanisches Enzephalitisvirus, Polio, Rabies und Influenza.

Prognose. Die Prognose von akuten Enzephalitiden ist mit Ausnahme der Herpes-simplex-Enzephalitis günstig; die Letalität ist relativ gering, und zu etwa 70 % kommt es zu einer funktionell befriedigenden Restitution. Die FSME verläuft im Kindes- und Jugendalter fast ausnahmslos benigne, bei Erwachsenen bleiben in etwa 10 % der Fälle schwere neurologische Ausfälle zurück.

Herpes-simplex-Enzephalitis

Definition

Die Herpes-simplex-Enzephalitis (HSE) wird durch das Herpes-simplex-Virus Typ 1 (HSV 1) hervorgerufen und ist durch einen fokalen Beginn fronto- und/oder temporobasal und eine sekundäre Ausbreitung charakterisiert. Die Erkrankung zeigt im fortgeschrittenen Stadium hämorrhagische Nekrosen.

Epidemiologie und klinische Bedeutung

Etwa 10–20 % aller viralen Enzephalitiden im Jugend- und Erwachsenenalter werden durch HSV 1 verursacht. Die jährliche Inzidenz der HSE wird auf 0,2–0,4 Erkrankungen pro 100 000 Einwohner geschätzt (Schmutzhard 2001). Damit ist die HSE die häufigste sporadische Enzephalitis in nichttropischen Ländern.

Ätiologie und Pathogenese

Bei der HSE handelt es sich zu 2/3 um eine (endogene) Reinfektion. Primärinfektionen finden sich fast ausschließlich bei Patienten unter 18 Jahren, oft im Anschluss an eine Gingivostomatitis oder Pharyngitis. Dabei gelangt das Virus vermutlich über den Nervus und den Tractus olfactorius sowie über den N. trigeminus in das Zentralnervensystem. Die Mehrzahl der Primärinfektionen verläuft jedoch asymptomatisch.

Klinisches Bild

Nach einem kurzen grippalen Prodromalstadium mit Fieber (90 %), Kopfschmerzen (etwa 80 %), Gliederschmerzen und allgemeiner Abgeschlagenheit entwickeln sich meist nahtlos innerhalb von Stunden bis wenigen Tagen:
- qualitative und/oder quantitative Bewusstseinsstörungen (mehr als 90 %),
- fokale neurologische Ausfälle (90 %),
- epileptische Anfälle (70 %).

Diagnose, Differenzialdiagnose

Der Zeitpunkt des Therapiebeginns ist der wesentliche Prognosefaktor, daher ist der Verdacht auf eine HSE ein absoluter Notfall. Jeder Patient mit Kopfschmerzen, Fieber, fokalneurologischen Ausfällen und später einsetzender Bewusstseinstörung ist hochverdächtig auf eine HSE!

Zerebrale Bildgebung. Im kranialen Magnetresonanztomogramm zeigen sich bereits 36–48 Stunden nach Beginn der neurologischen Symptomatik asymmetrische Signalanhebungen, typischerweise in den Temporal- und Frontallappen. Hämorrhagische Anteile wirken in der T1-Wichtung ebenfalls hyperintens. Eine Kontrastmittelaufnahme wird etwa ab dem 3. Tag beobachtet. Das CCT ist demgegenüber unbedeutend, da sich hypodense Läsionen frühestens ab dem 3. Krankheitstag zeigen. Der Stellenwert liegt im Ausschluss eines Hirnödems vor Liquorentnahme, da eine akute kraniale Magnetresonanztomographie oft nicht möglich ist.

Liquor. Der Befund unterscheidet sich nicht wesentlich von demjenigen bei anderen viralen Meningoenzephalitiden. Da sich im Verlauf der Erkrankung hämorrhagische Nekrosen bilden, sind nicht selten zusätzlich Hämosiderophagen zu finden.

Erregernachweis. Der Genomnachweis im Liquor für HSV 1 mittels PCR ist in den ersten Krankheitstagen hochspezifisch (über 95 %) und sensitiv (über 95 %; Lakeman u. Whitley 1995, Weber et al. 1996). Der spezifischer Antikörpertiteranstieg von mindestens 4 Stufen innerhalb von 2–4 Wochen nach Erkrankungsbeginn ist für die Akutdiagnostik ungeeignet.

EEG. Zur EEG-Diagnostik siehe oben, „(Meningo-)Enzephalitis".

Die Differenzialdiagnose umfasst andere virale und bakterielle fokale Enzephalitiden, gelegentlich können auch Tumoren und Hirninfarkte das Bild einer HSE imitieren.

Therapie

Kausale Therapie. Bei hinreichendem Verdacht auf eine HSE muss **sofort** eine virustatische Therapie mit Aciclovir (Tabelle 14.3) eingeleitet werden. Bei Diagnosesicherung ist diese für 10–14 Tage fortzuführen. Auch bei schwangeren Patientinnen ist eine sofortige Aciclovirtherapie indiziert. Für die symptomatische Therapie sowie Therapiekontrolle/Komplikationen siehe oben, „(Meningo-)Enzephalitis.

Prognose. Unbehandelt beträgt die Letalität der Herpes-simplex-Enzephalitis etwa 70 %, unter Aciclovirtherapie etwa 20 %. Von den Überlebenden behalten 30–60 % unterschiedlich schwere Defizite zurück. Entscheidend für die Prognose ist die frühzeitige Behandlung.

Tuberkulöse Meningoenzephalitis und andere subakut verlaufende Meningoenzephalitiden

Epidemiologie und klinische Bedeutung

Die Häufigkeit der tuberkulösen Meningoenzephalitis beträgt jährlich etwa 1–2 Erkrankungen pro 100 000 Einwohner (Berger 1994). Etwa 1/3 der Patienten weisen prädisponierende Faktoren auf, wie Alkoholismus, Diabetes mellitus, Malignome oder Immunsuppression.

Klinisches Bild

Hauptsächlich von der Inflammation betroffen sind typischerweise die basalen Meningen. Dies erklärt die in 15–40 % der Fälle bestehende Beteiligung basaler Hirnnerven (besonders VI und III). Über 90 % der Patienten weisen systemische Entzündungszeichen (Fieber) auf, etwa 70 % entwickeln ein meningeales Syndrom. Die Hälfte der Patienten ist quantitativ oder qualitativ bewusstseinsgestört, 30 % entwickeln eine Stauungspapille. Fokalneurologische Defizite sind selten (5–10 %) und meist ein Hinweis auf Komplikationen in Form einer Vaskulitis oder eines Abszesses oder Folge eines Tuberkuloms (Berger 1994).

Diagnose, Differenzialdiagnose

Klinisch muss bei Patienten mit einer subakut verlaufenden Meningitis an eine tuberkulöse Meningitis gedacht werden, wenn im Liquor bei gemischter Pleozytose der Glukosegehalt verringert ist (Tabelle 14.1). Erhöhte Albumin- und Laktatwerte sind weitere Hinweise. Der Beweis für die Diagnose ist der Erregernachweis im Liquor.

Kraniale Computer- und Magnetresonanztomographie. Es zeigt sich meist eine basale meningeale Kontrastmittelanreicherung. Die bildgebenden Verfahren sind von größerer Bedeutung für die Erfassung der Komplikationen, wie Hirninfarkte als Folge der Vaskulitis, Hydrozephalus sowie Abszessbildung und Tuberkulome.

Differenzialdiagnosen. Eine septische Herdenzephalitis, Enzephalitiden durch Listerien, Spirochäten und Kryptokokken sowie nichtinfektiöse Ursachen (wie Meningeosis carcinomatosa, Sarkoidose usw.) müssen bedacht werden.

Therapie

Bei tuberkulöser Meningoencephalitis ergeben sich 3 Besonderheiten:
▶ Die Therapieeinleitung ist identisch zu anderen Formen der Tuberkulose (Isoniazid, Rifampicin, Pyrazinamid, Ethambutol). Nach 2 Monaten wird auf Isoniazid und Rifampicin reduziert, jedoch wird eine Therapiegesamtdauer von 12 Monaten empfohlen.
▶ Die Isoniaziddosis wird mit 10 mg pro Kilogramm Körpergewicht angegeben.
▶ Die adjuvante Glukokortikoidgabe wird, wenn auch die Datenbasis schmal ist, empfohlen (Methylprednisolon, initial 1 mg pro Kilogramm Körpergewicht pro Tag, oder Dexamethason, initial 24 mg pro Tag, für 4 Wochen in absteigenden Dosen).

Therapiekontrolle und Komplikationen. Zu Beginn der tuberkulostatischen Therapie kann es zu einer vorübergehenden klinischen Verschlechterung sowie zu einer Zunahme der Liquorpleozytose kommen. Im Verlauf der tuberkulösen Meningitis entwickeln bis zu 90 % der Patienten einen Hydrozephalus, der, wenn er stärker ausgeprägt ist, durch eine Ventrikeldrainage zu entlasten ist. Etwa 1/3 der Patienten entwickeln eine Vaskulitis der basalen Hirnarterien mit sekundären Hirninfarkten. In bis zu 20 % der Fälle sind Tuberkulome nachweisbar, die wegen der Gefahr der Entzündungsausbreitung nicht operiert werden sollten. Zudem bilden sie sich unter tuberkulostatischer Therapie gut zurück. Tuberkulöse Abszesse sind selten und bedürfen nur in Ausnahmefällen einer operativen Therapie.

Die Prognose hängt entscheidend vom Behandlungsbeginn ab. Die Mortalität liegt bei 7–59 %. Etwa 30–40 % der Patienten leiden an permanenten neurologischen Ausfällen.

Hirnabszess

Definition

Hirnabszesse sind fokale eitrige Infektionen im Hirnparenchym, die solitär (etwa 70 %) oder multipel (etwa 30 %) auftreten und meist bakterieller Genese sind.

Epidemiologie und klinische Bedeutung

Die Inzidenz liegt bei 0,3–1,3 Erkrankungen pro 100 000 Einwohner. Männer sind etwa doppelt so häufig betroffen wie Frauen. Eine Häufung findet sich auch bei Schulkindern. Prädisponierende Faktoren sind kongenitale Herzfehler oder pulmonale arteriovenöse Malformationen mit Rechts-links-Shunt und reduzierter Abwehrlage (Mathisen u. Johnson 1997).

Ätiologie und Pathogenese

Bakterielle Hirnabszesse entstehen am häufigsten durch Fortleitung eitriger Infektionen des Mittelohrs oder des Mastoids (etwa 30–50 %) oder der Nasennebenhöhlen (etwa 10–15 %) und sind dann vor allem im Temporal- oder Frontallappen oder im Kleinhirn lokalisiert. Weitere Ursachen sind offene Schädel-Hirn-Traumata oder neurochirurgische Operationen (etwa 10–20 %). Etwa 25 % aller Hirnabszesse sind Folge einer hämatogenen Streuung von dentalen Eiterherden, pulmonalen Infekten, Osteomyelitiden, Divertikulitiden, eitrigen Hautinfektionen oder Endokarditiden (meist multiple Abszesse im subkortikalen Marklager). In bis zu 20 % aller Fälle lässt sich kein Fokus feststellen. Die häufigsten Erreger sind:
▶ aerobe Streptokokken (etwa 40–60 %),
▶ anaerobe Bakterien (etwa 30–60 %),
▶ gramnegative Enterobakterien (etwa 20–30 %),
▶ Staphylokokken (etwa 10–20 %).

Mischinfektionen sind mit bis zu 60% ausgesprochen häufig. In der Frühphase der Abszessbildung, im Stadium der Zerebritis, findet man eine noch nicht scharf begrenzte Besiedlung des Hirnparenchyms mit Bakterien und neutrophilen Granulozyten. Anschließend entwickelt sich eine zentrale Nekrose mit ausgeprägtem umgebenden Ödem. Innerhalb von etwa 14 Tagen entsteht, nach Infiltration von Makrophagen und Fibroblasten, eine fibröse Kapsel, die eine weitere Ausbreitung der Infektion verhindert.

Klinisches Bild

Der Krankheitsverlauf ist gewöhnlich subakut. Etwa die Hälfte der Patienten leiden unter Kopfschmerzen und fokalneurologischen Ausfällen und sind in Abhängigkeit von Größe und Lokalisation des Abszesses bewusstseinsgestört. Etwa 50% der Patient haben Fieber, hingegen weisen nur etwa 20% meningeale Zeichen auf.

Diagnose, Differenzialdiagnose

Zerebrale Bildgebung. Das CCT zeigt im Stadium der Zerebritis ein unscharf begrenztes hypodenses Areal mit inhomogener Kontrastmittelaufnahme und raumforderndem perifokalen Ödem. Der reife Abszess stellt sich als zentral hypodense Läsion mit intensiver ringförmiger Kontrastmittelanreicherung und umgebendem Ödem sowie meist deutlicher Raumforderung dar. Das kraniale Magnetresonanztomogramm ist nur bei der Suche nach selten vorkommenden Hirnstammabszessen dem CCT überlegen (Abb. 14.4).

Liquor. Der Liquor – der nur entnommen werden darf, wenn keine Herniationsgefahr besteht – weist überwiegend unspezifische entzündliche Veränderungen mit meist nur geringer bis mäßiger Pleozytose (Zellzahl unter 500/µl) und mäßiger Eiweißerhöhung auf. Auch normale Liquorbefunde sind möglich. Der Großteil der Patienten zeigt systemische Entzündungszeichen.

Fokussuche. Bei einem Hirnabszess muss grundsätzlich nach einem Fokus (Hals-Nasen-Ohren-Bereich, Zähne usw.) gefahndet werden. Wichtig ist auch die Fokussuche in anderen Organsystemen, insbesondere die Suche nach einer Endokarditis mittels transösophagealer Echokardiographie.

Erregernachweis. Der Erregernachweis aus aspiriertem oder operativ entferntem Abszessmaterial gelingt in bis zu 80% der Fälle. Blutkulturen sind nur zu etwa 10% positiv, Liquorkulturen meist steril. Der Keimnachweis aus einem Fokus ermöglicht meist Rückschlüsse auf den Erreger des zerebralen Abszesses.

Differenzialdiagnosen sind maligne Gliome, Lymphome des Zentralnervensystems oder zerebrale Metastasen. Selten können auch virale Enzephalitiden, frische Läsionen bei multipler Sklerose oder zerebrale Infarkte das Bild eines Hirnabszesses imitieren. Ergänzend zum CCT kann eine Immunszintigraphie mit 99 m-Technetium-Antigranulozyten-Antikörpern durchgeführt werden. Die Sensitivität dieser Methode ist sehr hoch, die Spezifität allerdings gering. Toxoplasmoseherde bei AIDS-Patienten imitieren das Bild eines bakteriellen Hirnabszesses, die Diagnose lässt sich aber meist unter Therapie mit Pyrimethamin plus Sulfadiazin ex juvantibus stellen. In unklaren Fällen ist, je nach Lage, eine stereotaktische Hirnbiopsie indiziert.

Therapie

Die Zerebritis wird zunächst nur antibiotisch behandelt. Beim reifen Abszess hängt das Vorgehen von Größe, Lokalisation und Anzahl der Läsionen ab. Abszesse mit einem Durchmesser bis 2,5 cm sowie multiple und ungünstig gelegene Abszesse werden antibiotisch behandelt. Größere zugängliche Abszesse werden vorzugsweise durch stereotaktische Aspiration relativ komplikationsarm behandelt. Alternativ kann ein Katheter zur externen Drainage und Spülung in die Abszesshöhle gelegt werden. Eine Kraniotomie mit offener Abszessexzision ist bei sehr großen Abszessen mit drohender Herniation, bei Abszessen traumatischer Genese, die Fremdkörper enthalten, und bei gekammerten Abszessen indiziert. Besteht ein Hydrozephalus oder ein Ventrikelempyem, muss eine externe Ventrikeldrainage gelegt werden. Eitrige Foci, etwa im Hals-Nasen-Ohren-Bereich, sollten möglichst rasch operativ saniert werden.

Antibiotikatherapie. Zur kalkulierten Antibiotikatherapie empfiehlt sich folgende Kombination:
- Metronidazol (4 × 500 mg),
- Cephalosporin der Gruppe 3a, z. B. Cefotaxim (3 × 2–3 g),

14 Infektionen des Nervensystems

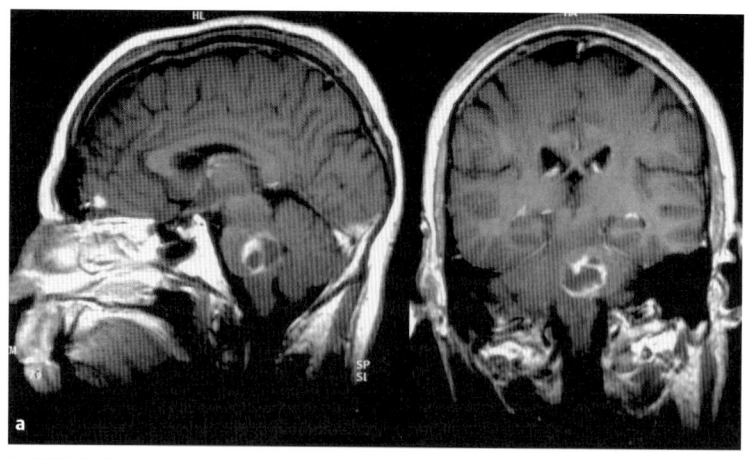

Abb. 14.4 Hirnabszess im Hirnstamm unter konservativer antibiotischer Therapie im Verlauf.
a Behandlungsbeginn.
b Nach 2-wöchiger Therapie.
c Nach 6 Monaten bei deutlicher klinischer Verbesserung.

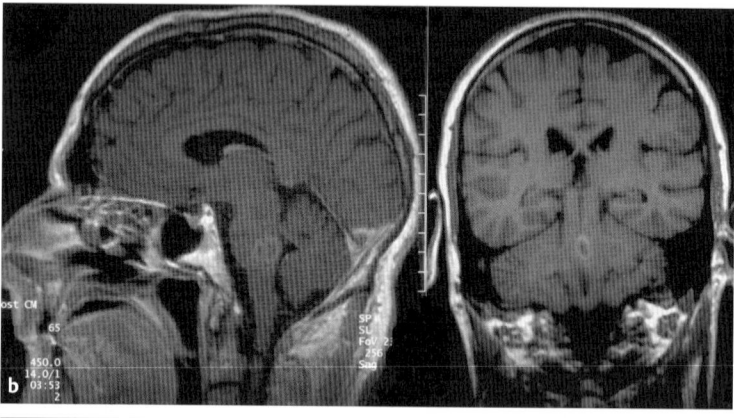

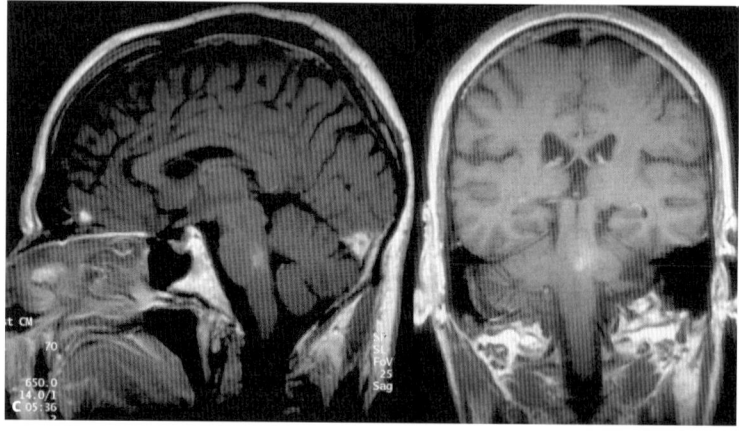

- staphylokokkenwirksames Antibiotikum, z. B. Flucloxacillin (4–6 × 2 g) oder Fosfomycin (3 × 5 g).

Bei nosokomialen Infektionen sollte zusätzlich ein Gyrasehemmer (z. B. Ciprofloxacin: 2 × 400 mg) oder ein Aminoglykosid (z. B. Tobramycin: 1 × 160–320 mg) gegeben werden, um Pseudomonaden oder Serratien zu erfassen. Bei nosokomialen Erkrankungen ist auf methicillinresistente Staphylokokken (MRSA) zu achten und Vancomycin (4 × 500 mg) anstelle von Flucloxacillin zu verwenden.

Bei erfolgreichem Erregernachweis ist die Therapie nach Antibiogramm zu modifizieren. Wegen der Häufigkeit von Mischinfektionen sollte auch beim Nachweis eines einzelnen Erregers weiterhin ein breites Keimspektrum abgedeckt werden.

Steroide. Dexamethason (3 × 4–8 mg) ist bei perifokalem Ödem mit raumfordernder Wirkung indiziert, wobei auf die Reduktion der ohnehin schon schlechten Penetration der Antibiotika zu achten ist.

Antikonvulsiva. Der Nutzen einer generellen prophylaktischen antikonvulsiven Therapie bei Hirnabszessen ist strittig und nicht durch Studien belegt. Am ehesten ist dies bei frontal oder temporal gelegenen Abszessen zu erwägen, da hier das Anfallrisiko besonders hoch ist.

Therapiekontrolle und Komplikationen. Bei klinischer Besserung, Regredienz des CCT-Befundes und Normalisierung der Konzentration des C-reaktiven Proteins kann bei operativ sanierten Hirnabszessen die Antibiotikatherapie nach frühestens 2, normalerweise nach 3–4 Wochen beendet werden. Bei konservativ behandelten Hirnabszessen sind Antibiotika für mindestens 6 Wochen zu verwenden. Insbesondere in der akuten Phase ist die Entwicklung eines erhöhten intrakraniellen Druckes mit konsekutiver Einklemmung die gefährlichste Komplikation.

Prognose. Die Letalität des bakteriellen Hirnabszesses liegt bei 5–15 %. Prognostisch ungünstige Faktoren sind eine deutliche Bewusstseinsstörung und ein höheres Lebensalter. Etwa 30 % der Patienten entwickeln eine symptomatische Epilepsie und 20–40 % behalten fokalneurologische oder psychoorganische Residualsymptome zurück. In etwa 5 % der Fälle ist mit Rezidiven zu rechnen.

Subdurales/epidurales kraniales und spinales Empyem

▪ Definition

Subdurale Empyeme sind Eiteransammlungen zwischen der Dura mater und der Arachnoidea mater, die sich über den ganzen supra- oder infratentoriellen Subduralraum ausdehnen können. Epidurale Empyeme sind Eiteransammlungen zwischen der Dura mater und dem Knochen. Spinal treten meist epidurale Abszesse auf, vorwiegend thorakal und lumbal.

▪ Epidemiologie und klinische Bedeutung

Subdurale Empyeme sind ungefähr 5-mal seltener als Hirnabszesse und treten erheblich häufiger bei Männern als bei Frauen auf, mit einem deutlichen Erkrankungsgipfel in der 2. Lebensdekade. Epidurale Empyeme sind sehr selten. Spinale epidurale Abszesse treten bei 0,2–2,8 pro 100 000 Einwohner auf, wobei beide Geschlechter gleich häufig betroffen sind und die Inzidenz ab dem 60. Lebensjahr steigt. Subdurale spinale Empyeme sind sehr selten.

▪ Ätiologie und Pathogenese

Subdurale und epidurale Empyeme entstehen ganz überwiegend per continuitatem, ausgehend von Sinusitiden oder otogenen Infektionen bzw. einer Spondylodiszitis oder Weichteilinfektionen. Gelegentlich entstehen sie als Folge eines Schädel-Hirn-Traumas bzw. einer penetrierenden Wirbelsäulenverletzung. Kranial sind sie sehr selten, spinal häufiger durch hämatogene Streuung verursacht. Die häufigsten Erreger sind aerobe und anaerobe (spinal selten) Streptokokken, Staphylokokken und gramnegative Stäbchen. Im Unterschied zum Hirnabszess sind Mischinfektionen selten. Spinale epidurale Abszesse können selten auch durch Tuberkel und Parasiten bedingt sein.

▪ Klinisches Bild

Kranial. Das subdurale und auch das epidurale Empyem ist in der Regel eine fulminant verlaufende Erkrankung, bei der es rasch zu Fieber (etwa 80 %), Kopfschmerzen (etwa 70–80 %), fokalneurologischen Symptomen (etwa 80 %), insbesondere Hemiparesen, Bewusstseinstrübung (etwa 70 %), Meningismus (etwa 60–70 %) und epileptischen Anfällen (etwa 50 %) kommt. Häufig ist bereits eine Sinusitis, Otitis oder Mastoiditis bekannt.

Spinal. Die häufigsten klinischen Symptome beim spinalen Abszess sind Rückenschmerzen, Paresen und Fieber. Folgende Stadien werden unterschieden:
- Stadium I: Rückenschmerzen, lokaler Druckschmerz, Fieber;
- Stadium II: radikuläre Symptome, meningeale Zeichen, Fieber, Leukozytose;
- Stadium III: Paresen, Sensibilitätsstörungen, Blasen- und Mastdarmentleerungsstörung;
- Stadium IV: Querschnittssyndrom.

Diagnose, Differenzialdiagnose

Zerebrale Bildgebung. Im CCT stellen sich subdurale Empyeme als sichelförmige Hypodensität über den Hemisphären oder im Interhemisphärenspalt dar. Im T2-gewichteten kranialen Magnetresonanztomogramm sind diese Veränderungen hyperintens, in der T1-Wichtung hypo- oder isointens. Meist findet man eine gyrale Kontrastmittelanreicherung. In der Bildgebung sind Empyeme nicht immer sicher von Subduralhämatomen zu unterscheiden.

Spinale Bildgebung. Methode der Wahl ist die Magnetresonanztomographie. Im T2-gewichteten Magnetresonanztomogramm findet sich eine hyperintense, in der T1-Wichtung eine hypo- oder isointense Raumforderung mit meist randbetonter Kontrastmittelaufnahme.

Labordiagnostik. Die Patienten weisen nahezu immer systemische Entzündungszeichen auf. Im Liquor findet man meist eine geringe bis mäßige Pleozytose (Zellzahl bis 500/µl) und eine Eiweißerhöhung.

Erregernachweis. Die Ausbeute beim Erregernachweis ist derjenigen beim Hirnabszess vergleichbar.

Differenzialdiagnosen sind epi- und subdurale Hämatome (siehe auch unten, „Myelitis").

Therapie

Subdurale und epidurale Empyeme sind Notfälle, bei denen neben einer sofortigen Antibiotikatherapie (siehe oben, „Hirnabszess") unverzüglich eine neurochirurgische Intervention mit Aspiration und Drainage des Eiters, seltener auch eine Kraniotomie erfolgen muss. Daneben ist die rasche operative Sanierung von Foci im Hals- und Schädelbereich anzustreben.

Spinale Abszesse werden mit den gleichen antibiotischen Schemata behandelt. Ein konservatives Vorgehen kommt nur bei geringen neurologischen Ausfällen infrage. In allen anderen Fällen ist ein epiduraler Abszess mit akuten neurologischen Ausfällen (weniger als 3 Tage) ein neurochirurgischer Notfall, der rasch durch eine Dekompressionsoperation mit (Hemi-)Laminektomie und Saug-Spül-Drainage zu behandeln ist. Wichtig ist auch die rasche Sanierung eventueller Foci. Die antibiotische Therapie ist über 4–6 Wochen, beim Vorliegen einer Osteomyelitis, über 6–8 Wochen fortzuführen.

Prognose. Die Letalität kranialer Empyeme ist mit bis zu 30 % hoch; bei Behandlungsbeginn komatöse Patienten haben eine deutlich schlechtere Prognose. Überlebende Patienten können sich jedoch zum Großteil innerhalb von Monaten erstaunlich gut erholen und eine funktionell befriedigende oder gute Restitution erlangen. Die Letalität spinaler Epiduralabszesse beträgt weniger als 10 %. Bei früher Behandlung bilden sich die neurologischen Symptome bei bis zu 80 % der Patienten nahezu vollständig zurück. Eine Querschnittssymptomatik, die länger als 36 Stunden besteht, hat eine schlechte Prognose.

Myelitis

Definition

Myelitiden sind Entzündungen des Rückenmarks mit Schwerpunkt in der grauen oder der weißen Substanz (Polio-, Leukomyelitis) oder im gesamten Rückenmarkquerschnitt (Myelitis transversa).

Epidemiologie und klinische Bedeutung

Myelitiden sind seltene Erkrankungen, die ganz überwiegend sporadisch auftreten.

Ätiologie und Pathogenese

Folgende Mechanismen führen zur Entstehung einer Myelitis:
- direkt erregerbedingt,
- post- bzw. parainfektiös,
- autoimmunologisch (z. B. Devic-Erkrankung, multiple Sklerose),
- paraneoplastisch.

Klinisch sind diese Entitäten oft nicht voneinander zu unterscheiden. Die Mehrzahl der erregerbedingten akuten Myelitiden wird durch Viren verursacht.

Erregerbedingte Myelitiden

Viral
- Poliomyelitisviren: laut WHO sind Amerika, Europa und der Westpazifik seit der Impfung poliomyelitisfrei; aktuelle Endemiegebiete: Afrika, Südostasien, östlicher Mittelmeerraum (Sutter et al. 2001)
- Coxsackie-A- und -B-Viren: weltweite Verbreitung
- Echoviren: weltweite Verbreitung
- Herpes-simplex-Virus Typen 1 und 2: weltweite Verbreitung, oft AIDS-assoziiert
- Zytomegalievirus: weltweite Verbreitung, oft AIDS-assoziiert
- Epstein-Barr-Virus: weltweite Verbreitung, oft AIDS-assoziiert
- Varizella-Zoster-Virus: sekundär bei Herpes zoster, im AIDS-Stadium oft systemisch
- FSME-Viren: endemisch in Mittel- und Osteuropa sowie südlichen Teilen Nordeuropas; Vektor: Ixodes rizinus; sehr seltene Manifestation
- HIV: seltene Manifestation im AIDS-Stadium

Bakteriell
- Borrelia burgdorferi: endemisch in Europa, Asien und Nordamerika; Vektoren: Zecken der Familie Ixodidae
- Brucella spp.: seltene Manifestation der Neurobrucellose; Anthropozoonose; häufiger in Mittelmeerländern
- Mycoplasma pneumoniae: nach vorausgegangener Atemwegsinfektion

Klinisches Bild

Es zeigt sich folgende Symptomatik:
- Die Infektion mit dem Poliomyelitisvirus als Prototyp einer Poliomyelitis ist charakterisiert durch asymmetrische schlaffe Paresen, später auch bulbäre Symptome (Schluckstörung, Ateminsuffizienz). Nur 2 % der Patienten entwickeln neurologische Ausfälle, über 90 % bleiben asymptomatisch (sind jedoch Überträger!).
- Leukomyelitische Infektionen zeigen durch Demyelinisierungen der langen Bahnen eine aszendierende Symptomatik, bis das endgültige sensible und motorische Niveau erreicht ist. Blasen- und Mastdarmstörungen sind häufig.
- Eine Querschnittmyelitis bietet Zeichen eines inkompletten bis kompletten Querschnittssyndroms.

Diagnose, Differenzialdiagnose

Bestimmte systemische und organspezifische Symptome sind mit speziellen Erregern vergesellschaftet und sollten Beachtung finden (siehe oben, „Meningoenzephalitis").

Spinale Bildgebung. Es empfiehlt sich initial immer eine Röntgenaufnahme der Wirbelsäule in 2 Ebenen in der entsprechenden Höhe, um frühzeitig traumatische oder neoplastische (Wirbelkörpermetastasen) Läsionen zu erkennen. Methode der Wahl ist die sagittale spinale Magnetresonanztomographie in T1- und T2-Wichtung. Bei Leukomyelitiden und der transversen Myelitis stellt sich der intramedulläre Herd in der T2-Wichtung fast immer hyperintens dar, in den T1-gewichteten Aufnahmen meist isointens, außer wenn der Fokus eine hämorrhagische Komponente aufweist. Das pathologische Enhancement nach Kontrastmittelgabe macht das Ausmaß der Blut-Myelon-Schrankenstörung deutlich. Das spinale Computertomogramm und die Myelographie sind in der Diagnostik meist wenig hilfreich, da entzündliche Veränderungen hier erst spät nachzuweisen sind, aber wichtig für die Differenzialdiagnose der extraspinalen Raumforderung.

Liquordiagnostik. Der Liquor ist bei akuten Leukomyelitiden und transversen Myelitiden oft durch eine gemischtzellige Pleozytose charakterisiert. Zudem finden sich meist Hinweise auf eine leichte Schrankenstörung sowie eine intrathekale Immunglobulinsynthese.

Erregernachweis. Bei der Poliomyelitis anterior acuta lassen sich die Viren im Rachenabstrich und in Stuhlproben sowie vor der paralytischen Phase auch im Blut nachweisen. Liquorviruskulturen gelingen hingegen fast nie. Die PCR ist die Methode der Wahl, um beispielsweise auch Erreger der Herpesgruppe, wie das Epstein-Barr-Virus, nachzuweisen (Weber et al. 1996). Retrospektiv erfolgt die ätiologische Zuordnung durch den Nachweis der erregerspezifischen intrathekalen Antikörperproduktion bzw. durch eine signifikante Titerbewegung (mindestens 4 Stufen) erregerspezifischer Antikörper.

Differenzialdiagnosen sind intra- und extramedulläre Tumoren, die funikuläre Myelose, extramedulläre Entzündungen, Bandscheibenvorfälle, Ischämien, Hämatome und intradurale arteriovenöse Angiome. Traumafolgen können meist anamnestisch gut abgegrenzt werden.

Therapie und Prävention

Zur spezifischen Therapie siehe Tabelle 14.**4**. Eine antivirale Therapie der Poliomyelitis anterior acuta existiert nicht, wesentlich ist die Immunprophylaxe.

Symptomatische Therapie. Wichtig sind die Thromboseprophylaxe, die intensivierte Dekubitusprophylaxe, die Blasenkatheterisierung sowie die Intubation bzw. die frühzeitige Indikation zur Tracheotomie (Beatmung über mehr als 7 Tage) bei hohem Querschnitt.

Therapiekontrolle und Komplikationen. Verlauf und Prognose sind abhängig von Erreger und Therapiebeginn. Mehr als die Hälfte der Patienten mit einer Poliomyelitis erholen sich innerhalb der ersten 3 Monate fast komplett. Etwa 20–40 Jahre nach der akuten Infektion entwickeln einige Patienten ein so genanntes Postpoliosyndrom, welches durch eine sehr langsame Zunahme der Muskelschwäche (teilweise mit schweren Behinderungen bis hin zur Rollstuhlpflichtigkeit) charakterisiert ist. Die Behandlung erfolgt symptomatisch durch Physiotherapie. Diverse kontrollierte klinische Studien konnten keine medikamentöse Therapie bestätigen. Für Patienten mit einer HIV-Myelopathie existiert nur ein Einzelfallbericht über eine fast komplette Rückbildung der Querschnittssymptomatik nach intensivierter antiretroviraler Therapie (HAART; Michou et al. 2002).

Prophylaxe. Für einige Erreger empfiehlt sich eine Expositionsprophylaxe. Eine spezifische Immunprophylaxe existiert für Polioviren (inaktivierte Poliovirusvakzine) und das FSME-Virus.

Prognose. Die Prognose ist individuell von der zugrunde liegenden Krankheit und der Schädigung der Rückenmarkfunktion abhängig.

Radikulitis/Neuritis

Definition

Radikulitiden sind Entzündungen der spinalen Wurzeln, Neuritiden Entzündungen der peripheren Nerven. Dabei kann ein Nerv isoliert (Mononeuritis) oder es können mehrere Nerven (Polyneuritis) betroffen sein. Oft treten beide Formen kombiniert auf (Radikuloneuritis).

Epidemiologie und klinische Bedeutung

Unterschieden werden direkt erregerbedingte (infektiöse) und erregerassoziierte (parainfektiöse, postinfektiöse) Radikuloneuritiden:
➤ **Infektiöse Radikuloneuritiden** sind durch eine direkte Schädigung des Nervs bzw. der Wurzel durch Erreger oder deren Toxine gekennzeichnet.

- **Postinfektiöse Radikuloneuritiden** treten im Anschluss an eine Infektion auf und führen durch eine Kreuzreaktion der immunologischen Antwort mit Antigenen der Markscheide des peripheren Nervs zu einer strukturellen Nervenläsion (Molecular Mimicry).

Das Guillain-Barré-Syndrom ist der Prototyp einer postinfektiösen Polyradikuloneuritis. Bei etwa 2/3 der Patienten gehen der Erkrankung Infektionen voraus (Campylobacter jejuni, Mycoplasma pneumoniae, CMV, EBV, VZV; Hughes u. Rees 1997). Die jährliche Inzidenz des Guillain-Barré-Syndroms beträgt bis zu 2 pro 100 000 Einwohner. Ein postvakzinales Guillain-Barré-Syndrom ist selten und die Literatur über diese Pathogenese kontrovers.

Ätiologie und Pathogenese

Folgende Erreger können sowohl direkt als auch indirekt eine Polyradikuloneuritis verursachen:
- **viral:**
  - HIV 1 (meist im Stadium der Serokonversion),
  - CMV (häufigere Ursache bei Immunsuppression, z. B. AIDS, nach Transplantation),
  - VZV (weniger als 2 Wochen nach Herpes zoster),
  - EBV (vor allem Jugendliche und junge Erwachsene im Rahmen einer infektiösen Mononukleose),
  - Hepatitisviren A, B und C (weltweites Vorkommen),
  - FSME-Virus (sehr seltene Ursache; endemisch in Mittel- und Osteuropa sowie in südlichen Teilen Nordeuropas; Vektor: Ixodes rizinus),
  - Japanische-Enzephalitis-Virus (eher seltene Ursache; endemisch in Ost-, Südost- und Südasien; Vektor: Moskitos);
- **bakteriell:**
  - Campylobacter jejuni (sehr häufiger Auslöser eines Guillain-Barré-Syndroms),
  - Borrelia burgdorferi (endemisch in Europa, Asien und Nordamerika; Vektoren: Zecken der Familie Ixodidae),
  - M. pneumoniae (bis zu 4 Wochen im Anschluss an den pulmonalen Infekt),
  - Chlamydia psittaci (Kontakt zu Vögeln),
  - M. leprae (endemisch in Afrika und Indien),
  - C. diphtheriae (etwa 1–2 Wochen nach pharyngealer Diphtherie),
  - C. botulinum (häufig durch Nahrungsmittel übertragen, z. B. Fleischkonserven, mit Inkubationszeiten von 6 Stunden bis 8 Tagen).

Klinisches Bild

Anamnestisch wichtig sind vorangegangene Infektionen (gastrointestinale Infekte, Pneumonie, Pharyngitis), eine Exposition zu Vektoren, der Genuss von verdorbenen Nahrungsmitteln (Botulismus) und die Reiseanamnese (Endemiegebiete).

Symptomatik. Beim Guillain-Barré-Syndrom als typisches Beispiel einer akuten Polyradikulitis zeigen sich neben rasch aufsteigenden symmetrischen schlaffen Paresen mit Areflexie bei mehr als der Hälfte der Patienten auch Parästhesien. Hirnnervenausfälle treten häufig auf, manchmal auch isoliert als Polyneuritis cranialis. Bei 2/3 der Patienten finden sich begleitend vegetative Dysfunktionen (z. B. Sinustachy- oder -bradykardien). Bei einigen erregerassoziierten Polyradikuloneuritiden lassen sich Besonderheiten beobachten, die differenzialdiagnostisch hilfreich sein können:
- Radikuloneuritiden durch Borrelia burgdorferi sind bei bis zu 75 % der Patienten durch ausgeprägte, reißende radikuläre Schmerzen mit nächtlicher Betonung gekennzeichnet. Relativ häufig tritt eine bilaterale Fazialisparese auf.
- Ein heftiger radikulärer Schmerz ist auch das erste Symptom einer VZV-Radikulitis und kann vor den typischen Zostereffloreszenzen auftreten (Zoster sine herpete). Selten wird eine periphere Myotomparese als Ausdruck einer Vorderwurzelaffektion beobachtet. Häufiger ist die (Poly-)Neuritis cranialis mit Beteiligung vor allem der Trigeminusäste, des N. facialis (Ramsay-Hunt-Syndrom) und seltener auch der Augenmuskelnerven (III, IV, VI).
- Das Toxin von Clostridium botulinum inhibiert die präsynaptische Acetylcholinfreisetzung und täuscht eine polyradikuläre Symptomatik nur vor. Initial entspricht das Bild meist einer Hirnnervenneuritis mit Sehen von Doppelbildern, Dysarthrie, Dysphagie, Ptosis und einer Parese des N. facialis. Später bilden sich deszendierende symmetrische Paresen unter Mitbeteiligung des parasympathischen autonomen Nervensystems (paralytischer Ileus, Mundtrockenheit) aus. Störungen der Sensibilität bestehen nie!

Diagnose, Differenzialdiagnose

Klinische Untersuchung. Begleitende Organmanifestationen können wichtige Hinweise auf einen spezifischen Erreger geben: Hautveränderungen (Herpes zoster), Lymphknotenschwellung (EBV, CMV) oder Pharyngitis (Diphtherie).
Folgende diagnostische Schritte sollten bei allen Patienten mit Verdacht auf Radikuloneuritis durchgeführt werden:
- Liquoruntersuchung,
- Erregernachweis,
- Elektroneurographie/Elektromyographie.

Liquor. Der Liquor zeigt beim Guillain-Barré-Syndrom eine normale Zellzahl und einen erhöhten Eiweißgehalt (zyto-albuminäre Dissoziation). Bezüglich unterschiedlichster Varianten sei auf die Spezialliteratur verwiesen. Bei direkt erregerbedingten Radikulitiden hängt der Liquorbefund von der Art des Erregers ab:
- Durch Mycobacterium leprae und Clostridium botulinum hervorgerufene Radikuloneuritiden zeigen meist einen normalen Liquor.
- Radikuloneuritiden durch Corynebacterium diphtheriae können einen leicht bis mäßig erhöhten Liquoreiweißgehalt aufweisen, jedoch keine Pleozytose.
- Patienten mit Neuroborreliose zeigen meist eine charakteristische Konstellation des Liquorbefundes mit einer lymphomonozytären Pleozytose mit aktivierten B-Zellen und bis zu 25 % Plasmazellen, einer mäßigen bis deutlichen Schrankenstörung mit Albuminquotienten bis zu 50×10^{-3} und einer intrathekalen 3-Klassen-Reaktion (intrathekale Synthese von IgM, IgG und IgA) mit deutlicher IgM-Dominanz.

Bei der Mehrzahl der viralen Radikuloneuritiden finden sich, teilweise mit einer Latenz von einigen Tagen, meist unspezifische entzündliche Veränderungen mit vorwiegend lymphozytärer Pleozytose.

Erregernachweis. Angestrebt werden sollte ein direkter Nachweis der Erreger bzw. des Genoms mittels PCR im Liquor. Die Ätiologie kann auch indirekt über erregerspezifische Antikörper gesichert werden. Beim Guillain-Barré-Syndrom fällt der Erregernachweis im Liquor immer negativ aus. Hier können serologische Untersuchungen im Blut zur Diagnose einer primären Infektion von Nutzen sein. Besonderheiten ergeben sich für folgende erregerassoziierte Formen:

- Akute HIV-assoziierte Polyradikuloneuritiden treten vor allem zum Zeitpunkt der Serokonversion auf (Bestimmung der HIV-Viruslast in Serum und Liquor).
- Bei Zosterradikulitis gelingt der Virusnachweis aus dem Inhalt einer Hauteffloreszenz.
- Corynebacterium diphtheriae lässt sich durch Kultur aus einem Rachen- oder Mundabstrich nachweisen. Zirkulierende Antitoxinantikörper unterstützen die Diagnose.
- Clostridium botulinum lässt sich durch den Toxinnachweis in Stuhlproben (eventuell auch in Blut oder Mageninhalt) und wenn möglich aus dem aufgenommenen Nahrungsmittel sichern.

Elektroneurographie und Elektromyographie stellen einen wesentlichen Baustein in der Zusatzdiagnostik dar:
- Polyradikuloneuritiden vom Typ des Guillain-Barré-Syndroms zeigen neurographisch typische demyelinisierende Veränderungen (deutlich verzögerte Nervenleitgeschwindigkeit).
- Bei isolierten Mononeuritiden sind Veränderungen entsprechend auf den betroffenen Nerv beschränkt. Die Veränderungen sind meist erst etwa 2 Wochen nach Symptombeginn messbar.

Differenzialdiagnosen. Folgende Erkrankungen können das Bild einer akuten Polyradikulitis imitieren: Porphyrie, Intoxikationen (Blei, Organophosphate, Schlangengifte, Pflanzengifte), periodische hypokaliämische Lähmung, akute Vorderhornzellerkrankung (z. B. Poliomyelitis) und Critical-Illness-Neuropathien.

Therapie und Prävention

Die spezifische Therapie erfolgt erregerabhängig:
- **Mycobacterium leprae (laut WHO):** bei paucibazillärer Lepra Rifampicin (1-mal monatlich 600 mg supervidiert per os), ergänzend Dapson (1-mal täglich 100 mg per os), bei multibazillärer Lepra Clofazimin (300 mg als Einmaldosis per os), dann Clofazimin (1-mal täglich 50 mg per os) sowie ergänzend Dapson (1-mal täglich 100 mg per os) und Rifampicin (1-mal monatlich 600 mg supervidiert per os) für 6–24 Monate;
- **Corynebacterium diphtheriae:** Erythromycin (2-mal täglich 1 g intravenös) oder Penicillin G (20 Millionen Einheiten täglich intravenös) oder Rifampicin (täglich 600 mg per os) für 14 Tage.

Die Dosierungsempfehlungen gelten für normalgewichtige Erwachsene mit normaler Nierenfunktion.

Beim Guillain-Barré-Syndrom wird bei Verlust der Gehfähigkeit intravenös mit Immunglobulinen (0,4 g pro Kilogramm Körpergewicht für 5 Tage) oder mittels Plasmapherese behandelt. Beide Therapien sind gleichwertig (Van der Méche et al. 1992).

Symptomatische Therapie. Unabhängig davon, ob eine Polyradikulitis direkt oder indirekt erregerassoziiert ist, sind schwere Verläufe frühzeitig intensivtherapiepflichtig.

Therapiekontrolle und Komplikationen. Beim Guillain-Barré-Syndrom ist der Verlauf in den ersten Tagen und Wochen meist progredient. In der Mehrzahl der Fälle wird nach etwa 2 Wochen, spätestens jedoch nach 4 Wochen ein Plateau erreicht. Etwa die Hälfte der Patienten ist bettlägerig, etwa 25 % sind beatmungspflichtig. Neben der Ateminsuffizienz sind Patienten mit einem Guillain-Barré-Syndrom am häufigsten durch kardiale Störungen gefährdet. Bereits leichte Manipulationen, wie Lagerung oder Absaugen aus der Trachealkanüle, können zum plötzlichen Tod durch Herzrhythmusstörungen (z. B. Asystolie) führen.

Prophylaxe. Bei durch Nahrungsmittel übertragenem Botulismus ist eine rasche Identifizierung der Intoxikationsquelle wichtig. Gegen C. diphtheriae steht eine Impfung zur Verfügung.

Prognose. Bei den indirekt erregerassoziierten Formen (Guillain-Barré-Syndrom) erholen sich etwa 70 % der Patienten komplett oder mit allenfalls geringen bleibenden Defiziten. Die Prognose direkt erregerbedingter Polyradikulitiden ist je nach Ätiologie unterschiedlich. Radikuläre Ausfälle aufgrund einer Neuroborreliose (Bannwarth-Syndrom) oder einer Herpes-Zoster-Infektion remittieren meist gut. Bei immunkompromittierten Patienten kann der Verlauf der akuten Zosterradikulitis potenziell lebensbedrohlich werden. Die Prognose der durch Mycobacterium leprae hervorgerufenen Neuritis hängt wesentlich vom Zeitpunkt des Behandlungsbeginns ab.

Periphere Fazialisparese

Definition

Eine periphere Fazialisparese ist definiert durch eine reversible oder irreversible Funktionsbeeinträchtigung des VII. Hirnnervs, unabhängig von der Ursache (Abb. 5a).

Epidemiologie und klinische Bedeutung

Die idiopathische Fazialisparese (synonym nach ihrem Erstbeschreiber auch Bell-Parese genannt) ist relativ häufig, wohingegen erregerbedingte Fälle nur sporadisch auftreten.

Ätiologie und Pathogenese

Ätiopathogenetisch unterscheiden kann man zwischen
- isoliert auftretenden Fazialisparesen und
- Fazialisparesen im Rahmen von systemischen Erkrankungen (z. B. Guillain-Barré-Syndrom).

Das ätiologische Spektrum ist breit und umfasst folgende Ursachen:
- idiopathisch: häufigste Ursache, Inzidenz von 20–30 pro 100 000 Einwohner;
- infektiös/parainfektiös: Herpesviren (VZV, HSV, EBV, CMV), HIV, Mumpsvirus, Rötelnvirus, Borrelia burgdorferi (Lyme Disease, oft beidseits), Mykoplasmen, Tuberkulose, Guillain-Barré Syndrom;
- sekundär infektiös: Mastoiditis, Otitis media, Parotitis, basale Meningitis;
- metabolisch: Diabetes mellitus;
- granulomatös: Sarkoidose (Heerford-Syndrom), Melkerson-Rosenthal-Syndrom;
- neoplastisch: Tumoren im Bereich der Schädelbasis, Schwannome, Neurinom, Parotistumor, Meningeosis carcinomatosa;
- traumatisch.

Klinisches Bild

Die Fazialisparese wird meist morgens bemerkt und umfasst folgende typische Symptomatik:
- homolaterale Lähmung der Gesichtsmuskulatur unter Einbeziehung des Stirnastes,

- Bell-Phänomen, inkompletter Lidschluss, vergrößerte Lidspalte.

Fakultative Begleitsymptome – wie Tränensekretionsstörung, Geschmacksstörung in den vorderen 2/3 der Zunge, Ohrenschmerzen und Hyperakusis – ermöglichen die Lokalisation.

Diagnose

Eine periphere Fazialisparese ist eine einfache klinische Diagnose. Ziel muss es sein, spezifisch behandelbare Ursachen sehr frühzeitig zu erkennen. Die Diagnose „idiopathische Fazialisparese" ist daher immer eine Ausschlussdiagnose. Wichtig ist auch die hals-nasen-ohren-ärztliche Untersuchung, um entzündliche Veränderungen im Mittelohr, eine Mastoiditis oder Hautveränderungen (z. B. Zostereffloreszenzen) im Gehörgang zu erfassen. Sind die Anamnese (z. B. Trauma) und der klinische Untersuchungsbefund nicht richtungsweisend, sollte zum Ausschluss erregerbedingter Fazialisparesen eine Liquordiagnostik durchgeführt werden. Im Fall eines entzündlichen Liquorsyndroms ist ein Erregernachweis zumindest für potenziell behandelbare Erreger anzustreben.

Therapie

Die spezifische Therapie beinhaltet folgende Aspekte:

- Bei erregerbedingten Fazialisparesen richtet sich die antimikrobielle Therapie nach dem vermuteten oder nachgewiesenen Erreger.
- Kortikosteroide sind bei der idiopathischen Fazialisparese umstritten. Bei Therapiebeginn innerhalb von 24 Stunden empfiehlt sich die Behandlung der kompletten Fazialisparese mit Prednisolon (1 mg pro Kilogramm Körpergewicht für 5 Tage, bei weiterhin kompletter Parese für weitere 10 Tage, dann ausschleichen).

Symptomatische Therapie. Folgende begleitende Maßnahmen sind wesentlich für einen Therapieerfolg:
- Augensalbe und Augenklappe zur Vermeidung einer Keratitis e lagophthalmo,
- frühzeitiger Beginn von mimischen Übungen unter Anleitung.

Therapiekontrolle und Komplikationen. Direkt erregerassoziierte Fazialisparesen weisen unter einer spezifischen Therapie meist eine gute Rückbildungstendenz auf.

Prognose. Idiopathische Fazialisparesen bilden sich auch ohne Therapie in etwa 84 % der Fälle vollständig zurück, und nur zu 4 % zeigt sich keine klinische Besserung (Peiterson 1982). An Langzeitkomplikationen bei Defektheilungen sind im Wesentlichen zu nennen: kosmetisch entstellende Kontrakturen, Lagophthalmus, Hemispasmus facialis, Synkinesien und Krokodilstränen.

Tetanus

Zu Definition, Epidemiologie, Ätiologie und Pathogenese, klinischem Bild, Diagnose und Mikrobiologie, Therapie und Prophylaxe siehe Erregersteckbrief von Clostridium tetani (Abb. 5b).

Differenzialdiagnosen des Tetanus sind:
- Strychninvergiftung (Symptomatik entwickelt sich 10–20 Minuten nach oraler Ingestion),
- Hypokalzämie,
- Alkalose,
- Tollwut,
- Hysterie.

Therapiekontrolle und Komplikationen. Die Beschwerden verschlechtern sich nach Auftreten der ersten Symptome meist kontinuierlich über die folgenden 14 Tage, wahrscheinlich durch die Transportzeit des Giftes zum Nervensystem bedingt. Die Erholungsphase unter Therapie beginnt meist nach 2 Wochen und dauert mindesten 4 Wochen lang an.

Prognose. Trotz Therapie liegt die Letalität bei generalisiertem Tetanus in nördlichen/westlichen Ländern bei bis zu 25 %. Es wird geschätzt, dass weltweit 800 000–1 000 000 Menschen an Tetanus versterben, mit höchsten Letalitätsraten in Afrika. Die Letalität von Neugeboren mit neonatalem Tetanus liegt bei etwa 90 %.

Transmissible spongiforme Enzephalopathien

Definition

Transmissible spongiforme Enzephalopathien (TSE) umfassen Krankheitsentitäten, denen neuropathologisch eine vakuoläre Degeneration der grauen Substanz gemeinsam ist und die durch Prionen verursacht werden. Synonym wird von Prionkrankheiten gesprochen. Eine Übertragung auf gleiche und andere Spezies ist möglich. Die Erkrankungen enden immer tödlich.

Epidemiologie und klinische Bedeutung

TSE kommen sowohl beim Menschen als auch beim Tier vor. Die wesentlichen Manifestationen bei Mensch und Tier sind:
- **Mensch:**
    - Creutzfeldt-Jakob-Krankheit (CJD),
    - neue Variante der Creutzfeldt-Jakob-Krankheit (nvCJD),
    - Kuru-Krankheit,
    - Gerstmann-Sträussler-Scheinker-Syndrom (GSS-Syndrom),
    - fatale familiäre Insomnie (FFI);
- **Tier:**
    - Scrapie, Traberkrankheit (Schafe),
    - bovine spongiforme Enzephalopathie (BSE; Rinder),
    - transmissible Nerzenzephalopathie (Nerze),
    - feline spongiforme Enzephalopathie (FSE; Katzen, einschließlich Großkatzen),
    - Chronic wasting Disease (amerikanische Hirscharten).

Creutzfeldt-Jakob-Krankheit. Die größte klinische Relevanz haben die CJD und die nvCJD. Die Inzidenz der CJD wird auf 1 Erkrankung pro 1 000 000 Einwohner geschätzt. Die Erkrankung tritt überwiegend sporadisch auf (90 %), nur etwa 10 % sind familiär. Das Hauptmanifestationsalter liegt in der Mitte der 6. Lebensdekade. Mit Ausnahme der iatrogenen Übertragung (Behandlung mit Wachstumshormon, Transplantation von humaner Dura mater und Kornea, Eingriffe mit nicht adäquat sterilisierten Instrumenten am Zentralnervensystem bzw. direkte Exposition gegenüber infektiösem Gehirn) ist die Transmission bis heute nicht geklärt. Die Inkubationszeit der „iatrogenen" CJD beträgt etwa 20 Jahre.

Für die neue Form der CJD (nvCJD), die erstmals 1996 in Großbritannien beschrieben wurde, suggeriert die zeitliche und regionale Häufung von BSE und nvCJD einen peroralen Infektionsmechanismus. Mit Beendigung des Jahres 2001 sind für Großbritannien 104 Fälle berichtet (National CJD Surveillance Unit, 2001, unter www.cjd.ed.ac.uk), für Frankreich werden Einzelfälle angegeben. Die Patienten sind bei Manifestation im Durchschnitt 25–30 Jahre alt (s. auch www.rki.de).

Das GSS-Syndrom und die FFI sind familiär vorkommende, extrem seltene Erkrankungen.

Ätiologie und Pathogenese

Nach heutigem Erkenntnisstand werden TSE durch infektiöse Proteine (Prionen) hervorgerufen. Das Protein ist im Gegensatz zu Viren chromosomal kodiert (Prusiner 1998) und kommt in verschiedenen Formen vor: als normales, zelluläres Prionprotein (PrP^c) oder als konvertierte, krankheitsverursachende Isoform PrP^{Sc}. Beide Formen unterscheiden sich durch ihre Konformation: PrP^c besteht überwiegend aus α-Helices, während PrP^{Sc} überwiegend eine β-Faltblattstruktur aufweist. Prionerkrankungen resultieren aus einer Akkumulation von PrP^{Sc}. Kuru war in der Mitte des vorigen Jahrhunderts typischerweise eine Erkrankung von Einwohnern Papua-Neuguineas, die wahrscheinlich durch rituellen Kannibalismus übertragen wurde. Nach Verbot des Kannibalismus im Jahre 1957 kam es zu einem exponentiellen Absinken der Inzidenz.

Klinisches Bild

Bei der CJD (Mollenhauer et al. 2002) treten folgende Symptome auf:
- rasch progrediente Demenz (96 %),
- Myoklonien (89 %),
- Gangataxie (86 %),
- extrapyramidale Störungen (73 %),
- Visusstörung (54 %),
- akinetischer Mutismus (53 %),
- Paresen/Spastik (52 %),
- epileptische Anfälle (12 %).

Der Verlauf ist rasch progredient (4 Monate). Im kranialen Magnetresonanztomogramm zeigen sich bilateral hyperintense Areale im Nucleus caudatus und im Putamen (protonen- und T2-gewichtete Sequenzen; Sensitivität: 67 %, Spezifität: 93 %), im EEG periodische Sharp-Wave-Komplexe (Sensitivität: 65 %, Spezifität: 86 %). Im Liquor sind die Routineparameter normal, das 14–3–3-Protein ist häufig nachweisbar (Sensitivität: 95 %, Spezifität: 93 %). Die Routinelaborparameter sind unauffällig, die Untersuchung eines Tonsillenbiopsats ebenfalls. Neuropathologisch zeigen sich ein Status spongiosus mit Neuronenverlust und Astrogliose sowie Prionplaques und ein PrP^{Sc}-Bandenmuster (Typen 1 und 2).

Bei der nvCJD (Collinge 1999) lassen sich folgende klinische Befunde erheben:
- früh psychiatrische Symptome (fast 100 %), meist Depressionen, seltener Halluzinationen, Psychose, erst später Demenz,
- sensible Störungen (oft schmerzhaft, früh),
- zerebelläre Ataxie,
- unwillkürliche Bewegungen (Chorea, Myoklonien),
- akinetischer Mutismus (final praktisch alle Patienten),
- kortikale Blindheit (spät).

Die Krankheit verläuft durchschnittlich über 14 Monate. Magnetresonanztomographisch ist ein Pulvinarzeichen (bilaterale Signalanhebungen im posterioren Thalamus in T2-Wichtung oder protonendichten Bildern) zu erkennen (Sensitivität: 78 %, Spezifität: 95 %). Das EEG ist anfangs oft normal, in 60 % der Fälle zeigt sich eine Verlangsamung. Im Liquor sind die Routineparameter normal, das 14–3–3-Protein ist nur unregelmäßig und erst spät nachweisbar. Die Routinelaborparameter sind unauffällig. Im Material aus der Tonsillenbiopsie lässt sich abnormales Prionprotein nachweisen (hohe Sensitivität und Spezifität). Neuropathologisch finden sich Prionplaques, ein deutlicher, florider Status spongiosus sowie PrP^{Sc}-Bandenmuster (Typ 4).

Diagnose, Differenzialdiagnose

Die Sicherung der Diagnose gelingt nach wie vor nur neuropathologisch (Autopsie, ev. Hirnbiopsie). Differentialdiagnostische Schwierigkeiten kann in der Unterscheidung der CJD zu folgenden Erkrankungen bestehen:
- hereditäre Prionerkrankungen (GSS-Syndrom, FFI)
- Morbus Alzheimer
- Lewy-Körperchen-Erkrankung
- Hashimoto-Enzephalitis
- vaskuläre Demenz

Therapie und Prävention

Eine kausale Therapie ist nicht bekannt.

Prophylaxe. Es existiert weder eine Chemo- noch eine Immunprophylaxe.

Expositionsprophylaxe. Um das Risiko einer iatrogenen Infektion von CJD zu minimieren, ist eine Aufarbeitung der Instrumente in Neurochirurgie, Neuropathologie und Ophthalmologie nach vorgegebenen Kriterien unbedingt einzuhalten. Dies umfasst eine 24-stündige Desinfektion mit 1- bis 2-molarer Natronlauge oder 2,5- bis 5 %igem Natriumhypochlorit oder 3-molarem Guanidiniumhiozyanat (4-molar für 1 Stunde, 6-molar für 15 Minuten) und abschließend eine einstündige Sterilisation bei 134 °C. Personen, die Kontakt zu infektiösem Untersuchungsmaterial haben, sollten Stich- und Schnittverletzungen unbedingt vermeiden und gegebenenfalls einen Mund- und Augenschutz tragen. Infektiöses Gehirn, Rückenmark oder Auge ist als C-Abfall mit nachfolgender Verbrennung zu entsorgen.

Prognose. Die Erkrankung endet regelhaft tödlich. Erkrankung und Tod an humanen spongiformen Enzephalopathien sind nach § 3 des Bundesseuchengesetzes meldepflichtig (Ausnahme: familiäre Formen).

Literatur

Berger JR. Tuberculous meningitis. Curr Opin Neurol. 1994;7:191–200.

Collinge J. Variant Creutzfeldt-Jakob disease. Lancet. 1999;354:317–23.

de Gans J, van de Beek D (2002) Dexamethasone in adults with bacterial meningitis. N Engl J Med 347:1549–56

Hughes RAC, Rees JH. Clinical and epidemiologic features of Guillain-Barré syndrome. J Infect Dis. 1997;176:S92–8.

Kaiser R. The clinical and epidemiological profile of tick-borne encephalitis in southern Germany 1994–98. Brain. 1999;122:2067–78.

Lakeman FD, Whitley RJ. Diagnosis of herpes simplex encephalitis: application of polymerase chain reaction to cerebrospinal fluid from brain-biopsied patients and correlation with disease. National Institute of Allergy and Infectious Diseases Collaborative Antiviral Study Group. J Infect Dis. 1995;171:857–63.

Mathisen GE, Johnson JP. Brain abscess. Clin Infect Dis 1997;5:763–79.

McIntyre PB, Berkey CS, King SM, et al. Dexamethasone as adjunctive therapy in bacterial meningitis. A meta-analysis of randomized clinical trials since 1988. JAMA. 1997;278:925–31.

Michou L, Sauve C, Sereni C, Lamotte C, Maillard A, Sereni D. Rapid efficacy of highly active antiretroviral therapy in a case of HIV myelitis. Eur J Int Med. 2002;13:65–6.

Mollenhauer B, Zerr I, Ruge D, Krause G, Mehnert WH, Poser S. Epidemiologie und klinische Symptomatik der Creutzfeldt-Jakob-Krankheit. DMW. 2002;127:312–7.

Nicolosi A, Hauser WA, Beghi E, Kurland LT. Epidemiology of central nervous system infections in Olmsted county, Minnesota, 1950–1981. J Infect Dis. 1986;154:399–408.

Peiterson. The natural history of Bell`s palsy. Am J Otolaryng. 1982;4:107–11.

Pfister HW, Feiden W, Einhaupl KM. Spectrum of complications during bacterial meningitis in adults. Results of a prospective clinical study. Arch Neurol. 1993;50:575–81.

Prusiner SB. Prions. Proc Natl Acad Sci. 1998;95:13363–83.

Schmutzhard E. Viral infections of the CNS with special emphasis on herpes simplex infections. J Neurol. 2001;248:469–77.

Schuchat A, Robinson K, Wenger JD, et al. Bacterial meningitis in the United States in 1995. Active Surveillance Team. N Engl J Med. 1997;337:970–6.

Sutter RW, Tangermann RH, Aylward RB, Cochi SL. Poliomyelitis eradication: progress, challenges for the end game, and preparation for the post-eradication era. Infect Dis Clin North Am. 2001;15:41–64.

Van der Méche FGA, Schmitz PIM, and the Dutch Guillain-Barré Study Group. A randomized trial comparing intravenous immune globulin and plasma exchange in Guillain-Barré syndrome. N Engl J Med. 1992;326:1123–9.

Weber T, Frye S, Bodemer M, Otto M, Luke W. Clinical implications of nucleic acid amplification methods for the diagnosis of viral infections of the nervous system. J Neurovirol. 1996;2:175–90.

Neisseria meningitidis/Meningokokken

B. Stück

Erreger

Meningokokken sind bekapselte gramnegative Diplokokken, die in Untersuchungsmaterial meist intrazellulär gelegen sind. Bei etwa 10 % der Bevölkerung kommen sie als Saprophyten im Nasen-Rachen-Raum vor. Hierbei handelt es sich meist um apathogene, nichtinvasive Meningokokken. Aufgrund der Bestimmung der Kapselpolysaccharide können mindestens 12 verschiedene Serogruppen unterschieden werden: A, B, C, E29, H, I, K, L, W135, X, Y, Z. Äußere Membranproteine, Lipopolysaccharide und Endotoxine lassen eine weitere Differenzierung in Serotypen und Serosubtypen zu. Mit Hilfe elektrophoretischer Differenzierung erfolgt die weitere molekularbiologische Charakterisierung. Auf diese Weise kann z. B. die Einheitlichkeit eines Erregers innerhalb eines Ausbruchs bestätigt werden. Auch besitzen bestimmte elektrophoretische Typen ein erhöhtes Potenzial zu epidemischer Ausbreitung und schweren Krankheitsverläufen. Die Kapselpolysaccharide induzieren eine typenspezifische Immunität. Wie bei anderen bekapselten Bakterien trägt die Kapsel wesentlich zur Resistenz gegenüber Phagozytose und komplementvermittelter Bakteriolyse bei.

Häufigkeit, Verbreitung und Bedeutung der Infektion

Es besteht ein weltweites Vorkommen, Epidemien sind vorwiegend durch Erreger der Serogruppen A, B und C bedingt. Schwere Meningokokkenepidemien treten immer wieder in tropischen Ländern auf, insbesondere im „Meningitisgürtel" Afrikas durch den Serotyp A (südlich der Sahara und nördlich des Äquators von der Ost- bis zur Westküste) sowie in Asien und Lateinamerika. In den industriell entwickelten Ländern treten überwiegend Einzelerkrankungen oder lokale Ausbrüche (Cluster) auf. In Europa, Australien und Neuseeland werden die Erkrankungen zu über 90 % durch die Serogruppen B und C, in den USA zu etwa gleichen Teilen durch die Serogruppen B, C und Y verursacht. Länder mit einem hohen Anteil an Serogruppe-C-Erkrankungen (über 40 %) sind unter anderem Großbritannien, Nordirland, Island, Irland, die Niederlande, Spanien, Slowakei und Tschechien. In Großbritannien ist in den letzten Jahren ein deutlicher Anstieg der durch die Serogruppe C verursachten Erkrankungen verzeichnet worden. In Skandinavien, Frankreich, Österreich und Deutschland liegt dagegen der Anteil der Serogruppe-C-Erkrankungen weiterhin unter 30 %. In Deutschland treten jedes Jahr durchschnittlich 750 Meningitiserkrankungen (0,97 pro 100 000 Einwohner) auf, mit durchschnittlich 77 tödlichen Verläufen. Besonders gefährdet sind Säuglinge und Kleinkinder, wobei Kinder im 1. Lebensjahr ein besonders hohes Erkrankungsrisiko aufweisen. Ein zweiter Morbiditätsgipfel findet sich bei Jugendlichen im Alter von 15 – 19 Jahren. In den letzten 10 Jahren waren etwa 75 % der invasiven Meningokokkeninfektionen durch die Serogruppe B und etwa 20 % durch die Serogruppe C bedingt. Bundesländer mit einem überdurchschnittlichen Serogruppen-C-Anteil sind Bayern, Baden-Württemberg, Hessen, das Saarland und Rheinland-Pfalz. Bei den Erkrankungen durch die Serogruppen W135 und Y handelt es sich vorwiegend um eingeschleppte Einzelerkrankungen. Ein spezielles Problem bilden die von Pilgern nach der Hadsch, dem Besuch der heiligen Stätten in Saudi-Arabien, eingeschleppten Erreger.

Übertragung, Infektion und Pathogenese

Die Ansteckung erfolgt durch Tröpfcheninfektion. Da die Keime außerhalb des Körpers schnell absterben, ist für eine Infektion ein enger Kontakt erforderlich. Der Mensch ist das einzige Erregerreservoir. Infektionsquellen sind asymptomatische Keimträger und Erkrankte. In der Regel handelt es sich um Einzelerkrankungen, weniger als 5 % der Erkrankungen treten in Zusammenhang mit Ausbrüchen auf. Eine erhöhte Gefährdung besteht bei Aufenthalt in Gemeinschaftseinrichtungen. Besonders gefährdet sind Personen mit Komplement- (insbesondere C5–C9) und Properdinmangel sowie mit Aspleniesyndrom.

Klinisches Bild und Therapie

Infektion. Bei etwa 20 % der Population finden sich Meningokokken im Nasopharynx, wo sie sich an Oberflächenstrukturen der Mukosa, meist Oligosaccharide, anheften und persistieren. Dieser Trägerstatus kann über Wochen ohne Krankheitszeichen anhalten. Bei bestimmten individuellen Dispositionen, z. B. Komplementmangel (C5–C9), können die Meningokokken durch das respiratorische Epithel über Endozytose in die Blutbahn vordringen, es kommt zur Erkrankung. Diskutiert werden auch Schädigungen der Schleimhaut durch virale Infektionen und Rauchen.

Symptomatik. Die Inkubationszeit kann 2 – 10 Tage betragen. In der Hälfte der Fälle beginnt die Erkrankung mit einer Infektion der oberen Luftwege. Das Krankheitsbild der invasiven Meningokokkeninfektionen kann vielfältig sein, die entscheidenden Verlaufsformen sind die Meningitis, die Sepsis und daraus resultierende Mischformen. Etwa die Hälfte der Erkrankungen verlaufen als purulente Meningitis, bei etwa 1/4 der Fälle ist der Verlauf durch eine Sepsis ohne Befall der Hirnhäute gekennzeichnet, bei einem weiteren Viertel treten Sepsis und Meningitis kombiniert auf. Bei der **Meningitis** kommt es nach uncharakteristischen Symptomen zu plötzlichen Kopfschmerzen, hohem Fieber, Schüttelfrost, Muskelschmerzen, Abgeschlagenheit, Erbrechen und Nackensteifigkeit. Als neurologische Symptome treten weiterhin positives Brudzinski- und Kernig-Zeichen, Schläfrigkeit, Stupor bis zum Koma und Krampfanfälle auf. Bei Säuglingen fehlt oft die Nackensteifigkeit, hinweisend ist dann die vorgewölbte Fontanelle. Bei der **Sepsis** stehen neben Schüttelfrost, Übelkeit und Hypotonie Hautblutungen im kutanen und subkutanen Gewebe im Vordergrund. Diese sind unterschiedlich stark ausgeprägt. Sie finden sich vor allem an den Extremitäten. Hervorgerufen werden sie durch thrombotische Gefäßveränderungen und Zellwandnekrosen. Entsprechend können in den Läsionen vermehrungsfähige Meningokokken nachgewiesen werden. Bei etwa 15 % der Patienten verläuft die Meningokokkensepsis als **Waterhouse-Friderichsen-Syndrom** (Abb. 34), das heißt als fulminante Sepsis mit massiven Blutungen in Haut, Schleimhäuten und inneren Organen. Innerhalb weniger Stunden entwickeln sich ein schweres Schocksyndrom und Multiorganversagen. Das klinische Bild entspricht der schwersten Form einer Verbrauchskoagulopathie, einschließlich einer hämorrhagischen Nebennierennekrose.

Prognose. Auch bei frühzeitiger Diagnose und Therapie der Meningitis treten bei 10 % der Patienten Folgeschäden (Hydrozephalus, Taubheit, Krampfleiden) auf, die Letalität beträgt ungefähr 3 %. Sie ist besonders hoch bei septischen Verläufen und kann hier bei der fulminanten Form mehr als 90 % betragen.

Therapie. Schon der Verdacht einer Meningitis erfordert die Krankenhauseinweisung zur intensivmedizinischen Behandlung. Bei Hinweis auf Meningokokken ist
- Penicillin G Mittel der Wahl (500 000 Einheiten pro Kilogramm Körpergewicht pro Tag in 4–6 Einzeldosen intravenös, Jugendliche und Erwachsene 20–30 Mio Einheiten pro Tag intravenös). Vor einer Erregerdifferenzierung sowie bei Verdacht auf Penicillinresistenz oder -allergie wird folgendermaßen vorgegangen:
- Cefotaxim: 200 mg pro Kilogramm Körpergewicht pro Tag in 3 Einzeldosen, Jugendliche und Erwachsene 2 g pro Tag in 3–4 Einzeldosen oder
- Ceftriaxon: initial 100 mg pro Kilogramm Körpergewicht pro Tag, dann 75 mg pro Kilogramm Körpergewicht pro Tag als Einzeldosis intravenös oder intramuskulär, Jugendliche und Erwachsene 2(–4) g als Einzeldosis.

Die Mindestbehandlungsdauer beträgt 4 Tage. Bei Auftreten von Komplikationen oder Sepsis ist eine intensivmedizinische Therapie erforderlich. Zurzeit weisen in Deutschland 10,1 % der untersuchten Isolate eine verminderte Penicillinempfindlichkeit auf.

Labordiagnostik

Entscheidend sind die klinischen Symptome (petechiale Blutungen!) und der mikroskopische/kulturelle Nachweis in Liquor, Blut und Gelenkpunktaten sowie aus Hämorrhagien. Der kulturelle Nachweis gelingt nicht immer, insbesondere bei fehlerhaftem Transport und antibiotischer Vorbehandlung, deshalb empfiehlt sich die möglichst schnelle Einbringung auf Blutagar- oder Kochblutagarplatten mit anschließender Inkubation bei 36 °C unter erhöhter CO_2-Spannung. Rachenabstriche können bei negativer Kultur aber positiver PCR noch Hinweise auf den krankheitsauslösenden Stamm geben. Für die Schnelldiagnostik stehen Antigennachweise in Liquor, Urin und Serum durch Latexagglutination, Immunelektrophorese und Koagulation zur Verfügung.

Maßnahmen der Verhütung und Bekämpfung

Maßnahmen für Patienten und Kontaktpersonen

Erforderlich ist die Isolierung in den ersten 24 Stunden nach Behandlungsbeginn. Für das Personal ist die Beachtung grundlegender Hygienemaßnahmen erforderlich. Enge Kontaktpersonen müssen über Frühsymptome informiert werden. Als enge Kontaktpersonen gelten:
- Haushaltsmitglieder;
- Personen, die mit oropharyngealen Sekreten des Patienten in Kontakt gekommen sein können, wie Banknachbarn, Intimpartner und medizinisches Personal, z. B. nach Mund-zu-Mund-Beatmung oder Intubation ohne Mundschutz;
- alle Kinder unter 6 Jahren in der Kindergemeinschaftseinrichtung, sofern keine strenge Gruppentrennung eingehalten wurde;
- Mitglieder von Gemeinschaftseinrichtungen (Internat und Kasernen).

Alle Kontaktpersonen müssen sofort eine Chemoprophylaxe erhalten:
- Rifampicin: 20 mg pro Kilogramm Körpergewicht pro Tag in 2 Einzeldosen per os für 2 Tage (maximale Einzeldosis: 600 mg; Säuglinge: 10 mg pro Kilogramm Körpergewicht pro Tag in 2 Einzeldosen per os für 2 Tage); oder
- Ceftriaxon: Kinder unter 12 Jahren erhalten 1-mal täglich 125 mg pro Kilogramm Körpergewicht intravenös oder intramuskulär, Personen ab 12 Jahren 1-mal täglich 250 mg pro Kilogramm Körpergewicht intravenös oder intramuskulär; oder
- Ciprofloxacin: 1-mal täglich 500 mg per os für Personen ab 18 Jahren.

Für Schwangere wird nur Ceftriaxon empfohlen. Durch Rifampicin kann die Wirkung von Kontrazeptiva, Antikoagulanzien und Antiepileptika herabgesetzt werden.

Präventive Maßnahmen

Schutzimpfung. In Deutschland stehen Impfstoffe gegen die Serotypen A, C, W135 und Y zur Verfügung. Wie alle Polysaccharidimpfstoffe induzieren sie eine Immunantwort erst nach dem 2. Lebensjahr, außerdem besteht eine mangelhafte Boosterfähigkeit. Einen wichtigen Fortschritt erbrachte die Entwicklung von Meningokokken-C-Konjugatimpfstoffen, die bereits ab dem vollendeten 2. Lebensmonat eingesetzt werden können. Impfstoffe gegen den bei uns vorherrschenden Serotyp B sind in der Entwicklung, stehen aber noch nicht zur Verfügung (geringe Immunogenität des B-spezifischen Polysaccharids und Strukturverwandtschaft mit menschlichen Zellbestandteilen). Eine vorbeugende Impfung ist zu empfehlen bei:
- gesundheitlich Gefährdeten, insbesondere Personen mit angeborenen oder erworbenen Immundefekten mit T- und/oder B-zellulärer Restfunktion, vor allem bei Komplement- und Properdindefekten und Aspleniesyndrom;
- gefährdetem Laborpersonal (Arbeiten, bei denen erregerhaltige Aerosole entstehen können).

Bei Kindern vor Vollendung des 2. Lebensjahres wird die Impfung mit einem Meningokokken-C-Konjugatimpfstoff entsprechend den Anweisungen des Herstellers empfohlen. Nach Vollendung des 2. Lebensjahres, frühestens im Abstand von 6–12 Monaten, erfolgt die Nachimpfung mit einem 4-valenten Polysaccharidimpfstoff. Bei gefährdetem Laborpersonal sollte 6 Monate nach der Impfung mit einem Konjugatimpfstoff die Impfung mit einem 4-valenten Polysaccharidimpfstoff erfolgen. Wurde die Impfung bereits mit einem 4-valenten Polysaccharidimpfstoff begonnen, ist eine Nachimpfung nach 6 Monaten mit einem Konjugatimpfstoff sinnvoll. Weiterhin wird die Impfung empfohlen
- für Schüler und Studenten bei längerem Aufenthalt in Ländern, in denen eine allgemeine oder selektive Impfempfehlung besteht;
- bei Reisen in epidemische Länder sowie vor Pilgerreisen (Hadsch). Da in den USA zurzeit aktuell Erkrankungen durch die Serogruppe Y und bei Pilgern aus Saudi-Arabien Erkrankungen durch die Serogruppe W135 vorkommen, sollten bei Reisen in diese Länder 4-valente Meningokokkenimpfstoffe angewandt werden.
- in Deutschland bei gehäuften Erkrankungen (Cluster) oder Ausbrüchen mit impfpräventablen Serogruppen auf Empfehlung der zuständigen Gesundheitsämter (Kriterien zur Eingrenzung und Bestimmung von Risikogruppen oder Risikopopulation werden zurzeit von der „Ständigen Impfkommission" erarbeitet. In Großbritannien wird seit Herbst 1999 ein flächendeckendes Impfprogramm bei Säuglingen und Heranwachsenden mit Meningokok-

ken-C-Konjugatimpfstoffen durchgeführt, da dort 40 % aller Meningokokkeninfektionen durch die Serogruppe C hervorgerufen werden.

> Meldepflicht besteht bei Verdacht, Erkrankung und Tod an Meningokokkenmeningitis oder -sepsis.

■ Beratung und spezielle Diagnostik

Nationales Referenzzentrum
für Meningokokken
Institut für Hygiene und Mikrobiologie
der Universität Würzburg
Josef-Schneider-Straße 2
97080 Würzburg
Ansprechpartner: Prof. Dr. M. Frosch
Tel.: 0931 / 201 – 46160
Fax: 0931 / 201 – 46445
E-mail:
mfrosch@hygiene.uni-wuerzburg.de

Literatur

Bröker M. Ein neuer Meningokokken C-Konjugat-Impfstoff: Menjugate. In: Schmitt HJ, Hrsg. Alte und neue Impfstoffe in Deutschland. Berlin: Infomed; 2001:61 – 9.
Bröker M. Meningokokken: Ein Blick in die Zukunft neuer Impfstoffe. Flug- und Reisemedizin. 2002;9:15 – 20;40.
Dittmann S. Meningokokken. Ärztemerkblatt. Deutsches Grünes Kreuz, Hrsg. Marburg: Kilian; 2002.
Dittmann S. Meningokokken-Erkrankungen. Stuttgart: Thieme; 2003.
Frosch M. Molekulare Epidemiologie der Meningokokken. Kinderärztl Prax. 2001;72: 159 – 68.
Heininger U. Prävention von invasiven Meningikokkeninfektionen. Monatsschr Kinderheilkd. 2002;150:1005 – 15.
Ramsay ME, et al. Efficacy of meningococcal serogroup C conjugate vaccine in teenagers and toddlers in England. Lancet. 2001;357: 195 – 6.
Robert Koch-Institut. Zum Vorgehen bei Ausbrüchen von Infektionen durch Meningokokken der Serogruppe C. Erfahrungen in den USA führten zu Empfehlungen der CDC. Epidemiol Bull. 1998;10:67.
Robert Koch-Institut. Meningokokken als Krankheitserreger in Deutschland 2000. Epidemiol Bull. 2001a;23:161 – 3.
Robert Koch-Institut. Infektionen des Zentralnervensystems. 1. Meningokokken-Erkrankungen. Epidemiol Bull. 2001;48:365 – 9.
Robert Koch-Institut. Ratgeber Infektionskrankheiten. Aktualisiert März 2001. www.rki.de/INFEKT/INFEKT.HTM.
Robert Koch-Institut. Invasive Meningokokken-Erkrankungen, Deutschland 2001. Epidemiol Bull. 2002;33:277 – 88.
Schroten H (Koordinator). Meningokokkeninfektionen. In: Deutsche Gesellschaft für pädiatrische Infektiologie, Hrsg. Infektionen bei Kindern und Jugendlichen. München: Futuramed; 2003:499 – 505.

Clostridium tetani/Tetanus

B. Stück

Erreger

Clostridium (C.) tetani ist ein obligat anaerobes, bewegliches, grampositives, sporenbildendes Stäbchenbakterium.

Häufigkeit, Verbreitung und Bedeutung der Infektion

Tetanussporen sind weltweit verbreitet. Die im Erdreich ubiquitär vorkommenden Sporen sind widerstandsfähig gegenüber Desinfektionsmittel und Hitze. Wenn sie nicht dem Sonnenlicht ausgesetzt sind, können sie im Erdreich jahrelang überleben. Optimale Wachstumsbedingungen liegen bei 37 °C in anaerober Atmosphäre vor. Die Sporen finden sich auch in den Fäzes von Pferden, seltener von Menschen, Kühen, Schafen, Hunden, Katzen und Hühnern.

Übertragung, Infektion und Pathogenese

Vorbedingung für eine Infektion ist eine Verletzung von Haut oder Schleimhaut, wobei diese bei Auftreten der Symptome schon wieder abgeheilt sein kann (Bagatellverletzungen). Dabei werden Sporen oft mit den verletzenden Gegenständen (Holzsplitter, Nägel, Dorn) unter die Haut gebracht. Außerdem kommen auch Sekundärinfektionen bei Verbrennungen, Bissverletzungen, Nabelwunden (Tetanus neonatorum) und unsterilen Aborten vor. Die vegetative Form von C. tetani kann 2 Exotoxine bilden: Tetanolysin und Tetanospasmin. Letzteres ist verantwortlich für die klinischen Symptome. Die genetische Information zur Toxinbildung befindet sich auf einem Plasmid. Unter anaeroben Bedingungen vermehrt sich der Erreger und bildet seine Exotoxine. Tetanospasmin bindet sich an Rezeptorganglioside der Neuronen und wandert retrograd über die peripheren Nerven oder auf dem Blutweg zu den Vorderhörnern des Rückenmarks bzw. des Hirnstamms. Die Folge ist eine Hemmung der Vorderhornzelltätigkeit mit Beseitigung der reziproken Innervation und damit eine überschießende Übererregbarkeit der Muskulatur auf äußere Reize bei einer prinzipiellen Erhöhung des Muskeltonus. Das Bewusstsein ist nicht gestört. Das Auftreten der Erkrankung ist abhängig vom Stand der Hygiene und den Impfmaßnahmen. Tetanus tritt vor allem in feuchtwarmen Ländern mit niedrigen Durchimpfungsraten auf. In Europa und in Deutschland ist der Tetanus aufgrund hoher Durchimpfungsraten selten geworden. In Deutschland erkrankten in den letzten Jahren jährlich 10 – 15 Menschen, überwiegend ältere, nicht mehr geschützte Personen. Trotz intensivmedizinischer Behandlung beträgt die Letalität bis zu 25 %.

Klinisches Bild und Therapie

Die Inkubationszeit beträgt in der Regel 3 Tage bis 3 Wochen, aber auch mehrere Monate, abhängig von der gebildeten Toxinmenge. Schwere Fälle haben eine kurze, leichtere eine längere Inkubationszeit. Eine Erkrankung hinterlässt keine Immunität. Eine aktive Immunisierung muss noch in der Behandlungsphase begonnen werden! Das Krankheitsbild ist gekennzeichnet durch erhöhten Muskeltonus und Krämpfe. Am häufigsten ist die generalisierte Form. Es kommt zum Auftreten von schmerzhaften, klonischen Krämpfen durch optische und akustische Reize. Die Lähmungserscheinungen beginnen meist im Gesicht und führen durch die mimische Starre zu einem charakteristischen Gesichtsausdruck (Risus sardonicus) (● Abb. 5b). Oft besteht eine Kiefersperre. Durch Einbeziehung der Schlundmuskulatur kommt es zur

Dysphagie. Es besteht die Gefahr eines Laryngospasmus sowie respiratorischer Komplikationen (Sekretstau, Pneumonien, Atelektasen). Die Körperhaltung ist opisthoton. Gleichzeitige Spasmen von Flexoren und Extensoren können zu Wirbelsäulenfrakturen führen. Auf die Beteiligung des sympathischen Nervensystems weisen Blutdruckschwankungen, Durchblutungsstörungen und Schweißausbrüche hin. Todesursachen sind vor allem kardiovaskuläre Komplikationen und respiratorische Insuffizienz. Der neonatale Tetanus tritt in den ersten beiden Lebenswochen bei unhygienischer Nabelversorgung auf. Es besteht eine hohe Letalität! Diese Erkrankung wird jedoch nur noch in den Entwicklungsländern sowie in Europa in der Osttürkei beobachtet. Die lokale Form ist sehr selten, beschränkt sich auf die Umgebung der Eintrittspforte und tritt hauptsächlich bei Teilimmunisierten auf. Hier ist die Prognose gut.

Die Therapie besteht vor allem in einer chirurgischen Wundversorgung (Entfernung des nekrotischen Gewebes), der Gabe von Tetanusimmunglobulin (initial bis zu 10 000 Einheiten intramuskulär), um noch nicht gebundenes Toxin zu neutralisieren, und intensivmedizinischer Behandlung. Wichtig sind die Ruhigstellung der Muskulatur und die Abschirmung von äußeren Reizen. Zur Abtötung von Keimen und damit zur Verhinderung weiterer Toxinbildung erfolgt die Gabe von Antibiotika (Penicillin: 10–20 Mega über mindestens 5 Tage, alternativ Metronidazol: 30 mg pro Kilogramm Körpergewicht pro Tag intravenös in 3 Dosen über 10 Tage).

Labordiagnostik

Klinisches Bild und Impfanamnese sind entscheidend. Ein kultureller Erregernachweis ist unsicher. Der Toxinnachweis erfolgt mittels Neutralisationstest in der Maus.

Maßnahmen der Verhütung und Bekämpfung

Präventive Maßnahmen. Es erfolgt eine aktive Immunisierung entsprechend den Empfehlung der STIKO im Säuglingsalter (siehe Kapitel 4). Auffrischimpfung werden alle 10 Jahre vorgenommen sowie eine Grundimmunisierung aller Jugendlichen und Erwachsenen bei nicht dokumentiertem Impfschutz. Fehlende Impfungen der Grundimmunisierung sind entsprechend den für die Grundimmunisierung gegebenen Empfehlungen nachzuholen. Die Impfung sollte im Säuglingsalter mit einem Kombinationsimpfstoff, im Erwachsenenalter mit einem Diphtherie-Tetanus-Impfstoff (Td) durchgeführt werden. Im Verletzungsfall ist die Tetanusimmunprophylaxe unverzüglich durchzuführen, unter Umständen in Kombination mit Tetanusimmunglobulin.

Maßnahmen für Patienten und Kontaktpersonen. Eine Übertragung von Mensch zu Mensch ist nicht möglich.

> Eine generelle Meldepflicht besteht bisher nur in einigen Bundesländern, ist aber vorgesehen.

Tetanusimmunprophylaxe im Verletzungsfall

Vorgeschichte der Tetanusimmunisierung (Anzahl der Impfungen)	Saubere, geringfügige Wunden		Alle anderen Wunden[1]	
	Td oder DT[2]	Tetanusimmunglobulin[3]	Td oder DT[2]	Tetanusimmunglobulin[3]
Unbekannt	Ja	Nein	Ja	Ja
0–1	Ja	Nein	Ja	Ja
2	Ja	Nein	Ja	Nein[4]
3 oder mehr	Nein[5]	Nein	Nein[6]	Nein

[1] Tiefe und/oder verschmutzte (mit Staub, Erde, Speichel, Stuhl kontaminierte) Wunden, Verletzungen mit Gewebezertrümmerung und reduzierter Sauerstoffversorgung oder Eindringen von Fremdkörpern (z. B. Quetsch-, Riss-, Biss-, Stich-, Schusswunden), schwere Verbrennungen und Erfrierungen, Gewebenekrosen, septische Aborte.
[2] Kinder unter 6 Jahren erhalten DT (Tetanus-Diphtherie-Impfstoff), ältere Personen Td (das heißt Tetanus-Diphtherie-Impfstoff mit gegenüber dem DT-Impfstoff verringertem Diphtherietoxoidgehalt).
[3] Im Allgemeinen werden 250 Einheiten verabreicht, die Dosis kann auf 500 Einheiten erhöht werden; auch simultane Anwendung mit Td-/DT-Impfstoff.
[4] Ja, wenn die Verletzung länger als 24 Stunden zurückliegt.
[5] Ja (1 Dosis), wenn seit der letzten Impfung mehr als 10 Jahre vergangen sind.
[6] Ja (1 Dosis), wenn seit der letzten Impfung mehr als 5 Jahre vergangen sind.

Literatur

American Academy of Pediatrics. Tetanus. In: Pickering LK, ed. 2000 Red Book: Report of the Committee on Infectious Diseases. 25 th ed. Elk Grove Village, IL: American Academy of Pediatrics; 2000:563–8.

CDC. Epidemiology and Prevention of Vaccine-Preventable Diseases. Pink Book. 7 th ed. Washington: Centers for Disease Control; 2002. www.cdc.gov/nip/publications/pink.

Lugauer S. (Koordinator). Tetanus. In: Deutsche Gesellschaft für pädiatrische Infektiologie, Hrsg. Infektionen bei Kindern und Jugendlichen. München: Futuramed; 2003:665–8.

Robert Koch-Institut. Falldefinitionen für meldepflichtige Infektionskrankheiten. Epidemiol Bull. 2002;2:9–13.

Robert Koch-Institut. Impfpräventable Krankheiten in Deutschland bis zum Jahr 2000: Tetanus. Epidemiol Bull. 2002;7:51.

Robert Koch-Institut. Tetanus: Ratgeber für Ärzte. Epidemiol Bull. 2002;27:219–21.

Robert Koch-Institut. Impfempfehlungen der Ständigen Impfkommission (STIKO) am Robert Koch-Institut/Stand Juli 2002;28:227–42.

Tumani H, Marre R, Korn K. Tetanus. In: Marre, R, Mertens T, Trautmann M, Vanek E, Hrsg. Klinische Infektiologie. München: Urban & Fischer; 2000:235–7.

Clostridium botulinum/Botulismus

B. Stück

Erreger

Clostridium botulinum ist ein grampositiver, sporenbildender obligater Anaerobier, der nach der Fähigkeit der Bildung immunologisch unterschiedlicher Toxine in die Typen A–G eingeteilt wird. Für den Menschen von Bedeutung sind die Typen A, B und E.

Häufigkeit, Verbreitung und Bedeutung der Infektion

Es besteht ein ubiquitäres Vorkommen der Sporen im Erdreich, in Meeres- und Flussböden sowie im Darm von Süßwasserfischen und anderen Tieren. Botulismus tritt weltweit als Einzel- und Gruppenerkrankung auf. Botulinumtoxine sind starke biologische Gifte, insbesondere Botulinumtoxin A, das bereits in einer Dosis von 0,1 µg für den Menschen tödlich ist. Im Jahre 2000 wurden in Deutschland 11 Fälle von Botulismus gemeldet, darunter 1 Säuglingsbotulismus mit tödlichem Ausgang. Im Jahre 2001 wurden 8 Erkrankungen bekannt, darunter 3 Fälle von Säuglingsbotulismus. Zwei Menschen starben.

Übertragung, Infektion und Pathogenese

Drei Krankheitsbilder können unterschieden werden: Nahrungsmittelbotulismus, Säuglingsbotulismus und Wundbotulismus. Der Nahrungsmittelbotulismus erfolgt in der Regel durch mit Erdpartikeln verunreinigtes Gemüse und Obst sowie durch das Einbringen von Sporen in ein anaerobes Milieu, wie in das Innere von Wurst, Schinken und anderen Fleischwaren. Besonders hoch ist die Gefahr bei nicht adäquat zubereiteten Konserven mit Gemüse, aber auch Fleisch- und Fischzubereitungen. Der Säuglingsbotulismus wird durch die Besiedlung des Darmes mit der Vegetativform des Erregers hervorgerufen. Die Toxinbildung erfolgt hier im Darm. Infektionsquelle bei sehr jungen Säuglingen kann Honig sein. Botulinumtoxine wirken neurotoxisch, indem sie zu einer Blockierung der Acetylcholinfreisetzung an den motorischen Endplatten und den parasympathischen Synapsen führen.

Klinisches Bild und Therapie

Der Nahrungsmittelbotulismus beginnt häufig mit Übelkeit, Erbrechen, Durchfällen oder Obstipation. Danach treten bei vollem Bewusstsein die typischen neurologischen Symptome auf:
- Doppelbilder, Lichtscheu, verschwommenes Sehen,
- Schluckstörungen (Ausfall der Schlund- und Zungenmuskulatur),
- Versiegen der Speichelsekretion,
- absteigende schlaffe Parese (Hinweis durch Elektromyogramm),
- nach 3–8 Tagen Atemlähmung.

Die Inkubationszeit beträgt, je nach aufgenommener Toxinmenge, 2–48 Stunden, selten bis zu 2 Wochen.

Beim Säuglingsbotulismus stehen anfangs Nahrungsverweigerung, Trinkunlust und Ruhelosigkeit im Vordergrund. Weitere typische Symptome sind:
- Obstipation,
- mangelnde Kopfkontrolle,
- zunehmende Muskelhypotonie,
- kraftloses Schreien,
- Ptosis,
- Schluckstörungen.

Schwere Verläufe durch Atemlähmung und Aspirationspneumonien kommen vor, selten fulminante Verläufe unter dem Bild des „plötzlichen Kindstodes". Angaben zur Inkubationszeit sind unsicher.

Das klinische Bild des Wundbotulismus entspricht dem Nahrungsbotulismus, jedoch fehlen die gastrointestinalen Symptome. Die Inkubationszeit beträgt 4–8 Tage.

Die Therapie besteht in der frühzeitigen Gabe von trivalentem Antitoxin gegen die Typen A, B und E, in der Hoffnung, noch freies Toxin zu neutralisieren. Es besteht die Gefahr anaphylaktischer Reaktionen bei Verwendung von heterologen Antiseren (polyvalentes Antitoxin vom Pferd). In den USA stehen humane Antitoxinseren (Massachusetts Public Health Biology Lab.) zur Verfügung, die sich auch bei der Behandlung des Säuglingsbotulismus bewährt haben. Eine intensivmedizinische Betreuung ist obligat! Antibiotika werden nur bei Sekundärinfektionen verwendet (Aminoglykoside sind wegen eines synergistischen Effekts an den motorischen Endplatten kontraindiziert). Bei Wundbotulismus erfolgt eine chirurgische Versorgung.

Differenzialdiagnosen sind: Pilz- und Atropinvergiftungen, bulbäre Form der Poliomyelitis, Guillain-Barré-Syndrom, Myasthenia gravis.

Labordiagnostik

Der Erregernachweis erfolgt unter anaeroben Bedingungen, der Toxinnachweis in Serum, Mageninhalt, Erbrochenem sowie in Lebensmittelresten im Tierversuch.

Maßnahmen der Verhütung und Bekämpfung

Präventive Maßnahmen. Botulinumtoxin ist hitzelabil, frisch erhitzte Speisen (15 Minuten bei 100 °C oder Kochen für 15 Minuten bei 85 °C) enthalten kein Toxin mehr. Säuglingen darf kein Honig gegeben werden! Der Inhalt „geblähter" Konservenbüchsen ist nicht mehr zu verzehren. Ansonsten müssen betroffene Lebensmittel nicht „verdorben" aussehen oder schmecken. Eine Erkrankung hinterlässt keine Immunität.

Maßnahmen für Kontaktpersonen. Obwohl Clostridien und Toxine mit dem Stuhl ausgeschieden werden, sind bisher keine direkten Übertragungen bekannt geworden.

> Es besteht Meldepflicht bei Verdacht, Erkrankung und Tod.

■ Beratung und spezielle Diagnostik

Konsiliarlaboratorium
Thüringer Medizinal-, Lebensmittel- und Veterinäruntersuchungsamt
Medizinaluntersuchung Erfurt
FB Medizinische Mikrobiologie
Nordhäuser Straße 74, Haus 6
99089 Erfurt
Tel.: 0361 / 740910
Fax: 0361 / 7409113
Ansprechpartner: Dr. R. Bergmann

Literatur

American Academy of Pediatrics. Botulism and Infant Botulism. In: Pickering LK, Hrsg. 2000 Red Book: Report of the Committee on Infectious Diseases. 25 th ed. Elk Grove Village, ILL: American Academy of Pediatrics; 2000: 212–4.

Aureli P, Franciosa G, Fenicia L. Infant botulism and honey in Europe: a commentary. Pediatr Infect Dis J. 2002;21:866–8.

Hof H. Clostridium. In: Hof H, Müller RL, Dörries R, Hrsg. Mikrobiologie. Stuttgart: Thieme; 2000:324–6.
Müller-Bunke H, Höck A, Schöntube M, Noack R. Säuglingsbotulismus. Monatsschr Kinderheilkd. 2000;148:242–5.
Robert Koch-Institut. Steckbriefe seltener und „importierter" Bakterien. Botulismus.

www.rki.de/INFEKT/INF_A_Z/RATGEBER/RAT1.HTM.
Robert Koch-Institut. Infektionsepidemiologisches Jahrbuch meldepflichtiger Krankheiten für 2001. Berlin: Robert Koch-Institut; 2002.
Robert Koch-Institut. Botulismus. Fallbericht. Übersicht. Hinweise zum labordiagnosti-

schen Procedere bei Verdacht auf Botulismus. Epidemiol Bull. 2003;3:17–20.
Simon A. (Koordinator). Clostridieninfektionen. In: Deutsche Gesellschaft für pädiatrische Infektiologie, Hrsg. Infektionen bei Kindern und Jugendlichen. München: Futuramed; 2003:250–62.

Poliomyelitisviren/Poliomyelitis

B. Stück

Erreger

Poliomyelitisviren gehören zu den Enteroviren, die der Familie der Picornaviren zugeordnet werden. Es handelt sich um kleine, unbehüllte RNA-Viren. Wegen der fehlenden Lipidhülle sind sie resistent gegenüber Äther, Chloroform und Detergenzien. Wie alle Enteroviren sind sie bei niedrigem pH-Wert (< pH 3) stabil. Es können 3 Serotypen (I, II, III) unterschieden werden, wobei Typ I am aggressivsten ist und zu Ausbrüchen tendiert. Es besteht keine Kreuzimmunität. Poliomyelitisviren werden schnell inaktiviert durch Hitze, Formaldehyd, Chlor und UV-Licht. Sie bleiben in Abwässern monatelang nachweisbar.

Häufigkeit, Verbreitung und Bedeutung der Infektion

Globale Situation. Poliomyelitisviren waren weltweit verbreitet. Der Kontakt erfolgte meist schon im Kindesalter („Kinderlähmung"). Im Jahre 1988 beschloss die Weltgesundheitsorganisation das Programm der weltweiten Polioeradikation. Bis dahin erkrankten jährlich etwa 350 000 Menschen, im Jahr 2000 waren es noch knapp 3000 und im Jahr 2001 weniger als 800. Im Jahre 1994 konnte die WHO-Region Amerika, 2000 die WHO-Region Westpazifik und am 21. Juni 2002 auch die WHO-Region Europa mit seinen 51 Mitgliedsstaaten als „poliofrei", das heißt frei von zirkulierenden Polioviren, erklärt werden. Heute tritt die Poliomyelitis nur noch in 10 Ländern auf, unter anderem in Indien, Pakistan, Nigeria, Afghanistan, Niger und Somalia. Voraussetzungen für den Status „poliofrei" sind:
➤ Mindestens 3 Jahre keine Poliofälle durch zirkulierende Wildviren;
➤ Existenz eines sicheren Überwachungssystems, um z. B. eingeschleppte Fälle sofort zu erkennen;

➤ Aktionspläne zur Bekämpfung und Eingrenzung bei Polioeinschleppung;
➤ Nachweis hoher Durchimpfungsraten, auch bei den Bevölkerungsgruppen, die besonders gefährdet sind (z. B. Asylsuchende, Nichtsesshafte);
➤ Registrierung aller Laboratorien, die mit Wildviren arbeiten, Nachweis der sicheren Lagerung;
➤ Fortsetzung der Überwachung und Aufrechterhaltung der Polioausrottungsmaßnahmen bis zur weltweiten Zertifizierung.

Situation in Europa. In der WHO-Region Europa traten noch bis 1994 jährlich 200 Poliofälle auf. Im November 1998 wurde der letzte „einheimische Poliofall" bei einem 33 Monate alten nicht geimpften Jungen in der Osttürkei registriert.

Situation in Deutschland. Auch in Deutschland kam es erst mit der öffentlichen Empfehlung der Sabin-Impfung im Jahre 1962 zu einem drastischen Rückgang der Polioerkrankungen; 1961 wurden noch 4461 Erkrankungen mit Lähmungserscheinungen und 305 Todesfälle gemeldet. Der letzte autochthone Poliomyelitisfall wurde 1986 gemeldet, die beiden letzten importierten Erkrankungen 1992.

Vakzineassoziierte paralytische Poliomyelitiden. Mit dem Rückgang der durch Wildviren hervorgerufenen Polioerkrankungen traten „vakzineassoziierte paralytische Poliomyelitiden" stärker in das Bewusstsein der Bevölkerung. Der einzige – aber gravierende – Nachteil der Lebendvakzine ist das Auftreten solcher Fälle. Sie können beim Impfling selbst, aber auch bei Kontaktpersonen auftreten, da das Impfvirus bis zu 6 Wochen lang mit dem Stuhl ausgeschieden werden kann. Besonders gefährdet sind Immundefiziente, jedoch ist das Risiko nicht voraussehbar. Zwischen 1964 und

1996 sind in Deutschland bei Geimpften 27 Fälle und bei Kontaktpersonen 11 Fälle bekannt geworden. Danach beträgt das Risiko bei Geimpften etwa 1 Fall pro 4,5 Millionen Impfungen und bei Kontaktpersonen etwa 1 Fall pro 11 Millionen Impfungen.

Übertragung, Infektion und Pathogenese

Der Mensch ist das einzige Reservoir. Es besteht eine hohe Kontagiosität. Jeder Ungeschützte kann an Poliomyelitis erkranken. Schon kurz nach der Infektion kommt es zur Replikation im Pharynx und in den Darmepithelien. Bereits 36 Stunden nach der Infektion kann das Virus im Rachensekret nachgewiesen werden und dort für eine Woche persistieren. In dieser Phase können Viren mit dem Rachensekret ausgeschieden und als „Tröpfcheninfektion" weitergegeben werden. Wichtiger für die Verbreitung ist der Kontakt mit dem Stuhl der Infizierten oder Kranken. Sie erfolgt über verunreinigtes Trinkwasser und über eine „Schmierinfektion". Die Virusausscheidung beginnt nach 72 Stunden und kann über mehrere Wochen andauern, bei Immuninkompetenten auch über Monate und Jahre. Die Viren gelangen über die lokalen Lymphknoten in die Blutbahn. Von dort können sie in das Zentralnervensystem gelangen. Durch die Replikation in den motorischen Vorderhornzellen und im Hirnstamm kommt es zur Zerstörung der Zellen mit den typischen Symptomen der Erkrankung.

Klinisches Bild und Therapie

Symptomatik. Die Inkubationszeit beträgt 3–35 Tage, in der Regel 5–20 Tage. Der Krankheitsverlauf ist sehr variabel. Die Mehrzahl der Infektionen (mehr als 95 %) verläuft asymptomatisch („stille

Feiung"). Jedoch kommt es zur Ausscheidung von Viren über den Stuhl. Manifeste Erkrankungen treten auf als:
- **Abortive Poliomyelitis (Minor Illness).** Bei 4–8 % der Infizierten kommt es nach einer Inkubationszeit von 6–9 Tagen für eine Woche zu unspezifischen „grippeähnlichen" Symptomen mit Fieber, Übelkeit, Halsschmerzen, Myalgien und Kopfschmerzen. Zellen des Zentralnervensystems sind nicht betroffen.
- **Nichtparalytische Poliomyelitis (aseptische Meningitis).** Bei 1–2 % der Infizierten kommt es meist wenige Tage nach den unspezifischen Symptomen erneut zu Fieber mit meningitischen Symptomen und Muskelspasmen, die für 2–10 Tage anhalten. Im Liquor besteht eine lymphozytäre Pleozytose bei leicht erhöhtem Protein- und normalem Glukosegehalt.
- **Paralytische Poliomyelitis.** Bei weniger als 1 % der Infizierten kommt es 1–10 Tage nach Auftreten der ersten Symptome zu Lähmungserscheinungen, die sich in den folgenden 2–3 Tagen noch verstärken. Charakteristisch sind die verminderten oder fehlenden Sehnenreflexe bei erhaltener Sensibilität und erhaltenem Sensorium. Meist sistieren die Lähmungserscheinungen mit der Entfieberung. In der Regel sind sie asymmetrisch und betreffen (am häufigsten) Bein-, Arm-, Bauch-; Thorax- (periphere Atemlähmung) und Augenmuskeln. Die Paresen können in den nächsten Wochen und Monaten zurückgehen, jedoch nicht mehr nach 12 Monaten. Zurück bleiben Muskeldystrophie, Kontrakturen und Wachstumsstörungen. Bei Kindern mit einer aseptischen Meningitis ist ein biphasischer Verläufe charakteristisch: Nach Abklingen der meningealen Symptome kommt es unter einem erneutem Fieberanstieg (Dromedarkurve) zum Auftreten von Paresen.

Die paralytische Poliomyelitis wird, je nach betroffener Region im Zentralnervensystem, eingeteilt in:
- spinale Poliomyelitis, charakterisiert durch asymmetrische schlaffe Lähmungen;
- bulbäre Poliomyelitis, die nur bei 2 % der paralytischen Formen auftritt, aber wegen der Schädigung der zentralen und vegetativen Nervenzentren eine schlechte Prognose hat;
- bulbär-spinale Poliomyelitis, etwa 19 % der paralytischen Formen.

Postpoliosyndrom. In den letzten Jahren ist zunehmend das Postpoliosyndrom in den Blickpunkt der Forschung und Behandlung gerückt. In Deutschland leiden etwa 40 000–50 000 Menschen an dieser Erkrankung. Jahre oder Jahrzehnte nach einer Poliomyelitis kommt es bei diesen Menschen, die häufig ihre Folgeerscheinungen völlig verloren hatten, erneut zu Paresen mit Muskelschwund und Schmerzen. Diskutiert wird, ob es infolge der chronischen Überlastung und Degeneration der ursprünglich nicht betroffenen motorischen Neuronen zu einer progredient verlaufenden Muskelschwäche kommt. Für eine Persistenz der Viren nach Infektion besteht kein Anhalt.

Falldefinition der WHO. Als poliokompatibel wird jede über 60 Tage fortbestehende, ätiologisch ungeklärte schlaffe Lähmung angesehen, wenn aufgrund inadäquater Untersuchungsmethoden kein Virusnachweiserbracht werden konnte.

Die Therapie erfolgt symptomatisch mit intensivmedizinischer Betreuung, strenger Bettruhe und bei Paresen mit lang anhaltender physiotherapeutischer und orthopädischer Behandlung.

Labordiagnostik

AFP- (Acute-flacid-Poliomyelitis-)Surveillance im Rahmen der Polioeradikation. Nach der WHO ist die AFP der „Golden Standard" zum Nachweis von Poliofällen. Bei jeder akut auftretenden schlaffen Parese bei intakter Sensibilität, wenn traumatische Ursachen ausgeschlossen sind, besteht der Verdacht auf eine Poliomyelitis. Bei Jugendlichen bis zum 15. Lebensjahr ist im Rahmen der AFP-Surveillance sofort eine Meldung an die zentrale Erfassungsstelle zu geben. Innerhalb von 14 Tagen nach Beginn der Paralyse sollten 2 Stuhluntersuchungen im Abstand von 24–48 Stunden durchgeführt werden, die erste innerhalb von 48 Stunden. Die Virusdiagnostik erfolgt durch das nationale Referenzzentrum für Poliomyelitis und Enteroviren.

Virusnachweis. Geeignet sind Stuhlproben, Rachenabstriche oder -spülwasser und bei meningealen Symptomen Liquor. Polioviren lassen sich innerhalb von 3–6 Tagen auf verschiedenen Zelllinien anzüchten. Methode der Wahl ist die Virusidentifizierung mittels Neutralisationstest mit Antiseren. Bei Nachweis erfolgt die weitere Differenzierung im nationalen Referenzzentrum (Wildtyp- und Impfstamm). Die Typisierung ist auch hinsichtlich einer Einschleppung relevant. Letztendlich sollten entsprechende Untersuchungen auch bei jeder abakteriellen Meningitis vorgenommen werden.

Antikörpernachweis. Im Neutralisationstest zeigt sich im 4facher Anstieg bei Untersuchung zweier Seren im Abstand von 7–14 Tagen. Da Antikörper sehr früh auftreten, besteht bei Erkrankung bereits zum Zeitpunkt der ersten Untersuchung oft ein sehr hoher Titer. Die Überwachung des Impfstatus ist notwendig.

Maßnahmen der Verhütung und Bekämpfung

Präventive Maßnahmen

Impfung. Zwei Impfstoffe stehen zur Verfügung: die orale Poliovakzine (OPV), die vermehrungsfähige, abgeschwächte Polioviren enthält, und ein zu injizierender Impfstoff, der nicht vermehrungsfähige, inaktivierte Polioviren enthält (IPV). Beide Impfstoffe sind gleich wirksam. Die weltweite Zurückdrängung der Poliomyelitis ist in erster Linie den Impfprogrammen mit OPV zu verdanken. Nach Impfung mit OPV kann es jedoch in seltenen Fällen zu vakzineassoziierten paralytischen Poliomyelitiden kommen. Seit Januar 1998 wird in der Bundesrepublik Deutschland nur noch die inaktivierte Poliovakzine empfohlen. Sie ist sicher wirksam und verursacht keine vakzineassoziierten paralytischen Poliomyelitiden. Auch Personen mit Immunschwäche können risikolos geimpft werden. Da aber nur ein individueller Schutz entsteht, sind hohe Durchimpfungsraten erforderlich.

Grundimmunisierung, Auffrischung. Nach den Empfehlungen der „Ständigen Impfkommission" sollen alle Kinder nach vollendetem 2. Lebensmonat eine Grundimmunisierung erhalten. Bei Verwendung von Kombinationsimpfstoffen (D-T-aP-HB-Hib-Polio; siehe auch Kapitel 4) werden 3 Impfungen in 4-wöchigem Abstand und eine 4. Impfung im Alter von 11–14 Monaten empfohlen. Abgeschlossen wird die Grundimmunisierung mit einer 5. Impfung im Alter von 10–18 Jahren. Erwachsene sollen 4 dokumentierte Impfungen nachweisen. Eine generelle Auffrischung des Impfschutzes wird nicht empfohlen. Jedoch müssen Ältere ohne dokumentierten (!) Impfschutz grundsätzlich eine Grundimmunisierung, je nach Impfstoff mit 2 oder 3 Impfungen, erhalten.

Indikationen im Erwachsenenalter. Angehörige der folgenden Gruppen sollten eine einmalige Auffrischimpfung erhalten, wenn die letzte Impfung länger als 10 Jahre zurückliegt:
- berufsbedingter Kontakt mit Poliomyelitiserkrankten oder zu Polioviren im Labor,
- Reisen in bestehende Endemiegebiete,
- Kontaktpersonen zu an Poliomyelitis Erkrankten,
- Aussiedler, Flüchtlinge oder Asylbewerber aus Endemiegebieten, die in Gemeinschaftsunterkünften leben, sowie Personal dieser Einrichtungen.

Riegelimpfungen werden auf Anordnung der Gesundheitsämter durchgeführt, in der Regel auch mit IPV. Die Immunität nach Erkrankung richtet sich nur gegen den verursachenden Typ.

Maßnahmen für Patienten und Kontaktpersonen

Bei Verdacht auf Poliomyelitis ist eine Krankenhauseinweisung erforderlich, mit Isolierung und konsequenten Hygienemaßnahmen. Nichtgeimpfte Kontaktpersonen sind zu impfen. Die Wiederzulassung zu Gemeinschaftseinrichtungen erfolgt sofort nach postexpositioneller Impfung oder bei bestehendem Impfschutz. Bei Erkrankten und nichtgeimpften Kontaktpersonen ist die Wiederzulassung frühestens nach 3 Wochen möglich.

> Meldepflicht besteht bei Krankheitsverdacht, Erkrankung und Tod. Dabei gilt jede akut aufgetretene schlaffe Lähmung als Polioverdacht, wenn sie nicht traumatisch bedingt ist.

■ **Beratung und spezielle Diagnostik**

Nationales Referenzzentrum
für Poliomyelitis und Enteroviren
Robert Koch-Institut
Nordufer 20
13353 Berlin
Tel.: 01888 754–2379, -2378
Fax: 01888 754–2617
Ansprechpartner: Dr. habil. E. Schreier
E-mail: schreiere@rki.de

Zentrale Erfassungsstelle im Rahmen der AFP-Surveillance am Niedersächsischen Landesgesundheitsamt
Roesebeckstr. 4–6
30449 Hannover
Tel.: 0511 / 45 05 – 0 – 500
Fax: 0511 / 4505 – 140

Literatur

Böttiger, M. A study of the sero-immunity that has protected the Swedish population against poliomyelitis for 25 years. Scand J Infect Dis. 1987;19:595–601.

CDC. Epidemiology and Prevention of Vaccine-Preventable Diseases. Pink Book. 7 th ed. Washington: Centers for Disease Control; 2002. www.cdc.gov/nip/publications/pink.

Feil F, Windorfer A, Diederich S, Schreier E. Poliomyelitis: Von der Prävention bis zur Ausrottung. Dt Ärztebl. 2000;97:A-2598–600.

Leonhardt I, Stück B, Fescharek R, Arras-Reiter C, Schmitt H-J. Neue Impfstrategie gegen Poliomyelitis. Dt Ärztebl. 1997;94:A-2736–41.

Meyer R. Post-Polio-Syndrom. Eine häufig übersehene Entität. Dt Ärztebl. 2000;97:A-357.

Oostvogel PM, van Wijngaarden K, van der Avoort H, et al. Poliomyelitis outbreak in an unvaccinated community in the Netherlands, 1992 – 1993. Lancet. 1994;334:665–70.

Palitzsch D, Stück B. Die globale Ausrottung der Poliomyelitis. päd prax. 2002/2003;62:1–7.

Robert Koch-Institut. Letzte Vakzine-assoziierte Poliomyelitis in Deutschland. Epidemiol Bull. 1999;12:75–6.

Robert Koch-Institut. Populationsimmunität gegen Poliomyelitis. Epidemiol Bull. 2000;6:47–9.

Robert Koch-Institut. Ratgeber Infektionskrankheiten. Poliomyelitis. Epidemiol Bull. 2000;27:215–8. Aktualisiert: www.rki.de/INFEKT/INFEKT.HTM.

Robert Koch-Institut. WHO Region frei von autochthoner Poliomyelitis. Epidemiol Bull. 2002;26:211.

Robert Koch-Institut. Empfehlungen der Ständigen Impfkommission (STIKO) am Robert Koch-Institut/Stand: Juli 2002. Epidemiol Bull. 2002;28:227–42.

Weiß M (Koordinator). Poliomyelitis. In: Deutsche Gesellschaft für pädiatrische Infektiologie, Hrsg. Infektionen bei Kindern und Jugendlichen. München: Futuramed; 2003:583–7.

World Health Organisation. www.polioeradication.org.

15 Infektionen des Auges und der Orbita

U. Pleyer, K.S. Kunert

Das Auge ist ständig einer Vielzahl potenziell schädigender Einflüsse ausgesetzt. Mikrobielle Erreger können durch Finger-Augen-Kontakt (etwa 14 mal täglich), Keime der Lid- und Bindehaut oder Kontaktlinsen zu Bindehaut- oder Hornhautinfektionen führen. Darüber hinaus kann das Auge Manifestationsorgan bei systemischen Infektionen sein.

Wichtige Schutzmechanismen im Rahmen der Infektabwehr sind:
- knöcherne Orbita mit mechanischer Schutzwirkung sowie Blut- und Lymphgefäßdrainage;
- Lider mit reflektorischem Lidschluss und „Wischfunktion";
- Tränenfilm, angereichert mit antimikrobiellen Proteinen (Lysozym, Immunglobuline usw.);
- Sklera (Lederhaut) und Hornhaut als Schutz des Intraokularraumes durch ihre sehr widerstandsfähige Kollagenstruktur;
- Epithelbarrieren von Hornhaut und Bindehaut und Besiedlung mit konsomialer Keimflora (Staphylococcus epidermidis, Corynebacterium spp., Propionibacterium acnes). Das mehrschichtige Hornhautepithel stellt nicht nur eine wichtige Barriere gegenüber pathogenen Erregern dar, sondern ist auch phagozytose- und in hohem Maße regenerationsfähig. Durch eine hohe Proliferationsrate, ausgehend von Vorläuferzellen in der Hornhautperipherie, werden Epitheldefekte rasch geschlossen und infizierte Zellen eliminiert.
- Bindehaut und Hornhaut als immunologischer Teil des mukosaassoziierten lymphoiden Gewebes („MALT"). Eine Erregerexposition kann sowohl mit einer lokalen wie einer systemischen Immunantwort und Bildung von spezifischen Antikörpern beantwortet werden. Infektionsimmunologisch sind Epithel, Keratozyten und Endothel der Hornhaut an der Produktion von Mediatoren (Zytokine, Komplementfaktoren u. a.) autokrin und parakrin beteiligt. Durch Fehlen eines Blut- oder Lymphgefäßsystems der Hornhaut ist es Zellen der Immunabwehr (Makrophagen, Lymphozyten) erschwert, zentrale Hornhautläsionen zu erreichen, somit besteht hier eine Gefahr der Infektionsausbreitung mit Defektheilung;
- Descemet-Membran als eine mechanisch sehr widerstandsfähige Barriere zum Schutz des Augeninneren gegenüber Fremdkörpern;
- Blut-Kammerwasser-Schranke, die durch Zonulae occludentes und nichtgefensterte Gefäßendothelien gewährleistet wird;
- Basalmembranen (Linsenkapsel, Glaskörpergrenzmembran, Bruch-Membran), die intraokuläre Kompartimente begrenzen und eine intraokuläre Ausdehnung von Entzündungen und Infektionen hemmen können.

Andererseits sind immunsuppressive Faktoren in Kammerwasser und Glaskörper (z. B. TGF-β, apoptoseinduzierende Moleküle) aktiv am „Immunprivileg", dem Schutz des Auges vor destruierender Entzündung, beteiligt.

Infektionen der Orbita

Definition

Als **Orbitaphlegmone** (👁 Abb. 13) wird eine Entzündung des Orbitainhalts mit Protrusio bulbi, Lidschwellung, Motilitätseinschränkung und allgemeinem Krankheitsgefühl bezeichnet. Sie kann durch sekundäre Komplikationen bei intrazerebraler Fortleitung zur vital bedrohlichen Notfallsituation werden.

Ätiologie, Pathogenese und Einteilung

Die klinische Unterscheidung in prä- und postseptale Infektionen des Orbitainhalts ist diagnostisch und therapeutisch wichtig. Die präseptale „Zellulitis" wird als Entzündung vor dem Orbitaseptum definiert, die sich bei verzögerter Therapie ausbreiten und in eine postseptale „Orbitaphlegmone" übergehen kann. Die Entzündung tritt häufiger bei Kindern mit Nasennebenhöhleninfektionen auf. Durch Fortleitung können bakterielle Infektionen, z.B. durch die dünne Knochenlamelle der Siebbeinzellen, direkt übergreifen. Bei Kindern ist die Orbitaphlegmone die häufigste Ursache für einen einseitigen Exophthalmus.

Auslösende Erreger. Insgesamt 95% der präseptalen Infektionen werden durch S. aureus, H. influenzae, S. pneumoniae und S. pyogenes verursacht, selten sind Aspergillus spp. auslösend. Disponierende Faktoren sind Dakryozele (Neugeborene), Sinusitis und Otitis media (Kleinkinder), Trauma (unerkannte Fremdkörper) sowie Hautinfektionen (Impetigo, Erysipel).

Klinisches Bild

Anamnese. Es wird eine einseitige, zum Teil schmerzhafte Oberlidschwellung mit Wärmegefühl angegeben. Bei Kleinkindern können erhebliche Allgemeinsymptome mit Fieber, Appetitverlust und Erbrechen vorliegen.

Organspezifische Untersuchungsbefunde. Bei der präseptalen Zellulitis finden sich Liderythem und -ödem ohne verminderte Sehschärfe, bei der Orbitaphlegmone zusätzlich ausgeprägte Bewegungsschmerzen mit Doppelbildwahrnehmung, Exophthalmus und Visusminderung.

Diagnose

Die Bestimmung von Differenzialblutbild, Blutkörperchensenkungsgeschwindigkeit und CRP-Wert gehört zu den diagnostischen Routinemaßnahmen. Ultraschalluntersuchung, Röntgenaufnahme und Computertomographie von Orbita und Nasennebenhöhlen sind zur Abgrenzung der Entzündungsausbreitung und zum Ausschluss eines Fremdkörpers notwendig. Die mikrobiologische Diagnostik stützt sich auf Blutkulturen, die bei Kleinkindern in 10–50% der Fälle positive Ergebnisse erbringen, sowie gegebenenfalls bei chirurgischer Intervention (Drainage) auf eine intraoperative Abstrichdiagnostik.

Therapie

Die Orbitaphlegmone sollte umgehend stationär systemisch antimikrobiell therapiert werden (Tabelle 15.1). Fortgeleitete Infektionen sind interdisziplinär (Hals-nasen-ohren-ärztlich und zahn-mund-kiefer-chirurgisch) zu behandeln.

Komplikationen. Bei präseptaler Zellulitis besteht ohne adäquate Therapie die Gefahr der lokalen Ausbreitung zur Orbitaphlegmone. Okuläre Komplikationen der Orbitaphlegmone schließen neurotrophe Keratitis, Optikuskompression und Zentralarterienverschluss ein. Durch Fortleitung der Keime können eine lebensbedrohliche Sinus-cavernosus-Thrombose, ein subduraler oder intrazerebraler Abszess und eine Meningitis sowie eine Septikämie entstehen.

Prognose. Die Prognose der Orbitainfektionen ist günstig, sofern eine adäquate systemische Therapie durchgeführt wird. Ungünstig sind Verläufe bei primärer Abwehrschwäche (z.B. immunsuppressive Therapie), Systemerkrankung (Malignom) oder bei Pilzinfektionen, insbesondere mit Aspergillus spp.

15 Infektionen des Auges und der Orbita

Tabelle 15.1 Antiinfektive Therapie okularer Infektionen

Krankheitsbilder, Erreger	Therapie
Orbitale Infektionen	
Präseptale Zellulitis	
Bakterien	Mezlocillin in Kombination mit Gentamicin
Viren	Aciclovir-Augensalbe und systemische Aciclovirgabe
Orbitaphlegmone	
Bakterien	Kleinkinder: initial Cephalosporin (Ceftriaxon oder Cefotaxim) für 7–10 Tage, anfangs i. v.; Erwachsene: hochdosiert Cephalosporine, Clindamycin
Infektiöse Konjunktivitis	
Adeno-, Enteroviren	symptomatisch (kalte Kompressen, Tränenersatzmittel, Lichtschutzbrille), Hygiene
HSV 1, 2	Aciclovir-/Trifluorthymidin-Augentropfen 5-mal täglich
Bakterien	Neomycin-Polymyxin-B-, Trimethoprim-Polymyxin-B- oder Sulfacetamid-Augentropfen am Tag, Augensalbe zur Nacht für 7–10 Tage; bei Therapieversagen Aminoglykoside, Fluoroquinolone und Bacitracin
Neonatale Konjunktivitis	
Chlamydien	Erythromycin (50 mg/kgKG/Tag p. o. in 4 Dosen über 14 Tage), Erythromycin- oder Ofloxacin-Augensalbe 5-mal täglich; bei Resistenz Gabe von Trimethoprim-Sulfamethoxazol-Suspension (0,5 ml/kgKG/Tag in 2 Dosen für 2 Wochen)
Gonokokken	wässriges Penicillin G (100.000 U/kgKG/Tag i. v. für 7 Tage), bei Resistenz Ceftriaxon (50 mg/kgKG/Tag i. m. oder i. v.); alternativ Cefotaxim (100 mg/kgKG/Tag) für 7 Tage; Gentamicin-, Erythromycin- oder Bacitracin-Augensalbe 4-mal täglich, häufige Spülungen mit physiologischer Kochsalzlösung
Andere Bakterien	grampositiv: Erythromycin-Augensalbe 4-mal täglich; gramnegativ: Gentamicin- oder Tobramycin-Augensalbe 4-mal täglich
HSV 1, 2	Trifluorthymidin-Augentropfen alle 2 Stunden bis zu 9-mal täglich für 7 Tage, zusätzlich Aciclovir (10 mg/kgKG i. v. alle 8 Stunden für 10 Tage)
Chlamydien	
Paratrachom	Azithromycin (500 mg/Tag für 3 Tage), alternativ Doxycyclin (2-mal täglich 100 mg p. o.) – Behandlung der Sexualpartner!
Trachom	Erythromycin (1–2 g täglich p. o. für 3 Wochen), alternativ Doxycyclin (1,5 mg/kgKG p. o.) oder Azithromycin (3 × 500 mg) im wöchentlichen Abstand; lokal Tetrazyklin-, Ofloxacin- oder Erythromycin-Augensalbe (3-mal täglich für 6 Wochen)
Infektiöse Keratitis	
HSV 1, 2	Aciclovir-Augensalbe/Trifluridin-Augentropfen 5-mal täglich
Adenoviren	keine spezifische Therapie möglich, supportiv (Tränenersatzmittel); **Cave:** keine Steroide!
Bakterien	Stufenplan: initial Therapie mit Ciprofloxacin- oder Levofloxacin-Augentropfen (zunächst stündlich 1.–3. Tag/Nacht, später 2-stündlich tagsüber); beseitigt > 90 % relevanter Keime; **Cave:** Kontaktlinsenträger, Pseudomonas aeruginosa

Infektionen der Orbita

Tabelle 15.1 (Fortsetzung)

Krankheitsbilder, Erreger	Therapie
Pilze	Natamycin-5 %-Suspension gegen Fadenpilze (Aspergillus spp., Fusarium spp.), sonst Amphotericin B 0,15 % (muss für die topische Applikation gesondert hergestellt werden – **Cave:** hohe lokale Toxizität – und penetriert nur bei defektem Hornhautepithel); bei schweren Pilzinfektionen zusätzlich Ketoconazol (200–600 mg/Tag) oder Fluconazol (200–400 mg/Tag)
Akanthamöben	bisher keine einheitliche Behandlungsrichtlinie; initial Chlorhexidin 0,02 % und Propamidin 0,1 % (als Brolene über internationale Apotheke) stündlich für 3 Tage, unter verlängerten Tropfintervallen über mindestens 6 Monate
Intraokulare Entzündung	
Uveitis anterior	
HSV, VZV	Aciclovir (3–5 × 800 mg/Tag), Aciclovir-Augensalbe (bei Kerato-Uveitis 5-mal täglich); begleitend antiphlogistisch: topisch, gegebenenfalls systemisch Kortikosteroide
Uveitis intermedia	parabulbäre Steroidinjektionen bzw. systemische Kortikosteroidtherapie (initial 1–1,5 mg/kgKG/Tag); periphere Kryotherapie, sofern Kortikosteroide ohne Erfolg bleiben; Immunmodulation; Vitrektomie bei therapieresistentem Verlauf und Visusminderung < 0,5 und unter Umständen bei Makulaödem
Uveitis posterior (häufige Formen)	
Toxoplasmose-kretinochorioiditis	Behandlungsindikationen: frische Herde am hinteren Pol und/oder dichte Glaskörpertrübungen; Clindamycin (4-mal täglich 150–300 mg) oder Pyrimethamin (initial 150 mg/Tag, dann 25 mg/Tag), zusätzlich Sulfadiazin (initial 4 × 2 g, dann 4-mal täglich 1 g); Trimethoprim (80 mg) kombiniert mit Sulfamethoxazol (400 mg; 2-mal täglich 2–3 Tabletten) bis zur vollständigen Abgrenzung des Infiltrats; bei dichter Glaskörperreaktion begleitend Kortikosteroide
HSV-/VZV-Retinitis	Aciclovir (initial 3 × 500 mg/m²KOF/Tag i. v. für 7–10 Tage, anschließend Erhaltungstherapie mit 5 × 800 mg/Tag oral); gegebenenfalls Kortikosteroide (systemisch 1–1,5 mg/kgKG); Acetylsalicylsäue (zur Hemmung der Thrombozytenaggregation mit der Gefahr einer okklusiven Vaskulitis)
CMV-Retinitis	Foscarnet (initial 3 × 60 mg/kgKG/Tag i. v.), Ganciclovir gegebenenfalls intravitreal (2-mal wöchentlich 200–400 µl); Ganciclovirimplantat in den Glaskörperraum zur lokalen Wirkstofffreisetzung über viele Monate
Borrelien	Ceftriaxon (1–3 × 2 g/Tag i. v.) über 10 Tage, anschließend Minocyclin über 4 Wochen
Endophthalmitis	
Postoperative Endophthalmitis	Imipenem (3 × 0,5–1 g/Tag i. v. für 10 Tage) und Cefuroxim (2 × 500 mg/Tag p. o. für weitere 10 Tage); intraokulare Gabe von Imipenem (0,5–1 mg) und Vancomycin (1 mg) und Dexamethason (0,4 mg; jeweils einmalig bei abgeschlossener Vitrektomie)
Endogene Endophthalmitis (**Cave:** Pilzinfektion)	Cefotaxim (3 × 2 g i. v. für 10 Tage) und Fluconazol (1-mal täglich 400 mg i. v.) oder Amphotericin B (0,1–1 mg/kgKG für mindestens 4 Wochen); gegebenenfalls intraokulare Gabe von Amphotericin B (7–10 µg) und Ceftazidim (2,5 mg), jeweils einmalig in den Glaskörperraum

Konjunktivitis

■ Definition

Konjunktividen sind entzündliche Erkrankungen der bulbären und/oder palpebralen Konjunktiva, die durch infektiöse bzw. nichtinfektiöse Ursachen (Allergien, Rauch, Tränenmangel) ausgelöst werden. Die infektiöse Konjunktivitis tritt in der Regel akut auf und heilt meist vollständig aus. Sie kann jedoch auch einen chronischen Verlauf (über mehr als 4 Wochen) nehmen und Residuen hinterlassen (👁 Abb. 7a u. b; 8; 9).

■ Epidemiologie und Klinische Bedeutung

Virale Konjunktividen sind einer der häufigsten Gründe für das Aufsuchen ophthalmologischer Notfallambulanzen. Die genaue Inzidenz bakterieller Konjunktividen ist dagegen schwer festzustellen, da die meisten Infektionen empirisch ohne Erregernachweis behandelt werden. Betroffen sind meist Kinder und Jugendliche. Virale Infektionen treten vermehrt im Sommer, bakterielle dagegen in Winter und Frühling auf. Das durch C. trachomatis (Serotypen D–K) verursachte Paratrachom ist selten, mit etwa 1 auf 300 Fälle genitaler Infektionen. Das Trachom (Serotypen A–C) ist in den Industrienationen fast verschwunden, stellt aber immer noch eine sehr häufige Erkrankung in Entwicklungsländern dar (mit etwa 500 Millionen Erkrankten und 5–6 Millionen Blinden). Die häufigste Ursache neonataler Infektionen sind Chlamydieninfektionen. Die neonatale Gonokokkeninfektion ist heute eher selten, mit einer Inzidenz von etwa 4,6 % in England, wo die Credé-Prophylaxe nicht routinemäßig durchgeführt wird, verglichen mit etwa 0,6 % in den USA, wo die Prophylaxe vorgeschrieben ist.

■ Ätiologie, Pathogenese und Einteilung

Die Einteilung der Konjunktivitis erfolgt nach verschiedenen Gesichtspunkten (klinisch, morphologisch, ätiologisch), wobei die Einteilung nach Erregern die gebräuchlichste ist (Tabelle 15.**2**). Adenoviren stehen quantitativ an erster Stelle. Bei der neonatalen Konjunktivitis als ophthalmologischem Notfall stehen Chlamydien und Gonokokken im Vordergrund. Die klinische Einteilung erfolgt in akute, hyperakute und chronische Entzündungen. Mögliche ätiologische Rückschlüsse können (bedingt) aus der Art der Entzündung und des abgesonderten Sekrets gezogen werden: serös spricht für eine virale, mukopurulent für eine bakterielle oder eine chlamydiale und purulent für eine bakterielle Genese. Der Spaltlampenbefund erlaubt die Unterscheidung in papillär (Bakterien), follikulär (Viren und Chlamydien), membranös/pseudomembranös (Bakterien und Chlamydien beim Neugeborenen) und hämorrhagisch (Viren).

Disponierende Faktoren tragen zur Minderung der unspezifischen/spezifischen Abwehr der Augenoberfläche bei. Risikofaktoren sind:
➤ gestörter Lidschluss/gestörte Lidfunktion (z. B. Fazialisparese, Entropium),
➤ chronische Lidkanteninfektion (z. B. Rosacea),
➤ Tränenwegsstenose/-verschluss,
➤ verminderte Tränenproduktion („trockenes Auge", z. B. rheumatologische Erkrankungen, Sjögren-Syndrom, HIV-Infektion),
➤ veränderte Tränenfilmkomposition (z. B. Muzindefizienz bei Vitamin-A-Mangel, Leberzirrhose),
➤ chronische Erkrankungen der Augenoberfläche (z. B. okuläres Pemphigoid, physikalisch-chemische Traumata),
➤ Wechsel der residenten Flora (z. B. erhöhtes Lebensalter, Atopiker),
➤ Systemerkrankungen (im Rahmen von Malnutrition, Immunsuppression, Diabetes mellitus usw.).

Von besonderer Bedeutung sind die okulogenitale Übertragung bei Erwachsenen und die direkte Inokulation während der Geburt bei Neugeborenen. Hinzu kommen sporadische oder epidemische Mensch-zu-Mensch-Übertragung und Infektionen bei begleitender Otitis media, Sinusitis oder Pharyngitis.

■ Klinisches Bild

Anamnese und Befund. Akute Symptome sind Fremdkörpergefühl, Brennen, Tränenfluss und milde Photophobie. Schmerzen und Visusabnahme sind eher typisch für virale Infektionen. Bei der Inspektion zeigen sich meist bilateral, aber oft zeitlich

Tabelle 15.2 Häufige Erreger okularer Infektionen

Krankheitsbilder/ Erregergruppen	Erreger
Orbitale Infektionen	
Präseptale Zellulitis	
Bakterien	➤ H. influenzae ➤ S. aureus ➤ S. pneumoniae ➤ S. pyogenes
Orbitaphlegmone	
Bakterien	➤ S. pneumoniae ➤ S. aureus ➤ S. pyogenes ➤ H. influenzae (meist Kinder unter 5 Jahren)
Infektiöse Konjunktivitis/Keratitis	
Viren	➤ pharyngokonjunktivales Fieber (PCF): Adenovirus, Serotypen 3, 4, und 7 ➤ epidemische Keratokonjunktivitis (EKC): Adenovirus, Serotypen 8, 19 und 37 ➤ akute hämorrhagische Konjunktivitis (AHC): Enterovirus 70 (EV 70), Coxsackievirus 24 (CA 24) ➤ Herpes-simplex-Konjunktivitis: Herpes-simplex-Virus Typen 1, 2 (HSV 1, 2) ➤ epitheliale Keratitis: Adenoviren, HSV, Herpes zoster (Varizella-Zoster-Virus) ➤ stromale interstitielle ulzerierende Keratitis: HSV ➤ stromale nichtulzerierende Keratitis: HSV, Masernvirus, Mumpsvirus, Epstein-Barr-Virus (EBV)
Bakterien	➤ akute Konjunktivitis: S. aureus, S. pneumoniae, H. influenzae ➤ hyperakute Konjunktivitis: N. gonorrhoeae, N. meningitidis, C. diphtheriae, S. pyogenes ➤ chronische Konjunktivitis: S. aureus, Enterobacter spp., Moraxella spp. ➤ epitheliale Keratitis: S. aureus ➤ stromale interstitiell ulzerierende Keratitis: S. aureus, Streptococcus und Neisseria spp. ➤ stromale nichtulzerierende Keratitis: Streptococcus spp., S. aureus
Neonatale Konjunktivitis	
Chlamydieninfektion	➤ Chlamydia trachomatis
Neisserieninfektion	➤ N. gonorrhoeae
Andere bakterielle Infektionen	➤ grampositive Keime: S. pneumoniae, S. aureus ➤ gramnegative Keime: Haemophilus spp., E. coli, Proteus spp., Klebsiella spp.
Virale Infektionen	➤ HSV

Tabelle 15.2 (Fortsetzung)

Krankheitsbilder/ Erregergruppen	Erreger
Einschlusskörperchenkonjunktivitis	
Paratrachom	➤ C. trachomatis, Serotypen A–C
Trachom	➤ C. trachomatis, Serotypen D–K
Protozoen	➤ stromale interstitiell ulzerierende Keratitis: Akanthamöben
Intraokulare Entzündung	
Uveitis anterior	
Viren	➤ HSV ➤ Varizella-Zoster-Virus (VZV)
Parasiten	➤ Toxoplasma gondii ➤ Toxocara canis
Bakterien	➤ Treponema pallidum ➤ Borrelia burgdorferi ➤ Yersinia ➤ Salmonella spp. ➤ Chlamydien ➤ Leptospiren
Uveitis intermedia	
Viren (selten)	➤ EBV ➤ Adenoviren
Bakterien	➤ Borrelia burgdorferi ➤ Mycobacterium tuberculosis ➤ Treponema pallidum ➤ Leptospiren ➤ Brucella
Parasiten	➤ Toxoplasma gondii ➤ Toxocara canis
Uveitis posterior	
Viren	➤ HSV ➤ VZV ➤ Zytomegalievirus (CMV) ➤ EBV ➤ humanes T-Zell-Leukämie-Virus 1 (HTLV 1)
Parasiten	➤ Toxoplasma gondii
Bakterien	➤ Borrelia burgdorferi ➤ Mycobacterium tuberculosis ➤ Treponema pallidum ➤ Leptospiren ➤ Rickettsia prowazekii ➤ Brucella spp.
Pilze	➤ Candida albicans ➤ Aspergillus spp. ➤ Cryptococcus neoformans

Tabelle 15.2 (Fortsetzung)

Krankheitsbilder/ Erregergruppen	Erreger
Endophthalmitis	
Akut	
Bakterien	➤ S. aureus ➤ S. epidermidis ➤ Enterokokken ➤ P. aeurginosa ➤ Acinobacter spp. ➤ Streptococcus spp.
Pilze	➤ Candida albicans
Chronisch	
Bakterien	➤ Propionibacterium acnes ➤ S. epidermidis

versetzt wässriges oder eitriges Sekret sowie eine begleitende Blepharitis. Beim Ektropionieren werden Papillen, Follikel, Membranen/Pseudomembranen, Narben und Symblepharon beurteilt, bei der Palpation präaurikuläre Lymphknoten (Viren und Chlamydien).

Okuläre Untersuchung. Obwohl das klinische Bild einzelner Konjunktivitiden variiert, existieren für alle die typischen Befunde: Hyperämie, Chemosis und Exsudation.

Diagnose, Differenzialdiagnose

Anamnese und klinischer Befund sind häufig ausreichend für die Diagnosestellung. Bis zu 95 % der Konjunktivitiden reagieren auf eine empirische kalkulierte Therapie. Eine mikrobiologische Diagnostik (Direktausstrich, Kultur, Immunoassays, PCR) sollte mindestens in folgenden Fällen erfolgen:
- neonatale Konjunktivitis,
- hyperpurulente Konjunktivitis,
- membranöse bzw. pseudomembranöse Konjunktivitis,
- nosokomiale Konjunktividen,
- Konjunktividen bei immunsupprimierten Patienten,
- keine Befundbesserung nach 7–10 Tagen empirischer Antibiotikagabe.

Differenzialdiagnosen. Die Differenzialdiagnosen („rotes Auge", Tabelle 15.3) umfassen:

- **akute Konjunktivitis:** subtarsaler Bindehaut- oder Hornhautfremdkörper;
- **subakute Konjunktivitis:** Keratokonjunktivitis sicca, Expositionskeratokonjunktivitis, atopische Keratokonjunktivitis, chemische Konjunktivitis, Autoimmunkonjunktivitis (okuläres Pemphigoid, Stevens-Johnson-Syndrom), Graft-versus-Host-Reaktion, „Floppy-Eyelid"-Syndrom, „Mucus-Fishing"-Syndrom;
- **chronische mukopurulente Konjunktivitis:** okuloglanduläre Konjunktivitis Parinaud als regionale Manifestation der Katzenkratzkrankheit;
- **chronische Konjunktivitis oder Blepharokonjunktivitis:** Malignome der Lider und der Konjunktiven – eine Biopsie sollte bei allen unklaren Fällen einer chronischen Konjunktivitis erfolgen.

Therapie und Prävention

Allgemein. Die Mehrzahl mikrobieller Konjunktivitiden kann ambulant behandelt werden. Ausnahmen bilden die neonatale Konjunktivitis und die Gonokokkeninfektion bei Erwachsenen. Die empirische lokale antibiotische Tropftherapie (Tabelle 15.1) ist meist ausreichend; Ausnahmen bilden Infektionen mit N. gonorrhoeae, N. meningitidis, Chlamydien und gramnegativen Erregern, wie Pseudomonas aeruginosa bei Frühgeborenen oder Immunsupprimierten. Die Therapie sollte grundsätzlich über 7–10 Tage erfolgen (**Cave:** bei zu kurzer Behandlung Resistenzentwicklung). Es ist zu beachten, dass konservierungsmittelhaltige Augentropfen

Tabelle 15.3 Differenzialdiagnosen des „roten Auges"

Differenzialdiagnose	Symptomatik
Episkleritis, Skleritis	▸ oft Bewegungsschmerz ▸ umschriebene Rötung ▸ Pupille meist nicht betroffen, spielt
Konjunktivitis	▸ häufig beidseits ▸ diffuse Rötung ▸ oft Sekret vorhanden ▸ intraokular reizfrei ▸ Pupille spielt
Glaukomanfall	▸ meist einseitig ▸ vegetative Symptome ▸ ausgeprägter, nicht lokalisierbarer Schmerz ▸ Pupille lichtstarr, oft entrundet ▸ intraokular reizfrei
Uveitis anterior, Panuveitis, Endophthalmitis	▸ zum Teil diffuse Bindehauthyperämie ▸ akute Form: Schmerzen ▸ intraokulärer Reizzustand ▸ unter Umständen Fibrinexsudation ▸ Pupille eng, unter Umständen synechiert
Myositis	▸ meist einseitig ▸ Bewegungsschmerz ▸ umschriebene Rötung ▸ intraokular reizfrei ▸ Pupille spielt

selbst eine konjunktivale Reizung induzieren können. Die einfache virale Konjunktivitis heilt meist auch ohne Therapie nach 10–14 Tagen aus.

Zur spezifischen Therapie siehe Tabelle 15.1.

Weitere Maßnahmen. Wichtig sind Lidrandhygiene, eventuell Entropium-/Ektropiumoperation, chirurgische Lösung von Symblephara und Wimpernepilation bei Trichiasis.

Komplikationen. Lokale Komplikationen sind:
▸ Hornhautkomplikationen, z. B. subepitheliale Infiltrate, Keratitis, Hornhautulkus mit Gefahr der Perforation und Endophthalmitis, besonders bei purulenter Konjunktivitis durch Gonokokken;
▸ konjunktivale Narbenbildung mit Symblepharon, Liddeformitäten und Trichiasis, vor allem bei membranöser Konjunktivitis und Chlamydieninfektion.

Systemische Komplikationen sind Folge einer bakteriellen Streuung bei hyperpurulenter Konjunktivitis mit N. gonorrhoeae oder N. meningitidis und können zu Arthritis und Meningitis führen. In seltenen Fällen (1:10 000–20 000) kann eine akute hämorrhagische Konjunktivitis (meist durch Enteroviren, Coxsackieviren) von einem akuten neurologischen Syndrom der Spinal- und/oder Kranialnerven mit zum Teil bleibenden neurologischen Ausfällen begleitet sein.

Prognose. Die Prognose der infektiösen Konjunktivitis ist überwiegend gut. Die Mehrzahl der Infektionen heilt ohne Residuen ab. Bleibende Schäden – wie Hornhautulzera, Vernarbungen der Konjunktiva und Symblepharonbildung – sind selten und stark von der Virulenz des Erregers abhängig (z. B. Neisseria spp., S. aureus, Chlamydien und Herpesviren).

Prävention. Wichtige Hygienemaßnahmen sind Händedesinfektion, Chlorung des Schwimmbadwassers, regelmäßige enzymatische Reinigung von Kontaktlinsen und deren Behältern, Desinfektion augenärztlicher Instrumente sowie Isolierung infizierter Personen bei Verdacht auf virale Genese (Adenovirus und EV 70). Bei Epidemien in spezifischen Kollektiven sollten Infektionsquelle und Übertragungsweg identifiziert werden (z. B. Tonometer).

Neugeborenenprophylaxe. Die neonatale Konjunktivitis wird durch Maßnahmen zur Verhütung sexuell übertragbarer Infektionen (Kondome) vermieden. Unabhängig davon wird unmittelbar postpartum die beidseitige Gabe von 1 %iger Silbernitratlösung (Credé) zur Prophylaxe gegen N. gonorrhoeae empfohlen. Der Ersatz durch Erythromycin bzw. Tetrazyklin wurde vom Bundesinstitut für Arzneimittel und Medizinprodukte abgelehnt. Chlamydien werden durch die Credé-Prophylaxe nicht erreicht. Povidon Iodin zeigte in vitro eine Effektivität gegen N. gonorrhoeae, C. trachomatis und Herpessimplex-Virus.

Impfung. In den USA wurde ein Impfstoff gegen Adenoviren der Serotypen 3, 4, 7 und 21 entwickelt, der aber in Deutschland bisher nicht zugelassen ist.

Infektiöse Keratitis

Definition

Infektiöse Hornhautentzündungen werden in abnehmender Häufigkeit durch Viren, Bakterien, Pilze und Protozoen verursacht und können alle Schichten der Hornhaut betreffen. Sie treten meist akut auf und sind bei Defektheilung mit Narbenbildung eine bedeutsame Erblindungsursache. Chronisch-rezidivierende Verläufe treten bei Herpes-simplex-Virus- (HSV) Infektionen mit persistierenden Erregern im Ganglion gasseri auf (👁 Abb. 10).

Epidemiologie und klinische Bedeutung

Entzündliche Hornhauterkrankungen sind die dritt-häufigste Erblindungsursache weltweit und stellen wegen der Gefahr des Visusverlusts eine absolute Indikation zur mikrobiologischen Abklärung dar. Im Gegensatz zur infektiösen Konjunktivitis mit raschem Erregerwechsel persistieren die verantwortlichen Erreger der Keratitis häufig und können isoliert werden.

Ätiologie, Pathogenese und Einteilung

Eine erregerorientierte Einteilung (Tabelle 15.2) ist grundsätzlich vorteilhaft, jedoch klinisch aufgrund der relativ gleichförmigen Gewebereaktion oft nicht möglich und bis zur Erregerisolierung für klinische Belange oft zu spät. Daher hat sich eine morphologisch orientierte Klassifizierung bewährt, die auch eine Risiko- und Prognoseeinschätzung gestattet:
➤ **nichtulzerierende epitheliale Keratitis:** respektiert die Bowman-Membran und kann folgenlos abheilen;
➤ **stromale interstitiell ulzerierende Keratitis:** durchdringt die Bowman-Membran der Hornhaut und hinterlässt Narben;
➤ **stromale nichtulzerierende Keratitis:** heilt ebenfalls mit Narbenbildung ab und wird häufig von Stromaödem, Vaskularisation und Kollagenfaserverlust begleitet.

Adenoviren sind die häufigsten viralen Erreger. Das HSV hinterlässt allerdings häufiger schwerwiegende Hornhautnarben und eine Funktionsminderung. Bakterien sind bei mehr als 80 % der ulzerativen Keratitiden in den nördlichen Klimazonen isolierbar; in tropischen Klimazonen treten häufiger Pilzkeratitiden oder Koinfektionen mit Bakterien und Pilzen auf (Tabelle 15.2).

Disponierende Faktoren. Hornhautinfektionen erfolgen überwiegend durch direkte Erregerinokulation, extrem selten bei Sepsis über Hornhautrandgefäße oder übergreifend bei intraokulärer Infektion. Begünstigende Faktoren sind Hornhauttrauma (mehr als 50 %), Kontaktlinsenkontamination (20 %), Hornhautepitheldefekt (20 %), sekundäre Infektionen (5 %; z. B. nach Hornhautendotheldekompensation oder neurotropher Keratitis) sowie postoperativ nach refraktiver Hornhautchirurgie und Hornhauttransplantation (weniger als 5 %).

Klinisches Bild

Anamnese. Typische, jedoch unspezifische akute Symptome sind Schmerz, Tränenfluss, Blepharospasmus, Lichtempfindlichkeit und Visusminderung. Die Anamnese sollte gezielt eingehen auf:
➤ Fremdkörperverletzung,
➤ Kontaktlinsen,
➤ Allgemeinerkrankungen, z. B. Diabetes mellitus oder rheumatoide Arthritis,
➤ Immunsuppression,
➤ frühere entzündliche Augenveränderungen oder Atopie (veränderte Keimflora von Lid- und Bindehaut),
➤ lokale Steroidanwendung (erhöhtes Risiko von Pilzinfektionen).

Organspezifische Untersuchungsbefunde. Lidfehlstellungen (Entropium, Ektropium) oder ein Verschluss der Tränenwege sind als Risikofaktoren für Hornhautentzündungen abzuklären und zu behandeln. Das „rote Auge" mit konjunktivaler und ziliarer Gefäßinjektion ist Leitsymptom der Keratitis. Tritt begleitend eine intraokulare Entzündung auf, können sekundäre Komplikationen mit Synechien (Verklebungen), Sekundärglaukom, Katarakt und intraokulärer Infektausbreitung folgen. Zwar ist eine Erregerzuordnung zum klinischen Bild nicht sicher möglich, doch gelten als relativ typische Hornhautmanifestationen bei Infektion mit

- **Herpes-simplex-Virus:** dendritiforme epitheliale Keratitis mit verminderter Hornhautsensibilität (● Abb. 10);
- **Adenoviren:** multiple subepitheliale Trübungen (Nummuli), die nach vorangegangener Konjunktivitis meist beidseits auftreten (● Abb. 7a u. b);
- **Akanthamöben:** Hornhautringinfiltrat, begleitet von oft zermürbenden Schmerzen, überwiegend bei Kontaktlinsenträgern;
- **Neisseria gonorrhoeae:** ausgeprägte Bindehauthyperämie und massive Produktion purulenten Sekrets, meist bei Neugeborenen; der aggressive Keim kann intaktes Hornhautepithel penetrieren und innerhalb von Stunden zur Perforation und intraokularen Ausbreitung führen (**Cave:** Schutzbrille beim Untersuchen!) (● Abb. 8);
- **Pseudomonas aeruginosa:** gelbliche Koagulationsnekrose im Hornhautstroma mit rasch progredientem Ulzerationsverlauf, Ringinfiltrat und Hypopyon; oft bei Kontaktlinsenträgern, in warmen Klimazonen und bei hospitalisierten Patienten.

Diagnose, Differenzialdiagnose

Bei Verdacht auf eine Herpesviruskeratitis ist die Hornhautsensibilität zu prüfen (Seitenvergleich!). Der Erregernachweis ist durch Abstrich aus dem Hornhautulkusgrund bei Verdacht auf bakterielle, mykotische oder parasitäre Infektion immer anzustreben (Hornhautabradat/-biopsie zum kulturellen Erregernachweis, gegebenenfalls PCR; Bindehaut- und Lidkantenabstrich beider Augen). Bei Kontaktlinsenträgern bzw. Verdacht auf medikamenten-(augentropfen-)assoziierte Infektionen sollten Kontaktlinsen, Kulturbehälter und Tropffläschchen mikrobiologisch untersucht werden.

Differenzialdiagnosen. Sterile Infiltrate können bei allen Hornhautepithelirritationen – z. B. infolge Tränenfilminsuffizienz, langfristiger Augentropfenanwendung (Glaukompatienten), mangelnder Kontaktlinsenpflege – und bei Allgemeinerkrankungen (Kollagenosen, rheumatoide Arthritis) auftreten.

Therapie und Prävention

Allgemein. Bei klinischem Verdacht ist die Behandlung unverzüglich – auch vor mikrobiologischem Ergebnis – einzuleiten. Die Mehrzahl mikrobieller Keratitiden kann ambulant behandelt werden. Eine stationäre Betreuung ist ratsam bei:

- Säuglingen (Verdacht auf Gonokokkeninfektion),
- rasch progredienten, therapieresistenten Keratitiden,
- unkooperativen, multimorbiden bzw. immunkompromittierten Patienten.

Eine erregerspezifische antimikrobielle Therapie (Tabelle 15.1) ist immer anzustreben. Durch die häufige lokale Anwendung von Augentropfen werden rasch hohe Wirkspiegel in der Hornhaut erreicht, die schneller und effektiver wirksam sind als eine systemische Therapie. Subkonjunktival injizierte und intravenös applizierte Antibiotika sind zusätzlich bei Sklerainfiltration und intraokularer Infektionsausbreitung indiziert. Bei intraokularem Reizzustand muss die Pupille mit Mydriatika ruhiggestellt werden.

Weitere Maßnahmen. Bei ausgedehnten, therapieresistenten und zur Perforation neigenden Keratitiden kann eine Keratoplastik à chaud (Notkeratoplastik) notwendig sein. Dadurch wird das Erregerreservoir beseitigt, zusätzlich ist eine mikrobielle Diagnostik im Gewebe möglich. Eine Amnionmembrantransplantation kann bei schlecht heilenden Hornhautulzerationen hilfreich sein.

Therapiekontrolle. Anfangs sind tägliche Kontrollen notwendig (bei schweren klinischen Verläufen kurzfristiger!) Initial kann die Ulzeration aufgrund der lokalen Entzündungsreaktion mit Leukozyteninvasion trotz effektiver Therapie zunächst noch zunehmen, sodass sich der Behandlungserfolg unter Umständen erst um 2–3 Tage verzögert einstellt. Ein Therapieerfolg zeigt sich bei Spaltlampenbiomikroskopie durch:

- Verminderung von Größe und Dichte des Hornhautinfiltrats,
- Verminderung des Hornhautödems,
- gegebenenfalls Abklingen eines intraokularen Reizzustandes,
- Reepithelisierung der Hornhautulzeration.

Bei Befundbesserung kann das Intervall der Tropftherapie schrittweise verlängert werden (1-, 2-, 3-stündlich). Insgesamt beträgt die Therapiedauer etwa 3–4 Wochen. Bei Therapieversagen sollte eine erneute mikrobiologische Diagnostik (siehe oben, einschließlich seltener Erreger, wie Nokardien, Anaerobier, Mykobakterien) nach einer Behandlungskarenz von 24 Stunden vorgenommen werden.

Komplikationen nach Keratitis können auftreten als:
- persistierender Epitheldefekt,
- Hornhautausdünnung und -perforation,
- Hornhautnarbe durch veränderte Kollagensynthese.

Sekundäre Komplikationen durch eine intraokulare Begleitreaktion sind Sekundärglaukom, Synechienbildung und Katarakt.

Prävention. Die Vermeidung von Hornhautverletzungen durch z. B. Schutzbrillen (Industrie und Landwirtschaft) und Hygienehinweise bei Kontaktlinsenträgern stehen im Vordergrund individueller Risikominderung. Bei Hornhauteingriffen, z. B. zur Korrektur der Kurzsichtigkeit (Excimerlaser), Hornhauttransplantation und offenen Hornhautwunden ist die präventive Antibiotikagabe eine effektive Maßnahme. Bei trockenem Auge ist auf eine ausreichende Befeuchtung mit Tränenersatzmitteln zu achten.

Intraokulare Entzündungen (Endophthalmitis, Uveitis)

Definition

Als Endophthalmitis werden akut oder chronisch verlaufende Entzündungen der Augeninnenräume bezeichnet, die überwiegend nach Eröffnung des Auges (Operation, Trauma), aber auch als fortgeleitete Infektion oder autoimmunologisch bedingt auftreten. Greifen sie auf angrenzende Strukturen (Orbita, Augenmuskeln) über, wird der Begriff „Panophthalmie" verwendet. Entzündungen der stark perfundierten Uvea können ebenfalls erregerbedingt (in absteigender Reihenfolge durch Viren, Parasiten, Bakterien und Pilze) auftreten und werden als „Uveitis" zusammengefasst. Nach dem Schwerpunkt der Entzündung werden Iritis, Vitritis (Glaskörperinfiltration), Chorioiditis und Retinitis differenziert. Die anteriore Uveitis betrifft die Iris (Iritis) oder zusätzlich den Ziliarkörper (Iridozyklitis), die intermediäre Uveitis vor allem den Glaskörperraum (Vitritis). Die posteriore Uveitis umfasst Entzündungen der Aderhaut (Chorioiditis), häufig mit Netzhautbeteiligung als Chorioretinitis. Die Panuveitis betrifft die gesamte Uvea.

Epidemiologie und klinische Bedeutung

Die Inzidenz einer Endophthalmitis wird auf etwa 0,01–0,1 % der intraokularen Eingriffe geschätzt (es werden allein etwa 600 000 Kataraktextraktionen pro Jahr in Deutschland durchgeführt!). Die Inzidenz der Uveitis wird mit 17–25/100 000 angegeben. Intraokulare Entzündungen sind eine bedeutende Erblindungsursache im erwerbsfähigen Alter und verursachen erhebliche Behandlungskosten (USA: etwa 240 Millionen US-Dollar pro Jahr).

Ätiologie und Pathogenese

Bei postoperativer Endophthalmitis können überwiegend Hautkeime, die intraoperativ in das Auge verschleppt werden (vor allem Staphylokokken, Enterokokken und Streptokokken), nachgewiesen werden. Das Erregerspektrum nach bulbuseröffnendem Trauma spiegelt die mikrobielle Verunreinigung des Perforationsgegenstandes wider (Glas-, Metallsplitter) und schließt z. B. auch Pilze und Sporenbildner (Bacillus spp.; Holzsplitter, landwirtschaftliche Unfälle) ein. Endogene Endophthalmitiden werden durch typische Sepsiserreger (S. aureus, S. pneumoniae, N. meningitidis), aber auch durch Candida albicans (Endophthalmitis = Frühzeichen für Candidasepsis!) bei immunkompromittierten Patienten (z. B. langzeitbeatmete Patienten, AIDS-Patienten) verursacht. Zu den Erregern der Uveitis siehe Tabelle 15.**2**.

Disponierende Faktoren. Allgemeine Infektabwehrschwäche (Diabetes mellitus, immunsuppressive Therapie) sowie lokale augenspezifische Besonderheiten (Tränenwegsinfektion, veränderte Hautflora der Lider, z. B. bei Atopikern, Rosacea) erhöhen das postoperative Endophthalmitisrisiko. Zusätzliche Risikofaktoren einer endogenen Endophthalmitis sind Langzeitbeatmung auf Intensivstationen, ausgedehnte operative Darmeingriffe mit Erregertranslokation und systemische Infektionen. Eine immungenetische Prädisposition ist für eine Reihe von infektiösen (VZV-Retinitis/HLA-DR9) und nichtinfektiösen (HLA-B27-assoziierte Iritis, Birdshot-Chorioiditis, HLA-A29) Uveitisformen bekannt. Die Inzidenz der infektiösen Uveitis ist bei Patienten unter medikamentöser Immunsuppression (z. B. nach Organtransplantation) oder mit HIV-Infektion (CMV-Retinitis, Lues) deutlich erhöht (👁 Abb. 11).

Klinisches Bild

Bei einer Endophthalmitis geht in der Regel ein operativer Eingriff oder eine perforierende Verletzung voraus. Bei diesbezüglich negativer Anamnese sind Abwehrschwäche und exogene Faktoren abzuklären, z. B. kontaminierte Injektionsnadeln/Infusionslösung oder intravenöser Drogenabusus. Schmerzen, Photophobie und abnehmende Sehschärfe (Schleiersehen) sind typische, jedoch unspezifische Symptome der akuten Endophthalmitis und der akuten Uveitis anterior. Demgegenüber verlaufen chronische Entzündungen oft schmerzfrei, und die schleichende Sehschärfenminderung verzögert die Diagnose. Patienten auf Intensivstationen (z. B. mit Langzeitbeatmung) können ihre Beschwerden oft nicht äußern und sollten dementsprechend routinemäßig untersucht werden (Fundusbeurteilung). Die Erhebung des organspezifischen Untersuchungsbefundes erfordert in jedem Fall ophthalmologische Untersuchungstechniken, auf die hier nicht näher eingegangen wird.

Diagnose, Differenzialdiagnose

Erregernachweis. Stets ist bei Endophthalmitis der Erregernachweis durch Abstrich mit Direktnachweis bzw. Erregerkultur aus der Eintrittspforte, z. B. der chirurgischen Wunde oder der Fremdkörpereintrittsstelle, anzustreben. Glaskörperpunktat bietet gegenüber Kammerwasser häufiger einen Erregernachweis. Bei endogener Endophthalmitis bieten unter Umständen wiederholte Blutkulturen gute Chancen, hämatogen gestreute Erreger (Pilzinfektionen berücksichtigen!) nachzuweisen. Die Gewinnung und Versendung des Materials muss mit dem mikrobiologischen Labor abgesprochen sein. Bei Uveitispatienten ist zu berücksichtigen, dass sowohl infektiöse als auch nichtinfektiöse Allgemeinerkrankungen und Autoimmunreaktionen gegen okuläre Antigene differenzialdiagnostisch berücksichtigt werden müssen. Wichtige Maßnahmen der Routinediagnostik sind daher:
- eingehende Allgemeinanamnese,
- Spaltlampenuntersuchung und Fundusbeurteilung (immer in Mydriasis),
- Labordiagnostik bezüglich Sarkoidose sowie Serologie auf Lues und Borreliose.

Genetische Untersuchungen. Bei häufigen Rezidiven einer Uveitis anterior und/oder Arthritis und fibrinöser Uveitis anterior ist das HLA-B27-Antigen als Prädisposition für rheumatologische Erkrankungen (Morbus Bechterew, Morbus Reiter usw.) abzuklären. Bei HLA-B27-assoziierten Syndromen, z. B. Morbus Reiter, sind auch erregerassoziierte Reaktionen zu berücksichtigen (vor allem gramnegative Yersinien, Salmonellen, Chlamydien). Insbesondere bei beidseitiger Uveitis liegt häufiger als bei einer Uveitis anterior oder intermedia eine erregerassoziierte Ätiologie vor.

Die Toxoplasma-gondii-Retinochorioiditis ist in Mitteleuropa mit Abstand die häufigste Ursache einer erregerbedingten posterioren Uveitis. Die Diagnose kann meist klinisch aufgrund flauschig-weißlicher Herde der Netzhaut gestellt werden. Bei hoher Durchseuchung der Bevölkerung mit T. gondii ist der serologische Erregernachweis nur bedingt aussagekräftig, daher ist der Antigennachweis (PCR, gegebenenfalls Antikörpernachweis) im Kammerwasser im Zweifelsfall anzustreben.

Differenzialdiagnosen. Bei allen Formen der Uveitis sind Systemerkrankungen – z. B. Erkrankungen des rheumatischen Formenkreises, Kollagenosen und Sarkoidose – als primär nichtinfektiöse Ursachen abzuklären. Bei therapieresistentem Verlauf sind auch „Maskeradesyndrome" (Lymphom, Leukämie) zu berücksichtigen.

Therapie und Prävention

Allgemein. Diagnostik und Therapie intraokularer Entzündungen können bei dem überwiegenden Teil der Patienten ambulant vorgenommen werden. Eine stationäre Behandlung ist immer bei visusbedrohenden, progredient verlaufenden Entzündungen, vor allem bei akuter Endophthalmitis, notwendig. Die Therapie einer begleitenden Grunderkrankung steht bei intraokularen Entzündungen meist im Vordergrund.

Supportive Maßnahmen. Bei Uveitis anterior sind lokal applizierte, mittellang wirksame Mydriatika zur Verminderung von Synechien indiziert (Scopolamin-Augentropfen 0,5 % 2- bis 4-mal täglich). Durch die gleichzeitig einsetzende Zykloplegie erfolgt auch eine Schmerzlinderung.

Kalkulierte Initialtherapie der Endophthalmitis. Bei akuter Infektion sollte eine Primärtherapie eingeleitet werden, noch bevor der Erregernachweis vorliegt. Die Behandlung der mikrobiell bedingten Uveitis erfolgt gezielt antimikrobiell (Tabelle 15.**1**).

Therapiekontrolle/Komplikationen. Die Kontrolle der Behandlung erfolgt anhand von biomikroskopischem Befund, Visusverlauf und Rückbildung sekundärer Veränderungen (Normalisierung des intraokulären Druckes, Rückbildung von Granulomen usw.). Eine ausbleibende Besserung kann auf eine unzureichende antimikrobielle Therapie (Resistenzentwicklung, mangelnde Wirkstoffresorption) oder eine bereits manifeste Schädigung (z. B. persistierendes Makulaödem) zurückgeführt werden. Da bei vielen Patienten keine intraokulare Erregerisolation erfolgt/gelingt, muss die Erstdiagnose kritisch hinterfragt und gegebenenfalls eine erneute Abklärung vorgenommen werden.

Lokale Komplikationen variieren und betreffen bei:
- **Uveitis anterior:** intraokulare Druckerhöhung (Trabekulitis, sekundäres Steroidglaukom), Cataracta complicata (vor allem bei langfristiger Steroidtherapie und Synechien), zystoides Makulaödem (häufiger bei chronisch-rezidivierendem Verlauf und bei HLA-B27-positiven Patienten), posteriore Synechien (**Cave:** Pupillarblockentwicklung mit Sekundärglaukom), erhöhtes Kataraktrisiko;
- **Uveitis intermedia:** zystoides Makulaödem, Glaskörperhämorrhagie und (selten) Traktionsablatio der Netzhaut;
- **Uveitis posterior:** zystoides Makulaödem, retinochorioidale Infiltrate mit persistierenden Gesichtsfelddefekten, okklusive Vaskulitis mit sekundärer Optikusatrophie (vor allem bei akuter Netzhautnekrose) und Amotio retinae (vor allem bei VZV- und CMV-Retinitis).

Prognose. Die Visusprognose der Uveitis ist wesentlich von der Lokalisation der Entzündung abhängig. Die akute anteriore Uveitis kann ohne Residuen mit völliger Restitution verlaufen. Dagegen hinterlassen chronisch-rezidivierende Verläufe und die posteriore Uveitis bei einem großen Teil der Patienten morphologische und funktionelle Dauerschäden. Besonders ungünstige Verläufe werden bei akuter Endophthalmitis und akuter Netzhautnekrose beobachtet, die zum Teil zu Funktionsverlust und Enukleation führen können.

Prävention. Strenge Asepsis und präoperative Maßnahmen, Desinfektion der Haut- und Lidränder) haben das Risiko der postoperativen Endophthalmitis minimiert, aber nicht beseitigt. Die Vermeidung von (penetrierenden) Augenverletzungen (Schutzbrille, Arbeitssicherheitsvorkehrungen) sind weitere wichtige Präventivmaßnahmen.

Literatur

Benevento WJ, Murray P, Reed CA, Pepose JS. The sensitivity of Neisseria gonorrhoeae, Chlamydia trachomatis, and herpes simplex type II to desinfection with povidone-iodine. Am J Ophthalmol. 1990;109:329–33.

Bialasiewicz AA. Infektionskrankheiten des Auges. Stuttgart: Fischer; 1995.

Fabricius EM. Augenmanifestationen in HIV-Infektionen. Bücherei des Augenarztes. Bd. 129. Stuttgart: Enke; 1992.

Foster CS, Vitale AT. Diagnosis and treatment of uveitis. Philadelphia: Saunders; 2002.

Fraser-Hurt N, Bailey RL, Cousens S, Mabey D, Faal H, Mabey DC. Efficacy of oral azithromycin versus topical tetracycline in mass treatment of endemic trachoma. Bull World Health Organ. 2001;79:632–40.

Han DP, Wisniewski SR, Wilson LA, et al. Spectrum and susceptibilities of microbial isolates in the Endophthalmitis Vitrectomy Study. Am J Ophthalmol. 1996;122:1–17.

Hwang DG. Bacterial Conjunctivitis. In: Pepose JS, Holland GN, Wilhelmus KR. eds. Ocular infection & immunity. St. Louis: Mosby; 1996:970–1033.

Kraus DJ, Bullock, JD. Orbital infections. In: Pepose JS, Holland GN, Wilhelmus KR, eds. Ocular infection & immunity. St. Louis: Mosby; 1996:1321–41.

Mino de Kaspar, Grasbon T, Kampik A. Therapie der infektiösen Endophthalmitis und Panophthalmitis. In: Kampik A, Grehn, Hrsg. Therapie okulärer Erkrankungen. Stuttgart: Thieme; 2002:268–79.

Pepose JS, Leib DA, Stuart PM, Easty DL. Herpes simplex virus diseases. In: Pepose JS, Holland GN, Wilhelmus KR, eds. Ocular infection & immunity. St. Louis: Mosby; 1996: 933–58.

Pleyer U. Immunbiology of the Cornea. In: Pleyer U, Zierhut M, Behrens-Baumann W, eds. Immuno-Ophthalmology. Basel: Karger; 1999:110–29.

Pleyer U. Therapie intraokularer Entzündung: Anteriore und posteriore Uveitis. In: Kampik A, Grehn W, Hrsg. Therapie okulärer Erkrankungen. Stuttgart: Thieme; 2002: 324–43.

Seal DV, Bron AJ, Hay J. Ocular infection. Investigation and Treatment in Practice. London: Martin Dunitz Ltd; 1998.

Torun N, Liekfeld A, Hartmann C, Metzner S, Pleyer U. Okuläre Toxoplasmose-Antikörper in Kammerwasser und Serum. Ophthalmologe. 2002;99:109–12.

Wilhelmus KR. Bacterial Keratitis. In: Pepose JS, Holland GN, Wilhelmus KR, eds. Ocular infection & immunity. St. Louis; Mosby; 1996:970–1033.

Winceslaus J, Goh BT, Dunlop EM, et al. Diagnosis of ophthalmia neonatorum. Br Med J (Clin Res Ed). 1987;295:1377–9.

Adenoviren/Adenoviridae

U. Pleyer

Erreger

Adenoviren sind unbehüllte, etwa 80 nm große, ikosaedrische Viren. Das Kapsid besteht aus 240 sechseckigen Untereinheiten, den „Hexonen", die das gruppenspezifische Antigen tragen. Zwölf der Kapsomere sind fünfeckig. Sie enthalten in Gestalt der „Pentone" bzw. daran ansetzender „Fibers" das typenspezifische Antigen. Das Genom der Adenoviren besteht aus einer linearen, 36–38 Kilobasen großen Doppelstrang-DNA, die sich im Innern des Kapsids befindet. Das Virus wurde im Jahre 1954 erstmals aus Tonsillen und Adenoidgewebe isoliert, daher resultiert der Name. Über 80 Adenoviren sind bisher bekannt, 47 davon sind für den Menschen pathogen und zeigen untereinander Antigenverwandtschaft. Sie sind einer kontinuierlichen Entwicklung durch Sequenzänderung unterworfen, welche Pathogenität und klinisches Bild beeinflusst. Eine Besonderheit der Adenoviren besteht in ihrer Fähigkeit, in einem Wirt zu persistieren.

Häufigkeit, Verbreitung und Bedeutung der Infektion

Adenoviren kommen bei Tier und Mensch vor, sind aber streng artenspezifisch. Sie verursachen verschiedene Erkrankungen, die einzeln, aber auch kombiniert auftreten können. Befallen werden vorrangig die oberen, seltener die unteren Atemwege, das Auge und der Gastrointestinaltrakt. Betroffen sind meist Kinder und Jugendliche, wobei die Mehrzahl der Infektionen im Kindesalter inapparent verläuft. Infektionen treten gehäuft im Winter mit Beteiligung des Respirationstraktes und im Sommer infolge des Besuchs von Schwimmbädern auf.

Übertragung, Infektion und Pathogenese

Infektionsquelle ist der Mensch. Die Übertragung erfolgt vorwiegend durch Tröpfcheninfektion, aber auch als Schmutz- und Schmierinfektion, da das Virus auch im Stuhl ausgeschieden wird. Augeninfekte können darüber hinaus durch Badewasser oder iatrogen durch ungenügend sterilisierte Instrumente – wie Tonometer, Kontaktlinsen oder Augentropfenflaschen – übertragen werden. Akute respiratorische Infektionen treten oft epidemisch bei jungen Erwachsenen (Soldaten), die in enger Gemeinschaft leben, auf. Die Viren replizieren sich vorwiegend in den Schleimhäuten, den regionalen Lymphknoten und selten in den Meningen. Im Sinne einer latenten Infektion persistieren sie in den Tonsillen eines Teiles der Bevölkerung über lange Zeit – ohne Erkrankung oder Ausscheidung infektiösen Materials. Die Inkubationszeit beträgt 4–10 Tage, die Krankheitsdauer 2–3 Wochen. Adenovirusinfektionen verursachen eine relativ dauerhafte Immunität mit Bildung von neutralisierenden und nicht-neutralisierenden Antikörpern.

Klinisches Bild und Therapie

Akute fieberhafte Pharyngitis. Diese Infektion wird sporadisch und meist bei Kindern beobachtet. Sie wird durch die Serotypen 1–3 und 5–7 verursacht. Symptome sind verstopfte Nase, Husten, entzündeter Rachen und zervikale Lymphknotenschwellung.

Pharyngokonjunktivales Fieber. Als häufigste okuläre adenovirale Infektion durch die Serotypen 3 und 7 ist diese Erkrankung durch eine Kombination aus Pharyngitis, Fieber und Konjunktivitis gekennzeichnet. Die Konjunktivitis ist hauptsächlich vom follikulären Typ, mit wässrigem Sekret, Hyperämie und milder Chemosis. Die Ansteckung erfolgt in diesen Fällen gehäuft in Schwimmbädern. Eine Hornhautbeteiligung in Form einer punktförmigen Epitheliopathie kann auftreten. Geschwollene zervikale Lymphknoten finden sich in über 90% der Fälle.

Epidemische Keratokonjunktivitis. Als schwerere Form der Konjunktivitis ist diese durch die Serotypen 8, 11, 19 und 37 bedingt. Eine gemischte papilläre und follikuläre Reaktion des Stromas mit wässriger Sekretion, Hyperämie, Chemosis und Lymphknotenschwellung ist vorzufinden. Subkonjunktivale Blutungen und Membranformation treten häufig auf und können zu Vernarbung und Symblepharonbildung führen. Eine Hornhautbeteiligung ist variabel – von einer diffusen oberflächlichen Keratitis mit punktförmigen Epithelläsionen bis zu subepithelialen Trübungen, die längere Zeit bestehen können (Monate bis Jahre), aber meist gutartig sind und nur selten mit einer Vernarbung oder einer Vaskularisation einhergehen (👁 Abb. 7a).

Akutes respiratorisches Syndrom. Dieses tritt in epidemischer Form bei Adoleszenten und z. B. Soldaten auf und wird durch die Serotypen 3, 4, 7, 14, 21, 24 und 35 verursacht. Die Erkrankung verläuft zumeist gutartig und bleibt auf die oberen Luftwege beschränkt, kann sich aber zur interstitiellen Viruspneumonie steigern. Adenoviren sind für etwa 10 % der kindlichen Pneumonien verantwortlich, die in seltenen Fällen auch tödlich verlaufen.

Gastroenteritis. Gastrointestinale Symptome – wie Fieber, Übelkeit, Erbrechen, Durchfall, Leibschmerzen und Myalgien – treten bei nosokomialen Infektion mit den Serotypen 40 und 41 auf.

Hämorrhagische Zystitis. Diese eher seltene Infektion wird in etwa 20–70 % der Fälle durch Adenoviren der Serotypen 11 und 21 verursacht, ist selbstlimitierend (5 Tage) und verläuft ohne Nierenbeteiligung.

Generalisierte Infektionen. Bei angeborenen oder erworbenen Immundefekten (z. B. nach Organtransplantation oder bei HIV-Infektion) kann es, wenn auch selten, zu disseminierten Infektionen als obliterierende Bronchiolitis, Meningoenzephalitis, Hepatitis oder Myokarditis kommen. Eine Immunsuppression führt in diesen Fällen zur Reaktivierung und Replikation persistierender Adenoviren (Serotypen 11, 34, 35 und 42–47 bei AIDS-Patienten).

Therapie. Eine spezifische Therapie existiert nicht. Die symptomatische Behandlung und die Verhinderung der Infektionsausbreitung stehen im Vordergrund. Eine Therapie mit Antibiotika ist nicht indiziert, da bakterielle Superinfektionen selten sind.

Labordiagnostik

Der Antikörpernachweis im Patientenserum mittels Komplementbindungsreaktion oder IgM-/IgG-ELISA steht bei den respiratorischen Infektionen im Vordergrund. Enterale Adenoviren finden sich beim Antigennachweis mittels Enzymimmunoassay oder passiver Agglutination im Stuhl. Vor allem bei Augeninfektionen ist die Serologie unzuverlässig, da hier nur wenige Antikörper gebildet werden. Die Isolierung durch Anzucht in Zellkulturen kann aus Konjunktivalabstrichen, Rachenspülwasser und Bronchialsekret erfolgen. Die Erreger lassen sich bis zu 4 Wochen nach Infektionsbeginn nachweisen. Zur Diagnosestellung zum Zeitpunkt der Erstuntersuchung eignet sich der Enzymimmunoassay, der adenovirales Antigen in Abstrichen identifiziert. In Zukunft wird zunehmend die PCR zum Einsatz kommen.

Impfung

In den USA wurde ein Impfstoff gegen die Serotypen 3, 4, 7 und 21 entwickelt, welcher aber in Deutschland nicht zugelassen ist.

Maßnahmen der Verhütung und Bekämpfung

Ein Schutz ist nur durch Hygienemaßnahmen gewährleistet. Besondere Anforderungen stellen Schwimmbad- und Hospitalinfektionen in augenärztlichen Einrichtungen dar. Händedesinfektion, ausreichende Chlorierung des Schwimmbadwassers und Desinfektion augenärztlicher Instrumente, wie Spaltlampe und Tonometer, z. B. mit Chloramin, können Infektionen zumindest reduzieren. Kontaktlinsen und Behälter sollten regelmäßig gereinigt bzw. desinfiziert werden. Da bis 2 Wochen nach Beginn der Erkrankung Ansteckungsgefahr besteht, sind infizierte Personen von der Arbeit bzw. der Schule und anderen öffentlichen Räumen zu isolieren.

> Nach § 7 (1) IfSG ist der direkte Nachweis von Adenoviren im Konjunktivalabstrich meldepflichtig. (In einigen Bundesländern ist die epidemische Keratokonjunktivitis als klinisches Bild meldepflichtig.) Nach § 6 (3) IfSG ist dem Gesundheitsamt unverzüglich das gehäufte Auftreten nosokomialer Infektionen, bei denen ein epidemiologischer Zusammenhang wahrscheinlich ist oder vermutet wird, als Ausbruch nichtnamentlich zu melden.

■ **Beratung und spezielle Diagnostik**

Konsiliarlaboratorium für Adenoviren
Institut für Virologie der Medizinischen Hochschule Hannover
Carl-Neuberg-Str. 1
30625 Hannover
Leitung: Herr PD Dr. A. Heim
E-Mail: ahei@virologie.mh-hannover.de
Tel. 0511.532-4311 oder -6736 (Institutssekretariat)
Fax: -8736

16 Infektionen von Haut und Weichteilen

B. Tebbe, C. E. Orfanos

Infektionen an Haut und Weichteilen sind Folge des direkten Eindringens von Mikroorganismen in die gesunde, meist jedoch verletzte oder vorgeschädigte Haut. Systemische Infektionen mit demselben Erreger können vollständig verschiedene Krankheitsbilder verursachen, wobei die Haut mitbeteiligt sein kann. Ein klassisches Beispiel sind β-hämolysierende Streptokokken: Sie verursachen bei direktem Eindringen in die Haut ein Erysipel, sie können aber auch für eine Tonsillitis verantwortlich sein und, bei entsprechender Fähigkeit zur Toxinbildung, Scharlach hervorrufen. Darüber hinaus gibt es zyklische Allgemeininfektionen, die von einem Exanthem begleitet werden. Die jeweilige klinische Manifestation wird von der Immunitätslage des Individuums und den gewebespezifischen Faktoren der Haut beeinflusst. Ein Erysipel am Unterschenkel wird z. B. begünstigt, wenn durch lymphogene und/oder venöse Stauung die Abflussverhältnisse gestört sind. Nicht zuletzt wird das klinische Erscheinungsbild durch die Eigenschaften des Erregers bestimmt, das heißt seine Virulenz, eine gegebenenfalls vorhandene Fähigkeit zur Toxinbildung und seine Resistenz gegen Therapeutika. Zum besseren Verständnis von Infektionen an Haut und Weichteilen sind diesem Kapitel eine Zusammenfassung der anatomischen und funktionellen Verhältnisse des Hautorgans vorangestellt sowie exemplarische Hinweise für eine symptomorientierte Diagnostik.

Aufbau und Funktion der Haut

Aufgaben. Das Hautorgan ist mit einer Oberfläche von 1,5–2 m^2 das größte Organ des Menschen. Wesentliche Funktionen der Haut sind die Bildung einer Schutzbarriere gegen exogene Noxen (Infektionen, mechanische Traumen, UV-Licht), die Aufrechterhaltung des endogenen Gleichgewichts durch Regulation der Körpertemperatur und des Wasserhaushalts, die Metabolisierung von Hormonen (z. B. Vitamin-D-Synthese) und die Regulation neuronaler Reize.

Aufbau. Die Haut ist ektodermalen (Keratinozyten, Melanozyten, periphere Nerven) und mesodermalen Ursprungs (Leukozyten, dermale Gefäße und Fibroblasten). Sie gliedert sich in 2 Kompartimente: Epidermis und Dermis, die der Subkutis aufliegen (Abb. 16.1). Die unterste Zellschicht der Epidermis, das Stratum basale, ist durch Hemidesmosomen mit der Basalmembran, der Grenzschicht zwischen Epidermis und Dermis, verbunden. Im Stratum basale teilen sich die Keratinozyten, anschließend wandern und differenzieren sie sich auf dem Weg bis zum Stratum corneum. Die Reifung der Keratinozyten geht einher mit der Produktion von festem, fibrösem Material, dem so genannten Keratin, das ein wesentlicher Faktor der epidermalen Barriere ist. Die permanente Erneuerung der Haut stellt eine wichtige präventive Maßnahme gegen das Eindringen von Mikroorganismen dar. Die Epidermis besitzt eigene immunaktive Zellen, wie Lymphozyten und Langerhans-Zellen. Ungefähr 1 % der epidermalen Zellen sind T-Lymphozyten. Die Mehrzahl davon sind Gedächtniszellen (CD45 RO$^+$), die den CD8-Rezeptor exprimieren. Die Langerhans-Zellen sind die antigenpräsentierenden Zellen der Haut. Sie sind myeloischen Ursprungs und machen 5 % der epidermalen Zellen aus. Zahlreiche nichtmyelinisierte Nervenendigungen befinden sich in der Epidermis. Zwischen den basalen Keratinozyten der Epidermis liegen vereinzelt Melanozyten, die pigmentbildenden Zellen der Haut.

Dermis. Im Vergleich zur Epidermis ist die Dermis relativ zellarm und wird von einer Bindegewebsmatrix dominiert. Die Dermis ist gewissermaßen die Stützsubstanz der Haut, in der die Epidermis

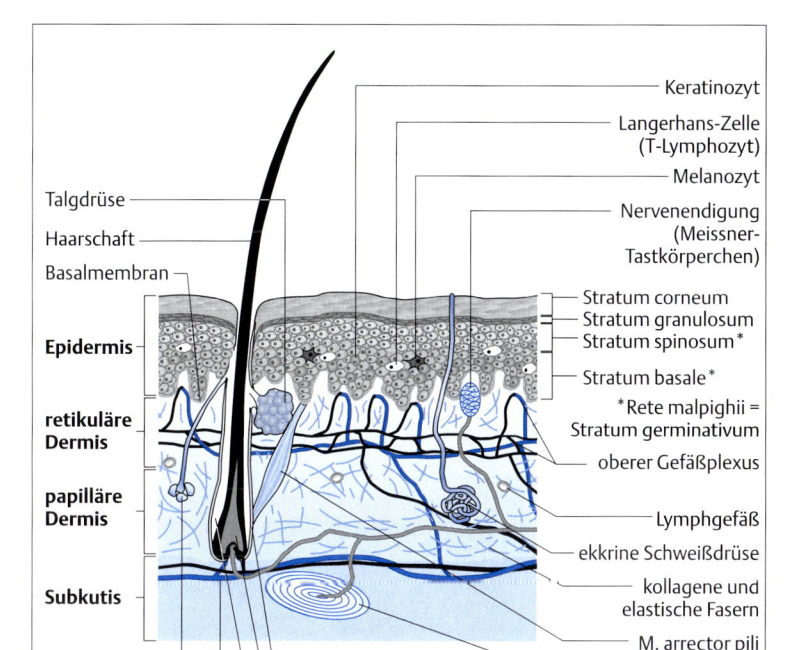

Aufbau und Funktion der Haut

Abb. 16.1 Aufbau der Haut.

verankert ist. Sie ist vaskularisiert; Nährstoffe können durch die Bindegewebsmatrix diffundieren, um die avaskuläre Epidermis zu erreichen. Die Dermis ist Transportweg und Koordinator von Zellbewegungen von der Epidermis weg und wieder zurück. Die oberflächliche, papilläre Dermis besteht aus Typ-I-Kollagenfibrillen, in denen Fibroblasten und Leukozyten, oberflächliche Kapillaren und Lymphgefäße eingebettet sind. Die tiefer gelegene, retikuläre Dermis zeigt im Gegensatz zur papillären Dermis dickere Kollagenfibrillen. Ein arterielles und venöses Gefäßnetz stellt die Verbindung zum papillären Kapillarplexus her. Beide Schichten der Dermis beinhalten neben dem Kollagen noch andere Komponenten. Das Hauptstrukturprotein der Dermis ist Elastin, welches für die charakteristische Hautflexibilität verantwortlich ist. Daneben finden sich in der Dermis noch Mukopolysaccharide. Bildungsstätte für die dermale Bindegewebsmatrix sind die Fibroblasten, die disseminiert im dermalen Bindegewebe liegen. Insgesamt 95 % aller T-Lymphozyten der Haut befinden sich in der Dermis. Im Gegensatz zur Epidermis sind CD4- und CD8-Zellen annähernd gleich häufig vorhanden. B-Lymphozyten kommen in der gesunden Haut nicht vor, wohingegen Makrophagen und Mastzellen vorhanden sind.

Die Subkutis wird von Fettgewebszellen gebildet. Sie bilden Fettgewebssepten, welche von größeren Gefäßen durchzogen sind. Die Subkutis dient vor allem der vaskulären Versorgung der Haut und der Thermoregulation des Körpers.

Adnexe. Weitere Bestandteile der Haut sind die Hautanhangsgebilde (so genannte Adnexe). Diese umfassen die Terminalhaarfollikel, Vellushaarfollikel, Talgdrüsenfollikel sowie ekkrine und apokrine Schweißdrüsen und Nägel. Die Terminalhaarfollikel reichen tief in die Dermis, bis an die Grenze zur Subkutis, und bilden ein kräftiges Terminalhaar. Mit dem Terminalhaarfollikel ist eine Talgdrüse verbunden. Vellushaarfollikel finden sich am gesamten Integument, mit Ausnahme des behaarten Kopfes, der Handflächen, der Fußsohlen und der Schleimhäute. Von den Vellushaarfollikeln werden die so genannten Flaumhaare gebildet. Sie verfügen ebenfalls über eine Talgdrüsenanlage, die jedoch kleiner ist als diejenige des Terminalhaarfollikels. Ekkrine Schweißdrüsen befinden sich am gesamten Integument, mit Betonung von behaartem Kopf, Handflächen und Fußsohlen. Sie münden mit einem eigenen Ausführungsgang an die Hautoberfläche. Ihre Funktion ist die Thermoregulation. Apokrine

Schweißdrüsen, so genannte Duftdrüsen, finden sich axillär, genitoanal und perimamillär. Sie münden mit ihrem Ausführungsgang in den Follikelkanal von Terminalhaaren (Abb. 16.1).

Von den klinischen Symptomen zur Diagnose

Infektionskrankheiten der Haut und der Schleimhäute sind meist aufgrund des klinischen Bildes zu diagnostizieren. Die mikrobiologische Diagnostik unterstützt bzw. sichert in aller Regel die klinische Verdachtsdiagnose.

Bei primär bakteriellen Infektionen der Haut (Tabelle 16.1) sind die klinische Einschätzung und die differenzialdiagnostische Abgrenzung in der akuten Phase sehr wichtig, um rasch entsprechende therapeutische Konsequenzen ziehen zu können. Dabei ist neben dem klinischen Befund (akute Entzündung) die Anamnese (z. B. zeitlicher Verlauf) ein wichtiges Entscheidungskriterium. Zum Beispiel kann durchaus eine Unterschenkelphlegmone klinisch einer tiefen Phlebothrombose ähnlich sein, sodass in diesen Fällen die Durchführung einer fluoreszenzkodierten Doppler-Sonographie erforderlich ist.

Bakterielle Superinfektionen präexistenter Dermatosen (Tabelle 16.1), z. B. die häufige Superinfek-

Tabelle 16.1 Bakterielle Erreger, die verschiedene Infektionen bzw. Symptome an der Haut verursachen (Auswahl aus den in diesem Kapitel besprochenen Krankheitsbildern)

Primäre bakterielle Infektionskrankheiten der Haut	Bakterielle Superinfektionen präexistenter Dermatosen mit klinischer Relevanz	Hautmanifestationen bei systemischen Infektionen	Auslösende Erreger (in der Regel)
Impetigo contagiosa Follikulitis Furunkel Karbunkel	atopisches Ekzem Kontaktekzem	staphylokokkenbedingtes Syndrom der verbrühten Haut staphylokokkenbedingtes toxisches Schocksyndrom	Staphylococcus aureus
Erysipel Phlegmone	–	Scharlach	S. pyogenes
nekrotisierende Fasziitis gramnegativer Fußinfekt chronisch-vegetierende Pyodermien	Ulcus cruris	–	bakterielle Mischflora (häufig Pseudomonas) Staphylococcus aureus Streptokokken
Erythrasma Trichomycosis palmellina	–	–	Corynebakterien

Hinsichtlich anderer Krankheitsbilder siehe:
- Anthrax, Erysipeloid, Lyme-Borreliose; Kapitel 19
- Lues; Kapitel 12

tion des atopischen Ekzems mit Staphylococcus aureus, sind Ausdruck einer gestörten epidermalen Barriere, wodurch das Eindringen von Krankheitserregern begünstigt wird. In aller Regel wird man versuchen, diese Infektionen zunächst unter Einsatz von mikrobiologischen Methoden zu diagnostizieren, bevor man eine spezifische antiinfektive Therapie einleitet.

Virale Infektionen. Die in diesem Kapitel besprochenen viralen Infektionskrankheiten durch Herpes-simplex- und Varizella-Zoster-Virus (Tabelle 16.2) sind im Initialstadium durch eine Vesikelbildung gekennzeichnet. Hilfreich zur differenzialdiagnostischen Abgrenzung gegenüber anderen viralen Dermatosen sind meist die Anamnese, die Lokalisation der Effloreszenzen und weitere Begleitsymptome. Auf den Erregernachweis mittels PCR bzw. Anzüchtung und/oder die serologische Bestimmung von spezifischen Antikörpern kann in aller Regel verzichtet werden. Diese diagnostischen Maßnahmen sind nur in klinisch unklaren Fällen angebracht oder wenn die Krankheit trotz adäquater Therapie zu häufigen Rezidiven neigt. Zu beachten ist jedoch, dass Infektionen der Haut mit Herpes-simplex- wie auch Varizella-Zoster-Virus bakteriell superinfiziert sein können. Gelegentlich wird beobachtet, dass sich auf einem Zoster trigeminus I ein Gesichtserysipel gewissermaßen aufpfropft. In einem solchen Fall ist unverzüglich eine systemische anti-

Tabelle 16.2 Beispiele für Viren, die neben der primären Hautinfektion auch für eine Superinfektion vorbestehender Dermatosen bzw. eine Hautmanifestation bei systemischer Infektion verantwortlich sein können

Primäre virale Infektionskrankheiten der Haut	Virale Superinfektionen präexistenter Dermatosen mit klinischer Relevanz	Hautmanifestationen bei systemischen Infektionen	Auslösende Erreger (in der Regel)
Gingivostomatitis herpetica Herpes simplex Vulvovaginitis herpetica Herpes genitalis	Eczema herpeticum	Herpessepsis des Neugeborenen postherpetisches Erythema exsudativum multiforme	Herpes-simplex-Virus (HHV 1 und 2)
Zoster segmentalis Zoster ophthalmicus Zoster oticus Ramsay-Hunt-Syndrom	–	Varizelleninfektion Herpes zoster	Varizella-Zoster-Virus (HHV 3)
Dellwarzen	Eczema molluscatum	–	Molluscum-contagiosum-Virus
Verrucae vulgares Verrucae planae juveniles Verrucae plantares	Eczema verrucatum	–	humane Papillomaviren

HHV = humanes Herpesvirus

infektive Therapie zu beginnen. Dellwarzen können klinisch leicht diagnostiziert werden, wohingegen Verrucae vulgares vom klinischen Aspekt her aktinischen Keratosen oder so genannten Alterswarzen ähneln können. Gelegentlich fällt die Unterscheidung zwischen Verrucae plantares und Clavus schwer.

Bei Haut- und Nagelmykosen ist zwar aufgrund des Erscheinungsbildes und der Lokalisation der Effloreszenzen (z. B. in den intertriginösen Hautarealen) an eine Infektion mit Candidaspezies und/oder Dermatophyten zu denken, das klinische Bild kann jedoch durch andere Dermatosen imitiert werden, z. B. durch eine Psoriasis inversa oder durch Ekzeme. Beispielsweise kann die Tinea capitis einer Psoriasis der Kopfhaut, einem seborrhoischen Ekzem oder einem Kontaktekzem ähneln. Hinweisend auf eine Tinea corporis ist z. B. die Randbetonung der Schuppung, wohingegen man bei der Psoriasis eine die gesamte Läsion bedeckende Schuppung erwartet. Darüber hinaus können die differenzialdiagnostisch in Erwägung zu ziehenden Dermatosen nicht selten durch mykotische Erreger superinfiziert sein. Neben der Inspektion erleichtert bei einigen Hautmykosen eine Wood-Licht-Untersuchung (UVA, 320–400 nm) die Diagnosestellung. Beispielsweise leuchten bei der Pityriasis versicolor die betroffenen Hauareale bei Anwendung dieser Untersuchungsmethode rötlich oder grünlich-gelb. Das komplette diagnostische Vorgehen bei Haut- und Nagelmykosen umfasst den Erregernachweis in der mikroskopischen Untersuchung von Nativmaterial, die Anzucht aus Hautschuppen bzw. Nagelmaterial und/oder den histologischen Nachweis in einer Hautbiopsie.

Parasitäre Erkrankungen, wie Skabies und Pedikulosis, sind nicht immer einfach zu diagnostizieren. In der Regel führt jedoch die Zusammenschau von klinischer Morphologie, Lokalisation der Effloreszenzen und nach Möglichkeit direktem Nachweis der Erreger zur Diagnose.

Erythrasma

Definition

Beim Erythrasma handelt es sich um eine oberflächliche Hautinfektion, die fast ausschließlich im Bereich der Hautfalten auftritt. Erreger ist Corynebacterium minutissimum.

Epidemiologie und klinische Bedeutung

Das Erythrasma ist eine häufige Infektionskrankheit der Haut und kommt insbesondere in wärmeren Klimazonen vor. Männer und Frauen sind annähernd gleich häufig betroffen.

Ätiologie und Pathogenese

Corynebacterium minutissimum ist ein grampositives, unbewegliches, nicht sporenbildendes Stäbchenbakterium von leicht gekrümmter Form. An einem Ende oder auch beidseitig ist es etwas aufgetrieben, wodurch ein keulenförmiges Aussehen entsteht. Corynebacterium minutissimum kann als Saprophyt die Haut besiedeln und in das Stratum corneum eindringen. Die Bakterien sind in der Lage, Porphyrine zu bilden. Dieses Phänomen wird für die Diagnostik (Wood-Licht) genutzt.

Disponierende Faktoren. Für die Entstehung des Erythrasmas wegbereitend sind ein feuchtes Milieu in den Hautfalten, Adipositas und Diabetes mellitus.

Anamnese und Untersuchungsbefund. Das Erythrasma entwickelt sich langsam ausbreitend, fast ausschließlich in den Hautfalten und bereitet nur selten Beschwerden. Gelegentlich wird ein Juckreiz angegeben. Es zeigen sich scharf begrenzte, großflächige, bräunlich-rötliche Erytheme in den Axillen, der Inguinalregion und seltener in den Zehenzwischenräumen.

Diagnose, Differenzialdiagnose

Die Diagnose wird in der Regel aufgrund des typischen klinischen Befundes gestellt. Da Corynebacterium minutissimum Porphyrine produziert, ist es möglich, durch eine Untersuchung mit Wood-Licht (UVA, 320–400 nm) eine ziegelrote Fluoreszenz auf der erkrankten Haut nachzuweisen.

Differenzialdiagnosen sind Tinea corporis und Psoriasis vulgaris.

Therapie und Prävention

In der Regel genügt eine Lokalbehandlung mit einer antimikrobiell wirksamen Creme oder Salbe. Geeignet sind erythromycin- oder clindamycinhaltige Externa oder Imidazolpräparate (z. B. Clotrimazol oder Bifonazol). In hartnäckigen, ausgedehnten und/oder häufig rezidivierenden Fällen kann eine systemische Therapie mit Erythromycin (2–3 × 500 mg pro Tag per os über 5–7 Tage) versucht werden.

Prophylaxe. Als Prophylaxe in hartnäckigen, zu Rezidiven neigenden Fällen ist die 1- bis 2-mal monatliche Applikation eines antimikrobiellen Lokaltherapeutikums an den Prädilektionsstellen zu empfehlen.

Prognose. In der Regel heilt das Erythrasma schnell ab. Allerdings ist vor allem bei adipösen, disponierten Individuen mit Rezidiven zu rechnen, sodass eine gründliche Hygiene bzw. eine lokale Prophylaxe in diesen Fällen sinnvoll ist.

Trichomycosis palmellina

Definition

Die Trichomycosis palmellina ist eine relativ häufige Besiedlung der Axillar-, seltener der Genitalhaare mit Corynebacterium tenuis.

Epidemiologie und klinische Bedeutung

Die Trichomycosis palmellina ist eine weitverbreitete Dermatose. Jüngere Menschen sind häufiger betroffen als ältere.

Ätiologie und Pathogenese

Corynebacterium tenuis bildet schleimig-gelbliche Kolonien um die Haarschäfte, die makroskopisch sichtbar sind. Die Haarkutikula wird dabei angegriffen, das Keratin und der Schweiß werden zum Teil abgebaut bzw. zersetzt, wodurch der charakteristische so genannte „Schweißgeruch" entsteht.

Disponierende Faktoren. Mangelnde Hygiene und Hyperhidrosis disponieren zu einer Trichomycosis palmellina.

Anamnese und Untersuchungsbefund. Meist wird die Trichomycosis palmellina als Zufallsbefund diagnostiziert oder aber der charakteristische Schweißgeruch führt die Betroffenen zum Arzt. Bei der Inspektion lassen sich an den Haarschäften schleimig-gelbliche Kolonien finden.

Diagnose

Die Diagnose wird in der Regel makroskopisch gestellt. Sie kann durch eine Wood-Licht-Untersuchung (UVA, 320–400 nm) unterstützt werden, bei der die betroffenen Haare eine orangefarbene Fluoreszenz zeigen. Der kulturelle Nachweis ist in der Regel nicht notwendig.

Therapie und Prävention

Die Therapie besteht in hygienischen Maßnahmen einschließlich regelmäßiger Körperreinigungen (gegebenenfalls unter Einbeziehung von 70 %igem Ethanol) und Rasieren der betroffenen Hautareale.

Prophylaxe. Eine Intensivierung der Körperpflege durch Anwendung deodorierender, antiseptischer Seifen ist zu empfehlen.

Prognose. Die Trichomycosis palmellina heilt in der Regel schnell ab. Rezidive sind jedoch möglich.

Staphylokokkenerkrankungen der Haut

Definition

Staphylococcus aureus ist ein an das Hautmilieu adaptierter, fakultativ pathogener Erreger, der je nach Lokalisation und Eindringtiefe verschiedene Dermatosen hervorrufen kann.

Epidemiologie und klinische Bedeutung

Hautinfektionen mit S. aureus kommen ubiquitär vor; 20–30% der Bevölkerung tragen S. aureus in den vorderen Nasenabschnitten bzw. an der Haut-Haar-Grenze oder in der Inguinalregion. S. aureus wird typischerweise als Schmierinfektionen durch Kontakt übertragen.

Ätiologie und Pathogenese

Die Staphylokokkenimpetigo ist eine oberflächliche, meist im Kindesalter auftretende Infektion der Haut mit Staphylococcus aureus. Bei der Follikulitis breitet sich der Erreger im oberen Teil des Haarfollikels aus und führt hier zu einer bakteriellen, abszedierenden Entzündung. Bei Ausdehnung auf tiefere Follikelabschnitte, einschließlich der Talgdrüse, entsteht ein Furunkel, der sich zu einem Karbunkel ausweiten kann, wenn benachbarte Follikel betroffen sind.

Disponierende Faktoren. Infektionen mit S. aureus werden durch lokale und systemische Faktoren begünstigt. Dazu zählen:
- vorgeschädigte Haut, z. B. bei atopischer Dermatitis,
- Diabetes mellitus,
- Immunsuppression (Neutropenie, Phagozytenfunktionsstörung),
- chronischer Alkoholismus,
- Ernährungsstörungen.

Impetigo contagiosa (Abb. 18a)

Die Impetigo contagiosa zählt zu den häufigsten Hautinfektionen bei Kindern und ist hochkontagiös.

Ätiologie, Pathogenese und Einteilung. Es werden 2 Verlaufsformen unterschieden: die häufigere, kleinblasige Impetigo, die meist durch β-hämolysierende Streptokokken verursacht und sekundär mit Staphylococcus besiedelt wird, und die seltenere, großblasige Form, die meist primär durch S. aureus hervorgerufen wird. Disponierende Faktoren sind mangelnde Körperhygiene bzw. eine gestörte Hautbarriere.

Anamnese und Untersuchungsbefund. Klinisch ist das asymmetrische Auftreten kleinfleckiger Erytheme mit Bläschen und Pusteln charakteristisch, die in kurzer Zeit von honiggelben Krusten bedeckt sind. Begleitend können regionale Lymphknotenschwellungen auftreten.

Diagnose. Eine mikrobiologische Abstrichuntersuchung zum Bakteriennachweis ist anzustreben. Differenzialdiagnostisch kommt eine Herpes-simplex-Virus-Infektion infrage.

Therapie. Die Behandlung der Impetigo contagiosa bei Kindern hängt im Wesentlichen von der Ausdehnung und dem Stadium der Erkrankung ab. Standardvorgehen ist eine lokale antimikrobielle Behandlung. Im akuten, nässenden Stadium sind zu empfehlen:
- feuchte Umschläge mit Chinosol 1% oder Polyvidonjodlösungen oder
- wässrige Farbstofflösungen (z. B. Pyoktanin oder Gentinaviolett).

Sind die Hautveränderungen nach längerem Bestehen bereits verkrustet und fest haftend, so wird man sie zunächst mit Salicylvaseline 3% auflösen und erst dann mit antimikrobiellen Externa behandeln. Systemische Antibiotika kommen bei der Impetigo contagiosa **in folgenden Situationen** zum Einsatz:
- ausgedehnte Fälle,
- Neugeborene und Säuglinge,
- Nichtansprechen auf die lokale Behandlung nach 48 Stunden,
- Nierenbeteiligung.

Für die **systemische Therapie** sind zu empfehlen:
- penicillinasefeste Penicilline (z. B. Flucloxacillin),
- Erythromycin,
- Cephalosporine der 1. und 2. Generation (z. B. Cefaclor),
- Amoxicillin plus Clavulansäure,
- Clindamycin.

Mögliche Komplikation ist eine postinfektiöse Glomerulonephritis bei Verursachung durch β-hämolysierende Streptokokken.

Prophylaxe. Der Kontakt mit anderen Kindern sollte während der Infektion möglichst vermieden werden. Eine Reinfektion durch Autoinokulation ist durch häufiges Wechseln der Handtücher und der Bettwäsche und das Waschen mit einem Vollwaschmittel bei Temperaturen von mindestens 60 °C zu unterbinden.

Follikulitis, Furunkel und Karbunkel (👁 Abb. 19)

Die Follikulitis ist eine sehr häufige Dermatose, besonders im feuchtwarmen Klima. Furunkel und Karbunkel sind demgegenüber seltener, allerdings meist mit Allgemeinsymptomen einhergehend. Unbehandelt kann der Karbunkel in Einzelfällen durchaus zu einer lebensbedrohlichen Erkrankung führen.

Ätiologie und Pathogenese. S. aureus wird durch Schmierinfektion übertragen, entweder via Autoinokulation vom Nasopharynx auf ein anderes Hautareal oder durch Transmission von einem Menschen auf einen anderen. Die Bakterien dringen in die Haarfollikel ein und induzieren perifollikuläre entzündliche Prozesse.

Anamnese und Untersuchungsbefund. Die Follikulitis imponiert klinisch durch follikulär gebundene Pusteln mit periläsionalem Erythem. Diese Effloreszenzen können einzeln stehen oder auch multipel vorhanden sein. Der Furunkel ist im Anfangsstadium durch einen tiefgelegenen, derben, erythematösen Tumor charakterisiert, der sich in der weiteren Entwicklung zu einem fluktuierenden Tumor umwandelt und eitrig einschmelzen kann. Eine Sonderform ist die Paronychie. Der Karbunkel unterscheidet sich durch die Größe vom Furunkel.

Diagnose. Eine mikrobiologische Abstrichuntersuchung ist nur bei rezidivierendem Auftreten der Follikulitis bzw. bei einem Furunkel oder Karbunkel erforderlich, um eine spezifische antimikrobielle Therapie dem Antibiogramm entsprechend durchzuführen. In der Regel lässt sich S. aureus nachweisen, seltener sind Mischinfektionen mit Anaerobiern vorhanden. Differenzialdiagnosen sind die tiefe Trichophytie bei Läsionen im Bartbereich und Hidradenitis-suppurativa-ähnliche Abszesse bei Akne.

Therapie. Bei der oberflächlichen Follikulitis ist in der Regel eine lokale antiseptische Behandlung, z. B. mit Clioquinol- oder Polyvidonjod, ausreichend. Bei einer tieferen Follikulitis, z. B. im Bartbereich, ist die orale Medikation mit Clindamycin zu empfehlen, da hier neben S. aureus auch Anaerobier vorhanden sein können. Ein akuter Furunkel und ebenso ein Karbunkel ist systemisch mit Clindamycin, Cefazolin, Cefalexin oder Flucloxacillin zu behandeln. Bei ausgeprägtem Befund sollte die antibiotische Therapie initial in Form von Infusionen erfolgen. Sie kann je nach klinischem Verlauf nach mehreren Tagen auf eine orale Therapie umgesetzt werden. Eine konsequente antibiotische Therapie ist vor allem bei Lokalisationen im Gesichtsbereich notwendig. Begleitende Lokalmaßnahmen umfassen:
- feuchte Umschläge mit Kochsalzlösung (0,9 %),
- Chlorhexidin 1 % in Lotio oder Creme.

Mögliche Komplikationen von Furunkel und Karbunkel sind:
- Einschmelzung, Fluktuation und Perforation;
- Sinus-cavernosus-Thrombose bei Lokalisation im Gesicht oberhalb der Oberlippe.

Staphylokokkenbedingtes Syndrom der verbrühten Haut

Definition

Beim staphylokokkenbedingten Syndrom der verbrühten Haut (Staphylococcal Scalded Skin Syndrome, SSS-Syndrom) handelt es sich um eine exfoliative Dermatitis, welche durch Toxine von S. aureus hervorgerufen wird (👁 Abb. 18b).

Epidemiologie und klinische Bedeutung

Das SSS-Syndrom ist eine seltene Erkrankung. Meist sind Neugeborene betroffen, es tritt jedoch auch bei Kleinkindern und Adoleszenten auf. Erwachsene erkranken nur ausnahmsweise im Rahmen einer systemischen Immunsuppression oder einer anderen Grundkrankheit. Insgesamt 5 % aller S.-aureus-

Stämme produzieren exfoliative Toxine, von denen 2 – Exfoliatin A und B – für das SSS-Syndrom verantwortlich sind. In Europa, Afrika und Nordamerika ist Exfoliatin A häufiger (80 % aller exfoliatinproduzierenden S.-aureus-Stämme), in Japan Exfoliatin B.

Ätiologie und Pathogenese

Beim SSS-Syndrom ist die Ablösung der Epidermis als oberflächliche Nekrolyse im Stratum Malpighii lokalisiert. Die Erkrankung ist auf die toxisch wirkenden Exfoliatine A und B zurückzuführen, die offenbar gegen Desmoglein 1 gerichtet sind. Die verantwortlichen Erreger sind bei generalisiertem SSS-Syndrom in der Regel nicht an der betroffenen Haut, sondern im Blut oder in ferner gelegenen Foci nachweisbar, häufig im oberen Nasopharyngealraum. Beim lokalisierten SSS-Syndrom dringen die exfoliatinproduzierenden S. aureus durch einen Defekt in der Hautbarriere (z. B. atopische Dermatitis) ein. Eine weitere Ausbreitung wird in der Regel durch zirkulierende Antitoxine verhindert.

Disponierende Faktoren. Vorzugsweise betroffen sind Neugeborene, Kleinkinder und immunsupprimierte Erwachsene.

Anamnese und Untersuchungsbefund. Klinisch imponieren disseminiert auftretende, dünnwandige Blasen, die leicht rupturieren und als flächige superfizielle Erosionen in Erscheinung treten. Unterschieden werden eine lokalisierte Variante des SSS-Syndroms mit begrenzter Ausdehnung der betroffenen Haut und eine generalisierte Variante, bei der es bis zu einer vollständigen Ablösung der Haut kommen kann. Das SSS-Syndrom kann im Anschluss an eine Otitis, eine Pharyngitis oder eine eitrige Konjunktivitis durch exfoliatinbildende S.-aureus-Stämme auftreten. Während das lokalisierte SSS-Syndrom ohne Allgemeinsymptome verläuft, haben Patienten mit generalisiertem SSS-Syndrom häufig Fieber.

Diagnose, Differenzialdiagnose

Klinisch zeigt sich ein positives Nikolski-Phänomen mit Blasenbildung bei seitlichem Druck auf die Haut. Im histologischen Schnellschnitt findet sich eine apikale Blasenbildung in der Epidermis; akantholytische Zellen lassen sich nachweisen. Aus mikrobiologischen Abstrichuntersuchungen von möglichen Foci lässt sich in aller Regel S. aureus anzüchten. Differenzialdiagnosen sind:
- medikamentöses Lyell-Syndrom,
- großblasige Impetigo,
- scarlatiniforme Exantheme.

Therapie

Allgemeine Maßnahmen. Die Patienten sind aufgrund der Schwere der Erkrankung stationär aufzunehmen, eventuell ist eine intensivmedizinische Behandlung erforderlich. Wichtige supportive Maßnahmen sind die Lagerung des Patient in ein mit Metallinefolie ausgelegtes Bett, Fiebersenkung und Schmerzstillung.

Die spezifische Behandlung ist möglichst frühzeitig mit Infusionen penicillinasefester Penicilline einzuleiten. In der Regel kommt Oxacillin oder Flucloxacillin zum Einsatz. Nach 8–10 Tagen sollte die Medikation bis zur völligen Abheilung oral fortgesetzt werden. Als Alternativen kommen Cephalosporine und die neueren Makrolidantibiotika, z. B. Clarithromycin, in Betracht.

Therapiekontrolle/Komplikationen. Da die Exfoliation durch Toxine bedingt ist, besteht sie auch 24–48 Stunden nach Einleitung der Antibiose fort. Mit der Abheilung der Haut ist innerhalb von 7–10 Tagen zu rechnen, es bilden sich keine Narben. Mögliche Komplikationen sind Hypothermie, Dehydratation und Sekundärinfektionen (z. B. mit Pseudomonas spp.).

MRSA (methicillinresistente S. aureus) als Auslöser des SSS-Syndroms sind in seltenen Fällen beschrieben worden. Dies ist bei Therapieversagen zu beachten bzw. durch Abstrichdiagnostik im Vorfeld zu klären.

Prognose. Die Prognose ist mit Vorsicht zu stellen. Das Krankheitsbild kann durch eine Sepsis kompliziert werden und unter Umständen letal verlaufen. Bei 5 % der Kinder mit SSS-Syndrom verläuft die Erkrankung letal. Demgegenüber ist die Mortalitätsrate bei Erwachsenen weitaus höher (60 %).

Erysipel und Phlegmone

Definition

Das Erysipel ist eine nichteitrige Entzündung der Haut mit Beteiligung der Lymphbahnen, die auch als oberflächliche Hautphlegmone aufgefasst werden kann. Im Gegensatz dazu reicht die typische Phlegmone (Synonym: Zellulitis) tiefer in das Unterhautfettgewebe. Erreger sind in erster Linie β-hämolysierende Streptokokken der Gruppe A (Streptococcus pyogenes). Gelegentlich kommen Mischinfektionen mit Streptokokken der Gruppen B, C und G vor (👁 Abb. 16).

Epidemiologie und klinische Bedeutung

Etwa 5–10 % der gesunden Bevölkerung tragen β-hämolysierende Streptokokken auf der Rachenschleimhaut. Bei Patienten mit manifester Erkrankung erhöht sich dieser Prozentsatz auf bis zu 30 %. Staphylococcus aureus und Haemophilus influenzae Typ B gelten als Hauptverursacher des Erysipels bei Kindern. Bei Kleinkindern und Neugeborenen lässt sich Haemophilus influenzae in 60 % der Fälle mit Gesichtserysipel isolieren. Erysipele können hochakut verlaufen und haben vor allem bei Patienten mit schweren konsumierenden Erkrankungen, z. B. Tumorerkrankungen, oder immunsupprimierten Patienten, eine nicht zu unterschätzende Bedeutung.

Ätiologie und Pathogenese

Dem Erysipel und der Phlegmone gehen häufig minimale Traumen der Haut voraus, durch die die Krankheitserreger in die Haut eindringen können. Erysipel und Phlegmone sind am häufigsten am Unterschenkel lokalisiert, gefolgt vom Gesicht. Andere Lokalisationen an der Haut sind selten. Bei Kindern tritt ein Erysipel bzw. eine Phlegmone besonders häufig im Gesichtsbereich auf.

Disponierende Faktoren. Minimale Hautläsionen, z. B. infolge einer Mazeration der Zehenzwischenräume durch Tinea pedis oder nach Manipulationen an der Haut, sind Eintrittspforte für die sich rasch vermehrenden Bakterien. Begünstigt wird das Angehen der Infektion durch:

- Diabetes mellitus,
- konsumierende Erkrankungen,
- Zustand nach Varizenstripping der Beinvenen.

Anamnese und Untersuchungsbefund. Klinische Kardinalsymptome des Erysipels sind:
- flächenhaftes Erythem mit scharfer Abgrenzung,
- Schwellung mit Spannungsgefühl,
- Druckschmerz,
- Überwärmung,
- Lymphadenitis im regionären Lymphabflussgebiet,
- Allgemeinsymptome mit hohem Fieber über 39 °C,
- Erhöhung von Blutkörperchensenkungsgeschwindigkeit und Konzentration des C-reaktiven Proteins im Serum,
- Leukozytose.

Das klinische Bild kann vom diskreten über das intensive Erythem mit Blasenbildung bis zur gangränösen Verlaufsform (Erysipelas bullosum, Erysipelas gangraenosum) variieren. Bei der Phlegmone sind grundsätzlich die gleichen klinischen Symptome vorhanden, wobei allerdings weniger das Erythem imponiert, sondern mehr die Schwellung im Vordergrund steht.

Diagnose, Differenzialdiagnose

In der Regel wird die Diagnose klinisch gestellt und dann umgehend die Therapie eingeleitet.

Differenzialdiagnostisch ist das Erysipel abzugrenzen von der Kontaktdermatitis und der Stauungsdermatitis und insbesondere beim Gesichtserysipel von Rosazea und Schmetterlingserythem beim systemischen Lupus erythematodes. Bei der Unterschenkel-Phlegmone ist in die differenzialdiagnostischen Überlegungen besonders die Phlebothrombose einzubeziehen.

Therapie und Prävention

Allgemeine Maßnahmen. Patienten mit Erysipel sind in aller Regel stationär zu behandeln. Dies gilt insbesondere für Patienten mit Gesichtserysipel. Ruhigstellung und Hochlagerung der betroffen

Extremität sind erforderlich. Beim Gesichtserysipel sind unnötiges Sprechen und Kaubewegungen zu vermeiden. Zur Thromboseprophylaxe, aber auch zur Verbesserung der Mikrozirkulation in den betroffenen Hautarealen und damit für eine adäquate Antibiotikakonzentration am Zielort ist eine Therapie mit Heparin (2-mal täglich 7500 Einheiten subkutan) erforderlich.

Lokal sind initial feuchte Umschläge mit antiseptischen Zusätzen zu empfehlen (z. B. Chloramin-, Chinolinsulfatlösungen und Ähnliches). Anschließend sind in Abhängigkeit von Lokalisation und Morphe des Erysipels antiseptische Cremes (z. B. Clioquinol 3–5 %) zu empfehlen. Darüber hinaus sind die möglichen Eintrittspforten zu sanieren, das heißt z. B. Beseitigung einer Zehenzwischenraummykose oder Therapie von Hautrhagaden.

Eine systemische Therapie ist unabdingbar, da ein unbehandeltes Erysipel letal verlaufen kann. Sie richtet sich nach der Lokalisation des Erysipels und dem möglichen Erregerspektrum. Das klassische Erysipel wird behandelt mit Penicillin:
- Penicillin G (1–4 Millionen Einheiten pro Tag intramuskulär) über 3–4 Tage, anschließend
- Penicillin V (oral) für 10–14 Tage.

Beim Gesichtserysipel ist eine höhere Penicillindosierung erforderlich: Penicillin G (3-mal täglich 10 Millionen Einheiten intravenös) über 10 Tage.

Breitsprektrumantibiose. Diese Dosierungsempfehlungen gelten für das streptokokkeninduzierte Erysipel. Bei Vorliegen eines klinisch atypischen Erysipels und/oder bei verzögertem Ansprechen nach initialer Penicillintherapie ist von einer Mischinfektion auszugehen. In diesen Fällen, ebenso bei einer Phlegmone, ist eine intravenöse Breitspektrum-Antibiose zu empfehlen: Flucloxacillin (3 × 1 g pro Tag), kombiniert mit Ampicillin (3 × 1 g pro Tag). Alternativ kann auch ein Kombinationspräparat, bestehend aus Ampicillin und Sulbactam (3 × 1,5 g pro Tag), verabreicht werden.

Ausweichpräparate. Bei anamnestischen Hinweisen oder klinisch allergologisch gesicherter Penicillinallergie ist als Ausweichpräparat beim klassischen Erysipel Erythromycin (2 × 1 g pro Tag intravenös oder 4 × 500 mg pro Tag per os) einzusetzen.

Bei Mischinfektionen bzw. Phlegmone empfiehlt sich der Einsatz von Clindamycin (3 × 600 mg pro Tag intravenös).

Komplikationen. Gefährlich ist insbesondere das Gesichtserysipel, das meist über dem Nasensattel beginnt und sich beidseitig ausbreitet. Hier besteht die Gefahr einer Augenbeteiligung mit Fortleitung der Infektion und Manifestation einer Sinus-carvernosus-Thrombose. Bei 2 oder mehr Rezidiven innerhalb eines Jahres ist eine Langzeitprophylaxe mit Benzathinpenicillin über mehrere Monate indiziert (1,2 Millionen Einheiten alle 4 Wochen intramuskulär). Alternativ können eingesetzt werden:
- Erythromycin (1 × 1 g pro Tag per os alle 4 Wochen für 5 Tage über 6 Monate),
- Phenoxymethylpenicillin (0,25–0,5 Millionen Einheiten pro Tag per os über 6 Monate).

Infolge eines Erysipels kann es zum Verschluss der abführenden Lymphbahnen kommen (Erysipelas obliterans), mit persistierender Lymphstauung bis hin zur Elephantiasis nostras. Poststreptokokkenerkrankungen – wie Myokarditis, Endokarditis oder akute Glomerulonephritis – wurden beschrieben.

Prophylaxe. Disponierende Faktoren (Diabetes mellitus, Durchblutungsstörungen, Immunschwäche) können ein Erysipel bzw. eine Phlegmone begünstigen. Daher sind insbesondere bei diesen Personen Zehenzwischenraummykosen zu sanieren oder kleine Hautverletzungen umgehend adäquat zu behandeln, um das Auftreten eines Erysipel oder einer Phlegmone zu verhindern.

Prognose. In der Regel heilt ein Erysipel bzw. eine Phlegmone unter konsequenter Therapie komplikationslos ab. Nach abgelaufener Infektion besteht keine Infektionsimmunität. Es kann erneut ein Erysipel bzw. eine Phlegmone an anderen Stellen sowie auch als Rezidiv in loco auftreten.

Nekrotisierende Fasziitis

Definition

Die nekrotisierende Fasziitis ist eine seltene Weichteilinfektion, in der Regel ausgelöst durch eine Mischinfektion mit toxinproduzierenden, virulenten Bakterien. Klinisch ist das Krankheitsbild gekennzeichnet durch ausgedehnte subkutane Nekrosen bis zur Faszie mit relativer Aussparung der darunter liegenden Muskulatur.

Epidemiologie und klinische Bedeutung

Daten über die Prävalenz dieser Erkrankung liegen nicht vor, unter anderem auch dadurch bedingt, dass vielfach auch Synonyme verwendet werden (z. B. hämolytische Streptokokkengangrän, nekrotisierendes Erysipel, suppurative Fasziitis usw.). Die nekrotisierende Fasziitis kann letal verlaufen, wenn sie nicht rechtzeitig erkannt und entsprechend behandelt wird.

Ätiologie und Pathogenese

Obgleich die nekrotisierende Fasziitis in jeder Körperregion auftreten kann, wird sie meist in der Abdominalhaut, den Extremitäten und am Perineum gefunden. Die verursachenden Bakterien dringen durch kleinere oder größere Hautläsionen in das Weichteilgewebe ein. An der Abdominalwand kann die nekrotisierende Fasziitis auch Ausdruck einer postoperativen Komplikation bei Abdominaloperationen sein. Außer dieser direkten Inokulation in das subkutane Fettgewebe kann die Erkrankung auch durch hämatogene Streuung von einem entfernten Focus ausgehen (z. B. Streptokokkenpharyngitis). Das auslösende Ereignis, welches zu einer nekrotisierenden Fasziitis führt, bleibt jedoch oft unerkannt. Es handelt es sich in der Regel um eine Mischinfektion mit Aerobiern und Anaerobiern, aber auch Pilze sind beschrieben. Zahl und Spektrum der Erreger bei der nekrotisierenden Fasziitis zeigen eine gewisse Abhängigkeit von der Lokalisation der Infektion. Die häufigsten Mikroorganismen sind Enterobakterien, Enterokokken und weniger häufig Staphylokokken- und Streptokokkenspezies. Die Anaerobier schließen Bacteroides- und Clostridiumspezies ein. Bei Lokalisation an den Extremitäten findet man häufig nur eine Spezies (z. B. Streptococcus pyogenes). Eine 3. Gruppe der nekrotisierenden Fasziitis wird durch Vibrionen (Vibrio vulnificus, Vibrio parahaemolyticus, Vibrio damsela und Vibrio alginolyticus) verursacht. Die üblichen Eintrittspforten sind Hautwunden, hervorgerufen durch Fische, oder Verletzungen mit anschließendem Seewasserkontakt.

Disponierende Faktoren. Eine Reihe individueller Faktoren können das Auftreten einer nekrotisierenden Fasziitis begünstigen. Hierzu gehören:
- Diabetes mellitus,
- Immunsuppression,
- periphere Gefäßerkrankung,
- Alkoholabusus,
- intravenöser Drogenabusus.

Anamnese und Untersuchungsbefund. Die nekrotisierende Fasziitis beginnt üblicherweise mit der Entwicklung von charakteristischen Hautveränderungen innerhalb von 7 Tagen nach einem traumatisierenden oder anderweitig auslösenden Ereignis.

> Diagnostische Leitkriterien sind starke lokale Schmerzen, die im Kontrast zu den nur geringen Hautzeichen (Erythem, Schwellung, Überwärmung) stehen, sowie Fieber, Leukozytose mit Linksverschiebung, Symptome eines systemischen toxischen Krankheitsprozesses und Gasbildung im Weichteilgewebe (selten!), außerdem der fehlende Widerstand der normalerweise adhärenten Faszie gegenüber stumpfem Druck.

Verlauf. Das initiale klinische Bild wandelt sich im weiteren Verlauf. Die Haut wird weich, glänzend und gespannt, wohingegen sich das Erythem weiter diffus ausbreitet. Indurationen oder scharfe Abgrenzungen sind nicht vorhanden. Innerhalb weniger Tagen kommt es zu einer livid-blauen Verfärbung mit Blasenbildung. Nekrosen der superfiziellen Faszie und des subkutanen Fettgewebes treten auf, die eine wässerige, dünne und oft auch faulig riechende Flüssigkeit beinhalten. Der exakte Mechanismus, aus dem die Verflüssigungsnekrose resultiert, ist nicht bekannt.

Diagnose

Der unter Umständen nur geringe Hautbefund, insbesondere in der Frühphase der Erkrankung, macht die Diagnose oftmals schwierig. Diese muss durch eine chirurgische Intervention mit mikrobiologischer Abstrichuntersuchung und histologischer Befundung gesichert werden. Radiologische Darstellungsverfahren – unter anderem Computertomographie, Ultraschall und Kernspintomographie – können die Diagnosestellung erleichtern.

Therapie und Prävention

Behandlungsempfehlungen für die nekrotisierende Fasziitis sind:
- frühzeitige chirurgische Intervention,
- Antibiotikagabe,
- das Allgemeinbefinden unterstützende Maßnahmen.

Antibiose. Empfohlen wird zunächst eine chirurgische Behandlung. Ein adäquates Wunddébridement ist Voraussetzung für eine erfolgreiche Therapie und eine bessere Prognose der Erkrankung. Das Ziel der initialen antibiotischen Therapie besteht darin, ein weites Keimspektrum aus Aerobiern und Anaerobiern zu erfassen. Eine initiale Kombinationstherapie kann bestehen aus:
- Penicillin oder Cephalosporin und
- Aminoglykosid und
- Clindamycin oder Metronidazol.

Letztere Empfehlung gilt speziell unter dem Aspekt, dass Anaerobier an der Infektion beteiligt sind. Nach Vorliegen des Antibiogramms ist dann im Einzelfall das Kombinationsschema zu modifizieren. Um die Durchblutung in dem betroffenen Areal zu verbessern, ist eine hyperbare Sauerstofftherapie zu erwägen.

Komplikationen. Unbehandelt kann die nekrotisierende Fasziitis letal verlaufen. Auftreten können:
- Hypokalzämie aufgrund ausgedehnter Fettgewebsnekrosen,
- Sepsis,
- disseminierte Abszesse in anderen Organen.

Prophylaxe. Ein spezifische Prophylaxe ist nicht bekannt. Jedoch ist bei disponierten Personen die Behandlung bzw. Meidung von auslösenden Faktoren (Verletzungen) wichtig.

Prognose. Die Letalität der nekrotisierenden Fasziitis wird im Durchschnitt mit 30 % angegeben. Risikofaktoren für eine schlechtere Prognose sind eine Verzögerung von Diagnosestellung und Behandlung, höheres Lebensalter (über 50 Jahre), Diabetes mellitus und periphere arterielle Verschlusskrankheit. Todesursache ist meist Sepsis bzw. Multiorganversagen.

Gramnegativer Fußinfekt

Definition

Beim gramnegativen Fußinfekt handelt es sich um die Superinfektion einer bereits bestehenden interdigitalen Mykose mit gramnegativen Erregern.

Ätiologie und Pathogenese

Wegbereitend für einen gramnegativen Fußinfekt sind Mazerationen in den Zehenzwischenräumen infolge einer Mykose. Die Mazerationen begünstigen die Superinfektion mit gramnegativen Bakterien, wie Klebsiella, Proteus, Enterobacter spp. und Pseudomonas spp.

Anamnese und Untersuchungsbefund. Beim gramnegativen Fußinfekt ist der Befall meist beidseitig zu finden. In typischen Fällen sind die Vorderfüße gerötet und geschwollen, aus den Interdigitalräumen quillt Eiter. Fakultative Begleitsymptome sind:
- regionäre Lymphadenitis,
- Fieber,
- Leukozytose.

Diagnose, Differenzialdiagnose

Zum Erregernachweis sind mikrobiologische Abstrichuntersuchungen erforderlich, um die initiale Antibiose nach Vorliegen des Antibiogramms gegebenenfalls modifizieren zu können. Infrage kommende Differenzialdiagnosen sind Akrodermatitis enteropathica und Akrodermatitis continua suppurativa (Hallopeau).

Therapie und Prävention

Aufgrund des Erregerspektrums eignen sich zur Behandlung des gramnegativen Fußinfekts in erster Linie Chinolone. Hierbei ist jedoch zu bedenken, dass es leicht zu einer Resistenzentwicklung kommen kann. Alternativ kann Sulfamethoxazol/Trimethoprim eingesetzt werden. Lokal sind antiseptische Maßnahmen erforderlich.

Therapiekontrolle/Komplikationen. Bei suffizienter Therapie ist mit einer Abheilung des pathologischen Hautbefundes innerhalb von 7–10 Tagen zu rechnen. Komplikationen bestehen in Lymphangitis und -adenitis sowie Reinfektionen.

Prophylaxe. Um Rezidiven vorzubeugen, ist eine konsequente Sanierung der Eintrittspforte unerlässlich.

Chronisch vegetierende Pyodermien

Definition

Chronisch vegetierende Pyodermien sind meistens komplizierte Krankheitsbilder, die zu einem Teil eine pyodermische, zum anderen Teil aber eine vaskulitische Komponente aufweisen und vielfach Ausdruck immunologischer Prozesse an der Haut sind.

Ätiologie und Pathogenese

Die Hautfalten werden bevorzugt befallen, doch auch am Stamm und an den Extremitäten können schlecht heilende, chronisch vegetierende Pyodermien vorkommen und z. B. an den Unterschenkeln venöse Ulzera vortäuschen. Chronisch vegetierende Pyodermien können auch als kutanes Begleitsyndrom von Autoimmunkrankheiten (Colitis ulcerosa, Morbus Crohn, Paraproteinämien, Überlappungssyndrome usw.) auftreten. Übergänge zum Pyoderma gangraenosum sind differenzialdiagnostisch schwer abgrenzbar.

Anamnese und Untersuchungsbefund. Klinisch imponieren chronisch vegetierende Pyodermien als granulierende, superinfizierte und meist ulzerierte Papeln und Plaques. Allgemeinsymptome bestehen in der Regel nicht.

Diagnose, Differenzialdiagnose

Mikrobiologische Abstrichuntersuchungen sind erforderlich, um das Keimspektrum zu erfassen. Oft wird eine Mischflora diagnostiziert, wobei häufig Staphylococcus aureus sowie Streptokokken vorkommen. Als Differenzialdiagnose kommt das Pyoderma gangraenosum infrage.

Therapie

Lokale Maßnahmen bestehen in Säuberung und Desinfektion der Hautläsionen. Eine systemische Antibiose richtet sich nach Spektrum und Antibiogramm der Erreger. Zugrunde liegende Erkrankungen sollten aufgedeckt und einer entsprechend gezielten Therapie zugeführt werden. In der Folge kann es zur Narbenbildung kommen.

Prognose. Die Prognose wird von der gegebenenfalls diagnostizierten Grundkrankheit bestimmt.

Mykobakteriosen durch ubiquitär verbreitete (nichttuberkulöse) Mykobakterien

Definition

„Atypische" (ubiquitär verbreitete, nichttuberkulöse) Mykobakterien sind säurefeste Stäbchen, die aufgrund von Pigmentbildung und Wachstumsgeschwindigkeit in 4 Gruppen eingeteilt werden können.

Epidemiologie und klinische Bedeutung

Durch diese Erreger hervorgerufene atypische Mykobakteriosen können zu lokalisierten sowie auch zu disseminierten Krankheitsbildern führen. Disseminierte Infektionen betreffen hauptsächlich Lunge und Gastrointestinaltrakt und sind nahezu ausschließlich bei stark immunsupprimierten Patienten zu beobachten. Lokalisierte Infektionen ma-

Tabelle 16.3 Klinisch bedeutsame nichttuberkulöse Mykobakteriosen der Haut

Erreger	Klinisches Bild	Therapie
M. kansasii	➤ verruköse Papeln oder Plaques ➤ Ulzerationen ➤ sporotrichoide Ausbreitung ➤ hohe Inzidenz von Lungenbeteiligungen	➤ Isoniazid, Rifampicin und Ethambutol
M. scrofulaceum	➤ Knoten mit sporotrichoider Ausbreitung ➤ bei Immunsupprimierten: hämatogene Hautabszesse ➤ bei Kindern: zervikale oder inguinale Lymphadenitis	➤ Isoniazid und Rifampicin
M. chelonae	➤ erythematöse hyperkeratotische Plaques oder ➤ verruköse Knoten	➤ umschriebene Prozesse: Totalexzision ➤ systemisches Behandlungsregime nicht etabliert ➤ Makrolidantibiotika versuchsweise
M. fortuitum	➤ multiple, entzündliche Knoten mit Ulzeration ➤ disseminierte Infektionen bei Immunsupprimierten möglich	➤ umschriebene Prozesse: Totalexzision ➤ systemische Therapie: Amikacin, eventuell in Kombination mit Ofloxacin bzw. Trimethoprim/Sulfamethoxazol
M. gordonae	➤ rot-blaue, exulzerierte Knoten mit Lymphadenitis	➤ umschriebene Prozesse: Totalexzision ➤ systemische Therapie: Rifampicin, eventuell in 3er-Kombination
M. malmoense	➤ disseminierte Knoten ➤ Lymphangitis ➤ Lymphadenitis	➤ chirurgische Resektion ➤ systemische Therapie: Isoniazid, Rifampicin und Pyrazinamid
M. ulcerans	➤ indurierte Papeln oder Knoten ➤ Ulzerationen	➤ allgemeine therapeutische Empfehlungen schwierig, da Infektion meist in Dritte-Welt-Ländern beschrieben
M. avium, M. intracellulare	➤ Immunkompetente: respiratorische Infektionen ➤ Immunsupprimierte: gastrointestinale Infektionen bzw. disseminierte Infektionen der Haut ➤ makulopapulöse bis knotige Hautläsionen	➤ umschriebene Prozesse: Totalexzision ➤ systemische Therapie (z. B.): Rifampicin, Isoniazid, Ethambutol und Streptomycin ➤ bei AIDS-Patienten lebenslange Therapie empfohlen!

nifestieren sich überwiegend an der Haut oder den hautnahen Lymphknoten (Tabelle 16.**3**).

Mycobacterium marinum kommt im Meer sowie in Seen, Flüssen, Schwimmbädern, Brunnen und Aquarien vor. Das Patientengut rekrutiert sich demzufolge in erster Linie aus Fischern, Arbeitern in der Fischindustrie, Zoohändlern, Zooangestellten, Aquarienliebhabern, Schwimmern, Tauchern und Kanalarbeitern. Die Inkubationszeit beträgt etwa 2–6 Wochen (👁 Abb. 29).

Anamnese und Untersuchungsbefund. Die Infektionsherde sind meist an den Extremitäten nach Bagatellverletzungen (Fischzüchtergranulom, Schwimmbadgranulom) zu finden. Die Erkrankung beginnt in der Regel mit:
➤ indolenten rötlichen Papeln,
➤ verrukösen indurierten Plaques und Knoten mit zum Teil sporotrichoider Anordnung,
➤ Lymphangitis,
➤ gegebenenfalls Synovia- oder Gelenkbeteiligung.

Diagnose, Differenzialdiagnose

Die Diagnose wird durch den kulturellen Nachweis aus infiziertem Gewebe (Biopsie) gestellt. Differenzialdiagnosen sind Sporotrichose und bazilläre Angiomatose.

Therapie und Prävention

Die Therapie besteht in:
➤ lokalen und chirurgischen Maßnahmen,
➤ Trimethoprim/Sulfamethoxazol (Bactrim forte: 2-mal täglich über etwa 3 Wochen) allein oder in Kombination mit Doxycyclin (2 × 100 mg pro Tag),
➤ alternativ: Rifampicin und Ethambutol (über 6 Monate oder länger).

Therapiekontrolle/Komplikationen. Unter adäquater Therapie bilden sich die Läsionen im Verlauf mehrerer Woche zurück. Als Komplikationen können Abszedierung und Ulzeration auftreten.

Zur Prophylaxe ist das Tragen von Handschuhen bei Kontakt mit möglicherweise kontaminiertem Wasser (Aquarien) oder Fischen zur Vermeidung von Verletzungen empfehlenswert.

Prognose. Spontanheilungen nach Monaten bis zu 3 Jahren sind beschrieben. Bei Immunschwäche (HIV-Infektion) wurden disseminierte Infektionen beobachtet.

Weitere atypische Mykobakteriosen sind in Tabelle 16.**3** zusammengefasst.

Candidainfektionen

Definition

Unter Candidosen der Haut versteht man Infektionen, die meist durch Candida albicans, aber auch durch andere, opportunistische Candidaspezies (C. krusei, C. parapsilosis, C. tropicalis, C. glabrata.) hervorgerufen werden. Der in der Mundhöhle, im Magen-Darm-Trakt sowie in der Vagina oft vorhandene Hefepilz vermehrt sich unter besonderen Bedingungen (Immunsuppression, antibakterielle Therapie) und nimmt einen parasitär-pathogenen Charakter an. Candida vermag unter Umständen die Haut und ihre Anhangsgebilde, sämtliche Schleimhäute sowie viszerale Organe (z. B. Lunge) zu befallen und ein bemerkenswert breites Spektrum an Erkrankungen hervorzurufen.

Ätiologie und Pathogenese

Die klinischen Manifestationen von Candidainfektionen umfassen:
➤ orale Candidose (Mundsoor): Cheilitis, Gingivitis, Stomatitis, Glossitis, Pharyngitis;
➤ intertriginöse Candidose: perianal, inguinal, genitokrural, submammär, axillär, retroaurikulär;
➤ anogenitale Candidose: Proktitis, Periproktitis, Balanitis, Balanoposthitis, Vulvitis, Vulvovaginitis;
➤ Candidaonychie und -paronychie (Nagelcandidose);
➤ chronische mukokutane Candidose (im Rahmen angeborener Immundefekte);
➤ systemische Candidose.

Disponierende Faktoren. Candidaspezies sind fakultativ pathogen, doch ist für ihr Wachstum bereits eine nur geringe Minderung der Abwehrkraft ausreichend. Insgesamt hängt die Pathogenität stark von der Interaktion mit dem Wirt, dem Klima und den Lebensbedingungen ab. Das Auftreten einer Candidose wird durch eine Reihe von Faktoren begünstigt, z. B.:
- Schwangerschaft,
- Stoffwechselerkrankungen/Endokrinopathien (Adipositas, Diabetes mellitus),
- Infektionskrankheiten und deren Therapie,
- Tumoren (Lymphome, Thymome),
- Immundefekte,
- Medikamente (Östrogene, Antibiotika, Kortikosteroide, Immunsuppressiva).

Als lokal begünstigende Faktoren gelten:
- mechanische Reizung (z. B. Mundprothesen, Kleidung),
- Feuchtigkeit bzw. feuchte Wärme (z. B. vermehrtes Schwitzen, nässende Ekzeme).

Der Befall von Hautfalten bei adipösen Personen, möglicherweise bei gleichzeitig vorliegendem latenten oder manifesten Diabetes mellitus, ist für eine Candidose charakteristisch. Eine chronischmukokutane Candidose geht in der Regel mit Defekten der zellulären (und humoralen) Immunität sowie diversen Defekten der neutrophilen Aktivität einher, bei denen Chemotaxis und Elimination der Pilze unzureichend sind. Ausgedehnte Candidosen sind ein relativ zuverlässiges Indiz für eine zugrunde liegende Störung der Abwehrlage des Körpers. Das Vordringen von Candidaspezies in die Tiefe kann zu hämatogener Streuung und Sepsis führen, welche überwiegend bei neutropenischen Patienten beobachtet wird. Wiederholte Episoden von Candidosen müssen als Warnzeichen gelten und erfordern eine gründliche Untersuchung des Betroffenen.

Intertriginöse, inguinale und anogenitale Candidose

Anamnese und Untersuchungsbefund. Klinisch imponiert diese Variante der Candidose durch großflächige, erythematosquamöse Hautareale, die scharf begrenzt sind und häufig von einzeln stehenden Effloreszenzen, so genannten Satellitenherden, umgeben sind. Intertriginöse, inguinale und anogenitale Candidose treten bevorzugt bei adipösen Patienten auf und bei solchen, die einen latenten oder manifesten Diabetes mellitus aufweisen. Analekzeme bei Proktitis und Hämorrhoidalleiden (häufig mit lokalen Kortikosteroiden behandelt), eine atopische Diathese sowie Kontaktekzeme können vorbestehend sein und die klinische Manifestation einer Candidose begünstigen (Abb. 15).

Diagnose. Die Diagnose wird durch eine Abstrichuntersuchung mit anschließender Anzucht der Hefepilze gestellt. Differenzialdiagnosen sind Erythrasma und Psoriasis inversa.

Therapie. Disponierende Faktoren sind nach Möglichkeit zu eliminieren, das heißt Gewichtsreduktion, gegebenenfalls Therapie eines bestehenden Diabetes mellitus usw. Um zusätzliche lokale Reizfaktoren auszuschließen, ist das Tragen von weiter Unterwäsche („Boxershorts") zu empfehlen. Weiße (mit Vollwaschmitteln bei Temperaturen von mindestens 60 °C waschbare) Unterwäsche ist zu bevorzugen. Therapeutisch werden in erster Linie Lokalmaßnahmen durchgeführt. Hierzu zählen:
- desinfizierende Externa (z. B. Farbstofflösungen),
- Nystatin,
- Imidazolpräparate.

In rezidivierenden, auf Lokaltherapeutika nur wenig ansprechenden Fällen ist die orale Einnahme von Ketoconazol, Fluconazol oder Itraconazol sinnvoll.

Therapiekontrolle. Bei adäquater Therapie ist eine Abheilung innerhalb von 3–4 Wochen zu erwarten.

Prophylaxe. Insgesamt, besonders aber bei körperlichen Aktivitäten, ist auf eine verstärkte Hygiene zu achten, die betroffenen Hautareale sollten trocken abgetupft und mit einem einfachen Körperpuder trockengehalten werden.

Prognose. Insgesamt ist die Prognose bei Beachtung präventiver Maßnahmen und bei adäquater Therapie als günstig einzustufen. Rezidive sind jedoch möglich.

Nagelcandidose

Die Infektion des Nagelorgans mit Candida führt zu einer chronischen Paronychie oder einer Onychomykose.

Diagnose. Die Infektion ist durch Anzucht der Hefen aus Nagelmaterial zu sichern. Differenzialdiagnosen sind Paronychien bakterieller oder anderer mykotischer Genese.

Therapie. Begleitend zu lokal desinfizierenden und antimykotischen Maßnahmen ist eine systemische antimykotische Therapie zu empfehlen:
- Ketoconazol (200 mg pro Tag über 6 Monate) oder
- Itraconazol (200 mg pro Tag über 3–4 Monate).

Prognose. Die Prognose ist unter adäquater Therapie und Compliance (monatelange Therapie!) günstig.

Prophylaxe. Lokale Feuchtigkeit jeglicher Art sollte nach Möglichkeit vermieden werden, und nach jedem Waschvorgang sind die betroffenen Stellen gründlich abzutrocknen.

Dermatophytosen

Definition

Dermatophytosen, häufig auch als Tinea bezeichnet, treten beim Menschen überaus häufig auf. Die diversen Erreger können aufgrund ihrer Affinität zu Keratin die Haut und ihre Adnexe befallen und regional unterschiedliche Bilder hervorrufen (Tinea capitis, T. corporis, T. manuum, T. pedis, Interdigitalmykosen usw.). Die häufigsten Erreger von Dermatophytosen sind unter anderem Trichophyton rubrum, T. mentagrophytes, T. verrucosum, E. floccosum, Microsporum canis.

Epidemiologie und klinische Bedeutung

Einige Dermatophyten sind weltweit verbreitet (z. B. T. rubrum), andere kommen nur in bestimmten Regionen vor. Die Übertragung erfolgt direkt oder indirekt von Mensch zu Mensch bzw. Tier zu Mensch. Die Erkrankungen sind weniger ernst als langwierig, lästig und kosmetisch störend.

Ätiologie und Pathogenese

Dermatophyten sind Fadenpilze aus der Abteilung Askomyzeten, die aufgrund ihrer Keratinophilie Haut, Haar und Nägel befallen und schädigen können. Sie werden eingeteilt in die Gattungen Trichophyton, Epidermophyton und Microsporum. Die Pilzsporen adhärieren am Keratin und entwickeln sich bei ausreichender Feuchtigkeit zu Hyphen, die in das Keratin eindringen und dieses mittels Proteinasen abbauen, um die Produkte im eigenen Stoffwechsel zu nutzen. Dermatophytosen bleiben in der Regel auf das Stratum corneum bzw. die Nagelplatte beschränkt. Einige Dermatophyten können durch Tierkontakt auf den Menschen übertragen werden.

Disponierende Faktoren. Begünstigt wird eine Dermatophytose durch:
- Hyperhidrose (Schwitzen),
- periphere Durchblutungsstörungen,
- Diabetes mellitus,
- Antibiotika, Kortikosteroide.

Hautmykosen

Anamnese und Untersuchungsbefund. Je nach Lokalisation stellt sich das klinische Bild der Hautmykosen unterschiedlich dar. Die häufigsten Erreger sind Trichophyton rubrum und T. mentagrophytes. Bei der Tinea capitis zeigen sich an der Kopfhaut scheibenförmige, scharf begrenzte, entzündlich gerötete Herde mit deutlicher Schuppung. Die Pilze können entlang der Haare in die Tiefe eindringen und zu follikulären Pusteln, gelegentlich auch zu Knoten mit massiver eitriger Sekretion führen (Tinea barbae). In ausgeprägten Fällen wird durch die entzündliche Infiltration das Haarfollikelepithel zerstört. Es kann zur Invasion der Haarschäfte durch die Erreger kommen (T. tonsurans, T. violaceum, T. schoenleinii, T. verrucosum). Als Folge tritt eine vernarbende Alopezie ein. Häufig sind Kinder und Jugendliche von einer Tinea capitis betroffen. Bei der Tinea corporis entwickeln sich scharf begrenzte, scheibenförmige, sich zentrifugal ausbreitende, bogenförmige Herde. Rötung, Schuppung sowie Randbetonung mit kleinen Bläschen oder Pusteln sind typisch. Einen ähnlich Befund bietet die Tinea manuum, wobei die Einseitigkeit charakteristisch ist. Die Interdigitalmykose ist durch Mazerationen in den Zehenzwischenräumen gekennzeichnet (häufig Epidermophyton floccosum). Bei der Mikrosporie (Microsporum canis und M. audouinii) finden sich meist mehrere scheibenförmige, nur diskret gerötete Hautläsionen, die eine pityriasiforme Schuppung aufweisen (Abb. 3b, 22).

Diagnose. Die Sicherung der Diagnose erfolgt durch mikroskopischen Nachweis und Anzucht aus Hautschuppen oder Haaren auf entsprechenden Nährmedien (z. B. Sabouraud-Glukose-Agar). Ein positives Ergebnis ist frühestens nach 2–3 Wochen zu erwarten. Ein Befall des Haupthaars mit M. audouinii kann bei grüner Floureszenz unter UV-Licht vermutet werden. Differenzialdiagnosen sind Psoriasis, chronisches Ekzem und seborrhoisches Ekzem.

Therapie. Die Behandlung erfolgt in der Regel lokal mit nichtreizenden, antiseptisch wirkenden Farbstofflösungen (Pyoktanin 0,25 – 2 %) oder mit lokal wirksamen Antimykotika. Hierfür kommen unter anderem infrage: Clotrimazol, Miconazol, Econazol, Bifonazol, Ketoconazol und Fenticonazol. Diese Präparate sind für die lokale Anwendung geeignet, wobei die einmal tägliche Applikation meist ausreicht. Eine lokale fungistatische Therapie sollte in der Regel über 4 Wochen durchgeführt werden. Alternativ können Präparate aus der Gruppe der Allylamine (Naftifin), Haloprogin sowie Ciclopiroxolamin verwendet werden. Eine systemische Behandlung mit Antimykotika ist bei oberflächlichen Pilzinfektionen der Haut nur selten notwendig, z. B. bei besonders ausgedehnten oder besonders hartnäckigen Formen, etwa bei immunsupprimierten Patienten. Zur Behandlung stehen Ketoconazol, Itraconazol oder Terbinafin zur Verfügung. Lokal ist es sinnvoll, die Kopfhaut während der Behandlung regelmäßig mit einem selendisulfidhaltigen Shampoo zu reinigen oder Ketoconazolshampoo zusätzlich zu applizieren. Während der Behandlung sollte die auf der Haut getragene Wäsche täglich gewechselt und mit einem Vollwaschmittel bei Temperaturen von mindestens 60 °C gewaschen werden. Wird eine Tinea als Ekzem verkannt und mit Glukokortikoiden behandelt, so bilden sich die Läsionen zunächst zurück, verschwinden aber nicht völlig und exazerbieren nach Absetzen der Therapie.

Therapiekontrolle. Bei adäquater Therapie heilt der Hautbefund binnen weniger Wochen klinisch sichtbar ab.

Prophylaxe. Bei der Interdigitalmykose ist das Augenmerk besonders auf das Schuhwerk sowie auf die hygienischen Gewohnheiten zu richten. Die Füße müssen möglichst trocken gehalten werden, zudem sollte täglich ein fungizides Spray oder Puder zur Anwendung kommen.

Prognose. Die Prognose ist als günstig zu bewerten. Reinfektionen sind allerdings jederzeit möglich.

Onychomykose

Definition. Onychomykosen sind Infektionen der Nägel durch Trichophyton rubrum, Candidaspezies und (selten) diverse Schimmelpilze.

Epidemiologie und klinische Bedeutung. Onychomykosen kommen bei etwa 2 % der Gesamtbevölkerung vor, wobei Mischinfektionen nicht selten sind. Eine krankhafte Besiedlung der Nägel kann grundsätzlich sowohl durch Dermatophyten (Trichophyton rubrum, Trichophyton mentagrophytes) als auch durch Hefepilze (Candida) sowie durch Schimmelpilze und Bakterien erfolgen. Das Erregerspektrum der Onychomykosen umfasst in Deutschland in etwa 75 % der Fälle Dermatophyten, in 15 % Hefepilze (davon zu über 60 % Candida albicans) und in etwa 5 % Schimmelpilze. In 5 % der Fälle sind mehrere Erreger gleichzeitig vorhanden, meist Dermatophyten und Candida albicans.

Ätiologie und Pathogenese. Sporen (Arthrokonidien) von Dermatophyten sind in der Lage, sich z. B. mit Zellwandmannanen an Keratinozyten anzuhaften und zu Hyphen auszukeimen, die in die Zelle eindringen. Die Dermatophyteninfektion wird durch eine Reihe lokaler Faktoren begünstigt bzw. verhindert. Ein erhöhter Feuchtigkeitsgrad der Haut sowie eine erhöhte CO_2-Spannung (geschlossenes Schuhwerk) fördern eine Dermatophyteninfektion. Als Reaktion auf die Dermatophyteninfektion reagiert der Wirt mit einer gesteigerten Desquamation der Haut und mit einer Hyperkeratose. Je nach Art des Pilzes können mehr oder minder stärkere entzündliche Reaktionen auftreten.

Disponierende Faktoren. Oft ist der betroffene Nagel vorgeschädigt. Traumen (exogene Schäden, falsches, zu enges Schuhwerk) sowie periphere Durchblutungsstörungen (z. B. bei diabetischer oder neuropathischer Mikroangiopathie usw.) stellen disponierende Faktoren dar.

Anamnese und Untersuchungsbefund. Bei der Onychomykose breitet sich der Erreger in der Regel von distal nach proximal entlang der Nagelplatte aus. Die Infektion kann sich in unterschiedlichen

Schichten der Nagelplatte ausbreiten und schließlich das gesamte Nagelorgan befallen. Charakteristisch sind subunguale Hyperkeratosen und Gelbfärbung. Im fortgeschrittenen Stadium entwickeln sich Krümelnägel. Eine gleichzeitig vorhandene Paronychie weist immer auf das Vorliegen einer Candidainfektion als auslösende Ursache hin.

Diagnose. Die Diagnose beruht auf dem mikroskopischen und dem kulturellen Nachweis in den befallenen Nägeln. Ein positives Ergebnis ist frühestens nach 2–3 Wochen zu erwarten. Differenzialdiagnostisch ist an eine Nagelpsoriasis zu denken.

Therapie. Die Behandlung einer Onychomykose setzt voraus:
➤ den langfristigen Einsatz eines geeigneten Antimykotikums, das lokal (in Form von Nagellacken) oder systemisch (Fluconazol, Itraconazol, Terbinafin) in das harte Nagelkeratin eindringen und dort längere Zeit (mindestens 3 Monate) verbleiben kann;
➤ den Ausschluss von Faktoren, die eine Infektion bzw. eine Reinfektion begünstigen oder unterhalten.

Im Prinzip wird man bei Befall nur weniger Nägel bzw. bei oberflächlicher oder distaler Onychomykose ohne Matrixbefall lediglich lokal vorgehen. Sind die meisten Nägel befallen, ist eher eine systemische Medikation zu empfehlen.

Behandlungsschema bei Onychomykosen

**Lokalisierter Befall
(weniger als 5 Nägel betroffen)**
➤ Nagelplatte intakt: Nagelplatte aufrauen, Amorolfinnagellack; eventuell Terbinafincreme, gegebenenfalls Ciclopiroxnagellack
➤ Nagelplatte destruiert: atraumatische bzw. operative Nagelentfernung; Amorolfinnagellack, Ciclopiroxnagellack

**Ausgedehnter Befall
(mehr als 5 Nägel betroffen)**
➤ Dermatophyten: Terbinafin
  (1-mal täglich 250 mg oder Itraconazol 2-mal täglich 200 mg)
➤ Hefen/Schimmelpilze: Itraconazol (200 mg pro Tag), eventuell lokale Nystatinanwendung

---

Liegt ein Candidabefall vor, ist am ehesten die Einnahme von Itraconazol (200 mg pro Tag über 3 Monate) indiziert. Wachsen hingegen Dermatophyten und/oder Schimmelpilze in der Kultur, ist Terbinafin für die systemische Anwendung zu empfehlen. Itraconazol hat durch seine hohe Lipophilie eine hohe Affinität zum Nagelkeratin, welches über die Nagelmatrix oder passiv durch die Blutversorgung über das Paronychium erreicht wird. Nach 3-monatiger Therapie mit hohen Dosen sind dort bis zu 3–6 Monate nach der Therapie noch relativ unverändert therapeutische Spiegel nachweisbar. Aufgrund der längeren Verweildauer von Itraconazol im Nagelkeratin wurde empfohlen, 1-mal monatlich für nur 7 Tage jeweils 2-mal 200 mg Itraconazol pro Tag zu verabreichen und dieses Schema über 3–4 Monate zu wiederholen.

Therapiekontrolle. Mit dem Nachwachsen eines gesunden Nagels vom Nagelbett nach distal ist innerhalb von 4–6 Monaten zu rechnen. Die Möglichkeit des Therapieversagens besteht bei alleiniger Lokaltherapie und mangelnder Compliance sowie bei systemischer Therapie von Mischinfektionen mit Candida und Dermatophyten, die auf das gewählte Therapeutikum nicht ansprechen.

Prophylaxe. Disponierende Faktoren sind nach Möglichkeit auszuschalten. Dies schließt ein:
➤ gründliches Abtrocknen der Hände bzw. Füße nach dem Waschen,
➤ Vermeidung von Wärmestau,
➤ Behandlung einer Hyperhidrosis.

Prognose. Unter adäquater Therapie kommt es relativ rasch zu einem klinischen Ansprechen. Rezidive sind jedoch bei disponierten Personen nach einem mehr oder minder langen klinisch erscheinungsfreien Intervall relativ häufig.

Pityriasis versicolor

■ Definition

Die Pityriasis versicolor ist eine oberflächliche Hautinfektion, hervorgerufen durch Pityrosporum orbiculare (zu etwa 80 %), seltener durch Pityrosporum ovale (zu etwa 20 %) (● Abb. 14).

■ Epidemiologie und klinische Bedeutung

Bei Pityriasis versicolor handelt es sich um eine weltweit verbreitete Infektion mit Hefepilzen, die Teil der normalen Hautflora sind. In gemäßigten Klimazonen beträgt die Inzidenz 1–4 %.

■ Ätiologie und Pathogenese

Die Pilze wachsen gern in Haarfollikeln bzw. in benachbarten Hautarealen; vor allem bei jugendlichen Erwachsenen ist Pityrosporon in großen Mengen in den Kopfschuppen vorhanden. Sind die Oberflächenlipide der Haut vermehrt vorhanden oder werden der Haut vermehrt Fette, z. B. durch Cremes oder Öle, zugeführt, so wächst die Erregerpopulation und wird durch bräunlich-schuppende Kolonien sichtbar.

Disponierende Faktoren. Das Wachstum von Pityrosporon und das Auftreten einer klinisch manifesten Erkrankung werden begünstigt durch:
- warmes Klima,
- hohe Luftfeuchtigkeit (Tropen, Subtropen),
- eng anliegende, die Transpiration hemmende Kleidung,
- Hyperhidrosis, Seborrhö,
- mangelnde Hygiene (intertriginöse Areale),
- häufige Anwendung kosmetischer Körpercremes,
- häufige Anwendung kortikosteroidhaltiger Externa,
- systemische Immunsuppression durch Medikamente,
- Immundefekte.

Anamnese und Untersuchungsbefund. An der Haut, vor allem an Hals und proximalem Stamm, zeigen sich bräunlich-schuppende, teils einzeln stehend angeordnete, teils konfluierende Hauteffloreszenzen. Nach Sonnenlichtexposition sind diese heller als die normale Haut. Charakteristisch ist eine feine, oberflächliche Schuppung.

■ Diagnose, Differenzialdiagnose

Die feine Schuppung der Hauteffloreszenzen kann durch Kratzen mit einem Holzspatel deutlich sichtbar gemacht werden und wird als diagnostisches Zeichen genutzt (Hobelspanphänomen). Die Diagnose wird durch Tesafilmabrisspräparate von der Haut gestellt, die auf einen Objektträger aufgetragen und mit Methylenblau angefärbt werden. Es zeigen sich segmentierte Hyphen und dazwischen liegende, traubenartig angeordnete Sporen. Differenzialdiagnosen sind: seborrhoisches Ekzem, Vitiligo und Pseudoleukoderme.

■ Therapie und Prävention

Lokal wirksam sind antimykotische Externa – Clotrimazol, Bifonazol, Ketoconazol – und UVA-Phototherapie. Die gleichzeitige wöchentliche Anwendung eines keratolytisch und antimykotisch wirksamen Shampoos ist zu empfehlen, um das Kopfhautreservoir möglichst zu reduzieren. Hierfür sind zinkpyrithion-, selendisulfid- oder ketoconazolhaltige Präparate geeignet. Eine systemische Therapie ist nur in ausgedehnten, hartnäckigen Fällen, die mehrfach rezidiviert sind, erforderlich. Hierfür eignet sich Ketoconazol (1-mal täglich 200 mg über 10 Tage).

Prophylaxe. Zur Prophylaxe findet die einmal tägliche Behandlung mit Ketoconazolshampoo Anwendung, mit dem sowohl die Kopfhaut als auch der Körper gewaschen werden sollte.

Prognose. Die Pityriasis heilt komplikationslos ab. Rezidive sind bei disponierten Personen jedoch relativ häufig.

Verletzungsmykosen: Sporotrichose

Definition

Bei der Sporotrichose handelt es sich um eine subkutane Verletzungsmykose, hervorgerufen durch Sporothrix schenckii (Abb. 28).

Epidemiologie und klinische Bedeutung

Die Sporotrichose ist eine relativ seltene Pilzinfektion, die zumeist in warmen, subtropisch-tropischen Klimazonen vorkommt und subakut-chronisch verläuft. In einigen Ländern, z. B. in Mexiko, hat sie endemischen Charakter.

Ätiologie und Pathogenese

Sporothrix schenckii ist ein dimorpher, geophiler Pilz, der als Saprophyt in der Erde bzw. in untergehendem pflanzlichen bzw. Hornmaterial vorkommt. Die Infektion beim Menschen erfolgt häufig in Form einer Inokulation des Erregers durch die Haut (Trauma, Stiche usw.), wobei es gelegentlich zur lymphogenen, seltener zur hämatogenen Ausbreitung kommt. Klinisch unterscheidet man die lokalisierte, lymphokutane von der extrakutanen, systemischen Sporotrichose.

Disponierende Faktoren. Vielfach sind Land-, Wald- und Minenarbeiter, ebenso Waldgänger, Gärtner, Floristen usw. betroffen.

Anamnese und Untersuchungsbefund. An der Haut finden sich meist subkutan gelegene, zum Teil entzündliche Knoten und Knötchen, die sich entlang der Lymphabflusswege ausbreiten, nekrotisch abszedieren und sich phlegmonös umwandeln (Schanker). Die Lymphgefäße können dabei strangartig verhärtet oder auch entzündlich befallen sein; Stauung und sekundäre Elephantiasis können daraus resultieren. Chronische, erysipeloide Formen treten auf. Übergänge in ein Myzetom, z. B. durch Mischinfektion, sind beschrieben.

Diagnose, Differenzialdiagnose

Das klinische Bild ist recht charakteristisch. Der Erreger kann histologisch im Gewebe (z. B. Giemsa-Färbung) und kulturell nachgewiesen werden. Er ist allerdings nur in geringer Zahl in den Hautläsionen vorhanden, sodass die Suche oft erfolglos bleibt.

Differenzialdiagnose. Bei der lymphokutanen Form sind andere Infektionen abzugrenzen. Dabei ist unter anderem zu denken an:
- atypische Mykobakteriosen,
- Tuberculosis cutis colliquativa oder verrucosa,
- Leishmaniose.

Therapie

Die Behandlungsergebnisse bleiben trotz neuerer Entwicklungen in der antimykotischen Therapie oft unbefriedigend. Die neuen Imidazole erbrachten nur zum Teil die erwarteten Besserungen, insbesondere eine Therapie mit Ketoconazol bleibt meist ohne nennenswerten Erfolg. Fluconazol und Terbinafin kamen in einigen Fällen zur Anwendung, mit mäßigem bzw. gutem Erfolg. Itraconazol scheint bei einem größeren Teil der behandelten Fälle wirksam zu sein, allerdings erst nach längerer Anwendung. Zu empfehlen ist ein therapeutischer Versuch mit Itraconazol (400–600 mg pro Tag über mindestens 6 Wochen). In resistenten Fällen sollte man auch an bakterielle Mischinfektionen denken und versuchen, die Erregerpopulation durch entsprechende Untersuchungen genauer zu definieren. Fluktuierende Knoten sollten eröffnet und lokal versorgt werden.

Infektionen mit dem Herpes-simplex-Virus

Herpes-simplex-Viren (HSV) gehören zur Gruppe der humanen Herpesviren (DNS-Viren). Es werden die Typen 1 und 2 unterschieden. HSV führt an Haut und Schleimhäuten zu Erkrankungen, die je nach sekundärem Organbefall oder besonderen Begleitumständen prognostisch unterschiedlich zu beurteilen sind. Im Kleinkindesalter manifestiert sich die primäre HSV-Infektion als Gingivostomatitis herpetica (Kapitel 7), im Erwachsenalter sind die häufigsten Manifestationen Herpes labialis und Herpes genitalis (Kapitel 12). Der Durchseuchungsgrad mit HSV 1 ist hoch. In Deutschland weisen über 80 % der Menschen, die 40 Jahre und älter sind, Antikörper gegen HSV 1 auf. Die Seroprävalenz von HSV 2 beträgt 10–15 %, wobei sie bei Frauen deutlich höher ist als bei Männern.

Herpes labialis (Abb. 36a)

Definition. Der Herpes labialis ist der häufigste Manifestationsort der HSV-Infektion, in der Regel mit Typ 1. Sie kann bei den Betroffenen in loco rezidivieren.

Epidemiologie und klinische Bedeutung. Die Übertragung erfolgt durch Tröpfchen- oder Kontaktinfektion. Nach der Primärinfektion verbleibt das HSV lebenslang in hautnahen sensiblen Ganglienknoten der peripheren Nerven.

Disponierende Faktoren. Durch eine Reihe von Provokationsfaktoren kann der Herpes labialis mehrfach reaktiviert werden. Dazu zählen:
- UV-Licht,
- fieberhafte Infekte,
- seelischer oder körperlicher Stress,
- immunsuppressive Medikamente,
- Erkrankungen mit Immundefekt (z. B. HIV-Infektion).

Anamnese und Untersuchungsbefund. Klinisch kommt es nach einer Inkubationszeit von 3–5 Tagen zum Auftreten typischer Prodromi (Juckreiz, brennende Schmerzen), meist im Bereich der Übergangsschleimhäute oder in ihrer Nähe. In der Folge schießen gruppiert stehende Bläschen auf erythematösem Grund auf, die sekundär eintrüben und nach 3–4 Tagen unter Krustenbildung eintrocknen. Die Abheilung erfolgt nach 8–10 Tagen ohne Hinterlassung von Narben. Das Auftreten der Hautveränderung an beliebiger anderer Lokalisation ist möglich (Herpes simplex in loco atypico).

Diagnose. Die Diagnosestellung einer HSV-Infektion ist aufgrund des typischen Bildes in der Regel rein klinisch möglich. In Zweifelsfällen, insbesondere auch bei atypischen Bildern, kann eine Diagnostik mittels PCR von Bläscheninhalt hilfreich sein. Die Elektronenmikroskopie und die Serologie spielen in der akuten Diagnostik nur eine untergeordnete Rolle. Als Differenzialdiagnosen kommen Impetigo contagiosa und Angulus infectiosus in Betracht.

Therapie. Die Behandlung sollte phasenadaptiert erfolgen. Im Prodromalstadium scheint die Anwendung lokaler Präparate mit virustatischer Wirkung sinnvoll. Diese Lokaltherapeutika sind mehrmals täglich auf die betroffenen Areale aufzutragen. Als spezifisch wirkende Virustatika können Aciclovir, Penciclovir und Foscarnet zum Einsatz kommen. Beim voll entwickelten klinischen Bild des Herpes labialis sind eintrocknende, antiseptische Maßnahmen erforderlich, z. B. mit Zinksulfatlösung 0,05 %. Auf die spezifischen Virustatika, wie z. B. Aciclovir, sollte man im vollentwickelten Bläschenstadium verzichten, denn ein Wirkungsvorteil ist zu diesem Zeitpunkt nicht nachweisbar. Im abheilenden Krustenstadium ist der Salbenbehandlung, z. B. mit Dexpanthenol, der Vorzug zu geben.

Als Komplikation kann durch Autoinokulation des Virus in die Augen eine Herpeskeratokonjunktivitis (Kapitel 15) beobachtet werden, selten tritt ein postherpetisches Erythema exsudativum multiforme auf. Noch seltener sind der generalisierte Herpes simplex, die HSV-Bronchopneumonie und die HSV-Enzephalitis. Bei häufig rezidivierenden Verläufen kann es bei entsprechender Lokalisation zum Auftreten irreversibler Weichteilschwellungen (so genannte Elephantiasis nostras postherpetica) kommen.

Prophylaxe. Treten Rezidive häufiger als 4- bis 6-mal pro Jahr auf, sollte man nach einer zugrunde liegenden Immunsuppression fahnden und eine medikamentöse und/oder lokale Behandlung bzw. Rezidivprophylaxe durchführen. Für die systemische Prophylaxe eignet sich die Gabe von Aciclovir. Eine Langzeitprophylaxe mit einer täglichen Dosis von 2 × 400 mg Aciclovir (in Form von Tabletten) über 1 Jahr hat sich klinisch bewährt. Anschließend sollte ein Absetzversuch gemacht werden. Die lokale Prophylaxe besteht in einem konsequenten Lichtschutz.

Prognose. Bei etwa 10–20 % aller jüngeren Erwachsenen in Deutschland kommt es zu gelegentlichen Rezidiven eines Herpes labialis.

Eczema herpeticum (👁 Abb. 36b)

Definition. Beim Eczema herpeticum handelt es sich um die Ausbreitung einer HSV-Infektion, überwiegend vom Typ 1, bei Patienten mit bereits vorhandenen Hautläsionen bzw. bei geschwächter Immunabwehr (z. B. atopische Dermatitis, Dyskeratosis follicularis, Mycosis fungoides, Glukokortikoidtherapie).

Ätiologie und Pathogenese. Das Eczema herpeticum kann als Primär- und Sekundärinfektion der HSV-Infektion auftreten. Eine Autoinokulation nach einem Herpes labialis ist häufig. Aber auch die Übertragung von anderen Personen, bei denen eine floride HSV-Infektion vorliegt, ist möglich.

Anamnese und Untersuchungsbefund. Klinisch kommt es nach einer Inkubationszeit von 5–7 Tagen – typischerweise im Gesicht und am Hals, häufig auch am oberen Stamm und an den Armen – zum plötzlichen Auftreten multipler, einzeln stehender, teils gruppierter Vesikel auf erythematösem Grund, die sekundär verkrusten und nach 2–3 Wochen abheilen. Lokale Lymphknotenschwellungen sind häufig, Fieber bis 40 °C kann auftreten.

Diagnose. Die Diagnose wird klinisch gestellt und kann durch kulturelle Anzucht oder PCR-Nachweis von HSV untermauert werden. Differenzialdiagnosen sind Eczema vaccinatum und animale Pocken (Katzenpocken, Affenpocken usw.).

Die Therapie besteht in Bettruhe und gegebenenfalls fiebersenkenden Maßnahmen. Lokal kommt im akuten Stadium z. B. Lotio alba aquosa zur Anwendung, im Abheilungsstadium Hydrokortison 1 % in einer Cremegrundlage. Bei klinisch schweren Verläufen empfiehlt sich die systemische Gabe von Aciclovir (3 × 5 mg pro Kilogramm Körpergewicht pro Tag intravenös).

Komplikationen. In seltenen Fällen können auftreten:
- Keratokonjunktivitis,
- HSV-Bronchopneumonie,
- HSV-Meningoenzephalitis.

Prognose. Die Prognose ist in schwer verlaufenden Fällen ernst und nur mit Vorsicht zu stellen.

Infektionen mit dem Varizella-Zoster-Virus

Zoster segmentalis (👁 Abb. 37)

In der Mehrzahl der Fälle liegt dem manifesten Zoster eine Reinfektion bei Teilimmunität oder eine Reaktivierung des Varizella-Zoster-Virus (VZV) zugrunde, das nach durchgemachten Varizellen im Körper latent vorhanden bleibt und sich unter besonderen Umständen vermehren kann.

Epidemiologie und klinische Bedeutung. Die Häufigkeit des Auftretens eines Zoster segmentalis wird in der Bevölkerung mit 0,5–1 % angegeben. Mehr als 50 % der Erkrankungen manifestieren sich im Alter zwischen 50 und 70 Jahren. Disponierende Faktoren sind:
- konsumierende Erkrankung,
- intensive UV-Exposition,
- immunsuppressive Medikamente,
- Immundefekt,
- Stress.

Anamnese und Untersuchungsbefund. Klinisch tritt die Erkrankung – häufig nach grippeähnlichen Prodromi – oft mit brennenden Missempfindungen und zum Teil stärkeren, meist einseitigen, plötzlich einschießenden Schmerzen in einem umschriebenen Hautareal in Erscheinung. Nach 3–4 Tagen treten gruppiert stehende Blasen auf erythematösem Grund in dem Versorgungsgebiet eines oder mehrerer peripherer sensibler Hautnerven (Dermatome) auf. Später erfolgen Eintrübung und sekundäres Eintrocknen der Bläschen. Die Effloreszenzen des Zoster heilen in der Regel innerhalb von 8 Tagen bis höchstens 4 Wochen ab. Rezidive sind selten. Die nachfolgend aufgeführten klinischen Verlaufsformen werden unterschieden:

- Zoster segmentalis (häufigste Lokalisation, im Verlauf eines oder mehrerer benachbarter Dermatome),
- hämorrhagischer und/oder nekrotisierender Zoster,
- Zoster gangraenosus,
- Zoster ophthalmicus,
- Zoster oticus,
- Ramsay-Hunt-Syndrom,
- Zoster generalisatus.

Diagnose. Die Diagnose wird in aller Regel klinisch gestellt. In atypisch verlaufenden Fällen kann eine PCR zum Virusnachweis aus den Hautefloreszenzen erfolgen. Differenzialdiagnostisch ist im Initialstadium an eine Herpes-simplex-Virus-Infektion zu denken.

Therapie. In unkomplizierten Fällen sind ausreichend:
- **symptomatische Lokalmaßnahmen, z. B.:**
  - Clioquinol 2 % in Lotio alba aquosa im Akutstadium,
  - Dexpanthenolsalbe im Krustenstadium;
- **bei Zosterschmerzen im Akutstadium:**
  - Paracetamol oder andere nichtsteroidale Antiphlogistika allein oder
  - in Kombination mit z. B. Tramadol.

Eine systemische antivirale Therapie kann erwogen werden, z. B. mit Aciclovir oder Brivudin. Bei komplizierten Verläufen – z. B. bei Keratokonjunktivitis, schwerem nekrotisierenden Zoster, Zoster generalisatus, Zoster ophthalmicus oder Zoster oticus – sind eine stationäre Behandlung und die systemische virustatische Therapie indiziert (Aciclovir: 5 mg pro Kilogramm Körpergewicht pro Tag intravenös über 5 Tage). Bei immunsupprimierten Patienten (HIV-Infektion, schlecht eingestellter Diabetes mellitus usw.) sind Dosis und Dauer der Aciclovirtherapie höher bzw. länger zu wählen (3 × 10 mg pro Kilogramm Körpergewicht intravenös über 10 Tage).

Komplikationen. In 10–15 % aller Fälle kommt es zum Auftreten äußerst quälender, häufig therapieresistenter postzosterischer Neuralgien. Von postzosterischen Neuralgien wird im Unterschied zu den akuten Zosterschmerzen dann gesprochen, wenn neuralgiforme Schmerzen länger als 6 Wochen nach Beginn der Erkrankung fortbestehen oder nach dieser Zeit erneut auftreten. Sie äußern sich klinisch durch Attacken rezidivierend einschießender, heftiger Schmerzen im Segment eines äußerlich abgeheilten Zoster. Aber auch dumpfe, permanente und andauernde Schmerzsensationen können vorkommen. Die Behandlung der postzosterischen Neuralgien wird zunächst mit Paracetamol oder anderen nichtsteroidalen Antiphlogistika versucht, allein oder in Kombination mit Opioidanaloga (z. B. Tramadol). Bei nicht ausreichender Besserung sind Kortikosteroide, z. B. als Kristallsuspension einmalig 40 mg intramuskulär, zu empfehlen. In therapierefraktären Fällen können Antiepileptika, z. B. Carbamazepin, versuchsweise verwendet werden. Die Kombination von Analgetika und Antidepressiva kann postzosterische Neuralgien oft positiv beeinflussen; gut geeignet erscheinen Clomipramin, Amitryptilin oder Desipramin. Beim Zoster ophthalmicus kann eine Keratokonjunktivitis den Verlauf komplizieren, beim Zoster gangraenosus kann es zu narbigen Abheilungen der Hautefloreszenzen kommen. Die Zostermeningoenzephalitis, die Zostermyelitis sowie der Zoster generalisatus sind selten.

Prophylaxe. Als Prophylaxe postzosterischer Neuralgien hat sich der frühzeitige Einsatz einer systemischen antiviralen Therapie durchaus bewährt, auch wenn die Wahrscheinlichkeit des Auftretens einer postzosterischen Neuralgie, etwa bei älteren Patienten, per se keine absolute Indikation darstellt. Bei Risikopatienten (z. B. Schwangere ohne ausreichende Immunität) und nicht durchgemachter Varizelleninfektion in der Kindheit kann der Ausbruch einer Zostererkrankung durch die Gabe von Varizella-Zoster-Virus-Lebendimpfstoff potenziell verhindert bzw. die Erkrankung zumindest deutlich abgeschwächt werden.

Molluscum contagiosum

Definition

Bei Molluscum contagiosum (Dellwarzen) handelt es sich um eine häufige oberflächliche Hautinfektion mit dem Molluscum-contagiosum-Virus, einem ausschließlich humanpathogenen DNS-Virus, welches der Gruppe der Pockenviren zugeordnet wird (Abb. 25).

Epidemiologie und klinische Bedeutung

Die Übertragung des Virus erfolgt durch Hautkontakt. Bei den bevorzugt betroffenen Schulkindern kann es zu kleineren Epidemien kommen. Insbesondere Personen mit atopischer Diathese sind ansteckungsgefährdet. Das Molluscum-contagiosum-Virus kann sexuell übertragen werden. Die Inkubationszeit beträgt 2 Wochen bis 6 Monate. Infolge der weltweiten Ausbreitung des HIV werden heute als Folge der Immunsuppression zum Teil massive Infektionen auch bei Erwachsenen beobachtet.

Anamnese und organspezifischer Untersuchungsbefund. Klinisch kommt es auf gesunder Haut innerhalb von Tagen zum Auftreten isoliert oder in Gruppen stehender, hautfarbener bis gelblich-weißlicher Papeln mit schließlich typischer zentraler Eindellung, aus denen sich auf Druck eine gelblich-fettige, kleinkugelige Masse entleert. Es handelt sich um einen intradermalen Prozess mit Virusreplikation in den Keratinozyten.

Diagnose, Differenzialdiagnose

Die Diagnose wird in der Regel aufgrund des typischen klinischen Befundes gestellt. Differenzialdiagnosen sind:
- Verrucae vulgares,
- epitheliale Tumoren,
- Pyodermien.

Therapie

Bei immunkompetenten Personen bilden sich die Mollusca häufig nach 2–3 Monaten spontan zurück. Bei einer kleinen Anzahl an Läsionen werden diese mit dem scharfen Löffel nach vorheriger oberflächlicher Desinfektion abgetragen. Alternativ kann eine Kryotherapie versucht werden.

Komplikationen. Die Einzelläsionen können sich zum Molluscum contagiosum giganticum entwickeln, zum Teil konfluieren oder besonders bei Patienten mit atopischem Ekzem in großer Zahl auftreten, in der Regel mit sekundärer Ekzematisierung (Eczema molluscatum).

Prognose. Nicht selten kommt es innerhalb von Wochen bis Monaten zur spontanen Abheilung einzelner oder aller Läsionen.

Infektionen mit humanen Papillomaviren

Verrucae vulgares (Abb. 26)

Verrucae vulgares werden durch humane Papillomaviren (HPV) hervorgerufen. Von diesen DNS-Viren sind unter anderem die Typen 2, 4, 26, 29, 47 und 57 bekannte Auslöser der Verrucae vulgares.

Epidemiologie und klinische Bedeutung. Verrucae vulgares sind weit verbreitet. Sie treten vorzugsweise im Kindesalter auf. Sie sind harmlos, aber kosmetisch störend.

Ätiologie und Pathogenese. Die Viren werden direkt von Mensch zu Mensch oder über kontaminierte Gegenstände übertragen. Auch eine Ausbreitung bei demselben Patienten durch Autoinokulation ist möglich. Die Inkubationszeit ist nicht genau bekannt; sie wird zwischen 4 Wochen und mehreren Monaten angenommen. Disponierende Faktoren sind:
- Hyperhidrosis,
- atopische Diathese,
- sebostatische Haut,
- periphere Minderdurchblutung (Akrozyanose).

Anamnese und Untersuchungsbefund. Verrucae vulgares treten aufgrund der besonderen Durchblutungsverhältnisse vorwiegend an Händen und Füßen auf. Sie können sich aber auch an den Lippen, den Augenlidern oder am behaarten Kopf manifestieren. Hier zeigen sie meist ausgezogene, filiforme Ausläufer. An Händen und Füßen imponieren Verrucae vulgares als papillomatöse, hautfarbene Knötchen, die allmählich eine gelblich-schmutzige Farbe und eine verrukös-hyperkeratotische Oberfläche annehmen.

Diagnose. Die Diagnose wird aufgrund des typischen klinischen Befundes gestellt. In atypischen Fällen kann eine histologische Sicherung erfolgen. Differenzialdiagnosen sind:
► Keratoakanthom,
► Cornu cutaneum,
► aktinische Keratose,
► Morbus Bowen,
► Plattenepithelkarzinom.

Therapie. Bei Einzelläsionen bieten sich lokale Therapieformen an:
► Keratolytika (20- bis 60%ige Salicylsäure),
► Virustatika (z. B. 5-Fluorouracil),
► Vitamin-A-Säure-haltige Externa (z. B. 0,03%iges Tretinoin),
► Kryotherapie,
► in ausgedehnten Fällen CO_2-Laser-Behandlung.

Prophylaxe. Eine Verbesserung der akralen Durchblutungsverhältnisse ist anzustreben.

Prognose. Die spontane Abheilung von Verrucae vulgares bei normalem Immunstatus innerhalb von Wochen bis Monaten ist nicht selten (bei 2/3 der Kinder nach 2 Jahren).

Verrucae planae juveniles

Bei den Veruccae planae juveniles kommt es besonders bei Kindern und Jugendlichen, seltener bei Erwachsenen zum plötzlichen Aufschießen multipler Hautefloreszenzen.

Anamnese und Untersuchungsbefund. Multiple – zum Teil weit über 100 – polygonal begrenzte, hautfarbene Papeln treten binnen kurzer Zeit an der Haut auf. Prädilektionsstellen sind insbesondere die Hände, die Unterarme und die Stirn.

Diagnose. Die Diagnose wird in aller Regel aufgrund des klinischen Befundes gestellt. In nicht eindeutigen Fällen ist zur diagnostischen Sicherung eine histologische Untersuchung sinnvoll. Differenzialdiagnosen sind:
► Lichen ruber planus,
► Lichen nitidus,
► seborrhoische Keratosen.

Therapie. Da juvenile, plane Warzen eine hohe spontane Abheilungsrate zeigen, ist besondere Zurückhaltung beim therapeutischen Vorgehen angezeigt. Ansonsten sind die für vulgäre Warzen vorbeschriebenen Maßnahmen auch für die Behandlung der juvenilen Warzen geeignet.

Verrucae plantares

Verrucae plantares (Synonym: Dornwarzen) werden vorwiegend durch HPV 1 hervorgerufen.

Anamnese und Untersuchungsbefund. Virusbedingte Hyperkeratosen werden durch den Druck des Körpergewichts auf die Fußsohlen dornen- oder nagelartig in das Niveau der Haut eingedrückt, wobei erhebliche Schmerzen bis hin zu vollständiger Gehunfähigkeit resultieren können. Zusätzlich kommt es um die eigentliche Warze herum, die oft durch dicht nebeneinander stehende schwarze Punkte (Blutaustritt aus oberflächlichen Kapillarschlingen) charakterisiert ist, zu einer reaktiven Verdickung der Haut. Als Differenzialdiagnose kommt ein Clavus in Betracht.

Therapie. Plantarwarzen sind therapeutisch hartnäckig und bedürfen einer gründlichen Behandlung. Dabei orientiert sich das therapeutische Vorgehen an den Maßnahmen, welche für die klassischen Verrucae vulgares beschrieben sind (siehe oben).

Prophylaxe. In öffentlichen Bädern sollte Barfußgehen vermieden werden. Auf eine bessere Durchblutung der Füße ist zu achten.

Skabies

Definition

Bei der Skabies (Synonym: Krätze) handelt es sich um einen Befall der Haut mit Sarcoptes scabiei hominis (👁 Abb. 23).

Epidemiologie und klinische Bedeutung

Die Übertragung der Skabiesmilbe erfolgt meist durch direkte Körperkontakte. Millionen von Menschen aller Altersklassen, vor allem in den Ländern der 3. Welt, sind an Skabies erkrankt. Die Prävalenz liegt bei 0,5–4,6 % und ist stark von den hygienischen Bedingungen abhängig.

Ätiologie und Pathogenese

Die erwachsene Skabiesmilbe ist etwa 0,4 mm groß. Da sie sich von Horn und Hornbestandteilen ernährt, gräbt sie sich in die warme Haut, das heißt in das tiefe Stratum corneum, ein, um dort für einen etwa 30-tägigen Lebenszyklus zu überdauern. Während dieser Zeit legt sie täglich 2–3 Eier in den 0,5–2 mm breiten Milbengängen ab, woraus sich nach 10 Tagen neue geschlechtsreife Milben entwickeln. Bei jeder infizierten Person sind durchschnittlich etwa 10 lebende Milben vorhanden, in einigen Fällen können mehrere Hundert vorkommen. Die Inkubationszeit beträgt 2–6 Wochen. Meist sind jüngere Erwachsene befallen, aber innerhalb von Familien werden auch andere Familienmitglieder, unter anderem Kleinkinder und Säuglinge, infiziert. In Schulen, Kindergärten und Krankenhäusern kann sich eine Skabiesinfektion schnell ausbreiten. Schlechte sozioökonomische und demographische Verhältnisse, hohe Promiskuität, mangelnde Hygiene, häufige Reisen usw. sind für Skabieshäufungen verantwortlich.

Anamnese und Untersuchungsbefund. Klinische Prädilektionsstellen sind Hände, Genitalien, Achselhöhlen sowie die Mammae, obwohl auch an allen anderen Körperstellen Milbengänge vorhanden sein können. Bei intensiver Körperpflege kann das typische klinische Bild fehlen bzw. die Prädilektionsstellen können frei sein. In allen Fällen ist der quälende, vor allem nächtliche Juckreiz ein pathognomonisches Zeichen.

Skabies norwegica. Eine Sonderform stellt die Skabies norwegica dar. Sie ist gekennzeichnet durch verstärkte Horn- und Krustenbildung, welche eine hohe Zahl an Milben beherbergen. Die zum Teil psoriasiformen Hautläsionen sind oft von einer regionalen Lymphadenopathie begleitet. Eine Skabies norwegica kommt bevorzugt bei hospitalisierten chronisch Kranken, Unterernährten sowie immunsupprimierten Personen vor. Sie ist in der Regel hochkontagiös.

Diagnose, Differenzialdiagnose

Die Diagnose einer Skabies wird in aller Regel klinisch gestellt. Nach Möglichkeit werden die Milben aus den Gängen durch Freipräparation mit einer kleinen Nadel isoliert und mikroskopisch dargestellt. Bei der Skabies norwegica werden die Krusten mit 10 %iger KOH-Lösung versetzt und mikroskopisch untersucht. Differenzialdiagnosen sind:
- Prurigoerkrankungen,
- atopisches Ekzem,
- Kontaktekzem.

Therapie

Therapie der Wahl ist Lindan (0,3 %) in Kombination mit Benzylbenzoat (2,5 %), Therapie der zweiten Wahl Benzylbenzoat (25 %ig nur für Erwachsene, 10 %ig für Säuglinge und Kleinkinder). Alternativ kann Permethrin als 5 %ige Creme (2,5 %ig bei Kleinkindern) zur Anwendung kommen. In therapierefraktären, ausgedehnten Fällen kann Ivermectin (einmalig 12 mg per os) versuchsweise verwendet werden. Dieses Präparat ist für die Indikation „Skabies" allerdings in Deutschland derzeit nicht zugelassen. Die verwendete Bett- und Leibwäsche ist täglich zu wechseln und gründlich mit einem Vollwaschmittel bei Temperaturen von mindestens 60 °C zu waschen.

Mögliche Komplikationen sind bakterielle Superinfektionen und ein postskabiöses Ekzem (meist induziert durch die angewandten Lokaltherapeutika).

Pediculosis

Definition

Bei der Pediculosis handelt es sich um einen parasitären Befall des behaarten Kopfes und des Körpers mit Läusen (Abb. 3a).

Epidemiologie und klinische Bedeutung

Eine Pediculosis kommt bei Kindern und Jugendlichen relativ häufig vor. In den letzten Jahrzehnten ist die Pediculosis in den industrialisierten Ländern der westlichen Welt zunehmend auch bei Erwachsenen anzutreffen.

Ätiologie, Pathogenese und Einteilung

Unterschieden werden Pediculosis capitis (Kopfläuse), Pediculosis vestimentorum (Kleiderläuse) und Pediculosis oder Phthirus pubis (Filzläuse). Läuse ernähren sich von Blut und rufen durch die Stiche (Saugakt) juckende Papeln sowie zum Teil kleine Blutungen hervor. Dabei kann es sekundär durch den Juckreiz zu Exkoriationen und Superinfektionen kommen. Die weiblichen Läuse legen ihre Eier (Nissen) an den Haarschäften ab. Binnen 8 Tagen entwickeln sich daraus Larven. Sie durchlaufen 3 Häutungen und haben nach 2–3 Wochen Geschlechtsreife erlangt. Disponierende Faktoren sind mangelnde Körperhygiene sowie das Zusammenleben in engen Gemeinschaften.

Anamnese und Untersuchungsbefund. An der Haut zeigen sich meist multiple Papeln sowie, bedingt durch den Juckreiz, Exkoriationen und Blutungen, gelegentlich auch Superinfektionen. Neben dem Kopf- und Genitalhaar (P. pubis) können die Achselhaare, der Bart, aber auch die Augenbrauen und die Wimpern von Läusen befallen sein. An den Haarschäften finden sich vor allem die Eier.

Diagnose, Differenzialdiagnose

Die Diagnose wird aufgrund des klinischen Befundes und gegebenenfalls durch Nachweis von Nissen gestellt. Bei den Kleiderläusen befinden sich Läuse und Nissen in den Nähten der Bekleidung. Differenzialdiagnosen zu P. vestimentorum sind:
➤ Morbus Duhring,
➤ Ekzeme,
➤ Pruritus cum materia.

Als Differenzialdiagnosen zu P. capitis kommen infrage.
➤ Kopfekzem,
➤ Tinea amiantacea,
➤ Psoriasis capitis.

Therapie

Die Standardbehandlung der Pediculose besteht aus einer Lokaltherapie mit Lindan (0,3 %) in Kombination mit Benzylbenzoat (2,5 %). Die Behandlung erfolgt an 2–3 aufeinander folgenden Tagen durch lokale Applikation über Nacht (6–8 Stunden). Die behandelten Stellen werden morgens mit Wasser und Seife abgewaschen. Bei Kindern und Jugendlichen sollte die Einwirkzeit reduziert werden, um eine größere Resorption zu vermeiden. Auch bei schwangeren Frauen und während der Stillzeit ist erhöhte Vorsicht geboten. Zur Sicherheit wird in solchen Fällen empfohlen, auf Schwefelsäurepräparate bzw. Benzylbenzoat (10 %) zurückzugreifen. Alternativ kann bei Kopf- und Kleiderläusen Permethrin (1- bis 5 %ig) oder Goldgeist forte eingesetzt werden. Behandelte Nissen, die am Haar verbleiben, müssen jeweils aus dem nassen Haar mit einem engzinkigen Kamm bzw. mit der Pinzette entfernt werden. Bei Kleiderläusen müssen die Kleider heiß gewaschen oder chemisch gereinigt und heiß gebügelt werden. Alle Familienmitglieder sind ebenfalls zu untersuchen und gegebenenfalls mitzubehandeln.

Komplikationen. Durch den Stich von infizierten Kleiderläusen können andere Infektionskrankheiten (z. B. Rückfallfieber, Fleckfieber, Typhus) übertragen werden.

Schwimmerdermatitis

Definition

Hierbei handelt es sich um eine Zerkariendermatitis, die in gemäßigten Klimazonen auftritt. Reservoir sind Vögel; der Mensch ist Fehlwirt (👁 Abb. 39).

Epidemiologie und klinische Bedeutung

Die Schwimmerdermatitis wird in gemäßigten Klimazonen, auch in Mitteleuropa, durch Schistosomen von Vögeln (Schwäne, Enten usw.) nach einem warmen Sommer nicht selten beobachtet. Die Zerkarien sind in ruhigen Binnenseen anzutreffen und rufen bei Schwimmern im Spätsommer erhebliche Hautreaktionen hervor.

Ätiologie und Pathogenese

Etwa 20 verschiedene Schistosomenspezies sind als Auslöser der Schwimmerdermatitis bekannt. Wirtsreservoirs sind verschiedene Vögel. Schnecken fungieren als Zwischenwirte. Die Zerkarien dringen in die Haut des Menschen ein und rufen juckende Hauteffloreszenzen hervor. Da der Mensch ein Fehlwirt ist, sterben die Zerkarien nach kurzer Zeit ab.

Anamnese und Untersuchungsbefund. Klinisch imponiert die Schwimmerdermatitis durch urtikarielle Papeln, die mit starkem Juckreiz einhergehen und sich meist nach einem halben bis einem ganzen Tag nach Kontakt mit infiziertem Wasser manifestieren. In seltenen Fällen kann eine systemische Reaktion mit Kreislaufstörungen auftreten.

Diagnose, Differenzialdiagnose

Die Diagnose wird aufgrund der Anamnese und des klinischen Befundes gestellt. Eine weiterführende Diagnostik ist nicht erforderlich. Als Differenzialdiagnose kommt eine Arthropodenreaktion in Betracht.

Therapie und Prävention

Die Behandlung der Schwimmerdermatitis erfolgt lediglich symptomatisch. Es können lokal kühlende Lotionen (z. B. Lotio alba aquosa) empfohlen werden. Selten sind milde Kortikosteroide notwendig.

Prophylaxe. Prophylaktisch sollte man vor dem Baden in einem warmen See den ganzen Körper mit Badeöl oder -creme einreiben. Nach dem Bad ist die Haut ordentlich abzufrottieren und zu trocknen, um nicht vollständig eingedrungene Larven zu entfernen.

Prognose. Die Zerkarien sterben wenige Stunden nach dem Eindringen in die Haut ab, und die Beschwerden lassen spontan nach.

17 Infektionen von Knochen und Gelenken

U. Weber, S. Stein

Unter den Infektionen der Haltungs- und Bewegungsorgane (Fachgebiet der Orthopädie) finden sich nahezu ausschließlich Knochen- und Gelenkinfektionen. Bakterielle Entzündungen anderer Lokalisation – z. B. Muskulatur, Sehnen, Bänder und sonstige Weichgewebestrukturen – sind demgegenüber ausgesprochen selten; sie stellen in der Regel ein spezielles, an eine bestimmte Lokalisation gebundenes Problem dar (unter anderem Spritzenabszess, postoperative Sehneninfektionen).

Knocheninfektionen

Definition und Pathogenese

Die Osteomyelitis/Osteitis ist eine entzündliche Erkrankung des Knochens und des Knochenmarks, die durch Infektionserreger hervorgerufen wird. Es wird zwischen akuten sowie primär chronischen und sekundär chronischen Osteomyelitiden unterschieden. Als weiteres Unterscheidungskriterium gilt die Art des Erregereintritts. Hier wird zwischen endogener Osteomyelitis (hämatogener Erregereintritt) und exogener Osteomyelitis (posttraumatisch und postoperativ) differenziert. Die Unterscheidung in unspezifische und spezifische Entzündungen des Knochens ist überholt. Unter klinischen Gesichtspunkten ist eine Abgrenzung der Spondylitis von den übrigen Knocheninfektionen zweckmäßig.

Akute hämatogene Osteomyelitis

Epidemiologie und klinische Bedeutung

Die akute hämatogene Osteomyelitis tritt bevorzugt im Kindesalter auf, insbesondere bei Säuglingen. Die Säuglingsosteomyelitis unterscheidet sich im klinischen Verlauf von der Osteomyelitis jenseits des 1. Lebensjahres. Nur etwa 15 % aller hämatogenen Osteomyelitiden treten nach Wachstumsabschluss auf.

Ätiologie und Pathogenese

Der klinische Verlauf der hämatogenen Osteomyelitis lässt sich ohne Kenntnis der Gefäßversorgung der betroffenen Knochenabschnitte nicht verstehen. Primär werden, offensichtlich aufgrund der Mikroarchitektur des Knochens und der Gefäße, die metaphysären Abschnitte der langen Röhrenknochen befallen. Die Arteriolen der Aa. nutriciae im metaphysären Bereich – der Epiphysenscheibe benachbart – sind Endarterien. Diese Arteriolen bilden sinusoidale Venengeflechte, in denen aufgrund des weiten Gefäßgesamtquerschnitts eine relative Stase besteht. Zudem sind diese sinusoidalen Netzwerke von nichtphagozytierenden Endothelien ausgekleidet, sodass sich Erreger leichter ausbreiten können. Bei Neugeborenen und Säuglingen bis zum Ende des 1. Lebensjahres wird die Wachstumsscheibe von Blutgefäßen (Kapillaren) durchbrochen. Ein bakterieller metaphysärer Befall führt damit nahezu regelmäßig auch zu einer eitrigen Arthritis und zu einer Zerstörung der Wachstumsscheibe. Etwa ab dem 2. Lebensjahr schützt die Wachstumsscheibe die Epiphyse und damit auch das Gelenk vor einem Durchbruch der Infektion. Da andererseits – im Gegensatz zum Erwachsenen – die Kortikalis relativ dünn ist sowie durch die Havers- und die Volkmann-Kanäle mit dem subperiostalen Raum verbunden ist, kommt es bei Kindern und Jugendlichen rasch zur subperiostalen Eiteransammlung; dabei stellt das kräftige Periost im Kindesalter zunächst eine erhebliche Barriere gegen eine weitere Infektionsausbreitung in die umgebenden Weichteile dar. Bei besonderer Lokalisation (z. B. proximaler und distaler Femur) liegt ein Teil der Metaphyse intrakapsulär, sodass bei einem Kortikalisdurchbruch keine subperiostale, sondern eine intraartikuläre Ausbreitung der Infektion erfolgt (Ausbreitung der Knocheninfektion in das benachbarte Gebiet nicht über die Epiphyse, sondern durch die metaphysäre Kortikalis).

Organspezifische Symptome. Im Gegensatz zur Erwachsenenosteomyelitis kann die Osteomyelitis bei Kindern (etwa 10 %) und vor allem bei Säuglingen (etwa 30 %) multifokal verlaufen. Die Symptomatik wird maßgeblich von der Infektausbreitung bestimmt.
- Im Säuglingsalter sind Bewegungsarmut und Schonhaltung der betroffenen Extremität sehr auffallend, darüber hinaus besteht in der Regel (nicht immer!) hohes Fieber. Weitere Symptome sind lokale Schwellung sowie eventuell lokale Rötung und Überwärmung.
- Im Kindesalter ist die akute Osteomyelitis im Gegensatz zur Säuglingsosteomyelitis regelmäßig mit hohem Fieber, Schüttelfrost und dem Bild einer schweren Infektion verbunden.
- Im Erwachsenenalter steht die lokale, eng umschriebene Schmerzhaftigkeit des betroffenen Extremitätenabschnitts im Vordergrund. Bewegungseinschränkungen benachbarter Gelenke sind nicht Zeichen einer Gelenkinfektion, sondern eines reaktiven Begleitergusses. Das Allgemeinbefinden kann, muss aber nicht gestört sein.

Diagnose, Differenzialdiagnose

Laborbefunde. Bei der hämatogenen kindlichen Osteomyelitis tritt eine Leukozytose nur bei etwa 40 % der Patienten auf. Die Werte der Akutphaseproteine sind erhöht, die Blutkörperchensenkungsgeschwindigkeit ist regelmäßig erheblich (bis weit über 100 mm in der ersten Stunde) beschleunigt. Bei der Erwachsenenosteomyelitis sind alle Entzündungsparameter verändert.

Mikrobiologische Diagnostik. Bei der Säuglingsosteomyelitis erfolgt die Erregerisolation durch Gelenkpunktion und bei der kindlichen Osteomyelitis durch Punktion eines subperiostalen Abszesses. Bei der Erwachsenenosteomyelitis ist, sofern kein Weichteilabszess vorliegt, die Erregerisolation aus dem Entzündungsherd in der Regel nur durch einen operativen Eingriff – im Rahmen der Therapie – möglich. Von großem Interesse ist die Tatsache, dass mittels Blutkultur in etwa 50 % aller Fälle eine Erregerisolierung möglich ist.

Bildgebende Verfahren. Im konventionellen Röntgenbild finden sich erste Veränderungen frühestens nach 2–3 Wochen. Im Ultraschallbild sind ein Gelenkerguss (gegebenenfalls sonographisch gesteuerte Gelenkpunktion) und ein subperiostaler Abszess gut darstellbar. Bei der akuten Osteomyelitis hat die Szintigraphie, auch als Granulozytenszintigraphie, nach Einführung der Magnetresonanztomographie (MRT) erheblich an Bedeutung verloren. Die MRT ist sensitiver und insbesondere spezifischer als die Szintigraphie, auch in der Frühphase des Infekts, sie hat damit unter allen bildgebenden Verfahren den höchsten Stellenwert (Abb. 17.1).

Differenzialdiagnose. In der Differenzialdiagnostik der akuten Osteomyelitis sind in erster Linie Malignome zu berücksichtigen; bei der Erwachsenenosteomyelitis insbesondere Metastasen, bei der juvenilen Osteomyelitis vor allem das Ewing-Sarkom.

Therapie

Konservative Therapie. Nach Diagnosesicherung ist ein schneller Beginn der kalkulierten intravenösen Antibiotikatherapie entscheidend. Die gewählten Antibiotika müssen eine sehr gute Wirkung gegen Staphylokokken zeigen und eine hohe Penetrationsfähigkeit in Knochen und in synoviales Gewebe aufweisen. Die Antibiotikatherapie ist entsprechend der mikrobiologischen Befunde anzupassen. Eine Therapiegesamtdauer von 4–6 Wochen sollte in der Regel nicht wesentlich unterschritten werden (Expertenmeinung). Insbesondere bei den schweren Verlaufsformen der Säuglingsosteomyelitis ist gelegentlich eine intensivmedizinische Therapie erforderlich. Es ist unstrittig, dass in der Akutphase der Erkrankung eine Immobilisierung mit Ruhigstellung der betroffenen Extremität erfolgen sollte. Die Frage der Zeitdauer dieser Maßnahme kann nicht generell beantwortet werden, verlangt aber eine Berücksichtigung der Tatsache, dass langfristige Ruhigstellungen zu sekundären Immobili-

17 Infektionen von Knochen und Gelenken

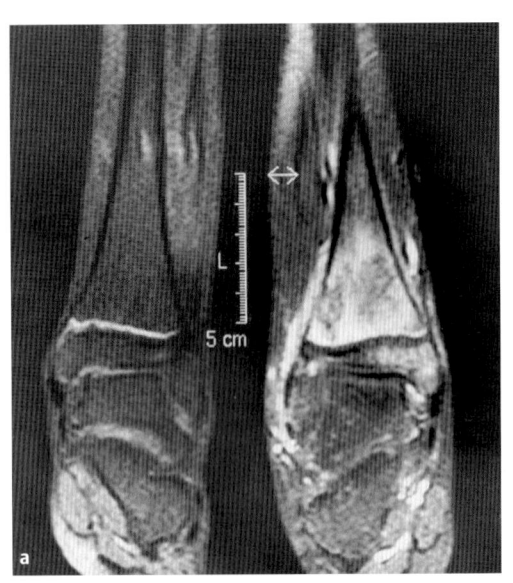

Abb. 17.1 Akute hämatogene Osteomyelitis im Kindesalter.
a u. b Zwölfjähriger Patient: 3 Tage nach klinischem Krankheitsbeginn ist magnetresonanztomographisch in der distalen Tibiametaphyse der entzündliche Prozess mit umgebender Weichteilreaktion deutlich erkennbar.
c Ausheilungs- und Defektzustand nach Säuglingsosteomyelitis des proximalen Femur.

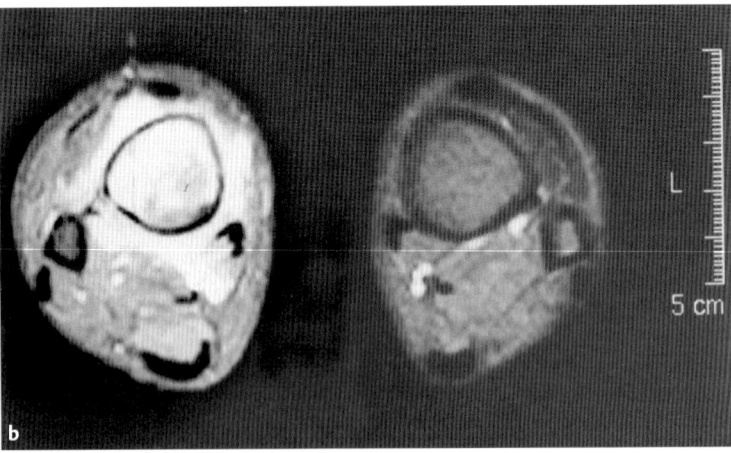

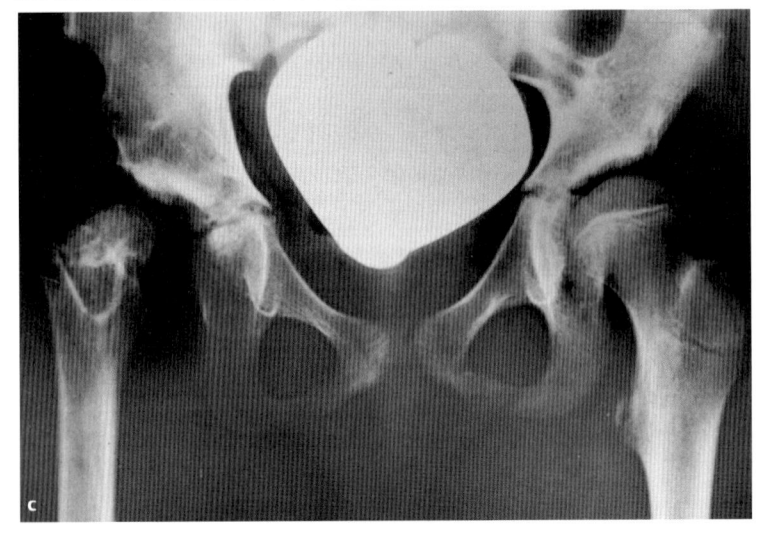

sationsschäden mit dauerhaften Bewegungseinschränkungen sowie gegebenenfalls Kontrakturen und Muskelatrophien führen können.

Operative Maßnahmen sind insbesondere bei Komplikationen der hämatogenen Osteomyelitis notwendig. Eine Osteomyelitis, die mit einer lokalen Eiteransammlung einhergeht, sollte unabhängig vom Erkrankungsalter des Patienten umgehend einer operativen Therapie zugeführt werden: Abszessausräumung, Drainage mit Markraumaufbohrung bei Markraumphlegmonen sowie notfallmäßige Entlastung von Gelenkempyemen, gegebenenfalls mit anschließender Spül-Saug-Drainage. Auch bei primär unkompliziertem Verlauf sind frühzeitige Herdausräumungen bei zunehmendem Lebensalter vielfach hilfreich, um Sekundärkomplikationen (Übergang in eine sekundär chronische Osteomyelitis, Wuchsstörungen usw.) zu vermeiden. Die Folgezustände nach hämatogener Osteomyelitis können eine Vielzahl unterschiedlicher operativer orthopädischer Maßnahmen erforderlich machen (Defektauffüllungen, Gelenkrekonstruktionen, Korrektur von Wuchsstörungen – Achsabweichungen, Längendifferenzen – usw.).

Primär chronische hämatogene Osteomyelitis

Die primär chronische (hämatogene) Osteomyelitis stellt einen Sammelbegriff unterschiedlicher Krankheitsbilder mit klinischen und radiologischen Gemeinsamkeiten dar. Nur bei einem Teil dieser Krankheitsbilder handelt es sich um tatsächliche bakterielle Infektionen, bei einem anderen Teil um chronisch-entzündliche nichtbakterielle Erkrankungen. Gemeinsame Merkmale der primär chronischen hämatogenen Osteomyelitiden sind ein schleichender Beginn, eine uncharakteristische klinische Symptomatik und (im unbehandelten Fall) ein über viele Monate/Jahre andauernder chronischer Verlauf. Derzeit werden 3 Formen der primär chronischen hämatogenen bakteriell verursachten Osteomyelitis abgegrenzt:

- **Osteomyelitis sklerosans Garré.** Es handelt sich um eine unilokuläre, sklerosierende, vorwiegend metaphysär exzentrisch auftretende Knochenveränderung. Befallen sind die langen Röhrenknochen oder der Unterkiefer. Vorwiegend sind ältere Jugendlichen und junge Erwachsene betroffen. Ein Bakterienwachstum lässt sich häufig nicht nachweisen; gleichwohl führt eine Antibiotikabehandlung – wenn auch nur befristet – zur Beschwerdebesserung. Differenzialdiagnosen sind:
  - sklerosierende Knochentumoren und tumorartige Veränderungen wie Osteoidosteom, eosinophiles Granulom, Ewing-Sarkom;
  - abakterielle entzündliche Knochenerkrankungen (SAPHO-Syndrom, primär chronische progressive Osteomyelitis).
- **Plasmazelluläre Osteomyelitis.** Bei dieser Erkrankung des Kindesalters mit monostotischem Befall sind die bevorzugten Lokalisationen die Klavikula und die Metaphyse eines langen Röhrenknochens. Im Gegensatz zur Garré-Osteomyelitis liegt röntgenologisch ein gemischtes Bild mit in Frühphasen der Erkrankung überwiegend osteolytischen, in Spätphasen überwiegend sklerosierenden Knochenstrukturveränderungen vor. Ein Erregernachweis ist meist nicht möglich.
- **Brodie-Abszess.** Diese Krankheit tritt bei Kindern, Jugendlichen und Erwachsenen auf. Es liegen umschriebene, in der Regel erbs- bis bohnengroße osteolytische Veränderung mit zentraler Eiteransammlung vor. In späteren Stadien wird eine zunehmende Randsklerose beobachtet. Die Metaphysen langer Röhrenknochen (distaler Femur, proximales Schienbein; meist zentrale Lage) sind bevorzugt betroffen. Ein Keimnachweis ist kulturell praktisch immer möglich. Organspezifisches Symptom ist ein anhaltender, dumpfer, lokalisierter, vorwiegend auch nächtlicher Schmerz, der belastungsunabhängig auftritt. Differenzialdiagnosen sind:
  - Knochentumoren und tumorartige Veränderungen (Knochenzysten, Enchondrome, Osteosarkom).

Die Therapie besteht in der Herdausräumung, gegebenenfalls mit primärer oder sekundärer Defektrekonstruktion, sowie einer adjuvanten antibiotischen Behandlung.

Sekundär chronische hämatogene Osteomyelitis

Jede akute hämatogene Osteomyelitis kann in eine sekundär chronische Form übergehen. Von einem chronischen Verlauf wird nach einer Infektdauer von 4–6 Wochen ohne klinische Ausheilung gesprochen.

Klinische Zeichen sind anhaltende Infektmerkmale wie Weichteilindurationen, Hautveränderungen und Fistelbildungen. Radiologische Merkmale sind Knochensequestrierungen und ausgedehnte Sklerosierungen.

Therapie. Die Behandlung der sekundär chronischen hämatogenen Osteomyelitis ist häufig nur vorübergehend erfolgreich. Die Therapie besteht in der radikalen chirurgischen Herdausräumung, gegebenenfalls mit sekundärer Rekonstruktion (Defektaufbau) in Verbindung mit einer längerfristigen antibiotischen Therapie nach Austestung. Eventuell kann auch das Einbringen von lokal antimikrobiell angreifenden Wirkstoffträgern (Gentamicin-PMMA-Ketten usw.) sinnvoll sein.

Exogene Osteomyelitis

Definition

Bei der exogenen Osteomyelitis erfolgt die Keimbesiedlung des Knochens unmittelbar von außen (postoperative oder posttraumatische Osteomyelitis).

Epidemiologie und klinische Bedeutung

Der Anteil der exogenen Osteomyelitis an allen Knocheninfektionen beträgt etwa 80 %! Die Häufigkeit postoperativer Infekte wird bei elektiven aseptischen posttraumatischen Eingriffen mit 1–5 % angenommen (geschlossene Frakturen); bei offenen Frakturen beträgt die Häufigkeit der posttraumatischen Osteitis bis zu 25 %.

Ätiologie und Pathogenese

Bei jeder offenen Verletzung, ebenso wie bei jeder Operation mit Eröffnung der Körperoberfläche, ist in begrenztem Umfang eine Keimbesiedlung der Wunde anzunehmen. Lokal begünstigende Faktoren sind insbesondere ausgedehnte Weichteilschäden (posttraumatisch oder postoperativ), lange Dauer und großes Trauma der Operation, komplizierter Frakturtyp sowie geringe lokale Weichteildeckung des Knochens. Weitere lokal begünstigende Faktoren sind die Verwendung von Fremdmaterialien (Metalle, Kunststoffe), mechanische Instabilität sowie Durchblutungsstörungen des Knochens als Folge des Traumas oder der Operation (Knochennekrosen). Etwa 70–80 % der Fälle posttraumatischer Osteomyelitiden werden durch Staphylokokken hervorgerufen!

Diagnose und klinisches Bild

In der frühen postoperativen Phase ist die Abgrenzung einer exogenen Osteomyelitis gegenüber (abakteriell entzündlichen) Reparaturmechanismen erforderlich, anfänglich aber nur schwer möglich. Anhaltende Temperaturerhöhungen (über den 3.–4. postoperativen Tag hinaus) sowie ein permanenter oder zunehmender Anstieg der Entzündungsparameter sind Hinweiszeichen. Konventionelle Röntgenbilder sind in der Anfangsphase unauffällig, erste Zeichen sind nach 2–3 Wochen nachweisbar (Knochendestruktionen, Implantatlockerungen). Die Szintigraphie (3-Phasen-Skelettszintigraphie, Leukozytenszintigraphie) ist ein sensitives, aber unspezifisches Verfahren. Schnittbildverfahren (Computertomographie und MRT) sind zur Diagnostik eines posttraumatischen/postoperativen Infekts wenig geeignet.

Therapie

Eine alleinige antibiotische Therapie ohne chirurgische Primärtherapie ist zur Behandlung der exogenen Osteomyelitis nicht ausreichend. Folgende weitere Maßnahmen sind erforderlich:
- lokale Herdsanierung durch ausgiebiges Débridement,
- Weichteildeckung,
- Stabilisierung,
- Rekonstruktion.

Spondylitis (Spondylodiszitis)

Definition

Die Spondylitis ist eine entzündliche Affektion der Wirbelsäule. Neben den (häufigeren) bakteriell verursachten Spondylitiden werden (seltener) abakteriell verursachte Spondylitiden, vor allem bei Erkrankungen des rheumatischen Formenkreises (Spondylodiszitis bei rheumatoider Arthritis, Andersson-Läsion bei Morbus Bechterew), beobachtet. Darüber hinaus ist die differenzialdiagnostische Abgrenzung der bakteriellen Spondylitis gegenüber aktivierten Osteochondrosen (entzündliche Begleitreaktion bei degenerativer Erkrankung des betroffenen Bewegungssegments) erforderlich.

Epidemiologie und klinische Bedeutung

Bakterielle Spondylitiden treten mit einer jährlichen Häufigkeit von etwa 15 Neuerkrankungen pro 1 Million Einwohner auf. Das Verhältnis der so genannten unspezifischen Spondylitis zur so genannten spezifischen Spondylitis (Spondylitis tuberculosa) beträgt in der Bundesrepublik Deutschland etwa 5:1. Die Latenzzeit für die Spondylitis tuberculosa bei Spätgeneralisation wird mit 6–24 Monaten angenommen.

Ätiologie und Pathogenese

Die unspezifische bakterielle Spondylitis entsteht durch hämatogene Streuung im Rahmen einer Bakteriämie mit einer Latenzzeit von 2–6 Wochen oder durch exogene Keimbesiedlung bei Wirbelsäuleneingriffen (z. B. Bandscheibenoperationen, Punktionen).

Klinisches Bild

Organspezifische Symptome sind starke lokale, vorwiegend auch nächtliche Rückenschmerzen und eine fixierte Fehlhaltung. Bei Beteiligung neuraler Strukturen (Abszessbildungen) treten gegebenenfalls radikuläre Beschwerden auf, bei Myelonkompression Paraparesen bis zu paraplegischen Zustandsbildern.

Diagnose, Differenzialdiagnose

Anamnestisch sind bei der Spondylitis tuberculosa insbesondere Hinweise auf frühere tuberkulöse Erkrankungen zu beachten (Tuberkulintest nach Mendel-Mantoux, Röntgenübersichtsaufnahme des Thorax für Hinweise auf eine abgelaufene tuberkulöse Erkrankung, mikroskopische und kulturelle Sputum- und Urinuntersuchung – hohe Koinzidenz der Spondylitis tuberculosa mit aktiven Urogenitaltuberkulosen). Das Nativröntgenbild zeigt in der Frühphase einen unauffälligen Befund. Das radiologische Erstsymptom nach 2–4 Wochen ist die Verschmälerung des Bandscheibenraumes. Im weiteren Verlauf zeigen sich charakteristische radiologische Veränderungen mit Defektbildung in 2 benachbarten Wirbelkörpern (grund- bzw. deckplattennah), Teilzerstörung der Grund- und Deckplatten, zunehmender Verschmälerung des Bandscheibenraumes sowie zunehmender Formänderungen der Wirbelkörper. Die Szintigraphie ist ein sensibles, aber völlig unspezifisches Verfahren. Die MRT ist das führende diagnostische Verfahren mit hoher Sensitivität auch in Frühstadien der Erkrankung bei noch unauffälligem Röntgenbild. Es bietet einen hohen Weichteilkontrast mit Darstellung der vollständigen Ausbreitung der Erkrankung (entzündliche Ödeme, Abszedierungen, Myelomalazie usw.; Abb. 17.2–17.4). Der Wert der Wirbelkörperpunktion wird sowohl für die spezifische als auch für die unspezifische Spondylitis unterschiedlich eingeschätzt; bei Spondylitiden gelingt durch Wirbelkörperpunktion ein Keimnachweis zu weniger als 50 %. Bei offener Biopsie (z. B. im Rahmen der definitiven Therapie) gelingt der Keimnachweis in etwa 75 % der Fälle, noch höher ist die Aussagefähigkeit histologischer Untersuchungen des entnommenen Materials mit praktisch 100 %igem Nachweis der Spondylitis tuberculosa. Empfohlen wird daher die gleichzeitige bakteriologische und histologische Untersuchung entnommener Gewebeproben.

Differenzialdiagnostik. Bei typischer Lokalisation und Ausbildung ist die Abgrenzung gegenüber Geschwülsten unproblematisch; die Spondylodiszitis bezieht die Bandscheibe und die angrenzenden Grund- und Deckplatten frühzeitig in das Krankheitsgeschehen ein (charakteristisches Röntgen- und MRT-Bild). Im Gegensatz dazu respektieren primäre und sekundäre Tumoren Grund- und Deck-

17 Infektionen von Knochen und Gelenken

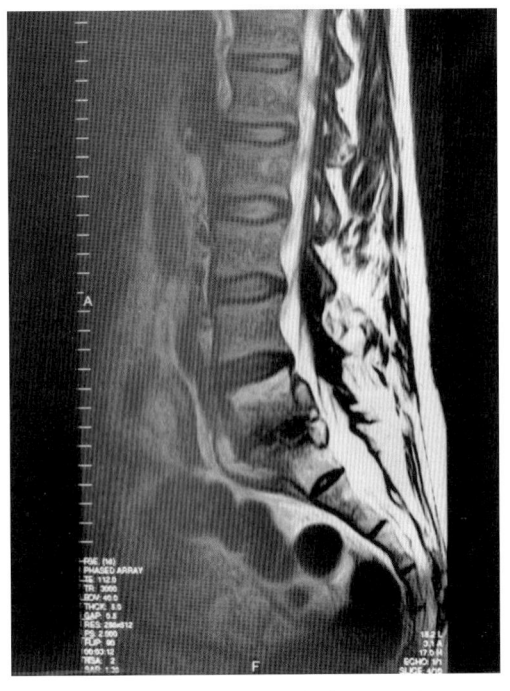

Abb. 17.**2** Spondylitis im Segment L5/S1: typisches magnetresonanztomographisches Bild mit Destruktion von Grund- und Deckplatte zweier benachbarter Wirbelkörper; ausgedehnte peridurale und prävertebrale Abszedierung.

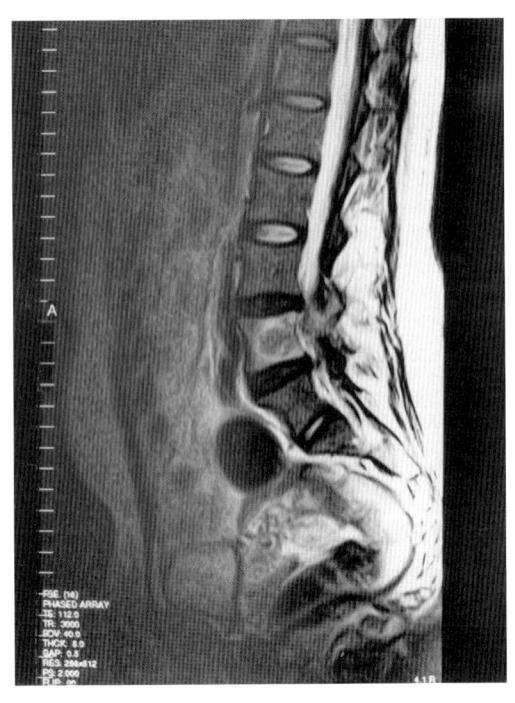

Abb. 17.**3** Spondylitis tuberculosa des 5. Lendenwirbelkörpers: eher atypischer Befund mit ausgedehnter intravertebraler Herdbildung bei noch erhaltenen Grund- und Deckplatten.

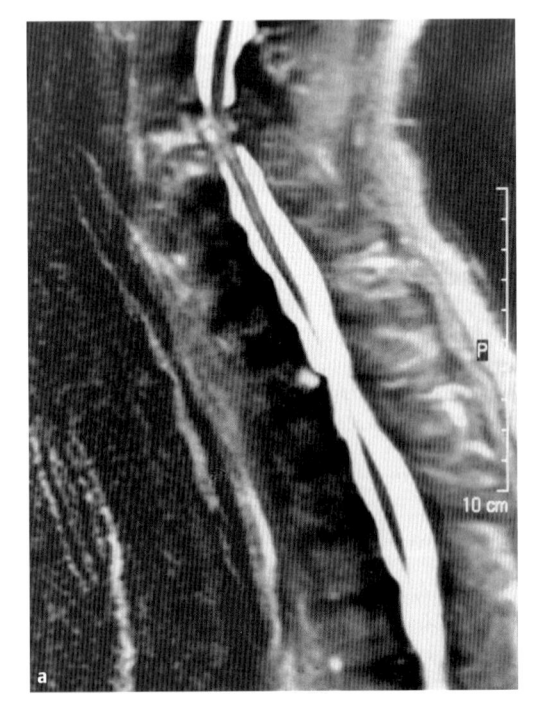

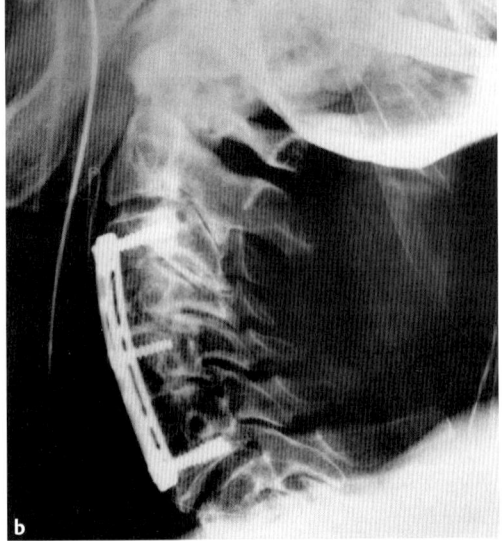

Abb. 17.**4** Spondylitis der Halswirbelkörper 5 und 6.
a Zustand vor Therapie.
b Zustand nach ventraler Herdausräumung und Stabilisierung.

platten sowie Bandscheibenräume. Abgrenzungsschwierigkeiten ergeben sich bei aktivierten Osteochondrosen im Stadium Modic I.

Therapie

Wie bei anderen bakteriellen Entzündungen des Skelettsystems ist die chirurgische Therapie führend, stets in Kombination mit einer geeigneten Antibiotikagabe für die Dauer von 3–4 Wochen (antituberkulöse Therapie für 9–12 Monate). Eine Herdausräumung sollte so früh wie möglich erfolgen, notfallmäßig bei neurologischen Komplikationen durch die Grunderkrankung (radikuläre, insbesondere aber spinale Komplikationen). Es empfiehlt sich die Defektauffüllung, gegebenenfalls die primäre oder sekundäre (herdferne) Stabilisierung und/oder Korrektur von bereits eingetretenen Deformierungen. Lediglich bei unklarer Diagnose und Abgrenzungsschwierigkeiten gegenüber einer aktivierten Osteochondrose und subjektiv erträglicher Symptomatik ist eine primär konservative Therapie mit Verlaufsbeurteilung gerechtfertigt.

Gelenkinfektionen

Definition

Es handelt sich um eine bakterielle Besiedlung der Synovialmembran und/oder der synovialen Flüssigkeit.

Epidemiologie und klinische Bedeutung

In Deutschland erkranken jährlich 2–10 von 100 000 Einwohner an einer durch Bakterien verursachten Gelenkinfektion. Neben der Infektion mit unspezifischen Erregern werden Sonderformen (Lyme-Arthritis, tuberkulöse Arthritis) abgegrenzt.

Ätiologie und Pathogenese

Gelenkinfektionen werden durch hämatogene Streuung oder durch das direkte Eindringen von Erregern verursacht. Letzteres ist nach traumatischer Gelenkeröffnung, nach operativen Eingriffen sowie nach Gelenkpunktionen und intraartikulären Injektionen möglich. Eine besondere Infektionsgefahr scheint im Zusammenhang mit intraartikulären Kortisoninjektionen vorhanden zu sein:
- Insgesamt 50–60 % der Gelenkinfektionen erfolgen über eine hämatogene Streuung.
- Bei 20–30 % liegt eine postoperative Gelenkinfektion vor, bei 10–15 % ein Zustand nach Gelenkpunktion/intraartikulärer Injektion.
- Unfallbedingte Eröffnungen des Gelenks sind bei weniger als 5 % der Patienten Ursache eines Gelenkinfekts.

Mikrobiologischer Befund. Staphylococcus aureus ist der mit Abstand am häufigsten nachgewiesene Erreger (50 %), daneben werden Staphylococcus epidermidis, β-hämolysierende Streptokokken der Gruppe A (10 %), Pneumokokken (5–10 %), Gonokokken (5 %), Pseudomonas, Proteus, Enterokokken, E. coli und in seltenen Fällen andere Erreger nachgewiesen. Die tuberkulöse Gelenkinfektion wird durch Mycobacterium tuberculosis (Mycobacterium bovis) ausgelöst (1–5 % aller Gelenkinfektionen), die Lyme-Arthritis durch Borrelia burgdorferi.

Organspezifischer Untersuchungsbefund. Das typische klinische Erscheinungsbild eines infizierten Gelenks ist geprägt durch eine schmerzhafte Bewegungseinschränkung sowie Rötung und Überwärmung. Allgemeinsymptome wie Fieber sind häufig, aber nicht regelmäßig nachzuweisen.

Diagnose, Differenzialdiagnose

Anamnese. Vorausgegangene Verletzungen (Stichverletzungen mit kleiner Eintrittspforte, die einer oberflächlichen Untersuchung entgehen kann), vorausgegangene Operationen, Gelenkpunktionen oder intraartikuläre Injektionen sind zu erfragen, ebenso Hinweise auf gelenkferne bakterielle Infektionen, die hämatogen gestreut haben können, und Hinweise auf paraartikuläre Infekte, die in das Gelenk eingebrochen sind.

Das Nativröntgenbild wird zur Ausschlussdiagnostik eingesetzt (beim akuten Gelenkinfekt allenfalls verbreiterter Weichteilschatten; knöcherne Destruktionen sind erst in späteren Stadien nachweisbar). Die MRT als sensibelstes Verfahren lässt nach 24–48 Stunden Hinweiszeichen erkennen (unter anderem Begleitödem des Knochenmarks).

Gelenkpunktion. Entscheidend ist die frühzeitige Gelenkpunktion – möglichst vor Einleitung einer antibiotischen Therapie – zur mikrobiologischen Diagnostik: Ein eitriger Gelenkerguss verlangt die sofortige kalkulierte Antibiotikagabe. Für das weitere Vorgehen ist der mikrobiologische Erregernachweis (Kultur/Resistenz) maßgeblich. Für die Frühtherapie ist der mikroskopische Erregernachweis (Ausstrichpräparat) wünschenswert.

Stadieneinteilung. Nach makroskopischem (arthroskopischem) und radiologischem Befund werden Gelenkinfektionen in folgende Stadien eingeteilt:
- Stadium I: entzündete, gerötete Synovialmembran, trübe Synovialflüssigkeit, keine radiologischen Veränderungen;
- Stadium II: ausgeprägte entzündliche Veränderungen der synovialen Schleimhaut mit Fibrinauflagerungen, eitriger Gelenkflüssigkeit, unverändertem Nativröntgenbild;
- Stadium III: eitrige Gelenkflüssigkeit, glasige, pseudotumoröse Veränderung der Synovialmembran (bis zu mehreren Zentimetern verdickt, insbesondere im oberen Recessus), beginnende Knorpel-Knochen-Arrosion an den synovialen Umschlagfalten, radiologisch noch keine Veränderungen;
- Stadium IV: pannusartige Überwucherung des Gelenkknorpels, Knochendestruktion und Unterminierung, radiologisch Hinweise auf fortschreitende Gelenkdestruktion.

Differenzialdiagnostisch müssen alle nichtbakteriellen Monoarthritiden beachtet werden, insbesondere
- Arthritis urica,
- andere mikrokristalline Arthritiden (Chondrokalzinose),
- aktivierte Arthrosen,
- chronische Polyarthritis,
- pigmentierte villonoduläre Synovialitis.

Therapie

Antibiotische Therapie. Die alleinige antibiotische Therapie – auch nach Austestung – ist zur Behandlung einer eitrigen Arthritis nicht ausreichend; chirurgische Behandlung und Antibiose sind unverzichtbare Säulen der Therapie. Bis zum Vorliegen des definitiven mikrobiologischen Resultats sollte eine empirische antibiotische Behandlung, z. B. mit einem Cephalosporinpräparat der 2. Generation, erfolgen. Die Antibiotikatherapie muss nach Eingang des Antibiogramms gegebenenfalls geändert und angepasst werden, bei Problemkeimen auch als Kombinationstherapie. In der Regel wird die Antibiose parenteral begonnen; die Gesamtdauer der Behandlung beträgt, in Abhängigkeit vom Krankheitsverlauf, in der Regel 2–4 Wochen.

Operative Therapie. Zentrale Therapiemaßnahme bei der eitrigen Arthritis ist die chirurgische Intervention; durch stadienangepasstes Vorgehen wird versucht, für den Einzelfall ein möglichst günstiges funktionelles Ergebnis zu erreichen:
- Stadium I: Eine arthroskopische Spülbehandlung – als Einmalspülung oder als wiederholte Spülung, z. B. im 48-Stunden-Rhythmus –, kombiniert mit einer intravenösen Antibiotikatherapie, ist häufig ausreichend.
- Stadium II: Arthroskopische Spülung und Anlage einer Spül-Saug-Drainage konkurrieren mit der arthroskopischen Synovektomie (mit oder ohne anschließende Spül-Saug-Drainage).
- Stadium III: Es wird mehrheitlich die arthroskopische oder offene Synovektomie mit nachfolgender Spülbehandlung empfohlen.
- Stadium IV: Die Ausheilung des Infekts ist nur durch eine offene Gelenkrevision mit großzügigem Débridement zu erreichen; rekonstruierende Folgeeingriffe sind zur Erlangung eines hinreichenden Funktionszustandes erforderlich (gelenkplastische Maßnahmen, gelenkendoprothetische Maßnahmen, Arthrodesen usw.).

Mobilisierung. Bei allen gelenkerhaltenden Eingriffen (Spülung, Synovektomie usw.) ist eine Frühmobilisierung des erkrankten Gelenks (Passive Motion) anzustreben. Der Zusatz von Antiseptika oder Antibiotika zur Spülflüssigkeit wird unterschiedlich bewertet, in der Regel aber nicht als hilfreich angesehen.

Sonderformen der Gelenkinfektion

Gelenkinfektion bei Endoprothesen

Gelenkinfektionen nach Dauerimplantaten (Gelenkendoprothesen) stellen ein spezielles Problem dar. Ihre Häufigkeit ist von der Art des Gelenks und einer Reihe weiterer Parameter (Voroperationen, Operationsdauer usw.) abhängig. Es wird zwischen Früh- und Spätinfekten unterschieden (bei Frühinfekt Auftreten der Infektion innerhalb der ersten 4 Wochen nach Einbringen des Kunstgelenks). Lediglich bei den Frühinfektionen ist davon auszugehen, dass die Keimbesiedlung unmittelbar durch das Operationstrauma erfolgt ist. Für Spätinfekte wird eine hämatogene Gelenkbesiedlung angenommen. Nach (aseptischen) Prothesenwechseloperationen am Hüftgelenk wird mit einer Infektionsquote von etwa 10 % gerechnet; die Anzahl der Frühinfekte bei Primärinfektionen und fehlenden Risikofaktoren (immunsuppressive Therapie, Voroperationen usw.) sollte am Hüftgelenk weniger als 1 %, am Kniegelenk weniger als 5 % betragen. Die Diagnose eines Frühinfekts nach Gelenkimplantation kann durch eine (nicht übliche) längerfristige (mehr als 24 Stunden) antibiotische Prophylaxe erschwert bzw. verzögert sein.

Das klinische Bild der Endopretheseninfektion entspricht derjenigen anderer Gelenkinfektionen. Bei längerem Verlauf resultiert zusätzlich eine septische Prothesenlockerung. Die Diagnostik entspricht derjenigen bei Gelenkinfektionen des Erwachsenen.

Therapie. Es konnte nachgewiesen werden, dass insbesondere Staphylokokken im endoprothetisch ersetzten Gelenk ein spezielles Verhalten aufweisen, indem sie sich auf den Fremdkörperoberflächen festsetzen und mit einer Schutzhülle überziehen, sodass sie für eine antibiotische Therapie nicht erreichbar sind. Die Ausheilung des Gelenkinfekts gelingt daher bei Belassen der einliegenden Fremdmaterialien, insbesondere der einliegenden Kunststoffmaterialien (Polyäthylen), nicht. In der Behandlung von Gelenkinfektionen nach endoprothetischem Gelenkersatz konkurrieren folgende Verfahren:
- einzeitiger Prothesenwechsel,
- zweizeitiger Prothesenwechsel,
- ersatzlose Prothesenentfernung mit oder ohne rekonstruierende (Arthrodese) Maßnahmen.

Tuberkulöse Gelenkinfektion

Tuberkulöse Gelenkinfektionen machen etwa 1 % aller Gelenkinfektionen aus. Es ist zwischen den primär synovialen Formen – eher selten – und den primär ossären Formen mit sekundärem Gelenkeinbruch zu unterscheiden. Das Hüftgelenk steht bezüglich der Häufigkeit mit Abstand an erster Stelle, gefolgt von Kniegelenk, Schultergelenk, Sprunggelenk, Iliosakralgelenk und anderen Gelenken. Die Symptome entsprechen denen bei anderen subakuten bzw. primär chronischen Gelenkinfektionen.

Therapie. Die antituberkulöse Therapie erfolgt nach den allgemeinen Richtlinien für Knochen- und Gelenktuberkulosen (Gesamtdauer in der Regel etwa 9–12 Monate). An unbelasteten Gelenken der oberen Extremität sind gelenkerhaltende Maßnahmen (mit Defektheilung) gelegentlich funktionell ausreichend; an den unteren Extremitäten sind gelenkrekonstruierende Maßnahmen erforderlich. Die Indikationsstellung zur z. B. Arthrodese oder Endoprothese richtet sich nach den Prinzipien, die auch bei Gelenkzerstörungen anderer Ätiologie Gültigkeit besitzen. Für einen erfolgreichen endoprothetischen Gelenkersatz (z. B. Hüfte, Knie, gegebenenfalls Schulter) ist eine präoperative antituberkulöse Therapie über etwa 14 Tage wünschenswert, aber nicht zwingend erforderlich.

Reaktive Arthritiden

Definition. Die reaktive Arthritis (ReA) ist definiert als entzündliche, nichteitrige Gelenkerkrankung nach einer Infektion an einem gelenkfernen Ort (urogenital, gastrointestinal, respiratorisch). Die Infektion kann eine bis mehrere Wochen zurückliegen. Der Rheumafaktornachweis ist immer negativ. Bestandteile von Pathogenen können im Gelenk nachweisbar sein, in der Regel aber keine replizierenden Pathogene, sodass die reaktive Arthritis keine postinfektiöse, sondern eine infektassoziierte Arthritis darstellt.

Pathogenese/disponierende Faktoren. Eine reaktive Arthritis tritt vorwiegend nach einem vorausgegangenen Infekt des Urogenitaltrakts auf (mit Chlamydia trachomatis, seltener mit Ureaplasma urealyticum oder Mycoplasma hominis) oder nach einem vorausgegangenen Infekt des Gastrointestinaltrakts (mit Salmonella enterica, Yersinia enterocolica, Campylobacter jejuni). Einzelfälle einer reaktiven Arthritis sind für Infektionen mit Chlamydia pneumoniae dokumentiert. Bei denjenigen reaktiven Arthritiden, die in der Folge von urogenitalen oder gastroenterologischen Infektionen auftreten, ist der Nachweis des Histokompatibilitätsantigens HLA-B27 besonders häufig möglich. Dabei ist die HLA-B27-Assoziation der reaktiven Arthritis für verschiedene Erreger unterschiedlich und beträgt bei den mit Chlamydien und Salmonellen assoziierten Erkrankungen etwa 50 %, in den mit Yersinien in Verbindung zu bringenden Fällen etwa 60–80 % und bei Shigellosen etwa 80–90 %.

Organspezifische Symptome. Patienten mit reaktiver Arthritis erkranken in etwa 1/3 der Fälle an einer Monoarthritis, in etwa 2/3 der Fälle an einer Oligoarthritis (Befall von weniger als 5 Gelenken) und nur selten an einer Polyarthritis. Ganz vorzugsweise sind die unteren Extremitäten betroffen, am häufigsten das Kniegelenk. Bei der Oligoarthritis liegt ein asymmetrisches Verteilungsmuster vor. Während des chronischen Verlaufs einer reaktiven Arthritis kann es auch zum Auftreten von Symptomen kommen, die typisch für die Gruppe der so genannten Spondylarthropathien sind (Sakroiliitis, Enthesiopathien, Iritis).

Diagnostik. Neben der typischen Anamnese (Krankheitsbeginn bis zu 6 Wochen nach einem primären Infekt des Urogenital- oder des Gastrointestinaltrakts) finden sich klinische Symptome einer typischen Mono- bzw. Oligoarthritis (Schwellung mit freiem Gelenkerguss, schmerzhafte Bewegungseinschränkung, Überwärmung). Durch Untersuchung der Synovialflüssigkeit (Gelenkpunktion) lässt sich die entzündliche Genese der Gelenkschwellung nachweisen (mehr als 2000 Leukozyten pro mm^3). Der Nachweis von HLA-B27 ist bei 60–80 % der Patienten mit reaktiver Arthritis möglich. Die Identifikation des entsprechenden Erregers ist bei einer vorausgegangenen symptomatischen Infektion des Urogenital- oder des Gastrointestinaltrakts wünschenswert. Zudem wird man den Versuch einer infektionsserologischen Identifizierung des verantwortlichen Erregers für die Diagnose einer reaktiven Arthritis unternehmen, wobei die Einschränkungen aufgrund positiver Testergebnisse in der Normalpopulation zu bedenken sind. Die Wertigkeit der Chlamydienserologie ist gering, da sowohl für IgA- als auch für IgG-Antikörper in der Normalpopulation eine hohe Prävalenz besteht. Hinsichtlich einer Yersinienserologie ist wegen der relativ langen Persistenz der alleinige Nachweis von IgG-Antikörpern nicht ausreichend; das Vorliegen von IgA- oder IgM-Antikörpern gilt als wichtiger Hinweis auf eine kurz zuvor abgelaufene Infektion. Der Nachweis von Chlamydia trachomatis im Urogenitalabstrich kann lediglich als diagnostischer Hinweis verwertet werden (bis zu 10 % positiv in der Normalbevölkerung). Der unmittelbare Nachweis von Erregern oder von Erreger-DNA im Gelenk lässt sich durch den Einsatz monoklonaler Antikörper gegen Oberflächenstrukturen von Bakterien oder durch PCR führen.

Differenzialdiagnostik. Die differenzialdiagnostische Abgrenzung ist gegenüber allen anderen monoarthritischen und oligoarthritischen Krankheitsbildern erforderlich, insbesondere gegenüber der aktivierten Arthrose, der rheumatoiden Arthritis, der Gichtarthritis/Pseudogichtarthritis, der unspezifischen bakteriellen Arthritis, Frühstadien der chronischen Polyarthritis sowie der Lyme-Arthritis (Borreliose).

Therapie. Die Behandlung der Grundkrankheit wird angestrebt. Bei der chlamydieninduzierten reaktiven Arthritis erfolgt eine 2-wöchige antibiotische Therapie (z. B. mit Tetrazyklinen). Darüber hinaus sind die unspezifische antientzündliche medikamentöse (mit nichtsteroidalen Antirheumatika) sowie die antientzündliche Lokaltherapie (Kühlung, Schonung, kurzfristige Ruhigstellung, gegebenenfalls Gelenkentlastung durch Punktion, Physiotherapie) wesentlich. Bei Übergang der reaktiven Arthritis in eine chronische Verlaufsformen wird eine antirheumatische Basisbehandlung (z. B. mit Sulfasalazin, Methotrexat, nichtsteroidalen Antirheumatika) empfohlen.

18 Sepsis, SIRS (Systemic inflammatory Response Syndrome)

W. Seeger, F. Grimminger, D. Walmrath

Definition

Die klassische Definition der Sepsis von Schottmüller aus dem Jahre 1914 geht von einer systemischen Einschwemmung von Mikroben (Bakterien, Pilze, Protozoen) oder von mikrobiellen Produkten (Endo- und Exotoxine) aus einem oder mehreren Foci aus. Dies zieht eine Aktivierung einer Vielzahl körpereigener Mediatorsysteme (zirkulierend und ortsständig, humoral und zellulär) nach sich, mit der Folge inadäquater Gewebeperfusion und diffuser inflammatorischer Prozesse in großen Bereichen der Mikrozirkulation. Typisch sind Perfusionsfehlverteilung, Mikrothrombosierung und Capillary Leakage mit Flüssigkeitsextravasation in diesen Arealen. Es resultiert trotz aufrechterhaltener Makrozirkulation aufgrund lokaler mikrozirkulatorischer Störungen eine Sauerstoffschuld der abhängigen organtypischen Zellen. Das Endstadium stellt das septische Multiorganversagen dar. Die klinische Diagnose der Sepsis basiert auf einem typischen Erscheinungsbild, charakterisiert durch die in nachfolgender Übersicht aufgelisteten Befunde, in Kombination mit einer vermuteten Eintrittspforte. Angestrebt wird der Nachweis der Mikroben oder der mikrobiellen Produkte im Blut. Eine identische klinische Symptomatik kann auch durch nichtbakterielle Ursachen ausgelöst werden. Bedeutsam sind in dieser Hinsicht ausgedehnte Gewebeschädigungen, wie sie z. B. bei Polytrauma, Verbrennung, Pankreatitis oder großen operativen Eingriffen entstehen. Eine hierbei auftretende Aktivierung humoraler und zellulärer Effektoren kann eine der Sepsis vergleichbare pathogenetische Endstrecke mit inflammatorischen Prozessen und inadäquater Gewebeperfusion in zahlreichen Mikrozirkulationsgebieten triggern. An dieser Stelle setzt die Definition des SIRS (Systemic inflammatory Response Syndrome) ein (siehe nachfolgende Übersicht): Sie übernimmt klinisch die Kriterien der Sepsis, verlangt jedoch nicht eine infektiöse Verursachung, sondern lässt alternativ verschiedene Formen ausgedehnter Gewebeschädigung oder eine immunologische Triggerung als Auslöser zu. „SIRS" ist somit der Oberbegriff für die infektiös (Sepsis) und die nichtinfektiös ausgelöste systemische Entzündungsreaktion.

Gemeinsamkeiten und Unterschiede von/zwischen Sepsis und SIRS (Systemic inflammatory Response Syndrome)
- Körpertemperatur von über 38 °C oder unter 36 °C
- Herzfrequenz von mehr als 90 Schlägen pro Minute
- Tachypnoe mit einer Atemfrequenz von über 20 Zügen pro Minute oder Hyperventilation mit Kohlendioxidpartialdruckwerten von weniger als 32 mmHg
- Veränderungen der Leukozytenzahl mit Werten von mehr als 12 Zellen pro Nanoliter oder weniger als 4 Zellen pro Nanoliter oder weniger als 10 % Stabkernigen

Definition der Sepsis
- Erforderlich sind 2 oder mehrere der oben genannten klinischen Symptome sowie das Vorliegen (oder starker Verdacht) einer Infektion (verursacht durch gramnegative oder grampositive Bakterien, Pilze, Parasiten).

Definition des SIRS (Systemic inflammatory Response Syndrome)
Erforderlich sind 2 oder mehrere der oben genannten klinischen Symptome sowie das Vorliegen (oder starker Verdacht) eines nichtinfektiösen Krankheitsbildes (z. B. Pankreatitis, Schock und Ischämie, Polytrauma und Gewebeschädigung, großflächige Verbrennungen, Myokard-/Lungeninfarkt, Thrombose, Transplantatabstoßung, immunologisch vermittelte Organschädigung, akute Nebenniereninsuffizienz, thyreotoxische Krise; Reaktion auf Blutprodukte, Zytokintherapie, Anästhetika/Neuroleptika; Hypernephrom, Lymphom, Tumorlyse, Subarachnoidalblutung).

Weitere klinische und laborchemische Befunde, die auf Sepsis/SIRS (Systemic inflammatory Response Syndrome) hinweisen
- Thrombozytopenie
- Disseminierte intravasale Gerinnung/Verbrauchskoagulopathie
- Erhöhter Wert des C-reaktiven Proteins (CRP)
- Erhöhter Wert für Prokalzitonin (Spezifität für infektiöse Verursachung?)
- Unerklärte Laktazidose
- Unerklärte Störungen der mentalen, hepatischen und renalen Funktion
- Niedriger systemischer Widerstand/erhöhtes Herzzeitvolumen
- Erhöhter Sauerstoffverbrauch

Epidemiologie und klinische Bedeutung

Wir verfügen über ein hochwirksames Arsenal an Antibiotika, wir können auf der Suche nach einem Fokus mit bildgebenden, diagnostischen Verfahren jeden Bereich des menschlichen Körpers darstellen und gegebenenfalls punktieren – und doch sind unsere therapeutischen Erfolge bei der Sepsis nach wie vor niederschmetternd. Die Letalität der schweren Sepsis und des septischen Schocks liegt unverändert hoch bei 40–70%. In einer multizentrischen Studie in Frankreich von Brun Buisson et al. (1995) konnte gezeigt werden, dass etwa die Hälfte der Fälle von Sepsis ambulant und die andere Hälfte nosokomial erworben wird, wobei bei nosokomialer Verursachung 25% auf Intensivstationen auftreten. Für die USA errechneten Angus et al. (2001) jährlich 751 000 Fälle mit schwerer Sepsis, dies entspricht 3 Fällen pro 1000 Einwohner. Die resultierenden Behandlungskosten belaufen sich auf jährlich 16,7 Milliarden Dollar, und die Inzidenz der schweren Sepsis steigt nach diesen Untersuchungen jedes Jahr um etwa 1,5% an. Die Ursachen hierfür sind vielfältig. Zum einen hat es viele Innovationen invasiver therapeutischer Maßnahmen gegeben, die grundsätzlich Keimeintrittspforten darstellen, zum anderen hat die Überlebensrate von Patienten mit chronischen Erkrankungen, die eine Prädisposition für ein septisches Geschehen bedeuten, zugenommen; hierzu gehören insbesondere Diabetiker, Patienten mit Malignomen und Hämoblastosen sowie Patienten mit chronischen Leber-, Nieren- und Lungenerkrankungen. Zunehmende Bedeutung innerhalb dieser Gruppe von infektgefährdeten Personen erlangen auch HIV-infizierte Patienten. Des Weiteren haben immunsuppressive Therapieformen bei Patienten mit Neoplasien und mit chronisch-inflammatorischen Erkrankungen sowie nach Transplantationen zunehmend Verbreitung gefunden. Zusammenfassend ist also die Zahl primär oder sekundär immungeschwächter Personen in erheblichem Maße angewachsen.

Ätiologie und Pathogenese

Stadienhafter Ablauf. Nach gegenwärtigem Kenntnisstand lassen sich die Abläufe bei der Sepsis in 3 Stadien einordnen:
- systemische Einschwemmung von Mikroben (Bakterien, Pilze, Protozoen) oder von mikrobiellen Produkten aus einem Fokus/mehreren Foci;
- Aktivierung einer Vielzahl von Mediatorsystemen (zirkulierend und ortsständig) und inflammatorisch kompetenten Zellen;
- diffuse entzündliche Prozesse in zahlreichen Mikrozirkulationsgebieten und inadäquate Gewebeperfusion, die im Extremfall in ein Multiorganversagen einmünden.

Phasenhypothese der Sepsis. Die derzeit vorliegenden klinischen Daten zur Sequenz der Zytokinfreisetzung im Verlauf der Sepsis sind im Gegensatz zu den experimentellen Daten noch bruchstückhaft. Dennoch wird zurzeit die Hypothese favorisiert, dass die Sepsis in 2 Phasen einzuteilen ist:
- **1. Phase:** Die Sepsis beginnt mit einer frühen hyperinflammatorischen Phase mit der übersteigerten Freisetzung proinflammatorischer Zytokine, wie TNF (Tumornekrosefaktor), IL-1 (Interleukin 1) und IL-6.
- **2. Phase:** In der Folge tritt eine Immunparalyse ein, auch Spätphase der Sepsis genannt. Sie ist gekennzeichnet durch die Dominanz der antiinflammatorischen Zytokine IL-10, IL-13 und TGF-β sowie Suppression der proinflammatorischen Mediatoren.

Mediatoren. Dieser „Zytokinshift" begrenzt das Ausmaß und die Dauer der Entzündungsreaktion, der Preis könnte allerdings in einer Immuninkompetenz im späten Verlauf der Sepsis bestehen. Neben den Zytokinen sind zahlreiche Lipid- und Peptidmediatoren, Sauerstoffradikale und Produkte aktivierter Gerinnungs- und Komplementkaskaden in die komplexe pathogenetische Sequenz der Sepsis eingebunden. Eine hierarchische Ordnung dieser

Mediatoren (wichtig/unwichtig, übergeordnet/nachgeordnet, Früh-/Spätmediatoren) ist gegenwärtig noch nicht sicher möglich. Unter dem Einfluss der mikrobiellen Produkte sowie der körpereigenen inflammatorischen Effektoren entstehen Mikrozirkulationsstörungen in zahlreichen Endstrombahngebieten, welche durch folgende Begriffe gekennzeichnet sind:
➤ Perfusionsfehlverteilung,
➤ Mikrothrombosierung,
➤ Capillary Leakage mit Flüssigkeitsextravasation.

Störungen der Sauerstoffverwertung. Hierdurch entsteht trotz aufrechterhaltener Makrozirkulation aufgrund lokaler ischämischer Verhältnisse eine Sauerstoffschuld der abhängigen organtypischen Zellen. Darüber hinaus sind möglicherweise Störungen der zellulären Sauerstoffverwertung an der Pathogenese des septischen Schocks beteiligt. In der Summe ziehen diese Veränderungen zunächst schwere Funktionsstörungen der betroffenen Organe nach sich und im weiteren Verlauf eine zunehmende Einschränkung des zellulären Erhaltungsstoffwechsels, der schließlich zu Zellnekrosen und dem Verlust der Organfunktion führt.

Toxic-Shock-Syndrom

Definition
➤ Das Toxic-Shock-Syndrom (TSS) ist eine foudroyant verlaufende Intoxikation mit Exotoxinen von Staphylococcus aureus oder von Streptokokken, die durch Fieber, Schock, Erythrodermie und Multiorganversagen in der Akutphase und von einer Desquamation nach 1–2 Wochen charakterisiert ist.

Epidemiologie und klinische Bedeutung
➤ Erkrankungen wurden früher überwiegend bei jungen Frauen im Verlauf der Menstruation bei Tamponbenutzung beobachtet, eine Vielzahl der Krankheitsfälle tritt nunmehr geschlechtsunabhängig nach Bagatellverletzungen oder infolge anderer Infekte (Fasziitis, Influenza, Sinusitis) auf.

Ätiologie und Pathogenese
➤ Der fulminante und lebensbedrohliche Verlauf des TSS ist an die Infektion oder die Besiedlung mit Streptokokken oder Staphylokokken geknüpft. Letztere können das TSST-1 (Toxic-Shock-Syndrom-Toxin 1) oder Staphylokokkenenterotoxin B synthetisieren. Diese Toxine wirken als Superantigene, sie schließen das Kontrollsystem der Lymphozytenaktivierung kurz, indem sie die HLA-Klasse-II-Moleküle der antigenpräsentierenden Monozyten mit den Antigenrezeptoren der T-Lymphozyten überbrücken, wobei die eigentliche Antigenspezifität der T-Zelle keine Rolle spielt. Konsequenz der Superantigenwirkung ist, dass mehr als 10% aller T-Lymphozyten eines Individuums gleichzeitig aktiviert werden können, während ein konventionelles Antigen lediglich eine T-Zelle stimuliert. Aus dieser massiven T-Zell-Stimulation resultiert eine Überschwemmung der Zirkulation mit immunregulatorischen Zytokinen, wie IL-1, IL-2, TNF und Interferon-γ.

Klinisches Bild

Die klinischen Kriterien von Sepsis und SIRS sind in obiger Übersicht aufgeführt. Hinzu kommen hämodynamische Veränderungen, die nach Siegel in 4 Stadien eingeteilt werden (Tabelle 18.1). Typisch sind zudem Anzeichen von beginnendem Organversagen, die den weiteren Krankheitverlauf jederzeit komplizieren können. Betroffen sind vor allem die Niere (akutes Nierenversagen), die Lunge (akutes respiratorisches Distress Syndrom; ARDS), der Gastrointestinaltrakt (Ileus, Schleimhautulzera, Leberversagen), das Herz (septische Kardiomyopathie) und das ZNS (Eintrübung). Eine Aktivierung des Gerinnungssystems ist zumeist nachweisbar (DIC/Verbrauchskoagulopathie). Metabolische Veränderungen umfassen einen gesteigerten Energieumsatz (erhöhte Katecholamin- und Kortikoidspiegel), Hyperglykämie in der frühen und Hypoglykämie in der späten Phase der Sepsis, z.T. gesteigerte Lipolyse und einen oft exzessiven Eiweißkatabolismus. Weitere klinische, laborchemische sowie invasiv gewonnene hämodynamische Parameter, bei deren Vorliegen auch an SIRS oder eine Sepsis gedacht werden muss, sind auf S. 444 zusammengefasst. Es existieren mehrere Score-Systeme, die den Schwe-

Tabelle 18.1 Hämodynamische Veränderungen im septischen Schock, Charakterisierung in 4 Stadien

Parameter	Stadium I	Stadium II	Stadium III	Stadium IV
Herzfrequenz	↑	↑↑	↑↑	↑
Mittlerer arterieller Blutdruck	↦	↦	↓	↓↓
Herzzeitvolumen	↑	↑↑↑	↑↑	↦/↓
Peripherer Gefäßwiderstand	↓	↓↓↓	↓↓↓	↦/↓/↑
Wedge-Druck	↓	↓	↦	↑↑
Sauerstoffaufnahme, absolut	↑	↑	↑/↓	↓↓
Sauerstoffaufnahme, relativ	↦	↓	↓↓	↓↓↓
Arteriovenöse Sauerstoffdifferenz	↓	↓↓↓	↓↓↓	↑/↓
Laktatkonzentration	↦	↑	↑↑	↑↑↑
Kreislaufsituation	hyperdynamischer/hypodynamischer Schock			

regrad der Sepsis anhand physiologisch-biochemischer Meßdaten, Organfunktions-störungen und/oder therapeutischer Interventionen erfassen (z. B. Sepsis Score nach Elebute-Stones, Apache II, Apache III, SAPS, TISS). Diese werden in Zukunft zur Bestimmung der individuellen Prognose, zur Beurteilung der Effizienz von Therapiemaßnahmen und zur Erfassung von Behandlungskosten zunehmend Bedeutung erlangen.

Diagnose

Erregeridentifizierung. Angesichts der Schwere der Erkrankung ist die Kenntnis der Erreger einschließlich ihrer Eintrittspforten (Fokussuche!) entscheidend. Der Bakteriennachweis im Blut sollte vor einer Therapie mit Antibiotika durch wiederholte venöse Blutentnahmen während des Fieberanstiegs nach gründlicher Desinfektion der Punktionsstelle versucht werden. Eine Gesamtblutmenge von 30 ml wird unter sterilen Kautelen auf mehrere Behälter mit Blutkulturmedium verteilt, hierbei wird ein Verhältnis von Blutvolumen zu Kulturmedium von 1:10 empfohlen. Die Kulturen müssen unverzüglich der mikrobiologischen Analytik zugeführt werden (Transportzeit von weniger als 2 Stunden). Bei bereits vorbestehender Antibiotikatherapie können Blutkulturmedien mit Austauscherharzen zur Adsorption der Antibiotika eingesetzt werden; eine Blutabnahme im therapeutischen Talspiegel wird angestrebt. Im Einzelfall ist eine Unterbrechung der Antibiotikatherapie vor der Blutabnahme abzuwägen. Daneben sollte routinemäßig vor Beginn der Therapie über eine Asservierung von Urin (steril gewonnen) und Sputum (und gegebenenfalls Stuhl) ein Keimnachweis versucht werden. Verbunden mit dem Erregernachweis ist die Suche nach der Eintrittspforte und einem möglichen organspezifischen Fokus.

Bildgebende Verfahren, mikrobiologische Diagnostik. Neben ausgiebiger Inspektion und Untersuchung des Patienten sollten bildgebende Verfahren umfassend eingesetzt werden (Röntgenuntersuchung von Thorax und Skelettsystem, Ultraschalluntersuchung von Abdomen und Urogenitaltrakt, Echokardiographie, eventuell thorakale und abdominale Computertomographie). Bei positivem Organbefund sollte wiederum vor antibiotischer Therapie ein Erregernachweis angestrebt werden, und zwar durch Gewinnung von Körperflüssigkeiten (Pleuraerguss, Perikarderguss, Aszites, Ergüsse großer Gelenke, Liquor) und Punktion von Abszessen oder entzündlich infiltrierten Arealen, ergänzt um organspezifische Techniken (z. B. bronchoalveoläre Lavage, Bronchialbürstung). Neben der Kulturanlage mit Resistenzbestimmung sollte das gewonnene Material zur ersten Orientierung rasch mikroskopisch untersucht werden (Gram-Färbung). Ergänzt werden sollte der direkte Erregernachweis durch serologische Tests, die vor allem für Erreger Bedeutung haben, die sich schlecht oder gar nicht kultivieren lassen (z. B. Legionellen, Chlamydien).

Da diese Tests häufig jedoch erst über Titerverläufe aussagekräftig werden, kommen sie für die akuten Therapiemaßnahmen in der Regel zu spät.

Ergänzende Labordiagnostik. Stets sollte der Immunstatus durch Bestimmung der Immunglobuline überprüft werden, um ein primäres oder sekundäres Antikörpermangelsyndrom nicht zu übersehen. Ebenso sollten Defekte des leukozytären Systems ausgeschlossen werden (Gesamtzahl der Leukozyten und Differenzialblutbild, HIV-Testung und Bestimmung der T4-Lymphozyten bei Verdacht auf AIDS). Hauttests mit ubiquitären, multivarianten Antigenen können als Indikatoren der zellulären Immunantwort eingesetzt werden. Mehrere Parameter lassen sich zur Charakterisierung der inflammatorischen Reaktion heranziehen (Standard: C-reaktives Protein, Leukozytose, Linksverschiebung). Darüber hinausgehende Bestimmungen proinflammatorischer Mediatoren (z. B. TNF, IL-6, Elastase-α1-Proteinase-Inhibitor-Komplex) haben gegenwärtig ihren Stellenwert nur in klinischen Studien. Gesucht wird noch ein Parameter, der zwischen Sepsis und SIRS unterscheidet. Prokalzitonin konnte als ein solcher Marker in klinischen Studien bislang noch nicht sicher bestätigt werden. Zur Routine gehört eine Basisgerinnungsanalytik, um eine disseminierte intravasale Gerinnung/Verbrauchskoagulopathie zu erkennen. Bestimmungen des Säure-Basen-Haushalts und des Laktatspiegels sind zur Erfassung einer metabolischen Azidose bei septischem Schock unerlässlich.

Therapie und Prävention

Kausale Therapie

Fokussanierung. Gesicherte therapeutische Maßnahmen stellen Fokussanierung und Antibiose (Tabelle 18.**2**) dar. Ein septischer Fokus sollte möglichst unverzüglich inzidiert, drainiert oder chirurgisch entfernt werden (ubi pus, ibi evacua!). Potenziell infizierte Venenkatheter, Liquor-Shuntleitungen oder CAPD-Katheter sollten stets entfernt werden. Wenn vital unerlässliche Fremdkörper (z. B. Schrittmacher, künstliche Herzklappen) infiziert sind und als Sepsisquelle fungieren, ist ein kurzzeitiger konservativer Behandlungsversuch mit Antibiotika gerechtfertigt. Bei Versagen dieser Therapie muss ein Versuch mit einer neuen Prothese unternommen werden. In der Regel sollte ein operativer Eingriff nicht aufgrund der Schwere des septischen Bildes verschoben werden, wenn er die einzige Möglichkeit einer Fokussanierung darstellt. Große septische Metastasen sind ebenfalls chirurgisch zu sanieren, kleine können erfolgreich antibiotisch behandelt werden.

Eine Antibiotikatherapie (Tabelle 18.**2**) sollte bei Sepsis möglichst gezielt erfolgen. Dies ist im Idealfall bei bekanntem Erreger und vorliegendem Antibiogramm möglich. In den meisten Fällen ist jedoch zu Beginn der Sepsistherapie der Erreger (noch) nicht bekannt. Bei eindeutigem Vorliegen des klinischen Bildes einer Sepsis muss dennoch sofort mit einer Antibiotikatherapie begonnen werden, welche die vermutete Keimeintrittspforte, die infrage kommenden Erreger sowie die individuelle Resistenzlage der Abteilung berücksichtigt. Generell sollten bei Sepsis bevorzugt bakterizide, schnellwirkende, parenteral applizierbare Antibiotika in hoher Dosierung in Form einer Kombinationstherapie angewendet werden. Synergistische Effekte sind insbesondere bei einer Kombination von β-Laktam-Antibiotika mit Aminoglykosiden gesichert. Prinzipiell stehen in dieser Hinsicht 3 Antibiotikakombinationen zur Verfügung:

- Breitspektrumpenicillin (Piperacillin, Mezlocillin, Apalcillin, jeweils plus β-Laktamase-Inhibitor) und Aminoglykosid (Tobramycin, Gentamicin, Sisomicin, Netilmicin – Amikacin);
- Breitspektrumcephalosporin (3. Generation: Cefotaxim, Ceftazidim, Ceftizoxim, Cfmenoxim, Latamoxef, Ceftriaxon, Cefoperazon) und Aminoglykosid;
- Breitspektrumpenicillin/β-Laktamase-Inhibitor und Breitspektrumcephalosporin (3. Generation).

Zu den einzelnen Substanzklassen sind folgende allgemeine Bemerkungen für die Sepsisbehandlung von Bedeutung:

- **Breitspektrumpenicilline** besitzen keine β-Laktamase-Stabilität (daher Zugabe eines β-Laktamase-Inhibitors), sie sind nicht wirksam gegen Klebsiellen und Staphylokokken. Schwächen bestehen auch im Hinblick auf Serratia, Proteus und Anaerobier. Apalcillin und Piperacillin sind (jeweils in Kombination mit einem Aminoglykosid) erste Wahl bei Infektionen mit Pseudomonas aeruginosa.
- **Breitspektrumcephalosporine** (3. Generation) weisen erhebliche Schwächen im Hinblick auf Enterokokken, Anaerobier (außer Latamoxef) und Staphylokokken auf. Ceftazidim (in 2. Linie Cefoperazon; jeweils in Kombination mit einem

Tabelle 18.2 Vorschläge zur Erstbehandlung von Sepsis und septischem Schock bei fehlendem Erregernachweis (Basis dieser Vorschläge ist das Konzept, Breitspektrumpenicilline, Cephalosporine und Aminoglykoside als wesentliche Pharmaka der „First-Line"-Chemotherapie in der Sepsis anzusehen; Carbapeneme und Gyrasehemmer sind nach diesem Konzept Reserveantibiotika)

Situation	Therapievorschlag
Sepsis bei unbekannter Eintrittspforte	Breitspektrumpenicillin/BLI oder Breitspektrumcephalosporin und Aminoglykosid*
Verdacht auf Staphylokokkensepsis (z. B. Fremdkörperimplantate, Venenkatheter)	Breitspektrumpenicillin/BLI oder Breitspektrumcephalosporin und Aminoglykosid*, ergänzend Flucloxacillin (bei Verdacht auf methicillinresistente Staphylokokken ergänzend Vancomycin)
Verdacht auf Anaerobiersepsis (z. B. Abort, Peritonitis, dentogen, Aspirationspneumonie)	Breitspektrumpenicillin/BLI oder Breitspektrumcephalosporin und Aminoglykosid*, ergänzend Clindamycin oder Metronidazol
Verdacht auf Pseudomonassepsis (z. B. Knochenmarkinsuffizienz, Verbrennungen, Superinfektionen, vorbekannte chronische Atemwegsbesiedlung)	Breitspektrumpenicillin/BLI oder Breitspektrumcephalosporin und Aminoglykosid*; innerhalb der Kombination pseudomonaswirksames β-Laktam-Antibiotikum (z. B. Ceftazidim)
Infusionsseptikämie	Breitspektrumpenicillin/BLI oder Breitspektrumcephalosporin und Aminoglykosid*, ergänzend Flucloxacillin
Akute Endokarditis mit septischem Bild	Breitspektrumpenicillin/BLI oder Breitspektrumcephalosporin und Aminoglykosid*, ergänzend Flucloxacillin (bei Verdacht auf methicillinresistente Staphylokokken ergänzend Vancomycin)
Postoperative Sepsis	Breitspektrumpenicillin/BLI oder Breitspektrumcephalosporin und Aminoglykosid*, ergänzend Flucloxacillin (bei infizierten Wunden) oder Clindamycin (bei Wundinfektionen im Intestinalbereich)
Cholangitische Sepsis	Breitspektrumpenicillin/BLI oder Breitspektrumcephalosporin und Aminoglykosid*; gallegängiges β-Laktam-Antibiotikum bevorzugen (z. B. Mezlocillin, Cefoperazon, Ceftriaxon)
Pneumogene Sepsis nach Aspiration	Breitspektrumpenicillin/BLI oder Breitspektrumcephalosporin und Aminoglykosid*, ergänzend Clindamycin
Urosepsis	Breitspektrumpenicillin/BLI oder Breitspektrumcephalosporin und Aminoglykosid* (nach urologischen Eingriffen **Cave**: resistente Enterobacter, Serratia, Proteus, Pseudomonas)
Sepsis bei Knochenmarkinsuffizienz	Breitspektrumpenicillin/BLI oder Breitspektrumcephalosporin und Aminoglykosid* (bei Antibiotikavorbehandlung jedoch pseudomonaswirksames β-Laktam-Antibiotikum bevorzugen), eventuell ergänzend Flucloxacillin und anaerobierwirksames Präparat; frühzeitig Antimykotika einsetzen

BLI = β-Laktamse-Inhibitor; * Standard: einmal tägliche Gabe von Gentamicin (3–5 mg/kgKG), regelmäßige Kontrolle der Aminoglykosidspiegel

Aminoglykosid) kommt bei Pseudomonaden in Betracht.
➤ **Aminoglykoside** besitzen Schwächen bei grampositiven Kokken und Anaerobiern. Innerhalb dieser Gruppe sollte Amikazin wegen seiner Resistenz gegenüber vielen aminoglykosidinaktivierenden Bakterienenzymen in Reserve gehalten werden.

Spezielle Situationen. Vermutete besondere Erregerkonstellationen oder besondere Eintrittspforten bedingen Prioritäten und/oder Modifikationen im Hinblick auf die Basistherapie mit β-Laktam-Antibiotika und Aminoglykosiden. Bei Verdacht auf Pseudomonas aeruginosa, z. B. bei Sekundärinfektionen, wird man innerhalb der β-Laktam-Antibiotika ein pseudomonaswirksames Präparat auswählen (plus Aminoglykosid) oder einer breit wirksamen Antibiotikakombination ein pseudomonasspezifisches Präparat mit schmalem Spektrum hinzufügen (Ticarcillin, Cefsulodin, Azlocillin; als Alternative zu Imipenem und Quinolonen siehe unten). Zur Behandlung primärer oder sekundärer Staphylokokkeninfektionen werden zusätzlich staphylokokkenwirksame Antibiotika eingesetzt (Staphylokokkenpenicilline, Clindamycin, Fosfomycin; Vancomycin bei Verdacht auf methicillin-/oxacillinresistente Staphylokokken). Bei Infektionen von künstlichen Herzklappen, Shunts oder CAPD-Kathetern sind koagulasenegative Staphylokokken bedeutsam. Sie sind in erheblichem Maße resistent gegen Staphylokokkenpenicilline; dementsprechend müssen die alternativen Präparate eingesetzt werden (bevorzugt Vancomycin oder Fosfocin in Kombination mit Rifampicin). Zur Behandlung des Anaerobierbereichs kommen als zusätzliche Präparate insbesondere Clindamycin und Metronidazol in Betracht. Bei Verdacht auf Enterokokken stellen Ampicillin, Piperacillin und Mezlocillin eine wichtige Alternative zu den aufgeführten Breitspektrumantibiotika dar. Details zu weiteren Konstellationen finden sich in Tabelle 18.2. Parallel sollte zur antibiotischen Kombinationstherapie eine orale antimykotische Dekontamination (nicht Therapie!) mit z. B. Ampho Moronal oder Candidohermal durchgeführt werden.

Bei klinisch unbefriedigendem Ansprechen auf die Antibiotikatherapie innerhalb von 2 Tagen und weiterhin unbekanntem Keimbefund/Antibiogramm wird zunächst ein Wechsel innerhalb der Basistherapie versucht (Breitspektrumpenicillin/ β-Laktamase-Inhibitors statt Breitspektrumcephalosporin oder umgekehrt; Wechsel auf Amikacin innerhalb der Aminoglykoside). Überprüft und berücksichtigt werden sollten therapeutische Lücken (z. B. zusätzliche Applikation eines Staphylokokkenpenicillins oder eines Anaerobierpräparats). In zweiter Linie ist der Einsatz zusätzlicher Substanzklassen zu erwägen, die gegenwärtig als potente Reserveantibiotika mit sehr breitem antibakteriellen Spektrum einzustufen sind. Dies sind insbesondere Imipenem/Cilastatin und die Quinolone (Gyrasehemmer). Der primäre Einsatz eines parenteral applizierten Gyrasehemmers bei bestimmten nosokomialen Infektionen – z. B. mit Pseudomonas aeruginosa, Enterobacter und Serratia – wird zunehmend in Erwägung gezogen.

Immunsupprimierte Patienten. Eine besondere Situation ist bei immunsupprimierten Patienten gegeben, insbesondere bei Knochenmarkinsuffizienz. Die Behandlung einer Sepsis bei Knochenmarkinsuffizienz sollte neben der Basiskombination in jedem Fall ein pseudomonaswirksames Präparat einschließen. Zusätzlich müssen Staphylokokken und Anaerobier in Erwägung gezogen werden. Bei diesen Patienten ist darüber hinaus eine frühzeitige antimykotische Therapie indiziert.

Bei Versagen der antibiotischen Therapie kommen vor allem Resistenzprobleme in Betracht, die bevorzugt bei Pseudomonas aeruginosa, Staphylococcus aureus, Enterobacter cloacae und Serratia auftreten. Darüber hinaus kann eine Erregerpersistenz vorliegen, die sich häufig bei Staphylokokken, Streptokokken, Tuberkelbakterien sowie einigen Enterobakterien findet. Problematisch sind auch sekundäre Pilzinfektionen unter Antibiotikatherapie (insbesondere mit Candida). Der Nachweis einer Pilzbesiedlung (z. B. im Trachealsekret) in Kombination mit dem klinischen Bild einer nicht beherrschten Infektion unter Antibiotikatherapie stellt eine Indikation zur zusätzlichen antimykotischen Therapie dar. Neben einer parenteralen Fluconazolgabe muss bei schweren systemischen Verläufen oder fluconazolresistenten Candidaspezies Amphotericin B in Betracht gezogen werden. Bei besonders gefährdeten Patienten (z. B. Knochenmarkinsuffizienz, chronische Kortikoidtherapie) sollte die Indikation zur antimykotischen Therapie frühzeitig gestellt werden.

Therapiedauer. Eine wirksame Antibiotikatherapie sollte mindestens 3 Tage über das weitgehende Abklingen aller septischen Parameter hinaus fortgeführt werden, eine unkritische Fortführung der Antibiotikagabe über viele Tage ist zu vermeiden.

Symptomatische Therapie

Die symptomatische Therapie dient zur Stabilisierung der Makrozirkulation. Bei Absinken des systemischen Blutdrucks unter einen Mittelwert von 60–70 mmHg versagen die Gegenregulationsmechanismen (Zentralisation), die Perfusion kritischer Organe nimmt ab (Zerebrum, Koronarien), und das Schockgeschehen kann sich rasch perpetuieren. In dieser Situation einer dekompensierenden Makrozirkulation ist es geboten, rasch Volumen und/oder Katecholamine zur Aufrechterhaltung eines minimalen Blutdrucks zuzuführen. Beim septischen Schock findet sich nahezu regelhaft ein relativer intravasaler Volumenmangel, der sich durch das diffuse Leakage kapillärer Gefäße mit Plasmaverlust in den Extravasalraum und durch eine veränderte periphere Vasomotion (Pooling) erklärt. Katecholamine kommen zur Aufrechterhaltung der Makrozirkulation im Schock immer dann zum Einsatz, wenn dies durch Volumenzufuhr nicht oder nicht ausreichend schnell erreicht werden kann. Dopamin, Noradrenalin und Dobutamin sind die Katecholamine, die in erster Linie infrage kommen.

Therapeutische Beeinflussung körpereigener Mediatoren

Antiinflammatorische Therapie. Die Aktivierung körpereigener Mediatorsysteme in der „hyperinflammatorischen" Phase der Sepsis legt antiinflammatorische Therapieansätze nahe. Bisherige Studien (z. B. Antikörper gegen TNF, IL-1-Rezeptor-Antagonist) konnten jedoch keinen sicheren Wirkungsnachweis erbringen. Von einer Zufuhr hochdosierter Glukokortikoide während der Sepsis erhoffte man sich eine Suppression proinflammatorischer Zytokine sowie eine Inhibition zahlreicher zellulärer und humoraler Mediatorsysteme (bevorzugte Dosierung: 30 mg Methylprednisolon pro Kilogramm Körpergewicht pro Tag über 48 Stunden). Eine Vielzahl kontrollierter klinischer Studien zur Gabe hochdosierter Steroide wurden durchgeführt, doch die Metaanalysen belegen eindeutig, dass mit diesem Therapieansatz keine Reduktion der Letalität erzielt werden kann und als nachteiliger Effekt die Zahl der Sekundärinfektionen ansteigt. Somit ist keine allgemeine Indikation für die Anwendung von hochdosiertem Methylprednisolon bei Sepsis und septischem Schock gegeben.

Prolongierte Hydrokortisontherapie. Neben der Hochdosisglukokortikoidtherapie wurden in den letzten Jahren einige klinische Untersuchungen zur prolongierten, niedrigdosierten Hydrokortisontherapie unternommen. In 2 kleineren kontrollierten Studien von Bollaert et al. (1998) und Briegel et al. (1999) bei Patienten mit therapierefraktärem septischen Schock konnte durch eine Therapie mit 3-mal täglich 100 mg Hydrokortison über 5 Tage bzw. 1-mal täglich 100 mg Hydrokortison gefolgt von einer Dauerinfusion mit 0,18 mg pro Kilogramm Körpergewicht pro Stunde für 5–10 Tage eine signifikante Reduktion des Multiorganversagens und des septischen Schocks erzielt werden, und es zeigte sich ein Trend zu reduzierter Letalität. Für diese Ergebnisse werden einerseits eine relative Nebenniereninsuffizienz im Verlauf der Sepsis und andererseits antiinflammatorische Effekte diskutiert. Zurzeit werden diese Beobachtungen in einer multizentrischen Phase-III-Studie überprüft.

Weitere Ansätze. Ebenso fehlt bislang der Nachweis, dass durch eine extrakorporale Entfernung mikrobieller Agenzien und proinflammatorischer Mediatoren (Hämofiltration, Hämoperfusion, Plasmaseparation) eine signifikante Beeinflussung der Sepsis gelingt. Akzeptiert ist der Einsatz von Wachstumsfaktoren (Colony Stimulating Factors) bei Patienten mit Sepsis in einer Phase der zytostatikainduzierten Neutropenie. Hierdurch wird eine Verkürzung der zytopenischen Phase erreicht. Die meisten Erfahrungen liegen hierzu mit dem granulozytenstimulierenden Wachstumsfaktor vor, dessen Wirkung auf die Reifung der Neutrophilen beschränkt ist.

Blutzuckeroptimierung

Eine forcierte Blutzuckeroptimierung, gegebenenfalls mittels einer intensivierten Insulintherapie, mit dem Ziel, den Blutzucker in einem Bereich von 80–110 mg% zu halten, hat sich in einer randomisierten prospektiven Studie als deutlich mortalitäts- und morbiditätsverbessernd gezeigt. Diese wichtige, preiswerte und einfach umsetzbare Therapieoption sollte genutzt werden.

Hämostaseologische Therapie

Komplexe Interaktionen bestehen bei Sepsis zwischen inflammatorischen Prozessen und der Gerinnung. Die proinflammatorischen Zytokine sind in der Lage, die Gerinnungskaskade zu aktivieren. Zusammenfassend sind die inflammatorischen Abläufe bei SIRS und Sepsis von einer ausgeprägten Verschiebung des hämostaseologischen Gleichgewichts zur prokoagulatorischen und antifibrinolytischen Seite hin geprägt. Diese bevorzugt mikrozirkulatorisch ablaufenden Gerinnungsprozesse können ihrerseits wieder Induktor inflammatorischer Prozesse sein.

Therapieansätze zur Beeinflussung der Gerinnung

Über die oben aufgeführten Mechanismen wird das Gerinnungssystem im Verlauf einer schweren Sepsis aktiviert. Diese Aktivierung wird unter anderem durch erniedrigte Fibrinogen-, Antithrombin-III- und Protein-C-Spiegel sowie durch das vermehrte Auftreten von Thrombin-Antithrombin-Komplexen, Fibrinmonomeren und D-Dimeren charakterisiert. Zudem findet sich konsistent ein Abfall der Thrombozytenzahl durch vermehrten Umsatz in der Peripherie. Vor diesem Hintergrund ist es naheliegend, Therapiestrategien mit Eingriff in das Gerinnungssystem zu entwickeln.

Aktiviertes Protein C. Die zentrale Bedeutung des aktivierten Protein C (A-PC) für die Hemmung prokoagulatorischer Prozesse ist gut belegt. Eine multizentrische Phase-III-Studie (Bernard et al. 2001) zur Effizienz einer A-PC-Therapie wurde unlängst abgeschlossen. In diese Studie wurde eine signifikante Senkung der Sterblichkeit um 6,1 % in der A-PC-Behandlungsgruppe im Vergleich zur Kontrollgruppe erzielt. Bemerkenswert ist, dass mit dieser neuen Therapiemethode erstmals nach den vielen Therapieanstrengungen der letzten Jahre in einer multizentrischen Überprüfung die Prognose der Sepsis eindeutig verbessert werden konnte. Die Zulassung für dieses humane aktivierte Protein C (Drotregocin), das rekombinant hergestellt wird, ist in den USA und in Europa soeben erfolgt. Weitere klinische Daten, die gegenwärtig erhoben werden, sind hilfreich, um mögliche Indikationen für A-PC bei schwerer Sepsis und septischem Schock festzulegen.

Heparin. Bereits die Erstbeschreibungen der hämostaseologischen Veränderungen bei Sepsis als Verbrauchskoagulopathie durch Lasch et al. (1967) und als disseminierte intravasale Gerinnung durch Phillips waren Anlass, eine Gerinnungshemmung durch Heparin in das Therapiekonzept der Sepsis einzubeziehen. Die kontinuierliche Zufuhr niedrigdosierten Heparins (Dosisbereich: 5000–15 000 Einheiten pro 24 Stunden) gehört seitdem in den meisten Zentren zum Basistherapiekonzept septischer Patienten (Riess 2000). Eine nach modernen Kriterien gestaltete multizentrische Studie zur Wirksamkeit dieses Ansatzes bei Sepsis liegt jedoch nicht vor. Die sich abzeichnende Erweiterung des therapeutischen Arsenals um gerinnungshemmende Therapiestrategien wird die Frage des Stellenwerts einer Heparintherapie – allein oder in Kombination mit einem der aufgeführten Ansätze – neu stellen.

Optimierung der Beatmungsstrategien

Über zahlreiche gut charakterisierte Mechanismen kann sich bei über 50 % der Patienten mit Sepsis und septischem Schock komplizierend ein akutes respiratorisches Versagen (Acute respiratory Distress Syndrome, ARDS) mit Beatmungspflichtigkeit entwickeln. Umgekehrt gehören ARDS und schwere Pneumonie zu den wichtigsten Auslösern einer Sepsis. Die Letalität des ARDS hat im Verlauf der letzten 10 Jahre von mehr als 60 % auf 30–40 % abgenommen, ohne dass die Gründe hierfür definitiv geklärt sind. Wahrscheinlich sind jedoch Modifikationen in der Beatmungstechnik und neue Beatmungsstrategien in erster Linie für diese Senkung der Letalität verantwortlich. Gestützt wird diese Annahme vor allem durch die Beobachtung, dass die Patienten kaum noch im Lungenversagen sterben, sondern an der ARDS-begleitenden therapierefraktären Sepsis oder im Multiorganversagen. Hieraus leitet sich die Frage nach dem Stellenwert der mechanischen Beatmung in der Auslösung bzw. Unterhaltung von SIRS und Sepsis ab. Schon lange war aus tierexperimentellen Untersuchungen klar, dass neben infektiösen Agenzien die mechanischen Kräfte, die unter künstlicher Beatmung ausgeübt werden, signifikante Effekte auf Mediatorfreisetzung und Aktivierung inflammatorisch kompetenter Zellen ausüben. Die Lunge kann unter diesen Bedingungen große Mengen an proinflammatorischen Zytokinen produzieren (IL-1, IL-6, IL-8, TNF), die bei Verlust der Kompartimentalisierung durch Störung der endoepithelialen Barrierefunktion, wie sie kennzeichnend für das ARDS ist, zu einer systemischen Einschwemmung gelangen. Auf diese Weise können ein SIRS oder auch eine Sepsis durch Translokation proinflammatorischer Zytokine bzw. von Bakterien oder bakteriellen Produkten aus dem Alveolarraum induziert oder perpetuiert werden (Abb. 18.1). Hieraus könnte abgeleitet werden, dass ein anhaltender „Spillover" inflammatorischer Mediatoren in die systemische Zirkulation im Rahmen eines persistierenden pulmonalen infektiösen Prozesses und/oder durch eine anhaltende Traumatisierung des Lungenparenchyms unter der mechanischen Beatmung nonpulmonale Organfunktionen und hierüber die Letalität beeinflussen kann. Der Sanierung infektiöser Prozesse in der Lunge und der Minimierung des mechanischen Traumas unter der Beatmung käme somit ein wichtiger Stellenwert im Therapiekonzept der Sepsis zu.

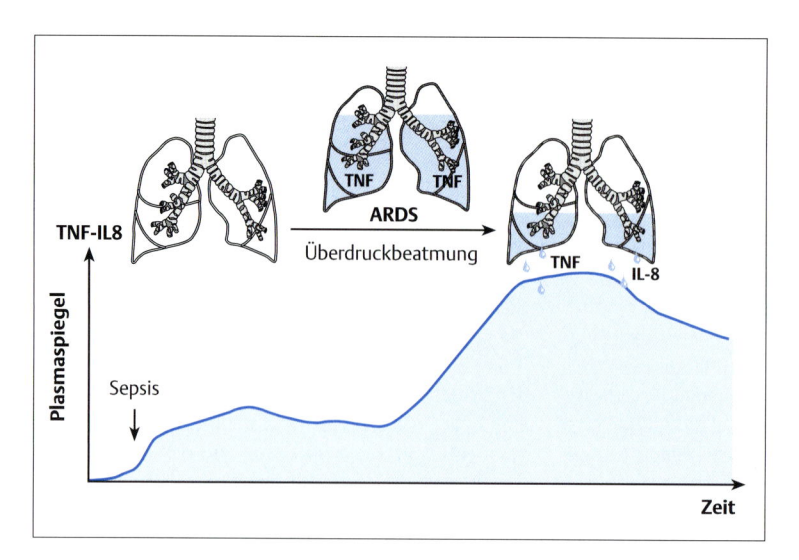

18 Sepsis, SIRS (Systemic inflammatory Response Syndrome)

Abb. 18.**1** Abhängigkeit der systemischen Zytokinspiegel von der pulmonalen Schrankenfunktion. ARDS: Acute respiratory Distress Syndrome; TNF: Tumornekrosefaktor; IL: Interleukin.

Beatmung bei SIRS, Sepsis oder ARDS

Aufgrund dieser Überlegungen wurden mehrere randomisierte Studien mit „traditionellen" versus „protektiven" Beatmungsregimes bei ARDS-Patienten durchgeführt, die jedoch zunächst keine signifikanten Veränderungen bezüglich Morbidität und Letalität erbrachten. Erst die kürzlich publizierte sehr große nordamerikanische ARDS-Network-Study mit 861 Patienten belegte eine signifikante Senkung der Letalität um 22 % durch Anwendung eines „protektiven" Beatmungskonzepts mit niedrigem Atemzugvolumen (6 ml pro Kilogramm Körpergewicht) im Vergleich zu einem konventionellen Konzept mit 12 ml pro Kilogramm Körpergewicht (Abb. 18.2). Weiterhin waren die IL-6-Plasmaspiegel in der protektiven Beatmungsgruppe am 3. Tag signifikant niedriger als in der Kontrollgruppe. Darüber hinaus waren die Patienten schneller von der Beatmung entwöhnt, und das Auftreten eines nichtpulmonalen Organversagens innerhalb des Beobachtungszeitraums von 4 Wochen lag signifikant niedriger in der protektiven als in der traditionellen Beatmungsgruppe. Diese Studie belegt in beeindruckender Weise, dass die maschinelle Beatmung, die zur Überbrückung eines respiratorischen Versagens in der schweren Verlaufsform von Sepsis, SIRS und ARDS unverzichtbar ist, signifikant auf die Prognose des Lungenversagens, aber auch auf die Entwicklung eines septischen Multiorganversagens Einfluss nimmt. Unter dem Aspekt der Sepsis betrachtet, ist eine „protektive" Beatmung diejenige, welche eine möglichst geringe pulmonale Freisetzung von proinflammatorischen Mediatoren und mikrobiellen Produkten in die systemische Zirkulation provoziert. Die gegenwärtige Studienlage favorisiert dazu Beatmungsverfahren mit niedrigen Atemzugvolumina und hohen PEEP-Niveaus (PEEP: Positive end-expiratory Pressure).

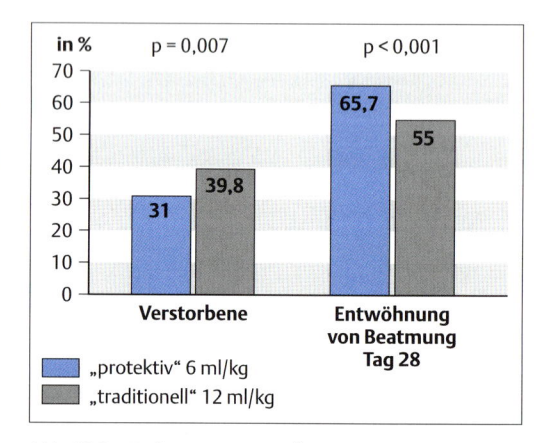

Abb. 18.**2** Einfluss einer „protektiven" Beatmung mit einem Atemzugvolumen von 6 ml pro Kilogramm Körpergewicht versus einer „traditionellen" Beatmung mit einem Atemzugvolumen von 12 ml pro Kilogramm Körpergewicht auf Letalität und Morbidität bei Patienten mit ARDS (Acute respiratory Distress Syndrome). Modifiziert nach The Acute Respiratory Distress Syndrome Network 2000.

Ernährung

Aufgrund des erhöhten Kalorienbedarfs bei Sepsis wird eine Zufuhr von 25–30 kcal pro Kilogramm Körpergewicht angestrebt. Wann immer möglich, sollte zumindest eine partielle enterale Ernährung versucht werden. Neben der Energiezufuhr hat dies Bedeutung zur Vermeidung von Zottenatrophie und bakterieller Translokation im Darm. Duodenalsonden (z. B. endoskopisch platziert) können helfen, die enterale Sondenzufuhr trotz vielfach bei Sepsis bestehender Gastroparese zu ermöglichen. Bei parenteraler Zufuhr wird eine übliche Kalorienverteilung angestrebt (15–25 % Aminosäuren, 20–40 % Fett, 40–60 % Kohlehydrate; **Cave:** schwankende Glukosetoleranz der Patienten). Eine Proteinzufuhr von 1–2 g pro Kilogramm Körpergewicht in Form von Aminosäurelösungen soll das Ausmaß des endogenen Eiweißkatabolismus reduzieren.

Prävention einer Sepsis

Auf diesen Aspekt soll hier nur kurz eingegangen werden. Bei allen immunsupprimierten Patienten (durch Zytostatikatherapie, hämatologische Erkrankungen, Transplantation, Leberzirrhose, chronisch-obstruktive Lungenerkrankung usw.) kommt der Prävention einer Sepsis besondere Bedeutung zu. Für die klinische Praxis bedeutet dies, dass hygienische und minimalinvasive Praktiken im Vordergrund stehen, um eine nosokomiale Infektion zu vermeiden. Weiterhin sollte ein Impfschutz, z. B. gegen Pneumokokken, besonders bei diesem Patientengut in Erwägung gezogen werden.

Literatur

Abraham E. Coagulation Abnormalities in Acute Lung Injury and Sepsis. Am J Respir Cell Mol Biol. 2000;22: 401–4.

Angus DC, Linde-Zwirble WT, Lidicker J, Clermont G, Carcillo J, Pinsky MR. Epidemiology of severe sepsis in the United States: Analysis of incidence, outcome, and associated costs of care. Crit Care Med. 2001;29:1303–10.

Bernard GR, Vincent JL, Laterre PF, et al. Efficacy and Safety of Recombinant Human Activated Protein C for Severe Sepsis. N Engl J Med. 2001;344:699–709.

Bollaert PE, Charpentier C, Levy B, Debouverie M, Audibert G, Larcan A. Reversal of late septic shock with supraphysiologic doses of hydrocortisone. Crit Care Med. 1998;26:645–50.

Briegel J, Forst H, Haller M, et al. Stress doses of hydrocortisone reverse hyperdynamic septic shock: A prospective, randomized, double-blind, single-center study. Crit Care Med. 1999;27:723–32.

Brun Buisson C, Doyon F, Carlet J. Incidence, risk factors, and outcome of severe sepsis and septic shock in adults. A multicenter prospective study in intensive care units. French ICU Group for Severe Sepsis. JAMA. 1995;274: 968–74.

Lasch HG, Heene DL, Huth K, Sandritter W. Pathophysiology, clinical manifestation and therapy of consumption-coagulopathy („Verbrauchskoagulopathie"). Am J Cardiol. 1967;20:381–91.

Riess H. Antithrombin in severe sepsis. „New" indications of an „old" drug. Int Care Med. 2000;26:657–65.

The Acute Respiratory Distress Syndrome Network. Ventilation with Lower Tidal Volumes as compared with Traditional Tidal Volumes for Acute Lung Injury and the Acute Respiratory Distress Syndrome. N Engl J Med. 2000;342:1301–8.

Van den Berghe, Wouters P, Weekers F, et al. Intensive insulin therapy in critically ill patients. N Engl J Med. 2001;345:1359–67.

19 Systeminfektionen

19.1 Einheimische Zoonosen
J. Lohmeyer

Definition. Als Zoonosen werden hier Erkrankungen bezeichnet, die vom Tier auf den Menschen übergehen (Übersicht: Tabelle 19.1). Diese Definition stellt den Menschen in den Mittelpunkt des Geschehens und grenzt die Erreger aus, die nur beim Menschen oder nur beim Tier vorkommen. Die Problematik dieser Definition wird bei solchen Erregern deutlich, die zwar beim Menschen und beim Tier vorkommen, sich aber auch in der Umwelt niedergelassen und dort verselbstständigt haben (z. B. Listerien). Im Wesentlichen handelt es sich bei Zoonoseerregern also um Erreger, die sich nicht nur auf einen Wirt beschränken, sondern bei mehreren Wirten, einschließlich des Menschen, eine Infektion hervorrufen können.

Mensch als Fehl- oder Hauptwirt. In einigen Fällen ist der Mensch lediglich ein Fehlwirt, das heißt der eingedrungene Erreger kann zwar unter Umständen pathogene Wirkungen entfalten, aber keine Vermehrungsstadien ausbilden. Besonders auffällig ist dies bei Parasiten. Ein Beispiel ist der Heringswurm, Anisakis, der sich über einen marinen Lebenszyklus fortpflanzt. Die Infektion des Menschen kommt durch den Verzehr von rohen oder nicht ausreichend behandelten Heringen zustande. In einigen Fällen bilden sich Granulome um die im Darmepithel steckengebliebenen Parasitenlarven (Larva migrans). Ein direktes Infektionsrisiko für Menschen besteht nur bei jenen tierischen Nematoden, deren Ansteckungsstadien direkt oral aufgenommen werden oder aktiv den Menschen invadieren können (perkutane Infektion). Hauptwirt ist der Mensch für Malariaplasmodien, Wuchereria, Onchocerca, Loa Loa, Taenia saginata und solium, Enterobius, Ascaris, Entamoeba, Lamblia, Ancylostoma und Trichomonas.

Situation in Deutschland. Die in Europa und insbesondere in Deutschland herrschenden Verhältnisse schränken das Spektrum der Zoonoseerreger wesentlich ein. Dies beruht neben klimatischen (Lage außerhalb der +10 °C-Isotherme) und hygienischen Bedingungen nicht zuletzt auf der systematischen Bekämpfung von Zoonosen (z. B. Rindertuberkulose, Brucellose) und einer funktionierenden Abwasser- und Trinkwassertechnologie. Die Mehrzahl der Menschen hat in den Industriegesellschaften zudem wenig unmittelbaren Kontakt zu Nutz- und Wildtieren. Ausnahme bilden die Heimtiere, wie Hund, Katze, Hamster, Meerschweinchen, Maus, Ratte, Kaninchen, Amphibien, Reptilien und Ziervögel. Eine Übertragung auf den Menschen durch Hund und Katze ist weltweit für Strongyloides spp., Ancylostoma, Toxocara und Trichuris spp. möglich.

Übertragung. Die Exposition gegenüber Zoonoseerregern erfolgt über Berührung, Kratzen, Biss, Speichel, Inhalation sowie Kontakt mit Urin, Fäzes und Geburtssekreten oder über kontaminiertes Aquariumwasser sowie über tierische Ektoparasiten, wie z. B. Zecken. Die wichtigste Ursache für Infektionen des Menschen, insbesondere bei Kindern, ist folglich das fehlende oder ungenügende Waschen der Hände nach dem direkten oder indirekten Kontakt zu Tieren oder deren Umwelt.

Tabelle 19.1 Einheimische Zoonosen

Erkrankung	Erreger	Erregerzuordnung/ Taxonomie	Tierisches Reservoir Avertebraten	Tierisches Reservoir Wirbeltiere	Übertragungsweg
Tollwut	Rabiesvirus	Rhabdoviren	–	Füchse, Waschbären, Fledermäuse	Biss, Schleimhautkontakt mit infiziertem Speichel
Frühsommermeningoenzephalitis	FSME-Virus	Flaviviren	Zecken	Nagetiere, Huftiere	Zeckenbiss, auch über Rohmilch
Meningitis	LCM-Virus	Arenaviren	–	Mäuse, Hamster	Kontakt (Biss), Schmierinfektion
Milzbrand	Bacillus anthracis	Bacillaceae (grampositive Sporenbildner)	–	Schafe, Ziegen, Rinder	Kontakt (Tierfelle, Häute, Wolle), Biokampfstoff (aerosilierte Sporen)
Leptospirose	Leptospira ssp.	Leptospiraceae (gramnegative aerobe Spirochäten)	–	Nagetiere	Kontakt (Urin)
Katzenkratzkrankheit	Bartonella ssp.	Proteobacteriae, Subgruppe α2	Katzenflöhe	Katzen	Kontakt (Kratzverletzung, Biss)
Lyme-Borrelliose	Borrellien spp.	Spirochaetaceae (gramnegative Bakterien)	Zecken	Nagetiere, Reh- und Rotwild	Zeckenbiss
Toxoplasmose	Toxoplasma gondii	Protozoen	–	Katzen (Endwirt), Schweine	Schmierinfektion (Katzenkot), Lebensmittel (Fleisch)
Zystische Echinokokkose	Echinococcus granulosus	Würmer	–	Hunde	Schmier- und Kontaktinfektion
Alveoläre Echinokokkose	Echinococcus multilocularis	Würmer	–	Füchse	Schmier- und Kontaktinfektion
Nephritis epidemica	Hantaviren	Bunyaviren	–	Nagetiere	Kontakt, Exkremente, kontaminiertes Wasser, als Aerosol
Trichinellose	Trichinella	Würmer	–	Schweine, Pferde	Lebensmittel (Fleisch)
Psittakose	Chlamydia psittaci	Chlamydien	–	Papageienvögel	Kontakt (aerogen: Staub)
Pasteurellose	Pasteurella multocida	Pasteurellaceae (gramnegative aerobe Stäbchenbakterien)	–	Katzen, Hunde	Kontakt (Biss)
Rotlauf	Erysipelothrix rhusiopathiae	grampositive Stäbchenbakterien	–	Schweine, Geflügel, Fische	Kontakt (Wunde)
Q-Fieber	Coxiella burneti	Rickettsiaceae	Zecken	Schafe, Ziegen, Rinder, Rehe, Füchse	Aerosol, Kontakt zu Tieren
Darmparasitosen	siehe Kapitel 8				

Rabiesvirus/Tollwut

J. Lohmeyer

Erreger

Die Tollwut ist eine akute, regelhaft tödlich verlaufende Viruserkrankung des Zentralnervensystems, die durch Sekrete (in der Regel Speichel) infizierter Tiere übertragen wird. Der Erreger, das Rabiesvirus, Genus Lyssavirus der Familie Rhabdoviridae, wird durch den Speichel infizierter Tiere übertragen, der schon 3–5 Tage vor Ausbruch der Erkrankung infektiös ist. Es handelt sich um ein Negativstrang-RNA-Virus, dessen Core neben der RNA das Nukleokapsidprotein, ein Phosphoprotein und die virale Transkriptase enthält. Die Hülle besteht aus dem Matrixprotein, einer Lipidmembran und dem auf der Virusoberfläche exprimierten Glykoprotein, das an Acetylcholinrezeptoren auf der Wirtszelle binden kann. Gegen Epitope des Glykoproteins werden neutralisierende Antikörper gebildet, das Nukleokapsidprotein induziert eine zellvermittelte Immunität. Das Virus weist einen ausgeprägten Neurotropismus auf. Nach lokaler Replikation oder einer Latenzphase am Inokulationsort gelangt es ohne virämische Phase über nichtmyelinisierte sensible und motorische Neurone in das Spinalganglion. Von dort breitet es sich unter dem klinischen Bild einer rapid progressiven Enzephalitis rasch im Zentralnervensystem aus. Bevorzugt im Hypothalamus lassen sich lichtmikroskopisch so genannte Negri-Körperchen nachweisen, die große Menge an Rabiesvirusantigen enthalten. Die Schädigung des Zentralnervensystems wird weniger durch den neuronalen Zelltod als über Störungen der neuronalen Funktion (z.B. durch Inhibition der Neurotransmittersynthese) vermittelt. Das Rabiesvirus nutzt den axonalen Weg auch in der Gegenrichtung zur Ausbreitung vom Zentralnervensystem in die Haut und in die Speicheldrüsen, über welche die Infektion weiterverbreitet wird.

Häufigkeit, Verbreitung und Bedeutung der Infektion/Übertragung, Infektion und Pathogenese

Mit Ausnahme weniger Länder mit Insellage (Japan, Australien, Ozeanien, Großbritannien, Irland) ist die Tollwut weltweit verbreitet. In Afrika und Asien dominiert die urbane Tollwut, deren Reservoir und Überträger auf den Menschen vor allem Hunde und Katzen sind. In Mittel- und Südamerika, aber auch in den USA spielt daneben die Tollwutübertragung durch Fledermäuse (Reservoir: hämatophage und nichthämatophage Fledermäuse) auf Menschen und Haustiere eine zunehmende Rolle. Einzelfälle von Aerosolinfektionen nach Aufenthalten in fledermausbewohnten Höhlen und bei Laborunfällen sind dokumentiert. In Nordamerika und Europa ist die urbane oder kanine Tollwut durch Impfung der Hunde und Katzen weitgehend eliminiert. Hier ist nur noch die salivatische Tollwut zu finden, bei der karnivore Wildtiere (in den USA überwiegend Stinktiere und Waschbären, in Europa der Rotfuchs) über Hunde und Katzen – selten auch direkt – den Menschen infizieren. Dachse, Marder und andere fleischfressende Säugetiere spielen eine Nebenrolle. Hasen, Rehe und Weidetiere sind in der Regel Endglieder der Infektionskette und nur in Einzelfällen Infektionsquelle für den Menschen. Das Virus vermag die intakte Haut nicht zu durchdringen. Eine Schmierinfektion über Hautverletzungen und Schleimhäute ist aber möglich und insbesondere bei Kindern in Betracht zu ziehen. Die Übertragung von Rabies durch Korneatransplantation wurde nachgewiesen, eine Übertragung durch kontaminierte Gegenstände oder durch Kontakt von Mensch zu Mensch ist hingegen bislang nicht dokumentiert, obwohl das Virus aus dem Speichel Infizierter isoliert wurde. In den USA wurden zwischen 1980 und 1997 insgesamt 36 Tollwutfälle gemeldet, von denen 12 durch Tierbisse im Ausland verursacht waren und 21 Fledermausvarianten zugeordnet werden konnten. In Europa wurden zwischen 1977 und 1991 etwa 45 Fälle von Tollwut beim Menschen berichtet, von denen 16 importiert waren. Zur Kontrolle der Fuchstollwut hat man früher die Populationsdichte der Füchse durch Begasung der Fuchsbauten zu reduzieren versucht. Heute wird die Impfung der Füchse mit Tollwutlebendvakzine (attenuierte Virusstämme) in Form von ausgelegten Ködern praktiziert. Resultate sind in Deutschland eine etwa 70%ige Serokonversion bei Füchsen, ein Rückgang der Tollwutfälle bei Wild- und Haustieren um bis zu 80% sowie eine erhebliche Zunahme der Populationsdichte bei Füchsen.

Klinisches Bild und Therapie

Symptomatik. Die Inkubationszeit ist sehr variabel (10 Tage bis 3 Monate) – je näher die Bisswunde dem Zentralnervensystem liegt (Kopf, Hals) und je tiefer sie ist, umso kürzer. Der klinische Verlauf ist nach Auftreten von Symptomen (Schmerzen und Parästhesien im Wundbereich, Allgemeinsymptome, wie Fieber, Übelkeit, Erbrechen, Kopfschmerz) rasch progredient und endet 2–3 Wochen nach initialer Symptomatik unter dem klinischen Bild einer progressiven Enzephalitis nahezu immer tödlich. Charakteristisch sind zunächst hyperaktive halluzinatorische Phasen (Exzitationsstadium) mit motorischer Unruhe, Hypersalivation, Verwirrtheit und fibrillären Muskelzuckungen. Den Patienten ist es durch Spasmen der Schlund- und Larynxmuskulatur unmöglich, Flüssigkeiten zu schlucken (Hydrophobie); sie sind überempfindlich gegenüber geringsten Luftbewegungen (Aerophobie) und Lärm. Später treten Krampfanfälle auf, und es folgt ein finales paralytisches Stadium, in dem es zunehmend zu schlaffen Lähmungen der Kopfmuskulatur (Augen, Gesicht, Zunge, Kehlkopf), seltener der Extremitäten kommt. Der Tod tritt dann innerhalb weniger Tage durch zentrale Atemlähmung und Kreislaufversagen ein. Gelegentlich fehlt das Exzitationsstadium ganz. In diesen Fällen geht das Prodromalstadium direkt in ein paralytisches Stadium über.

Therapie. Eine spezifische Therapie der klinisch manifesten Rabiesvirusinfektion ist nicht verfügbar, die Behandlung beschränkt sich auf supportive Therapiemaßnahmen. Wichtig sind vor allem Elektrolyt- und Flüssigkeitsbilanzierung, Hirnödembehandlung und Sedierung. In der Weltliteratur sind 3 Fälle von Heilung bzw. Defektheilung einer klinisch manifesten Tollwut beschrieben. Bei Kontaktpersonen Infizierter sollte eine postexpositionelle Prophylaxe (siehe unten) erwogen werden.

Labordiagnostik

Die Verdachtsdiagnose ergibt sich in der Regel aus der gründlichen Anamnese: Tierbisse, Kontakt mit erkrankten oder verstorbenen Tieren, Kontakt mit Wildtieren, Aufenthalt in Ländern mit urbaner Tollwut, Höhlenbesuche in Süd- und

Mittelamerika. Der Virusnachweis ist schwierig. Rabiesvirusantigen kann in sensorischen Nervenendigungen von Hautstanzbiopsien (okzipital entnommen) oder in Hornhautepithelzellen (Konjunktivalabstriche, Korneaabdrücke) immunfluoreszenzoptisch nachgewiesen werden. Der Erregernachweis ist auch durch Virusisolierung aus dem Speichel in Zellkulturen (Virusantigennachweis nach 3 Tagen) oder Mäusen (intrazerebrale Inokulation) sowie durch RT-PCR möglich. Serologische Tests (ELISA, Neutralisationstest) spielen eine untergeordnete Rolle. Eine Serokonversion bei nichtimmunisierten Patienten tritt erst in der 2. Krankheitswoche auf. Als beweisend gilt der Antikörpernachweis im Liquor, wenn eine postvakzinale neurologische Reaktion ausgeschlossen werden kann. Für die Diagnose von Tollwutinfektionen bei Tieren und auch beim Menschen sind in Deutschland in erster Linie die veterinärmedizinischen Untersuchungsämter zuständig. Bei verendeten oder getöteten Großtieren sollte der Kopf, bei Kleintieren das ganze Tier in gekühltem Zustand (nicht eingefroren) ohne Fixierungsmittel eingesandt werden. Entscheidend ist der Nachweis von Virusantigen (Negri-Körperchen) im Gehirn.

Differenzialdiagnostisch müssen neben Intoxikationen und anderen Enzephalitisursachen – insbesondere bei fehlendem Exzitationsstadium – Tetanus, Poliomyelitis und Guillain-Barré-Syndrom ausgeschlossen werden.

Maßnahmen der Verhütung und Bekämpfung

Einen hohen Stellenwert haben Präventionsmaßnahmen, wie Kontrolle der Tollwut im Tierreservoir, Impfung von Haustieren sowie präexpositionelle Impfung von Risikogruppen und postexpositionelle Impfprophylaxe. Das subkutane Immunisierungsregime mit Rabiesvakzine an den Tagen 0, 7 und 28 erreicht bei Immunkompetenten ausreichende Titer, lediglich Hochrisikogruppen (Arbeit mit Rabiesvirus im Labor, Wildhüter) sollten eine regelmäßige Titerkontrolle (alle 1–2 Jahre) durchführen. Vor Reisen in Entwicklungsländer ist eine Rabiesprophylaxe zu erwägen, mögliche Interaktionen mit einer Malariaprophylaxe (Chloroquin bzw. Mefloquin) sind zu beachten. Durch eine postexpositionelle Simultanprophylaxe (aktiv/passiv), die innerhalb der ersten 24 Stunden durchgeführt werden muss, kann der Ausbruch einer Tollwuterkrankung beim Menschen verhindert werden. Biss oder Verletzung durch ein tollwütiges oder tollwutverdächtiges Tier sind immer als infektiös zu betrachten. Bei Kontakten ohne Biss ist entscheidend, ob Blut, Speichel oder andere Sekrete des verdächtigen Tieres mit offenen Wunden oder Schleimhäuten in Berührung gekommen sind. Außerhalb eines lebenden Tieres wird das Virus rasch inaktiviert. Die Überlebenszeit des Virus im Tierkadaver ist abhängig von der Umgebungstemperatur – bei niedrigen Temperaturen kann die Infektiosität wochenlang erhalten bleiben.

Postexpositionelle Rabiesprophylaxe nach Tierbissen

Haustiere: Hund, Katze
- Tier gesund, Tollwutexposition epidemiologisch ausgeschlossen (kein Kontakt zu Wildtieren, Impfung des Haustieres): Keine Impfung, Beobachtung des Tieres
- Tier gesund, Tollwutexposition nicht ausgeschlossen: aktive und passive Impfung
- Tier tollwutverdächtig, unbekannt oder entflohen: aktive und passive Impfung

Wildtiere: Fuchs, Stinktier, Waschbär, Reh, Hirsch, Fledermaus
- Grundsätzlich als tollwutverdächtig einzustufen: aktive und passive Impfung

Sonstige Tiere: Weidetiere (Rinder, Schafe, Ziegen), Nagetiere, Kaninchen, Hasen, Fledermäuse
- Indikation in Abhängigkeit von der epidemiologischen Situation: gegebenenfalls aktive und passive Impfung

Postexpositionsprophylaxe bei Tollwut

- Nichtgeimpfte Personen: Wundreinigung (Seife, Wasser, Desinfizienz), humanes Anti-Rabies-Immunglobulin (z. B. Berirab: 20 mg pro Kilogramm Körpergewicht in und um die Wunde infiltrieren, Rest intraglutäal injizieren), Rabiesvakzine (z. B. Rabivac: 1 ml an den Tagen 0, 3, 7, 14, 28 und 90 in den M. deltoideus injizieren – nicht an die gleiche Stelle wie das Immunglobulin)
- Geimpfte Personen: Wundreinigung (Seife, Wasser, Desinfizienz), Rabiesvakzine (z. B. Rabivac: 1 ml intramuskulär an den Tagen 0 und 3 injizieren, zusätzlich an Tag 7, wenn die Impfung länger als 1 Jahr zurückliegt)

Namentlich meldepflichtig an das Gesundheitsamt sind nach § 6 IfSG Verdacht, Erkrankung und Tod sowie nach § 7 der direkte oder indirekte labordiagnostische Nachweis. Auch die Verletzung eines Menschen durch ein tollwutkrankes, -verdächtiges oder -ansteckungsverdächtiges Tier sowie die Berührung eines solchen Tieres oder Tierkörpers sind zu melden (§ 6 Abs. 1 Nr. 4).

■ Beratung und spezielle Diagnostik

Konsiliarlabor für Tollwut
Institut für Virologie
des Universitätsklinikums Essen
Hufelandstr. 55
45122 Essen
Tel.: 0201 / 723 – 3561 oder -3550
Ansprechpartner: Herr Dr. R. Roß, Herr Prof. Dr. M. Roggendorf
E-Mail: stefann.ross@uni-essen.de

Literatur

Plotkin S A. Rabies. Clin Infect Dis. 2000;30: 4–12.
RKI. Ratgeber „Tollwut". Epidemiol Bull. 1999:289–92; aktualisierte Fassung: www.rki.de.
RKI. Impfempfehlungen der Ständigen Impfkommission STIKO (Tollwutimpfung und postexpositionelle Immunprophylaxe). Epidemiol. Bull. 2002;28.

19 Systeminfektionen

FSME-Virus/Frühsommermeningoenzephalitis (FSME)

J. Lohmeyer

Erreger

Die Frühsommermeningoenzephalitis (FSME) oder zentraleuropäische Zeckenenzephalitis (ZEE) ist eine durch Zeckenstich übertragene Arbovirusinfektion, die in voll ausgeprägten Fällen unter dem klinischen Bild einer schweren Meningoenzephalitis verläuft. Die Erreger der FSME und der Russischen Frühjahr-Sommer-Meningoenzephalitis (RSSE) sind eng verwandt und gehören in die Gruppe der Flaviviren mit einem Plusstrang-RNA-Genom (Togavirus, Genus B der Arboviren). Sie bilden mit einigen anderen durch Zeckenstich übertragenen Flaviviren eine eigene Untergruppe, den TBE-(Tick-borne-Enzephalitis-)Komplex. Wie auch andere Arboviren verursachen sie eine biphasische zyklische Infektionserkrankung mit primärer Virämie und fakultativer sekundärer Organmanifestation im Zentralnervensystem.

Häufigkeit, Verbreitung und Bedeutung der Infektion

Das Zeckenenzephalitisvirus wurde durch Isolierung in den meisten Ländern Südost- und Zentraleuropas nachgewiesen. Im Westen der Bundesrepublik Deutschland deckt sich die nördliche Verbreitungsgrenze in etwa mit dem Verlauf des Mains, wichtige Naturherdgebiete finden sich insbesondere in Bayern und Baden-Württemberg. Sporadische Fälle sind aus Hessen, Rheinland-Pfalz und Thüringen bekannt. Die Topographie der FSME-Risikogebiete in Deutschland, eingeteilt nach Kreisgebieten, wird als Grundlage für Präventionsmaßnahmen vom Robert Koch-Institut periodisch publiziert. In den europäischen Nachbarländern finden sich Hochrisikogebiete in Österreich, Polen, Tschechien, Ungarn, Russland und insbesondere im Baltikum. Igel, Spitzmäuse und Maulwürfe werden als wichtige Reservoirtiere von FSME-Erregern angesehen. Daneben wurden Wasservögel und Fledermäuse als Wirtstiere identifiziert. Unter den Haustieren ist die Infektion vor allem bei Weidetieren (Rinder, Ziegen, Schafe) nachweisbar; auch Hunde können infiziert werden und im Gegensatz zu den vorgenannten Wirten unter dem klinischen Bild einer Meningoenzephalitis erkranken.

Übertragung, Infektion und Pathogenese

FSME wird in erster Linie durch die Zeckenart Ixodes ricinus übertragen. Die unreifen Nymphen der Zecken infizieren sich beim Saugen an virämischen Tieren und können danach weitere Wirtstiere infizieren. Die Zecken dienen nicht nur als Vektoren, sondern spielen auch als Erregerreservoir eine Rolle. Durch transovarielle Virusübertragung auf die Eier der nächstfolgenden Generation bilden die Arthropodenweibchen ein persistierendes Virusreservoir. Die Zecken benötigen an ihren Standplätzen eine Umgebungstemperatur von 15 °C für die Dauer ihrer Entwicklungszeit, die Stichaktivität beschränkt sich auf Perioden, in denen die wöchentliche Durchschnittstemperatur zwischen 7 °C und 15 °C liegt. Dies führt zu einem charakteristischen Frühjahrs- und Herbstgipfel für FSME-Erkrankungen. Der Mensch wird durch den Biss einer infektiösen Zecke infiziert. In Endemiegebieten können 0,1 – 1 % der Zecken infiziert sein. FSME kann auch durch frische Milch und nichtpasteurisierte Milchprodukte auf den Menschen übertragen werden. Infizierte Rinder, Ziegen und Schafe, bei denen die Infektion immer subklinisch verläuft, scheiden das Virus mit der Milch aus. Auch Laborinfektionen über Aerosole sind vorgekommen.

Klinisches Bild und Therapie

Symptomatik. Die Inkubationszeit liegt im Mittel bei 1 – 2 Wochen, kann aber auch bis zu 4 Wochen betragen. Die Infektion führt in etwa 10 – 30 % der Fälle zu klinischen Manifestationen, sodass auch in Endemiegebieten nur bei bis zu 0,3 % der Zeckenstiche mit einer FSME-Erkrankung zu rechnen ist. Der Krankheitsverlauf ist biphasisch, mit einem Prodromalstadium von 1 – 6 Tagen. In dieser Phase ist die Symptomatik uncharakteristisch, mit katarrhalischen Beschwerden, Fieber, Gliederschmerzen, Kopfschmerzen und gastrointestinalen Symptomen. In etwa 70 % aller klinisch manifesten Fälle bleibt die Erkrankung auf das grippeähnliche Prodromalstadium beschränkt. In den übrigen Fällen folgt nach einem krankheitsfreien Intervall von 7 – 10 Tagen die meningoenzephalitische Phase mit erneutem Fieberanstieg und schwerstem Krankheitsgefühl. Neben klinischen Meningitiszeichen findet sich ein pathologischer Liquorbefund mit Eiweißvermehrung und mononukleärer Pleozytose. Der weitere klinische Verlauf ist sehr variabel: rasche Ausheilung nach wenigen Tagen, protrahierter Verlauf mit lang anhaltenden Zephalgien und vegetativer Dysregulation, schwere Verlaufsformen unter dem Bild einer Enzephalomyelitis mit Paresen und Paralysen. Auch schwere Verlaufsformen können vollständig ausheilen, oft bleiben aber spinale Lähmungen zurück. Die Letalität enzephalitischer Verläufe unter dem Bild der progredienten Bulbärparalyse liegt bei 1 – 5 %. Schwere Verlaufsformen kommen im höheren Lebensalter häufiger vor. Bei Kindern verlaufen FSME-Erkrankungen im Allgemeinen leichter als bei Erwachsenen, führen seltener zu Meningitis/Enzephalitis und nur in ganz seltenen Einzelfällen zu bleibenden neurologischen Schäden.

Therapie. Die Behandlung ist rein symptomatisch, eine spezifische Therapie nicht verfügbar. Körperliche Schonung mildert die vegetativen Folgeerscheinungen und verkürzt die Rekonvaleszenz. Bei Paresen ist eine frühzeitige Physiotherapie essenziell.

Labordiagnostik

Entscheidend für die klinische Verdachtsdiagnose ist die Zeckenstichanamnese oder der vorausgegangene Aufenthalt in einem Endemiegebiet. Auch der Verzehr roher Schafs- und Ziegenmilch kann einen anamnestischen Hinweis geben. Die Diagnose lässt sich durch den kulturellen Virusnachweis aus Blut oder Liquor sichern oder schneller durch den fluoreszenzoptischen Antigennachweis in Liquorzellen. Außerdem steht eine RT-PCR für den Virusnachweis zur Verfügung. Für die Früh- und Schnelldiagnose ist auch der Nachweis virusspezifischer IgM-Antikörper geeignet, allerdings ist die Aussagekraft serologischer Untersuchungen durch die erhebliche Kreuzreaktivität innerhalb der Flavivirusfamilie eingeschränkt. In Zentraleuropa ist in erster Linie die Gelbfieberimpfung als Ursache kreuzreagierender Antikörper zu berücksichtigen.

Differenzialdiagnostisch kommen im Prodromalstadium alle influenzaartigen

Krankheitsbilder, aber auch die Poliomyelitis in Betracht. Im meningoenzephalitischen Stadium engt sich das Spektrum auf die Erreger einer serösen Meningitis bzw. Enzephalitis ein (z. B. Mumps, Enteroviren).

Maßnahmen der Verhütung und Bekämpfung

Eine Prophylaxe durch aktive Immunisierung wird bei hoher berufsbedingter Exposition in Endemiegebieten empfohlen, aber auch für Personen, die sich in Risikogebieten aufhalten und dabei gegenüber Zeckenstichen exponiert sind. Es stehen inaktivierte Vakzine für Erwachsene (FMSE-Immun, Encepur) und Kinder (Encepur) zur Verfügung, die nach einem Kurz- (Tage 0, 7, 21) oder Langschema (Tage 0, 28, 300) appliziert werden. Eine Auffrischimpfung sollte 3 Jahre nach der Grundimmunisierung erfolgen. Eine Prophylaxe durch passive Immunisierung ist grundsätzlich durch die Gabe von FSME-Immunglobulin möglich, das präexpositionell einmalig in einer Dosis von 0,1–0,2 ml pro Kilogramm Körpergewicht intramuskulär injiziert wird; die Wirksamkeit ist jedoch nicht ausreichend belegt. Ebenfalls umstritten ist die postexpositionelle Gabe von FSME-Immunglobulin, die in jedem Fall innerhalb von 96 Stunden erfolgen muss und bei Kindern unter 14 Jahren kontraindiziert ist.

Nach § 7 (1) IfSG ist die namentliche Meldung des labordiagnostischen Nachweises von FSME an das Gesundheitsamt vorgeschrieben.

Literatur

Dumpis U, Crook D, Oksi J. Tick borne encephalitis. Clin Infect Dis. 1999;28:882–90.
RKI. Impfempfehlungen der Ständigen Impfkommission STIKO. Epidemiol. Bull. 2002;28.
RKI. Epidemiol. Bull. 2003a;7.
RKI. Epidemiol. Bull. 2003b;20.
Roggendorf M, Girgsdies OE, Rosenkranz G. Epidemiologie und Prophylaxe der Frühsommer-Meningoenzephalitis. Die Gelben Hefte. 1994;34:74–80.

LCM-Virus/Lymphozytäre Chorlomeningitis (LCM)

J. Lohmeyer

Erreger

Die lymphozytäre Choriomeningitis ist eine sporadisch auftretende Zoonose, die als grippeähnliches Krankheitsbild mit oder ohne Beteiligung des Zentralnervensystems verläuft. Das LCM-Virus gehört zur Gruppe der Arenaviren (pleomorphe umhüllte Plusstrang-RNA-Viren). Die Infektion wird durch den Biss infizierter Tiere, durch Schmierinfektionen oder bei Laborinfektionen auch aerogen übertragen.

Häufigkeit, Verbreitung und Bedeutung der Infektion/Übertragung, Infektion und Pathogenese

Erregerreservoir des weltweit verbreiteten LCM-Virus ist die Hausmaus. Persistierend asymptomatisch infizierte Hausmäuse, Hamster und Labortiere sind die wichtigsten Quellen menschlicher Infektionen. Neben Urin, Stuhl, Blut und Sekretmaterial infizierter Tiere sind auch Zellkulturen von Mäusezellen und deren Überstände als Ursache von Laborinfektionen zu beachten. Übertragungen von Mensch zu Mensch sind nicht bekannt.

Klinisches Bild und Therapie

Symptomatik. Bei der Erkrankung des Menschen beträgt die Inkubationszeit 6–13 Tage, selten bis zu 3 Wochen. Das folgende influenzaähnliche Prodromalstadium ist durch hohes Fieber, schweres Krankheitsgefühl, Kopfschmerzen, Bronchitis mit retrosternalen Schmerzen und Lichtscheu gekennzeichnet. Viele klinische Verläufe bleiben auf dieses Stadium beschränkt und werden als grippale Infekte klassifiziert. Bei biphasischen Verläufen bessert sich das Befinden nach dem Prodromalstadium kurzfristig. Die danach auftretende lymphozytäre Meningitis ist gekennzeichnet durch heftige retroorbitale Kopfschmerzen, Nackensteifigkeit, Brechreiz und Verwirrtheitszustände. In manchen Fällen entwickelt sich eine Meningoenzephalitis oder eine Enzephalomyelitis mit Somnolenz, Parästhesien und Paralysen. Für diese Manifestation sind tödliche Verläufe und Defektheilungen beschrieben. Bei LCM-Infektionen in der Schwangerschaft sind fetale Infektionen mit Hydrocephalus internus, Uveitis und Chorioretinitis des Neugeborenen aufgetreten.

Therapie. Die frühzeitige Gabe von Ribavirin hat sich bei Erkrankungen durch andere Arenaviren als effektiv erwiesen. Trotz fehlender Studien für die nur sporadisch auftretende LCM-Erkrankung kann aufgrund der Erfahrungen mit experimentellen LCM-Infektionen eine analoge Wirksamkeit des Ribavirin erwartet werden.

Labordiagnostik

Die gezielte Anamnese (Tierbisse, Haustiere, beruflicher Kontakt mit potenziellen Infektionsquellen) ist richtungsweisend. Das Virus ist während der Prodromalphase im Blut und in der meningitischen Phase im pleozytären Liquor nachweisbar. Für den serologischen Nachweis stehen Komplementbindungsreaktion, Neutralisationstest und ELISA-Verfahren zur Verfügung. Titeranstiege und der Nachweis von Anti-LCM-Virus-IgM sind diagnostisch verwertbar.

Differenzialdiagnostisch sind alle Formen seröser Meningitiden und Meningoenzephalitiden zu bedenken.

Maßnahmen der Verhütung und Bekämpfung

Prophylaktisch sind die Bekämpfung von Hausmäusen und die virologische Überwachung von Versuchstierzuchtanstalten wichtig.

Literatur

Childs JE, Wilson LJ. Lymphocytic choriomeningitis. In: Beran WB, Steele JH, eds. Handbook of Zoonoses. 2nd edition. Boca Raton: CRC-Press; 1994:463–71.
Oldstone MB. Biology and pathogenesis of lymphocytic choriomenigitis virus infection. Curr Top Microbiol Immunol. 2002;263:83–117.

Bacillus anthracis/Milzbrand (Anthrax)

J. Lohmeyer

Erreger

Milzbrand (Anthrax) ist eine nach Sporenaufnahme aus dem Boden akut verlaufende Infektionskrankheit pflanzenfressender Säugetiere (Schafe, Ziegen, Rinder), die von diesen über Hautkontakt oder durch Inhalation, selten durch Ingestion, auf den Menschen übertragen werden kann. Wesentliche Bedeutung gewonnen haben Milzbranderreger darüber hinaus als hochpotenter Biokampfstoff. Der Erreger des Milzbrands ist der grampositive aerobe Sporenbildner Bacillus anthracis. Anthraxsporen können Jahrzehnte im Erdboden überleben. Anthraxbazillen proliferieren im Bereich der Eintrittspforte und induzieren nach Transport in die regionalen Lymphknoten eine hämorrhagische Lymphadenitis. Bei Eintritt in die Blutbahn entsteht ein septisches Krankheitsbild mit Erregerabsiedlung in allen Organen. Die Erregervirulenz wird durch 2 plasmidkodierte Virulenzfaktoren determiniert: das Exotoxin und das Kapselpeptid. Das Toxin verursacht eine tiefgreifende Störung der vaskulären Permeabilität mit „Leakage Syndrom" und hypovolämischem Schock, das Kapselpeptid verhindert eine rasche Erregerelimination durch Hemmung der Phagozytose. Bei Inhalation einer Infektionsdosis von 5000–50 000 aerosilierten Anthraxsporen (Partikelgröße: 1–5 µm) werden die Partikel zunächst von Alveolarmakrophagen aufgenommen und in mediastinale sowie peribronchiale Lymphknoten transportiert. Dort kommt es in der Regel nach 1–3 Tagen, manchmal aber auch stark verzögert (bis zu 60 Tage) zur Keimung und Anthraxvermehrung. Es entsteht eine hämorrhagische Mediastinitis mit Lymphabflussbehinderung und Pleuraergüssen, nachfolgend durch die Toxinämie ein septischer Schock mit Lungenversagen sowie in etwa 50 % der Fälle durch hämatogene Streuung eine Meningitis.

Häufigkeit, Verbreitung und Bedeutung der Infektion

Milzbrand ist eine weltweit vorkommende Zoonose. Die Erkrankung ist heute in Deutschland sehr selten und tritt nur sporadisch bei Personen auf, die beruflich mit Tieren und Fellen umgehen (Pelze, Haare und Wolle verarbeitende Industrie, Landwirte, Tierärzte, Schlachter usw.).

Übertragung, Infektion und Pathogenese

Die häufigsten Eintrittspforten des Erregers sind Hautschrunden, Hautrisse oder kleinste Hautverletzungen nach Kontakt z. B. mit sporenhaltigen Fellen, Häuten oder Knochenmehl. Auch aerogen durch Inhalation sporenhaltigen Staubes, der z. B. beim Gerben oder Schafscheren entsteht, ist eine Infektion des Menschen möglich. Durch Verzehr sporenhaltigen Fleisches oder kontaminierter Milch kann eine Ansteckung über den Gastrointestinaltrakt erfolgen. Anthrax wird nicht von Mensch zu Mensch übertragen, da im lebenden Säugerorganismus aufgrund der hohen Kohlendioxidkonzentration keine Sporenbildung erfolgt. In der Vergangenheit wurde in verschiedenen Ländern an einer biologischen Kampfstoffentwicklung mit Anthraxsporen gearbeitet. Durch geeignete Aerosilierung lassen sich hochpotente Massenvernichtungsmittel herstellen, was Unfälle (Sverdlovsk 1979) und Anschläge (USA 2001) belegen. Szenarien gehen davon aus, dass die Freisetzung von 5 Kilogramm Anthraxsporen (geruchlos und unsichtbar) in dicht besiedelten Gebieten bis zu 250 000 Todesfälle verursachen könnte. In der ehemaligen UDSSR wurden zu diesem Zweck auch penicillin- und tetrazyklinresistente Stämme generiert.

Klinisches Bild und Therapie

Symptomatik. Je nach Eintrittspforte tritt Milzbrand beim Menschen in verschiedenen Formen auf. Etwa 95 % aller Fälle manifestieren sich als Hautmilzbrand. An der Eintrittstelle entwickelt sich nach einer Inkubationszeit von 1–7 Tagen das typische Milzbrandkarbunkel, bei dem aus einer initialen Papel innerhalb von 12–48 Stunden eine Blase entsteht, deren Inhalt sich dunkel verfärbt. Am Ende der ersten Krankheitswoche ulzeriert die zentrale Läsion unter Ausbildung einer derben, schwärzlichen Schorfschicht (Eschar) (● Abb. 20). In der Umgebung entwickelt sich ein ausgedehntes Ödem (Pustula maligna). Trotz deutlicher Entzündungsreaktion verursacht die Läsion kaum Schmerzen. Etwa 80 % der Fälle eines Hautmilzbrandes heilen mit Narbenbildung spontan ab, in bis zu 20 % der Fälle, insbesondere bei Läsionen im Kopfbereich, entwickelt sich über eine Lymphadenitis eine hämatogene Streuung mit einer Letalität von 5–20 %. Der Lungenmilzbrand, ausgelöst durch Inhalation von Anthraxsporen, ist eine äußerst seltene Erkrankung; die potenzielle Bedrohung durch Milzbrandsporen als B-Waffe ist hingegen von großer Bedeutung (Sverdlovsk-Unglück 1979, Briefanschläge mit Milzbrandsporen in den USA 2001). Die Erkrankung, die nahezu immer tödlich endet, verläuft biphasisch: Nach einem kurzen Prodromalstadium – wie bei viralen Infektionen mit Myalgie, Fatigue und Fieber mit oder ohne respiratorische Symptomatik –, das bis zu 4 Tage andauern kann, kommt es zu einer hämorrhagischen Mediastinitis (Mediastinalverbreiterung im Röntgenbild) mit rasch progredientem Lungenversagen unter dem Bild der Schocklunge. In bis zu 50 % der Fälle tritt eine Meningitis auf. Der sehr seltene Darmmilzbrand nach Ingestion von sporenkontaminiertem rohen oder wenig gekochten Fleisch infizierter Tiere äußert sich mit plötzlichem Erbrechen, wässrigen und blutigen Durchfällen sowie diffuser Druckempfindlichkeit des Abdomens. Durch Perforation der Schleimhautläsionen im Dünndarm entsteht eine Peritonitis mit Aszites, Toxinämie und septischem Organversagen. Daneben ist eine pharyngeale Sonderform mit oropharyngealen Ulzerationen, geschwollenen Halslymphknoten und Fieber beschrieben.

Therapie. Medikament der Wahl ist Penicillin G (20 Millionen Einheiten pro Tag intravenös) für 2–4 Wochen, bei Penicillinallergie Doxycyclin (200 mg pro Tag). Bei kutanem Milzbrand ist eine Behandlungsdauer von 14 Tagen ausreichend. Als biologische Waffen sind penicillin- und tetrazyklinresistente Stämme entwickelt worden. Für diesen Fall und bei Lungenmilzbrand wird die Gabe von Ciprofloxacin (400 mg alle 12 Stunden intravenös) empfohlen.

Labordiagnostik

Diagnostisch entscheidend ist der mikroskopische, immunzytologische oder kulturelle Erregernachweis in Eiter, Blut oder Exsudaten. Bei Bacillusnachweis in der Blutkultur muss bei Milzbrandverdacht eine Anthraxtypisierung durchgeführt werden. Bei Verdacht auf Anthraxsporenexposition ist ein kultureller Anthraxnachweis aus verdächtigem Material sowie Nasen- und Hautabstrichen Exponierter innerhalb von 8–24 Stunden möglich; Antigentests (ELISA) und PCR-Techniken sind nicht generell verfügbar. Je nach klinischer Manifestation müssen differenzialdiagnostisch verschiedene Krankheitsbilder ausgeschlossen werden: bei Hautmilzbrand Insektenstich, Erysipel, Ekthyma gangraenosum, ulzeroglanduläre Tularämie und Staphylokokken-/Streptokokkenzellulitis, bei Lungenmilzbrand Mykoplasmen- und Viruspneumonie, Legionellose, Psittakose, Tularämie, Q Fieber, Histoplasmose, Kokzidiomykose und infiziertes Aortenaneurysma, bei Darmmilzbrand Salmonellosen sowie Pilz-, Quecksilber- und Arsenvergiftungen.

Maßnahmen der Verhütung und Bekämpfung

Zur Postexpositionsprophylaxe (asymptomatische Personen mit Verdacht auf Anthraxexposition) scheint nach tierexperimentellen Daten Ciprofloxacin (500 mg alle 12 Stunden für 60 Tage) geeignet. Bei Nachweis von Anthrax aus verdächtigem Material sowie Nasen- und Hautabstrichen Exponierter ist diese Maßnahme zwingend, sonst bis zum Vorliegen der mikrobiologischen Analytik fakultativ. Verschiedene Impfstoffe wurden für den militärischen Bereich entwickelt, unter anderem eine mit Aluminiumhydroxid gefällte Präparation des protektiven Antigens eines attenuierten, nicht kapseltragenden Anthraxstammes („Sterne Strain"; Anthrax Vaccine absorbed, AVA).

> Nach § 6 IfSG sind Verdacht, Erkrankung und Tod sowie nach § 7 IfSG der labordiagnostische Nachweis namentlich meldepflichtig.

Literatur

Dixon TC, Meselson M, Guillemin J, Hanna PC. Anthrax. N Engl J Med. 1999;341:815–26.
Franz DR, et al. Clinical recognition and management of patients exposed to biological warfare agents. JAMA. 1997;278:5
Friedlander AM, Welkos SL, Ivins BE. Antrax vaccines. Curr Top Microbiol Immunol. 2002; 271:33–60.
Keim P, Smith KL. Bacillus anthracis evolution and epidemiology. Curr Top Microbiol Immunol. 2002;271:21–32.
Kuehnert MJ, Doyle TJ, Hill HA, et al. Clinical features that discriminate inhalational anthrax from other acute respiratory illnesses. Clin Infect Dis. 2003;36:328–36.
Meyerhoff A, Murphy D. Guidelines for treatment of anthrax. JAMA. 2002;287:2236–52.
RKI. Milzbrand (Anthrax). Bundesgesundheitsbl-Gesundheitsforsch-Gesundheitsschutz. 2001;44:1228–30.

Leptospira interrogans/Leptospirose

J. Lohmeyer

Erreger

Die Leptospirose ist eine akute, generalisierend verlaufende Infektionskrankheit bei Mensch und Tier, die durch verschiedene Serovare von Leptospira interrogans ausgelöst wird. Die Erreger der Leptospirose sind mehrere eng verwandte, 6–20 μm lange, kleiderbügelartig gebogene, **gramnegative** Spirochäten (Leptospira interrogans), deren Kultivierung in flüssigen, serumhaltigen Nährmedien bei einer Bebrütungstemperatur von 28–30 °C am besten gelingt. Derzeit werden bei L. interrogans 18 Serogruppen mit 124 Serovaren unterschieden. Der Morbus Weil als schwere Verlaufsform mit hepatorenaler Manifestation wird durch den Serotyp Leptospira icterohaemorrhagica verursacht. Die zyklische Infektionserkrankung nimmt einen typischen biphasischen Verlauf: Bakteriämie mit nachfolgender Besiedlung von Leber (Ikterus), Nieren (Nephritis mit Ausscheidung eines infektiösen Urins) und Zentralnervensystem. Die klinischen Manifestationen sind zum Teil durch eine Vaskulitis als Folge der Infektion des Kapillarendothels bedingt.

Häufigkeit, Verbreitung und Bedeutung der Infektion/Übertragung, Infektion und Pathogenese

Natürliches Reservoir sind Nagetiere (Ratten), die die Erreger durch infektiösen Harn über feuchten Erdboden und Wasser verbreiten. Die Übertragung auf den Menschen erfolgt durch Läsionen an Haut und Schleimhäuten. Leptospirosen treten vor allem in den Sommer- und Herbstmonaten auf. Gefährdet sind Angler, Wassersportler sowie Kanal-, Feld- und Abwasserarbeiter (Berufskrankheit, meldepflichtig). Zurzeit werden in Deutschland jährlich 40–50 Fälle gemeldet, wovon etwa die Hälfte auf Leptospira icterohaemorrhagica (Morbus Weil) entfällt.

Klinisches Bild und Therapie

Symptomatik. Die Leptospirose verläuft meist biphasisch. Nach einer Inkubationszeit von 5–14 Tagen treten abrupt hohes Fieber mit Schüttelfrost, Kopfschmerzen, Gliederschmerzen und als pathognomonisches Charakteristikum starke Wadenschmerzen auf. Oft besteht in dieser Phase eine beidseitige Konjunktivitis. Nach dieser etwa 5 Tage andauernden Initialphase kommt es zur Entfieberung und bei etwa der Hälfte der Patienten in der sich anschließenden Organphase zum erneuten, weniger hohen Fieberanstieg. Je nach Organlokalisation können mit unterschiedlicher Schwere folgende Krankheitssymptome auftreten: Ikterus, Oligurie, Hämaturie, seröse Meningitis (insbesondere nach Infektionen mit L. pomona und L. tarrasovi), Thrombopenie mit hämorrhagischer Diathese, gastrointestinale Störungen in Form einer hartnäckigen Obstipation sowie Bronchitiden, zum Teil mit Hämoptysen. Bei Schwangeren kann eine Leptospireninfektion zu intrauterinem Fruchttod oder Abort führen. Die Iridozyklitis ist eine ausgesprochene Spätmanifestation, die nach 1–2 Monaten, gelegentlich auch später, auftreten kann. Schwere Verlaufsformen, meist hervorgerufen durch Leptospira icterohaemorrhagica, gehen mit Ikterus, Nierenversagen und Schocksymptomen einher, sie werden traditionell als „Morbus Weil" bezeichnet. Bei Morbus Weil sind die Transaminasenwerte normal oder nur gering erhöht, dagegen sind die Werte für alkalische Phosphatase und Kreatinkinase häufig deutlich erhöht.

Therapie. Wenn bereits ein Organstadium vorliegt, ist die Antibiotikatherapie nur noch wenig effektiv. Ein klinischer

19 Systeminfektionen

Verdacht auf Leptospirose erfordert daher eine frühzeitige gezielte Behandlung (innerhalb der ersten 4 Tage) mit Penicillin G (10–20 Millionen Einheiten pro Tag für 7 Tage) oder Doxycyclin (0,2 g pro Tag intravenös). Selten kann hierbei eine Jarisch-Herxheimer-Reaktion auftreten. Andere β-Laktam-Antibiotika sind ebenfalls wirksam, nicht aber Fluorchinolone oder Chloramphenicol. Die begleitende supportive Therapie (gegebenenfalls Dialyse) bestimmt die Prognose wesentlich mit. Die Mortalität wurde in Studien mit 2,4–11,3 % angegeben.

Labordiagnostik

Eine gründliche Anamnese hinsichtlich Beruf, Tierkontakt, Freizeitgewohnheiten und Auslandsreisen (unter anderem auch Reiserückkehrerkrankheit) sowie der Beginn der Erkrankung mit plötzlichem Fieberanstieg ergeben häufig entscheidende Hinweise. Für die Frühdiagnose eignet sich die PCR, der schwierige Erregernachweis durch Dunkelfeldmikroskopie oder Anzüchtung von Leptospiren ist aus Blut- oder Liquorkulturen in der 1. Woche, aus Urin ab der 2. Woche möglich. Für die sichere serologische Diagnose ist der Nachweis eines signifikanten Titeranstiegs erforderlich, der erst nach weitgehender Abheilung erfasst wird (3–4 Wochen nach Erkrankungsbeginn).

Maßnahmen der Verhütung und Bekämpfung

Infektketten zwischen infizierten Tieren und Menschen lassen sich durch Ratten- und Mäusebekämpfung unterbrechen. Bei beruflicher Exposition ist das Tragen von Schutzkleidung (wasserdichte Stiefel, Handschuhe, Brille) sinnvoll. Selbst wenn eine Übertragung von Mensch zu Mensch praktisch nicht vorkommt, müssen Blut und Urin unbehandelter Patienten als potenziell infektiös angesehen werden.

> Nach § 7 IfSG ist die namentliche Meldung des labordiagnostischen Nachweises von Leptospira interrogans vorgeschrieben.

Literatur

Farr RW. Leptospirosis. Clin Infect Dis. 1995;21:1–6.
Ferguson IR. A European perspective on leptospirosis. Microbil. Europe. 1994;2:2–11.
Gsell O. The changing epidemiology of leptospirosis in Europe. Zbl Bakt. 1990;273:412–27.
Vinetz JM. Leptospirosis. Curr Opin Infect Dis. 2001;4:527–38.

Bartonellen/Bartonellosen

J. Lohmeyer

Erreger

Vier Bartonellenspezies sind humanpathogen: B. quintana ist der Erreger des Fünftagefiebers (oder Wolhyni-Fieber), B. henselae verursacht die Katzenkratzkrankheit, B. elizabethae eine infektiöse Endokarditis (selten) und B. bacilliformis die nur in den Anden auftretende Carrion-Erkrankung. Die klinischen und histopathologischen Manifestationen unterscheiden sich bei immunkompetenten und immunkompromittierten Patienten. Die meisten Fälle von Katzenkratzkrankheit werden durch Bartonella henselae verursacht. Dieser langsam wachsende gramnegative Bacillus (Proteobacteria, Subgruppe α2) ist eng verwandt mit dem Erreger des Fünftagefiebers, Bartonella quintana, und kann wie dieser bei immundefizienten Patienten die bazilläre Angiomatose der Haut und die bazilläre parenchymatöse Peliose (Leber, Milz) auslösen.

Häufigkeit, Verbreitung und Bedeutung der Infektion/Übertragung, Infektion und Pathogenese

Das Fünftage- oder Wolhyni-Fieber wird durch Kleiderläuse übertragen und führte während des 1. und 2. Weltkriegs zum epidemischen Auftreten einer hochfieberhaften Erkrankung mit Allgemeinsymptomen, die etwa 2 Wochen andauerten und zum Teil rezidivierten. In jüngerer Zeit sind begrenzte Ausbrüche bei obdachlosen Alkoholikern in Großstadtregionen sowie Endokarditisfälle beschrieben worden. Reservoir von B. henselae sind Hauskatzen, die selbst nicht erkranken, aber über längere Zeiträume bakteriämisch sein können. Der Erreger wurde auch in Flöhen infizierter Katzen nachgewiesen. Die Katzenkratzkrankheit tritt nach Kratzverletzungen oder Bissen von Katzen auf. Sie wird weltweit, vorwiegend bei Kindern und Jugendlichen, in den gemäßigten Klimazonen sowie im Herbst und Winter bei Katzenhaltung beobachtet. Häufig sind mehrere Mitglieder einer Familie betroffen, Übertragungen von Mensch zu Mensch sind nicht bekannt.

Klinisches Bild und Therapie

Symptomatik. Etwa 85 % der Patienten entwickeln nach dem Kratzen durch die Katze nach einer Inkubationszeit von 1–2 Wochen eine subakute oder chronische regionale Lymphadenopathie, in 10–15 % der Fälle mit eitriger Einschmelzung eines oder mehrerer Lymphknoten. In fast allen Fällen kann an der Eintrittspforte eine erythematöse Papel als Primärläsion nachgewiesen werden. Vereinzelt kommt es zu Fieber, Schüttelfrost, Anorexie, Unwohlsein, Erythema nodosum oder einem generalisierten Exanthem. Organkomplikationen (Enzephalopathie, Neuritis nervi optici, granulomatöse Hepatitis, Osteomyelitis, Pneumonie) sind selten. Sowohl B. quintana als auch wesentlich häufiger B. henselae können bei immunkompromittierten Patienten eine bazilläre Angiomatose der Haut und eine bazilläre parenchymatöse Peliose (Leber, Milz) auslösen.

Therapie. Es exsistieren nur wenige kontrollierte Studien zur antimikrobiellen Therapie von Bartonelleninfektionen. Behandlungsoptionen sind in nachfolgender Übersicht zusammengefasst. Unkomplizierte Verläufe der Katzenkratzkrankheit erfordern in der Regel keine antibiotische Therapie, eine Entlastung schmerzhafter Lymphknoten durch Nadelaspiration ist häufig ausreichend. In retrospektiven Studien haben Trimethoprim/Sulfamethoxazol, Rifampicin, Gentamicin und Ciprofloxacin Dauer und Schwere der Erkrankung bei schwerer, fieberhafter Katzenkratzkrankheit reduziert, für Azithromycin wurde ein Effekt in einer prospektiven Studie gezeigt. Immunkompetente Patienten mit Bartonellenendokarditis, Bakteriämie, Enzephalopathie und Augensymptomen sowie alle immunkompromittierten Patienten mit klinischen Manifestationen einer Bartonelleninfektion benötigen für 4–6 Wochen eine antimikrobielle Therapie mit Makrolidantibiotika, um Rezidive zu verhindern. Tetrazykline, Rifampicin und Ciprofloxacin haben sich in kleinen Studien ebenfalls als wirksam erwiesen.

Therapie von Bartonelleninfektionen
- Klassische Katzenkratzkrankheit: keine Antibiotika
- Schwere Katzenkratzkrankheit: Trimethoprim/Sulfamethoxazol alle 6 Stunden intravenös oder Rifampicin per os oder Gentamicin intravenös oder Ciprofloxacin per os oder intravenös, jeweils für 7–10 Tage, je nach klinischem Effekt, oder Azithromycin per os für 5 Tage
- Endokarditis: Erythromycin intravenös plus Rifampicin oder Erythromycin per os plus Gentamicin intravenös oder Clarithromycin intravenös, jeweils für 4–6 Wochen
- Septikämie: Erythromycin intravenös plus Rifampicin oder Clarithromycin per os oder intravenös, jeweils für 4 Wochen
- Bacilläre Angiomatose, Parenchympeliose: Erythromycin intravenös oder per os oder Doxycyclin intravenös oder per os oder Clarithromycin intravenös oder per os oder Ciprofloxacin intravenös oder per os (aber Rückfälle berichtet) oder Azithromycin, jeweils für 4–5 Wochen
- Aseptische Meningitis: Erythromycin intravenös (7–14 Tage) oder per os, Therapiegesamtdauer von 4–6 Wochen
- Retinopathie: Doxycyclin per os für 4–6 Wochen
- Enzephalopathie: Clarithromycin intravenös oder per os oder Ciprofloxacin intravenös oder per os oder Azithromycin intravenös oder per os für 4–6 Wochen

---

Labordiagnostik

Die klinische Diagnose der Katzenkratzkrankheit basierte ursprünglich auf 4 Kriterien: Katzenkratzwunde, Inokulationspapel, positiver Hauttest und Nachweis pleomorpher Bacillen in der Warthin Starry Silberfärbung im Gewebe. Heute kommen statt des Hauttests Kulturmethoden, PCR und Serologie zum Einsatz. Für den kulturellen Nachweis von Bartonellen sind Inkubationszeiten bis zu 4 Wochen notwendig, außerdem steht eine PCR-Technik zum Erregernachweis in Blut und Gewebe zur Verfügung. Serologische Verfahren sind von untergeordneter Bedeutung.

Differenzialdiagnostisch kommen alle lymphadenopathischen Erkrankungen in Betracht: Mononukleose, HIV-Infektion, mykobakterielle Infektionen, Lues, Lymphogranuloma venereum, Tularämie, Brucellose, Toxoplasmose, Lymphome.

Maßnahmen der Verhütung und Bekämpfung

Kratzverletzungen durch Katzen sollten vermieden werden, Immunsupprimierte sollten Kontakt zu Katzen insgesamt meiden.

■ Beratung und spezielle Diagnostik

Das deutsche Konsiliarlaboratorium für Bartonellen befindet sich am Institut für Medizinische Mikrobiologie und Hygiene der Universität Freiburg.

Literatur

Adal KA, Cockerell CJ, Petri WA. Scratch disease, bacillary angiomatosis, and other infections due to Rochalimaea. N Engl J Med. 1994;330:1509–15.

Arisoy ES, et al. Hepatosplenic cat-scratch disease in children: selected clinical features and treatment. Clin Infect Dis. 1999;28:778–84.

Bass JW, et al. Prospective randomized double blind placebo-controlled evaluation of azithromycin for treatment of cat-scratch disease. Pediatr Infect Dis J. 1998;17:447–52.

Borrelia burgdorferi/Lyme-Borreliose

J. Lohmeyer

Erreger

Die Lyme-Borreliose ist eine von Zecken übertragene entzündliche Multisystemerkrankung, die sich vor allem an der Haut, am Nervensystem und am Bewegungsapparat manifestiert. Erreger der Lyme-Borreliose ist die Spirochäte Borrelia burgdorferi sensu lato. Aus dieser Gruppe sind in Europa 3 humanpathogene Genospezies bekannt: B. burgdorferi sensu stricto, B. garinii und B. afzelii, in den USA dominiert B. burgdorferi sensu stricto. Das klinische Bild der durch die verschiedenen Erregersubtypen ausgelösten Erkrankung variiert leicht im Sinne des folgenden Organotropismus:

- B. burgdorferi sensu stricto: Erythema migrans, Lyme-Arthritis;
- B. garinii: Neuroborreliose;
- B. afzelii: Acrodermatitis chronica atrophicans.

Das komplette Genom von B. burgdorferi, das mittlerweile sequenziert wurde, ist relativ klein (1,5 Megabasen) und besteht aus einem linearen Chromosom sowie 9 linearen und 12 zirkulären Plasmiden. Die Oberflächenproteine des Erregers (so genannte Outer Surface Proteins, Osp), die bei der Adaption an den jeweiligen Wirt eine wichtige Rolle spielen, sind zum Teil plasmidisch kodiert. Die Borrelien werden durch den Biss infizierter Zecken (in Europa meist Ixodes ricinus) mit dem Speichel übertragen. In den ersten Stunden nach dem Biss ist das Infektionsrisiko gering, steigt aber nach 36 Stunden deutlich an. Prospektive Studien veranschlagen das Erkrankungsrisiko nach einem Zeckbiss auf etwa 3 %. Beim Wirtswechsel ändern die Erreger ihre Oberflächenmoleküle, indem sie das während des Aufenthalts in der Zecke stark exprimierte OspA herunter- und das OspC heraufregulieren. Durch diesen Antigenwechsel sind die Erreger weniger sensibel gegenüber der humoralen Immunantwort, was ihre Persistenz begünstigt. Nach Inokulation in die Haut breiten sich die Borrelien zunächst lokal aus, wobei sie an Komponenten der Extrazellulärmatrix –

wie Proteoglykane, Glukosaminoglykane, Kollagen und Fibronektin – adhärieren. Durch hämatogene Streuung, eventuell auch durch neurale Ausbreitung, manifestiert sich eine zyklische Infektion mit stadienhaftem Ablauf.

Häufigkeit, Verbreitung und Bedeutung der Infektion/Übertragung, Infektion und Pathogenese

Die Lyme-Borreliose ist weltweit verbreitet. Als wichtigstes Erregerreservoir gelten wildlebende Nagetiere, insbesondere Wald-, Gelbhals- und Rötelmaus, aber auch Igel, Reh- und Rotwild. Hauptvektoren sind verschiedene Schildzeckenarten: in Europa Ixodes ricinus, in den USA Ixodes scapularis und pacificus, in Asien I. persulcatus. In Endemiegebieten sind 10–15% der Zecken infiziert, wobei alle Zeckenstadien betroffen sein können. Das Auftreten der Lyme-Borreliose ist eng mit dem Vorkommen von Zecken verknüpft, die insbesondere in feuchten, waldreichen Gebieten, an Flüssen mit angrenzenden Wiesen und in Park- und Gartenanlagen anzutreffen sind. Besonders gefährdet sind Waldarbeiter, Förster, Jogger und Wanderer. Die Höhengrenze für das Vorkommen von B. burgdorferi in Zecken liegt bei 1000 Metern. In Deutschland liegt die jährliche Inzidenz bei über 100 Neuerkrankungen pro 100 000 Einwohner.

Klinisches Bild und Therapie

Symptomatik. Die Inkubationszeit beträgt 3–32 Tage. Klinisch lassen sich 3 Stadien abgrenzen: frühe lokalisierte, frühe disseminierte und späte persistierende Infektion. Die frühe Lokalinfektion manifestiert sich als Erythema migrans (👁 Abb. 17a) bei 60–80% der Patienten. Es entwickelt sich Tage bis Wochen nach der Infektion als zentrifugal expandierendes makulöses oder papulöses Exanthem um den Zeckenbiss herum, zum Teil begleitet von milden Allgemeinsymptomen, wie Fieber und regionäre Lymphadenopathie. Bei einigen Patienten erfolgt eine hämatogene Dissemination der Spirochäten, möglicherweise auch eine zentripetale Ausbreitung über das periphere Nervensystem. Manifestationen der disseminierten Infektion sind sekundäre anuläre Hautläsionen, die sich langsamer ausbreiten als das primäre Erythema migrans, intermittierende, besonders nächtliche Schmerzattacken in Gelenken, Sehnenansätzen, Muskulatur und Knochen, kurzzeitig anhaltende heftige Kopfschmerzen mit mäßiger Nackensteifigkeit sowie allgemeines Krankheitsgefühl, Müdigkeit und Schwäche. Das klinische Bild wird durch die weitere Organlokalisation der Erreger bestimmt. An der Haut manifestiert sich dieses Stadium als Lymphadenosis benigna cutis mit solitären, etwa 2–4 cm großen, blauen Knoten mit prallelastischer Konsistenz. Zur Symptomatik bei Befall des Nervensystems (bis 15%) gehören die Meningoradikulitis, die ein- oder beidseitige Fazialisparese, brennend empfundene Schmerzen, Parästhesien und Hyperalgesien im Ausbreitungsgebiet peripherer Nerven sowie als Enzephalitiszeichen Verhaltensstörungen, Konzentrations- und Merkschwäche. Eine kardiale Beteiligung (4–8% der Fälle) äußert sich am häufigsten durch fluktuierende atrioventrikuläre Überleitungsstörungen, vereinzelt auch als Perimyokarditis, sehr selten als myogenes Herzversagen bei Pankarditis. Die Gelenkbeteiligung manifestiert sich in Form von Arthralgien und asymmetrischen, oligoartikulären Arthritiden der großen Gelenke, vor allem der Knie.

Die Spätmanifestationen der Lyme-Borreliose treten Monate oder Jahre nach der Infektion auf und äußern sich als chronisch rezidivierende Arthritis der großen Gelenke, Acrodermatitis chronica atrophicans (👁 Abb. 17b), Panuveitis oder chronische Neuroborreliose. Die zentralnervöse Symptomatik ist vielfältig: Zerebellitis, spastische Paraparese, Ataxie, Querschnittssymptomatik, Hirnnervenausfälle, Demenz.

Therapie

Allgemeine Empfehlungen. Das Risiko einer Borrelieninfektion nach Zeckenbiss ist auch in einem Lyme-Borreliose-Endemiegebiet gering. In einer kontrollierten Doppelblindstudie, in der Patienten nach Zeckenbissen mit Antibiotika oder Placebo behandelt wurden, entwickelte zwar kein antibiotisch behandelter Patient ein Erythema migrans, es wies aber auch kein asymptomatischer Patient eine Serokonversion auf. Bei 2 Patienten aus der Placebogruppe entwickelte sich ein Erythema migrans, dies wurde jedoch nachfolgend erfolgreich mit oralen Antibiotika behandelt. Daraus resultiert die Empfehlung, Zeckenbisse nicht per se antibiotisch zu behandeln, sondern zu markieren, zu beobachten und bei Auftreten eines Erythema migrans frühzeitig antibiotisch zu therapieren.

In frühen Stadien ist eine orale Antibiotikatherapie über 21 Tage ausreichend, wobei Doxycyclin, Amoxicillin oder Cefuroxim äquipotent sind; eine Azithromycingabe über 5 Tage ist etwas weniger effektiv. Reaktionen ähnlich einer Jarisch-Herxheimer-Reaktion sowie vermehrte Beschwerden in den Hautläsionen oder Temperaturerhöhungen 2–4 Stunden nach Beginn der Antibiotikatherapie treten bei 14% der Patienten auf. Bei disseminierter Erkrankung mit Allgemeinsymptomen bilden sich die Symptome häufig nur langsam über 6 Monate zurück (eventuell Antigenpersistenz), eine verlängerte Antibiose verkürzt diesen Zeitraum aber nicht. Eine Herzbeteiligung (Perikarditis, Myokarditis, transienter AV-Block, ventrikuläre Tachykardien) findet sich bei bis zu 10% der unbehandelten Patienten. Bei leichten Formen ist die orale Therapie mit Doxycyclin oder Amoxicillin ausreichend, bei schweren Verläufen ist eine intravenöse Therapie mit Ceftriaxon oder Penicillin G indiziert. Frühe neurologische Symptome (Hirnnervenlähmungen, Meningitis, Meningoenzephalitis, periphere Neuritis, Radikuloneuritis) finden sich bei 15–20% der unbehandelten Patienten 2–8 Wochen nach der Infektion. Intravenöse Antibiotikaregimes (Ceftriaxon oder Penicillin G) werden für alle Formen der Neuroborreliose empfohlen, mit Ausnahme der isolierten Fazialisparese. Bei Patienten mit Fazialisparese sollte jedoch möglichst eine Liquorpunktion zum Ausschluss einer ausgedehnteren Beteiligung des Zentralnervensystems (lymphozytäre Pleozytose, gegenüber dem Serum erhöhter Anti-Borrelien-Antikörper-Titer) durchgeführt werden.

Spätmanifestationen der Lyme-Borreliose, wie die Lyme-Arthritis (Gelenkschwellungen, Ergüsse, Baker-Zysten) können mit oraler (Doxycyclin, Amoxicillin) oder intravenöser (Ceftriaxon) Antibiose über 2–4 Wochen erfolgreich behandelt werden, Ergüsse bilden sich aber häufig nur langsam zurück. Bei Patienten mit dem MHC-Klasse-II-Allel HLA-DR4 und starker Antikörperantwort gegen die Borrelienoberflächenproteine OspA oder OspB können eine infektallergische erosive Arthritis entwickeln, die nicht auf Antibiotika anspricht und unter Umständen eine Synovektomie erfordern kann. Späte neurologische Manifestationen sind häufig unspezifisch (kognitive Funktionsstörungen, Krämpfe, Ataxien, periphere Neuropathien), ein erhöhter intrathekaler B.-burgdorferi-Antikörper-Titer ist differenzialdiagnostisch hilfreich.

Späte neurologische Manifestationen der Lyme-Borreliose erfordern eine intravenöse Antibiose, Gleiches gilt für okuläre Läsionen (Keratitis, Iritis, Panuveitis).

Die Therapie in der Schwangerschaft unterscheidet sich nicht, bislang wurde kein erhöhtes Missbildungsrisiko durch die Lyme-Borreliose oder ihre Therapie nachgewiesen.

Therapieergebnisse. Die Antibiotikatherapie nach den in klinischen Studien evaluierten Richtlinien erreicht bei den meisten Patienten mit Lyme-Borreliose eine Eradikation von B. burgdorferi. Patienten mit persistierenden Symptomen nach abgeschlossener Antibiotikatherapie sind aber nicht selten und verlangen ein differenziertes therapeutisches Vorgehen. Meist liegt eine verzögerte Rückbildung entzündlicher Herde vor, zum Teil mit Antigenpersistenz, oder eine nichtinfektiöse Folgeerkrankung (z. B. Fibromyalgie). Liquor- oder Serumantikörpertiter sind sehr variabel und für eine Beurteilung des Therapieerfolgs nicht geeignet. Diese Patienten profitieren nicht von wiederholten Antibiotikazyklen. Nur in seltenen Fällen liegt eine persistierende oder rekurrierende Borrelieninfektion zugrunde, die ein sorgfältiges diagnostisches Monitoring erfordert (z. B. Persistenz der Liquorpleozytose).

Labordiagnostik

Die Anamnese eines Zeckenbisses ist diagnostisch wegweisend. Entscheidend ist die Synopse aus klinischen Befunden und serologischen Untersuchungsergebnissen. Eine spezifische IgM-Antikörper-Antwort gegen B. burgdorferi entwickelt sich 2–6 Wochen nach Beginn des Erythema migrans, IgG-Antikörper sind nach 4–6 Wochen mittels ELISA nachweisbar. Falsch-positive Ergebnisse durch Kreuzreaktionen sind möglich, im Zweifelsfall ist eine Überprüfung des serologischen Befundes mittels Western-Blot sinnvoll. In Endemiegebieten haben viele symptomfreie Personen Antikörper gegen B. burgdorferi. Seropositivität ist deshalb nicht gleichzusetzen mit dem Vorliegen einer Lyme-Borreliose. Der kulturelle Nachweis von B. burgdorferi aus klinischen Proben in Barbour-Stoenner-Kelly-Medium ist grundsätzlich möglich, gelingt aber nur selten.

Maßnahmen der Verhütung und Bekämpfung

Eine Infektionsprävention ist durch die Vermeidung von Zeckenbissen möglich. Impfstoffe aus rekombinantem OspA, deren protektive Potenz in klinischen Studien zwischen 49 % und 92 % schwankte, sind in den USA erprobt, aber im Jahre 2002 unter anderem wegen Nebenwirkungen vom Markt genommen worden. Eine mögliche Ursache für die mangelnde Aktivität dieser Impfstoffe ist die Tatsache, dass OspA nur bei der Vermehrung von Borrelien in der Zecke oder in Kultur, nicht bei Replikation im Menschen (außer in Spätstadien) gebildet wird. In der Entwicklung befinden sich Impfstoffe auf der Basis von OspC und polyvalente Impfstoffe, die auch eine Schutzwirkung für die in Europa vorkommenden Stämme (B. garinii, B. afzelii) einschließen.

■ Beratung und spezielle Diagnostik

Das nationale Referenzzentrum für Borrelien befindet sich am Max-von-Pettenkofer-Institut für Hygiene und Mikrobiologie der Universität München.

Literatur

Agger WA, Franklin M, Oswald D, Cockey L, Maladorno D. Ceftriaxone compared with doxycycline for the treatment of acute disseminated Lyme disease. N Engl J Med. 1997;337:289–94.
Dattwyler RJ, Luft BJ, Kunkel MJ, et al. Lyme Disease. N Engl J Med. 2001;345:115–25.
Huppertz HI, Krause A. Lyme-Borreliose. Internist. 2003;44:175–83.

Toxoplasma gondii/Toxoplasmose

J. Lohmeyer

Erreger

Infektionen durch den obligat intrazellulären Erreger Toxoplasma gondii verlaufen bei Immungesunden meist inapparent oder subklinisch. Die Infektion führt zu einem durch die Wirtsabwehr effektiv kontrollierten Trägerstatus. Bei Entwicklung einer Immundefizienz kommt es zur Reaktivierung der Infektion, in der Regel unter dem klinischen Bild einer Toxoplasmoseenzephalitis. Die kongenitale Toxoplasmose ist eine Infektion des Neugeborenen nach transplazentarer Passage des Parasiten. Die betroffenen Kinder sind bei Geburt oft klinisch unauffällig, entwickeln später aber ein weites Spektrum klinischer Manifestationen, wie Chorioretinitis, Epilepsie und psychomotorische Retardierung. Toxoplasma gondii ist ein obligatorisch intrazellulärer Parasit. Nur die Hauskatze und andere Feliden können bei einer floriden Infektion Toxoplasmazysten mit dem Kot ausscheiden. Dieses Parasitenstadium ist aber zunächst nicht infektiös. Es muss wenigstens an 3 Tagen Luft, Feuchtigkeit und Wärme ausgesetzt sein, um zu sporulieren und damit infektiös zu werden. Der Kontakt mit der Katze selbst spielt für die Infektion eher eine untergeordnete Rolle. Die Infektion des menschlichen Zwischenwirts kann durch Aufnahme sporulierter Oozysten durch Kontakt mit älterem Katzenkot im Erdboden bei Feld- und Gartenarbeiten zustande kommen oder auch durch gewebezystenhaltige Nahrungsmittel tierischer Herkunft erfolgen. Nach oraler Aufnahme wandern die Erreger aus dem Darm aus und können alle kernhaltigen Zellen befallen. Die erste Vermehrungsphase erfolgt ungeschlechtlich in Form wiederholter Schizogenien. Im Zwischenwirt terminiert die Immunantwort die Zahl der Schizogenien. Bei adäquater Immunantwort werden disseminierte Gewebezysten (Größe: bis 300 µm) mit zahlreichen Merozoiten abgekapselt, es entsteht eine immunologisch kontrollierte latente Infektion, die bei Auftreten schwerer Defektzustände des zellulären Immunsystems mit schwerwiegenden klinischen Folgen reaktiviert werden kann. Bei Reinfektion immunkompetenter Wirte unterbleibt die Proliferation der Parasiten. Im feliden Endwirt wandern die Merozoiten zurück in Epithelzellen des Darmes und beginnen dort eine geschlechtliche Vermehrung, die mit der Freisetzung von Oozysten im Stuhl endet. Während der Proliferation über Schizogenie und der Dissemination

19 Systeminfektionen

im Wirtsorganismus können bei Gravidität die Plazenta besiedelt und der Fetus infiziert werden. Mögliche Folgen sind Abort und Schädigung des Fetus.

Häufigkeit, Verbreitung und Bedeutung der Infektion/Übertragung, Infektion und Pathogenese

Toxoplasma gondii ist ein weltweit verbreiteter Parasit mit breitem Wirtsspektrum, das von Fischen über Reptilien, Vögel und Säugetiere bis zum Menschen reicht. Weltweit lassen sich bei jedem 3. Erwachsenen Antikörper im Serum nachweisen, im höheren Lebensalter liegt die Durchseuchung in Deutschland bei über 50 %. Bei Katzen, die neben anderen Felidenarten als ausschließliche Ausscheider von Oozysten bekannt sind und damit als Endwirte fungieren, liegt die serologisch nachgewiesene Befallshäufigkeit bei etwa 50 %. Sporulierte Oozysten sind außerordentlich widerstandsfähig. In feuchter Erde und bei kühlen Temperaturen bleiben sie monatelang infektiös. Beim Schwein, das in Mitteleuropa neben dem Infektionsweg über Oozysten die größte Bedeutung für die Übertragung der Infektion auf den Menschen besitzt, sind aufgrund veränderter Haltungsbedingungen die Befallsraten deutlich zurückgegangen. Neben der akzidentellen oralen Aufnahme sporulierter Oozysten erfolgt die Übertragung von Toxoplasmen auf den Menschen durch Verzehr zystenhaltiger roher oder unzureichend erhitzter Nahrungsmittel tierischer Herkunft, insbesondere über rohes Hackfleisch vom Schwein (Mett). Fleisch vom Rind ist wegen der kurzen Überlebensdauer des Parasiten in dieser Tierart weniger risikoreich.

Klinisches Bild und Therapie

Symptomatik. Bei Immunkompetenten verläuft eine Toxoplasmeninfektion entweder asymptomatisch (80–90 %) oder unter dem klinischen Bild einer spontan innerhalb von 1–3 Wochen abheilenden Lymphadenitis. Die Lymphadenopathie kann auch monatelang persistieren. Klinische Organmanifestationen als Enzephalopathie, Chorioretinitis, Pneumonie und Myokarditis sind äußerst selten. Die häufigste klinische Manifestation bei immunkompromittierten Personen, insbesondere bei AIDS-Patienten, ist die Toxoplasmoseenzephalitis, wesentlich seltener sind okuläre und pulmonale Manifestationen. Die Toxoplasmoseenzephalitis ist nahezu immer Folge der Reaktivierung einer chronischen, latenten T.-gondii-Infektion (Gewebezysten) und nur selten Folge einer Neuinfektion. Eine Erstinfektion mit T. gondii während der Schwangerschaft (Serokonversion) bedeutet ein hohes Risiko für eine fetale Infektion, die zu Abort, Missbildungen oder schwerer neonataler Morbidität führen kann (kongenitale Toxoplasmose; Kapitel 23).

Medikamente zur Therapie der Toxoplasmose

Substanz	Wirkungsmechanismus	Metabolismus	Nebenwirkungen	Dosis bei Immundefizienz	Dosis bei Immunkompetenz
Medikamente der 1. Wahl					
Pyramethamin p. o.	Inhibition der Folatsynthese	lipidgängig, hepatische Metabolisierung	Zytopenie, Exanthem, Nausea	akut: 100–200 mg/Tag als Ladungsdosis für 2 Tage, dann 50–75 mg/Tag für 3–6 Wochen; Erhaltungsdosis: 25–50 mg/Tag; jeweils mit Folinsäure (10–20 mg/Tag) kombinieren	100–200 mg/Tag als Ladungsdosis für 2 Tage, dann 25–50 mg/Tag für 2–4 Wochen; jeweils mit Folinsäure (10–20 mg/Tag) kombinieren
Sulfadiazin p. o.	Inhibition der Folatsynthese, Synergismus mit Pyramethamin	penetriert Blut-Hirn-Schranke, hepatische Metabolisierung	Nausea, Exanthem, Zytopenie, Nephritis	akut: 4–6 g/Tag für 3–6 Wochen; Erhaltungsdosis: 2–4 g/Tag	4–8 g/Tag für 2–4 Wochen
Clindamycin p. o./i. v.	Inhbition der Proteinsynthese?	gute Gewebepenetration, hepatische Metabolisierung	Nausea, Exanthem, Kolitis	akut: 4 × 600 mg/Tag für 3–6 Wochen; Erhaltungsdosis: 3 × 600 mg/Tag	4 × 300 mg/Tag für 4 Wochen
Medikamente der 2. Wahl (bei Immundefizienz und Unverträglichkeit gegenüber Substanzen der 1. Wahl)					
Atovaquone p. o.	Inhibition der Pyrimidinsynthese	Resorption bei Einnahme zusammen mit fetthaltiger Mahlzeit besser	Exanthem, Erhöhung der Leberenzymwerte	akut und als Erhaltungsdosis: 2 × 1500 mg/Tag	–
Azithromycin p. o./i. v.	Inhbition der Proteinsynthese?	hohe intrazelluläre Spiegel	Nausea	akut und als Erhaltungsdosis: 1250–1500 mg/Tag	–
Clarithromycin p. o./i. v.	Inhbition der Proteinsynthese?	hohe Gewebespiegel	Nausea, Hörverlust, Erhöhung der Leberenzymwerte	akut und als Erhaltungsdosis: 2 × 500 mg/Tag	–

Therapie. Bei immunkompetenten Patienten erfordern Toxoplasmeninfektionen in der Regel keine Therapie. Lediglich bei Allgemeinsymptomen und einer seltenen Organbeteiligung ist eine Therapie mit Pyramethamin und Sulfadiazin sinnvoll. Bei immunkompromittierten Patienten ist eine Primärprophylaxe sowie bei klinischen Manifestationen einer reaktivierten Toxoplasmose neben der sofort einzuleitenden Akuttherapie eine Sekundärprophylaxe notwendig. Standardtherapieregimes mit Pyramethamin, Sulfonamiden und Clindamycin sind in der nachfolgenden Tabelle zusammengefasst. Alternativsubstanzen sind Atovaquone, Azithromycin und Clarithromycin. Zu den Behandlungsprinzipien in den verschiedenen Phasen der Schwangerschaft siehe Kapitel 23.

Labordiagnostik

Diagnostisch wegweisend ist eine Serokonversion mit Auftreten von IgM-Antikörpern. IgG-Antikörper werden 2–3 Wochen nach der Infektion nachweisbar, die Titer steigen bis zu einem Maximum etwa 6–8 Wochen nach der Infektion an, fallen dann wieder langsam ab und bleiben als Basistiter lebenslang nachweisbar. T.-gondii-DNA kann mit Hilfe der PCR amplifiziert und nachgewiesen werden. Bei Immundefekten ist die Serologie nur begrenzt verwertbar, entscheidend sind typische Befunde durch bildgebende Verfahren (Computer-, Magnetresonanztomographie). Untersuchungen von Schwangeren erfolgen nach den Mutterschaftsrichtlinien. Bei Schwangeren ohne Immunität sollte die Toxoplasmoseserologie alle 8–12 Wochen bis zum Ende der Schwangerschaft wiederholt werden. Falls in der Schwangerschaft erstmals ein positiver serologischer Befund nachgewiesen wird, muss eine Untersuchung auf Toxoplasmose-IgM-Antikörper erfolgen. Lassen sich keine IgM-Antikörper nachweisen, so kann von einer inaktiven, für eine Schwangerschaft nicht relevanten Toxoplasmeninfektion ausgegangen werden, und weitere Untersuchungen sind nicht erforderlich. Falls sich IgM-Antikörper nachweisen lassen, kann eine inaktive oder abklingende Infektion mit persistierenden IgM-Antikörpern oder eine aktive, für die Schwangerschaft relevante Infektion vorliegen. Die weitere Abklärung muss dann durch quantitative IgG- und IgM-Testmethoden sowie Untersuchung der Avidität der Toxoplasma-IgG-Antikörper erfolgen. In Zweifelsfällen ist eine weitergehende Diagnostik mit Ultraschall des Feten und Amniozentese (PCR-Analytik des Fruchtwassers) anzustreben. Bei begründetem Verdacht auf eine schwangerschaftsrelevante Toxoplasmeninfektion sollte in Abhängigkeit vom Schwangerschaftsalter rasch eine Therapie eingeleitet werden (siehe oben). Jeder Schwangere mit positivem Toxoplasma-IgM-Antikörper-Befund sollte im Abstand von 2–3 Wochen nachkontrolliert werden. Die Diagnostik transplazentarer Infektionen des Fetus beruht auf dem Nachweis toxoplasmenspezifischer IgM-Antikörper, deren Titer nach der Geburt ansteigt.

Differenzialdiagnostisch müssen bei der akuten T.-gondii-Infektion immunkompetenter Personen Mononukleose (Epstein-Barr-Virus, Zytomegalievirus), Katzenkratzkrankheit, Tuberkulose und lymphoproliferative Erkrankungen ausgeschlossen werden. Bei immundefizienten Patienten sind HIV-Enzephalopathie, Kryptokokkenmeningitis, progressive multifokale Leukenzephalopathie und zerebrale Lymphome zu berücksichtigen. Die konnatale Toxoplasmose muss gegen Syphilis, Listeriose, Rötelnembryopathie und konnatale Zytomegalievirusinfektion abgegrenzt werden.

Maßnahmen der Verhütung und Bekämpfung

Zur Vorbeugung einer pränatalen Übertragung sollten sich Schwangere mit negativer Toxoplasmenserologie vor einer möglichen Infektion durch Vermeidung rohen Fleisches und durch Hygienemaßnahmen, z. B. bei Katzenhaltung, schützen.

> Fälle von konnataler Toxoplasmose sind nach § 7 Abs. 3 IfSG vom untersuchenden Laboratorium direkt an das Robert Koch-Institut zu melden.

■ Beratung und spezielle Diagnostik

Konsiliarlabor für Toxoplasma gondii ist die Abteilung für Bakteriologie der Universitätsklinik Göttingen.

Literatur

Gross U, Bohne W, Windeck T, Heesemann J. Neue Aspekte zur Pathogenese und Diagnostik der Toxoplasmose. Immun Infekt. 1993; 20:151–5.

Wong SY, Remington JS. Toxoplasmosis in pregnancy. Clin Infect Dis. 1994;18:853.

Echinococcus granulosus/zystische Echinokokkose (Hydatidose)

J. Lohmeyer

Erreger

Die zystische Echinokokkose ist eine chronische Erkrankung, die durch das expansive Wachstum von Echinokokkuszysten entsteht. Erreger der zystischen Echinokokkose sind Finnen des 3-gliedrigen Bandwurms Echinococcus granulosus, dessen Eier mit den Proglottiden im Stuhl infizierter Hunde ausgeschieden werden. Die Infektion erfolgt peroral durch die Aufnahme von Echinokokkeneiern, die bei feuchten Bedingungen über Monate infektiös bleiben, über kontaminierte Nahrungsmittel oder nach Kontamination der Hände mit eihaltiger Erde oder Sand. Proglottiden können auch an den Haaren infizierter Hunde haften. Im Darm schlüpft die Onkosphäre aus dem Ei, dringt in die Darmwand ein und gelangt über die Pfortader in die Leber sowie hämatogen in andere Organe. Echinokokkuszysten entwickeln sich hauptsächlich in Leber (65%) und Lunge (25%), grundsätzlich können aber alle Organe befallen werden. Der Endwirt (Hund) infiziert sich wieder durch Aufnahme von Schlachtabfällen.

Häufigkeit, Verbreitung und Bedeutung der Infektion/Übertragung, Infektion und Pathogenese

E. granulosus tritt weltweit als adulter Bandwurm vorwiegend beim Hund, bei anderen Kaniden und bei einigen Großkatzen (Löwe, Leopard), selten bei Hauskatzen auf. Die Befallshäufigkeit der

Endwirte ist regional sehr unterschiedlich. In einigen Mittelmeerländern findet sich E. granulosus bei bis zu 50% der Hunde, in Deutschland liegt die Prävalenz unter 1%. Entsprechend variiert die Befallshäufigkeit beim Menschen von 5% in hochendemischen Gebieten bis weniger als 0,001% in Deutschland.

Klinisches Bild und Therapie

Symptomatik. Das klinische Bild variiert in Abhängigkeit vom befallenen Organ. Dabei stehen die Leber (etwa 65%) und die Lunge (etwa 25%) im Vordergrund. Ein multipler Befall kommt vor. Die Zysten können Orangen- bis Kindskopfgröße erreichen. Kleinere Zysten in der Leber bleiben oft symptomlos oder verursachen unspezifische Oberbauchbeschwerden. Klinische Symptome in Form von Ikterus oder Aszites treten erst auf, wenn die wachsenden Zysten Gallengänge oder Blutgefäße komprimieren. Bei Befall anderer Organe sind die Symptome oft uncharakteristisch, ein Lungenbefall kann sich als Pleuraerguss manifestieren. Spontanrupturen oder intraoperative Beschädigungen der Zysten mit Austritt von Hydatidenflüssigkeit können schwere anaphylaktische Reaktionen auslösen.

Therapie. In aller Regel müssen chirurgische Resektionsverfahren oder lokale Punktions-/Installationstechniken (75–95% Äthanol in hyperosmolarer Kochsalzlösung mit Cetrimid) mit antimikrobieller Chemotherapie kombiniert werden. Die Chemotherapie hat ihren Platz nicht nur in der Therapie inoperabler Fälle, sondern auch als präoperative Maßnahme zur Pävention einer intraoperativen Streuung sowie in der postoperativen Nachbehandlung. Zum Einsatz kommen die Benzimidazole Mebendazol (40–50 mg pro Kilogramm Körpergewicht pro Tag für 3–6 Monate) oder Albendazol (10–15 mg pro Kilogramm Körpergewicht pro Tag in 3 Behandlungszyklen über 4 Wochen, unterbrochen von 14-tägigen Pausen). Therapienebenwirkungen sind Teratogenität (Kontrazeptionsschutz!), Alopezie, Hepatotoxizität und Hämatotoxizität. Die mit der Behandlung erreichten Plasmaspiegel können individuell stark variieren und sollten überprüft werden.

Labordiagnostik

Diagnostisch entscheidend sind bildgebende Verfahren in Kombination mit serologischen Tests. Die Serologie versagt allerdings manchmal bei ausschließlichem Befall der Lunge und des Zentralnervensystems. Selten ist für die Diagnose eine definitive Bestätigung durch den histologischen Befund mit Nachweis von Parasiten im Gewebe notwendig.

Differenzialdiagnostisch müssen Tumoren, Abszesse und Zysten anderer Genese bedacht werden.

Maßnahmen der Verhütung und Bekämpfung

Da die Erkrankung vorwiegend über infizierte Hunde übertragen wird, sollte ein zu enger Kontakt vermieden werden.

■ Beratung und spezielle Diagnostik

Das Konsiliarlabor für Echinokokkose ist das Institut für Hygiene und Mikrobiologie der Universität Würzburg.

Literatur

Ammann RW, Eckert J. Clinical diagnosis and treatment of echinococcus in humans. In: Thompson RCA, Lymbery AJ, eds. Echinococcus and hydatid disease. Oxon: CAB International; 1995:411–63.

Khuroo MS, et al. Percutaneous drainage compared with surgery for hepatic hydatid cysts. N Engl J Med. 1997;25:881–7.

Echinococcus multilocularis/alveoläre Echinokokkose

J. Lohmeyer

Erreger

Die alveoläre Echinokokkose entsteht durch infiltrativ-destruktives Wachstum von Finnen des Bandwurms E. multilocularis vorzugsweise in der Leber. Erreger der alveolären polyzystischen Echinokokkose ist Echinococcus multilocularis, dessen Eier im Stuhl von Füchsen, Hunden und Katzen ausgeschieden werden. Nach oraler Aufnahme schlüpft aus den Eiern die Onkosphäre, diese dringt in die Darmschleimhaut ein und gelangt hämato- oder lymphogen in die Leber, von wo aus sie über den gesamten Organismus gestreut werden kann. Aus der Larve entwickeln sich infiltrativ in das Gewebe einwachsende bläschenförmige Gebilde, an deren innerer Wand sich später ablösende Protoskolizes (Bandwurmanlagen) sitzen können. E.-multilocularis-Läsionen bestehen aus schwammartigen Ansammlungen kleiner Bläschen, die vor allem in der Leber tumorartig wachsen und deren Ausläufer wegen des geringen Durchmessers makroskopisch meist nicht zu erkennen sind.

Häufigkeit, Verbreitung und Bedeutung der Infektion/Übertragung, Infektion und Pathogenese

E. multilocularis kommt nur auf der nördlichen Hemisphäre vor. Natürliche Endwirte sind Rot- und Polarfuchs. In endemischen Regionen Deutschlands sind bis zu 50% der Füchse infiziert. Bei jüngeren Füchsen findet man höhere Befallsintensitäten als bei älteren Tieren. Befallen werden auch andere Kaniden (Hund, Kojote, Wolf) und Katzen. Zwischenwirte sind verschiedene Nagerarten, in Zentraleuropa vorwiegend Feldmäuse. Zwischenwirtstadien können sich in allen Säugetieren entwickeln. Infektionen des Menschen treten im gesamten Verbreitungsgebiet des Parasiten auf. Die jährliche Inzidenz klinisch-pathologisch nachgewiesener Fälle liegt in Europa etwa bei 1 Fall pro 1 Million Einwohner. Der Mensch infiziert sich durch orale Aufnahme der Bandwurmeier, die vom Endwirt mit den Proglottiden im Stuhl ausgeschieden werden.

Klinisches Bild und Therapie

Symptomatik. Die Inkubationsdauer liegt zwischen 5 und 15 Jahren. Abortive Infektionen durch frühzeitiges Absterben der Erreger im Wirtsorganismus sind möglich. Das Durchschnittsalter symptomatischer Patienten liegt bei 50 Jahren. Beschwerden im rechten Oberbauch und ein Ikterus sind Symptome eines fortgeschrittenen Leberbefalls. Bei anderer Lokalisation des Parasiten zeigen sich entsprechende organspezifische Befunde. Die klinische Progression ist äußerst variabel. Es kommt zur Infiltration der Gallengänge und der großen Blutgefäße mit nachfolgender Aszitesbildung. Die multiple Metastasierung in Lunge und Gehirn führt in unbehandelten Fällen zum Tod.

Therapie. Falls Resektionsverfahren möglich sind, müssen diese großräumig durchgeführt werden. Die Lebertransplantation hat sich wegen der Rezidivgefahr unter der notwendigen Immunsuppression nicht bewährt. In jedem Fall ist eine Chemotherapie indiziert, die bereits 8 Wochen vor der operativen Behandlung begonnen werden sollte. Wirksam sind Mebendazol (40–50 mg pro Kilogramm Körpergewicht pro Tag, verteilt auf 3 Dosen) und Albendazol (10–15 mg pro Kilogramm Körpergewicht pro Tag, verteilt auf 2 Dosen) in 4-wöchigen Behandlungszyklen mit 14-tägigen Behandlungspausen). Medikamentenplasmaspiegel sollten kontrolliert werden, die Therapiedauer beträgt mindestens 2 Jahre. In inoperablen Fällen muss die Chemotherapie viele Jahre oder lebenslang fortgeführt werden, da die Parasiten nicht abgetötet werden. Es kommt allenfalls zur Regression oder zu einem Sistieren des Wachstums. Die Rate der Therapieversager liegt bei etwa 20 %.

Labordiagnostik

Vorrangige Bedeutung hat der Einsatz bildgebender Verfahren (Sonographie, Computer- und Magnetresonanztomographie). Im Ultraschallbild zeigen sich initial homogene, echoreiche, schwer abgrenzbare Veränderungen, später auch echoarme, zystische Strukturen. Die Biopsie gilt wegen der Gefahr der Streuung von Echinokokkenanteilen als kontraindiziert. Sonographisch oder computertomographisch gesteuerte Feinnnadelpunktionen werden als vertretbar angesehen, und die gewonnenen Proben müssen immunhistologisch sowie mittels PCR analysiert werden. Der Nachweis spezifischer mRNA in der RT-PCR erlaubt neben der Speziesdiagnose auch eine Aussage über die Vitalität des Parasiten. Serologische Methoden (ELISA), die hochaufgereinigte oder rekombinante Antigene verwenden, erreichen eine Sensitivität und eine Spezifität von über 95 % und haben vor allem eine Bedeutung für die Früherkennung.

Differenzialdiagnostisch sind Lebertumoren, zystische Echinokokkose und Amöbenabszesse zu bedenken.

Maßnahmen der Verhütung und Bekämpfung

Waldfrüchte aus Endemiegebieten sollten nicht roh oder ungewaschen gegessen werden. Echinokokkeneier werden erst bei Temperaturen über 70 °C abgetötet. Beim Abbalgen erlegter Füchse sollten Handschuhe getragen werden. Personen, bei denen der Verdacht auf eine Exposition besteht, sind serologisch zu überwachen.

■ Beratung und spezielle Diagnostik

Das Konsiliarlabor für Echinokokkose ist das Institut für Hygiene und Mikrobiologie der Universität Würzburg.

Literatur

Kern P, Wechsler JG, Lauchardt W, Kunz R. Der kleine Fuchsbandwurm. Klinik und Therapie der alveolären Echinokokkose. Deutsch Ärztebl. 1994;91:A2494–501.

Hantaviren

W. Kiehl

Erreger

Natürlicher Wirt von Hantaviren aus der Familie der Bunyaviridae sind verschiedene Nagetierspezies. Bei Übertragung auf den Menschen können Hantaviren hochfieberhafte Krankheitsbilder auslösen, die mit einer Blutungsneigung und schwerwiegenden renalen oder pulmonalen Funktionsstörungen einhergehen. Hantaviren sind umhüllte RNS-Viren mit einem Durchmesser von 90–120 nm. Als Besonderheiten weisen sie ein in 3 Segmente gegliedertes Nukleokapsid und auf der Hülle Spikes auf. Infektionen durch Viren des Genus Hantavirus sind beim Menschen mit Nierenerkrankungen, Hämorrhagien und Lungenerkrankungen assoziiert. Die bisher als Krankheitserreger beim Menschen in Erscheinung getretenen Viren lassen sich aufgrund unterschiedlicher Nukleokapsidproteine serologisch 2 Gruppen zuordnen, der Hantaan-Gruppe und der Puumala-Gruppe. Unterschiede in den Glykoproteinantigenen (G1 und G2) der Virushülle ermöglichen innerhalb dieser Gruppen die Abgrenzung von Spezies. So gehören zur Hantaan-Gruppe unter anderem das Hantaan-Virus, das Dobrava-Virus sowie das Seoul-Virus und zur Puumala-Gruppe unter anderem das Puumala-Virus, das Sin-Nombre-Virus, das Prospect-Hill-Virus und das Black-Creek-Canal-Virus. Reservoir der Hantaviren sind chronisch infizierte Nagetiere (verschiedene Mäuse- und Rattenarten). Es besteht eine strenge Assoziation zwischen bestimmten Virustypen und den verschiedenen Nagerspezies als ihren spezifischen Wirten: So werden Viren der Hantaan-Gruppe von den echten Mäusen (Muridae) und Viren der Puumala-Gruppe in der alten Welt von Nagern der Gattung Microtidae (Gruppe der Wühlmäuse) übertragen. Das Hantaan-Virus verursacht das Koreanische hämorrhagische Fieber. Das Seoul-Virus (Wirtstiere: Rattus rattus und R. norwegicus) ist Verursacher der milder verlaufenden urbanen Form des Koreanischen hämorrhagischen Fiebers, das weltweit vor allem in Hafenstädten vorkommt. Das Puumala-Virus (Wirtstiere: Chlethrionomys glareolus – Rötelmaus) kommt in Nordeuropa vor und ist Auslöser der Nephropathia epidemica, möglicherweise auch der Feldnephritis. Das ebenfalls zur Puumala-Gruppe gehörende Sin-Nombre-Virus (Wirtstier: Hirschmaus) wurde 1993 als Erreger des Hantavirus pulmonary Syndrome beschrieben.

Häufigkeit, Verbreitung und Bedeutung der Infektion

Hantaviren kommen weltweit vor, sind aber von der Verbreitung ihrer Reser-

19 Systeminfektionen

voirwirte in den jeweiligen Nagetierpopulationen abhängig. In Nord- und Mitteleuropa werden das Puumala-Virus, das Hantaan-Virus, das Sin-Nombre-Virus und das Dobrava-Virus diagnostiziert. In Deutschland werden bisher im Süden mehr Puumala-Infektionen (95 % aller serotypisierten Nachweise) sowie im Norden und im Osten mehr Hantaan-/Dobrava-Infektionen beobachtet. Bei den diagnostizierten Hantaan-Virus-Infektionen scheint es sich in Wirklichkeit um Infektionen mit der mitteleuropäischen Variante des Serotyps Dobrava zu handeln. Reservoirwirt für den Serotyp Puumala ist die in ganz Deutschland vorkommende Rötelmaus (Clethrionomys glareolus, zu den Wühl- und Schermäusen gehörig). Reservoir für die Serotypen Hantaan und Dobrava ist die Brandmaus (Apodemus agrarius, zu den echten Mäusen gehörig), die in Mittel- und Norddeutschland weit verbreitet ist. Auf dem Balkan wird der Serotyp Dobrava durch die Gelbhalsmaus (Apodemus flavicollis) übertragen. In der Normalbevölkerung findet sich eine mittlere Hantavirusantikörperprävalenz von 0,85 %, bei über 60-Jährigen von 2,3 % (Bundesgesundheitssurvey 1999); in beruflich exponierten Gruppen werden – je nach Region – zu 2–5 % abgelaufene Infektionen serologisch nachgewiesen. Im Jahre 2002 wurden in Deutschland 228 akute Hantavirusinfektionen durch Meldung erfasst (0,3 Erkrankungen pro 100 000 Einwohner). Nach den Meldedaten gibt es ein Maximum der Erkrankungen zwischen Mitte Mai und Mitte August, und es sind besonders Männer im berufstätigen Alter betroffen. Wie bei anderen Zonosen, die von Naturherden abhängig sind, sind auch in Deutschland bestimmte Endemiegebiete und – abhängig von der Population der Reservoirtiere – Unterschiede in der jährlichen Inzidenz zu erkennen. In Baden-Württemberg (speziell im Gebiet der Schwäbischen Alb) werden deutlich mehr Hantavirusinfektionen als in anderen Regionen erfasst.

Anmerkung zur statistischen Erfassung. Nach internationaler Übereinkunft werden Erkrankungen durch Hantavirusinfektionen (mit Ausnahme des Hantavirus pulmonary Syndrome) unter der Bezeichnung „hämorrhagisches Fieber mit renalem Syndrom, HFRS" zusammengefasst, so auch in der neuesten Fassung der internationalen Krankheitsklassifikation (ICD 10). Bezogen auf die Situation in Deutschland erscheint dies nicht glücklich, weil die hier zu beobachtenden apparenten Hantavirusinfektionen üblicherweise nicht unter dem Bild eines „hämorrhagischen Fiebers" verlaufen, während andere, z. B. in Asien vorkommende Typen des Hantavirus ein klassisches HFRS (wie z. B. beim koreanischen hämorrhagischen Fieber) verursachen.

Übertragung, Infektion und Pathogenese

Die dauerhaft, aber asymptomatisch infizierten Nager beherbergen die Viren in ihrem Organismus (die höchsten Konzentrationen werden in der Lunge gefunden) und geben sie durch den Urin, die Fäzes oder den Speichel nach außen ab. Hantaviren bleiben in der Umwelt, besonders in proteinhaltigem Material, mehrere Tage infektionstüchtig. Der Mensch ist ein Zufallswirt. Die Viren erreichen den Menschen fast ausschließlich über den aerogenen Übertragungsweg, bei dem virushaltiger Staub im Umfeld einer Nagerpopulation inhaliert wird, sodass der Kontakt zu den Nagern überwiegend indirekter Natur ist. Infektionsrisiken bestehen aufgrund der aerogenen Übertragung und der Verbreitung der Reservoirtiere bei bestimmten Tätigkeiten (z. B. bei Arbeiten in Schuppen, Scheunen und Lauben, auf Dachböden oder in Lagerhallen), in Gebäuden mit Nagerbefall, bei Gartenarbeiten und bei verschiedenen Freizeitaktivitäten (Sport, Camping, Trekking). Eine berufsbedingte Exposition ergibt sich in der Land- und Forstwirtschaft, bei Lagerarbeiten, in der Schädlingsbekämpfung, bei Angehörigen der Streitkräfte, bei Laborpersonal und bei Tierpflegern. Mitunter entstehen mehrere Erkrankungen im gleichen Umfeld. Das Virus kann auch durch Bisse infizierter Tiere übertragen werden. Bisher nahm man an, dass eine Weitergabe der Hantaviren von Mensch zu Mensch nicht vorkommt, sondern das Virus stets „frisch" aus der Nagerpopulation auf den Mensch übertragen wird. Anlässlich eines Ausbruchs des Hantavirus pulmonary Syndrome in Südwestargentinien konnte jetzt die Übertragung von Mensch zu Mensch sehr wahrscheinlich gemacht werden. Dies muss weiter untersucht werden. In Einzelfällen sollen auch nosokomiale Infektionen beobachtet worden sein. Ein zentraler Pathomechanismus der Hantavirusinfektion ist eine Endothelzellschädigung durch das Virus sowie durch die immunologische Wirtsreaktion. Die vaskuläre Dysfunktion mit intravasaler Koagulation und Gerinnungsstörungen führt zu Hämorrhagien und zum Organversagen (Niere, Lunge). Die Nephropathie entsteht auf dem Boden einer hämorrhagischen interstitiellen Nephritis, an der Glomeruli und Tubuli beteiligt sind.

Klinisches Bild und Therapie

Nephropathia epidemica. Menschen ohne vorherigen Kontakt mit dem Erreger sind grundsätzlich empfänglich. Die Inkubationszeit beträgt 5–35 (–60) Tage, in der Regel 2–4 Wochen. Asymptomatische oder oligosymptomatische Verläufe einer Infektion sind möglich und nicht selten (wie die erhöhte Antikörperprävalenz bei Angehörigen exponierter Berufsgruppen zeigt). Die Symptomatik wird vom Serotyp des Erregers entscheidend geprägt. Die Nephropathia epidemica ist die in Mitteleuropa am ehesten zu erwartende klinische Manifestation einer Hantavirusinfektion, verursacht durch Serotypen der Puumala-Gruppe. Nur bei 5–10 % der Infizierten entwickeln sich klinische Symptome. Die Nephropathie beginnt plötzlich mit Fieber, Lumbalgie sowie abdominellen und Kopfschmerzen. Es kommt zu Proteinurie und/oder Hämaturie sowie Einschränkungen der Nierenfunktion, von einer Oligurie bis hin zum akuten Nierenversagen, das auf dem Boden einer akuten tubulären Nekrose entsteht. Im Vergleich zu anderen hantavirusassoziierten Erkrankungen verläuft die Nephropathia epidemica leicht und heilt in der Regel ohne Restschaden aus; die Letalität liegt unter 0,2 %.

Das hämorrhagische Fieber mit renaler Symptomatik ist eine schwerer verlaufende Hantavirusinfektion mit Nierenbeteiligung, die überwiegend in Ostasien (China, Korea) oder in Südostasien (Thailand) auftritt und ebenfalls durch Serotypen der Hantaan-Gruppe (Seoul, Thailand) verursacht wird. In Europa hat der Serotyp Dobrava, der auf dem Balkan verbreitet ist, aber auch im Osten Deutschlands vorkommt, die Potenz, ein hämorrhagisches Fieber mit renaler Symptomatik auszulösen. Die Erkrankung beginnt mit Fieber, Schwindel sowie Kopf- und Rückenschmerzen (toxische Phase). Diese erste Phase dauert 4–7 Tage. Es kommt zu Leukozytose und Thrombozytopenie, am Rumpf und am weichen Gaumen werden Petechien beobachtet. Ein Capillary-Leakage-Syndrom führt zur Hypotension. Es folgt die zweite, die renale Phase, charakterisiert durch Oligurie, später Polyurie, Hypertension (mit der möglichen Folge zerebrovaskulärer Komplikationen), Schleimhautblutungen und Lungenödem. Falls das Erkrankungsgeschehen nicht letal endet, womit in etwa 10 % der Fälle zu rechnen ist, folgt meist eine Rekonvaleszenz über Monate, die in eine völlige Ausheilung übergeht. Eine erhöhte Prävalenz von Antikörpern gegen Hantaviren bei dialysepflichtigen Personen (vermehrt gegen das Seoul-Virus) spricht dafür, dass mitunter auch bleibende Schäden entstehen. Nach Überstehen einer Erkrankung entsteht eine lang anhaltende serotypenspezifische Immunität.

Das Hantavirus pulmonary Syndrome oder Hantavirus Adult respiratory Distress Syndrome ist die schwerste Form einer hantavirusassoziierten Lungenerkrankung. Einzelerkrankungen und Ausbrüche wurden bisher fast ausschließlich in Amerika (unter anderem Südwesten der USA, Argentinien, Brasilien) beobachtet. Erreger sind Serotypen der Puumala-Gruppe (Sin-Nombre, Black-Creek-Canal, Prospect Hill). Nach einer Inkubationszeit zwischen 3 Tagen und 6 Wochen (in der Regel 2 Wochen) kommt es rasch zu einer interstitiellen Pneumonie mit Lungenödem und respiratorischer Insuffizienz. Bei den Ausbrüchen in Amerika wurde eine Letalität von bis zu 50 % beobachtet. Auch das in Mitteleuropa regional verbreitete Puumala-Virus besitzt offenbar die Fähigkeit, dominierende Lungenfunktionsstörungen und Lungenerkrankungen (Pneumonien, Bronchitiden) zu verursachen, was an einzelnen Erkrankungsfällen auch in Deutschland deutlich wurde. Diese wesentlich leichter und seltener tödlich verlaufenden Erkrankungen können aber nicht als „Hantavirus pulmonary Syndrome" bezeichnet werden, diese Bezeichnung sollte nur für entsprechende Erkrankungen durch „Neue-Welt"-Viren gelten.

Therapie. Patienten, bei denen eine Hantavirusinfektion oder ein entsprechender Verdacht besteht, sollen strenge Bettruhe einhalten und – abhängig vom Befinden – frühzeitig im Krankenhaus betreut werden Eine spezifische Therapie steht, mit Ausnahme des in Erprobung befindlichen Einsatzes von Ribavirin, nicht zur Verfügung, sodass Hantavirusinfektionen symptomatisch behandelt werden müssen (Beherrschung von Blutungen, Kreislaufstabilisierung, falls notwendig Hämodialyse oder Beatmung). Intravenös verabreichtes Ribavirin wurde zur Therapie klinisch schwerer Infektionen in klinischen Studien eingesetzt, und vorliegende Erfahrungen sprechen für eine signifikante Reduktion der Letalität und der Schwere der Erkrankung bei HFRS-Patienten. Die Ergebnisse der Ribaviringabe bei Patienten mit Hantavirus pulmonary Syndrome in den USA sind nicht eindeutig.

Labordiagnostik

Die diagnostische Bestätigung einer Hantavirusinfektion erfolgt in der Regel durch den Nachweis spezifischer Antikörper im Serum. Antigene der Puumala- und der Hantaan-Gruppe werden parallel eingesetzt. Mittels Immunfluoreszenztests oder ELISA (mit rekombinanten Antigenen) werden IgG-Antikörper (beginnend 14 Tage nach der Infektion) und gegebenenfalls auch IgM-Antikörper (zwischen dem 8. und dem 25. Tag nach Infektion) nachgewiesen. Bei Infektionen durch das Puumala-Virus sind während der akuten Krankheitsphase nicht in allen Fällen spezifische Antikörper nachweisbar. Die akute Infektion ist durch einen signifikanten Anstieg der IgG-Antikörper-Titer, gegebenenfalls mit einem Anstieg der IgM-Antikörper-Titer, gekennzeichnet. Einzelne IgG-Titer in Endemiegebieten sind schwer zu interpretieren, es können Durchseuchungstiter sein. IgG-Antikörper persistieren vermutlich lebenslang, IgM-Antikörper sind meist nach 2–3 Monaten nicht mehr nachweisbar. Bei der Interpretation der Befunde ist die starke Kreuzreaktivität zwischen den Serotypen Hantaan und Dobrava zu beachten (in Deutschland sind Dobrava-Infektionen wahrscheinlich). Der Nachweis viraler Antigene ist mittels des indirekten Immunfluoreszenztests in Biopsiematerial möglich, aber keine Routinemethode. Die direkte Virusanzucht aus Material von Patienten (Urin, Biopsiematerial) ist oft schwierig und gelingt besser nach einer Vermehrung in Nagerhirn. Der Nachweis viraler Nukleinsäure mittels RT-PCR (Urin, Biopsiematerial) gelingt zum Teil noch nach längerer Zeit und dient vor allem der Typisierung. Nicht nur bei Erkrankungen der Niere, sondern auch bei unklaren Lungenerkrankungen sollte gegebenenfalls an die Möglichkeit einer Hantavirusinfektion gedacht und entsprechend eine gezielte Diagnostik eingeleitet werden.

Differenzialdiagnostisch sind andere virusbedingte hämorrhagische Fieber, Leptospirose sowie Rickettsiosen zu berücksichtigen.

Maßnahmen der Verhütung und Bekämpfung

Eine Schutzimpfung steht zurzeit nicht zur Verfügung. Die Expositionsprophylaxe besteht in der Vermeidung eines Kontakts zu von Nagern kontaminierten Gegenständen und infektiösen Aerosolen. Dies gilt ganz besonders bei festgestelltem Nagerbefall bzw. für das Hantieren an Orten, an denen sich Mäuse oder Ratten erfahrungsgemäß aufhalten (z. B. Holzstapel, Abfallhaufen, Kompost, Abstellräume, Dachböden, Scheunen, Lauben, Hütten). Vorsichtsmaßnahmen zur Minimierung einer Ansteckungsgefahr sind z. B. das Tragen von Handschuhen und das Vermeiden des Einatmens von Staub (gegebenenfalls Nasen-Mund-Schutz oder Atemschutzmasken tragen). Eine Staubentwicklung sollte durch Anfeuchten oder Ausbringen von Desinfektionslösung minimiert werden. Die Bekämpfung von Schadnagern im Wohnumfeld dient der Infektionsprävention. Lebensmittel sollten sicher vor Schadnagern aufbewahrt werden. Direkter Kontakt mit gefangenen oder getöteten Mäusen oder Ratten ist zu vermeiden. Labortiere sind auf Hantaviren zu testen. Trekkingtouristen und Camper sollten bei der Übernachtung im Freien Plätze mit offensichtlichem Vorkommen von Nagern meiden, nicht ohne Unterlage auf dem Boden schlafen und ihre Lebensmittel vor Nagetieren geschützt aufbewahren. Die Isolierung Erkrankter ist nicht erforderlich (Ausnahme: Hantavirus pulmonary Syndrome).

> Der Nachweis von Hantaviren im Zusammenhang mit einer akuten Infektion ist nach § 7 IfSG durch den Leiter des Laboratoriums zu melden. Bei der Erstattung der vorgeschriebenen Begleitangaben (z. B. zur vermutlichen Infektionsquelle) bedarf der zur Meldung Verpflichtete der Unterstützung durch den behandelnden Arzt, der die Labordiagnostik veranlasst hat.

■ Beratung und spezielle Diagnostik

Konsiliarlaboratorium für Bunyaviren (Hantaviren)
Institut für Medizinische Virologie
Charité – Universitätsmedizin Berlin
Tel.: 030 / 450 – 525092
Fax: 030 / 450 – 525907
Ansprechpartner: Prof. Dr. D. H. Krüger, Frau Dr. H. Meisel
E-Mail: detlev.krueger@charite.de, helga.meisel@charite.de

Literatur

Chin J. Control of Communicable Diseases Manual. 17 th ed. Washingon DC: American Public Health Association; 2000:230 – 6.

Enria DA, Briggiler AM, Pini N, Levis S. Clinical manifestations of New World hantaviruses. Curr Top Microbiol Immnol. 2001;256: 117 – 34.

Haller OA, Mertens T. Diagnostik und Therapie von Viruskrankheiten – Leitlinien der Gesellschaft für Virologie. München, Jena: Urban & Fischer Verlag; 1999:68 – 72.

Kimmig P, Silva-González R, Backe H, et al. Epidemiologie von Hantaviren in Baden-Württemberg. Gesundheitswesen. 2001;63: 107 – 12.

Linderholm M, Elgh F. Clinical characteristics of hantavirus infections on the Eurasian continent. Curr Top Microbiol Immunol. 2001; 256:135 – 51.

RKI. Merkblatt zur Vermeidung von Hantavirus-Infektionen. 2001; www.rki.de.

RKI. Infektionsepidemiologisches Jahrbuch meldepflichtiger Krankheiten 2002. Berlin: Eigenverlag; 2003.

Schreiber M, Laue T, Wolff C. Hantavirus Pulmonary Syndrome in Germany. Lancet. 1996; 347:336 – 7.

Zaki SR, Greer PW, Coffield LM, et al. Hantavirus pulmonary syndrome – pathogenesis of an emerging infectious disease. A J Pathol. 1995; 146:552 – 79.

Trichinella/Trichinellose

J. Lohmeyer

Erreger

Die Trichinose ist eine mild bis tödlich verlaufende Infektion durch Fadenwürmer, die sich im Darm ansiedeln und deren Larven die quergestreifte Muskulatur befallen. Die Erreger der Trichinose gehören zu einem Artenkomplex: Trichinella (T.) spiralis, T. nativa, T. britovi, T. pseudosprialis, T. nelsoni. Die Arten unterscheiden sich zoogeophraphisch und in ihrer Pathogenität für den Menschen. Nach dem Verzehr von trichinösem Fleisch werden die Larven bei der Verdauung frei und dringen in die Schleimhaut des oberen Dünndarms ein. Sie entwickeln sich innerhalb weniger Tage zwischen Lamina propria und Epithel zum adulten Wurm und beginnen mit der Freisetzung von Larven. Während der 4- bis 6-wöchigen Lebensdauer des adulten Parasiten entstehen im geeigneten Wirt bei T. spiralis pro Weibchen 1000 – 1500 Larven, die in Blut- und Lymphgefäße eindringen und nach hämatogener Streuung Zellen der quergestreiften Muskulatur invadieren. In diesen Ammenzellen, die ihre kontraktilen Elemente verlieren, wachsen die Larven auf eine Größe von 1 mm heran, rollen sich spiralig auf und werden innerhalb von 5 – 6 Wochen mit einer Kapsel umgeben. Eingekapselte Larven bleiben über Jahre lebensfähig und infektiös, auch wenn die Kapsel verkalkt.

Häufigkeit, Verbreitung und Bedeutung der Infektion/Übertragung, Infektion und Pathogenese

Die weltweit verbreitete Gattung Trichinella ist in gemäßigten und kühlen Zonen häufiger als in den Tropen. Natürliche Wirte sind vorwiegend Karnivoren und Omnivoren. Der Mensch infiziert sich durch den Verzehr von rohem oder unzureichend zubereitetem Muskelfleisch. Befallen wird ausschließlich die quergestreifte Muskulatur. Alle in der Bundesrepublik Deutschland beobachteten Ausbrüche waren auf den Genuss von infiziertem Haus- oder Wildschweinfleisch zurückzuführen (52 Fälle in Nordrhein-Westfalen in den Jahren 1998/99 durch importiertes Fleisch). In Frankreich und Italien traten aber auch Infektionen nach Verzehr von Pferdefleisch auf. Nach den gesetzlichen Bestimmungen in der EU sind neben Schweinen und Einhufern unter anderem auch Wildschweine, Bären und Dachse der amtlichen Trichinenschau zu unterwerfen, wenn das Fleisch zum Verzehr verwandt werden soll. In der EU werden derzeit beim Hausschwein Prävalenzen zwischen 0,1 und 1 pro 1 Million Schlachttiere angenommen, bei Wildschweinen liegt die Infektionsrate mit etwa 0,01 % deutlich höher.

Klinisches Bild und Therapie

Symptomatik. Die klinische Symptomatik ist abhängig von der Anzahl der aufgenommenen Trichinellalarven und der beteiligten Trichinellaart. Als pathogene Dosis werden mindestens 70 Larven angenommen. Nach einer Inkubationszeit von 6 – 40 Tagen treten allgemeines Krankheitsgefühl, Myalgien, Nausea, Erbrechen, Diarrhö, Bauchschmerzen und Fieber auf. Ein richtungsweisendes Symptom sind Gesichtsödeme, vor allem im Orbitalbereich. Makulopapulöse Exantheme können auftreten. Die Symptome können nach wenigen Tagen abklingen, aber auch über Wochen andauern. Bei schweren Infektionen beeinträchtigen die Muskelschmerzen Schlucken, Sprechen, Atmen und Kauen. Häufigste Todesursache sind Myokarditiden bei Herzmuskelbefall mit konsekutiver Herzinsuffizienz. Nach Abklingen der akuten Symptomatik sind auch unbehandelte Patienten trotz persistierender Trichinellalarven in der Muskulatur meist symptomfrei. Spätmanifestationen mit jahrelangen rheumatischen Beschwerden, Myalgien und kardialen Symptomen sind jedoch möglich (chronische Trichinose).

Therapie. Therapeutisch werden Thiabendazol (2 × 25 mg pro Kilogramm Körpergewicht pro Tag über 4 Tage), Mebendazol (3 × 200 – 400 mg pro Tag über 3 Tage, dann 3 × 400 – 500 mg pro Tag über 10 Tage) oder Albendazol (2 × 400 mg pro Tag über 6 Tage) eingesetzt. In der akuten Phase sind begleitende symptomatische Maßnahmen (Analgetika, Steroide) zur Schmerzbekämpfung und Coupierung hypererger Reaktionen notwendig.

Labordiagnostik

Die akute Trichinose tritt oft als Gruppenerkrankung nach Verzehr von ungarem Fleisch von Haus- und Wildschwein bei fehlender Trichinenschau auf, wobei die Inkubationszeiten in Abhängigkeit von der Zahl der aufgenommenen Larven erheblich schwanken können. Übriggebliebenes Fleisch ist auf Trichinellalarven zu untersuchen. Diagnostisch wegweisend sind eine Bluteosinophilie, die eine Woche nach der Infektion auftritt und über 2 – 3 Monate anhält, sowie erhöhte Serumkonzentrationen muskelspezifischer Enzyme (CK, LDH, HBDH). Ab der 2. Woche nach Infektion finden sich serologisch (Immunfluoreszenz, ELISA) Titeranstiege. Bei chronischen Formen der Trichinose schließt ein negativer serologischer Befund die Infektion nicht aus. Der direkte Erregernachweis ist in Muskelbiopsien möglich, die Trefferquote abhängig von der Erregerdichte, die in frühen Infektionsphasen noch gering sein kann.

Differenzialdiagnostisch müssen Virusinfektionen mit Myalgien (Influenza), Leptospirosen sowie Enteritiden und Myokarditiden anderer Genese ausgeschlossen werden. Sarkosporidieninfektionen, die ebenfalls durch den Verzehr ungaren Schweinefleisches übertragen werden, sind wegen der intestinalen Symptomatik ebenfalls zu bedenken.

Maßnahmen der Verhütung und Bekämpfung

Fleisch, insbesondere von karnivoren und omnivoren Tieren, sollte nur nach ordnungsgemäßer Trichinenschau roh oder ungar verzehrt werden. Lücken in der Fleischbeschau bestehen möglicherweise bei importiertem Fleisch aus ost- oder südosteuropäischen Ländern. Die Gefrierbehandlung (−25 °C über 10–20 Tage) gilt als der Trichinenschau gleichwertig. Pökeln und Räuchern tötet Larven hingegen nicht immer ab. Trichinellalarven werden in Rohwürsten und Schinken nur dann sicher abgetötet, wenn diese einen Salzgehalt von mehr als 4 % und einen Wassergehalt von weniger als 25 % aufweisen.

> Nach § 7 IfSG ist der direkte oder indirekte Nachweis von Trichinella spiralis durch den Leiter des diagnostizierenden Labors zu melden, soweit der Nachweis auf eine akute Infektion hinweist.

Literatur

Capo V, Despommier DD. Clinical aspects of infection with Trichinella ssp. Clin Microbiol Rev. 1996;9:47–54.
CDC. Trichinosis Facts Sheet. www.cdc.gov/ncidod/dpd/parasites/trichinosis/factsht_trichinosis.htm.
RKI. Trichinellose. Epidemiol Bull. 2002;2.

Chlamydia psittaci/Ornithose, Psittakose

J. Lohmeyer

Erreger

Die tierpathogenen Chlamydienspezies Chl. psittaci und Chl. pecorum können beim Menschen nach Kontakt mit infizierten Tieren Erkrankungen auslösen. Durch Chl. psittaci verursachte Erkrankungen bei Papageienvögeln (Psittaciden) oder durch Kontakt mit Psittaciden verursachte Chlamydiosen beim Menschen werden als „Psittakose" bezeichnet, während der Begriff „Ornithose" für Erkrankungen durch andere von Chl. psittaci besiedelte Vogelstämme oder als Oberbegriff für aviäre Chlamydiosen verwendet wird. C. psittaci wird in Aerosolform inhaliert und gelangt in den Alveolarraum. Es folgen eine Dissemination in die regionalen Lymphknoten und das retikuloendotheliale System und schließlich eine generalisierte Infektion mit unterschiedlicher Organbeteiligung (Lunge, Herz, Pankreas, Leber).

Häufigkeit, Verbreitung und Bedeutung der Infektion/Übertragung, Infektion und Pathogenese

Der Erreger Chl. psittaci ist weltweit verbreitet. Natürliche Wirte sind Vögel, Haus- und Wildtiere. Bei Papageienvögeln vorkommende Stämme sind für den Menschen besonders virulent, jedoch können auch andere Vogelstämme schwere Krankheitserscheinungen verursachen (Erkrankungen bei Taubenzüchtern, Geflügelzüchtern, Beschäftigten in Geflügelschlachthöfen). Die Übertragung auf den Menschen erfolgt durch Einatmen infizierten Staubes oder durch Kontakt mit Ausscheidungen infizierter Tiere. Die Erkrankung ist auch von Mensch zu Mensch übertragbar (Kontaktinfektion). Die Erkrankungsfälle in Deutschland sind in den letzten Jahren rückläufig, gegenwärtig werden etwa 50 Fälle pro Jahr gemeldet.

Klinisches Bild und Therapie

Symptomatik. Das klinische Bild einer Chl.-psittaci-Infektion variiert von inapparenten Infektionen über grippale Verläufe bis zu schweren, lebensbedrohlichen Erkrankungen mit Symptomen einer atypischen Pneumonie und Multiorganversagen. Die Inkubationszeit liegt zwischen 7 und 21 Tagen, in Ausnahmefällen kann sie aber bis zu 3 Monate betragen. Die Erkrankung beginnt entweder akut mit Schüttelfrost und hohem Fieber bei relativer Bradykardie oder schleichend mit allgemeinem Krankheitsgefühl, Husten und langsamem Fieberanstieg. Kopfschmerzen, Myalgien, unproduktiver Husten, gelegentlich Dyspnoe und Zyanose sowie ein wechselnd ausgeprägtes hirnorganisches Psychosyndrom bestimmen das klinische Bild. Geringe oder fehlende Perkussions- und Auskultationsbefunde kontrastieren zu ausgedehnten milchglasartigen Verschattungen der Lunge als radiologisches Korrelat einer atypischen Pneumonie. Peri-, Myo- und Endokarditiden, thromboembolische Komplikationen und das Auftreten eines Erythema nodosum sind beschrieben, ebenso fulminante Verläufe mit Multiorganversagen.

Therapie. Mittel der ersten Wahl sind Doxycyclin (1-mal täglich 100 mg) oder Tetrazyklin (4 × 500 mg pro Tag) über 2 Wochen. Als Alternative, z. B. bei Kindern oder Schwangeren, kommt Erythromycin (4 × 500 mg pro Tag über 21 Tage) in Betracht. Wegen der besseren Gewebegängigkeit und intrazellulären Anreicherung sind Azi- und Clarithromycin möglicherweise effektiver. Chinolone (z. B. Levofloxacin: 500 mg pro Tag) sind ebenfalls wirksam. Die Rezidivquote ist hoch, wenn nicht ausreichend lang oder unterdosiert behandelt wird.

Labordiagnostik

Diagnostisch wegweisend sind private oder berufliche Kontakte mit Vögeln. Die Diagnose wird serologisch durch Nachweis eines Antikörpertiteranstiegs (mindestens 4fach) mittels Komplementbindungsreaktion gestellt. In empfindlicheren ELISA können im Frühstadium erregerspezifische IgM-Antikörper nachgewiesen werden, der PCR-Nachweis des MOMP1-Gens erfasst erregerspezifische Nukleinsäuren. Gelegentlich gelingt die Erregerisolierung aus Sputum oder Blut in der Zellkultur (Mccoy- oder BGM-Zellen).

Differenzialdiagnostisch müssen atypische Pneumonien durch Mycoplasma pneumoniae, Coxiella burneti, Legionella spp. und Viren erwogen werden.

Maßnahmen der Verhütung und Bekämpfung

Zier- und Nutzvögel aus der Umgebung von Erkrankten sind zu untersuchen und gegebenenfalls zu behandeln.

Nach § 7 IfSG ist die namentliche Meldung des labordiagnostischen Nachweises (Antikörpernachweis im ELISA, Erregerisolierung, Nukleinsäurenachweis) vorgeschrieben.

Literatur

Centers for Disease Control and Prevention. Compendium of measures to control Chlamydia psittaci infection among humans (psittacosis) and pet birds (avian chlamydia). MMWR. 1998;47(Suppl):1.
Gregory DW, Schaffner W. Psittacosis. Semin Respir Infect. 1997;12:7–11.

Pasteurella multocida

J. Lohmeyer

Erreger

Pasteurellen werden überwiegend durch Tierbisse übertragen und verursachen primär Weichteilinfektionen im Wundbereich. Erkrankungen des Menschen werden in erster Linie durch Pasteurella multocida ausgelöst. Seltener wurden P. dagmatis, P. canis und P. haemolytica nachgewiesen. Bei diesen Bakterienspezies handelt es sich um gramnegative, unbewegliche, kokkoide oder ovoide Stäbchenbakterien.

Häufigkeit, Verbreitung und Bedeutung der Infektion/Übertragung, Infektion und Pathogenese

Infektionen mit Pasteurellen kommen weltweit bei verschiedenen Wild- und Haustierarten vor. Außerdem ist P. multocida bei 75–90% der Katzen sowie 55% der Hunde in der normalen oralen Flora nachweisbar. Die Infektion des Menschen erfolgt über Wunden, die durch Biss oder Kratzen von Tieren (insbesondere Hunde und Katzen) entstanden sind. Auch Schmierinfektionen und in seltenen Fällen aerogene Übertragungen (Tröpfcheninfektion) sind möglich.

Klinisches Bild und Therapie

Symptomatik. Die Inkubationszeit ist abhängig von der Eintrittspforte des Erregers und schwankt zwischen 2 und 14 Tagen. Bei Wundinfektionen folgen den Biss- oder Kratzverletzungen innerhalb weniger Stunden bis Tage Rötung, Schwellung und starke Schmerzen. Phlegmonöse und abszedierende Entzündungen des Haut- und Unterhautgewebes können hinzukommen, ebenso eine regionale Lymphadenitis. Durch Fortschreiten der Lokalinfektion können Sehnen und Sehnenscheiden, Gelenke und knöcherne Strukturen mitbetroffen sein. Entzündungen der Nasennebenhöhlen sind möglich. Die akute oder subakute Erkrankung des Respirationstraktes äußert sich als chronische Bronchitis oder Pneumonie. Bei abwehrgeschwächten Patienten sind septische Verlaufsformen möglich. In Einzelfällen sind Pasteurellen auch als Erreger von Konjunktivitis, Stomatitis, Enteritis, Peritonitis, Harnwegsinfektion und Myositis nachgewiesen worden.

Therapie. Bei akuter Verletzung oder Infektion allein mit Pasteurellen ist Penicillin V (500 000 Einheiten pro Tag per os) oder Doxycylin (2 × 100 mg pro Tag per os) über 10–14 Tage Mittel der Wahl. Daneben sind, je nach Ort und Art der Infektion, konservative oder chirurgische Lokalmaßnahmen erforderlich.

Labordiagnostik

Durch mikroskopischen (bipolare gramnegative Stäbchen in der Gramfärbung) und kulturellen Erregernachweis aus Wundabstrich, Bronchialsekret, Spülwasser der Nasennebenhöhle, Blut oder Liquor kann eine Pasteurelleninfektion gesichert werden. Je nach Krankheitsbild sind Infektionen mit Staphylokokken, Streptokokken und insbesondere nach Tierbissen mit Capnocytophaga sowie Rattenbisskrankheit, Katzenkratzkrankheit und Tularämie differenzialdiagnostisch zu bedenken.

Maßnahmen der Verhütung und Bekämpfung

Beim intensiven Umgang mit Tieren sollten Hygienemaßnahmen beachtet werden.

Literatur

Chen HI, Hulten K, Clarridge JE. Taxonomic subgroups of Pasteurella multocida correlate with clinical presentation. J Clin Microbiol. 2002;40:3438–41.
Escande F, Lion C. Epidemiology of human infection by Pasteurella and related groups in France. Zbl Bakt. 1993;279:131–9.
Green BT, Ramsey KM, Nolan PE. Pasteurella multocida meningitis: case report and review of the last 11 y. Scand J Infect Dis. 2002;34:213–7.
Tseng HK, Su SC, Liu CP, Lee CM. Pasteurella multocida bacteremia due to non-bite animal exposure in cirrhotic patients: report of two cases. J Microbiol Immunol Infect. 2001;34:293–6.

Erysipelothrix rhusiopathiae/Rotlauf

J. Lohmeyer

Erreger

Rotlauf ist eine hauptsächlich beim Schwein auftretende, meist akut verlaufende Infektionskrankheit, die auch bei anderen Tieren sowie beim Menschen vorkommen kann und durch Erysipelothrix rhusiopathiae verursacht wird. Der Erreger ist ein grampositives, unbewegliches, sporenloses Stäbchenbakerium, von dem mehrere Serovare bekannt sind. Die Infektion des Menschen erfolgt bei Eintritt infektiösen Tiermaterials in Hautverletzungen. Das klinische Spektrum der durch Erysipelothrix rhusiopathiae verursachten Rotlaufinfektion umfasst eine lokalisierte Hautinfektion, eine diffuse Hautinfektion sowie eine septikämische Verlaufsform.

Häufigkeit, Verbreitung und Bedeutung der Infektion/Übertragung, Infektion und Pathogenese

Erysipelothrix rhusiopathiae kommt weltweit auf faulenden Substraten und im Erdboden vor. Das Auftreten von Erkrankungen beim Menschen ist eng mit dem Vorkommen des Erregers bei Schweinen, Geflügel und Fischen assoziiert. Bei Schweinen verläuft die Infektion entweder akut als septisches Krankheitsbild oder chronisch (Hautrotlauf, Arthritis), bei Schafen dominiert die Polyarthritis, bei Geflügel manifestiert sich die Erkrankung als fieberhafte Allgemeininfektion. Infektionsgefährdet sind in erster Linie Schlachter, Tierärzte, Landwirte, Tierpfleger, Fischer und Personen, die mit Abwässern, die bei Schlachtungen anfallen, in Berührung kommen. Erkrankungen nach Hundebissen sind beschrieben, alimentäre Infektionen sind sehr selten.

Klinisches Bild und Therapie

Symptomatik. Nach einer Inkubationszeit von 2–5 Tagen entwickelt sich an der Eintrittspforte (meist Hand oder Finger) eine scharf begrenzte, peripher fortschreitende Rötung. Diese ist anfangs bläulich, später blaurot und blasst dann zentral ab. Juckreiz und Schmerz begleiten die lokale Hautrötung, gelegentlich entwickelt sich eine Lymphadenitis. In Ausnahmefällen entsteht eine schmerzhafte Arthritis benachbarter Gelenke, sehr selten ein septisches Krankheitsbild mit dem Risiko einer Endokarditis, insbesondere bei vorgeschädigten Herzklappen.

Therapie. Durch Ruhigstellung und feuchte Umschläge wird häufig eine Spontanheilung erreicht. Die Behandlung mit Penicillin V (1–2 Millionen Einheiten pro Tag für 10–14 Tage) kann die Krankheitsdauer verkürzen und Rezidive verhindern. Bei septischen Verlaufsformen werden über 4–6 Wochen täglich 10–20 Millionen Einheiten Penicillin G verabreicht. Bei Penicillinallergie können Lokalinfektionen mit Chinolonen (z. B. 2 × 250 mg Ciprofloxacin), Clindamycin (200 mg alle 8 Stunden) oder Erythromycin (4 × 500 mg pro Tag) oral, Bakteriämien mit Ceftriaxon (2 g pro Tag), Imipenem (4 × 500 mg) oder Ciprofloxacin (2 × 400 mg) intravenös behandelt werden. Erysipelothrix rhusiopathiae ist resistent gegenüber Sulfonamiden, Trimethoprim-Sulfamethoxazol, Aminoglykosiden und Vancomycin.

Labordiagnostik

Die Diagnosesicherung erfolgt durch kulturellen Erregernachweis aus einer bis zur Subkutis reichenden Exzision am Rande des Erythems. Bei septischen Verlaufsformen sollten mehrere Blutkulturen angelegt werden.

Differenzialdiagnostisch ist ein Streptokokkenerysipel abzugrenzen.

Maßnahmen der Verhütung und Bekämpfung

Beim Umgang mit infizierten Tieren oder kontaminiertem Material (Kadaver, Felle) sollten Schutzhandschuhe getragen und bei Verletzungen lokale Desinfektionsmaßnahmen durchgeführt werden.

Literatur

Artz AL, Szabo S, Zabel LT, Hoffmeister HM. Aortic valve endocarditis with paravalvular abscesses caused by Erysipelothrix rhusiopathiae. Eur J Clin Microbiol Infect Dis. 2001;20:587–8.

Brooke CJ, Riley TV. Erysipelothrix rhusiopathiae: bacteriology, epidemiology and clinical manifestations of an occupational pathogen. J Med Microbiol. 1999;48:789–99.

Reboli AC, Farrar WE. Erysipelothrix rhusiopathiae: an occupational pathogen, Clin Microbiol Rev. 1989;2:354.

Coxiella burnetii/Q-Fieber

U. Bienzle, F. Mockenhaupt

Erreger

Coxiella burneti, der Erreger des Q-Fiebers (Query Fever), ist ein kleines, unbewegliches, polymorphes Bakterium, das einem eigenen Genus in der Familie der Rickettsiaceae zugeordnet wurde. Die Vermehrung erfolgt nur intrazellulär in eukariotischen Zellen. Der Erreger kann in 2 antigenen Formen vorliegen, die Phase I ist für Menschen und Tiere sehr infektiös. C. burneti weist eine hohe Resistenz gegenüber chemischen und physikalischen Einflüssen auf. In Dauerformen kann der Erreger z. B. in Staub, auf Heu oder auf Wolle jahrelang überleben und infektionstüchtig bleiben.

Häufigkeit, Verbreitung und Bedeutung der Infektion

Der Erreger ist nahezu weltweit verbreitet. Das Reservoir stellen infizierte Paarhufer (Rinder, Schafe, Ziegen) dar; weitere Wild- und Haustiere können weitere Reservoirtiere sein (Rehe, Füchse, Katzen, Hunde usw.). Zecken sind sowohl Reservoir als auch wichtige Vektoren. Q-Fieber-Ausbrüche treten, in der Regel ausgehend von infizierten Haustieren, ganz besonders Schafen, in ländlichen Gebieten oder Randlagen der Städte auf. Gefährdet sind Personen, die engen Umgang mit Tieren haben, allerdings kann der Erreger auch auf dem Luftweg über eine größere Distanz verbreitet werden. Laborpersonal ist erfahrungsgemäß gefährdet. In Deutschland hat die Zahl der gemeldeten Q-Fieber-Erkrankungen insbesondere seit 1995 zugenommen, etwa 70 % der Fälle werden im Rahmen von Häufungen registriert.

Übertragung, Infektion und Pathogenese

Coxiella burneti ist hochinfektiös. Hauptinfektionsweg ist die Inhalation von Staub, der den Erreger enthält, auch der direkte Kontakt zu infizierten Tieren bietet die Möglichkeit der Übertragung. Eine alimentäre Infektion über Rohmilch oder Rohkäse ist beschrieben, aber von untergeordneter Bedeutung. Im Fall einer Infektion während der Schwangerschaft kann der Fetus über die Plazenta infiziert werden. Eine Weitergabe ist auch über gespendetes Blut oder Knochenmark möglich, eine Übertragung durch direkte Kontakte von Mensch zu Mensch findet in der Regel nicht statt.

Klinisches Bild und Therapie

Symptomatik. Die Inkubationszeit beträgt 2–3 (–4) Wochen. Die Infektion verläuft in der Hälfte der Fälle symptomlos. Eine klinische Manifestation beginnt mit Temperaturanstieg, grippalen Symptomen, starken retrobulbären Kopfschmerzen, Muskelschmerzen (Rückenmuskulatur) und Husten, aber ohne Exanthem. Die Erkrankung klingt meist nach 1–2 Wochen wieder ab. Häufig entsteht jedoch eine atypische Pneumonie mit geringen klinischen Zeichen und einem relativ ausgedehnten milchglasartigen radiologischen Befund. Sie kann in eine schwere progressive Pneumonie übergehen. Ebenfalls häufig ist eine Hepatitis. Seltener sind Osteomyelitis, Thrombophlebitis und neurologische Krankheitsbilder, wie Enzephalitis, aseptische Meningitis und Guillain-Barré-Syndrom. Nur wenige Fälle gehen in ein chronisches Q-Fieber mit subakuter Endokarditis, Perikarditis und granulomatöser Hepatitis über. Im Verlauf einer Infektion besonders gefährdet sind Schwangere (Komplikationen sind im 1. Trimenon besonders häufig), Patienten mit Herzfehlern, insbesondere mit Herzklappenprothesen, und immunsupprimierte Patienten.

Therapie. Zur Behandlung akuter Erkrankungen wird überwiegend Doxycyclin eingesetzt (Behandlungsdauer: 2–3 Wochen). Bei chronischen Verlaufsformen oder bei Endokarditis sollte mehrere Monate z. B. mit einer Kombination von Doxycyclin mit Rifampicin oder einem Chinolon behandelt werden. Die Konsultation von Ärzten mit spezieller Erfahrung ist gegebenenfalls zu empfehlen.

Labordiagnostik

Eine Verdachtsdiagnose kann durch Antikörpernachweis mittels Immunfloureszenz, ELISA, Komplementbindungsreaktion oder anderen Verfahren gesichert werden. Die Serokonversion setzt nach 7–15 Tagen ein. In Speziallaboratorien ist der Erregernachweis mittels PCR oder Zellkultur bzw. aus Biopsiepräparaten mittels Immunfluoreszenz oder elektronenmikroskopisch möglich. Coxiella burneti ist ein Erreger der Sicherheitsstufe 3.

Differenzialdiagnostisch müssen atypische Pneumonien durch Mycoplasma pneumoniae, Chlamydia psittaci, Chlamydia pneumoniae, Legionella spp. und Viren erwogen werden.

Maßnahmen der Verhütung und Bekämpfung

Entscheidend ist das Erkennen und Bekämpfen der Infektion in Tierbeständen. Infektionen von Menschen können durch das Unterbinden direkter Kontakte zu infizierten Tieren oder kontaminierten Materialien verhindert werden (Hygienemaßnahmen, Desinfektion, Verhaltensvorschriften). Eine Impfung von Tieren und Menschen ist prinzipiell möglich, Impfstoffe sind allerdings in Deutschland nicht zugelassen. Eine Isolierung von Patienten ist nicht erforderlich. Bei infizierten Gebärenden sind spezielle krankenhaushygienische Schutzmaßnahmen erforderlich (Mund-Nasen-Schutz, Handschuhe, lückenlose Desinfektion).

■ Beratung und spezielle Diagnostik

Konsiliarlabor für Coxiella burneti
Landesgesundheitsamt
Baden-Württemberg
Wiederholdstr. 15
70174 Stuttgart
Ansprechpartner:
Herr Prof. Dr. Dr. P. Kimmig,
Frau Dr. C. Wagner-Wiening,
Herr Dipl. Biol. R. Oehme
Tel.: 0711 / 1894–223, -217, -254
E-Mail: kimmig@lga.bwl.de

Literatur

Hellenbrand W, Breuer T, Petersen L.. Changing Epidemiology of Q fever in Germany, 1947–1999. Emerg Infect Dis. 2000;7:789–96.
RKI. Ratgeber Infektionskrankheiten: Q-Fieber. Epidemiol Bull. 2002;37:1–4.
RKI. Infektionsepidemiologisches Jahrbuch meldepflichtiger Krankheiten für 2002. Berlin: Eigenverlag; 2003.

19.2 Nichteinheimische Zoonosen/Tropenkrankheiten

U. Bienzle, F. Mockenhaupt

Definition. Als Zoonosen werden hier Tierkrankheiten bezeichnet, die auf den Menschen übertragen werden können. In diesem Beitrag werden ausgewählte Krankheiten aus dieser Gruppe besprochen, die in Deutschland nicht heimisch sind, aber importiert werden können. Bis weit in die 2. Hälfte des 20. Jahrhunderts wurden unter der Bezeichnung „Tropenkrankheiten" im Wesentlichen die Infektionskrankheiten der tropischen und subtropischen Klimazonen verstanden. Heute umfasst der Begriff neben einer Vielzahl nichtinfektiöser Krankheiten, die von ökologischen und sozioökonomischen Bedingungen sowie spezifischen Genpolymorphismen (z. B. Sichelzellanämie) determiniert werden, auch Infektionskrankheiten, die in unseren Breiten vorkommen (z. B. AIDS, Hepatitis B, Leishmaniosen, Masern), aber in den tropischen und subtropischen Entwicklungsländern eine viel bedeutendere Rolle spielen. Deutsche Ärzte werden mit diesen „Tropenkrankheiten" bei der Behandlung von Immigranten und ausländischen oder deutschen Reisenden konfrontiert.

Anamnese. Bei der Untersuchung des Patienten hat die Anamnese einen besonderen Stellenwert. Tropenkrankheiten können in engem zeitlichen Zusammenhang mit einem Auslandsaufenthalt auftreten. Möglich ist aber auch, dass die Reise Wochen und Monate zurückliegt und der Patient keine Verbindung zum aktuellen Krankheitsgeschehen herstellt. Dies ist besonders bei Wurminfektionen (z. B. Bilharziose, Onchozerkose), aber auch bei Protozoenerkrankungen (z. B. Amöbenleberabszess, Leishmaniose, Malaria) und anderen importierten Infektionskrankheiten (AIDS, Brucellose, Melioidose, Tuberkulose) der Fall. Das **Reiseland** lässt bereits Rückschlüsse auf mögliche Infektionen zu. Sehr wichtig sind Fragen nach **Reisedauer, Jahreszeit** (Regen- oder Trockenzeit), **Reisebedingungen** und den Lebensumständen im Reiseland (Ernährung, Unterkunft, sexuelle Kontakte) sowie der Infektionsprophylaxe (Hygiene, Moskitonetz, Chemoprophylaxe, Impfungen). Durch Stiche und Bisse von Insekten können eine Vielzahl unterschiedlichster Erkrankungen übertragen werden: durch **Stechmücken** und **Stechfliegen** z. B. Filariosen, Malaria, Leishmaniosen, Schlafkrankheit, Tularämie und virale hämorrhagische Fieber, durch **Zecken** z. B. Ehrlichiosen, Rickettsiosen und Tularämie, durch **Milben** z. B. Rickettsiosen, durch Flöhe z. B. Pest und murines Fleckfieber, durch **Läuse** z. B. Fleckfieber und murines Fleckfieber sowie durch **Raubwanzen** z. B. Chagas. Spezifische Risikofaktoren sind auch sexuelle Kontakte (z. B. AIDS, Hepatitis B, Lues), Injektionen mit kontaminierten Spritzbestecken und Bluttransfusionen (z. B. AIDS, Hepatitiden, Lues, Kala-Azar, Malaria, amerikanische Trypanosomiasis), Tierkontakte (z. B. Brucellose, Pest, Q-Fieber, Tularämie) und Süßwasserkontakte (Bilharziose). Diese Angaben in Verbindung mit den klinischen Symptomen erlauben in vielen Fällen bereits die Diagnose oder zumindest die Eingrenzung der Differenzialdiagnostik.

Fieber und Durchfälle. Die häufigsten Beschwerden bei rückkehrenden Tropenreisenden sind – neben allgemeinem Krankheitsgefühl, Kopf- und Gliederschmerzen – Fieber und Durchfälle. Obwohl der Anteil tropenspezifischer Krankheiten bei Reisenden gering ist, muss bei Fieber, unabhängig vom Temperaturverlauf, grundsätzlich immer eine Malaria ausgeschlossen werden („dicker Tropfen" und Blutausstrich, Schnelltest). Bei anhaltend hohem Fieber kann ein Typhus abdominalis, eine Rickettsiose oder eine Brucellose vorliegen. Periodisch wiederkehrendes Fieber kann bei Malaria tertiana (48 Stunden) und Malaria quartana (72 Stunden) oder biphasisches Fieber bei Virusinfektionen (z. B. Dengue-Fieber, Gelbfieber) auftreten. Häufig ist jedoch kein charakteristischer Fiebertypus zu erkennen. Mehr als die Hälfte der Tropenreisenden leidet während oder nach dem Auslandsaufenthalt an einer akuten oder chronischen Diarrhö. Akute Durchfälle, oft von Fieber begleitet, kommen bei Infektionen mit Shigellen, enterotoxischen Salmonellen, enterotoxigenen Escherichia coli (ETEC), Campylobacter und Staphylokokken vor. Eine akute massive, aber schmerzlose Diarrhö ohne Fieber ist für Cholera charakteristisch. Virale Ursachen einer Diarrhö sind insbesondere Rotaviren und Norwalkviren. Ein verhältnismäßig hoher Anteil akuter und chronischer Durchfälle wird von Protozoen (unter anderem Entamoeba histolytica, Giardia lamblia) verursacht.

Zusätzliche Symptome und Befunde – wie Eosinophilie, Exanthem, Hämorrhagien, Hepatosplenomegalie oder Lymphknotenschwellungen – können den Weg weisen. Obwohl eine Bluteosinophilie bei zahlreichen allergischen und nichtinfektiösen ubiquitären Erkrankungen auftreten kann, ist sie ein typischer Befund nach Tropenaufenthalt. Viele Nematoden (Rundwürmer) und Trematoden (Egel) durchlaufen während ihres Entwicklungszyklus im Menschen eine Gewebewanderung und führen zu einer Eosinophilie. Dazu gehören die intestinalen Nematodeninfektionen (Ascariasis, Hakenwurminfektion, Strongyloidiasis), Infektionen mit Gewebenematoden (lymphatische Filariasis, Loiasis, Onchozerkose, Dracunculiasis), die nichthumanen Nematodeninfektionen (kutane und viszerale Larva migrans) und die Trematodeninfektionen (Schistosomiasis, Leber- und Lungenegel). Bei 2 durch Nematoden hervorgerufenen hypereosinophilen Syndromen ist die Lunge betroffen: Die tropische pulmonale Eosinophilie (Husten, Atemnot und mukopurulentes Sputum) wird durch lymphatische Filarien und das Löffler'sche flüchtige eosinophile Lungeninfiltrat (Husten, Atemnot) durch Askariden, Hakenwürmer und Strongyloides verursacht.

Vorbeugung, Meldung. Wird bei einem auf der Reise oder kurz nach Rückkehr akut erkrankten fiebernden Patienten eine hochkontagiöse Krankheit vermutet, müssen entsprechende Vorsichtsmaßnahmen zum Schutz der betreuenden Ärzte sowie des Pflege- und Laborpersonals getroffen werden. Die gesetzlich vorgeschriebene Meldepflicht erfordert die unverzügliche Information des zuständigen Gesundheitsamtes.

In diesem Beitrag werden Infektionen aus dem Kreis der Zoonosen und der „Tropenkrankheiten" dargestellt, die in Deutschland selten oder nicht heimisch sind, aber importiert werden können. Darüber hinaus wird Typhus abdominalis als heute überwiegend importierte Krankheit behandelt. Eine Übersicht der viralen hämorrhagischen Fieber ist in Tabelle 19.2 dargestellt.

Tabelle 19.2 Auswahl viraler hämorrhagischer Fieber

Krankheit	Vorkommen	Vektor	Reservoir	Symptomatik	Anmerkungen
Gelbfieber	tropisches Afrika, Gebiete Mittel- und Südamerikas	Mücken: Aedes	urban: Mensch; sylvatisch: Primaten	biphasischer Fieberverlauf, Ikterus, hämorrhagische Diathese, Nieren- und Leberversagen; häufig inapparente Verläufe	Impfstoff vorhanden; Therapie mit Ribavirin
Lassa-Fieber	Westafrika	?	Vielzitzenratte Mastomys natalensis, Virusausscheidung über Exkremente, Infektion über Inhalation von Aerosolen; Übertragung von Mensch zu Mensch über Kontakt oder Aerosol	Fieber, Kopf- und Halsschmerzen, Husten, gastrointestinale Beschwerden, Hepatitis, Pleuritis, Proteinurie, faziale und nuchale Ödeme, Hypotension, Hämorrhagien, Enzephalitis; häufig (90–95 %) inapparente Verläufe	Häufung während der Trockenzeit; Therapie mit Ribavirin
Dengue hämorrhagisches Fieber	Südostasien, Karibik, Venezuela, Brasilien, Afrika	Mücken: Aedes	Mensch	initial Fieber, Kopf- und Gliederschmerzen; Blutungsneigung ab dem 4.–5. Krankheitstag: Hämatemesis, Blutungen in Haut und Schleimhäute, Thrombozytopenie, Hämokonzentration, Schock	vorherige Infektion durch heterologen Stamm disponiert für hämorrhagischen Verlauf; Impfstoff in Entwicklung
Krim-Kongo hämorrhagisches Fieber	tropisches Afrika, mittlerer Osten, Asien, Südosteuropa	Zecken: Hyaloma	Rinder, Schafe, Ziegen, Kamele; Infektion auch über Blutkontakt (Aerosole) möglich	Fieber, Kopf-, Muskel- und Gelenkschmerzen, Petechien, Konjunktivitis; ab dem 3.–5. Krankheitstag: hämorrhagische Diathese, selten Leberversagen; Letalität: 10–50 %	nichthämorrhagische Verläufe häufiger als hämorrhagische; Therapie mit Ribavirin

Tabelle 19.2 (Fortsetzung)

Krankheit	Vorkommen	Vektor	Reservoir	Symptomatik	Anmerkungen
Rift-Tal-Fieber	Afrika	Mücken: vor allem Aedes	Rinder, Schafe, Ziegen; Infektion über Aerosole möglich	meist benigne Verläufe als akute, unspezifische fieberhafte Erkrankung; selten Enzephalitis, Retinitis, Hepatitis mit hämorrhagischer Diathese	Mücken: transovarielle Übertragung; Epidemien nach Regenfällen
Hanta hämorrhagisches Fieber mit renalem Verlauf	Russland, China, Korea, Japan	?	Mäuse, Ratten; Virusausscheidung über Exkremente, Speichel; Infektion über Aerosole, Biss	Fieber, Kopf- und Rückenschmerzen, Schwindel, Leukozytose, Petechien an Rumpf und Gaumen, hämorrhagische Diathese, Proteinurie, Oligurie, Schock	Häufung in Herbst und Winter; milde Verläufe durch verwandte Erreger in Europa
Ebola-Fieber	Republik Kongo, Gabun, Sudan, Uganda, Elfenbeinküste	?	unbekannt, tierisches Reservoir vermutet; Übertragung über Direkt- und Blutkontakt	Fieber, Myalgien, Konjunktivitis, Pharyngitis, Nausea, Exanthem; ab dem 5. Krankheitstag: Schleimhautblutungen, Ekchymosen, Nierenversagen, Hämatemesis, Melaena, Enzephalitis, kardiopulmonaler Schock; Letalität: 40–80%	typischerweise Ausbrüche in Krankenhäusern
Marburg-Fieber	Republik Kongo, Uganda, Kenia, Simbabwe (?)	?	unbekannt, tierisches Reservoir vermutet; Übertragung über Direkt- und Blutkontakt	ähnlich Ebola-Fieber; Letalität: 70%	–

Literatur

Ambroise-Thomas P. Parasitic diseases and immunodeficiencies. Parasitology. 2001;122(Suppl):S65–71.
Burchard GD. Erkrankungen bei Immigranten. Stuttgart: Fischer; 1998.
Burchard GD. Fieber nach Tropenaufenthalt. Internist. 1999;40:1143–9.
Cook GC. Manson's Tropical Diseases. London: WB Saunders Company Ltd; 2002.
Greenfield RA, Drevets DA, Machado LJ, Voskuhl GW, Cornea P, Bronze MS. Bacterial pathogens as biological weapons and agents of bioterrorism. Am J Med Sci. 2002; 323:299–315.
Harms G, Dörner F, Bienzle U, Stark K. Infektionen und Erkrankungen nach Fernreisen. Dtsch Med Wochenschr. 2002;127:1748–53.
Harms G, Feldmeier H. HIV infection and tropical parasitic diseases – deleterious interactions in both directions? Trop Med Int Health. 2002;7:479–88.
Knobloch J. Tropen- und Reisemedizin. Jena: Fischer; 1996.
Lang W, Löscher T. Tropenmedizin in Klinik und Praxis. Stuttgart: Thieme; 2000.
Lee LM, Henderson DK. Emerging viral infections. Curr Opin Infect Dis. 2001;14:467–80.

Virale hämorrhagische Fieber-Erreger/Hämorrhagische Fieber

U. Bienzle, F. Mockenhaupt

Erreger

Virales hämorrhagisches Fieber (VHF) wird durch Viren unterschiedlicher Verbreitung, Reservoirs und Übertragungswege verursacht (Tabelle 19.2). Verdacht besteht bei einem akut fieberhaften Krankheitsbild mit einem oder mehreren der folgenden Symptome: Kopf- und Gliederschmerzen, Exanthem, Konjunktivitis, Pharyngitis, Husten, Erbrechen, Bauchschmerzen, Diarrhö, Ikterus und Aufenthalt in einem Endemiegebiet oder Kontakt mit einem an VHF Erkrankten während der vergangenen 3 Wochen. Der Verdacht wird durch folgende Befunde erhärtet: Zeichen hämorrhagischer Diathese (Haut- und Schleimhautblutungen, blutige Diarrhö, Hämaturie, Hämatemesis), Organversagen, Schock und mindestens einer der folgenden Laborbefunde: Leukopenie, Leukozytose, Thrombozytopenie, Proteinurie, erhöhte Transaminasenwerte. Die definitive Bestätigung erfolgt durch den Virusnachweis.

Häufigkeit, Verbreitung und Bedeutung der Infektion

In den Endemiegebieten treten jährlich hunderttausende Infektionen auf (Gelbfieber: bis zu 200 000; Lassa-Fieber: bis zu 400 000). Andere Infektionen (z.B. Ebola VHF) stellen Raritäten dar. In Europa tritt VHF sporadisch als importierte Infektion auf und zeigt oft einen dramatischen Verlauf mit hoher Letalität.

Übertragung, Infektion und Pathogenese

Die Übertragung erfolgt über Mücken (z.B. Gelbfieber, Dengue VHF), Zecken (z.B. Krim-Kongo VHF) oder Kontakt zu Wirtstieren (z B. Lassa-Fieber). Eine Ansteckung durch Ausscheidungen Erkrankter (z.B. Lassa-Fieber) oder direkten Kontakt (z.B. Ebola VHF) ist ebenfalls möglich (Tabelle 19.2). Die pathologischen Prozesse betreffen vor allem die Gefäßendothelien mit Zelldegeneration und Nekrose. Sie führen zu einer erhöhten Gefäßpermeabilität mit Ödembildung, perivaskulären Blutungen und, verstärkt durch komplementaktivierte Immunkomplexbildung, schweren Gerinnungsstörungen.

Klinisches Bild und Therapie

Symptomatik. Die Inkubationszeiten betragen 3–15 Tage; länger können sie bei Ebola VHF und Lassa-Fieber (bis 21 Tage) sowie bei Hantavirusinfektion (bis 42 Tage) sein. Die klinische Manifestation ist vielgestaltig. So verläuft der größte Teil der Lassa-Virus-Infektionen mild. Die oben genannten Symptome in Verbindung mit einer hochfieberhaften Erkrankung (wobei initial Fieber fehlen kann) und der Expositionsanamnese begründen den Verdacht. Zeichen der hämorrhagischen Diathese können einige Tage nach Krankheitsbeginn auftreten. Bei schweren Verläufen kommt es zu Organversagen und Schock (Tabelle 19.2). Eine Malaria ist auszuschließen.

Therapie. Die Behandlung sollte in spezialisierten Zentren unter strenger Isolierung (Isolationseinheit mit Unterdruck) durchgeführt werden. Die symptomatische Therapie mit intensivmedizinischen Mitteln steht im Vordergrund. Ribavirin kann eingesetzt werden bei Lassa-Fieber, Krim-Kongo VHF und beim VHF mit renalem Syndrom durch Hantavirus. Die Letalität bei schweren Erkrankungen reicht von 15–30% bei Lassa-Fieber bis zu 70% bei Marburg VHF und 40–80% bei Ebola VHF.

Labordiagnostik

Die Diagnostik wird ausschließlich in Hochsicherheitslabors durchgeführt. Zur Verfügung stehen verschiedene Nachweisverfahren, wie Virusisolierung, RT-PCR, Antigen-ELISA, Immunhistochemie sowie Serologie.

Maßnahmen der Verhütung und Bekämpfung

Ein effektiver Impfstoff gegen Gelbfieber steht zur Verfügung. Ein Impfstoff gegen das Virus des Krim-Kongo VHF vermittelt nur bedingten Schutz. Bei Verdacht auf eine Infektion mit VHF muss **vor** Beginn der Diagnostik unverzüglich Kontakt mit den Gesundheitsbehörden und spezialisierten Labors aufgenommen werden. Individuelle Schutzmaßnahmen bestehen in der Meidung endemischer Foci, potenziell kontagiöser Tiere sowie von Aerosolen, Sekreten und Körperflüssigkeiten, weiterhin im Vermeiden von Insektenstichen und -bissen. Patienten mit Verdacht auf VHF sind als hochkontagiös anzusehen und zu isolieren. Transport und Versorgung der Patienten erfolgen in Isolierungseinrichtungen, Probenversand in Sicherheitsbehältnissen. Kontaktpersonen (Kontakt mit dem Patienten während der vorangegangenen 3 Wochen) müssen informiert werden. Für die Dauer von 3 Wochen nach Kontakt mit dem Indexpatienten erfolgt bei Fieber die sofortige Hospitalisation mit Isolierung. Eine detaillierte Darstellung der Maßnahmen bei Verdacht auf oder Ausbruch von VHF findet sich unter www.rki.de oder www.envid.de.

> Meldepflicht besteht bei Verdacht, Erkrankung und Tod.

■ Beratung und spezielle Diagnostik

Konsiliarlaboratorium für importierte Virusinfektionen am
Bernhard-Nocht-Institut für Tropenmedizin Hamburg
Bernhard-Nocht-Straße 74
20359 Hamburg
Tel.: 040/42818401 od. -460
Ansprechpartner: Prof. Dr. H. Schmitz

Literatur

Borio L, Inglesby T, Peters CJ, et al. Hemorrhagic fever viruses as biological weapons: medical and public health management. JAMA. 2002; 287:2391–405.

Fock R, et al. Management und Kontrolle lebensbedrohender hochkontagiöser Infektionskrankheiten. Bundesgesundheitsbl-Gesundheitsforsch-Gesundheitsschutz. 1999;42: 389–401.

Gibbons RV, Vaughn DW. Dengue: an escalating problem. BMJ. 2002;324:1563–6.

Isaacson M. Viral hemorrhagic fever hazards for travelers in Africa. Clin Infect Dis. 2001;33: 1707–12.

West-Nil-Virus/West-Nil-Fieber

G. Pauli

Erreger

Das West-Nil-Virus (WNV) ist ein behülltes, ikosaedrisches, einsträngiges RNA-Virus des Genus Flavivirus der Familie Flaviviridae. Zusammen mit Vertretern anderer Virusfamilien gehört das WNV zur Gruppe der durch Arthropoden übertragbaren Viren (**Ar**thropod-**bo**rne = Arboviren); die heterogenen Arboviren können eine breite Palette von Krankheitssymptomen auslösen (siehe nachfolgende Tabellen). Das WNV bildet zusammen mit anderen Flaviviren den Japanische-Enzephalitis-Virus-Serokomplex (unter anderem Japanische-Enzephalitis-, St.-Louis-Enzephalitis-, Murray-Valley-Enzephalitis-, Kunjin-Virus). Das Oberflächenprotein E ist in die Lipidmembran des Virus verankert und vermittelt die Bindung an die Wirtszelle. Dieses Protein hat hämagglutinierende Eigenschaften und induziert neutralisierende Antikörper. Serologische Untersuchungen zeigen, dass auf dem Oberflächenglykoprotein, aber vor allem auf dem internen Core-Protein mit anderen Flaviviren kreuzreagierende Epitope vorliegen.

Häufigkeit, Verbreitung und Bedeutung der Infektion

Weltweite Verbreitung. Das WNV gehört zu den weitest verbreiteten Flaviviren und kann in allen Erdteilen nachgewiesen werden. Es wurde erstmals 1937 von einer mit Fieber erkrankten Frau im West-Nil-Distrikt in Uganda isoliert. In der folgenden Zeit wurden gelegentlich Ausbrüche, vor allem bei Menschen und Säugetieren, insbesondere Pferden, in Europa, Afrika und Israel beobachtet. Serologische Untersuchungen in Europa wiesen darauf hin, dass (inapparente) Infektionen bei Menschen und Tieren vor allem in Südeuropa relativ häufig auftreten. Seit etwa 1995 beobachtet man gehäuft WNV-Ausbrüche, die mit schweren klinischen Symptomen assoziiert sind (Hubálek u. Halouzka 1999). So wurde in den Jahren 1996/97 über etwa 500 Erkrankungen in Rumänien berichtet, über mehr als 800 in Wolgograd (Russland) und über mehr als 400 in Israel. Im Jahre 1999 wurde das WNV erstmals in den USA (New York) isoliert. Seit dieser Zeit breitet sich der Erreger in den USA explosionsartig aus (Petersen u. Roehrig 2001). Mittlerweile sind nahezu alle Staaten der USA und angrenzende Regionen Kanadas und Mexikos betroffen. Im Jahre 2002 erkrankten in den USA 4156 Personen an einer (Meningo-)Enzephalitis bzw. an WN-Fieber, von denen 284 verstarben.

Das Reservoir des West-Nil-Virus sind Vögel. Der Infektionszyklus wird durch Mücken (Arthropoden) aufrechterhalten, die das Virus während der Virämiephase infizierter Vögel aufnehmen. Das Virus vermehrt sich in der Mücke und kann nach Vermehrung in der Speicheldrüse beim Saugakt wieder einen Wirt infizieren. Säugetiere werden als Endwirt betrachtet, da die Virustiter während der virämischen Phase nicht hoch genug sind. Um Mücken zu infizieren, sind mehr als 10^5 infektiöse Einheiten pro Milliliter Blut notwendig. In den gemäßigten Breiten können entweder infizierte Mücken überwintern und die Infektion weitertragen oder das WNV wird auf das Ei, das Kälte- und Trockenperioden überstehen kann, übertragen. Unter geeigneten Umweltbedingungen können sich aus infizierten Eiern wieder infizierte Mücken entwickeln. Vergleicht man die epidemiologische Situation in den WNV-Endemiegebieten Europas, Afrikas, Asiens und Australiens (Ozeaniens) mit derjenigen in Nordamerika, so kann man annehmen, dass sich die Vögel in den alten Endemiegebieten schon lange mit diesem Erreger auseinandersetzen und sich möglicherweise eine gewisse natürliche Immunität ausgebildet hat, während die Vogelwelt in Nordamerika bisher nie mit diesem Erreger in Berührung kam und daher als „naive" Population anzusehen ist. Für diese Hypothese spricht die Beobachtung, dass zwar eine hohe Seroprävalenz bei Vögeln in den „alten" Endemiegebieten nachweisbar ist, aber ein massenhaftes Sterben von Vögeln – wie in den USA – nicht beobachtet wird. Für Deutschland gibt es bisher nur wenige Untersuchungen, die zeigen, dass WNV-seropositive Zugvögel (Störche) auch hier vorkommen. Inwieweit Virusvarianten mit erhöhtem Pathopotenzial in den vergangenen Jahren aufgetreten sind, wird diskutiert.

Übertragung, Infektion und Pathogenese

Die Übertragung des WNV erfolgt durch Mücken, die sowohl auf Vögeln als auch auf Menschen Blut saugen. In den USA wurden auch nosokomiale Übertragungen durch Transfusionen und bei Organtransplantationen festgestellt. Eine Übertragung von der Mutter auf das Kind sowie eine weitere durch Muttermilch wurde berichtet (Iwamoto et al. 2003, Stephenson 2002, MMWR 2002).

Klinisches Bild und Therapie

Symptomatik. Die Infektion verläuft in der Regel inapparent, bei etwa 20% der Infizierten treten leichte Symptome – wie Abgeschlagenheit, Appetitlosigkeit, Übelkeit, Erbrechen, Augenschmerzen, Kopfschmerzen, Muskelschmerzen, Exanthem und Lymphadenopathie – auf. In der Regel sucht nur ein Teil der Patienten einen Arzt auf. Die Inkubationszeit liegt zwischen 3 und 14 Tagen, und die Symptome dauern etwa 3–6 Tage an. Neben Fieber und Schwäche beobachtet man gastrointestinale Symptome (Petersen et al. 2002). Nach amerikanischen Schätzungen treten bei etwa jedem 150. Infizierten neurologische Symptome – wie Wesensveränderungen, Ataxie und extrapyramidale Symptome, Optikusneuritis, Polyradikulitis, Myelitis und epileptische Anfälle – auf. Ausgeprägte Muskelschwäche und schlaffe Lähmungen charakterisieren schwerere Verläufe. Die Zahl der tödlich verlaufenden Erkrankungen bei hospitalisierten Personen lag bei den bisherigen Ausbrüchen zwischen 4% und 14%. Ein wesentlicher Risikofaktor, an einer WNV-Infektion zu versterben, ist das Alter des/der Erkrankten: Personen über 70 Jahren haben ein erhöhtes Risiko. Ein Diabetes mellitus und eine Immunsuppression werden als weitere Risikofaktoren betrachtet.

Therapie. Es gibt bisher keine spezifische Therapie. Die Gabe von Ribavirin, obwohl in In-vitro-Untersuchungen wirksam, hat keinen Effekt auf den Krankheitsverlauf.

Labordiagnostik

Antikörpernachweis. Die Diagnose einer WNV-Infektion kann sowohl durch den direkten Virusnachweis als auch serologisch erfolgen. Nach Auftreten von Symptomen ist der Nachweis von WNV-spezifischen IgM-Antikörpern in Serum oder Liquor eine geeignete Methode. Etwa bis zum 8. Tag nach Symptom-

19 Systeminfektionen

Arbovirusinfektionen

Familie/Genus	Ausgewählte Erreger (Abkürzung)	Vektor (Spezies)	„Reservoir"	Vorkommen
Flaviviridae/ Flaviviren	Gelbfiebervirus (YFV)	Moskitos (Aedes)	Menschen (Affen)	Afrika, Süd- und Mittelamerika
	Dengue-Virus, Typen 1–4	Moskitos (Aedes)	Affen, Menschen	Südostasien, Mittel- und Südamerika, Karibik, Afrika, Polynesien, Australien
	Japanische-Enzephalitis-Virus (JEV)	Moskitos (Culex)	Schweine, Vögel	Südostasien, Indien, China, Japan, Indonesien, Melanesien
	West-Nil-Virus (WNV)	Moskitos (Aedes, Culex)	Vögel	Afrika, Naher Osten, Nordamerika
	St.-Louis Enzephalitis-Virus (SLEV)	Moskitos (Culex)	Vögel	Nordamerika
	Frühsommermeningoenzephalitisvirus (mitteleuropäischer bzw. fernöstlicher Typ; FSMEV/TBEV)	Zecken (Ixodes ricinus)	Nager, Vögel, Wiederkäuer	Zentraleuropa, Skandinavien, Russland
Togaviridae/ Alphavirus	Chikungunya-Virus (CFV)	Moskitos (Aedes)	Affen, Menschen	Afrika, Indien, Südostasien, Indonesien
	Eastern-equine-Encephalitis-Virus (EEEV)	Moskitos	Vögel	USA (Osten, Mittlerer Westen)
	Western-equine-Encephalitis-Virus (WEEV)	Moskitos (Culex)	Vögel	USA (Westen, Mittlerer Westen), Kanada
	Venezuelan-equine-Encephalitis-Virus (VEEV)	Moskitos	Vögel, kleine Mammalier	USA (Süden), Mittel- und Südamerika
	Semliki-Forest-Virus (SFV)	Moskitos	Nager, Vögel	Afrika
	Ross-River-Virus	Moskitos (Aedes)	–	Australien, Melanesien
	Sindbis-Virus (SINV)	Moskitos	–	Afrika, Australien, Südamerika
Bunyaviridae/ Bunyavirus	La-Crosse-Virus (LACV)	Moskitos (Culex)	–	USA (Mittlerer Westen, Südosten)
Bunyaviridae	Tahyna-Virus (TAHV)	–	–	Europa, weltweit
Bunyaviridae/ Nairovirus	Krim-Kongo-Fieber-Virus (CCHFV)	Zecken	Nager, Schafe, Ziegen, Tauben	Afrika, Südosteuropa
Bunyaviridae/ Phlebovirus	Rift-Valley-Fieber-Virus (RVFV)	Moskitos	Wiederkäuer	Afrika, Naher Osten
	Sandfliegenfiebervirus	Sandfliegen (Phlebotomus)	Nager, Schafe, Ziegen	Südeuropa, Südosteuropa, Pakistan, Indien, Zentralasien
Reoviridae/ Coltivirus	Colorado-Tick-Fever-Virus (CTFV)	Zecken (Dermacentor andersoni), Moskitos	kleine Mammalier	USA (Mittlerer Westen, Westen), Kanada (Westen)
Rhabdoviridae/ Vesiculovirus	Chandipura-Virus	Moskitos (Phlebotomus)	–	Indien

beginn sind bei mehr als 90 % der Patienten spezifische IgM-Antikörper nachweisbar. Beweisend ist auch ein Antikörperanstieg, wenn Seren aus der akuten Phase mit Rekonvaleszentenseren verglichen werden. Für die Beurteilung eines positiven Antikörperbefundes – vor allem, wenn er auf der Basis eines Enzymimmunoassays, Immunfluoreszenz- oder Hämagglutinationshemmtest erhoben wurde – sind folgende Kriterien wichtig:

Symptome bei Infektionen mit Arboviren

Symptom	Virus
Enzephalitis	Japanische-Enzephalitis-Virus, FSME-Virus, West-Nil-Virus, Colorado-Tick-Fever-Virus
Meningoenzephalitis	Sandfliegenfiebervirus, FSME-Virus, Japanische-Enzephalitis-Virus, Dengue-Virus, Rift-Valley-Fieber-Virus, Western-equine-Encephalitis-Virus, Eastern-equine-Encephalitis-Virus, Venezuelan-equine-Encephalitis-Virus
Konjunktivitis/Retinitis	Gelbfiebervirus, Dengue-Virus, Erreger viraler hämorrhagischer Fieber, Rift-Valley-Fieber-Virus, Colorado-Tick-Fever-Virus
Arthralgie/Arthritis	Dengue-Virus, Gelbfiebervirus, Rift-Valley-Fieber-Virus, Colorado-Tick-Fever-Virus
Myalgie	Gelbfiebervirus, Dengue-Virus, Colorado-Tick-Fever-Virus
Leukozytopenie	Gelbfiebervirus, Dengue-Virus
Thrombozytopenie	alle Erreger viraler hämorrhagischer Fieber
Hämorrhagie	Krim-Kongo-Fieber-Virus, Rift-Valley-Fieber-Virus, Gelbfiebervirus, Dengue-Virus
Hepatitis	FSME-Virus, Gelbfiebervirus
Exantheme/Petechien	Dengue-Virus, Gelbfiebervirus
Ikterus	Gelbfiebervirus
Bradykardie	Gelbfiebervirus
Hypotonie	Gelbfiebervirus
Paresen	FSME-Virus, West-Nil-Virus

- Ausschluss einer (kürzlichen) Impfung gegen Gelbfieber, Japanische Enzephalitis oder Frühsommermeningoenzephalitis;
- Infektionen mit einem Flavivirus – wie Dengue-Virus, FSME-Virus, Japanische-Enzephalitis-Virus, St.-Louis-Enzephalitis-Virus –, die durch Aufenthalte in den entsprechenden Endemiegebieten erworben wurden.

Der Neutralisationstest (Plaquereduktionstest) ist das Nachweissystem mit der höchsten Spezifität und daher für die serologische Differenzierung von Flaviviren geeignet. Aber auch im Neutralisationstest bestehen Kreuzreaktivitäten zwischen den verschiedenen Flaviviren, die durch geeignete Kontrolluntersuchungen (Verwendung verschiedener Flaviviren) überprüft werden müssen.

Die Isolierung des Erregers bei erkrankten Personen ist nur in der Frühphase der Infektion aus Blut bzw. Liquor möglich. Der Genomnachweis mit Hilfe der PCR ermöglicht einen sensitiven und spezifischen WNV-Nachweis. Hierbei ist zu berücksichtigen, dass Verfahren gewählt werden, die alle bisher bekannten Isolate erfassen. Eine anschließende Sequenzierung und die phylogenetische Analyse erlauben eine eindeutige Eingruppierung der Erreger. Der aktuell in den USA zirkulierende WNV-Stamm unterscheidet sich phylogenetisch von Isolaten aus den übrigen Endemiegebieten. Eine ausgeprägte Verwandtschaft wurde nur zu einem Isolat aus Israel festgestellt. Inwieweit für den Nachweis von neutralisierenden Antikörpern verschiedene antigenunterschiedliche WNV-Isolate eingesetzt werden sollten (in Abhängigkeit von der Region, in der die Infektion stattgefunden hat), ist bisher nicht untersucht worden.

Differenzialdiagnosen. West-Nil-Virus-Infektionen sollten bei neurologischen Erkrankungen von Personen, die sich in den letzten 14 Tagen in Endemiegebieten für WNV aufgehalten haben – insbesondere in Nord- (und Mittel- und Süd-)Amerika sowie in Israel –, als Differenzialdiagnose in Betracht gezogen werden. Zu berücksichtigen ist dabei die jeweilige epidemiologische Situation in dem Aufenthaltsgebiet (Jahreszeit, Region, Mückenaktivität). Angesichts der ungenügenden Datenlage in Deutschland sollten möglicherweise auch hier Personen, bei denen ätiologisch unklare Enzephalitiden oder Meningitiden auftreten, auf eine WNV-Infektion untersucht werden.

Maßnahmen der Verhütung und Bekämpfung

Präventive Maßnahmen. Ein Impfstoff für die Anwendung am Menschen ist in Entwicklung. Es gibt bisher keine Hinweise darauf, dass WNV-Infektionen in Deutschland erworben werden können. Bei Reisen in Endemiegebiete sind Vorsorgemaßnahmen einzuhalten, die alle durch Mücken übertragbaren Erkrankungen betreffen, das heißt langärmlige Hemden/Blusen, lange Hosen, am Abend Aufenthalt in geschlossenen Räumen, Anwendung von Repellents.

Maßnahmen für Patienten und Kontaktpersonen. Eine Übertragung von Mensch zu Mensch findet (ohne Vektor) nicht statt. Kontaktpersonen sind nicht gefährdet.

> Gegenwärtig bestehen in Deutschland keine Meldevorschriften. Käme es zu einem Ausbruch oder zum regelmäßigen Vorkommen, wäre mit einer Meldepflicht nach § 6 (1) Ziff. 5a zu rechnen.

■ Beratung und spezielle Diagnostik

Bernhard-Nocht-Institut
für Tropenmedizin
Sektion Medizinische Mikrobiologie
Abteilung Virologie
Bernhard-Nocht-Str. 74
20359 Hamburg
Tel. Zentrale: 040 / 42818 – 0
(24 Stunden täglich)
Ansprechpartner: Prof. Dr. H. Schmitz
E-Mail: Schmitz@bni-hamburg.de

Robert Koch-Institut
ZBS 1
Nordufer 20
13353 Berlin
Tel.: 01888 – 754 – 2310 bzw. -754 – 2370
Ansprechpartner: Prof. Dr. G. Pauli,
PD Dr. M. Niedrig
E-Mail: PauliG@rki.de,
NiedrigM@rki.de

19 Systeminfektionen

Literatur

Hubálek Z, Halouzka J. West Nile Fever – a Re-emerging Mosquito-Borne Viral Disease in Europe. Emerg Infect Dis. 1999;5:643–50.

Iwamoto M, Jernigan DB, Guasch A, et al. Transmission of West Nile Virus from an Organ Donor to Four Transplant Recipients. N Engl J Med. 2003;348:2196–203.

MMWR. Possible West Nile Virus Transmission to an Infant Through Breast-Feeding – Michigan, 2002. MMWR. 2002;51:877–8.

Petersen LR, Anthony A, Marfin AA. West Nile Virus: A Primer for the Clinician. Ann Intern Med. 2002;137:173–9.

Petersen LR, Roehrig JT. West Nile Virus: A Re-emerging Global Pathogen. Emerg Infect Dis. 2001;7:611–4.

Stephenson J. Investigation Probes Risk of Contracting West Nile Virus via Blood Transfusions. JAMA. 2002;288:1573–4.

Links im Internet

www.cdc.gov/ncidod/dvbid/westnile/surv&control.htm

www.hc-sc.gc.ca/pphb-dgspsp/wnv-vwn/index.html

www.rki.de/INFEKT/STECKBRF/STBR_HOM.HTM, Stichwort „West-Nil-Fieber"

Rickettsiae und Ehrlichiae/Rickettsiosen und Ehrlichiosen

U. Bienzle, F. Mockenhaupt

Erreger

Rickettsien (Gattung Rickettsia, R.) und Ehrlichien (Gattung Ehrlicha, E.) gehören zur Familie der Rickettsiaceae. Es handelt sich um unbewegliche, gramnegative, kokkoide oder pleomorphe Bakterien in einer Größenordnung zwischen großen Viren und kleinsten Bakterien. Sie vermehren sich obligat intrazellulär im retikuloendothelialen System (Rickettsien), in Monozyten/Makrophagen (E. chaffeensis) und Granulozyten (E. phagozytophila, E. equi).

Rickettsiosen

Fleckfiebergruppe
- Fleckfieber (epidemischer Typhus). Erreger: R. prowazekii, Übertragung: Mensch – Laus – Mensch, Verbreitung: Einzelherde im Hochland (Mittel- und Südamerika, Afrika, Asien)
- Brill-Zinsser-Krankheit (Fleckfieberrückfall). Erreger: R. prowazekii
- Murines Fleckfieber (endemischer Typhus). Erreger: R. typhi murium (R. mooseri), Übertragung: Ratte – (Maus) – Floh – (Laus) – Mensch, Verbreitung: weltweite Einzelherde
- Tsutsugamushi-Fieber (Scrub Typhus). Erreger: R. (Orientia) tsutsugamushi, Übertragung: Nager – Milbenlarve – Mensch, Verbreitung: Asien, Südpazifik, Australien

Zeckenbissfiebergruppe
- Rocky Mountain Spotted Fever. Erreger: R. rickettsii, Übertragung: Nager – Zecke – Mensch, Verbreitung: USA, seltener in Mittel- und Südamerika

- Zeckenbissfieber (Fièvre boutonneuse). Erreger: R. conori, Übertragung: Nager/Hund – Zecke – Mensch, Verbreitung: Mittelmeer, Afrika, Indien
- Verwandte Zeckenbissfieber: Queensland-Zeckenbissfieber (R. australis; Australien), nordasiatisches Zeckenbissfieber (R. sibirica; Sibirien, Mongolei); weitere Erreger: unter anderem R. africae, R. japonica, R.israeli
- Rickettsienpocken. Erreger: R. acari, Übertragung: Maus – Milbe – Mensch, Verbreitung: USA, Asien, Zentralafrika

Ehrlichiosen
- Humane monozytäre Ehrlichiose. Erreger: E. chaffeensis, Übertragung: Rotwild/Hund/Mensch – Zecke – Mensch, Verbreitung: weltweit, vorwiegend USA
- Humane granulozytäre Ehrlichiose. Erreger: E. phagocytophilia, Übertragung: Maus/Nutztiere/Rotwild/Mensch – Zecke – Mensch, Verbreitung: weltweit, vorwiegend USA
- Sennetsu-Fieber. Erreger: E. sennetsu, Übertragung: Verzehr von rohem Fisch (Fischegel)?, Verbreitung: Südostasien

Häufigkeit, Verbreitung und Bedeutung der Infektionen

Rickettsiosen und Ehrlichiosen sind Zoonosen von Haustieren und Wildtieren, der Mensch ist nur gelegentlich betroffen. Eine Ausnahme ist das Fleckfieber (R. prowazekii), der Mensch ist in diesem Fall das wichtigste Reservoir. Die Erkrankungen sind zahlenmäßig von geringer Bedeutung. Allerdings kann es bei beengten, unhygienischen Lebensbedingungen (Krieg, Flüchtlingsbewegungen) zu Epidemien kommen (epidemisches Fleckfieber, auch endemisches murines Fleckfieber). Als Reisekrankheiten spielen nur die Zeckenbissfieber (R. rickettsii, R. conori) und das Tsutsugamushi-Fieber (R. tsutsugamushi) eine Rolle. Häufigkeit und Verbreitung der Ehrlichiosen sind weitgehend unbekannt. Epidemiologische Untersuchungen in den Endemiegebieten sprechen dafür, dass asymptomatische oder milde, grippeähnlich verlaufende Infektionen häufig sind. Bei alten oder immunsupprimierten Patienten kann die Erkrankung zum Tod führen. Die humane granulozytäre Ehrlichiose (HGE) kommt auch in Deutschland vor. Bis zu 4% der Zecken sind infiziert. Die Seroprävalenz von HGE-Antikörpern bei Blutspendern liegt zwischen 1% und 2%. Dagegen tritt die humane monozytäre Ehrlichiose hierzulande nicht auf.

Übertragung, Infektion und Pathogenese

Rickettsien. Die hochinfektiösen Erreger werden durch Arthropoden (Zecken, Läuse, Flöhe, Milben) übertragen. Die Infektion erfolgt durch Zecken und Milben beim Stich bzw. Biss durch den Speichel; bei Läusen und Flöhen wird die bakterienhaltige Faeces in eine Hautläsion eingerieben. Coxiella burnetii, ein verwandter Erreger, wird durch Inhalation aufgenommen. Durch transovarielle Weitergabe der Erreger können Zecken (R. rickettsii) und Milben (R. akari, R. tsutsugamushi) über lange Zeiträume gleichzeitig Reservoir und Vektor sein. Nach Zeckenstich oder Milbenbiss und Inokulation oder Einreiben der Rickettsien – jedoch nicht bei Läuse- oder Flohbiss – bilden sich Entzündungen mit zentraler Nekrose, so genannte **Eschar**, und eine regionale Lymphangitis. Erkrankungen durch Rickettsien beginnen mit hohem Fieber, Kopf- und Gliederschmerzen und häufig mit einem fleckförmigen, zum Teil hämorrhagischen Exanthem. Ursache dafür ist die Vermehrung der Erreger (und die Endotoxinbildung) im Blut und in den Endothelzellen der kleinen Gefäße der Haut und der inneren Organe. Es kommt zu Gefäßobliteration, Perivaskulitis mit nodulärer Ansammlung von Granulozyten und Monozyten (Fleckfieberknötchen), Exsudation, Ödembildung und Hämorrhagie. Abhängig vom Ausmaß der Gefäßprozesse entwickeln sich neurologische Ausfälle, interstitielle Pneumonie und Lungenödem, Myokarditis, Nephritis und periphere Gangrän.

Hautmanifestationen bei Rickettsiosen

Fleckfiebergruppe (Typhus Group)
- Fleckfieber (epidemischer Typhus): keine Eschar, Exanthem an Stamm und Extremitäten, zentrifugale Ausbreitung
- Brill-Zinser-Krankheit (Fleckfieberrückfall): keine Eschar, Exanthem an Stamm und Extremitäten (kann fehlen), zentrifugale Ausbreitung
- Murines Fleckfieber (endemischer Typhus): keine Eschar, Exanthem an Stamm und Extremitäten, zentrifugale Ausbreitung
- Tsutsugamushi-Fieber (Scrub Typhus): Eschar vorhanden, Exanthemen an Stamm und Extremitäten, zentrifugale Ausbreitung

Zeckenbissfiebergruppe (Spotted Fever Group)
- Rocky Mountain Spotted Fever: keine Eschar, Exanthem an Extremitäten und Stamm, zentripetale Ausbreitung
- Zeckenbissfieber (Fièvre boutonneuse): Eschar vorhanden, Exanthem an Extremitäten, Stamm und Gesicht, zentripetale Ausbreitung
- Rickettsienpocken: Eschar vorhanden, Exanthem am gesamten Körper gleichzeitig auftretend, Handflächen und Fußsohlen ausgespart
- Q-Fieber (Coxiella burnetii): keine Eschar, kein Exanthem

Ehrlichien bilden in Zellen des hämatopoetischen Systems morulaähnliche Zusammenlagerungen und führen im Knochenmark zu Granulomen, zellulärer Hyperplasie (65 %) und Megakaryozytose oder Hypoplasie (15 %). In Knochenmark, Herz, Lunge, Leber, Milz, Nieren, Lymphknoten und Gehirn können fokale Nekrosen entstehen. Das Endothel wird nicht geschädigt. Persistierende Infektionen sind möglich.

Rickettsia prowazekii (Fleckfieber, Epidemic Typhus)

Klinisches Bild. Die Inkubationszeit beträgt 10–14 Tage. Akuter Krankheitsbeginn mit hohem Fieber, starken Kopf- und Gliederschmerzen sowie Erbrechen. Am 4.–7. Tag tritt ein sich zentrifugal von Achseln und Stamm ausbreitendes kleinfleckiges, nicht konfluierendes, hämorrhagisches Exanthem auf. Gesicht, Hände und Füße sind nicht betroffen. In schweren Fällen ist das Gesicht aufgedunsen, die Konjunktiven gerötet, es bestehen ein intensiver Hautgeruch und Foetor ex ore. Komplikationen sind Meningoenzephalitis, Bronchopneumonie, Myokarditis und periphere Gefäßthrombosen mit Gangrän. Die Fieberkontinua hält bis zu 2 Wochen lang an. Unbehandelt sterben mehr als die Hälfte der Patienten. Mögliche Spätfolgen sind Schwerhörigkeit, transverse Myelitis, Hemiparese, periphere Neuropathien und psychische Veränderungen.

Therapie. Es bestehen folgende Optionen:
- Tetrazyklin (4 × 12,5 mg pro Kilogramm Körpergewicht pro Tag per os oder intravenös)
- Doxycyclin (2 × 100 mg pro Tag),
- Chloramphenicol (4 × 12,5 mg pro Kilogramm Körpergewicht pro Tag, Kinder 4 × 17,5 mg pro Kilogramm Körpergewicht pro Tag) per os oder intravenös über 7 Tage.

Die Bekämpfung der Läuse erfolgt mit Permethrin oder Lindan.

Die Labordiagnostik umfasst den Nachweis von Antikörpern (Immunfluoreszenztest, Komplementbindungsreaktion) und Antigenen (Immunoblot), die PCR und die Anzüchtung der Rickettsien. Die Weil-Felix-Reaktion wird wegen mangelnder Spezifität und Sensitivität nicht mehr empfohlen.

Maßnahmen der Verhütung und Bekämpfung. Eine Impfung mit formalininaktiviertem Impfstoff steht für gefährdete Personen (Gesundheitspersonal im Epidemiegebiet, Laborpersonal) zur Verfügung.

Rickettsia prowazekii (Brill-Zinsser-Krankheit)

Es handelt sich um einen Rückfall einer bis zu 25 Jahre zurückliegenden R.-prowazekii-Infektion (Fleckfieber). Die Erkrankung verläuft in der Regel milder als die Primärinfektion. Diagnostisch erfolgt nur der Nachweis von IgG-Antikörpern. Die Therapie wird wie beim Fleckfieber durchgeführt.

Rickettsia typhi murium (murines Fleckfieber, Endemic Typhus)

Klinisches Bild. Die Inkubationszeit beträgt 7–14 Tage. Schleichender Krankheitsbeginn mit Fieber bis zu 40 °C und sehr starken Kopf- und Gliederschmerzen. Ein diskretes makuläres Exanthem tritt zwischen dem 2. und dem 6. Tag bei etwa 70 % der Patienten auf. Zur Entfieberung kommt es nach wenigen Tagen. Es besteht ein wesentlich milderer Verlauf als bei epidemischem Fleckfieber mit einer Letalität von weniger als 1 %.

Die Therapie erfolgt wie beim Fleckfieber. Es entsteht eine lang andauernde Immunität wie nach epidemischem Fleckfieber.

Die Labordiagnostik beinhaltet den spezifischen Antikörpernachweis (ELISA, Immunfluoreszenztest).

Maßnahmen der Verhütung und Bekämpfung. Die vorhandene Impfung wird nicht eingesetzt. Wichtig ist die Bekämpfung von Mäusen und Ratten und ihrer Ektoparasiten.

Rickettsia tsutsugamushi (Tsutsugamushi-Fieber, Scrub Typhus)

Klinisches Bild. Die Inkubationszeit beträgt 5–10 Tage. Akuter Krankheitsbeginn mit Symptomen wie beim Fleckfieber. Auch die Komplikationen bei schwerem Verlauf entsprechen denen des epidemischen Fleckfiebers. Die Erkrankung nimmt jedoch häufig einen milderen Verlauf. Regelmäßig finden sich Hepatosplenomegalie, generalisierte Lymphadenopathie und eine oder mehrere Eschars mit schmerzhafter regionaler Lymphadenitis (Abb. 21). Bei 2/3 der Patienten besteht auch ein makulopapulöses Exanthem mit ähnlicher Ausbreitung wie beim Fleckfieber. Die Immunität nach überstandener Krankheit schützt nur für einige Monate.

19 Systeminfektionen

Die Therapie erfolgt wie beim Fleckfieber; zunehmende Resistenzen gegen Chloramphenicol und Tetrazyklin sind in Südostasien aufgetreten. Als Alternative kann Ciprofloxacin eingesetzt werden.

Die Labordiagnostik beinhaltet den Antikörpernachweis (Immunfluoreszenztest) und die PCR.

Maßnahmen der Verhütung und Bekämpfung. Eine Impfung steht nicht zur Verfügung. Die Chemoprophylaxe erfolgt mit wöchentlich 200 mg Doxycyclin und einer Imprägnierung der Kleidung mit Permethrin bei exponierten Personen.

Rickettsia rickettsii
(Rocky Mountain Spotted Fever)

Klinisches Bild. Die Inkubationszeit beträgt 5–10 Tage. Akuter Krankheitsbeginn mit Fieber, starken Kopf-, Gelenk- und Muskelschmerzen sowie trockenem Husten. Eine Eschar findet sich nur selten. Nach 2–5 Tagen tritt ein makulopapulöses, hämorrhagisches und konfluierendes Exanthem auf, das den gesamten Körper, auch Fußsohlen und Handflächen, bedeckt. Die Komplikationen bei schwerem Verlauf sind ähnlich wie bei Fleckfieber. Häufig entwickeln sich eine Meningoenzephalitis, eine Niereninsuffizienz und eine disseminierte Gerinnungsstörung. Die Letalität liegt bei weniger als 2 %, kann aber bei Kindern und Alten auf 25 % steigen.

Die Therapie erfolgt wie beim Fleckfieber, auch Rifampicin ist wirksam.

Die Labordiagnostik beinhaltet den serologischen Antikörpernachweis (Immunfluoreszenztest, ELISA) und die PCR (Hautbiopsie, Zecken).

Maßnahmen der Verhütung und Bekämpfung. Eine Impfung steht nicht zur Verfügung.

Rickettsia conori (Zeckenbissfieber, Fièvre boutonneuse)

Klinisches Bild. Die Inkubationszeit beträgt 5–10 Tage. Akuter Krankheitsbeginn mit Fieber, Kopf- und Gliederschmerzen. An der Stichstelle findet sich in der Regel eine Eschar mit regionaler Lymphadenitis. Ein makulopapilläres Exanthem entwickelt sich zwischen dem 3. und dem 5. Tag an den Extremitäten und breitet sich zentripetal über den gesamten Körper aus. Der Krankheitsverlauf ist ähnlich wie bei murinem Typhus, jedoch wesentlich milder, häufig sogar abortiv. Todesfälle sind sehr selten. Zahlreiche verwandte Zeckenbissfieber (unter anderem durch R. africae, R. australis, R. sibirica, R. japonica, R. israeli) verlaufen klinisch ähnlich und werden wie das Zeckenbissfieber therapiert.

Die Therapie erfolgt wie beim Fleckfieber; eine Behandlung über 4 Tage ist ausreichend.

Als Labordiagnostik wird ein Antikörpernachweis (Immunfluoreszenztest, ELISA) durchgeführt.

Maßnahmen der Verhütung und Bekämpfung. Eine Impfung steht nicht zur Verfügung.

Rickettsia acari (Rickettsienpocken)

Klinisches Bild. Die Inkubationszeit beträgt 7–12 Tage. In den meisten Fällen findet sich eine Eschar. Ein papulovaskuläres, windpockenähnliches Exanthem breitet sich rasch über den ganzen Körper aus, spart aber Handflächen und Fußsohlen aus. Der Krankheitsverlauf entspricht einer Zeckenbissfiebererkrankung. Todesfälle sind sehr selten.

Die Therapie erfolgt wie beim Fleckfieber; eine Behandlung über 4 Tage ist ausreichend.

Als Labordiagnostik wird ein Antikörpernachweis (Immunfluoreszenztest, ELISA) durchgeführt.

Maßnahmen der Verhütung und Bekämpfung. Eine Impfung steht nicht zur Verfügung.

Coxiella burneti

Coxiella burnetii ist ein Erreger aus der Familie der Rickettsiae und verursacht das Q-Fieber, das auch in Deutschland heimisch ist (siehe Erregersteckbrief Coxiella burnetii, Kapitel 19.1).

Ehrlichia phagocytophilia, E. equi (humane granulozytäre Ehrlichiose), E. chaffeensis (humane monozytäre Ehrlichiose)

Klinisches Bild. Das klinische Bild und der Krankheitsverlauf der humanen granulozytären und der humanen monozytären Ehrlichiose sind ähnlich. Die Inkubationszeit beträgt 1–2 Wochen. Meist entwickelt sich ein asymptomatischer oder milder, grippeähnlicher Krankheitsverlauf von 7–10 Tagen. Bei schwerer Erkrankung können zusätzlich ein makulopapulöses Exanthem (weniger als 10 % der Fälle), Leukopenie, Thrombozytopenie, Erbrechen, Durchfall, Husten, geringgradige Hepatitis, aseptische Meningitis, Enzephalopathie, periphere Neuropathie, Niereninsuffizienz und Kreislaufversagen auftreten; **Cave:** Immunsuppression und zusätzliche opportunistische Infektionen. Eine Übertragung von Mensch zu Mensch ist sehr selten und nur durch Transfusion oder unter der Geburt möglich.

Therapie. Es bestehen folgende Optionen:
- Tetrazyklin (4 × 500 mg pro Tag, Kinder 4 × 7 mg pro Kilogramm Körpergewicht pro Tag),
- Doxycyclin (2 × 100 mg pro Tag, Kinder 2 × 1,5–2 mg pro Kilogramm Körpergewicht pro Tag) bis mindestens 3 Tage nach Entfieberung,
- Rifampicin bei Kontraindikation gegen Tetrazykline.

Labordiagnostik. Es erfolgt der Nachweis von intrazytoplasmatischen Anhäufungen von Ehrlichien (Morula) in nach Giemsa gefärbten Blut- oder Knochenmarkausstrichen oder mittels direkter Immunfluoreszenzfärbung. Die PCR wird zur Diagnose der akuten Erkrankung, die Antikörperbestimmung (Immunfluoreszenztest, ELISA) zum Nachweis einer abgelaufenen Erkrankung eingesetzt.

Maßnahmen der Verhütung und Bekämpfung. Eine Impfung steht nicht zur Verfügung.

■ Beratung und spezielle Diagnostik

Konsiliarlabor für Ehrlichia
Max-von-Pettenkofer-Institut
für Hygiene und Medizinische
Mikrobiologie der LMU München
Tel.: 089 / 5160–5231
Ansprechpartner: Frau PD Dr. B. Wilske
E-Mail: Bettina.Wilske@mvp-bak.med.uni-muenchen.de

Literatur

Kelly DJ, Richards AL, Temenak J, Strickman D, Dasch GA. The past and present threat of rickettsial diseases to military medicine and international public health. Clin Infect Dis. 2002; 34(Suppl 4):S145–69.

Olano JP, Walker DH. Human ehrlichioses. Med Clin North Am. 2002;86:375–92.

Sexton DJ, Kaye KS. Rocky mountain spotted fever. Med Clin North Am. 2002;86:351–60.

Brucella spp./Brucellose

U. Bienzle, F. Mockenhaupt

Erreger

Brucellen sind kleine, unbewegliche, obligat aerobe, gramnegative, kokkoide Stäbchen, die fakultativ intrazellulär in Makrophagen wachsen. Aufgrund unterschiedlicher biochemischer Eigenschaften, Wirtsspezifität und Pathogenität wurden bislang 6 Spezies mit unterschiedlichen Serovaren unterschieden. **Brucella melitensis** (Ziege und Schaf), **B. abortus** (Rind) und **B. suis** (Schwein) sind die wichtigsten humanpathogenen Erreger. B. ovis (Schaf) und B. canis (Hund) verursachen selten menschliche Erkrankungen, B. neotoma (Nagetiere) ist für den Menschen bedeutungslos.

Häufigkeit, Verbreitung und Bedeutung der Infektion

Die Brucellose ist eine weltweit verbreitete Zoonose von Nutz- und Wildtieren. Sie ist eine häufige Erkrankung in Bevölkerungen mit Viehzucht und mangelhafter veterinärmedizinischer Versorgung und kommt heute noch in erheblichem Umfang in Indien, im Mittelmeerraum, im vorderen Orient, in Afrika sowie in Mittel- und Südamerika vor. In Europa, Australien und den USA haben veterinärmedizinische Maßnahmen (Vernichtung infizierter Tiere, attenuierte Lebendvakzine) zu weitgehend brucellosefreien Tierbeständen geführt.

Übertragung, Infektion und Pathogenese

Bei Tieren führt die Brucellose zu einer lebenslangen chronischen Infektion des Genitourethraltrakts (Abort, Sterilität). Die Erreger werden bei der Geburt übertragen oder in Plazenta, Sekreten, Urin und Milch ausgeschieden. Die Übertragung auf den Menschen erfolgt durch direkten Kontakt mit infizierten Tieren oder ihren Sekreten über Hautläsionen, die Konjunktiven, die Atemwege (Aerosol oder kontaminierter Staub), durch den Genuss nichtpasteurisierter Milch oder durch rohes Fleisch. Die eindringenden Erreger werden in Makrophagen angereichert. Nach hämatogener Dissemination entstehen in allen Körpergeweben Granulome, zum Teil mit umgebender Abszessbildung.

Klinisches Bild und Therapie

Symptomatik. Die Inkubationszeit beträgt 2–4 Wochen. Häufig beginnt die Erkrankung schleichend mit Fieber, Abgeschlagenheit, depressiver Verstimmung, Schweißausbrüchen, Appetitlosigkeit und Gewichtsverlust sowie zunehmenden Kopf- und Gliederschmerzen, Hepatosplenomegalie, Panzytopenie und generalisierter Lymphadenopathie. Der Krankheitsverlauf und das klinische Bild können sehr variabel sein, je nach Ausmaß und Lokalisation des Organbefalls:

- Gastrointestinaltrakt: 2/3 der Patienten klagen über Übelkeit, Bauchschmerzen, Durchfall oder Obstipation. Durch Infektion der Peyer-Plaques kann eine akute Ileokolitis auftreten.
- Leber: Die Leberbeteiligung reicht von einer generalisierten, diffusen, unspezifischen Entzündung über eine granulomatöse Hepatitis mit fokalen Nekrosen bis zur Abszessbildung. Die Leberenzymwerte sind häufig nur gering erhöht.
- Skelettsystem: Häufige und typische Komplikationen (bis zu 50%) sind Sakroiliitis, Osteomyelitis, Spondylitis und paraspinale Abszesse, Arthritis, Bursitis, Tendovaginitis sowie zell- und bakterienhaltige Ergüsse, vor allem in den großen Gelenken.
- Urogenitaltrakt: Bis zu 20% der männlichen Patienten erleiden eine Orchitis. Interstitielle Nephritis und Pyelonephritis sind selten.
- Respirationstrakt: Dieser ist bei einer Infektion durch Aerosole oder kontaminiertem Staub betroffen. Es kommt zu Bronchopneumonie, Lungenabszess und Pleuritis.
- Herz: Endokarditis, Myokarditis und Perikarditis sind seltene, aber häufig tödliche Komplikationen.
- Zentralnervensystem: Ebenfalls seltene Komplikationen (weniger als 5% der Fälle) sind akute oder chronische lymphozytäre Meningitis, Enzephalitis sowie zerebrale und epidurale Abszesse; **Cave:** kardiogene zerebrale Embolisierung bei Brucellaendokarditis. Bei Meningitis fehlt oft die Nackensteifigkeit, der Liquoreiweißgehalt ist erhöht, der Liquorzuckerwert erniedrigt.
- Augen: Uveitis, Keratitis und Entzündung des N. opticus wurden beschrieben.
- Haut: Gelegentlich treten Exantheme und Petechien auf.

Chronischer Verlauf. Bei nicht erkannter Infektion entwickelt sich nicht selten das Bild einer subakuten Brucellose mit undulierendem Fieber (mehrwöchige Fieberschübe mit anschließenden mehrtägigen fieberfreien Intervallen) und variablem klinischen Bild. Von einer chronischen Brucellose spricht man, wenn die Erkrankung länger als 1 Jahr andauert und ständig hohe IgG-Antikörper-Titer nachweisbar bleiben. Sie wird von fortbestehenden eitrigen Herden in Knochen, Gelenken, Leber, Milz und Nieren verursacht und muss von einer lang andauernden Rekonvaleszenz abgegrenzt werden. Diese ist durch monatelanges Krankheitsgefühl, Müdigkeit und Depressionen bei nachlassender oder fehlender Antikörperbildung gekennzeichnet.

Therapie. Zufriedenstellende Ergebnisse werden nur unter Kombinationstherapie und Beachtung einer ausreichend langen Therapiedauer erreicht:

- Doxycyclin (200 mg pro Tag per os) plus Rifampicin (900 mg pro Tag per os), jeweils für 6 Wochen (WHO-Empfehlung);
- Doxycyclin (200 mg pro Tag per os) oder Tetracyclin (2 g pro Tag per os) für 6–12 Wochen plus Streptomycin (1 g pro Tag intramuskulär) für 2–3 Wochen;

- bei Therapieversagen nach Standardtherapie: Trimethoprim/Sulfamethoxazol (160/800 mg 3-mal täglich per os) plus Rifampicin (900 mg pro Tag per os), jeweils für 6 Wochen, bei Kindern unter 8 Jahren Trimethoprim/Sulfamethoxazol (8/40 mg pro Kilogramm Körpergewicht per os) plus Rifampicin (10–15 mg pro Kilogramm Körpergewicht pro Tag per os), jeweils für 6 Wochen;
- bei chronischer Neurobrucellose Dreifachtherapie mit Doxycyclin (200 mg pro Tag per os) plus Rifampicin (900 mg pro Tag per os) plus Streptomycin (1 g pro Tag intramuskulär) für 6 Wochen, anschließend Zweifachtherapie mit Doxycyclin plus Rifampicin in gleicher Dosierung für weitere 6 Wochen; **Cave:** Jarisch-Herxheimer-Reaktion bei massivem Befall des Zentralnervensystems; zusätzlich Steroide bei Zeichen einer zentralen oder peripheren Demyelinisierung;
- bei Endokarditis Behandlung über 6–12 Monate, häufig wird ein Klappenersatz erforderlich.

Labordiagnostik

Brucellen wachsen nur langsam, sodass ein kultureller Nachweis aus Blut, Knochenmark oder Leberpunktat frühestens nach 4 Tagen und bis zu 6 Wochen möglich ist. Die Diagnose wird in der Regel durch den Antikörpernachweis (Agglutinationstests, Immunfluoreszenz, ELISA) oder den Erregernachweis mittels PCR gestellt.

Maßnahmen der Verhütung und Bekämpfung.

Für Tiere steht eine attenuierte Lebendvakzine zur Verfügung. Wichtig sind die Kontrolle von Nutztieren und die Beseitigung von Tierkadavern.

> Erkrankung und Tod durch Brucellose sind meldepflichtig.

Literatur

Noble JT, Mark EJ. A 37-year-old man with unexplained fever after a long trip through South America. N Engl J Med. 2002;347:200–6.

Francisella tularensis/Tularämie

U. Bienzle, F. Mockenhaupt

Erreger

Francisella tularensis ist der Erreger der Tularämie (Hasenpest, Nagerpest, Lemmingfieber), die bei Wildtieren und selten bei Haustieren vorkommt. Die Infektion verursacht beim Menschen eine fieberhafte ulzeroglanduläre Erkrankung mit unterschiedlichen lokalen und generalisierten Verlaufsformen. F. tularensis sind kleine, aerobe, gramnegative Stäbchen. Francisella werden aufgrund unterschiedlichen Wachstumsverhaltens, biochemischer Charakteristika und Virulenzeigenschaften in die Subspezies F. tularensis Biovar tularensis (Typ A, schwerere Erkrankungen), F. tularensis Biovar palearctica (Typ B, leichtere Erkrankungen), F. tularensis Biovar novicida und F. philomiragia klassifiziert.

Häufigkeit, Verbreitung und Bedeutung der Infektion

Die Tularämie ist in den ländlichen Regionen der nördlichen Hemisphäre bei Wildtieren weit verbreitet, insbesondere in Nordamerika, Nordosteuropa und Asien. Sie kommt in Südamerika, Afrika und Australien nicht vor. Erkrankungen in Deutschland sind selten, sie werden meist beim Aufenthalt in Endemiegebieten erworben. Menschen, die mit Wildtieren in Berührung kommen, sind in den Sommer- und Herbstmonaten besonders gefährdet. Der Erreger kann nach der Literatur als Biowaffe eingesetzt werden.

Übertragung, Infektion und Pathogenese

Der Erreger wird durch Zeckenstiche, Stiche von Moskitos und Stechmücken (Nordeuropa), Kontakt mit infizierten Tieren und Fleisch (Abhäuten) sowie kontaminiertem Wasser, Nahrungsmittel, Staub (Landwirtschaft) und Aerosole übertragen. Reservoir sind kleine Nagetiere, Hasen, Eichhörnchen, Waschbären, Biber und Rotwild. Die Kontagiosität des Erregers ist hoch, er kann wahrscheinlich durch die intakte Haut eindringen, Eintrittspforten sind in der Regel aber Hautläsionen, Schleimhäute oder die Alveolen. Nach Erregerinokulation entsteht in der Haut eine akute papulöse Entzündung mit Ansammlung von Neutrophilen, Makrophagen, Lymphozyten und Fibrin sowie zunehmender Degeneration, Nekrose und Hautulzeration. Die Erreger gelangen über den Lymphweg in die regionalen Lymphknoten. Eine Bakteriämie kann bei schweren Erkrankungen zu einem multiplen Organbefall führen. Eine durchgemachte Erkrankung führt zu lebenslangem Schutz vor erneuter generalisierter Infektion. Lokalisierte lokale Neuinfektionen sind jedoch möglich.

Klinisches Bild und Therapie

Symptomatik. Das klinische Bild der Tularämie hängt von der Eintrittspforte des Erregers, seiner Virulenz, seinem Wachstum, der Ausbreitung im Organismus und der Immunitätslage des Patienten ab. Die Inkubationszeit beträgt in der Regel 3–5 Tage (bis zu 21 Tage). Die Erkrankung beginnt meist akut mit Fieber bis zu 41 °C und relativer Bradykardie, Kopf- und Gliederschmerzen, Husten und gastrointestinalen Symptomen. Gelegentlich finden sich Leukozytose und Thrombozytopenie. Die Infektion verläuft häufig subklinisch. Zwei Drittel der manifesten Erkrankungen gehören zur **ulzeroglandulären** Form: An der Eintrittspforte bildet sich eine Papel und nachfolgend ein ausgestanzt erscheinendes Geschwür. Die regionalen Lymphknoten sind schmerzhaft vergrößert, können nekrotisieren und eitrig einschmelzen. Sonographisch können große Lymphome, eventuell mit zentraler Abszessbildung nachgewiesen werden. Als glanduläre Form (bis zu 20 %) wird dieser Prozess bezeichnet, wenn keine Hautveränderungen entstehen. Bei der seltenen **okuloglandulären** Form erfolgt die Infektion über die Konjunktiven. Sie beginnt mit Juckreiz und Augenschmerzen, verstärktem Tränenfluss und Lichtempfindlichkeit, es entwickeln sich gelbliche Papeln und kleine Geschwüre an den Konjunktiven sowie Hornhautulzerationen. Die pharyngeale und die abdominale Form entstehen durch kontaminierte Nahrungsmittel (z. B. Fleisch). Es entwickeln sich eine ulzerierende Pharyngitis und Tonsillitis sowie Abszesse am harten Gaumen. Bei Beteiligung des Darmes treten Erbrechen und Durchfälle auf. Es kann sich eine Peritonitis mit Aszites entwickeln. Pneumonische und septikämische Formen (bis zu 20 %) entstehen durch Inhalation von Erregern oder eine Septikämie ausgehend von einer Haut- oder Schleimhautinfektion. Sie verlaufen als akute schwere Allgemeinerkrankung mit Schocksymptomatik und hoher Letalität (bis zu 60 %). Bei Lungenbeteiligung treten atypische, oft lang andauernde Pneumonien, Lungenabszesse, Pleuritis und selten Perikarditis auf. Eine Dissemination kann zu Meningitis und Osteomyelitis führen.

Therapie. Streptomycin ist für alle Formen der Tularämie, abgesehen von der Meningitis, das Mittel der Wahl (2 × 7,5 – 10 mg pro Kilogramm Körpergewicht pro Tag intramuskulär für 1 – 2 Wochen, bei schwerer systemischer Infektion bis zu 15 mg pro Kilogramm Körpergewicht, bei Kindern 2 × 15 – 20 mg pro Kilogramm Körpergewicht pro Tag intramuskulär für 1 Woche). Als weniger toxische Alternative kann Gentamicin (3 × 1 – 2 mg pro Kilogramm Körpergewicht pro Tag für 1 – 2 Wochen) verwendet werden. Bei beiden Medikamenten ist eine Dosisreduktion bei Niereninsuffizienz erforderlich. Die Heilungsraten liegen bei über 90 %, Rezidive sind möglich. Als weitere Alternativen kommen Doxycyclin, Tetrazyklin und Chloramphenicol infrage. Sie bedingen jedoch eine höhere Rezidivrate. Wegen ihrer besseren Liquorgängigkeit werden sie insbesondere bei Meningitis zur Kombination mit Streptomycin oder Gentamicin hinzugezogen.

Labordiagnostik

Der Erreger kann aus Ulkusabstrich, Blut, Sputum, Lymphknoten und Gewebeflüssigkeit angezüchtet werden. Der Direktnachweis erfolgt mittels Immunfluoreszenz. Erfolgversprechender ist der Antikörpernachweis durch Agglutinationstests und ELISA (über 80 %). Zusätzlich kann die PCR eingesetzt werden.

Maßnahmen der Verhütung und Bekämpfung

Erfolgversprechende Lebendimpfstoffe sind in der Entwicklung. Der Umgang mit infektiösem Material erfordert wegen der hohen Kontagiosität des Erregers besondere Vorsicht. Eine Antibiotikaprophylaxe mit Streptomycin nach Laborunfällen (Inhalation!) wird empfohlen. Die Isolierung erkrankter Patienten ist nicht erforderlich.

> Die Tularämie ist meldepflichtig (Merkblatt für Ärzte „Tularämie": www.rki.de).

■ Beratung und spezielle Diagnostik

Konsiliarlabor für Tularämie
Institut für Mikrobiologie
der Sanitätsakademie der Bundeswehr
Neuherbergstr. 11
80937 München
Tel.: 089 / 3168 – 3277, -2805
Ansprechpartner: Herr PD Dr. R. Grunow
E-Mail: tb101cn@mail.lrz-muenchen.de

Literatur:

Choi E. Tularemia and Q fever. Med Clin North Am. 2002; 86:393 – 416.
Dennis DT, Inglesby TV, Henderson DA, et al. Tularemia as a biological weapon: medical and public health management. JAMA. 2001;285:2763 – 73.

Yersinia pestis/Pest

U. Bienzle, F. Mockenhaupt

Erreger

Yersinia pestis ist ein kleines (bis 2 μm), unbewegliches, aerobes, gramnegatives, sich bipolar anfärbendes (Sicherheitsnadelform) Stäbchenbakterium und gehört zur Familie der Enterobacteriaceae. Y. pestis vermehrt sich rasch und wächst gut auf verschiedenen Kulturmedien. Der Erreger bleibt für mehrere Tage in getrocknetem Blut und Sekreten infektiös und überlebt mehrere Monate in feucht-kühlem Erdreich.

Häufigkeit, Verbreitung und Bedeutung der Infektion

Reservoir der Pest sind Nagetiere (Ratten und andere Wildnagetiere). Obwohl die Pest ihre Bedeutung als Seuche verloren hat, werden aus den Endemiegebieten im Westen der USA sowie in Südamerika, Süd- und Ostafrika, Vorderasien, Indien, China und Südostasien weiterhin Einzelfälle und kleine Epidemien gemeldet. Es besteht die Gefahr des Einsatzes als Biowaffe.

Übertragung, Infektion und Pathogenese

Die Übertragung von Tier zu Tier und auf den Menschen erfolgt durch Flöhe (Xenopsylla cheopis). Die Lungenpest wird durch Anhusten von Mensch zu Mensch übertragen. Selten erkrankt der Mensch auch durch Inhalation von kontaminiertem Material beim Umgang mit infizierten Tieren. Der Erreger hält sich in krankheitsresisten Nagetierpopulationen. Bei Wanderungen der Nager (Überpopulation, Hunger) werden andere nichtimmune Nager infiziert, die an der Pest sterben. Wegen der Reduzierung der Nagerpopulation befallen die Flöhe dann den Menschen. Y. pestis wachsen nach Inokulation zunächst intrazellulär in Leukozyten und Makrophagen, später auch extrazellulär. Vor allem in Lymphknoten, aber auch in anderen Organen entwickeln sich durch Endotoxinwirkung Gefäß- und Gewebenekrosen, Hämorrhagien und Ödeme. Die Lymphknoten vergrößern sich, schmelzen ein, verbacken, können aufbrechen und Fisteln bilden (Bubonen). Sie enthalten massenhaft Bakterien. Durch hämatogene Dissemination (Septikämie) entstehen in zahlreichen Organen vergleichbare Gewebeveränderungen, gleichermaßen auch im Lungengewebe nach Erregerinhalation.

Klinisches Bild und Therapie

Symptomatik. Drei Krankheitsbilder werden unterschieden.

- **Beulen- oder Bubonenpest:** Die Inkubationszeit beträgt 2–8 Tage. Die Erkrankung kann verhältnismäßig mild verlaufen, wenn sie auf die regionalen Lymphknoten beschränkt bleibt. Häufiger ist jedoch ein akuter Krankheitsbeginn mit hohem Fieber, schwerem Krankheitsgefühl, Erbrechen, Durchfall, zunehmender Somnolenz oder Delirium, Granulozytose mit toxischer Granulation (bis zu 20 000/mm³) und Gerinnungsstörungen. Stunden später kommt es zu einer äußerst schmerzhaften Vergrößerung der betroffenen Lymphknoten im Inguinal- und Femoral- (70 %), Achsel- (20 %) und Nackenbereich. Die darüber liegende Haut kann gerötet sein, gelegentlich mit eitrigen oder nekrotischen Veränderungen an der Einstichstelle. Die derb vergrößerten Lymphknoten mit umgebendem Ödem schmelzen ein, rupturieren und fisteln. Selten treten fleckförmige, hämorrhagische, nekrotisierende Hautveränderungen und eine Gangrän der Extremitäten auf („schwarzer Tod").
- **Septikämische Pest:** Ausgehend von einer Beulenpest, aber auch ohne sichtbare Bubonen, entwickelt sich eine massive Bakteriämie mit allen Zeichen einer Sepsis. Unbehandelt sterben die Patienten innerhalb von wenigen Tagen.
- **Lungenpest:** Diese kann als primäre oder sekundäre Erkrankung auftreten.

Werden Erreger inhaliert, kommt es neben den geschilderten Symptomen zu Husten, Hämoptysen und Brustschmerzen. Das Röntgenbild zeigt eine massive, multilobäre Bronchopneumonie. Als sekundäre Lungenpest wird das gleichartig verlaufende Krankheitsbild bezeichnet, wenn es aufgrund einer Septikämie entsteht. Die Sterblichkeit ist auch bei frühzeitiger Antibiotikatherapie sehr hoch.

Therapie. Die Behandlung erfolgt mit Doxycyclin per os oder per infusionem für 10 Tage. Sehr gut wirksam, unter Beachtung der Nebenwirkungen, ist auch Streptomycin (2 × 15 mg pro Kilogramm Körpergewicht pro Tag intramuskulär für 10 Tage). Als Alternativen stehen Chloramphenicol (initial 25 mg pro Kilogramm Körpergewicht intravenös, anschließend 100 mg pro Kilogramm Körpergewicht pro Tag per os für 10 Tage) oder Kombinationen der angegebenen Medikamente zur Verfügung.

Labordiagnostik

Die Erreger können im Aspirationsmaterial aus einer Beule, im Blut bei Bakteriämie oder im Sputum bei Lungenpest mikroskopisch (Giemsa- oder Wayson-Färbung), in der Kultur oder durch PCR nachgewiesen werden. Der Antikörpernachweis (ELISA) ist erst nach 5 Tagen möglich.

Maßnahmen der Verhütung und Bekämpfung

Ein Totimpfstoff mit eingeschränkter Schutzwirkung für 6 Monate steht für Pflege- und Laborpersonal zur Verfügung. Für gefährdete Personen ist eine Chemoprophylaxe mit Doxycyclin oder Cotrimoxazol möglich. Die Pesterreger sind bei aerogener Übertragung hochinfektiös. Daher sind bei Lungenpest strenge Desinfektions- und Isolationsmaßnahmen zwingend.

> Der Erkrankungsverdacht ist meldepflichtig (Merkblatt für Ärzte „Pest": www.rki.de).

Beratung und spezielle Diagnostik

Konsiliarlabor für Yersinia pestis
Max-von-Pettenkofer-Institut für Hygiene und Medizinische Mikrobiologie der LMU München
Tel.: 089 / 5160–5201
Ansprechpartner:
Herr Prof. Dr. Dr. J. Heesemann,
Herr Dr. A. Rakin
E-Mail: heesemann@m3401.mpk.med.uni-muenchen.de

Literatur

Inglesby TV, Dennis DT, Henderson DA, et al. Plague as a biological weapon: medical and public health management. Working Group on Civilian Biodefense. JAMA. 2000;283: 2281–90.

Titball RW, Leary SE. Plague. Br Med Bull. 1998; 54:625–33.

Burkholderia pseudomallei/Melioidose

U. Bienzle, F. Mockenhaupt

Erreger

Burkholderia pseudomallei, die Erreger der Melioidose, sind bewegliche, aerobe, gramnegative Stäbchen, die auf den gängigen Kulturmedien gezüchtet werden können. Zwei Subtypen sind bekannt.

Häufigkeit, Verbreitung und Bedeutung der Infektion

Die Melioidose ist in Südostasien, Neuguinea und Nordaustralien verbreitet und tritt gehäuft während der Regenzeit auf. Besonders in den südostasiatischen Reisanbaugebieten lassen sich die Erreger im Erdreich und in stehenden Gewässern nachweisen. Dort finden sich bei nahezu der Hälfte der Bevölkerung Antikörper.

Übertragung, Infektion und Pathogenese

Der Erreger wird durch Schmierinfektion oder Inhalation übertragen. Die häufigsten Eintrittspforten sind wahrscheinlich geringfügige Hautläsionen. Die Erkrankung kann lokal begrenzt bleiben. Es bildet sich ein Abszess. Meist jedoch kommt es zu einer Beteiligung der regionären Lymphknoten und zur Abszedierung oder, besonders bei Immunsupprimierten, zu einer Dissemination mit Septikämie und Abszessbildung in zahlreichen Organen.

Klinisches Bild und Therapie

Symptomatik. Symptomlose, unerkannt verlaufende Infektionen sind häufig (subakute chronische Form). Aus ihnen können sich noch nach vielen Jahren manifeste Erkrankungen entwickeln. Mehr als die Hälfte der manifesten Erkrankungen verläuft als akute septikämische Form. Nach einer Inkubationszeit von bis zu mehreren Wochen erkrankt der Patient mit Fieber, schwerem Krankheitsgefühl, Durchfall, zunehmender Bewusstseinseinschränkung, Schädigung der Leber- und Nierenfunktion, Leukozytose und Gerinnungsstörungen. In allen Organen können sich multiple Abszesse bilden, bevorzugt jedoch in Lunge, Leber und Milz. Die Letalität liegt bei 90%. Bleibt die Infektion auf die Lunge beschränkt (akute lokalisierte Form), klagt der Patient über Bronchitis und Dyspnoe. Eine Hämoptyse kann Folge einschmelzender Lungenabszesse sein. Lokalisierte Abszessbildungen können auch in Haut, Unterhautgewebe, Lymphknoten, Parotis (häufig bei Kindern), Prostata, Hoden, Gelenken und Knochen, Nieren und selten im Gehirn auftreten. Die Letalität erreicht, je nach Lokalisation, bis zu 20%. Ein thermolabiles Exotoxin des Erregers kann ohne weitere klinische Manifestationen eine periphere motorische Parese verursachen. Differenzialdiagnostisch müssen ein Guillain-Barré-Syndrom und Meningoenzephalitiden ausgeschlossen werden.

Zur Therapie werden Cephalosporine, wie Ceftazidim (3 × 40 mg pro Kilogramm Körpergewicht pro Tag für 2–3 Wochen), empfohlen. Die Behandlung wird dann mit Amoxicillin (500 mg)/Clavulansäure (125 mg), jeweils 3-mal täglich, für bis zu 6 Monate fortgesetzt. Die Behandlungsdauer richtet sich nach dem klinischen Befund. Chloramphenicol (100 mg pro Kilogramm Körpergewicht pro Tag) und Doxycyclin (4 mg pro Kilogramm Körpergewicht pro Tag) in Kombination mit Trimethoprim/Sulfamethoxazol sind Mittel der 2. Wahl.

Labordiagnostik

Die Diagnose stützt sich auf den Nachweis der Erreger mittels Kultur oder PCR sowie auf den Antikörpernachweis.

Maßnahmen der Verhütung und Bekämpfung

Eine Impfung steht nicht zur Verfügung. Infektionen von Tier zu Mensch oder von Mensch zu Mensch sind nicht zu befürchten. Daher ist die Isolierung von Patienten nicht erforderlich.

■ Beratung und spezielle Diagnostik

Konsiliarlaboratorium für Pseudomonas und Mukoviszidosebakteriologie
Institut für Medizinische Mikrobiologie der MH Hannover
Postfach 610180
30601 Hannover
Tel.: 0511 / 532 – 6769
Ansprechpartner:
Herr Prof. Dr. D. Bitter-Suermann
E-Mail:
bitter-suermann.dieter@mh-hannover.de

Konsiliarlaboratorium für Pseudomonas und Mukoviszidosebakteriologie
Max-von-Pettenkofer-Institut für Hygiene und Medizinische Mikrobiologie der LMU München
Tel.: 089 / 5160 – 5201
Ansprechpartner:
Herr Prof. Dr. Dr. J. Heesemann,
Herr Dr. A. Rakin
E-Mail: heesemann@m3401.mpk.med.uni-muenchen.de

Literatur:

Dance DA. Melioidosis. Curr Opin Infect Dis. 2002;15:127–32.

Pseudomonas mallei/Malleus, „Rotz"

U. Bienzle, F. Mockenhaupt

Pseudomonas mallei ist der Erreger von Malleus („Rotz"), einer Erkrankung von Huftieren (Pferde, Esel), die extrem selten durch Sekrete oder Hautkontakt vom Tier auf den Menschen übertragen wird. Laborinfektionen werden gelegentlich beschrieben. Die Krankheit verläuft akut mit Fieber, schmerzhaften, papulösen, eitrigen und ulzerierenden Hautveränderungen, Lymphangitis und Bildung multipler Abszesse in Muskulatur und inneren Organen. Chronische Verläufe wurden beschrieben. Die Therapie entspricht derjenigen bei Melioidose.

■ Beratung und spezielle Diagnostik

Konsiliarlaboratorium für Pseudomonas und Mukoviszidosebakteriologie
Institut für Medizinische Mikrobiologie der MH Hannover
Postfach 610180
30601 Hannover
Tel.: 0511 / 532 – 6769
Ansprechpartner:
Herr Prof. Dr. D. Bitter-Suermann
E-Mail:
bitter-suermann.dieter@mh-hannover.de

Konsiliarlaboratorium für Pseudomonas und Mukoviszidosebakteriologie
Max-von-Pettenkofer-Institut für Hygiene und Medizinische Mikrobiologie der LMU München
Tel.: 089 / 5160 – 5201
Ansprechpartner:
Herr Prof. Dr. Dr. J. Heesemann,
Herr Dr. A. Rakin
E-Mail: heesemann@m3401.mpk.med.uni-muenchen.de

19 Systeminfektionen

Plasmodien/Malaria

U. Bienzle, F. Mockenhaupt

Erreger

Vier Spezies des Einzellers Plasmodium sind humanpathogen: Plasmodium falciparum (Malaria tropica), P. vivax und P. ovale (Malaria tertiana) und P. malariae (Malaria quartana). Die Parasiten befallen und zerstören die Erythrozyten. Während Infektionen mit P. vivax, P. ovale oder P. malariae nur in Ausnahmefällen einen lebensbedrohlichen Verlauf nehmen, kann die Malaria tropica rasch zum Vollbild der schweren und komplizierten Malaria fortschreiten.

Häufigkeit, Verbreitung und Bedeutung der Infektion

Das Verbreitungsgebiet der Malaria umschließt die Tropen und Subtropen (Abb. 19.1). In Afrika herrscht P. falciparum vor, P. vivax dagegen in Mittel- und in Teilen von Südamerika, Nordafrika, dem Mittleren Osten sowie auf dem Indischen Subkontinent. Die beiden Erreger treten etwa gleich häufig in Ostasien, Ozeanien und in Teilen Südamerikas auf. In Afrika südlich der Sahara ist P. vivax selten. P. ovale ist in Westafrika häufig. P. malariae ist in allen Malariaendemiegebieten vertreten. Die Malaria ist die bedeutendste parasitäre Infektionskrankheit des Menschen. Mehr als 40 % der Weltbevölkerung lebt in malariagefährdeten Regionen. Jährlich treten geschätzte 300–500 Millionen Neuerkrankungen und 2–3 Millionen Todesfälle auf. Nahezu 90 % der Morbidität und der Mortalität betreffen Afrika südlich der Sahara. Dort ist die Malaria stellenweise die führende Todesursache bei Kindern. Schwangere sind eine weitere Risikogruppe. In Europa tritt die Malaria als importierte Infektion bei Immigranten und Reisenden auf. In mehr als 80 % der jährlich etwa 1000 gemeldeten Fälle wird P. falciparum nachgewiesen. Der

---

Malariaprophylaxe 2002

Einteilung in Zonen mit unterschiedlicher medikamentöser Chemoprophylaxe gemäß Empfehlungen der „Deutschen Gesellschaft für Tropenmedizin und Internationale Gesundheit".
(Stand: Juni 2002)

- ☐ Gebiete, wo Malaria nicht oder nicht mehr vorkommt
- ▨ Gebiete mit sehr beschränktem Malariarisiko; Malariaübertragung selten
- ▩ Gebiete mit Malariaübertragung

- **MP** Mefloquin (Lariam) oder alternativ Atovaquon/Proguanil (Malarone) zur Chemoprophylaxe
- **APP** Atovaquon/Proguanil (Malarone) zur Chemoprophylaxe
- übrige Malariagebiete: Mückenschutz empfohlen (minimales Risiko, siehe Länderliste)

- **APT/ALT** Keine Chemoprophylaxe empfohlen. Atovaquon/Proguanil (Malarone) oder Artemether/Lumefantrin (Riamet) zur Notfalltherapie
- **MT** Keine Chemoprophylaxe empfohlen. Mefloquin (Lariam) oder alternativ Atovaquon/Proguanil (Malarone) oder alternativ Artemether/Lumefantrin (Riamet) zur Notfalltherapie
- **CT** Keine Chemoprophylaxe empfohlen. Chlorochin zur Notfalltherapie

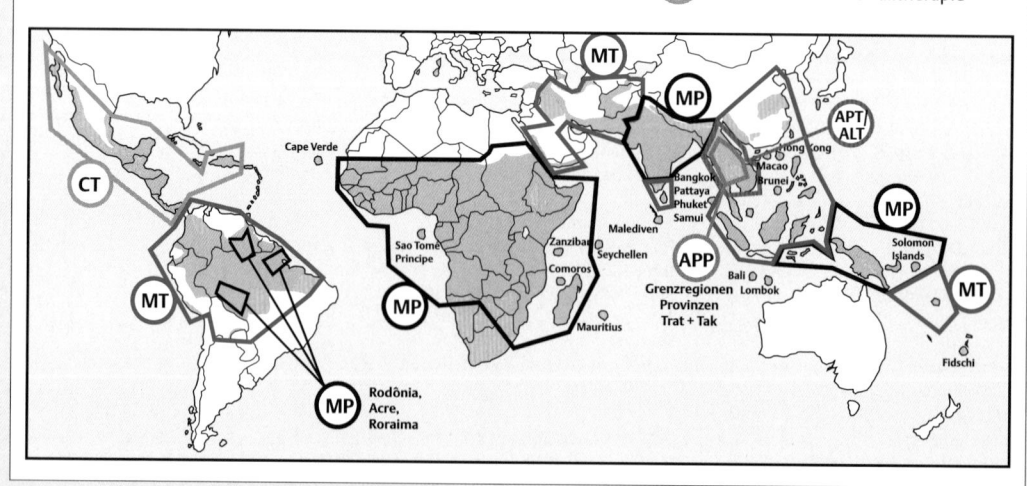

Abb. 19.1 Chemoprophylaxe der Malaria nach den Empfehlungen der „Deutschen Gesellschaft für Tropenmedizin und Internationale Gesundheit" (www.dtg.mwn.de/malaria).

Großteil der Patienten wird binnen kurzer Zeit (Median: 4 Tage) nach Rückkehr aus den Endemiegebieten symptomatisch. Der Anteil schwerer und komplizierter Verläufe der importierten Malaria tropica liegt bei etwa 9 %.

Übertragung, Infektion und Pathogenese

Entwicklungszyklus. Die Malaria wird durch nacht- und dämmerungsaktive weibliche Mücken der Spezies **Anopheles** (Moskitos) übertragen. Der parasitäre Enwicklungszyklus unterteilt sich in die asexuelle Vermehrung im Mensch und die sexuelle Vermehrung im Vektor. Sporozoiten aus den Speicheldrüsen infizierter Anopheles werden während einer Blutmahlzeit inokuliert und befallen binnen Minuten Leberparenchymzellen. Dort findet eine asexuelle Teilung statt, an deren Ende die Freisetzung von Merozoiten in die Zirkulation steht. Die Dauer dieser Gewebeschizogonie entspricht der Inkubationszeit von 5–16 Tagen, kann aber auch wesentlich länger dauern. Bei Infektionen mit P. vivax oder P. ovale kann ein Teil der Erreger in einem hepatischen Ruhestadium (Hypnozoiten) verbleiben und nach Monaten bis Jahren wieder in den Zyklus eintreten. Die Merozoiten befallen Erythrozyten und durchlaufen Stadien der erythrozytären Schizogonie (Ring, Trophozoit, Schizont), an deren Ende die Lyse der Zellen, die Freisetzung von Merozoiten und eine erneute Invasion von Erythrozyten steht. Ein Teil der Erreger differenziert zu geschlechtlichen Gametozyten, die von Anopheles aufgenommen werden. Der sexuelle Entwicklungszyklus in der Mücke (Sporogonie) endet mit der Ausbildung infektiöser Sporozoiten. Kongenitale Infektionen treten ebenso auf wie die Übertragung durch Transfusionen oder den Gebrauch infizierter Nadeln, sind jedoch selten.

Pathogenese. Symptome werden durch die erythrozytären Formen verursacht. Neben der Zerstörung von Erythrozyten und der Freisetzung von Parasitenbestandteilen trägt, im Fall von P. falciparum, die Sequestrierung infizierter Erythrozyten zur Pathogenese bei. Bei der Lyse parasitierter Erythrozyten werden Pyrogene freigesetzt („Wechselfieber"). Parasitenbestandteile induzieren die Ausschüttung von Zytokinen, wie z. B. Tumornekrosefaktor (TNF), der eine zentrale Rolle in der Pathogenese der zerebralen Malaria zu spielen scheint. TNF fördert zudem die Expression vaskulärer Adhäsionsmolekülen. Die Sequestrierung P.-falciparum-infizierter Erythrozyten im kapillaren Gefäßbett beeinträchtigt die Mikrozirkulation und führt zu lokaler Hypoxie, Zell- und Organschädigung. Bei zerebralem Befall finden sich Mikrohämorrhagien, Nekrosen und entzündliche Reaktionen. Die Sequestrierung wird über Antigene in der Membran infizierter Erythrozyten vermittelt und ist bei reiferen Parasiten ausgeprägt. Im peripheren Blut sind nahezu ausschließlich Ringformen von P. falciparum nachweisbar. Daher spiegelt, abhängig vom Entwicklungszyklus, die periphere Parasitendichte die tatsächliche Parasitenlast nur unzureichend wider. Bei Schwangeren kommt es zur Sequestrierung von P. falciparum im plazentaren Gewebe. Mütterliche Anämie, Behinderung der lokalen Zirkulation und Ausschüttung inflammatorischer Zytokine tragen zu Abort, Frühgeburtlichkeit und intrauteriner Wachstumsretardierung bei. Im unbehandelten Verlauf ist eine Spleno(hepato)megalie ebenso obligat wie eine Anämie. Letztere wird durch die parasitenbedingte Erythrozytenzerstörung und die Phagozytose mechanisch und immunologisch geschädigter Erythrozyten im Monozyten-Makrophagen-System verursacht. Bedeutsam ist aber auch die Depression der Erythropoese, die das akute Geschehen um Wochen überdauern kann. Eine Thrombozytopenie ist sehr häufig.

Immunität. Auch bei wiederholter Exposition entsteht keine sterile Immunität, die Neuinfektionen verhindert. Eine Semi-Immunität entwickelt sich bei älteren Kindern und Erwachsenen als Folge kontinuierlicher Exposition und ist durch eine milde oder fehlende klinische Symptomatik bei chronischen und geringen Parasitämien charakterisiert. Die Persistenz polyklonaler Infektionen (Prämunition) scheint zudem einen relativen Schutz vor dem Ausbruch einer Malaria zu vermitteln. In den Endemiegebieten sind Neugeborene während der ersten Lebensmonate unter anderem durch mütterliche Antikörper geschützt. Das Fehlen bzw. eine ungenügende Entwicklung der Semi-Immunität erklärt die hohe Anfälligkeit und Morbidität jüngerer Kinder.

Schutz. Mehrere in Malariagebieten häufige genetische Polymorphismen vermitteln einen relativen Schutz vor der Malaria. Dazu zählen Sichelzellhämoglobin, Hämoglobin C, α-Thalassämie und Glukose-6-Phosphat-Dehydrogenase-Mangel des Erythrozyten.

Klinisches Bild und Therapie

Die Inkubationszeit beträgt, je nach Parasitenspezies, zwischen 5–7 und 35 Tagen, kann jedoch bei insuffizienter Chemoprophylaxe erheblich verlängert sein. Die Symptomatik ist initial unspezifisch. Allgemeinsymptome – wie Abgeschlagenheit, Kopf- und Gliederschmerzen – bergen die Gefahr der Verwechslung mit einem grippalen Infekt. Fieber kann anfänglich fehlen oder kontinuierlich bzw. unregelmäßig intermittierend auftreten. „Klassische" Fieberanfälle setzen mit Schüttelfrost, Kältegefühl und Temperaturanstieg ein und werden nach 10 Minuten bis einer Stunde durch ein Fieberstadium von 2–6 Stunden Dauer abgelöst. Fieberkrämpfe und Erbrechen sind nicht selten. Anämie und Spleno(hepato)megalie entwickeln sich im Verlauf.

P. falciparum (Malaria tropica)

Schwerer Verlauf. Die initialen Krankheitserscheinungen der Malaria tropica unterscheiden sich nicht von denen der Malaria tertiana oder Malaria quartana. Der Fieberverlauf ist uncharakteristisch. Gefürchtet ist die Entwicklung einer komplizierten und schweren Malaria. Diese besteht bei P.-falciparum-Parasitämie und mindestens einem der in der folgenden Übersicht dargestellten Befunde.

> **Symptome der schweren und komplizierten Malaria tropica bei Kindern**
> Asexuelle P.-falciparum-Parasitämie mit einem oder mehreren der folgenden Symptome **und** Ausschluss anderer Ursachen für diese Symptome:
> - Bewusstseinsstörung (Blantyre-Koma-Score ≤ 3)
> - Ausgeprägte Erschöpfung (Unfähigkeit zu sitzen oder zu trinken bei einem Kind, das normalerweise dazu in der Lage ist)
> - Atemnot (azidotische Atmung – Kussmaul –, anhaltendes Nasenflügeln, anhaltende interkostale Einziehungen)
> - Multiple Krampfanfälle (mindestens 2 binnen 24 Stunden)
> - Zirkulatorischer Kollaps (Hypotension, kalte Peripherie, schwache oder fehlende periphere Pulse)
> - Lungenödem (radiologisch gesichert)
> - Abnorme Blutungen (Nase, Gaumen, Magen-Darm-Trakt, Blutentnahmestellen)

- Ikterus
- Hämoglobinurie
- Schwere Anämie (Hämoglobinwert von weniger als 5 g/dl)
- Niereninsuffizienz (Ausscheidung von weniger als 12 ml pro Kilogramm Körpergewicht pro 24 Stunden und/oder Kreatininwert oberhalb der Altersnorm)
- Hypoglykämie (Blutzuckerwert von weniger als 40 mg/dl)
- Azidose (pH-Wert unter 7,25, Plasmabikarbonatkonzentration weniger als 15 mmol/l)
- Hyperlaktatämie (Plasmalaktatwert von mehr als 5 mmol/l)
- Hyperparasitämie (mindestens 5–20 % der Erythrozyten parasitär befallen; Grenzwert abhängig von der Endemizität)

Komplikationen. Zu den wichtigsten Komplikationen zählt die zerebrale Malaria, ein Koma mit Nachweis von P. falciparum bei Ausschluss anderer Ursachen einer Bewusstseinsstörung. Prodromi können fehlen. Bei etwa der Hälfte der Patienten kommt es zu – vorwiegend generalisierten – Krampfanfällen. Die Sterblichkeit ist hoch; neurologische Residuen werden bei mehr als 10 % der betroffenen Kinder beobachtet, bei Erwachsenen seltener. Die Anämie ist meist normozytär. Blässe, Tachykardie, Dyspnoe, Ikterus und schließlich Herz-Kreislauf-Versagen können eintreten. Bei Kindern mit schwerer und komplizierter Malaria treten Krampfanfälle, Hyperpyrexie, Hypoglykämie, Husten, Diarrhö und Erbrechen und folglich Dehydrierung häufig auf. Die Hypoglykämie trägt zur Störung des Säure-Basen-Haushalts bei. Andere Komplikationen betreffen vorwiegend Erwachsene. Eine Niereninsuffizienz bis zur Urämie kann auftreten, ist jedoch bei suffizienter Therapie meist voll reversibel. Ein nichtkardiales Lungenödem kann sich verzögert entwickeln und hat eine schlechte Prognose. Selten wird eine disseminierte intravasale Koagulopathie bei erwachsenen nichtimmunen Patienten beobachtet. Geringe Parasitämien als Folge unzureichender Therapie können noch Monate nach abgeschlossener Behandlung eine Rekrudeszenz der Malaria verursachen.

P. ovale und P. vivax (Malaria tertiana)

Im unbehandelten Verlauf stellen sich Fieberschübe alle 48 Stunden ein. Die Erkrankung ist nach 3–8 Wochen oder längerer Dauer selbstlimitierend. Komplizierte Verläufe stellen die Ausnahme dar (Milzruptur). Differenzialdiagnostische Bedeutung besitzen die Rezidive. Da die Hypnozoiten durch die Mehrzahl der Medikamente nicht eliminiert werden, kann ein Rezidiv auch lange Zeit nach einem Aufenthalt in Endemiegebieten und trotz regelrechter Chemoprophylaxe auftreten.

P. malariae (Malaria quartana)

Die Fieberanfälle neigen zur frühzeitigen Periodik (alle 72 Stunden). Komplikationen sind selten. Eine Reaktivierung der Erkrankung, allerdings seltener als bei der Malaria tertiana, kann noch nach (mehr als 30!) Jahren eintreten. Dem Geschehen liegt eine Rekrudeszenz zugrunde, die von bislang nicht identifizierten Ruheformen ausgeht. Eine Besonderheit stellt die Quartananephrose dar. Dieses chronisch verlaufende nephrotische Syndrom auf dem Boden einer Immunkomplexnephritis findet sich selten bei Kindern in Hochendemiegebieten und ist medikamentös schwer zu beeinflussen.

Therapie

Die Therapie richtet sich nach der Erregerspezies, der Resistenzlage und bei komplizierter Malaria nach den Prinzipien der Intensivmedizin. Die Behandlung der Malaria tertiana und quartana kann ambulant erfolgen, diejenige der Malaria tropica findet stationär statt. Chloroquin ist das Mittel der Wahl für die Therapie der P.-malariae- und P.-ovale-Malaria Bei P.-vivax-Infektionen aus Südostasien und Ozeanien besteht die Möglichkeit einer Chloroquinresistenz. Hier kann alternativ Mefloquin eingesetzt werden. Chloroquin ist unter anderem bei Psoriasis, Porphyrie und Netzhauterkrankungen kontraindiziert. Zur Rezidivprophylaxe wird bei Malaria tertiana im Anschluss Primaquin für die Dauer von 2 Wochen verabreicht. Bei Schwangeren und bei Kindern unter einem Jahr ist die Substanz kontraindiziert. Bei Glukose-6-Phosphat-Dehydrogenase-Mangel (Migranten!) werden die Dosis halbiert und die Therapiedauer verdoppelt, um eine Hämolyse zu vermeiden. Relativ primaquinunempfindliche Stämme werden in Südostasien, in Ozeanien und teilweise in Afrika beobachtet. In diesem Fall ist eine Erhöhung der Dosis auf 0,33 mg Base pro Kilogramm Körpergewicht zu empfehlen.

Resistenz. Der Großteil importierter P.-falciparum-Infektionen stammt aus Gebieten mit Resistenz gegenüber Chloroquin. Im Zweifelsfall sollte von einem resistenten Erreger ausgegangen werden. Dies trifft auch für die Mefloquinresistenz in Südostasien und in geringerem Umfang auch in Afrika und Südamerika zu.

Nebenwirkungen. Die Therapie mit Mefloquin (Lariam) ist mit einer erheblichen Nebenwirkungsrate behaftet (**Cave:** zu 5–10 % neuropsychiatrische Nebenwirkungen). Vorsicht gilt bei vorbestehenden Herzrhythmusstörungen, Erkrankungen des Zentralnervensystems, einer Komedikation mit herzwirksamen Substanzen sowie bei Anbehandlung mit Chinin (und umgekehrt). Neuere Präparate stehen nur begrenzt zur Verfügung. Atovaquon-Proguanil (Malarone) ist auch bei multiresistenten Erregern wirksam und gut verträglich, ebenso wie das Artemisinin (Qianghaosu) und seine Derivate Artemether und Artesunate. Artemether-Lumefantrin (Riamet) eignet sich für die Therapie der unkomplizierten Malaria aus Multiresistenzgebieten. Die Zulassung ist auf Patienten in einem Alter von mindestens 12 Jahren und mit einem Körpergewicht von mindestens 35 kg beschränkt. Für Schwangere kommen Chloroquin und Chinin sowie, ab dem 2. Trimenon, Mefloquin infrage.

Notfalltherapie. Eine schwere und komplizierte Malaria ist ein medizinischer Notfall. Die Behandlung sollte auf der Intensivstation mit dem schnellwirksamen Chinin intravenös erfolgen. Bei Infektionen aus Indochina, dem Amazonasbecken und Ostafrika sollte die zusätzliche Gabe von Doxycyclin erwogen werden. Nicht seltene Nebenwirkungen der intravenösen Chinintherapie sind Schwindel, Tinnitus, Hörminderung und Erbrechen. Das Medikament wird in 5 %iger Glukoselösung verabreicht, um den häufigen chinininduzierten Hypoglykämien entgegenzusteuern. Sobald möglich, sollte auf eine orale Medikation umgestellt werden. Supportive Maßnahmen bei schwerer und komplizierter Malaria beinhalten unter anderem Glukosedauerinfusion, Paracetamol bei Körpertemperaturen über 39 °C, Benzodiazepinderivate bei Krampfanfällen, Flüssigkeitsrestriktion bei Hyponatriämie, Transfusion und eventuell Dialyse oder Beatmung.

Die Prognose der Malaria tertiana und der Malaria quartana ist gut. Gleiches gilt für die Malaria tropica bei frühzeitiger Therapie. Die Letalität in Deutschland liegt bei etwa 2 %. Zu den bedroh-

Antiparasitäre Therapie der Malaria

Indikation	Medikament	Dosierung	Nebenwirkungen (Auswahl)
Malaria tertiana und Malaria quartana	Chloroquin p. o.	initial 10 mg Base/kgKG, gefolgt von 5 mg/kgKG nach 6, 24 und 48 Stunden	meist gering, Übelkeit und Erbrechen, Magenschmerzen, Kopfschmerz; selten Parästhesien, Juckreiz, Blutdruckabfall; sehr selten neuropsychiatrische Symptome oder zerebelläre Dysfunktion, Augenschäden
Rezidivprophylaxe (Malaria tertiana)	Primaquin p. o.	0,25 mg Base/kgKG täglich für 14 Tage	Übelkeit, Erbrechen, Kopfschmerz; selten Brustschmerz, Sehstörungen, Juckreiz; Hämolyse bei Glukose-6-Phosphat-Dehydrogenase-Mangel!
Unkomplizierte Malaria tropica	Mefloquin p. o.	initial 750 mg, gefolgt von 500 mg nach 6 Stunden, gefolgt von 250 mg nach weiteren 6 Stunden bei einem Körpergewicht über 60 kg; Kinder ab 3. Lebensmonat und einem Körpergewicht über 5 kg: 15 mg/kgKG, gefolgt von 10 mg/kgKG nach 6–24 Stunden	häufig Übelkeit, Erbrechen, Durchfall, Schwindel, Benommenheit, Gleichgewichtsstörungen; selten psychische oder zentralnervöse Störungen, z. B. depressive Verstimmung, bradykarde Herzrhythmusstörungen
	Atovaquon-Proguanil p. o.	Atovaquon (1000 mg) und Proguanil (400 mg) – 4 Tabletten – einmal täglich für 3 Tage; Kinder mit einem Körpergewicht über 10 kg: 1–4 Tabletten einmal täglich für 3 Tage, entsprechend dem Körpergewicht	Bauchschmerzen, Diarrhö, Husten, Übelkeit, Erbrechen, gelegentlich reversibler Anstieg der Transaminasenwerte
	Artemether-Lumefantrin p. o.	Artemether (20 mg) und Lumefantrin (480 mg) – 4 Tabletten – initial und nach 8, 24, 36, 48 und 60 Stunden; Kinder ab 12 Jahren erhalten die Erwachsenendosis	häufig Kopfschmerzen, Schwindel, abdominelle Schmerzen, Anorexie, Schlafstörungen, Palpitationen, Diarrhö, Übelkeit, Erbrechen, Pruritus, Ausschlag, Husten
	Chinin p. o.	10 mg Base /kg KG dreimal täglich für 10 Tage*	Übelkeit, Erbrechen, Schwindel, Tinnitus, Hypoglykämie, Sehstörungen, Lebertoxizität, Herzrhythmusstörungen; selten Hämolyse, Thrombozytopenie
Schwere und komplizierte Malaria tropica	Chinin i. v.	initial 20 mg Base/kgKG als Loading Dose in 5 %iger Dextroseinfusion über 4 Stunden, gefolgt von 10 mg/kgKG i. v. über 2–4 Stunden alle 8 Stunden, bis eine Umstellung auf die orale Medikation möglich ist*	wie oben, bei intravenöser Gabe ausgeprägter; keine Loading Dose bei Mefloquin- oder Chiningabe während der vorangegangenen 24 Stunden!

* Kombination mit Doxycyclin (**Cave:** Kontraindikationen) – 3 mg/kgKG/Tag für 7–10 Tage – zur Vermeidung von Rekrudeszenzen

lichsten Komplikationen unter der Therapie zählt das Lungenödem. Zu überwachen sind Temperatur, Herzfrequenz, Blutdruck, Flüssigkeitsbilanz, zentraler Venendruck, Atemfrequenz, Parasitendichte, Blutbild mit Thrombozytenzahl, Gerinnungsstatus, Blutzucker, Nierenfunktion und Säure-Basen-Haushalt. Austauschtransfusionen werden uneinheitlich beurteilt. Bei symptomatischer Parasitämie 3 Tage nach Therapiebeginn sollte ein Medikamentenwechsel erwogen werden.

Labordiagnostik

Anamnese. Ein wesentliches diagnostisches Mittel ist die Anamnese! Eine Chemoprophylaxe oder eine lange zurückliegende Exposition schließen eine Malaria nicht aus. Aufgrund der unspezifischen Symptomatik und der Verschlechterung der Prognose bei verschleppter Diagnose gilt jede fieberhafte Erkrankung nach Tropenaufenthalt zunächst als Malaria. Der Fieberverlauf spielt dabei keine Rolle.

Erregernachweis. Die Diagnose wird durch den mikroskopischen Nachweis von Plasmodien gestellt. Methode der Wahl ist der nach Giemsa gefärbte „dicke Tropfen". Die untere Nachweisgrenze liegt bei etwa 10–20 Plasmodien pro Milliliter. Bei unklaren Fällen werden Blutproben in Serie (z. B. alle 6 Stunden) entnommen. Blutausstriche dienen der Speziesdifferenzierung. Malariaschnelltests beruhen auf dem Nachweis parasitären Antigens. Einzelne Tests können zwischen P. falciparum und Non-falciparum-Erregern differenzieren. Ihre Sensitivität ist derjenigen des „dicken Tropfens" vergleichbar. Alle derzeit erhältlichen Schnelltests können bei Anwesenheit von Rheumafaktoren falschpositive Ergebnisse liefern. Falsch-negative Resultate trotz hoher Parasiten-

19 Systeminfektionen

Dosierung von Malariamedikamenten zur Prophylaxe und zur notfallmäßigen Selbstbehandlung der Malaria

Medikament	Prophylaxe	Notfallmäßige Selbstbehandlung*	Anmerkungen
Chloroquin (z. B. Resochin, Weimerquin)	300 mg Base pro Woche, bei einem Körpergewicht über 75 kg 450 mg pro Woche (Kinder: 5 mg/kgKG/Woche); Dauer: 1 Woche vor bis 4 Wochen nach Aufenthalt im Malariagebiet	geeignet	nur in Gebieten mit chloroquinsensitiven Stämmen von P. falciparum
Proguanil (Paludrine)	200 mg/Tag (2 × 1 Tablette/Tag; Kinder: 3 mg/kgKG/Tag)	nicht geeignet	Chemoprophylaxe nur in Kombination mit Chloroquin
Mefloquin (Lariam)	250 mg (1 Tablette) pro Woche (Kinder ab 3. Lebensmonat und einem Körpergewicht über 5 kg: 5 mg/kgKG/Woche); Dauer: 1 Woche vor bis 4 Wochen nach Aufenthalt im Malariagebiet	geeignet für Erwachsene und für Kinder ab 3. Lebensmonat und einem Körpergewicht über 5 kg	bei erster prophylaktischer Einnahme Beginn 2–3 Wochen vor Abreise, um bei Unverträglichkeit alternative Präparate zu wählen; nicht vor dem 2. Trimenon
Atovaquon-Proguanil (Malarone)	250/100 mg (1 Tablette) pro Tag; Dauer: 1–2 Tage vor bis 7 Tage nach Aufenthalt im Malariagebiet	geeignet für Erwachsene und für Kinder mit einem Körpergewicht über 10 kg	zur Prophylaxe für Erwachsene mit einem Körpergewicht über 40 kg und einem Aufenthalt von höchstens 28 Tagen zugelassen, jedoch nicht für Kinder
Artemether-Lumefantrin (Riamet)	nicht geeignet	geeignet für Erwachsene und für Kinder ab einem Alter von mindestens 12 Jahren und einem Körpergewicht von mindestens 35 kg	insbesondere als Reservemittel für Hochresistenzgebiete in Südostasien
Doxycyclin	100 mg/Tag (nicht für Kinder unter 8 Jahren); Dauer: 1–2 Tage vor bis 4 Wochen nach Aufenthalt im Malariagebiet	nicht geeignet	zur Chemoprophylaxe in Deutschland nicht zugelassen

* Dosierungen entsprechen den Therapieangaben in der vorangestellten Tabelle

dichte wurden beschrieben. Schnelltests ergänzen die Mikroskopie, ersetzen sie aber nicht.

Molekularbiologische Nachweisverfahren, wie die PCR, besitzen die höchste Sensitivität, spielen aber für die Diagnose der akuten Malaria keine Rolle. Ihr Wert liegt in der sicheren Speziesdifferenzierung. Plasmodienantikörper lassen sich bei Erstinfizierten etwa 1–2 Wochen nach Erkrankungsbeginn nachweisen. Die Serologie (Immunfluoreszenz, ELISA) besitzt daher keinen Stellenwert in der Akutdiagnostik.

Laborchemisch zeigen sich Entzündungszeichen, meist Thrombozytopenie und Anämie. Bei Weiterbestehen einer fieberhaften Symptomatik trotz Eliminierung der Parasiten sind Blutkulturen indiziert, um die nicht seltenen Bakteriämien zu erfassen.

Maßnahmen der Verhütung und Bekämpfung

Präventive Maßnahmen. Eine Impfung steht nicht zur Verfügung. Das Risiko einer Malariaerkrankung hängt von Faktoren wie Reiseziel, -dauer und -art sowie Jahreszeit ab. Eine Beratung vor Reiseantritt durch fachkundige Mediziner ist wichtig. Eine Expositionsprophylaxe senkt das Infektionsrisiko erheblich. Dazu zählen das Tragen hautbedeckender Kleidung nach Sonnenuntergang sowie die Verwendung von Repellentsien und eines Moskitonetzes. Eine Chemoprophylaxe ergänzt diese Maßnahmen. Dabei richtet sich die Wahl des Medikaments primär nach Reiseziel und Resistenzlage. Individuell müssen Vorerkrankungen und Komedikation berücksichtigt werden. Eine garantiert sichere Chemoprophylaxe existiert nicht. Die Empfehlungen der „Deutschen Gesellschaft für Tropenmedizin und Internationale Gesundheit" sind in Abb. 19.1 zusammengefasst, die Dosierungen der Medikamente in obiger Übersicht. Über aktuelle Informationen zu Endemizität und Resistenzlage verfügen die tropenmedizinischen Einrichtungen. Schwangeren ist von touristischen Reisen in Hochendemiegebiete abzuraten. Für die Chemoprophylaxe stehen nur Chloroquin, Proguanil, und, ab dem 2. Trimenon, Mefloquin zur Verfügung. Das Mitführen eines Notfallmedikaments („Stand-by") dient der Selbstbehandlung bei malariaverdächtigen Symptomen und nicht erreichbarer ärztlicher Hilfe. Dies sollte grundsätzlich nur eine Überbrückungsmaßnahme darstellen. Das alleinige Mitführen eines Notfallmedikaments unter Verzicht auf eine Chemoprophylaxe sollte nur bei kurzfristiger Exposition, geringem Risiko oder Unverträglichkeit einer Chemoprophylaxe erwogen werden. Die zusätzliche Mitnahme eines Malariaschnelltests kann bei Reisen in entlegene Gebiete sinnvoll sein. Die Bewertung des Testergebnisses durch den Reisenden ist jedoch häufig nicht zuverlässig.

Maßnahmen für Patienten und Kontaktpersonen. Kontaktpersonen sind nicht gefährdet. Malariapatienten (lebenslang) sowie Rückkehrer (6–12 Monate) und Immigranten (3 Monate) aus Endemiegebieten sind von einer Blutspende zurückzustellen.

> Nach § 7 (3) IfSG ist durch den Leiter des Labors der Nachweis von Plasmodium spp. nichtnamentlich direkt an das Robert Koch-Institut zu melden. Die einsendenden Ärzte sind verpflichtet, notwendige Begleitangaben zur Erkrankung zu machen.

■ Beratung und spezielle Diagnostik

Nationales Referenzzentrum
für tropische Infektionserreger/
Konsiliarlaboratorium für Entamoeba,
Filarien, Plasmodien, Trypanosoma
und Leishmanien
Bernhard-Nocht-Institut
für Tropenmedizin
Bernhard-Nocht-Str. 74
20359 Hamburg
Tel.: 040 / 42818–401
Leiter: Herr Prof. Dr. B. Fleischer
E-Mail: MZD@bni-hamburg.de

Literatur

Angus BJ. Malaria on the World Wide Web. Clin Infect Dis. 2001;33:651–61.
European Network on Imported Infectious Disease Surveillance. www.tropnet.net.
Leitfaden für Diagnostik und Therapie der AWMF. 042/001. Diagnostik und Therapie der Malaria. www.uni-duesseldorf.de/WWW/AWMF/ll/trop001 l.htm.
Miller LH, Baruch DI, Marsh K, Doumbo OK. The pathogenic basis of malaria. Nature. 2002;415:673–9.
Tropenmedicus. Länderinformationen zur Malariaprophylaxe. www.tropenmedicus.de.
White NJ. Malaria. In: Cook GC, ed. Mansons's Tropical Diseases. London: WB Saunders Company Ltd: 1087–164.
WHO. Severe falciparum malaria. World Health Organization, Communicable Diseases Cluster. Trans R Soc Trop Med Hyg. 2000;94(Suppl 1):S1–90.
WHO. WHO Expert Committee on Malaria. Twentieth Report. Technical Report Series, No. 892. www.rbm.who.int/docs/ecr20.pdf.
Wongsrichanalai C, Pickard AL, Wernsdorfer WH, Meshnick SR. Epidemiology of drug-resistant malaria. Lancet Infect Dis. 2002;2:209–18.

Leishmanien/Leishmaniose

U. Bienzle, F. Mockenhaupt

Erreger

Leishmanien sind Hämoflagellaten der Familie Trypanosomatidae. Die obligat intrazellulären, 2–5 μm großen, rundlichen, unbegeißelten Protozoen besitzen einen Kern und einen Kinetoplast, befallen das Monozyten-Makrophagen-System und vermehren sich durch Zellteilung. Sie sind biochemisch, molekularbiologisch, immunologisch, aber nicht morphologisch unterscheidbar. Ein Teil des Entwicklungszyklus findet in Schmetterlingsmücken (Phlebotomen) statt, den Vektoren der Parasiten. Leishmanien verursachen Erkrankungen der Haut (kutane Leishmaniose), von Haut, Schleimhaut und Knorpel (mukokutane Leishmaniose) oder mit generalisiertem Befall der Organe (viszerale Leishmaniose, Kala-Azar).

Häufigkeit, Verbreitung und Bedeutung der Infektion

Nach Schätzungen der WHO treten jährlich etwa 500 000 viszerale und etwa 12 Millionen kutane Leishmaniosen auf. Viszerale Leishmaniosen, verursacht durch L. donovani donovani, finden sich gehäuft im 10.–20. Lebensjahr (Vorkommen in Indien, Bangladesch, Nepal und China). In Ostafrika sind alle Lebensalter gleichermaßen betroffen. L. donovani infantum befällt vorwiegend Kinder (Vorkommen in Mittelmeerländern und im Vorderen Orient bis Afghanistan). L. donovani chagasi befällt Kinder und junge Erwachsene (Vorkommen in Mittel- und Südamerika sowie in der Karibik). Kutane Leishmaniosen (Aleppobeule) werden verursacht durch L. tropica (städtisch) und L. major (ländlich; Vorkommen im Mittelmeerraum bis Indien, verursacht auch Rezidivansleishmaniose). L. aethiopica kommt in Äthiopien und in Kenia vor und verursacht auch diffuse kutane Leishmaniosen. Mukokutane Leishmaniosen werden durch süd- und mittelamerikanische Spezies verursacht (unter anderem L.-brasiliensis- und L.-mexicana-Komplex, L. peruviana, L. guyanensis), die zum Teil nur kutane, aber auch diffuse kutane Leishmaniosen verursachen (Vorkommen in den USA bis Argentinien). In Deutschland sind Leishmaniosen Erkrankungen von Immigranten und Reisenden. Seit der zunehmenden Verbreitung der HIV-Infektion ist die Zahl der viszeralen Leishmaniosen in den Mittelmeerländern stark angestiegen (opportunistische Infektion).

Übertragung, Infektion und Pathogenese

Die Übertragung der Leishmanien erfolgt mit dem Stich tag- und nachtaktiver weiblicher Schmetterlingsmücken (Phlebotomen), selten durch kontaminierte Spritzen und Nadeln, Bluttransfusionen oder konnatal. Erregerreservoirs sind, je nach Leishmanienspezies, Mensch, Hund und Nager. Nur wenige Infektionen führen zur Erkrankung. Nach Inokulation werden die Parasiten in der Haut in das Monozyten-Makrophagen-System aufgenommen. Bei der kutanen Leishmaniose führt die Parasitenvermehrung in wenigen Wochen zu einer papulösen Hautveränderung, die spontan abheilt (häufig) oder ulzeriert. Da die Krankheitsentwicklung von der Immunantwort abhängig ist, kann in Extremfällen entweder das histologische Bild der diffusen kutanen Leishmaniose mit geringer Gewebereaktion und hoher Parasitendichte (lepromatöse Form) oder der Rezidivansleishmaniose mit zahlreichen Riesenzellen, wenig Lymphozyten, ohne Parasiten und ohne Nekrose entstehen (tuberkuloide Form). Bei der mukokutanen Leishmaniose entwickelt sich eine nekrotisierende, granulomatöse Entzündung der Nasenschleimhaut. Der lokal fortschreitende Prozess zerstört die

Schleimhaut sowie Bindegewebe- und Knorpelstrukturen von Nasen-Rachen-Raum, Nase und Lippen. Bei der viszeralen Leishmaniose kommt es zur Parasitendissemination in alle inneren Organe. Dies führt zur Proliferation des retikuloendothelialen Systems in Milz, Leber, Darm, Lymphknoten und Knochenmark. Das Ausmaß der Gewebe- und Organbeteiligung hängt von der Virulenz und dem Tropismus der Parasitenspezies sowie der Immunkompetenz des Infizierten ab. Übergänge zwischen den verschiedenen Verlaufsformen sind möglich. Die überstandene Leishmaniose führt zu einer lang andauernden oder lebenslangen Immunität.

Klinisches Bild und Therapie

Symptomatik. Bei der kutanen Leishmaniose bildet sich bevorzugt an stichexponierten Körperteilen an der Stelle der Parasiteninokulation nach etwa einem Monat eine juckende Papel. Daraus entwickelt sich eine harte, trockene, weiße oder hämorrhagische Kruste über einem schmerzlosen, flachen Ulkus mit aufgeworfenem Randwall (Abb. 32). Sekundärinfektionen mit regionaler Lymphangitis sind möglich. Aus einer kutanen Leishmaniose kann eine chronisch rezidivierende Rezidivansleishmaniose mit zentraler narbiger Abheilung und peripher fortschreitenden gelblichen und rötlich-bräunlichen papulösen Läsionen entstehen. Bei Immundefizienz entwickelt sich dagegen eine diffuse kutane Leishmaniose mit ausgebreiteten plaqueartigen und knotigen Hautveränderungen. Aus kutanen Leishmaniosen Süd- und Mittelamerikas können nach mehrjähriger Latenzzeit mukokutane Verlaufsformen entstehen. Bei der mukokutanen Leishmaniose kommt es nach lympho- oder hämatogener Verschleppung zur Absiedlung im Nasopharynx (Espundia). Es entwickelt sich ein granulomatöses Geschwür am Nasenseptum; dies führt zu fortschreitender ulzerierender Zerstörung der Uvula, des Gaumens und des Larynx. Bei der viszeralen Leishmaniose beträgt die Inkubationszeit 3–6 Monate. Es handelt sich um eine akut oder schleichend beginnende Erkrankung mit intermittierendem oder zweigipfligem Fieberverlauf, Splenohepatomegalie, Lymphadenopathie, Enteritis, Bronchitis, zunehmender Panzytopenie, Hypoalbuminämie, Hypergammaglobulinämie, Muskelhypotrophie und Kachexie. Handflächen, Fußsohlen und Schleimhäute färben sich dunkel (indisch: Kala-Azar). Als Komplikationen treten Blutungen und Sekundärinfektionen auf, wie Gingivitis, Stomatitis, Cancrum oris, Bronchopneumonie, Meningitis, Gastroenteritis und Sepsis. Unbehandelt sterben die meisten Patienten (mehr als 90%) an Blutungen und Sekundärinfektionen. Häufig wird ein atypischer Verlauf bei Immunsupprimierten (HIV-Infektion, Transplantation, Zytostatikatherapie) ohne Hepatosplenomegalie (bis 50%) und Fieber, jedoch mit stärkerer Ausprägung der Zytopenie und möglicher Beteiligung von Haut und Schleimhäuten beobachtet.

Therapie. Die Behandlung der kutanen Leishmaniose erfolgt mit
- Paromycinsalbe (Aminosidinsulfat): 15 % Paromycinsulfat in Vaselinum album mit 10 % Harnstoff für 3 Monate (Erfolgsrate: 78–80%),
- periläsionaler Infiltration von 5-wertigem Antimon (Glucantime oder Pentostam): 1–3 ml 2-mal wöchentlich für 3–5 Wochen (Erfolgsrate: 90%).

Die orale Antimontherapie ist bei kutaner Leishmaniose der Alten Welt auf ausgedehnte und multiple Ulzera beschränkt. Südamerikanische kutane Leishmaniosen werden immer systemisch mit 5-wertigem Antimon therapiert, da eine Schleimhautaussaat möglich ist. Auch die diffuse kutane Leishmaniose und die Rezidivansleishmaniose werden immer systemisch behandelt. Bei beiden ist die Erfolgsquote gering. Die mukokutane Leishmaniose wird systemisch behandelt (wie die viszerale Leishmaniose). Die Therapie der viszeralen Leishmaniose erfolgt mit
- liposomalem Amphotericin B (trotz des hohen Preises Mittel der Wahl): 3 mg pro Kilogramm Körpergewicht pro Tag intravenös für 10 Tage,
- 5-wertigen Antimonpräparaten, wie M-Methylglukaminantimonat (Glucantime: 85 mg/ml) oder Natriumstibogluconat (Pentostam: 100 mg/ml): 2 × 10 mg pro Kilogramm Körpergewicht pro Tag in 5 %iger Glukoselösung per infusionem für 30 Tage, auch die intramuskuläre Gabe ist möglich.

Beide Medikamente können in der Schwangerschaft verabreicht werden. Bei immunsupprimierten Patienten wird eventuell zusätzlich Interferon-γ eingesetzt (am 1. Tag 10 mg pro Kilogramm Körpergewicht subkutan, am 2. und 3. Tag jeweils 20 mg pro Kilogramm Körpergewicht; Wiederholung alle 4 Wochen). Zur Rezidivprophylaxe empfiehlt sich 5-wertiges Antimon (20 mg pro Kilogramm Körpergewicht in 5 %iger Glukoselösung per infusionem alle 4 Wochen).

Die Prognose aller Leishmaniosen ist bei immunkompetenten Patienten gut. Auch bei regelrecht behandelten Patienten können jedoch Rückfälle auftreten, zudem kann sich eine Therapieresistenz entwickeln. Bei HIV-Patienten ist die Prognose schlecht. Die mittlere Überlebensdauer liegt trotz optimaler Therapie und Rezidivprophylaxe derzeit bei einem Jahr.

Labordiagnostik

Beweisend ist der Erregernachweis. Bei kutaner und mukokutaner Leishmaniose werden Parasiten durch Abschabung aus dem Randwall des Ulkus oder durch eine Stanzbiopsie gewonnen und nach Giemsa gefärbt oder angezüchtet. Die PCR erlaubt neben dem Parasitennachweis auch die Differenzierung von Subspezies. Der Antikörpernachweis (Komplementbindungsreaktion, Immunfluoreszenztest, ELISA) ist bei kutaner Leishmaniose selten, bei mukokutaner Leishmaniose häufiger und bei viszeraler Leishmaniose immer (nicht jedoch bei Immunsupprimierten) positiv. Bei Kala-Azar kann der mikroskopische Nachweis in Knochenmark-, Milz- und Lymphknotenmaterial geführt werden. Bei Immunsupprimierten gelingt er häufig aus „Buffy Coat" und eventuell aus Urinsediment und Schleimhautabstrichen.

Maßnahmen der Verhütung und Bekämpfung

Eine Impfung steht nicht zur Verfügung. Vorbeugende Maßnahmen bestehen in der Reduzierung des Reservoirs (Nager, Hund), in der Mückenbekämpfung und in individuellem Mückenschutz.

■ Beratung und spezielle Diagnostik

Nationales Referenzzentrum
für tropische Infektionserreger/
Konsiliarlaboratorium für Entamoeba,
Filarien, Plasmodien, Trypanosoma
und Leishmanien
Bernhard-Nocht-Institut
für Tropenmedizin
Bernhard-Nocht-Str. 74
20359 Hamburg
Tel.: 040 / 42818-401
Leiter: Herr Prof. Dr. B. Fleischer
E-Mail: MZD@bni-hamburg.de

Literatur:

Choi CM, Lerner EA.Leishmaniasis: recognition and management with a focus on the immunocompromised patient. Am J Clin Dermatol. 2002;3:91–105.

Harms G, Bienzle U. Leishmaniosen – importierte Infektionen. Dtsch Ärztebl. 2000;97:1589–92.

Hepburn NC. Management of cutaneous leishmaniasis. Curr Opin Infect Dis. 2001;14:151–4.

Kafetzis DA, Maltezou HC. Visceral leishmaniasis in paediatrics. Curr Opin Infect Dis. 2002;15:289–94.

Trypanosomen/Trypanosomiasis

U. Bienzle, F. Mockenhaupt

Trypanosoma brucei gambiense und Trypanosoma brucei rhodesiense (Afrikanische Trypanosomiasis, Schlafkrankheit)

Erreger

Trypanosoma brucei gambiense (West- und Zentralafrika) und Trypanosoma brucei rhodesiense (Ostafrika) sind morphologisch nicht unterscheidbare, etwa 15–30 µm messende, extrazellulär lebende Protozoen. Die spindelförmigen Parasiten verfügen über einen zentralen Kern und einen am Hinterende gelegenen Kinetoplast, aus dem die als undulierende Membran imponierende Geißel entspringt.

Häufigkeit, Verbreitung und Bedeutung der Infektion

Die Schlafkrankheit tritt in ländlichen Gebieten Afrikas zwischen dem 10. nördlichen und dem 20. südlichen Breitengrad auf. Nachdem sie in den 1960er Jahren zurückgedrängt wurde, lässt sich infolge fehlender Kontrollprogramme wieder eine rasche Ausbreitung beobachten. Länder mit größter Prävalenz sind derzeit Angola, Sudan, Uganda und die Republik Kongo. Die geschätzte Zahl Erkrankter liegt bei 300000–500000. Zunehmend werden importierte Fälle bei Touristen nach Besuchen in ostafrikanischen Nationalparks gemeldet.

Übertragung, Infektion und Pathogenese

Die Schlafkrankheit wird durch tagaktive, blutsaugende Tsetsefliegen der Gattung Glossina übertragen. Überschreitung der Plazentaschranke und Übertragung durch Transfusion sind möglich. Die Trypanosomen leben extrazellulär in Blut, Gewebeflüssigkeit und Liquor. Die west- und zentralafrikanischen Spezies der Tsetsefliege bevorzugen Flüsse, Wasserstellen und feuchte Waldgebiete als Habitat. Die Übertragung erfolgt vorwiegend von Mensch zu Mensch. In Ostafrika tritt die Schlafkrankheit in Savannen und Koloniewäldern auf. Wild- und Haustiere (Antilopen, Rinder, Schafe usw.) stellen die häufigsten Wirte dar. Selten bei T. b. gambiense, aber bei etwa 50 % der mit T. b. rhodesiense Infizierten bildet sich an der Inokulationsstelle binnen einiger Tage eine entzündliche Schwellung, der Trypanosomenschanker. Eine systemische Parasitämie tritt nach 1–3 Wochen auf. Trypanosomen variieren ihre Oberflächenantigene und entgehen so der Abwehr des Wirts. Es resultiert eine intermittierende, zum Teil fieberhafte Parasitämie. Im Verlauf entsteht eine relative Immunsuppression. Pathogenetisch bedeutsam sind zudem die Aktivierung des Kininsystems, die Ablagerung von Immunkomplexen und das Auftreten von Autoantikörpern. Es entwickelt sich eine Vaskulitis (Störung der Gefäßpermeabilität, Ödembildung, Hypoxie). Nach der Passage der Blut-Hirn-Schranke (T. b. gambiense: nach Monaten; T. b. rhodesiense: oft nach wenigen Wochen) werden Infiltrate aus Trypanosomen sowie B- und Plasmazellen initial in den Hirnhäuten, später auch im Parenchym beobachtet. Daraus resultieren degenerative Veränderungen des Zentralnervensystems.

Klinisches Bild und Therapie

Symptomatik. Die westafrikanische Form der Schlafkrankheit verläuft eher chronisch, die Infektion durch T. b. rhodesiense häufiger akut. Unbehandelt enden beide Formen meist tödlich. Der Trypanosomenschanker imponiert als erythematöse, überhitzte Schwellung. Die Läsion persistiert für einige Wochen. Prodromi – wie Abgeschlagenheit, Kopf- und Gliederschmerzen – können auftreten. Im Verlauf lassen sich 2 Stadien unterscheiden. Das hämolymphatische Stadium beginnt mit Einsetzen der Parasitämie etwa 1–3 Wochen nach Infektion. Fieber kann für wenige Wochen anhalten und verläuft später unregelmäßig intermittierend. Kopf- und Gliederschmerzen, Gewichtsverlust, Anämie oder Panzytopenie, Juckreiz und Exantheme können ebenso auftreten wie Splenomegalie, Gesichtsödeme, endokrine Störungen, Herzrhythmusstörungen und komplizierende Infektionen. Typischerweise kommt es zu schmerzlosen und generalisierten Lymphknotenschwellungen, besonders im dorsolateralen Halsbereich (Winterbottom-Zeichen). Eine Hyperästhesie der langen Röhrenknochen mit gesteigerter Druckschmerzhaftigkeit (Kerandel-Zeichen) ist nahezu pathognomonisch, tritt aber nicht konstant auf. Infektionen mit T. b. rhodesiense zeigen häufig einen akuten oder subakuten Verlauf, der binnen einiger Monate zum Tode führen kann. Infektionen mit T. b. gambiense verlaufen dagegen oft chronisch, zum Teil über Jahre, und münden häufiger in ein ausgeprägtes meningoenzephalitisches Stadium. Die Meningoenzephalitis manifestiert sich mit Verhaltensänderungen, Störungen des Schlaf-Wach-Rhythmus, Sprachstörungen, Krampfanfällen, Ataxien, Paresen und terminaler Lethargie.

Therapie. Suramin (Suramin, Germanin) wirkt in frühen Stadien (20 mg pro Kilogramm Körpergewicht pro Tag in 10 %iger Lösung bis maximal 1 g pro Tag langsam intravenös an den Tagen 1, 3, 7, 14 und 21; **Cave:** Jarisch-Herxheimer-Reaktion; weitere Nebenwirkungen sind Fieber, Gastroenteritis, Juckreiz, exfoliative Dermatitis, Polyneuropathie, Knochenmarkdepression und Nierenschädigung). Eine Wiederholung der Behandlung ist nach 2–3 Monaten möglich. Pentamidin wird nur in den Frühstadien der Infektion mit T. b. gambiense eingesetzt (Pentamidinbase: 4 mg pro Kilogramm Körpergewicht bis maximal 200 mg pro Tag intramuskulär jeden 2. Tag, bis zu 10 Gaben; **Cave:** Kreislaufversagen; weitere Nebenwirkungen sind Gastroenteritis, Nieren- und Pankreasschädigung, Kardiotoxizität und Polyneuropathie). Beide Substanzen überschreiten nicht die Blut-Hirn-Schranke. Für die Therapie fortgeschrittener Stadien (Befall des Zentralnervensystems) kommen Melarsoprol und Eflornithin (nur T. b. gambiense) infrage (siehe Lehrbücher der Tropenmedizin). Melarsoprol verursacht in 3-10% der Fälle eine Enzephalopathie mit hoher Sterblichkeit. Eflornithin ist besser verträglich und erzielt gute Heilungserfolge. Kombinationstherapien befinden sich in klinischer Prüfung.

Die Prognose therapierter Frühstadien ist gut. Bei Befall des Zentralnervensystems beeinflussen die Nebenwirkungen der Medikamente die Prognose. Dennoch können auch in fortgeschrittenen Stadien Heilungsraten von mehr als 90% erzielt werden. Gegen alle Substanzen sind Resistenzen bekannt. Zellzahl und Proteingehalt des Liquors können trotz Heilung über Monate erhöht bleiben. Nifurtimox kann insbesondere bei melarsoprolresistenten Stämmen von T. b. gambiense eingesetzt werden. Die Nachbeobachtung der Patienten sollte für 2-3 Jahre erfolgen.

Labordiagnostik

Im hämolymphatischen Stadium lassen sich die Trypanosomen im nach Giemsa gefärbten Blutausstrich oder im „dicken Tropfen" nachweisen. Die Parasiten befinden sich ebenfalls in Lymphknotenaspiraten, im Trypanosomenschanker, im Knochenmark und, im Spätstadium, im Liquor (Anreicherung durch Zentrifugation). Eine Anzucht in Kultur und in Labortieren ist möglich. Der Nachweis spezifischer Antikörper sowie eines erhöhten Gesamt-IgM- und -IgG-Gehalts im Serum und eventuell im Liquor ergänzt die Diagnostik.

Maßnahmen der Verhütung und Bekämpfung

Eine Impfung steht nicht zur Verfügung. Ein individueller Schutz gegen die tagaktive Tsetsefliege ist durch helle, körperbedeckende Kleidung, Repellentsien, Insektizide und Moskitonetze möglich. Kontrollmaßnahmen beinhalten Fliegenfallen in Transmissionsfoci und parasitologische Reihenuntersuchungen.

Trypanosoma cruzi (Chagas-Krankheit)

Erreger

Der Erreger der Chagas-Krankheit ist im peripheren Blut C-förmig gekrümmt, begeißelt und etwa 15-20 µm lang, im Gewebe dagegen liegt er als kleine (1,5-4 µm), geißellose (amastigote) Form vor.

Häufigkeit, Verbreitung und Bedeutung der Infektion

Die Chagas-Erkrankung tritt in Mittel- und Südamerika von Mexiko bis Chile und Argentinien auf. Etwa 16-18 Millionen Menschen sind infiziert. Jährlich treten 300 000 Neuerkrankungen und etwa 20 000 Todesfälle auf.

Übertragung, Infektion und Pathogenese

T. cruzi wird durch Raubwanzen (Triatoma) übertragen. Diese nehmen T. cruzi bei einer Blutmahlzeit an infizierten Wirten auf. Nach Vermehrung im Vektor werden die Parasiten mit dessen Kot ausgeschieden. Wirte und Reservoir sind neben dem Menschen insbesondere Hunde, Katzen, Nager und Gürteltiere. Die Habitate der Wanzen sind Höhlen und Nester sowie menschliche Behausungen. Bei einer nächtlichen Blutmahlzeit dringen infektiöse Parasitenformen aus dem Kot der Wanze durch Läsionen in Haut oder Schleimhaut ein. Die Parasiten befallen Muskelzellen und Neuroglia oder werden von Makrophagen aufgenommen. Intrazellulär erfolgt die Umwandlung in amastigote Formen, die sich durch Zellteilung vermehren. Es resultieren mit bis zu 500 Erregern angefüllte Zellen, die Pseudozysten. Nach etwa einer Woche treten die Parasiten wieder in den Blutstrom ein und befallen weitere Zellen. Bluttransfusionen und Organtransplantationen stellen Übertragungswege dar. Eine diaplazentare Infektion ist möglich. Der Bildung von Pseudozysten folgt eine monozytäre Infiltration. Eine Antigenvariation wie bei T. brucei spp. findet nicht statt. Der Befall von Ganglienzellen und die Zerstörung der Nervenplexus resultieren in den Megabildungen des Gastrointestinaltrakts und des Herzens, die bei der chronischen Chagas-Krankheit beobachtet werden. Ebenso wird das kardiale Erregungsleitungssystem in Mitleidenschaft gezogen.

Klinisches Bild und Therapie

Symptomatik. Die Inkubationszeit beträgt 1-4 Wochen. Bei 1-2% der Infizierten entwickelt sich eine akute Chagas-Krankheit; chronische Verläufe treten noch seltener auf. Die akute Phase der Chagas-Krankheit ist durch kontinuierliches oder intermittierendes Fieber, Lymphknotenschwellung, Ödeme und Hepatosplenomegalie gekennzeichnet. An der Inokulationsstelle kann eine lokale entzündliche Reaktion (Chagom) auftreten, bei konjunktivaler Eintrittspforte ein einseitiges Lidödem (Romana-Zeichen). Eine Myokarditis äußert sich mit Tachykardie oder Erregungsleitungsstörungen. Die seltene Meningoenzephalitis ist mit einer hohen Letalität behaftet. Häufig verläuft die akute Phase aber mild oder inapparent. Eine sich anschließende asymptomatische persistierende Parasitämie ohne Übergang in das chronische Stadium wird „indeterminierte Form" genannt. Die chronische Phase folgt 10-20 Jahre nach Infektion. Kennzeichnend sind eine dilatative Kardiomyopathie (Megacor), Megabildungen des Verdauungstrakts und neurologische Störungen. Die Kardiomyopathie manifestiert sich mit Zeichen kardialer Insuffizienz und Rhythmusstörungen. Apikale Aneurysmen und Thrombembolien können entstehen. Ein Megaösophagus führt zu Schluckbeschwerden und Dyspepsie, das seltenere Megakolon zur Obstipation. Megabildungen anderer Hohlorgane, wie z. B. des Magens, kommen vor. Neben embolischen Komplikationen können neurologische Symptome – wie Paresen, psychiatrische Störungen und Krampfanfälle – auftreten.

Therapie. Die antiparasitäre Therapie zeigt Wirkung in der akuten Phase und reduziert den parasitären Befall des Gewebes. Nifurtimox (8-10 mg pro Kilogramm Körpergewicht pro Tag per os; Kinder bis zu 25 mg pro Kilogramm Körpergewicht) wird für die Dauer von bis zu 3 Monaten, Benznidazol (5-7 mg pro Kilogramm Körpergewicht pro Tag per os) für bis zu 60 Tage verabreicht. Nebenwirkungen von Nifurtimox sind Übelkeit, Gewichtsverlust, periphere Neuropathien, Psychosen und, bei Glukose-6-Phosphat-Dehydrogenase-Defizienz und hoher Dosierung, hämolytische Anämie. Photosensitive Exantheme und periphere Neuropathien werden unter der Therapie mit Benznidazol beobachtet. Die antiparasitäre Therapie bei chronischer Chagas-Krankheit führt bei weniger als der Hälfte der Patienten zur Elimination der Parasiten.

Labordiagnostik

Während der akuten Phase lassen sich die Erreger im peripheren Blut mittels „dickem Tropfen", in Mikrohämatokritröhrchen oder durch Kultur nachweisen. Eine Serokonversion ist erst 4 Wochen nach Infektion zu erwarten. Bei geringer Parasitämie können die Erreger durch Xenodiagnose (Nachweis von Trypanosomen im Kot von Raubwanzen, die zuvor auf den Patienten angesetzt wurden) oder PCR entdeckt werden. Dies kann auch in der chronischen Phase versucht werden. Serologische Verfahren besitzen in diesem Stadium eine hohe Bedeutung. Falsch-positive Ergebnisse durch Malaria, Lepra und Leishmaniasis müssen berücksichtigt werden.

Maßnahmen der Verhütung und Bekämpfung

Eine Impfung steht nicht zur Verfügung. Wichtig ist der Schutz vor dem Biss der Raubwanze durch Moskitonetze. Kontrollmaßnahmen umfassen eine Verbesserung der Wohnverhältnisse, die Vektorbekämpfung durch Insektizide, eine frühzeitige Behandlung Infizierter und das Screening von Bluttransfusionen.

■ Beratung und spezielle Diagnostik

Nationales Referenzzentrum
für tropische Infektionserreger/
Konsiliarlaboratorium für Entamoeba,
Filarien, Plasmodien, Trypanosoma
und Leishmanien
Bernhard-Nocht-Institut
für Tropenmedizin
Bernhard-Nocht-Str. 74
20359 Hamburg
Tel.: 040 / 42818 – 401
Leiter: Herr Prof. Dr. B. Fleischer
E-Mail: MZD@bni-hamburg.de

Literatur

Chimelli L, Scaravilli F. Trypanosomiasis. Brain Pathol. 1997;7:599–611.

Enanga B, Burchmore RJ, Stewart ML, Barrett MP. Sleeping sickness and the brain. Cell Mol Life Sci. 2002;59:845–58.

Keiser J, Stich A, Burri C. New drugs for the treatment of human African trypanosomiasis: research and development. Trends Parasitol. 2001;17:42–9.

Prata A. Clinical and epidemiological aspects of Chagas disease. Lancet Infect Dis. 2001;1: 92–100.

Rodriques Coura J, de Castro SL. A critical review on Chagas disease chemotherapy. Mem Inst Oswaldo Cruz. 2002;97:3–24; www.scielo.br/pdf/mioc/v97n1/review.pdf.

Smith DH, Pepin J, Stich AH. Human African trypanosomiasis: an emerging public health crisis. Br Med Bull. 1998;54:341–55.

Schistosomen/Schistosomiasis, Bilharziose
U. Bienzle, F. Mockenhaupt

Erreger

Schistosomen sind humanpathogene Trematoden (Saugwürmer, Egel). Die getrenntgeschlechtlichen adulten Würmer von Schistosoma (S.) haematobium, S. mansoni, S. intercalatum, S. japonicum und S. mekongi leben paarweise in Venen der Blasen- oder Darmgefäße und produzieren Eier. Abgelegte Eier durchwandern die Gefäßwand und das umliegende Gewebe und werden über Darm oder Blase mit dem Stuhl bzw. dem Urin ausgeschieden.

Häufigkeit, Verbreitung und Bedeutung der Infektion

Über 200 Millionen Menschen in mehr als 70 Ländern sind infiziert, etwa 20 Millionen sind schwer erkrankt. Schistosomiasis ist eine Erkrankung der ländlichen Regionen und mit stehenden oder langsam fließenden Gewässern verbunden. S. haematobium ist in Afrika und dem Nahen Osten verbreitet, S. mansoni in Afrika, dem Nahen Osten, der Karibik und Südamerika, S. japonicum in Ostasien, die selteneren Arten S. mekongi in Thailand, Kambodscha und Laos sowie S. intercalatum in Zentral- und Westafrika.

Übertragung, Infektion und Pathogenese

Aus Wurmeiern, die in das Süßwasser gelangen, schlüpfen Mirazidien, die in Schnecken eindringen und sich zu Zerkarien entwickeln. Zerkarien durchbohren die menschliche Haut, entwickeln sich zu Schistosomula (Larven) und gelangen dann über das Gefäßsystem in Herz, Lunge und Leber. Nach der Reifung im Pfortadersystem wandern die adulten Würmer in das jeweilige Endorgan: S. haematobium in die Venen des kleinen Beckens (urogenitale Bilharziose), die anderen Schistosomen in die Mesenterialvenen (intestinale Bilharziose). Die Dauer der Entwicklung vom Zerkarieneintritt bis zur Eiausscheidung beträgt 4–7 Wochen, die Dauer der Eiproduktion durchschnittlich 5 Jahre, jedoch sind Zeiten von bis zu 30 Jahren möglich. Häufigkeit und Intensität der Infektion hängen vom Vorkommen der geeigneten Süßwasserschnecken und vom Verhalten des Menschen ab (Defäkation oder Einleitung der Fäkalien in Süßwasser, Häufigkeit des Süßwasserkontaktes beim Waschen, Baden und Arbeiten). Die höchste Prävalenz und Infektionsintensität finden sich bei Kindern und Jugendlichen.

Zerkariendermatitis. Wenige Stunden (selten bis zu 1 Woche) nach Penetration der Haut durch die frei schwimmenden Zerkarien (Larven) kommt es bei Erstinfektion zu geringen, bei Reinfektion zu stärkeren allergischen Symptomen, besonders ausgeprägt bei nicht menschenpathogenen Schistosomenarten (Vogelschistosomiasis).

Akute Schistosomiasis (Katayama-Fieber). Zwei bis 8 Wochen nach Zerkarieninvasion, meist zum Zeitpunkt der beginnenden Eiproduktion, können bei Erstexposition, selten bei Reinfektion, allergische Erscheinungen auftreten; ausgeprägt bei S. japonicum, geringer bei S. mansoni und schwach bei S. haematobium. Ursache sind wahrscheinlich zirkulierende Immunkomplexe.

Chronische Schistosomiasis. Diese entsteht durch die körpereigene Immunreaktion gegen die Wurmeier. Weniger als 50% der Eier durchwandern das Gewebe und werden ausgeschieden. Die im Gewebe verbleibenden Eier stimulieren Eosinophile, B- und T-Zellen sowie Makrophagen zu Granulombildung und perigranulomatöser Entzündung. Die Granulome töten die Eier ab und führen zur Fibrose des befallenen Gewebes. Bei urogenitaler Bilharziose sind Blase, Niere, Harnleiter, Samenblase, Prostata und weiblicher Genitaltrakt betroffen, bei der intestinalen Bilharziose Kolon und Rektum. Bei intestinaler Bilharziose entwickelt sich durch Einschwemmung zahlreicher Eier in die Leber eine periportale Fibrose (Tonpfeifenstielfibrose). Ektopische Eiablagerungen in Zentralnervensystem und Lunge sowie selten in Pankreas, Muskulatur und Haut sind möglich.

Klinisches Bild und Therapie

Frühmanifestationen. Als Folge der Zerkarienpenetration bildet sich ein flüchtiges makulopapulöses Exanthem mit unterschiedlich stark ausgeprägtem Juckreiz (Zerkariendermatitis). Die akute Schistosomiasis (Katayama-Fieber) entsteht meist akut als gelegentlich schweres Krankheitsbild mit Eosinophilie, Fieber, Atembeschwerden, Übelkeit, Myalgie, Hepatomegalie, Schmerzen im rechten Oberbauch, Durchfall und selten aseptischer Meningitis und Lymphadenopathie.

Chronisches Stadium. Die Schwere der Krankheitserscheinungen hängt von der Wurmlast bzw. der Eiproduktion, der Häufigkeit von Reinfektionen, der Entwicklung einer zunehmenden protektiven Immunität und der Dauer des Krankheitsgeschehens ab. Bei allen Schistosomenarten treten gehäuft bakterielle Sekundärinfektionen auf, insbesondere Salmonellosen. Die intestinale Schistosomiasis (S. japonicum, S. mekongi, S. mansoni; bei S. intercalatum keine hepatolienalen Veränderungen) ist gekennzeichnet durch Abgeschlagenheit und rezidivierende Durchfälle. Ulzerationen von Darmschleimhaut und Polypen führen zu abdominellen Schmerzen, Blutungen, Eiweißverlust und Anämie. Umschriebene granulomatöse Verdickungen des Kolons (Bilharziome) können als Tumor imponieren. Bei etwa 30% der Patienten entstehen infolge der Eiablagerung in der Leber mit zunehmender Krankheitsdauer eine periportale Fibrose und eine Hepatomegalie mit allen Zeichen einer Leberzirrhose. Die Leberfunktion bleibt bis in späte Krankheitsstadien normal. Die Ausbildung lebensbedrohlicher Zustände dauert bei S. japonicum durchschnittlich 5 Jahre, bei S. mansoni bis zu 20 Jahre. In der Lunge können Eiablagerungen durch entzündliche Gefäßprozesse zu Obliterationen führen. Dadurch entwickeln sich pulmonale Hypertension und Rechtsherzhypertrophie. Bei Befall des Zentralnervensystems (S. japonicum) treten Krampfanfälle, Tumorzeichen und Lähmungen auf, bei spinaler Beteiligung (S. mansoni und S. haematobium) eine transverse Myelitis mit segmentalen motorischen und sensorischen Ausfällen.

Die urogenitale Schistosomiasis (S. haematobium) beginnt 10–12 Wochen nach der Infektion mit Mikro- und Makrohämaturie. An Blase und Niere bilden sich muköse und submuköse Granulome sowie Polypen in Ureter und Blase, die ulzerieren und bluten. Die Oberfläche der Blase erscheint wie Sandpapier. Die nachfolgende fibröse Verdickung der Blasenwand mit Verkalkung und zunehmender Schrumpfung führt zur Verringerung des Blasenvolumens mit gesteigertem Harndrang, Pollakisurie und Inkontinenz. Eine Hydronephrose durch Granulombildung in den Ureteren ist im frühen Stadium reversibel, später durch narbige Strikturen irreversibel. Eine Pyelonephritis kann Folge einer Sekundärinfektion sein (**Cave:** chronische Salmonelleninfektion). Eine Nephrolithiasis wird nach längerer Krankheitsdauer häufig beobachtet. Plattenepithelkarzinome der Blase kommen gehäuft in einigen Ländern mit hoher S. haematobium-Prävalenz vor. Ein kausaler Zusammenhang ist jedoch nicht eindeutig nachgewiesen. Bei der Mehrzahl der S. haematobium-Infektionen ist das Genitale betroffen. Granulome, bindegewebige Veränderungen und Polypen lassen sich in Ovarien, Tuben, Uterus, Zervix und Vulva nachweisen. Epithelaplasien, Erosionen, Ulzerationen und Blutungen sind typische Befunde; sie begünstigen eine HIV-Infektion. Eine Infertilität oder eine Tubengravidität kann durch eine genitale Schistosomiasis bedingt sein. Beim Mann können Samenblase, Prostata, Hoden und Nebenhoden betroffen sein und zu Schmerzen, Entzündungen und Schwellungen im Genitalbereich sowie zu Dysurie, Ejakulationsstörungen und Hämospermie führen.

Therapie. Praziquantel ist das Mittel der Wahl:
- S. haematobium, S. mansoni, S. intercalatum: 40 mg pro Kilogramm Körpergewicht per os für 3 Tage;
- S. japonicum: 3 × 20 mg pro Kilogramm Körpergewicht für 2 Tage, bei fortgeschrittener, langjähriger Infektion für 6 Tage 30 mg pro Kilogramm Körpergewicht pro Tag.

Geringe Nebenwirkungen – wie Kopfschmerzen, Schwindelgefühl und gastrointestinale Beschwerden – sind möglich. Die Prognose ist gut, da die Chemotherapie sehr wirksam ist. In Spätstadien kommt es zu irreversiblen Schäden durch Organveränderungen.

Labordiagnostik

Der Nachweis der morphologisch unterschiedlichen Eier in Stuhl (Anreicherung) oder Urin (24-Stunden-Sammelurin, Filtration) ist beweisend. Eier können auch in Rektum- und Blasenbiopsien (Quetschpräparat) und in einer Leberbiopsie erkannt werden. Antikörper lassen sich (mittels ELISA) regelmäßig nachweisen, erlauben jedoch keine Aussage über die Schwere der Erkrankung und bleiben auch nach Therapie für lange Zeit nachweisbar. Zur Beurteilung der Organveränderungen werden radiologische Methoden und die gewebehistologische Untersuchung eingesetzt. Die Eosinophilie ist umso geringer ausgeprägt, je länger die Erkrankung andauert. Wichtig ist der Bakteriennachweis im Urin.

Maßnahmen der Verhütung und Bekämpfung

Eine individuelle Prophylaxe ist durch Vermeidung von Süßwasserkontakt (Waschen, Schwimmen) möglich. Die Eindämmung der Erkrankung erfolgt durch Sanierung der Gewässer (chemische und biologische Schneckenbekämpfung) und durch Massenbehandlung infizierter Populationen.

■ Beratung und spezielle Diagnostik

Nationales Referenzzentrum
für tropische Infektionserreger/
Konsiliarlaboratorium für Entamoeba,
Filarien, Plasmodien, Trypanosoma
und Leishmanien
Bernhard-Nocht-Institut
für Tropenmedizin
Bernhard-Nocht-Str. 74
20359 Hamburg
Tel.: 040 / 42818–401
Leiter: Herr Prof. Dr. B. Fleischer
E-Mail: MZD@bni-hamburg.de

Literatur

Ross Allen GP, Bartley Paul B, Sleigh Adrian C, et al. Current Concepts: Schistosomiasis. N Engl J Med. 346:1212–20.

Lungenegel, Paragonimus/Paragonimiasis

U. Bienzle, F. Mockenhaupt

Erreger/Häufigkeit, Verbreitung und Bedeutung der Infektion/Übertragung, Infektion und Pathogenese

Lungenegel sind Trematoden (Saugwürmer). Sie besiedeln die Lunge, seltener das Gehirn, Organe des Bauchraums und die Haut. Die zwittrigen, rot-braunen, bohnenförmigen Egel (8–14 mm lang, 4–8 mm breit) leben in Lungenzysten und produzieren Eier, die ausgehustet oder verschluckt werden. In Süßwasserschnecken und anschließend in Schalentieren entwickeln sich Metazerkarien. Die Infektion erfolgt durch Verzehr von rohen Krabben und Krebsen. Nach Penetration der Darmwand und Entwicklung in Bauchwand oder Leber wandern die Egel durch das Zwerchfell in die Lunge. Die Lebensdauer der Würmer beträgt bis zu 20 Jahre. Humanpathogene Spezies sind Paragonimus westermani (China bis Indien), P. miyazakii (Japan), P. africanus, P. uterobilateralis (West-, Zentral- und Südafrika), P. kellicotti und P. mexicanus (Mexiko bis Venezuela). Weltweit sind mehr als 20 Millionen Menschen infiziert.

Klinisches Bild und Therapie

Symptomatik. Erwachsene Egel finden sich bevorzugt in der Nähe der Bronchien im rechten oberen Lungenquadranten und verursachen eosinophile Entzündungen. Sie werden von einer fibrotischen Wand umschlossen und entwickeln sich zu mit dunkel-brauner Flüssigkeit gefüllten Zysten (Durchmesser: 1–5 cm). Nach Zystenruptur werden die Eier entweder ausgeschieden oder induzieren im Lungengewebe eine granulomatöse Reaktion. Eier können über das Gefäßsystem in Gehirn, Darmwand, Mesenterium, Peritoneum, Leber, Niere, Myokard und Haut gelangen und dort Entzündungen hervorrufen. Bei geringem Parasitenbefall kann die Infektion mit Eosinophilie und Leukozytose symptomlos verlaufen. Bei stärkerem Befall entwickelt sich eine chronische Bronchitis mit blutig tingiertem Husten und zähflüssigem Auswurf von braunroter Farbe. Hämoptysen sind häufig. Komplikationen sind Bronchopneumonie, Lungenabszess, Pleuritis und Pneumothorax. Entleerte Zysten oder solche mit abgestorbenen Würmern werden zu Kavernen oder Atelektasen umgewandelt und können verkalken. Röntgenologisch finden sich im Frühstadium uncharakteristische Infiltrate, später Zysten mit zentraler Aufhellung ohne Flüssigkeitsspiegel und sichelartiger Verdichtung entlang der Zystenwand.

Therapie. Praziquantel (3 × 25 mg pro Kilogramm Körpergewicht pro Tag für 3 Tage) ist gut wirksam. Die Eiausscheidung sistiert innerhalb weniger Tage. Die Lungeninfiltrate bilden sich nur langsam zurück.

Labordiagnostik

Der Einachweis in Sputum oder Stuhl ist beweisend. Der Antikörpernachweis im Serum (ELISA, Immunoblot) ist sensitiv und spezifisch.

Maßnahmen der Verhütung und Bekämpfung

Es empfiehlt sich das Vermeiden des Verzehrs ungekochter Süßwasserkrabben und -krebse.

■ Beratung und spezielle Diagnostik

Nationales Referenzzentrum für tropische Infektionserreger/Konsiliarlaboratorium für Entamoeba, Filarien, Plasmodien, Trypanosoma und Leishmanien
Bernhard-Nocht-Institut für Tropenmedizin
Bernhard-Nocht-Str. 74
20359 Hamburg
Tel.: 040 / 42818–401
Leiter: Herr Prof. Dr. B. Fleischer
E-Mail: MZD@bni-hamburg.de

Literatur

Kagawa FT. Pulmonary paragonimiasis. Semin Respir Infect. 1997;12:149–58.

Ancylostoma duodenale und Necator americanus/Hakenwurminfektion

U. Bienzle, F. Mockenhaupt

Erreger/Häufigkeit, Verbreitung und Bedeutung der Infektion/Übertragung, Infektion und Pathogenese

Ancylostoma duodenale und Necator americanus sind intestinale Nematoden. Infektiöse Larven durchbohren die Haut, gelangen über das Gefäßsystem in die Lunge, durchbohren die Alveolarmembran und werden über das Bronchialsystem in den Dünndarm transportiert. Die erwachsenen Würmer haften an Darmzotten. Hakenwürmer sind vor allem in feuchtwarmen Ländern verbreitet und eine häufige Erkrankung bei Touristen. Reservoir ist der Mensch.

Klinisches Bild und Therapie/Labordiagnostik

Adulte Würmer saugen Blut (A. duodenale: 0,25 ml pro Tag; N. americanus: 0,03 ml pro Tag) und verursachen Eiweißverlust und Eisenmangelanämie (Hb-Werte bis unter 4 g%). Zusätzlich können Bauchschmerzen, Obstipation oder Durchfälle auftreten. Mittel der Wahl sind Mebendazol (2 × 100 mg pro Tag per os über 3 Tage) oder Albendazol (einmalig 400 mg per os). Eine Eisensubstitution ist wichtig, die Prognose ist gut. Der Nachweis der Wurmeier im Stuhl sichert die Diagnose. Meist findet sich eine Eosinophilie.

Maßnahmen der Verhütung und Bekämpfung

Es empfiehlt sich das Meiden der verstreuten Defäkation und des direkten Kontakts der Haut (z. B. Barfußlaufen) mit larvenhaltigem Erdreich.

Literatur

Crompton DW. The public health importance of hookworm disease. Parasitology. 2000;121(Suppl):S39–50.

Strongyloides stercoralis, Zwergfadenwurm/ Strongyloidiasis

U. Bienzle, F. Mockenhaupt

Erreger/Häufigkeit, Verbreitung und Bedeutung der Infektion/Übertragung, Infektion und Pathogenese

Die Strongyloidiasis ist eine intestinale Nematodeninfektion. Die erwachsenen Würmer leben im oberen Dünndarm und legen Eier in die Darmmukosa. Daraus schlüpfen 300–500 µm lange Larven, die schon im Darm oder erst nach Ausscheidung im Freien zu infektiösen Larven heranwachsen. Diese durchbohren die Haut und gelangen nach Köperdurchwanderung und Lungenpassage als adulte Würmer in den Darm. Larven können aber bereits die Dickdarmwand durchdringen (interne Autoinfektion) oder die Haut im Analbereich durchbohren (externe Autoinfektion). Die Strongyloidiasis findet sich häufig bei Tropenreisenden.

Klinisches Bild und Therapie

Symptomatik. Strongyloideslarven können bei vorsensibilisierten Menschen nach Penetration der Haut und subkutaner Wanderung ein serpinginöses, juckendes Erythem verursachen (Larva currens), besonders ausgeprägt bei externer Autoinfektion im Perianal- und Gesäßbereich. Während der Lungenpassage kommt es – wie bei Spulwurm- und Hakenwurminfektionen – zu den Erscheinungen eines flüchtigen eosinophilen Löffler-Syndroms mit Bluteosinophilie, seröser Exsudation in die Alveolen und peribronchialer entzündlich-eosinophiler Infiltration. Die adulten Würmer dringen in die Dünndarmschleimhaut ein und verursachen Ödeme, Petechien und Ulzerationen. Die intestinale Infektion verursacht meist geringe Beschwerden, kann aber zu rezidivierenden abdominellen Schmerzen und schleimig-blutigen Durchfällen führen. Das Ausmaß der internen Autoinfektion bestimmt die Dauer und die Schwere der Erkrankung. Nur bei ständiger Autoinfektion persistiert die Infektion über mehrere Jahre (chronische Strongyloidiasis). Es entwickelt sich ein Gleichgewicht zwischen Infektionslast und körpereigener B- und T-Zell-Immunität. Bei Immunsuppression (z. B. HIV-Infektion) entsteht durch massive Larvendurchwanderung aller Organe ein Hyperinfektionssyndrom mit schwerer Gastroenteritis, Pneumonie, Hämoptyse und ARDS (Adult Respiratory Distress Syndrome). Bei Befall des Zentralnervensystems können durch begleitende bakterielle Infektion eine eitrige Meningitis und Hirnabszesse auftreten.

Therapie. Mittel der Wahl ist Albendazol (2 × 400 mg pro Tag für 5 Tage bei einem Körpergewicht über 60 Kilogramm, 2 × 7,5 mg pro Kilogramm Körpergewicht bei einem geringeren Körpergewicht). Das Medikament ist gut verträglich. Gelegentlich treten Übelkeit, Schwindelgefühl, Durchfälle und Kopfschmerzen auf. Es ist im 1. Trimenon kontraindiziert. Ebenfalls gut wirksam und verträglich ist Ivermectin (Stromectol: 0,2 mg pro Kilogramm Körpergewicht für 3 Tage).

Als Nebenwirkungen sind Fieber, Kopfschmerzen, Pruritus und Hautödeme möglich. Die Prognose der Strongyloidiasis ist bei Immunkompetenten gut. Eine Therapiewiederholung kann erforderlich sein. Das Hyperinfektionssyndrom muss mindestens 4 Wochen behandelt werden. Je ausgeprägter die Immundefizienz ist, desto ungünstiger ist auch die Prognose.

Labordiagnostik

Der Nachweis von Strongyloideslarven in Stuhl oder Duodenalsaft durch Anreicherungsverfahren ist beweisend. Beim Hyperinfektionssyndrom finden sich Larven im Sputum, bei Meningitis im Liquor. Serologische und molekularbiologische Methoden (z. B. PCR) können bei fehlendem Larvennachweis zur Diagnose führen. Bei schwerer Immundefizienz können eine Eosinophilie fehlen und der Antikörpernachweis negativ sein.

Maßnahmen der Verhütung und Bekämpfung

Die Maßnahmen entsprechen denen zur Verhütung und Bekämpfung des Hakenwurms (siehe oben).

Literatur

Siddiqui AA, Berk SL. Diagnosis of Strongyloides stercoralis infection. Clin Infect Dis. 2001;33:1040–7.

Filarien/Onchozerkose, lymphatische und andere Filariosen

U. Bienzle, F. Mockenhaupt

Erreger

Die Filariasis umfasst Krankheitsbilder, die durch fadenförmige Nematoden verursacht werden. Dazu zählen die Onchozerkose oder Flussblindheit (Onchocerca volvulus), die lymphatische Filariasis (Wuchereria bancrofti, Brugia malayi und B. timori) und die Loiasis (Loa loa). Gemeinsam ist diesen Krankheitsbildern die Übertragung von Larvenstadien (Mikrofilarien) durch Insekten. Die Mikrofilarien sind etwa 200–300 µm lang und in Blut oder Haut zu finden. Die adulten Würmer (Makrofilarien) erreichen eine Größe von 0,2–10 (–50) cm und halten sich in Lymphgefäßen oder in der Subkutis auf, wo sie embryonierte Eier oder Mikrofilarien absetzen. Verwandt ist der Medinawurm Dracunculus medinensis.

Häufigkeit, Verbreitung und Bedeutung der Infektion

Etwa 18 Millionen Menschen sind mit O. volvulus infiziert, etwa 100 Millionen mit W. bancrofti oder Brugia. Die Onchozerkose ist die zweithäufigste infektionsbedingte Ursache von Blindheit.

Übertragung, Infektion und Pathogenese

Der Mensch ist Reservoir für O. volvulus, W. bancrofti und D. medinensis. Zusätzliche tierische Reservoirs existieren für Brugia. Die Übertragung erfolgt durch infizierte Mücken, Fliegen oder Bremsen: O. volvulus durch Kriebelmücken (Simu-

Kennzeichen der wichtigsten Filarienarten

Spezies	Verbreitung	Vektor	Lokalisation		Auftreten einer Mikrofilariämie (Präpatenz)	Lebensdauer der Adulten	Symptomatik
			Adulte	Mikrofilarien			
O. volvulus	Afrika, Mittel- und Südamerika	Mücken: Simulium	Subkutis	Haut, Auge	12–15 Monate	bis 15 Jahre	Hautknoten, Dermatitis, Augenschäden (Flussblindheit)
W. bancrofti	Tropen, insbesondere Südostasien	Mücken: Culex, Anopheles, Aedes	Lymphgefäße und -knoten	Blut	7 Monate	bis 10 Jahre	Lymphangitis und -adentitis, Hydrozele, Elephantiasis
B. malayi	Südostasien	Mücken: Anopheles, Aedes, Mansonia	Lymphgefäße und -knoten	Blut	3–12 Monate	bis 10 Jahre	Lymphangitis und -adentitis, Hydrozele, Elephantiasis
B. timori	Timor, Flores	Mücken: Anopheles	Lymphgefäße und -knoten	Blut	3 Monate	bis 10 Jahre	Lymphangitis und -adentitis, Hydrozele, Elephantiasis
Loa loa (Filaria Loa)	Regenwaldgebiete Afrikas	Bremsen: Chrysops	Subkutis	Blut	5–6 (–12) Monate	bis 15 Jahre	Calabar-Schwellung

lium), W. bancrofti, B. malayi und B. timori durch Stechmücken (Aedes, Anopheles, Culex, Mansonia) und L. loa durch Bremsen (Chrysops). Nach einer mehrmonatigen Entwicklungsphase produzieren die adulten Würmer Mikrofilarien. Häufig zirkulieren diese entsprechend der tageszeitlichen Aktivität der Vektoren im Blut. Im Fall von D. medinensis erfolgt die Infektion durch Trinkwasser, das mit larvenhaltigen Süßwasserkrebsen (Cyclops) kontaminiert ist. Die klinische Symptomatik ist sehr variabel. Sie besteht aus Gewebeläsionen durch Mikrofilarien oder deren Zerfallsprodukte (O. volvulus), entzündlichen Reaktionen auf Adulte (W. bancrofti, Brugia) und Hypersensitivitätsreaktionen (L. loa). Symptomlose Infektionen sind häufig.

Klinisches Bild und Therapie

Onchozerkose/Flussblindheit. Leitsymptom ist das Auftreten subkutaner, wurmhaltiger, 0,5–2 (–10) cm messender, fibröser Knoten (Onchozerkome), vorwiegend über Beckenkamm oder Steißbein (Mittelamerika: Thorax). Frühzeichen der Onchozerkosedermatitis sind Juckreiz und Pigmentstörungen, später treten Depigmentierungen (Leopardenhaut) und Elastizitätsverlust der Haut hinzu. Letzteres kann zum Bild der hängenden Leisten führen, bei dem die inguinalen Lymphknoten herabhängen. Die Augenbeteiligung zeigt sich initial als schneeflockenartige Trübung der Hornhaut. Eine sklerosierende Keratitis, Iridozyklitis und Chorioretinitis führen zur Erblindung, meist beidseits. Mikrofilarien lassen sich in allen Augenabschnitten nachweisen.

Lymphatitische Filariasis. Symptome einer akuten Infektion sind (fieberhafte) Lymphangitis, Orchitis, Epididymitis sowie eventuell rezidivierende Fieberschübe, Schwellungen der Extremitäten und des Skrotum. Chronische Folgen ergeben sich aus den chronisch-rezidivierenden Entzündungen der Lymphgefäße und ihrer Obstruktion: Lymphödeme bis hin zur Elephantiasis, vor allem der Extremitäten und der Genitalien, Hydrozele und Chylurie. Die tropische pulmonale Eosinophilie wird auf eine allergische Reaktion gegen lymphatische Mikrofilarien zurückgeführt. Kennzeichnend sind anhaltender Husten, asthmaähnliche Beschwerden, Eosinophilie sowie Nachweis spezifischer Antikörper bei häufigem Fehlen von Mikrofilarien im Blut.

Loiasis. Häufig tritt generalisierter Juckreiz auf. Die typischen Calabar-Schwellungen sind rezidivierende, für 3–4 Tage anhaltende, gerötete und juckende Ödeme von 5–20 cm Durchmesser und entsprechen der Lokalisation der Würmer. Klassisch ist die sichtbare Wanderung der Adulten durch die Konjunktiva.

Dracunculiasis. Der weibliche Medinawurm (Guinea Worm) hält sich meist im Unterhautgewebe des Unterschenkels auf (Wurmlänge: bis zu 80 cm). Eine Blase von einigen Zentimeter Durchmesser entwickelt sich (häufig am Fuß) und entspricht der Lokalisation des Wurmendes. Die Larven gelangen in diese Blase und werden nach Wasserkontakt aus der rupturierten Blase entleert. Die Perforation der Blase geht mit Juckreiz und Schmerz einher, bei etwa der Hälfte der Patienten zudem mit Allgemeinsymptomen, wie Übelkeit und Fieber. Zerreißt der Wurm beim Versuch der Extraktion, stellen sich ausgeprägte lokale entzündliche Reaktionen ein. Der „Wurmrest" wird dann resorbiert oder verkalkt.

Therapie. Die zur Verfügung stehenden Medikamente sind vorwiegend mikrofilarizid, die adulten Würmer werden nicht oder nicht vollständig abgetötet. Ivermectin (einmalig 150 μg pro Kilogramm Körpergewicht per os) ist das Mittel der Wahl zur Therapie der Onchozerkose. Aufgrund der langen Lebensdauer der Adulten empfiehlt sich die halbjährliche Kontrolle und gegebenenfalls eine Nachbehandlung. Onchozerkome können chirurgisch entfernt werden. Ein neuer, in Erprobung befindlicher Ansatz ist die Therapie mit Tetrazyklinen, die über die Eliminierung von endosymbiontischen Bakterien (Wolbachia) auch gegen Adulte wirksam sind. Für die Behandlung der lymphatischen Filariasis wird die Kombination von DEC mit Ivermectin empfohlen, für die Loiasis DEC, alternativ Albendazol, über 3 Wochen. Der Medinawurm wird traditionell über Tage bis Wochen durch Aufwickeln auf einen Stock oder chirurgisch nach Inzision sehr vorsichtig (**Cave:** Abriss) extrahiert. Bei hoher Filarienlast sind während der Therapie schwere allergische Nebenwirkungen möglich (Kortikosteroidgabe). Aufgrund der langen Lebensdauer der adulten Filarien empfiehlt sich eine wiederholte Kontrolle. Bakterielle Superinfektionen bei Patienten mit Lymphadenitis oder Elephantiasis müssen berücksichtigt werden.

Labordiagnostik

In Blutausstrichen und im „dicken Tropfen" können die Mikrofilarien von W. bancrofti und Brugia (vor allem nachts) und von L. loa (tags) nachgewiesen werden. Nach O. volvulus wird in Hautbiopsien (Skin Snips) gefahndet. Oft besteht eine Eosinophilie. Der Medinawurm wird klinisch diagnostiziert.

Maßnahmen der Verhütung und Bekämpfung

Es empfehlen sich die Massentherapie mit Ivermectin oder DEC sowie die Bekämpfung der Vektoren und ein individueller Schutz durch Moskitonetze und Repellenzien. Die Kontrolle von D. medinensis durch Verwendung cyclopsdichter Wasserfilter zeigt Erfolge.

■ Beratung und spezielle Diagnostik

Nationales Referenzzentrum
für tropische Infektionserreger/
Konsiliarlaboratorium für Entamoeba,
Filarien, Plasmodien, Trypanosoma
und Leishmanien
Bernhard-Nocht-Institut
für Tropenmedizin
Bernhard-Nocht-Str. 74
20359 Hamburg
Tel.: 040 / 42818 – 401
Leiter: Herr Prof. Dr. B. Fleischer
E-Mail: MZD@bni-hamburg.de

Literatur

Nutman TB. Lymphatic filariasis: new insights and prospects for control. Curr Opin Infect Dis. 2001;14:539–46.

Taylor MJ, Hoerauf A. A new approach to the treatment of filariasis. Curr Opin Infect Dis. 2001;14:727–31.

Anhang: Salmonella Typhi/Typhus abdominalis

U. Bienzle, F. Mockenhaupt

Der durch S. Typhi verursachte Typhus abdominalis gehört nicht zu den Zoonosen und ist auch keine „Tropenkrankheit". Die systemische Allgemeinerkrankung wird aber heute fast ausschließlich aus Endemiegebieten außerhalb Europas nach Deutschland eingeschleppt, daher wird sie in diesem Kapitel mit behandelt.

Erreger

S. Typhi, ein begeißeltes, bewegliches, gramnegatives Stäbchen, ist der obligat pathogene Erreger des Typhus (Typhoid Fever). Neben den für Enterobacteriaceae typischen H- und O-Antigenen verfügt S. typhi über das Vi-Antigen, ein Polysaccharidkapselantigen. Die Differenzierung der Salmonellen (mehr als 2000 Subspezies) erfolgt anhand biochemischer Merkmale und serologischer Typisierung (Kaufmann-White-Schema).

Häufigkeit, Verbreitung und Bedeutung der Infektion

Typhus ist endemisch in Südostasien und Südasien, im Mittleren Osten sowie in Afrika, Mittel- und Südamerika. Jährlich erkranken etwa 17 Millionen Menschen, etwa 600 000 sterben. Typhus ist eine Armutserkrankung. In Europa tritt der Typhus nahezu ausschließlich als importierte Infektion auf (etwa 90 % der Fälle gehen auf Infektionen im Ausland zurück). In Deutschland werden jährlich 70 – 100 Fälle gemeldet.

Übertragung, Infektion und Pathogenese

Der Mensch ist das alleinige Reservoir von S. Typhi. Die Übertragung erfolgt fäkal-oral. Epidemiologisch bedeutsam sind Dauerausscheider und inapparent Infizierte. Kontagiosität besteht meist schon vor der klinischen Manifestation. Etwa 10 % der unbehandelten Patienten scheiden den Erreger bis zu 3 Monate lang aus; 1 – 5 % werden Dauerausscheider. Diese Quote ist bei moderner Antibiose deutlich niedriger, nicht aber bei der Therapie mit Chloramphenicol oder Cotrimoxazol. Infektionsquellen sind mit Stuhl oder Urin kontaminierte Nahrungsmittel und Wasser sowie in kontaminiertem Wasser lebende Schalentiere. Der Typhus verläuft als zyklische Allgemeininfektion. S. Typhi durchdringt die Dünndarmwand und befällt unter anderem die Peyer-Plaques. Es folgt die Verschleppung über Lymphsystem, D. thoracicus und Blutbahn in Leber, Milz und andere retikuloendotheliale Gewebe. Diese primäre Bakteriämie verläuft meist inapparent. Es folgt eine intrazelluläre Vermehrung in verschiedenen Organsystemen. Mit der Freisetzung einer vielfach erhöhten Zahl an Erregern kommt es zur Generalisation oder zur sekundären Bakteriämie. Diese hält für den größten Teil der folgenden Erkrankung an. Es kommt zur Absiedlung in den mononukleären Phagozyten nahezu aller Organsysteme. Einer meist subklinischen Cholezystitis folgt die biliäre Ausscheidung von S. Typhi. Während der Organmanifestation ungefähr in der 2. Krankheitswoche bilden sich Granulome (Typhome). Schmelzen diese ein, kann es z. B. zur Peritonitis oder zu bedrohlichen Hämorrhagien kommen. Typhome, monozytär-lymphozytäre Infiltrate und Endotoxine sind an der Pathogenese der Typhusmyokarditis und der Enzephalitis beteiligt.

Klinisches Bild und Therapie

Symptomatik. Die Erregerdosis ist bedeutsam für die Inkubationszeit, die im Mittel bei 10 (3 – 60) Tagen liegt. Eine gastrale Hypazidität disponiert für höhere

Infektionsdosen im Dünndarm. Kopf- und Gliederschmerzen sowie eventuell subfebrile Temperaturen können dem eigentlichen Krankheitsbild des Typhus abdominalis vorangehen. Das Fieber steigt treppenartig auf 39–41 °C an. Krankheitsgefühl, Kopf- und Gliederschmerzen, abdominale Beschwerden und zunehmende Benommenheit stellen sich ein. Typischerweise bleibt das Fieber als Kontinua um 40 °C für 2–3 Wochen bestehen, begleitet von relativer Bradykardie und Leukopenie mit relativer Lymphozytose und Eosinophilie. Splenomegalie, blutig-borkige Schleimhautbeläge, ein nichtproduktiver Husten und eine initiale Verstopfung sind häufig. In der Hälfte der Fälle entwickeln sich am unteren Thorax/oberen Abdomen 2–4 mm messende, rötliche Effloreszenzen, die auf Druck abblassen (Roseolen). Im Verlauf kommt es zu erbsbreiartigen Durchfällen und zunehmender mentaler Beeinträchtigung. Komplikationen sind Darmperforation und -blutungen, Peritonitis, Osteomyelitis, Myokarditis, Endokarditis und Meningitis. Die Rekonvaleszenz ist oft langwierig.

Therapie. Antibiotikum der Wahl ist Ciprofloxacin in einer täglichen Dosis von 2 × 500 mg per os über 2 Wochen. Alternativ, vor allem bei Kindern, kann Cefotaxim (3 × 1 g pro Tag intravenös; Kinder: 3 × 70 mg pro Kilogramm Körpergewicht pro Tag intravenös) für 2 Wochen eingesetzt werden. Mit einer Entfieberung ist binnen 4–5 Tagen zu rechnen. Chloramphenicol, Amoxicillin und Cotrimoxazol sind prinzipiell wirksam; mit multiresistenten Erregern muss jedoch, insbesondere in Indien und in Südostasien, gerechnet werden. Eine frühzeitige antibiotische Therapie reduziert Komplikationen und senkt die Letalität von 15–20 % auf unter 1 %. Rezidive nach insuffizienter Therapie können auftreten. Dauerausscheider werden mit Ciprofloxacin über 4 Wochen oder mit Ceftriaxon und Gentamicin über 2 Wochen saniert. Wiederholte Stuhlkulturen dienen der Kontrolle dieser Maßnahme.

Labordiagnostik

Beweisend ist der kulturelle Nachweis des Erregers aus Blut, Knochenmark, Harn und Stuhl. Die höchste Trefferquote (75–90 %) besteht bei Blutkuturen oder in Knochenmarkpunktaten während der Kontinua. Stuhlkulturen werden ab Ende der 2. Krankheitswoche positiv. Der Widal-Test weist agglutinierende Antikörper gegen O- oder H-Antigene nach. In nichtendemischen Gebieten können Titer über 1:2000 oder ein 4facher Titeranstieg als Hinweis auf Typhus betrachtet werden.

Maßnahmen der Verhütung und Bekämpfung

Allgemeine Maßnahmen beinhalten die Sanierung der Trinkwassersysteme, eine korrekte Abwasserbeseitigung und die Vermeidung der Kontamination von Lebensmitteln. Impfungen sind für Reisende in Endemiegebiete, insbesondere bei Langzeitaufenthalten und engem Kontakten zur Bevölkerung, empfehlenswert. Eine parenterale Impfung auf der Basis des Vi-Antigens vermittelt einen Impfschutz für etwa 3 Jahre. Patienten sind als kontagiös anzusehen und zu isolieren. Räume und Gegenstände sollten wiederholt desinfiziert werden. Das Vorliegen von 3 negativen Stuhlbefunden (Abstand: 2 Tage) erlaubt den Besuch von Schulen und Gemeinschaftseinrichtungen. Weitere Untersuchungen für im Lebensmittelbereich Tätige sind sinnvoll. Dauerausscheider unterliegen der Kontrolle der Gesundheitsämter.

> Es gilt Meldepflicht bei Verdacht, Erkrankung, Tod und Nachweis von S. Typhi.

■ Beratung und spezielle Diagnostik

Nationales Referenzzentrum
für Salmonellen und andere bakterielle Enteritiserreger
Arbeitsgruppe Wernigerode
Robert Koch-Institut
(Bereich Wernigerode)
Burgstraße 37
38855 Wernigerode
Tel.: 03943 / 679–206
Fax: 03943 / 679–207
Ansprechpartner:
Herr Prof. Dr. H. Tschäpe
E-mail: tschaepeh@rki.de

Nationales Referenzzentrum
für Salmonellen und andere bakterielle Enteritiserreger
Arbeitsgruppe Hamburg
Hygiene-Institut Hamburg
Marckmannstr. 129a
20539 Hamburg
Tel.: 040 / 42837–201, -202
Fax: 040 / 42837–483
Ansprechpartner:
Herr Prof. Dr. J. Bockemühl
E-mail: jochen.bockemuehl@BUG.hamburg.de

Konsiliarlaboratorium
für gastrointestinale Infektionen (bakterielle und parasitäre Erreger)
Institut für Medizinische Mikrobiologie und Hygiene
Klinikum der Universität Freiburg
Hermann-Herder-Str. 11
79104 Freiburg
Tel.: 0761 / 203–6590
Fax :0761 / 203–6562
Ansprechpartner:
Herr Prof. Dr. med. M. Kist
E-mail: kistman@ukl.uni-freiburg.de

Literatur

House D, Bishop A, Parry C, Dougan G, Wain J. Typhoid fever: pathogenesis and disease. Curr Opin Infect Dis. 2001;14:573–8.

RKI. Ratgeber Infektionskrankheiten: Typhus abdominalis, Paratyphus. Epidel. Bull. 2000;40:319–322 oder www.rki.de.

RKI. Infektionsepidemiologisches Jahrbuch meldepflichtiger Krankheiten für 2002. Berlin: Eigenverlag; 2003.

Rowe B, Ward LR, Threlfall EJ. Multidrug-resistant Salmonella typhi: a worldwide epidemic. Clin Infect Dis. 1997;24(Suppl 1): S106–9.

20 Immundefizienzerkrankungen (HIV-Infektion, AIDS)

D. Schürmann, F. Bergmann, N. Suttorp

Definition

Immundefizienzerkrankungen bei der HIV-Infektion (HIV: Human Immunodeficiency Virus) treten als Komplikationen einer chronisch progredienten Verminderung der Anzahl CD4-positiver T-Lymphozyten (Helferzellen) auf, die eine zentrale Rolle in der spezifischen Immunabwehr spielen. Als Folge dieser Immunschwäche kommt es zum Auftreten opportunistischer Erkrankungen (Infektionen, Tumoren). Darüber hinaus ist das HIV selbst als direkte Ursache der akuten HIV-Krankheit, des Wasting-Syndroms, der progressiven diffusen Leukenzephalopathie (PDL) und anderer Komplikationen anzusehen.

Klassifikation. Der stadienhafte Verlauf der HIV-Infektion wird nach einem Klassifikationssystem der Centers for Disease Control (CDC) von 1993 erfasst (Tabelle 20.1). Diese Klassifikation besteht aus einer Matrix von 9 einander ausschließenden Gruppen, die einerseits durch die klinischen Kategorien A, B oder C (AIDS-definierende Erkrankungen) und andererseits durch 3 unterschiedliche Helferzellniveaus gebildet werden. Infizierte bleiben immer der Eingruppierung ihres am weitesten fortgeschrittenen Stadiums zugeordnet, auch wenn Sekundärkrankheiten abgeheilt und Helferzellwerte unter einer antiretroviralen Therapie angestiegen sind.

Erkrankungen der Kategorie B („AIDS-Vorboten") der CDC-Klassifikation aus dem Jahre 1993
- Bazilläre Angiomatose (Bartonella-henselae-Infektion)
- Candidainfektion des Oropharynx (Soor)
- Candidainfektion der Scheide: anhaltend, häufig oder therapierefraktär
- Zervixdysplasie/Carcinoma in situ der Zervix
- Fieber oder Diarrhö, länger als 1 Monat anhaltend
- Orale Haarleukoplakie
- Herpes zoster (Gürtelrose), mindestens 2 Episoden oder mehrere Dermatome betroffen
- Idiopathische thrombozytopenische Purpura
- Listeriose
- Entzündung des kleinen Beckens, Tubenabszess
- Periphere Neuropathie

Erkrankungen der Kategorie C (AIDS-definierend) der CDC-Klassifikation aus dem Jahre 1993
Opportunistische Infektionen
- Pneumocystis-carinii-Pneumonie
- Toxoplasmaenzephalitis
- Ösophageale Candidainfektion
- Chronische Herpes-simplex-Ulzera, Herpesösophagitis

Tabelle 20.1 Klassifikation der HIV-Infektion nach CDC (Centers for Disease Control) aus dem Jahre 1993: Subgruppen A1 bis C3

Laborkategorie (Anzahl CD4-positiver T-Lymphozyten)	Klinische Kategorie A (asymptomatisch, akute HIV-Infektion, generalisierte Lymphadenopathie)	B (symptomatisch, aber kein Stadium C = AIDS)	C (AIDS)
1: > 500/µl	A1	B1	C1
2: 200–499/µl	A2	B2	C2
3: < 200/µl	A3	B3	C3

(Fortsetzung von S. 508)

- Zytomegalievirus- (CMV-)Retinitis
- Generalisierte CMV-Infektion (nicht Leber oder Milz)
- Rezidivierende Salmonellenbakteriämie
- Rezidivierende bakterielle Pneumonie innerhalb eines Jahres
- Extrapulmonale Kryptokokkose
- Chronische intestinale Kryptosporidieninfektion
- Chronische intestinale Infektion mit Isospora belli
- Disseminierte oder extrapulmonale Histoplasmose
- Disseminierte oder extrapulmonale Kokzidioidomykose
- Tuberkulose (alle Formen)
- Infektionen mit Mycobacterium-avium-Komplex oder M. kansasii, disseminiert oder extrapulmonal

Tumoren
- Kaposi-Sarkom
- Hochmaligne Non-Hodgkin-Lymphome vom B-Zell-Typ: Burkitt-Lymphom, immunoblastisches Lymphom, primäres Lymphom des Zentralnervensystems, invasives Zervixkarzinom

Direkt durch HIV verursachte Komplikationen
- Progressive multifokale Enzephalopathie
- HIV-assoziierte Kachexie (Wasting-Syndrom)

Im Stadium A werden diejenigen HIV-Infizierten erfasst, bei denen es – abgesehen von einer akuten HIV-Krankheit oder einem Lymphadenopathiesyndrom – bisher nicht zu HIV-assoziierten Symptomen und Befunden gekommen ist. Eine akute HIV-Krankheit und das Lymphadenopathiesyndrom scheinen hinsichtlich des Verlaufs keine prognostische Bedeutung zu haben.

Das Stadium B ist durch das Auftreten von Symptomen und Befunden definiert, die nicht zwangsläufig mit einer Immunschwäche assoziiert sind, aber bei bestehender Immunschwäche häufiger auftreten.

Das Stadium C erfasst die AIDS-definierenden Erkrankungen. Nach der AIDS-Falldefinition gilt bereits eine CD4+-T-Zell-Zahl unter 200/µl ohne zusätzliche Erkrankung als AIDS-definierend. Dieses in den USA gültige AIDS-Kriterium wurde in Europa jedoch nicht übernommen.

Inzwischen hat sich gezeigt, dass HIV-Infizierte auch noch für weitere Erkrankungen, die bisher nicht in der CDC-Klassifikation erfasst werden, ein erhöhtes Risiko aufweisen (z. B. Hodgkin-Lymphome, Penicillium-marneffei-Infektion in Endemiegebieten). Für Entwicklungsländer wurden von der Weltgesundheitsorganisation (WHO) vereinfachte Klassifikationen und Stadieneinteilungen entwickelt, die die geringeren diagnostischen Möglichkeiten berücksichtigen und nicht zwangsläufig einen HIV-Test oder den spezifischen Nachweis einer opportunistischen Erkrankung voraussetzen.

Epidemiologie und klinische Bedeutung

Entwicklung. Das Krankheitsbild AIDS wurde erstmals 1981 bei damals noch unbekannter Ätiologie beschrieben. Im Jahre 1983 wurde das HIV erstmals isoliert, und 1984 war der erste diagnostische Antikörpertest verfügbar. Seit Beginn der HIV-Pandemie nimmt die Zahl der Infizierten stetig zu. Nationale und globale epidemiologische Daten sind in Tabelle 20.2 zusammengefasst.

Globale Verteilung. Mehr als 95 % der HIV-Infizierten leben in Entwicklungsländern und 2/3 davon in südlich der Sahara gelegenen Ländern Afrikas. Auch der Zuwachs der Anzahl HIV-Infizierter durch Neuinfektionen betrifft vor allem Entwicklungsländer. Die Zahl der Neuinfektionen bleibt dagegen in

Tabelle 20.2 HIV-Infizierte Ende 2002 in Deutschland und weltweit

	Deutschland		Weltweit (in Millionen)	
	Gesamt	Kinder	Gesamt	Kinder
Lebende Personen mit HIV-Infektion/AIDS	39 000	< 400	42	3,2
Neuinfektionen im Jahre 2001	2000	< 20	5	0,8
An HIV-Infektion/AIDS im Jahre 2001 Verstorbene	600	< 5	3,1	0,61
Kumulativ an HIV-Infektion/AIDS Verstorbene	20 500	etwa 70–100	etwa 22	etwa 4,5

Tabelle 20.3 Übertragungswege der HIV-Infektion weltweit

Art der Exposition	Anteil (%)
Geschlechtsverkehr insgesamt	70–80
Vaginaler Geschlechtsverkehr	60–70
Analer Geschlechtsverkehr	5–10
Perinatal	5–10
Intravenöser Drogenabusus (Needle Sharing)	5–10
Bluttransfusionen	3–5
Berufliche Exposition im Gesundheitswesen (Nadelstichverletzungen)	< 0,01

den ökonomisch entwickelten Ländern Europas, in den USA sowie in Kanada, Australien und Japan auf niedrigem Niveau konstant.

Übertragungswege. Weltweit dominiert der heterosexuelle Geschlechtsverkehr als Übertragungsweg (Tabelle 20.3). Männer und Frauen sind hier zu gleichen Anteilen betroffen. Weiterhin sind die perinatale Mutter-Kind-Übertragung sowie die Infektion durch ungetestete Blutprodukte epidemiologisch von Bedeutung. In den ökonomisch entwickelten Ländern sind dagegen überwiegend homosexuelle Männer, intravenös Drogenabhängige (Needle Sharing) und Migranten aus Hochendemieländern betroffen. Die Übertragung bei beruflicher Exposition im Gesundheitswesen spielt epidemiologisch keine Rolle. Das Risiko beschränkt sich im Wesentlichen auf Stichverletzungen mit HIV-kontaminierten Gegenständen (z. B. Nadelstichverletzungen) und auf eine massive Schleimhautkontamination mit Blut (siehe unten, „Prävention"). Auch bei oralem Geschlechtsverkehr kann das HIV – allerdings mit einem vergleichsweise geringen Risiko – übertragen werden. Generell korreliert das Übertragungsrisiko mit der Viruskonzentration im Blut. Verletzungen der Schleimhautbarrieren, z. B. durch Geschlechtskrankheiten, begünstigen eine Übertragung. Bei üblichen Alltagskontakten und durch Insektenstiche kann HIV nicht übertragen werden.

Situation in Europa. Deutschland ist im Vergleich zu anderen europäischen Ländern (unter anderem Italien, Frankreich, Spanien, Schweiz) wenig von der HIV-Pandemie betroffen. Die Zahl der jährlichen Neuinfektionen lag in den letzten Jahren bei etwa 2000 pro Jahr (etwa 25 % Frauen). Folgende Übertragungswege wurden im Jahr 2002 in absteigender Reihenfolge angegeben:
- homosexuelle Kontakte bei Männern (50 %),
- Herkunft aus Hochendemiegebieten (21 %),
- heterosexuelle Kontakte (18 %),
- intravenöser Drogengebrauch (10 %),
- Mutter-Kind-Transmission (weniger als 1 %).

HAART. In den ökonomisch entwickelten Ländern ist es durch die „hochaktive antiretrovirale Therapie" (HAART) seit 1995 zu einem dramatischen Rückgang der Morbidität und der Mortalität durch AIDS gekommen. Die Mortalität bei Infizierten mit weniger als 100 Helferzellen/µl ist um 2/3 auf 8 Fälle pro 100 Patientenjahre gesunken. Durch die HAART ist aus einer unausweichlich tödlich verlaufenden Infektion eine behandelbare Erkrankung mit einer noch nicht abschätzbaren Verlängerung der Überlebenszeit geworden.

Ätiologie und Pathogenese

Erreger

Das humane Immundefizienzvirus (HIV) gehört zur Familie der Retroviren. Die Spezies HIV-1 wird in 3 Hauptgruppen unterteilt: M (Main), N (in Kamerun entdeckt, sehr selten) und O (Outlier, in Europa selten). Die Gruppe M enthält die Subtypen A–K, wobei der Subtyp B in Europa am häufigsten vertreten ist. Eine hohe Mutationsrate und Rekombinationen haben zu einer weltweit ausgeprägten Diversität des Erregers geführt. Die sehr viel seltenere Spezies HIV-2 kommt fast ausschließlich in Westafrika vor, oder es lässt sich eine epidemiologische Verbindung zu Ländern dieser Region herstellen. Das Transmissionsrisiko und die Progressionsrate von HIV-2 sind geringer als bei HIV-1.

Entwicklungszyklus

Bindung an Wirtszelle. Das HIV bindet über sein Oberflächenprotein gp120 an CD4-Chemokinrezeptor-tragende Zellen (unter anderem CD4+-T-Lymphozyten, Monozyten/Makrophagen, dendritische oder Langerhans-Zellen; Abb. 20.1). Die primären Zielzellen von HIV sind CD4+- T-Lymphozyten, in denen sich das Virus repliziert und mehr als 99 % aller im Körper gebildeten Viren (bis zu 10^{11} Viren pro Tag) entstehen. Zusätzlich zum CD4-Rezeptor benötigt HIV für den Eintritt in die CD4+-T-Zellen noch einen Korezeptor (CXCR4, CCR5 u. a.).

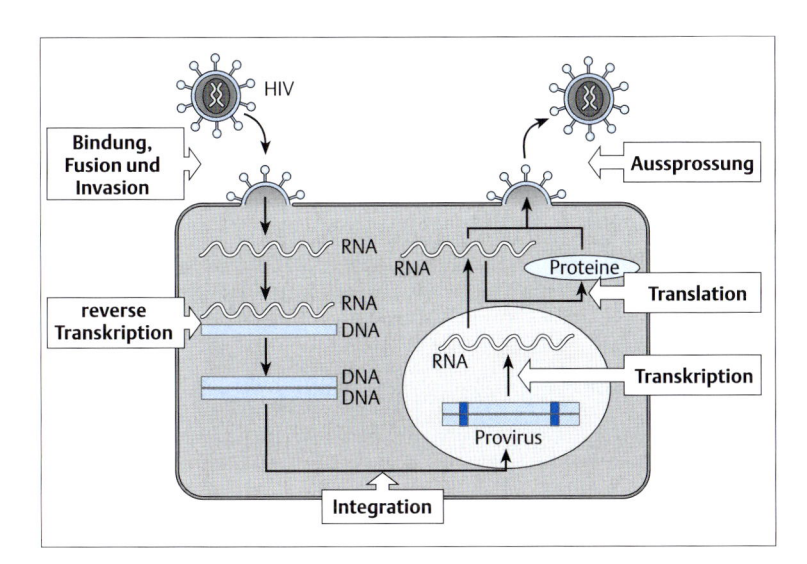

20 Immundefizienzerkrankungen (HIV-Infektion, AIDS)

Abb. 20.1 HIV-Entwicklungszyklus (nach Fauci u. Lane).

Transkription und Translation. Das HIV ist ein RNA-Virus, und die Voraussetzung für eine HIV-Replikation ist die Transkription des RNA-Genoms durch die viruseigene reverse Transkriptase in provirale DNA (Abb. 20.1). Diese provirale DNA muss in das Genom der Wirtszelle durch die viruseigene Integrase integriert werden, damit sich das HIV replizieren kann. Nach der Integration in das menschliche Genom erfolgt einerseits die Transkription in RNA-Virusgenom und andererseits in mRNA mit konsekutiver Synthese viraler Proteine (Translation), wie z. B. Enzyme und Strukturproteine. Schließlich wird das Virus zusammengebaut, und es erfolgt die Aussprossung aus den infizierten Wirtszellen.

Auswirkungen auf die Wirtszelle. Aktivierte HIV-produzierende CD4+-T-Lymphozyten haben mit einer Halbwertszeit von 1,5 Tagen eine deutlich verkürzte Lebenszeit. Der progrediente Abfall der CD4+-T-Lymphozyten-Zahl resultiert aus einem Nettoverlust aus Neubildung und Untergang der Zellen. Dabei wird die Progredienz durch das Ausmaß der HIV-Replikationsrate – messbar als Viruskonzentration (Viruslast) im Plasma – bestimmt. Makrophagen (z. B. Langerhans-Zellen), die ebenfalls den CD4-Rezeptor tragen, sind die initial befallenen Zellen bei HIV-Exposition der vaginalen und analen Schleimhaut. Die Replikationsrate von HIV in Makrophagen ist gering, aber sie transportieren das Virus zu den Lymphknoten, in denen initial die CD4+-T-Lymphozyten mit HIV infiziert werden. Makrophagen spielen zudem bei der Vermittlung der spezifischen wirtseigenen Immunität durch Antigenpräsentation gegenüber CD4+-T-Lymphozyten und CD8+-T-Lymphozyten (zytotoxische T-Lymphozyten, CTL) eine entscheidende Rolle. Die provirale DNA kann aber auch im Zellkern der Wirtszelle verbleiben, ohne dass es über Monate bis Jahre zu einer Replikation kommt. Da das HIV mit den zurzeit verfügbaren antiretroviralen Medikamenten nur in der Phase der Replikation zerstört werden kann, überdauert das HIV-Genom als integrierte provirale DNA in diesen latent infizierten Zellen lange Zeit und kann sich bei einer Aktivierung der Wirtszelle – unter anderem durch eine opportunistische Infektion – schließlich wieder replizieren. Die integrierte provirale DNA in inaktiven, latent infizierten Zellen ist der Grund dafür, dass HIV mit den heute verfügbaren antiretroviralen Substanzen nicht aus dem Körper eliminiert werden kann.

Ablauf der HIV-Infektion

Unmittelbar nach der Infektion kommt es zu einem raschen Anstieg der Viruskonzentration im Blut mit Werten bis zu mehr als 10^7 Viren pro Milliliter Plasma (Abb. 20.2). Gleichzeitig wird ein Abfall der Helferzellzahl beobachtet. Durch HIV-spezifische CTL, unterstützt durch CD4+-T-Lymphozyten, erfolgt eine partielle Kontrolle der Virusreplikation mit Reduktion der Viruslast und konsekutivem Anstieg der CD4+-Zell-Zahl. Die humorale Immunität (HIV-spezifische Antikörper) scheint bei der Kontrolle der Virusreplikation eine untergeordnete Rolle zu spielen. In der Phase der initial massiven Virusreplikation und immunologischen Primärre-

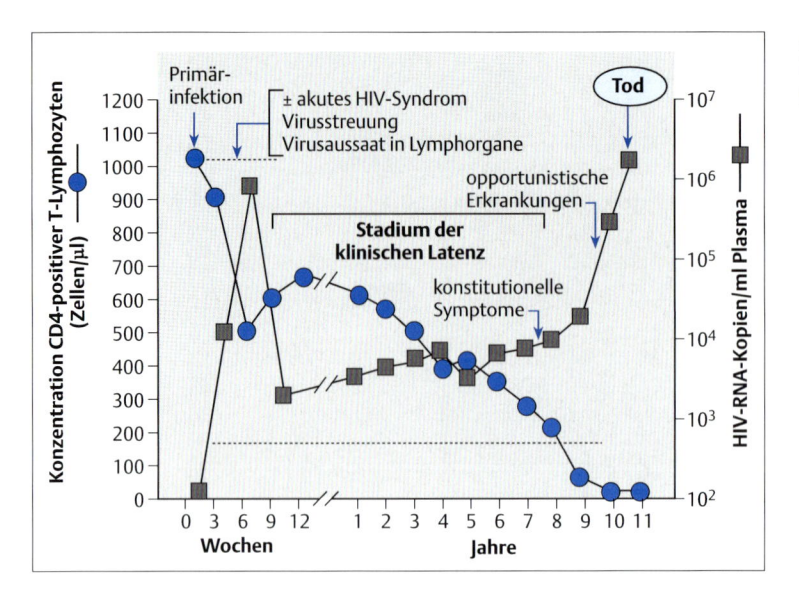

20 Immundefizienzerkrankungen (HIV-Infektion, AIDS)

Abb. 20.2 Natürlicher Verlauf der HIV-Infektion (nach Fauci u. Lane).

aktion können Symptome einer akuten HIV-Krankheit auftreten. Danach etabliert sich die chronische Infektion (Abb. 20.2) mit einer lang anhaltenden klinischen Latenzphase von durchschnittlich 10 Jahren, in der es jedoch bei anhaltender Virusreplikation zu einem fortschreitenden Abfall der CD4+-T-Lymphozyten-Zahl und zu progredienter Zerstörung des lymphatischen Gewebes kommt. Die Unfähigkeit der immunologischen Kontrolle von HIV durch die CTL wird unter anderem durch die hohe Mutationsrate der Retroviren mit permanenter Variation der Virusepitope (Viral Escape) bedingt. Ein prognostischer Marker für die wirtseigene HIV-Replikationskontrolle ist die Viruslast nach 6–12 Monaten. Die Höhe der Viruslast im Plasma zu diesem Zeitpunkt wird als „Set Point" bezeichnet; genetische Faktoren von Wirt und Virus haben wesentlichen Einfluss auf dessen Höhe. Je höher dieser Wert, desto schneller schreitet die Immunschwäche voran.

Symptome der akuten HIV-Krankheit
- Infektiöse-Mononukleose-artiges Krankheitsbild
- Fieber, Abgeschlagenheit, Durchfall, Neuralgie
- Pharyngitis, Kopfschmerzen, Gelenkschmerzen
- Generalisierte Lymphknotenschwellungen
- Makulopapulöses Exanthem
- Ulzerationen (oropharyngeal, anogenital)
- Neurologische Symptome (unter anderem Meningitis, Neuropathie)

Klinisches Bild

Mit dem kontinuierlichen Abfall der CD4+-T-Zell-Zahl kommt es schließlich zu frühen klinischen Manifestationen der Immunschwäche, ehemals als Prä-AIDS oder AIDS-related Complex bezeichnet (Abb. 20.2). Durch die fortschreitende Zerstörung lymphatischen Gewebes kann das HIV nicht mehr im Netzwerk follikulär-dendritischer Zellen gebunden werden. Die resultierende hohe Viruslast mit weiterer Depletion von Helferzellen schafft die Voraussetzung zur Manifestation AIDS-definierender Erkrankungen (Abb. 20.2). Viele Komplikationen der HIV-Infektion, vor allem die opportunistischen Infektionen, treten als Folge des CD4+-T-Zell-Verlusts auf. Andere Komplikationen dagegen – z.B. die idiopathische thrombozytopenische Purpura und viele neurologische Störungen, wie die periphere Polyneuropathie – sind nicht durch eine Verringerung der CD4+-T-Lymphozyten-Zahl allein bedingt, sondern durch die komplexen immunologischen Störungen, die mit der HIV-Infektion assoziiert sind.

Diagnose

Krankheitsbilder. Der Verdacht einer HIV-Infektion ergibt sich aus der Kenntnis der HIV-assoziierten Krankheitsbilder. Zusätzlich zu den in der CDC-Klassifikation erfassten Erkrankungen und Befunden können auch noch weitere Manifestationen, insbesondere an Haut- und Schleimhäuten (z.B. seborrhoische Dermatitis, Molluscum contagiosum, Condylomata acuminata, orale Aphthen), Hinweis auf eine mögliche HIV-Infektion geben. Dies gilt vor allem dann, wenn diese Symptome persistieren, häufig rezidivieren und schwer therapierbar sind. Anamnestisch bekanntes Risikoverhalten für eine HIV-Infektion sowie die Herkunft aus Ländern mit hoher HIV-Prävalenz (z. B. afrikanische Länder südlich der Sahara) können den Verdacht auf eine HIV-Infektion verstärken.

HIV-assoziierte Haut- und Schleimhautmanifestationen
- Pilzinfektionen: seborrhoische Dematitis, Tinea (z. B. Tinea cruris oder pedis), Candidiasis (z. B. oral, genital, perianal)
- Bakterielle Infektionen: Impetigo (Staphylokokkeninfektionen), Akne follicularis, Zahnabszesse
- Virusinfektionen: Herpes-simplex-Virus-Infektionen (Typen 1 und 2; oral, ösophageal, genital, perianal), Herpes zoster (Varizella-Zoster-Virus), Condylomata acuminata (humane Papillomaviren), Mollusca contagiosa (Poxvirus molusci)
- Malignome: zervikale Dysplasie/Neoplasie, Analkarzinom, Kaposi-Sarkom

Bei anamnestischen Risikofaktoren sollte auch asymptomatischen Personen eine HIV-Testung angeboten werden, da schwere HIV-/AIDS-assoziierte Komplikationen durch die Primärprophylaxe opportunistischer Infektionen und durch den rechtzeitigen Beginn einer antiretroviralen Therapie verhindert werden können. Außerdem ist ein nachgewiesener HIV-Status für präventive Verhaltensänderungen (vor allem Safer Sex) eine wichtige Voraussetzung.

Zur Diagnostik werden Screeningtests mit hoher Sensitivität (ELISA) und Bestätigungstests mit hoher Spezifität (Immunoblot) eingesetzt. Mit den in Deutschland zugelassenen Screeningtests werden Antikörper und gleichzeitig auch Antigen von HIV-1, einschließlich aller Gruppen und Subtypen, wie auch von HIV-2 nachgewiesen. Wegen seltener falsch-positiver Ergebnisse muss jeder positive Screeningtest durch einen positiven Western-Blot-Test mit Nachweis von mindestens 3 HIV-spezifischen Banden bestätigt werden. Eine akute HIV-Infektion kann mit einem Screeningtest zum Nachweis HIV-spezifischer Antikörper erst 2–6 Wochen nach Infektion diagnostiziert werden (diagnostisches Fenster). Mit der Polymerasekettenreaktion (PCR) zum Nachweis von Virusgenom und durch den Nachweis von HIV-Antigen (z. B. p24) kann die Diagnose jedoch schon 3–10 Tage nach Infektion gestellt werden.

Therapie: Prinzipien des Managements HIV-Infizierter

Voraussetzungen. Die Behandlung HIV-Infizierter setzt ein solides Verständnis des natürlichen Verlaufs der HIV-Infektion sowie der Diagnose, Behandlung und Prävention ihrer Komplikationen, außerdem der Möglichkeiten und Grenzen der antiretroviralen Therapie voraus. Der Umsatz neuer Erkenntnisse und neuer Entwicklungen im HIV-Bereich ist hoch. Aktuelle Daten und Therapierichtlinien sind über etablierte Internetadressen abrufbar (Tabelle 20.4).

CD4+-T-Zell-Zahl. Nach der Diagnose sollten routinemäßig eine Reihe von Untersuchungen und Maßnahmen erfolgen. Die CD4+-T-Zell-Zahl hat eine zentrale Bedeutung. Sie zeigt:
- das Ausmaß der Immunschwäche,
- das Risiko für die Manifestation bestimmter opportunistischer Erkrankungen (Abb. 20.3),
- die Indikation für Primärprophylaxen opportunistischer Infektionen (Tabelle 20.5),

Tabelle 20.**4** Internetadressen mit aktuellen Informationen zu HIV/AIDS

Adresse	Schwerpunkte
www.hivatis.org	Therapie
www.hopkins-id.edu	Therapie
www.medscape.com	Therapie, Kongresszusammenfassungen
www.cdcnpin.org	Epidemiologie
www.unaids.org	Epidemiologie, Kongresszusammenfassungen
www.HIV.NET	Therapie
www.iasusa.org	Therapie, neue Forschungsergebnisse
www.rki.de	Epidemiologie in Deutschland
www.iasusa.org	Umsetzung neuer Forschungsergebnisse in die Praxis, Guidelines

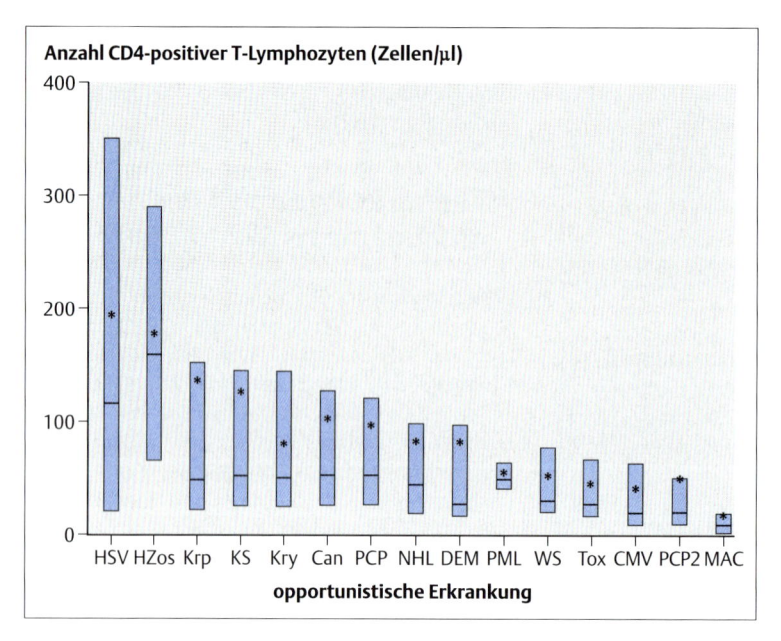

20 Immundefizienzerkrankungen (HIV-Infektion, AIDS)

Abb. 20.3 Risiko opportunistischer Infektionen in Abhängigkeit von der Anzahl CD4-positiver T-Lymphozyten pro µl Blut. Darstellung des Medians (Linie in der Säule), der 1. Quartile (unterer Teil der Säule), der 3. Quartile (oberer Teil der Säule) und der durchschnittlichen Anzahl CD4-positiver T-Lymphozyten pro µl Blut (Sternchen) zum Zeitpunkt des Auftretens opportunistischer Infektionen.
Can: Candidaösophagitis; **CMV:** Zytomegalievirusinfektion; **Krp:** Kryptosporidieninfektion; **Kry:** Kryptokokkenmeningitis; **DEM:** AIDS-Demenz-Komplex; **HSV:** Herpes-simplex-Virus-Infektion; **HZos:** Herpes zoster; **KS:** Kaposi-Sarkom; **MAC:** Mycobacterium-avium-Komplex-Bakteriämie; **NHL:** Non-Hodgkin-Lymphom; **PCP:** primäre Pneumocystis-carinii-Pneumonie; **PCP2:** Rezidiv einer Pneumocystis-carinii-Pneumonie; **PML:** progressive multifokale Leukenzephalopathie; **Tox:** Toxoplasma-gondii-Enzephalitis; **WS:** Wasting-Syndrom (Gewichtsverlust).

Tabelle 20.5 Prophylaxe opportunistischer Infektionen bei HIV-Infektion/AIDS

	Primärprophylaxe	**Rezidivprophylaxe**
Pneumocystis-carinii-Pneumonie	obligat bei CD4-Zell-Zahl < 200/µl	obligat, solange CD4-Zell-Zahl < 200/µl
Toxoplasmose	obligat bei CD4-Zell-Zahl < 100/µl	obligat, solange CD4-Zell-Zahl < 200/µl
Tuberkulose	Exposition gegenüber „offener" Tuberkulose, latente Tuberkulose (Tuberkulinreaktion), Herkunft aus Tuberkuloseendemiegebiet	nicht erforderlich nach Standardtherapie
Infektion mit Zytomegalievirus	fakultativ bei CD4-Zell-Zahl < 50/µl	obligat, solange CD4-Zell-Zahl < 200/µl
MAC-Infektion	fakultativ bei CD4-Zell-Zahl < 50/µl	obligat, solange CD4-Zell-Zahl < 200/µl
Kryptokokkose	fakultativ bei CD4-Zell-Zahl < 50/µl	obligat, solange CD4-Zell-Zahl < 200/µl
Candidiasis	nein, Therapie bei Infektion	nein, in der Regel Therapie bei Rezidiv

▸ die Indikation zum Beginn einer antiretroviralen Therapie.

Die HI-Virus-Last (HIV-Konzentration im Plasma) ist ebenfalls für die Indikationsstellung zur antiretroviralen Therapie von Bedeutung.

> **Erstuntersuchung bei Patienten mit HIV-Infektion**
> ▸ Anamnese und körperliche Untersuchung
> ▸ Routinelabor (klinische Chemie inklusive Blutbild)
> ▸ Röntgenuntersuchung des Thorax, Abdomensonographie
> ▸ CD4+-T-Zell-Zahl
> ▸ HIV-RNA-Plasmakonzentration (Viruslast)
> ▸ VDRL-Test (Luesserologie)
> ▸ Toxoplasmoseserologie
> ▸ Zytomegalieserologie
> ▸ Tuberkulintest
> ▸ Neurologisch psychiatrische Untersuchung
> ▸ Hepatitis-A-, -B- und -C-Serologie
> ▸ Pneumokokkenimpfung
> ▸ Hepatitis-A- und -B-Impfung (bei negativer Serologie)
> ▸ Beratung und Aufklärung (Prognose, Übertragungswege, Prävention)

Begleitinfektionen. Wegen häufiger Koinfektion, Komorbidität und potenzieller Reaktivierung latenter Erreger bei Immunschwäche sollten Antikörper gegen folgende Erreger bestimmt werden: Treponema pallidum, Toxoplasma gondii, Zytomegalievirus sowie Hepatitis-A-, B- und -C-Viren. Bei negativer Hepatitis-A- und -B-Serologie sollte eine Impfung erfolgen. Da die Komplikationen der chronischen Hepatitiden B und C (Leberzirrhose, Leberzellkarzinom) bei verlängerter Lebenszeit unter einer HAART zunehmend zum lebensbegrenzenden Faktor werden, sollte eine Therapie der chronischen Hepatitis angestrebt werden. Bei positivem Tuberkulintest ist eine Chemoprävention indiziert. Erste Anzeichen einer HIV-Enzephalopathie können durch eine neurologisch-psychiatrische Untersuchung erkannt werden und sind differenzialdiagnostisch gegen andere Ätiologien abzugrenzen. Bei dem hohen Risiko von Pneumokokkenerkrankungen wird eine Pneumokokkenimpfung empfohlen. Ein Impferfolg ist generell von der Helferzellzahl abhängig und sollte bei ausreichenden Werten (mehr als 350/µl) vorgenommen werden.

> **AIDS-assoziierte neurologische Komplikationen**
> ▸ Opportunistische Infektionen: Toxoplasma-gondii-Enzephalitis, Cryptococcus-neoformans-Meningitis, progressive multifokale Leukenzephalopathie, CMV-Retinitis, CMV-Enzephalitis, Mycobacterium-tuberculosis-Meningitis/-Hirnabszesse
> ▸ Malignome: primäres Lymphom des Zentralnervensystems, Meningeosis lymphomatosa bei systemischen Lymphomen
> ▸ Direkt HIV-assoziierte Komplikationen: HIV-assoziierter Demenzkomplex, vakuoläre Myelopathie, periphere Polyneuropathie

Untersuchungen. Röntgenuntersuchung des Thorax, EKG, Abdomensonographie und Messung der Lungenfunktion gehören zu den Routineuntersuchungen. Alle übrigen Untersuchungen (Röntgen, Computertomographie, Magnetresonanztomographie, Endoskopie, Punktionen, Biopsien sowie die mikrobiologische und histologische Aufarbeitung gewonnener Materialien, wie Blut, Sputum, Flüssigkeit aus der bronchoalveolären Lavage, Urin, Stuhl, Liquor und Knochenmark) orientieren sich an richtungsweisenden Symptomen und Organbefunden (siehe nachfolgende Übersicht).

> **HIV-assoziierte Erkrankungen des Respirationstraktes**
> ▸ Infektionen: bakterielle Bronchitis/Sinusitis, bakterielle Pneumonie, Tuberkulose, Pneumocystis-carinii-Pneumonie, Pilzpneumonie (Kryptokokkose/Histoplasmose)
> ▸ Tumoren: Kaposi-Sarkom, malignes Lymphom, Bronchialkarzinom
> ▸ Andere: lymphoide interstitielle Pneumonitis, unspezifische Pneumonitis
>
> **HIV-assoziierte Erreger einer Diarrhö**
> ▸ Bakterien: Campylobacter, Salmonellen, Shigellen, atypische Mykobakterien, Clostridium difficile
> ▸ Protozoen: Kryptosporidien, Mikrosporidien, Isospora belli
> ▸ Viren: Zytomegalievirus, Adenovirus, HIV

Ätiologie	Diagnose
Infektiöse Mononukleose	Virozyten im Blutbild, Antigen im Serum
HIV-Infektion, Infektion mit Zytomegalievirus	Serologie, PCR, Anzucht
Röteln	Serologie
Infektion mit Herpes-simplex-Virus	Anzucht, PCR
Adenovirusinfektion	Serologie
Hepatitis-B- oder -C-Virus-Infektion	Serologie
HIV-Infektion	Serologie, PCR, Antigennachweis
Toxoplasmose	Serologie
Syphilis	Serologie
Streptokokkenpharyngitis	Abstrich mit Erregernachweis
Brucellose	Serologie, Blutkultur
Lymphom/Leukämie	Biopsie, Blutbild, Knochenmarkuntersuchung

Tabelle 20.6 Differenzialdiagnosen bei infektiöse-Mononukleose-artiger Erkrankung und/oder generalisierter Lymphknotenschwellung

Akute HIV-Krankheit

Nach der Infektion tritt bei 50–90 % aller Infizierten eine akute HIV-Krankheit auf, die oft nicht diagnostiziert wird. Inkubationszeit und Erkrankungsdauer variieren zwischen wenigen Tagen und Monaten. Die Symptomatik ist vielfältig und unspezifisch, z. B. kann ein HIV-Exanthem vorliegen (Abb. 45). Insbesondere das klinische Bild der infektiösen Mononukleose mit Lympho- oder Thrombozytopenie sollte differenzialdiagnostisch an eine akute HIV-Krankheit denken lassen (Tabelle 20.6).

Erkrankungen bei chronischer HIV-Infektion

Opportunistische Infektionen. Ohne antiretrovirale Therapie entwickelt sich mit variabler Progressionsgeschwindigkeit (2 bis mehr als 20 Jahre, im Durchschnitt 8–12 Jahre) eine Immunschwäche mit charakteristischen Krankheitsbildern und häufig atypischen Organmanifestationen (siehe obige Übersichten, „Erkrankungen der Kategorien B und C"). Mehr als 95 % aller AIDS-definierenden Erkrankungen treten bei einer CD4+-T-Zell-Zahl von weniger als 200/µl auf, wobei für bestimmte opportunistische Infektionen unterschiedliche Schwellenwerte existieren (Abb. 20.3), z. B.:
- Pneumocystis-carinii-Pneumonie: weniger als 200/µl,
- zerebrale Toxoplasmose: weniger als 100/µl,
- CMV-Erkrankungen (Retinitis, Ösophagitis, Kolitis) und Infektion mit atypischen Mykobakterien: weniger als 50/µl.

Vorbedingungen. In den ökonomisch entwickelten Länder hat sich das Spektrum der klinischen Manifestationen in der HAART-Ära gewandelt. AIDS-definierende opportunistische Infektionen sind nur noch unter 3 Voraussetzungen zu beobachten:
- Infizierte mit bisher unentdeckter HIV-Infektion,
- Migranten ohne bisherige Verfügbarkeit von Prophylaxen oder einer HAART,
- Infizierte mit Therapieversagen der HAART infolge mangelnder Adhärenz (Compliance) oder bei Resistenzentwicklung.

Die relative Häufigkeit bakterieller Komplikationen, die schon bei weniger fortgeschrittener Immunschwäche manifest werden können, hat dagegen zugenommen. Bei steigender Lebenserwartung unter einer HAART sind zudem vermehrt nicht-HIV-assoziierte Erkrankungen zu erwarten, deren Inzidenz mit zunehmendem Lebensalter steigt (z. B. kardiale Erkrankungen, Karzinome). Hierzulande seltene, importierte Infektionskrankheiten – wie z. B. Penicillium-marneffei-Infektionen (Südostasien), Histoplasmose (Ohio- und Mississippi-Region, Südamerika, Süd- und Südostasien), Kokzidioidomykose (Südwesten der USA, Mexiko und Südamerika) und Kala-Azar (unter anderem Südeuropa) – müssen aufgrund der Zunahme HIV-infizierter Migranten aus Endemieländern berücksichtigt werden.

Therapie: Management opportunistischer Erkrankungen

Bereits vor der HAART-Ära konnten Morbidität und Mortalität durch die Etablierung von wirksamen Behandlungskonzepten sowie Rezidiv- und Primärprophylaxen (Tabelle 20.**5**) gesenkt werden.

Prophylaxe und Immunrekonstitution

Die Indikation zur Prophylaxe opportunistischer Infektionen (Tabelle 20.**5**) ergibt sich aus einer Abwägung von Erkrankungsrisiko (Erkrankungswahrscheinlichkeit, Krankheitsschwere) und Prophylaxerisiko (Nebenwirkungen). Kommt es durch eine HAART zu einer Immunrekonstitution, kann auf die Prophylaxe verzichtet werden, wenn die jeweils kritische Risikoschwelle der CD4+-T-Zell-Zahl für einzelne opportunistische Infektionen dauerhaft (länger als 3–6 Monate) überschritten wird. Da viele opportunistische Erkrankungen Folge der Reaktivierung einer früher erworbenen latenten Infektion sind, bietet eine Expositionsprophylaxe häufig keinen Schutz. Bei einigen AIDS-assoziierten Erkrankungen kann es allein durch die HAART-assoziierte Immunrekonstitution ohne spezifische Therapie zu einer Rückbildung kommen (unter anderem progressive multifokale Enzephalopathie, Diarrhoen durch Mikrosporidien oder Kryptosporidien, Kaposi-Sarkom).

Immunrekonstitutionssyndrom

Nach Einleitung einer antiretroviralen Therapie bei bestehender fortgeschrittener Immunschwäche kann ein Immunrekonstitutionssyndrom ausgelöst werden und zu erheblichen Komplikationen führen (unter anderem Verschlimmerung vorhandener Symptome und Befunde, Fieber, Lymphknotenschwellung). Ursache des Immunrekonstitutionssyndroms ist eine hyperinflammatorische Immunreaktion auf Erreger bestehender aktiver oder latenter Infektionen oder auf Erregerantigene während oder nach einer erfolgreichen antimikrobiellen Therapie. Häufig besteht eine Assoziation mit einer Kryptokokkose, einer Mykobakteriose oder einer CMV-Infektion. Das Immunrekonstitutionssyndrom muss von einem Therapieversagen, aktiven opportunistischen Infektionen und von Zweitinfektionen abgegrenzt werden. Die Behandlung erfolgt mit Steroiden oder nichtsteroidalen Antiphlogistika.

Pneumocystis-carinii-Pneumonie als opportunistische Infektion

Die Pneumocystis-carinii-Pneumonie (PCP) ist die häufigste und – bei einem Erkrankungsrisiko bereits bei 200 CD4+-T-Lymphozyten/µl – meist auch erste AIDS-Manifestation. Das Risiko, an einer PCP zu erkranken, betrug vor der HAART-Ära ohne Primärprophylaxe 60–80 %. Aber auch in der HAART-Ära ist die PCP weiterhin die häufigste AIDS-definierende opportunistische Infektion. Der Erreger der PCP wird seit einigen Jahren nicht mehr den Protozoen, sondern den Pilzen zugerechnet. Um den Erreger der menschlichen Pneumozystose von anderen Erregern abzugrenzen, wurde der Speziesnamen P. jiroveci eingeführt. Die Abkürzung PCP wird noch vielfach gebraucht, auch wenn die Terminologie „Pneumocystispneumonie" geeigneter wäre. Die Pneumocystispneumonie ist in der Regel eine reaktivierte Erkrankung. Zu einer inapparenten Auseinandersetzung mit Pneumocystis jiroveci und einer latenten, immunologisch kontrollierten Infektion kommt es meist bereits in den ersten Lebensjahren. Eine manifeste Erkrankung entwickelt sich fast nur bei immunsupprimierten Personen. Die

Pneumonie ist mit Abstand die häufigste Organmanifestation.

Klinisches Bild und Diagnose

Klinisch zeigt die PCP – im Gegensatz zum akuten Beginn bei bakterieller Pneumonie mit häufig produktivem Husten – meist einen über Wochen schleichenden Beginn mit der typischen Trias Fieber, trockener Husten und Belastungsdyspnoe. Im Verlauf kann sich jedoch mit rascher Progredienz auch eine beatmungspflichtige respiratorische Insuffizienz entwickeln. Das Röntgenbild des Thorax zeigt meist typische, oft schmetterlingsartige, bilaterale interstitielle und perihiläre Infiltrationen (Abb. 76a). Unter dem Einfluss von PCP-Prophylaxen, insbesondere der Pentamidininhalation, können sich auch untypische pulmonale Manifestationen, oft in den Oberlappen, entwickeln. Häufig besteht bei gering ausgeprägten pulmonalen Infiltrationen bereits eine ausgeprägte Verminderung der arteriellen Blutgaswerte (Sauerstoffpartialdruck und Sauerstoffsättigung). Die Diagnose erfolgt durch den Nachweis von Pneumocystiszysten in mit hypertoner Kochsalzlösung induziertem Sputum (Sensitivität bis etwa 50%) oder in der bronchoskopisch gewonnenen Flüssigkeit der bronchoalveolären Lavage (Sensitivität nahezu 100%), mittels Grocott-Färbung (Abb. 76b) oder mittels direkter Immunfluoreszenz. Selten, insbesondere unter dem Einfluss einer Primärprophylaxe mit Pentamidininhalationen, kann es auch zu extrapulmonalen Manifestationen (unter anderem Auge, Milz und Leber) – auch ohne gleichzeitigen pulmonalen Befall – kommen.

Therapie und Prävention

Therapie der 1. Wahl ist Cotrimoxazol (Trimethoprim/Sulfamethoxazol) über 21 Tage (Tabelle 20.7). Wegen der häufigen, nicht selten auch schweren und lebensgefährlichen Sulfonamidallergie (Ste-

Tabelle 20.7 Akuttherapie der Pneumocystis-carinii-Pneumonie (Therapiedauer aller Regimes: 21 Tage)

Regime	Nebenwirkungen
1. Wahl (alle Schweregrade)	
Cotrimoxazol (Trimethoprim/Sulfamethoxazol): 20/100 mg/kgKG/Tag p. o./i. v., aufgeteilt in 4 Dosen	Übelkeit, Erbrechen, Fieber, Hautausschlag, Knochenmarkdepression, Hepatose
Alternativen	
Schwere Pneumocystis-carinii-Pneumonie	
Pentamidinisothionat: 4 mg/kgKG/Tag i. v.	Hypotension, Hyper- und Hypokalzämie, Nierenversagen, Knochenmarkdepression, Übelkeit, Erbrechen, Herzstillstand
Trimetrexat (45 mg/m²KOF i. v.) plus Folinsäure (80 mg/m²KOF)	Knochenmarkdepression, Hepatose, Anaphylaxie
Leichte bis mittelschwere Pneumocystis-carinii-Pneumonie	
Clindamycin (600 mg alle 6 Stunden p. o./i. v.) plus Primaquine (15 mg/Tag p. o.)	Diarrhö, Hautausschlag, Übelkeit, Erbrechen, Knochenmarkdepression, Methämoglobinämie, Hämolyse
Atovaquonesuspension: 2-mal täglich 750 mg	Hautausschlag, Hepatose, Neutropenie

Adjuvante Steroidtherapie mit Beginn der Therapie bei schwerer Pneumocystis-carinii-Pneumonie, z. B. mit 1 mg/kgKG/Tag über einige Tage bei täglicher Dosisreduktion.

Schweregrade der Pneumocystis-carinii-Pneumonie:
▶ Leichte Pneumocystis-carinii-Pneumonie: Dyspnoe bei Belastung, Sauerstoffpartialdruck bei Raumluft > 11,0 kPa, Sauerstoffsättigung in Ruhe > 96%.
▶ Mittelschwere Pneumocystis-carinii-Pneumonie: Dyspnoe bei geringer Belastung, Sauerstoffpartialdruck bei Raumluft 8–11 kPa, Sauerstoffsättigung in Ruhe 91–96%.
▶ Schwere Pneumocystis-carinii-Pneumonie: Ruhedyspnoe, Sauerstoffpartialdruck bei Raumluft < 8 kPa, Sauerstoffsättigung in Ruhe < 91%.

vens-Johnson-Syndrom, Lyell-Syndrom) ist die Verfügbarkeit von Alternativen von großer Bedeutung. Bei der Primär- und Sekundärprophylaxe (Tabelle 20.5) ist Cotrimoxazol ebenfalls Mittel der 1. Wahl. Bereits mit einem niedrigdosierten Regime von 1 Tablette (960 mg) 3-mal pro Woche anstatt einmal täglich lässt sich das PCP-Risiko signifikant senken. Etablierte Alternativen sind Dapson- und Atovaquoneregimes. Die Pentamidininhalation mit 300 mg einmal im Monat schützt im Gegensatz zu anderen Prophylaxeregimes nicht gegen eine zerebrale Toxoplasmose, sodass bei HIV-Infizierten mit einem Toxoplasmoserisiko (weniger als 100 CD4-Helferzellen/µl und IgG-Antikörper gegen Toxoplasma gondii) systemischen Prophylaxeregimes der Vorzug gegeben werden sollte. Eine Prophylaxe ist so lange erforderlich, bis durch eine HAART die CD4-Helferzell-Zahl anhaltend über mindestens 3–6 Monate auf über 200/µl angestiegen ist.

Protozoeninfektionen als opportunistische Infektionen

Zerebrale Toxoplasmose

Hinsichtlich Toxoplasma gondii siehe Erregersteckbrief in Kapitel 19.1. Bei der AIDS-assoziierten zerebralen Toxoplasmose handelt es sich fast immer um eine reaktivierte Infektion. Bis zu 50 % aller HIV-Infizierten mit IgG-Serumantikörpern gegen Toxoplasma gondii und einer CD4+-T-Zell-Zahl unter 100/µl erkranken an einer Toxoplasmose des Zentralnervensystems. Extrapulmonale Manifestationen (unter anderem Lunge, Auge, Knochenmark, Lymphknoten, Leber und Milz) und disseminierte Verläufe sind selten.

Klinisches Bild und Diagnose. Das klinische Bild richtet sich nach der Lokalisation der zerebralen Herde. In der Regel beginnt die Erkrankung mit Fieber, Kopfschmerzen und fokalneurologischen Störungen (unter anderem Paresen, Sprachstörungen, Sensibilitätsstörungen). Daneben kann es auch zu generalisierten neurologischen Symptomen kommen (unter anderem Bewusstseinsstörungen, Desorientiertheit, Krampfanfälle). Ein Meningismus besteht nur selten. Im kranialen Computertomogramm (immer mit Untersuchung eine Stunde nach Kontrastmittelgabe, Double-Dose-Delayed-Technik) stellen sich Toxoplasmoseherde als ringförmig kontrastmittelanreichernde Herde, in der Regel mit perifokalem Ödem, dar (◉ Abb. 77). Das sensitivere Magnetresonanztomogramm zeigt in der Regel mehr Herde als das Computertomogramm. Fast alle Patienten weisen Antitoxoplasma-IgG-Serumantikörper auf, jedoch keine Antitoxoplasma-IgM-Serumantikörper. Bei negativer Toxoplasmoseserologie ist eine zerebrale Toxoplasmose unwahrscheinlich. Durch Untersuchung des Liquor cerebrospinalis mit dem Versuch des direkten Erregernachweises (z. B. mittels PCR) kann die Diagnose in der Regel nicht gesichert werden. Eine formale Diagnosesicherung ist normalerweise nur durch eine Hirnbiopsie möglich. Die zerebrale Toxoplasmose ist in Westeuropa die häufigste Ursache zerebraler Raumforderungen bei AIDS. Bei typischer Befundkonstellation (kontrastmittelanreichende Herde, Anti-Toxoplasma-IgG-Serumantikörper, Helferzellzahl unter 100/µl) wird die Diagnose üblicherweise ex juvantibus aus der Herdrückbildung unter empirischer Therapie gesichert. Eine Hirnbiopsie bei weiterhin unklarer Ätiologie erfolgt in der Regel erst nach 14-tägiger Behandlung ohne Rückbildung der Herde.

> **Fokale zerebrale Läsionen bei AIDS**
> ▶ Toxoplasmose
> ▶ Primäres Lymphom des Zentralnervensystems
> ▶ Tuberkulom
> ▶ Progressive multifokale Leukenzephalopathie

Differenzialdiagnostik. Die primäre Differenzialdiagnose ist das primäre Non-Hodgkin-Lymphom des Zentralnervensystems. Im Gegensatz zur Toxoplasmose des Zentralnervensystems findet sich beim primären Lymphom jedoch häufig nur eine unifokale kontrastmittelanreichernde Raumforderung. Mit Hilfe der Positronenemissionstomographie kann, im Gegensatz zu Computer- und Magnetresonanztomographie, das Lymphom in der Regel von entzündlichen Prozessen, z. B. einer Toxoplasmose, abgegrenzt werden. Maligne Prozesse mit hohem Metabolismus zeigen in der Positronenemissionstomographie eine vermehrte Anreicherung des Kontrastmittels (18F-fluoro-2-deoxyglukose), während entzündliche Prozesse keine Aktivität zeigen.

Therapie und Prophylaxe. Die Therapie mit Kombinationen aus Pyrimethamin und entweder Sulfadiazin oder Clindamycin hat sich als gleichwertig erwiesen. Die Therapiedauer der Akutbehandlung erfolgt über einen Zeitraum von 3–6 Wochen. Als Rezidivprophylaxe kann ein um die Hälfte reduziertes Akuttherapieschema weitergeführt werden.

Akuttherapie der Toxoplasmose
▶ **Erste Wahl:** Sulfadiazin (4–6 g pro Tag) oder Clindamycin (4 × 600–900 mg pro Tag) plus Pyrimethamin (50–100 mg pro Tag) plus Folinsäure (15 mg pro Tag)
▶ **Alternativen:** Clarithromycin (2 × 1 g pro Tag) oder Atovaquone (4 × 750 mg pro Tag) plus Pyrimethamin (50–100 mg pro Tag) plus Folinsäure (15 mg pro Tag)

Folinsäure. Wegen der Myelotoxizität von Pyrimethamin, das die Umwandlung von Folsäure zu Folinsäure hemmt, muss Folinsäure substituiert werden. Im Gegensatz zu Toxoplasmen kann die menschliche Zelle Folinsäure verbrauchen. Toxoplasmen sind dagegen auf intrazellulär aus Folsäure gebildete Folinsäure angewiesen.

Als Primärprophylaxe – und möglicherweise auch als Rezidivprophylaxe – sind die Prophylaxeregimes der PCP mit Cotrimoxazol, einer Pyrimethamin-Dapson-Kombination und Atovaquone wirksam. Bei einem dauerhaften Anstieg der CD4-Helferzell-Zahl über 200/µl über mindestens 3–6 Monate unter einer HAART können Primär- und Rezidivprophylaxen der Toxoplasmose abgesetzt werden.

Diarrhö durch Protozoeninfektionen

Protozoen spielen als Erreger von Darminfektionen bei HIV-Infizierten eine wichtige Rolle. Bei Immunkompetenten kommt es meist zu milden, teilweise selbstlimitierenden Durchfallerkrankungen, bei schwerer Immunsuppression dagegen zur chronischen Diarrhö. Allein durch die Immunrekonstitution aufgrund einer HAART kann es zur vollständigen Rückbildung kommen. Kryptosporidien und Mikrosporidien sind die häufigsten Protozoenenteritiserreger bei HIV-Infizierten. Die chronische Kryptosporidiose und die chronische Isosporiasis, die vor allem in tropischen und subtropischen Entwicklungsländern vorkommt, gelten als AIDS-definierende Erkrankungen (siehe obige Übersicht, „Erkrankungen der Kategorie C"). Vor allem in Entwicklungsländern sind noch weitere Protozoen, insbesondere Entamoeba histolytica und Giardia lamblia, für Diarrhoen bei HIV-Infizierten verantwortlich. Diese Infektionen sind aber, im Gegensatz zur Kryptosporidiose, in der Regel mit einer Standardtherapie, z. B. mit Metronidazol, gut zu behandeln. Die Diagnose der Protozoeninfektion des Gastrointestinaltraktes wird durch den direkten Erregernachweis im Stuhl gestellt, wobei teilweise Spezialfärbungen notwendig sind (unter anderem Trichromfärbung, Immunfluoreszenz, säurefeste Färbungen). Biopsien sind nur selten zusätzlich erforderlich. Serologische und molekularbiologische Untersuchungen spielen bei der Routineuntersuchung keine Rolle.

Kryptosporidiose. Die Kryptosporidiose wird durch Cryptosporidium parvum, einen obligat intrazellulären Erreger, hervorgerufen. Die Infektion kann sowohl bei immunsupprimierten als auch bei immunkompetenten Personen zu gastrointestinalen und – seltener – zu pulmonalen Symptomen führen. Die Infektion des Menschen erfolgt durch orale Aufnahme von Oozyten mit kontaminierten Nahrungsmitteln und Wasser. Bei HIV-Infizierten mit schwerer Immunsuppression (weniger als 50 Helferzellen/µl) kommt es zu ausgeprägten lebensbedrohlichen, häufig therapierefraktären wässrigen Durchfällen mit Bauchkrämpfen, Übelkeit und Erbrechen. Ein Befall der Gallenwege zeigt sich im Anstieg der cholestaseanzeigenden Parameter. Eine spezifische Therapie existiert nicht. In Einzelfällen wurde über Therapieerfolge mit Paromomycin, teilweise in Kombination mit Azithromycin, und mit Nitazoxanid, einem Anthelminthikum, berichtet.

Mikrosporidiose. Die häufigste klinische Manifestation einer Infektion mit Mikrosporidien ist eine chronische wässrige Diarrhö, die von Übelkeit und Bauchkrämpfen begleitet ist, doch können auch Atemwege, Gallenwege, Urogenitaltrakt, Augen (Keratokonjunktivitis), Muskeln und Zentralnervensystem befallen sein. Die chronische Mikrosporidiose wird fast ausschließlich bei Patienten mit schwerer Immunsuppression, das heißt weniger als 50 Helferzellen/µl, beobachtet. Mikrosporidien sind weltweit als Parasiten in fast allen Tierklassen verbreitet. Es gibt mindestens 4 humanpathogene Gattungen (unter anderem Enterocyton, Encephalitozoon und Trachipleistophora). Die Mehrzahl der mikrosporidienassoziierten Erkrankungen bei Patienten mit AIDS werden durch Enterocytozoon bineusii verursacht. Mögliche Infektionsquellen für den Menschen sind andere bereits infizierte Menschen oder Tiere, die Mikrosporidiensporen über Stuhl, Urin oder Bronchialsekret verbreiten. Häufig spricht die Infektion auf Albendazol an (Therapiedauer: mindestens 6 Wochen). Gegen Enterocytozoon bineusii bestehen aber teilweise Resistenzen. Vielversprechend scheint auch eine Behandlung mit Fumagillin zu sein.

Isosporiasis. Infektionen durch Isospora belli wurden auch bei Immunkompetenten beschrieben. Sie sind in Deutschland selten, stellen aber in tropischen und subtropischen Entwicklungsländern ein großes Problem dar. Bei immunkompromittierten Patienten kann sich eine chronische Diarrhö entwickeln. Die Standardtherapie erfolgt mit Cotrimoxazol (960 mg/Tag) über eine Woche (Alternative: Ciprofloxacin).

Bakterielle Infektionen

Bakterielle Pneumonie

Bakterielle Infektionen der oberen Luftwege (Sinusitis, Pneumonie) sind eine häufige Komplikation. Ein erhöhtes Risiko besteht – im Gegensatz zu den klassischen opportunistischen Infektionen – bereits bei nur mäßig eingeschränkter Immunität. Die Lunge zählt zu den bevorzugt befallenen Organen bei HIV-Infizierten, und es müssen – insbesondere bei fortgeschrittener Immunschwäche – auch noch andere Ätiologien bei pulmonalen Manifestationen differenzialdiagnostisch bedacht werden (siehe obige Übersicht, „HIV-assoziierte Erkrankungen des Respirationstraktes").

Die häufigsten Erreger ambulant erworbener Pneumonien sind bekapselte Bakterien, in erster Linie Streptococcus pneumoniae (Pneumokokken) und Haemophilus influenzae. Invasive Pneumokokkeninfektionen mit Bakteriämie sind bei HIV-Infizierten etwa 150-mal häufiger, bei Patienten mit AIDS etwa 300-mal häufiger als bei HIV-negativen Individuen. Drogenabhängige weisen zudem ein erhöhtes Risiko für abszedierende Streptokokken- und Staphylokokkenpneumonien auf. Bei den nosokomialen Pneumonien dominieren die klassischen Hospitalkeime (Klebsiellen, Staphylokokken, Pseudomonas aeruginosa).

Das klinische Bild der bakteriellen Pneumonie bei HIV-Infizierten ähnelt demjenigen bei immunkompetenten Individuen. Ein Großteil der HIV-infizierten Patienten mit weit fortgeschrittener Immunschwäche entwickelt eine Bakteriämie, und der Verlauf ist oft protrahierter und schwerer als bei immunkompetenten Individuen. Bei Diagnostik und Therapie gelten dieselben Richtlinien wie bei HIV-negativen Personen. Zur Prophylaxe sollten alle HIV-Infizierten eine Pneumokokkenimpfung mit poylvalentem Pneumokokkenimpfstoff (23-valente Vakzine) erhalten. Die bei Kindern sinnvolle Impfung gegen Haemophilus influenzae Typ B ist bei älteren HIV-Infizierten wenig hilfreich, da die Haemophiluspneumonie bei Erwachsenen selten durch den Typ B verursacht wird.

Salmonellenbakteriämie

Die wichtigste Infektionsquelle für enteritische Salmonellen (Salmonella typhi murium, S. enteritidis) sind kontaminierte Nahrungsmittel, vor allem Geflügelprodukte und Trinkwasser. Enteritissalmonellen werden in Urin und Stuhl von erkrankten Personen und asymptomatischen Dauerausscheidern ausgeschieden. Während eine Infektion mit Enteritissalmonellen bei Immunkompetenten fast ausschließlich zur Enteritis führt, entwickelt sich bei der Mehrzahl der HIV-Infizierten eine Bakteriämie oder eine Sepsis, ohne dass gleichzeitig eine Enteritis vorliegen muss. Es kann zu verschiedenen Organabsiedlungen kommen (Osteomyelitis, Empyem, Lungenabszess, Pyelonephritis, Meningitis). Die rezidivierende Salmonellabakteriämie ist eine AIDS-definierende Erkrankung (siehe obige Übersicht, „Erkrankungen der Kategorie C"). Therapeutikum der Wahl ist Ciprofloxacin (2 × 400 mg intravenös oder 2 × 500 mg oral pro Tag) über eine Dauer von 7–14 Tagen. Als Alternative bieten sich die Cephalosporine Ceftriaxon oder Cefotaxim an. Gegen Ampicillin und Cotrimoxazol bestehen nicht selten Resistenzen. Bei Patienten mit weniger als 100 Helferzellen/μl sind Rezidive häufig, sodass eine Rezidivprophylaxe erforderlich werden kann, wenn es nicht durch eine HAART zur Immunrekonstitution mit dauerhaftem Anstieg der Helferzellzahl kommt.

Tuberkulose

Häufigkeit. Die Tuberkulose (siehe auch Erregersteckbrief M. tuberculosis) zählt in den Entwicklungsländern zu den häufigsten HIV-assoziierten Erkrankungen. In einigen afrikanischen Ländern südlich der Sahara erkranken bis zu 50 % aller HIV-Infizierten an einer Tuberkulose, während dies in Deutschland nur auf wenige HIV-Infizierte zutrifft. Bei einem großen Teil der Erkrankten in Deutschland handelt es sich um Migranten, die die Tuberkulose in einem Land mit hoher Durchseuchung erworben haben. HIV-Infizierte mit fortgeschrittener Immunschwäche haben im Vergleich zu Immunkompetenten ein deutlich erhöhtes Risiko, an einer aktiven Tuberkulose zu erkranken. Das Risiko nach Exposition gegenüber M. tuberculosis beträgt bis zu 37 %, das Risiko der Reaktivierung einer latenten Infektion 5 – 12 % pro Jahr.

Klinisches Bild und Diagnostik. Bei noch nicht weit fortgeschrittener Immunschwäche (mehr als 400 Helferzellen/µl) überwiegt das klassische Bild mit Fieber, Husten, Nachtschweiß, Gewichtsabnahme und häufig auch Hämoptysen. Das Röntgenbild des Thorax zeigt Lungenoberlappeninfiltrationen. Bei fortgeschrittener Immunschwäche kommt es zur Dissemination mit extrapulmonalen Manifestationen (Lymphknoten, Leber, Milz, Knochenmark, Urogenitaltrakt, Zentralnervensystem), und die Tuberkulose imponiert als sehr schwere Erkrankung. Im Röntgenbild des Thorax finden sich häufig hiläre Lymphknotenvergrößerungen. Pulmonale Infiltrationen stellen sich als fein- bis grobfleckige Herde in Mittel- und Unterfeldern dar. Eine Kavernenbildung ist selten. Bei einer Helferzellzahl unter 100/µl treten in bis zu 50 % aller Fälle M. tuberculosis-Bakteriämien auf. Die Diagnose der Tuberkulose wird durch den Nachweis von Erregern des M. tuberculosis-Komplexes gestellt. Neben den Routineuntersuchungsmaterialien (vor allem Respirationstraktsekrete, Urin, Liquor) spielen wegen der häufigen extrapulmonalen Manifestationen auch Biopsien (vor allem Lymphknoten und Leber) in der Tuberkulosediagnostik eine wichtige Rolle. Obwohl die Tuberkulinreaktion bei fortgeschrittener Immunschwäche falsch-negativ ausfallen kann, sollten HIV-Infizierte getestet werden, da ein positiver Test bedeutet, dass entweder eine latente oder eine aktive Tuberkulose vorliegt.

Therapie und Prophylaxe. Die Tuberkulose beschleunigt die HIV-Infektion und die HIV-Infektion die Tuberkulose („Double Trouble"). Die sofortige simultane Behandlung beider Infektionen wäre wünschenswert. Wegen der Vielzahl der zu applizierenden Medikamente mit den zahlreichen potenziellen Interaktionsmöglichkeiten gelten besondere Vorgehensweisen. Wird eine Tuberkulose bei einem hinsichtlich AIDS-Therapie Naiven festgestellt, wird zunächst immer die Tuberkulose behandelt. Erst wenn die Tuberkulosetherapie sicher wirkt und gut verträglich ist, wird man die antiretrovirale Therapie hinzufügen. Problematisch ist die gegenseitige Unverträglichkeit von Rifampicin und Proteaseinhibitoren. Eine häufig genutzte Möglichkeit des Vorgehens besteht darin, Rifampicin durch Rifabutin zu ersetzen und anstelle der Proteaseinhibitoren nichtnukleosidale Reverse-Transkriptase-Inhibitoren einzusetzen. Die Dosisanpassungen sollten in Absprache mit Experten oder nach Durchsicht der Spezialliteratur erfolgen. Medikamentenspiegelbestimmungen sind hilfreich. Nach Aufnahme der HAART bei laufender Tuberkulosetherapie ist fast regelhaft mit einem Rekonstitutionssyndrom zu rechnen. Die Therapie beider Infektionen verlangt einen Arzt, der mit der Behandlung sowohl der Tuberkulose als auch von HIV-Infektion/AIDS vertraut ist. Nach Beendigung der Tuberkulosetherapie ist eine Rezidivprophylaxe – im Gegensatz zu den meisten anderen opportunistischen Infektionen – nicht erforderlich. Eine Prophylaxe gegen eine Reaktivierung (z. B. mit Isoniazid über 12 Monate) wird bei einer latenten Infektion empfohlen. Der Nachweis oder der hochgradige Verdacht auf eine latente Infektion ergibt sich nach Ausschluss einer aktiven Erkrankung durch eine positive Tuberkulinreaktion oder, wenn bei negativem Tuberkulintest ein falschnegatives Ergebnis nicht unwahrscheinlich ist, auch bei Herkunft aus Ländern mit einer hohen Tuberkulosedurchseuchung (mehr als 10 %). Bei HIV-Infizierten mit einer Exposition gegenüber M. tuberculosis sollte eine Chemoprävention durchgeführt werden.

Nichttuberkulöse („atypische") Mykobakteriosen

Nichttuberkulöse („atypische") Mykobakterien sind ubiquitär vorkommende Umwelterreger mit nur geringer Pathogenität. HIV-Infizierte mit weniger als 50 Helferzellen/µl entwickeln ein zunehmendes Risiko, an einer nichttuberkulösen Mykobakteriose zu erkranken. Meist entwickelt sich bei HIV-Infizierten keine organbezogene, sondern eine bakteriämische disseminierte Erkrankung. Mehr als 90 % aller Erkrankungen bei HIV-Infizierten werden durch Erreger aus dem Mycobacterium avium-Komplex verursacht. Die Inzidenz der Mycobacterium avium-Komplex-Infektion ist unterschiedlich und beträgt in den USA bis zu 50 % aller HIV-Infizierten bei ausgeprägter Immunschwäche, während in Deutschland die Häufigkeit bei weniger als 5 % liegt.

Mycobacterium avium-Komplex-Infektion. Die Erkrankung zeigt einen schleichenden Beginn mit subfebrilen Temperaturen, Abgeschlagenheit und Gewichtsverlust. Im fortgeschrittenen Stadium kommt es durch den Befall überwiegend abdomineller Lymphknoten und der Darmschleimhaut zu abdominellen Krämpfen und Durchfall. In der Regel bestehen dann auch eine Anämie sowie ein Proteinverlust mit Ödembildung. Die bildgebende Diagnostik ist, bis auf den Nachweis einer abdominellen Lymphadenopathie, in der Regel unergiebig. In mehr als 90 % der Fälle kann Mycobacterium avium-Komplex frühzeitig im Blut (Mykobakterienblutkulturen) nachgewiesen werden. Bei negativer Blutkultur und fortbestehendem Verdacht auf eine atypische Mykobakteriose bieten sich Leberbiopsie, Knochenmarkpunktion und Schleimhautbiopsien in Dünn- und Dickdarm an. Bei Nachweis von atypischen Mykobakterien in primär unsterilen Untersuchungsmaterialien (Stuhl, Urin, Bronchialsekret) müssen Kontamination und Schleimhautbesiedlung von der Infektion abgegrenzt werden. Nichttuberkulöse Mykobakterien sind in hohem Maße gegen die meisten klassischen Medikamente der Tuberkulosebehandlung resistent. Mit einer Kombinationstherapie aus Ethambutol, den Makroliden Clarithromycin oder Azithromycin und Rifabutin kann die Infektion anhaltend supprimiert werden. Nach einer Immunrekonstitution unter einer HAART kann die Therapie ohne Risiko eines Rezidivs abgebrochen werden.

Andere nichttuberkulöse Mykobakteriosen. Seltene Erreger der AIDS-assoziierten nichttuberkulösen Mykobakteriose sind M. xenopi, M. kansasii und noch weitere Mykobakterienspezies. Häufiger als bei der Mycobacterium avium-Komplex-Infektion kommt es bei diesen Mykobakteriosen zu organbezogenen Erkrankungen, die auch das klinische Bild dominieren. Infektionen durch M. xenopi und M. kansasii zeigen nicht selten tuberkuloseähnliche Symptome. Infektionen durch M. fortuitum und M. cheloni neigen zur Abszessbildung. Granulomatöse Haut- und Schleimhautulzerationen finden sich bei Infektionen mit M. marinum. Die Erfahrungen in der Therapie dieser nichttuberkulösen Mykobakteriosen sind begrenzt und die Behandlungserfolge unbefriedigend. Ein einheitliches Behandlungsschema mit Nutzung verschiedener Kombinationen existiert nicht, Empfindlichkeitstestungen sind nicht wirklich hilfreich.

Bazilläre Angiomatose

Die bazilläre Angiomatose wird – wie auch die Katzenkratzkrankheit – durch die Rickettsienspezies Bartonella henselae (siehe Erregersteckbrief, Kapitel 19.1) verursacht. Typischerweise finden sich – meist multiple – pseudoneoplastische, vaskuläre kirschrote oder purpurfarbene kutane Knötchen, die häufig mit einem Kaposi-Sarkom verwechselt werden (Abb. 47). Eine Knochenbeteiligung (bis zu 25 % aller Fälle) manifestiert sich mit osteolytischen, schmerzhaften Herden. Aber auch Leber, Lymphknoten, Muskeln, Zentralnervensystem und Augen können befallen werden. Die gramnegativen Bakterien können im Biopsiematerial mit der Warthin-Starry-Silberfärbung dargestellt werden. Behandelt wird die Infektion mit Erythromycin (4 × 500 mg/Tag) über mindestens 4 Wochen, wobei aber Rezidive nicht selten sind (Alternativen: Clarithromycin oder Azithromycin, Doxycyclin, Ciprofloxacin).

Mykosen

Candidainfektionen

Fast alle HIV-Infizierten entwickeln im fortgeschrittenen Stadium eine Candidainfektion (siehe auch Erregersteckbrief, Kapitel 22.2). Die häufigsten Manifestationsformen sind die oropharyngeale, die ösophageale und die vaginale Candidiasis. Fast immer – auch bei ausgeprägter Immunschwäche – bleibt die Infektion auf einen Befall der Schleimhäute begrenzt, äußerst selten kommt es zu einer systemischen Candidainfektion mit disseminiertem Organbefall. Die oropharyngeale Candidiasis (Mundsoor) stellt die häufigste Manifestationsform dar und ist nicht selten das erste Symptom der HIV-Infektion. Episoden von Mundsoor können bereits bei Helferzellzahlen über 200/μl auftreten. Eine Soorösophagitis tritt erst bei fortgeschrittener Immunschwäche auf (Helferzellzahlen unter 100/μl). Während der Mundsoor eine Erkrankung des B-Stadiums (AIDS-Vorboten) ist, gilt die Soorösophagitis als AIDS-definierende Erkrankung (siehe obige Übersichten, „Erkrankungen der Kategorien B und C"). Der häufigste Erreger ist Candida albicans. Daneben kommen aber auch andere Candidaspezies, vor allem C. glabrata, C. tropicalis und C. krusei, als Ursache einer HIV-assoziierten Candidiasis vor. Nichtalbicansstämme treten oft durch Selektion bei vortherapierten Patienten auf und sprechen teilweise schlechter auf Azole an.

Klinisches Bild und Diagnose. Hinsichtlich der oralen Candidiasis siehe Kapitel 7. Der typische Befund des oropharyngealen Soorbefalls erlaubt eine Blickdiagnose. Der kulturelle Nachweis und die Speziesdifferenzierung mit Resistenztestung sind nur bei Therapieversagen einer Azolbehandlung sinnvoll. Serologische Untersuchungen zum Nachweis von Antikörpern und Antigen im Blut sowie von Candida im Stuhl sind bedeutungslos. Die orale Candidiasis darf nicht mit der Epstein-Barr-Virus-induzierten oralen Haarleukoplakie verwechselt werden (Kapitel 7). Symptome der ösophagealen Candidiasis sind retrosternale Schmerzen, Dysphagie und – weniger häufig – Übelkeit. Bei ausgeprägter Soorösophagitis (lumenfüllende zirkuläre weißliche Beläge im Ösophagus) können keine festen Nahrungsmittel geschluckt werden (Abb. 58). Bei 1/3 der Fälle besteht kein gleichzeitiger Mundsoor. Die klinische Verdachtsdiagnose wird durch die Rückbildung der Beschwerden durch eine empirische antimykotische Therapie gesichert. Nur bei therapierefraktären Beschwerden (Differenzialdiagnosen: Herpes- und CMV-Ösophagitis) muss eine Ösophagoskopie mit Biopsie durchgeführt werden.

Therapie und Prophylaxe. Eine Therapie mit topischen Antimykotika zeigt nur eine begrenzte Wirksamkeit. Bei der oralen Candidiasis ist in der Regel und bei der ösophagealen Candidiasis immer eine systemische Therapie erforderlich. Therapeutikum der 1. Wahl ist Fluconazol (Therapiedauer: 5–10 Tage). Bei Therapieversagen oder bei Nachweis von Nichtalbicansspezies kann die Fluconazoldosis bis auf 800 mg/Tag erhöht werden, alternativ ist eine Umstellung auf Itraconazol möglich. Bei fluconazol- und itraconazolrefraktärem Candidabefall stellt Voriconazol eine Option dar. Häufig ist bei multiazol-resistenter Candidiasis nur noch intravenöses Amphotericin B oder Caspofungin wirksam. Eine Therapie der akuten Infektion ist sinnvoller als eine Primär- oder Rezidivprophylaxe (Selektion, Resistenzbildung).

Kryptokokkose

Die Kryptokokkose (siehe auch Erregersteckbrief, Kapitel 22.2) ist eine weltweit verbreitete invasive Mykose, die überwiegend durch die Spezies Cryptococcus neoformans verursacht wird. Der Hefepilz findet sich vor allem in Vogelexkrementen und kontaminiertem Staub und wird per inhalationem übertragen. Bei Immunkompetenten entwickelt sich in der Regel eine asymptomatische, selbstlimitierende Infektion der Lunge (Primärstadium). Bei Immunschwäche kann es zu einer hämatogenen Dissemination aus der Lunge in alle Organsysteme (vor allem Meningen, Milz, Lymphknoten und Prostata) kommen (Sekundärstadium). Bei HIV-Infizierten mit weniger als 50 Helferzellen/μl besteht das Risiko einer lebensbedrohlichen Kryptokokkose. Diese manifestiert sich in mehr als 90 % der Fälle als Meningitis. Weltweit zählt die Kryptokokkose zu den wichtigsten AIDS-definierenden Erkrankungen, in Europa ist sie aber eher selten (bis zu 5 % aller AIDS-Patienten vor der HAART-Ära).

Klinisches Bild und Diagnose. Die Kryptokokkenmeningitis zeigt einen subakuten Verlauf über einige Tage oder Wochen und beginnt mit Kopfschmerzen und Fieber. Später kommt es zu Übelkeit, Erbrechen und Bewusstseinsstörungen (Verwirrtheit, Hör- und Visusstörungen sowie Paresen, vor allem der Hirnnerven). Fokale neurologische Symptome sind die Ausnahme, da es bei HIV-infizierten Patienten selten zu zerebralen Raumforderungen (Kryptokokkomen) kommt. Meist besteht kein Meningismus. Das Computertomogramm des Kopfes ist bei dieser Erkrankung nicht ergiebig. Die Diagnose kann umgehend durch Nachweis des Erregers im Liquor mittels Tuschepräparat gesichert werden (Abb. 80). Kryptokokken lassen sich auch aus Liquor anzüchten. Der Kryptokokkenantigennachweis im Blut zeigt die disseminierte Infektion an. Der Antigennachweis im Liquor wird zur Therapiekontrolle verwendet. Bei pulmonalem Befall besteht trockener Husten. Im Primärstadium mit ausschließlichem Lungenbefall fällt der Antigennachweis im Serum negativ aus. Der Hautbefall zeigt sich mit Mollusca-contagiosa-ähnlichen Manifestationen. Die Prostata gilt als nicht sanierungsfähiges Reservoir für C. neoformans mit Erregerpersistenz auch nach abgeschlossener Therapie.

Therapie und Prophylaxe. Die Zweifachkombination aus Amphotericin B plus Flucytosin gilt als Standardtherapie. Die Therapiedauer beträgt mindestens 6 Wochen. Als Ausweichtherapie bei schlechter Verträglichkeit ist liposomales Amphotericin B oder Fluconazol möglich. Die Therapiekontrolle erfolgt durch Negativierung der Kryptokokkenkultur im Liquor und durch Abfall des Antigentiters in Serum und Liquor. Allerdings bleibt auch nach erfolgreicher Therapie in der Regel Antigen in niedriger Titerstufe nachweisbar. Nach der Akuttherapie muss eine Rezidivprophylaxe mit Fluconazol (Alternative: Itraconazol) so lange erfolgen, bis es durch eine HAART zu einer Immunrekonstitution mit einem anhaltenden Helferzellzahlanstieg auf über 200/µl über mindestens 3–6 Monate gekommen ist.

Histoplasmose und Kokzidioidomykose

Beide Mykosen, die durch dimorphe Schimmelpilze verursacht werden, zählen zu den invasiven Pilzerkrankungen und kommen in Europa nur als importierte Erkrankungen vor (siehe auch Erregersteckbriefe, Kapitel 22.2). Primär kommt es zum Lungenbefall und – bei progredienter Immunschwäche – zur Dissemination mit extrapulmonalen Manifestationen (z. B. Meningoenzephalitis, zerebrale Raumforderungen, Hautmanifestationen, gastrointestinaler Befall). Diese gelten bei HIV-Infizierten als AIDS definierende Erkrankungen (siehe obige Übersichten, „Erkrankungen der Kategorien B und C"). Die Infektion führt zu einer lebensbedrohlichen Erkrankung mit Fieber, trockenem Husten und Dyspnoe (wichtigste Differenzialdiagnosen: PCP und Miliartuberkulose). Die Diagnose kann durch Histoplasmaantigennachweis im Blut (Sensitivität: 90%, Spezifität: 98%) gestellt werden. Der kulturelle Nachweis ist schwierig. Es bleibt der histopathologische Erregernachweis in Biopsien mittels PAS- und Silberfärbungen zur schnellen Diagnosesicherung. Die Unterscheidung von Histoplasma capsulatum gegenüber Pneumocystis carinii, Penicillium marneffei und Cryptococcus neoformans kann schwierig sein. Die Therapie erfolgt mit Amphotericin B und Itraconazol. Die Kokzidioidomykose kommt endemisch im Südwesten der USA vor und wird durch Coccidioides immitis verursacht. Fieber, Husten und starkes Krankheitsgefühl sind die häufigsten Symptome. Behandelt wird die Infektion mit Amphotericin B und Azolpräparaten (z. B. Fluconazol).

Aspergillose

Invasive Aspergillosen (siehe auch Erregersteckbrief, Kapitel 22.2) werden in mehr als 90% aller Fälle durch Aspergillus fumigatus verursacht. Die Sporen der Aspergillusarten werden inhaliert und kolonisieren das Lungengewebe. Nach Invasion in das Lungengewebe kann es hämatogen zur Dissemination kommen. Die Aspergillose zählt nicht zu den AIDS-definierenden Erkrankungen, kommt aber bei HIV-Infizierten Patienten mit weit fortgeschrittener Immunschwäche (weniger als 50 Helferzellen/µl) immer wieder vor. Risikofaktoren sind eine anhaltende Neutropenie und eine lang andauernde Kortisontherapie. Bei HIV-Patienten ist der Lungenbefall (Pneumonie, Tracheobronchitis) die häufigste Manifestationsform. Jedoch kann es auch zum Befall zahlreicher anderer Organe, insbesondere des Zentralnervensystems, kommen. Die Diagnose einer invasiven Infektion erfordert den kulturellen Nachweis aus primär sterilen Untersuchungsproben oder den histologischen Nachweis in Gewebeproben. Der serologische Nachweis von Aspergillusantigenen und -antikörpern ist diagnostisch nicht hilfreich. Bildmorphologisch ergibt sich der Verdacht auf eine pulmonale Aspergillose, wenn im Computertomogramm (High-Resolution-Technik) kleine Rundinfiltrate mit angiotroper Lage sowie pleuranahe Infiltrate mit Halo (milchglasartiger Trübungssaum um dichtes Infiltrat) zur Darstellung kommen. Als Therapie der Wahl gilt zurzeit noch intravenöses Amphotericin B, wobei eine Kombinationstherapie mit Flucytosin der Monotherapie überlegen zu sein scheint. Als Alternativen bieten sich bei besserer Verträglichkeit und möglicherweise auch besserer Wirksamkeit liposomales Amphotericin B sowie die neuen Substanzen Voriconazol und Caspofungin an. Nach der Akuttherapie muss eine Suppressionstherapie erfolgen, wobei Voriconazol wahrscheinlich Itraconazol als Mittel der 1. Wahl in Zukunft ablösen wird.

Penicillium-marneffei-Infektion

Die Penicillium-marneffei-Infektion ist in Südostasien die häufigste Pilzinfektion. Obwohl die HIV-assoziierte Immunschwäche zweifelsfrei die Ursache für ihr häufiges Auftreten ist, gilt sie bisher nicht als AIDS-definierende Erkrankung. Typischerweise finden sich kutane und mukokutane Läsionen, die mit Mollusca contagiosa verwechselt werden können. Die fortgeschrittene Infektion manifestiert sich mit anhaltend hohem Fieber, Lymphknotenvergrößerungen, Gewichtsverlust sowie Husten und Hämoptysen. Fast immer findet sich eine Hepatosplenomegalie. Die Infektion kann erfolgreich mit Amphotericin B und Itraconazol behandelt werden. Die nach einer Akuttherapie zunächst erforderliche Rezidivprophylaxe mit Itraconazol kann wahrscheinlich bei ausreichender Immunrekonstitution aufgrund einer HAART abgesetzt werden.

Virale Infektionen

Zytomegalievirusinfektion

Das humane Zytomegalievirus (CMV; siehe Erregersteckbrief, Kapitel 23) kann bei Immunsuppression mit der Folge schwerer CMV-Erkrankungen reaktiviert werden. Die CMV-Erkrankung zählt neben der PCP, der zerebralen Toxoplasmose und der Infektion mit atypischen Mykobakterien zu den häufigsten opportunistischen Erkrankungen im Spätstadium der HIV-Erkrankung. Bis zu 40 % aller AIDS-Patienten entwickeln bei einer CD4-Helferzell-Zahl unter 50/µl eine CMV-Erkrankung. In etwa 80 % der Fälle ist das Auge betroffen. Gleichzeitig können auch andere Organmanifestationen bestehen. Extraokuläre Manifestationen ohne gleichzeitige Retinitis kommen vor.

> **Organmanifestationen der HIV-assoziierten CMV-Erkrankung**
> - CMV-Retinitis: Lichtblitze, verschwommenes Sehen, eingeschränkte Sehschärfe, Gesichtsfeldausfälle
> - CMV-Ösophagitis: Schluckbeschwerden, retrosternales Brennen, Ulzerationen
> - CMV-Enterokolitis: Diarrhö, abdominelle Krämpfe
> - CMV-Pneumonie: Dyspnoe, trockener Reizhusten
> - CMV-Enzephalitis
> - CMV-Polyradikulitis
> - CMV-Mononeuritis multiplex
> - CMV-Zungen- und -Lippenulzera

CMV-Retinitis

Klinisches Bild. Typischerweise beginnt die CMV-Retinitis unilateral mit akut auftretenden Visusstörungen. Diese manifestieren sich mit Verschwommensehen („Schneetreiben"), Lichtblitzen, Schatten und Flecken, eingeschränkter Sehschärfe und Gesichtfeldausfällen. Differenzialdiagnostisch müssen neben der CMV-Retinitis immer auch Manifestationen anderer HIV-assoziierter Erkrankungen oder von Koinfektionen bedacht werden (Retinitis durch Herpes-simplex- und Varizella-Zoster-Virus, akute Retinanekrose, Toxoplasmose, Pneumozystose, Lues, Kryptokokkose, Candidiasis, Histoplasmose, Tuberkulose). Bei ausbleibender Behandlung kommt es rasch zum kontralateralen Befall. Unbehandelt führt die CMV-Retinitis zur Erblindung durch Retinanekrose und Atrophie des N. opticus.

Die Diagnose erfolgt mittels Fundoskopie mit Darstellung typischer Retinaläsionen, wie gefäßnahen Exsudaten und Einblutungen (👁 Abb. 11). Anti-CMV-IgM-Serumantikörper lassen sich nur selten nachweisen. Fast immer findet sich jedoch eine CMV-Virämie mit positiver CMV-PCR im Blut und einem CMV-pp65-Antigen-Nachweis auf Leukozyten. Negative Ergebnisse der CMV-PCR und des pp65-Antigen-Nachweises machen eine CMV-Erkrankung sehr unwahrscheinlich.

Therapie. Die klassische systemische Therapie erfolgt mittels intravenöser täglicher Gabe von Ganciclovir und/oder Foscarnet als Akuttherapie über meistens 3 Wochen bis zur Vernarbung der Retinaläsionen. Alternativ steht auch Cidofovir zur Verfügung, das aufgrund einer langen Halbwertszeit anfangs in wöchentlichen und dann in 2-wöchentlichen Abständen gegeben werden kann, aber eine relativ hohe Nierentoxizität aufweist. Seit kurzem steht mit Valganciclovir (Ganciclovir-Prodrug) erstmals eine orale Therapieoption zur Verfügung, die einer systemischen Therapie mit Ganciclovir gleichwertig zu sein scheint. Nach der Akuttherapie muss eine Erhaltungstherapie mit einem dosisreduzierten Regime erfolgen. Erst wenn es unter einer HAART zu einem anhaltenden Anstieg der CD4-Helferzell-Zahl über mindestens 3–6 Monate gekommen ist, kann auf die Rezidivprophylaxe verzichtet werden. Die lokale Therapie mit intravitrealer wöchentlicher Injektion von Ganciclovir oder Foscarnet oder einer okulären Implantation von Pellets mit lang anhaltender protrahierter Substanzabgabe schützen nicht vor einer Infektion des kontralateralen Auges oder extraokulären Manifestationen.

Prophylaxe. Eine generelle Primärprophylaxe bei HIV-Infizierten mit weniger als 50 Helferzellen/µl hat sich nicht als sinnvoll erwiesen. Bei Patienten, die im Verlauf eine CMV-Virämie mit hoher Viruskonzentration (CMV-PCR im Blut und pp65-Antigen-Nachweis auf Leukozyten positiv) entwickeln, bietet sich jedoch auch ohne bereits nachweisbare Organmanifestation eine frühzeitige Behandlung der reaktivierten CMV-Erkrankung an („Preemptive Therapy"). Bei diesen Patienten ist mit hoher Wahrscheinlichkeit in den nächsten Monaten eine Organmanifestation vorhersagbar, wenn es nicht durch die HAART zur raschen Immunrekonstitution mit spontaner Kontrolle der CMV-Virämie kommt.

Extraokuläre Organmanifestationen der Zytomegalievirusinfektion

Extraokuläre Manifestationen können jedes Organ betreffen (siehe obige Übersicht, „Organmanifestationen der HIV-assoziierten CMV-Erkrankung"). Am häufigsten ist jedoch der Gastrointestinaltrakt betroffen. Die CMV-Ösophagitis manifestiert sich mit Schluckbeschwerden, retrosternalem Brennen und Ulzerationen. Bei der CMV-Enterokolitis kommt es zu Diarrhö, abdominellen Krämpfen und, als Folge von Ulzerationen, selten auch zur Perforation. Die Diagnose einer extraokulären Organmanifestation kann, z. B. bei neurologischen Manifestationen, schwierig sein. Zur Sicherung der Diagnose einer CMV-assoziierten Manifestation sollte immer, sofern möglich, der histologische Nachweis von typischen histologischen Veränderungen („Eulenaugenzellen") und von Erregerantigen im Gewebe angestrebt werden. Der CMV-Genom-Nachweis mittels PCR sowie der kulturelle CMV-Nachweis aus Blut und anderen Körpersekreten beweisen allein keine CMV-assoziierte Organmanifestation, da es sich bei diesen Erregernachweisen auch um eine noch symptomlose CMV-Replikation handeln kann. Die Therapie extraokulärer Manifestationen wird in Analogie zur Behandlung der CMV-Retinitis durchgeführt.

Infektionen mit dem Herpes-simplex-Virus (Typen 1 und 2)

Bei persistierenden oralen und anogenitalen Läsionen (👁 Abb. 68) über mehr als 4 Wochen und anderen, sonst ungewöhnlichen Organmanifestationen (Ösophagus, Auge, Zentralnervensystem, Lunge) gilt die Herpes-simplex-Virus- (HSV-)Infektion als AIDS-definierende Erkrankung (siehe obige Übersichten, „Erkrankungen der Kategorien B und C"; siehe auch Erregersteckbrief, Kapitel 22.2). Bei ausgeprägter Immunschwäche (meist weniger als 100 Helferzellen/µl) entwickeln sich bei HSV-Infektion ausgedehnte chronische mukokutane Manifestationen, die starke Schmerzen beim Essen sowie bei Defäkation und Miktion verursachen können. Darüber hinaus können auch andere Organe befallen werden, vor allem Ösophagus (Ulzerationen) und Auge (Keratitis, Konjunktivitis und Uveitis; Kapitel 15). Die typischen oralen und anogenitalen Läsionen erlauben in der Regel eine Blickdiagnose. In unklaren Fällen und bei anderen Organmanifestationen müssen Abstriche und Sekrete für den Direktnachweis (z. B. Kultur) oder Biopsien (vor allem Ösophagus) für die histologische Diagnose gewonnen werden. Aciclovir ist die therapeutische Substanz der 1. Wahl. Kleine Haut- oder Schleimhautläsionen können topisch mit Aciclovircreme behandelt werden (Alternative: Penciclovircreme). Bei ausgedehnten mukokutanen Läsionen und bei Organmanifestation muss eine systemische Therapie (oral oder intravenös) erfolgen. Alternativen zu Aciclovir sind die einnahmefreundlicheren Substanzen Valaciclovir und Famciclovir sowie Brivudin.

Herpes-Zoster-Virus-Infektionen

Bei Reaktivierung des Zosters im Rahmen der fortschreitenden Immunschwäche treten typischerweise ausgedehnte Manifestationen mit Ausbreitung über mehrere Dermatome auf. Vor Ausbildung der Effloreszenzen bestehen oft Juckreiz und Schmerzen. Manifestationen am Auge (Zoster ophthalmicus mit Beteiligung der Kornea, nekrotisierende Zosterretinitis) und neurologische Komplikationen (Meningoenzephalitis, Myelitis) sind möglich. Der Zoster zählt zu den „AIDS-Vorboten" (siehe obige Übersicht, „Erkrankungen der Kategorie B") und ist nicht selten erster Hinweis auf eine HIV-Infektion. Eine Therapie muss zur Verhinderung einer ausgedehnten Manifestation und der schmerzhaften Zosterneuralgie so früh wie möglich beginnen. Mittel der ersten Wahl ist Aciclovir, das jedoch in höherer Dosierung als bei der HSV-Infektion gegeben werden muss (bis zu 5 × 800 mg pro Tag). Als Alternativen stehen Valaciclovir, Famciclovir und Brivudin zur Verfügung. Bei den seltenen Aciclovirresistenzen kann mit Foscavir behandelt werden.

Progressive multifokale Leukenzephalopathie

Die progressive multifokale Leukenzephalopathie wird durch das JC-Virus (Papova-/Polyoma-Virus) verursacht und führt zu einer multifokalen Demyelinisierung des Zentralnervensystems. Die Durchseuchung ist mit bis zu 80 % hoch, und zur Erkrankung kommt es als Folge einer Reaktivierung der latenten Infektion bei ausgeprägter Immunsuppression. Die meisten Patienten weisen weniger als 50 Helferzellen/µl auf, aber es kann auch bei mehr als 200 Helferzellen/µl zur progressiven multifokalen Leukenzephalopathie kommen. Das klinische Bild ist von der Lokalisation der Entmarkungsherde abhängig. Meist manifestiert sich die progressive multifokale Leukenzephalopathie mit einer rasch progredienten Enzephalopathie bis hin zur Demenz und fokalneurologischen Störungen (Paresen, Aphasie, Visusstörungen). Das kraniale Computertomogramm zeigt multifokale hypodense Läsionen, die – im Gegensatz zur zerebralen Toxoplasmose und zum primären Lymphom des Zentralnervensystems – in der Regel keine Kontrastmittelaufnahme zeigen. Im kranialen Magnetresonanztomogramm (◄ Abb. 78) finden sich in der T2-Wichtung signalintense Herde und in der T1-Wichtung hypodense Herde ohne Kontrastmittelverstärkung. Gesichert wird die Diagnose durch den JC-Virus-Nachweis im Liquor bei sonst unspezifischen Liquorbefunden in Kombination mit typischen Befunden in der kranialen Bildgebung. Eine spezifische Therapie existiert nicht, und vor der HAART-Ära lag die mittlere Überlebenszeit zwischen 3 und 6 Monaten. Entscheidende Bedeutung für die Prognose hat die Immunrekonstitution. Unter einer HAART kann es zu einer signifikanten Verbesserung der Lebenserwartung und sogar zur Rückbildung der Erkrankung kommen. Die Therapie mit Cidofovir scheint neben der antiretroviralen Therapie keinen additiven Effekt bezüglich der Prognose zu haben.

HIV-assoziierte Systemerkrankungen

Die HIV-Enzephalopathie und das Wasting-Syndrom kommen überwiegend bei weit fortgeschrittener HIV-Infektion (< 200 Helferzellen/µl) vor und sind in der HAART-Ära selten geworden. Beide Erkrankungen werden als direkt durch HIV verursacht angesehen. Die Diagnose erfordert immer den Ausschluß anderer Erkrankungen als Ursache der Beschwerden (v. a. opportunistische Infektionen und Tumore) und definiert das Stadium AIDS (Tabelle 1 und 3).

HIV-Enzephalopathie

Vor der HAART-Ära wurde bei bis zu 70 % aller AIDS-Patienten eine HIV-Enzephalopathie diagnostiziert (Synonyme: AIDS-Demenz, AIDS-Demenz-Komplex). Unter dieser Bezeichnung wird ein heterogenes Krankheitsbild zusammengefasst, das sowohl zur Demenz führende kognitive Veränderungen als auch verschiedene andere neurologische Störungen (z. B. motorische Defizite und Myelopathien) einschließt. Im Ablauf der HIV-Enzephalopathie lassen sich frühe und späte Manifestationen unterscheiden.

> **Symptome und Befunde der AIDS-Demenz**
> ▶ **Frühe Zeichen:** Unaufmerksamkeit, Konzentrationsstörungen, Vergesslichkeit, Apathie, Persönlichkeitsveränderungen, Bewegungsverlangsamung, Gangstörungen, Ataxie, Reflexsteigerung
> ▶ **Späte Zeichen:** Demenz, Harn- und Stuhlinkontinenz, Krampfanfälle, spastische Paresen, Myoklonien

Zur Diagnose sind neben der neurologisch-psychiatrischen Untersuchung auch neurophysiologische Untersuchungen (z. B. EEG, evozierte Potenziale, wie visuell und akustisch evozierte Potenziale) erforderlich. Im Liquor findet sich meist eine hohe HI-Virus-Konzentration, wobei die Viruskonzentration im Liquor oft deutlich höher ist als im Plasma. Das Magnetresonanztomogramm zeigt in der Regel eine kortikale und subkortikale Hirnatrophie sowie das

Bild der progressiven diffusen Leukenzephalopathie mit typischen Signalanreicherungen in der weißen Substanz in der T2-gewichteten Aufnahme. Die Veränderungen der progressiven diffusen Leukenzephalopathie müssen von denen der progressiven multifokalen Leukenzephalopathie unterschieden werden. Durch eine antiretrovirale Therapie kann es zu einer deutlichen Besserung der Beschwerden kommen, wobei Substanzen eingesetzt werden müssen, die die Blut-Hirn-Schranke gut passieren können (z. B. Zidovudin, Stavudin, Abacavir).

Wasting-Syndrom

Zur Diagnose eines Wasting-Syndroms müssen folgende Kriterien erfüllt sein:
- unfreiwilliger Verlust an Körpergewicht von mehr als 10 %,
- chronische Diarrhö mit mindestens 2-mal täglich dünnflüssigem Stuhlgang,
- chronische Schwäche über mindestens einen Monat mit kontinuierlichem oder intermittierendem Fieber.

Das Wasting-Syndrom ist durch einen erheblichen Gewichtsverlust bis hin zur Kachexie gekennzeichnet. Die Ursachen des Wasting und der Malnutrition sind vielfältig (ungenügende Nahrungsaufnahme, Malassimilation, Stoffwechselstörungen). Die Diagnose wird durch Messung von Kenngrößen einer Mangelernährung gesichert (unter anderem Bestimmung des Body Mass Index und bioelektrische Impedanzanalyse). Die Therapie besteht in einer Behebung des Nährstoffdefizits – gegebenenfalls auch durch künstliche enterale und parenterale Ernährung – mit bedarfsdeckenden bilanzierten Diäten und Infusionslösungen. Der wichtigste therapeutische Ansatz bleibt jedoch eine wirksame antiretrovirale Therapie.

Koinfektionen bei HIV-Infektion

HIV-Infizierte haben ein erhöhtes Risiko für Infektionen, die auf dem gleichen Wege wie die HIV-Infektion selbst übertragen werden. Auch wenn diese Koinfektionen keine Erkrankungen sind, die aufgrund der HIV-assoziierten Immunschwäche mit erhöhter Inzidenz auftreten (keine AIDS-definierenden Erkrankungen), werden Verlauf, Behandlungsmöglichkeit und Prognose dieser Koinfektionen teilweise erheblich durch die HIV-Infektion geprägt.

Lues

Die Lues (Syphilis) weist bei HIV-Infizierten im Gegensatz zu anderen Geschlechtskrankheiten beziehungsweise sexuell übertragbaren Erkrankungen Besonderheiten hinsichtlich Diagnostik und Therapie auf. In den Luesstadien I und II kann es zu ausgeprägten Hautveränderungen mit Ulzerationen und Nekrosen sowie Fieber und ausgeprägter Abgeschlagenheit kommen. Die Luesstadien I und II können rasch ineinander übergehen, und schon im Stadium II besteht nicht selten eine neurologische Manifestation (z. B. Meningitis, Entzündung des N. opticus). Die Stadien III und IV können ohne lange Latenz auf das Stadium II folgen. Die serologischen diagnostischen Tests (z. B. der spezifische TPHA zum Nachweis der Infektion und der unspezifische VDRL zum Nachweis einer aktiven Erkrankung) sind in der Regel zuverlässig. Wegen der Überlappung einzelner Luesstadien und des häufigen, oft auch asymptomatischen neurologischen Befalls sollte die Indikation zur Liquorpunktion großzügig gestellt werden, da der Nachweis einer neurologischen Manifestation therapeutisch berücksichtigt werden muss. Ob die in den Stadien I und II bei HIV-negativen Personen empfohlene intramuskuläre Einmalgabe von 2,4 Millionen Einheiten Benzathinpenicillin ausreicht, ist nicht gesichert. Sicherer erscheint eine intramuskuläre Therapie mit 1 Million Einheiten Clemizolpenicillin täglich über 14 Tage. Bei der Neurosyphilis sollte eine intravenöse Therapie mit 30 Millionen Einheiten Penicillin täglich über 21 Tage erfolgen. Eine gute Alternative scheint die tägliche intravenöse Gabe von 2 g Ceftriaxon zu sein. Bei asymptomatischen HIV-Infizierten mit positiver Lueserologie (spezifischer TPHA-Test positiv) ohne bisherige Syphilisbehandlung sollte eine Therapie erwogen werden, um späteren Komplikationen (z. B. Reaktivierungen, Übertritt in spätere Stadien) vorzubeugen.

Chronische Hepatitis-B- und -C-Virus-Infektionen

Die Folgen einer chronischen Hepatitis-B- und -C-Virus-Infektion (Zirrhose, Leberversagen, hepatozelluläres Karzinom) waren bei der begrenzten Lebenswartung vor der HAART-Ära und der jahrzehntelangen Latenz bis zur klinisch manifesten Leberkrankung in der Regel ohne Bedeutung. Heute ist die Behandlung der chronischen Hepatitis zur Abwendung späterer Komplikationen dringlich. Von Bedeutung ist darüber hinaus, dass die chronische Virushepatitis die Hepatotoxizität der HAART steigert.

Hepatitis-B-Virus- (HBV-)Infektion. Etwa 80 % aller HIV-Infizierten haben eine HBV-Infektion durchgemacht, und etwas 10 % davon weisen eine chronische HBV-Infektion auf. Klinisch zeigt die chronische HBV-Infektion zunächst einen milden Verlauf. Aufgrund der eingeschränkten zellulären Immunität ist die Virusreplikation zwar gesteigert, die Schädigung der Hepatozyten jedoch gering. Später wird der Verlauf der HBV-Infektion durch die HIV-Koinfektion jedoch ungünstig beeinflusst. Die Inzidenz der Leberzirrhose ist bei HIV-Infizierten höher, und trotz nur geringer entzündlicher Aktivität kann es in kurzer Zeit zu einer ausgeprägten Fibrose und Zirrhose kommen. Der Behandlungserfolg mit Interferon-α hinsichtlich einer dauerhaften HBV-Elimination (Heilung) ist deutlich schlechter als bei HBV-Infizierten ohne HIV-Koinfektion.

Die Standardtherapie erfolgt zurzeit mit dem Nukleosidanalogon Lamivudin, das die Replikation von HBV reduzieren kann und das auch zur Behandlung der HIV-Infektion eingesetzt wird. Möglicherweise werden die Therapieerfolge – auch durch die Möglichkeit einer Kombinationstherapie – in Zukunft besser, da neue Medikamente (die Nukleotidanaloga Tenofovir, welches auch in der HIV-Therapie eingesetzt wird, und Adefovir) verfügbar sind.

Hepatitis-C-Virus- (HCV-)Infektion. In Deutschland leiden etwa 15 % aller HIV-Infizierten an einer chronischen HCV-Infektion. In Populationen von HIV-Infizierten mit intravenösem Drogenabusus liegt die Prävalenzrate der chronischen HCV-Infektion bei bis zu 50 %. Die HIV-Infektion beschleunigt den Verlauf der chronischen HCV-Infektion. Zehn Prozent der HIV-/HCV-Koinfizierten entwickeln nach 10–20 Jahren ein Leberversagen, während die Latenzphase bis zum Leberversagen bzw. bis zum hepatozellulären Karzinom bei Immunkompetenten bei 30–40 Jahren liegt. Ziel der HCV-Behandlung ist die Elimination des Virus (Heilung). Die Behandlung erfolgt zurzeit, wie bei HCV-Monoinfizierten, mit einer Kombination aus pegyliertem Interferon-α und dem Nukleosidanalogon Ribavirin. Die Ansprechraten, bezogen auf alle HCV-Genotypen, sind jedoch deutlich schlechter als bei HCV-Monoinfizierten (maximal 25 % im Vergleich zu 50 %). Die Ansprechraten der HCV-Genotypen mit grundsätzlich guter Ansprechrate (Genotypen 2 und 3) sind – wie bei den HCV-Monoinfizierten auch – relativ besser.

Malignome

HIV-Infizierte haben ein erhöhtes Risiko, an Tumoren zu erkranken. Das Kaposi-Sarkom, Non-Hodgkin-Lymphome (systemische – periphere – hochmaligne NHL und primäre NHL des Gehirns) sowie das Zervixkarzinom sind Malignome, die das Stadium „AIDS" definieren (siehe obige Übersicht, „Erkrankungen der Kategorie C"). Ein erhöhtes Risiko scheint auch für Hodgkin-Lymphome und Analkarzinome zu bestehen, die jedoch beide nicht als AIDS-definierende Tumoren gelten. Mit der HAART sind die Inzidenzen des Kaposi-Sarkoms und des primären Non-Hodgkin-Lymphoms des Gehirns deutlich zurückgegangen, während sich ein Rückgang der Inzidenz der systemischen hochmalignen Non-Hodgkin-Lymphome dagegen nicht abzeichnet. Auch Zervixkarzinome, Analkarzinome und Hodgkin-Lymphome scheinen nicht weniger häufig vorzukommen als vor der HAART-Ära. Durch die HAART und somit durch die verbesserte Lebenserwartung wird es wahrscheinlich zu einem Wechsel im Spektrum der Tumorerkrankungen kommen, da häufige Karzinome (Lunge, Mamma, Gastrointestinaltrakt) nunmehr erlebt werden. Diese Aussage gilt auch für Leberkarzinome (Koinfektionen von HIV mit Hepatitis-B- oder -C-Virus). Darüber hinaus geht die HIV-Infektion/AIDS selbst mit einem deutlich höheren Tumorrisiko einher. Generell gilt für Tumoren bei HIV-Infizierten, dass diese Erkrankungen einen aggressiveren Verlauf zeigen und dass die Diagnose fast immer erst in einem fortgeschrittenen Tumorstadium gestellt wird. Eine wesentliche Voraussetzung zur Verbesserung der Prognose, insbesondere der Karzinome, ist eine frühzeitige Diagnose mit einer noch kurativen Behandlungsoption. HIV-Infizierte sollten nach den gleichen Richtlinien einer optimalen Therapie wie Tumorkranke ohne HIV-Infektion behandelt werden, wenn das Stadium der Immunschwäche dies erlaubt.

Non-Hodgkin-Lymphome

Non-Hodgkin-Lymphome (NHL) treten bei HIV-Infizierten in 3 Formen auf:
- hochmaligne systemische (periphere) NHL,
- Primary-Effusion-Lymphome, auch als Body-Cavity-Lymphome bezeichnet,
- primäre NHL des Gehirns (primäre NHL des Zentralnervensystems).

Fast alle NHL sind hochmaligne blastische B-Zell-Lymphome.

Systemische (periphere) Non-Hodgkin-Lymphome

HIV-Infizierte haben ein mehr als 60fach erhöhtes Risiko für NHL. Überwiegend handelt es sich um lymphoblastische (einschließlich Burkitt-like-Lymphome), immunoblastische und zentroblastische NHL. Die Inzidenz der systemischen NHL ist – im Gegensatz zu vielen anderen opportunistischen Erkrankungen – durch die HAART, wenn überhaupt, nur leicht zurückgegangen. In mehr als 50 % der Fälle lässt sich eine Assoziation mit dem Epstein-Barr-Virus nachweisen. Durch die Reaktivierung des EBV erfolgt eine Steigerung der Zellproliferation aktivierter B-Lymphozyten mit letztendlich maligner Proliferation. In mehr als 90 % der Fälle liegt bei Diagnosestellung ein fortgeschrittenes NHL-Stadium vor (Ann-Arbor-Stadium IVB), und nicht selten finden sich ungewöhnliche extranodale Manifestationen, z. B. in Gastrointestinaltrakt, Leber, Lunge oder Meningen (Abb. 79). Die intrakraniellen Manifestationen systemischer NHL (meist Meningeosis lymphomatosa) dürfen nicht mit den Manifestationen eines primären NHL des Gehirns verwechselt werden. Falls die therapeutischen Möglichkeiten nicht durch Komplikationen einer fortgeschrittenen HIV-Infektion, z. B. durch eine eingeschränkte Verträglichkeit der Chemotherapie bei ausgeprägter Immunschwäche, begrenzt sind, erfolgt eine NHL-Behandlung mit kurativem Ziel wie bei NHL-Erkrankten ohne HIV-Infektion. Mit einer Standardpolychemotherapie nach dem CHOP-Schema (Vincristin, Bleomycin, Doxorubicin, Prednisolon) kann eine komplette Remission in etwa 70 % der Fälle erreicht werden. Bei dem hohen Risiko eines meningealen Befalls (Meningeosis lymphomatosa) als Erstmanifestation eines Rezidivs sollte zusammen mit der Chemotherapie eine Prophylaxe in Hinblick auf das Zentralnervensystem durchgeführt werden (z. B. mit intrathekaler Methotrexatapplikation). HIV-Infizierte mit Lymphomen werden seit Jahren im Rahmen von Therapieoptimierungsstudien der „Deutschen Arbeitsgruppe für HIV-assoziierte Neoplasien" bei der Deutschen Krebsgesellschaft und der KAAD behandelt (Studiensekretariat: Dr. R. Weiß, Kirchbachstraße 10, 28211 Bremen, Tel.: 0170 / 9163469).

Primary-Effusion-Lymphome

Das Primary-Effusion-Lymphom, das sich in den viszeralen Körperhöhlen manifestiert (Pleuraerguss, Perikarderguss, Aszites), stellt eine seltene eigenständige Lymphomentität dar. Es besteht, wie beim Kaposi-Sarkom, eine Assoziation mit dem humanen Herpesvirus 8 (HHV 8). Bisher wurden keine einheitlichen Therapieansätze etabliert. Das Primary-Effusion-Lymphom spricht in der Regel schlecht auf eine konventionelle Chemotherapie an. Therapieoptionen sind die HAART zur Immunrekonstitution und eine antivirale Therapie (z. B. mit Foscarnet oder Cidofovir) gegen HHV 8. Die Prognose ist nach bisherigen Erfahrungen insgesamt schlecht.

Primäre Lymphome des Zentralnervensystems

Das primäre Lymphom des Zentralnervensystems, das fast nur bei weit fortgeschrittener Immunschwäche (weniger als 50 CD4+-T-Zellen/µl) auftritt und in nahezu 100 % der Fälle eine EBV-Assoziation aufweist, ist in der HAART-Ära sehr selten geworden. Klinisch manifestiert es sich mit Kopfschmerzen, Bewusstseinsstörungen und fokalneurologischen Syndromen (z. B. Lähmungen). In der Bildgebung (z. B. kraniales Computertomogramm mit Kontrastmittelgabe eine Stunde vor der Untersuchung) stellt sich das primäre Lymphom des Zentralnervensystems als zerebrale kontrastmittelanreichernde Raumforderung dar. Die primäre Differenzialdiagnose der mit bildgebenden Verfahren nachgewiesenen zerebralen Herde ist die Toxoplasmose des Zentralnervensystems. Während sich das primäre Lymphom des Zentralnervensystems jedoch häufiger mit nur einem

Herd manifestiert, kommen bei Toxoplasmose meist multiple Herde zur Darstellung. Der Liquor zeigt häufig einen unspezifischen Befund. Lymphomzellen können beim primären Lymphom des Zentralnervensystems – im Gegensatz zur Meningeosis lymphomatosa beim systemischen NHL – in der Regel nicht nachgewiesen werden. Der Nachweis von EBV im Liquor – bei fast 100 % aller primären Lymphome des Zentralnervensystems nachweisbar – ist hochverdächtig und spricht gegen eine zerebrale Toxoplasmose. Auch eine negative Toxoplasmoseserologie unterstützt die Annahme eines primären Lymphoms des Zentralnervensystems als Ursache einer zerebralen Raumforderung. Endgültig gesichert werden kann die Diagnose nur durch eine Biopsie. Das Risiko einer stereotaktischen Hirnbiopsie ist insgesamt niedrig. Therapie der Wahl des primären Lymphoms des Zentralnervensystems ist die Radiatio. Vor der HAART-Ära lag die mittlere Überlebenszeit bei wenigen Monaten, wobei die Patienten häufig an weiteren Komplikationen der ausgeprägten Immunschwäche verstorben sind. Wenn es durch die HAART zu einer Immunrekonstitution kommt, kann eine anhaltende, teilweise komplette Remission erzielt werden.

Kaposi-Sarkom

Epidemiologie und Pathogenese. Vor der HAART-Ära haben 30–50 % aller HIV-infizierten homosexuellen Männer ein Kaposi-Sarkom (KS) entwickelt. Heute sind Inzidenz und Krankheitsschwere drastisch zurückgegangen. Ein wichtiger Kofaktor – wie auch beim Primary-Effusion-Lymphom – ist das durch sexuelle Kontakte übertragene humane Herpesvirus 8 (HHV 8). HIV-infizierte Frauen sind selten betroffen und hatten, wenn sie betroffen sind, eine Exposition gegenüber HHV-8-positiven Sexualpartnern. Das KS ist das Produkt einer Neoangiogenese und entwickelt sich überwiegend aus einer Proliferation von Endothelzellen. Bei insgesamt multifaktorieller Genese stellen Immunschwäche und HHV 8 entscheidende Faktoren dar. Das HIV-assoziierte KS wird als epidemisches Kaposi-Sarkom bezeichnet und stellt eine der 4 KS-Formen dar:
- klassisches KS bei Männern zwischen 50 und 80 Jahren,
- afrikanisches KS bei Männern zwischen 25 und 40 Jahren und bei Kindern in Zentralafrika,
- das iatrogen ausgelöste KS bei immunsupprimierten Patienten nach Organtransplantation,
- epidemisches KS bei HIV-Infektion.

Diese 4. KS-Form betrifft vorwiegend homosexuelle Männer, zeigt einen disseminierten Verlauf mit Beginn an der Haut und an den Schleimhäuten und weist – in Abhängigkeit von der immunologischen Situation – eine stark unterschiedliche Progredienz und einen sehr unterschiedlichen Ausprägungsgrad auf.

Klinisches Bild und Diagnose. Das klinische Bild und der Verlauf des KS sind sehr variabel. Häufig sind mukokutane Manifestationen (Mundhöhle, Haut) nachweisbar. Zu Beginn werden kleine, rötlich-violette oder bräunliche, meist runde oder ovale Maculae sichtbar. Im Verlauf treten noduläre und plaqueförmige Manifestationen auf, die zu großen, flächigen Tumormassen konfluieren und mit einem massiven Lymphödem einhergehen können. In fortgeschrittenen Stadien können sich lebensbedrohliche Manifestationen (vor allem Befall der Lunge und des Gastrointestinaltraktes) und Komplikationen entwickeln (z. B. respiratorische Insuffizienz, Ileus, Darmperforation). Das Bild des KS ist so typisch, dass in der Regel eine Blickdiagnose möglich ist. Auf eine Probebiopsie zur Sicherung der Diagnose wird häufig verzichtet. Bei symptomverursachenden Manifestationen (z. B. Verdacht auf Lungenbefall) müssen in Abhängigkeit von der Lokalisation weitere diagnostische Maßnahmen (z. B. Bildgebung, Bronchoskopie) erfolgen. Die therapeutischen Maßnahmen sind vom klinischen Verlauf und dem Ausmaß der KS-Manifestationen abhängig.

Therapie. Unstrittige Indikationen zur Therapie sind ein lebensbedrohlicher Verlauf bei rascher Progredienz sowie symptomverursachende Läsionen. Hautmanifestationen allein, die häufig lediglich eine kosmetische Bedeutung haben, stellen nur eine relative Therapieindikation dar. Lokale Maßnahmen – wie Bestrahlung, Kryotherapie und intraläsionale Injektion von Chemotherapeutika – können mit Erfolg bei begrenztem Hautbefall eingesetzt werden. Bei fortgeschrittenem KS, insbesondere bei symptomatischem viszeralen Befall, wird in jedem Fall eine Chemotherapie erforderlich. Bei Patienten mit noch relativ gut erhaltener Immunität (CD4-positive Helferzellzahl über 200/μl) kann noch eine Therapie mit Interferon-α versucht werden. Chemotherapeutika der Wahl sind liposomale Anthrazykline (Doxorubicin und Daunorubicin). Durch die Bindung der Chemotherapeutika an Liposome steigen die Selektivität für das Tumorgewebe und die Verträglichkeit. Früher häufig angewandte Chemotherapiekombinationen, wie das ABV-Schema (Doxorubicin, Bleomycin, Vincristin), sind ebenfalls wirksam, aber ihre Anwendung wird durch eine schlechte Verträglichkeit limitiert. Basis aller therapeutischen Maßnahmen ist die HAART. Durch eine Immunrekonstitution durch die HAART allein kann es zur vollständigen Rückbildung des KS kommen.

▪ Zervix- und Analkarzinom

Die Genese des Zervixkarzinoms weist eine Assoziation mit dem humanen Papillomavirus (HPV) auf, das durch Geschlechtsverkehr übertragen wird. Bei HIV-infizierten Frauen besteht eine 10- bis 15fach erhöhte Häufigkeit pathologischer Zervixabstriche (PAP III und IV). Aufgrund des aggressiven Verlaufs des Zervixkarzinoms liegt bei Diagnosestellung nicht selten bereits ein fortgeschrittenes Stadium ohne kurative Therapieoptionen vor. Daher müssen regelmäßige Kontrolluntersuchungen, mindestens einmal im Jahr, zur frühzeitigen Erkennung von schweren Zervixdysplasien oder eines Carcinoma in situ mit noch kurativen Therapieoptionen (z. B. Konisation oder Hysterektomie) erfolgen. Wie das Zervixkarzinom ist auch das Analkarzinom HPV-assoziiert. Meist sind homosexuelle Männer betroffen. Das Risiko HIV-Infizierter, an einem Analkarzinom zu erkranken, ist etwa 50fach erhöht. Die Diagnose verzögert sich nicht selten über Monate, da die Läsionen zunächst fehlgedeutet werden, z. B. als Herpesläsionen. Bei unklaren Läsionen im Analbereich sollte frühzeitig eine Biopsie erfolgen, da mit einer kombinierten Radio-Chemo-Therapie im Frühstadium häufig eine Heilung erzielt werden kann.

Antiretrovirale Therapie

Mit den derzeit verfügbaren therapeutischen Möglichkeiten kann das HIV nicht aus dem Körper eliminiert werden. Durch die hochaktive antiretrovirale Therapie (HAART) lässt sich jedoch seit 1995 erstmals eine lang anhaltende Kontrolle der HIV-Replikation und damit eine partielle Wiederherstellung der Immunität (Wiederanstieg der CD4+-T-Lymphozyten-Zahlen, immunologische Kontrolle von opportunistischen Infektionen und teilweise auch Tumorkrankheiten) erreichen. Die Immunkompetenz gegenüber HIV selbst wird allerdings nicht verbessert.

▪ Medikamente und Ersttherapieregime

Die HAART wurde durch eine Dreifachkombinationstherapie begründet. Diese bestand aus 2 Substanzen aus der bis 1995 einzig verfügbaren Substanzklasse der nukleosidalen Reverse-Transkriptase-Inhibitoren (NRTI) und einem Vertreter einer neuen Substanzklasse, den Proteaseinhibitoren (PI). Inzwischen hat sich gezeigt, dass mit einer Dreifachkombination aus 2 NRTI plus entweder einem PI oder einem nichtnukleosidalen RTI (NNRTI) mit annähernd vergleichbarem Erfolg behandelt werden kann. Diese Aussage gilt nicht für eine Dreifachkombination aus 3 NRTI. Bei der Wahl einzelner Substanzen in einer Kombination spielen Faktoren wie Verträglichkeit, patientenfreundliche Einnahmemodalität, Resistenzbildung und Erhalt künftiger Therapieoptionen eine Rolle.

> **Antiretrovirale Ersttherapieregimes bei HIV-Infektion**
> ➤ **2 NRTI** (z. B. Zidovudin plus Lamivudin oder Didanosin) plus 1 PI (z. B. Indinavir, Saquinavir oder Amprenavir) oder plus 2 PI („geboosterter" PI; z. B. „Baby-Dose"-Ritonavir plus Lopinavir, Indinavir, Amprenavir oder Saquinavir) oder plus 1 NNRTI (z. B. Efavirenz oder Nevirapin)
> ➤ **3 NRTI** (weniger wirksam!), z. B. Zidovudin plus Lamivudin plus Abacavir

Antiretrovirale Medikamente zur Behandlung von HIV-Infektion/AIDS (Dosierungen für Erwachsene)

Nukleosidische/nukleotidische Inhibitoren der reversen Transkriptase des HIV (NRTI)

Gruppenspezifische Nebenwirkungen bestehen in der mitochondrialen Toxizität (Laktazidose, Steatosis hepatis, Lipoatrophie).

Zidovudin (AZT/Azidothymidin)

Wichtig für den Kliniker	Erster zur HIV-Therapie zugelassener Wirkstoff, Prototyp der Nukleosidanaloga, gute Liquorgängigkeit, relativ gute Verträglichkeit.
Unerwünschte Arzneimittelwirkungen	Anämie/Neutropenie; Übelkeit, Myopathie
Kontraindikationen	starke Anämie/Neutropenie
Elimination	renal

Wirkstoff	Präparat	Mittlere Dosierung
Azidothymidin	Retrovir	2 × 250 mg oder 3 × 200 mg oral

Didanosin (DDI/Didesoxyinosin)

Wichtig für den Kliniker	Wichtiger HAART-Kombinationspartner, wirksamer als AZT, auch bei AZT-Resistenz noch wirksam, als magensaftresistente Hartkapsel bessere Verträglichkeit, Einmaldosierung täglich möglich, Nüchterneinnahme, Dosierung gewichtsadaptiert, Dosisreduktion bei Komedikation mit Tenofovir.
Unerwünschte Arzneimittelwirkungen	Pankreatitis und Lipoatrophie, insbesondere bei Kombination mit D4T; periphere Neuropathie, Hepatotoxizität, bei Kombination mit D4T schwere Laktazidosen, insbesondere in der Schwangerschaft
Kontraindikationen	vorbestehende Leber- und Pankreasschäden; Alkoholismus
Elimination	renal

Wirkstoff	Präparat	Mittlere Dosierung
Didanosin	Videx magensaftresistente Hartkapsel	2 × 200 mg oder 1 × 400 mg oral

Zalcitabin (DDC/Didesoxycytidin)

Wichtig für den Kliniker	Hohes Risiko einer peripheren Polyneuropathie, wird wegen dieses Risikos und ungünstiger Dosierung (Einnahme 3-mal pro Tag) kaum noch eingesetzt; auch bei AZT-Resistenz noch wirksam, keine Kombination von DDC und DDI oder D4T (Neuropathie), keine Kombination von DDC und 3TC (Antagonismus), gewichtsadaptierte Dosierung.
Unerwünschte Arzneimittelwirkungen	Pankreatitis, orale Ulzera, periphere Neuropathie, Hepatotoxizität
Kontraindikationen	vorbestehende Polyneuropathie sowie Leber-/Pankreas-/Herzschäden
Elimination	renal/fäkal

Wirkstoff	Präparat	Mittlere Dosierung
Zalcitabin	Hivid	3 × 0,75 mg oral

Antiretrovirale Therapie

Lamivudin (3TC)

Wichtig für den Kliniker	Sehr gut verträglich; aber schnelle Resistenzentwicklung; trotz Resistenz unter Umständen nützliches Medikament, da bei Resistenz Beeinträchtigung der „viralen Fitness", gleichzeitig gegen Hepatitis-B-Virus wirksam, bei HIV aber höhere Dosierung als bei Hepatitis-B-Virus allein erforderlich.
Unerwünschte Arzneimittelwirkungen	gelegentlich Hautausschläge, Schlaflosigkeit, Fieber, Übelkeit/Diarrhö; selten Neuropathie; Haarausfall, Pankreatitis
Kontraindikationen	Pankreatitis, strenge Indikationsstellung in der Schwangerschaft
Elimination	vorwiegend renal

Wirkstoff	Präparat	Mittlere Dosierung
Lamivudin	Epivir	2 × 150 mg oder 1 × 300 mg oral

Stavudin (D4T)

Wichtig für den Kliniker	Gute Wirksamkeit und Kurzzeitverträglichkeit (kaum myelotoxisch), aber erhebliche und im Vergleich zu anderen NRTI wahrscheinlich höhere Langzeittoxizität (Lipoatrophie, Laktazidose), insbesondere in Kombination mit DDI; Dosierung gewichtsadaptiert; keine Kombination von D4T und AZT, da Antagonismus; strenge Indikationsstellung in der Schwangerschaft.
Unerwünschte Arzneimittelwirkungen	periphere Neuropathie (reversibel, sensorisch), Lipoatrophie (bei Kombination mit Didanosin in der Schwangerschaft schwere Laktazidosen)
Kontraindikationen	vorbestehende Pankreatitis/Neuropathie
Elimination	renal

Wirkstoff	Präparat	Mittlere Dosierung
Stavudin	Zerit	2 × 40 mg oral

Abacavir (ABC)

Wichtig für den Kliniker	Wirksam – insbesondere bei Resistenz gegen andere Mittel und in der Regel gut verträglich; nach kurzer Behandlungsdauer, aber auch bei Reexposition schwere und selten auch tödliche Überempfindlichkeitsreaktion (Erbrechen, Fieber, Exanthem) möglich (sofortiges Absetzen der Medikation, keine Reexposition); Reexposition auch ohne vorangegangene Hypersensitivität nur unter klinischer Beobachtung.
Unerwünschte Arzneimittelwirkungen	schwere Überempfindlichkeitsreaktion in etwa 4 % der Fälle, gastrointestinale Nebenwirkungen
Kontraindikationen	keine Erfahrungen zur Schwangerschaft; spezifische Unverträglichkeit
Elimination	renal

Wirkstoff	Präparat	Mittlere Dosierung
Abacavir	Ziagen	2–3 × 300 mg oral

Kombination von AZT und 3TC

Wirkstoffe	Präparat	Mittlere Dosierung
AZT/3TC	Combivir	2 × 1 Tablette (300/150 mg) oral

Kombination von AZT, 3TC und ABC

Wirkstoffe	Präparat	Mittlere Dosierung
AZT/3TC/ABC	Trizivir	2 × 1 Tablette (300/150/300 mg) oral

Tenofovir (nukleotidischer Inhibitor der reversen Transkriptase)

Wichtig für den Kliniker	Bisher gute Verträglichkeit, aber noch keine Langzeitdaten; seit 6/2003 auch für nicht vorbehandelte Patienten zugelassen; auch bei lamivudinresistenter Hepatitis B wirksam; gleiche Potenz wie D4T, aber weniger Nebenwirkungen; bei Kombination mit DDI Steigerung der DDI-Konzentration (DDI-Dosisreduktion!), möglicherweise noch andere, bisher noch unbekannte Interaktionen.
Unerwünschte Arzneimittelwirkungen	Leberwerterhöhung, Leukopenie, Schwindel, Depression
Kontraindikationen	Dosisanpassung bei Niereninsuffizienz; keine Erfahrungen in der Schwangerschaft
Elimination	renal

Wirkstoff	Präparat	Mittlere Dosierung
Tenofovir	Viread	1 × 300 mg oral

Nichtnukleosidische Inhibitoren der reversen Transkriptase des HIV (NNRTI)

Efavirenz (EFV)

Wichtig für den Kliniker	Sehr gute Wirksamkeit, insbesondere in Kombination mit AZT/3TC; **Cave:** gelegentlich erhebliche, im Verlauf aber oft sistierende Nebenwirkungen im Bereich des Zentralnervensystems; resistenzanfällig, Kreuzresistenz mit anderen NNRTI; strikte Kontraindikation in der Schwangerschaft, bisher einziges HIV-Medikament mit Hinweisen auf Teratogenität.
Unerwünschte Arzneimittelwirkungen	Nebenwirkungen im Bereich des Zentralnervensystems (Dysphorie, Albträume, Schwindel, Verwirrtheit, Benommenheit); Stevens-Johnson-Syndrom, Hepatitis; verminderter Abbau unter anderem von Antihistaminika, Benzodiazepinen; Rifampicin oder Rifabutintherapie können Efavirenzkonzentration reduzieren.
Kontraindikationen	Schwangerschaft (Teratogenität), Leberfunktionsstörung, Komedikation zahlreicher Medikamente
Elimination	hepatisch

Wirkstoff	Präparat	Mittlere Dosierung
Efavirenz	Sustiva	1 × 600 mg oral

Nevirapin (NVP)

Wichtig für den Kliniker	Resistenzanfällig, Kreuzresistenz mit anderen NNRTI; insgesamt gute Langzeitverträglichkeit (günstiges Lipidprofil), gute Eignung zur Therapievereinfachung („PI-sparende" Regimes); erhebliches Risiko für Lebertoxizität, insbesondere bei Vorschädigung; orale Kontrazeption durch hepatische Enzyminduktion unsicher; keine wesentliche Interaktion mit Rifabutin/Rifampicin in der Mykobakteriosebehandlung.

Unerwünschte Arzneimittelwirkungen	Hautreaktionen (generalisiertes makulopapulöses Exanthem, selten Stevens-Johnson-Syndrom oder toxische epidermale Nekrolyse), Neutropenie, Hepatotoxizität, Fieber, Kopfschmerzen, Übelkeit; zahlreiche Wechselwirkungen durch hepatische Enzyminduktion (unter anderem Cimetidin, Ketoconazol, Makrolide, Proteaseinhibitoren).
Kontraindikationen	Leber-/Niereninsuffizienz
Elimination	renal/fäkal

Wirkstoff	Präparat	Mittlere Dosierung
Nevirapin	Viramune	1 × 200 mg, nach 2 Wochen 2 × 200 mg

Delavirdin (DLV)

Wichtig für den Kliniker	Resistenzanfällig, Kreuzresistenz mit anderen NNRTI; wegen ungünstiger Medikamenteninteraktionen und Einnahmemodalitäten (viele Tabletten 3-mal täglich) kaum noch eingesetzt.
Unerwünschte Arzneimittelwirkungen	Exantheme, Übelkeit, Diarrhö
Kontraindikationen	schwere Leberinsuffizienz, Komedikation bei zahlreichen Medikamenten
Elimination	renal/fäkal

Wirkstoff	Präparat	Mittlere Dosierung
Delavirdin	Rescriptor	3 × 400 mg oral

Inhibitoren der HIV-Protease (PI)

Gruppenspezifische Nebenwirkungen sind Lipodystrophie, Hyperlipidämie und Diabetes mellitus.

Saquinavir (SQV)

Wichtig für den Kliniker	Relativ gut verträglich; Softgelkapsel (Fortovase) besser bioverfügbar (geringere Kapselzahl), Hartgelkapsel (Invirase) aber besser verträglich; Einsatz fast nur noch geboostert mit Ritonavir (Reduktion der Tablettenanzahl, sicherer therapeutischer Spiegel, zahlreiche Kreuzresistenzen zu anderen PI).
Unerwünschte Arzneimittelwirkungen	kaum Nebenwirkungen; Diarrhö, Übelkeit, Bauchkrämpfe
Kontraindikationen	Leberinsuffizienz; keine gleichzeitige Therapie mit unter anderem Rifampicin/Rifabutin, Terfenadin, Astemizol
Elimination	renal/fäkal

Wirkstoff	Präparat	Mittlere Dosierung
Saquinavir	Fortovase	3 × 1200 mg, wenn nicht geboostert

Indinavir (IDV)

Wichtig für den Kliniker	Gut wirksam, aber nebenwirkungsreich (unter anderem Nierenkoliken); zur Verbesserung der Einnahmemodalitäten (statt 3-mal nur 2-mal täglich) fast nur noch geboostert eingesetzt; Einnahme zwischen den Mahlzeiten; zahlreiche Kreuzresistenzen mit anderen PI.

20 Immundefizienzerkrankungen (HIV-Infektion, AIDS)

Unerwünschte Arzneimittelwirkungen	Kristallurie (Nierensteine/Koliken), Diarrhö, Übelkeit, Schwindel, Parästhesien, Myalgien, Exantheme; Wechselwirkungen unter anderem mit Rifampicin/Rifabutin, Ketoconazol, Ritonavir, Itraconazol, Methadon, Barbituraten, Phenytoin, Carbamazepin, Dexamethason.
Kontraindikationen	Leberinsuffizienz, Komedikation mit zahlreichen Medikamenten
Elimination	hepatisch

Wirkstoff	Präparat	Mittlere Dosierung
Indinavir	Crixivan	3 × 800 mg oral

Ritonavir (RTV)

Wichtig für den Kliniker	Wegen massiver Nebenwirkungen bei therapeutischer Dosierung fast nur noch zur Boosterung eingesetzt, als Booster exzellent!
Unerwünschte Arzneimittelwirkungen	gastrointestinale Beschwerden, periorale und periphere Parästhesien, Schwindel, Hepatotoxizität (selten Hepatitis), Hyperglykämie, Hypertriglyzeridämie; Wechselwirkungen unter anderem mit Rifampicin/Rifabutin, Barbituraten, Phenytoin, Carbamazepin, Theophyllin
Kontraindikationen	schwere Leberinsuffizienz, Komedikation mit zahlreichen Medikamenten
Elimination	hepatisch

Wirkstoff	Präparat	Mittlere Dosierung
Ritonavir	Norvir	2 × 600 mg oral, wenn nicht als Booster mit anderen PI eingesetzt

Nelfinavir (NFV)

Wichtig für den Kliniker	Gut verträglich; schwächer wirksam als geboosterte PI oder NNRTI; Boosterung nicht sinnvoll, da kaum Einfluss auf Serumspiegel; bei Versagen in der Primärtherapie meist noch Wirksamkeit anderer PI.
Unerwünschte Arzneimittelwirkungen	häufig Diarrhö, selten Übelkeit, Konzentrationsschwäche, Müdigkeit
Kontraindikationen	schwere Leberinsuffizienz, Komedikation mit zahlreichen Medikamenten
Elimination	hepatisch

Wirkstoff	Präparat	Mittlere Dosierung
Nelfinavir	Viracept	3 × 750 mg oder 2 × 1250 mg oral

Amprenavir (APV)

Wichtig für den Kliniker	Salvagetherapie, sollte nur geboostert (in Kombination mit Ritonavir) eingesetzt werden (Reduktion der Tablettenanzahl); partiell nicht überlappendes Resistenzprofil zu anderen PI.
Unerwünschte Arzneimittelwirkungen	gastrointestinale Nebenwirkungen, Exantheme
Kontraindikationen	viele Komedikamente verboten, unter anderem Terfenadin, Pimozid, Triazolam, Diazepam, Midazolam, Flurazepam, Ergotaminderivate, Astemizol
Elimination	hepatisch

Antiretrovirale Therapie

Wirkstoff	Präparat	Mittlere Dosierung
Amprenavir	Agenerase	2 × 1200 mg oral, wenn nicht geboostert

Lopinavir (LVP)

Wichtig für den Kliniker	In fester Kombination mit Ritonavir (Boosterung) verfügbar, gut wirksam in Primär- und Salvagetherapie; Dosiserhöhung auf 2 × 4 Kapseln bei Komedikation mit NVP oder EFV; erhebliche Lipidwerterhöhungen.
Unerwünschte Arzneimittelwirkungen	Diarrhö, Übelkeit, Dyslipidämie, zahlreiche Medikamenteninteraktionen
Kontraindikationen	schwere Leberinsuffizienz, Komedikation mit zahlreichen Medikamenten (unter anderem Johanniskraut, Rifampicin, Astemizol, Terfenadin, Midazolam, Triazolam, Pimozid, Amiodaron, Ergotamin, Dihydroergotamin, Ergometrin, Methylergometrin, Flecainid, Propafenon; Disulfiram, Metronidazol)
Elimination	hepatisch

Wirkstoff	Präparat	Mittlere Dosierung
Lopinavir/Ritonavir	Kaletra	2 × 400/100 mg

Fusionshemmer

T-20, Enfuvirtide

Wichtig für den Kliniker	Erster Vertreter einer neuen Substanzklasse; Einsatz in Kombination bei Therapieversagen aufgrund von Resistenzen (Salvagetherapie); gute Verträglichkeit, aber subkutane Gabe erforderlich.
Unerwünschte Arzneimittelwirkungen	Reaktionen an der Einstichstelle; eventuell erhöhte Pneumonierate; insgesamt noch wenig Erfahrung
Kontraindikationen	keine Erfahrungen in Schwangerschaft und Stillzeit; Überempfindlichkeit gegen die Substanz
Elimination	hepatisch

Wirkstoff	Präparat	Mittlere Dosierung
Enfuvirtide	Fuzeon	2 × 90 mg s. c.

Auswahl antiretroviraler Therapiekombinationen aus 2 nukleosidalen Inhibitoren der reversen Transkriptase (NRTI; Therapie-„Back-Bone") plus 1 NRTI oder plus einer PI-Kombination

2 NRTI
- 2 × 250 mg AZT plus 2 × 150 mg 3TC pro Tag
- 2 × 250 mg AZT plus 1 × 400 mg ddI pro Tag
- 2 × 20–40 mg D4T plus 2 × 150 mg 3TC pro Tag
- 2 × 20–40 mg D4T plus 1 × 400 mg ddI pro Tag
- 2 × 300 mg ABC plus 2 × 150 mg 3TC

Plus 1 NNRTI
- NVP: 2 × 200 mg pro Tag oder
- EFV: 1 × 600 mg pro Tag

Oder plus PI (in der Regel mit RTV geboostert)
- LPV/RTV: 400/100 mg, 2 × pro Tag oder
- IDV/RTV: 800/100 mg, 2 × pro Tag oder
- APV/RTV: 600/100 mg, 2 × pro Tag oder
- NFV: 1250 mg, 2 × pro Tag oder
- SQV/RTV: 1000/100 mg, 2 × pro Tag

Boosterung. Die PI werden heute häufig aus pharmakokinetischen Gründen mit einem 2. PI (vor allem Ritonavir) in subtherapeutischer Dosis kombiniert und „geboostert", wodurch eine Inhibition des abbauenden hepatischen Enzyms Cytochrom P450 bewirkt wird sowie eine Verlängerung der Dosierungsintervalle und eine Reduktion der Tablettenzahl erreicht werden. Spiegelbestimmungen der PI sind zur Anpassung der Dosis bei Toxizität oder bei hepatischen Begleiterkrankungen sinnvoll. Zahlreiche weitere Substanzkombinationen wurden erprobt und können in Rücksprache mit einem Spezialisten in Salvageverfahren eingesetzt werden. In Kürze wird die Zulassung von Atazanavir, Emtricitabin und Fosamprenavir erwartet. Wir verweisen auf entsprechende Internetadressen (Tabelle 20.4). Inzwischen sind in Deutschland etwa 20 verschiedene Substanzen aus 4 Substanzklassen zugelassen. Durch diese Substanzen werden die Aufnahme des Virus in die Zelle (Fusionshemmer) oder 2 für die Replikation notwendige virale Enzyme gehemmt. Die nukleosidalen und nukleotidalen RTI (NRTI bzw. NtRTI) sowie die NNRTI hemmen in der Wirtszelle die reverse Transkription der Virus-RNA in provirale DNA sowie die PI die Ausreifung des Virus nach Aussprossung aus der Zelle (Abb. 20.1).

Therapieziel und Therapieversagen

Ziel der Therapie ist die vollständige und dauerhafte Unterdrückung der Virusreplikation innerhalb von 6 Monaten mit konsekutiver Immunrekonstitution bei möglichst geringer Toxizität. Die Nachweisgrenze hochsensitiver Routinemethoden zum Virusgenomnachweis (Viruslast) liegt inzwischen bei weniger als 20–50 RNA-Kopien pro Milliliter Plasma. Mit den etablierten Ersttherapieregimes kann die HI-Viruslast im Plasma in 60–80 % der Fälle unter die Nachweisgrenze supprimiert werden. Bei guter Verträglichkeit und konsequenter Medikamenteneinnahme liegt die Rate der kompletten Suppression in der Regel deutlich höher und erreicht mehr als 90 %. Die häufigste Ursache des primären Therapieversagens (keine Suppression der Viruslast unter die Nachweisgrenze) und des sekundären Therapieversagens (Wiederanstieg nach initialer Suppression) sind erniedrigte Wirkstoffspiegel durch unregelmäßige Medikamenteneinnahme (mangelhafte Adhärenz) oder durch Resorptionsstörungen. Die residuale Virusreplikation bei unzureichenden Wirkspiegeln fördert die Resistenzbildung aufgrund des starken Selektionsdrucks bei hoher Virusmutationsrate. Die wichtigsten Gründe für eine schlechte Adhärenz sind schlechte Verträglichkeit, ungünstige Einnahmemodalitäten (zu viele und zu häufige Einnahme von Tabletten/Kapseln) sowie Persönlichkeitsmerkmale (unter anderem Motivation).

Nebenwirkungen

Antiretrovirale Medikamente weisen zahlreiche klassen- und substanzspezifische Nebenwirkungen auf. Zu den gefährlichsten akuten Nebenwirkungen zählen Pankreatitis, Leberinsuffizienz und Hypersensitivitätssyndrome. Langzeitnebenwirkungen treten als NRTI-assoziierte mitochondriale Toxizität mit Laktazidose, Neuropathien und Lipoatrophie sowie als NRTI- und PI-assoziiertes Lipodystrophiesyndrom auf. Die Lipoatrophie manifestiert sich mit einem Schwund des Unterhautfettgewebes im Gesicht, an den Extremitäten und gluteal. Bei der Lipodystrophie kommt es zu Fettansammlungen, unter anderem im Abdomen als viszerales Fett und im Nacken („Büffelnacken"), zu einer generalisierten Lipomatose oder bei Frauen zur Brustvergrößerung. Metabolische Störungen umfassen eine Insulinresistenz bis hin zum manifesten Diabetes mellitus sowie eine Hyperlipidämie (Hypertriglyzeridämie und Hypercholesterinämie). Daraus ergeben sich noch nicht kalkulierbare Risiken hinsichtlich arteriosklerotischer Spätfolgen (z. B. koronare Herzkrankheit).

Therapiebeginn und Therapiedauer

Für einen frühzeitigen Therapiebeginn spricht, dass
- die HIV-assoziierte Immunschwäche auch in der asymptomatischen Phase unaufhaltsam fortschreitet,
- das Risiko, AIDS zu entwickeln, bei niedrigeren Ausgangshelferzellwerten höher ist,
- die Immunrekonstitution bei besserer Ausgangslage vollständiger zu sein scheint.

Die Vorteile der Therapie müssen jedoch gegen die Nachteile einer langen Therapiedauer (Nebenwirkungen, Lebensqualitätsverlust, Resistenzentwicklung) abgewogen werden. Da sich inzwischen gezeigt hat, dass eine Immunrekonstitution auch noch bei fortgeschrittener symptomatischer Immunschwäche möglich ist, empfiehlt die Mehrzahl der Richtlinien, erst bei fortgeschrittener Immunsuppression mit einer antiretroviralen Therapie zu beginnen.

Als Therapieindikationen einer chronischen HIV-Infektion gelten zurzeit:
- symptomatische HIV-Infektion (siehe obige Übersichten, „Erkrankungen der Kategorien B und C"),
- CD4+-Zell-Zahl unter 350/µl (während eine CD4+-Zell-Zahl unter 200/µl eine eindeutige Therapieindikation darstellt, müssen bei einer CD4+-Zell-Zahl zwischen 200 und 350/µl weitere Kriterien, unter anderem HI-Virus-Last von mehr als 30 000–50 000/ml Plasma, berücksichtigt werden).

Therapiepausen. Die chronische HIV-Infektion erfordert eine lebenslange antiretrovirale Behandlung. Die Entwicklung neuer, nicht kreuzresistenter und weniger toxischer Substanzen könnte einen früheren Behandlungsbeginn sinnvoll werden lassen. Ungeklärt sind der Stellenwert von Therapiepausen und die Frage, ob eine kurzzeitige Behandlung der akuten HIV-Infektion langfristig von Nutzen sein könnte. Therapiepausen mit Aussetzen des kompletten Regimes bei vollständiger Suppression der Viruslast scheinen nicht zwangsläufig mit Resistenzentwicklung oder Therapieversagen bei Wiederaufnahme der Therapie nach Abfall der Helferzellzahl und Anstieg der Viruslast assoziiert zu sein.

Salvagetherapie. Kommt es unter einem Ersttherapieregime zu einem Therapieversagen mit Resistenzbildung, verbleiben zurzeit noch 2–3 wirksame Folgeregimes zur weiteren Behandlung. Die Zahl der verfügbaren Regimes ist begrenzt, da eine Resistenzbildung meist mit einem Wirksamkeitsverlust anderer Medikamente derselben Klasse einhergeht (Kreuzresistenzen).

Bei Therapieversagen kann ein Resistenztest bei der Zusammenstellung des Folgeregimes hilfreich sein. Der weitverbreitete genotypische Resistenztest beruht auf dem Nachweis von resistenzassoziierten Mutationen im Bereich des Virusgenoms, welches für die durch die Medikamente gehemmten Virusenzyme kodiert. Teilweise kann bei Patienten mit umfassender Virusresistenz noch eine begrenzte Virussuppression mit Kombinationen aus 6 oder mehr Medikamenten erreicht werden (Mega-HAART-Therapie).

Zukünftige Therapieoptionen

Ziele. In der Entwicklung oder bereits in der klinischen Prüfung befinden sich zahlreiche Substanzen aus den schon etablierten 3 Klassen. Ziele sind eine bessere Verträglichkeit und ein geringeres Risiko der Resistenzentwicklung. Hierbei handelt es sich um neue NRTI, NNRTI und PI (z. B. Atazanavir, Tipranavir). Angesichts der Schritte der HIV-Replikation bestehen eine Reihe bisher noch nicht genutzter therapeutischer Interventionsmöglichkeiten (Abb. 20.1):
- Zur Blockierung des Eintritts von HIV in die Zelle sind Rezeptorantagonisten (Blockade der Korezeptoren CXCR5 und CCR4) und Fusionsinhibitoren in Entwicklung. Der erste Fusionsinhibitor (T20) wurde im Mai 2003 zugelassen. Die Substanz interagiert mit dem viralen Oberflächenmolekül gp40. Dies verhindert eine Konformationsänderung des Oberflächenmoleküls gp120 und damit die Verankerung des Virus auf der Zelloberfläche.
- Auf intrazellulärer Ebene ist die Entwicklung der Integraseinhibitoren (Integration der proviralen HIV-DNA in den Zellkern) am weitesten fortgeschritten. Zahlreiche andere Interventions-

möglichkeiten sind Gegenstand präklinischer Forschung: virale Genexpression (z. B. Inhibition von HIV-Regulatorgenen), virale Proteinsynthese (Enzyminhibition) und „Virusknospung" aus der Zelle.

Immunrekonstitution. Die antiretrovirale Therapie allein kann auch bei vollständiger Virussuppression aufgrund von irreversiblen Schäden des Immunsystems (unter anderem Lücken im „immunologischen Repertoire", insbesondere gegenüber HIV-Epitopen) nicht zu einer vollständigen Immunrekonstitution führen. Daher wird zurzeit in Studien mit immunologischen Therapieansätzen (unter anderem mit Interleukin 2) versucht, eine möglichst komplette Wiederherstellung der spezifischen Immunität sowie eine umfassende wirtseigene Kontrolle von Infektionserregern, einschließlich des HIV selbst, und der Tumorbildung zu erzielen.

Impfung. Eine wirksame Impfung gegen HIV ist wegen der hohen Mutationsrate schwierig zu entwickeln. Potenziell immunogene Epitope sind bei starkem Selektionsdruck einem ständigen Wandel unterworfen. Dennoch zeichnen sich erste Erfolge ab. Obwohl die wichtigste Säule der wirtseigenen Kontrolle die spezifische zelluläre Immunität zu sein scheint, ist das Ziel der Impfung die Induzierung einer humoralen und zellulären spezifischen Immunität. Vor der therapeutischen Vakzination (Potenzierung der HIV-spezifischen Immunität eines Infizierten) hat die präventive Vakzination (Schutz vor Ansteckung) erste Priorität. Es scheint fraglich, ob jemals ein vollständiger Infektionsschutz durch eine Impfung erzielt werden kann. Realistischer ist die Erzielung einer partiellen Immunität mit folgenden Zielen:
- Hemmung der „übermächtigen" viralen Zytotoxizität gegenüber HIV-spezifischen Immunzellen bei der Erstauseinandersetzung,
- Verbesserung der Kontrolle der Virusreplikation (günstigerer „Set Point") mit Verlangsamung der Progression,
- Reduktion der Übertragungsrate durch eine verbesserte mukosale Immunität und geringere Virämie.

HIV-Infektion bei Kindern

Bei HIV-infizierten Kindern bestehen wesentliche Besonderheiten hinsichtlich Diagnostik, Verlauf der HIV-Infektion und klinischen Manifestationen, sodass die Behandlung dieser Kinder in spezialisierte Hände gehört. Bei Neugeborenen HIV-infizierter Mütter ist der Nachweis von IgG-Antikörpern gegen HIV wegen der diaplazentar übertragenen mütterlichen Antikörper in den ersten 18 Monaten nicht verwertbar. Durch den Virusgenomnachweis mittels PCR kann die Diagnose einer HIV-Infektion jedoch bei allen Kindern zuverlässig innerhalb der ersten 3 Lebensmonate gestellt werden. Weitere Besonderheiten sind:
- rasche Progressionsrate (Symptome bei 70 % und AIDS bei 20 % aller vertikal infizierten Kinder im 1. Lebensjahr),
- höhere Viruslast,
- physiologisch höhere CD4-T-Zell-Zahl,
- Wachstumsverzögerung (Körpergröße und -gewicht),
- Manifestation einer Enzephalopathie als Entwicklungsverzögerung und hypertone Paraplegie,
- unterschiedliches Spektrum opportunistischer Infektionen bei Erstmanifestation,
- schwereres Krankheitsbild opportunistischer Infektionen,
- geringe Immunantwort bei Kinderkrankheiten und Immunisierung,
- häufiges Auftreten einer lymphoiden interstitiellen Pneumonitis,
- niedrige Inzidenz von Malignomen (weniger als 2 % aller AIDS-Erstmanifestationen),
- höhere Clearance antiretroviraler Substanzen (Notwendigkeit höherer Dosierung als bei Erwachsenen).

Durch die HAART und eine optimale Betreuung (unter anderem PCP-Prophylaxe und Vakzinierung, z. B. gegen Pneumokokken), haben bis zu 25 % aller infizierten Kinder die 2. Lebensdekade erreicht.

Prävention

Eine hohe Promiskuität ist „der Motor" der HIV-Epidemiologie. „Safer Sex" ist daher zentraler Bestandteil der Prävention. Hierzu zählt vor allem der geschützte Geschlechtsverkehr mit Gebrauch von Kondomen bei Partnern mit unbekanntem Risiko. Weitere Präventionsmaßnahmen umfassen die Verwendung von sterilem Spritzenbesteck bei Drogenabhängigkeit und die Testung von Blutprodukten (z. B. Erythrozytenkonzentraten), die in ökonomisch entwickelten Nationen routinemäßig, aber in Entwicklungsländern oft nur lückenhaft erfolgt. Das Risiko bei auf HIV-Antikörper getesteten Konserven ist abhängig von der Prävalenz in der Bevölkerung und beträgt wegen des „diagnostischen Fensters" in den Industrienationen etwa 1 : 1 000 000. Durch den zusätzlichen Nachweis von HIV-Antigen und/oder Virusgenom (mittels PCR) kann das diagnostische Fenster auf wenige Tage verkürzt werden.

Mutter-Kind-Übertragung. Das Risiko der perinatalen Mutter-Kind-Übertragung beträgt etwa 15–20%, wobei etwa 2/3 aller Transmissionen zum Zeitpunkt der Geburt stattfinden. Durch anschließende Brusternährung verdoppelt sich die Übertragungsrate auf etwa 30–40%. Durch eine antiretrovirale Behandlung der Mutter vor und während der Geburt sowie des Kindes für eine begrenzte postpartale Zeit, kombiniert mit einer elektiven Sectio caesarea vor Beginn der Wehen und Verzicht auf Brusternährung, kann die Transmissionsrate auf weniger als 1 % gesenkt werden.

Nach beruflicher Exposition durch Stichverletzungen (z. B. mit HIV-kontaminierten Kanülen) beträgt das Transmissionsrisiko 0,3 %. Durch Postexpositionsprophylaxe mit Zidovudin konnte eine Senkung der Transmissionsrate um 79 % nachgewiesen werden. Die Postexpositionsprophylaxe wird heute mit einer antiretroviralen Dreifachkombination über 4 Wochen durchgeführt und sollte unmittelbar nach Exposition begonnen werden. Bei der Wahl der Postexpositionsprophylaxe müssen mögliche Resistenzen berücksichtigt werden, die das übertragene Virus bei Vortherapie des „Quellpatienten" erworben haben könnte. Bei Haut- und Schleimhautexposition gegenüber HIV-kontaminiertem Blut ist das Infektionsrisiko sehr klein, und eine Postexpositionsprophylaxe sollte – außer in besonderen Einzelfällen – nicht empfohlen werden.

Literatur

Bartlett JG, Gallant JE. 2001–2002 Medical Management of HIV Infection. Johns Hopkins University School of Medicine, USA; www.hopkins-aids.edu.

Centers for Disease Control. 1993 revised classification system for HIV infection and expanded surveillance case definition for AIDS among adolescents and adults. Morbidity and Mortality Weekly Report. 1992;14(RR-17): 1–4, 15.

Centers for Disease Control and Prevention. Guidelines for preventing opportunistic infections among HIV-infected persons – 2002 recommendations of the U.S. Public Health Service and the Infectious Society of America. MMWR. 2002;51(No. RR-8):1–52.

Fauci AS, Lane HC. Für die deutsche Ausgabe: Bergmann F, Schürmann D, Vallée M, Rotty J, Suttorp N. Die HIV-Erkrankung: AIDS und verwandte Krankheitsbilder. In: Dietel M, Dudenhausen J, Suttorp N, Hrsg. Harrisons Innere Medizin. Deutsche Ausgabe der 15. Auflage von Harrison's Principles of Internal Medicine. Berlin: ABW Wissenschaftsverlag: 2031–92.

Hoffmann C, Kamps S. HIV.NET 2003. Steinhäuser; www.hiv.net.

Post-exposure prophylaxis of HIV infection – German-Austrian recommendations. Eur J Med Res. 2002;7:509–27.

Rockstroh J, Spengler U. Opportunistische Infektionen und Tumore im Verlauf der HIV-Infektion. Bremen: UNI-MED; 1999.

The Sandford guide to HIV/AIDS Therapy 2002. 11 th ed. Antimicrobial Therapy. P.O. Box 70, 229 Main Street, Hyde Park, VT 05655 USA.

Yeni PG, Hammer SM, Carpenter CCJ, et al. Antiretroviral Treatment for Adult HIV Infection in 2002. Updated Recommendations of the International AIDS Society-USA Panel. JAMA. 2002;288:222–35.

21 Fieber unbekannter Ursache

G. Winckelmann

Definition, Kriterien

Klassische Kriterien. Fieberhafte Erkrankungen, die länger als 2–3 Wochen mit einem persistierenden oder rezidivierenden Fieber verlaufen und zunächst unaufgeklärt bleiben, bereiten meist erhebliche diagnostische Probleme. Die Diagnosefindung bei derartigen als „Fieber unbekannter Ursache" (FUU) bezeichneten Zuständen erfordert von den untersuchenden Ärzten ein hohes Maß an klinischer Erfahrung und Flexibilität sowie eine uneingeschränkte interdisziplinäre Kooperationsbereitschaft. Für ein „Fever of unknown Origin" (FUU) legten Petersdorf und Beeson (1961) folgende „klassische" Kriterien fest: eine länger als 3 Wochen verlaufende Krankheit mit wiederholt dokumentiertem Fieber über 101 °F (38,8 °C), dessen Ursache nach einer einwöchigen stationären Untersuchung noch nicht geklärt ist.

Individuelle Kriterien. Besonders die Entwicklung neuer bildgebender Verfahren und eine verbesserte Labordiagnostik haben dazu geführt, dass die Mehrzahl der Patienten mit FUU heute weitgehend ambulant untersucht werden können. Aus diesem Grund wurde die in der ursprünglichen Definition geforderte 1-wöchige Untersuchung inzwischen allgemein durch die Bedingung einer eingehenden auch ambulanten Untersuchung mit grundlegenden Laboranalysen und technischen Untersuchungen (so genanntes Basisprogramm) ersetzt. Kritisch zu bewerten ist das von Petersdorf und Beeson ohne Berücksichtigung der Messmethode und des zirkadianen Temperaturrhythmus aufgestellte Kriterium einer Temperaturerhöhung über 38,3 °C. Bekanntlich lässt sich ein für alle Individuen gültiger Temperaturgrenzwert, dessen Überschreitung einem Status febrilis entspricht, ebenso wenig festlegen wie allgemein gültige fixe Eckwerte für den Normalbereich der Körpertemperatur. Zutreffender wäre es daher, Fieber als pathologischen Anstieg der Ruhetemperaturen über den individuellen Normbereich des betroffenen Patienten zu definieren. Da der individuelle Temperaturnormalbereich im Einzelfall aber meist nicht bekannt ist, wird man sich nolens volens bei der Beurteilung eines Fieberzustandes auf allgemeine Richtwerte stützen müssen. Nach neueren Untersuchungen kann man davon ausgehen, dass in aller Regel eine oral gemessene Ruhetemperatur über 37,2 °C am Morgen und über 37,7 °C am Spätnachmittag als fieberhaft zu beurteilen ist. Die rektalen Temperaturen liegen bekanntlich um etwa 0,4–0,5 °C höher.

Erweiterte Klassifikation. Es hat sich als sinnvoll erwiesen, entsprechend einer Klassifikation von Durack und Street (1991) neben dem „**klassischen FUU**" zwischen einem „**nosokomialen FUU**", einem „**neutropenischen FUU**" und einem „**HIV-assoziierten FUU**" zu unterscheiden. Für Patienten dieser Risikogruppen, bei denen ganz überwiegend Infektionen für das Fieber verantwortlich sind und die oft eine rasche und empirische Therapie benötigen, sind die oben genannten FUU-Kriterien nicht anwendbar. Auch gelten für diese Patienten andere diagnostische Strategien. Das nachfolgende Kapitel lässt diese Sonderformen eines ungeklärten Fiebers weitgehend unberücksichtigt und befasst sich allein mit dem „klassischen" Fieber unbekannter Ursache. Die Infektionen der genannten Risikogruppen werden in anderen Kapiteln dieses Buches abgehandelt.

Ursachen eines ungeklärten Fiebers

Zugrunde liegende Erkrankungen. Grundsätzlich können alle länger verlaufenden febrilen Erkrankungen primär als Fieber unbekannter Ursache in Erscheinung treten. Die allgemeine Erfahrung hat jedoch gezeigt, dass es eine Reihe bestimmter Krankheiten gibt, die sich mehr oder weniger häufig hinter einem zunächst ungeklärten Fieber verbergen können. Diese sind in der nachfolgenden Übersicht aufgelistet. Weitgehend unberücksichtigt bleiben dabei im Wesentlichen für Erwachsene geltende Zusammenstellungen fieberhafter Erkrankungen, die in Einzelpublikationen als ungewöhnliche Ursache eines FUU beschrieben wurden. In den meisten Fällen eines FUU handelt es sich erfahrungsgemäß um häufig vorkommende Leiden mit ungewöhnlicher Manifestation und nur selten um eine „exotische" Krankheit.

Tabelle 21.1 Ursachen eines ungeklärten Fiebers

Infektionen als Ursache eines ungeklärten Fiebers (alphabetische Reihenfolge)

Bakterielle lokale Infektionen
- Abszesse
- (Rezidivierende) Divertikulitis
- Endokarditis
- Gallenwegsinfektionen
- Implantatinfektionen
- Infiziertes Aortenaneurysma
- Katheterinfektionen
- Mesenteriale Lymphadenitis
- Osteomyelitis
- Urogenitalinfektionen
- Zahn- und Nasennebenhöhleninfektionen

Bakterielle systemische Infektionen
- Borreliose
- Brucellose
- Katzenkratzkrankheit
- Melioidose
- Morbus Whipple
- Mykobakteriosen: Tuberkulose, atypische Mykobakteriosen
- Psittakose (Ornithose)
- Rickettsiosen (Q-Fieber)
- Salmonellosen
- Yersiniosen (Yersinia enterocolitica)

Virale Infektionen
- Epstein-Barr-Virus-Infektion
- HIV-Infektion
- Zytomegalievirusinfektion

Pilzinfektionen
- Aspergillose
- Candidiasis
- Histoplasmose
- Kryptokokkose
- Pneumocystis-carinii-Infektion

Parasitäre Infektionen
- Amöbiasis
- Malaria
- Toxoplasmose
- Viszerale Leishmaniose (Kala-Azar)

Maligne Krankheiten als Ursache eines ungeklärten Fiebers (alphabetische Reihenfolge)

Hämatologische Neoplasien
- Hodgkin-Lymphom
- Leukämien
- Myelodysplastische Syndrome
- Non-Hodgkin-Lymphome

Solide Tumoren
- Bronchialkarzinom
- Hepatozelluläres Karzinom (Hepatom)
- Kolonkarzinom
- Nierenzellkarzinom (Hypernephrom)
- Pleuramesotheliom

Kollagen- und entzündliche Gefäßkrankheiten als Ursache eines ungeklärten Fiebers (alphabetische Reihenfolge)

- Hypersensitivitätsvaskulitis
- Mixed connective tissue disease (Sharp-Syndrom)
- Morbus Behçet
- Polyarteriitis nodosa
- Rezidivierende Polychondritis
- Riesenzellarteriitis/Polymyalgia rheumatica
- Schnitzler-Syndrom (Urtikariavaskulitis)
- Systemischer Lupus erythematodes
- Systemisches Still-Syndrom (Erwachsenenform)
- Takayasu-Arteriitis
- Wegener-Granulomatose

Andere Krankheiten als Ursache eines ungeklärten Fiebers (alphabetische Reihenfolge)

- Angioimmunoblastische Lymphadenopathie
- Arzneimittelfieber
- Castleman-Syndrom
- Entzündlicher Pseudotumor der Lymphknoten
- Exogen-allergische Alveolitis (Hypersensitivitätspneumonie)
- Familiäres Mittelmeerfieber

- Granulomatöse Erkrankungen: idiopathische Granulomatosen (einschließlich granulomatöse Hepatitis), Morbus Crohn, Sarkoidose
- Hyper-IgD-Syndrom
- Idiopathisches episodisches Fieber
- Marshall-Syndrom
- Nekrotisierende Lymphadenitis (Kikuchi)
- Okkulte Hämatome
- Retroperitonealfibrose
- Rezidivierende Lungenembolien
- Subakute Thyreoiditis de Quervain
- Tumornekrosefaktor-Rezeptor-assoziiertes periodisches Fieber
- Vegetative (habituelle) Hyperthermie
- Vorgetäuschtes und selbstinduziertes Fieber
- Vorhofmyxom
- Zyklische Neutrozytopenie

Einflussfaktoren. Das Spektrum der einem FUU zugrunde liegenden Krankheiten und ihre relative Häufigkeit werden von zahlreichen Faktoren beeinflusst. Zu ihnen zählen ethnische und geographische Faktoren, Umwelteinflüsse und besonders auch das Alter der Patienten. Bei Kindern und Jugendlichen überwiegen andere Erkrankungen als bei Erwachsenen. Bestimmte febrile Krankheiten treten als FUU bevorzugt im Senium auf. Das differenzialdiagnostische Spektrum wird weiterhin auch von der Dauer des Fiebers bestimmt.

Diagnostische Kategorien

Es hat sich zum Vergleich publizierter Studien bewährt, die Fieberursachen 4 diagnostischen Kategorien zuzuordnen:
- Infektionen,
- maligne Erkrankungen,
- Kollagen- und entzündliche Gefäßkrankheiten,
- andere Krankheiten.

Verteilung. In Tabelle 21.2 ist die prozentuale Verteilung dieser Kategorien als Sammelstatistik von 8 vergleichbaren größeren Studien aus der neueren Literatur wiedergegeben. Die angegebenen Prozentzahlen sind im Wesentlichen für hochentwickelte Länder repräsentativ. Für die Länder der 3. Welt ergibt sich vor allem eine prozentuale Verschiebung zu Lasten der Infektionskrankheiten.

Ungeklärte Fälle. Der prozentuale Anteil der ungeklärt gebliebenen Fieberzustände hat trotz der Fortschritte in der diagnostischen Technik im Vergleich zu früheren Jahren nicht abgenommen, sondern eher zugenommen. Diese Entwicklung lässt sich unter anderem dadurch erklären, dass viele der früher primär als FUU klassifizierten Erkrankungen heute mit Hilfe der verbesserten Diagnostik rascher erkannt werden. (z. B. systemischer Lupus erythematodes) und damit gar nicht mehr als FUU in Erscheinung treten. Hieraus resultiert eine relative Zunahme der Problemfälle und damit auch der unaufgeklärt bleibenden Fälle.

Tabelle 21.2 Diagnostische Kategorien bei 865 erwachsenen Patienten mit einem Fieber unbekannter Ursache aus europäischen und nordamerikanischen Ländern (Sammelstatistik 8 neuerer Studien aus den Jahren 1991–1997)

Diagnostische Kategorien	Anteil der Patienten (%)
Infektionen	28,7
Maligne Erkrankungen	15,7
Kollagen- und entzündliche Gefäßkrankheiten	17,4
Andere Krankheiten	18,0
Ungeklärte Fälle	20,2

Infektionen

Prädisponierende Faktoren. Infektionskrankheiten sind meist mit Organsymptomen assoziiert und werden daher in der Regel auch früher erkannt. Als FUU treten erregerbedingte Entzündungen meist nur dann in Erscheinung, wenn sie selten oder wenig bekannt sind, einen ungewöhnlichen Verlauf nehmen, organbezogene Leitsymptome fehlen oder diese überdeckt sind. Eine infektiöse Ursache eines anhaltenden Fiebers wird man vor allem bei Kindern und alten Menschen, bei einer Abwehrschwäche durch bestehende Grundleiden oder infolge von angeborenen oder erworbenen Immundefekten sowie bei anderen infektdisponierenden Risikofaktoren (z. B. vorausgegangener Tropenaufenthalt, Operation) in Betracht ziehen. Auch bei implantiertem Fremdkörpermaterial (z. B. Herzklappen, Gefäßprothesen, Gelenkersatz) oder liegenden Kathetern wird man bei einem FUU eine lokale Infektion als Fieberursache erwägen und ausschließen müssen. Ähnliches gilt für lokale anatomische Obstruktionen (besonders im Urogenitalbereich).

Fieberverlauf. Die Höhe des Fiebers und der Fieberablauf erlauben in den wenigsten Fällen diagnostische Rückschlüsse. Differenzialdiagnostisch verwertbar ist jedoch die Beobachtung, dass der zirkadiane Temperaturverlauf bei Infektionskrankheiten meist erhalten bleibt. Die Wahrscheinlichkeit, dass dem FUU eine erregerbedingte Erkrankung zugrunde liegt, nimmt mit zunehmender Zeitdauer eines persistierenden Fiebers ab.

Häufige Erkrankungen. Lässt man die Gruppe der immunsupprimierten und wegen anderer Grundleiden bereits hospitalisierten Patienten unberücksichtigt, so zählen die infektiöse Endokarditis, die Tuberkulose und auch Abszesse nach wie vor zu den klinisch bedeutsamsten infektbedingten Ursachen eines zunächst ungeklärten Fiebers.

Die infektiöse Endokarditis ist auch heute noch eine oft übersehene Fieberursache, obwohl die Häufigkeit der Fehl- bzw. Spätdiagnosen im Vergleich zu früheren Jahren vor allem durch die Verbreitung der transösophagealen Echokardiographie (in über 90 % der Fälle positiv) und in Anwendung neuer mikrobiologischer Techniken zurückgegangen ist. Häufige Gründe für die verzögerte Diagnosestellung sind eine atypische klinische Befundkonstellation mit fehlenden klassischen Kardinalsymptomen, weitere Grund- und Begleitkrankheiten, ein unauffälliger echokardiographischer Befund, eine ungezielte antibiotische Vorbehandlung und besonders ungewöhnliche Keime, die zu ihrer Identifizierung spezielle Kulturen und/oder ein längeres Kulturwachstum benötigen. Zu ihnen zählen unter anderem Bartonella spp., Coxiella burnetii, Chlamydia psittaci, Legionellen und Pilze. Echt negative Kulturen sind bei der infektiösen Endokarditis selten.

Abszesse. Trotz der heute zur Verfügung stehenden bildgebenden Verfahren sind Abszesse immer noch relativ häufig Ursache eines primär ungeklärten Fiebers. In erster Linie handelt es sich um Abszesse, die im Bereich der Leber und der Gallenwege sowie des Urogenitaltrakts, subphrenisch oder perikolisch (z. B. bei einer Divertikulitis) lokalisiert sind oder beispielsweise von der Wirbelsäule oder einem infizierten Aortenaneurysma ausgehen. Abszesse können ohne Lokalsymptome verlaufen und nur durch ein oft rezidivierend auftretendes Fieber in Verbindung mit uncharakteristischen Krankheitssymptomen in Erscheinung treten.

Tuberkulose. Obwohl in Deutschland eine eindeutige Zunahme der Tuberkulose bisher nicht sicher zu erkennen ist, bleibt diese Erkrankung eine wichtige und stets zu berücksichtigende Ursache zunächst ungeklärten Fiebers. Das gilt besonders für immigrierte Patienten aus Ländern mit einer hohen Tuberkuloseprävalenz sowie für Drogen- und Alkoholabhängige. Vor allem eine schleichende Miliartuberkulose ohne typische Lungenveränderungen wird wegen ihrer uncharakteristischen, vielgestaltigen klinischen Symptomatik oft erst spät erkannt. Eine Infektion mit atypischen Mykobakterien ist bekanntlich in erster Linie bei einem HIV-assoziierten Fieber oder einer Immundefizienz aus anderen Gründen zu erwarten.

Maligne Krankheiten

Bei malignen Erkrankungen wird Fieber am häufigsten durch Sekundärinfektionen hervorgerufen. Dies gilt besonders für maligne Lymphome und Leukämien, aber auch für obstruierende solide Tumoren. Begünstigt werden die Infekte hierbei oft durch eine zytostatische Therapie mit konsekutiver Neutrozytopenie. Aber auch ein Tumor selbst kann durch Produktion endogener pyrogener Zytokine oder indirekt durch Induktion der Bildung endogener Pyrogene durch Leukozyten Fieber hervorrufen.

Von den hämatologischen Neoplasien sind vor allem **maligne Lymphome** und **Leukämien** mit Fieber assoziiert und können primär als FUU in Erscheinung treten. Von den malignen soliden Tumoren waren wegen ihrer oft uncharakteristischen Symptomatik in der Vergangenheit besonders das **Nierenzellkarzinom** und das **primäre Leberkarzinom** (Hepatom) Ursachen eines primär ungeklärten Fiebers. Durch den frühen Einsatz von Sonographie und Computertomographie bei Fieberpatienten werden raumfordernde Prozesse im Abdomen heute in der Regel jedoch sehr bald erkannt. Nicht selten präsentiert sich ein **Kolonkarzinom** als Fieber unbekannter Ursache.

Kollagen- und entzündliche Gefäßkrankheiten

Diese Gruppe umfasst im Wesentlichen Autoimmunkrankheiten. Durch die Fortschritte in der Labordiagnostik mit einer verbreiteten Anwendung von sehr spezifischen und empfindlichen Verfahren zum Nachweis von Autoantikörpern treten diese Erkrankungen heute seltener als FUU in Erscheinung. Das Fieber ist bei den Kollagenosen und Vaskulitiden häufig mit Gelenk-, Muskel- und Nierensymptomen sowie Hautveränderungen assoziiert. Der Erkrankungsbeginn ist oft schleichend und uncharakteristisch, und ein ungeklärtes Fieber ist nicht selten über längere Zeit alleiniges oder führendes Symptom.

Bei jüngeren Patienten muss differenzialdiagnostisch vor allem das rezidivierend, mit wochen- bis monatelangen Fieberschüben verlaufende **Still-Syndrom der Erwachsenen** in Betracht gezogen werden. Schlüsselsymptome sind hier ein hohes intermittierendes Fieber (nicht selten doppelgipflig), Arthralgien und später Arthritiden (meist als Oligoarthritis), ein flüchtiges Exanthem und Halsschmerzen in Assoziation mit den Fieberschüben sowie ausgeprägte humorale Entzündungszeichen. Wegen der akut einsetzenden, „septischen" täglichen Fieberschübe wird die Krankheit sehr häufig primär als Infektion fehlgedeutet. Das bei Kindern praktisch obligatorisch flüchtige Exanthem kann bei der Erwachsenenform gelegentlich fehlen.

Bei älteren Patienten ist insbesondere an eine **Riesenzellarteriitis/Polymyalgia** rheumatica zu denken. Leitsymptome sind hier neben dem höheren Alter (über 60 Jahre) symmetrische Myalgien des Schulter- oder Beckengürtels mit Morgensteifigkeit, Schläfenkopfschmerzen und eventuell druckdolente, derbe, gerötete Temporalarterien mit Pulsabschwächung, Allgemeinsymptome einer konsumierenden Erkrankung (Schwäche, Gewichtsverlust usw.), eine stark beschleunigte Blutkörperchensenkungsgeschwindigkeit (mehr als 50 mm pro Stunde) bei stark erhöhtem Plasmafibrinogenwert, eine Anämie bei Hyposiderinämie mit erhöhtem Ferritinspiegel und als führendes Schlüsselsymptom die dramatische klinische Besserung aller Krankheitssymptome durch Glukokortikoide.

Erhebliche diagnostische Schwierigkeiten bereitet wegen des Multisystembefalls oft die Erkennung einer Polyarteriitis nodosa, die ebenfalls eher bei älteren Patienten auftritt.

Andere Krankheiten

Granulomatöse Erkrankungen. In dieser Gruppe anderer Krankheiten sind sehr heterogene und unterschiedlich häufig auftretende krankhafte Zustände zusammengefasst. Von ihnen haben die granulomatösen Erkrankungen als Ursachen eines FUU die größte klinische Bedeutung. Sie verlaufen oft monosymptomatisch mit rezidivierendem oder persistierendem Fieber und bleiben unter Umständen sehr lange Zeit unerkannt. Dies gilt besonders für die extrathorakale Form der Sarkoidose und die granulomatösen Erkrankungen ohne nachweisbares Grundleiden, die als „granulomatöse Hepatitis" oder bei Befall weiterer Organe (bevorzugt Milz, Lymphknoten, Knochenmark) als „idiopathische Granulomatose" oder „chronisches Granulomatosesyndrom unbekannter Ursache" klassifiziert wurden.

Familiäres Mittelmeerfieber. Durch die Immigration vieler Menschen aus dem östlichen Mittelmeerraum hat auch in Deutschland und in anderen westlichen Ländern das familiäre Mittelmeerfieber als mögliche Fieberursache Bedeutung erlangt. Klinische Leitsymptome dieses autosomal-rezessiv vererblichen Leidens bei Patienten mediterraner Herkunft (vornehmlich Türken, Armenier, Araber, sephardische Juden) sind:

- über 2–4 Tage verlaufende selbstlimitierende Fieberschübe im Wechsel mit unterschiedlich langen symptomfreien Intervallen,
- heftige Abdominal- oder seltener einseitige pleuritische Schmerzen,
- gelegentlich Synovitis (als Monarthritis),
- seltener erysipelartige Hautveränderungen.

Weitere Ursachen. Bei einem bereits behandelten Patienten wird man ein **Arzneimittelfieber** erwägen. Hautveränderungen ebenso wie eine Eosinophilie sind hierbei nicht obligatorisch. Ein **vorgetäuschtes Fieber** durch Manipulation der Temperaturmessung ist in aller Regel durch das Missverhältnis zwischen Temperaturhöhe und Pulsfrequenz und durch den atypischen Verlauf mit fehlendem zirkadianen Temperaturrhythmus bald zu erkennen. Dagegen kann der Nachweis eines **selbstinduzierten Fiebers** (z. B. durch Injektion von pyrogenem Material, Induktion einer Hyperthyreose durch Einnahme von Schilddrüsenhormonen) erhebliche Schwierigkeiten bereiten. Als **vegetative** oder **habituelle Hyperthermie** werden persistierende Zustände mit subfebrilen oder niedrigfebrilen, meist deutlich bewegungsabhängigen Körpertemperaturen in Verbindung mit allgemeinen Befindlichkeitsstörungen (vor allem Müdigkeit und rasche Erschöpfbarkeit) bei fehlenden organpathologischen Befunden und normalen Laborwerten bezeichnet. Es besteht meist eine ungewöhnliche Diskrepanz zwischen den rektalen und axillären Bewegungstemperaturen. Auch lassen sich die Temperaturerhöhungen charakteristischerweise durch Antipyretika nicht beeinflussen. Die Symptomatik dieser funktionellen Störungen ähnelt derjenigen des so genannten Chronic Fatigue Syndrome.

Diagnostik

Allgemeine Richtlinien und diagnostisches Vorgehen

Individuelles Vorgehen. Es gibt kein allgemein gültiges diagnostisches Stufenschema oder Flussdiagramm, nach dem Labortests und technische Untersuchungen in einer bestimmten Reihenfolge schrittweise einzusetzen sind. Die diagnostische Strategie muss sich bei einem FUU vielmehr in jeder Untersuchungsphase an den Symptomen und Befunden des einzelnen Patienten orientieren. In der nachfolgenden Übersicht sind die einzelnen Schritte des diagnostischen Vorgehens aufgeführt.

> **Wegweiser für das diagnostische Vorgehen bei Fieber unbekannter Ursache**
> - Detaillierte Anamnese (Checkliste!) und eingehende, eventuell wiederholte Ganzkörperuntersuchung
> - Bestätigung des Fiebers (Fieberprotokoll)
> - Absetzen aller entbehrlichen Medikamente
> - Technisches Basisprogramm (Labor, technische Untersuchungen)
> - Fahndung nach potenziellen diagnostischen Schlüsselsymptomen
> - Gezielte Ergänzungsuntersuchungen
> - Eventuell Verlaufsbeobachtung
> - Empirischer Behandlungsversuch (in Ausnahmefällen)

Anamnese. Wichtigste Grundlage und entscheidende Wegweiser für eine gezielte Diagnostik sind die Anamnese und die eingehende, das heißt immer vollständige körperliche Untersuchung. Häufig liefert schon die detaillierte, von einem erfahrenen Arzt aufgenommene und kritisch bewertete Anamnese den Schlüssel zur Diagnose. Es hat sich bewährt, bei der Anamneseerhebung nach einer Checkliste vorzugehen. Besondere Beachtung verdienen kürzlich vorausgegangene Erkrankungen und Operationen, bestehende Grundleiden, bekannte Immundefekte oder andere Risikofaktoren, eingenommene Medikamente, Auslandsreisen und berufliche Expositionen. In einem nächsten Schritt ist zu klären, ob überhaupt ein „echtes", das heißt durch pyrogene Zytokine induziertes Fieber besteht. Auszuschließen sind physiologische Temperaturerhöhungen (z. B. durch Wärmeexposition oder körperliche Belastung, durch Gestageneinflüsse in der 2. Zyklusphase) ebenso wie eine harmlose, so genannte vegetative Hyperthermie oder auch ein vorgetäuschtes Fieber.

Medikamente. Alle nicht lebensnotwendigen Medikamente sollten abgesetzt werden, da sie selbst im Rahmen eines Arzneimittelfiebers Ursache der Temperaturerhöhung sein können oder die Diagnostik durch Maskierung von Symptomen und Befunden erschweren.

Leitsymptome. Krankheiten, die primär als FUU erscheinen, verlaufen häufig oligo- oder sogar monosymptomatisch. Wichtigstes Anliegen in der Initialphase der Diagnostik ist daher die Suche nach potenziellen diagnostischen „Clous", das heißt diagnostischen Leitsymptomen. Diese sind häufig schon in der Anamnese enthalten (z. B. vorausgegangene Implantation von Fremdmaterial, vorangegangener Aufenthalt in außereuropäischen Ländern) oder sie finden sich bei der körperlichen Untersuchung oder unter den Befunden erster Labortests und grundlegender technischer Untersuchungen. Ausgehend von diesen Schlüsselsymptomen wird man gezielt spezielle Labortests und technische Verfahren zur Stützung und nachfolgenden Sicherung einer Verdachtsdiagnose einsetzen.

Laborbasisuntersuchungen. Unter den initialen Laborbasisuntersuchungen hat die mikrobiologische Diagnostik mit Blutkulturen (einschließlich Pilzkulturen) sowie Urin-, Sputum- und Abstrichuntersuchungen eine vorrangige Bedeutung. Nach allgemeiner Erfahrung ist es bei einem FUU in der

Regel ausreichend, jeweils 3 aerobe und anaerobe Blutkulturen an 2 verschiedenen Tagen anzulegen. Bei einem liegenden zentralen Venenkatheter sollte Blut für die Kulturen aus diesem und aus einer peripheren Vene entnommen werden. Serologische Untersuchungen auf Antikörper gegen Erreger verschiedener Infektionskrankheiten sollten möglichst gezielt bei entsprechendem Verdacht und nicht als Suchtests eingesetzte werden. Eine ungezielte „Schrotschussdiagnostik" führt hier eher zu Unsicherheit und selten zur Diagnose. Ähnliches gilt für die Untersuchungen auf Autoantikörper bei Patienten mit uncharakteristischen Symptomen.

Als technisches Basisprogramm empfehlen sich folgende Untersuchungen:
- Röntgenuntersuchung des Thorax,
- Sonographie des Abdomens,
- transösophageale Echokardiographie,
- Rektoskopie oder flexible Sigmoidoskopie (bei Patienten über 50 Jahren).

Die Sonographie des Abdomens hat sich bei einem FUU allgemein als häufig wegweisende Suchmethode von hohem diagnostischen Informationswert erwiesen. Sensitivität und Spezifität hängen entscheidend von der Erfahrung des Untersuchers, aber auch von der Qualität des Geräts ab. Das Echokardiogramm dient bei Patienten mit einen FUU in erster Linie zum Nachweis von endokarditischen Klappenauflagerungen, Vorhoftumoren und intrakardialen Thromben sowie zur Erfassung eines Perikardergusses. Wegen der relativ geringen Sensitivität der üblichen transthorakalen Untersuchung zur Erkennung endokarditischer Vegetationen sollte die Echokardiographie transösophageal erfolgen.

■ Technische Ergänzungsuntersuchungen

Die bildgebenden Verfahren dienen bei der Abklärung eines FUU primär zur Lokalisation des fieberhaften Krankheitsprozesses, dessen definitive Abklärung dann anschließend am zuverlässigsten durch eine Biopsie erfolgt. Von allen bildgebenden Verfahren hat die Computertomographie bei der Untersuchung des Abdomens und des Thorax die höchste Sensitivität und Spezifität. Um genauere Informationen über die auflösbare Feinstruktur der Lunge zu erhalten, hat sich – besonders bei diffusen Lungenerkrankungen – die Hochauflösungs(HR)-Computertomographie bewährt. Als weiteres Optimierungsverfahren kann bei bestimmten Fragestellungen die Spiralcomputertomographie eingesetzt werden. Zum Nachweis krankhafter Veränderungen im Bereich des Schädels und des Spinalkanals ist die Magnetresonanztomographie der Computertomographie überlegen. Auch zur Beurteilung von Läsionen im Bereich der Blase, der Genitalorgane und des Rektums ist dieses Verfahren im Vergleich zur Computertomographie geeigneter.

Nuklearmedizinische Verfahren. Von allen nuklearmedizinischen Verfahren hat die 67-Gallium-Szintigraphie bei der Abklärung eines FUU die größte praktische Bedeutung, da sie sowohl entzündliche Prozesse als auch maligne Gewebeveränderungen besonders im Bereich des Thorax, der Weichteile und der Knochen erfasst. Nachteile sind ihre geringe Spezifität und eine relativ hohe Strahlenbelastung. Falsch-positive Ergebnisse können sich vor allem im Bereich des Abdomens durch Anreicherung des 67-Gallium im Darm ergeben. Die Leukozytenszintigraphie (vorzugsweise mit 111-Indium als Marker) und die Immunszintigraphie mit markiertem humanen Immunglobulin oder monoklonalen Antikörpern eignen sich zum Nachweis vor allem frischer infektiöser und nichtinfektiöser entzündlicher Läsionen im Bereich der Weichteile, des Abdomens und der Knochen (besonders bakterielle Abszesse und Osteomyelitis). Ein Vorteil der Immunszintigraphie besteht darin, dass sie nicht an die Anwesenheit von Granulozyten im Entzündungsgebiet gebunden ist und auch lymphomonozytäre Zellinfiltrate erfasst.

Sekundäre Suchverfahren. Zu den geeigneten sekundären Suchverfahren bei der Diagnostik eines ungeklärten Fiebers zählen die Computertomographie von Thorax und Abdomen, die 67-Gallium-Szintigraphie und die Koloskopie mit terminaler Ileoskopie. Eine Beckenkammbiopsie mit Anlage von Kulturen ist im Wesentlichen nur bei Verdacht auf eine hämatologische Erkrankung, eine Leishmaniose, eine Miliartuberkulose oder eine AIDS-assoziierte Tuberkulose diagnostisch aussichtsreich. Bei über 60 Jahre alten Patienten mit sehr hoher Blutkörperchensenkungsgeschwindigkeit, bei denen die Basisuntersuchungen keine Hinweise auf eine mögliche Fieberursache ergeben, empfiehlt sich eine beidseitige Temporalisbiopsie (auch bei fehlenden lokalen Entzündungszeichen) zum eventuellen Nachweis einer Riesenzellarteriitis.

Differenzialdiagnostische Kriterien

Wertvolle Hinweise auf das dem Fieber zugrunde liegende Leiden können sich bereits aus der Art des Krankheitsbeginns und dem bisherigen Krankheitsverlauf ergeben. So spricht z. B. ein akuter Symptombeginn mit hohem Fieber bei jugendlichen Patienten in erster Linie für eine Infektionskrankheit. Umgekehrt ist eine infektiöse Erkrankung umso seltener Ursache eines Fiebers, je länger dieses besteht. Ein weiteres, wegweisendes differenzialdiagnostisches Kriterium ist das Patientenalter. So treten bestimmte fieberhafte Erkrankungen gehäuft oder sogar ausschließlich in höherem Alter auf (z. B. Riesenzellarteriitis/Polymyalgia rheumatica, Polyarteriitis nodosa, solide Tumoren), während andere Krankheiten vorzugsweise jüngere Patienten befallen und in der höheren Altersgruppen fehlen (z. B. systemisches Still-Syndrom, Morbus Crohn, systemischer Lupus erythematodes).

Bis auf wenige Ausnahmen lassen sich entgegen einer häufig vertretenen Lehrbuchmeinung aus den bekannten **"klassischen" Fiebertypen** keine verlässlichen Rückschlüsse auf die zugrunde liegende Erkrankung ziehen. Zu den Ausnahmen zählt unter anderem der charakteristische Fieberverlauf bei Malaria tertiana und quartana. Auch kann eine Kontinua z. B. auf einen Typhus, eine Pneumokokkenpneumonie oder ein Arzneimittelfieber hinweisen. Andererseits findet sich ein Fieber vom Pel-Ebstein-Typ beispielsweise nur bei etwa 5–10 % der Patienten mit einer Lymphogranulomatose. Ein monosymptomatisches Fieber spricht eher für eine Erkrankung aus der Gruppe der Kollagen- und entzündlichen Gefäßkrankheiten oder eine maligne Krankheit als für eine Infektion.

Verlaufsbeobachtung und empirische Behandlung

Vor allem bei allen immunsupprimierten und besonders infektbedrohten Patienten stellt sich schon zu einem sehr frühen Zeitpunkt der Diagnostik die Frage nach einer empirischen Behandlung. Abgesehen von diesen Risikogruppen besteht bei einem FUU jedoch keine Veranlassung zu überstürzten und ungezielten therapeutischen Maßnahmen. Erfahrungsgemäß wird die Prognose des Grundleidens bei Patienten mit einem persistierenden und zunächst weiter ungeklärten Fieber durch eine Untersuchungspause selten verschlechtert. Die Zeit leistet hier oft eine größere diagnostische Hilfe als eine Fülle von unkritisch angewandten und wiederholten Spezialuntersuchungen. Nicht selten führt ein während einer Beobachtungsperiode neu aufgetretenes Symptom oder ein erst später erhobener pathologischer Laborbefund schließlich doch zur Diagnose. Bei einem Teil der Patienten, vor allem mit rezidivierendem Fieber, lässt sich die Diagnose oft erst durch eine Verlaufsbeobachtung stellen.

Empirische Behandlungsversuche sollten nur Ausnahmefällen vorbehalten bleiben, z. B.:

- Anwendung von Glukokortikoiden bei dringendem Verdacht auf eine Riesenzellarteriitis/Polymyalgia rheumatica trotz negativem Biopsiebefund oder auf ein systematisches Still-Syndrom,
- Colchicintherapie ex juvantibus bei Verdacht auf familiäres Mittelmeerfieber,
- eventuell vorzeitige antibiotische Behandlung bei dringendem klinischen Verdacht auf eine bakterielle Endokarditis mit suspektem echokardiographischen Befund, aber negativer Blutkultur.

Trotz der verbesserten diagnostischen Möglichkeiten muss man heute davon ausgehen, dass bei etwa 20 % aller erwachsenen, sorgfältig untersuchten Patienten mit einem FUU keine eindeutige Diagnose gestellt werden kann. Bei einigen dieser Fälle tritt noch nach Wochen oder Monaten oder seltener auch erst nach Jahren eine Spontanremission ein; bei anderen bleibt das (oft rezidivierend auftretende) Fieber weiterhin bestehen. Verlaufsbeobachtungen bei diesen Patienten haben jedoch gezeigt, dass ihre Prognose letztlich überwiegend günstig ist.

Literatur

Cunha BA. Fever of unknown origin. Infect Dis Clin N Am. 1996;10:111–27.

De Kleijn EMHA, Vandenbroucke JP, van der Meer JWM, Netherlands FUU Study Group. Fever of unknown origin (FUU). I. A prospective multicenter study of 167 patients with FUU, using fixed epidemiologic entry criteria. Medicine. 1997;76:392–400.

Durack DT, Street AC. Fever of unknown origin – reexamined and redefined. In: Remington JS, Swartz M, eds. Current clinical topics of infectious disease. Cambridge: Blackwell Scientific Publications; 1991:35–51.

Knockaert DC. Fever of unknown origin, a literatur survey. Acta Clin Belg. 1992;47:42–57.

Peters AM. Nuclear medicine imagine in fever of unknown origin. Q J Nucl Med. 1999;43:61–73.

Petersdorf RG, Beeson PB. Fever of unexplained origin: report on 100 cases. Medicine. 1961;40:1–30.

Winckelmann G, Hawle H. Fieber unbekannter Ursache. Differentialdiagnostik mit Fallbeispielen. Stuttgart, New York: Thieme; 1998:257p.

22 Infektionen bei Abwehrschwäche (ohne AIDS)

22.1 Infektionen beim Kind

H.W. Kreth, R. Nanan

Definition der Abwehrschwäche

Infektanfälligkeit. Infektionskrankheiten sind besonders im Vorschulalter häufig. In den allermeisten Fällen handelt es sich um rezidivierende Infektionen der oberen und unteren Luftwege. Die Erreger sind überwiegend Viren. Diese „Infektanfälligkeit" kann für das betroffene Kind und die Familie sehr lästig sein. Sie ist jedoch etwas Natürliches und hat nichts mit einer Abwehrschwäche zu tun. Häufig wird vergessen, dass die Immunität nach Infektionen mit „Respirationstraktviren" kurzlebig ist, sodass Infektionen mit ein- und demselben Erreger (z. B. Respiratory syncytial Virus) mehrfach hintereinander auftreten.

Physiologische/pathologische Abwehrschwäche. Eine vermehrte Infektgefährdung kann auch auf einer alters- und entwicklungsbedingten physiologischen Abwehrschwäche beruhen: Neugeborene Kinder besitzen bereits sehr effektive natürliche Abwehrfunktionen. Das spezifische Immunsystem zeigt jedoch erhebliche qualitative und quantitative Unterschiede im Vergleich zu älteren Kindern. Die hauptsächlichen Merkmale des neonatalen Immunsystems sind ein niedriger Vernetzungs- und Interaktionsgrad der T- und B-Zellen, das Fehlen von Gedächtniszellen sowie eine andere Immunregulation mit Überwiegen von TH2-Zytokinen. Die immunologische Reaktionsbereitschaft ist dadurch insgesamt stark herabgesetzt. Es kommt leichter zu Infektionen, insbesondere nach massiver Exposition und nach Verletzung der äußeren Barrieren. Der relative Mangel an TH1-Zytokinen (Interferon-γ) erklärt, warum Infektionen mit stark zytopathogenen Viren (z. B. Herpes-simplex-Virus, Enteroviren) foudroyant und schwer verlaufen, während sub partu übertragene nichtzytopathogene Viren (z. B. Hepatitis-B-Virus) von vornherein zu chronisch-persistierenden Infektionen führen. Zur physiologischen Abwehrschwäche zählt auch die mangelhafte Antikörperbildung gegen Polysaccharidantigene in den ersten beiden Lebensjahren. Ausdruck dieser physiologischen Abwehrschwäche ist die Häufung schwerer systemischer Infektionen mit Haemophilus influenzae Typ b, Pneumokokken und Meningokokken bei älteren Säuglingen und jungen Kleinkindern. Bleibt allerdings die mangelhafte Antikörperbildung gegen Polysaccharidantigene nach den ersten 2 Lebensjahren bestehen und leidet das Kind dadurch weiterhin an rezidivierenden Infektionen mit bekapselten Bakterien, so ergibt sich der dringende Verdacht auf das Vorliegen einer pathologischen Abwehrschwäche im Sinne eines Immundefekts. Die Kunst des Arztes besteht darin, die physiologische Abwehrschwäche von der pathologischen zu unterscheiden, um bei Kindern mit einem Immundefekt diagnostische und therapeutische Maßnahmen rechtzeitig einzuleiten.

Einteilung der Immundefekte

Es gibt primäre (angeborene) und sekundäre (erworbene) Immundefekte. Primäre Immundefekte sind die Domäne des Kindesalters. Ganz selten können sich milde Formen eines angeborenen Immundefekts erst später im Adoleszenten- oder jungen Erwachsenenalter bemerkbar machen. Beispiele sind Störungen im Purinstoffwechsel (Adenosin-Desaminase- und Purin-Nukleosid-Phosphorylase-Mangel) und die chronische Granulomatose. Definition und Klassifikation der primären Immundefekte richten sich nach den Empfehlungen einer WHO-Expertengruppe. Die European Society for Immunodeficiencies (ESID) unterhält ein Register über die primären Immundefekte (www.esid.org). Danach ist in etwa 80% der Fälle die spezifische Abwehr betroffen, die durch T- und B-Zellen vermittelt wird, und in etwa 20% der Fälle die natürliche Immunität (Granulozyten, Komplement). Etwa 2/3 der spezifischen primären Immundefekte gehen mit Störungen der Antikörperbildung einher. Ausgenommen davon ist der selektive IgA-Mangel (Serum-IgA-Konzentration unter 5 mg/dl) mit einer Prävalenz von etwa 1 : 700. Der selektive IgA-Mangel hat für einen großen Teil der Betroffenen keinen oder einen nur geringen Krankheitswert.

Hinweise auf Vorliegen eines Immundefekts

Infektionen. Leitsymptom von Immundefekten sind Infektionen. Mitunter kann es sehr schwierig sein, Störungen der Immunabwehr, insbesondere primäre Immundefekte, im „Hintergrundrauschen" der natürlichen Infektionen zu erkennen. Es gibt heutzutage für fast alle primären Immundefekte eine symptomatische und/oder kausale Therapie. Die Prognose der Erkrankung hängt in den allermeisten Fällen von der frühzeitigen Diagnosestellung ab. Einen großen Stellenwert besitzen die ausführliche Anamnese (Zeitpunkt der Erstmanifestation der Infektion, Häufigkeit, Dauer und Komplikationen) und der sorgfältige Untersuchungsbefund. Oftmals findet sich eine familiäre Häufung von Infektionsproblemen und von ungeklärten Todesfällen. Nicht selten besteht eine Konsanguinität der Eltern. Patienten mit mehr als 2 röntgenologisch dokumentierten Pneumonien pro Jahr sollten immer immunologisch untersucht werden. Verdächtig sind auch alle Infektionskrankheiten, die ungewöhnlich ohne die klassischen Krankheitszeichen und -symptome verlaufen. So kann z. B. bei hochgradiger Abwehrschwäche das charakteristische Exanthem bei Masern völlig fehlen („weiße Masern"). Patienten mit schwerer Abwehrschwäche sind übrigens selten völlig infektfrei!

Bei fulminanten Sepsisverläufen ist immer eine Fehlfunktion der Milz (angeborene Hypo- oder Asplenie) auszuschließen. Abklärungsbedürftig sind ferner Infektionen mit begleitenden autoimmunologischen Symptomen (z. B. hämolytische Anämie, Immunthrombozytopenie) und einer massiven Lymphoproliferation. Hier sollte an einen Apoptosedefekt, ein autoimmun-lymphoproliferatives Syndrom, gedacht werden. Früher war eine ungewöhnliche Impfkomplikation nach Verabreichung von Lebendimpfstoffen oft der erste Hinweis auf das Vorliegen eines Immundefekts (Vaccinia progressiva sive gangraenosa, generelle BCGitis, Impfpoliomyelitis). Weitere diagnostische Hilfen („Alarmzeichen") sind in der nachfolgenden Übersicht dargestellt.

Hinweise für das Vorliegen eines Immundefekts
- Verzögerter Nabelschnurabfall mit früh einsetzenden infektionsbedingten ulzerösen und nekrotisierenden Entzündungen
- Gedeihstörungen und Hautmanifestationen beim jungen Säugling
- Häufige systemische pyogene Infektionen (Sepsis, Meningitis, Osteomyelitis, Pneumonie, Arthritis)
- Chronische polytope Infektionen (z. B. chronischer Husten plus eitrige Konjunktivitis plus eitrige Rhinitis plus Otitis media)
- Fieberschübe unklarer Genese
- Exantheme, Vaskulitiden, lupusähnliche Befunde, Arthritiden, Diarrhoen, die sonst nicht weiter abgeklärt werden können
- Nichtaltersgemäße Infektionen (z. B. massiver Soor beim älteren Kind)
- Infektionen mit bakteriellen Erregern niedriger Virulenz, Pilzen oder Protozoen oder ungewöhnlichen Keimen
- Rezidivierende Infektionen mit ein- und demselben Erreger
- Häufige Abszesse (eventuell kalte Abszesse mit wenig Eiter), Narben (nach Infektionen, eventuell fistelnd) und Wundheilungsstörungen
- Schwere disseminierte Infektionen mit so genannten atypischen Mykobakterien
- Tonsillen- und Lymphknotenhypoplasie
- Hepatosplenomegalie, Lymphadenopathie, Lymphopenie oder Panzytopenie unklarer Genese

Häufige monotope Infektionen (z. B. rezidivierende Tonsillitiden oder Otitiden) sprechen mehr für eine organische Dysfunktion als für einen Immundefekt. Urogenitale Infektionen kommen bei Immundefekten bemerkenswert selten vor.

Infektionen bei primären Immundefekten

Erregerspektrum Manchmal kann bereits aus dem Erregerspektrum auf die zugrunde liegende immunologische Störung geschlossen werden. Als Faustregeln gelten:

22.1 Infektionen beim Kind

- T-Zell-Defekte prädisponieren für Virusinfektionen sowie für Infektionen mit sich intrazellulär vermehrenden Bakterien (z. B. Mykoplasmen, Listerien, Legionellen), Pilzen und Protozoen.
- Störungen der humoralen Immunität führen zu rezidivierenden Infektionen mit sich extrazellulär vermehrenden, vor allem kapseltragenden Bakterien.
- Bei Defekten der natürlichen Immunität finden sich vermehrt lokale und systemische Infektionen (Abszesse an der Haut und in den inneren Organen) mit Bakterien (vor allem Staphylokokken) und Pilzen.

Tabelle 22.1 zeigt typische Erregerspektren bei einigen ausgewählten primären Immundefekten. Eine exakte mikrobiologische Diagnostik ist bei Verdacht auf einen Immundefekt immer dringend erforderlich!

Diagnostik. Besteht der Verdacht auf das Vorliegen eines Immundefekts, muss eine orientierende Labordiagnostik durchgeführt werden. Dazu gehören als Basisprogramm ein großes Blutbild, die quantitative Bestimmung der T- und B-Zellen und weiterer Subpopulationen, die Bestimmung der Immunglobuline (IgG, IgA, IgM, IgE) und zur Beurteilung der Immunkompetenz der Nachweis spezi-

Tabelle 22.1 Erregerspektrum bei einigen ausgewählten primären Immundefekten

Immundefekt	Erreger	Assoziierte Befunde
Schwerer kombinierter Immundefekt	▶ Pneumocystis carinii ▶ Zytomegalievirus ▶ Adenovirus ▶ Herpes-simplex-Virus ▶ Respiratory syncytial Virus ▶ Parainfluenzavirus ▶ Rotavirus ▶ Listerien ▶ Salmonellen ▶ Mykobakterien ▶ Candida spp. ▶ Aspergillus spp. ▶ Staphylokokken ▶ Serratia spp. ▶ Pseudomonaden	▶ schwere Gedeihstörung ▶ Hautveränderungen
DiGeorge-Syndrom (22q-Mikrodeletionssyndrom)	▶ Pneumocystis carinii ▶ Aspergillus spp. ▶ Candida spp. ▶ Mykobakterien ▶ Haemophilus influenzae ▶ Streptokokken ▶ Rotavirus ▶ Astrovirus ▶ Zytomegalievirus ▶ Herpes-simplex-Virus	▶ Vitium cordis ▶ Hypoparathyreoidismus ▶ Gesichtsdysmorphien
Wiskott-Aldrich-Syndrom	▶ Zytomegalievirus ▶ Pneumocystis carinii ▶ Varizella-Zoster-Virus ▶ Herpes-simplex-Virus ▶ Epstein-Barr-Virus ▶ Staphylococcus aureus ▶ Streptococcus pneumoniae ▶ Haemophilus influenzae	▶ Mikrothrombozytopenie ▶ Ekzem

Tabelle 22.1 (Fortsetzung)

Immundefekt	Erreger	Assoziierte Befunde
Ataxia teleangiectatica	► Haemophilus influenzae ► Streptococcus pneumoniae ► Enterokokken ► Pseudomonaden ► Epstein-Barr-Virus ► Herpes-simplex-Virus	► zerebelläre Ataxie ► okulokutane Teleangiektasien ► erhöhte Chromosomenbrüchigkeit
X-geschlechtsgebundenes Hyper-IgM-Syndrom	► Pneumocystis carinii ► Papovavirus JC ► Varizella-Zoster-Virus ► Mykobakterien ► Streptococcus pneumoniae ► Haemophilus influenzae ► Staphylococcus aureus ► Pseudomonaden	► Neutrozytopenie ► Thrombozytopenie
X-geschlechtsgebundene Agammaglobulinämie Common variable Immunodeficiency IgG-Subklassen-Mangel	► Staphylococcus aureus ► Haemophilus influenzae ► Streptococcus pneumoniae ► Streptococcus pyogenes ► Moraxella catarrhalis ► Mycoplasma pneumoniae ► Ureaplasma urealyticum ► Salmonellen ► Kryptosporidien ► Rotavirus ► Echoviren ► Polioviren	► Autoimmunopathien ► Malabsorptionssyndrome
Chronische Granulomatose	► Staphylococcus aureus ► Escherichia coli ► Aspergillus spp. ► Salmonella spp. ► Klebsiellen ► Nokardien ► Burkholderia cepacia ► Serratia marcescens	► Crohn-like Disease ► lupusähnliche Syndrome ► Granulome

fischer Antikörper gegen Protein- und Polysaccharidantigene (gegebenenfalls nach Impfung). Da die Auswahl der Tests und die Interpretation der Befunde zum Teil schwierig sind, sollte am besten ein pädiatrisch-immunologisches Labor konsultiert werden. Adressen sind über die „Arbeitsgemeinschaft Pädiatrische Immunologie" zu erfahren (Auskunft über Frau Priv.-Doz. Dr. W. Mannhardt, E-mail: mannhardt@kinder.klinik.uni-mainz.de).

Defekte der spezifischen Immunität

Schwerer kombinierter Immunmangel. Die extreme Form eines angeborenen Immundefekts ist der schwere kombinierte Immunmangel (Severe combined Immunodeficiency) mit völligem Fehlen lymphatischen Parenchyms. Erstaunlicherweise sind die Kinder in den ersten Lebenswochen oft klinisch unauffällig. Ab dem 2.–3. Lebensmonat entwickeln sich dann charakteristische Krankheitssymptome mit zunehmender Gedeihstörung, chronischer Enteritis, therapieresistenter Candidiasis sowie akuten und chronisch-persistierenden Infektionen der oberen und unteren Atemwege (Pneumocystis-carinii-Pneumonie!) Das Erregerspektrum ist breit und relativ typisch (Tabelle 22.1). Ein Teil der Kinder entwickeln schwere erythematöse Hautveränderungen als Folge einer Graft-versus-Host-Reaktion durch bereits in utero implantierte mütterliche T-Zellen.

Das DiGeorge-Syndrom (22q-Mikrodeletionssyndrom) ist der Prototyp eines isolierten T-Zell-Defekts infolge Thymushypo- oder -aplasie. Weitere bekannte Syndrome mit funktionellen T- und B-Zell-Defekten sind das Wiskott-Aldrich-Syndrom und die Ataxia teleangiectatica. Durch die wegweisenden nichtimmunologischen Krankheitsmerkmale dieser Syndrome wird die Diagnose meist früh gestellt.

Hyper-IgM-Syndrom. Das Auftreten einer Pneumocystis-carinii-Pneumonie bei einem Knaben mit normalen T-Zell-Zahlen und Hypogammaglobulinämie ist immer sehr verdächtig auf das Vorliegen eines Hyper-IgM-Syndroms. Dies ist ein Spezialfall eines kombinierten Immundefekts (Fehlen des Oberflächenproteins CD40L auf allen T-Zellen). Daraus resultieren eine gestörte Abwehr gegenüber intrazellulären Keime und ein so genannter Switch-Defekt, das heißt die Unfähigkeit, von IgM auf IgG und IgA umzuschalten.

X-geschlechtsgebundenes lymphoproliferatives Syndrom. Bei Kindern mit angeborenen Immundefekten, die mit einer eingeschränkten zellulären Immunität einhergehen, kann es im Rahmen einer infektiösen Mononukleose zu Epstein-Barr-Virus-(EBV-)assoziierten B-Zell-Lymphoproliferationen bis hin zu malignen monoklonalen Lymphomen kommen. Davon abzugrenzen ist der als XLP bezeichnete Immundefekt (X-geschlechtsgebundenes lymphoproliferatives Syndrom). Die Betroffenen sind vor einer EBV-Infektion völlig gesund. Die Folgen der EBV-Primärinfektion sind fulminante, oft letal verlaufenden infektiöse Mononukleose, aplastische Anämie, Hypogammaglobulinämie und/oder maligne Lymphome. Es handelt sich nach heutigem Wissen um einen selektiven Immundefekt gegenüber EBV (und nicht gegenüber anderen Herpesviren) mit Selbstzerstörung des Immunsystems durch eine überschießende zytotoxische Immunantwort.

X-geschlechtsgebundene Agammaglobulinämie. Bei den humoralen Immundefekten beginnen die vermehrten Infektionen meist erst gegen Ende des 1. Lebensjahrs nach Wegfall der mütterlichen Leihimmunität. Klassisches Beispiel ist die sehr seltene X-geschlechtsgebundene Agammaglobulinämie mit Fehlen mit reifen B-Zellen in Blut und lymphatischen Organen. Die betroffenen Kinder bilden überhaupt keine spezifischen Antikörper. Im Vordergrund stehen rezidivierende bakterielle Infektionen der oberen und unteren Luftwege, Septikämien, Meningitis, Osteomyelitis und Pyodermien. Hinzu kommen Diarrhoen durch Giardia lamblia und Campylobacter jejuni, Arthritiden durch Mycoplasma pneumoniae und chronische Viruserkrankungen des Zentralnervensystems durch Echoviren. Außerdem haben Kinder mit Antikörperbildungsstörungen ein hohes Risiko für eine Impfpoliomyelitis nach Verabreichung von Poliolebendimpfstoff. Alle anderen Virusinfektionen werden komplikationslos überstanden.

Common variable Immunodeficiency. Der als „Antikörpermangelsyndrom vom späten Beginn" oder als „Common variable Immunodeficiency" bezeichnete Immundefekt ist mit einer Inzidenz von etwa 1 : 5000 viel häufiger als die X-geschlechtsgebundene vererbte Agammaglobulinämie. Die Common variable Immunodeficiency manifestiert sich selten vor dem 4.–6. Lebensjahr, manchmal erst im 2. oder 3. Lebensjahrzehnt. Auch hier ist das Leitsymptom eine mehr oder minder ausgeprägte Hypogammaglobulinämie. Das Antikörperbildungsvermögen ist aber selten vollständig erloschen. Außer chronisch rezidivierenden bakteriellen Infektionen findet man häufig auch Autoimmunopathien und zöliakieartige Malabsorptionssyndrome und nicht selten leichte Störungen der T-Zell-Funktionen.

Defekte der natürlichen Immunität

Kostmann-Syndrom. Neutrophile Granulozyten und Makrophagen spielen eine kritische Rolle bei der Abtötung und Elimination von Bakterien und Pilzen. Während neutrophile Granulozyten dank ihrer Motilität für die Sofortabwehr an Haut und Schleimhäuten zur Verfügung stehen, schützen die ortsständigen Makrophagen die Organgewebe. Defekte der Granulozyten betreffen entweder die Neubildung (Kostmann-Syndrom) oder Störungen der Funktionen, wie Chemotaxis, Adhärenz, Phagozytose oder intrazelluläre Keimabtötung.

Leukozytenadhäsionsdefekt. So wird beim Leukozytenadhäsionsdefekt ein bestimmtes β2-Integrin (LFA-1) entweder gar nicht oder in vermindertem

Umfang auf den Leukozyten exprimiert. Dadurch ist die Auswanderung der Leukozyten aus der Gefäßbahn erschwert. Pathognomonisch für diese Erkrankung sind bakterielle Infektionen mit einer massiven Granulozytose im Blut bei absoluter Granulozytopenie am Ort der Entzündung. Daraus resultieren infektionsbedingte Gewebenekrosen ohne Eiter.

Die chronische Granulomatose (Chronic granulomatous Disease) ist die häufigste angeborene Granulozytenfunktionsstörung. Es handelt sich um einen Defekt der NADPH-Oxidase. Dadurch können Granulozyten keine hochaktiven Sauerstoffverbindungen bilden, um phagozytierte Bakterien und Pilze intrazellulär abzutöten. Die phagozytierten Keime überleben deshalb in den Zellen und werden überall im Körper verschleppt. Die Kinder leiden an eitrigen Infektionen, die mit einer Granulombildung einhergehen (Pneumonie, Empyem, Lungenabszess, Leberabszess, Osteomyelitis, anorektale Abszesse, Lymphadenitis, chronische Sinusitis, Peridontitis, Furunkel usw.). Das Erregerspektrum umfasst katalasepositive Keime, vor allem S. aureus, E. coli, Aspergillusspezies, Salmonellen, Klebsiellen, Burkholderia cepacia und Serratia marcescens. Die Krankheit manifestiert sich in der Regel bereits im frühen Kindesalter. Es gibt aber auch mildere Verlaufsformen. Ein kleiner Teil der Patienten wird erst im Adoleszenten- und jungen Erwachsenenalter auffällig.

Komplementdefekt. Auch das Komplementsystem hat eine große Bedeutung bei der Bekämpfung von Infektionen mit bekapselten Erregern. Defekte können sowohl den klassischen als auch den alternativen Aktivierungsweg sowie die Regulatorproteine betreffen. An einen Komplementdefekt sollte bei rezidivierenden pyogenen Infektionen gedacht werden, wenn ein Antikörpermangelsyndrom bereits ausgeschlossen werden konnte, sowie bei Meningokokkeninfektionen, insbesondere bei Infektionen mit seltenen Kapseltypen. Als Screeningtest sollte bei Verdacht auf einen Komplementdefekt die gesamthämolytische Aktivität sowohl des klassischen (CH50) als auch des alternativen Aktivierungsweges (AP50) bestimmt werden.

Zytokinmangel, -defekte. Außerdem können Defekte einzelner Zytokine oder von deren Rezeptoren das Risiko für bestimmte Infektionen erhöhen. So führt beispielsweise ein genetisch bedingter Mangel an Typ-1-Zytokinen oder an deren Rezeptoren zu schweren disseminierten Infektionen durch normalerweise nur gering oder gar nicht pathogene Mykobakterien. Typisch ist die spärliche Granulombildung in den Läsionen. Die Patienten sind in der Regel bis zum Auftreten der mykobakteriellen Infektion gesund. Die Anfälligkeit gegenüber diesen Erregern beruht auf Mutationen in den Genen für Interleukin 12 (IL-12 p40), für die Interleukin-12-Rezeptor-β1-Kette (IL-12Rβ1) oder für eine der beiden Untereinheiten des Interferon-γ-Rezeptors (INF-γR1, INF-γR2). Dagegen liegt der häufigen zervikalen Lymphadenitis durch diese Mykobakterien kein Immundefekt zugrunde.

Infektionen bei sekundären Immundefekten

Erworbene Immundefekte sind auch im Kindesalter viel häufiger als die angeborenen Störungen der Immunabwehr. Ursachen sind eiweiß- und kalorienarme Ernährung, Mangel an Vitaminen und Spurenelementen, Stoffwechselerkrankungen, Trauma, Schock, Autoimmunopathien, maligne Erkrankungen, Organ- und Stammzelltransplantation, zytostatische und immunsuppressive Therapie, Milzexstirpation und Infektionen. Mangelernährung und Infektionen, vor allem AIDS, sind die häufigsten Ursachen für erworbene Immundefekte in der Welt. Die HIV-Infektion (Kapitel 20) ist heute eine der wichtigsten Differenzialdiagnosen bei kombinierten Immundefekten. Ein weiteres Beispiel für eine virusinduzierte Immunsuppression ist die Masernvirusinfektion, die regelmäßig mit einer transitorischen Immunschwäche von 6–8 Wochen Dauer einhergeht. Nach wie vor versterben weltweit etwa 1 Million Kinder pro Jahr an den bakteriellen Sekundärinfektionen (Pneumonie, Gastroenteritis usw.) im Anschluss an Masern. Auch in der Pädiatrie hat die therapiebedingte Immunschwäche bei hämatologisch-onkologischen Patienten eine große Bedeutung. Wichtigster Risikofaktor für Infektionen ist die Dauer der Neutropenie, die von der Intensität der Chemotherapieform und vom jeweiligen Therapieabschnitt abhängt. Dieses Risiko ist am höchsten für Kinder nach allogener Knochenmark- und Stammzelltransplantation. Da die Infektionsprobleme bei erwachsenen und pädiatrischen neutropenischen Patienten in den Grundzügen gleich sind, wird hier auf Kapitel 22.2 verwiesen. Grundsätzlich gilt für alle sekundären Immundefekte, dass – im Gegensatz zu den primären Immundefekten – bereits ein Problembewusstsein existiert („Man weiß, was eventuell eintreten kann"). Durch Einleiten rechtzeitiger Maßnahmen (z. B. aktive und passive Immunisierung, prophylaktische und therapeutische Gabe von Antibiotika) kann die Infektionsgefahr oft erheblich gesenkt werden.

22.2 Infektionen bei Abwehrschwäche (ohne AIDS) beim Erwachsenen

G. Maschmeyer

Epidemiologie und klinische Bedeutung

Infektionsanfälligkeit. Infektionen sind die häufigsten Komplikationen bei Patienten mit Immunabwehrschwäche. Sie stellen insbesondere bei Patienten mit akuten Leukämien sowie bei Transplantationspatienten die Haupttodesursache dar. Der Grund für diese ausgeprägte Infektionsanfälligkeit liegt zum einen darin, dass die klassischen Säulen der Immunabwehr – die Granulozyten sowie die Elemente der zellulären und der humoralen Immunität – durch die Grunderkrankung selbst und durch Chemo- bzw. Strahlentherapie geschädigt werden. Zum anderen werden gleichzeitig natürliche Abwehrbarrieren beeinträchtigt, beispielsweise die Haut durch diagnostische Eingriffe und transkutan inserierte Venenkatheter, die Schleimhäute durch Mukositis infolge der Therapietoxizität oder durch eine Graft-versus-Host-Reaktion und die physiologische mikrobielle Flora durch die prophylaktische oder therapeutische Gabe von Antibiotika.

> **Faktoren, die die Entstehung von Infektionen bei Immunsuppression begünstigen**
> - Granulozytopenie (Neutropenie)
> - Granulozytenfunktionsstörung
> - T-Zell-Suppression (z. B. durch Glukokortikoide)
> - Immunglobulinmangel
> - Splenektomie oder funktionelle Asplenie
> - Hautläsionen (Venenkatheter und andere iatrogene Wunden)
> - Schleimhautverletzungen (Mukositis)
> - Blutungen/Hämatome
> - Organfunktionsstörungen (unter anderem Stenosen, Störungen der Peristaltik, Harnverhalt)
> - Zerstörung der physiologischen mikrobiellen Flora, z. B. durch Antibiotika
> - Mangelernährung
> - Eisenüberladung
> - Endogene (z. B. Zahnwurzelgranulome) und exogene Infektionsherde (z. B. mikrobiell kontaminierte Nahrung, Fadenpilzsporen)

Entwicklung. Autopsieergebnisse bei Patienten mit akuten Leukämien weisen seit über 30 Jahren bei etwa 70 % der Verstorbenen eine Infektion allein oder in Kombination mit einer Blutung als Todesursache aus. Dies bedeutet jedoch nicht, dass sich die Qualität der Infektionsprävention, -diagnostik und -therapie in dieser Zeit nicht verbessert hätte. Vielmehr ist beispielsweise die Beherrschung von Infektionen durch gramnegative Aerobier im Vergleich zu den 1970er Jahren erheblich effizienter worden. Die nach wie vor dominante Bedeutung von Infektionen liegt zum einen darin begründet, dass durch die Verfügbarkeit wirksamer Therapieverfahren bei vielen Patienten mit malignen Erkrankungen heute Krankheitsstadien erreicht werden, die früher eine Seltenheit waren und eine komplexe Einschränkung der Immunkompetenz mit sich bringen. Zum anderen hat gerade die effektivere Therapie früher bedrohlicher bakterieller Infektionen dazu geführt, dass systemische und pulmonale Pilzinfektionen stark zugenommen haben. Diese Pilzinfektionen waren noch bis 1950 eine Rarität (Baker 1962). Für diese Entwicklung sind vor allem 3 Faktoren von Bedeutung:

- Die Intensivierung antineoplastischer Therapie führt durch ausgeprägte Schleimhauttoxizität und prolongierte Immunsuppression zu einer höheren Anfälligkeit gegenüber Pilzinfektionen.
- Bakterielle Infektionen können durch systematischen Einsatz hocheffektiver Antibiotika heute in aller Regel erfolgreich überwunden werden.
- Durch unzureichend abgeschirmte Baumaßnahmen treten in einzelnen Kliniken phasenweise stark gehäufte Aspergillusinfektionen auf.

Erregerspektrum. Schließlich haben Infektionen (wieder) an Bedeutung gewonnen, die vor 20 Jahren nur selten vorkamen bzw. rasch und effektiv behandelbar waren. Hier sind vor allem Infektionen durch koagulasenegative Staphylokokken und α-hämolysierende Streptokokken zu nennen. Grund für diese Renaissance sind die weite Verbreitung einer oralen antimikrobiellen Prophylaxe mit guter Wirksamkeit gegen gramnegative Aerobier, die Verwendung hochdosierter Chemotherapieregimes mit ausgeprägter Schleimhauttoxizität und der ubiquitäre Einsatz zentraler Venenverweilkatheter.

Ätiologie und Pathogenese

Neutropenie. Die im Vordergrund stehende Ursache der erhöhten Infektionsanfälligkeit ist die Neutropenie. Darunter versteht man die Verminderung der Zahl neutrophiler Granulozyten unter einen Wert von 1000/µl. Insbesondere bei einem weiteren Abfall auf unter 500/µl oder gar unter 100/µl ist mit einer hohen Inzidenz opportunistischer Infektionen zu rechnen. Ausmaß und Dauer der Granulozytopenie sind eng korreliert mit dem Risiko des Auftretens infektiöser Komplikationen sowie des letalen Verlaufs dieser Infektionen. Es ist jedoch am Beispiel von Patienten mit lang andauernder Granulozytopenie ohne wesentliche Beeinträchtigung anderer Elemente der Infektionsabwehr, etwa Patienten mit aplastischer Anämie oder myelodysplastischem Syndrom, erkennbar, dass die Granulozytopenie nicht allein für die Infektionen bei Patienten mit malignen Erkrankungen verantwortlich gemacht werden kann. Dies erklärt auch, warum Patienten mit einer jeweils bestimmten prädominanten Beeinträchtigung ihrer Immunabwehr dennoch deutliche Überschneidungen im Spektrum der jeweils assoziierten typischen Infektionen aufweisen.

Typische Infektionserreger bei verschiedenen Formen der Immunabwehrschwäche

Granulozytopenie (Neutropenie; Gefahr geht von bestimmten Bakterien und insbesondere auch von Pilzen aus)
- Gramnegative Aerobier (Enterobacteriaceae, Pseudomonas aeruginosa, Stenotrophomonas maltophilia)
- Staphylococcus aureus
- Koagulasenegative Staphylokokken (z. B. S. epidermidis)
- α-hämolysierende Streptokokken (z. B. S. viridans, S. mitis)
- Pilze, vor allem Aspergillus- und Candidaspezies

T-Zell-Defekt (Gefahr besteht bei intrazellulären Erregern und durch Reaktivierung latenter Virusinfektionen)
- Viren (Zytomegalie-, Herpes-simplex- und Varizella-Zoster-Virus, humanes Herpesvirus 6, Respiratory syncytial Virus, Adenoviren)
- Pilze (vor allem Aspergillus- und Candidaspezies sowie Kryptokokken, Pneumocystis carinii/jiroveci)
- Mykobakterien, vor allem M. tuberculosis
- Parasiten (z. B. Toxoplasma gondii oder Kryptosporidien)
- Bakterien (siehe oben, zudem Listeria monocytogenes, Nokardien und Salmonellen)

Antikörpermangel (Gefahr geht von kapseltragenden Bakterien aus):
- Bakterien, wie Pneumokokken, Haemophilus influenzae

Kortisonlangzeittherapie (Gefahr geht vom zugrunde liegenden T-Zell-Defekt aus)
- Mykobakterien, vor allem M. tuberculosis
- Pilze (vor allem Candida)
- Bakterien (z. B. Listeria monocytogenes)

Orale Mukositis (Gefahr geht von der Standortflora aus)
- α-hämolysierende Streptokokken
- Enterokokken
- Capnocytophaga spp.
- Stomatococcus mucilaginosus
- Candidaspezies
- Viren (Herpes simplex)

Hautläsion/Venenkatheterinfektion
(Gefahr geht von der Standortflora aus)
- Koagulasenegative Staphylokokken
- Staphylococcus aureus
- Pseudomonas aeruginosa
- Stenotrophomonas maltophilia
- Corynebacterium ssp.

Splenektomie/funktionelle Asplenie
- Streptococcus pneumoniae
- Haemophilus influenzae
- Neisseria meningitidis

Erregerspektrum. Daraus ergibt sich für die Betreuung dieser Patienten, dass sowohl die für die vorliegende Abwehrschwäche charakteristischen Infektionserreger als auch das breite Spektrum der darüber hinaus infrage kommenden Mikroorganismen im Auge behalten werden müssen. Ein Beispiel hierfür sind Lungeninfiltrate bei Patienten nach allogener Knochenmark- oder Blutstammzelltransplantation. Obwohl hier Zytomegalieviren (CMV) und opportunistische Pilze (insbesondere Aspergillus spp.) als charakteristische Erreger bekannt sind, darf das breite Spektrum pathogener Bakterien und Viren hier nicht außer Acht gelassen werden (Einsele et al. 2001).

T-Zell-vermittelte Immunität. Eine Beeinträchtigung der T-Zell-vermittelten (zellulären) Immunität führt zu einer erhöhten Anfälligkeit gegenüber Infektionen durch Viren, intrazelluläre Bakterien und andere intrazelluläre Erreger (Protozoen und Pilze). Die T-Zell-vermittelte Immunität ist von entscheidender Bedeutung für die Abtötung von Zellen, die durch intrazelluläre Erreger – wie Listerien, Mykobakterien oder Toxoplasmen – infiziert sind. Zudem spielt die Freisetzung von Interferon-γ durch aktivierte T-Lymphozyten eine wichtige Rolle in der Immunabwehr, weil sie zu einer Aktivierung von Monozyten/Makrophagen und natürlichen Killerzellen (NK-Zellen) führt. Eine lang andauernde zytotoxische Therapie, die Gabe von Glukokortikoiden oder anderen Immunsuppressiva – wie Azathioprin oder Ciclosporin – und eine ausgedehnte Strahlentherapie führen zur Suppression der zellulären Immunität, wobei vor allem CD4-positive T-Zellen und NK-Zellen betroffen sind. Die in den letzten Jahren zur Behandlung niedrigmaligner Lymphome breit eingesetzten neueren Purinanaloga Fludarabin und Cladribin haben eine lang anhaltende, ausgeprägte T-Zell-Suppression zur Folge. Aber auch die malignen Erkrankungen selbst, vor allem T-Zell-Lymphome und der Morbus Hodgkin, gehen mit einer Kompromittierung der zellulären Immunität einher.

Immunsuppressive Therapie. Bei Patienten nach allogener Knochenmark- oder Blutstammzelltransplantation kommt es zu einer über Monate bis mehrere Jahre anhaltenden Einschränkung der Funktion von T- und B-Lymphozyten, vor allem bei Eintreten einer chronischen Graft-versus-Host-Erkrankung und der dagegen verabreichten immunsuppressiven Therapie. Die typischen Infektionen dieser Patienten, geordnet nach der Zeit, in der sie nach der Transplantation charakteristischerweise auftreten, sind in der folgenden Übersicht aufgelistet.

> **Typische Infektionserreger bei Patienten nach allogener Knochenmark- oder Blutstammzelltransplantation**
> **Mukositis**
> ▸ Frühe Phase: Herpes-simplex-Virus Typ 1, α-hämolysierende Streptokokken
> ▸ Spätere Phase: Herpes-simplex-Virus Typ 1, Candida spp.
>
> **Pneumonie** (eine Langzeitprophylaxe gegen Pneumocystis carinii/jiroveci mit Cotrimoxazol, Dapson oder Pentamidin gilt bei diesen Patienten als obligat, sodass dieser Erreger hier nicht aufgeführt ist)
> ▸ Frühe Phase: gramnegative Aerobier, Aspergillus spp.
> ▸ Spätere Phase: Zytomegalievirus, Aspergillus spp.
>
> **Sepsis**
> ▸ Frühe Phase: α-hämolysierende Streptokokken, Staphylokokken, gramnegative Aerobier, Candida spp.
> ▸ Spätere Phase: Staphylokokken, Pneumokokken, Candida spp.

Hypogammaglobulinämie. Die humorale Immunität im Sinne der intakten Produktion von Immunglobulinen durch B-Lymphozyten bzw. Plasmazellen ist bei Patienten mit lymphoproliferativen Erkrankungen – wie der chronischen lymphatischen Leukämie, dem Immunozytom oder dem multiplen Myelom – supprimiert. Auch als Folge einer intensiven Strahlen- und Chemotherapie kann es zu einer Hypogammaglobulinämie kommen.

Die Milz spielt in der Immunabwehr eine bedeutende Rolle, beispielsweise in der Affinitätsreifung von B-Lymphozyten-Populationen, der Produktion von B- und T-„Memory"-Zellen, der Komplementproduktion und der Aufnahme zirkulierender Immunkomplexe. Auch die Phagozytose von Mikroorganismen sowie der Abbau defekter und überalterter Blutzellen findet hier statt. Eine wichtige Funktion der Milz ist die Opsonisierung, also die Markierung zirkulierender Mikroorganismen mit Immunglobulinen (vor allem IgG2) und/oder Komplementfaktoren, um damit ihre Phagozytose zu vermitteln. Allerdings ist die Milz für die Immunabwehr nicht unverzichtbar, da viele ihrer Funktionen von anderen lymphatischen Geweben – wie Leber, Lymphknoten und Knochenmark – übernommen werden können. Neben der operativen Entfernung der Milz gibt es zahlreiche Erkrankungen, die zu einem partiellen oder kompletten Funktionsverlust der Milz, einer funktionellen Asplenie, führen können.

> **Mögliche Ursachen einer funktionellen Asplenie**
> - Autoimmunerkrankungen: systemischer Lupus erythematodes, Immunvaskulitis, Sjögren-Syndrom, primäre biliäre Zirrhose
> - Chronisch-aggressive Hepatitis
> - Hämatologische Erkrankungen: myeloproliferatives Syndrom, Fanconi-Syndrom, Sichelzellanämie, Thalassämie, Amyloidose
> - Graft-versus-Host-Reaktion
> - Milzbestrahlung
> - Milzvenenthrombose

OPSI. Die gefürchtetste Komplikation nach einer Splenektomie ist die bakterielle Sepsis, auch als OPSI (Overwhelming Post-Splenectomy Infection) bekannt. Ihre Inzidenz liegt nach operativer Milzentfernung bei 1–3 %. Bei Verlust der Milz bzw. der Milzfunktion im Rahmen anderer Erkrankungen, die ihrerseits mit einer höheren Infektionsanfälligkeit assoziiert sind, etwa beim Morbus Hodgkin oder bei der Thalassämie, kann diese Inzidenzrate 10 % überschreiten. In etwa 2/3 aller Fälle handelt es sich dabei um Pneumokokkeninfektionen. Es kommen jedoch auch Meningokokken, Staphylococcus aureus und gramnegative Aerobier, wie Haemophilus influenzae, vor. Die Mortalität ist hoch, bei Pneumokokkensepsis z. B. 50–60 %. Die Infektionen verlaufen typischerweise fulminant mit Entwicklung eines septischen Schocks und einer disseminierten intravasalen Gerinnung.

Klinisches Bild

Bei Patienten mit einer gravierenden Immunabwehrschwäche können sich Infektionen in einer gänzlich anderen Weise klinisch präsentieren, als dies bei nichtimmunsupprimierten Patienten der Fall ist. So können Sepsis oder lebensbedrohliche Organinfektionen mit einer nur relativ milden Symptomatik einhergehen, weil die proinflammatorische Immunantwort unterdrückt ist. Dies ist beispielsweise bei Patienten mit profunder T-Zell-Suppression der Fall. Auch kann das Fieber ausbleiben oder nur gering ausgeprägt sein, weil eine medikamentöse Behandlung mit Analgetika, Antiphlogistika oder Glukokortikoiden gleichzeitig antipyretisch wirkt. Bei tiefen Atemwegsinfektionen fehlt häufig der sonst übliche Auswurf. Umgekehrt kann sich in Einzelfällen auch eine im Allgemeinen wenig bedrohliche Infektion – wie eine mit S. aureus kontaminierte kleine Stichwunde, ein Herpes zoster oder eine flüchtige Bakteriämie mit S. viridans infolge einer minimalen Läsion im Oropharynx – als fulminante oder rasch progrediente schwere Infektion manifestieren. Deshalb sind anamnestische Angaben der betroffenen Patienten ganz besonders sorgfältig zu erheben und zu gewichten.

> Ein immunsupprimierter Patient mit Infektionszeichen, einer Tachypnoe oder einem instabilen Kreislauf (Hypotonie, Tachykardie) muss einer ärztlichen Betreuung in einer dafür speziell ausgewiesenen Institution zugeführt werden!

Diagnose

Organspezifische Untersuchungsbefunde. Die nachfolgende Übersicht zeigt eine Liste diagnostischer Maßnahmen, die vor Einleitung einer antimikrobiellen Therapie erforderlich sind.

> **Diagnostische Maßnahmen bei Auftreten von Fieber oder anderen Infektionszeichen bei neutropenischen Patienten**
> - Klinische Untersuchung: Blutdruck, Puls- und Atemfrequenz, Haut- und Schleimhautveränderungen, Eintrittsstellen zentraler oder peripherer Venenzugänge, Punktionsstellen, obere und tiefe Atemwege, Nierenlager, äußeres Genitale, Abdomen und Perianalregion, Augenhintergrundspiegelung (bei möglicher Candidasepsis)
> - Röntgenaufnahme der Thoraxorgane in 2 Ebenen, gegebenenfalls Computertomographie
> - Bei abdomineller Symptomatik Sonographie, gegebenenfalls Computer- oder Magnetresonanztomographie
> - Bei neu aufgetretenem Herzgeräusch (transösophageale) Echokardiographie
> - Mikrobiologische Initialdiagnostik: mindestens 1 Paar (aerob/anaerob) Blutkulturen aus periphervenösem Blut, bei liegendem Venenkatheter 1 weiteres Paar aus dem Katheter
> - Weitere mikrobiologische Diagnostik (nur bei entsprechender Infektionssymptomatik): Urinkultur, Stuhlkultur (einschließlich Nachweis von Clostridium-difficile-Enterotoxin bei Verdacht auf Enteritis oder Kolitis), Wundabstrich (Nasopharynx, Analregion), Liquorkultur (Bakterien, Pilze), Punktionsmaterial
> - Klinisch-chemische Diagnostik: Leukozytenzahl, Differenzialblutbild, Hämoglobinwert, Thrombozytenzahl, GOT, GPT, LDH, alkalische Phosphatase, γ-GT, Bilirubin, Harnsäure, Kreatinin, Natrium, Kalium, Quick-Wert, aPTT, C-reaktives Protein; bei Hinweis auf Sepsis: Laktatkonzentration

Die eingehende körperliche Untersuchung ist unverzichtbar, weil sie wertvolle Hinweise auf einen möglichen Infektionsfokus geben kann. Dies erlaubt gegebenenfalls eine gezielte Modifikation der initialen antimikrobiellen Therapie, da einige klinische Befunde charakteristischerweise mit einem bestimmten Spektrum an Infektionserregern assoziiert sind.

> **Infektionserreger mit charakteristischen klinischen Befunden bei immunsupprimierten Patienten**
> - Rötung/Schmerz am Venenkatheter: koagulase-negative Staphylokokken
> - Schleimhautulzera: α-hämolysierende Streptokokken, Candida spp., Herpes-simplex-Viren
> - Flohstichartige Hautrötungen: grampositive Kokken, Candida spp.
> - Nekrotisierende Hautläsionen: Pseudomonas aeruginosa, Aspergillus spp.
> - Retinainfiltrate: Candida spp.
> - Diarrhö, Meteorismus: Clostridium difficile
> - Enterokolitis, perianale Läsionen: polymikrobiell, inklusive Anaerobier
> - Lungeninfiltrate mit oder ohne Sinusitis: Aspergillus spp., Mucoraceen
> - Lungeninfiltrate plus Retinablutung: Zytomegalievirus

Bildgebende Untersuchungen. Die Röntgenaufnahme der Thoraxorgane erbringt bei febrilen immunsupprimierten Patienten häufig einen normalen oder unspezifischen Befund, der nicht annähernd repräsentativ für ein pulmonales Infektionsgeschehen ist. Um ein Vielfaches aussagekräftiger ist die Computertomographie der Thoraxorgane, die insbesondere bei invasiven Fadenpilzinfektionen in einem hochauflösenden Modus sehr informativ ist und teilweise eine weitgehende ätiologische Zuordnung erlaubt. Bei Patienten, die eine, möglicherweise nur diskrete, pulmonale Beschwerdesymptomatik bieten (etwa eine Tachypnoe von 25 pro Minute), oder die ein besonders hohes Risiko der Entwicklung einer Pilz- oder Viruspneumonie tragen, sollte möglichst frühzeitig die Indikation zu einer Computertomographie der Lungen gestellt werden (Heussel et al. 1999). Vorwiegend pleuranahe noduläre Infiltrate mit einem (semi-)zirkulären milchigen Randsaum sind hierbei klassische Frühzeichen einer invasiven pulmonalen Aspergillose, während eine lokale Einschmelzung mit Nachweis eines rundlichen basalen Infiltrats und einer darüber liegenden Luftsichel das typische Bild eines bereits fortgeschrittenen Stadiums darstellt. Milchglasartige Eintrübungen sind vieldeutig und können sowohl auf eine Infektion als auch auf eine Blutung, eine lokale interstitielle Flüssigkeitseinlagerung oder eine Medikamententoxizität hinweisen. Das charakteristische Bild einer Pneumocystis-carinii-Pneumonie mit meist beidseitigen streifigen, teils konfluierenden Infiltraten und zumindest abschnittsweiser Aussparung der subpleuralen Lungenpartien, findet sich bei den hier angesprochenen Patienten in ganz ähnlicher Weise wie bei HIV-Patienten. Eine qualitativ hochwertige Sonographie der Abdominalorgane hat zur Diagnostik infektiöser Komplikationen bei immunsupprimierten Patienten eine ähnlich gute Aussagekraft wie eine Computer- oder eine Magnetresonanztomographie. Dies gilt sowohl für die typischen multiplen rundlichen Läsionen in Leber und/oder Milz bei einer chronisch-disseminierten Candidainfektion (hepatolienale Candidose) als auch für die eindrucksvoll ödematös aufgetriebenen Darmwände (vorzugsweise im rechten Unterbauch) bei einer neutropenischen Enterokolitis (Typhilitis).

Therapie und Prävention

Neutropenische Patienten

Bei febrilen neutropenischen Patienten lässt sich in etwa 60 % aller Fälle kein klinischer oder mikrobiologischer Nachweis einer Infektion erbringen (ungeklärtes Fieber). Eine positive Blutkultur (primäre Bakteriämie oder Fungämie) ohne klinischen Infektionsherd findet sich bei 14 % der Patienten. Auf die antimikrobielle Therapie sprechen Patienten mit ungeklärtem Fieber zu 60–70 % innerhalb von 4 Tagen an. Bei Therapieversagern gelingt vielfach im weiteren Verlauf noch der Nachweis eines Infektionsherdes oder eines relevanten Infektionserregers, sodass der Anteil klinisch und/oder mikrobiologisch gesicherter Infektionen schließlich 50 % aller febrilen Komplikationen neutropenischer Patienten ausmacht.

Empirische antimikrobielle Therapie

Von entscheidender Bedeutung für die Prognose infektiöser Komplikationen bei febrilen neutropenischen Patienten ist die konsequente Einleitung einer empirischen, das heißt ohne Abwarten mikrobiologischer Untersuchungsergebnisse erfolgenden antimikrobiellen Therapie (Hughes et al. 2002). Die Kriterien zur Einleitung einer solchen Therapie zeigt nachfolgende Übersicht.

Indikationen zur Einleitung einer empirischen antimikrobiellen Therapie
- Granulozytenzahl unter 500/µl oder unter 1000/µl mit erwartetem Abfall auf unter 500/µl

Plus
- Einmalig oral gemessene Temperatur über 38,3 °C oder von mindestens 38,0 °C 2-mal innerhalb von 12 Stunden oder von mindestens 38,0 °C über mindestens 1 Stunde

Plus
- Keine offensichtliche nichtinfektiöse Ursache, z. B. Reaktion auf Blutprodukte oder Medikamente

Therapieeinleitung innerhalb von maximal 2 Stunden!

Empirische Initialtherapie bei febrilen neutropenischen Niedrigrisikopatienten. In mehreren prospektiv randomisierten Studien konnte gezeigt werden, dass Patienten mit niedrigem Risiko eines fulminanten Infektionsverlaufs ebenso gut mit einer oralen wie mit einer klassischen intravenösen Antibiotikatherapie behandelt werden können. Problematisch ist allerdings die sichere Einordnung dieser Patienten in die Niedrigrisikogruppe zum Zeitpunkt der Entscheidung über die antimikrobielle Therapie. Kommt es entgegen der Erwartung doch zu einer längeren Neutropeniephase, sinkt die Erfolgsrate einer oralen antibiotischen Therapie stark ab. Die nachfolgende Übersicht enthält eine Auflistung von Kriterien, die die Einordnung febriler neutropenischer Patienten in eine Niedrigrisikogruppe mit der Möglichkeit einer oralen, möglicherweise ambulanten antimikrobiellen Therapie erlauben. Patienten, für die eine primär orale antimikrobielle Therapie infrage kommt, können mit einer Kombination aus Ciprofloxacin (oder Levofloxacin) und Amoxicillin-Clavulansäure behandelt werden. Bei Patienten mit einer gesicherten Allergie gegen Aminopenicilline kann Amoxicillin-Clavulansäure durch Clindamycin ersetzt werden. Patienten, die die Kriterien für die Einordnung in die Niedrigrisikogruppe nicht erfüllen, werden primär nach den im Folgenden ausgeführten Prinzipien behandelt.

Kriterien für die Einordnung febriler neutropenischer Patienten in die Niedrigrisikogruppe (nach Link et al. 2001)
- Bedrohlicher Infektionsverlauf nicht zu erwarten
- Erwartete Neutropeniedauer maximal 5 Tage
- Keine Hinweise auf Infektion des Zentralnervensystems, schwere Pneumonie oder Katheterinfektion
- Allgemeinzustand nicht wesentlich beeinträchtigt (Karnofsky-Index über 60 %)
- Kein Vorliegen von Sepsis bzw. Schock, ausgeprägten abdominellen Beschwerden (mit oder ohne Diarrhoen), Dehydratation
- Keine Notwendigkeit der ständigen oder engmaschigen Überwachung (z. B. entgleister Diabetes mellitus, Hyperkalzämie) oder intravenösen Supportivtherapie

Orale Antibiotikagabe möglich
- Kein rezidivierendes Erbrechen
- Keine Chinolonprophylaxe/-therapie innerhalb der letzten 4 (–7) Tage
- Orale Medikation vertretbar, Compliance bei oraler Medikation zu erwarten

Ambulante Behandlung möglich
- Medizinische Betreuung sichergestellt: Patient lebt nicht allein, Patient/Mitbewohner haben Telefon, Patient kann innerhalb von 1 Stunde eine Klinik erreichen, die Erfahrung in der Behandlung neutropenischer Patienten hat
- Patient bewusstseinsklar, kennt und versteht die Risiken

Empirische Initialtherapie bei febrilen neutropenischen Hochrisikopatienten. Die Empfehlungen von Fachgruppen zur antimikrobiellen Therapie febriler neutropenischer Hochrisikopatienten basieren auf einer großen Serie prospektiv randomisierter, teils doppelblind durchgeführter klinischer Studien und zählen deshalb zu den am besten abgesicherten Leitlinien der modernen klinischen Medizin (Arbeitsgemeinschaft „Infektionen" der „Deutschen Gesellschaft für Hämatologie und Onkologie", www.dgho-infektionen.de). Die nachfolgende Übersicht gibt die Grundprinzipien dieser Therapieempfehlungen wieder. Die Auswahl des geeigneten Präparats innerhalb dieser Liste muss jeweils vor Ort anhand der lokalen Epidemiologie und Resistenzsituation erfolgen. Die empirische Initialtherapie führt bei 60–65 % der Patienten bereits zu einer anhaltenden Entfieberung. Abbildung 22.**1** und

22.2 Infektionen beim Erwachsenen

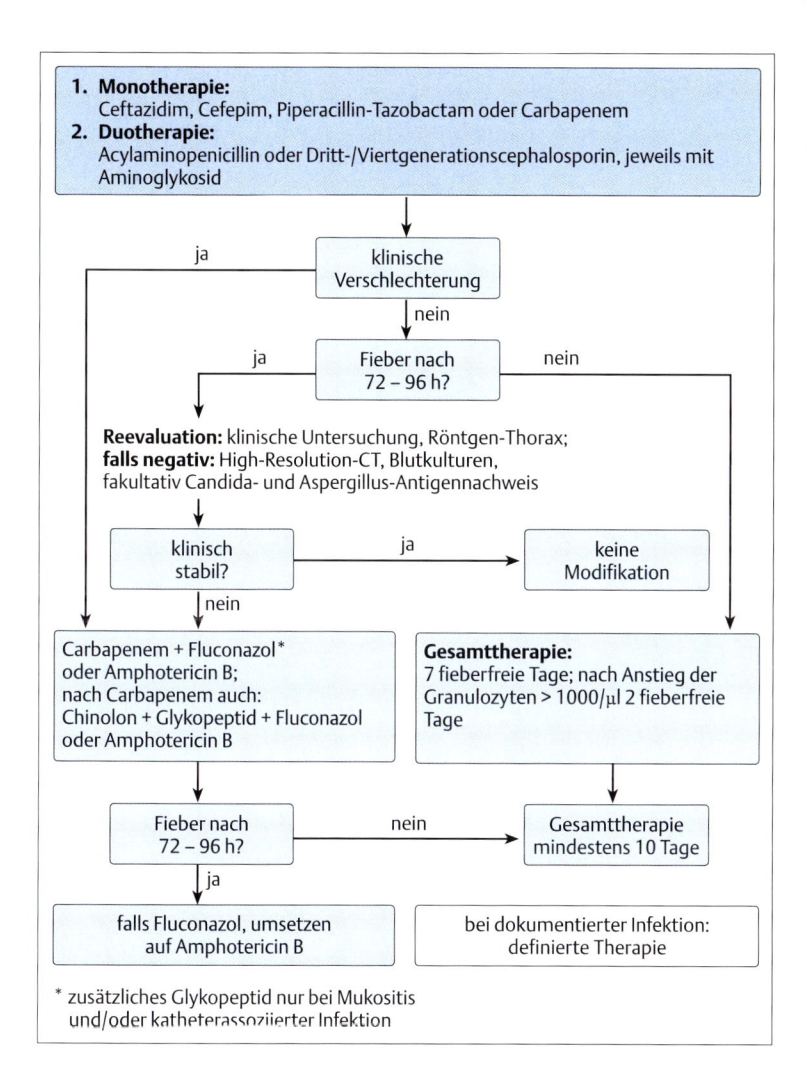

Abb. 22.1 Algorithmus für die empirische antimikrobielle Therapie febriler neutropenischer Hochrisikopatienten (nach Link et al. 2001).

1. **Monotherapie:** Ceftazidim, Cefepim, Piperacillin-Tazobactam oder Carbapenem
2. **Duotherapie:** Acylaminopenicillin oder Dritt-/Viertgenerationscephalosporin, jeweils mit Aminoglykosid

↓

klinische Verschlechterung — ja → (zurück nach oben)
nein ↓

Fieber nach 72–96 h? — nein → Gesamttherapie: 7 fieberfreie Tage; nach Anstieg der Granulozyten > 1000/µl 2 fieberfreie Tage
ja ↓

Reevaluation: klinische Untersuchung, Röntgen-Thorax;
falls negativ: High-Resolution-CT, Blutkulturen, fakultativ Candida- und Aspergillus-Antigennachweis

klinisch stabil? — ja → keine Modifikation
nein ↓

Carbapenem + Fluconazol*
oder Amphotericin B;
nach Carbapenem auch:
Chinolon + Glykopeptid + Fluconazol
oder Amphotericin B

↓

Fieber nach 72–96 h? — nein → Gesamttherapie mindestens 10 Tage
ja ↓

falls Fluconazol, umsetzen auf Amphotericin B

bei dokumentierter Infektion: definierte Therapie

* zusätzliches Glykopeptid nur bei Mukositis und/oder katheterassoziierter Infektion

---

Abb. 22.2 zeigen die von der Arbeitsgemeinschaft „Infektionen" der „Deutschen Gesellschaft für Hämatologie und Onkologie" und der Arbeitsgemeinschaft „Supportivtherapie" der „Deutschen Krebsgesellschaft" erarbeiteten Algorithmen zur antimikrobiellen Therapie febriler neutropenischer Niedrig- und Hochrisikopatienten (Link et al. 2001).

Prinzipien der antimikrobiellen Therapie bei febrilen neutropenischen Hochrisikopatienten

- Unerklärtes Fieber: pseudomonaswirksames β-Laktam-Antibiotikum (Ceftazidim, Cefepim, Piperacillin-Tazobactam oder Carbapenem) als Monotherapie oder in Kombination mit einem Aminoglykosid (Auswahl des Aminoglykosids nach lokaler Resistenzlage von S. aureus und P. aeruginosa)
- Bei gesicherter Allergie gegen β-Laktam-Antibiotika: Fluorchinolon intravenös plus Glykopeptid (sofern nicht zuvor eine orale Infektionsprophylaxe mit einem Chinolon durchgeführt wurde)
- Haut- oder venenkatheterassoziierte Infektion: Zugabe eines Glykopeptidantibiotikums, spätestens bei Versagen der Therapie mit β-Laktam-Antibiotikum mit oder ohne Aminoglykosid
- Lungeninfiltrate: frühe Zugabe eines aspergilluswirksamen Antimykotikums (Mittel der Wahl: Amphotericin B)
- Abdominelle oder perianale Infektion: Antibiotika gegen gramnegative Aerobier, Enterokokken und Anaerobier (z. B. Piperacillin-Tazobactam oder Carbapenem, Kombination eines β-Laktam-Antibiotikums mit Metronidazol)

22 Infektionen bei Abwehrschwäche (ohne AIDS)

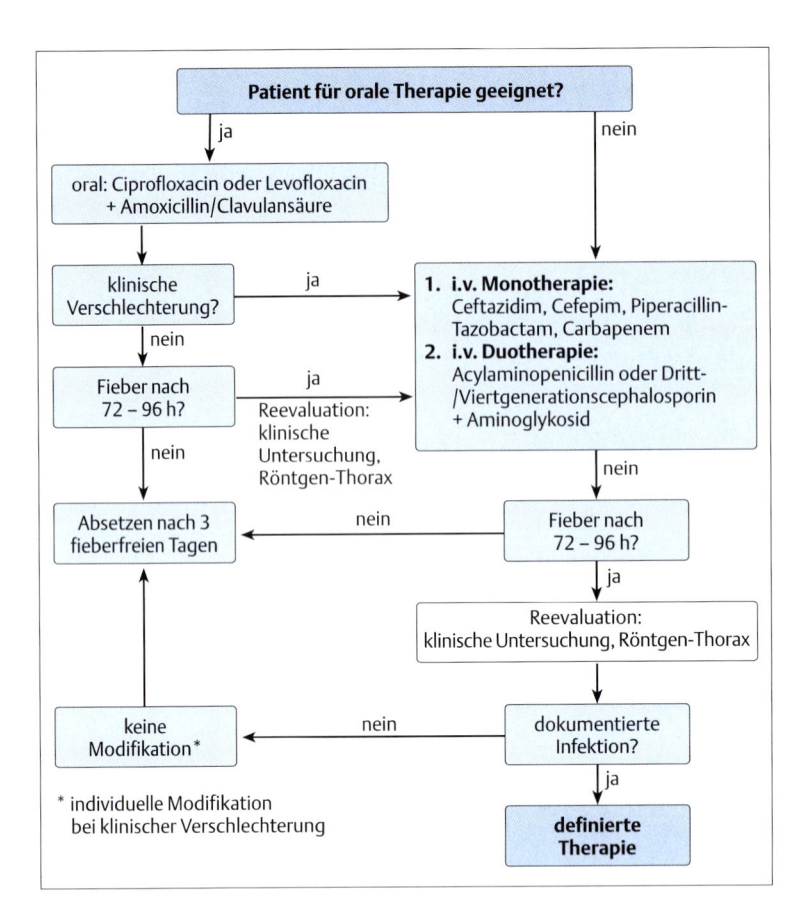

Abb. 22.2 Algorithmus für die empirische antimikrobielle Therapie febriler neutropenischer Niedrigrisikopatienten (nach Link et al. 2001).

Empirische Initialtherapie bei febrilen Patienten nach allogener Knochenmark- oder Blutstammzelltransplantation. Die Behandlung infektiöser Komplikationen bei Patienten nach allogener Knochenmark- oder Blutstammzelltransplantation muss in der Hand spezialisierter Zentren liegen. Grundsätzlich gilt jedoch für die Diagnostik und die empirische Initialtherapie bei febrilen bzw. infektiösen Komplikationen das hier für Hochrisikopatienten dargestellte Vorgehen. Bei längerer Steroidvorbehandlung oder einer Steroiddosis von mehr als 2 mg pro Kilogramm Körpergewicht pro Tag sollte frühzeitig, spätestens nach Versagen einer breit wirksamen Antibiotikatherapie nach 72 Stunden eine gegen Aspergillus spp. und andere pathogene Pilze wirksame Behandlung, in der Regel mit Amphotericin B, veranlasst werden. Bei Dokumentation eines Lungeninfiltrats wird die Behandlung mit einem aspergilluswirksamen Antimykotikum bereits im Rahmen der Primärtherapie empfohlen.

Indikationen zur initialen Therapiemodifikation

Aufgrund des typischen Erregerspektrums ist es bei bestimmten klinisch gesicherten Infektionen ratsam, die zur empirischen Initialtherapie üblicherweise verabreichte(n) antimikrobielle(n) Substanz(en) auf ihre Effektivität gegen dieses Erregerspektrum zu hinterfragen und die Behandlung eventuell zu modifizieren oder zu erweitern. Hier sind vor allem 3 Infektionstypen zu nennen: haut- und venenkatheterassoziierte Infektionen, Lungeninfiltrate sowie abdominelle und/oder perianale Infektionen.

Haut- und venenkatheterassoziierte Infektionen. Unter den Erregern haut- und venenkatheterassoziierter Infektionen dominieren koagulasenegative Staphylokokken. Da diese häufig resistent gegen die zur empirischen Initialtherapie geeigneten β-Laktam-Antibiotika sind, wird bei Patienten mit diesen Infektionen in der Regel ein Glykopeptidantibiotikum zugesetzt. Angesichts der Kosten von Glykopeptidantibiotika, ihrem Nebenwirkungspotenzial und der Gefahr der Entwicklung einer Glykopeptidresistenz unter Enterokokken und Staphylokokken wird empfohlen, auch bei haut- und venenkatheterassoziierten Infektionen zunächst den Effekt der Standardtherapie mit β-Laktam-Antibiotika abzuwarten und erst bei Therapieversagen bzw. dem Nachweis resistenter Erreger das Glykopeptidantibiotikum zuzufügen (Fätkenheuer et al. 2001). Infektionen durch Staphylococcus aureus oder auch durch Candidaspezies sind mit dem Risiko einer Sekundärkomplikation, wie Osteomyelitis oder Endokarditis, verbunden. Die Indikationen zur Entfernung eines infizierten Venenkatheters sind in nachfolgender Übersicht dargestellt.

Indikationen zur Entfernung des Katheters bei venenkatheterassoziierter Infektion (nach Fätkenheuer et al. 2001)

Indikation zur **sofortigen Entfernung eines Katheters**
- Bakteriämie durch Staphylococcus aureus
- Bakteriämie durch Bacillus spp.
- Candidämie durch infizierten Katheter
- Tunnel- oder Tascheninfektion
- Septische Thrombose/Embolie
- Lokale Abszedierung

Indikation zur **Entfernung eines Katheters im Verlauf** (das heißt nach zunächst antibiotischer Therapie unter Belassung des Katheters)
- Persistierend positive Blutkulturen nach 3 Tagen trotz adäquater antibiotischer Therapie
- Wiederauftreten von Fieber unmittelbar nach Absetzen der antimikrobiellen Therapie

---

Lungeninfiltrate. Patienten mit Lungeninfiltraten weisen ein besonders hohes Risiko des Therapieversagens unter standardmäßiger Therapie mit Breitspektrumantibiotika auf (Maschmeyer et al. 1999). Hier ist bei höchstens 30 % der Patienten ein dauerhafter Therapieerfolg zu erwarten. Die Ursache hierfür liegt in der hohen Zahl von Schimmelpilzinfektionen bei dieser Art der Infektion. Deshalb hat es sich als effektiv erwiesen, diese Patienten so früh wie möglich zusätzlich mit einem aspergilluswirksamen Antimykotikum zu behandeln. Als Standard gilt hier konventionelles Amphotericin B in möglichst hoher Dosierung (1,0 mg pro Kilogramm Körpergewicht pro Tag). Dies gilt allerdings nur für Patienten, bei denen die Blutkultur oder die Aufarbeitung einer bronchoalveolären Lavage keinen plausiblen Keimnachweis ergeben hat.

Abdominelle oder perianale Infektionen. Bei abdominellen und perianalen Infektionen ist grundsätzlich mit einem gemischten Keimspektrum zu rechnen, auch wenn die mikrobiologische Diagnostik eine vermeintlich monobakterielle Infektion ergibt. Wie oben dargestellt (Übersicht „Prinzipien der antimikrobiellen Therapie bei febrilen neutropenischen Hochrisikopatienten"), muss in dieser Situation die Antibiotikatherapie gegen gramnegative Aerobier, Enterokokken und Anaerobier ausgerichtet sein. Geeignet ist Piperacillin-Tazobactam oder ein Carbapenem oder die Kombination eines nicht anaerob wirksamen β-Laktam-Antibiotikums oder eines Fluorchinolons mit Metronidazol.

Therapie bei Infektionen mit Keimnachweis

Ein Erregernachweis durch gezielte mikrobiologische Diagnostik sollte immer vor Einleitung einer antimikrobiellen Therapie angestrebt werden. Bei positivem Erregernachweis ist zu fordern, dass die Plausibilität, also der Kausalzusammenhang zwischen dem vorliegenden klinischen Infektionsbild und dem bzw. den nachgewiesenen Erreger(n), kritisch geprüft wird. Grundsätzlich zu warnen ist davor, Keimnachweise aus Überwachungskulturen, etwa von Stuhl oder Hautabstrichen, zur Entscheidung heranzuziehen. Bei Vorliegen eines plausiblen Keimnachweises sollte sich die Auswahl der antimikrobiellen Therapie nach dem Resistenzspektrum, den pharmakologischen Eigenschaften des Antibiotikums, dem pharmakologischen Interaktionspotenzial, dem Toxizitätsprofil, den individuellen Kontraindikationen sowie pharmakoökonomischen Gesichtspunkten richten.

Therapie bei Aspergillusinfektionen. Mittel der 1. Wahl bei Patienten mit invasiver Aspergillose ist bislang Amphotericin B (Böhme et al. 2001). Die empfohlenen Dosierungen, je nach Indikationslage, sind:
- Aspergillose: 1,0 – 1,5 mg pro Kilogramm Körpergewicht pro Tag;
- invasive Candidainfektion: mindestens 0,7 mg pro Kilogramm Körpergewicht pro Tag;
- refraktäres Fieber bei Neutropenie: mindestens 0,7 mg pro Kilogramm Körpergewicht pro Tag.

Die Rate gravierender unerwünschter Nebenwirkungen (Grad III/IV nach WHO) – insbesondere Nephrotoxizität mit Kreatininwertanstieg über 2,5 mg/dl und ausgeprägtem Substitutionsbedarf an Kaliumchlorid sowie schwere infusionsassoziierte Unverträglichkeitsreaktionen – liegt bei Amphotericin B in einer Größenordnung von 10–15 %. Vor der Entscheidung, Amphotericin B bei gegebener klinischer Indikation zur effektiven antimykotischen Therapie abzusetzen, sollte geprüft werden, ob die Möglichkeiten zur Abschwächung der Toxizität und zur Verbesserung der subjektiven Verträglichkeit ausgeschöpft sind. Die Umsetzung auf liposomales Amphotericin B ist indiziert bei Patienten, die trotz Ausschöpfung dieser Möglichkeiten weiterhin eine gravierende Intoleranz gegenüber konventionellem Amphotericin B oder eine Grad-III/IV-Toxizität bieten, sowie bei Patienten, die refraktär gegen Amphotericin B sind. Liposomales Amphotericin B hat sich im Vergleich zu konventionellem Amphotericin B bei Patienten mit antibiotikarefraktärem Fieber oder mit vermuteter oder gesicherter Aspergillose als ähnlich effektiv, jedoch besser verträglich erwiesen. Die in den unterschiedlichen Indikationen erforderliche Tagesdosis ist unklar, die Zulassung basiert auf einer Tagesdosis von 3 mg pro Kilogramm Körpergewicht. Dabei ist zu beachten, dass trotz besserer Verträglichkeit mit einer gravierenden Rate an Nebenwirkungen – wie Nephrotoxizität (etwa 15 %), Schüttelfrost (45–50 %), Diarrhö, Übelkeit und Erbrechen (30–40 %) sowie Hautreaktionen (etwa 25 %) – zu rechnen ist. Die Therapiekosten liegen um das 35- bis 40fache über den Kosten für konventionelles Amphotericin B. Das vor kurzem zugelassene Breitspektrumtriazol Voriconazol hat sich in einer prospektiv randomisierten Studie als überlegen gegenüber Amphotericin B bei Patienten mit wahrscheinlicher oder gesicherter Aspergillose erwiesen. Da dies nicht nur die Ansprechrate, sondern auch das Überleben der Patienten betraf, wird sich Voriconazol (2 × 6 mg pro Kilogramm Körpergewicht an Tag 1, anschließend 2 × 4 mg pro Kilogramm Körpergewicht pro Tag intravenös) möglicherweise künftig als Standard für die Initialtherapie solcher Patienten etablieren. Das Echinocandin Caspofungin (70 mg intravenös an Tag 1, anschließend 50 mg pro Tag) stellt eine Therapiealternative bei Patienten dar, die auf eines der oben dargestellten Behandlungsregimes nicht ansprechen oder eine nicht beherrschbare Unverträglichkeit zeigen.

Therapie bei invasiven Candidainfektionen. Bei invasiven Candidainfektionen stellt hochdosiertes Fluconazol (6 mg pro Kilogramm Körpergewicht pro Tag) eine wirksame Alternative zu Amphotericin B dar (Böhme et al. 2001). Durch eine prospektiv randomisierte Studie belegt ist dies jedoch nur für nichtneutropenische Patienten mit Candidämie. Es ist zu empfehlen, Fluconazol bei Candidämie oder einer anderen invasiven Candidainfektion einzusetzen, wenn der Erregernachweis eine in vitro fluconazolempfindliche Candidaspezies zeigt. Die ungezielte Gabe von Fluconazol ist insbesondere nach oraler Gabe von Fluconazol zur antimykotischen Prophylaxe problematisch, da fluconazolresistente Candidastämme unter dieser Prophylaxe deutlich zunehmen. Das Echinocandin Caspofungin (70 mg an Tag 1, anschließend 50 mg pro Tag intravenös) hat sich in einer prospektiv randomisierten Studie als ebenso effektiv wie Amphotericin B bei Patienten mit Candidämie oder einer anderen invasiven Candidainfektion erwiesen und wird möglicherweise künftig eine Therapiealternative darstellen.

Therapie bei Pneumocystis-carinii-(jiroveci-)Pneumonie. Patienten mit einer nicht HIV-bedingten Immunsuppression und gesicherter Pneumocystis-carinii-Pneumonie werden nach den gleichen Prinzipien wie HIV-positive Patienten behandelt (Kapitel 20).

Dauer der antimikrobiellen Therapie

Die Frage, wie lange bei immunsupprimierten Patienten die antimikrobielle Therapie nach Eintreten der Entfieberung noch fortgeführt werden muss, ist nie in prospektiv randomisierten klinischen Studien untersucht worden. So hat sich stellenweise bis heute der Grundsatz gehalten, dass eine erfolgreiche Therapie bis zur Überwindung der Neutropenie weiter gegeben werden sollte. Dieses Prinzip ist mit hohen Kosten und der Gefahr der Resistenzentwicklung bzw. der Selektion primär resistenter Mikroorganismen verbunden. Es konnte durch Studien der Paul-Ehrlich-Gesellschaft gezeigt werden, dass eine antiinfektive Therapie auch beendet werden kann, bevor die Granulozytenzahl wieder angestiegen ist, sofern die Patienten zuvor über 7 Tage anhaltend fieberfrei geblieben sind (Link et al. 1994). Bei Patienten, deren Granulozytenzahlen bereits wieder auf über 1000/µl angestiegen sind, reicht eine stabile Entfieberung über 2 Tage aus. Bei Patienten mit einer klinisch und/oder mikrobiologisch dokumentierten Infektion gilt der Grundsatz, dass bei ihnen außer der Entfieberung auch eine Beseitigung der anderen infektionsassoziierten Befunde zu fordern ist. Dieses Vorgehen ist z. B. bei Patienten mit Lungeninfiltraten problematisch: Obwohl die Patienten auf eine Antibiotikatherapie gut ansprechen, kann das Röntgenbild des Thorax noch Tage bis Wochen später die Residuen entzündlicher Infiltrate aufweisen. Hier ist es nicht sinnvoll, Antibiotika bis zum gänzlichen Verschwinden aller radiologischen Auffälligkeiten weiter zu verabreichen. Anders ist dies bei gesicherten oder wahrscheinlichen pulmonalen Pilzinfektionen. Hier ist nach klinischem und radiologischem Ansprechen (hier vorzugsweise durch Computertomographien der Lungen zu dokumentieren) eine langfristige antimykotische Dauerbehandlung erforderlich, um eine prompte Reaktivierung der Pilzinfektion zu vermeiden. Über die Fortführung der antiinfektiven Behandlung muss also individuell entschieden werden. Patienten mit nachgewiesener Pneumocystis-carinii-Pneumonie müssen nach hochdosierter intravenöser Behandlung mit Trimethoprim/Sulfamethoxazol anschließend zur Sekundärprophylaxe intermittierend orales Trimethoprim/Sulfamethoxazol oder monatliche Pentamidininhalationen erhalten.

Staphylococcus-aureus-/Candidainfektion. Patienten mit einer invasiven Infektion durch Staphylococcus aureus bedürfen einer systemischen staphylokokkenwirksamen Therapie über einen Zeitraum von mindestens 14, eher sogar 21 Tagen, um die Gefahr septischer Absiedlungen, wie Endokarditis oder Osteomyelitis, zu vermindern. Auch im Fall einer chronischen disseminierten Candidainfektion (hepatolienale Candidiasis) ist eine lang andauernde antimykotische Behandlung erforderlich, die bis zur Kalzifizierung der Läsionen, auf jeden Fall aber bis zur Überwindung weiterer Episoden der Neutropenie und/oder anderer Immunsuppression fortgesetzt werden sollte.

Begleitmaßnahmen bei schweren Infektionen

Immunglobuline. Die prophylaktische oder interventionelle Gabe von Immunglobulinen zur Reduktion des Infektionsrisikos oder zur Verbesserung der Prognose septischer Infektionen hat lediglich bei kleinen Subgruppen von Patienten mit gesichertem Immunglobulinmangel und bei einzelnen Patienten mit hohen Endotoxinspiegeln Wirkung gezeigt. Abgesehen von diesen Ausnahmefällen ist diese Maßnahme abzulehnen.

Hämatopoetische Wachstumsfaktoren. Bei Patienten, die bereits prophylaktisch G-CSF (Granulocyte Colony stimulating Factor) oder GM-CSF (Granulocyte-Monocyte Colony stimulating Factor) zur Verkürzung der Neutropeniedauer erhalten haben, sollte die Gabe nach Auftreten einer infektiösen Komplikation parallel zur antimikrobiellen Therapie weitergeführt werden. Entgegen der weit verbreiteten Praxis ist dies bei allen anderen neutropenischen Patienten mit Fieber und/oder Infektionen nicht indiziert, da in zahlreichen prospektiv randomisierten Studien kein Vorteil gegenüber der alleinigen antimikrobiellen Therapie gezeigt wurde.

Granulozytentransfusionen. Die Verfügbarkeit rekombinanter hämatopoetischer Wachstumsfaktoren, die zu einer deutlich höheren Ausbeute an Granulozyten bei der Leukapherese führen, hat zu einer Wiederbelebung klinischer Studien zum Nutzen von Granulozytentransfusionen bei bedrohlichen Infektionen in der Neutropenie geführt. Aussagekräftige Ergebnisse solcher Studien liegen bislang nicht vor.

Prophylaktische Maßnahmen

Ausführliche Empfehlungen zur Infektionsprophylaxe bei Patienten aus der Hämatologie und Onkologie sowie bei Patienten nach allogener Stammzell- oder Knochenmarktransplantation finden sich auf den Internetseiten der Centers for Disease Control (www.cdc.gov/mmwr) und der Arbeitsgemeinschaft „Infektionen" der „Deutschen Gesellschaft für Hämatologie und Onkologie" (www.dgho-infektionen.de; Kern et al. 2000).

Klinikhygiene. Bei immunsupprimierten Patienten, die in einer ärztlichen oder pflegerischen Einrichtung behandelt oder betreut werden, ist die Einhaltung von Grundregeln der Krankenhaushygiene von besonderer Bedeutung. Dies dient dem Schutz der Patienten vor nosokomialen Infektionen, nicht (oder nur in seltenen Fällen) dem Schutz anderer vor den Infektionen dieser Patienten. Es ist von wesentlich größerem Wert, Grundregeln der Krankenhaushygiene – wie die konsequente Händedesinfektion sowie die professionelle Versorgung von Wunden und Kathetereintrittsstellen – einzuhalten, als rigorose Sondermaßnahmen – wie sterile Kost oder eine aufwändige Isolation – zu etablieren.

Vermeidung von Risiken. Patienten mit einer Immunabwehrschwäche müssen nicht notwendigerweise von allen Aktivitäten des täglichen Lebens ausgeschlossen werden. Die Empfehlung zur Vermeidung von Infektionsrisiken sollte sich möglichst der im Einzelfall vorliegenden Form der Abwehrschwäche anpassen. Patienten mit einer lang anhaltenden Granulozytopenie etwa sollten sich vor allem vor Schimmelpilzsporen (z. B. „Biotonne", Komposthaufen, verrottendes Laub, Baustaub) schützen. Rohmilchprodukte, also z. B. Milch oder Käse aus nichtpasteurisierter Milch, sind in hohem Maße mit Listerien (L. monocytogenes) kontaminiert und so mit dem Risiko der Meningitis und Sepsis assoziiert. Viral bedingte Atemwegsinfekte („Erkältung") können bei Patienten mit chronischer T-Zell-Suppression – etwa nach Radiatio, unter immunsuppressiver Therapie oder nach Gabe von Purinanaloga, wie Fludarabin oder Cladribin – bedrohliche Verlaufsformen annehmen, sodass diesen Patienten die jeweils gezielte Vermeidung von Kontakten zu Personen mit solchen Infekten (auch innerhalb der Familie) angeraten werden sollte. Klare Daten über die Infektionsgefährdung durch Haustiere sind bislang nicht verfügbar. Die Empfehlung, den direkten Kontakt zu Katzen, Hunden oder Vögeln zu meiden, weil damit beispielsweise die Gefahr einer Toxoplasmose oder einer Kryptokokkose vermindert wird, beruht eher auf theoretischen und epidemiologischen Überlegungen. Da eine Toxoplasmose bei dauerhaft immunsupprimierten Patienten mit einer Beteiligung des Zentralnervensystems einhergehen und sehr bedrohlich verlaufen kann, erscheint es in solchen Fällen durchaus gerechtfertigt, vor dem direkten Kontakt mit Katzen zu warnen. Keine evidenzbasierten Empfehlungen existieren hinsichtlich der sexuellen Aktivität immunsupprimierter Patienten jenseits von HIV-Infizierten. Urogenitale Infektionen kommen bei Patienten mit Neutropenie oder humoralem Immundefekt bemerkenswert selten vor. Insofern erscheint es vertretbar, keine allgemeingültigen Vorsichtsmaßnahmen zu empfehlen, sondern eine jeweils individuelle Beratung vorzunehmen. Für Patienten nach allogener Knochenmark- oder Blutstammzelltransplantation wird empfohlen, beim Sexualverkehr Kondome zu verwenden und fäko-orale Infektionen zu vermeiden.

Antimikrobielle Prophylaxe. Eine orale antimikrobielle Prophylaxe unter Verwendung von Fluorchinolonen (Ciprofloxacin oder Levofloxacin) oder Cotrimoxazol (3 × 960 mg pro Tag) und Colistin (3 × 200 mg pro Tag) in Kombination mit nichtresorbierbaren Polyenantimykotika oder Fluconazol ist Bestandteil der meisten Therapieprotokolle zur Behandlung akuter Leukämien. In Metaanalysen konnte insbesondere für die Fluorchinolone nachgewiesen werden, dass sie zu einer Verminderung von Infektionen durch gramnegative Aerobier und zur Reduktion febriler Episoden bei Patienten mit lang andauernder schwerer Neutropenie führen. Ein Einfluss auf die Überlebensrate ist mit einer solchen oralen antimikrobiellen Prophylaxe jedoch nicht verbunden. In Zentren zur Behandlung akuter Leukämien wurde die Zunahme der Resistenz gramnegativer Bakterien gegen diese prophylaktisch verabreichten Antibiotika registriert. Die intermittierende Gabe von Cotrimoxazol (1 × 960 mg per os an 3 Tagen pro Woche) oder Dapson (100 mg pro Tag per os) führt bei Patienten nach allogener Knochenmark- oder Blutstammzelltransplantation zu einer weitgehend sicheren Prophylaxe gegen eine Pneumocystis-carinii-Infektion. Bei Unverträglichkeit beider Substanzen kann Pentamidin (Inhalation von 300 mg alle 3–4 Wochen unter Verwendung definierter Geräte) verabreicht werden, welches jedoch einen geringeren Schutz bietet. Ein orale antimykotische Therapie mit 400 mg Fluconazol täglich reduziert die Inzidenz von Hefepilzinfektionen und die damit assoziierte Mortalität bei Patienten nach allogener Knochenmark- oder Blutstammzelltransplantation. Bei allen anderen Patientengruppen wird mit Azolen oder topischen Polyenantimykotika eine Reduktion der Kolonisation und der Inzidenz oberflächlicher Candidainfektionen erreicht. Das pharmakologische Interaktionspotenzial von Itraconazol, beispielsweise mit Vincaalkaloiden, ist dabei sorgfältig zu beachten. Da bei Patienten mit chronischer lymphatischer Leukämie, die mit Fludarabin oder Cladribin behandelt worden sind, eine Häufung von Tuberkuloseinfektionen beobachtet wird, ist im Einzelfall eine Prophylaxe mit Isoniazid (maximal 300 mg pro Tag in Kombination mit Vitamin B6) gerechtfertigt. Zur Vermeidung einer Reaktivierung von Infektionen durch das Herpes-simplex-Virus wird bei seropositiven Patienten nach allogener Knochenmark- oder Blutstammzelltransplantation eine Prophylaxe mit Aciclovir empfohlen. Die Tagesdosierung ist nicht klar definiert, empfohlen werden 800–1200 mg per os oder 2- bis 3-mal 250 mg pro Quadratmeter Körperoberfläche intravenös.

Impfungen. Impfungen zur Infektionsprävention werden bei immunsupprimierten Patienten in Deutschland weit weniger durchgeführt als dies von Fachgruppen empfohlen ist. Generell gilt, dass Lebendimpfstoffe vermieden werden sollen. Eine

Auffrischimpfung gegen Tetanus und Diphtherie mittels der üblichen Totimpfstoffe ist innerhalb von 6–12 Monaten nach Hochdosistherapie oder Organtransplantation sinnvoll. Als Erfolgskontrolle sollte hiernach eine Impftiterkontrolle erfolgen, um gegebenenfalls die Notwendigkeit zur Nachimpfung zu erfassen. Impfungen gegen Influenzaviren, Pneumokokken oder Haemophilus influenzae Typ B sind ebenfalls bei vielen Patienten zu empfehlen. Hier sollte im Einzelfall direkte Rücksprache mit dem behandelnden Zentrum gehalten werden.

Kontrolle des lokalen Resistenzspektrums

Viele immunsupprimierte Patienten, die unter stationärer Behandlung Fieber oder andere Hinweise auf eine infektiöse Komplikation entwickeln, bedürfen einer unverzüglichen antiinfektiven Therapie, bei deren Auswahl die lokale Epidemiologie und Resistenzlage berücksichtigt werden müssen. Zur Erleichterung der Präparateauswahl ist zu fordern, dass in jedem Zentrum, welches diese Patienten behandelt, eine regelmäßige Überwachung des vorherrschenden Erregerspektrums hinsichtlich der Resistenzlage der wichtigsten und bedrohlichsten Infektionserreger, die bei mikrobiologisch gesicherten Infektionen isoliert wurden, erfolgt. Dabei sollten im Fall beunruhigender epidemiologischer Veränderungen grundsätzlich zunächst eine sorgfältige Diskussion und gegebenenfalls eine nochmalige Kontrolle über einige Wochen oder Monate erfolgen, bevor Änderungen bewährter Therapiekonzepte vorgenommen werden.

Literatur

Baker RD. Leukopenia and therapy in leukemia as factors predisposing to fatal mycoses. Am J Clin Pathol. 1962; 37:358–73.

Benjamin DK Jr, Miller WC, Bayliff S, Martel L, Alexander K A, Martin PL. Infections diagnosed in the first year after pediatric stem cell transplantation. Pediatr Infect Dis J. 2002;21:227–34.

Böhme A, Ruhnke M, Karthaus M, et al. Therapie von Pilzinfektionen in der Hämatologie und Onkologie. Dtsch Med Wochenschr. 2001;126:1440–7.

Creutzig U, Belohradsky B. Infektionsprophylaxe bei hämatologisch-onkologischen Patienten in der Pädiatrie. Klin Pädiatr. 2001;213(Sonderheft 1):A3–114.

Einsele H, Bertz H, Beyer J, et al. Epidemiologie und interventionelle Therapiestrategien infektiöser Komplikationen nach allogener Stammzelltransplantation. Dtsch Med Wochenschr. 2001;126:1278–84.

Fätkenheuer G, Buchheidt D, Fuhr HG, et al. Venenkatheterassoziierte Infektionen bei Patienten in Neutropenie. Dtsch Med Wochenschr. 2001;126:89–95.

Heussel CP, Kauczor HU, Heussel GE, et al. Pneumonia in febrile neutropenic patients and in bone marrow and blood stem-cell transplant recipients: use of high-resolution computed tomography. J Clin Oncol. 1999;17: 796–805.

Hughes WT, Armstrong D, Bodey GP, et al. 2002 guidelines for the use of antimicrobial agents in neutropenic patients with cancer. Clin Infect Dis. 2002;34:730–51.

Kern WV, Beyer J, Böhme A, et al. Infektionsprophylaxe bei neutropenischen Patienten. Dtsch Med Wschr. 2000; 125:1582–8.

Link H, Maschmeyer G, Meyer P, et al. Interventional antimicrobial therapy in febrile neutropenic patients. Study Group of the Paul Ehrlich Society for Chemotherapy. Ann Hematol. 1994;69:231–43.

Link H, Blumenstengel K, Böhme A, et al. Antimikrobielle Therapie von unerklärtem Fieber bei Neutropenie. Dtsch Med Wschr. 1999;124:S3–8; aktualisierte Version (2001): www.dgho-infektionen.de.

Maschmeyer G, Beinert TH, Buchheidt D, Einsele H, Holler E. Diagnostik und Therapie von Lungeninfiltraten bei febrilen neutropenischen Patienten. Dtsch Med Wschr. 1999;124:S18–23; aktualisierte Version: www.dgho-infektionen.de.

Nanan R, Ströbel P, Haas JP, Kreth HW. Autoimmune lymphoproliferative syndrome associated with severe humoral immunodeficiency and monoclonal gammopathy. Ann Hematol. 2002;81:332–5.

Patrick CC. Clinical management of infections in immunocompromised infants and children. Philadelphia: Lippincott Williams & Wilkins; 2001.

Primary Immunodeficiency Diseases. Report of an IUIS Scientific Committee. Clin Exp Immunol. 1999;118 (Suppl 1):1–28.

Wahn U, Seger R, Wahn U. Pädiatrische Allergologie und Immunologie in Klinik und Praxis. 3. Aufl. Stuttgart: Fischer; 1999.

Herpesviren

H. Hengel

Erreger

Herpesviren stellen eine bei kalt- und warmblütigen Wirbeltieren sehr weit verbreitete Virusfamilie dar (Roizman u. Pellett 2002). Die gemeinsamen Eigenschaften aller Herpesviren betreffen den Aufbau des Virions aus Hülle, Tegument und Kapsid, das lineare Virusgenom aus doppelsträngiger DNA und die Replikationsstrategie. Alle Herpesviren persistieren regelmäßig lebenslang im infizierten Menschen, wie dies auch von anderen Viren bekannt ist (HIV, Hepatitis-B- und C-Virus, Polyomaviren). Auf der Basis genetischer Merkmale wird zwischen α-, β- und γ-Herpesviren differenziert. Gegenwärtig sind 8 humane Herpesviren bekannt (siehe folgende Tabelle), außerdem ist das so genannte B-Virus des Rhesusaffen (H. simiae) für den Menschen – einem heterologen Wirt – hochpathogen (Huff u. Barry 2003). Die Jahrmillionen während Koevolution der humanen Herpesviren mit dem Menschen hat zu einer hohen genetischen Adaptation geführt, sodass ein natürliches Vorkommen außerhalb der menschlichen Population nicht auftritt. Die Anpassung an den Menschen führt dazu, dass schwere oder gar tödliche Infektionen bei Immunkompetenten nur sehr selten auftreten. Dagegen werden schwere Herpesvirusinfektionen bei immundefizienten Personen mit Beeinträchtigung der zellulären Immunität häufig beobachtet. Vor diesem Hintergrund ist die Unterscheidung zwischen Infektion und Erkrankung für das Verständnis von Herpesviren von entscheidender Bedeutung.

Häufigkeit, Verbreitung und Bedeutung der Infektion

Herpesvirusinfektionen werden bei Erwachsenen regelmäßig angetroffen (siehe Tabelle). Die Primärinfektion erfolgt vorzugsweise im Kindes- und Adoleszentenalter, sodass bei Erwachsenen Seroprävalenzraten von 50 % (CMV) bis 98 % (EBV, VZV) gefunden werden. Ausnahmen bilden lediglich die HSV-2- und die HHV-8-Infektion, für die in Deutschland eine Seroprävalenz von unter 20 % bzw. 3 % gefunden wird. Die Übertragung von Herpesviren erfolgt durch enge Körperkontakte über Speichel oder Genitalsekrete, bei CMV auch über die Muttermilch. Eine wichtige Ausnahme stellen die Varizellen dar, die als Aerosol effizient über größere Distanzen übertragen werden („Windpocken"). Bei CMV, HSV und VZV haben kongenitale und peripartale Infektionen erheblichen Krankheitswert. Bei CMV und EBV ist außerdem die iatrogene Übertragung durch Blut und Organe von Bedeutung.

Übertragung, Infektion und Pathogenese

Replikation. Die spezifische Anlagerung und die Penetration des Virions in die Zielzelle erfolgen über Glykoproteine, die in der Virushülle enthalten sind (Abb. 22.3). Die Expression der viralen Gene während des lytischen Replikationszyklus ist in 3 Stufen organisiert. Bei den initial gebildeten „immediate early" Proteinen handelt es sich vorwiegend um virale Transkriptionsfaktoren. Diese steuern die Transkription einer Vielzahl nachgeordneter, so genannter „early" Gene. Die Proteine der frühen Phase kontrollieren unterschiedliche Funktionen der Zelle. Beispielsweise treten sie in Wechselwirkungen mit dem Zellzyklus, dem Zytoskelett, der Zelladhäsion oder der Antigenpräsentation der Wirtszelle. Durch Veränderungen im Nukleinsäurenmetabolismus der infizierten Zelle stellen sie eine effiziente Replikation der viralen DNA in der späten Phase sicher. In dieser letzten Phase des Replikationszyklus erfolgen die Synthese der Strukturproteine des Virions, die Verpackung des DNA-Genoms in das Kapsid und die Freisetzung der umhüllten Viruspartikel an der Zelloberfläche. Alternativ zu dem beschriebenen lytischen Infektionszyklus mit der Produktion großer Mengen neuer Tochterviren kann in be-

Humane Herpesviren

Virus	Abkürzung	Subfamilie	Genom (Kilobasen)	Seroprävalenz* (%)	Latenzort
Herpes-simplex-Virus Typ 1	HSV 1 (HHV 1)	α	152	> 80	Trigeminalganglion
Herpes-simplex-Virus Typ 2	HSV 2 (HHV 2)	α	152	< 20	Sakralganglien
Varicella-Zoster-Virus	VZV (HHV 3)	α	125	> 95	sensorische Wurzel der Spinalganglien
Epstein-Barr-Virus	EBV (HHV 4)	γ	172	> 95	B-Lymphozyten
Zytomegalievirus	CMV (HHV 5)	β	235	etwa 50	myelomonozytäre Vorläuferzellen
Herpesvirus 6	HHV 6	β	162	etwa 80	Lymphozyten
Herpesvirus 7	HHV 7	β	162	etwa 80	Lymphozyten
Herpesvirus 8, Kaposi-Sarkom-assoziiertes Herpesvirus	HHV 8 (KSHV)	γ	160	2–3	Lymphozyten

* bei Erwachsenen in Deutschland; HHV = humanes Herpesvirus

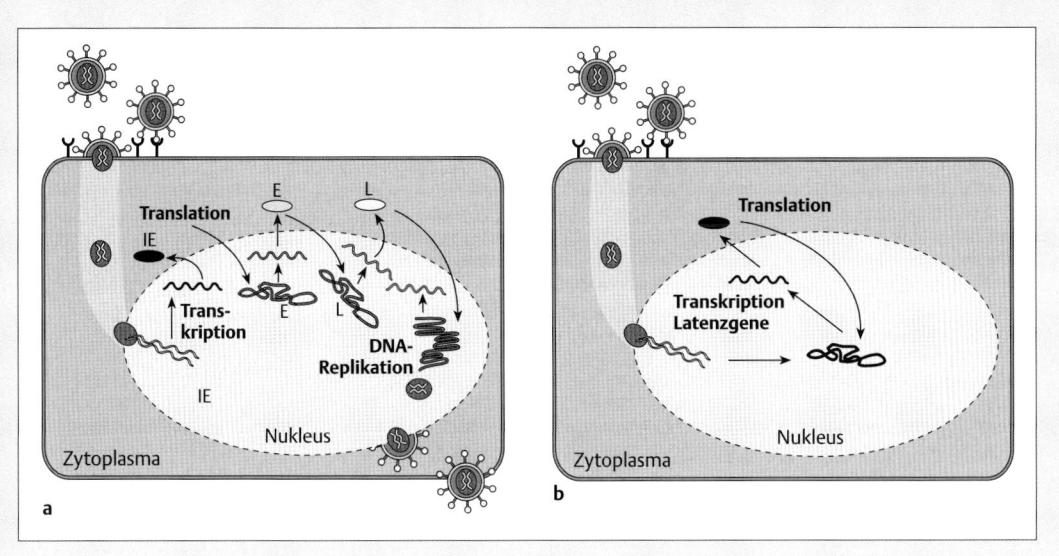

Abb. 22.3 Oben: Schematische Darstellung des lytischen Replikationszyklus von Herpesviren.
Das Virion bindet mittels spezifischer Glykoproteine der Virushülle an zelluläre Rezeptoren. Dieser Kontakt führt zur Fusion von Virus- und Zellmembran sowie zur Freisetzung des Nukleokapsids in das Zytoplasma. Nach Bindung an Mikrotubuli werden die Nukleokapside zum Nukleus transportiert, wo das DNA-Genom an der Kernpore in das Nukleoplasma freigesetzt wird und zirkularisiert. Anschließend beginnt die Transkription der „immediate early" (IE) Gene durch die RNA-Polymerase II der Zelle. Die IE-Proteine werden in den Kern transportiert, wo sie die Transkription der „early" (E) Gene initiieren. Die Replikation der viralen DNA produziert lange DNA-Stränge, die als Matrizen für die „late" (L) Genexpression dienen. Die späten Proteine sind vorzugsweise Virionstrukturproteine. Die virale DNA wird im Nukleus in das Kapsid verpackt. Umhüllte Nukleokapside werden durch die Kernmembran transportiert und schließlich an der Plasmamembran der Wirtszelle freigesetzt.
Unten: Schematische Darstellung der latenten Infektion von Herpesviren.
Die frühen Schritte der latenten Infektion entsprechen der lytischen Herpesvirusinfektion. Die Transkription des viralen Genoms ist auf wenige „latenzspezifische" Gene beschränkt. Exogene Faktoren können das latente Transkriptionsprogramm unterbrechen und den produktiven Replikationszyklus initiieren.

stimmten Zielzellen eine nichtlytische, so genannte latente Infektion etabliert werden (Abb. 22.3). Die zirkulär vorliegenden Virusgenome besitzen aber weiterhin die Fähigkeit zur Replikation und initiieren die „reaktivierten" Infektionsepisoden bzw. rekurrente Erkrankungen (z. B. Herpes zoster).

Gene. Ein beträchtlicher Anteil des großen Herpesvirusgenoms (125–235 Kilobasen) wird durch „akzessorische" Gene eingenommen, die für die unmittelbare Produktion von Virionen in vitro nicht essenziell sind. Die Gene werden während des lytischen Replikationszyklus exprimiert und kodieren für virusspezifische Pathogenitätsfaktoren, die für die jeweilige Ausprägung der Infektion, z. B. die Ausbreitung der Viren bzw. virusinfizierter Zellen in Geweben, die Kontrolle der Entzündungsreaktion oder die Abschwächung von Immunfunktionen und Ähnliches eingesetzt werden. Damit unterstützen diese Genfunktionen die Virusreplikation auf indirekte Weise in vivo. Zusätzlich werden auch Wirtsfaktoren, z. B. Wachstumsfaktoren (TGF-β) oder Chemokine (MCP1), für die effiziente Replikation und Ausbreitung infizierter Zellen eingesetzt. Außerdem schützen sich Herpesviren durch ein Arsenal von viruskodierten Inhibitoren vor der Erkennung durch T Lymphozyten, natürlichen Killerzellen, Antikörpern und Zytokinen. Die besondere Ausstattung mit immunevasiven Eigenschaften bietet eine Erklärung für die Disposition immunsupprimierter bzw. immunologisch unreifer Patienten (Fetus, Frühgeborene) für schwerverlaufende Herpesvirusinfektionen.

Zelluläre Immunität. Entscheidend für die erfolgreiche Immunkontrolle von Herpesvirusinfektionen ist die zelluläre Immunität, wogegen Antikörper eine eher untergeordnete Rolle spielen. Im Verlauf der Primärinfektion erreicht die einsetzende Immunantwort eine Beendigung der Virusreplikation, aber keine Elimination des Erregers mit anschließender steriler Immunität (Abb. 22.4). Vielmehr kann das Herpesvirus in spezifischen Geweben (siehe obige Tabelle) eine latente Infektion etablieren, während der keine Virusnachkommenschaft gebildet wird. Hierbei befindet sich das Virusgenom in einem Zustand minimaler Expression weniger Gene extrachromosomal im Zellkern. Wird die Replikation der latenten Virusgenome wieder aufgenommen, kann infektiöses Virus freigesetzt und übertragen werden (rekurrente Infektion).

Klinische Manifestationen können sowohl während der primären als auch während der reaktivierten Phase der Infektion auftreten (z. B. Varizellen/Herpes zoster, Stomatitis aphthosa/Herpes-simplex-Virus-Enzephalitis). Der Manifestationsindex, das heißt das Auftreten klinischer Erscheinungen bezogen auf die Zahl der Infektionen, ist erregerabhängig sehr unterschiedlich (z. B. bei Varizellen

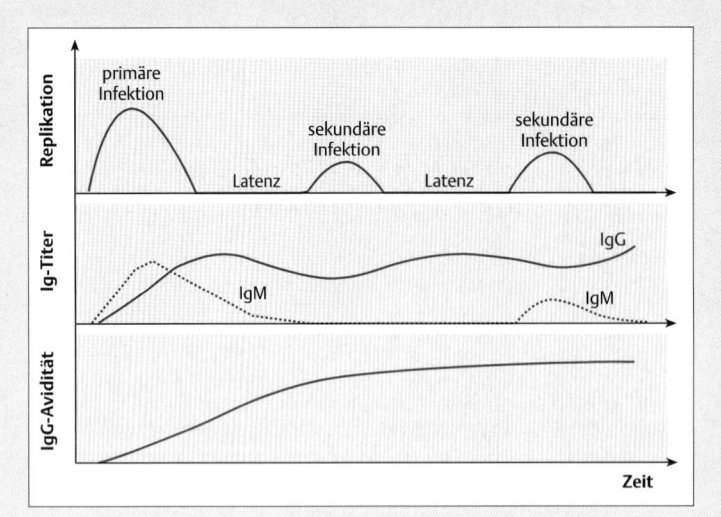

Abb. 22.4 Schematische Darstellung des Verlaufs von Herpesvirusinfektionen. Oben: Nach Infektion kommt es zur Primärphase mit lokaler Ausbreitung des Virus im Gewebe und anschließender Virämie. Die Immunantwort beendet die Virusvermehrung vollständig (Latenz), ohne aber virusgenomtragende, latent infizierte Zellen zu eliminieren. Periodisch treten Phasen der produktiven Virusinfektion im Gewebe mit Ausscheidung von infektiösem Virus in Sekreten auf (rekurrente Infektion nach endogener Reaktivierung, sekundäre Infektion). Mitte: Bildung von virusspezifischem IgG und IgM im Infektionsverlauf. Die Bestimmung der Avidität von virusspezifischem IgG erlaubt die Differenzierung zwischen primärer und postprimärer Phase (unten).

hoch, bei infektiöser Mononukleose niedrig). Dies bedeutet, dass primäre und rekurrente Infektionsphasen häufig subklinisch und unerkannt bleiben, insbesondere bei Infektionen mit EBV, CMV, HHV 6 und HHV 7.

Klinisches Bild und Therapie

Zelltropismus. Vor dem Hintergrund der gemeinsamen Eigenschaften aller Herpesviren bestehen spezifische Unterschiede bezüglich des Zielzelltropismus, der Pathogenese und der verursachten Krankheitsbilder. So werden für die Adsorption und den Eintritt der Viren in die Wirtszelle unterschiedliche Rezeptoren benutzt, die den Gewebetropismus des jeweiligen Virus bestimmen. Die α-Herpesviren HSV 1, HSV 2 und VZV zeichnen sich durch ihren Neurotropismus aus und haben in Neuronen sensorischer Ganglien des Zentralnervensystems ihren Latenzort. Daneben verursachen die genannten Viren charakteristische mukokutane Krankheitsbilder, z. B. vesikuläre Enantheme und Exantheme (Stomatitis aphthosa, Herpes labialis, Herpes genitalis, Varizellen, Herpes zoster). Die β-Herpesviren HHV 6 und HHV 7 sind durch ihren gemeinsamen Lymphotropismus gekennzeichnet. Das Zytomegalievirus besitzt im Gegensatz dazu einen deutlich komplexeren Zelltropismus, der verschiedene Epithelien und Endothelien sowie meyelomonozytäre und mesenchymale Zelltypen einschließt. Dies erklärt den breiten Organtropismus der klinischen Krankheitsbilder (unter anderem Retina, Lunge, Kolon, Leber und Knochenmark), die vielgestaltigen Manifestationsformen und die Assoziation von CMV-Infektionen mit Gefäßerkrankungen. Die γ-Herpesviren EBV und HHV 8 verbindet Lymphotropismus einerseits und onkogenes Potenzial andererseits.

Prophylaxe, Therapie. Da Herpesviren persistierende Infektionen hervorrufen und keine sterile Immunität ausgebildet wird, wird die Entwicklung von Impfstoffen vor besondere Probleme gestellt. Klinisch einsetzbare Impfstoffe gibt es bisher mit Ausnahme des Varizella-Zoster-Virus noch nicht. Für die VZV-Impfung wird ein attenuiertes Lebendvirus eingesetzt, sodass Impfungen immunsupprimierter Patienten kontraindiziert sein können. Mit anderen Impfstoffarten konnten bisher keine klinisch überzeugenden Erfolge gegen Herpesvirusinfektionen erzielt werden. Dagegen ist die Zytoimmuntherapie, das heißt die Übertagung von virusspezifischen T-Lymphozyten HLA-identischer Spender, bei immunsupprimierten Patienten nach Knochenmarktransplantation im Fall von CMV und EBV erfolgreich. Hyperimmunglobulin wird bei VZV-Infektionen als Postexpositionsprophylaxe eingesetzt. Für die meisten humanen Herpesviren stehen „Virostatika" zur Verfügung, das heißt Medikamente, die als Replikationshemmer wirken (Waugh et al. 2002). Sie blockieren virale Polymerasen oder Kinasen, die für die Replikation des Genoms essenziell sind. Die Substanzen können grundsätzlich keine Elimination der Viren erreichen, sondern lediglich eine Hemmung der produktiven Infektion.

Literatur

Huff JL, Barry PA. B-Virus (Cercopithecine herpesvirus 1): Infection in humans and macaques: Potential for zoonotic disease. Emerg Inf Dis. 2003;9:246–50.

Roizman B, Pellett PE. The family Herpesviridae: A brief introduction. In: Knipe DM, Howley PM, eds. Virology. 4 th ed. Philadelphia: Lippincott Williams & Wilkins; 2002:2381–97.

Waugh SML, Pillay D, Carrington D, Carman WF. Antiviral prophylaxis and treatment. J Clin Virol. 2002;25:241–66.

Pilze als Infektionserreger des Menschen

K. Tintelnot

Aufbau der Pilze. Im Unterschied zu Bakterien und Viren besitzen Pilze als Eukaryonten einen Zellkern mit einer Kernmembran. Hauptbestandteile der Pilzzellwand sind – je nach Genus – Chitin und unterschiedliche Polysaccharide (Glukan und/oder Mannan, seltener Zellulose oder Chitosan). Der Zellwand innen anliegend befindet sich die zytoplasmatische Membran. Sie enthält – anders als bei Bakterien und menschlichen Zellen – Ergosterin und ist Hauptangriffspunkt von Polyenantimykotika (Amphotericin B, Nystatin) und Azolen (Ketoconazol, Miconazol, Fluconazol, Itraconazol, Voriconazol). Die Echinocandine (z. B. Caspofungin) sind als potente Glukansyntheseinhibitoren gegen die Zellwand gerichtet. Anders als Bakterien enthalten Pilze kein Peptidoglykan in der Zellwand, sie sind unempfindlich gegen fast alle antibakteriell wirksamen Antibiotika.

Vermehrung. Pilze können sich rein mitotisch oder sexuell vermehren. Letzteres ist nur für die Taxonomie von Bedeutung. Unterschieden werden Pilze, die sich durch Sprossung vermehren können (z. B. Hefen der Gattung Candida), und Hyphomyzeten, landläufig als „Schimmelpilze" bezeichnet. Da Pilze heterotroph sind, sind sie zum Überleben und zur Vermehrung mit zahlreichen Mechanismen z. B. zum Abbau organischen Materials ausgestattet.

Sporen von Pilzen, z. B. Konidien von Aspergillus, sollten nicht mit den Dauerformen von Bakterien verwechselt werden; sie werden luftgetragen verbreitet, inhaliert und bei intaktem Phagozytensystem eliminiert.

Die Tabelle (s. unten) umfaßt die häufigsten der etwa 100 regelmäßig als Infektionserreger identifizierten Pilze, gruppiert nach der Körperregion (Haut, Lunge, Zentralnervensystem), in der sich die Mykose vorrangig klinisch manifestiert. Bei den einheimischen Erregern tiefer Mykosen handelt es sich vorwiegend um Opportunisten. Andere, insbesondere dimorphe Pilze, können der Abtötung in Phagozyten widerstehen und so auch bei Immungesunden Infektionen hervorrufen. Die Grenzen und Möglichkeiten der Diagnostik (Mikroskopie und Kultur, Serologie, Histologie) sind bei den einzelnen Erregern stichpunktartig dargestellt. Die Angaben zur Therapie beziehen sich auf bereits zugelassene Substanzen. Auf nicht etablierte Kombinationen wurde nur ausnahmsweise verwiesen, wenn kasuistisch belegbare Therapieerfolge als Ultima ratio vorliegen. Es sei angemerkt, dass bei Amphotericin B nicht auf die unterschiedliche Galenik eingegangen werden konnte, es sei daher auf die Literatur von Polak (2003) und Kontoyiannis et al. (2003) verwiesen.

Literatur

Polak A. Antifungal therapy – state of the art at the beginning of the 21st century. In: Jucker E, ed. Antifungal Agents, Advances and Problems. Special topic: Progress in Drug Research. Basel, Boston, Berlin: Birkhäuser Verlag; 2003.

Kontoyiannis DP, Mantadakis E, Samonis G. Sytemic mycoses in the immunocompromised host: an update in antifungal therapy. J Hospital Infect. 2003;53:243–58.

Pilze als Infektionserreger des Menschen

Manifestation	Erreger Gattung/Spezies	Bezeichnung der Erkrankung	Diagnostik	Therapie	Bemerkungen, Differenzialdiagnose, Verbreitung
		Dermatomykosen			
Epikutan	Hortaea werneckii	Tinea nigra (palmaris/plantaris)	H, K	–	rein kosmetisches Problem ohne klinische Relevanz
	Malassezia furfur	Pityriasis versicolor	M, K	lokal Azolderivat, TER	Hyperhidrose und Lipide begünstigen Wachstum, Fungämie bei parenteraler Hyperalimentation
	Piedraia hortae	Schwarze Piedra	M, K	Rasur	zementharte Knötchen am Haar, keratinolytisch; Tropen
	Trichosporon spp.	Weiße Piedra	M, K	Rasur, lokal Azolderivat	Haarbefall; auch in Mitteleuropa
Gehörgang	Aspergillus niger und andere	Otomykose	M, K	lokal AmB, MCZ	in der Regel Besiedlung des Gehörgangs bei Otitis externa
Nasennebenhöhlen	Aspergillus spp., Zygomyzeten, Dematiaceae	fungale Sinusitis	H, K	chirurgisch	Cave: Nasennebenhöhlen Ausgangsort für rhinozerebrale Mukormykose oder systemische Aspergillose bei Neutropenie
Nasenschleimhaut	Rhinosporidium seeberi*)	Rhinosporidiose	H	chirurgisch	Erreger nicht kultivierbar; polypöse Tumoren, die Atmung behindernd; Asien, Afrika, Südamerika, Europa

22 Infektionen bei Abwehrschwäche (ohne AIDS)

Pilze als Infektionserreger des Menschen (Fortsetzung)

Manifestation	Erreger Gattung/Spezies	Bezeichnung der Erkrankung	Diagnostik	Therapie	Bemerkungen, Differenzialdiagnose, Verbreitung
Kutan bzw. subkutan	Dermatophyten	Tinea	siehe Kapitel 16		
		Verletzungsmykosen			
Kutan bzw. subkutan	Sporothrix schenkii	Sporotrichose	H, K	ITZ, TER, FLZ	an Extremitäten; Differenzialdiagnose: Infektion durch Mycobacterium marinum u. a.; dimorph in vivo/in vitro
	Fonsecaea pedrosoi	Chromoblastomykose	H, K	ITZ + 5FC, TER	Erreger sind Dematiaceae (Schwärzepilze)
	Cladophialophora carionii	Chromoblastomykose	H, K	ITZ (+ 5FC), TER	vor allem in den Tropen
	Phialophora verrucosa	Chromoblastomykose	H, K	ITZ (+ 5FC)	
	Exophiala spp.	Phäohyphomykose	H, K	ITZ (+ 5FC)	
	Phialophora richardsiae	Phäohyphomykose	H, K	Resektion, ITZ	zystische Veränderungen (Kolliquationsnekrosen)
	Madurella mycetomi	Eumyzetom	H, K	ITZ (+ Chir.)	
	Leptosphaeria senegalensis	Eumyzetom	H, K	ITZ (+ Chir.)	Afrika
	Pyrenochaeta romeroi	Eumyzetom	H, K	ITZ (+ Chir.)	in den Tropen

Manifestation	Erreger Gattung/Spezies	Bezeichnung der Erkrankung	Diagnostik	Therapie	Bemerkungen, Differenzialdiagnose, Verbreitung	Prädisposition
		einheimische Inhalationsmykosen				
I primär Respirationstrakt	Aspergillus fumigatus Aspergillus flavus Aspergillus terreus	Aspergillose	H, K, S	AmB, ITZ, VCZ, CAS AmB, ITZ, VCZ, CAS ITZ, VCZ, CAS	(siehe Steckbrief ...) A. terreus AmB resistent!	Neutropenie, Cortison
	Pneumocystis jiroreci	P. carinnii-Pneumonie (PcP)	M, H	Cotrim	Erreger nicht kultivierbar; bei AIDS, Unterernährung u. a. Pentamidin-Prophylaxe	T-Zell-Defekt
	Pseudallescheria boydii Scedosporium apiospermum	P.-boydii-Mykose (anam.)	H, K	ITZ/VCZ + TER ?, chirurgisch.	gefürchtet nach Ertrinkungsunfällen! Lunge/ZNS	
	Scedosporium prolificans	Scedosporiose	H, K	chirurgisch + Kombi (VCZ + TER)	**Cave:** Multiresistenz! keine sichere Th.-Empfehlung	
	Fusarium oxysporum F. solani	Fusariose	H, K, (S)	AmB, VCZ, Kombi, z. B. AmB + TER, Immunstimulatoren	auch Erreger fungaler Keratitis	Neutropenie
	Acremonium kiliense	Hyalohyphomykose durch ...	H, K	VCZ, CAS?	wie Fusarium; auch Katheterassoz. Infektion, Keratitis	

22 Infektionen bei Abwehrschwäche (ohne AIDS)

Pilze als Infektionserreger des Menschen (Fortsetzung)

Manifestation	Erreger Gattung/Spezies	Bezeichnung der Erkrankung	Diagnostik	Therapie	Bemerkungen, Differenzialdiagnose, Verbreitung	Prädisposition
		einheimische Inhalationsmykosen				
	Mucor spp. Rhizopus oryzae u. a. spp. Absidia corymbifera	Mukormykose, rhinozerebrale Mykose	H, K, (S)	AmB Hochdosis!	bei diabetischer Ketoazidose, Deferoxamin-Gabe, Siderophore, Gefäßinvasion, Thrombose	
	Cunninghamella bertholletiae	Zygomykose durch ...	K, H	AmB	foudroyanter Verlauf ähnlich Mukor-Mykose	Neutropenie
	Exophiala dermatitidis	Exophiala-Mykose	K, H	ITZ	häufig Besiedler der Lunge bei CF; in Asien: ZNS-Manifestation!	
	Hormographiella aspergillata	Hyalohyphomykose durch ...	K, H	ITZ, AmB	auch NNH-Besiedlung	
		nicht-einheimische Inhalationsmykosen				
II primär Respirationstrakt	Histoplasma capsulatum	Histoplasmose	H, K, S	AmB, ITZ	Dimorphismus in vitro/ in vivo; Amerika, Afrika, Asien (siehe Steckbrief ...)	T-Zell-Defekt
	Coccidioides immitis	Kokzidioidomykose	H, K, S	AmB, ITZ, FLZ[2]	Dimorphismus in vitro/ in vivo; SW-USA, Mittel-/ S-Amerika	
	Paracoccidioides brasiliensis	Parakokzidioidomykose	H, K, S	AmB, ITZ	Dimorphismus in vitro/ in vivo; S-Amerika	
	Blastomyces dermatitidis	Blastomykose	H, K, (S)	AmB, ITZ	Dimorphismus in vitro/ in vivo; N-Amerika, Afrika	
	Penicillium marneffei	P.-marneffei-Mykose Penicilliose	H, K, S	AmB, ITZ	Dimorphismus in vitro/ in vivo; SO-Asien, v. a. Thailand, in D bislang nur bei Immunsupprimierten	T-Zell-Defekt
III ZNS[1]	Cryptococcus neoformans	Kryptokokkose	S, K, H	AmB + 5FC + FLZ FLZ-Monoth.[3]	AIDS-definierend; Kapsel-Antigen-Nachweis; weltweit (siehe Steckbrief ...)	T-Zell-Defekt
	Cladophialophora bantiana	Phäohyphomykose	K, H	ITZ + 5FC, ITZ	Ätiologie unklar, auch bei Immunkompetenz	
	Ochroconis gallopava	Phäohyphomykose	K, H	AmB + 5FC, ITZ, TER, Chir.	Encephalitis auch bei Geflügel	
IV Invasion nach Schleimhautbesiedlung	Candida albicans	Candidose/ Candida-Mykose	K, H, S	AmB (+ 5FC), Azol, CAS	(siehe Steckbrief ...), Affinität zu Kunststoffen	Neutropenie (SH-Candidose); T-Zell-Defekt, Cortison)
	Candida parapsilosis		K, H, S	AmB (+ 5FC), Azol, CAS		
	Candida tropicalis		K, H, S	AmB (+ 5FC), Azol, CAS		
	Candida krusei		K, H, S	AmB (+ 5FC), Azol, CAS	primäre FLZ-Resistenz! FLZ-Resistenz möglich	
	Candida glabrata u. a.		K, H, S	AmB (+ 5FC), Azol, CAS		

Tiefe bzw. Systemische Mykosen

Pilze als Infektionserreger des Menschen

22 Infektionen bei Abwehrschwäche (ohne AIDS)

Pilze als Infektionserreger des Menschen (Fortsetzung)

Manifestation	Erreger Gattung/Spezies	Bezeichnung der Erkrankung	Diagnostik	Therapie	Bemerkungen, Differenzialdiagnose, Verbreitung	Prädisposition
		nicht-einheimische Inhalationsmykosen				
	Trichosporon asahii	Trichosporonose	K, H	FLZ?, VOR?, Kombi?	bislang keine sichere Therapieempfehlung	Neutropenie
	Geotrichum capitatum	Geotrichum-Mykose	K, H	AmB, VOR	Tiefe Mykose nur bei Neutropenie; keine sichere Therapieempfehlung	

H = Histologie; K = Kultur; M: mikroskopische Untersuchung von Originalmaterial; S = Serologie.
Antimykotika/Antibiotika: 5FC = 5-Flucytosin; AmB = Amphotericin B; CAS = Caspofungin; Cotrim = Cotrimoxazol; Cprox = Ciclopirox; FLZ = Fluconazol; ITZ = Itraconazol; Keto = Ketoconazol; MCZ = Miconazol; VCZ = Voriconazol; TER = Terbinafin; Chir. = chirurgische Therapie; (...) = Kombination mit dieser Substanz ist bei schwerer Infektion u. U. angezeigt; ? = keine eindeutige Therapieempfehlung möglich; *) neuerdings den Parasiten zuzuordnen; [1]) Die Organismen haben eine hohe Affinität zum Zentralnervensystem und werden häufig erst bei einer Ausbreitung im ZNS klinisch manifest; [2]) bei ZNS-Manifestation; [3]) bei AIDS-Patienten ohne ZNS-Manifestation oder bei non-HIV-Patienten; [4]) bei lebensbedrohlicher Infektion

Candida spp./Candidose

K. Tintelnot

Erreger

Pilze der Gattung Candida gehören zur Gruppe der Hefen, die sich als Saprophyten vorwiegend durch Sprossung (Knospung) vermehren. Die einzelnen Zellen sind unbekapselt, meist rund-oval und etwa 2–5 × 4–11 μm groß. Wesentliche Bestandteile ihrer Zellwand sind Glukan und Mannan. Der Mensch selbst ist Standort von C. albicans. Des Weiteren sind Candidaspezies bei warmblütigen Tieren, aus Erdboden und Lebensmitteln zu isolieren. Klinisch relevante Candidaarten, außer C. albicans, sind C. parapsilosis, C. tropicalis, C. krusei, C. glabrata, C. lusitaniae und andere. Die klinische Bedeutung der kürzlich identifizierten C. dubliniensis ist noch in der Diskussion.

Häufigkeit, Verbreitung und Bedeutung der Infektion

C. albicans ist der weltweit häufigste opportunistische Erreger einer Infektion durch Hefen. Candida spp. werden als vierthäufigste Erreger bei nosokomialen Infektionen in Blutkulturen nachgewiesen. Systemische Candidamykosen (Candidosen) sind vor allem bei Patienten mit Granulozytopenie sowie nach Knochenmark- und Organtransplantation von Bedeutung. Aber auch unreife Neugeborene, Patienten mit Polytrauma und nach chirurgischen Eingriffen, insbesondere im Gastrointestinaltrakt, nach Verbrennungen, mit anderen Infektionskrankheiten und Breitbandantibiose sowie Heroinabhängige sind gefährdet, tiefe Candidosen zu entwickeln. Im Unterschied dazu kommt es bei T-Zell-Defekten eher zu einer pathologischen Schleimhautbesiedlung und schweren Schleimhautcandidosen. Disseminierte Candidosen können letal verlaufen, daher sind ihre rechtzeitige Erkennung und Behandlung von zentraler Bedeutung. Durch die empirische Therapie mit Fluconazol, einem relativ nebenwirkungsarmen und sehr wirksamen Triazol gegen C. albicans und einige andere Candidaarten, hat die Zahl invasiver Candidosen (im Unterschied zu invasiven Schimmelpilzmykosen) bei immunsupprimierten Patienten abgenommen. Während Anfang der 1980er Jahre C. albicans bei Candidainfektionen einen Anteil von etwa 90 % innehatte, führte der breite Einsatz von Fluconazol zu einem deutlichen Anstieg von Candida-non-albicans-Arten. Insbesondere der Nachweis von C. glabrata und C. krusei, die eine intrinsische Fluconazolresistenz aufweist, hat deutlich zugenommen. Eine aktuelle Analyse von Fungämien auf chirurgischen Intensivstationen in den USA ergab, dass C. albicans auf einen prozentualen Anteil von etwa 55 % zurückging und der Anteil gegen Fluconazol eingeschränkt empfindlicher bis resistenter Arten (C. glabrata bzw. C. krusei) gravierend anstieg.

Übertragung, Infektion und Pathogenese

C. albicans ist bei intaktem Integument und Immunsystem sowie einem ausgewogenen Mikromilieu harmloser Besiedler des Menschen. Etwa 1/3 der gesunden Erwachsenen sind Träger von Candidaarten in der Mundhöhle mit Keimzahlen von etwa $3-5 \times 10^2$ pro Milliliter Speichel. Bei Neutropenie entwickelt sich die Candidamykose innerer Organe in der Regel als endogene Infektion nach Schleimhautbesiedlung der Mundhöhle und des Gastrointestinaltraktes oder über intravasale Katheter. Unter den angeführten Candidaarten hat C. parapsilosis eine besonders hohe Affinität zu Kunststoff, sodass einer C.-parapsilosis-Infektion in der Regel eine Katheterbesiedlung zugrunde liegt. Die Fähigkeit zum Dimorphismus, das heißt zur Ausbildung von Pseudomyzel bzw. im Fall von C. albicans zur Ausbildung von Hyphen, die in das Gewebe penetrieren, ist für die Entwicklung von Candidosen von zentraler Bedeutung. Dieser Pathogenitätsfaktor fehlt bei C. glabrata. Von C. tropicalis ist bekannt, dass dieser Erreger weniger als C. albicans in der Lage ist, bei Schleimhautbesiedlung das Darmepithel zu durchdringen. Bei entzündlichen Erkrankungen des Darmes, z. B. Colitis ulcerosa oder Morbus Crohn, mit möglicher hämatogener Streuung von C. tropicalis ist diese Spezies vermutlich von größerer pathogener Bedeutung als C. albicans. Neben Adhäsionsfaktoren und der Fähigkeit zum Dimorphismus sind phenotypisches „Switching", Thigmotropismus und hydrolytische Enzyme, wie saure Proteasen und Phospholipasen, als Pathogenitätsfaktoren von C. albicans bekannt. Die Übertragung von Candida von Mensch zu Mensch als „Schmierinfektion" ist bei nosokomialen Infektionen mittels molekularbiologischer Typisierung dokumentiert.

Inkubationszeit. Die häufige Besiedlung des Menschen mit C. albicans und der vom Immunsystem abhängige Infektionsverlauf lassen keine Festlegung auf eine bestimmte Inkubationszeit zu.

Klinisches Bild und Therapie

Candidainfektionen weisen ein breites Spektrum klinischer Manifestation auf, so der klassische „Soor" der Haut und der Schleimhaut, die chronische mukokutane Candidose bei kongenitaler Abwehrschwäche oder endokrinologischen Erkrankungen, lokalisierter Soor im Urogenitalbereich (Kapitel 12, 16, 20) bis hin zur Candidasepsis. An dieser Stelle soll nur auf tiefe Candidosen eingegangen werden. Einer solchen gehen in der Regel eine Invasion und eine Fungämie voraus, die – abhängig vom Immunstatus des Patienten – zur Infektion entweder eines einzelnen Organs oder zu einer disseminierten Candidose, das heißt einer septischen Streuung in mehrere Organe – bevorzugt Herz, Leber, Milz, Nieren, Lunge, Haut, Zentralnervensystem und Auge –, führt. Die Symptomatik gleicht derjenigen bei Sepsis anderer Genese bei allerdings meist nur mäßiggradiger Temperaturerhöhung (Abb. 15, 50, 67).

Organmanifestationen

Eine Candidaösophagitis, die am häufigsten bei HIV-Infizierten nachweisbar ist (Kapitel 20), kann auch als Organmanifestation bei Patienten mit Abwehrschwäche anderer Ursache auftreten. Sie äußert sich mit Dysphagie und retrosternalen Schmerzen. Gefährlich sind initial schmerzlose Verläufe, da sie zu lebensbedrohlichen Blutungen führen können (Abb. 58).

Auge. Eine Candidaendophthalmitis ist eine typische Komplikation bei hämatogener Streuung von Candida. Diese kann beispielsweise nach Darmoperation bei immunkompetenten Patienten auftreten und gegebenenfalls erst nach Tagen bis wenigen Monaten aufgrund einer akuten Sehstörung auffallen. Eine Risikogruppe stellen Heroinabhängige dar. Eine Candidaendophthalmitis kann ein- oder doppelseitig auftreten und zur raschen Erblindung führen, sofern nicht rechtzeitig behandelt wird. Daher gehört eine Spiegelung des Augenhintergrundes gerade bei komatösen Patienten auf Intensivstationen zur regelmäßigen Überwachung!

Eine Manifestation im Zentralnervensystem äußert sich am ehesten unter dem klinischen Bild einer Meningitis oder als Meningoenzephalitis mit Mikroabszessen (Liquorbefund: Eiweißgehalt leicht erhöht, Glukosegehalt normal oder leicht erniedrigt, mäßige lymphozytäre Pleozytose). Vor allem betroffen sind Patienten nach Herzoperation, Patienten mit ventrikuloperitonealem Shunt und unreife Neugeborene mit Candidämie, seltener neutropenische Patienten.

Herz. Eine Manifestation am Herzen kann das Endo-, Myo- und Perikard betreffen. Die Candidaendokarditis, am häufigsten durch C. tropicalis oder C. parapsilosis bedingt, entwickelt sich bevorzugt bei vorgeschädigten Herzklappen oder nach Klappenersatz. Betroffen sind vor allem die Mitralklappe, Aortenklappe oder, wie bei Heroinabusus, die Trikuspidalklappe. Rezidivierende Fieberschübe und Fungämien mit kulturellem Nachweis von Candida spp. können Folge einer kontinuierlichen Streuung besiedelter Herzklappen sein, selbst nach Antimykotikabehandlung.

Pulmonale Infektionen durch Candida sind als isolierte Organmanifestation möglich. Eine eindeutige Diagnosestellung ist jedoch schwierig, da ohne histologischen Befund schwer zwischen einer endobronchialen Besiedlung und einer bronchopulmonalen Candidose zu unterscheiden ist. Bei einer hämatogenen Streuung in die Lunge sind die pulmonalen Infiltrate eher beidseitig zu finden (Kapitel 6).

Candidasepsis (disseminierte Candidose). Dieser geht eine Fungämie, am häufigsten nach Besiedlung zentralvenöser Zugänge, voraus. Die klinischen Symptome und der Verlauf einer Candidasepsis sind wenig spezifisch. Bei antibiotikarefraktärem Fieber muss eine Candidasepsis ausgeschlossen werden. Die für eine bakterielle Sepsis charakteristische Splenomegalie fehlt häufig. Die Patienten können afebril sein und der Laborbefund ohne bemerkenswerte Leukozytose. Dagegen kann eine Phlebitis häufiger beobachtet werden. Makronoduläre Hautinfiltrate bei Candidasepsis sind bei neutropenischen Patienten zu beobachten, bei anderen Patienten jedoch relativ selten.

Die Nieren sind zu etwa 80% bei einer Dissemination von Candida beteiligt. Klinische Zeichen können Fieber sowie Schmerzen im Lumbal- und Abdominalbereich sein. Multiple Nierenabszesse sind häufig, seltener eine Hydronephrose durch einen Verschluss der ableitenden Harnwege sowie eine Oligo- oder Anurie.

Leber, Milz. Bei Patienten mit Leukopenie geht die disseminierte Candidose häufig mit einer hepatolienalen Manifestation einher, die sich in unklaren abdominellen Schmerzen sowie antibiotikarefraktärem Fieber am Ende oder kurz nach der neutropenischen Phase äußern kann. Die Konzentration der alkalischen Phosphatase ist häufig erhöht.

Die gastrointestinale Candidose verläuft zunächst meist asymptomatisch und wird daher erst bei Komplikationen (z.B. perforiertes Ulkus) erkannt. Diese Organmanifestion bei granulozytopenischen Patienten ist lebensbedrohlich! Die Diagnose einer intestinalen Candidose sollte jedoch nur aufgrund eines Biopsiebefundes bei entsprechender Grunderkrankung gestellt werden. Der alleinige Candidanachweis aus Stuhlproben sollte keinesfalls als gastrointestinale Candidose fehlgedeutet werden!

Da es kein klinisches Bild gibt, welches spezifisch für eine Candidose wäre, ist Candida bei den oben genannten Krankheitsbildern grundsätzlich in die Labordiagnostik einzubeziehen. Umgekehrt stellt der alleinige Nachweis von Candida aufgrund der bekannten Besiedlung des Menschen noch keinen Erregernachweis dar (Ausnahme: primär sterile Proben, wie Blut oder Liquor).

Differenzialdiagnostisch kommen Pilzinfektionen durch andere Hefen, z. B. Trichosporon asahii und Cryptococcus neoformans, oder auch durch einen Schimmelpilz in Betracht.

Therapie. Bislang gilt Amphotericin B mit oder ohne 5-Flucytosin als Therapie der Wahl bei einer lebensbedrohlichen sytemischen Candidose. Die Entwicklung neuerer Substanzklassen, wie der Echinocandine, ermöglicht weitere Therapieoptionen. In einer Vergleichsstudien bei Patienten mit Candidaösophagitis war

Caspofungin gegenüber Amphotericin B sogar überlegen. Bei nicht lebensbedrohlichen Candidosen durch C. albicans und andere azolempfindliche Candidaspezies haben sich vor allem Fluconazol, Itraconazol und Voriconazol als neuere Substanzen bewährt. C. glabrata ist gegenüber 5-Flucytosin hochempfindlich, eine Kombination von Amphotericin B und 5-Flucytosin stellt hier eine Therapieoption dar. Diese Kombination ist auch bei C.-krusei-Infektionen angezeigt. Bei Befall der Herzklappen durch Candida spp. kann ein Behandlungserfolg nur durch chirurgische Herdsanierung mit begleitender intravenöser Amphotericin-B-Gabe erwartet werden. Eine Langzeitmedikation mit niedrigdosierten Azolen kann zu einer dramatischen Resistenzentwicklung führen, wie es sich bei AIDS-Patienten mit rezidivierender oraler Candidose unter Fluconazoltherapie zeigte. Dies sollte bei der Therapie mit Azolen berücksichtigt werden. Zur Indikation von liposomalem Amphotericin B wird auf die aktuellen Übersichtsarbeiten von Kontoyiannis et al. (2003) und von Polak (2003) verwiesen; zur Prävention siehe Kapitel 20 und zur Behandlung der Schleimhautbesiedlung Kapitel 7.

Labordiagnostik

Direkter Erregernachweis. Mikroskopischer und kultureller Nachweis erfolgen aus Blutkulturen, Biopsaten (z. B. Leber) und anderen primär sterilen Kompartimenten, wie Liquor und Peritonealflüssigkeit. Blutkulturen sind besser geeignet als Abstriche unterschiedlicher Lokalisation! Positive Urinkulturen können Zeichen einer lokalisierten Zystitis, einer reinen Besiedlung eines Harnblasenkatheters oder auch einer Sepsis sein. Die Anzüchtung von Hefen der Gattung Candida gelingt nach 24 Stunden, die weitere Differenzierung kann unter Umständen weitere 24–48 Stunden erfordern.

Antigennachweis. Der CandTec dient dem Nachweis eines hitzelabilen, nicht näher charakterisierten Glykoproteinantigens; **Cave:** interferiert mit dem Rheumafaktor. Klinisch nicht verwertbare Befunde finden sich bei (präfinaler) Niereninsuffizienz bzw. Kreatininwerterhöhung!

Ein positiver Candida-Mannan-Antigen-Nachweis kann für eine Candidose sprechen, ein negativer Test schließt eine solche jedoch nicht aus, da das Mannan rasch eliminiert wird.

Der Antikörpernachweis erfolgt mittels Hämagglutinationstest, Immunfloureszenz, ELISA und Komplementbindungsreaktion. Da sich jeder Mensch immunologisch mit C. albicans auseinandersetzt und Antikörper gebildet hat, ist nur ein signifikanter Titeranstieg diagnostisch oder als Therapiekontrolle verwertbar! Bei Patienten auf chirurgischen Intensivstationen, deren humorale Abwehr intakt ist, kann ein signifikanter Titeranstieg bei einem regelmäßigen serologischen Screening auf Antikörper gegen C. albicans auf eine Candidamykose hinweisen.

Histologie. Es erfolgt der Nachweis von Pilzhyphen und Pseudomyzel im Gewebe. Der alleinige Nachweis von Sprosszellen – mit Ausnahme von C. glabrata oder selteneren anderen zur Pseudomyzelbildung nicht fähigen Hefen – ist Zeichen einer Fungämie, jedoch keiner Sepsis. Immunhistologisch kann eine Candidainfektion mittels monoklonaler Antikörper bestätigt werden.

Maßnahmen der Verhütung und Bekämpfung

Ein Impfstoff gegen Candidamykosen steht nicht zur Verfügung. Neben allgemeinen Hygienemaßnahmen ist die Überwachung bzw. der Wechsel intravasaler Katheter bei hospitalisierten Patienten von großer Bedeutung. Der unkritische Einsatz von Antibiotika ist zu vermeiden, da er zur Zerstörung der bakteriellen Darmflora und in der Folge zur Besiedlung des Gastrointestinaltraktes durch Candida führt. Die Selektion primär oder sekundär resistenter Candidastämme sollte durch den gezielten, kurzzeitigen Einsatz von Fluconazol möglichst gering gehalten werden. Ein dokumentierbarer Anstieg der minimalen Hemmstoffkonzentration bei Verlaufstestungen in vitro sollte als Indiz für eine sich entwickelnde Resistenz gegenüber Fluconazol ernst genommen werden. Zur Verhinderung einer Kreuzresistenz unter Azolderivaten ist möglichst rechtzeitig auf eine andere Substanz umzustellen. Dokumentierte azolresistente C.-albicans-Isolate bei Patienten, die weder HIV-infiziert sind noch jemals mit Azolantimykotika behandelt wurden, sind bedenklich. Daher sind In-vitro-Testungen klinischer Isolate – insbesondere bei einer Candidasepsis – indiziert.

> Eine Meldepficht für Candidose nach dem IfSG besteht nicht, jedoch wird in den Ausführungsbestimmungen zum § 23 Abs. 1 die Auflage gemacht, fluconazolresistente Candidaisolate zu dokumentieren.

■ Beratung und spezielle Diagnostik

Nationales Referenzzentrum
für Systemische Mykosen
Hygiene-Institut
der Universität Göttingen
Kreuzbergring 57
37075 Göttingen
Tel.: 0551 / 39 – 5801
Fax: 0551 / 39 – 5861
Leitung: Prof. Dr. med. U. Groß
E-Mail: ugross@gwdg.de

Literatur

Hobson RP. The global epidemiology of invasive Candida infections – is the tide turning? J Hosp Infect 2003;55:159 – 68.

Odds FC. Candida and Candidosis. London: Baillière and Tindall; 1988.

Petri MG, König J, Moecke HP, et al. Epidemiology of invasive candidiasis in ICU patients: a prospective multicenter study in 435 nonneutropenic patients. Intens. Care Med. 1997;23:317 – 25.

Weig M, Gross U, Mühlschlegel. Clinical aspects of Candida infections. Trends Microbiol. 1998;6:468 – 70.

Link im Internet

www.rki.de
→ Gesundheit und Krankheiten
  → Infektionskrankheiten (A – Z)
    → Pilzinfektionen/Mykosen

Cryptococcus neoformans/Kryptokokkose
(alte Bezeichnung: Europäische Blastomykose)

K. Tintelnot

Erreger

Cryptococcus neoformans (teleomorph: Filobasidiella neoformans) ist eine 5–10 µm große Hefe (Klasse Basidiomycetes), die sich durch mehrere Charakteristika von anderen Hefen unterscheidet:
▶ Die Zellwand ist umgeben von einer 1–30 µm großen Schleimkapsel aus Glukuronoxylomannan (◉ Abb. 80).
▶ Der Erreger besitzt eine Phenoloxidase (Lakkase), die zur Melaninsynthese aus Dopamin und L-Dopa befähigt.
▶ C. neoformans kommt als Infektionserreger des Menschen in 2 Varianten vor: C. neoformans var. neoformans (Serotypen A, D und AD) und C. neoformans var. gattii (teleomorph: F. bacillispora) mit den Serotypen B und C.

Von mehr als 30 weiteren Cryptococcusarten sind nur wenige ausnahmsweise als Erreger beschrieben (C. albidus, C. laurentii).

Häufigkeit, Verbreitung und Bedeutung der Infektion

C. neoformans var. neoformans ist weltweit verbreitet und in Vogelfäkalien, besonders von Tauben und Papageienarten, sowie in mit Vogelfäkalien kontaminierter Erde oder Staub nachzuweisen. C. neoformans var. gattii ist in Australien, Afrika (z.B. Kenia, Ruanda, Zaire, Zimbabwe), den USA (insbesondere Kalifornien), Mittel- und Südamerika, Südostasien und in einzelnen Mittelmeerländern verbreitet und häufig mit Eukalyptusbäumen assoziiert. In Europa erworbene Kryptokokkosen werden meist durch C. neoformans var. neoformans verursacht. In Deutschland diagnostizierte C.-neoformans-var.-gattii-Infektionen sind in der Regel aus außereuropäischen Endemiegebieten importiert. Autochthone Infektionen durch C. neoformans var. gattii in Europa können am ehesten in Mittelmeerregionen mit Anpflanzungen von Eukalyptusbäumen erworben werden. Während die Inzidenz der Kryptokokkose mit dem Anstieg der HIV-Infizierten in den 1980er Jahren signifikant zunahm, ist seit Einführung der HAART (hochaktive antiretrovirale Therapie) in Europa und Nordamerika (Kapitel 20) ein deutlicher Rückgang der Kryptokokkose zu registrieren. Derzeit beträgt die Inzidenz der Kryptokokkose in den USA 0,2–0,9/100 000 in der Gesamtbevölkerung im Vergleich zu 2–4/1000 AIDS-Patienten. Dramatisch jedoch sind Kryptokokkosen bei HIV-Infizierten in Afrika, da bis zu 30% der Patienten mit AIDS von C. neoformans infiziert werden und die Infektion bei diesen Patienten ohne antimykotische Therapie eine Letalität von 100% besitzt.

Übertragung, Infektion und Pathogenese

Die Infektion erfolgt durch Inhalation der hitze- und austrocknungsresistenten Erreger. Auch Verletzungsmykosen sind beschrieben. Eine Übertragung von Mensch zu Mensch scheidet als Infektionsweg nahezu aus. Haustiere, z.B. Katzen, und verschiedene andere Tiere können an einer Kryptokokkose erkranken, während Tauben und andere Vögel offenbar nur Ausscheider von C. neoformans sind. Bemerkenswert ist eine Häufung von Kryptokokkosen durch C. neoformans var. gattii bei Ziegen in Spanien. Eine Übertragung vom Tier zum Menschen wurde auch hier bislang nicht beobachtet. Die Inkubationszeit ist schwer zu ermitteln und beträgt vermutlich bis zu mehreren Wochen. Die Kapsel von C. neoformans hat einen antiphagozytären Effekt. Für die Abwehr von C. neoformans entscheidend ist eine intakte Funktion der T-Zell-vermittelten Immunantwort, die die Abtötung durch aktivierte mononukleäre Phagozyten erfolgt. Die Kryptokokkose zählt zu den AIDS-definierenden Erkrankungen. Weniger häufig werden Kryptokokkosen bei Personen mit anderen Prädispositionen – vor allem nach Organtransplantation, bei malignen Tumoren unter einer Chemotherapie oder bei Langzeitsteroidmedikation – diagnostiziert. Bei Patienten nach Organtransplantation hat die Gabe von Tacrolimus zu einem deutlichen Anstieg an Infektionen durch C. neoformans geführt: So stieg die Kryptokokkosehäufigkeit bei Patienten nach Lebertransplantation von höchstens 1% auf 6% an. Vereinzelt treten klinisch manifeste Infektionen durch C. neoformans var. neoformans auch bei Personen ohne prädisponierendem Grundleiden auf. C. neoformans ist durch einen ausgeprägten Neurotropismus gekennzeichnet. Anders als Hefen der Gattung Candida kann C. neoformans mit Hilfe seiner Phenoloxidase Katecholamine des Gehirns verstoffwechseln. Anders als Kryptokokkosen durch C. neoformans var. neoformans werden Kryptokokkosen durch var. gattii überwiegend bei immunkompetenten Personen angetroffen. Dies zeigt einerseits, dass C. neoformans var. gattii virulenter ist als C. neoformans var. neoformans, und andererseits, dass HIV-Infizierte in Mitteleuropa sowie Nord- und Südamerika häufiger gegenüber der weltweit verbreiteten Varietät exponiert sind.

Klinisches Bild und Therapie

Pulmonale Kryptokokkosen bei Immunkompetenz werden selten diagnostiziert und können selbstlimitierend verlaufen. Klinische Symptome sind Husten, Produktion von Sputum und manchmal leichte Temperaturerhöhung, radiologisch zeigen sich flüchtige Infiltrate wie auch Rundherde in der Lunge, so genannte Kryptokokkome, und eine granulomatöse Gewebereaktion. Ein passager positiver Antigennachweis bei pulmonaler Besiedlung ist möglich. Das Primärstadium der Kryptokokkose in der Lunge bei Immunsuppression kann klinisch inapparent oder von pulmonalen Symptomen begleitet sein. Typisch für die Infektionen durch C. neoformans bei Immunsuppression ist die rasche hämatogene Disseminierung (Sekundärstadium) in alle parenchymatösen Organe. Aufgrund des Neurotropismus von C. neoformans wird die Kryptokokkose bei AIDS-Patienten in etwa 80% erst aufgrund neurologischer Symptome bei Meningitis oder Meningoenzephalitis diagnostiziert; am häufigsten klagen die Patienten unter zunächst leichten, dann zunehmenden Kopfschmerzen oder zeigen sich unruhig oder leicht verwirrt. Im fortgeschrittenen Stadium leiden die Patienten unter den klassischen Zeichen einer Meningoenzephalitis mit Erbrechen, Photophobie, Augenmuskellähmungen und zunehmender Eintrübung. Das Liquorzellbild kann nahezu unverändert sein, dafür zeigen sich in der Regel deutlich bekapselte Hefen (siehe Labordiagnostik).

Uncharakteristische Hautveränderungen als Manifestation einer Kryptokokkose sind nicht selten. Bei 10–15% der Patienten treten noduläre Herde im Rahmen einer disseminierten Infektion auf. Hautkryptokokkosen durch eine Verletzung können lokalisiert bleiben.

Organtransplantation. Die Kryptokokkose bei Patienten nach Organtransplantation unter Therapie mit Tacrolimus manifestiert sich im Vergleich zu Patienten ohne Tacrolimusbehandlung häufiger an Haut und Weichteilen sowie osteoartikulär (66 % versus 21 %), deutlich seltener am Zentralnervensystem (78 % versus 11 %).

Zentralnervensystem. Prodromi einer Manifestation am Zentralnervensystem, insbesondere bei C.-neoformans-var.-gattii-Infektionen, können psychische Alterationen sein. Neben einer akuten Meningoenzephalitis kann auch eine chronische Meningitis auftreten. Noduläre Veränderungen in Lunge und Gehirn bei immunkompetenten Personen, die zunächst nicht an eine Mykose denken lassen, sind besonders charakteristisch für eine Kryptokokkose durch C. neoformans var. gattii.

Bei disseminierten Kryptokokkosen lassen sich die Erreger in etwa 2/3 der Fälle im Urogenitalsystem nachweisen. Selbst nach erfolgreicher Therapie einer disseminierten Infektion kann es zu einem Rezidiv, ausgehend von der Prostata, kommen.

Differenzialdiagnostisch kommen in erster Linie Tuberkulose/tuberkulöse Meningitis und Toxoplasmose (bei C.-neoformans-var.-gattii-Infektion) oder andere Pilzinfektionen, z. B. durch Candida spp., in Betracht.

Therapie. Bei Patienten mit AIDS und Kryptokokkenmeningitis kommt eine Tripletherapie mit Amphotericin B, 5-Flucytosin und Fluconazol in Betracht sowie eine Sekundärbehandlung mit Fluconazol über Monate. Bei AIDS-Patienten ohne Beteiligung des Zentralnervensystems und bei Non-HIV-Patienten wird, in Abhängigkeit vom Schweregrad der Infektion, eine Kombinationstherapie mit Amphotericin B und 5-Flucytosin oder eine Fluconazolmonotherapie durchgeführt. Personen mit dauerhafter Immunsuppression sollten eine lebenslange Rezidivprophylaxe mit Fluconazol erhalten. Bei AIDS-Patienten kann durch die HAART möglicherweise auf eine lebenslange Rezidivprophylaxe verzichtet werden (s. auch Kapitel 20).

Labordiagnostik

Beim direkten Erregernachweis mittels Kultur ist ein mikroskopischer Direktnachweis bekapselter Hefen im Tuschepräparat aus Liquorsediment, Urin und Biopsaten möglich. Vereinzelt wurden auch Kryptokokken mit schwacher oder fehlender Bekapselung beobachtet. Der kulturelle Nachweis gelingt in der Regel innerhalb weniger Tage, die Identifizierung wird durch den Einsatz von Spezialmedien (z. B. Guizotia-abyssinica-Kreatinin-Agar, nach dem Erstbeschreiber auch „Staib-Agar" genannt) erleichtert. Eine Identifizierung von Cryptococcus-neoformans-Isolaten auf Subspeziesebene sollte aufgrund des unterschiedlichen Infektionsverlaufs der beiden Varietäten angestrebt werden. Im Vordergrund steht bei der Diagnostik der Antigen- und nicht der Antikörpernachweis! Der Antigennachweis wird als Latexagglutinationstest vorrangig aus Serum und Liquor durchgeführt. Herkömmliche kommerzielle Antigennachweistests besitzen eine hohe Spezifität und Sensitivität (über 95 %). Die Bestimmung des Antigentiters eignet sich zur Einschätzung des Stadiums der Erkrankung („Staging") und zur Verlaufskontrolle. **Cave:** Ein zytologisch und serologisch unauffälliger Liquorbefund schließt eine Kryptokokkose nicht aus und sollte bei begründetem Verdacht durch ein Antigenscreening im Serum ergänzt werden. Der histologische Nachweis von bekapselten Hefen ist möglich. Giemsa- bzw. Muzikarminfärbungen erleichtern den Kapselnachweis.

Maßnahmen der Verhütung und Bekämpfung

Die beste Infektionsprophylaxe besteht im Meiden des Kontakts mit bekannten Quellen von C. neoformans, insbesondere von Taubenschlägen oder von durch Taubenfäkalien verunreinigten Plätzen (s. auch Kapitel 20).

Eine Meldepflicht nach dem IfSG besteht nicht.

■ **Beratung und spezielle Diagnostik**

Konsiliarlaboratorium
für Cryptococcus neoformans
Robert Koch-Institut, Mykologie
Nordufer 20
13353 Berlin
Tel.: 01888 – 754 – 2208
Fax: 01888 – 754 – 2614
Ansprechpartnerin:
Frau Dr. K. Tintelnot
E-Mail: tintelnotk@rki.de

Literatur:

Husain S, Wagener MM, Singh N. Cryptococcus neoformans infection in organ transplant recipients: variables influencing clinical characteristics and outcome. Emerg Inf Dis. 2001;7:375 – 81.

Mitchell TG, Perfect JR. Cryptococcosis in the era of AIDS: 100 year after the discovery of Cryptococcuss neoformans. Clin Microbiol Rev 1995;8:515-48.

Staib F, Seibold M, Láge M. Persistence of Cryptococcus neoformans in seminal fluid and urine under itraconazole treatment. The urogenital tract (prostate) as a niche for Cryptococcus neoformans. Mycoses. 1990;33: 369 – 73.

Tintelnot K, Adler S, Bergmann F, Schönherr K, Seibold M. Disseminated cryptococcoses without cryptococcal antigen detection. Mycoses. 2000;43:203 – 7.

Tintelnot K, Schär G, Polak A. Epidemiological Data of Cryptococcosis in Austria, Germany and Switzerland part of the ECMM survey in Europe. Mycoses. 2001;44:345 – 50.

Link im Internet

www.rki.de
→ Gesundheit und Krankheiten
    → Infektionskrankheiten (A – Z)
        → Pilzinfektionen/Mykosen

Aspergillus spp./Aspergillose

K. Tintelnot

Erreger

Pilze der Gattung Aspergillus sind septierte Fadenpilze (Klasse: Euascomycetes). Sie sind durch ihre Fähigkeit charakterisiert, ein breites Spektrum organischer Substanzen abbauen und sich extremen Bedingungen (pH-Wert unter 2, höhere Temperaturen, Trockenheit) anpassen zu können. Klinisch relevante Aspergillusarten, insbesondere A. fumigatus, zeichnen sich durch ihre Thermotoleranz aus. Zur weltweiten Verbreitung von Aspergillus spp. trägt bei, dass sie in der Natur in der Lage sind, innerhalb eines Generationszyklus Millionen vermehrungsfähiger Sporen zu bilden. A. flavus war der erste identifizierte Mykotoxinbildner (Aflatoxin). Aufgrund des ubiquitären Vorkommens sind Schimmelpilze der Gattung Aspergillus häufig in der

Raumluft nachzuweisen. Am häufigsten wird Aspergillus fumigatus bei einer invasiven Aspergillose isoliert, gefolgt von Aspergillus flavus, A. terreus und A. nidulans und anderer Aspergillusspezies. A. niger wird als osmotoleranter Organismus in erster Linie als Besiedler bei der so genannten Otomykose beobachtet.

Häufigkeit, Verbreitung und Bedeutung der Infektion

A. fumigatus ist weltweit der häufigste opportunistische Erreger einer Hyphomykose innerer Organe beim Menschen. Aspergillosen sind vor allem für Patienten mit Immunsuppression, insbesondere bei hämatologisch-onkologischer Grunderkrankung, nach Organtransplantation, bei chronischer Granulomatose und unter Langzeitbehandlung mit Kortikosteroiden von Bedeutung. Die Häufigkeit der invasiven Aspergillose beträgt bei Patienten nach Organtransplantation bis zu 26 %. Invasive Aspergillosen nach allogener Stammzelltransplantation weisen eine Letalität von mehr als 70 % (bis zu 90 %) auf.

Übertragung, Infektion und Pathogenese

Infektion. Eine Infektion durch Aspergillusarten erfolgt in der Regel durch Inhalation luftgetragener, im Durchmesser 2,5–4 µm großer Konidien (so genannte Sporen), seltener durch verunreinigte Lebensmittel oder Kontamination von Infusionslösungen oder Verbandmaterial. Ausnahmsweise ist die Übertragung von Aspergillus von Mensch zu Mensch durch Aushusten von Konidien bei massiver Besiedlung der Lunge möglich. Für den gesunden Menschen ist das Einatmen einzelner Aspergillussporen ungefährlich, da sie vom Monozyten-Makrophagen-System eliminiert werden; reicht die Kapazität der Alveolarmakrophagen – sei es durch eine massive Exposition, z. B. beim Verladen verschimmelten Heus, oder durch eine verminderte Funktion infolge einer Kortikosteroidbehandlung – nicht aus, gelingt den Konidien (Pilzsporen) die Ausbildung von Hyphen, an deren Abwehr polymorphkernige Granulozyten und am Rande auch T-Lymphozyten beteiligt sind. Daher erklärt sich, dass eine massive Exposition ausnahmsweise auch bei primärer Immunkompetenz zu einer foudroyanten, nekrotisierenden Aspergillose führen kann und dass vor allem Patienten unter iatrogener Immunsuppression, aber auch AIDS-Patienten im Finalstadium, gefährdet sind, eine invasive Aspergillose zu entwickeln.

Organbefall. Aspergillusarten besiedeln häufig die Nasennebenhöhlen bei Patienten mit chronischer Sinusitis. Die Nasennebenhöhlen sowie der Gastrointestinaltrakt können bei neutropenischen Patienten Quelle für eine endogene Infektion sein. Eine Besiedlung der Lungen tritt häufig bei chronischen pulmonalen Erkrankungen mit Bronchiektasen, Lungenemphysem und tuberkulösen Kavernen auf; hier führt die Besiedlung präformierter Höhlen zu Pilzbällen, den Aspergillomen. Als Komplikation eines Aspergilloms kann im fortgeschrittenen Stadium eine Gefäßruptur der Aspergillomwand zur Hämoptoe mit letaler Blutung führen. Die Entwicklung eines Aspergilloms zu einer invasiven Aspergillose ist ohne Neutropenie in der Regel nicht zu befürchten.

Allergische Reaktion. Die Inhalation von Aspergillussporen kann bei Atopikern eine allergische Sofortreaktion (Typ-I-Reaktion) oder eine exogen-allergischen Alveolitis als Typ-III-Reaktion induzieren. Die allergisch bronchopulmonale Aspergillose ist häufig Folge eines langjährigen Asthmas. Sie zeichnet sich durch rezidivierende flüchtige Lungeninfiltrate, Blut- und Sputumeosinophilie, erhöhten Gesamt-IgE-Gehalt und bräunlichen Auswurf mit kulturellem Aspergillusnachweis aus.

Invasive Aspergillose. Vom Aspergillom und einer aspergillusassoziierten allergischen Erkrankung ist die invasive Aspergillose abzugrenzen. Wegbereiter einer pulmonalen Aspergillose können bestehende oder abgelaufene bakterielle Pneumonien, z. B. durch Legionella pneumophila, rezidivierende bakterielle Pneumonien, wie bei Patienten mit Mukoviszidose, oder auch chronischer Alkoholabusus sein. Ein hohes Risiko besteht für Patienten unter ständiger Immunsuppressivamedikation, z. B. aufgrund einer Autoimmunerkrankung, bei Malignom und Zytostatikatherapie oder nach Organtransplantation. Generell begünstigen eine Neutropenie und Defekte der zellulären Abwehr die Entwicklung einer invasiven Aspergillose. Das Risiko steigt bei Patienten nach Knochenmarktransplantation mit dem Schweregrad und der Dauer der Granulozytopenie.

Inkubationszeit. Da ein Aspergillusnachweis aus belüfteten Kompartimenten auch ohne klinische Relevanz möglich ist und die Entwicklung einer invasiven Aspergillose entscheidend vom Immunstatus des Patienten abhängt, ist eine bestimmte Inkubationszeit kaum zu ermitteln. Erfahrungen bei Verletzungsmykosen zeigen jedoch, dass uncharakteristische klinische Symptome nach mehreren Tagen bis zu mehreren Wochen zu beobachten sind. Bei hämatologischen/onkologischen Patienten kann jedoch zwischen der Inhalation von Aspergilluskonidien bis zum Exitus letalis eine Dauer von weniger als 2 Wochen liegen. Bei Immunkompetenz ist ein erster Antikörpernachweis nach etwa 7 Tagen möglich.

Klinisches Bild und Therapie

Aspergillus spp. können Ursache von Bronchopneumonien, Lungeninfarkten, akut nekrotisierenden Pneumonien und Sepsis sein.

Akute pulmonale Aspergillose. Die klinischen Symptome sind wenig charakteristisch und zeigen ein breites Spektrum an Lungenveränderungen unterschiedlicher Lokalisation und Ausdehnung. Auch die radiologischen Zeichen (fleckige oder noduläre Veränderungen) sind nicht von bakteriellen Infektionen zu unterscheiden. Daher sollte bei antibiotikarefraktärem Fieber (über 38 °C), Dyspnoe und Infiltraten in der Lunge bei einem Patienten unter immunsuppressiver Therapie bzw. Immundefekt immer auch an eine Aspergillose gedacht werden. Husten ist fakultativ und in der Regel unproduktiv. Das Computertomogramm ist dem Röntgenbild des Thorax bei neutropenischen Patienten mit invasiver Aspergillose überlegen; Herde mit Halophänomen sind verdächtig auf eine Schimmelpilzinfektion, in erster Linie durch Aspergillus spp. Eine invasive Aspergillose der Lunge führt bei neutropenischen Patienten rasch zur hämatogenen Streuung in Zentralnervensystem, Haut, Gastrointestinaltrakt, Nieren, Leber, Herzklappen und Knochen. Livide, herdförmige Verfärbungen in der Haut, insbesondere an den Extremitäten, einem Krebsnabel ähnlich, können Zeichen einer Embolisation von Aspergillen sein.

Manifestationen am Zentralnervensystem äußern sich in der Regel als Hirnabszesse. Eine Meningitis durch Aspergillus ist – anders als bei Cryptococcus neoformans und Candida albicans – eine Seltenheit.

Organtransplantation. Es ist zu bedenken, dass Hyphomykosen, einschließlich der Aspergillose, bei Personen nach Organtransplantation häufig als „Late-Onset"-Infektion auftreten. In dieser Phase infizieren sich die Patienten unter Dauermedikation mit Immunsuppressiva außerhalb des Krankenhauses, wenn sie unkontrolliert Aspergillussporen exponiert sind! Nach Singh (2001) traten 56 % der Hyphomykosen 3 Monate nach Organtransplantation auf, 30 % sogar nach mindestens einem Jahr.

Die chronisch nekrotisierende Aspergillose der Lunge mit und ohne Pleurabeteiligung ist gekennzeichnet durch Fieber, produktiven Husten, Gewichtsverlust über Monate und zunehmende Herde im Röntgenbild des Thorax. Diese Form der Aspergillose tritt bei chronischen oder kürzlich behandelten Lungenerkrankungen sowie nach Tuberkulose auf. Leicht verkannt wird die infarktoide Aspergilluspneumonie – rezidivierende Pneumonien bei klinischen Symptomen von Lungeninfarkten – sollten an eine Aspergillose denken lassen.

Differenzialdiagnostisch kommen in erster Linie Pilzinfektionen durch andere Hyphomyzeten, z. B. Fusarium oder Pseudallescheria, in Betracht.

Therapie. Bei einer akuten invasiven Aspergillose war bislang Amphotericin B Mittel der Wahl. Eine vergleichbare Wirksamkeit bei besserer Verträglichkeit ist für Voriconazol und Caspofungin beschrieben. Im Tiermodell und in ersten Kasuistiken zeigte sich ein synergistischer Effekt von Amphotericin B und Caspofungin. Bei neutropenischen Patienten ist der Anstieg der Granulozytenzahl nach der Aplasiephase entscheidend für den Therapieerfolg. Bei einer Endokarditis durch Aspergillus kann ein Behandlungserfolg – ähnlich wie bei der Candidaendokarditis – nur durch chirurgische Herdsanierung unter gleichzeitiger intravenöser Amphotericin-B-Gabe erwartet werden. Ein chirurgisches Débridement sollte bei allen fokalen Läsionen – sofern mit dem Zustand des Patienten vereinbar – versucht werden, um die Pilzlast zu reduzieren. Dies gilt – wie auch bei anderen Schimmelpilzinfektionen – bei Brandverletzungen, Osteomyelitis und Weichteilabszessen. Auch bei der chronisch-nekrotisierenden Aspergillose ist neben dem Einsatz von Amphotericin B oft eine Teilresektion der Lunge zur Fokussanierung notwendig.

Labordiagnostik

Direkter Erregernachweis. Mikroskopischer und kultureller Nachweis erfolgen aus Sputum, bronchioalveolärer Lavage, transbronchialer Biopsie und aspergillosverdächtigen Tumoren, Leberbiopsat und anderen primär sterilen Kompartimenten, wie Liquor oder Peritonealflüssigkeit. A.-fumigatus-Isolate aus Sputum oder bronchioalveolärer Lavage können eine Besiedlung, den Nachweis eines Allergens bzw. eines Erregers oder gar eine luftgetragene Kontamination darstellen, daher ist die klinische Relevanz eines Aspergillusnachweises aus den Atemwegen nur im klinischen und immunologischen Kontext möglich (nicht jeder kulturelle Nachweis von A. fumigatus aus Patientenmaterial, insbesondere aus den Atemwegen, ist mit einer Infektion gleichzusetzen). Der mikroskopische Direktnachweis kleiner Pilzdrusen mit Hyphen in einer frischen Probe aus dem unteren Respirationstrakt eines Patienten mit hämatologischem Grundleiden ist hochverdächtig auf eine Hyphomykose. Eine Identifizierung auf Speziesebene sollte z. B. deshalb geführt werden, weil sich A. terreus als weitgehend unempfindlich gegenüber Amphotericin B erwiesen hat.

PCR. Es erfolgt der Nachweis von Aspergillus-DNA im biopsierten, primär sterilen Patientenmaterial mit anschließender Sequenzierung. Die Spezifität einer Aspergillus-PCR ohne Sequenzierung und ihre diagnostische Wertigkeit sind derzeit noch in der Diskussion.

Serologie. Der Antigennachweis erfolgt durch den Galaktomannannachweis (ELISA). Ein 2-malig positiver Befund bei Hochrisikopatienten mit unklarem antibiotikarefraktären Fieber ist hochverdächtig auf eine invasive Aspergillose. Falsch-positive Befunde sind beim Verzehr von pilzhaltigen Lebensmitteln und Gewürzen sowie unter Amoxicillintherapie beschrieben. Zum Antikörpernachweis gegen Aspergillus werden Hämagglutinationstests, ELISA, Komplementbindungsreaktion und Immundiffusion eingesetzt. Die Grenzen und Möglichkeiten sind nicht nur vom Immunstatus des Patienten und vom Erreger abhängig, sondern auch von der Qualität der eingesetzten Antigene. Da kommerzielle Nachweisverfahren vor allem unter allergologischen Fragestellungen aufgebaut wurden, ist der Wert dieser Tests zum Nachweis einer invasiven Aspergillose gering. In jedem Fall sollten metabolische Antigene beim Nachweis einer invasiven Aspergillose zum Antikörperscreening eingesetzt werden. Unter dieser Prämisse hat der Antikörpernachweis, z. B. bei Patienten mit chronischer Granulomatose, einen hohen diagnostischen Stellenwert. Bei Verdacht auf ein Aspergillom ist der Nachweis präzipitierender Antikörper in Kombination mit einem typischen radiologischen Befund (Luftsichel über Rundherd, typischer-weise im Lungenoberlappen) und entsprechender Anamnese auch ohne kulturellen Nachweis nahezu beweisend. Der Antikörpernachweis gegen rekombinantes Mitogillin, einem Stoffwechselprodukt von A. fumigatus während seines invasiven Wachstums, kann auch bei humoraler Abwehrschwäche versucht werden.

Histologisch werden Pilzhyphen im Gewebe nachgewiesen, häufig ist dichotomer Verzweigung. **Cave:** Der Nachweis von Hyphen, wie sie auch bei Aspergillosen gefunden werden, ist kein Beleg einer Aspergillose, sondern nur einer Hyalohyphomykose. Immunhistologisch kann eine Aspergillusinfektion mittels monoklonaler Antikörper bestätigt oder ausgeschlossen werden.

Maßnahmen der Verhütung und Bekämpfung

Im Krankenhausbereich ist Folgendes zu beachten:
- **Cave:** Bauarbeiten im Klinikbereich und in der Umgebung – regelmäßige Wartung der Klimaanlage,
- HEPA-Filter im Patientenzimmer,
- keine Topfpflanzen mit Blumenerde im Krankenhaus,

Patienten mit aspergillusassoziierter Sinusitis und geplanter iatrogener Immunsuppression sollten mittels Ausräumung der Nasennebenhöhlen und Gabe von Amphotericin B prophylaktisch behandelt werden.

Im ambulanten Bereich sollte bei gefährdeten Patienten, z. B. unter Dauermedikation mit Immunsuppressiva nach Organtransplantation, eine Exposition gegenüber Schimmelpilzsporen so gering wie möglich gehalten werden (z. B. Kompost, Topfpflanzen, Wohnungssanierung nach Wasserschaden; siehe auch „Empfehlungen zur Vermeidung von Schimmelpilzstreuquellen in Haushalten", Pressemitteilung 19/95 des Robert Koch-Instituts).

Ein Impfstoff steht nicht zur Verfügung.

> Eine Meldepficht nach dem IfSG besteht nicht.

■ Beratung und spezielle Diagnostik

Konsiliarlaboratorium für Aspergillus
Institut für Medizinische Mikrobiologie und Hygiene am Helios-Klinikum Erfurt
Nordhäuser Str. 74
99089 Erfurt

Tel.: 0361 / 781–2710
Fax: 0361 / 781–2712
Ansprechpartner:
Prof. Dr. med. Reinhard Kappe
E-Mail: rkappe@haema.de

Nationales Referenzzentrum
für Systemische Mykosen
Hygiene-Institut
der Universität Göttingen
Kreuzbergring 57
37075 Göttingen
Tel.: 0551 / 39–5801
Fax: 0551 / 39–5861

Leitung: Prof. Dr. med. U. Groß
E-Mail: ugross@gwdg.de

Literatur

Brakhage AA, Jahn B, Schmidt A. Aspergillus fumigatus. Basel: Karger; 1999.
Dupont B, Richardson M, Verweij PE, Meis JF. Invasive aspergillosis. Med Mycol 2000;38 Suppl 1:215-24.
Maertens J, Verhaegen J, Demuynck H, Brock P, Verhoef G, Vandenberghe P, Van Eldee J, Verbist L, Boogaers M. Autopsy-controlled prospective evaluation of serial screening for circulating galactomannan by a sandwich enzyme-linked immunosorbent assay for hematological patients at risk for invasive aspergillosis. J Clin Microbiol 1999;37:3223-8.
Stevens DA, Kann VL, Judson MA, et al. Practice guidelines for diseases caused by Aspergillus. Clin Infect Dis. 2000;30:696–709.

Link im Internet

www.rki.de
→ Gesundheit und Krankheiten
  → Infektionskrankheiten (A–Z)
    → Pilzinfektionen/Mykosen

Histoplasma capsulatum/Histoplasmose

K. Tintelnot

Erreger

Histoplasma capsulatum gehört – wie Coccidioides immitis, Paracoccidioides brasiliensis, Blastomyces dermatitidis und Penicillium marneffei – zur Gruppe obligat pathogener, dimorpher (biphasischer) Pilze. H. capsulatum wächst in der parasitären Phase im lebenden Organismus und in vitro bei 37 °C als Hefe und in der saprophytären Phase bei Umgebungstemperaturen als Myzelbildner mit inhalationsfähigen infektiösen Konidien (Sporen). In Endemiegebieten können diese durch Inhalation zu Ausbrüchen von Systemmykosen führen (siehe obige Tabelle). H. capsulatum kommt als Infektionserreger des Menschen in 2 Varianten vor: H. capsulatum var. capsulatum und H. capsulatum var. duboisii.

Häufigkeit, Verbreitung und Bedeutung der Infektion

H. capsulatum kommt in den USA, Zentral- und Südamerika, der Karibik, Afrika, Indonesien, Japan, Australien und vereinzelt in Südeuropa vor. Innerhalb dieser Areale treten Infektionen herdförmig begrenzt endemisch auf. Als Erregerreservoir gelten Nagetiere und Vögel. Exkrementreiche, stickstoffreiche Böden in der Umgebung von Vogelnistplätzen und Fledermaushöhlen begünstigen eine besonders hohe Erregerdichte. Durch Freisetzung von Konidien treten Infektionen gehäuft nach Bauaktivitäten oder Feldarbeit in Endemiegebieten auf. Auch Haus- und Nutztiere sowie verschiedene Wildtiere können an Histoplasmose erkranken. In den USA ist die Histoplasmose die häufigste endemische Mykose mit jährlich mehr als 100 000 frischen Infektionen. Klinisch manifeste, behandlungspflichtige Infektionen finden sind vor allem bei Patienten mit Immunschwäche, bei Kleinkindern, Personen über 60 Jahren oder solchen mit chronischen Lungenerkrankungen. Besonders gefährdet für disseminierte Verläufe sind Patienten mit T-Zell-Defekt, so auch Patienten mit AIDS. Im deutschsprachigen Raum diagnostizierte Infektionen wurden ausnahmslos importiert. Da Histoplasmainfektionen bei Immunkompetenz in der Regel subklinisch verlaufen, besteht eine hohe Dunkelziffer. Aufgrund der am Robert Koch-Institut diagnostizierten und dokumentierten Fälle ist in Deutschland von mehreren hundert bis tausend importierten Infektionen pro Jahr auszugehen. Gerade die Seltenheit der Histoplasmose in unseren Breitengraden führt dazu, dass eine solche Mykose häufig nicht rechtzeitig erkannt wird.

Übertragung, Infektion und Pathogenese

Die Infektion entwickelt sich nach Inhalation der Sporen (Konidien). Eine Übertragung von Mensch zu Mensch kommt nicht vor. Extrem selten sind Histoplasmosen nach direkter Erregerinokulation. Die Inkubationszeit beträgt bei klinisch apparenten Verläufen 1–3 Wochen. Wie bei anderen obligat pathogenen Erregern können auch Immungesunde an einer Histoplasmose erkranken. Dennoch bestimmen der Immunstatus und die Infektionsdosis den Infektionsverlauf. Wie bei den anderen Systemmykosen durch dimorphe Pilze kommt es aufgrund der Erregereigenschaften und der damit assoziierten T-Zell-Antwort zu einer granulomatösen Gewebereaktion und häufig zur Ausbildung eines Primärkomplexes, ähnlich wie bei der Tuberkulose (siehe unten, „Differenzialdiagnosen"). H. capsulatum kann im retikuloendothelialen System persistieren, sodass es bei einem T-Zell-Defekt möglicherweise zur Reaktivierung kommt (● Abb. 33).

Klinisches Bild und Therapie

Die Histoplasmose kann ein weites Spektrum klinischer Manifestationen umfassen. In mehr als 80 % der Fälle verläuft die Infektion inapparent bzw. selbstlimitierend als „grippaler Infekt". In den verbleibenden Fällen kann die Histoplasmose einen akut pulmonalen, chronisch pulmonalen oder disseminierten Verlauf nehmen.

Pulmonaler Befall. Die akute, gutartig verlaufende pulmonale Infektion manifestiert sich mit Fieber, allgemeinem Krankheits- oder Schwächegefühl, Husten und thorakalen Schmerzen. Bisweilen kann ein Erythema nodosum oder multiforme beobachtet werden. Als Residuen einer Histoplasmose finden sich einzelne oder zahlreiche Herde in den Lungen (häufig als Rundherde, so genannte Coin-Lesions imponierend), in den Hiluslymphknoten und in der Milz, die im Verlauf zur Verkalkung neigen. Diese Tendenz ist bei der Histoplasmose stärker ausgeprägt als bei der Kokzidioidomykose. Die chronische pulmonale Erkrankung ähnelt sowohl klinisch als auch radiologisch einer pulmonalen Tuberkulose. Spontanheilungen und jahrelange symptomlose Phasen wurden beschrieben. Es können sich Bronchiektasen und Kavernen ausbilden.

Disseminierte Infektion. Die akut verlaufende disseminierte Infektion ist vorrangig bei HIV-Infizierten in bzw. aus Endemiegebieten ohne bisherige antiretrovirale Therapie zu beobachten und dort häufig die AIDS-definierende Erkrankung. Es handelt sich hierbei entweder um eine Erstinfektion mit Histoplasma capsulatum oder um eine Reaktivierung. CD4-Zell-Zahlen unter 150/µl führen zu einer deutlichen Erhöhung des Risikos der Reaktivierung einer früher erfolgten Infektion. Die Patienten leiden unter Husten, Dyspnoe (Pneumonie) und schwerstem Krankheitsgefühl. In der Regel bestehen mäßiggradige Temperaturerhöhung, Gewichtsverlust und Hepatosplenomegalie. Nekrotisierende Hautläsionen, Disseminationen in das Zentralnervensystem, Infiltrationen der Darmwand mit der Gefahr einer Perforation oder Schleimhautulzera im gesamten Verdauungstrakt werden beobachtet. Die disseminierte Histoplasmose bei AIDS zeigt einen foudroyanten Verlauf und führt unbehandelt innerhalb weniger Tage bis Wochen zum Tod. Daher sollte gerade bei bislang unbehandelten HIV-Patienten mit septischem Krankheitsbild aus Endemiegebieten immer an eine Histoplasmose gedacht werden. Disseminierte Histoplasmosen bei Personen mit Abwehrschwächen anderer Ursache, z. B. bei Menschen über 60 Jahre, nehmen einen eher chronischen Verlauf. Die disseminierte Histoplasmose kann von Panzytopenie, Endokarditis, Meningitis sowie einer meist asymptomatischen Infiltration der Nebennieren begleitet sein.

H. capsulatum var. duboisii. Die vorwiegend in Afrika vorkommende Varietät H. capsulatum var. duboisii hat eine hohe Affinität zu Haut und Knochen, eine Dissemination mit Befall von Lymphknoten, Leber, Milz und anderen Organen ist selten. Typisch sind anfänglich schmerzlose Läsionen an Haut und Knochen. Die Hautläsionen können als warzenartige oder subkutane Tumoren imponieren, die spontan heilen oder ulzerieren. Die ossären Absiedlungen finden sich vor allem in Rippen, Schädelknochen oder langen Röhrenknochen. Schmerzen werden häufig erst bei Periostbeteiligung beklagt. **Cave:** Nicht alle in Afrika erworbenen Histoplasmosen sind durch diese Varietät hervorgerufen.

Differenzialdiagnostisch kommen, neben einer Infektion durch Blastomyces dermatitidis oder Coccidioides immitis, Lungen- oder Miliartuberkulose, viszerale Leishmaniose und – vor allem bei AIDS-Patienten – eine Pneumocystis-jiroveci-Pneumonie in Betracht.

Therapie. Die meisten akuten pulmonalen Histoplasmosen bedürfen bei Immunkompetenz keiner antimykotischen Therapie. Tritt keine spontane klinische Besserung innerhalb weniger Tage nach Diagnosestellung ein, so ist zur Behandlung Itraconazol Mittel der Wahl. Ketoconazol ist wirksam, jedoch mit mehr Nebenwirkungen behaftet. Bei disseminierten Infektionen ohne Beteiligung des Zentralnervensystems wird Itra- bzw. Ketoconazol über mehrere Monate verabreicht, bei foudroyanten, disseminierten Infektionen Amphotericin B intravenös. Bei Manifestation im Zentralnervensystem ist eine Erhaltungstherapie mit Itraconazol, in 2. Linie mit Fluconazol, über Monate bis Jahre angezeigt. Bei AIDS sollte eine lebenslange Suppressionstherapie mit Itraconazol durchgeführt werden. **Cave:** Die gleichzeitige Gabe von Rifampicin verstärkt die Metabolisierung von Itraconazol via CYP-3A4.

Labordiagnostik

Direkter Erregernachweis. Ein mikroskopischer und kultureller Nachweis aus Sputum und bronchoalveolärer Lavage ist möglich, bei generalisiertem Verlauf erfolgt der Erregernachweis aus Blut, Urin, Knochenmark oder Biopsat aus suspektem betroffenen Gewebe. Die Anzüchtung kann mehrere Wochen benötigen und erfordert spezielle Kulturbedingungen; **Cave:** Gefahr von Laborinfektionen durch Histoplasma capsulatum in der Myzelphase. Der Erregernachweis kann durch Gensonden, PCR und Sequenzierung beschleunigt werden.

Serologie. Ein Histoplasmaantigennachweis aus Serum und Urin steht zurzeit nur in den USA zur Verfügung. Der Antikörpernachweis erfolgt mittels Immundiffusionstest sowie gegebenenfalls Western Blot und Komplementbindungsreaktion. Ein Antikörpernachweis ist frühestens wenige Tage nach Erkrankungsbeginn möglich, unter Umständen erst nach einigen Wochen. **Cave:** Bei einer abgelaufenen primär pulmonalen Histoplasmose ist der Antikörpernachweis in der Regel nur innerhalb eines 2-Jahres-Zeitraums möglich. Dies ist bei der Abklärung asymptomatischer Lungenrundherde zu berücksichtigen.

Histologie. Es erfolgt der Nachweis der intrazellulär gelegenen, etwa 2,5–4,5 µm großen, hefeähnlichen Erreger sowie der granulomatösen Gewebereaktion. Die beiden Varianten sind histologisch aufgrund der unterschiedlichen Größe der Erreger (H. capsulatum var. duboisii: etwa 12–15 µm) im Gewebe zu unterscheiden.

Hauttest. Der Histoplasminhauttest, der vorwiegend für epidemiologische Untersuchungen in Endemiegebieten eingesetzt wurde, steht nicht mehr zur Verfügung.

Maßnahmen der Verhütung und Bekämpfung

Die beste Infektionsprophylaxe besteht im Meiden des Kontakts mit bekannten Quellen von H. capsulatum (Fledermaushöhlen in Endemiegebieten) bzw. dem Tragen von Atemschutzmasken. Bei Immungesunden hinterlässt eine Infektion eine lang anhaltende Immunität. Diese wird nur durch eine massive Reexposition oder einen erworbenen Immundefekt durchbrochen.

> Eine Meldepficht nach dem IfSG besteht nicht. Histoplasma capsulatum gehört zu den Erregern der Risikostufe 3!

Beratung und spezielle Diagnostik

Konsiliarlaboratorium
für Histoplasma capsulatum
Robert Koch-Institut, Mykologie
Nordufer 20
13353 Berlin
Tel.: 01888–754–2208
Fax: 01888–754–2614
Ansprechpartnerin:
Frau Dr. K. Tintelnot
E-Mail: tintelnotk@rki.de

Literatur

Erkens K, Lademann, Tintelnot K, Lafrenz M, Kaben U, Reisinger EC. Histoplasmose – Gruppenerkrankung bei Fledermausforschern nach Kubaaufenthalt. DMW. 2002;127:21–5.

Wheat LJ. Histoplasmosis in the acquired immunodeficiency syndrome. Curr Topics Med Mycol. 1996;7:7–18.

Wheat J, Sarosi G, McKinsey D, et al. Practice Guidelines for the management of patients with histoplasmosis. Clin Inf Dis. 2000;30: 688–95.

Link im Internet

www.rki.de
→ Gesundheit und Krankheiten
   → Infektionskrankheiten (A–Z)
      → Pilzinfektionen/Mykosen

23 Infektionen der Schwangeren und des Neugeborenen

B. Stück

Im Verlauf der Schwangerschaft können eine Vielzahl von Viren, Bakterien und Parasiten zu Infektionen des Ungeborenen führen. Die Infektion erfolgt vor allem hämatogen diaplazentar, vaginal aufsteigend oder selten auch über endometrische Herde. Einfluss und Ausprägung der Schädigung werden durch die Infektionsbiologie des Erregers und durch das Stadium der embryonal-fetalen Entwicklung (Gestationsalter) bestimmt. Vertikale Infektionen führen im 1. Trimenon, dem Stadium der Ontogenese, zu irreparablen, für das Gestationsalter typischen Fehlbildungen (Embryopathien). Dabei können ausgeprägte Schädigungen bereits zum Abort führen. Infektionen nach dem 1. Trimenon führen zu Organveränderungen, die den postpartalen Krankheitsbildern ähneln können, sich wegen der Unreife des Gewebes jedoch deutlich von der Symptomatik bei einer Infektion im späteren Leben unterscheiden (Fetopathien). Perinatal erworbene Infektionen können wegen der noch unreifen Immunabwehr zu disseminierten, sepsisähnlichen Krankheitsbildern führen. In der Embryonalzeit können nur Viren, in der Fetalzeit alle Erreger die Plazenta passieren. Prä- und perinatale Infektionen sind für 3–5 % aller angeborenen Entwicklungsstörungen verantwortlich.

Virale Infektionen

Röteln

Rötelninfektionen in den ersten 5 Monaten der Schwangerschaft können zur Rötelnembryopathie (Abb. 75a), in den späteren Monaten zur Rötelnfetopathie (Abb. 75b) führen.

Epidemiologie. Mindestens 5 % der Schwangeren weisen keinen Rötelnschutz auf. Das sind fast 40 000 gefährdete Ungeborene pro Jahr. Die bei Geburt und in den ersten Lebensmonaten nicht immer bestehende charakteristische Symptomatik führt in Zusammenhang mit einer schlechten Meldedisziplin zu einem hohen „Underreporting". So werden gegenwärtig in Deutschland schätzungsweise jährlich noch 50–100 Kinder mit einer Rötelnembryopathie geboren (Angaben des Robert Koch-Instituts). Bei der pränatalen Infektion kommt es im Verlauf der mütterlichen Virämie diaplazentar zur Infektion des Embryo bzw. des Feten mit Mitosehemmung in den infizierten Zellen und damit Störung der Organogenese. Die embryonale Infektion führt in der Regel zu einer über die Geburt hinaus bestehende Viruspersistenz. Bei einer mütterlichen Rötelninfektion in der Frühschwangerschaft besteht ein Fehlbildungsrisiko von bis zu 85 %. Infektionen in der 1. bis Ende der 11. Schwangerschaftswoche führen zu Organfehlbildungen (Gregg-Syndrom), ab der 12.–17. Schwangerschaftswoche in abnehmendem Maße noch zur Innenohrschwerhörigkeit. Nach der 18. Schwangerschaftswoche können transiente Symptome in Form der Rötelnfetopathie auftreten. Zu klinischem Bild und Diagnose konnataler Röteln siehe Erregersteckbrief Rötelnvirus.

Prophylaxe. Hauptziel des Rötelnschutzprogramms ist die Eradikation der Röteln durch Impfung. Nach den Mutterschaftsrichtlinien muss bei jeder Frau zu Beginn der Schwangerschaft der Rötelnantikörpertiter bestimmt werden. Eine Immunität wird angenommen, wenn der Titer im Hämagglutinationstest mindestens 1 : 32 beträgt. Bei Verdacht auf eine bestehende Rötelninfektion (unklare Exantheme) muss außerdem eine Röteln-IgM-Titer-Bestimmung oder eine Austitrierung vorgenommen werden. Bei niedrigeren Werten ist die Immunität durch weitere Tests zu sichern. Grundsätzlich sollte aber schon im gebärfähigen Alter eine serologische Kontrolle vorgenommen werden. Eine Eliminierung der Rötelnembryopathien kann nur erreicht werden, wenn mindestens 95 % der Kleinkinder gegen Röteln geimpft sind, der Immunstatus aller Frauen im gebärfähigen Alter festgestellt wird und alle seronegativen Frauen vor einer Schwangerschaft geimpft werden. Eine versehentliche Rötelnimpfung in der Frühschwangerschaft kann zwar zu einer fetalen Infektion führen, kindliche Schädigungen sind jedoch bisher nach einer Impfung mit dem in Deutschland verwendeten Rötelnlebendimpfstoff RA 27/3 nicht beobachtet worden. Eine Unterbrechung der Schwangerschaft ist deshalb nicht angezeigt.

Bei Rötelnkontakt einer Schwangeren, die keinen dokumentierten Rötelnschutz besitzt, ist sofort eine Blutentnahme zur Bestimmung des Röteln-IgG-Antikörper-Titers durchzuführen. Auch sollte die Kontaktperson identifiziert und ihre Rötelninfektion serologisch verifiziert werden. Besteht bei der Schwangeren kein Rötelnschutz, muss sie über die Gefährdung ihres ungeborenen Kindes bei einer Erkrankung unterrichtet werden. Erkrankt die Schwangere klinisch an Röteln oder ergibt eine zweite Serumprobe 4 Wochen später eine Serokonversion, ist ihr in den ersten 12 Schwangerschaftswochen wegen des hohen Risikos einer Embryopathie das Angebot des Schwangerschaftsabbruchs zu machen. Bei Ablehnung oder dringendem Kinderwunsch kann durch die Gabe von Immunglobulinen mit definiertem Antikörpergehalt versucht werden, die Infektion zu verhüten. Die Angaben, wie lange eine passive Immunprophylaxe nach Kontakt noch sinnvoll ist, sind sehr unterschiedlich und reichen bis zu 8 Tagen. Aber selbst die Gabe von Immunglobulinen innerhalb von 72 Stunden nach Exposition kann eine Infektion keinesfalls sicher verhüten. Weitere serologische Kontrollen im Abstand von 2 Wochen sind deshalb erforderlich. Ein 4facher Titeranstieg oder ein IgM-Nachweis spricht für eine Infektion. Dabei ist zu berücksichtigen, dass durch die passive Immunprophylaxe die maternale Infektion oft asymptomatisch verläuft und zu einer verminderten Antikörperbildung führt.

Reinfektionen nach Wildvirusinfektion und nach Rötelnimpfung können vorkommen. Es ist unklar, ob diese in der Frühschwangerschaft auch zu Fehlbildungen führen. Bei Rötelnkontakt in der Frühschwangerschaft sollten trotz eventuell positiver serologischer Vorbefunde IgM-Antikörper-Titer-Bestimmungen durchgeführt werden.

Ringelröteln (Erythema infectiosum)

Ringelröteln (👁 Abb. 42) werden durch das Parvovirus B19 ausgelöst. Erkrankungen in der Schwangerschaft sind anscheinend selten (siehe Erregersteckbrief Parvovirus B19). In etwa 30 % der Fälle kommt es diaplazentar zur Infektion des Feten. Befallen ist vor allem die Leber als wichtigste Erythrozytenproduktionsstätte. Das Risiko ist im 1. und 2. Trimenon am höchsten. Es besteht die Gefahr einer Anämie mit nachfolgendem Hydrops fetalis (20 %) und Fruchttod (2–6 %) bzw. Spontanabort (5 %), selten auch einer Myokarditis (fetale Myokardzellen exprimieren das P-Antigen). Fehlbildungen treten nicht auf. Unabhängig vom Gestationsalter ist die Prognose bei guter Überwachung günstig.

Die Diagnose kann bei Schwangeren durch den Nachweis von spezifischen Antikörpern der IgM- oder IgG-Klasse oder in der virämischen Phase durch die DNA-PCR geführt werden. Bei Verdacht auf eine intrauterine Infektion sollte versucht werden, diese durch die virale DNA in Fruchtwasser, fetalem Blut oder Aszites zu verifizieren. Wichtig sind regelmäßige Ultraschalluntersuchungen zur Erkennung eines Hydrops.

Therapie. Zur Behandlung werden bei Auftreten einer Anämie mit Hämoglobinwerten unter 8 g/dl intrauterine Bluttransfusionen empfohlen.

Prophylaxe. Die Möglichkeit einer spezifischen Prophylaxe besteht nicht. Erkrankte sind bereits bei Ausbruch des Exanthems nicht mehr infektiös. Bei Frauen mit Kinderwunsch, die in Kindergemeinschaftseinrichtungen arbeiten, sollte der Immunstatus bekannt sein, um sie bei Ausbrüchen andernorts einzusetzen.

Infektionen mit dem Varizella-Zoster-Virus

Alle Frauen im gebärfähigen Alter ohne oder mit unsicherer Varizellenanamnese sollten serologisch getestet und bei fehlendem Nachweis spezifischer Antikörper geimpft werden. Dabei ist die anamnestische Angabe „Windpocken gehabt" wegen des typischen Exanthems relativ sicher (über 90 %). Wegen bisher fehlender Erfahrungen (Lebendimpfstoff) sollten seronegative Schwangere nicht geimpft werden. Bei Kontakt einer Schwangeren mit Windpocken sollte, wenn ihre Angaben zum Varizellenschutz unsicher sind, sofort eine serologische Diagnostik eingeleitet werden. Primäre Varizella-Zoster-Virus-Infektionen in der Schwangerschaft sind wegen der hohen Seroprävalenz (95 %) selten. Sie können aber durch atypische Pneumonien kompliziert sein. In diesem Fall ist eine Aciclovirbehandlung indiziert. Mit teratogenen Effekten ist nicht zu rechnen (Sauerbrei u. Wutzler 1999). Bei einer Erkrankung in den ersten 20 Schwangerschaftswochen besteht die Gefahr eines kongenitalen Varizellensyndroms (Varizelenembryopathie), um den Zeitpunkt der Geburt das Risiko neonataler (konnataler) Varizellen (siehe Erregersteckbrief Varizella-Zoster-Virus). Reinfektionen (Zoster) führen nicht zu intrauterinen Infektionen, da sie nicht mit einer Virämie einhergehen.

Epidemiologie. Bei einer Erkrankung der Schwangeren in den ersten 20 Schwangerschaftswochen wird das Auftreten eines kongenitalen Varizellensyndroms (👁 Abb. 74a) mit 1–2 % angegeben. Es ist damit deutlich niedriger als das Risiko für das Auftreten neonataler Varizellen (👁 Abb. 74b), das mit 20 % angegeben wird.

Ätiologie. Bei der Primärinfektion treten 2 Episoden einer Virämie auf. In der 1. Phase kommt es zur Virusreplikation in den lokalen Lymphknoten (Hals), in der 2. Phase zur Ausbreitung in das Epithelialgewebe mit den charakteristischen Hauterscheinungen. Eine Transmission während der 1. Virämiephase führt bereits 1–2 Tage, während der 2. Virämiephase 10–14 Tage nach Auftreten der mütterlichen Effloreszenzen zu fetalen Hautdefekten.

Therapie. Schwangere können, wenn sie in den ersten 20 Schwangerschaftswochen erkranken, mit Aciclovir behandelt werden (Sauerbrei u. Wutzler 1999). Neugeborene, deren Mütter in der kritischen Zeit (5 Tage vor bis 2 Tage nach der Geburt) an Varizellen erkrankt sind, sollten wegen der schlechten Prognose – spätestens bei Auftreten der ersten Effloreszenz – mit Aciclovir behandelt werden.

Prophylaxe. Zur passiven Immunprophylaxe mit einem Varizella-Zoster-Globulin, bei Schwangeren und Neugeborenen siehe Erregersteckbrief „Varizella-Zoster-Virus" (S. 605). Eine zusätzliche virostatische Prophylaxe (Aciclovir) sollte in Erwägung gezogen werden bei:

- Neugeboren zur Vermeidung neonataler Varizellen,
- sehr unreifen Frühgeborenen in den ersten 6 Lebenswochen.

Herpes-simplex-Virus-Infektionen

Die Primärinfektion durch das Herpes-simplex-Virus Typ 1 (HSV 1) findet vor allem im Oropharynx (Gingivostomatitis), durch das Herpes-simplex-Virus Typ 2 (HSV 2) im Urogenitalbereich statt (siehe auch Erregersteckbrief Herpesviren).

Epidemiologie. Die Durchseuchung mit HSV 1 findet meist schon im Kleinkindalter statt und erreicht im Erwachsenenalter in Abhängigkeit vom sozialen Status 50–80 %. Die Übertragung von HSV 2 geschieht meist erst mit dem Geschlechtsverkehr, entsprechend setzt die Durchseuchung erst nach der Pubertät ein. In Deutschland beträgt die Durchseuchungsrate 20–25 %. Die Zahl der in Deutschland mit einer neonatalen Infektion geborenen Kinder wird mit 2000–5000 angegeben.

Klinisches Bild. Bei Schwangeren führt eine primäre genitale Infektion neben lokalen Symptomen häufig auch zu Allgemeinsymptomen, sodass sie – im Gegensatz zur rezidivierenden Infektion – selten übersehen wird. Etwa 1–2 % der Frauen mit anamnestisch bekannter Infektion scheiden bei der Geburt Virus aus. Sehr selten (weniger als 5 % der Fälle) kommt es zum diaplazentaren Übertritt. Wenn kein Spontanabort eintritt, können die Kinder mit den Symptomen des **kongenitalen Herpes simplex** geboren werden:
- Hypotrophie,
- Mikrozephalus,
- Katarakt,
- Chorioretinitis,
- Hautläsionen in Form eines bullösen Exanthems oder Narben.

Neonatale Infektionen. Sehr viel häufiger treten neonatale Infektionen auf, die fast immer symptomatisch sind. Zwei Drittel aller Infektionen entstehen bei asymptomatischer Ausscheidung von HSV durch die Mutter, besonders häufig nach vaginaler Geburt. Zu postnatalen Infektionen kommt es vor allem durch Kontakt mit Personen mit Herpes labialis (Roos u. Schuster 2001). Das Risiko einer neonatalen Infektion beträgt bei vaginaler Entbindung

- wegen fehlender Antikörper und hoher Virusausscheidung nach Primärinfektion der Mutter in der Spätschwangerschaft ungefähr 50 %,
- bei rezidivierendem Herpes genitalis weniger als 5 %,
- bei asymptomatischer HSV-Ausscheidung weniger als 1 %.

Die 3 typischen Verlaufsformen sind zu etwa je 1/3:
- Befall von Haut, Auge und Mundschleimhaut,
- Infektion des Zentralnervensystems (Enzephalitis) mit und ohne Haut- und Schleimhautbeteiligung,
- disseminierte Herpesinfektion.

Bei mehr als 70 % der Kinder mit initial lokalisiertem Haut- und Schleimhautbefall kommt es zur systemischen Erkrankung sowie zur Beteiligung des Zentralnervensystems. Die Symptome treten bei 1/4 Viertel der Neugeborenen am ersten Lebenstag, bei 2/3 innerhalb der ersten 3 Lebenswochen (bis zu 6 Wochen) auf.

Prognose. Die Prognose ist abhängig von Therapiebeginn und Manifestation. Rekurrierende Infektionen treten auf! Die Prognose ist bei disseminierter Infektion trotz virostatischer Therapie schlecht.

Diagnostik. Hinweise auf eine generalisierte Herpesinfektion sind unter anderem:
- HSV-Infektion der Mutter,
- vesikuläre Effloreszenzen (können fehlen!),
- Temperaturinstabilität,
- „Sepsis" ohne Erregernachweis,
- Ikterus (Transaminasenwerterhöhung),
- Gerinnungsstörungen,
- zentralnervöse Symptome (unter anderem Krampfanfälle, Lethargie, Irritabilität).

Der Virusnachweis erfolgt in Bläschensekret sowie Rachen-, Augen- und Rektumabstrich oder Stuhl und Liquor (PCR), weiterhin unter Umständen der HSV-Antigen-Nachweis durch ELISA oder Fluoreszenztest aus Blaseninhalt. Antikörper treten erst spät auf, daher sind sie ohne diagnostische Relevanz.

Therapie. Eine virostatische Therapie (Aciclovir, Vidarabin) ist erforderlich bei Neugeborenen
- mit nachgewiesener HSV-Infektion,
- bei klinischer Symptomatik nach eingeleiteter Diagnostik,
- bei unspezifischer Symptomatik, wenn bei der Mutter zum Zeitpunkt der Geburt eine aktive HSV-Infektion besteht,
- bei erneutem Zentralnervensystem- oder disseminiertem Befall nach Beendigung der Therapie.

Aciclovir wird intravenös (60 mg pro Kilogramm Körpergewicht pro Tag in 3 Einzeldosen) für 21 Tage bei disseminierter und zentralnervöser Infektion, für 14 Tage bei mukokutanem lokalen Befall verabreicht. Bei Keratokonjunktivitis ist nach Rücksprache mit Ophthalmologen eine lokale Therapie (Aciclovir-, Vidarabin-, Trifluridinsalbe) in Erwägung zu ziehen. Treten rekurrierende Herpesinfektionen auf, sollte eine orale Aciclovirbehandlung über 6 Monate in Erwägung gezogen werden.

Vorgehen bei mütterlichem genitalen HSV-Befall. Seropositive Mütter mit rekurrierendem Herpes genitalis, bei denen derzeit weder Effloreszenzen noch HSV nachgewiesen werden kann, sollten vaginal entbinden unter Verzicht auf Skalpelektroden oder Blutentnahmen unter der Geburt. Weiterhin sind HSV-Kulturen beim Neugeborenen anzulegen und dieses unter klinische Beobachtung zu stellen. Bei HSV-Nachweis oder klinischer Symptomatik ist der sofortige Beginn der spezifischen Therapie angezeigt. Bei Primärinfektion der Mutter innerhalb der letzten 6 Wochen oder florider Infektion ist eine Sectio caesarea durchzuführen. Liegt der Blasensprung länger als 4 Stunden vor Wehenbeginn zurück ist sofort mit der Aciclovirbehandlung zu beginnen (Ross 2001b).

Prävention. Impfstoffe oder Immunglobuline stehen nicht zur Verfügung. Daher erfolgt eine Expositionsprophylaxe: sorgfältige Aufklärung, Händedesinfektion, Abdecken der Herpesläsion (Aciclovirsalbe, Mundschutz), kein Küssen, Stillen erlaubt, wenn keine Läsionen an der Brust bestehen. Medizinisches Personal mit floridem Herpes labialis sollten keinen Kontakt mit gefährdeten Patienten haben (Neugeborene, immundefiziente Patienten, Kinder mit ausgeprägter Neurodermitis) (Schuster 2003). Das Neugeborene ist zu isolieren.

Zytomegalievirusinfektionen

Die meisten Zytomegalievirus- (CMV-)Infektionen verlaufen inapparent (siehe auch Erregersteckbrief Zytomegalievirus). Das Virus wird horizontal durch Tröpfchen- und Schmierinfektionen, Muttermilch und Bluttransfusionen sowie durch Zervixsekret und Sperma übertragen. Auch kommen vertikale Infektionen von der Mutter auf das Ungeborene vor. Zytomegalieviren sind die häufigste Ursache konnataler Infektionen.

Epidemiologie. Etwa 1–4 % der Frauen erwerben ihre **Erstinfektion in der Schwangerschaft**. Während bei einer Erstinfektion das Risiko einer fetalen Infektion etwa 40 % mit einer Schädigungsrate von 10–15 % beträgt, werden bei einer rekurrierenden Infektion in der Schwangerschaft weniger als 1 % der Feten infiziert; 10 % von ihnen zeigen später milde Symptome. Bei der Geburt sind durchschnittlich 1 % aller lebendgeborenen Kinder mit CMV infiziert. Von diesen zeigen 10 % die Symptome einer **konnatalen Zytomegalievirusinfektion** (siehe Erregersteckbrief Zytomegalievirus), 90 % sind asymptomatisch. Aufgrund der langen pränatalen Inkubationszeit treten keine Virusembryopathien auf. Bei einer Infektion im 1. Trimenon kommt es oft zum Abort. Schäden bei Infektion sind in allen Stadien der Schwangerschaft möglich.

Diagnose. Der Virusnachweis erfolgt in Urin, Speichel, Blut, Liquor, Muttermilch, Trachealsekret und bioptischem Material durch CMV-PCR. Der Nachweis einer aktiven CMV-Infektion ist durch CMV-Matrixprotein-pp65- oder CMV-Early-Antigen-Diagnostik mit Hilfe monoklonaler Antikörper im Urin möglich, weiterhin durch Nachweis spezifischer IgM-Antikörper.

Zu Therapie und Prävention siehe Erregersteckbrief Zytomegalievirus.

Prophylaxe. Die Expositionsprophylaxe ist wenig erfolgreich. Bei beruflicher Exposition sollten Frauen im gebärfähigen Alter serologisch getestet sein. Seronegative Frauen mit Kinderwunsch (Krankenschwestern, Ärztinnen, Erzieherinnen, Krankengymnastinnen) müssen besonders sorgfältig bei Kontakt mit den Ausscheidungen (Viurie) von (meist asymptomatischen) Neugeborenen und Säuglingen sein (Händewaschen und Händedesinfektion!). Seropositive Mütter können ihre Säuglinge stillen, nicht jedoch Frühgeborene (vor der 32. Schwangerschaftswoche Geborene). Hier sollte die Muttermilch zumindest für 30 Minuten bei 62,5 °C pasteurisiert sein (Ross 2001b). Auch dürfen Früh- und Neugeborene nur Blut von CVM-freien Spendern oder zumindest leukozytenfreies Blut erhalten.

Hepatitisvirusinfektionen

Akute Hepatitiden durch hepatotrope Viren der Typen A–D zeigen bei Schwangeren einen identischen Verlauf wie bei Nichtschwangeren. Eine Infektion in der Schwangerschaft sollte jedoch wegen der Möglichkeit einer vertikalen Transmission vermieden werden. Dagegen ist eine Infektion der Schwangeren mit dem Hepatitis-E-Virus sehr gefährlich. Hier treten in der Schwangerschaft fulminante Verläufe, vor allem im 3. Trimenon, auf mit einer Mortalität von bis zu 20 %. Das Virus wird fäkal-oral übertragen, eine Ansteckungsgefahr besteht vor allem in Ländern mit unzureichender Wasserhygiene (Indien, Mittelamerika). Chronische Verläufe sind nicht bekannt. Vertikale Transmissionen sind für alle Hepatitisviren beschrieben. Hepatitis-A- und -E-Virus-Infektionen führen zu akuten Erkrankungen, Hepatitis-B-, -D- und -C-Viren überwiegend zu chronisch-persistierenden Verläufen. Fehlbildungen werden nicht beobachtet.

Hepatitis-B-Virus-Infektion

Epidemiologie. In Deutschland werden jährlich etwa 2000–6000 Kinder von HBsAg-positiven Müttern (etwa 0,8 % aller Schwangeren) geboren. Das Risiko einer vertikalen Infektion hängt von der Stärke der Virämie ab. Es ist besonders hoch, wenn die Schwangere in den letzten Wochen eine Infektion durchmacht. Gefährdet sind vor allem Kinder chronischer Virusträger. Die vertikale Transmission findet in der Regel sub partu statt. In weniger als 5 % der Fälle kommt es zu einem diaplazentaren Übergang, selten auch transkolostral, wenn das Neugeborene ohne Hepatitis-B-Prophylaxe geblieben ist. Das durchschnittliche Übertragungsrisiko durch eine HBsAg-positive Mutter wird mit 20–30 % angegeben. Einen Hinweis auf die Stärke der Virämie gibt die Bestimmung des HBeAg oder der HBV-DNA. Ist HBeAg und/oder HBV-DNA nachweisbar, steigt das Risiko einer Infektion auf etwa 80–90 %. Ist dagegen Anti-HBeAg nachweisbar, werden nur etwa 7–12 % der Neugeborenen infiziert.

Klinisches Bild. Eine perinatale Infektion führt bei mehr als 90 % der Kinder zu einem chronischen Verlauf. Sie sind in der Regel über Jahre asymptomatisch. Ein Drittel aller chronischen Virusträger haben ihre Infektion im Kindesalter erworben. Selten tritt im Alter von 2–3 Monaten eine fulminante Hepatitis auf, insbesondere bei mütterlichem HBsAg-/Anti-HBeAg-Status.

Prophylaxe. In Deutschland wurde 1994 ein generelles **Schwangerenscreening** eingeführt. Nach den Mutterschaftsrichtlinien muss jede Schwangere nach der 32. Schwangerschaftswoche auf das Vorliegen einer HBs-Antigenämie untersucht und das Ergebnis in den Mutterpass eingetragen werden. Bei entsprechendem Verdacht (z. B. Angehörige von Volksgruppen mit hoher Durchseuchung) sollte die Untersuchung auch schon früher durchgeführt werden. Bei allen Neugeborenen HBsAg-positiver Mütter empfiehlt die STIKO, mit der Immunisierung gegen Hepatitis B unmittelbar nach der Geburt, das heißt innerhalb von 12 Stunden, zu beginnen. Dabei werden simultan die erste Dosis Hepatitis-B-Impfstoff und eine Dosis Hepatitis-B-Immunglobulin verabreicht. Die aktive Immunisierung wird einen Monat nach der ersten Impfung durch eine zweite und 6 Monate nach der ersten Impfung durch eine dritte Impfung vervollständigt. Nach Abschluss der Grundimmunisierung ist eine serologische Kontrolle erforderlich. Impfversager werden zu etwa 3–5 % beobachtet, meist wenn bei der Mutter eine hohe Viruslast besteht. Eine Infektion kann durch eine noch innerhalb der ersten 12 Lebensstunden begonnene aktive Hepatitis-B-Impfung zu 90 %, durch eine simultane aktiv-passive Hepatitis-B-Impfung (Hepatitis-B-Immunglobulin) zu 95 % vermieden werden.

Frühgeborene reagieren erst jenseits der 34. Schwangerschaftswoche bzw. bei einem Geburtsgewicht von über 2000 g auf eine aktive Hepatitis-B-Impfung wie Reifgeborene. Eindeutig hat sich im Jahr 2000 die STIKO in einem Nachtrag geäußert, wie bei Frühgeborenen HBsAg-positiver Mütter zu verfahren ist. Danach erhalten alle Neugeborenen, unabhängig von ihrem Geburtsgewicht, noch innerhalb der ersten 12 Lebensstunden die Simultanimpfung. Nach einem Monat ist die 2. Impfung zu verabreichen. Bei Kindern mit einem Geburtsgewicht unter 1000 g wird 4 Wochen später die serologische Kontrolle (Anti-HBs-Bestimmung) empfohlen. Bei Werten von mindestens 100 Einheiten pro Liter wird die 3. Impfung 5 Monate nach der 2. Impfung durchgeführt; liegt der Wert unter 100 Einheiten pro Liter, wird sofort eine 3. Impfung vorgenommen, 4 Wochen später erfolgt dann eine erneute Antikörperkontrolle. Bei Anti-HBs-Werten von mindestens 100 Einheiten pro Liter wird eine 4. Impfung 9 Monate nach der letzten Impfung durchgeführt, bei Werten unter 100 Einheiten pro Liter sofort. Eine serologische Kontrolle wird dann wiederum 4 Wochen später vorgenommen. Über eine 5. oder 6. Impfung muss dann individuell entschieden werden.

HBsAg-Status. In Deutschland kommt noch jede 5. Frau ohne Testergebnis zur Entbindung. Ist der HBsAg-Status unbekannt und kann er nicht noch vor oder sofort nach der Geburt bestimmt werden, ist unmittelbar post partum zumindest mit der aktiven Grundimmunisierung zu beginnen. Grundsätzlich sollte eine Simultanimpfung angestrebt werden, durch die dann eine Schutzrate von über 95 % zu erreichen ist. Deshalb muss versucht werden, bei Müttern mit unbekanntem HBsAg-Status eine Nachtestung vorzunehmen. Stellt sich dabei eine HBs-Antigenämie heraus, ist eine zusätzliche passive Immunisierung innerhalb von 7 Tagen postnatal sinnvoll.

Stillen ist nach aktiv-passiver Schutzimpfung grundsätzlich möglich.

Das Hepatitis-D-Virus, das als Helfervirus das Hepatitis-B-Virus braucht, wird nur sehr selten diaplazentar übertragen.

Hepatitis-C-Virus-Infektion

Epidemiologie. In Deutschland liegt die Prävalenz von Hepatitis-C-Virus- (HCV-)Antikörpern in der Normalbevölkerung bei etwa 0,4 %. In 80 % handelt es sich um chronische Virusträger. Die Transmissionsrate beträgt 3–5 %. Ein geringeres Risiko besteht bei HCV-RNA-negativen Müttern, ein größeres Risiko bei hoher mütterlichen Viruslast (mehr als 10^6 Genome pro Milliliter) bei der Geburt sowie bei Koinfektion mit HIV (14 %).

Klinisches Bild. Die peripartale HCV-Infektion führt sehr häufig zur chronischen Verlaufsform. Symptome treten oft erst spät auf; 90 % der infizierten Kinder weisen subklinische Zeichen einer persistierenden Infektion auf (Erhöhung der Transaminasenwerte). Im Gegensatz zu Erwachsenen sind schwere Verläufe relativ selten (Wirth u. Gerner 2001). Selten entwickelt sich eine Leberzirrhose und ein hepatozelluläres Karzinom.

Diagnose. Diagnostische Kriterien zum Nachweis einer vertikalen Infektion sind bisher nicht etabliert. Zum Ausschluss einer vertikalen Infektion ist erstmals im Alter von 8–12 Wochen eine Bestimmung der HCV-RNA als Hinweis auf eine aktive Virusreplikation durchzuführen. Anti-HCV-Bestimmungen sind im 1. Lebensjahr nicht sinnvoll, da mütterliche Antikörper bis zu 18 Monate persistieren können.

Prävention. Inwieweit der Entbindungsmodus und das Stillen einen Einfluss auf die Virustransmission haben, ist bisher nicht geklärt. Es wird zur vaginalen Entbindung geraten. Mütter mit einer niedrigen Viruslast oder negativem Nachweis von HCV-RNA können ihre Kinder stillen (Nationale Stillkommission 2003, Wirth 2003). Bisher besteht keine Möglichkeit einer aktiven oder passiven Schutzimpfung. Unbedingt anzuraten ist eine aktive Hepatitis-B-Schutzimpfung und nach dem 1. Lebensjahr eine aktive Hepatitis-A-Schutzimpfung, da einerseits beide Impfungen keinen Einfluss auf den Verlauf der Hepatitis-C-Infektion haben, andererseits Erkrankungen bei Koinfektionen oft schwerer verlaufen.

HIV-Infektion

Epidemiologie. In Deutschland muss bei Schwangeren von einer HIV-Seroprävalenz von 0,3–0,5‰ ausgegangen werden. Danach ist jährlich mit 200–250 HIV-exponierten Neugeboren zu rechnen. Die Transmissionsrate beträgt ohne Prophylaxe etwa 20% (Wintergerst 2003). Das Virus wird überwiegend perinatal, seltener prä- oder postnatal (Stillverbot!) übertragen.

Das klinische Bild ist bei der Geburt in der Regel unauffällig. In Abhängigkeit mütterlicher und kindlicher Risikofaktoren (hohe Viruslast, vorzeitige Wehenbeginn, vorzeitiger Blasensprung, Amnioninfektionssyndrom, blutiges Fruchtwasser) entwickeln sich bei mehr als 15% der infizierten Kinder im ersten Lebensjahr Symptome (Lymphadenopathie, Hepatosplenomegalie, Parotisschwellung, rezidivierende Infektionen der Luftwege), der überwiegende Teil wird aber erst nach dem 5. Lebensjahr klinisch auffällig.

Diagnose. Wegen der möglichen langen Persistenz der mütterlichen Antikörper sind Antikörperbestimmungen in den ersten beiden Lebensjahren nicht sinnvoll. Die Diagnose sollte jedoch vorher durch den Virusnachweis gestellt werden (positive HI-Virus-Kultur, Nachweis von p24-Antigen und HIV-RNA). Am sichersten ist der Nachweis der kindlichen HIV-RNA in der PCR. Eine Untersuchung darf nur mit Zustimmung der Eltern erfolgen. Hinweise können eine Hypergammaglobulinämie und eine CD4-Lymphopenie geben.

Prophylaxe. Fast jeder zweiten betroffenen Schwangeren ist ihre HIV-Infektion nicht bekannt. Es sollte daher versucht werden, jede Schwangere von der Wichtigkeit der Testung zu überzeugen. Betreuung, Entbindung und Beobachtung HIV-infizierter Schwangerer und ihrer Neugeborenen sollten in entsprechenden Einrichtungen erfolgen. Empfohlen werden ab der 32. Schwangerschaftswoche die Behandlung mit Zidovudin, eine elektive Sectio caesarea in der 36. Schwangerschaftswoche und eine postnatale antiretrovirale Behandlung des Neugeboren über 6 Wochen. Auch sollten die Mütter ihre Kinder nicht stillen! Dieses Vorgehen hat zu einer drastischen Senkung der Transmissionsrate auf weniger als 2% geführt.

Bakterielle Infektionen

Infektionen durch B-Streptokokken

Epidemiologie. Streptokokken der Gruppe B (GBS) kommen im Gastrointestinal- und im Urogenitaltrakt vor. Eine Besiedlung bei Schwangeren und Neugeborenen wird zu 5–20% beobachtet. Das Infektionsrisiko beträgt direkt nach der Geburt („Early-Onset") zwischen 1% (Reifgeborene) und 20% (Frühgeborene), bei Spätinfektion („Late-Onset") 0,5–1%. Neben der Frühgeburt bestehen weitere disponierende Faktoren, vor allem Fieber unter der Geburt, vorzeitiger Blasensprung (mehr als 18 Stunden), Bakteriurie durch GBS, GBS-Infektion bei früheren Geburten.

Klinisches Bild. Bei der Frühform („Early-Onset") tritt meist innerhalb von Stunden ein „Sepsisbild" auf: Atemstörungen, Tachykardie, Zyanose, übergehend in Atemnotsyndrom und septischen Schock, seltener auch Meningitissymptome. Bei der Spätform („Late-Onset") kommt es meist durch nosokomiale Infektion in der 1.–8. Lebenswoche zur Meningitis.

Therapie. Wegen der schlechten Prognose sind unbedingt intensivmedizinische Maßnahmen einzusetzen. Die Behandlung erfolgt mit Ampicillin in Kombination mit einem Aminoglykosid.

Prophylaxe. Empfohlen wird eine intrapartale Penicillin-, Ampicillin- oder Cefotaximprophylaxe bei nachgewiesener vaginaler Besiedlung in der 35.–37. Schwangerschaftswoche und/oder bestehenden Risikofaktoren (Roos 2003):
➤ Fieber über 38 °C unter der Geburt und Blasensprung mehr als 18 Stunden vor Geburt,
➤ kindliche Infektion mit Streptokokken der Gruppe B bei vorangegangenen Schwangerschaften,
➤ Harnwegsinfekt mit Streptokokken der Gruppe B während der Schwangerschaft.

Listeriose

An einer Infektion mit Listeria monocytogenes erkranken vorwiegend Menschen mit Grundleiden (T-Zell-Defekte), aber häufiger auch gesunde Schwangere (McLauchlin 1990). Bei ihnen kommt es allenfalls zu „grippalen" Allgemeinerscheinungen. Der Erreger ist in der Lage, die Plazentaschranke zu durchbrechen und den Fetus zu infizieren. Aber nicht jede Infektion führt zur Erkrankung des Kindes. So erkrankt bei Zwillingsschwangerschaft gelegentlich nur ein Zwilling. In Deutschland werden jährlich 20–40 betroffene Kinder geboren (Siehe Erregersteckbrief „Listeriose", S. 598).

Klinisches Bild. In der Frühschwangerschaft ist ein Abort möglich. Fetopathie und postnatale Infektion führen zum septischen Krankheitsbild (miliare Aussaat in fast alle Organe) mit Hepatosplenomegalie, Pneumonie (Atemnotsyndrom) und Meningitis. An der Haut wird das Auftreten miliarer Granulome beobachtet. Es besteht eine hohe Mortalität (15–30 %).

Die Diagnose erfolgt durch den kulturellen Nachweis aus Blut, Liquor oder Mekonium.

Therapie. In der Schwangerschaft wird Ampicillin verwendet. Beim Neugeborenen erfolgt eine Sepsistherapie mit Ampicillin, kombiniert mit Aminoglykosiden.

Prophylaxe. In der Schwangerschaft sind rohe Milch und rohes Fleisch zu meiden.

Infektionen durch Treponema pallidum

Epidemiologie. Die Lues connata wird in Deutschland nur noch selten beobachtet, da nach den Mutterschaftsrichtlinien alle Schwangeren serologisch untersucht werden müssen. Eine Infektion durch die unbehandelte Mutter ist zu jedem Zeitpunkt möglich, erfolgt jedoch selten vor dem 4. Schwangerschaftsmonat, da die Erkrankung des Feten nicht auf einer direkten Schädigung beruht, sondern die Folge der Entzündungsreaktionen ist. Das Risiko einer diaplazentaren Infektion ist umso höher, je kürzer die Primärinfektion der Mutter zurückliegt. Eine Primärinfektion in der Schwangerschaft führt fast immer zur Erkrankung des Ungeborenen (siehe auch Erregersteckbrief Treponema pallidum).

Klinisches Bild. Folgen der Infektion sind:
➤ Abort,
➤ Hydrops fetalis,
➤ Frühgeburt.

Je nach Infektionszeitpunkt und Ausmaß des Treponemenbefalls können Symptome bereits bei der Geburt, im Säuglings- oder im Kleinkindesalter auftreten.

Im Neugeborenen- und frühen Säuglingsalter können beobachtet werden:
➤ (oft blutiger) Schnupfen,
➤ bullöse Dermatitis (Handteller, Fußsohlen),
➤ Hepatosplenomegalie,
➤ Anämie.

Im späten Säuglingsalter treten auf:
➤ Schnupfen,
➤ bullöse Dermatitis,
➤ Rhagaden,
➤ Periostitis (Scheinlähmung), Osteochondritis,
➤ viszerale Symptome.

Symptome im Kleinkind- und Schulalter sind:
➤ Tonnenzähne,
➤ Innenohrschwerhörigkeit,
➤ Keratitis,
➤ anogenitale Gummen.

Diagnostik. Der Direktnachweis ist ohne praktische Bedeutung, es werden serologische Antikörpertests durchgeführt.

Die **Therapie** erfolgt mit Penicillin G (100 000 – 150 000 Einheiten pro Kilogramm Körpergewicht intravenös für 7 – 10 Tage) oder Procainpenicillin G (50 000 Einheiten pro Kilogramm Körpergewicht intramuskulär für 14 Tage).

Die **Prognose** ist bei rechtzeitiger Behandlung günstig.

Gonoblenorrhö

Bei Neugeborenen besteht bei der Geburt eine Konjunktivitis, anfangs mit Rötung, später mit grünlich-eitrigem Sekret. Bei mangelhafter Behandlung besteht die Gefahr von Kornealulzera und Erblindung.

Prophylaxe. Die früher übliche Credé-Prophylaxe (Silbernitratlösung) wird heute nur noch selten wegen des Auftreten einer „chemischen Konjunktivitis" durchgeführt. Daher wird ein erneutes Auftreten von Gonoblenorrhoen verzeichnet. Alternativ kann eine 0,5 %ige Erythromycinsalbe angewandt werden.

Die **Therapie** erfolgt mit Penicillin (100 000 Einheiten pro Kilogramm Körpergewicht), jedoch nur bei nachgewiesener Empfindlichkeit. Besser geeignet ist Cefotaxim (100 mg pro Kilogramm Körpergewicht pro Tag in 2 – 3 Einzeldosen über 7 Tage), in Kombination mit einer Lokalbehandlung.

Chlamydienkonjunktivitis (Einschlussblenorrhoe)

Erreger ist Chlamydia trachomatis (Serotypen D–K). Der Urogenitaltrakt der Schwangern ist zu etwa 5 % besiedelt. Die Infektion des Neugeborenen erfolgt während des Geburtsaktes.

Klinisches Bild. Symptome treten in der 1. Lebenswoche auf: Lidödem, Bindehautinfiltration, starke, gelegentlich blutige, Sekretion. Die Erkrankung kann einseitig auftreten.

Diagnose. Es erfolgt der Nachweis intrazytoplasmatischer Einschlusskörperchen und fluoreszierender Antikörper.

Die **Therapie** besteht in Erythromycin (30 – 50 mg pro Kilogramm Körpergewicht pro Tag in 3 Einzeldosen über 14 Tage). Sie wird wegen der Gefahr von Korneanarben systemisch durchgeführt und da die Hälfte der Neugeborenen in der Folgezeit an einer Pneumonie erkranken (siehe auch Kapitel 24).

Parasiten- und vektorbedingte Infektionen

Infektionen durch Toxoplasma gondii

Epidemiologie. Der Erreger ist weltweit verbreitet und findet sich bei vielen warmblütigen Wirbeltieren und Vögeln. In der Regel verläuft die Infektion symptomlos. Bei Eintreten einer Immunsuppression (Erkrankung oder therapeutisch) muss mit einer Exazerbation gerechnet werden. In Deutschland besitzen, je nach Lebensweise und Aufenthaltsort, etwa 30 – 50 % der Schwangeren eine Immunität. Eine Toxoplasmoseinfektion bis zu 2 Wochen vor Eintritt der Schwangerschaft führt zu einer sicheren Immunität. Nur eine primäre Infektion in der Schwangerschaft kann zur Infektion des Feten führen. Das Infektionsrisiko im 1. Trimenon beträgt etwa 20 %, im 2. Trimenon etwa 25 % und im 3. Trimenon etwa 65 %.

Klinisches Bild. In Abhängigkeit vom Infektionszeitpunkt weisen zum Zeitpunkt der Geburt 5 – 10 % der Kinder Symptome auf, am häufigsten bei einer Infektion im 1. Trimenon. Sehr häufig kommt es dann zum Abort. Das klinische Bild ist sehr vielseitig. Typische Symptome sind:
- Hydrocephalus internus (seltener Mikrocephalus), intrazerebrale Verkalkungen,
- Retinochorioretinitis,
- Hepatomegalie (Hepatitis).

Folgen sind mentale Retardierung und Krampfanfälle. Gelegentlich treten schon bei der Geburt ein makulopapulöses Exanthem, eine Thrombopenie, ein Ikterus und eine Pneumonie auf. Bei asymptomatischen Neugeborenen können nach Jahrzehnten **Spätmanifestationen** in Form von Chorioretinitis, Innenohrschwerhörigkeit, psychomotorischen Retardierungen und Krampfanfällen auftreten.

Diagnose. Nach den Mutterschaftsrichtlinien muss bei begründetem Verdacht eine serologische Untersuchung durchgeführt werden. Bei Hinweis auf eine frische Toxoplasmoseinfektion bei der Mutter werden Toxoplasmaantikörpersuchtests (IgG-Screening, indirekter Immunfluoreszenztest, die direkte Agglutination, Sabin-Feldman-Test) empfohlen. Bei positivem Ausfall erfolgt die Untersuchung auf IgM-Antikörper (ELISA, Immunoblot). Auch bei Nachweis von IgM-Antikörpern ist eine Infektion in der Schwangerschaft nicht gesichert, da IgM-Antikörper bis zu mehreren Jahren persistieren können. Hier sollte man Speziallaboratorien einschalten (Ansprechpartner Robert Koch-Institut, Tel.: 030/4547–2276 oder -2263, Fax: 030 / 4547–2613). Labordiagnostisch kann das Fruchtwasser auf Toxoplasmen-DNA (mittels PCR) untersucht werden, in Einzelfällen auch fetales Blut.

Die Therapie (Robert Koch-Institut 1999, American Academy of Pediatrics 2000, Schrod 2003) erfolgt bis zum Ende der 15. Schwangerschaftswoche mit Spiramycin (3 × 1 g pro Tag). Ab der 16. Schwangerschaftswoche erfolgen Behandlungszyklen von jeweils 4 Wochen mit 4-wöchiger Pause:
- Pyrimethamin (1. Tag: 50 mg, dann täglich 25 mg) und
- Sulfadiazin (50 mg pro Kilogramm Körpergewicht pro Tag in 4 Einzeldosen, maximal 4 g).

Zusätzlich werden einmal wöchentlich 10–15 mg Folinsäure gegeben (Vermeidung der Hämatopoesehemmung). Eine Therapie in der Schwangerschaft sollte nur bei nachgewiesener frischer Infektion durchgeführt werden. Zwar soll eine rechtzeitige Behandlung zu einem 50- bis 80%igen Rückgang der Transmissionsrate führen, jedoch gibt es bisher nur wenige gesicherte Studien zur Wirksamkeit (Schultz et al. 2001). Bei sicherem Nachweis einer frischen Infektion wird eine kontinuierliche Fortsetzung bis zur Geburt diskutiert (Schrod 2003). Postnatal erfolgt eine Behandlung über 6–12 Monate:
- Pyrimethamin (1 mg pro Kilogramm Körpergewicht pro Tag in 1 Einzeldosis),
- Sulfadiazin (100 mg pro Kilogramm Körpergewicht pro Tag in 2 Einzeldosen)

- Folinsäure (2 × 5 mg pro Woche).

Wöchentliche Blutbildkontrollen sind zu beachten! Trotz postnataler Behandlung wird über Spätkomplikationen berichtet.

Propylaxe. Eine allgemeine Screeningempfehlung besteht in Deutschland nicht (Schultz et al. 2001). Seronegative Schwangere sollten während der Schwangerschaft auf rohes Fleisch verzichten und nur durch gründliches Erhitzen oder durch Tieffrieren vorbehandeltes Fleisch essen. Der intensive Kontakt insbesondere mit jungen Katzen muss vermieden werden, bei Gartenarbeiten sind grundsätzlich Schutzhandschuhe zu tragen.

Bei der Behandlung einer Infektion in der Schwangerschaft und in der Stillzeit muss immer daran gedacht werden, dass das ungeborene Kind bzw. der Säugling „mitbehandelt" wird. Folgende Institutionen im deutschsprachigen Raum, die dem Europäischen Netzwerk der Teratologischen Informationszentren angeschlossen sind, geben telefonisch Auskunft über Arzneimittelrisiken in Schwangerschaft und Stillzeit:

Deutschland
Beratungsstelle für Embryonaltoxikologie
Spandauer Damm 130
14050 Berlin
Tel. (+49) 030 30308111

Österreich
Teratologische Beratungsstelle
Landesfrauenklinik
Lederergasse 47
4020 Linz
Tel. (+43) 0732–76740

Schweiz
Swiss TeratogenInfomation Service
Division de Pharmcologie Clinique
Beaummont 06–634
Centre Hospitalier Universitaire Vaudois
Tel. (+41) 021 3144267

Literatur

American Academy of Pediatrics, Pickering LK. 2000 Red Book: Report of the Committee on Infectious Diseases. 25th ed. Elk Grove Village, IL; 2000.

Berner R. Infektionen durch Gruppe-B-Streptokokken in der Naonatalperiode. Monatsschr Kinderheilk. 2003; 151:373–83.

Brady R, Stanbery L. Perinatal Viral Infections. Herpes simplex virus. In: Jenson H, Baltimore R, eds. Pediatric Infectious Diseases. Principles and Practice. 2nd ed. Philadelphia: Saunders; 2002:1136–40.

Buchholz B, Marcus U, Beichert M, et al. HIV-Therapie in der Schwangerschaft. Optimierung der Transmissionsverhinderung bei Minimierung unerwünschter Arzneimittelwirkungen. Dtsch Ärztebl. 2002;99:A1674–83, A2060–2 (Korrektur).

Centers for Disease Control and Prevention. Prevention of perinatal group B streptococcal disease. MMWR. 2002a; 51(No. RR-11).

Centers for Disease Control and Prevention. U.S. Public Health Service Task Force Recommendations for Use of Antiretroviral Drugs in Pregnant HIV-1-Infected Women for Maternal Health and Interventions to Reduce Perinatal HIV-1 Transmission in the United States. MMWR. 2002b;51(No. RR-18).

Enders G, Miller E, Cradock-Watson J, Bolley I, Ridehalgh M. Consequences of varicella and herpes zoster in pregnancy: prospective study of 1739 cases. Lancet. 1994; 343:1548–51.

European Collaborative Study. Fluctuation in Symptoms in Human Immunodefiency Virus-Infected Children: The first 10 Years of Life. Pediatrics. 2001;108:116–22.

Gotoff SP. Group B Streptococcus. In: Behrman RE, Kliegman RM, Jenson HB, eds. Nelson Textbook of Pediatrics. 16th ed. Philadelphia: Saunders; 2000:810–6.

Groß U, Roos T, Friese K. Toxoplasmose in der Schwangerschaft. Dt Ärztebl. 2001;98:A3293–300.

Handrick W (Koordinator). Listeriose. In: Deutsche Gesellschaft für pädiatrische Infektiologie, Hrsg. Infektionen bei Kindern und Jugendlichen. 4. Aufl. München: Futuramed; 2003a:465–9.

Handrick W (Koordinator). Lues connata. In: Deutsche Gesellschaft für pädiatrische Infektiologie, Hrsg. Infektionen bei Kindern und Jugendlichen. 4. Aufl. München: Futuramed; 2003b:470–76.

Hof H. Listeriose. Was Ärzte über Infektionsrisiko und Erkrankung wissen sollten. Bundesgesundheitsbl. 1998; 42:588–61.

Koppe J, Meenken C. Congenital Toxoplasmosis, later relapses and treatment. Acta paediat Scand. 1999;88:586–7.

McLauchlin J. Human Listeriosis in Britain 1967–1985, a summary of 722 cases. Epidemiol Infect. 1990;104: 181–202.

Nationale Stillkommission. Bundesinstitut für Risikobewertung. Hepatitis C und Stillen. Kinder- und Jugendarzt. 2003;34:13–14.

Perinatal HIV Guidelines. Working Group. February 4, 2002; hivatis.org/trtgdlns.html.

Robert Koch-Institut. Toxoplasmose bei Mutter und Kind. Erkennung, Behandlung, Verhütung. Bundesgesundheitsbl-Gesundheitsforsch-Gesundheitsschutz. 1999a; 42:606–9.

Robert Koch-Institut. Beratungsstellen für die Laboratoriumsdiagnostik sowie Klinik und Therapie der Toxoplasma-Infektion bei der Schwangeren- und Kindervorsorge. Bundesgesundheitsbl-Gesundheitsforsch-Gesundheitsschutz. 1999;42:610–1.

Robert Koch-Institut: Zur Eliminierung der Masern und der kongenitalen Röteln. Epidemiol Bull. 2000a;7:53–5.

Robert Koch-Institut. Mitteilungen der Ständigen Impfkommission (STIKO) am Robert Koch-Institut: Fragen und Antworten. Epidemiol Bull. 2000;10:81.

Robert Koch-Institut. Virushepatitiden. Epidemiol Bull. 2001;28:223–7.

Robert Koch-Institut. Impfempfehlungen der Ständigen Impfkommission (STIKO) am Robert Koch-Institut/ Stand: Juli 2002. Epidemiol Bull. 2002;28:227–42.

Roos R (Koordinator). β-hämolysierende Streptokokken (Gruppe B)-Infektionen (GBS). In: Deutsche Gesellschaft für pädiatrische Infektiologie, Hrsg. Infektionen bei Kindern und Jugendlichen. 4. Aufl. München: Futuramed; 2003:655–9.

Roos R, Schuster V. Herpes labialis bei der Geburt. Welche Schutzmaßnahmen sind notwendig? Monatsschr Kinderheilkd. 2001;149:507–8.

Ross R. Pränatale Infektionen. In: Lentze MJ, Schaub J, Schulte FJ, Spranger J, Hrsg. Pädiatrie. Heidelberg: Springer; 2001:380–8.

Ross R. Vorwiegend perinatal und postnatal erworbene Infektionen. In: Lentze MJ, Schaub J, Schulte FJ, Spranger J, Hrsg. Pädiatrie. Heidelberg: Springer; 2001:436–48.

Sauerbrei A, Wutzler P. Varizellen-Zoster-Virusinfektionen während der Schwangerschaft. Dt Ärztebl. 1999;96: A1198–203.

Sauerbrei A, Wutzler P. The Congenital Varicella Syndrom. J Perinatology. 2000;20:548–54.

Schaefer Ch, Spielmann H. Arzneiverordnung in Schwangerschaft und Stillzeit. 6. Aufl. München: Urban; 2001.

Schrod L (Koordinator). Toxoplasmose. In: Deutsche Gesellschaft für pädiatrische Infektiologie, Hrsg. Infektionen bei Kindern und Jugendlichen. 4. Aufl. München: Futuramed; 2003:681–9.

Schultz, M, Knuf M, Schmitt HJ. Konnatale Toxoplasmose. Generelles Screening sinnvoll? Kinderärztl Prax. 2001;72:424–31.

Stück B. Postnatale Hepatitisimpfung bei Frühgeborenen. Päd Prax. 2001/2002;60:588–9.

Stück B, Jilg W. Allgemeine Hepatitis B-Impfung im Kindesalter. Die gelben Hefte. 1996;36:106–13.

Tuomala R, Shapiro D, Mofenson D. Antiretroviral therapy during pregnancy and the risk of an adverse outcome. N Engl J Med. 2002;346:1863–70.

Wahn V. HIV-Infektionen und AIDS. In: Lentze MJ, Schaub J, Schulte FJ, Spranger J, Hrsg. Pädiatrie. Heidelberg: Springer; 2001:569–73.

Wallon M, Liou C, Garner P, Peyron F. Congenital toxoplasmosis: systematic review of evidence of efficacy of treatment in pregnancy. Brit Med J. 1999;318:1511–4.

Watts D. Management of human immunodeficiency virus infection in pregnancy. N Engl J Med. 2002;346: 1879–91.

Wintergerst U (Koordinator). HIV-Infektion. In: Deutsche Gesellschaft für pädiatrische Infektiologie, Hrsg. Infektionen bei Kindern und Jugendlichen. 4. Aufl. München: Futuramed; 2003:387–401.

Wirth S (Koordinator). Hepatitis. In: Deutsche Gesellschaft für pädiatrische Infektiologie, Hrsg. Infektionen bei Kindern und Jugendlichen. 4. Auflage. München: Futuramed; 2003:358–78.

Wirth S, Gerner P. Aktuelle Behandlungskonzepte der Hepatitis B und C im Kindes- und Jugendalter. Pädiat Prax. 2001;59:293–302.

Listeria monocytogenes/Listeriose

M. Mielke

Erreger

Listerien sind grampositive, sporenlose, bewegliche, fakultativ anaerobe Bakterien. Sie kommen weltweit in der Natur und im Darm von Tieren und Menschen vor. Listerien stellen nur geringe Nährstoffanforderungen und können sich bei Temperaturen zwischen 0 und 45 °C sowie bei pH-Werten von 4,4–9,4 vermehren. Von den bekannten Spezies (L. monocytogenes, L. seeligeri, L. ivanovii, L. welshimeri, L. innocua und L. murrayi - Synonym: L. grayi) verursachen nur die hämolysierenden Arten (hauptsächlich L. monocytogenes, seltener L. ivanovii und L. seeligeri) Krankheiten beim Menschen sowie bei vielen domestizierten und wildlebenden Tieren. Innerhalb von L. monocytogenes lassen sich 13 Serovare unterscheiden, von denen die Serovare 4b, I/2a und I/2b die häufigsten sind. Listerien bilden keine Kapseln. Ihre Pathogenität beruht auf einer Gruppe von Virulenzfaktoren, von denen das porenbildende Listeriolysin der bedeutsamste ist. Mit ihrer Hilfe kann sich L. monocytogenes intrazellulär vermehren, von Zelle zu Zelle ausbreiten und so dem Angriff von Antikörpern entziehen.

Häufigkeit, Verbreitung und Bedeutung der Infektion

L. monocytogenes sowie die übrigen Listeriaspezies sind weltweit verbreitet. Sie kommen ubiquitär in der Umwelt vor. Häufig werden die Bakterien im Tierfutter, besonders oft in Silage, oder im Abwasser sowie auch im Erdreich gefunden. Bei einem Teil (etwa 5%) der gesunden Bevölkerung kommen sie im Darm vor. Sporadische Fälle werden mit einer Häufigkeit von etwa 2–4 Fällen pro 1 Million Einwohner als Erreger von Sepsis und Meningitis beobachtet. Besonders gefährdet sind Schwangere, das Un- bzw. Neugeborene sowie Immunsupprimierte und alte Menschen. Neben Röteln und der Toxoplasmose ist die Listeriose die häufigste pränatale Infektion (👁 Abb. 73). Ihr Anteil an allen bakteriellen Meningitiden beträgt etwa 4–6%.

Ausbrüche wurden nach Verzehr kontaminierter Nahrungsmittel – insbesondere von Rohmilchprodukten (Weichkäse), kontaminiertem (rohem) Fleisch (Rohwurst, Hackfleisch) und (vorgeschnittenem) Salat – beschrieben. Eine Kontamination von Lebensmitteln mit Listerien kann auf verschiedenen Stufen der Gewinnung und Bearbeitung erfolgen. Insbesondere Lebensmittel tierischer Herkunft, wie Rohmilch und rohes Fleisch, können während der Gewinnung, z. B. beim Melken oder beim Schlachten, und auch über die Umwelt kontaminiert werden. Bei Lebensmitteln, die aus oder mit rohem Fleisch oder Rohmilch hergestellt werden, ist daher nicht auszuschließen, dass bereits das Ausgangsmaterial Ursache für ein Vorkommen von Listerien im Endprodukt ist. Verarbeitung und Behandlung der kontaminierten Rohstoffe führen nicht immer zu einer Abtötung der Bakterien, beispielsweise bei Rohmilchweichkäse, Rohwurst oder Hackfleisch. Listerien sind häufig auch in lebensmittelverarbeitenden Betrieben zu finden. Dies kann zu einer Rekontamination derjenigen Lebensmittel führen, die einem Erhitzungsprozess oder einem anderen listerienabtötenden Herstellungsverfahren unterzogen wurden.

Häufigkeit. Im Jahre 2001 wurden in Deutschland mit Einführung der Meldepflicht nach dem Infektionsschutzgesetz (IfSG) 213 Listerioseerkrankungen übermittelt. Darunter befanden sich 22 Fälle von Neugeborenenlisteriose. Saisonale Schwankungen wurden nicht beobachtet.

Übertragung, Infektion und Pathogenese

Enterale Infektion. Die Infektion geht in der Regel vom Darm aus. Sie ist daher im Allgemeinen Folge der Aufnahme von kontaminierten Molkereiprodukten, rohem Fleisch und rohem Gemüse und wird durch die Tatsache begünstigt, dass L. monocytogenes in der Lage ist, bei Kühlschranktemperatur zu überleben und sich dabei auch zu vermehren. Infektion und Erkrankung sind von der aufgenommenen Dosis der Erreger abhängig. In Einzelfällen haben bereits 100 Listerien pro Gramm Lebensmittel Erkrankungen ausgelöst. In der Mehrzahl der Fälle dürfte die erforderliche Infektionsdosis jedoch deutlich höher liegen. Da es sich nicht um eine zyklische Allgemeininfektion, sondern um eine zur Generalisierung neigende Lokalinfektion handelt, kann eine Inkubationszeit im herkömmlichen Sinne nicht angegeben werden. Je nach aufgenommener Erregerdosis im Rahmen einer Lebensmittelinfektion können sich Krankheitserscheinungen nach 3–70 Tagen entwickeln.

Infektion während der Schwangerschaft. Erfolgt die Infektion während der Schwangerschaft, so ist eine transplantare Übertragung auf den Fötus bzw. Embryo möglich. Seltener sind aszendierende Infektionen mit Kontamination des Fruchtwassers beschrieben. Selten kann es auch durch direkten Kontakt zur Infektion kommen, z. B. intra partum von der Mutter auf das Kind, oder bei einem Abort, der durch die Listerieninfektion verursacht wurde, auf die Hebamme und von infizierten Tieren auf Metzger und Schlachthofarbeiter während des Schlachtprozesses. Je nach Infektionsdosis und Stadium der Schwangerschaft, in dem das Kind infiziert wird, kommt es zum Absterben der Frucht, zur so genannten Granulomatosis infantiseptica oder zum Auftreten einer Neugeborenenmeningoenzephalitis.

Lokale/systemische Infektion. Je nach Eintrittsort und Immunstatus unterscheidet man die lokale von der systemischen Listeriose. Bei oraler Infektion dringen die Bakterien direkt in die Enterozyten bzw. über die M-Zellen des Dünndarms in den Organismus ein. Nach Vermehrung in den regionären Lymphknoten kommt es über den Ductus thoracicus zum Übergang in den Blutkreislauf. Im Rahmen der Generalisierung tritt schließlich ein Befall von Leber, Milz, Lunge, Nebennieren und Zentralnervensystem auf. Das histologische Erscheinungsbild wird von der Wirtsreaktion geprägt. Bei perakutem Verlauf werden reaktionslose Nekrosen beobachtet. Die frühe Abwehrreaktion besteht in der Ausbildung von Mikroabszessen, die jedoch nicht in der Lage sind, die Infektion zu überwinden. Erst die Bildung spezifischer T-Zellen erlaubt eine mit der Bildung von Granulomen einhergehende suffiziente Infektabwehr. An einer Listeriose Verstorbene zeigen daher häufig ein von Mikroabszessen geprägtes Bild.

Ausscheidung. Infizierte Personen können den Erreger über den Stuhl für mehrere Monate ausscheiden. Bei Müttern infizierter Neugeborener sind die Erreger in Lochialsekreten und Urin etwa 7–10

Tage nach der Entbindung nachweisbar, selten länger.

Klinisches Bild und Therapie

Prädisposition. Die Gefahr einer manifesten Erkrankung besteht hauptsächlich für abwehrgeschwächte Personen, wie Neugeborene, alte Menschen, Patienten mit chronischen Erkrankungen, Tumoren, Personen unter Glukokortikoidtherapie, Transplantierte und Schwangere. Die manifeste Listeriose äußert sich mit grippeähnlichen Symptomen, wie Fieber und Muskelschmerzen, sowie unter Umständen auch Erbrechen und Durchfall. Es kann zur Sepsis kommen, die klinisch nicht von einer Sepsis anderer Genese zu unterscheiden ist. Eine weitere wesentliche Manifestation ist die eitrige Meningitis. Vereinzelt kommt es ausschließlich zu einer Enzephalitis, meist einer Rhombenzephalitis, mit entsprechenden neurologischen Ausfällen, Ataxie und/oder Bewusstseinsstörung. Grundsätzlich kann im Verlauf einer Listeriose jedes Organ befallen werden. Nach Kontakt mit infizierten Tieren oder kontaminiertem Erdboden kann es zum Auftreten von lokalen papulösen oder pustulösen Hautläsionen kommen.

Bei Schwangeren verläuft die Erkrankung in der Regel unter einem relativ unauffälligen, grippeähnlichen Bild. Dabei besteht die Möglichkeit eines Übergangs der Infektion auf das ungeborene Kind mit der Gefahr, dass das Kind infiziert zur Welt kommt oder eine Früh- oder Totgeburt auftritt. Bei der neonatalen Listeriose werden eine Frühinfektion (Auftreten der Symptomatik in der 1. Lebenswoche) und eine Spätinfektion (Auftreten der Symptomatik ab der 2. Lebenswoche) unterschieden. Die Frühinfektion ist durch Sepsis, Atemsyndrom und Hautläsionen gekennzeichnet (Granulomatosis infantiseptica, ⚫ Abb. 73). Säuglinge mit einer Spätinfektion werden meist zum regulären Termin geboren und nehmen den Erreger auf, während sie den Geburtskanal passieren. Sie erkranken in der Regel an einer Meningitis.

Beim Erwachsenen kommen Listeriosen entweder nach Aufnahme größerer Erregermengen oder als endogene Infektion bei Immunsuppression, insbesondere unter Glukokortikoidtherapie, vor. Die Erkrankung beginnt häufig mit grippeähnlichen Symptomen sowie Erbrechen und Durchfall. In der Folge kann es zur Sepsis kommen. In vielen Fällen steht die Meningitis als Folge der Generalisierung im Vordergrund. Vereinzelt kommt es ausschließlich zu einer Enzephalitis, häufig als Rhombenzephalitis. Die Folge sind Bewusstseinsstörungen, Wesensveränderungen, neurologische Ausfälle und Ataxie (s. Kapitel 14).

Die okuloglanduläre Listeriose mit Ophthalmitis und regionaler Lymphknotenbeteiligung kann der Ansteckung über die Konjunktiva folgen und unbehandelt zu Bakteriämie und Meningitis fortschreiten. Selten kommt es zur Endokarditis.

Schwangerschaft. Die besondere Problematik der Listeriose der Schwangeren besteht in der Infektion des Feten durch transplazentare Infektion. Zu perinatalen Infektionen kommt es durch Aspiration oder Verschlucken von Fruchtwasser oder Vaginalsekret. Auch nosokomiale Infektionen wurden beschrieben. Bei Fetus und Neugeborenem hängt das klinische Erscheinungsbild vom Zeitpunkt und dem Weg der Infektion ab. Häufig kommt es zu Fehlgeburten, Frühgeburten bei Amnionitis (mit charakteristischem trüben Fruchtwasser), Totgeburten oder einer neonatalen Sepsis. Die Krankheitssymptome können sich Stunden oder Tage nach der Geburt („Early-Onset") oder aber auch erst nach der 1. Lebenswoche („Late-Onset") manifestieren. Neugeborene mit frühem Erkrankungsbeginn haben oft ein niedriges Geburtsgewicht sowie assoziierte geburtshilfliche Probleme und fallen durch eine Sepsis mit Kreislauf- und/oder Ateminsuffizienz auf. Zur späten Form der Infektion kommt es in der Regel bei reifen, bis dahin unauffälligen Neugeborenen; sie manifestiert sich meist in Form einer Meningitis.

Differenzialdiagnosen der okuloglandulären Form sind infektiöse Mononukleose und Tularämie, der Rhombenzephalitis die Tuberkulose des Zentralnervensystems und der Neugeborenenlisteriose bakterielle Sepsis anderer Ätiologie, Toxoplasmose und Lues connata.

Therapie. Die Therapie beruht auf der Gabe von Ampicillin, gegebenenfalls in Kombination mit Gentamicin. Cephalosporine sind nicht wirksam. Als Alternative steht zunächst Cotrimoxazol zur Verfügung. Wirksam sind auch Makrolide und Chloramphenicol. Die Therapie wird vorzugsweise mit Ampicillin plus einem Aminoglykosid begonnen. Zwar konnte ein synergistischer Effekt von Ampicillin oder Penicillin mit einem Aminoglykosid oder Rifampicin gezeigt werden, zudem ist auch für Trimethoprim/Sulfamethoxazol und Imipenem eine Wirksamkeit gegen L. monocytogenes bekannt, ein zufriedenstellender Wirksamkeitsnachweis in Form einer Studie steht aber für Neugeborene noch aus. Bei klinischer Besserung kann Ampicillin gegebenenfalls als Monotherapie weiter gegeben werden. In der Regel ist eine 14-tägige Gabe ausreichend. Supportive Maßnahmen sollten analog zur Versorgung bei Sepsis erfolgen. Zur Therapie der Endokarditis werden Penicillin G und Tobramycin über 6 Wochen gegeben. Die okuloglanduläre Form und die Listeriendermatitis werden mit Erythromycinestolat (30 mg pro Kilogramm Körpergewicht pro Tag per os, aufgeteilt in 4 Einzeldosen alle 6 Stunden, bis 1 Woche nach der Entfieberung) behandelt.

Trotz gezielter Therapie besteht eine relativ hohe Letalität der manifesten Listeriose (in den letzten Jahren verliefen etwa 30 % der Listerienmeningitiden tödlich).

Labordiagnostik

Erregernachweis. Listerien müssen in die Differenzialdiagnose jeder Sepsis oder Meningitis beim Neugeborenen bzw. Immunsupprimierten einbezogen werden. Der Erregernachweis gelingt mit Standardmethoden aus Blut, Liquor, Vaginal-/Lochialsekret, Plazenta, Mekonium oder Biopsiematerial. Es ist hilfreich, das Labor über den Verdacht zu benachrichtigen, um Verwechslungen mit saprophytären diphtheroiden Stäbchen zu vermeiden. Serologische Routineverfahren haben keine diagnostische Bedeutung. Von jeder schwangeren Frau mit Fieber sollten Blut- und Zervixkulturen zum Nachweis bzw. Ausschluss von L. monocytogenes angelegt werden. Bei einem kranken Neugeborenen einer während der Schwangerschaft an Listeriose erkrankten Mutter muss nach den Zeichen einer Sepsis gesucht werden (siehe oben). Im Liquor kann sich ein mononukleäres Bild zeigen. Gramgefärbte Ausstriche sind oft negativ, können aber auch pleomorphe, gramvariable, kokkoide Bakterien aufweisen. Die Art des Erregernachweises richtet sich nach der zu erwartenden Begleitflora in der Probe. Bei Material, in dem L. monocytogenes als Monokultur zu erwarten ist (z. B. Blut, Liquor), kann ein direkter Erregernachweis ohne Anreicherung durchgeführt werden. Wenn eine Begleitflora (z. B. Stuhl, Vaginalsekret) vorhanden ist, sollte im Rahmen des kulturellen

Nachweises eine selektive Anreicherung erfolgen.

Typisierung. Die angezüchteten Stämme werden biochemisch charakterisiert und typisiert: Abgrenzung von L. monocytogenes gegenüber anderen Listeriaspezies durch Hämolyseverhalten, den positiven CAMP-Test und das Verwertungsmuster der Zucker Rhamnose und Xylose, Einteilung in Serovare mit Hilfe von spezifischen Antikörpern gegen O- bzw. H-Antigene.

Viele Lebensmittel weisen eine ausgeprägte arteigene Mikroflora auf, aus der L. monocytogenes selektiv isoliert werden muss. Hierzu stehen nationale Methodenvorschriften (amtliche Sammlung von Untersuchungsmethoden nach § 35 LMBG, L00.00 – 22 und L00.00 – 32) zur Verfügung, die auf europäischen und internationalen Normen fußen (DIN EN ISO 11290 – 1 und -2).

Maßnahmen der Verhütung und Bekämpfung

Eine Impfung steht nicht zur Verfügung. Die Prävention beruht auf der Einhaltung von Hygienemaßnahmen beim Umgang mit Lebensmitteln, von der Gewinnung und Herstellung bis zur Zubereitung. Kochen, Braten und Pasteurisieren töten die Bakterien ab. Schwangere sollten den Verzehr von Rohmilchprodukten, rohen Wurst- und Fleischwaren sowie vorgeschnittenem Salat meiden. Die Rinde von Käse soll vor dem Verzehr entfernt werden. Obst, Gemüse und Salate sind vor dem Verzehr gründlich zu waschen. Die Zubereitung von Fleisch, Fisch und Geflügel soll auf getrennten Arbeitsflächen oder bei gründlicher Reinigung zeitlich getrennt erfolgen. Besondere Maßnahmen für Kontaktpersonen sind nicht angezeigt. Schwangere Frauen, die zuvor ein mit L. monocytogenes infiziertes Kind zur Welt gebracht haben, sollten entsprechend untersucht werden, um einen Trägerstatus zu identifizieren. Je nach Ergebnis kann dann ante oder intra partum eine Antibiotika-Prophylaxe durchgeführt werden, um die vertikale Transmission auf das Neugeborene zu verhindern.

> Der Nachweis des Erregers aus Blut, Liquor sowie aus Abstrichen von Neugeborenen ist meldepflichtig. Die Eindämmung von Ausbrüchen beruht auf der Identifizierung und Vernichtung kontaminierter Lebensmittel.

■ Beratung und spezielle Diagnostik

Konsiliarlaboratorium für Listerien
Institut für Medizinische Mikrobiologie und Hygiene
Klinikum Mannheim gGmbH
Universitätsklinikum
Theodor-Kutzner-Ufer 1 – 3
68167 Mannheim
Tel.: 0621 / 383 – 2224
Fax: 0621 / 383 – 3816
Leitung: Herr Prof. Dr. H. Hof
E-Mail:
herbert.hof@imh.ma.uni-heidelberg.de

Literatur:

Hof H. Listeriose. Bundesgesundheitsbl-Gesundheitsforsch-Gesundheitsschutz. 1999;42:558 – 61.

Mielke M, Held T, Unger M. Listeriosis. In: Connor DH, Chandler FW, eds. Pathology of Infectious Diseases. Volume 1. Appleton & Lange; 1997:621 – 33.

Link im Internet

Lebensmittelhygiene: www.bgvv.de

Masern-Virus/Masern

B. Stück

Erreger

Das Masernvirus ist ein Negativstrang-RNS-Virus aus der Morbillivirusgruppe; die RNS liegt als durchgehender Einzelstrang vor. Das Virus (Durchmesser: etwa 150 nm) besitzt eine hämagglutinierende Hülle (Hämagglutinin H) mit einem fusionsaktiven Protein (Fusionspeptomer F), das die Anheftung an die Oberfläche der Wirtszelle ermöglicht. Masernviren sind antigenisch stabil und bilden einen Serotyp. Mit Hilfe molekularbiologischer Methoden werden mehrere Genotypen unterschieden. In den 1990er Jahren zirkulierten in Deutschland und seinen Nachbarländern überwiegend die Genotypen C2 und D6. Mit Beginn des Jahres 2000 waren dann in Deutschland fast alle untersuchten Masernviren dem bisher nicht in Europa nachgewiesenen Genotyp D7 zuzuordnen. Das Genom wurde sequenziert, sodass eine Unterscheidung zwischen Wildvirus und Impfvirus möglich ist.

Häufigkeit, Verbreitung und Bedeutung der Infektion

Der Mensch ist das einzige Reservoir des Erregers, auch wenn Affen künstlich infiziert werden können. Das Virus ist ausgesprochen labil und wird unter anderem durch Austrocknung rasch zerstört. In der Luft schwebende masernvirushaltige Atemwegssekrete in Tröpfchenform enthalten aber über lange Zeit hinweg vermehrungsfähige, infektiöse Viren. Masern sind weltweit verbreitet. Nur in Ländern mit hohen Durchimpfungsraten, wie etwa in den USA oder in den skandinavischen Ländern, gibt es keine „einheimischen" Masern mehr. In Deutschland sind Masern auch heute noch weit verbreitet. Nach Schätzungen liegt die Maserninzidenz bei etwa 20 Erkrankungen pro 100 000 Einwohner. Sie ist besonders hoch in Bayern, Baden-Württemberg und Nordrhein-Westfalen (30/100 000) und besonders niedrig in den neuen Bundesländern (weniger als 1/100 000). Die WHO-Region Europa strebt eine Eliminierung der Masern bis zum Jahr 2010 an. Während Masern früher eine typische Erkrankung des Kleinkindalters (1 – 5 Jahre) waren, erkranken aufgrund der veränderten sozioökonomischen Verhältnisse (unter anderem 1-Kind-Familie), aber auch aufgrund der Impfung heute eher Schulkinder (6 – 14 Jahre) und Jugendliche (10 – 20 Jahre). Säuglinge erkranken wegen der erworbenen Leihimmunität nur selten in den ersten Lebensmonaten.

Übertragung, Infektion und Pathogenese

Das Masernvirus ist hochkontagiös und sehr pathogen. Es zeichnet sich durch seinen Neuro- und Lymphotropismus aus. Kontagions- und Manifestationsindex liegen jeweils bei etwa 98%. Nahezu jeder Nichtimmune steckt sich bei Exposition an und fast jeder Infizierte erkrankt. Die Eintrittspforten sind die Schleimhäute der Atemwege und die Konjunktiven. Die Übertragung erfolgt durch Tröpfcheninfektion von Mensch zu Mensch. Die Inkubationszeit beträgt 8–10 Tage bis zum Beginn des katarrhalischen Stadiums, 14 Tage bis zum Ausbruch des Exanthems. Die Ansteckungszeit beläuft sich auf 4 Tage vor bis 4 Tage nach Auftreten des Exanthems.

Klinisches Bild und Therapie (👁 Abb. 41)

Krankheitsverdacht. Nach 3- bis 4-tägigem Prodromalstadium mit Katarrh und Konjunktivitis und eventuell Koplik-Flecken tritt ein generalisiertes Exanthem auf, das retroaurikulär beginnt und sich innerhalb eines Tages ausbreitet. Weiterhin besteht Fieber von mindestens 38,5 °C.

Der Masernverlauf ist zweigipflig; 8–12 Tage nach der Infektion kommt es – oft innerhalb von wenigen Stunden – zum Prodromalstadium mit hohem Fieber, Schnupfen, Konjunktivitis (Lichtscheu) und katarrhalischen Symptomen (Husten, trockene Heiserkeit), wobei bereits Laryngitis und Bronchitis vorhanden sein können. In diesem Stadium werden bei vielen Kranken Koplik-Flecken (kalkspritzerartige weiße Flecken an der Wangenschleimhaut) gesehen, die für Masern sehr typisch sind. Nach etwa 2–3 Tagen fällt das Fieber deutlich ab, um am etwa 4. Tag nach Ausbruch erneut – oft kritisch – anzusteigen (Temperaturen über 38,5 °C, Auftreten von Fieberkrämpfen), während sich ein Enanthem sowie das typische makulopapulöse Exanthem vom Kopf ausgehend innerhalb der nächsten Tage über den gesamten Körper ausbreiten. Bei einem günstigen, unkomplizierten Verlauf fällt das Fieber, wenn das Exanthem die unteren Extremitäten erreicht hat nach weiteren 3–4 Tagen ab. Gelegentlich können einzelne Stellen hämorrhagisch werden. Bei Patienten mit primärer oder sekundärer Abwehrschwäche ist der Verlauf oft völlig untypisch, vor allem kann bei T-Zell-Defekten das Exanthem fehlen.

Hier ist das häufige Auftreten einer Riesenzellpneumonie oder einer Enzephalitis zu beobachten. Die Diagnose kann dann nur mittels Kultur oder PCR gestellt werden. Bei Erkrankung in der Schwangerschaft besteht die Gefahr von Abort und Frühgeburt. Es sind keine teratogenen Schäden zu befürchten. Schwangere sind durch die Pneumonie gefährdet.

Immunschwäche. Masern führen regelmäßig zu einer transitorischen Immunschwäche von mindestens 6 Wochen. Dadurch begünstigt treten Superinfektionen (meist bakteriell) auf, und zwar als
- Otitis media (häufig, gelegentlich auch viral),
- Diarrhö (junge Kinder),
- Laryngotracheobronchitis (Masern-Krupp),
- Pneumonie (insbesondere bei Kleinkindern und Schwangeren; überwiegend sekundär bakteriell, bei Älteren auch viral; Wegbereiter ist der primär virusbedingte Zellschaden am Bronchialepithel),
- thrombozytopenische Purpura (1/6000),
- Fieberkrämpfe im Kleinkindesalter (etwa 8%),
- EEG-Veränderungen (reversibel; bei 50% der komplikationslos verlaufenden Masern),
- Enzephalitis (bei Jugendlichen und Erwachsenen Häufigkeit von 1/500, bei Säuglingen und Kleinkindern 1/10 000),
- subakute sklerosierende Panenzephalitis (Häufigkeit von 1/500 000–1/800 000),
- länger anhaltende Suppression der zellulären Immunität. (Negativwerden der Tuberkulinreaktionen).

Komplikationen. Die folgenschwerste Komplikation der Masern ist, neben der subakuten sklerosierenden Panenzephalitis, die Enzephalitis, meist nach Abklingen der akuten Symptome als postinfektiöse Komplikation. Symptome sind: Fieber, Kopfschmerz, Erbrechen, Nackensteife, Benommenheit, Krampfanfälle. Die Letalität beträgt etwa 20%. Die Überlebenden zeigen häufig psychotische Persönlichkeitsveränderungen und Lähmungen. Die subakute sklerosierende Panenzephalitis tritt etwa 2–8 Jahre nach der Infektion auf, insbesondere nach Erkrankungen im frühen Kindesalter. Anfangs zeigen sich Verhaltensauffälligkeiten, dann Myoklonien und Krampfanfälle und schließlich eine Dezerebrationsstarre. Die Erkrankung verläuft immer letal.

Die Letalität beträgt bei älteren Jugendlichen und Erwachsenen 1/1000, meist durch Pneumonie und Enzephalitis bedingt.

Differenzialdiagnose. Morbilliforme Exantheme kommen auch bei Röteln, Exanthema subitum sowie bei Infektionen durch Epstein-Barr-Virus, Mykoplasmen und humane Herpesviren 6 und 7 vor.

Die Therapie ist symptomatisch. Bei bakteriellen Superinfektion werden Antibiotika eingesetzt. Bei Immunsuffizienten kann ein Versuch mit Ribavirin erfolgen, jedoch liegen keine kontrollierten Studien vor.

Labordiagnostik

- IgM-Antikörper-Nachweis;
- Antikörpernachweis (mindestens 4facher Antikörperanstieg bei Kontrolle nach 10–30 Tagen);
- Virusisolierung (Nasen-Rachen-Raum, Konjunktiven, Urin oder Blut), insbesondere angezeigt bei Masern bei Geimpften;
- Nukleinsäurenachweis (PCR);

PCR bzw. DNA-Analyse lassen Rückschlüsse auf das spezielle Virusgenom zu, unter anderem zur Unterscheidung zwischen Masernwildvirus und Masernimpfvirus, und können bei Verdacht auf eine Impfkomplikation oder für epidemiologische Studien herangezogen werden (Nationales Referenzzentrum für Masern, Mumps und Röteln am Robert Koch-Institut, siehe unten).

Maßnahmen der Verhütung und Bekämpfung

Präventive Maßnahmen. Es erfolgt die 2-malige Masern-Mumps-Röteln-Impfung ab dem vollendeten 10. Lebensmonat (keine Altersbegrenzung, keine Impfung in der Schwangerschaft). Durch eine 2-malige Impfung wird ein über Jahrzehnte, wahrscheinlich sogar lebenslanger Schutz, auch ohne Wildvirusboosterung, erreicht. Die Inkubationsimpfung erfolgt bis 3 Tage nach Exposition. Bei abwehrgeschwächten Patienten wird eine passive Immunprophylaxe mit Standardimmunglobulin durchgeführt (0,2–0,5 ml pro Kilogramm Körpergewicht intramuskulär, 1–2 ml pro Kilogramm Körpergewicht intravenös), bis 3 Tage nach Exposition, bis 6 Tage Mitigierung.

Maßnahmen für Patienten und Kontaktpersonen. Eine Wiederzulassung zu Kindergemeinschaftseinrichtungen ist nach Abklingen der Symptome möglich, frühestens 5 Tage nach Exanthemausbruch, bei Kontaktpersonen frühestens nach 14 Tagen. Ausnahmen sind eine laborbestätigte frühere Erkrankung und Geimpfte (wenn bisher nur einmal geimpft wurde nach 2. Impfung) sowie Personen nach Riegelungsimpfung.

> Meldepflicht besteht bei Verdacht, Erkrankung und Todesfall.

■ **Beratung und spezielle Diagnostik**

Nationales Referenzzentrum für Masern, Mumps, Röteln
Robert Koch-Institut
Nordufer 20
13353 Berlin
Tel.: 01888 – 754 – 2516
Fax: 0188 – 754 – 2328, -2686
Ansprechpartner: Frau Dr. Tischer
E-Mail: tischera@rki.de

Literatur

American Academy of Pediatrics. Measles. In: Pickering LK, ed. 2000 Red Book: Report of the Committee on Infectious Diseases. 25 th ed. Elk Grove Village, IL: American Academy of Pediatrics; 2000:385 – 96.
CDC. Epidemiology and Prevention of Vaccine-Preventable Diseases. Pink Book. 7 th ed. Washington: Centers for Disaese Control; 2002; www.cdc.gov/nip/publications/pink.
Hartmann K, Keller-Stanislawski. Verdachtsfälle unerwünschter Arzneimittelwirkungen (UAW) nach Anwendung von Impfstoffen mit attenuierter Masern-Komponente. Bundesgesundheitsbl-Gesundheitsforsch-Gesundheitsschutz. 2001;44:981 – 6.
Kreth HW (Koordinator). Masern. In: Deutsche Gesellschaft für pädiatrische Infektiologie, Hrsg. Infektionen bei Kindern und Jugendlichen. München: Futuramed; 2003:494 – 8.
Quast U, Stück B. Ärztemerkblatt Masern, Mumps, Röteln. Marburg: Deutsches Grünes Kreuz; 1999.
Robert Koch-Institut. Ratgeber für Ärzte. Merkblätter. www.rki.de/INFEKT/INFEKT.HTM.
Robert Koch-Institut. Ratgeber Infektionskrankheiten. Masern. Epidemiol Bull. 2002a;6:41 – 5.
Robert Koch-Institut. Empfehlungen der Ständigen Impfkommission (STIKO) am Robert Koch-Institut/Stand: Juli 2002. Epidemiol Bull 2002b;28:227 – 42.
Robert Koch-Institut. Empfohlene immunprophylaktische Maßnahmen bei Auftreten von Erkrankungen an Masern, Mumps oder Röteln in Kindereinrichtungen und Schulen. Epidemiol Bull. 2002c;29:222 – 3.
Robert Koch-Institut. Sentinel-Surveillance der Arbeitsgemeinschaft Masern (AGM). Epidemiol Bull. 2002d;32:269 – 73.
Tischer A, Siedler A. Elimination der Masern auch in Deutschland – was ist erreicht, was bleibt zu tun? ImpfDialog. 2002;2:53 – 60.
Tischer A, Siedler A, Santinbanez, Grüber A, Rasch A. Sind Masern in Deutschland noch ein Problem? Ergebnisse des bundesweiten laborgestützten Masern-Sentinels. Monatsschr Kinderheilkd. 2002;150:1077 – 86.

Röteln-Virus/Röteln

B. Stück

Erreger

Das Rötelnvirus ist ein genetisch stabiles RNS–Virus, das der Familie der Togaviridae und dem Genus Rubivirus zugeordnet wird. Das sphärische Viruspartikel besteht aus der Lipidhülle mit den Glykoproteinen E1 und E2 sowie einem isometrischen Nukleokapsid aus Coreprotein, das die Einzelstrang-RNA positiver Polarität umgibt. Das Strukturprotein E1 besitzt Hämagglutininfunktion und ist deshalb einerseits für die Infektion der Wirtszelle, andererseits für die Diagnostik von großer Bedeutung. Es bildet im reifen Virion Heterodimere mit E2 und ist in dieser Konfiguration Ziel neutralisierender und hämagglutinationshemmender Antikörper.

Häufigkeit, Verbreitung und Bedeutung der Infektion

Rötelnviren kommen nur beim Menschen vor, sie sind auf der ganzen Erde verbreitet. Das Virus ist nicht besonders kontagiös, sodass Erkrankungen bei Ungeimpften oft erst im Jugend- oder Erwachsenenalter auftreten. Häufig kommt es zu subklinischen Infektionen, die leicht verkannt werden. Rötelnerkrankungen sind im Kindesalter meist relativ harmlos. Das Virus ist lymphotrop, entscheidend ist aber, dass es sich auch in Plazenta und Fötus vermehrt, oft bei symptomloser Infektion der Schwangeren. Dank der serologischen Kontrollen der Frauen im gebärfähigen Alter und der Impfungen im Kindesalter ist die Immunität gegenüber Röteln in Deutschland im letzten Jahrzehnt deutlich gestiegen. Dennoch bestehen bei Frauen im gebärfähigen Alter immer noch Immunitätslücken von 5 – 10 %, gemeldet werden jährlich bis zu 10 Rötelnembryopathien, vermutet werden jedoch 50 – 100 pro Jahr, da die Schädigungen oft erst später erkannt werden. Auch ist die Zahl der wegen eines Verdachts auf Rötelninfektion bei werdenden Müttern vorgenommenen Schwangerschaftsabbrüche nicht bekannt.

Übertragung, Infektion und Pathogenese

Die Übertragung erfolgt meist über nasopharyngeale Sekrete als Tröpfcheninfektion, durch direkten Kontakt oder über frisch kontaminierte Gegenstände. Die Inkubationszeit beträgt 12 – 23 (meist 14 – 18) Tage; 10 – 12 Tage nach Ansteckung erfolgt die Virusausscheidung aus dem Nasopharyngealraum. Es kommt zum Befall der lymphatischen Gewebe, des Synovialewebes sowie der Mukosa des Respirations- und des Urogenitaltraktes. Symptomlose Reinfektionen können auftreten. Bei embryonaler Infektion kommt es zu Hemmungsfehlbildungen durch Mitosehemmung, in der Regel mit über Jahre anhaltender Viruspersistenz.

Klinisches Bild und Therapie (⊙ Abb. 40)

Symptomatik. Die Erkrankung beginnt 12 – 23 Tage nach der Infektion – bei Kindern meist ohne, bei Erwachsenen mit unspezifischen Prodromi – mit dem typischen Rötelnexanthem (im Gesicht schmetterlingsförmig), leichten respiratorischen Symptomen und geringem Fieber. Meist treten die Exantheme aber nur sehr diskret auf und können im jungen Kindesalter ganz fehlen. Eine deutliche Schwellung der Lymphknoten kann dem Exanthem schon mehrere Tage vorausgehen und hält gelegentlich über mehrere Wochen an. Oft bestehen ausgeprägte retroaurikuläre und okzipitale Lymphknotenschwellungen. Die komplikationslose Erkrankung klingt nach wenigen Tagen ab.

Komplikationen sind selten, bei Erwachsenen etwas häufiger:
- Arthralgien, seltener Arthritiden, bei Frauen mit zunehmendem Alter in bis zu 70 %, selten bei Kindern und erwachsenen Männern;
- thrombozytopenische Purpura (1/3000);
- sehr selten Enzephalitis (häufiger bei Erwachsenen als bei Kindern; Prognose besser als bei Masernenzephalitis!);
- sehr selten Neuritis;
- Einzelfälle von subakuter Panenzephalitis, die immer letal verlaufen.

Rötelnembryopathie (◉ Abb. 75a). Das klinische Bild der konnatalen Rötelninfektion hängt vor allem vom Zeitpunkt der mütterlichen Infektion ab. Je früher die Infektion auftritt, umso schwerer sind die Schäden. Aber nicht alle Infektionen führen zu Fehlbildungen. Das Vollbild der Rötelnembryopathie, nach seinem Erstbeschreiber auch als Gregg-Syndrom bezeichnet, besteht aus:
- Herzfehler (Pulmonalarterien- oder Klappenstenose),
- Innenohrschwerhörigkeit,
- Katarakt (Mikrophthalmus, Chorioretinitis),
- pränatalem Minderwuchs,
- Mikrozephalus (mentale Retardierung).

Rötelnfetopathie (◉ Abb. 75b). Bei Infektionen in der Spätschwangerschaft kann es zur Rötelnfetopathie (Rubellasyndrom) kommen. Je nach Infektionszeitpunkt gibt es fließende Übergänge zur Embryopathie. Die transienten Symptome sind:
- Hepatomegalie (Ikterus, Transaminasenwerterhöhung),
- Splenomegalie,
- thrombopenische Purpura,
- Osteopathien,
- seltener auch Enzephalitis, Myokarditis und interstielle Pneumonie.

Schwangerschaft. Um sicherzustellen, dass keine Gefahr einer Rötelninfektion für eine werdende Mutter besteht, sollen alle Frauen im gebärfähigen Alter, auch nach Rötelnimpfung, Schwangere und Frauen, die in nächster Zeit schwanger werden wollen, auf eine ausreichende Rötelnimmunität hin getestet werden. Spätestens vor Eintritt der Schwangerschaft ist bei Immunnegativen eine Impfung erforderlich. Frauen, deren Negativität erst während der Schwangerschaft festgestellt wurde, sollen postpartal noch im Wochenbett geimpft werden. Dabei muss der Impferfolg serologisch überprüft werden.

Differenzialdiagnosen sind unter anderem Masern, Erythema infectiosum, Exanthema subitum, Mononukleose und Arzneimittelexantheme.

Therapie. Eine kausale antivirale Therapie existiert nicht. Die Behandlung kann lediglich symptomatisch erfolgen.

Immunität. Die Erkrankung hinterlässt eine lange, oft lebenslange Immunität. Gelegentlich werden Zweiterkrankungen berichtet, die dann jedoch nur zu einer sehr kurz andauernden Virämie führen und bei denen meist kein spezifisches IgM, sondern nur ein IgG-Booster nachgewiesen wird. Reinfektionen nach Wildvirusinfektion und nach Rötelnimpfung können vorkommen. Es ist unklar, ob diese in der Frühschwangerschaft auch zu Fehlbildungen führen. Bei Rötelnkontakt in der Frühschwangerschaft sollten trotz eventuell positiver serologischer Vorbefunde IgM-Antikörper-Titer-Bestimmungen durchgeführt werden.

Labordiagnostik

Die klinische Diagnose ist oft schwieriger, als es den Anschein hat. Zum einen ist die Gefahr der Verwechslung – z. B. mit anderen exanthematischen Erkrankungen – groß, zum anderen verlaufen Erkrankungen im höheren Lebensalter oft untypisch. Beweisend für eine durchgemachte Infektion ist nur ein positiver Laborbefund (Antikörpernachweis im Hämagglutinationstest). Routinemäßig wird als Nachweis einer schützenden Rötelnimmunität für eine Schwangerschaft ein Titer von mindestens 1/32 gefordert. Falls im Einzelfall Unsicherheit in Bezug auf die Interpretation des Ergebnisses besteht, sollte die Immunität mit einem anderen zugelassenen Test kontrolliert werden. Vom Labor muss die Rötelnimmunität (!) bestätigt werden.

Bei akuter Erkrankung erfolgt der Nachweis virusspezifischer IgM-Antikörper oder des 4fachen Anstiegs der IgG-Antikörper-Titer bei Kontrolle nach 14 Tagen (z. B. ELISA). Es besteht die Gefahr falschpositiver IgM-Befunde bei Parvovirusinfektion und bei positivem Rheumafaktornachweis. PCR bzw. DNA-Analyse lassen Rückschlüsse auf das spezielle Virusgenom zu, unter anderem zur Unterscheidung zwischen Wild- und Impfvirus, und können bei Verdacht auf eine Impfkomplikation oder für epidemiologische Studien herangezogen werden (nationales Referenzzentrum für Masern, Mumps und Röteln am Robert Koch-Institut, siehe unten). Bei Rötelnverdacht in der Schwangerschaft erfolgt der kulturelle Virusnachweis aus Rachenabstrich, Urin oder Blut. Bei pränataler Diagnostik wird der Virusnachweis mittels Zellkultur oder PCR aus Chorionbiopsiematerial oder Amnionflüssigkeit durchgeführt, nach der 22. Schwangerschaftswoche zusätzlich im Fetalblut (IgM-Test, PCR; Spezialllabor: z. B. Prof. Enders, Stuttgart, Tel.: 0711 / 63507, Fax: 0711 / 6357202, E-mail: enders@labor-enders.de). Postnatal erfolgen der Nachweis von IgM-Antikörpern im Hämagglutinationstest und der Virusnachweis in Urin, Stuhl, Liquor oder Rachensekret. Eine Viruspersistenz besteht bis zu 2 Jahren.

Maßnahmen der Verhütung und Bekämpfung

Präventive Maßnahmen. Die STIKO empfiehlt eine 2-malige Masern-Mumps-Röteln-Impfung ab dem vollendeten 10. Lebensmonat. Die 2. Impfung soll frühestens 4 Wochen nach der 1. Impfung, spätestens vor Aufnahme in eine Kindergemeinschaftseinrichtung erfolgen (keine Altersbegrenzung, keine Impfung in der Schwangerschaft). Durch eine 2-malige Impfung wird ein über Jahrzehnte, wahrscheinlich sogar lebenslanger Schutz, auch ohne Wildvirusboosterung, erreicht. Die attenuierte Rötelnkomponente wird auf humanen diploiden Zellen gezüchtet. Die einmalige Masern-Mumps-Röteln-Impfung hinterlässt in etwa 90–95 % der Fälle eine Immunität gegen die jeweilige Komponente. Eine spätere 2. Impfung senkt die Rate der Nichtimmunen auf unter 1 %. Die Impfviren sind nicht auf gesunde Kontaktpersonen übertragbar. Eine unwissentliche Impfung in der Schwangerschaft führt nach bisherigen Erkenntnissen nicht zur Embryo- oder Fetopathie. Es wird routinemäßig keine Impfung mehr mit einem monovalenten Impfstoff empfohlen, sondern es soll immer die kombinierte Masern-Mumps-Röteln-Impfung verabreicht werden. Eine Testung auf Antikörper ist weder vor noch nach der Impfung sinnvoll (Ausnahme: Rötelnimmunität bei Frauen im gebärfähigen Alter). Auch die Aussage, das Kind habe die Erkrankung schon gehabt, darf nicht zum Auslassen der Impfung führen. Bis zu 50% der Angaben sind falsch. Nur eine dokumentierte Impfung gilt als gegeben. Selbst bei bereits bestehender Immunität (z.B. durch die 1. Impfung oder eine vorangegangene Erkrankung) ist die Impfung problemlos möglich, da die zugeführten attenuierten Viren in kurzer Zeit durch die bestehenden Antikörper neutralisiert werden. Nebenwirkungen sind also bei bereits Immunen nicht zu befürchten. Zur nachträglichen Rötelnimpfung von nichtschwangeren Frauen im gebärfähigem Alter kann routinemäßig ebenfalls ein Masern-Mumps-Röteln-Impfstoff verwendet werden.

Maßnahmen für Patienten und Kontaktpersonen. Nach einer Erkrankung sind die Betroffenen bis zum Abklingen der klinischen Symptome von der Schule, dem Kindergarten oder anderen Gemeinschaftseinrichtungen fernzuhalten, mindestens jedoch für 7 Tage nach Ausbruch des Exanthems. Für Kontaktpersonen gibt es nach dem IfSG kein Besuchsverbot für Kindergemeinschaftseinrichtungen oder Schulen. Ein Schutz durch Immunglobulingabe, auch bei erkrankten Schwangeren, ist zweifelhaft.

■ Beratung und spezielle Diagnostik

Nationales Referenzzentrum
für Masern, Mumps, Röteln
Robert Koch-Institut
Nordufer 20
13353 Berlin
Tel.: 01888 – 754 – 2516
Fax: 0188 – 754 – 2328, -2686
Ansprechpartner: Frau Dr. Tischer
E-Mail: tischera@rki.de

Literatur

American Academy of Pediatrics. Rubella. In: Pickering LK, ed. 2000 Red Book: Report of the Committee on Infectious Diseases. 25 th ed. Elk Grove Village, IL: American Academy of Pediatrics; 2000:495 – 500.
CDC. Epidemiology and Prevention of Vaccine-Preventable Diseases. Rubella. Pink Book. 7 th ed. Washington; 2002; www.cdc.gov/niv/publications/pink.
Huppertz HI (Koordinator). Röteln. In: Deutsche Gesellschaft für pädiatrische Infektiologie, Hrsg. Infektionen bei Kindern und Jugendlichen. München: Futuramed; 2003:612 – 8.
Quast U, Stück B. Ärztemerkblatt Masern, Mumps, Röteln. Marburg: Deutsches Grünes Kreuz; 1999.
Richtlinien des Bundesausschusses der Ärzte und Krankenkassen über die ärztliche Betreuung während der Schwangerschaft und nach der Entbindung (Mutterschaftsrichtlinien) vom 10.10.1985. Dt Ärztebl. 1986;83:715.
Robert Koch-Institut. Zur Situation bei wichtigen Erkrankungen, Teil 5: Impfpräventable Erkrankungen. Epidemiol Bull. 1999;19:143.
Robert Koch-Institut. Ratgeber Infektionskrankheiten: Röteln. Epidemiol Bull. 2001;19: 125 – 7.
Robert Koch-Institut. Empfohlene immunprophylaktische Maßnahmen bei Auftreten von Erkrankungen an Masern, Mumps oder Röteln in Kindereinrichtungen und Schulen. Epidemiol Bull. 2002;29:222 – 3.
Ständige Impfkommission am Robert Koch-Institut. Impfempfehlungen der Ständigen Impfkommission (STIKO) am Robert Koch-Institut/Stand: Juli 2002. Epidemiol Bull. 2002;28:227 – 42.
Tischer A, Gerike E. Rötelnsituation in Deutschland. Bundesgesundheitsbl-Gesundheitsforsch-Gesundheitsschutz. 2000;43:940 – 9.

Parvovirus B19/Erythema infectiosum

B. Stück

Erreger

Das Parvovirus B19 gehört zur Familie der Parvoviridae, es ist das kleinste humanpathogene Virus. Es handelt sich um ein sehr widerstandsfähiges, nicht umhülltes Einzelstrang-DNA-Virus. Es vermehrt sich nur in mitotischen Zellen, bevorzugt in humanen erythroiden Zellen in der späten Phase des Zellzyklus. Der virale Rezeptor ist das Blutgruppen-P-Antigen. Menschen mit dem seltenen p-Phänotyp sind deshalb resistent gegenüber Infektionen. Das P-Antigen findet sich außer auf Erythroblasten und Megakaryozyten auch auf Endothelzellen und fetalen Myokardzellen.

Häufigkeit, Verbreitung und Bedeutung der Infektion

Das Virus kommt weltweit vor. Der Mensch ist das einzige Erregerreservoir. Infektionen kommen meist im Rahmen kleiner Epidemien im Frühjahr vor, vorwiegend bei Klein- und Schulkindern. Angesteckt werden dann junge Erwachsene. Die Durchseuchungsraten im Vorschulalter liegen bei 5 – 10%, bei 15-Jährigen bei etwa 50% und bei Erwachsenen bei etwa 70%. Die Infektion geht mit einer extrem hohen Virämie einher. Gefährdet sind Patienten mit Immundefekten und chronisch-hämolytischen Anämien, zudem schwangere Frauen.

Übertragung, Infektion und Pathogenese

Die Übertragung erfolgt hauptsächlich durch Tröpfcheninfektion, seltener durch vertikale Transmission in der Schwangerschaft sowie durch Blut- und Plasmaprodukte. Die Dauer der Ansteckungsgefahr ist nicht genau bekannt, sie ist jedoch am höchsten in den ersten 4 – 10 Tagen nach der Infektion, sehr selten nach Auftreten des Exanthems. Eine verzögerte Viruselimination wird bei Patienten mit durch das Virus ausgelöster aplastischer Krise, bei Neugeborenen nach pränataler Infektion und bei Patienten mit angeborenen (Antikörpermangelsyndrome) und erworbenen (HIV-Infektion) Immundefekten beobachtet. Bei Letzteren können chronische Verläufe in Form rezidivierender Anämien auftreten. Häufig verläuft die Infektion jedoch asymptomatisch. Das Virus wirkt zytotoxisch und führt so zu einer transienten Anämie.

Klinisches Bild und Therapie (◐ Abb. 42)

Folgende Krankheitsbilder können durch das Parvovirus B19 hervorgerufen werden:
▶ Erythema infectiosum (Ringelröteln, 5. Krankheit),
▶ Arthralgien,
▶ aplastische Krisen bei Patienten mit chronisch-hämolytischen Erkrankungen,
▶ fetale Anämie.

Das Erythema infectiosum (15 – 20% der Infizierten) tritt meist ohne Prodromi auf, selten bestehen „grippeähnliche" Symptome. Es kommt zum Auftreten makulopapulöser Effloreszenzen auf den Wangen, die sich rasch zu einem schmetterlingsförmigen Exanthem ausbreiten, unter Freilassung der Mundpartie. Anschließend kommt es zur Ausbreitung der Effloreszenzen auf die Extremitäten und das Gesäß mit nachfolgender zentraler Abblassung, dadurch ring- und girlandenförmiges Aussehen („Ringelröteln"). Nach 7–10 Tagen erfolgt das Abblassen des Exanthems, das sich aber in den nächsten Wochen durch unspezifische Reize wieder verstärken kann.

Arthralgien können beim Erythema infectiosum aber auch als einzige Manifestation auftreten, insbesondere bei Mädchen und bei älteren Frauen, meist an den kleinen Gelenken, in der Regel selbstlimitierend (Dauer über 2 Wochen bis mehrere Monate).

Aplastische Krisen. Bei Patienten mit chronisch-hämolytischen Erkrankungen, verkürzter Erythrozytenüberlebenszeit oder niedrigem Hämoglobingehalt kann es zu transienten aplastischen Krisen kommen, bei Kindern oft Erstmanifestation einer Sphärozytose. Das typische Exanthem fehlt fast immer. Jedoch können „grippeähnliche" Symptome auftreten. Hinweisend sind Anämie, Retikulozytopenie und Aplasie der roten Blutzellen. Ursache ist der Tropismus des Virus für hämatopoetische Stammzellen.

Fetale Anämie. Bei einer Erkrankung in der Schwangerschaft kommt es in etwa 30 % der Fälle diaplazentar zur Infektion des Feten. Es besteht die Gefahr einer fetalen Anämie mit nachfolgendem Hydrops fetalis und Fruchttod, selten auch einer Myokarditis. Fehlbildungen treten nicht auf.

Die Inkubationszeit beträgt 4–14 Tage, das typische Erythem und Gelenkbeschwerden treten 2–3 Wochen nach der Infektion auf.

Die Therapie ist symptomatisch. Beim Auftreten aplastischer Krisen sind Bluttransfusionen erforderlich. Bei immundefizienten Patienten mit einer chronischen Parvovirus-B19-Infektion ist eine intravenöse Immunglobulingabe angezeigt. Bei Auftreten eines Hydrops fetalis und neonataler Anämie (Hämoglobingehalt unter 8 g/dl) werden intrauterine Bluttransfusionen empfohlen.

Immunität. Die Erkrankung hinterlässt eine spezifische Immunität.

Differenzialdiagnosen sind Röteln, Masern, Erythema exsudativum multiforme, Exantheme bei Coxsackie- und Echovirusinfektionen, allergische Exantheme und Morbus Still.

Labordiagnostik

In Sonderfällen (Kontakt von Schwangeren oder bei Frauen im gebärfähigem Alter) erfolgen IgG- und IgM-Nachweis (IgM-Nachweis in der Regel in der 2. Woche nach Infektion möglich). Bei immundefizienten Patienten ist häufig kein Antikörpernachweis möglich. Der Virusnachweis erfolgt mittels PCR in Blut, Knochenmark und Amnionflüssigkeit. Bei pränatal Infizierten sind in der Regel bei Geburt keine IgM-Antikörper mehr nachweisbar.

Maßnahmen der Verhütung und Bekämpfung

Präventive Maßnahmen. Impfstoffe zur aktiven Immunisierung stehen bisher nicht zur Verfügung. Eine passive Prophylaxe mit Immunglobulin frühzeitig nach Exposition kann bei Patienten mit hämatologischen Erkrankungen versucht werden, der Erfolg ist fraglich.

Maßnahmen für Patienten und Kontaktpersonen. Der Besuch von Kindergemeinschaftseinrichtungen ist bei schon bestehendem Erythem möglich. Jedoch sollte Frauen im gebärfähigen Alter ihr Immunstatus bekannt sein, da in Kindergemeinschaftseinrichtungen oft „Ausbrüche" auftreten. Patienten mit aplastischer Krise können bis zur Ausheilung, immundefiziente Patienten mit chronischem Erythema infectiosum über Wochen ansteckend sein. Sie sind deshalb zu isolieren.

Literatur

American Accademie of Pediatrics. Parvovirus B19. In: Pickering LK, ed. 2000 Red Book: Report of the Committee on Infectious Diseases. 25th ed. Elk Grove Village; 2000:423–5.

Enders G. Röteln und Ringelröteln. In: Friese K, Kachel W, Hrsg. Infektionserkrankungen der Schwangeren und des Neugeborenen. Berlin: Springer; 1998:67–89.

Fierlbeck G, Benez A, Seifert H, Korn K. Erythema infectiosum (Ringelröteln). In: Marre R, Mertens T, Trautmann M, Vanek E, Hrsg. Klinische Infektiologie. München: Urban & Fischer; 2000:537–9.

Kreth HW (Koordinator). Parvovirus B19-Infektionen. In: Deutsche Gesellschaft für pädiatrische Infektiologie, Hrsg. Infektionen bei Kindern und Jugendlichen. München: Futuramed; 2003:549–51.

Modrow S. Parvovirus B19. Dt Ärztebl. 2001;24:A1620–4.

Robert Koch-Institut. Stellungnahme des Arbeitskreises Blut. Parvovirus B19. Sitzung am 2.Dezember 1998; http://www.rki.de/GESUND/AKBLUT/STELL/ST03_4.HTM

Zytomegalievirus/Zytomegalie

B. Stück

Erreger

Das Zytomegalievirus (CMV) gehört zu den Herpesviren. Es handelt sich um ein doppelsträngiges DNA-Virus. Der Name leitet sich von der Eigenschaft ab, zur Vergrößerung der infizierten Zelle zu führen. Das Virus ist speziesspezifisch. Menschenpathogen ist nur das humane CMV (HHV 5).

Häufigkeit, Verbreitung und Bedeutung der Infektion

Das Virus ist weltweit verbreitet. Die Durchseuchungsrate ist abhängig von Lebensstandard und Alter. In den Entwicklungsländern besteht eine hohe Durchseuchung bereits in den ersten Lebensjahren. In den Industriestaaten erfolgen Neuinfektionen überwiegend im frühen Kindesalter und mit Aufnahme des Sexualverkehrs zwischen dem 15. und dem 30. Lebensjahr. In Deutschland beträgt die Durchseuchung, in Abhängigkeit von Sozialstatus und Alter, 50–70 %. CMV-Infektionen sind die häufigste prä- und perinatale Virusinfektion. Bis zu 5 % der Schwangeren scheiden das Virus aus, etwa 1 % aller Neugeborenen sind infiziert. Von ihnen zeigen 10 % Symptome einer konnatalen Zytomegalie, 90 % bleiben asymptomatisch. Heimkinder sind bis zu 100 % durchseucht, bei Transplantatempfängern beträgt die Infektionsrate bis zu 90 %.

Übertragung, Infektion und Pathogenese

CMV gelangt über Schleimhautkontakt oder parenteral in den Organismus. Bei der konnatalen Infektion erfolgt die Ansteckung diaplazentar oder aufsteigend über den Genitaltrakt der infizierten Mutter. Eine postnatale Übertragung erfolgt bei engem Kontakt durch Sekrete (Speichel, Zervixsekret, Muttermilch, Urin). Gefährdet sind vor allem Frühgeborene bei Übertragung von Blut CMV-seropositiver Spender. Später spielen vor allem sexueller Kontakt (zervikale Sekrete, Sperma) und Speichel eine Rolle. Bei primärer Infektion erfolgt eine immunologische Unterdrückung der Virusvermehrung, nicht jedoch eine Eliminierung. So entsteht eine lebenslange Viruspersistenz (genauer Ort unbekannt, wahrscheinlich generalisierte Infektion). Die Reaktivierung einer latenten Infektion oder eine Reinfektion mit einem neuen Stamm sind möglich.

Klinisches Bild und Therapie

Die Inkubationszeit beträgt vermutlich 3–9 Wochen bzw. 1–4 Monate nach Transplantation.

Symptome bestehen in Abhängigkeit von Erkrankungsalter und Immunstatus (bei Immunkompetenten meist asymptomatisch, bei Störung der Immunabwehr, insbesondere der zellulären Immunität, klinische Manifestation).

Symptome bei konnataler Infektion (siehe auch Kapitel 23) sind: intrauterine Wachstumsverzögerung, Enzephalitis mit Mikrozephalie (periventrikuläre Verkalkungen), Hepatosplenomegalie, Mikrophthalmus, Chorioretinitis, Katarakt, zunehmende Innenohrschwerhörigkeit, Thrombozytopenie (thrombopenische Purpura) sowie bei sehr unreifen Frühgeborenen interstitielle Pneumonien. Die Letalität beträgt etwa 10 %. Die Überlebenden zeigen schwere bleibende Schäden: Hörverlust, neurologische Spätschäden, Optikusatrophie und Krampfanfälle. Aber auch von den bei der Geburt asymptomatisch Infizierten entwickeln 5–10 % in den nächsten Lebensjahren ähnlich schwere Schäden.

Bei immunkompetenten Erwachsenen weisen folgende Symptome auf eine CMV-Infektion hin: mononukleoseähnliches Krankheitsbild (negative EBV-Serologie), fieberhafte Allgemeinsymptome, selten Hepatitiden und Pneumonien.

Bei bestehender Immunschwäche, insbesondere der zellulären Immunität, treten schwere Verläufe auf: Fieber, Myalgien, CMV-Pneumonie, Ösophagitis und Enterokolitis. Insbesondere bei HIV-Patienten kommt es zu Chorioretinitis oder Meningoenzephalitis, nach Organtransplantation zu Immunkomplexnephritis und Abstoßungsreaktionen.

Die Therapie bei schweren Komplikationen wird mit Ganciclovir, Foscarnet und Cidofovir durchgeführt, bei CMV-Pneumonien in Kombination mit intravenös verabreichtem Normalglobulin oder spezifischem Immunglobulin. Bei Choreoretinitis, postnatal auftretender Pneumonie und Hepatitis erfolgt ein Behandlungsversuch mit Ganciclovir, unter Umständen mit Foscarnet oder Cidofovir. Bei schwerer konnataler Zytomegalievirusinfektion wird der Versuch einer Therapie unternommen (Schuster 2003):

- initial Ganciclovir (2 × 5 mg pro Kilogramm Körpergewicht pro Tag intravenös für 6 Wochen),
- Erhaltungstherapie ebenfalls mit Ganciclovir (1 × 5 mg pro Kilogramm Körpergewicht pro Tag an 3 Tagen in der Woche für 6 Monate).

Nebenwirkungen sind unter anderem Knochmarkdepression, Nephrotoxizität und Hepatotoxizität. Auch fehlen bisher kontrollierte Studien bei Kindern. Verminderung der Virurie und Besserung der Hörstörungen werden beobachtet, jedoch kommt es nach Absetzen der Behandlung oft erneut zur Virurie. Die Gabe von CMV-Immunglobulin ist bei konnataler Erkrankung ohne Einfluss.

Labordiagnostik

- Virusnachweis auf embryonalen Fibroblasten wegen Zeitaufwand für Routinediagnostik ungeeignet;
- Antigennachweis: CMV-Antigen pp65 in Leukozyten mittels monoklonaler Antikörper, CMV-Early-Antigen-Nachweis in Fibroblastenkultur;
- Genomnachweis durch PCR in Leukozyten, Liquor und Tracheasekret zum Nachweis einer akuten Infektion;
- Antikörpernachweis: ELISA oder Immunfluoreszenztest zur IgG-Bestim-

mung von Blut- und Organspendern/-empfängern;
- IgM-Bestimmung zur Diagnostik akuter Infektionen (ungeeignet zur Erkennung bei immunsupprimierten Patienten).

Maßnahmen der Verhütung und Bekämpfung

Frauen im gebärfähigen Alter sollten ihren Immunstatus kennen. Medizinisches Personal sollte bei der Betreuung von Kindern und immunsupprimierten Patienten strikt Händedesinfektion und -waschen einhalten. Pränatal Infizierte können das Virus über Jahre mit Urin und Speichel ausscheiden, postnatal Infizierte bis zu 1 Jahr. Ein Ausschluss aus Kindergemeinschaftseinrichtungen wird nicht gefordert. Bei intrauterinen Transfusionen sowie bei Frühgeborenen seronegativer Mütter (Geburtsgewicht unter 1200 g), seronegativen Schwangeren und immunsupprimierten Patienten sollten nur leukozytenfreie Blutprodukte von möglichst CMV-seronegativen Spendern verwendet werden. Dies gilt auch für CMV-seronegative Transplantatempfänger. Bei seronegativen Transplantatempfängern und seronegativen Patienten unter Hämodialyse und bei immunpressiver Therapie kann für etwa 4 Wochen (bei Dialysepatienten kürzer) ein Schutz bei Gabe eines Immunglobulins (0,2 ml pro Kilogramm Körpergewicht) erreicht werden. Inwieweit ein Schutz durch die prophylaktische Gabe von Virostatika erreicht wird, ist unklar.

■ Eine Meldepflicht besteht nicht.

■ Beratung und spezielle Diagnostik

Konsiliarlaboratorium für CVM
Universitätsklinikum Ulm
Abteilung Virologie
Albert-Einstein-Allee 11
89081 Ulm
Tel.: 0731 / 50023341
Fax: 0731 / 50023337
Ansprechpartner: Prof. Dr. T. Mertens
E-mail:
thomas.mertens@medizin.uni-ulm.de

Literatur

Adler S. Cytomegalovirus. In: Jenson H, Baltimore R, eds. Pediatric Infectious Diseases. 2nd ed. Philadelphia: Saunders; 2002:1107–9.
American Academy of Pediatrics. Cytomegalovirus Infection. In: Pickering LK, ed. 2000 Red

Book: Report of the Committee on Infectious Diseases. 25 th ed. Elk Grove Village, IL: American Academy of Pediatrics; 2000:227–30.
Dykewicz CA. Summary of the guidelines for preventing opportunistic infections among hematopoietic stem cell transplant recipients. Clin Inf Dis. 2001;33:139–44.
Eisele H, Heesemann J, Roggenkamp A, Hengel H, Koszinowski. Infektionen bei Immunsuppression. In: Marre, R, Mertens T, Trautmann M, Vanek E, Hrsg. Klinische Infektiologie. München: Urban & Fischer;2000:811–35.

Friese K, Enders G. Zytomegalie, Varizellen und Herpes. In. Friese K, Kachel W, Hrsg. Infektionen der Schwangeren und des Neugeborenen. 2. Aufl. Heidelberg: Springer; 1998:90–117.
Robert Koch-Institut. Stellungnahme des Arbeitskreises Blut. Humanes Cytomegalovirus (HCVM), Sitzung am 21. März 2000; www.rki.de/GESUND/AKBLUT/BLUT.HTM, Bundesgesundheitsbl-Gesundheitsforsch-Gesundheitsschutz. 2000a;70:653–9.
Robert Koch-Institut: Virusdiagnostik und To-

xoplasmose-Diagnostik vor und in der Schwangerschaft. Epidemiol Bull. 2000b;22:178–9.
Schuster V (Koordinator). Zytomegalie. In: Deutsche Gesellschaft für pädiatrische Infektiologie, Hrsg. Infektionen bei Kindern und Jugendlichen. München: Futuramed; 2003:744–50.
Stamminger T. Zytomegalievirus-Infektionen nach Transplantationen. Dt Ärztebl. 1997;94:A168–73.

Varizella-Zoster-Virus/Varizellen, Herpes zoster

B. Stück

Erreger

Das Varizella-Zoster-Virus (VZV), ein DNS-Virus, gehört zur Gruppe der Herpesviridae. Nach der Erstinfektion persistiert es in den sensorischen Spinalganglien. Bei exogener Neuinfektion kommt es zu Varizellen (Windpocken), bei endogener Reaktivierung zum Herpes zoster (Gürtelrose). Außerhalb des Körpers verliert es rasch seine Infektionskraft.

Häufigkeit, Verbreitung und Bedeutung der Infektion

Das Varizella-Zoster-Virus ist weltweit verbreitet. In Deutschland liegt der Häufigkeitsgipfel im Kindesalter. Bis zu 90 % aller Kinder werden bis zum 15. Lebensjahr infiziert. Jedoch ist eine zunehmende Verlagerung in das spätere Kindes- und auch in das Erwachsenenalter zu beobachten. Säuglinge erkranken in den ersten Lebensmonaten aufgrund maternaler Antikörper selten. In einzelnen tropischen Ländern treten Varizellen häufig erst im Erwachsenenalter auf. Die Ursache ist nicht bekannt (wahrscheinlich aufgrund der geringen Bevölkerungsdichte). In Ländern mit einer generellen Impfempfehlung, wie in den USA, ist die Häufigkeit deutlich zurückgegangen. Der vorwiegend bei Erwachsenen auftretende Herpes zoster ist sehr viel seltener.

Übertragung, Infektion und Pathogenese

Das Erregerreservoir ist ausschließlich der Mensch. Varizellen sind hochkontagiös. Die Übertragung erfolgt überwiegend durch direkten Kontakt mit Erkrankten, seltener durch Tröpfcheninfektion kurz vor Ausbruch des Exan-

thems. Bei Kontakt mit Herpes-zoster-Patienten besteht für Empfängliche eine geringere Kontagiosität. Dagegen wird ein Herpes zoster nicht durch Kontakt mit an Varizellen Erkrankten hervorgerufen. Das Virus kann die Plazenta passieren. Bei Erkrankung in den ersten 21 Schwangerschaftswochen kommt es in 1 % der Fälle zum kongenitalen Varizellensyndrom, bei Erkrankung zur Geburt zur neonatalen Varizellen. Die Inkubationszeit beträgt in der Regel 14–16 Tage (aber auch 10–21 Tage), bei immunkompetenten Patienten und nach Gabe eines spezifischen Immunglobulins bis zu 28 Tage. Die Dauer der Ansteckungsfähigkeit beträgt 1–2 Tage vor Auftreten des Exanthems bis zur Verkrustung der Effloreszenzen (bei Immunkompetenten länger).

Klinisches Bild und Therapie
(👁 Abb. 38a)

Varizellen

Für 1–2 Tage bestehen uncharakteristische Prodromi. Diese fehlen bei Kindern meist, bei Erwachsenen treten oft Fieber und allgemeines Krankheitsgefühl auf.
➤ Ausbruch eines juckenden Exanthems mit Beginn und Ausbreitung vom behaarten Kopf über den Stamm, weniger über die Extremitäten;
➤ Befall auch der Schleimhäute;
➤ Entwicklung über Roseolen und Papeln zu Bläschen, die später verschorfen;
➤ Fieber bis 39,5 °C;
➤ schubweises Auftreten neuer Läsionen über 3–5 Tage, daher mehrere Stadien („Sternhimmel");
➤ Abfall der Krusten nach 1–2 Wochen;
➤ Narbenbildung nur bei pustulösen Effloreszenzen;

➤ in der Regel keine Viren in den Krusten enthalten.

Komplikationen sind:
➤ häufig sekundäre bakterielle Infektion der Läsionen durch Streptococcus pyogenes oder Staphylococcus aureus;
➤ Komplikationen im Bereich des Zentralnervensystems (0,1 %), vor allem in Form zerebellärer Ataxie (Prognose gut) und meningealer Reizung, selten Enzephalitis (0,02 %), sehr selten Myelitis transversa, Guillain-Barré-Syndrom und Reye-Syndrom (begünstigt durch Gabe von Azetylsalizylsäure?); Manifestationen im Bereich des Zentralnervensystems bei Erwachsenen häufiger als bei Kindern, Enzephalitis besonders bei immunkomprimierten Patienten;
➤ Varizellenpneumonie bei Erwachsenen bis zu 20 %, beginnend meist 3–5 Tage nach Krankheitsausbruch, Schwangere sowie immuninkompetente Patienten besonders gefährdet;
➤ besonders schwere Verläufe bei Patienten während immunsuppressiver Therapie und hochdosierter Kortikosteroidtherapie (fulminante und hämorrhagische Verläufe).

Kongenitales Varizellensyndrom
(👁 Abb. 74a)

Das klinische Bild ist, je nach Gestationsalter, nicht einheitlich. Im Vordergrund stehen Störungen aufgrund des nervalen Tropismus des Virus:
➤ ausgedehnte Hautdefekte und Hyperpigmentierungen,
➤ Hypoplasien von Gliedmaßen (infolge des Befalls von Ganglienzellen),
➤ Augensymptome (Mikrophthalmus,

23 Infektionen der Schwangeren und des Neugeborenen

Katarakt, Chorioretinitis, Horner-Syndrom),
- Symptome im Bereich des Zentralnervensystems (Mikrozephalus, Hirnatrophie, Verkalkungen, Krampfanfälle, psychomotorische Retardierung, Anal- und Blasensphinkterstörungen),
- Dystrophie.

Die Prognose ist schlecht, 1/3 der Kinder verstirbt noch innerhalb der ersten beiden Lebensjahre.

Die intrauterine Infektion kann auch asymptomatisch verlaufen. Hierauf weist das Auftreten eines Zoster in den ersten beiden Lebensjahren hin.

Zu perinatalen Varizellen (Abb. 74b) kann es bei einer Erkrankung der Mutter 5 Tage vor bis 2 Tage nach der Geburt kommen. Zwischen dem 5. und 10. (12.) Lebenstag treten typische, oft hämorrhagische Effloreszenzen auf. Da noch keine maternalen Antikörper übertragen wurden, breitet sich das Virus über alle Organe aus, es kommt zu Enzephalitiden und vor allem zu Pneumonien. Die Letalität beträgt bis zu 30%. Der Versuch der Verschiebung des Geburtstermins über den kritischen Zeitraum hinaus sollte unternommen werden. Die sofortige Gabe eines spezifischen Immunglobulins postpartal ist erforderlich.

Herpes zoster (Abb. 37)

Der Herpes zoster ist immer eine endogene Infektion, hervorgerufen durch eine Reaktivierung der in den Spinalganglien persistierenden Viren.
- vorwiegend bei Immungeschwächten und Älteren;
- im Kindesalter gelegentlich auch nach pränataler Infektion;
- Beginn meist mit plötzlichem Auftreten unilateraler vesikulärer Eruptionen innerhalb eines Dermatoms;
- Schmerzen auch nach Abklingen der Hauterscheinungen noch lange anhaltend (postzosterische Neuralgie);
- bei Befall von Ästen des N. trigeminus Gefahr der Dauerschädigung: Zoster ophthalmicus, Zoster oticus;
- bei Immunsupprimierten Gefahr der Disseminierung (Unterscheidung von Varizellen nicht mehr möglich);
- sehr selten neurologische Komplikationen.

Therapie:
- bei Varizellen symptomatisch;
- zinkhaltige Schüttelmixturen;
- juckreizstillende Medikamente;
- bei Immunsupprimierten und bei Komplikationen (Varizellenpneumonie, Zoster ophthalmicus) Virostatika (Aciclovir);
- bei Erkrankung in der Schwangerschaft Aciclovir;
- bei Herpes zoster antivirale Therapie mit Aciclovir, Brivudin, Famciclovir oder Valaciclovir, dadurch beschleunigte Abheilung:
  – Aciclovir intravenös: Erwachsene 3 × 5 mg pro Kilogramm Körpergewicht pro Tag für 5–7 Tage, Kinder 3 × 10 mg pro Kilogramm Körpergewicht pro Tag für 5–7 Tage;
  – Aciclovir oral: Erwachsene 5 × 800 mg für 5–7 Tage, Kinder 4 × 15–20 mg pro Kilogramm Körpergewicht pro Tag (maximal 4 × 800 mg) für 5–7 Tage;
  – Brivudin: Erwachsene 1 × 125 mg für 7 Tage;
  – Famciclovir: Erwachsene 3 × 250 mg für 7 Tage;
  – Valciclovir: Erwachsene 3 × 1000 mg für 7 Tage.

Differenzialdiagnose. Strophulus lässt behaarten Kopf, Gesicht und Handinnenflächen frei. Pocken beginnen mit plötzlich einsetzendem hohen Fieber, Kopfschmerzen und charakteristischen schweren Kreuzschmerzen. Drei Tage später kommt es zum Abklingen des Fiebers sowie zum Auftreten des Exanthems: Makula-Papula-Vesikula-Pustula-Borken. Im Gegensatz zu den Varizellen gibt es nur ein Eruptionsstadium, sodass alle Effloreszenzen ungefähr das gleiche Entwicklungsstadium zeigen.

Labordiagnostik

- Diagnose in der Regel klinisch, Labordiagnostik nur in Sonderfällen;
- Virusnachweis durch PCR, Antigennachweis durch Immunfluoreszenztest aus Bläscheninhalt oder Liquor; nur bei besonders gefährdeten Patienten mit unklarer klinischer oder neurologischer Manifestation (z. B. Immunsupprimierte);
- Antikörpernachweis zur Bestimmung der Immunität (Frauen im gebärfähigen Alter, medizinisches Personal), bei Erstinfektion Nachweis von ansteigenden IgG- oder IgM-Titern, Letztere in der Schwangerschaft unsicher, Bei Herpes zoster oft keine IgM-Antikörper nachweisbar;
- zum Ausschluss eines kongenitalen Varizellensyndroms pränatale Diagnose durch Nachweis von Varizellen-DNA in Fetalblut oder Fruchtwasser;
- serologische Bestätigung der mütterlichen Erkrankung überwiegend mittels ELISA.

Maßnahmen der Verhütung und Bekämpfung

Präventive Maßnahmen

Eine Varizellenschutzimpfung wird von der STIKO bei allen 12- bis 15-jährigen Jugendlichen empfohlen, die anamnestisch bisher keine Erkrankung durchgemacht haben. Unabhängig davon sollten alle Frauen im gebärfähigen Alter ohne oder mit unsicherer Varizellenanamnese serologisch getestet und bei fehlendem Nachweis spezifischer Antikörper geimpft werden. Wegen bisher fehlender Erfahrungen (Lebendimpfstoff) sollten seronegative Schwangere nicht geimpft werden.

Schutzimpfungen:
- ungeimpfte 12- bis 15-jährige Jugendliche ohne Varizellenanamnese;
- seronegative Frauen mit Kinderwunsch;
- seronegative Personen vor geplanter immunsuppressiver Therapie oder Organtransplantation;
- seronegative Patienten unter immunsuppressiver Therapie und Patienten mit Leukämie unter bestimmten Voraussetzungen;
- seronegative Patienten mit schwerer Neurodermitis;
- seronegative Personen mit engem Kontakt zu besonders gefährdeten Personen (unter anderem Eltern und Geschwister);
- seronegatives Personal vor Einstellung in Gemeinschaftseinrichtungen für Kinder im Vorschulalter;
- seronegatives medizinisches Personal (auch in Arztpraxen), insbesondere bei Kontakt mit den oben genannten besonders gefährdeten Patienten;
- Kinder nach Erstbehandlung mit nephrotischem Syndrom (Gefahr des Rezidivs);
- Kinder vor vollendetem 13. Lebensjahr: 1 Dosis;
- ältere Kinder: 2 Dosen im Abstand von 4 Wochen (diskutiert wird, ob jeweils 2 Dosen verabreicht werden sollen; Gershon 2002).

In der Diskussion ist eine generelle Impfempfehlung im Kleinkindesalter, Voraussetzung sind Kombinationsimpfstoffe Masern-Mumps-Röteln-Varizellen, um Durchimpfungsraten von mindestens 90 % zu erreichen.

23 Infektionen der Schwangeren und des Neugeborenen

Postexpositionelle Prophylaxe

Die Gabe eines spezifischen Varizella-Zoster-Immunglobulins ist sinnvoll, wenn sie innerhalb von 5 Tagen nach Exposition („Face-to-Face"-Kontakt oder mindestens 1 Stunde im gleichen Raum oder Haushaltskontakt) oder innerhalb von 3 Tagen nach Beginn des Exanthems beim Indexfall durchgeführt wird. Sie sollte unbedingt erfolgen bei:
- abwehrgeschwächten Patienten ohne Varizellenanamnese,
- Schwangeren ohne Varizellenanamnese in den ersten 22 Schwangerschaftswochen und zum Zeitpunkt der Geburt,
- Neugeborenen, deren Mütter 5 Tage vor bis 2 Tage nach der Geburt an Varizellen erkrankt waren,
- Frühgeborenen mit negativer Varizellenanamnese der Mutter,
- Neugeborenen – unabhängig von der mütterlichen Varizellenanamnese – in den ersten 6 Lebenswochen, wenn die Geburt vor der 28. Schwangerschaftswoche erfolgte oder das Geburtsgewicht weniger als 1000 g betrug.

Dosierung je nach Präparat:
- intravenös: Neugeborene 1 ml pro Kilogramm Körpergewicht, Erwachsene 1–2 ml pro Kilogramm Körpergewicht;
- intramuskulär: Neugeborene 1 ml pro Kilogramm Körpergewicht, Erwachsene 0,5 ml pro Kilogramm Körpergewicht.

Eine zusätzliche virostatische Prophylaxe (Aciclovir) sollte in Erwägung gezogen werden bei:
- Neugeboren zur Vermeidung neonataler Varizellen,
- sehr unreifen Frühgeborenen in den ersten 6 Lebenswochen.

Maßnahmen für Patienten und Kontaktpersonen

- nur bei stationärer Aufnahme strikte Isolierung, um nosokomiale Infektionen zu vermeiden;
- in Kindergemeinschaftseinrichtungen keine Riegelungsimpfung;
- Wiederzulassung zur Schule und Kindergemeinschaftseinrichtungen 1 Woche nach Beginn bei unkomplizierter Erkrankung.

> Meldepflicht besteht bei gehäuft auftretenden nosokomialen Infektionen.

■ Beratung und spezielle Diagnostik

Konsiliarlaboratorium für HSV und VZV
Institut für antivirale Chemotherapie
der Universität Jena
Winzlaer Straße 10
07745 Jena
Tel.: 03641 / 657300
Fax: 03641 / 657301
Ansprechpartner Prof. Dr. P. Wutzler
e-mail: wutzler@zmkh.ef.uni-jena.de

Literatur

American Academy of Pediatrics. Varicella-Zoster Infections. In: Pickering LK, ed. 2000 Red Book: Report of the Committee on Infectious Diseases. 25th ed. Elk Grove Village, IL: American Academy of Pediatrics; 2000:624–38.

CDC. Epidemiology and Prevention of Vaccine-Preventable Diseases. Pink Book. 7th ed. Washington: Centers for Disaese Control; 2002; www.cdc.gov/nip/publications/pink.

Centers for Disease Control. Prevention of varicella. Update recommendations of the Advisory Committee on Immunization Practices (ACIP). MMWR. 1999;48:1–5.

Deutsche Vereinigung zur Bekämpfung der Viruskrankheiten e.V. Positionspapier zur Varizellenimpfung. Bundesgesundheitsbl.-Gesundheitsforsch.-Gesundheitsschutz. 2000;43:293–8.

Gershon AA. Varicella vaccine – Are two dosis better than one? N Engl J Med. 2002;347:1962–3.

Robert Koch-Institut. Ratgeber Infektionskrankheiten. Varizellen. Epidemiol Bull. 2000a;46:365–8.

Robert Koch-Institut. Seroprävalenz gegen Varicella-Zoster-Virus in Deutschland. Epidemiol Bull. 2000b;46:368–9.

Robert Koch-Institut. Empfehlungen der Ständigen Impfkommission (STIKO) am Robert Koch-Institut/Stand: Juli 2002. Epidemiol Bull. 2002;28:227–42.

Scholz H (Koordinator). Varizellen-Zoster. In: Deutsche Gesellschaft für pädiatrische Infektiologie, Hrsg. Infektionen bei Kindern und Jugendlichen. München: Futuramed; 2003:732–9.

Wutzler P, Gross G, Doerr HW. Antivirale Therapie des Zoster. Dtsch Ärztebl. 2003;100:C 678–80.

Wutzler P, Neiß A, Banz K, Tischer A.. Ist eine Elimination der Varizellen durch eine allgemeine Impfung möglich? Dtsch Ärztebl. 2002;99:A1024–9.

24 Infektionen im Kindesalter
B. Stück

Einführung

Säuglinge und Kleinkinder können, in Abhängigkeit vom sozialen Umfeld, 8 und mehr Infektionen im Jahr durchmachen. Mit wenigen Ausnahmen (Kapitel 22.1) handelt es sich dabei um eine „physiologische Infektanfälligkeit", bedingt durch die Unerfahrenheit des kindlichen Immunsystems in den ersten Lebensjahren. Fieber ist ein hinweisendes Symptom, kann jedoch in den ersten Lebenswochen selbst bei lebensbedrohenden Infektionen fehlen. Auch fehlt in diesem Alter oft eine eindeutige Organsymptomatik. Im späteren Säuglings- und Kleinkindesalter kann bei etwa 80% der Kinder durch eine organbezogene Anamnese und eine körperliche Untersuchung die Ursache der Infektion ermittelt werden (Bachmann u. Claßen 2002, Powell 2000). Überwiegend handelt es sich um Virusinfektionen; in den Wintermonaten der oberen und unteren Luftwege, in den Sommer- und Herbstmonaten des Gastrointestinaltraktes. Bakteriell bedingt sind bei Kleinkindern vor allem die Otitis media und bei Mädchen Harnwegsinfektionen, nach dem 3. Lebensjahr Pneumokokkenpneumonien und sehr selten auch Meningitiden durch kapseltragende Bakterien. Streptokokken-A-Infektionen treten vorzugsweise erst im Schulalter auf. Die Höhe des Fiebers und das Ansprechen auf Antipyretika lassen keine Unterscheidung zwischen bakterieller und viraler Genese zu. Sorgfältig muss die Haut auf Petechien angesehen werden als Hinweis auf eine Bakteriämie, eine Sepsis oder eine Meningitis. Infektiöse Exantheme durch die klassischen Kinderkrankheiten treten aufgrund der Impfprophylaxe heute selten auf. In den ersten beiden Lebensjahren werden Exantheme vor allem bei HHV-6-, ansonsten bei Enterovirus-, Adeno- und Parvovirus-B19-Infektionen beobachtet. Die Intensität der ambulanten Betreuung richtet sich vor allem nach dem Alter des Kindes, der Beeinträchtigung des Allgemeinzustandes und der Erfahrung der Eltern. Ziel muss es sein, lebensbedrohende Infektionen früh zu erkennen.

Neurologische Infektionen

■ Bakterielle Meningitiden

In den ersten 6 Lebenswochen sind Meningitiden selten. Sie werden vor allem durch Streptokokken der Gruppe B („Late-Onset-Disease") und E. coli, selten durch Listeria monocytogenes verursacht. Nach der 6. Lebenswoche wird die Mehrzahl der bakteriellen Meningitiden durch Meningokokken, Pneumokokken (siehe Erregersteckbriefe) und Haemophilus influenzae Typ b verursacht. Sie gehören zu den „bekapselten Erregern". Vor Einführung der generellen Konjugatimpfung gegen Haemophilus influenzae Typ b wurden mehr als 80% der eitrigen Meningitiden im Kindesalter durch diesen Erreger hervorgerufen (in Deutschland etwa 1600 Säuglinge und Kleinkinder pro Jahr). Heute erkranken nur noch wenige Kinder, die nicht oder zu spät geimpft wurden. Die höchste altersspezifische Inzidenz bakterieller Meningitiden wird weiterhin in den ersten 4 Lebensjahren registriert, überdurchschnittlich häufig erkranken aber auch 5- bis 14-Jährige an Infektionen durch Meningokokken und Pneumokokken. Typische Symptome bei Säuglingen sind Fieber, Erbrechen, eine vorgewölbte Fontanelle, Unruhe, Berührungsempfindlichkeit und Krampfanfälle; nach dem 1. Lebensjahr sind es unter anderem Fieber, akute Kopfschmerzen, Erbrechen, Nackensteife, Bewusstseinsstörungen, Krampfanfälle und Hautblutungen. Für die Diagnose entscheidend ist die Durchführung einer Lumbalpunktion mit Untersuchung des Liquors. Auch sollte immer eine Blutkultur angelegt werden. Die Erreger sind nach Möglichkeit zu typisieren, unter Umständen in den entsprechenden Referenzlaboratorien (siehe Erregersteckbriefe).

Antibiotikatherapie

Die initiale Antibiotikatherapie bei unbekanntem Erreger in der Neugeborenenperiode muss B-Streptokokken, gramnegative Erreger (E. coli) und Listerien erreichen, z. B. durch Kombination eines Cephalosporins der 3. Generation (Cefotaxim) mit einem Breitbandpenicillin. Bei Früh- und Neugeborenen wird außerdem zusätzlich die Behandlung mit einem Aminoglykosid, z. B. Tobramycin, empfohlen. Die Mindestdauer der Behandlung beträgt 14 Tage. Jenseits des Neugeborenalters wird bei noch unbekanntem Erreger die intravenöse Gabe von Ceftriaxon (80–100 mg pro Kilogramm Körpergewicht pro Tag in 1–2 Einzeldosen) oder Cefotaxim (150–200 mg pro Kilogramm Körpergewicht pro Tag in 3 Einzeldosen) empfohlen. Die Mindestdauer der Behandlung beträgt bei der Meningokokkenmeningitis 4 Tage, bei Haemophilus-influenzae-Typ-B- und Pneumokokkenmeningitis 7 Tage. Ein Umsetzen der Therapie auf Penicillin G nach Kenntnis der Empfindlichkeit wird in der Regel nicht empfohlen. Eine zusätzliche Dexamethasontherapie (4 × 0,6 mg pro Kilogramm Körpergewicht für 2 Tage), beginnend 20 Minuten vor der ersten Antibiotikagabe, kann in Erwägung gezogen werden; eine Verminderung neurologischer Komplikationen wurde aber nur bei der Haemophilus-influenzae-Typ-b-Meningitis nachgewiesen.

Die tuberkulöse Meningitis im Kindesalter ist in Deutschland sehr selten geworden. Die klinischen Symptome können von über Wochen anhaltenden Kopfschmerzen bis zur akuten Meningoenzephalitis reichen. Hinweisend sind die Liquorveränderungen: mittelgradige mononukleäre Pleozytose, verringerter Glukosegehalt (weniger als 45 mg/dl), mäßige Eiweißerhöhung. Typisch ist eine Hyponatriämie aufgrund einer inadäquaten ADH-Sekretion. Die Therapie besteht in einer Vierfachbehandlung.

Die Neuroborreliose manifestiert sich im Kindesalter fast ausschließlich als Fazialisparese (⊙ Abb. 5a) und als lymphozytäre Meningitis. In den Sommer- und Herbstmonaten ist jede 2. periphere Fazialisparese durch eine Infektion mit B. burgdorferi bedingt. Auch wenn sie in der Mehrzahl der Fälle monosymptomatisch auftritt, entspricht der Liquorbefund fast immer einer lymphozytären Meningitis. Meningeale Symptome bestehen selten, eine Lumbalpunktion mit Untersuchung des Liqours ist jedoch immer zur Sicherung der Diagnose erforderlich (Antikörpernachweis im Liquor). Therapie der Wahl ist die intravenöse Gabe von Ceftriaxon (50 mg pro Kilogramm Körpergewicht pro Tag über 14 Tage). Auch Penicilline sind wirksam, erfordern jedoch die mehrfache tägliche Gabe. Einzelne skandinavische Autoren vertreten die Ansicht, dass eine orale Therapie über 2–3 Wochen mit 200–300 mg Doxycyclin wirksam sei. Diese ist wegen der Nebenwirkungen, vor allem auf das Skelettsystem, bei Kindern unter 9 Jahren jedoch streng kontraindiziert.

Virusmeningitiden

Virusmeningitiden verlaufen im Kindesalter meist gutartig. Bevorzugt treten sie in den Sommer- und Herbstmonaten auf. Die häufigsten Erreger sind Echoviren (Typen 4, 6, 7, 9, 11, 17 und 30) sowie Coxsackieviren (Typen A9, B2, 4, 5), seltener Mumpsviren, Viren der Herpesgruppe und Arboviren. Enteroviren verursachen aufgrund ihrer hohen Kontagiosität häufig nosokomiale Infektionen. Das klinische Bild ist durch Fieber, Kopfschmerzen, meningitische Zeichen, Lichtscheu, Übelkeit und Erbrechen charakterisiert. Oft besteht ein „grippales" Vorstadium. Auch können, je nach Erregerart, Exantheme, gastrointestinale und respiratorische Symptome oder Konjunktividen auftreten. Dabei ist eine Abgrenzung zur Enzephalitis nicht immer möglich (Enzephalomeningitis). Diagnostisch entscheidend ist die Lumbalpunktion mit Untersuchung des Liqours, die typischerweise eine mononukleäre Pleozytose bei normalem Eiweiß- und Glukosegehalt ergibt. In den ersten Stunden kann, insbesondere bei den Enterovirusinfektionen, auch eine ausgeprägte Granulozytose bestehen. Grundsätzlich sollte eine bakteriologische Untersuchung durchgeführt werden. Auch sollte aus epidemiologischen Gründen eine Virusdiagnostik in Liquor und Stuhl erfolgen. Dies gilt insbesondere zum Ausschluss einer Poliomyelitis (siehe Erregersteckbrief). In der Regel ist nur eine symptomatische Behandlung möglich.

Enzephalitiden

Diese sind meist viral bedingt. Im Vordergrund stehen – gegenüber den viralen Meningitiden – Bewusstseinsstörungen, neurologische Ausfälle, Kopfschmerzen und Krampfanfälle. Pathogenetisch können 3 Formen unterschieden werden:
- akute Enzephalitis durch direkte Erregerinvasion (Herpes-simplex-Virus, Rabiesvirus),
- postinfektiöse Enzephalomyelitis (etwa 1–2 Wochen nach Masern, Varizellen),
- Slow-Virus-Infektionen (sehr selten, bis zu 10 Jahre nach Masern als subakut sklerosierende Panenzephalitis, immer letal verlaufend; Rötelnpanenzephalitis).

Harnwegsinfektionen

Pathogenese. Harnwegsinfektionen (HWI) entstehen in den ersten Lebenswochen meist hämatogen, später sind sie fast immer Folge einer aszendierenden Besiedlung durch Darmbakterien. Die häufigsten Erreger sind gramnegative Keime (E. coli), sehr selten Pilze oder Viren. Etwa 5 % aller Mädchen und 1 % aller Jungen machen in ihrer Kindheit mindestens einmal eine HWI durch, etwa 50 % dieser Mädchen erleiden Rezidive, Jungen nach dem 1. Lebensjahr sehr selten. Im 1. Lebensjahr erkranken überwiegend Jungen, danach häufiger Mädchen (etwa 10- bis 20fach häufiger als Jungen). Prädisponierende Faktoren sind unter anderem urologische Fehlbildungen, Störungen des Harnflusses, vesikoureteraler Reflux, vorbestehende Nierenparenchymschäden (Nierenhypoplasie, Zysten, Nephrokalzinose) und Entzündungen der äußeren Genitalorgane (Windeldermatitis, Vulvovaginitis). Nicht gestillte Säuglinge erkranken häufiger.

Klinisch fallen Neugeborene und Säuglinge oft nur durch Trinkschwäche, hohes Fieber, gelegentlich auch durch Erbrechen und Durchfälle auf. Hochfieberhafte HWI können in diesem Alter mit einer Urosepsis einhergehen (positive Blutkulturen). Kleinkinder klagen meist über Schmerzen beim Wasserlassen und über Bauchschmerzen. Typisch ist das Auftreten einer sekundären Enuresis diurna.

Für die Diagnose wichtig ist der Nachweis einer signifikanten Leukozyturie und einer signifikanten Bakteriurie, unter Umständen auch ein positiver Nitritstreifentest (Voraussetzung ist eine längere Blasenverweildauer des Urins, daher bei Säuglingen nicht geeignet). Die Uringewinnung sollte, wenn möglich, als Mittelstrahlurin oder bei Säuglingen durch suprapubische Blasenpunktion erfolgen. Das Ergebnis eines „Beutelurins" lässt nur bei negativer Bakteriurie eine Aussage zu. Hinweise sind eine pathologische Leukozyturie (Auszählung in einer Zählkammer, z. B. Fuchs-Rosenthal-Zählkammer):
- bei Jungen mehr als 10 Leukozyten/mm^3,
- bei Mädchen mehr als 50 Leukozyten/mm^3, oder

eine signifikante Bakteriurie:
- im sauber gewonnenen Mittelstrahlurin mehr als 100 000 Keime/ml,
- im Blasenpunktat jeglicher Keimnachweis.

Oberer/unterer Harnwegsinfekt. Die Unterscheidung zwischen einem oberen HWI (Pyelonephritis) und einem unteren HWI (Zysturethritis) ist nicht immer einfach. Für einen oberen HWI sprechen Fieber, Schmerzen, Erbrechen, beschleunigte Blutkörperchensenkungsgeschwindigkeit, Leukozytose mit Linksverschiebung und erhöhte Konzentration des C-reaktiven Proteins. Bei HWI im 1. Lebensjahr sollte sofort eine Sonographie vorgenommen werden, sonst bei Verdacht auf oberen HWI und bei Rezidiv. Bei etwa 30 % der Kinder findet sich ein vesikoureteraler Reflux, zudem bei 5–10 % der Jungen und bei 1–2 % der Mädchen eine Harnwegsobstruktion. Eine weitergehende Diagnostik empfiehlt sich bei HWI im 1. Lebensjahr und bei Rezidiven.

Therapie

Bei afebrilen symptomatischen HWI wird zur Initialtherapie Trimethoprim (5–6 mg pro Kilogramm Körpergewicht in 2 Einzeldosen) oder Cotrimoxazol verwendet. Trimethoprim wird bevorzugt, da es besser verträglich ist. Eine Urinkontrolle ist nach 2–3 Tagen erforderlich, da bis zu 20 % der meist verursachenden E. coli resistent sind. Alternativ können Cephalosporine der 2. oder 3. Generation zum Einsatz kommen (Behandlungsdauer: 3–5 Tage; Einmaldosis bei Kindern hat sich nicht bewährt). Bei akuter Pyelonephritis in den ersten Lebensmonaten, Verdacht auf Urosepsis oder nicht gewährleisteter Compliance ist eine parenterale Therapie mit einem Aminoglykosid (z. B. Gentamicin) in Kombination mit Ampicillin erforderlich. Nach entsprechendem Keimnachweis erfolgt jenseits der Neugeborenenperiode eine Monotherapie entsprechend dem Antibiogramm. Zur Rezidivprophylaxe empfiehlt sich abends eine Dosis Trimethoprim (1–2 mg pro Kilogramm Körpergewicht) oder Nitrofurantoin (in den ersten 6 Lebenswochen nicht zugelassen; 1 mg pro Kilogramm Körpergewicht). Asymptomatische Bakteriurien werden meist bei Routineuntersuchungen entdeckt. Sie bedürfen keiner Therapie, aber der Kontrolle. Chinolone sind zur Behandlung im Kindesalter bisher nicht zugelassen.

Systemische Infektionen als „Kinderkrankheiten"

Alter bei Infektion. Viele einheimische Infektionskrankheiten treten aufgrund einer hohen Bevölkerungs- und Erregerdichte sowie bestehender Immunitätslücken bereits in jüngeren Altersgruppen auf und werden somit zu „Kinderkrankheiten". Der Begriff ist unglücklich gewählt, da er bei Laien einen leichten Verlauf suggeriert. Heute treten sie oft erst bei älteren Schulkindern oder jungen Erwachsenen auf, was die Gefahr eines komplikationsreichen Verlaufs erhöht. Grund sind zum einen die verbesserte Hygiene, vor allem aber die veränderten sozioökonomischen Verhältnisse in unserer Gesellschaft. Durch die Zunahme der Ein-Kind-Familien und den späten Besuch von Kindergemeinschaftseinrichtungen kommen viele Menschen erst im Schul- oder sogar Erwachsenenalter in Kontakt mit den Erregern.

Exanthem. Systemische Infektionen, die primär durch Exantheme charakterisiert werden, sind Masern, Röteln, Erythema infectiosum, Varizellen (siehe Erregersteckbriefe) und das Exanthema subitum. Das **Exanthema subitum** (👁 Abb. 44) (3-Tage-Fieber, Roseola infantum) wird durch das humane Herpesvirus Typ 6 (HHV 6) hervorgerufen. Es existieren 2 Serotypen, 6A und 6B, dabei werden fast alle Erkrankungen im Kindesalter in Europa durch den Serotyp B hervorgerufen. Nach Abklingen der Infektion persistiert es lebenslang im Organismus. Reaktivierungen können bei Virusinfektionen und vor allem durch Infektionen mit dem humanen Herpesvirus Typ 7 (HHV 7) auftreten. Primäre HHV-7-Infektionen verlaufen meist asymptomatisch, zeigen aber auch das klinische Bild eines Exanthema subitum. Diskutiert wird, ob es sich hierbei um die Reaktivierung einer vorangegangenen HHV-6-Infektion handelt. HHV-6-Infektionen treten in der Regel in den ersten 2 Lebensjahren auf (Seroprävalenz: 80–100 %). Das klinische Bild ist sehr variabel, charakterisiert vor allem durch hohes Fieber (über 39,5 °C) über 3–5 Tage. Mit der Entfieberung kommt es bei etwa 20 % der Kinder zu einem makulösen, selten papulösen Exanthem (Roseolen) am Stamm, das sich gelegentlich auch über den ganzen Körper ausbreiten kann. Weiterhin können bei einer Infektion auch ohne Exanthem Durchfälle, zervikale Lymphknotenschwellungen, eine vorgewölbte Fontanelle und bei 10–20 % der Betroffenen Krampfanfälle (Nachweis des Virus im Liquor bei etwa 10 %) auftreten. HHV-7-Infektionen lassen sich klinisch von einer HHV-6-Infektion nicht unterscheiden, treten aber meist erst nach dem 2. Lebensjahr auf. Bei älteren Kindern zeigt sich gelegentlich ein mononukleoseähnliches Bild. Die Diagnose wird durch den typischen klinischen Verlauf gestellt. Bei Problemfällen erfolgt der Nachweis serologisch oder mittels PCR in Speichel, Blut oder Urin.

Das Kawasaki-Syndrom ist eine Erkrankung des Kleinkindes, deren Ursache bisher nicht bekannt ist (Superantigene? Genetische Disposition?). Für die Inzidenz ergeben sich erhebliche ethnische Unterschiede:
➤ Japan: 100–150 Erkrankungen pro 100 000 Kinder unter 5 Jahren,
➤ Deutschland: 10 Erkrankungen pro 100 000 Kinder unter 5 Jahren.

Hauptsymptome sind (Cremer u. Cremer 2000):
➤ Fieber unbekannter Ursache, ohne Therapie mindestens 5 Tage anhaltend (95 %),
➤ Konjunktivitis (70–80 %),
➤ polymorphes (morbilli- oder scarlatiniformes) Exanthem, gelegentlich wie beim Erythema exsudativum multiforme (90 %),
➤ lackrote, aufgesprungene Lippen, „Erdbeerzunge", Rötung der Mundschleimhaut und des Pharynx (90 %),
➤ Plantar- und Palmarerythem, ödematöse Schwellung der Hand- und Fußrücken, ab der 2. Krank-

heitswoche membranöse Schuppung der Finger- und Zehenspitzen (90%),
➤ Schwellung der Halslymphknoten, Vergrößerung auf über 1,5 cm (80%).

Nebensymptome sind:
➤ kardiovaskuläre Manifestationen (Echokardiographie!),
➤ Diarrhö,
➤ Gelenkschwellungen,
➤ Nierenbeteiligung,
➤ Gallenblasenhydrops,
➤ ausgeprägte Entzündungsparameter (Blutbild, Blutkörperchensenkungsgeschwindigkeit, C-reaktives Protein).

Die Erkrankung verläuft in 3 Phasen:
➤ Phase 1 (7–14 Tage): hohes Fieber, schlechter Allgemeinzustand, Auftreten der Hauptsymptome;
➤ Phase 2 (3.–5.Woche): Rückgang von Fieber, Exanthem und Lymphknotenschwellungen; weiterhin Konjunktivitis, Hautschuppung, Anstieg der Thrombozytenzahl (mehr als 1 Million/mm^3); Auftreten von Koronararterienaneurysmen und -thrombosen (!);
➤ Phase 3 (6–10 Wochen nach Beginn): Rekonvaleszenz, erhöhte Gerinnungsneigung über Wochen.

Die wichtigsten Komplikationen sind im Akutstadium Myokarditis und im subakuten Stadium (Phase 2) Entwicklung von Koronararterienaneurysmen als Folge der Koronararteriitis (20%). Die Rückbildung kleinerer Aneurysmen wird bei der Hälfte der Patienten beobachtet. Das vorwiegend bei Säuglingen zu beobachtende „inkomplette Kawasaki-Syndrom" ist immer durch hohes Fieber gekennzeichnet; die weiteren Hauptsymptome treten jedoch unvollständig auf. Dagegen kommt es in gleicher Häufigkeit zum Auftreten von Koronararterienaneurysmen.

Therapie. Bis zur Entfieberung wird Acetylsalicylsäure verabreicht (100 mg pro Kilogramm Körpergewicht in 4 Einzeldosen, dann 3–5 mg pro Kilogramm Körpergewicht bis zur Normalisierung der Blutkörperchensenkungsgeschwindigkeit bzw. bis zum Ausschluss von Koronararterienaneurysmen. Die einmalige Immunglobulingabe (2 g pro Kilogramm Körpergewicht) zu Beginn der Behandlung wird empfohlen.

Akute gastrointestinale Infektionen

Erreger. Die akuten gastrointestinalen Infektionen werden im Kleinkindesalter vorwiegend durch Viren, seltener durch Bakterien hervorgerufen. Dabei wird das klinische Bild zum einen durch den Erreger, vor allem aber auch durch das Alter und den Ernährungszustand des Kindes geprägt. Besonders bei Säuglingen kann es bei einem Brechdurchfall sehr schnell zur akuten Dehydratation kommen.

Virale Enteritiden werden überwiegend durch Rota- und Noroviren (Norwalk-ähnliche Viren), seltener durch Adenoviren der Typen 40 und 41 hervorgerufen. Gefürchtet sind nosokomiale Infektionen durch Rotaviren auf Frühgeborenenstationen. Die Ausscheidung von Erregern kann hier über längere Zeit anhalten. Bei reifen Neugeborenen verläuft dagegen die Infektion aufgrund eines mütterlichen Nestschutzes, insbesondere auch bei gestillten Kindern, oft asymptomatisch. Die diagnostische Klärung sollte insbesondere bei Hospitalinfektionen und bei Verdacht auf bakterielle Enteritiden angestrebt werden. Eine spezifische Therapie existiert nicht. Im Vordergrund stehen die Rehydratation und die möglichst schnelle Realimentation zum Wiederaufbau der zerstörten Darmzotten.

Bakterielle Enteritiden treten in der Regel erst nach dem späten Säuglingsalter auf. In den ersten Lebensmonaten bieten vor allem mit der Muttermilch aufgenommene Kolostrumantikörper Schutz. Jedoch fehlen Säuglingen und Kleinkindern die unspezifischen Abwehrmechanismen, wie z.B. der saure Magensaft, sodass schon wenige Salmonellen und E. coli zur Infektion führen können. Primär dysenterische Verläufe mit Fieber und Allgemeinsymptomen werden bei Kindern durch Salmonellen (schon bei Kindern unter einem Jahr), Shigellen (1–4 Jahre), Yersinia enterocolitica (5–15 Jahre) und Campylobacter jejuni (2–24 Monate) hervorgerufen. Infektionen mit S. typhi sind bei Säuglingen sehr selten und dann meist eingeschleppt.

Komplikationen im Kindesalter. Insbesondere bei Säuglingen im 1. Lebenshalbjahr kann eine Salmonellose zu einem invasiven Verlauf (hohes Fieber, Schüttelfrost, metastatische Absiedlungen) führen. Shigellosen gehen bei Kleinkindern zu Beginn der Erkrankungen nicht selten mit Fieberkrämpfen, bei älteren Kindern mit anhaltenden Kopfschmerzen einher. Infektionen mit Yersinia enterocolitica sind bei älteren Kindern, neben Fieber und Durchfall, oft durch länger anhaltende Bauchschmerzen im unteren rechten Quadranten (5%) gekennzeichnet (Pseudoappendizitis). Bei älteren Jugendlichen, insbesondere bei Mädchen, treten gelegentlich reaktive Arthritiden im Bereich der großen Gelenke auf.

Pathogenitätsfaktoren. Eine besondere Bedeutung haben einzelne Stämme von E. coli durch den Erwerb bestimmter Pathogenitätsfaktoren erworben:
➤ enteropathogene E. coli (EPEC): wässrige Durchfälle, bei Kindern unter 2 Jahren („Dyspepsie-Coli");
➤ enterotoxinbildende E. coli (ETEC): wässrige Durchfälle (Elektrolytverluste!), in allen Altersgruppen;
➤ enteroinvasive E. coli (EIEC): wässrig-blutige Durchfälle, Tenesmen;
➤ enteroaggregative E. coli (EAEC): akute und chronische wässrige Durchfälle bei Kindern;
➤ enterohämorrhagische E. coli (EHEC): wässrige, zum Teil blutige Durchfälle, bei Kindern Gefahr der Entstehung eines hämolytisch-urämischen Syndroms.

EPEC und EIEC kommen weltweit vor und sind meist an schlechte hygienische Verhältnisse gebunden. ETEC treten vor allem in warmen Ländern auf. EHEC und EAEC kommen weltweit vor und sind auch in Deutschland häufig. Das hämolytisch-urämische Syndrom ist eine für das Kindesalter typische schwere Komplikation nach EHEC- und Shigelleninfektion. Es tritt oft mit oder nach Sistieren der Durchfälle auf und äußert sich durch intravasale Hämolyse („Fragmentozyten"), Thrombozytopenie sowie Nephropathie mit Hämaturie und Proteinurie.

Therapie bakterieller Enteritiden. Im Vordergrund stehen die Rehydratation und die schnelle Realimentierung. Infektiöse Enteritiden sind meist selbstlimitierend. Motilitätshemmende Medikamente sind im Kindesalter wegen der Gefahr der Invagination und der verstärkten Erregerinvasion kontraindiziert. Eine antibiotische Behandlung ist nur erforderlich oder in Erwägung zu ziehen bei:
➤ Säuglingen in den ersten 3 Lebensmonaten,
➤ Shigellose,
➤ Erkrankung durch Salmonella typhi/paratyphi,
➤ invasiven und septischen Verläufen,
➤ immunsupprimierten Patienten,
➤ (unter Umständen) Häufung in Kindergemeinschaftseinrichtungen.

Eine antibiotische Therapie oder Prophylaxe bei EHEC-Infektionen wird derzeit nicht empfohlen. Falls erforderlich, kommen folgende Antibiotika zum Einsatz:
➤ bei akuter Salmonellose: Ampicillin, alternativ Cefotaxim oder Ceftriaxon:
➤ bei Shigellose: Trimethoprim/Sulfamethoxazol, alternativ bei Resistenz Ceftriaxon;
➤ bei Infektion mit Salmonella typhi/paratyphi: Ampicillin, Cefotaxim oder Ceftriaxon, alternativ nach Antibiogramm Chloramphenicol.

Infektionen der Atemwege

Kinder erkranken in den ersten 3–5 Lebensjahren durchschnittlich 5- bis 8-mal im Jahr an akuten unkomplizierten Atemwegsinfektionen (ARE). Begünstigt werden diese durch eine hohe Geschwisterzahl, den Besuch von Kindergemeinschaftseinrichtungen und das Rauchen in der Umgebung. In der Regel besteht nur eine Rhinitis oder Rhinopharyngitis, selten auch Allgemeinsymptome (Fieber, Myalgien). Erreger sind fast ausschließlich Viren, überwiegend Rhinoviren, seltener Respiratory-syncytial-Virus und Coronaviren. Infektionen mit Influenza-, Parainfluenza- und Adenoviren gehen meist mit Infektionen der unteren Luftwege einher und führen so auch zu systemischen Reaktionen. Bakterielle Infektionen (S. pneumoniae, H. influenzae, M. catarrhalis) spielen eine untergeordnete Rolle. Die Therapie ist symptomatisch, bei Säuglingen können Kochsalz- oder Meersalztropfen verwendet werden. Insgesamt 75–95% aller Kinder erkranken in den ersten 3 Lebensjahren mindestens einmal an einer **akuten Otitis media**. Als bakterielle Erreger kommen vorwiegend S. pneumoniae (33%), Haemophilus influenzae (22%) und Moraxella catarrhalis (7%) infrage. Bei Haemophilus influenzae handelt es sich häufig um unbekapselte Erreger. Die Selbstheilungsrate ist mit 70 % hoch. Durch Gabe eines Breitbandantibiotikums kann die Heilungsrate jedoch auf 85 % erhöht werden. Mittel der Wahl ist Amoxicillin. Eine Kontrolluntersuchung ist nach 24–48 Stunden zu empfehlen. Wenn keine Besserung eintritt, sollte auf ein Oralcephalosporin umgesetzt werden (Scholz 2001).

Akute stenosierende Laryngotracheitis (Krupp-Syndrom)

Die akute stenosierende Laryngotracheitis tritt vor allem bei Kindern im Alter zwischen 6 Monaten und 3 Jahren sowie vorwiegend im Herbst und in den Wintermonaten auf. Jungen erkranken häufiger. Erreger sind Parainfluenzaviren und Respiratory-syncytial-Virus, seltener Influenzaviren, Adenoviren und Mycoplasma pneumoniae. Oft gehen Virusinfekte voraus. Die Symptome setzen meist abrupt ein, oft in den frühen Morgenstunden. Sie bestehen in Heiserkeit, bellendem Husten, inspiratorischem Stridor und Atemnot. Zudem kann leichtes Fieber auftreten. Der Übergang in eine lebensbedrohliche Atemnot ist möglich. Hinweiszeichen ist die Tachykardie! Bei stationärer Einweisung sollte immer eine elterliche Begleitung möglich sein. Einige Kinder erkranken mehrmals, vor allem nachts, fast immer ohne Fieber. Diskutiert wird, ob hier eine Disposition vorliegt.>

Therapie. Therapeutisch kommen infrage:
- Beruhigung von Kind und Eltern,
- Fiebersenkung (Paracetamol),
- Frischluft, Befeuchtung der Einatemluft,
- wenn keine Besserung eintritt, Gabe von Prednisolon (1–2 mg pro Kilogramm Körpergewicht oral oder 100 mg rektal),
- bei Verstärkung des Stridors und der Atemnot eventuell stationäre Einweisung,
- bei weiterer Verschlechterung Inhalation von Epinephrinrazemat,
- sehr selten Intubation notwendig,
- unnötige Stresssituationen vermeiden.

Epiglottitis (supraglottische Laryngitis)

Die Epiglottitis ist die wichtigste Differenzialdiagnose bei Stridor. Erreger ist Haemophilus influenzae Typ b. Nach Einführung der generellen Haemophilus-influenzae-Typ-b-Impfung ist die Erkrankung selten geworden. Sie tritt überwiegend im Alter von 2–6 Jahren auf. Symptome sind schwerkrankes Kind, hohes Fieber (über 39 °C) und kloßige Sprache, Speichelfluss. Es besteht kein bellender Husten! Die sofortige stationäre Einweisung im Notarztwagen ist notwendig. Die Therapie besteht zunächst in ambulanter Maskenbeatmung und stationärer Intubation unter Hinzuziehung eines erfahrenen Kollegen. Anschließend erfolgen die Anlage von Blutkulturen und die intravenöse Antibiotikagabe (Cephalosporine der 3. Generation). Als Prophylaxe ist die Impfung geeignet! Wichtige Differenzialdiagnose ist die Kehlkopfdiphtherie (siehe Erregersteckbrief).

Akute Bronchitis

Die akute Bronchitis tritt im Kindesalter meist im Rahmen einer akuten respiratorischen Erkrankung (ARE) auf. Anfangs besteht ein trockener, später ein produktiver Husten, oft leichtes Fieber. Bei Säuglingen und Kleinkindern kommt es häufig zur Obstruktion mit exspiratorischem Stridor und Überblähung der Lungen. Bei Kleinkindern besteht die Neigung zu Rezidiven. Erreger sind meist Viren: Respiratory-syncytial-Virus (siehe auch unten, „Bronchiolitis") sowie Parainfluenza-, Influenza-, Adeno- und Rhinoviren. Seltener sind Bakterien ursächlich beteiligt: S. pneumoniae, H. influenzae, Chlamydien und Mycoplasma pneumoniae. Bei anhaltendem Husten ist stets an B. pertussis (siehe Erregersteckbrief) zu denken. Die Therapie erfolgt symptomatisch. Auf ausreichende Flüssigkeitszufuhr und freie Nasenatmung ist zu achten.

Bronchiolitis

Der Beginn erfolgt oft mit einem unkomplizierten Atemwegsinfekt, dann kommt es zum Übergang in ein schweres Krankheitsbild (obstruktive Ventilationsstörung). Das Haupterkrankungsalter liegt im 2.–6. Lebensmonat. Erreger ist überwiegend das Respiratory-syncytial-Virus (RSV), seltener Adenoviren, Parainfluenza- und Influenzaviren. RSV-Infektionen sind in den ersten 4 Wochen aufgrund maternaler Antikörper selten. Es besteht eine hohe Kontagiosität (nosokomiale Infektionen!). Infektionen treten vor allem in den Wintermonaten auf. Am Ende des 2. Lebensjahres finden sich bei fast allen Kindern RSV-Antikörper.

> Re-Infektionen treten im Kindes- und Erwachsenenalter häufig als banaler Infekt der oberen Luftwege auf.

Eine hohe Gefährdung besteht bei (beatmeten) Frühgeborenen sowie Kindern mit angeborenen Herzfehlern und chronischen Lungenerkrankungen (Mukoviszidose), außerdem bei Immunsupprimierten. Hier ist frühzeitig die Klinikeinweisung zu veranlassen. Bei positivem RSV-Schnelltest im Nasopharyngealsekret erfolgt ein Therapieversuch mit Ribavirininhalationen oder bei RSV-Pneumonie eine parenterale Therapie. Sonst ist die Behandlung symptomatisch, eine bedarfsbezogene Sauerstoffzufuhr ist sinnvoll. Es besteht eine Neigung zu Rezidiven und zur Entwicklung eines Asthma bronchiale. Die Prophylaxe besteht in der strikten Händedesinfektion sowie Isolierung und bei Risikokindern in der Gabe von monoklonalen Antikörpern (Palivizumab). Ein Frühwarnsystem findet sich unter www.PID-ARI.net.

Pneumonien

Pneumonien treten bei Kindern vor allem im Kleinkindes- und Vorschulalter, seltener im Schulalter auf. Das Erregerspektrum ist stark altersabhängig. Pneumonien durch RSV und M. pneumoniae treten überwiegend in den Wintermonaten auf. Risikofaktoren sind ein schlechter sozialer Status, eine hohe Geschwisterzahl und passives Rauchen. Insgesamt 15–20 % der Pneumonien sind nosokomial erworben. Hier sind insbesondere Kinder mit schweren Grunderkrankungen betroffen. Überträger ist nicht selten das Pflegepersonal.

Hinweisende Symptome sind:
- Husten
- Hohes Fieber
- Dyspnoe
- Tachypnoe
- Tachykardie

und bei Säuglingen zusätzlich
- Nahrungsverweigerung
- Nasenflügelatmung

Erreger von Pneumonien im Kindesalter in Abhängigkeit vom Alter (in Anlehnung an Scholz 2003, Baltimore 2002)
- Neugeborene: B-Streptokokken, E. coli, S. aureus, L. monocytogenes, Respiratory syncytial Virus (RSV)
- 1.–3. Lebensmonat: Chlamydia trachomatis, RSV
- 4.–12. Lebensmonat: RSV und andere Viren, S. pneumoniae, H. influenzae, C. trachomatis
- 2.–5. Lebensjahr: RSV, S. pneumoniae, H. influenzae (meist unbekapselt), M. pneumoniae, Chlamydia pneumoniae
- 6.–18. Lebensjahr: M. pneumoniae, S. pneumoniae, Chlamydia pneumoniae, Influenzaviren A und B, Adenoviren

Erreger bei ambulant erworbenen Pneumonien sind:
- S. pneumoniae,
- M. pneumoniae,
- C. pneumoniae,
- H. influenzae,
- B. pertussis,
- RSV,
- Parainfluenzaviren,
- Influenzaviren,
- Adenoviren.

Erreger bei nosokomial erworbenen Pneumonien sind:
- B-Streptokokken,
- E. coli,
- RSV,
- Influenzaviren,
- Parainfluenzaviren,
- Adenoviren.

Bei Verdacht auf bakterielle Pneumonie (Fieber!) sind Blutkulturen anzulegen.

Therapie

Bei ambulant erworbener Pneumonie werden Säuglinge und Kleinkinder oral mit Amoxicillin oder Cephalosporinen der 2. (3.) Generation behandelt, Schulkinder mit Makroliden. Bei nosokomial erworbener Pneumonie kommen Breitspektrumpenicilline oder ein Cephalosporin der 3. Generation und/oder ein Aminoglykosid infrage. Die Dauer der Behandlung beträgt 7–10 Tage. Im Übrigen erfolgt eine symptomatische Therapie: Bettruhe, ausreichende Flüssigkeitszufuhr und fiebersenkende Maßnahmen. Die Behandlung wird vorwiegend ambulant durchgeführt. Eine stationäre Behandlung sollte in Erwägung gezogen werden bei:
- Säuglingen unter 6 Monaten,
- respiratorischer Insuffizienz,
- erforderlicher Sauerstoffgabe,
- Dehydratation,
- Erbrechen,
- Immunsupprimierten,
- pulmonalen/kardialen Grunderkrankungen,
- fehlender Pflege durch die Eltern.

Literatur

Adam D. Antibiotkatherapie im Kindesalter. München: Futuramed; 2001.

American Academy of Pediatrics, Pickering LK. 2000 Red Book: Report of the Committee on Infectious Diseases. 25 th ed. Elk Grove Village, IL; 2000.

Bachmann H, Claßen M. Diagnostik und Vorgehen bei Kindern im Alter von 0–3 Jahren mit Fieber. Kinder- und Jugendarzt. 2002;38:969–76.

Baltimore RS. Pneumonia. In: Jenson HB, Baltimore RS, eds. Pediatric Infectious Diseases. 2nd ed. Philadelphia: Saunders; 2002:794–831.

Beetz R (Koordinator). Harnwegsinfektionen. In: Deutsche Gesellschaft für pädiatrische Infektiologie, Hrsg. Infektionen bei Kindern und Jugendlichen. 3. Aufl. München: Futuramed; 2003:841–56.

Belohradsky BH (Koordinator). Infektiöse Enteritis. In: Deutsche Gesellschaft für pädiatrische Infektiologie, Hrsg. Infektionen bei Kindern und Jugendlichen. 3. Aufl. München: Futuramed; 2003:815–24.

Cremer H, Cremer J. Das Kawasaki-Syndrom. München: Marseille; 2000.

Fruth A, Prager R, Friedrich A, et al. Infektionen des Menschen durch enterohämorrhagische Escherichia coli (EHEC) in der Bundesrepublik Deutschland von 1998 bis 2001. Prävalenz und Typenspektrum. Bundesgesundheitsbl-Gesundheitsforsch-Gesundheitsschutz. 2002;45:715–21.

Jenson HB, Baltimore RS. Pediatric Infectious Diseases. 2nd ed. Philadelphia: Saunders; 2002.

Lentze MJ, Schaub J, Schulte FJ, Spranger J. Pädiatrie. Heidelberg: Springer; 2001.

Noack R (Koordinator). Meningitis. In: Deutsche Gesellschaft für pädiatrische Infektiologie, Hrsg. Infektionen bei Kindern und Jugendlichen. 3. Aufl. München: Futuramed; 2003:883–92.

Powell KR. Fever without a Focus. In: Behrman RE, Kliegman RM, Jenson HB, eds. Textbook of Pediatrics. 16 th ed. Philadelphia: Saunders; 2000:742–9.

Robert Koch-Institut. Falldefinition des Robert Koch-Instituts zur Übermittlung von Erkrankungs- und Todesfällen und Nachweis von Krankheitserregern. Berlin: Robert Koch-Institut; 2000.

Robert Koch-Institut. Infektionsepidemiologisches Jahrbuch meldepflichtiger Krankheiten für 2001. Berlin: Robert Koch-Institut; 2002.

Scholz H. Akute Otitis media – Krankheitsbild und Behandlung im Kindesalter. In: Stück B, v. Voss H, Hrsg. Pneumokokken-Erkrankungen bei Säuglingen und Kleinkindern. Marburg: Kilian; 2001:15–22.

Scholz H (Koordinator). Atemwegsinfektionen. In: Deutsche Gesellschaft für pädiatrische Infektiologie, Hrsg. Infektionen bei Kindern und Jugendlichen. 3. Aufl. München: Futuramed; 2003:751–81.

Siedler A. Erkrankungen durch Pneumokokken: Epidemiologische Situation in Deutschland (Schwerpunkt invasive Erkrankungen). In: Stück B, v. Voss H, Hrsg. Pneumokokken-Erkrankungen bei Säuglingen und Kleinkindern. Marburg: Kilian; 2001:44–53.

Walter M, Fröhlich G, Gildein H, Burghard R. Inkomplettes, rezidivierendes Kawasaki-Syndrom. Pädiatr Prax. 2002/2003;62:243–51.

Weigl J, Forster J, Berner R, et al. Virale Atemwegsinfektionen mit saisonaler Häufung bei Kindern. Bundesgesundheitsbl-Gesundheitsforsch-Gesundheitsschutz. 2003;46:9–19.

Wintergerst U (Koordinator). Enzephalitis. In: Deutsche Gesellschaft für pädiatrische Infektiologie, Hrsg. Infektionen bei Kindern und Jugendlichen. 3. Aufl. München: Futuramed; 2003:825–40.

25 Infektionen beim älteren Menschen

H. Scherübl

Epidemiologie. Die Anzahl der Menschen, die 65 Jahre und älter sind, nimmt weltweit stark zu. Waren im Jahr 1900 weltweit nur etwa 15 Millionen Menschen älter als 65 Jahre, so waren es 1992 bereits 342 Millionen oder 6,2 % der Weltbevölkerung (Crossley u. Petersen 2000). Lebten 1996 in Deutschland rund 12,8 Millionen ältere Menschen (mindestens 65 Jahre), so wird diese Altersgruppe bis zum Jahr 2020 auf voraussichtlich 17,8 Millionen Menschen (22 % der Bevölkerung Deutschlands) zunehmen.

Infektanfälligkeit. Nicht nur Neugeborene und Kleinkinder, sondern auch Menschen im höheren Lebensalter weisen eine im Vergleich zum mittleren Lebensabschnitt erhöhte Infektanfälligkeit auf. So gehören Infektionen zu den häufigsten Gründen, weshalb ältere Menschen, die in einem Pflegeheim leben, in ein Akutkrankenhaus eingewiesen werden. Darüber hinaus bringen viele Infektionen im Alter eine höhere Letalität mit sich (z. B. bei Appendizitis um Faktor 15–20, bei Pneumonie um bis zu Faktor 50 höhere Letalität gegenüber jungen Erwachsenen). Von den über 65-Jährigen stirbt jeder Dritte an den Folgen einer Infektion.

Altersbedingte Veränderungen. Neben altersbedingten physiologischen Veränderungen (z. B. abgeschwächter Hustenreflex – Schluckstörungen – Schnarchen – Aspiration, Neigung zu Inkontinenz oder Harnverhalt – Prostatahypertrophie, Darmträgheit und Divertikulose, hormonelle Veränderungen, Neigung zu Vitamin-/Zinkmangel, Durchblutungs- und Wundheilungsstörungen, Einschränkung der Nierenfunktion, verminderte Speichel- und Tränenproduktion sowie insgesamt verminderte Adaptations- und Leistungsfähigkeit) sind organische Vorschädigungen, maligne Erkrankungen sowie Änderungen der zellulären und humoralen Immunität von besonderer Bedeutung. Die im höheren Alter beobachtete Zunahme an chronischen Krankheiten (Herzinsuffizienz, Diabetes mellitus, Arteriosklerose und Varikosis, chronisch-obstruktive Lungenerkrankung/Lungenemphysem, Arthrose/Arthritis), das Leben in Einrichtungen für chronisch Kranke oder Pflegebedürftige oder die Einnahme immunsuppressiver Medikamente trägt zu dem erhöhten Risiko bei. Die höhere Letalität bei schweren Infektionen geht nicht zuletzt auf die geringere kardiopulmonale Leistungsreserve, vorbestehende kardiale und zerebrale Durchblutungsstörungen, Anämie, labile Homöostase und relative Nebennierenrindeninsuffizienz (z. B. im Rahmen einer Sepsis) zurück.

Infektzeichen. Generell ist zu beachten, dass Infektionen bei älteren Menschen infolge der abgeschwächten physiologischen Reaktionen oftmals nur zu blanden klinischen Symptomen und Befunden führen und die „typischen" Symptome – z. B. bei Pneumonie, infektiöser Endokarditis, intraabdominellen Infektionen oder Meningitis – oftmals fehlen und Infektionen spät erkannt werden. Hohes Fieber oder eine ausgeprägte Leukozytose sind bei Älteren weniger häufig zu beobachten (Yoshikawa u. Norman 1998). Aufgrund der allgemein niedrigeren Körpertemperatur sollte bei älteren, geschwächten Menschen in Pflegeheimen eine wiederholt gemessene rektale Temperatur von mehr als 37,5 °C oder eine wiederholt gemessene orale Temperatur von mehr als 37,2 °C bereits als Fieber gewertet werden. Neu aufgetretene Verwirrtheitszustände, Funktionsverluste sowie jede klinische Verschlechterung, Lethargie oder Appetitlosigkeit müssen bei älteren Menschen frühzeitig an eine Infektion denken lassen. Im Folgenden werden Infektionen, die im höheren Alter besonders häufig auftreten, besprochen (Mouton et al. 2001).

Harnwegsinfektionen

Eine asymptomatische Bakteriurie, das heißt der Nachweis von mindestens 10^5 Erregern pro Milliliter (Mittelstrahl-)Urin ohne assoziierte klinische Symptome, findet sich bei etwa 10 % der älteren Männer und bei etwa 20 % der älteren Frauen (Sobel u. Kaye 2000). In Pflegeheimen kann bei 10–15 % der Männer und bei 15–25 % der Frauen mehr als ein Erreger aus dem Urin isoliert werden, ohne dass es sich dabei um Kontaminationen handelt. Da die asymptomatische Bakteriurie mit keiner erhöhten Letalität einhergeht und Therapieversuche mit Antibiotika zu keinem Überlebensvorteil führten, stellt die asymptomatische Bakteriurie beim älteren Menschen keine Indikation für eine Antibiotikatherapie dar (Nicolle 2002). Etwa 90 % der älteren Menschen mit asymptomatischer Bakteriurie weisen zudem eine Leukozyturie auf. In Pflegeheimen findet sich bei rund 30 % der Bewohner mit negativen Urinkulturen ebenfalls eine Leukozyturie, sodass diese nur eingeschränkt für die Differenzierung zwischen Infektion und Kontamination verwertbar ist. Patienten mit Dauerkathetern entwickeln fast ausnahmslos eine Bakteriurie (mit meist 2–5 Erregern), aber nur bei einem kleinen Teil dieser Patienten kommt es in der Folge zu einem symptomatischen Harnwegsinfekt.

Symptomatische Harnwegsinfekte sind die häufigsten bakteriellen Infektionen älterer Menschen. Das Erregerspektrum unterscheidet sich bei älteren Menschen, die nicht in Pflegeheimen oder Krankenanstalten leben, nicht von denen jüngerer Erwachsener. Leben ältere Menschen aber in den genannten Einrichtungen, dann verursachen Proteus spp. rund 1/3 der Harnwegsinfekte und werden damit genauso häufig isoliert wie E. coli. Zudem treten Harnwegsinfektionen mit Pseudomonas aeruginosa oder Klebsiella spp. mehr als 6-mal häufiger auf. Symptomatische Harnwegsinfekte müssen bei älteren Menschen immer behandelt werden. Insbesondere bei Patienten mit rezidivierenden Harnwegsinfekten, bei vor kurzem erfolgter Antibiotikatherapie oder Krankenhausaufenthalt oder bei Menschen, die in den genannten Einrichtungen leben, gilt es, vor Therapiebeginn immer eine Urinkultur anzulegen und das breite Erregerspektrum bei der empirischen Therapie zu berücksichtigen. So verursachen Enterokokken noch weitaus häufiger als S. aureus einen signifikanten Anteil (5–10 %) der Harnwegsinfekte bei Älteren. Für die empirische Therapie stehen Ciprofloxacin, Cotrimoxazol, Ampicillin plus Sulbactam oder Cephalosporine zur Verfügung (Kapitel 11). Bei schweren Infektionen, Bakteriämien oder gar Kreislaufinstabilität sollte nach Anlage von Urin- und Blutkulturen die Therapie parenteral im Krankenhaus durchgeführt werden. Bei Patienten aus Pflegeeinrichtungen oder Krankenanstalten sollte die initiale empirische Therapie das oben genannte breite Erregerspektrum berücksichtigen (Breitband-β-Laktam plus Aminoglykosid; die Aminoglykosidtherapie sollte dabei mit einer Tagesdosis von z. B. mit 1 mg pro Kilogramm Körpergewicht begonnen und abhängig vom erzielten Serumspiegel angepasst werden). Nach Eintreffen des Kulturbefundes und des Antibiogramms wird die Therapie entsprechend optimiert. Die empfohlene Therapiedauer unterscheidet sich für Männer und Frauen: Besteht eine systemische Mitbeteiligung (Fieber, Schüttelfrost) oder eine Pyelonephritis, wird bei älteren Frauen eine Therapiedauer von 14 Tagen empfohlen. Andernfalls wird ein akuter Harnwegsinfekt zumindest bei gebrechlichen älteren Frauen für 7 Tage behandelt. Bei rüstigen älteren Patientinnen mit unkomplizierter Zystitis (Dysurie, häufiges und drängendes Harnlassen) und ohne begleitendes Fieber reicht in der Regel eine 3-tägige Therapie mit z. B. Cotrimoxazol oder Ciprofloxacin aus. Harnwegsinfekte von älteren Männern sollten wegen des Risikos eines Infektherdes in der Prostata für mindestens 10–14 Tage antibiotisch behandelt werden (Gleckman et al. 1991). Im Fall des Therapieversagens muss bei positivem Urinkulturbefund eine Obstruktion oder Abszedierung ausgeschlossen werden (Kapitel 11).

Intraabdominelle Infektionen

Appendizitis. Die Appendizitis macht rund 15% aller chirurgischen Notfälle bei älteren Menschen aus. Ihre Letalität ist bei Patienten ab 70 Jahren mit etwa 10% deutlich erhöht. Auch hier können zum Teil die typischen klinischen Symptome – wie Übelkeit, Erbrechen, Fieber, Schmerzen im rechten Unterbauch und Leukozytose – fehlen, und die Diagnose wird deshalb oft sehr spät gestellt (Zachert u. Meyer 1998). Ist die Diagnose unklar, kann die Appendizitis mittels Ultraschall oder Computertomographie mit einer Sensitivität von 85% und einer Spezifität von 92% diagnostiziert werden. Die Appendektomie sollte innerhalb von 24 Stunden nach Symptombeginn erfolgen.

Cholezystitis. Mehr als 50% der Menschen ab 70 Jahren weisen eine Cholezystolithiasis auf. Bei älteren Menschen mit Oberbauchschmerzen müssen deshalb differenzialdiagnostisch Gallenwegserkrankungen an erster Stelle berücksichtigt werden. Die akute Cholezystitis ist die häufigste Ursache einer intraabdominellen Infektion bei älteren Menschen. Die Schmerzen treten oft nach einer Mahlzeit auf, persistieren im rechten Oberbauch oder im Epigastrium und können in den Rücken oder in die rechte Schulter ausstrahlen. Bei der Untersuchung findet sich neben dem lokalen Druckschmerz oftmals ein inspiratorischer Arrest bei tiefer Palpation (Murphy-Zeichen); der Sonographiebefund mit der typischen Verdickung und Schichtung der Gallenblasenwand, Gallenblasenkonkrementen und oftmals einem Ödem um die Gallenblase untermauert den klinischen Verdacht. Bis zu 20% der älteren Patienten mit Cholezystitis haben auch eine Choledocholithiasis. Die Therapie der Wahl der symptomatischen Cholezystolithiasis ist die (laparoskopische) Cholezystektomie. Im Fall eines mechanischen Ikterus oder einer Cholangitis erfolgt die Extraktion impaktierter Gallengangsteine mittels ERC (endoskopische retrograde Cholangiographie) und Papillotomie (Siegel u. Kasmin 1997). Die Notfallcholezystektomie hat bei älteren Menschen eine Letalität von etwa 10%. Die konservative medikamentöse Therapie der Cholezystitis schlägt bei der Mehrzahl der älteren Patienten fehl (Edlund u. Ljungdahl 1990).

Divertikulitis. Die Prävalenz von Kolondivertikeln nimmt im höheren Lebensalter dramatisch zu und kann bei den 65-Jährigen bis 65% betragen. Obgleich nur 10–25% der Betroffenen eine symptomatische Divertikulitis entwickeln, beläuft sich somit das absolute Risiko in dieser Altersgruppe immerhin auf mehrere Prozent (Farrell et al. 2001). Wiederum können sich aber beim älteren Menschen die „typischen" klinischen Beschwerden deutlich milder und unspezifischer präsentieren. Für die konservative Therapie der Divertikulitis, die manchmal wegen der analogen klinischen Manifestation als „linksseitige Appendizitis" bezeichnet wird, stehen Acylaminopenicilline bzw. Cephalosporine der 3. Generation in Kombination mit Metronidazol zur Verfügung (Kapitel 8 und 10).

Infektiöse Diarrhö

Im höheren Lebensalter steigt das Risiko für mikrobiell bedingte Gastroenteritiden an. Neben der Achlorhydrie spielen dabei verminderte gastrointestinale Motilität oder vorbestehende Magen-Darm-Erkrankungen inklusive chirurgischer Resektionen (z. B. Gastrektomie) eine wichtige Rolle. Wegen der reduzierten Immunabwehr und der höheren Komplikationsraten sollte bei älteren Menschen eine Antibiotikatherapie (z. B. mit Ciprofloxacin) nach Gewinnung von Stuhlproben und Anlage von Blutkulturen erwogen werden. Eine umgehende adäquate Rehydrierung, die je nach Schweregrad intravenös und im Krankenhaus erfolgen muss, ist für die Prognose entscheidend. In Pflegeheimen kommt es nicht selten zu Ausbrüchen infektiöser Durchfälle. Hierbei sind auch Viren (Noro- und Rotavirus) sowie Clostridium difficile zu berücksichtigen (Slotwiner-Nie u. Brandt 2001; Kapitel 8).

Pneumonie

Epidemiologie. Pneumonien sind die dritthäufigste Ursache für eine stationäre Behandlung älterer Menschen. Bei den über 75-Jährigen treten Pneumonien bis zu 50-mal häufiger auf als bei 15- bis 19-Jährigen (Marrie 1990). Etwa 90 % aller pneumoniebedingten Todesfälle betreffen ältere Menschen (ab 65 Jahren). Die Pneumonie ist zudem die kostenintensivste der häufigeren Formen nosokomialer Infektionen bei älteren Patienten.

Erregerspektrum. Obwohl bei den veröffentlichten klinischen Studien meist lediglich Sputum für den Erregernachweis verwendet wurde, scheint bei älteren Menschen (neben S. pneumoniae und H. influenzae) ein erhöhtes Infektionsrisiko für enterobakterien- und für staphylokokkenbedingte Pneumonien, auch im ambulanten Bereich, zu bestehen (Cunha 2001). In den USA machen atypische Pneumonien (Legionellen, Chlamydia pneumoniae, Mycoplasma pneumoniae) bis zu 15 % aller ambulant erworbenen Pneumonien bei älteren Menschen aus.

Symptomatik. Nicht selten fehlen bei älteren Menschen die „typischen Symptome" Husten und Auswurf, auch die Temperatur steigt meist nicht so stark an wie bei jüngeren Patienten, sodass lediglich neu aufgetretene Verwirrtheit, Delir oder Somnolenz auf eine schwere Infektion hinweisen können. Auch bei der klinischen Untersuchung können die typischen Perkussions- und Auskultationsbefunde fehlen und die Differenzierung zwischen „typischer" und „atypischer" Pneumonie erschweren. Ein neu aufgetretenes Infiltrat auf der Röntgenaufnahme des Thorax untermauert dann die Diagnose „Pneumonie". Wichtig ist auch, bei Verdacht auf Pneumonie Blut- und Sputumkulturen anzulegen. Invasive Diagnostik (Bronchoskopie und Lavage) sollte vor allem dann in Betracht gezogen werden, wenn aufgrund der Vorgeschichte andere als die gängigen Erreger in Betracht kommen oder die initiale empirische Therapie nicht die gewünschte Wirkung zeigte.

Die empirische Therapie sollte bei älteren Menschen mit einem Antibiotikum begonnen werden, das gegen das genannte breite Erregerspektrum wirkt (Cephalosporin der 3. Generation, z. B. Ceftriaxon, oder ein Aminopenicillin plus β-Laktamase-Inhibitor, die gute Wirkung gegen S. pneumoniae, S. aureus, H. influenzae und häufige gramnegative Organismen aufweisen, oder Amoxicillin plus Clavulansäure oder Ampicillin plus Sulbactam oder Piperacillin plus Tazobactam). Bei Verdacht auf eine atypische Pneumonie sowie bei schwer verlaufenden bzw. beatmungspflichtigen Pneumonien sollte die genannte empirische Antibiotikatherapie durch ein Makrolid ergänzt werden (Kapitel 6). Bei im Krankenhaus erworbenen schweren Pneumonien muss bei der kalkulierten Initialtherapie Pseudomonas aeruginosa mit berücksichtigt werden (Carbapenem oder Ceftazidim oder Acylaminopenicillin/β-Laktamase-Inhibitor plus Aminoglykosid oder Ciprofloxacin. Obgleich erst wenige Studien bei älteren Menschen durchgeführt wurden, scheinen die neueren Breitbandchinolone (z. B. Levofloxacin, Sparfloxacin, Moxifloxacin) effektive Medikamente (mit sehr guter Bioverfügbarkeit) für die empirische Behandlung von in Pflegeheimen erworbenen Pneumonien zu sein. Allerdings erlaubt die zunehmende Häufigkeit chinolonresistenter Bakterienstämme (Chen et al. 1999) keine abschließende Bewertung dieser neuen Medikamente für die Therapie bei älteren Menschen. Zudem gefährdet die aktuelle Zunahme antibiotikaresistenter Bakterien (methicillinresistente S. aureus, Extended-Spectrum-Betalactamase-bildende E. coli und Klebsiellen) ältere Menschen in besonderem Maße (Nicolle et al. 1996).

Pneumokokken- und Influenzaimpfung. Die Prävention von S.-pneumoniae-Pneumonien ist vor allem bei geschwächten älteren Menschen sehr wichtig. Die Impfung mit dem Pneumokokkenpolysaccharidvakzin sollte deshalb allen Menschen über 60 Jahren angeraten werden. Influenza tritt bei älteren Menschen zwar nicht häufiger auf als bei jungen Erwachsenen, aufgrund der im hohen Alter drastisch gesteigerten Letalität soll älteren Menschen jedoch auch eine Influenzaimpfung unbedingt empfohlen werden (Liddle u. Jennings 2001).

Tuberkulose. Die Tuberkulose trifft in Deutschland nach wie vor am häufigsten die ältere und hier vor allem die männliche Bevölkerung (Reaktivierung latenter Infektionen). So wiesen 1996 in Deutschland Männer, die 75 Jahre und älter waren, mit 48,8/100 000 die höchste Inzidenz in der gesamten Bevölkerung auf (Konietzko 1999). In Europa sind etwa 80 % der Infizierten älter als 50 Jahre (WHO 1999, Rajagopalan 2001). Nicht nur das Risiko einer

Tuberkuloseerkrankung, sondern auch die Letalität ist bei älteren Menschen wesentlich höher als bei jungen Erwachsenen. Ungeklärter Gewichtsverlust, Fieber, Nachtschweiß, Lymphadenopathie oder pulmonale Symptome sollten an Tuberkulose denken lassen. Allerdings gilt auch für die Tuberkulose, dass bei älteren Menschen nicht selten die klassischen Symptome Fieber, Nachtschweiß, Gewichtsverlust, Auswurf und Hämoptysen fehlen können. Bei einigen älteren Menschen mit ungeklärter Verwirrtheit oder gar Demenz konnte trotz fehlendem Fieber und nicht vorhandenem Meningismus eine Meningitis tuberculosa als zugrunde liegende Krankheit diagnostiziert werden. Aufgrund der relativen Häufigkeit der Tuberkulose bei älteren Menschen muss diese selbst bei Fehlen der klassischen Symptome in der Differenzialdiagnose berücksichtigt werden (Yoshikawa 1992; Kapitel 6).

Meningitis

Im höheren Lebensalter geht die bakterielle Meningitis mit einer hohen Morbidität und Letalität (über 20 %) einher. Im Gegensatz zum Erregerspektrum bei jungen Menschen ist bei älteren Menschen Streptococcus pneumoniae für etwa 2/3 und Listeria monocytogenes (auch als Rhombencephalitis) für 1/4 der bakteriellen Meningitiden verantwortlich. Haemophilus influenzae, Streptokokken der Gruppe B und Neisseria meningitidis machen zusammen nur 6 % aller Meningitiden aus. Auch virale Meningitiden kommen bei älteren Menschen nur selten vor. Andererseits verursachen gramnegative Erreger – wie E. coli, Klebsiella pneumoniae, Proteus mirabilis, Enterobacter und Pseudomonas aeruginosa – und insbesondere M. tuberculosis im höheren Alter häufiger eine bakterielle Meningitis als in der Jugend. Die typischen Symptome der Meningitis (Fieber, Kopfschmerzen und Meningismus, eventuell Photophobie, neurologische Defizite) können beim älteren Menschen fehlen oder nur schwach ausgeprägt sein (Choi 2001). Umgekehrt findet sich bei vielen älteren Patienten eine Nackensteifigkeit, obgleich keine meningeale Reizung oder Meningitis vorliegt. Ebenso können bei Älteren nichtmeningeale und nichtzentralnervöse Infektionen zu Verwirrtheitszuständen oder sogar zum Koma führen. In vielen Fällen kann erst die Lumbalpunktion die Klärung herbeiführen. Die initiale empirische Therapie muss S. pneumoniae, L. monocytogenes und gramnegative Erreger erfassen. Oftmals wird dazu eine Kombination aus Ceftriaxon (4 g intravenös) und Ampicillin (3 × 4 g intravenös) oder aus Cefotaxim und Ampicillin verwendet (Kapitel 14).

Infektiöse Endokarditis

Mehr als die Hälfte aller infektiösen Endokarditiden treten bei älteren Menschen auf. Oftmals fehlen die „typischen" Symptome und Befunde – wie Fieber, neu aufgetretenes Herzgeräusch, Splenomegalie, vaskuläre Phänomene (Osler-Knötchen, Petechien) oder Embolien –, und es stehen vielmehr unspezifische Beschwerden wie Schwäche, Gewichtsverlust, Verwirrtheit oder Schwindel im Vordergrund (Dhawan 2002). So erklärt es sich, warum bei älteren Menschen die Mehrzahl der infektiösen Endokarditiden initial fehldiagnostiziert wird. An die infektiöse Endokarditis sollte insbesondere bei älteren Patienten gedacht werden, die eine prädisponierende Herzkrankheit, eine Herzvitiumoperation, Fremdkörperimplantate, intravenöse Zugänge, invasive Eingriffe, einen Immundefekt oder eine immunsuppressive Therapie in der Vorgeschichte aufweisen. Im Verdachtsfall müssen Blutkulturen zu verschiedenen Zeitpunkten angelegt und eine transösophageale Echokardiographie durchgeführt werden. Generell sind grampositive Erreger (vor allem Enterococcus faecalis, S. aureus, S. epidermidis, Streptococcus bovis) mit etwa 80 % die am häufigsten isolierten Endokarditiserreger im höheren Alter (Kapitel 13).

Septische Arthritis

Die septische Arthritis tritt beim älteren Menschen häufig auf dem Boden eines vorgeschädigten Gelenks (Prothese, degenerative oder rheumatoide Arthritis) sowie bei Vorliegen eines Diabetes mellitus oder einer Tumorerkrankung bzw. bei zytotoxischer oder immunsuppressiver Behandlung auf. Knie-, Hand- und Schultergelenke sind am häufigsten betroffen. Die schmerzhaften Gelenke sind geschwollen, aber nicht immer gerötet oder überwärmt. Am häufigsten kann bei der Punktion S. aureus isoliert werden; daneben finden sich bei älteren Menschen oft auch gramnegative Erreger (Mader et al. 2000; Kapitel 17).

Infizierte Hautulzera

Infizierte Hautulzera stellen ein häufiges Problem bei älteren Menschen, vor allem bei Diabetikern und bei immobilisierten Patienten, dar. In Pflegeheimen leiden etwa 10 % der Patienten an Dekubitalulzera (Brandeis et al. 1990, Elgart 2002). Diese Druckulzera, die meist infolge von Ischämie und Hautnekrose an den typischen Druckstellen (z. B. Sakrum, Trochanter, Fersen) entstehen, prädisponieren sowohl zu lokalen Wundinfektionen als auch zu Erysipel, Osteomyelitis und Bakteriämie. Die am häufigsten (in der Regel in Mischkultur) nachgewiesenen Erreger schließen Proteus mirabilis, E. coli, Pseudomonas spp., Staphylokokken, Enterokokken und Anaerobier ein. Infizierte Fußulzera des Diabetikers weisen ein ähnliches Erregerspektrum auf: Hier sind S. aureus, Streptokokken, Enterokokken, Anaerobier, E.coli und Proteus spp. am häufigsten zu finden (Kertesz u. Chow 1992; Kapitel 16). Bei oberflächlichen Wundabstrichen werden meist kolonisierende, nicht aber die die Infektion verursachenden Erreger nachgewiesen. Mit Aspirationsmaterial aus Ulkusrand oder -grund, das mittels Punktion durch die intakte desinfizierte Haut gewonnen wird, kann dieses Problem umgangen werden. Die Therapie des infizierten Hautulkus besteht aus dem Débridement des nekrotischen Gewebes und einer breiten antibakteriellen Therapie. Im Fall von Komplikationen – wie Erysipel, Bakteriämie (meist durch Proteus mirabilis, Staphylococcus aureus, Bacteroides fragilis) oder Osteomyelitis – muss die jeweilige spezifische Therapie eingeleitet werden. Der Prophylaxe von Druckulzera kommt daher bei bettlägerigen älteren Menschen eine sehr große Bedeutung zu. Risikopatienten müssen sorgfältig überwacht und gepflegt sowie ihre Haut in einem trockenen und sauberen Zustand gehalten, und es muss auf einen guten Ernährungszustand geachtet werden.

Pharmakologie im Alter

Die physiologischen Veränderungen im Alter beeinflussen auch Pharmakokinetik und Toxizität von Medikamenten. An erster Stelle ist hier die Abnahme der Nierenfunktion zu nennen. Antibiotika, wie z. B. Aminoglykoside (Streptomycin, Gentamicin, Tobramycin, Amikacin, Netilmicin), die überwiegend renal ausgeschieden werden, müssen bei älteren Menschen, wenn überhaupt, dosisadaptiert verabreicht werden (Borrego u. Gleckman 1997). Die „Polypharmazie", das heißt die gleichzeitige Einnahme verschiedener Arzneistoffe, ist bei älteren Menschen besonders häufig zu finden, sodass es zu unerwünschten Interaktionen kommen kann. Sie treten z. B. gehäuft bei folgenden Kombinationen auf:

- Aminoglykoside und Furosemid (Ototoxizität),
- Chinolone und multivalente Ionen, wie Eisen, Aluminium, Kalzium, Magnesium (verminderte Resorption),
- Erythromycin und Astemizol oder Terfenadin (Herzrhythmusstörungen),
- Marcumar und Metronidazol (Wirkungsverstärkung von Marcumar).

Bei vorbestehenden Leberschäden ist entsprechend auf den Einsatz lebertoxischer Antibiotika zu verzichten. Bei Einsatz von Chinolonen sind insbesondere deren zentralanaleptischen und anderen zentralnervösen Nebenwirkungen für den älteren Menschen von Bedeutung.

Literatur

Borrego F, Gleckman R. Principles of antibiotic prescribing in the elderly. Drugs Aging. 1997;11:7–18.

Brandeis GH, Morris JN, Nash DJ, Lipsitz LA. The epidemiology and natural history of pressure ulcers in elderly nursing home residents. JAMA. 1990;264:2905–9.

Chen DK, McGeer A, de Azavedo JC, Low DE. Decreased susceptibility of Streptococcus pneumoniae to fluoroquinolones in Canada. Canadian bacterial surveillance network. N Engl J Med. 1999;341:233–9.

Choi C. Bacterial meningitis in aging adults. Clin Infect Dis. 2001;33:1380–5.

Crossley K, Petersen P. Infections in the elderly. In: Mandell GL, Bennett JE, Dolin R, eds. Principles and practice of infectious diseases. New York: Churchill Livingstone; 2000:3164–9.

Cunha BA. Pneumonia in the elderly. Clin Microbiol Infect. 2001;7:581–8.

Dhawan VK. Infective endocarditis in elderly patients. Clin Infect Dis. 2002;34:806–12.

Edlund G, Ljungdahl M. Acute cholecystitis in the elderly. Am J Surg. 1990;159:414–6.

Elgart ML. Skin infections and infestations in geriatric patients. Clin Geriatr Med. 2002;18:89–101.

Farrell RJ, Farrell JJ, Morrin MM. Diverticular disease in the elderly. Gastroenterol Clin North Am. 2001;30:475–96.

Geng E, Kreiswirth B, Driver C, et al. Changes in the transmission of tuberculosis in New York City from 1990 to 1999. N Engl J Med. 2002;346:1453–8.

Gleckman R, Crowley M, Natsios G. Therapy for recurrent invasive urinary tract infections in men. N Engl J Med. 1991;301:878–80.

Kertesz D, Chow AW. Infected pressure and diabetic ulcers. Clin Geriatr Med. 1992;8:835–52.

Konietzko N. Tuberkulose beim alten Menschen. In: Konietzko N, Loddenkemper R, Hrsg. Tuberkulose. Stuttgart; New York: Thieme; 1999:192–8.

Liddle BJ, Jennings R. Influenza vaccination in old age. Age Ageing. 2001;30:385–9.

Mader JT, Shirtliff ME, Bergquist S, Calhoun JH. Bone and joint infections in the elderly: practical treatment guidelines. Drugs Aging. 2000;16:67–80.

Marrie TJ. Epidemiology of community-acquired pneumonia in the elderly. Semin Respir Infect. 1990;5:260–8.

Mouton CP, Bazaldua OV, Pierce B, Espino DV. Common infections in older adults. Am Fam Physician. 2001;63: 257–68.

Nicolle LE. Urinary tract infection in geriatric and institutionalized patients. Curr Opin Urol. 2002;12:51–5.

Nicolle LE, Strausbaugh LJ, Garibaldi RA. Infections and antibiotic resistance in nursing homes. Clin Microbiol Rev. 1996;9:1–17.

Norman DC, Yoshikawa TT. Infections of the bone, joint, and bursa. Clin Geriatr Med. 1994;10:703–18.

Rajagopalan S. Tuberculosis and aging: a global health problem. Clin Infect Dis. 2001;33:1034–9.

Schlech WF 3 rd, Ward JI, Band JD, Hightower A, Fraser DW, Broome CV. Bacterial meningitis in the United States, 1978 through 1981. The national bacterial meningitis surveillance study. JAMA. 1985;253:1749–54.

Schuchat A, Robinson K, Wenger JD, et al. Bacterial meningitis in the United States in 1995. Active surveillance team. N Engl J Med. 1997;337:970–6.

Siegel JH, Kasmin FE. Biliary tract diseases in the elderly: management and outcomes. Gut. 1997;41:433–5.

Slotwiner-Nie PK, Brandt LJ. Infectious diarrhea in the elderly. Gastroenterol Clin North Am. 2001;30:625–35.

Sobel J, Kaye D. Urinary tract infections. In: Mandell GL, Bennett JE, Dolin R, eds. Principles and practice of infectious diseases. New York: Churchill Livingstone; 2000:662–90.

Wenger JD, Hightower AW, Facklam RR, Gaventa S, Broome CV. Bacterial meningitis in the United States, 1986: report of a multistate surveillance study. The bacterial meningitis study group. J Infect Dis. 1990;162:1316–23.

WHO (World Health Organisation). The world health report 1999: Making a difference. Geneva: World Health Organisation; 1999;3:310–20.

Yoshikawa TT. Tuberculosis in aging adults. J Am Geriatr Soc. 1992;40:178–87.

Yoshikawa TT. Infectious diseases, immunity and aging. Perspectives and prospects. In: Powers DC, Morley JE, Coe RM, eds. Aging, Immunity and Infection. New York: Springer Publishing; 1994:1–11.

Yoshikawa TT, Norman DC. Fever in the elderly. Infect Med. 1998;15:704–6.

Zachert HR, Meyer HJ. Die akute Appendizitis im höheren Alter. Fortschr Med. 1998;116:36–9.

26 Nosokomiale Infektionen

M. Mielke, N. Wischnewski

■ Definition, Epidemiologie und klinische Bedeutung

Infektionsrisiken. In Deutschland werden jährlich etwa 16 Millionen Menschen vollstationär behandelt. Hinzu kommen medizinische Maßnahmen, die in den Praxen niedergelassener Ärzte und Heilpraktiker sowie in Dialyse-, Alten-, Pflege- und Rehabilitationseinrichtungen durchgeführt werden. Die in diesen Einrichtungen vorgenommenen medizinischen Behandlungen sind mit einem je nach ihrer Art unterschiedlichen Infektionsrisiko verbunden.

Als nosokomiale Infektion wird gemäß der Definition in § 2 des Infektionsschutzgesetzes (IfSG; www.rki.de) jede im zeitlichen Zusammenhang mit einer stationären oder ambulanten medizinischen Maßnahme auftretende klinisch apparente Infektion bezeichnet, welche bei Aufnahme bzw. Therapiebeginn weder vorhanden noch in der Inkubationsphase befindlich war. Wie bei anderen Infektionen setzt sich das Infektionsrisiko aus Exposition und Disposition zusammen. Im Fall der nosokomialen Infektionen kommt jedoch der Disposition (z. B. durch iatrogene Überwindung physiologischer Invasionsbarrieren oder organische Vorschädigung im Rahmen der die Behandlung auslösenden Grunderkrankung) besondere Bedeutung zu, da das Infektionsrisiko zum weitaus überwiegenden Teil aus der körpereigenen mikrobiellen Flora der Patienten resultiert (endogene Infektion; Abb. 26.1). Zu einem deutlich geringeren Anteil können Erreger nosokomialer Infektionen jedoch auch von Patient zu Patient, über kontaminierte Medizinprodukte (z. B. Endoskope, chirurgische Instrumente) oder Arzneimittel (z. B. kontaminierte Infusions- und Inhalati-

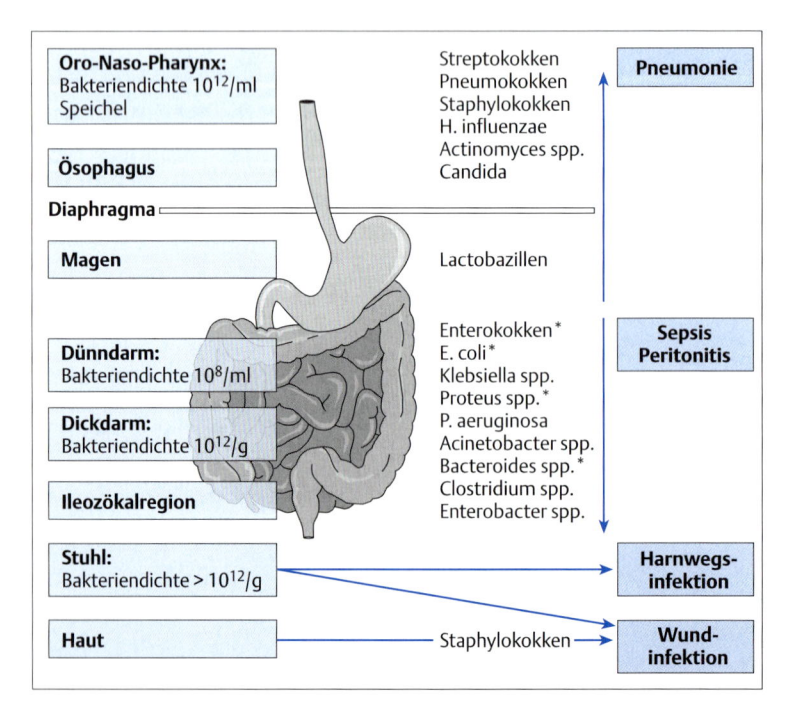

Oro-Naso-Pharynx: Bakteriendichte 10^{12}/ml Speichel — Streptokokken, Pneumokokken, Staphylokokken, H. influenzae, Actinomyces spp., Candida → **Pneumonie**

Ösophagus

Diaphragma

Magen — Lactobazillen

Dünndarm: Bakteriendichte 10^8/ml

Dickdarm: Bakteriendichte 10^{12}/g — Enterokokken*, E. coli*, Klebsiella spp., Proteus spp.*, P. aeruginosa, Acinetobacter spp., Bacteroides spp.*, Clostridium spp., Enterobacter spp. → **Sepsis Peritonitis**

Ileozökalregion

Stuhl: Bakteriendichte > 10^{12}/g → **Harnwegsinfektion**

Haut — Staphylokokken → **Wundinfektion**

Abb. 26.1 Zusammenhang zwischen Kolonisationsflora und endogenen Infektionen.
* Nachweisrate im Zusammenhang mit abdominellen Infektionen übersteigt prozentualen Anteil an der physiologischen Darmflora (Hinweis auf das pathogenetische Potenzial). Hieraus folgt: Berücksichtigung dieser Erreger bei der kalkulierten perioperativen Prophylaxe und Ergänzung des Cephalosporins der 2. Generation um Metronidazol oder Anwendung eines gegen Anaerobier wirksamen Cephalosporins, wie Cefoxitin, bei subphrenischen Eingriffen.

onslösungen), kontaminierte Hautkontaktflächen oder über das Personal sowie (wie in anderen Gemeinschaftseinrichtungen auch) über Lebensmittel und Wasser und schließlich im Rahmen von Umbaumaßnahmen, bei denen es zur Freisetzung von opportunistischen Krankheitserregern (z. B. Aspergillen, Legionellen) kommen kann, übertragen und gegebenenfalls zur Ursache von Ausbrüchen werden (Tabelle 26.1; Weist et al. 2002).

Tabelle 26.1 Erreger mit nosokomialem Infektionspotenzial

Erreger	Infektionsquelle/Übertragungsweg			
	Kontakt zu Blut* (Gewebe) bzw. Inokulation Dialyse Instrumente	Kontakt zu Sekret/ Exkret fäkal-oral; Schmierinfektion Instrumente	Face-to-Face-Kontakt, aerogen (Tröpfchen/ Partikel), Inhalation/ Aspiration Instrumente	Isolierungspflichtige Infektionen Instrumente
Bakterien	➤ T. pallidum ➤ Rickettia spp. ➤ Yersinia spp. ➤ Brucella spp. ➤ Borrelien	➤ A-Streptokokken ➤ **S. aureus; Erreger mit besonderen Resistenzen und Multiresistenzen** ➤ C. difficile ➤ C. perfringens ➤ Enteritiserreger*** ➤ Leptospiren (Urin) ➤ (C.trachomatis/ Konjunktivitis)	➤ Meningokokken[3] ➤ M. tuberculosis[3] ➤ A-Streptokokken ➤ Pneumokokken ➤ B. pertussis[1] ➤ H. influenzae[1,3] ➤ M. pneumoniae ➤ L. pneumophila** ➤ **P. aeruginosa****	➤ Meningokokken[3]-Meningitis ➤ offene Tuberkulose M. tuberculosis[3] (MDRT) ➤ Diphtherie ➤ Rotz (Mellioidose) ➤ Pest ➤ Tularämie ➤ Enteritis (enterohämorrhagische E. coli)/Cholera ➤ S. typhi, Typhus ➤ Shigella spp., Ruhr ➤ (Anthrax[3]) ➤ **methicillinresistente S. aureus** ➤ (resistente Pneumokokken)
Viren	➤ Hepatitis B[1,2],C, D ➤ HIV[2] ➤ Zytomegalievirus[4] ➤ Epstein-Barr-Virus ➤ Parvovirus B19 ➤ humane Herpesviren 6, 7 ,8 ➤ humane T-Zell-Leukämie-Viren 1, 2	➤ Herpes-simplex-Viren 1 und 2 ➤ Varizella-Zoster-Virus[1,2] ➤ Adenoviren ➤ Papillomaviren ➤ M. contagiosum ➤ Hepatitis A[1]*** ➤ Enteroviren*** (Echovirus, Coxsackievirus) ➤ Rotavirus*** ➤ Noro-Virus*** ➤ Coronaviren***	➤ Influenza (A und B)[1,3] ➤ Parainfluenzavirus ➤ Respiratory syncytial Virus ➤ Rhinoviren ➤ Adenoviren ➤ Epstein-Barr-Virus ➤ Varizella-Zoster-Virus[1,2] ➤ Enteroviren (Polio) ➤ Mumps-, Masern-, Rötelnvirus[1,2] (konnatal)	➤ Virale hämorrhagische Fieber[3] ➤ Pocken[1,3] ➤ Tollwut[1,2] ➤ Varizella-Zoster-Virus[1,2] ➤ Masern, Röteln[1,2] ➤ Hepatitis-A-Virus[1] ➤ Enteritis: Enteroviren ➤ Rotaviren ➤ Noro-Virus
Pilze	–	➤ Candida	➤ Aspergillus**	➤ Mikrosporie
Prionen	➤ Creutzfeld-Jakob-Krankheit (Gewebe)	–	–	–

26 Nosokomiale Infektionen

Tabelle 26.1 (Fortsetzung)

Erreger/ Maßnahmen	Infektionsquelle/Übertragungsweg			
	Kontakt zu Blut* (Gewebe) bzw. Inokulation	Kontakt zu Sekret/ Exkret fäkal-oral; Schmierinfektion	Face-to-Face-Kontakt, aerogen (Tröpfchen/ Partikel), Inhalation/ Aspiration	Isolierungspflichtige Infektionen
	Dialyse Instrumente	Instrumente	Instrumente	Instrumente
Parasiten	➤ *Toxoplasma gondii* (konnatal) ➤ *Plasmodien* ➤ (*Babesien*)	➤ Ascaris lumbricoides ➤ Oxyuriasis ➤ *Cryptosporidien*** ➤ *Lamblien*	–	➤ Scabies ➤ Läuse[1]
Maßnahmen				
	Standardhygiene und sachgerechte Aufbereitung von Medizinprodukten Vermeidung von Stich-/Schnittverletzungen			
	–	(siehe auch isolierungspflichtige Infektionen)	(siehe auch isolierungspflichtige Infektionen)	zusätzlich: ➤ Mund-Nasen-Schutz/ gegebenenfalls Visier (Gesichtsschutz) ➤ Desinfektion von Hautkontaktflächen ➤ thermische Aufbereitung des Geschirrs in Geschirrspülgeräten (Temperatur über 55 °C) ➤ thermische bzw. chemothermische Wäschedesinfektion ➤ Bettendesinfektion ➤ Abfallentsorgung AS 180103[5] ➤ Leichenwesen, Bestattungsregelungen beachten ➤ gegebenenfalls geschultes, namentlich „registriertes" und besonders überwachtes (Biostoffcerordnung) Personal

[1] Impfung (s. STIKO-Empfehlungen; Kapitel 4)
[2] Postexpositionsprophylaxe möglich
[3] Chemoprophylaxe möglich
[4] Immunprophylaxe (passive Immunisierung) beim Immunsupprimierten möglich
[5] siehe LAGA-Merkblatt zu ordnungsgemäßen Entsorgung (www.rki.de; Krankenhaushygiene)
 * Transfusion, Transplantation, sexuell übertragbare Erkrankungen
 ** kontaminiertes Wasser bzw. im Rahmen von Umbauarbeiten
 *** auch kontaminierte Lebensmittel
Meldepflicht gemäß §§ 6, 7 IfSG *kursiv*
Erfassungspflicht gemäß § 23 IfSG **fett**

Prävention. Sowohl bei den primär bzw. sekundär (das heißt nach einer in der Einrichtung erworbenen Kolonisation) endogenen als auch bei den exogenen Infektionen ist ein Teil durch geeignete Präventionsmaßnahmen vermeidbar, wie:
➤ Surveillance,
➤ optimierte Behandlungs- und Pflegetechniken durch eine ausreichende Anzahl betreuenden Personals,
➤ kontrollierter und adäquater perioperativer und therapeutischer Antibiotikaeinsatz,
➤ Maßnahmen zur Unterbrechung von Infektketten (z. B. Isolierungs- und Desinfektionsmaßnahmen),
➤ sachgerechte Aufbereitung von Medizinprodukten,
➤ geeignete baulich-funktionelle Voraussetzungen und betrieblich-organisatorische Maßnahmen,
➤ kontinuierliche Schulung und arbeitsmedizinische Überwachung des Personals.

Dieses Potenzial auszuschöpfen ist die Aufgabe der Krankenhaushygiene.

Hintergrund. Paradigmatisch für das präventive Potenzial geeigneter hygienischer Maßnahmen waren die Beobachtungen und Schlussfolgerungen von Ignatz Semmelweis, der vor über 150 Jahren in Wien die Bedeutung der hygienischen Händedesinfektion für die Prävention der Puerperalsepsis demonstrierte (Semmelweis 1912, Sournia et al. 1980/2002). In der Folge erreichte Sir Joseph Lister die Senkung postoperativer Wundinfektionsraten durch antiseptische Maßnahmen in der Chirurgie (Sournia et al. 1980/2002). Aktuelle und wachsende Bedeutung erlangt die Problematik nosokomialer Infektionen heute durch die zunehmende Behandlung von Patienten mit schweren Grundleiden und anderen disponierenden Risikofaktoren, wie:
➤ extremes Lebensalter (das heißt Frühgeborene oder Kinder unter 2 Jahren bzw. alte Menschen über 60 Jahren),
➤ Anwendung invasiver diagnostischer und therapeutischer Verfahren,
➤ breite Anwendung von Antibiotika (insbesondere auf Intensivstationen) und der damit verbundenen Resistenzproblematik.

Bereits aus dieser Betrachtung resultieren das präventive Potenzial des täglichen kritischen Hinterfragens der Notwendigkeit invasiver Maßnahmen – wie Beatmung sowie Katheterisierung von Blase und Gefäßen – sowie der durchgeführten antimikrobiellen Therapie (Singh et al. 2000) und die Sorge für eine ausreichende Zahl an Pflegekräften (Needleman et al. 2002). Hierin besteht eine wesentliche Aufgabe der Klinikleitung sowie der betreuenden Ärzte und der konsiliarisch tätigen Mikrobiologen, Hygieniker und Infektiologen.

Ätiologie, Pathogenese und klinisches Bild

Erregerspektrum. Bei den Erregern nosokomialer Infektionen kann es sich um Vertreter der physiologischen Kolonisationsflora der Haut, des Nasen-Rachen-Raums, des Genital- und Perianalbereichs oder des Darmes handeln, die durch Läsionen an Haut- und Schleimhäuten oder aufgrund invasiver Eingriffe in primär sterile Körperhöhlen bzw. in die Blutbahn oder das Gewebe verschleppt werden (Abb. 26.1). In anderen Fällen kann der Erreger durch Übertragung (Transmission) vom Personal auf den Patienten, durch Hautkontakt mit kontaminierten Flächen oder durch orale Aufnahme nach Einlieferung in das Krankenhaus zum neuen Bestandteil der Kolonisationsflora und damit zu einer möglichen Ursache sekundär endogener Infektionen werden (Weist et al. 2002). Eine andere Möglichkeit der Entstehung nosokomialer Infektionen ist die Übertragung des Erregers unmittelbar vom Pflegepersonal bzw. über kontaminierte Medizinprodukte/Instrumente/Arzneimittel auf den Patienten (exogene Infektion; Tabelle 26.1). Hierdurch können Erreger
➤ bei Kontakt mit kontaminierten Oberflächen über die Haut oder Schleimhaut zu Konjunktivitis (Kapitel 15), Pyodermie oder viralen Hauterkrankungen (z. B. Herpes-simplex-Virus, humane Papillomaviren; Kapitel 16) führen;
➤ an der verletzen Haut zu (z. B. postoperativen) Wundinfektionen führen;
➤ auf dem Blutwege (z. B. im Rahmen von Injektionen, Punktionen, Inzisionen oder Infusionen) zu Phlebitis, Sepsis, Endokarditis (Kapitel 13) oder Meningitis (Kapitel 14) führen oder eine Hepatitis (Hepatitis-B-, -C-Virus-Infektion; Kapitel 9) bzw. in extrem seltenen Fällen eine HIV-Infektion (Kapitel 20) auslösen (Yerly et al. 2001);
➤ bei Punktionen und Operationen an Knochen und Gelenken zu Osteomyelitis oder Arthritis führen (Kapitel 17);
➤ bei Nahtinsuffizienzen nach intraabdominellen Eingriffen zur Peritonitis führen (Kapitel 10);
➤ bei Anwendung kontaminierter Endoskope bei invasiven Eingriffen zu z. B. Cholangitis, Pankreatitis (Kapitel 8) oder Arthritis (Kapitel 17) führen;

26 Nosokomiale Infektionen

- in den Atemwegen im Zusammenhang mit Intubation, Tracheotomie oder künstlicher Beatmung/Absaugung/Inhalation zu Bronchitis, Tracheobronchitis, Sinusitis und Pneumonie (Kapitel 6) bzw. in den Harnwegen im Rahmen der Katheterisierung der Harnblase oder der Zystoskopie zu Urethritis, Zystopyelonephritis, Nierenabzessen (Kapitel 11) und Sepsis (Kapitel 18) führen (Mayhall et al. 1999; siehe auch CDC-Definitionen nosokomialer Infektionen, www.rki.de).

Häufige Krankheitsbilder. Als häufigste nosokomiale Infektionen werden beatmungsassoziierte Pneumonien, katheterassoziierte Harnwegsinfekte, katheterassoziierte Septikämien und postoperative Wundinfektionen beobachtet (Rüden et al. 1995, Gastmeier et al. 2000, Emmerson u. Ayliffe 1996, Mayhall et al. 1999; Abb. 26.2 und 26.3). Die häu-

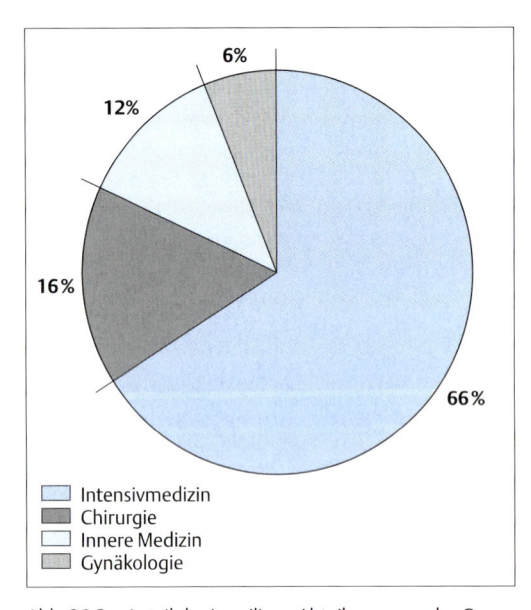

Abb. 26.2 Anteil der jeweiligen Abteilungen an der Gesamtheit der beobachteten nosokomialen Infektionen (aus: Nosokomiale Infektionen in Deutschland – Erfassung und Prävention [NIDEP-Studie], Schriftreihe des Bundesministeriums für Gesundheit, Band 56).

Abb. 26.3 Prävalenz nosokomialer Infektionen in verschiedenen Abteilungen (aus: Nosokomiale Infektionen in Deutschland – Erfassung und Prävention [NIDEP-Studie], Schriftreihe des Bundesministeriums für Gesundheit, Band 56).
a Innere Medizin.
b Chirurgie.
c Intensivpflege.

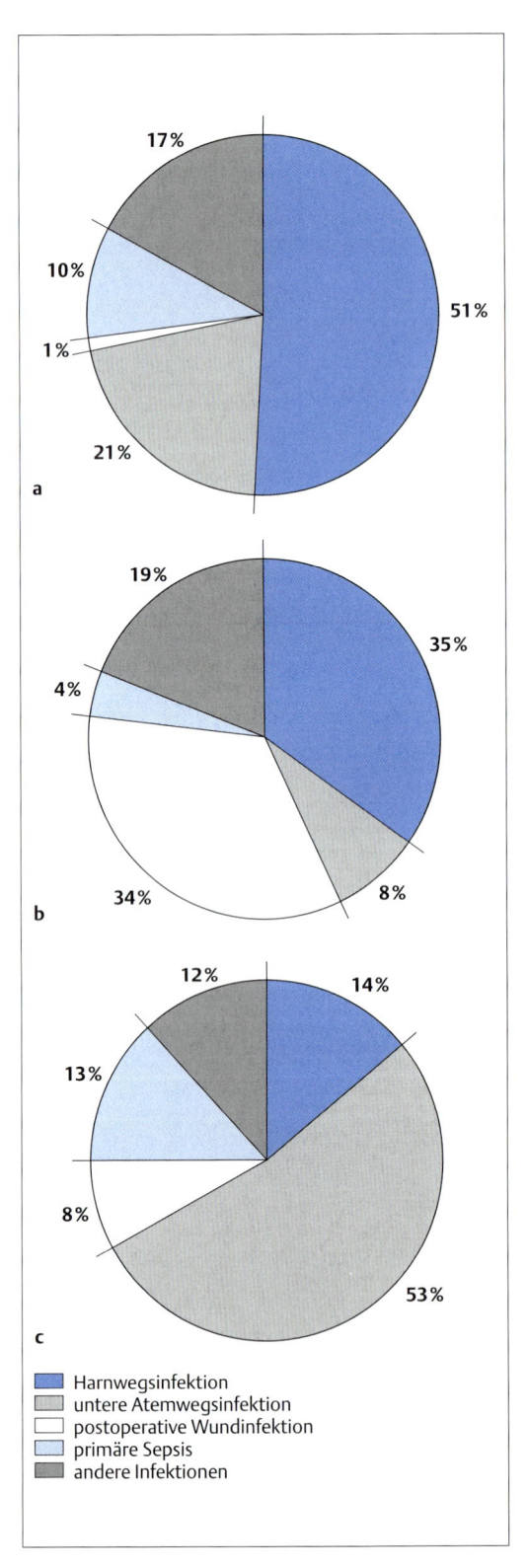

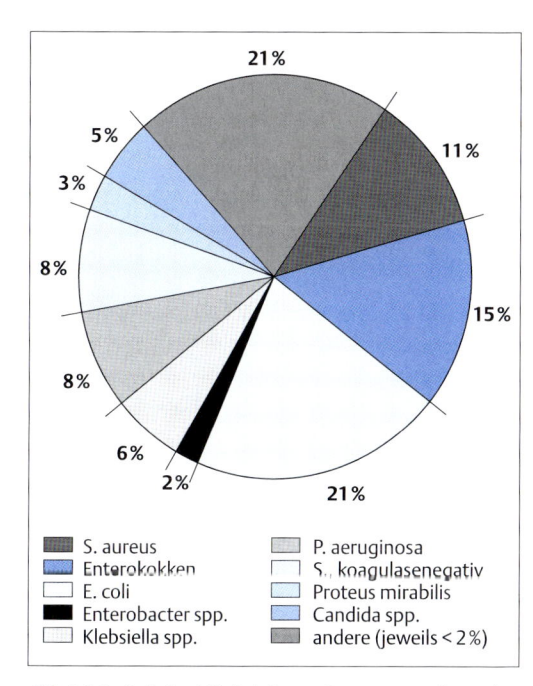

Abb. 26.4 Relative Häufigkeit von Erregern nosokomialer Infektionen (Intensivmedizin, Innere Medizin, Chirurgie und Gynäkologie) (aus: Nosokomiale Infektionen in Deutschland – Erfassung und Prävention [NIDEP-Studie], Schriftreihe des Bundesministeriums für Gesundheit, Band 56).

- S. aureus: 21%
- Enterokokken: 11%
- E. coli: 15%
- Enterobacter spp.: 2%
- Klebsiella spp.: 6%
- P. aeruginosa: 21%
- S. koagulasenegativ: 8%
- Proteus mirabilis: 8%
- Candida spp.: 3%
- andere (jeweils < 2%): 5%

figsten Erreger dieser Infektionen und ihr jeweiliger relativer Anteil an der Gesamtheit der Isolate sind in Abb. 26.4 dargestellt (Rüden et al. 1995).

Diagnose und Therapie

Symptomatik, Diagnostik. Bei den genannten fakultativ pathogenen Erregern (Abb. 26.1 und 26.4) ist das ausgelöste Krankheitsbild von den Zeichen der jeweiligen Lokalinfektion (z. B. Pneumonie, Harnwegsinfektion, Wundinfektion) bzw. einer Sepsis geprägt. Eine definierte Inkubationszeit kann, wie für Lokalinfektionen typisch, nicht angegeben werden; sie ist wesentlich von der Infektionsdosis und der Eintrittspforte abhängig. Die Diagnostik beruht auf der (möglichst frühzeitigen) Erkennung der Lokalinfektionszeichen (Rötung, Schwellung, Schmerz, entzündliche Infiltration bzw. Sekretion einschließlich entsprechender Veränderungen im Röntgenbild der Lunge), dem Nachweis allgemeiner (systemischer) Infektionsparameter (Fieber, Leukozytose, CRP-Wert-Erhöhung usw.; siehe auch Kapitel 2) und den Definitionen nosokomialer Infektionen (www.rki.de) sowie der mikrobiologischen Untersuchung von Trachealsekret (quantitative mikrobiologische Analyse der Flüssigkeit der bronchoalveolären Lavage), Urin, Wundsekret bzw. von Blutkulturen mit dem Ziel des Erregernachweises und der Resistenztestung. Für die Diagnostik bei Verdacht auf systemische Candidainfektion, Aspergillose und Legionellose stehen Antigennachweise in Serum bzw. im Urin zur Verfügung. Die Unterscheidung beatmungsassoziierter Entzündungsreaktionen von einer mikrobiell bedingten Pneumonie sowie die Diagnose einer Sepsis sind eine tägliche Herausforderung in der Intensivmedizin im Spannungsfeld anzustrebender frühzeitiger antiinfektiver Therapie und Beschränkung des Antibiotikaeinsatzes zur Verminderung des Selektionsdrucks (Wunderink 2000, Singh et al. 2000).

Die Therapie erfolgt zunächst kalkuliert (gemäß lokalem Therapieschema) auf der Basis der am häufigsten nachgewiesenen Erreger (Abb. 26.4) und deren durch fortlaufende Erhebung bekannten Resistenz (Tabelle 26.2) und schließlich entsprechend dem nachgewiesenen Erreger und dessen Antibiogramm unter Berücksichtigung der Vorerkrankungen und der klinischen Manifestation. Verlauf und Prognose werden wesentlich von den Vorerkrankungen des Patienten bestimmt. Nosokomiale Infektionen können den postoperativen Verlauf komplizieren (Verzögerung der Wundheilung, Pneumonie, Verlängerung der Liegezeiten) sowie den Erfolg grundsätzlich infrage stellen (z. B. Komplikationen nach Implantation von Fremdkörpern/Prothesen). Postoperative Wundinfektionen und Pneumonien nehmen Einfluss auf die postoperative Letalität (Delgado-Rodriguez et al. 1999). Allerdings ist bisher nicht abschließend geklärt, ob die Patienten an oder mit einer Pneumonie bzw. Wundinfektion aufgrund anderer, nicht erfasster Risikofaktoren sterben.

Ein Therapieversagen kann beruhen auf:
- einer primär unwirksamen (da den tatsächlichen Erreger oder dessen Resistenz nicht berücksichtigenden) Therapie (häufige Ursachen für eine inadäquate Therapie sind S. aureus, Pseudomonas spp., Acinetobacter spp., Enterobacter spp.; Ibrahim et al. 2000, Kollef 2000),
- Superinfektion mit einem resistenten Erreger,
- Ausbildung von Komplikationen, die die Antibiotikatherapie erschweren, wie z. B. Abzess- oder Empyembildung.

26 Nosokomiale Infektionen

Tabelle 26.2 Erreger- und Resistenzspektrum nosokomialer Infektionen

Antibiotika	Tagesdosis intravenös, Erwachsene	Staphylo-kokken	Strepto-kokken	Entero-kokken	E.coli	Proteus mirabilis	Klebsiella spp.	Entero-bacter spp.	Pseudo-monas aeruginosa	Acineto-bacter spp.	Anaerobier/Bacteroides spp. (grampositiv/-negativ)
Penicillin G/V	2–24/1,2–6 Mil Einheiten; renal eliminiert	+ + + +	+++++++[1]	–	–	–	–	–	–	–	+++++++++++
Oxacillin/Flucloxacillin	4–8 g, renal eliminiert	+++++++	+ + + + +	–	–	–	–	–	–	–	–
Ampicillin	1,5–8 g (maximal 15 g), renal eliminiert	+ + + + +	+ + + + +	+++++++	+ + + + + + + +	–	–	–	–	–	+++++++++++
Augmentan	3,6–8,8 g, renal eliminiert	+++++++	+ + + + +	+++++++	+++++++++++++++++	+++++++++++++++++	+	–	–	–	+++++++++++ + + + + +
Mezlocillin	6–20 g, renal/biliär eliminiert	+ + + + +	+ + + + +	+++++++	+++++++	+ + + + + + +	+ + + + + + +	+++++++	–	–	+++++++++++ + + + + +
Piperacillin	4–16 g, renal/biliär eliminiert	+ + + + +	+ + + + +	+++++++	+++++++	+++++++++++++++++	+++++++++++++++++	+++++++++++++++++	+++++++	–	+++++++++++ + + + + +
Piperacillin plus Combactam	Piperacillin plus 3–4 g, renal/biliär eliminiert	+++++++	+++++++	+++++++	+++++++	+++++++++++++++++	+++++++++++++++++	+++++++++++++++++	+++++++	–	+++++++++++ + + + + +
Piperacillin plus Tazobactam	Piperacillin plus 1,5 g, renal/biliär eliminiert	+++++++	+++++++	+++++++	+++++++	+++++++++++++++++	+++++++++++++++++	+++++++++++++++++	+++++++	+ + + + + +	+++++++++++ + + + + +
Cephalexin	1,5–4 g, renal eliminiert	+++++++	+++++++	–	+++++++	+++++++++++++++++	+ + + +	–	–	–	+++++++++++
Cefazolin	1–6 g, renal eliminiert	+++++++	+++++++	–	+++++++	+++++++++++++++++	+ + + +	–	–	–	+++++++++++
Cefaclor	0,75–1,5 g, renal eliminiert	+++++++	+++++++	–	+++++++	+++++++++++++++++	+ + + + +	–	–	–	+++++++++++

Tabelle 26.2 (Fortsetzung)

Antibiotika	Tagesdosis intravenös, Erwachsene	Staphylo-kokken	Strepto-kokken	Entero-kokken	E. coli	Proteus mirabilis	Klebsiella spp.	Enterobacter spp.	Pseudomonas aeruginosa	Acinetobacter spp.	Anaerobier/Bacteroides spp. (grampositiv/-negativ)
Cefotiam	2–6 g, renal eliminiert	+++++++	+++++++	–	++++++++++++	++++++++++++	++++++++++++	++++++	–	–	++++++++++ + +
Cefuroxim-Axetil	500–1000 mg, renal eliminiert	+++++++	+++++++	–	++++++++++++	++++++++++++	++++++++++++	–	–	–	+ + +
Cefotaxim	2–6 g, renal/biliär eliminiert	++++++	+++++++	–	++++++++++++	++++++++++++	++++++++++++	++++++++	–	–	++++++++++ + +
Ceftazidim	2–6 g, renal eliminiert	+ + + +	+ + + +	–	++++++++++++	++++++++++++	++++++++++++	+++++++++	+++++++	+ + +	++++++++++ + +
Ceftriaxon[1]	1–4 g, renal/biliär eliminiert	+ + + +	+ + + +	–	++++++++++++	++++++++++++	++++++++++++	+ + + – + +	+ + +	–	++++++++++ + +
Aztreonam	2–6 g, renal eliminiert	–	–	–	++++++++++++	++++++++++++	++++++++++++	+ – + +	+ + + +	+ + +	–
Imipenem[2]/**Meropenem**[2]	1,5–4/1,5–3 g, renal eliminiert	+ + + +	+++++++	+++++++	++++++++++++	++++++++++++	++++++++++++	+++++++	+++++++	+ + + +	+++++++++++++++
Gentamicin[2]	3–6 mg/kgKG, renal eliminiert	+ + + +	–	–	++++++++++++	++++++++++++	++++++++++++	+++++++	+++++++	+ + + +	–
Amikacin	15 mg/kgKG	+ + + +	–	–	++++++++++++	++++++++++++	++++++++++++	+++++++	+++++++	+ + + +	–
Trimethoprim/Sulfamethoxazol	160–1600 mg, renal eliminiert	+ + + +	+++++++	+++++++	++++++++++++ (enteropathogene Bakterien, Haemophilus influenzae)	++++++++++++	++++++++++++	+++++++	–	+ + +	–
Ciprofloxacin[2]/**Ofloxacin**[2]	500–1000 mg, renal/biliär eliminiert	+ + + +	+ + + +	+ + + +	+++++++++++++ (Legionellen, Chlamydien, Mykoplasmen, Haemophilus influenzae, Gonokokken, enteropathogene Bakterien)	++++++++++++	++++++++++++	+++++++	+++++++	+ + + +	–

26 Nosokomiale Infektionen

Tabelle 26.2 (Fortsetzung)

Antibiotika	Tagesdosis intravenös, Erwachsene	Staphylo-kokken	Strepto-kokken	Entero-kokken	E.coli	Proteus mirabilis	Klebsiella spp.	Entero-bacter spp.	Pseudo-monas aeruginosa spp.	Acineto-bacter spp.	Anaerobier/Bacteroides spp. (grampositiv/-negativ)
Vancomycin	2 g, renal eliminiert	+++++++	+++++++	+++++++	–				–	–	++++++++++
Teicoplanin	200–400 mg	+++++++	+++++++	+ + + +	–				–	–	++++++++++
Erythromycin	2–4 g, biliär/renal eliminiert	+ + + +	+ + + +	–	(Legionellen, Chlamydia trachomatis, Mycoplasma pneumoniae, Bordetella pertussis, Haemophilus influenzae, Campylobacter spp., Treponemen)				–	–	–
Doxycyclin	100–200 mg, renal/biliär eliminiert	+ + + +	+ + + +	+ + + +	++++++++++++++++++++ + + + + (Gonokokken, Chlamydien, Mykoplasmen, Haemophillus influenzae, Rickettsien, Leptospiren, F. tularensis, Brucella spp., Pasteurella spp., Yersinien, Erysipelothrix)				–	–	
Metronidazol	1,5 g, renal/biliär eliminiert	–	–	–	–				–	–	+ + + ++++++
Clindamycin	1200–2400 mg, renal/biliär eliminiert	+++++++	+++++++	–	–				–	–	+++++++++++++++++++

[1] **Cave:** S. maltophilia
[2] **Cave:** B. cepacia, S. maltophilia

Resistenzproblematik. Im Rahmen der kalkulierten Therapie nosokomialer Infektionen kommen häufig Antibiotikakombinationen zum Einsatz. Die Auswahl richtet sich nach dem jeweilig zu erwartenden Erreger- und Resistenzspektrum (Tabelle 26.**2**). Die Kombination verfolgt dabei das Ziel, das Wirkungsspektrum zu erweitern sowie die Wirkung durch Synergismus zu intensivieren. Dies ist insbesondere bei Patienten mit immunologischer Abwehrschwäche sowie bei Erregern mit Resistenz gegen Antibiotika (hohe minimale Hemmstoffkonzentration, z. B. bei Pseudomonas spp.) bedeutsam. Der sinnvolle Einsatz von Antibiotika im Krankenhaus wird bestimmt durch:

- Qualität der Infektionsdiagnose (das heißt die schnellstmögliche Entscheidung darüber, ob eine – nosokomiale – Infektion vorliegt),
- Güte der kalkulierten Initialtherapie (das heißt der auf der Basis des bekannten Erreger- und Resistenzspektrums gewählten Antibiotikatherapie vor Eintreffen des mikrobiologischen Befundes),
- frühestmögliche Umstellung auf eine gezielte Deeskalations-/Sequenztherapie,
- Dauer der Antibiotikagabe.

Resistente Erreger. Die Bedeutung der Prävalenz resistenter Erreger liegt nicht zuletzt darin begründet, dass die Berücksichtigung dieser Resistenz bei der Gestaltung der kalkulierten Therapie zum immer häufigeren Einsatz von Reservesubstanzen (wie z. B. Vancomycin) führt. Diese erhöhen ihrerseits den Selektionsdruck und fördern so die Verbreitung immer resistenterer Erreger (z. B. vancomycinresistente Enterokokken oder C. difficile). Gegenwärtig besteht diese Problematik in Deutschland bei methicillin- (oxacillin-)resistenten Staphylococcus-aureus-Stämmen (MRSA), den E.-coli- und Klebsiellastämmen mit Extended-Spectrum-β-Laktamasen (ESBL) und monobactamresistenten Pseudomonaden. In bestimmten Bereichen liegt der Anteil an MRSA-Isolaten, bezogen auf die Gesamtheit von Staphylococcus aureus-Isolaten, bereits jetzt bei 60 % (www.rki.de, Informationen zu MRSA). Zu einem unüberwindbaren Problem kann die Therapie nosokomialer Infektionen dann werden, wenn die Infektion durch multiresistente Organismen ausgelöst wurde. Hierzu gehören neben den oben genannten auch glykopeptidresistente Enterokokken sowie Isolate methicillinresistenten Staphylococcus aureus-Stämme, die zusätzlich eine (intermediäre) Vancomycinresistenz (Yates 1999, Warren u. Fraser 2001, Gerberding et al. 1999) sowie eine Resistenz gegen die neu entwickelten Oxazoladinone besitzen. Da derartige Infektionen zudem in bestimmten Risikogruppen – wie Diabetiker, Dialysepatienten oder Patienten mit Leberzirrhose – gehäuft auftreten, kann eine Infektion mit diesen Erregern mit heutigen Mitteln unbeherrschbar sein.

Erfassung. Aufgrund des engen Zusammenhangs zwischen dem von dem Einsatz des Antibiotikums ausgehenden Selektionsdruck und der Häufigkeit resistenter Erreger ist die systematische Erfassung von Isolaten mit bestimmten Resistenzen und Multiresistenzen, wie sie nach § 23 Abs. 1 IfSG vorgeschrieben ist (siehe unten), auch eine bewährte Methode, entsprechende Risikobereiche, gesteigerten Antibiotikaverbrauch und Cluster bzw. Ausbrüche zu erkennen. Wird eine ungewöhnliche Häufung derartiger Erreger bzw. Infektionen beobachtet, muss daher neben den praktizierten Hygienemaßnahmen auch das geübte Antibiotikaregime hinterfragt und gegebenenfalls geändert werden. Empfehlungen zur rationalen Antibiotikatherapie werden z. B. von der Paul-Ehrlich-Gesellschaft herausgegeben (www.rki.de, Krankenhaushygiene, weitere Links).

Resistenzveränderungen. Eine weitere gegenwärtig relevante Problematik besteht bei Bakterien, deren pathogenes Potenzial zwar gering ist, die jedoch aufgrund einer besonderen Affinität zu den Oberflächen von Fremdkörpern, z. B. intravasalen Kathetern und primärer Resistenz schwer zu therapierende Blutstrominfektionen hervorrufen können. Zu diesen gehören insbesondere koagulasenegative Staphylokokken, die als typische Hautkolonisationskeime weit verbreitet sind. Das Zusammentreffen aus Schwere der Infektion, Schwierigkeit einer eindeutigen ursächlichen Diagnose und der Antibiotikaresistenz führt häufig zum breiten Einsatz hochwirksamer Glykopeptide (z. B. Vancomycin) mit all den damit verbundenen Folgeproblemen (z. B. glykopeptidresistente Enterokokken, C. difficile; Boccia et al. 2001). Resistenzen gegen Cephalosporine bei gramnegativen Bakterien führen nicht selten zum verstärkten Einsatz von Gyrasehemmern und Monobactamen mit den daraus resultierenden Konsequenzen für die relative Vermehrung von S. aureus und entsprechend resistenter Darmbakterien sowie den in Feuchtbereichen im Krankenhaus weit verbreiteten Pseudomonas aeruginosa, Stenotrophomonas maltophilia und Acinetobacter spp. sowie von Candida spp. Veränderungen in der Resistenz von Anaerobiern haben gegenwärtig noch

26 Nosokomiale Infektionen

keine unmittelbare klinische Bedeutung (Finegold u. Jousimies-Somer 1997; Tabelle 26.2).

Virale Infektionen. Das Problem nosokomialer Virusinfektionen unterscheidet sich in gewisser Hinsicht von dem der bakteriellen Infektionen. Viel häufiger sind hier Fragen der vorbestehenden Immunität (Seroprävalenz und Impfstatus) und des „Face-to-Face"-Kontakts bei aerogener (Tröpfchen-)Übertragung sowie die Übertragung durch Blut, sowohl vom Patienten auf das Pflegepersonal als auch umgekehrt, von Bedeutung. Ein Selektionsdruck durch antibakterielle Chemotherapeutika tritt nicht auf. Beispiele sind nosokomiale Übertragungen von Respiratory syncytial Virus (RSV) sowie Adeno-, Influenza- und Parainfluenzaviren. Dabei ist auch der Nase-Hand-Nase–Kontakt ein wichtiger Übertragungsweg. Neben den fäkal-oral übertragbaren Virusinfektionen (z. B. Rotaviren, Adenoviren, Hepatitis-A-Virus, Noroviren), der aerogenen bzw. durch Kontakt übertragbaren Infektionen (wie Varizella-Zoster-Virus, Masernvirus und Herpes-simplex-Virus) spielen bei medizinischen Maßnahmen insbesondere auch parenteral übertragbare Virusinfektionen (wie HIV, Hepatitis-B- und -C-Virus – HBV, HCV – sowie Zytomegalievirus) eine bedeutendere Rolle. Gerade bei den Virusinfektionen werden die Bedeutung entsprechender Präventionsmaßnahmen im Zusammenhang mit Bluttransfusionen (www.rki.de, AK-Blut), die sichere Aufbereitung von Medizinprodukten (www.rki.de) und die konsequente Impfung des Personals im Rahmen der arbeitsmedizinischen Betreuung (Impfungen gegen Hepatitis-B und -A, Poliomyelitis, Masern, Mumps, Röteln, Influenza, Varizellen; www.rki.de, STIKO) deutlich. Hierbei ist in entsprechenden Risikobereichen (z. B. Hämodialyseeinrichtungen, Neugeborenenstationen oder Labor) das gesamte Personal einzubeziehen (siehe auch Biostoffverordnung, www.rki.de). Infektionen können auch vom Personal auf den Patienten übertragen werden, wie Beispiele der Übertragung von HBV, HCV oder HIV von Chirurgen auf Operierte gezeigt haben.

Prionen. Eine abgrenzbare Problematik stellt ferner die Behandlung von Patienten mit Prionerkrankungen sowie mit Erregern hochgefährlicher kontagiöser Erkrankungen, wie Pest und viral bedingtem hämorrhagischen Fieber, dar. Für die Diagnostik und Betreuung dieser Patienten stehen in Deutschland geeignete Zentren zur Verfügung; für hochgefährliche kontagiöse Erkrankungen in Hamburg, Frankfurt, Berlin, Leipzig und München, für die Creutzfeld-Jakob-Krankheit bzw. deren neue Variante (Kapitel 14) die neurologische Klinik in Göttingen (www.rki.de).

■ Prävention

Gesetzliche Regelung. Neben den gastrointestinalen (fäkal-oral bzw. durch kontaminierte Lebensmittel übertragenen) Infektionen sind die nosokomialen Infektionen in Deutschland, wie in anderen Industrienationen, die häufigsten Infektionen (Rüden et al. 1995). Dies war Anlass, die Erkennung, Verhütung und Kontrolle nosokomialer Infektionen auch von Seiten des Gesetzgebers besonders zu würdigen. Mit dem am 01.01.2001 in Kraft getretenen Infektionsschutzgesetz (IfSG) liegt eine moderne gesetzliche Regelung auch zu nosokomialen Infektionen vor, deren Wert sich an der Frage messen lassen muss, ob das Gesetz tatsächlich in der Lage ist, Patienten vor Infektionen zu schützen. Diese Frage kann beantwortet werden, indem gezeigt wird, dass Infektions- und Resistenzraten in Krankenhäusern gesenkt und Ausbrüche vermieden bzw. rasch beherrscht werden. Eine Voraussetzung hierfür ist, dass nosokomiale Infektionen sowie Erreger mit speziellen Resistenzen und Multiresistenzen fortlaufend erfasst und bewertet (§§ 2 und 23 Abs. 1 IfSG) sowie strukturierte Maßnahmen zum Ausbruchsmanagement (§ 6 Abs. 3 und § 23 Abs.2 IfSG) im Vorfeld erarbeitet und eingeübt werden.

Präventionspotenzial. Auf der Basis verschiedener Studien wird gegenwärtig davon ausgegangen, dass bei Ausschöpfung aller bekannten Präventionsmaßnahmen, einschließlich der systematischen Erfassung und Bewertung von Infektionsraten, etwa 1/3 aller nosokomialen Infektionen vermeidbar ist (Haley et al. 1985, Rüden et al. 1995 und 1999). Diese Einschätzung wird unterstützt durch den Anteil durch molekularbiologische Analyse von Erregerisolaten gesicherter Transmissionen auf Intensivstationen (Weist et al. 2002). Für die praktische Durchführung von Surveillance- und Präventionsmaßnahmen wird auf die umfangreichen Empfehlungen der „Kommission für Krankenhaushygiene und Infektionsprävention" beim Robert Koch-Institut hingewiesen (www.rki.de). Wesentliche Aspekte der „Richtlinie für Krankenhaushygiene und Infektionsprävention" werden hier kurz dargestellt.

Zuständigkeiten. Die Umsetzung des Infektionsschutzgesetzes und der von der Kommission erstellten Empfehlungen obliegt der Organisationshoheit der Länder bzw. den Leitern der jeweiligen Einrichtungen. Die Anpassung der allgemein formulierten Anforderungen und Maßnahmen an die lokalen Gegebenheiten erfolgt durch die Hygienekommission der jeweiligen Einrichtung in Form von Hygieneplänen. Deren praktische Umsetzung erfolgt durch den Krankenhaushygieniker, die Hygienefachkräfte, hygienebeauftragte Ärzte und schließlich durch geschultes ärztliches und Pflegepersonal. Die Einbeziehung der „Betroffenen" in die Gestaltung der Hygienepläne erhöht die „Compliance" der Umsetzung. Die gesetzliche Grundlage für die Überwachung von Einrichtungen des Gesundheitsdienstes auf der Basis der Richtlinie für Krankenhaushygiene und Infektionsprävention ist mit § 36 IfSG gegeben.

Nutzen. Die Prävention von nosokomialen Infektionen und die damit verbundene Senkung von Infektionsraten vermeidet primär persönliches Leid der Betroffenen. Darüber hinaus setzt sie aber auch erhebliche Ressourcen frei, da nosokomiale Infektionen Kosten für Therapie und eine verlängerte Liegedauer verursachen. Sie ist damit nicht nur sinnvoll, sondern auch kosteneffektiv (Gastmeier et al. 2001).

Multiresistenz. Von besonderer Bedeutung sind nosokomiale Infektionen mit Erregern, die sich durch eine Resistenz gegenüber typischerweise eingesetzten Antibiotika auszeichnen. Die zunehmende Verbreitung von MRSA verdeutlicht dieses Problem. Die Maßnahmen der Surveillance nosokomialer Infektionen werden daher ergänzt durch die Erfassung und Bewertung von Erregern mit besonderen Resistenzen und Multiresistenzen (www.rki.de). Im Unterschied zu den in §§ 6 und 7 des Infektionsschutzgesetzes aufgeführten und zu meldenden Krankheiten bzw. Nachweisen von Krankheitserregern unterliegen nosokomiale Infektionen außerhalb eines Ausbruchgeschehens (§ 6 Abs. 3 IfSG) keiner Meldepflicht. Während die Surveillance nosokomialer Infektionen am ehesten gezielt in identifizierten Risikobereichen erfolgen sollte, sind die Erreger mit speziellen Resistenzen und Multiresistenzen in der gesamten Einrichtung zu erfassen. Sowohl für die Surveillance von nosokomialen Infektionen als auch für die Erfassung und Bewertung von Erregern mit besonderen Resistenzen ist die Standardisierung der für die Erfassung verwendeten Definitionen bzw. der für den Nachweis der Antibiotikaresistenz eingesetzten Methoden unabdingbar. Die erfassten Resistenzraten werden darüber hinaus vom Umfang und der Indikation zur Entnahme mikrobiologischen Untersuchungsmaterials beeinflusst. Entsprechend dem im Gesetz formulierten Auftrag (§ 4 IfSG) hat das Robert Koch-Institut eine Liste der zu erfassenden Erreger auf der Basis der gegenwärtigen epidemiologischen Situation veröffentlicht (www.rki.de). Für die Identifizierung der Erreger und deren Resistenztestung stehen heute (teil-)automatisierte Systeme zur Verfügung, die nach Isolierung Spezies und Resistenzmuster innerhalb von 6 Stunden zu bestimmen erlauben. Mit der Umsetzung von § 23 Abs. 1 IfSG ist in den Laboratorien eine Infrastruktur etabliert, die Veränderungen im Resistenzverhalten nosokomial bedeutsamer Erreger rasch erkennen lässt. Von den zu erfassenden Erregern spielen gegenwärtig MRSA, ESBL-produzierende E. coli und Klebsiellen sowie ceftazidim- und carbapenemresistente Pseudomonaden eine bedeutendere Rolle.

Antibiotikaanwendung. Ein interessantes Werkzeug beim Umgang mit bzw. der Prävention von Resistenzproblemen ist die Ermittlung und Bewertung von Antibiotikaanwendungsdichten, das heißt des Antibiotikaverbrauchs in einem definierten Zeitraum (z. B. monatlich) bezogen auf die Patiententage (s. auch SARI; www.rki.de).

Erfassung und Bewertung nosokomialer Infektionen

Vergleich der Daten. Die Anwendung gleicher Methoden und Definitionen bei der Erfassung der Infektionen (CDC-Definitionen, www.rki.de) ist Voraussetzung für eine Vergleichbarkeit der Daten mit denen anderer Einrichtungen und erleichtert so die Bewertung der Surveillancedaten (www.rki.de). Ein weiterer Schritt zur Verbesserung der Vergleichbarkeit ist die Stratifizierung der Daten auf der Basis von Risikoscores der Patienten. Die Bedeutung geeigneter Bezugsgrößen zur Beurteilung der Situation in medizinischen Einrichtungen wird z. B. daran deutlich, dass die steigende Zahl ambulanter Operationen zu einer Konzentrierung von Hochrisikopatienten im Krankenhaus führt, was mit einem höheren Risiko für nosokomiale Infektionen und gegebenenfalls höheren Infektionsraten einhergeht, ohne dass diesen Hygienemängel zugrunde lägen. Ein anderes Beispiel ist die Betreuung von hochgradig immunsupprimierten Patienten, wie z. B. im Bereich der Hämatoonkologie im Rahmen der Betreuung Knochenmarktransplantierter (Onko-KISS, www.rki.de) oder in der Neonatologie (Neo-KISS, www.rki.de). Auch die zunehmende Zahl der Implantationen von Prothesen in der Orthopädie (z. B. Endoprothesen) oder in der Herz- und Gefäßchirurgie muss bei der Bewertung von Infektionsraten durch gesonderte Erfassung berücksichtigt werden.

Die Erhebung von Surveillancedaten kann fortlaufend (kontinuierliche Erfassung) oder in definierten zeitlichen Intervallen (periodische Erfassung) erfolgen und gezielt in bestimmten Risikobereichen, wie z. B. Intensivstationen, bzw. rotierend in verschiedenen, nach und nach das gesamte Haus erfassenden Abteilungen durchgeführt werden. Die Erfassung und Bewertung von Infektionsraten in zuvor festgelegten Bereichen gliedert sich in mehrere Schritte:

- Identifikation der Risikobereiche, z. B. auf der Basis vorliegender Prävalenzuntersuchungen oder der Inzidenzdichte von Problemerregern (z. B. MRSA);
- Identifikation der nosokomialen Infektionen auf der Basis einheitlicher, allgemein akzeptierter Definitionen (siehe Definitionen nosokomialer Infektionen unter www.rki.de);
- Zählen der nosokomialen Infektionen in einem definierten Zeitraum (z. B. monatlich) zur Ermittlung der Zählerdaten („n");
- Normierung der erhobenen Zahlen („n") durch Bezug auf geeignete Nennergrößen zur Berechnung der Infektionsraten (n/Bezugsgröße = Infektionsrate) – definierte Bezugsgrößen ermöglichen die Vergleichbarkeit der nosokomialen Infektionsraten unter Berücksichtigung patientenspezifischer Faktoren (z. B. Verweildauer vergleichbarer Patientenkollektive, Patiententage, Devicetage, Operationsart und -dauer) bzw. beim Patienten bestehender prädisponierender (z. B. Diabetes mellitus) oder expositioneller Faktoren (z. B. Harnwegskatheter);
- Bewertung der ermittelten Infektionsraten, z. B. in der Hygienekommission, durch Bezug auf interne oder externe Referenzdaten.

Nationales Referenzzentrum. Für die Erfassung und Analyse epidemiologischer Zusammenhänge im Bereich der nosokomialen Infektionen wurde ein nationales Referenzzentrum für die Surveillance nosokomialer Infektionen eingerichtet. Dieses führt in Zusammenarbeit mit zurzeit etwa 200 freiwillig teilnehmenden Krankenhäusern (das heißt etwa 10 % der deutschen Krankenhäuser) auf der Basis des Krankenhaus-Infektions-Surveillance-Systems (KISS) eine fortlaufende prospektive Erfassung nosokomialer Infektionen durch. Die Ergebnisse stehen als Referenzdaten im Internet frei zur Verfügung und können als Bewertungsmaßstab für hausintern nach den gleichen Methoden ermittelte Daten von anderen Krankenhäusern herangezogen werden (www.rki.de):

- Rückkopplung der gewonnenen Erkenntnisse an die Entscheidungsträger sowie an das betroffene ärztliche und pflegerische Personal,

> - Die erhobenen Daten stellen die Grundlage für den gezielten Dialog mit den Mitarbeiterinnen und Mitarbeitern der betreffenden Stationen oder Abteilungen über die etablierten Hygienemaßnahmen, die eingesetzten Pflegetechniken und den Antibiotikaverbrauch mit dem Ziel der Verhütung des Auftretens und der Ausbreitung schwer zu therapierender Erreger dar.
> - Die Dokumentation sinkender oder niedriger Infektions- und Resistenzraten objektiviert das Erreichen des Präventionszieles.

Prävention nosokomialer Infektionen durch betrieblich-organisatorische und baulich-funktionelle Maßnahmen

Infektionswege. Der Prävention nosokomialer Infektionen dienen neben den Maßnahmen der Surveillance insbesondere der Einsatz optimierter Therapie- und Pflegetechniken – z. B. bei Injektionen, Punktionen und Infusionen sowie bei der Katheterisierung der Harnblase, der mechanischen Beatmung, der Durchführung invasiver Diagnostik/Endoskopie, Dialyse und Operationen – sowie die Unterbrechung von Infektionsketten. Um dies zu erzielen, müssen potenzielle Infektionsquellen erkannt werden, und Infektionswege sowie die bewährten Interventionsmaßnahmen müssen bekannt sein. Generell werden 3 nosokomial bedeutsame Infektionswege unterschieden:
- Blutweg (z. B. bei HBV und HCV),
- unmittelbarer Hautkontakt oder Kontakt zu Sekreten oder Exkreten (z. B. bei MRSA und Rotaviren),
- Aerosole/Tröpfchen, z. B. bei „Face-to-Face"-Kontakt (z. B. bei Streptococcus pyogenes).

Interventionsmaßnahmen. In Tabelle 26.1 sind den 3 Übertragungswegen die jeweiligen Erreger bzw. Erkrankungen sowie die entsprechenden Interventionsmaßnahmen zugeordnet. Letztere gliedern sich in:
- Standardhygienemaßnahmen (siehe unten), welche generell vom gesamten medizinischen Personal eingehalten werden müssen;
- sachgerechte Aufbereitung von Medizinprodukten, die ebenfalls unabhängig vom bekannten Infektionsstatus des Patienten generell erfolgt,
- spezifische Hygienemaßnahmen bei der Durchführung von invasiven therapeutischen oder pflegerischen Eingriffen am Patienten,
- Vermeidung oder Dekontamination von Verunreinigungen im Patientenumfeld.

Hygieneplan. Gemäß § 36 Abs. 1 IfSG müssen Krankenhäuser und andere medizinische Einrichtungen innerbetriebliche Verfahrensweisen zur Infektionshygiene in einem Hygieneplan festlegen. Zu den Standardhygienemaßnahmen zählen die hygienische Händedesinfektion nach jedem Patientenkontakt sowie vor Manipulationen an Eintrittspforten bei ein und dem selben Patienten sowie die Verwendung von Einmalhandschuhen und Schutzkitteln, wenn eine Kontamination mit Sekreten oder Exkreten denkbar ist. Bei invasiven Maßnahmen ist ein strenges aseptisches Vorgehen obligat. Hier sind zusätzlich zur Standardhygiene spezielle Schutzmaßnahmen erforderlich. Die Haut- und Schleimhautdesinfektion/-antiseptik ist mit den vom Desinfektionsmittelhersteller angegebenen Verfahren und Einwirkzeiten durchzuführen. Der Umgang mit Gefäß- und Blasenkathetern, die endotracheale Absaugung oder die Manipulation am Infusionssystem erfordert geschultes Personal. Bei einem chirurgischen Verbandwechsel ist neben der Standardhygiene die „No-Touch"-Technik, die berührungsfreie Vorgehensweise unter Einsatz steriler Verbandmaterialien, die wichtigste präventive Maßnahme. Tabelle 26.**3** listet die wichtigsten hygienischen Maßnahmen zur Prävention der vier häufigsten nosokomialen Infektionen auf.

Tabelle 26.**3** Hygienische Maßnahmen bei verschiedenen Pflegetechniken zur Prävention der häufigsten nosokomialen Infektionen (s. auch www.rki.de; Krankenhaushygiene; Empfehlungen der Kommission für Krankenhaushygiene und Infektionsprävention)

Nosokomiale Infektion	Wichtige hygienische Maßnahmen und Pflegetechniken zur Prävention
Beatmungsassoziierte Pneumonie Untersuchungsmaterial: - quantitative bronchoalveoläre Lavage: mindestens 10^4 Kolonien/ml - Blutkultur	- hygienische Händedesinfektion vor und nach jedem Kontakt zu Trachealtubus, Tracheostoma oder Beatmungszubehör - bei Kontakt mit Schleimhäuten keimarme Einweghandschuhe tragen - endotracheales Absaugen mit sterilem Einwegkatheter - Medikamentenvernebler nur mit sterilen Flüssigkeiten füllen, bei direkter Anwendung an einem Patienten arbeitstäglich thermisch desinfizieren, ebenso vor Wechsel zum nächsten Patienten

Tabelle 26.3 (Fortsetzung)

Nosokomiale Infektion	Wichtige hygienische Maßnahmen und Pflegetechniken zur Prävention
Katheterassoziierte Harnwegsinfektion Untersuchungsmaterial: ➤ Katheterurin (mehr als 10^5 Kolonien/ml) ➤ Blutkultur	➤ aseptische Katheterisierung mit sterilen Handschuhen, sterilem Abdeckmaterial, sterilem Instrumentarium; Haut-/Schleimhautdesinfektion nach Angaben des Herstellers; Ballonfüllung mit sterilem Aqua dest. ➤ hygienische Händedesinfektion vor und nach jeder Manipulation am Harnwegskatheter oder am Ableitungssystem ➤ Verwendung von geschlossenen Urindrainagesystemen; Diskonnektion des Drainageschlauchs vermeiden ➤ Harnabfluss sichern, Ableitungssystem unter Blasenniveau ohne Bodenkontakt halten ➤ rechtzeitige Entleerung des Urinauffangbeutels, anschließende Desinfektion des Ablassstutzens ➤ keine routinemäßigen Wechselintervalle ➤ tägliche Pflege des Meatus urethrae mit Wasser und Seifenlotion
Postoperative Wundinfektion Untersuchungsmaterial: ➤ Wundabstrich	**präoperativ:** ➤ antimikrobielle Körperreinigung des Patienten am Abend vor dem Operationstag ➤ gründliche Reinigung des Operationsgebiets, einschließlich der Umgebung, vor Hautdesinfektion ➤ Haarentfernung, wenn nötig, unmittelbar vor Operation durch elektrische Haarschneidemaschine; keine Rasur ➤ chirurgische Händedesinfektion, sterile Schutzkleidung ➤ Hautantiseptik beim Patienten nach Angaben des Herstellers; Verwendung von sterilen Abdeckmaterialien **intraoperativ:** ➤ positive Druckverhältnisse im Operationsraum in Bezug auf umgebende Flure und angrenzende Bereiche ➤ Türen des Operationssaales geschlossen halten ➤ perioperative Antibiotikaprophylaxe bei Indikation ➤ gewebeschonende Operationstechniken ➤ Verwendung von sterilisierten Instrumenten gemäß veröffentlichten Empfehlungen ➤ Verwendung von geschlossenen Drainagesystemen **postoperativ:** ➤ Händedesinfektion vor und nach Manipulation am Wundverband ➤ bei primär verschlossener Wunde Wundverband für 24–48 Stunden belassen ➤ sterile Technik, No-Touch-Methode, wenn Verbandwechsel erforderlich
Katheterassoziierte Sepsis Untersuchungsmaterial: ➤ Blutkultur ➤ Katheterspitze	➤ Händedesinfektion vor Legen eines periphervenösen Zugangs bzw. Punktion eines Shunts, Einweghandschuhe; Hautdesinfektion nach Angaben des Herstellers ➤ vor Legen eines zentralen Zugangs bzw. bei Punktion von Kunststoffimplantaten Händedesinfektion; sterile Handschuhe, sterile Schutzkittel, Mund-Nasen-Schutz, sterile Abdeckung, steriles Instrumentarium; Hautdesinfektion nach Angaben des Herstellers ➤ häufiges Diskonnektieren und andere Manipulationen am Gefäßkatheter vermeiden ➤ kein routinemäßiger Wechsel von zentralen Gefäßkathetern ➤ kein routinemäßiger Verbandwechsel ➤ Entfernung des peripheren Gefäßzugangs nach 72 Stunden ➤ Schulung des Personals im Umgang mit Gefäßkathetern und der Zubereitung von Infusionen/Arzneimitteln

Maßnahmen zur Unterbrechung von Infektketten

Isolierung. Die allgemeinen Präventionsmaßnahmen werden durch Methoden der **Isolierung von Patienten**, die Erreger derart an oder in sich tragen, dass daraus eine Infektionsgefahr resultiert, ergänzt (Tabelle 26.1). Für den Umgang mit Patienten, bei denen eine Kolonisation bzw. Infektion mit MRSA, glykopeptidresistenten Enterokokken oder mehrfach resistenten M. tuberculosis nachgewiesen wurde, liegen Empfehlungen vor (www.rki.de). Werden bei einem Patienten ESBL-produzierende E. coli oder Klebsiellen oder mehrfachresistente Pseudomonaden (2 oder mehr der zu erfassenden Resistenzen) nachgewiesen, so soll gegenwärtig mindestens die Kontakt-/Kittelhygiene (Kittel verbleibt am Bett) intensiviert werden. Gegebenenfalls ist eine räumliche Isolierung des Patienten notwendig. Hinsichtlich Fragen zur Abfallbeseitigung wird auf das entsprechende Merkblatt der Länderarbeitsgemeinschaft Abfall (LAGA) hingewiesen (www.rki.de).

Ausbruchsmanagement

Definitionen. Auch bei Beachtung etablierter Präventionsmaßnahmen kann das gehäufte Auftreten von Infektionen im Krankenhaus im Rahmen eines Clusters bzw. Ausbruchs nicht mit Sicherheit ausgeschlossen werden. Während ein Cluster als Häufung von Fällen auch ohne Vergleich mit einer endemischen Infektionsrate (Baseline) wahrgenommen werden kann, ist ein Ausbruch als das Auftreten von mehr Fällen als zeitlich oder räumlich zu erwarten wären definiert. Ein Vergleich zu Literaturdaten bzw. den Referenzdaten des nationalen Referenzzentrums für die Surveillance von nosokomialen Infektionen ist möglich, wobei jedoch auf die Verwendung einheitlicher Definitionen für die nosokomialen Infektionen zu achten ist. Auch die Erfassung von Erregern mit besonderen Resistenzen und Multiresistenzen ist eine Methode, Cluster dieser therapeutisch besonders schwierig zu beherrschenden Infektionserreger rasch zu erkennen.

Vorgehen. Um im Rahmen eines Ausbruchs bzw. Clusters so rasch wie möglich eine Weiterverbreitung der Erreger zu verhindern, müssen Auslöseereignisse, Vorgehensweisen und Maßnahmen zum Ausbruchsmanagement (z.B. Quellensuche und Sanierung, Identifikation und Unterbrechung von Übertragungswegen, weitere Kontrollmaßnahmen) im Vorfeld etabliert sein. Nach § 6 Abs. 2 IfSG ist das gehäufte Auftreten nosokomialer Infektionen, bei denen ein epidemischer Zusammenhang wahrscheinlich ist oder vermutet wird, dem zuständigen Gesundheitsamt als Ausbruch nichtnamentlich zu melden, um dieses so rasch wie möglich in die Kontrolle des Geschehens einzubeziehen.

Ziele des Ausbruchsmanagements bestehen darin, durch zusätzlich einzuleitende Maßnahmen eine Weiterverbreitung der gehäuft aufgetretenen Erreger zu verhindern sowie die Infektionsquelle zu ermitteln und zu sanieren. Aufgrund der Forderung in § 36 IfSG sind neben den innerbetrieblich festzulegenden laufenden hygienischen Maßnahmen auch ein Maßnahmenkatalog für ein innerbetriebliches Ausbruchsmanagement und die Etablierung eines geschulten Ausbruchsmanagementteams sinnvoll. In das Team sollten mindestens der ärztliche Leiter, der Krankenhaushygieniker, die Hygienefachkraft, der klinische Mikrobiologe, der hygienebeauftragte Arzt sowie Oberarzt, Stationsarzt und Stationspersonal der betroffenen Station und ein Mitarbeiter des Gesundheitsamtes einbezogen werden.

Beispiele für Ausbrüche nosokomialer Infektionen sind Septikämien durch kontaminierte Infusionslösungen oder Blutprodukte sowie Ausbrüche von Durchfallerkrankungen auf Säuglingsstationen durch die Verbreitung enteropathogener Viren, insbesondere Rota- und Noroviren. Im konkreten Fall führt das im Vorfeld gebildete Ausbruchsmanagementteam zur sofortigen Problemidentifikation eine Ortsbegehung durch, bei der potenzielle Quellen und Übertragungswege identifiziert (siehe nachfolgende Übersicht), Proben gewonnen und erste Präventionsmaßnahmen – wie z.B. Isolierung betroffener Patienten, fixe Zuordnung bzw. Beurlaubung von kolonisiertem Personal, Überprüfung und Intensivierung von Hygiene- und Desinfektionsmaßnahmen bis hin zu Begrenzung von Verlegungen bzw. Aufnahmestopp von Patienten usw. – veranlasst werden können. Mit Hilfe einer Falldefinition mit geeigneter Sensitivität und Spezifität, klinischem Bild und relevanten Laborparametern werden in der deskriptiven Phase weitere Fälle über einen standardisierten Erfassungsbogen ermittelt (Fallsuche) und die Daten nach Zeit, Ort und Patientengruppen geordnet (Line Listing), graphisch dargestellt (Epidemiekurve, Zimmerbelegung) und schließlich eine Hypothese zur Ursache des Geschehens formuliert und die initial eingeleiteten Präventions- und Kontrollmaßnahmen konkretisiert. Mittels analytischer Verfahren (Kohorten-/Fall-Kontroll-Studien) können die Hypothese geprüft bzw. Risikofaktoren identifiziert werden. Der Beweis eines Ausbruchs erfolgt durch Nachweis der klonalen Identität der Erreger mittels Feintypisierung der Isolate aus klinischen Proben und Materialien, die potenziell mit dem Ausbruch in Verbindung stehen. Durch gezielte Surveillance werden die eingeleiteten Maßnahmen prospektiv evaluiert. Das Ausbruchsmanagement wird beendet, wenn zuvor festgelegte Kriterien, wie Rückgang der Infektionsrate und Ausbleiben weiterer Fälle, erreicht sind. Eine abschließende Defizitanalyse hilft, künftige Präventionsstrategien festzulegen. Die effektivsten Maßnahmen zur Reduzierung nosokomialer Infektionen sind eine kontinuierliche, konsequent eingehaltene Standardhygiene, der gezielte und kontrollierte Umgang mit Antibiotika und ein Bewusstsein für das Problem durch Surveillance.

Beispiele für Ereignisse, die einen Hinweis auf ein nosokomiales epidemisches Geschehen geben und ein Auslöseereignis darstellen können

Infektionen, die bereits bei vereinzeltem Auftreten Anlass für eine hygienische Analyse darstellen können:
- Während eines Krankenhausaufenthaltes auftretende Legionellose, Aspergillus-spp.-bedingte Organmykose, Pertussis, Infektion mit Streptococcus pyogenes (Gruppe A), Konjunktivitis epidemica, Scabies

Infektionen, bei denen bei einem Auftreten bei 2 oder mehr Patienten ein epidemischer Zusammenhang gegeben sein kann:
- Infektionen mit Erregern mit speziellen Resistenzen (bei identischem Resistenzmuster; z. B. die nach § 23 Abs. 1 IfSG erfassten Erreger mit speziellen Resistenzen und Multiresistenzen): methicillinresistente Staphylococcus aureus (MRSA), vancomycinresistente Enterokokken, S. pneumoniae, E. coli, Klebsiella spp., Enterobacter cloacae, Citrobacter spp., Serratia marcescens, Pseudomonas aeruginosa, Stenotrophomonas maltophilia, Burkholderia cepacia, Acinetobacter baumannii, Candida spp. (invasive Candidainfektion)
- Infektionen mit ungewöhnlichem Erreger
- Sepsis mit einheitlichem Erreger (Einheitlichkeit auf Speziesebene und gegebenenfalls im Resistenzmuster)
- Infektionen durch blutübertragene Erreger (z. B. HBV, HCV; aufgrund der langen Inkubationszeit auch bei Auftreten nach Entlassung, wenn ein Zusammenhang der Fälle aufgrund eines vorausgegangenen Aufenthalts in der gleichen Einrichtung anzunehmen ist)
- Erreger einer Gastroenteritis (z. B. Clostridium difficile, Rotaviren)

Literatur

Astagneau P, Duneton P. Management of epidemics of nosocomial infections. Pathol Biol (Paris). 1998;46:272–8.

Barnes RA, Rogers TR, Pittet D, Burnie J, Haynes KA . Nosocomial fungal infection: diagnosis and typing. J Hosp Infect. 1999;43(Suppl):215–8.

Boccia D, Stolfi I, Lana S, Moro ML. Nosocomial necrotising enterocolitis outbreaks: epidemiology and control measures. Eur J Pediatr. 2001;160:385–91; Review.

Bundesministerium für Gesundheit. Handbuch für die Surveillance von nosokomialen Infektionen nach den Methoden des Krankenhaus-Infektions-Surveillance-Systems KISS. Band 142 Schriftenreihe des Bundesgesundheitsministeriums für Gesundheit. Baden-Baden: Nomos Verlagsgesellschaft; 2002.

Cookson BD. Nosocomial antimicrobial resistance surveillance. J Hosp Infect (England). 1999;43:97–103.

Delgado-Rodriguez M, Gomez-Ortega A, Llorca J, et al. Nosocomial infection, indices of intrinsic infection risk, and in-hospital mortality in general surgery. J Hosp Infect. 1999;41:62–74.

Emmerson A, Ayliffe G. Surveillance nosocomial infections. Vol 3. London: Baillière Tindal: 1996.

Finegold SM, Jousimies-Somer H. Recently described clinically important anaerobic bacteria: medical aspects. Clin Infect Dis. 1997;25(Suppl 2):88–93 ; Review.

Gastmeier P, Mielke M, Daschner F, Rüden H. Ist die Surveillance von Krankenhausinfektionen sinnvoll und kosteneffektiv? Das Krankenhaus. 2001;4:317–21.

Gastmeier P, Sohr D, Just H-M, Nassauer A, Daschner F, Rüden H. How to survey nosocomial infections? Infect Control Hosp Epidemiol. 2000;21:366–70.

Gastmeier P, Sohr D, Rath A, et al. Repeated prevalence investigations on nosocomial infections for continous surveillance. J Hosp Infect. 2000;45:47–53.

Gerberding JL. Nosocomial infection of opportunistic infections. Infect Control Hosp Epidemiol. 1998;19: 574–7.

Gerberding JL, Mc Gowan JE, Tenover FC. Emerging nosocomial infections and microbial resistance. Curr Clin Top Infect Dis. 1999;19:83–98.

Goodnough L, Brecher ME, Kanter MH, et al. Blood transfusion. N Engl J Med. 1999;340:438–47.

Haley RW, Culver DH, White JW, et al. The efficacy of infection surveillance and control programs in preventing nosocomial infections in US hospitals (SENIC). Am J Epidemiol. 1985;121:182–205.

Harbarth S. Nosocomial transmission of antibiotic-resistant microorganisms. Curr Opin Infect Dis. 2001;14:437–42.

Harbarth S, Ruef C, Francioli P, Widmer A, Pittet D. Nosocomial infections in Swiss university hospitals: a multicentre survey and review of the published experience. Schweiz Med Wochenschr. 1999;129:1521–8.

Ibrahim EH, Sherman G, Ward S, Fraser VJ, Kollef MH. The influence of inadequate antimicrobial treatment of bloodstream infections on patient outcomes in the ICU. Chest. 2000;118:146–55.

Jones RN. Resistance patterns among nosocomial pathogens: trends over the past few years. Chest. 2001;119(2 Suppl):397–404.

Jones SG, Fraise AP. Coping with nosocomial infection: a non-antibiotic approach. Br J Hosp Med (England), 1997;58:217–20.

Kappstein I. Nosokomiale Infektionen. 2. Auflage. München: Zuckschwerdt; 2002.

Kollef MH. Inadequate antimicrobial treatment: an important determinant of outcome for hospitalized patients. Clin Infect Dis (United States). 2000;31:131–8.

Mayer J. Laboratory diagnosis of nosocomial pneumonia (2000). Semin Respir Infect. 2000;15:119–31.

Mayhall CG. Prevention and Control of Nosocomial Infections in Epidemiology and Infection Control. 3rd ed. Baltimore: Williams & Wilkens; 1999:1–565.

Needleman J, Buerhaus P, Mattke S, et al. Nurse-stuffing levels and the quality of care hospitals. N Engl J Med. 2002;346:22.

Robert Koch Institut. Staphylokokken-Infektionen in Deutschland im Jahr 2001 Epidemiol Bull. 2002a;8:61–4.

Robert Koch-Institut. Richtlinie für Krankenhaushygiene und Infektionsprävention. München: Urban & Fischer: 2002b.

Rüden H, Daschner F. Nosokomiale Infektionen in Deutschland: Erfassung und Prävention; (NIDEP-Studie); Teil 2: Studie zur Einführung eines Qualitätsmanagementprogrammes. Baden-Baden: Nomos; 1999.

Rüden H, Daschner F, Schumacher M. Nosokomiale Infektionen in Deutschland: Erfassung und Prävention; (NIDEP-Studie); Teil 1: Prävalenz nosokomialer Infektionen; Qualitätssicherung in der Krankenhaushygiene. Baden-Baden: 1995.

Sefton AM. Mechanisms of antimicrobial resistance: their clinical relevance in the new millenium. Drugs. 2002;62:557–66.

Semmelweis I. Äthiologie, Begriff und Prophylaxis des Kindbettfiebers, Leipzig 1912. Als Zusammenfassung in: Hempel CG, Philosophie der Naturwissenschaften. München; 1974.

Singh N, Rogers P, Atwood CW, et al. Short-course empiric antibiotic therapy for patients with pulmonary infiltrates in the intensive care unit. A proposed solution for indiscriminate antibiotic prescription. Am J Respir Crit Care Med (United States). 2000;162:505–11.

Sournia J-C, Poulet J, Martiny M. Illustrierte Geschichte der Medizin. Deutsche Bearbeitung unter der Leitung von Richard Toellner. Vaduz: Andreas und Andreas Verlagsgesellschaft. CD-ROM: Directmedia Publishing GmbH, www.digitale-bibliothek.de; 1980/2002.

Steinbrecher E, Sohr D, Nassauer A, Daschner F, Rüden H, Gastmeier P. Die häufigsten Erreger bei Intensivpatienten mit nosokomialen Infektionen; Ergebnisse des Krankenhaus-Infektions-Surveillance-Systems (KISS). Chemotherapie Journal. 2000;5:179–83.

Warren DK, Fraser VJ. Infection control measures to limit antimicrobial resistance. Crit Care Med. 2001;29(4 Suppl):128–34.

Weist K, Pollege K, Schulz I, Rueden H, Gastmeier P. How many nosocomial infections are associated with cross-transmission? A prospective cohort study in a surgical intensive care unit (In Process Citation). Infect Control Hosp Epidemiol. 2002;23:127–32.

Wong-Beringer A. Therapeutic challenges associated with extended-spectrum, beta-lactamase-producing Escherichia coli and Klebsiella pneumoniae. Pharmacotherapy. 2001;21:583–92; Review.

Wunderink RG. Clinical criteria in the diagnosis of ventilator-associated pneumonia. Chest. 2000;117:191–4.

Yates RR. New intervention strategies for reducing antibiotic resistance. Chest. 1999;115(3 Suppl):24–7.

Yerly S, Quadri R, Negro F, et al. Nosocomial outbreak of multiple bloodborne viral infections. J Infect Dis (United States). 2001;184:369–72.

Links im Internet

www.rki.de, dort: Gesundheit und Krankheiten, dort: Krankenhaushygiene: umfangreiche Sammlung zu allen hygienerelevanten Aspekten, einschließlich Volltexten von gesetzlichen Regelungen, Gesundheitsberichten usw.

Resistenz gegen Antiinfektiva
W. Witte

Resistenzmechanismen. Ein besonderes Problem nosokomialer Infektionen stellt die potenziell ausgeprägte Resistenz der Erreger gegen antibakteriell wirksame Antiinfektiva dar. Bakterien haben eine Reihe von Resistenzmechanismen entwickelt, denen die nachstehend aufgeführten grundsätzlichen Strategien zugrunde liegen:
- Veränderung des Angriffsortes oder Bildung eines strukturell veränderten Bindemoleküls (z. B. zusätzliches Penicillinbindeprotein bei Staphylokokken),
- Verhinderung der Aufnahme in die Bakterienzelle (z. B. durch fehlende Expression eines Porins der äußeren Membran gramnegativer Bakterien),
- aktiver Heraustransport aus der Bakterienzelle durch spezifische Transporter (z. B. Streptogramin-A-Resistenz bei Staphylokokken),
- enzymatische Detoxifizierung, wodurch Antibiotika so verändert werden, dass sie nicht mehr an ihren Wirkort binden können (z. B. β-Laktamasen oder modifizierende Enzyme, die zum Aktivitätsverlust von Antibiotika durch Azetylierung – Aminoglykoside, Chloramphenicol, Streptogramin-A-Substanzen, Phosphorylierung – Aminoglykoside, oder Adenylierung – Aminoglykoside – führen oder Synthese unempfindlicher Enzyme eines Stoffwechselweges – Resistenz gegen Sulfonamide und Trimethoprim).

Natürliche und erworbene Resistenz. Antibiotika können unterschiedliche Wirkungsspektren besitzen. Bei Substanzen mit schmalem Spektrum besteht bei den außerhalb des Wirkungsbereichs liegenden Bakterienspezies eine natürliche Resistenz. Ursache dafür kann z. B. die äußere Membran der gramnegativen Bakterien als Barriere gegen die Aufnahme größerer oder in bestimmter Weise geladener Moleküle sein. Eine erworbene Antibiotikaresistenz beruht auf Resistenzmechanismen, die normalerweise nicht in der gesamten Population eines bakteriellen Taxons (Familie, Gattung, Spezies) vorkommen. In jeder natürlichen Bakterienpopulation können Mutationen im Chromosom mit Resistenz gegen antibakterielle Wirkstoffe auftreten. Für andere erworbene Resistenzen ist die Aufnahme zusätzlicher genetischer Information der Resistenzgene erforderlich, die auf übertragbaren Elementen lokalisiert sind. Resistenzgene sind zumeist auf Plasmiden lokalisiert und dort in Verbindung mit Transposons und weiteren Transferelementen (z. B. Integrons) assoziiert. Derartig mehrfachresistente Bakterienstämme haben sich vor allem im Krankenhausmilieu entwickelt. Die weitere Verbreitung der Mehrfachresistenz kann durch klonale Ausbreitung von Hospitalstämmen („Epidemiestämme") erfolgen. Dafür sind methicillinresistente S. aureus (MRSA) ein bekanntes Beispiel. Epidemische MRSA können durch ihren genomischen „Fingerabdruck" erkannt werden. Abbildung 26.5 und Abb. 26.6 zei-

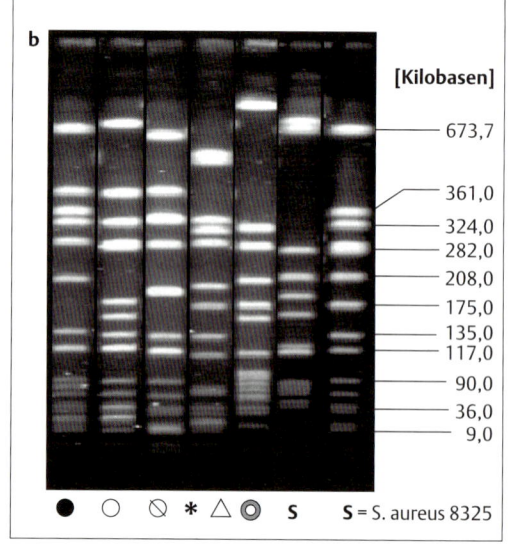

Abb. 26.5 Epidemische methicillinresistente Staphylococcus aureus (MRSA) in deutschen Krankenhäusern.

a die „klassischen" MRSA mit breiter Mehrfachresistenz
- ● norddeutscher Epidemiestamm
  PEN, OXA, GEN, ERY, CLI, OTE, SXT, CIP, RAM, (FUS)
- ○ Hannoverscher Epidemiestamm
  PEN, OXA, GEN, ERY, CLI, OTE, SXT, CIP
- ⊘ südostdeutsch-westösterreichischer Epidemiestamm
  PEN, OXA, GEN, ERY, CLI, OTE, SXT, CIP
- ∗ süddeutscher Epidemiestamm
  PEN, OXA, (GEN), ERY, CLI, (OTE), CIP, SXT

neu aufgetretene Epidemiestämme
- △ Berliner Epidemiestamm
  PEN, OXA, CIP, (ERY, CLI, GEN)
- ◎ Barnim-Epidemiestamm
  PEN, OXA, CIP, ERY, CLI

S = S. aureus 8325

Resistenz gegen Antiinfektiva

- ● norddeutscher Epidemiestamm
- ∗ süddeutscher Epidemiestamm
- △ Berliner Epidemiestamm
- ○ Hannoverscher Epidemiestamm
- ⊡ Wiener Epidemiestamm
- ◎ Barnimer Epidemiestamm
- ◣ Rhein-Hessen-Epidemiestamm
- ● andere MRSA

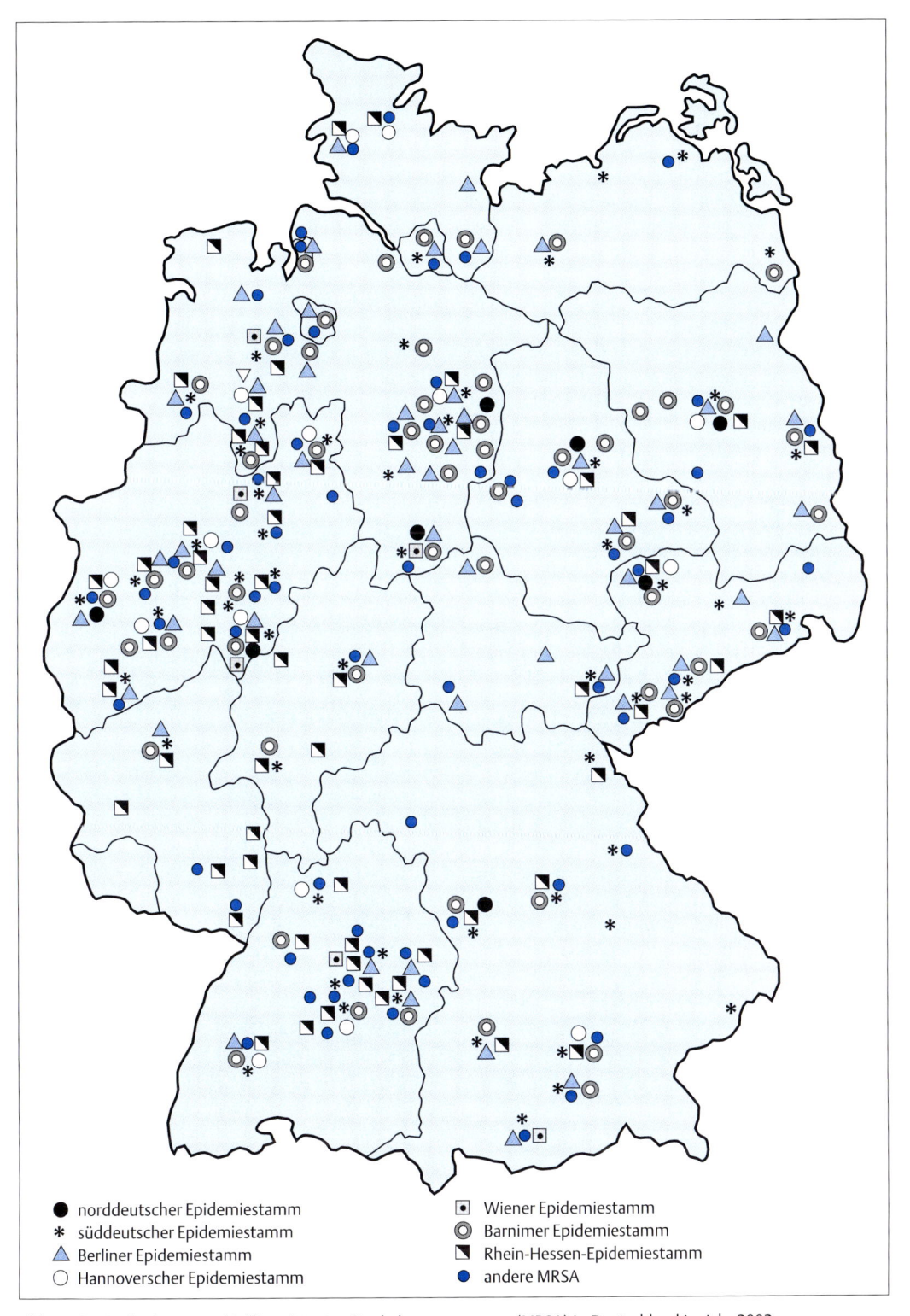

Abb. 26.**6** Ausbreitung methicillinresistenter Staphylococcus aureus (MRSA) in Deutschland im Jahr 2002.

gen dies für epidemische MRSA aus deutschen Krankenhäusern.

Resistenz gegen β-Laktam-Antibiotika. Der am häufigsten auftretende Resistenzmechanismus ist die Bildung von β-Laktamasen. Die Aktivität der plasmiddeterminierten Enzyme kann durch β-Laktamase-Hemmer klinisch wirksam unterdrückt werden. Diese Enzyme hydrolysieren nicht Cefoxitin und Aztreonam, die Ausgangsformen auch nicht Cephalosporine der Gruppen 3 und 4. Als Ergebnis des therapeutischen Selektionsdrucks von Antibiotika sind durch Aminosäureaustausch bei gramnegativen Bakterien allerdings Enzyme mit einem breiten Substratspektrum (Extended-Spectrum-β-Laktamasen) entstanden, die ESBL. Cephalosporine der Gruppen 3 und 4 sowie auch Cefoxitin können von β-Laktamasen hydrolysiert werden, deren Gene im Zuge der Evolution bei bestimmten Enterobacteriaceae spp., Pseudomonas spp. und Acinetobacter baumannii chromosomal lokalisiert und ursprünglich reprimiert waren (Klasse C-β-Laktamasen). Unter dem antibiotischen Selektionsdruck können Mutanten mit konstitutiver Expression selektiert werden (z. B. bei Enterobacter spp., Citrobacter spp. und Serratia spp., Pseudomonas aeruginosa und Acinetobacter baumannii). In den vergangenen 2 Jahren gab es zunehmend Berichte über das Auftreten und die Verbreitung von Plasmiden bei Enterobacteriaceae, in denen diese β-Laktamase-Gene über Integrons mobilisiert sind. Das Auftreten einer Resistenz gegen Cefoxitin bei klinischen Isolaten von Klebsiella spp. und Proteus mirabilis ist ein Indikator für die Verbreitung solcher Plasmide. Cefpodoxim wird durch fast alle ESBL gut hydrolysiert und sollte deshalb die Testsubstanz für das Feststellen von ESBL sein. Da plasmidkodierte β-Laktamasen fast immer durch β-Laktamase-Inhibitoren gehemmt werden, sollte zur Identifikation parallel der Test mit Cefpodoxim und Clavulansäure erfolgen. MRSA besitzen zusätzlich zu den Penicillinbindeproteine 1–4 das Penicillinbindeprotein 2a mit verminderter Affinität für alle β-Laktam-Antibiotika, das durch das mecA-Gen kodiert wird. Auch penicillinresistente Streptococcus pneumoniae besitzen ein verändertes Penicillinbindeprotein.

Resistenz gegen Glykopeptidantibiotika

Diese Antibiotika hemmen die Zellwandsynthese, indem sie eine Tasche um das endständige D-Alanin der D-Alanyl-D-Alanin-Gruppe der Peptidkette der N-Azetylmuraminsäure als Zellwandbaustein bilden und damit ihre Inkorporation in das Peptidoglykan verhindern. Seit Mitte der 1980er Jahre tritt bei Enterokokken ein Mechanismus der erworbenen Resistenz auf, der eine Abspaltung von D-Alanin und die Substitution durch D-Laktat bewirkt. An das so entstandene Depsipeptid können Glykopeptide nicht binden. Bei Enterokokken sind mehrere verschiedene, plasmiddeterminierte Genotypen der Glykopeptidresistenz bekannt, von denen sowohl der vancomycin- als auch teicoplanin-resistenzvermittelnde vanA-Typ am weitesten verbreitet ist. Unter lang anhaltendem chemotherapeutischen Selektionsdruck kann bei bestimmten methicillinresistenten S.-aureus-Stämmen eine verminderte Empfindlichkeit gegen Glykopeptide (Glycopeptide intermediate susceptible S. aureus auftreten (minimale Hemmstoffkonzentration mindestens 4 mg/l). Bei Infektlokalisationen mit von vornherein verminderter Penetration von Glykopeptiden (z. B. Lunge, Knochengewebe) ist dann der Therapieerfolg fraglich. Nachdem im Jahr 2002 erstmals aus den USA in 2 Fällen das Auftreten einer vanA-Gen-vermittelten Glykopeptidresistenz (minimale Hemmstoffkonzentration mindestens 128 mg/l) bei einem epidemischen MRSA berichtet wurde, hat die Überwachung der weiteren Verbreitung von *van*-Genen außerhalb der Enterokokken besondere Bedeutung.

Selektionsdruck und Resistenzentwicklung

Es besteht eine eindeutige Beziehung zwischen der Häufigkeit des Auftretens antibiotika-resistenter Bakterien und dem Verbrauch an Antibiotika. In Finnland wurde Ende der 1980er Jahre eine deutliche Zunahme der Häufigkeit von Erythromycinresistenz bei S. pyogenes registriert (etwa 14 %). Dort war es üblich, Makrolidantibiotika gegen Pharyngitis einzusetzen. Nach der Reduktion dieser Verschreibungen ging die Makrolidresistenz bei S. pyogenes deutlich zurück (2–3 %).

Bisher erstreckt sich die Verbreitung multiresistenter Staphylococcus aureus-Stämme hauptsächlich auf Krankenhäuser. In mehreren Studien wurde gezeigt, dass der Einsatz von Fluorchinolonen einer der Risikofaktoren für die Ausbreitung von MRSA im Krankenhaus ist. Von einigen hochpathogenen Erregerspezies abgesehen sind die meisten bakteriellen Infektionserreger zugleich Besiedler (z. B. Enterobacteriaceae und Enterokokken im Gastrointestinaltrakt, S. aureus in Vestibulum nasi und Oropharynx). Der antibiotische Selektionsdruck richtet sich bei der Behandlung eines Patienten nicht nur gegen den jeweiligen Infektionserreger, sondern – je nach Wirkungsspektrum des eingesetzten Präparats – gegen die zunächst empfindliche Kolonisationsflora. Wird diese eliminiert, werden die freigewordenen Besiedlungsorte durch resistente Hospitalstämme oder natürlicherweise resistente Bakterienspezies aus Umwelthabitaten besiedelt. Auch die oft beobachtete Verschiebung des Erregerspektrums der Beatmungspneumonie im Verlauf dieser Infektion von Besiedlern des Oropharynx hin zu Erregern, die oft mehrfachresistent sind und auch in der Patientenumgebung vorkommen (P. aeruginosa, A. baumannii), ist ein Ausdruck für die Beeinflussung der Erregerreservoirs durch den Selektionsdruck. Bekannte Indikatoren für schwerwiegende Änderungen mikrobiologischer Systeme durch Antibiotikaeinsatz sind die postantibiotische Enterokolitis (Mukositis), verursacht durch toxinbildende Clostridium difficile, die Verbreitung glykopeptidresistenter E. faecium auf Intensivstationen sowie Beatmungspneumonien durch Stenotrophomonas maltophilia oder Burkholderia cepacia bei immungeschwächten Patienten.

Literatur

Davies J. Inactivation of antibiotics and dissemination of resistance genes. Science. 1994;264:375–82.
Levy SB. Balancing the drug resistance equation. Trends Microbiol. 1994;2:341–42.
Levy SB. Factors impacting on the problems of antibiotic resistance. J Antimicrob Chemother. 2002;49:25–30.
Nordmann P, Poirel L. Emerging carbapenemases in Gram-negative aerobes. Clin Microbiol Infect. 2002;8:321–31.
Philippon A, Arlet G, Jacoby GA. Plasmid-determined Amp-C type β-lactamases. Antimicrob Agents Chemother. 2002;46:1–11.

Tenover FC. Development and spread of bacterial resistance to antimicrobial agents: an overview. Curr Infect Dis. 2001;33(Suppl. 3):108–15.
Witte W. Antibiotic resistance in Gram-positive bacteria: epidemiological aspects. J Antimicrob Chemother. 1999;44(Topic A):1–9.

Staphylokokken, einschließlich methicillinresistenter Staphylococcus aureus (MRSA)

W. Witte

Erreger

Staphylococcus aureus. Staphylokokken sind fakultativ anaerobe, nicht sporenbildende, grampositive Kokken. Ihre Anordnung im Kulturpräparat begründet die Namensgebung (griechisch: „Traube"). Sie verfügen über eine ausgeprägte Umweltresistenz mit Überlebenszeiten von mehreren Monaten. Von den verschiedenen Spezies der Gattung besitzt Staphylococcus (S.) aureus aufgrund einer Vielzahl von Virulenzfaktoren die ausgeprägteste pathogenetische Potenz. Für seine Identifizierung sind Protein A und an Fibrinogen bindende Proteine und insbesondere die sezernierte Koagulase, welche an Prothrombin bindet und Fibrinogen in Fibrin umwandelt, sowie eine hitzestabile DNAse von Bedeutung. S. aureus kann eine Polysaccharidkapsel bilden. Von besonderer pathogenetischer Bedeutung sind ferner die Hämolysine und die als Superantigene wirkenden Exotoxine, das Toxic-Shock-Syndrom-Toxin (TSST-1; etwa 5–6% aller Isolate) und die Enterotoxine A–J (30–40% aller Isolate) sowie die exfoliativen Toxine ETA und ETB. Die Mehrzahl der S. aureus Isolate aus tiefgehenden Hautinfektionen und aus nekrotisierender Pneumonie besitzt die genetische Determinante für Panton-Valentin Leukozidin (PVL). Von den zahlreichen koagulasenegativen Spezies sind S. epidermidis, S. hominis, S. haemolyticus sowie S. saprophyticus (als Erreger von Zystitiden) die klinisch wichtigsten. Verschiedene Stämme weisen eine Fähigkeit zur Bildung extrazellulärer Schleimsubstanz (Polysaccharide) auf, welche insbesondere bei Befall von Implantaten von pathogenetischer Bedeutung ist.

Resistenzen. Die Fähigkeit zur Bildung von β-Laktamasen und veränderten Penicillinbindeproteinen verleiht potenziell Resistenz gegenüber Penicillinen, einschließlich Oxacillin sowie anderen β-Laktamen (Resistenz gegen Benzylpenicillin als Testsubstanz weit verbreitet: 70–80% aller Isolate). Eine Resistenz gegenüber anderen Antibiotika tritt zumeist als Mehrfachresistenz auf und dabei überwiegend bei methicillinresistenten S. aureus (MRSA). Die Methicillinresistenz beruht auf der Bildung des zusätzlichen Penicillinbindeproteins PBP2a mit nur geringer Affinität für β-Laktam-Antibiotika; deshalb besteht eine Kreuzresistenz gegen alle Vertreter der Substanzgruppe. Der Anteil von MRSA an S. aureus bei Infektionen in Krankenhäusern stieg von 1998 bis 2001 von etwa 15% auf etwa 20%. Die Überproduktion von β-Laktamasen kann zur „Borderline"-Resistenz gegen Oxacillin führen. Glykopeptid-intermediär-empfindliche S. aureus (GISA) sind nach wie vor selten; eine Vancomycinresistenz wurde bisher nur in 2 Fällen aus den USA bekannt (vanA-Gen von Enterokokken). Bestimmte MRSA-Stämme, die durch molekulare Typisierung gut definiert werden können, besitzen eine besondere Fähigkeit, sich epidemisch auszubreiten.

Häufigkeit, Verbreitung und Bedeutung der Infektion

Staphylokokken sind weltweit verbreitet. Sie besitzen eine große Bedeutung als Verursacher von ambulant erworbenen, insbesondere aber auch von nosokomialen Infektionen. Wie die koagulasenegativen Staphylokokken, können auch S. aureus, einschließlich MRSA, Besiedler von Haut und Schleimhäuten sein. Letztere kommen überwiegend bei hospitalisierten Patienten, bisher vergleichsweise geringer auch bei Bewohnern von Alten- und Pflegeheimen vor. Bei der gesunden Bevölkerung sind Kolonisationen mit MRSA in Mitteleuropa noch selten. Neben dem Nasenvorhof sind Rachen, Perineum und Leistengegend wesentliche Prädilektionsstellen. Für S. aureus als Infektionserreger des Menschen ist der Mensch das Hauptreservoir. Die Trägerrate, vor allem im Nasen-Rachen-Raum, variiert bei Erwachsenen zwischen 15% und 40%. Die Trägerrate ist höher bei Personen, die häufig gegenüber S. aureus exponiert sind (z.B. Personen mit Tätigkeit im Gesundheitswesen) und kann bei ausgewählten Patientengruppen mit Schädigung der Hautintegrität (z.B. bei Psoriasis oder atopischem Ekzem) 90% erreichen. Ebenfalls disponiert sind Patienten mit großflächigen Wunden und Tracheotomien sowie Dialysepatienten, Diabetiker und intravenös Drogenabhängige. Koagulasenegative Staphylokokken haben besondere Bedeutung als Erreger der Endoplastitis, das heißt fremdkörperassoziierter Infektionen (intravenöse Katheter, Dialyseshunts, Implantate, Liquorshunts, Peritonealdialysekatheter, Sternumwunden nach Sternotomie, Endophthalmitis nach intraokulären Eingriffen; Herzschrittmacher, Gelenkprothesen).

Übertragung, Infektion und Pathogenese

Endogene/exogene Infektion. Infektionen mit Staphylokokken gehen häufig von der eigenen Kolonisationsflora aus (endogene Infektion). Bei den exogenen (z.B. nosokomialen) Infektionen erfolgt die Übertragung von einem Patienten zum anderen am häufigsten durch die Hände des Pflege- und ärztlichen Personals, aber auch über die kontaminierte Umgebung. Kontaminationsquellen sind vor allem intertriginöse Hautbereiche, Atemwegssekrete, Wundsekrete sowie mit diesen direkt oder indirekt kontaminierte Handkontaktflächen. Physiologische Eintrittspforten sind die Haarfollikel. S. aureus verfügt über eine Vielzahl an Virulenzfaktoren, die die Kolonisation von Haut und Schleimhäuten sowie seine Resistenz gegen wirtseigene Abwehrmechanismen (Evasionsfaktoren) begründen.

Prädisponierende Faktoren. Besonders gefährdet sind Patienten mit Schädigungen der Hautintegrität (Rhagaden, Wunden, Verbrennungen), Diabetes mellitus, Dialysepflichtigkeit (in beiden Fällen infolge der verminderten zellulären Abwehr), Vorhandensein von Fremdkörpern (Plastikmaterialien, wie z.B. Venenkatheter, oder Metalllegierungen, wie z.B. Gelenkersatz), Immunsuppression (insbesondere mit Neutropenie oder Störungen der Leukozytenfunktion, wie Chemotaxis, Chédiak-Higaski-Syndrom oder Störungen der oxidativen Abtötungsmechanismen, z.B. bei chronischer Granulomatose oder Glukokortikoidtherapie) oder bestimmten Infektionen, z.B. mit Influenza-A-Viren.

MRSA in Krankenhäusern. Die Problematik von MRSA besteht in der nur durch spezifische Untersuchung erkennbaren (nasalen) Besiedlung bestimmter Personen (Risikogruppen) bzw. der ausgeprägten Umweltresistenz und der potenziellen Verschleppung durch die Hände des (gegebenenfalls selbst koloni-

26 Nosokomiale Infektionen

sierten) Personals sowie der erschwerten Behandelbarkeit. Begünstigende Faktoren sind:
- Selektionsvorteil der MRSA im Rahmen des Selektionsdrucks durch die breite Anwendung von Antibiotika (insbesondere Chinolone),
- Fehler oder Inkonsequenz im Hygieneregime (insbesondere der Händehygiene),
- Zunahme intensivmedizinischer Maßnahmen und von Implantationen synthetischer Materialien sowie Zunahme der Anzahl disponierter Patienten,
- Aufnahme und Rückverlegung von Patienten aus Alten- und Pflegeheimen (Bettlägerigkeit, Hautläsionen, periphere Durchblutungsstörungen, Katheter/Sonden, Antibiotikatherapie, Dekubitalulzera).

Bei fehlender oder mangelhafter Information der Nachfolgeeinrichtungen bei Verlegungen von MRSA-kolonisierten oder -infizierten Patienten kann sich das Problem leicht innerhalb der eigenen Klinik oder in andere Einrichtungen ausbreiten.

Häufigkeit. Gegenwärtig haben die MRSA in Deutschland einen mittleren Anteil von 20,7 % an allen untersuchten S. aureus aus klinisch relevantem Untersuchungsmaterial (überregionale multizentrische Studie der Paul-Ehrlich-Gesellschaft im Herbst 2001). Für die skandinavischen Länder und die Niederlande liegt dieser Wert deutlich niedriger (weniger als 1 %). Auf Intensivstationen liegt der Anteil nosokomialer MRSA-Infektionen – bezogen auf alle S.-aureus-Infektionen – bei 29,5 % (KISS-Studie, Stand 2002; siehe unter www.rki.de). Eine Ausbreitung der gegenwärtig insbesondere in Japan und den USA beobachteten MRSA-Stämme mit zusätzlich verminderter Glykopeptidempfindlichkeit (Glykopeptid intermediate S. aureus, GISA) würde die Beherrschbarkeit von MRSA-Infektionen durch Wegfall der therapeutischen Glykopeptidoption entscheidend limitieren. In den USA wurde der Fall einer Infektion mit einem MRSA bekannt, der die übertragbare Glykopeptidresistenz (vanA) der Enterokokken erworben hatte. MRSA außerhalb von Krankenhäusern als „community acquired" (CMRSA). Diese Stämme, die sich eindeutig von den Hospitalstämmen unterscheiden, wurden in den USA zunächst vereinzelt bei tiefgehenden Hautinfektionen beobachtet (sie bilden PVL!), seit 2003 aber auch in Verbindung mit Ausbrüchen von Hautinfektionen bei Homosexuellen und bei Gefängnisinsassen. In Europa sind derartige Stämme noch selten.

Klinisches Bild und Therapie

Die durch S. aureus, einschließlich MRSA, verursachten Erkrankungen lassen sich gliedern in:
- lokalisierte oder generalisierte pyogene (und invasive) Infektionen,
- durch Toxine vermittelte Erkrankungen.

Die Toxine können entweder erst im Rahmen der Kolonisation oder Infektion gebildet oder aber präformiert, z. B. mit Lebensmitteln, aufgenommen werden.

Lokalisierte oder generalisierte pyogene (und invasive) Infektionen

Zu den pyogenen und invasiven Infektionen gehören Pyodermien (Follikulitis, Impetigo, Erysipel), Furunkel, Karbunkel, Mastitis, Wundinfektionen (Kapitel 16), Osteomyelitis, spinaler epiduraler Abszess in Verbindung mit vertebraler Osteomyelitis oder Diszitis, Arthritis, Pyomyositis (z. B. Psoasabszess), Otitis media, Sinusitis, Pneumonie (Kapitel 6), eitrige Parotitis, (sekundäre) Meningitis, septische intrakranielle Thrombophlebitis, (akute) Endokarditis (Kapitel 13), Fremdkörperinfektionen und Sepsis (Kapitel 18).

Die Pneumonie durch S. aureus kann als Sekundärinfektion einer Influenza-A-Virus-Infektion auftreten, kommt aber auch als nosokomiale Pneumonie bei beatmeten Patienten oder seltener im Rahmen einer hämatogenen Streuung vor: Ausgangspunkte sind insbesondere die rechtsseitige Endokarditis und septische Thrombophlebitis, z. B. als Komplikation eines Venenverweilkatheters. Die Neigung zu Abszessbildung und Pleuraempyem ist ausgeprägt.

Besiedlung von Fremdkörpern. Wie die koagulasenegativen Staphylokokken, vermag auch S. aureus sehr gut an hydrophobe Oberflächen, wie Plastikmaterialien und Edelstahllegierungen, zu adhärieren, mit der Folge von Infektionen bei Kathetern und Shunts sowie auch bei Gelenkersatz und Stabilisierungsmaßnahmen in Traumatologie und Orthopädie. Entgegen früheren Auffassungen sind MRSA in Bezug auf invasive Infektionen nicht weniger oder mehr virulent als S. aureus allgemein.

Harnwegsinfektionen. Im Unterschied zu S. saprophyticus ist S. aureus kein typischer Erreger von Harnwegsinfektionen. In der Regel geht in diesen Fällen eine Katheterisierung oder Zystoskopie voraus. Der Nachweis von S. aureus im Urin kann Hinweis auf eine Bakteriämie sein.

Toxinvermittelte Erkrankungen

Staphylococcal scalded Skin Syndrome (SSSS). Durch die von bestimmten S.-aureus-Stämmen gebildeten exfoliativen Toxine (ETA, ETB) wird die staphylogene toxische epidemische Nekrolyse (TEN; Synonym: Staphylococcal scalded Skin Syndrome, SSSS) verursacht. Der Erkrankung liegt eine intradermale Spaltbildung mit nachfolgendem Ödem zwischen unterem Stratum spinosum und oberem Stratum granulosum zugrunde. Bullöse Impetigo und Pemphigus neonatorum sind lokal begrenzte Verlaufsformen. Die generalisierte Verlaufsform resultiert aus der Toxinausschwemmung über den gesamten Makroorganismus infolge des Fehlens einer ausreichenden Bildung spezifischer Antikörper (Dermatitis exfoliativa Ritter von Rittershain). Überwiegend sind Säuglinge, seltener ältere und immunsupprimierte Patienten betroffen (Kapitel 16).

Toxic Shock Syndrome (TSS; toxisches Schocksyndrom). Diese lebensbedrohliche Infektion beginnt meist mit hohem Fieber (über 39 °C) und einem Symptomkomplex aus Übelkeit, Erbrechen, Durchfall, Kopf- und Muskelschmerzen sowie Hypotonie. Das hinweisende diffuse makulöse Exanthem bildet sich während der ersten 2 Tage der Erkrankung aus. Die charakteristische Hautschuppung wird erst 1–2 Wochen nach Krankheitsbeginn (vor allem an Handflächen und Fußsohlen) beobachtet. Das TSS ist mit einem Multiorganversagen verbunden. Für die Diagnosestellung „TSS" müssen 3 oder mehr der folgenden Organsysteme beteiligt sein:
- Gastrointestinaltrakt (Erbrechen, Übelkeit oder Diarrhö),
- Muskulatur (ausgeprägte Myalgien mit Erhöhung des Serumkreatinin- bzw. Phosphokinasewertes),
- Schleimhäute (vaginale, oropharyngeale oder konjunktivale Hyperämie),
- Nieren (Erhöhung der Konzentration von Harnstoff oder Kreatinin im Serum, Pyurie ohne Nachweis einer Harnwegsinfektion),
- Leber (Erhöhung der Werte von Transaminasen, Bilirubin oder alkalischer Phosphatase),

Staphylokokken

➤ Zentralnervensystem (Desorientiertheit, Bewusstseinsstörung).

TSST-1. Das TSS beruht auf der Superantigenwirkung des Toxic-Shock-Syndrome-Toxins (TSST-1), es sind auch Fälle bekannt, in denen es durch Enterotoxin B oder C (ebenfalls Superantigen) ausgelöst wurde. An TSS erkranken fast immer jüngere Personen, im späteren Erwachsenenalter besitzen mehr als 90 % aller Menschen Antikörper gegen TSST-1. Etwa 92 % der bisher beschriebenen Fälle traten bei menstruierenden Frauen (Durchschnittsalter 23 Jahre, vor allem im Zusammenhang mit Tampongebrauch) auf, die Häufigkeit liegt bei 3–6 Fällen pro 100 000 Frauen im sexuell aktiven Alter. Das TSS kann auch als Komplikation bei Frauen mit Diaphragma, im Wochenbett, mit infektiösem Abort sowie in der nichtgeburtshilflichen gynäkologischen Chirurgie auftreten. Das TSS kann darüber hinausgehend von Hauterkrankungen, Verbrennungen, Insektenstichen, Varizelläsionen und chirurgischen Wunden, unabhängig von der Geschlechtszugehörigkeit, ausgehen.

Lebensmittelintoxikationen. Die Lebensmittelvergiftung wird durch die Aufnahme von Enterotoxinen verursacht, die von S. aureus in kontaminierten Lebensmitteln vor der Nahrungsaufnahme produziert wurden. Die Osmotoleranz begünstigt das Wachstum selbst in stärker gesalzenen oder trockenen Lebensmitteln. Durch die hohe Hitzestabilität werden S.-aureus-Enterotoxine auch bei der Lebensmittelzubereitung nicht abgetötet. Bereits 2–6 Stunden nach Aufnahme des kontaminierten Lebensmittels treten abrupt Übelkeit, Erbrechen, krampfartige Bauchschmerzen und Durchfall auf. In den meisten Fällen ist die Erkrankung selbstlimitierend und endet nach 8–24 Stunden. In schweren Fällen kann es zu Hypovolämie und Hypotonie kommen (Kapitel 8).

Therapie

Eine antibiotische Behandlung ist am ehesten bei febrilen Infektionen zu erwägen. Sie ergänzt gegebenenfalls die chirurgische Sanierung des Primärherdes. Für die Behandlung von Infektionen mit oxacillinempfindlichen S. aureus gelten penicillinasefeste Penicilline (z. B. Flucloxacillin) sowie Cephalosporine der 1. Generation (z. B. Cefazolin; Letztere werden infolge geringerer Serumeiweißbindung bevorzugt) und inhibitorgeschützte Penicilline (Amoxicillin/Clavulansäure, Ampicillin/Gulbodam, Piperaiclin/Tazobadam) als Mittel der Wahl, bei generalisierenden Infektionen gegebenenfalls kombiniert mit einem Aminoglykosid. (siehe auch Kapitel über die jeweiligen Organsysteme). Staphylokokkeninfektionen neigen, nicht zuletzt aufgrund ihrer Fähigkeit zur Ausbildung von Varianten mit vermindertem Stoffwechsel (Small-Colony Variants mit verminderter Antibiotikaempfindlichkeit), zu Rezidiven, sodass die Therapie schwererer Infektionen in der Regel über mindestens (10–) 14–21 Tage durchgeführt wird. Abszesse und Empyeme sowie akute Osteomyelitis und Endokarditis erfordern noch längere Therapiezeiten (etwa 4–6 Wochen). Als Alternativen kommen Makrolide, Clindamycin oder Fosfomycin nach Austestung infrage. Für Infektionen mit MRSA sowie schwere S. aureus-Infektionen im Allgemeinen sollten grundsätzlich Nicht-β-Laktam-Antibiotika eingesetzt werden. Hier sind Kombinationen aus Glykopeptiden (Vancomycin) und Rifampicin, Clindamycin, Fosfomycin oder Gentamicin (je nach Antibiogramm) indiziert. Ferner stehen als Reserveantibiotika die Quinupristin-Dalfopristin-Kombination sowie das Oxazolidinon Linezolid zur Verfügung. Koagulasenegative Staphylokokken im Rahmen nosokomialer Infektionen sind in bis zu 80 % der Isolate resistent gegen Oxacillin sowie in einem hohen Prozentsatz auch gegen Makrolide, Chinolone und Gentamicin. Mittel der Wahl ist dann Vancomycin oder Rifampicin. Bei Vorliegen einer Endoplastitis, insbesondere bei fortbestehenden Bakteriämien unter Therapie, ist die Entfernung des Fremdkörpers in der Regel nicht zu umgehen. Die Infektion von Gelenkprothesen wird häufig erst lange Zeit nach Implantation klinisch apparent, obwohl die Infektion in der Regel bei Implantation erfolgt. Frauen, die nach einem TSS nicht serokonvertieren, sollten in der Folge keine Tampons oder Schrankenkontrazeptiva benutzen.

Labordiagnostik

Die Diagnose einer Staphylokokkeninfektion erfolgt durch Abstrich bzw. Punktat und Erregeranzucht, die in jedem bakeriologischen Labor leicht möglich ist. Entscheidend ist die rasche Erkennung von Antibiotikaresistenzen und gegebenenfalls der In-vitro-Nachweis der Toxinproduktion. Ein Problem stellt der Nachweis einer Infektion mit koagulasenegativen Staphylokokken dar, da häufig nicht zwischen Kontamination oder Infektion unterschieden werden kann. Die Wahrscheinlichkeit erhöht sich bei wiederholtem Nachweis aus Blutkulturen, die zu verschiedenen Zeiten und/oder an verschiedenen Stellen abgenommen wurden und wenigstens auf der Ebene des Resistenzmusters Identität zeigen. Als schnell durchzuführender Agglutinationstest (ursprünglich zum Nachweis des Verklumpungsfaktors) sind Testkits zum Nachweis von S. aureus im Handel. Da die gegenwärtig verbreiteten MRSA den Verklumpungsfaktor nicht oder nur schwach exprimieren, sind nur solche Kits geeignet, die Antikörper gegen Kapselpolysaccharide oder weitere, der Zellwand aufgelagerte Makromoleküle enthalten.

Resistenzbestimmung. Referenzmethode ist die Bestimmung der minimalen Hemmkonzentrationen nach DIN 58940 oder NCCLS M100-S13 (M7). Der Agardiffusionstest ist für die Bestimmung der Oxacillinresistenz (MRSA) nicht ausreichend sensitiv. Bei sachgemäßer Anwendung ergibt der Screeningtest als Schnellmethode zum Nachweis der Oxacillinresistenz mittels Latexagglutination (monoklonale Antikörper gegen PBP2a) eine Sensitivität und eine Spezifität von über 98 %. Die PCR ist nicht nur für meA, sondern auch als Multiplex-PCR zum Nachweis von 8 weiteren Resistenzgenen etabliert. Besondere Aufmerksamkeit erfordert der Nachweis von S. aureus mit intermediärer Empfindlichkeit gegenüber Glykopeptiden (GISA); da der GISA-Phänotyp instabil ist, sollte der Nachweis immer nur von frischen Primärkulturen ausgehen. Eine erhöhte minimale Hemmstoffkonzentration für Vancomycin (mindestens 4 mg/l) und für Teicoplanin (mindestens 8 mg/l) sind Hinweise für das Vorliegen von GISA. Für epidemiologische Fragestellungen ist die Typisierung von S. aureus unerlässlich, Referenzmethode ist die Analyse von SmaI-Makrorestriktionsmustern.

Maßnahmen der Verhütung und Bekämpfung

Präventive Maßnahmen

Verhinderung der Ausbreitung. Situationsgerechte Infektionskontrollmaßnahmen sind Grundvoraussetzungen, um MRSA-Übertragungen schon im Vorfeld zu verhindern oder wenigstens zu reduzieren. Ausbrüche S. aureus-bedingter Erkrankungen – insbesondere die Verbreitung von MRSA – stellen krankenhaushygienische Problemsituationen dar und können die vorübergehende Schließung einer Einheit zur Eindämmung erforderliche machen. Grundsätzlich muss daher angestrebt werden, schon beim ersten bekanntgewordenen Patienten mit einer MRSA-Infektion oder -Besiedlung durch Isolierungs- und Kontrollmaßnahmen eine Übertragung auf weitere Patienten zu vermeiden. Hauptvektoren bei der epidemischen Verbreitung von MRSA sind kontaminierte oder transient besiedelte Hände des Personals.

Hygienemaßnahmen. Das mögliche Auftreten von MRSA erfordert speziell im klinischen Bereich ein konsequentes und systematisches Hygienemanagement. Bewährte Maßnahmen zur Minimierung des Risikos sind:
➤ 1. strikte Einhaltung von Standardhygienemaßnahmen (Händehygiene einschließlich Händedesinfektion!),
➤ 2. sachgerechte Hautpflege und Wundversorgung,
➤ 3. konsequente Erfassung und Bewertung von Erregern mit besonderen Resistenzen und Multiresistenzen (§ 23 IfSG; Kapitel 26),
➤ 4. raschestmögliche Identifizierung von infizierten bzw. kolonisierten Patienten (gegebenenfalls generelles oder risikogruppenadaptiertes Monitoring),
➤ 5. Beachtung erweiterter krankenhaushygienischer Maßnahmen bei identifizierten Trägern (konsequente Isolierung, eventuell Kohortenisolierung, Schulung des Personals),
➤ 6. Sanierung von Trägern,
➤ 7. Vermerk des Trägerstatus in den Patienten-/Verlegungsakten (Information der Zieleinrichtung bei Verlegung).

Zu 3. siehe Kapitel 26.

Zu 4. Eine Untersuchung von medizinischem Personal auf MRSA ist nur im Fall eines Ausbruchs von Infektionen erforderlich. Ein Screening (Abstrich der Nasenhöfe, des Rachens, der Perinealregion, des Leistenbereichs und von Wunden) sollte aber bei bestimmten Risikopatienten durchgeführt werden (z. B. bei Wiederaufnahme mit bekannter MRSA-Anamnese, bei Aufnahme und Verlegung aus Einrichtungen mit bekanntem bzw. vermutlichem MRSA-Vorkommen – wie Brandverletztenzentren, Dialyseeinrichtungen, Pflegeheime – und auch aus Ländern mit hoher MRSA-Prävalenz).

Zu 5. Mit MRSA besiedelte bzw. infizierte Patienten sollen räumlich getrennt von anderen Patienten untergebracht werden. Die Isolierung kann aufgehoben werden, wenn frühestens 3 Tage nach Abschluss der spezifischen Behandlung an 3 aufeinander folgenden Tagen MRSA nicht mehr nachzuweisen waren. Eine Isolierung von Kontaktpatienten ist bis zum negativen MRSA-Nachweis empfehlenswert (etwa 10 % der Kontaktpatienten werden positiv). Elektive invasive diagnostische und operative Eingriffe sollten bei MRSA-Patienten nur nach sorgfältiger Nutzen-Risiko-Abwägung erfolgen. Bei festgestellter Besiedlung eines Patienten mit MRSA ist eine Sanierung vorzunehmen. Transporte von MRSA-Patienten sollten streng indiziert erfolgen. Bei Verlegungen in andere medizinische oder pflegerische Einrichtungen ist die entsprechende Zieleinrichtung über die MRSA-Besiedlung/-Infektion des zu verlegenden Patienten zu informieren, die Begleitunterlagen sollten markiert werden, nur so sind entsprechende Schutz- und Isolierungsmaßnahmen zu treffen, um die interinstitutionelle Verbreitung von MRSA einzuschränken.

Zu 6. Standardverfahren zur Sanierung von Trägern ist die Verwendung von Mupirocinnasensalbe; mögliche Alternative im Fall der seltenen Resistenz ist Fusidinsäurenatriumsalbe oder eine orale Medikation mit (Rifampicin und) Trimethoprim/Sulfonamid. Zusätzlich sind desinfizierende Mundspülungen und Ganzkörperwaschungen (einschließlich Haare) mit antiseptischen Präparaten anzuraten. Zur Verhinderung von Rekolonisierungen ist während der Sanierungsmaßnahmen ein täglicher Wechsel von Bettwäsche, Bekleidung und Utensilien der Körperpflege (z. B. Waschlappen), insbesondere nach antiseptischer Ganzkörperwaschung, durchzuführen. Persönliche Gegenstände (Brillen, Rasierer, Zahnbürsten usw.) sind im Zimmer zu belassen und zu desinfizieren bzw. wenn möglich auszutauschen. MRSA-Träger unter dem Personal sollten nach Möglichkeit bis zur nachgewiesenen Sanierung keine Patienten behandeln und pflegen; wenn dies unumgänglich ist, müssen sie besondere hygienische Maßnahmen ergreifen (z. B. Mund-Nasen-Schutz, Handschuhe und Händedesinfektion). Eine Sanierung ist zu empfehlen. Zur Erfolgskontrolle sind frühestens 3 Tage nach Abschluss der Sanierungsmaßnahmen je nach Lokalisation entsprechende Kontrollabstriche vorzunehmen. Wird dabei kein MRSA nachgewiesen, ist eine Aufnahme der Tätigkeit ohne besondere Schutzmaßnahmen in der direkten Patientenbetreuung wieder möglich. Weitere empfohlene Kontrollen sollten 10 Tage, 1 Monat und 3 Monate nach Therapieende erfolgen. Bei Ausbrüchen von MRSA-Infektionen (siehe unten, „Meldepflicht") ist die Sanierung von Trägern bei Patienten und Krankenhauspersonal ein wichtiger Bestandteil der antiepidemischen Maßnahmen.

Zu 7. Eine Entlassung von Patienten kann unabhängig von der MRSA-Besiedlung erfolgen. Der weiterbehandelnde Arzt muss jedoch informiert und sollte beraten werden, welche weiteren hygienischen Maßnahmen zu veranlassen sind. Die Patienten sind darüber aufzuklären, dass kein Risiko für gesunde Kontaktpersonen besteht (Ausnahmen: Personen mit offenen Wunden oder ekzematöser Haut, Immunsupprimierte). Nach dem heutigen Stand der Erfahrungen besteht für MRSA-besiedelte Personen keine Kontraindikation zur Aufnahme in Heime. Bei Kenntnis der MRSA-Besiedlung eines aufzunehmenden Bewohners muss immer individuell entschieden werden, welches Risiko zur Weiterverbreitung tatsächlich besteht. Eine Streuung von MRSA ist bei MRSA-positiven Bewohnern/Patienten mit produktivem Husten, Tracheostomata, offenen Hautläsionen und Trägern von Kathetern, Sonden und Infusionen zu erwarten. Derartige Bewohner sollten grundsätzlich in Einzelzimmern untergebracht werden, da sie nicht nur Streuer von MRSA sind, sondern im negativen Fall auch selbst besonders infektionsgefährdet durch MRSA sind. Das Risiko der Übertragung ist bei der zumeist herrschenden Unkenntnis des MRSA-Trägertums der Heimbewohner nie auszuschließen.

Prävention im ambulanten Pflegebereich

Bis auf Einzelfälle des Auftretens von c-MRSA handelt es sich bei den „ambulanten" MRSA außerhalb der klinischen Einrichtungen um Epidemiestämme, die bei Krankenhausaufenthalten erworben wurden und längere Zeit bei den Patienten als Besiedler persistieren. Auch das ambulante Pflegepersonal muss sich auf den Umgang mit pflegebedürftigen MRSA-Trägern einstellen. Dazu ist zunächst eine Information über den Trägerstatus durch die Klinik an den weiterbehandelnden Hausarzt erforderlich. Dieser sollte dann den zuständigen Pflegedienst informieren. Es gilt dann für das Pflegepersonal auch hier, die Weiterverbreitung der Keime auf andere Patienten durch direkten Kontakt zu vermeiden. Das bedeutet auch hier wieder strikte Händehygiene, einschließlich hygienischer Händedesinfektion vor und nach jeder Tätigkeit am Patienten mit Körperkontakt. Weiterhin sind Einmalhandschuhe und patientengebundene Schutzkittel bei der Versorgung von Wunden, Tracheostomata, Kathetern und Sonden oder bei anderweitigem Kontakt mit Körpersekreten oder -ausscheidungen zu tragen. Zur Verhinderung der Nasenbesiedlung des Personals durch Aerosole oder Staubpartikel empfiehlt sich bei Tracheostomapflege und Bettenmachen das Tragen eines Mund-Nasen-Schutzes. Pflegehilfsmittel sollten patientengebunden verwendet oder nach Gebrauch gründlich desinfiziert werden.

Prävention im häuslichen Milieu

Es kommt vor, dass von einer MRSA-Infektion genesene Patienten mit noch verbleibender asymptomatischer MRSA-Besiedlung in Nase, Rachen, Wunde oder auf der Haut nach Hause entlassen werden. Ohne die Belastungen und Selektionsbedingungen des Klinikmilieus (z. B. Antibiotikatherapie, invasive Maßnahmen) verlieren sich die MRSA-Besiedlung im häuslichen Milieu meist sehr schnell. Das Ansteckungsrisiko für Angehörige eines solchen MRSA-Trägers ist erfahrungsgemäß gering. Durch Kuss- oder Körperkontakte kann es aber vereinzelt zu einer passageren Kolonisierung eines Familienmitglieds kommen. Gefährdet für eine Infektion sind dabei in der Regel nur Personen mit offenen Wunden oder Hautläsionen, da Staphylokokken pathologisch veränderte Hautoberflächen sehr schnell und über längere Zeit besiedeln können. Problematisch sind MRSA-besiedelte diabetische Ulzera. Eine Sanierung ist hier meist nicht möglich, und ein Mindestprogramm zur Distanzierung zu den häuslichen Kontaktpersonen sollte durchgeführt werden (Verbandwechsel mit Handschuhen, Desinfektion der Hände nach Verbandwechsel, Verbandsstoffe und kontaminierte Kleidungsstücke sofort entsorgen bzw. desinfizierend waschen). Ein gewisses Risiko durch MRSA besteht auch für stark immunsupprimierte Personen; auch hier ist eine Distanzierung von MRSA-Trägern geboten. Sanierungsversuche mit Mupirocinnasensalbe, Rachendesinfizienzien und antiseptischen Bädern von Patienten oder kontaminierten Angehörigen, die selbst in einem stationären Bereich tätig sind, müssen vom Hausarzt veranlasst werden. Für Schwangere und die Frucht besteht zunächst keine Gefahr, da die Staphylokokken nicht die Plazentaschranke passieren. Es empfiehlt sich aber, bei bekanntem MRSA-Trägertum der Schwangeren nach Eintritt des Mutterschutzes Abstriche aus dem Genitalbereich zu entnehmen. In diesem Bereich werden MRSA erfahrungsgemäß äußerst selten isoliert. Bei etwaigem Nachweis von MRSA (auch S. aureus) ist eine Sanierung im lokalen Bereich und im Nasen-Rachen-Raum noch vor der Entbindung ratsam, da es zu Wundinfektionen oder zur Besiedlung des Neugeborenen kommen könnte. Die Schwangere sollte sich im Zeitraum des Trägertums sorgfältig die Hände desinfizieren. Bei Besiedlung von Mutter und/oder Kind besteht die Gefahr der Entstehung der gefürchteten Wochenbettinfektion Mastitis puerperalis.

> Einzelne S.-aureus- oder MRSA-Erkrankungen oder -Besiedlungen sind nicht meldepflichtig. Gemäß § 6 Abs. 2 IfSG ist jedoch das gehäufte Auftreten von Infektionen, bei denen ein epidemischer Zusammenhang wahrscheinlich ist oder vermutet wird, unverzüglich dem Gesundheitsamt als Ausbruch zu melden.

■ Beratung und spezielle Diagnostik

Zu Fragen nach Präventiv- und Bekämpfungsmaßnahmen:
Robert Koch-Institut
Fachgebiet „Angewandte Infektions- und Krankenhaushygiene"
Nordufer 20
13353 Berlin
Tel.: 01888 – 754 – 2233
Fax: 01888 – 754 – 2612
Leitung: Prof. Dr. M. Mielke
E-Mail: mielkem@rki.de

Zu Fragen der Diagnostik sowie Typisierung, Auftreten und Verbreitung von MRSA:

Nationales Referenzzentrum
für Staphylokokken
Robert Koch-Institut,
Bereich Wernigerode
Fachgebiet „Nosokomiale Infektionen"
Burgstr. 37
38855 Wernigerode
Tel.: 039 / 43679 – 246
Fax: 039 / 43679 – 207
Leitung: Prof. Dr. W. Witte
E-Mail: wittew@rki.de

Zu Häufigkeit von Krankenhausinfektionen mit S. aureus und mit MRSA:
Nationales Referenzzentrum
für die Surveillance von nosokomialen Infektionen
Institut für Hygiene
der Freien Universität Berlin/ZB
Krankenhaushygiene der Charité
Hindenburgdamm 27
12203 Berlin
Tel.: 030 / 84453680
Fax: 030 / 844544486
Leitung: Prof. Dr. H. Rüden
E-Mail: henning.rueden@charite.de

Literatur

Cuny C, Werner G, Braulke C, Witte W. Diagnostics of staphylococci with special reference to MRSA. J Lab Med. 2002;26:165–73.

Dinges MM, Orwin PM, Schlievert P. Exotoxins of Staphylococcus aureus. Clin Microbiol Rev. 2000;13:16–34.

Empfehlung zur Prävention und Kontrolle von Methicillin-resistenten Staphylococcus-aureus-Stämmen (MRSA) in Krankenhäusern und anderen medizinischen Einrichtungen. Mitteilung der Kommission für Krankenhaushygiene und Infektionsprävention am RKI. Bundesgesundheitsbl-Gesundheitsforsch-Gesundheitsschutz. 1999;42:954–8.

Kresken M, Hafner D. Ergebnisse der PEG-Resistenzstudie 2001. www.p-e-g.org.

Parras F, del Carmen Guerrero M, Bouza E, et al. Comparative study of mupirocin and oral cotrimoxazole plus topical fusidic acid in eradication of nasal carriage of methicillin-resistant Staphylococcus aureus. Antimicrob Agents Chemother. 1995;39:175–9.

Von Eiff C, Becker K, Machka K, Stanner H, Peters G. Nasal carriage as a source of Staphylococcus aureus bacteremia. New Engl J Med. 2001;344:11–6.

Witte W. Diagnostics, Typing, and Taxonomy, in: Gram-positive Pathogens, V.A. In: Fischetti et al., eds. Washington: ASM; 2000: 309–16.

Notizen

Notizen

Blickdiagnosen

Verweise auf Kapitel
und Erregersteckbriefe (ESB)

Kopf 657

Auge 659

Haut 661

Mund- und Rachenraum 669

Genitaltrakt 672

Intrauterine/Perinatale Infektionen 676

Infektionen bei AIDS 677

Blickdiagnosen

Kopf/Gesamtaspekt

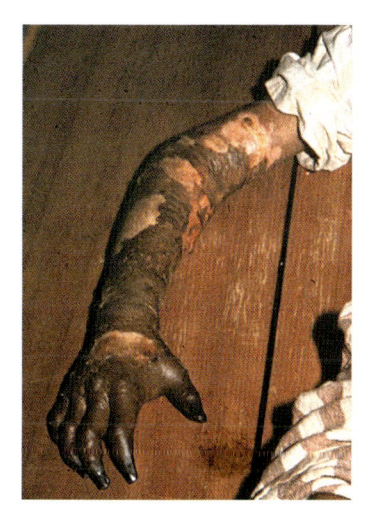

Abb. 01 Gasbrand (C. perfringens)
s. Kapitel 16   *(Quelle: B. Stück)*

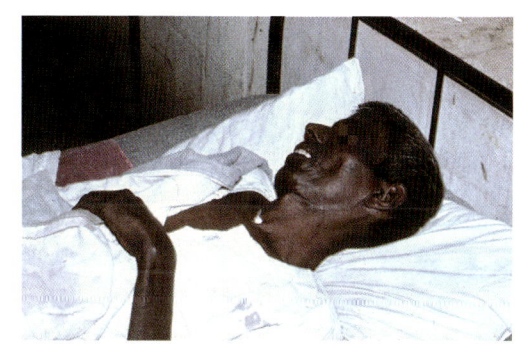

Abb. 02 Exsikkose bei Cholera (V. cholerae)
s. Kapitel 8, 19.2 und ESB   *(Quelle: B. Stück)*

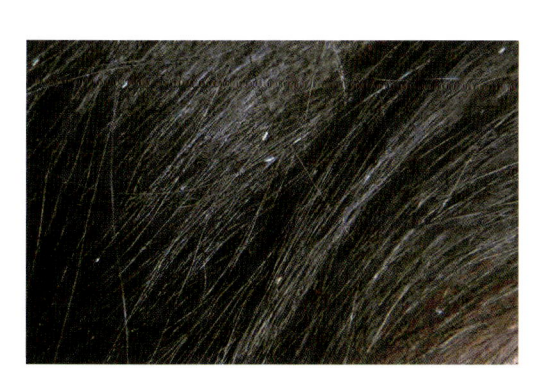

Abb. 03 a Pediculosis capitis
(Pediculus humanus capitis)
s. Kapitel 16   *(Quelle: B. Tebbe, C. Orfanos)*

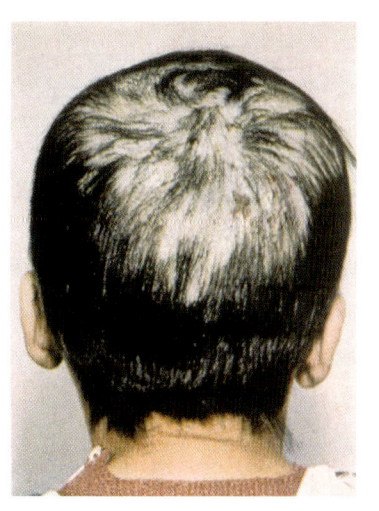

Abb. 03 b Mikrosporie
s. Kapitel 16

Blickdiagnosen

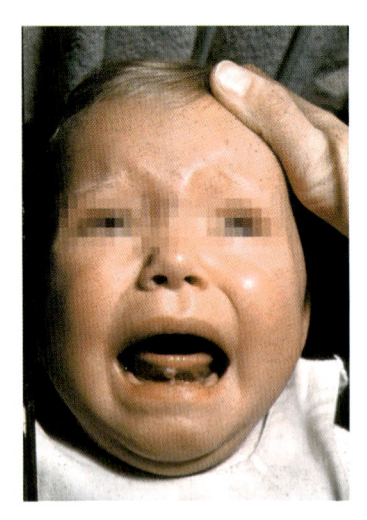

👁 **Abb. 04 a** Zungengranulom bei Pertussis (B. pertussis)
s. Kapitel 24 und ESB *(Quelle: B. Stück)*

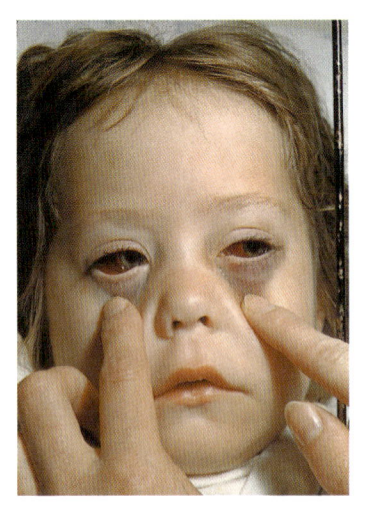

👁 **Abb. 04 b** Konjunktivalblutungen bei Pertussis
s. Kapitel 24 und ESB *(Quelle: B. Stück)*

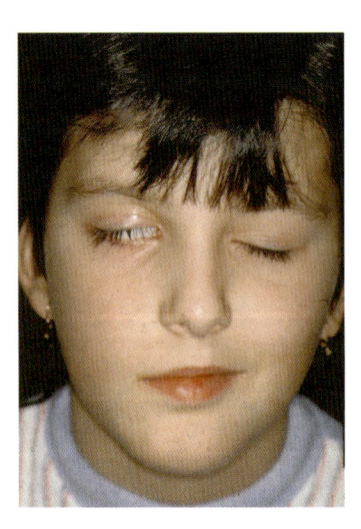

👁 **Abb. 05 a** Facialis-Parese bei Lyme-Borreliose (B. burgdorferi)
s. Kapitel 14 und 19.1 *(Quelle: B. Stück)*

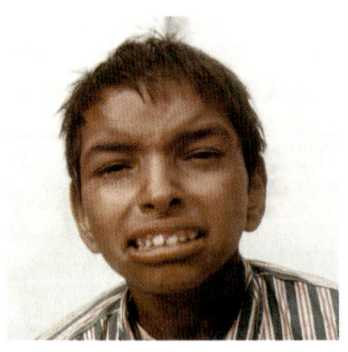

👁 **Abb. 05 b** Risus sardonicus bei Tetanus (C. tetani)
s. Kapitel 14 und ESB *(Quelle: B. Stück)*

Blickdiagnosen

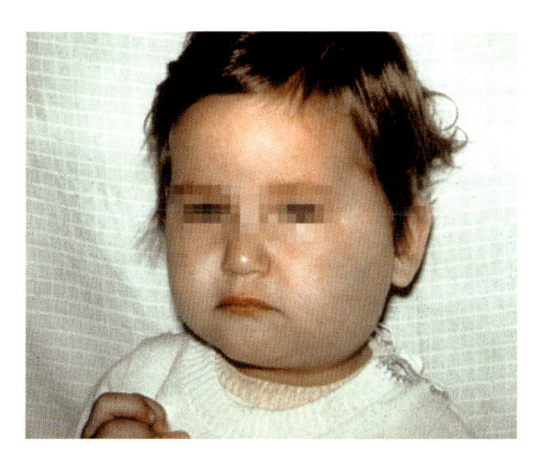

👁 **Abb. 06 a** Parotisschwellung bei Mumps (Mumpsvirus)
s. Kapitel 7, 24 und ESB   *(Quelle: K. Stehr)*

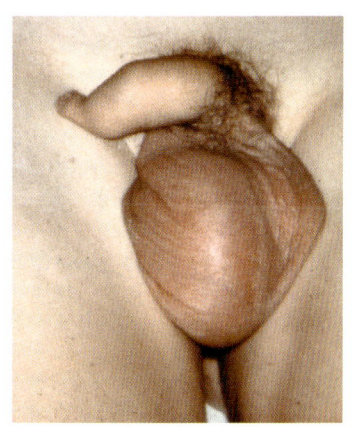

👁 **Abb. 06 c** Orchitis bei Mumps
s. Kapitel 7, 24 und ESB   *(Quelle: B. Stück)*

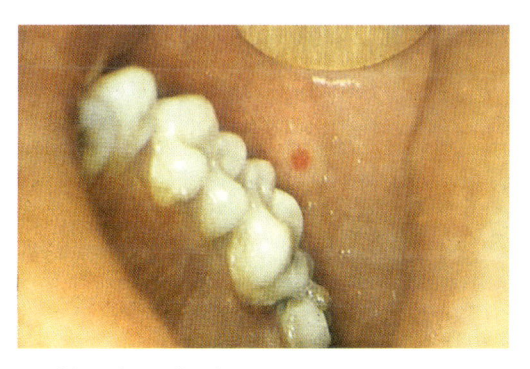

👁 **Abb. 06 b** Papillitis bei Mumps
s. Kapitel 7, 24 und ESB   *(Quelle: B. Stück)*

Auge

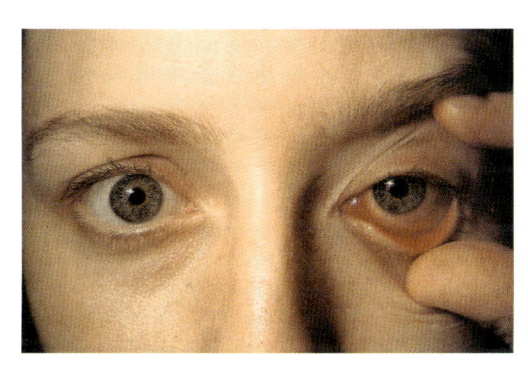

👁 **Abb. 07 a** Epidemische adenovirale Keratokonjunktivitis (Adenovirus)
s. Kapitel 15 und ESB

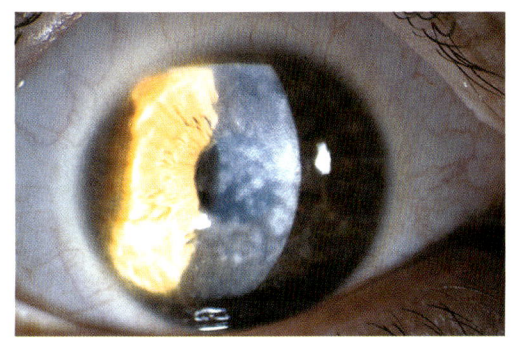

👁 **Abb. 07b** Grau-weiße, subepitheliale Hornhautinfiltrate bei adenoviraler Keratokonjunktivitis
s. Kapitel 15 und ESB   *(Quelle: U. Pleyer)*

Blickdiagnosen

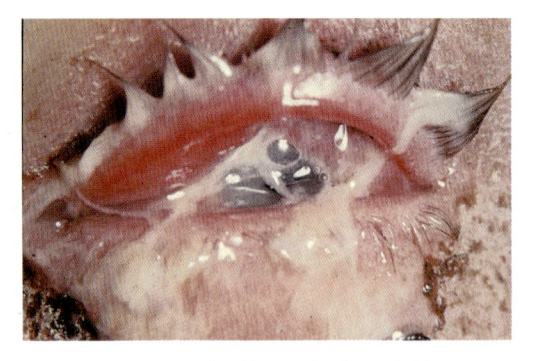

👁 **Abb. 08** Ophthalmoblennorrhoe/Gonokokken-Konjunktivitis (N. gonorrhoeae)
s. Kapitel 15 und ESB   *(Quelle: U. Pleyer)*

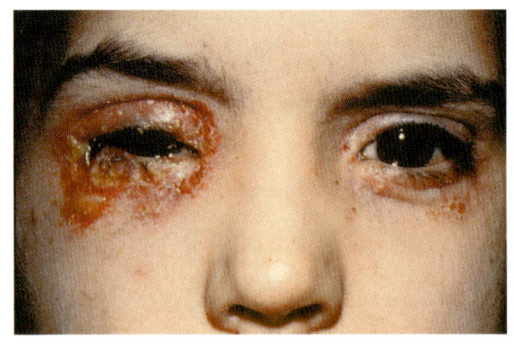

👁 **Abb. 09** Herpes simplex-assoziierte Blepharokonjunktivitis (Herpes simplex-Virus)
s. Kapitel 15 und ESB   *(Quelle: U. Pleyer)*

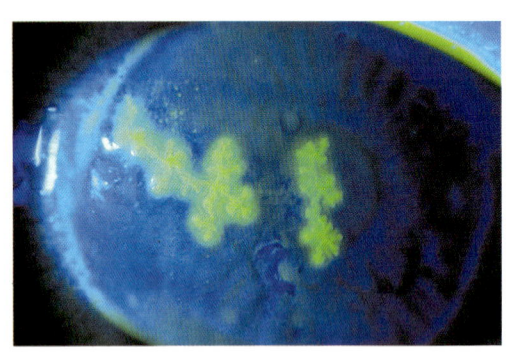

👁 **Abb. 10** Herpes simplex-Keratitis (Herpes simplex-Virus)
s. Kapitel 15 und ESB   *(Quelle: U. Pleyer)*

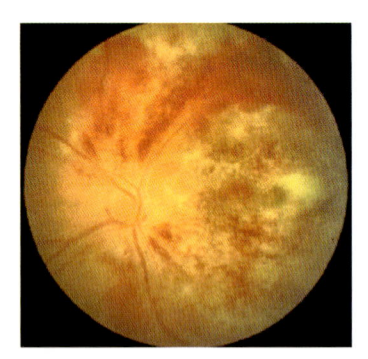

👁 **Abb. 11** CMV-Retinitis bei HIV-Infektion
s. Kapitel 15, 20 und ESB
(Quelle: D. Schürmann)

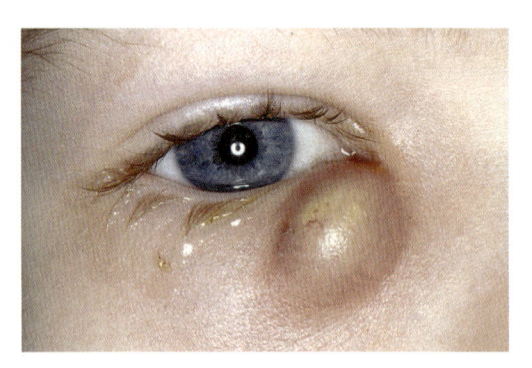

👁 **Abb. 12** Dacryocystitis
(Quelle: U. Pleyer)

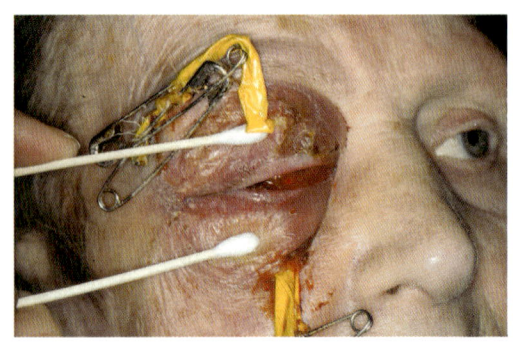

👁 **Abb. 13** Orbitalphlegmone
s. Kapitel 15   *(Quelle: U. Pleyer)*

Blickdiagnosen

Haut

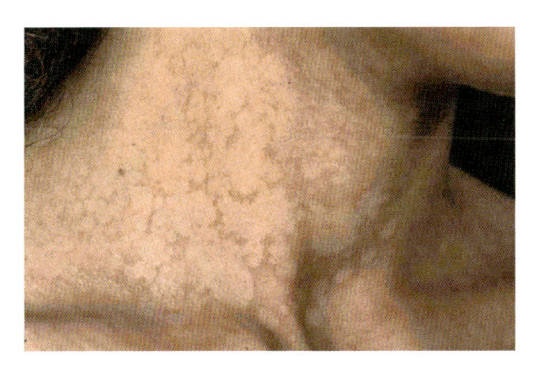

👁 **Abb. 14** Pityriasis versicolor (Malassezia furfur)/ Pityrosporum
s. Kapitel 16   *(Quelle: B. Tebbe, C. Orfanos)*

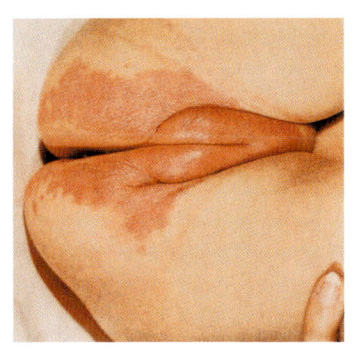

👁 **Abb. 15** (Windel-)Dermatitis bei Soor (C. albicans)
s. Kapitel 12, 16 und ESB   *(Quelle: B. Stück)*

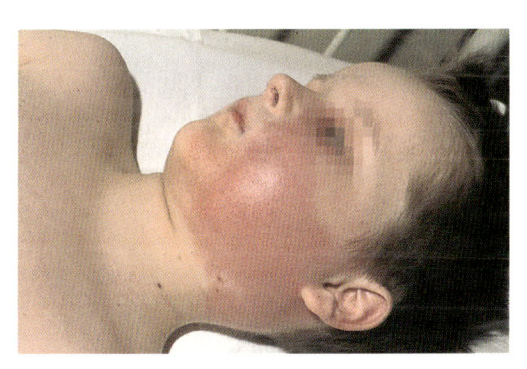

👁 **Abb. 16** Erysipel (S. pyogenes)
s. Kapitel 16 und ESB   *(Quelle: B. Stück)*

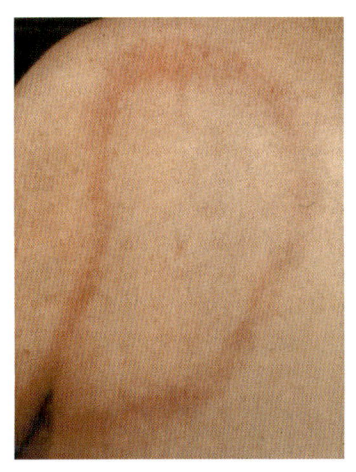

👁 **Abb. 17 a** Erythema migrans bei Lyme-Borreliose (B. burgdorferi)
s. Kapitel 19.1   *(Quelle: B. Stück)*

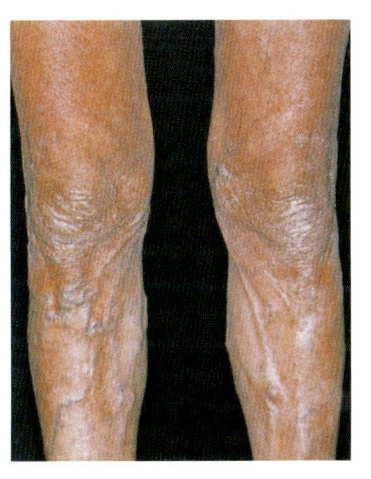

👁 **Abb. 17 b** Acrodermatitis atrophicans bei Lyme-Borreliose (B. burgdorferi)
s. Kapitel 19.1   *(Quelle: B. Stück)*

Blickdiagnosen

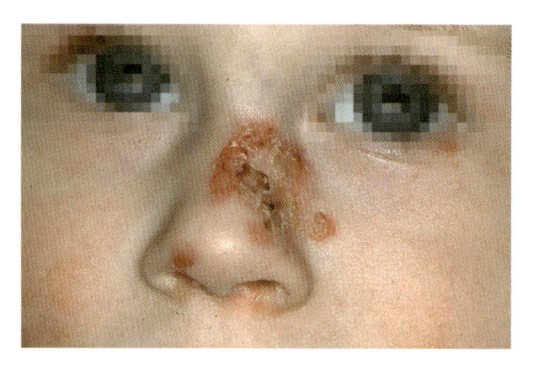

👁 **Abb. 18 a** Impetigo contagiosa (S. aureus, S. pyogenes)
s. Kapitel 16 und ESB
(Quelle: B. Tebbe, C. Orfanos)

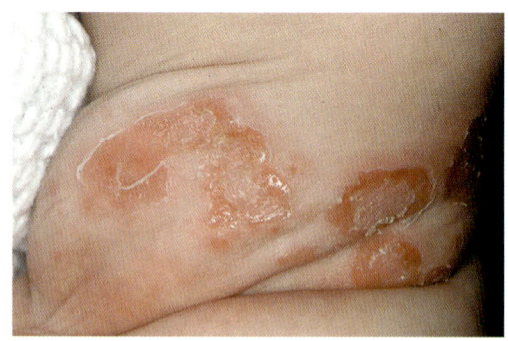

👁 **Abb. 18 b** Staphylokokkenbedingtes Syndrom der verbrühten Haut (S. aureus; SSS)
s. Kapitel 16 und ESB
(Quelle: B. Tebbe, C. Orfanos)

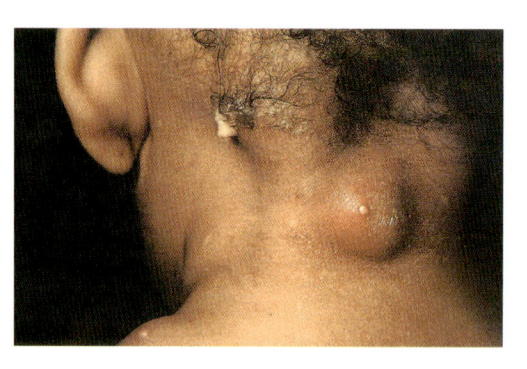

👁 **Abb. 19** Furunculosis (S. aureus)
s. Kapitel 16 und ESB

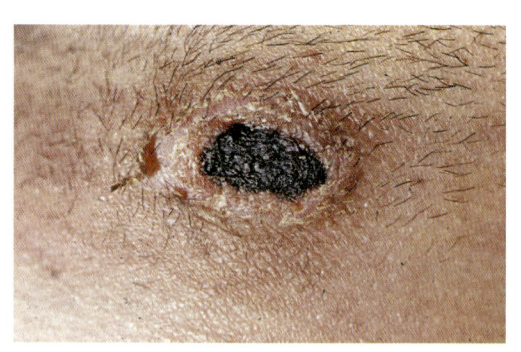

👁 **Abb. 20** Milzbrand/ Anthrax cutis (B. anthracis)
s. Kapitel 19.2 *(Quelle: U. Bienzle)*

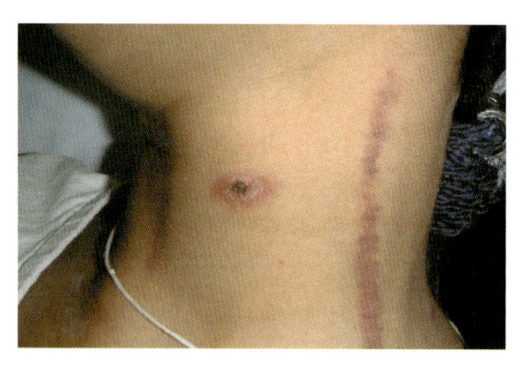

👁 **Abb. 21** Eschar bei Scrub typhus (O. tsutsugamushi)
s. Kapitel 19.2
(Quelle: O. Wichmann, U. Bienzle)

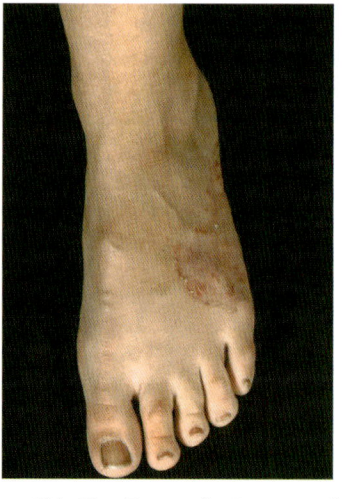

👁 **Abb. 22** Tinea pedis, Dermatomykose
s. Kapitel 16 *(Quelle: B. Tebbe, C. Orfanos)*

Blickdiagnosen

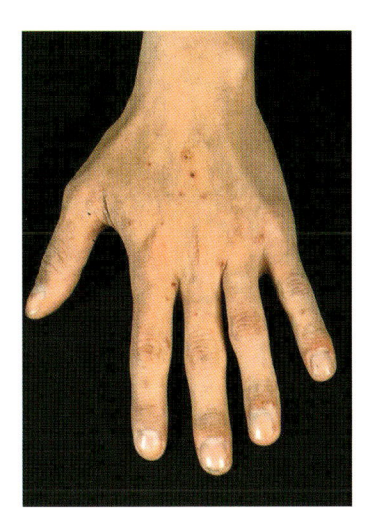

◉ **Abb. 23** Scabies (Sarcoptes scabiei)
s. Kapitel 16   *(Quelle: B. Tebbe, C. Orfanos)*

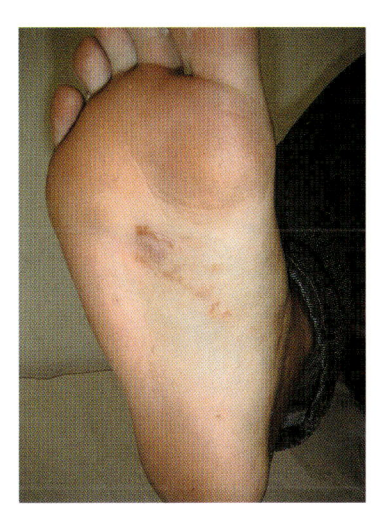

◉ **Abb. 24** Larva migrans (Mensch als Fehlwirt)
s. Kapitel 19.2
(Quelle O. Wichmann, U. Bienzle)

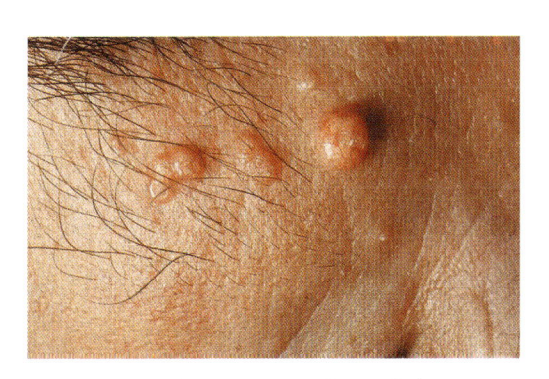

◉ **Abb. 25** Mollusca contagiosa (Poxviridae)
s. Kapitel 16

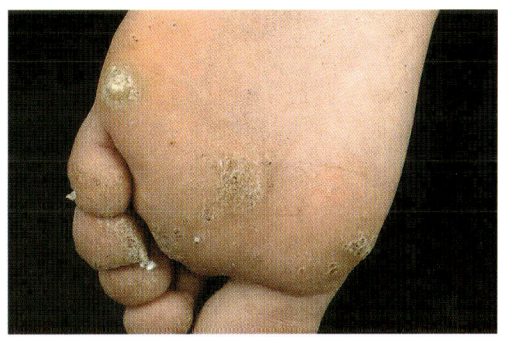

◉ **Abb. 26** Verrucae vulgares (HPV)
s. Kapitel 16 und ESB
(Quelle: B. Tebbe, C. Orfanos)

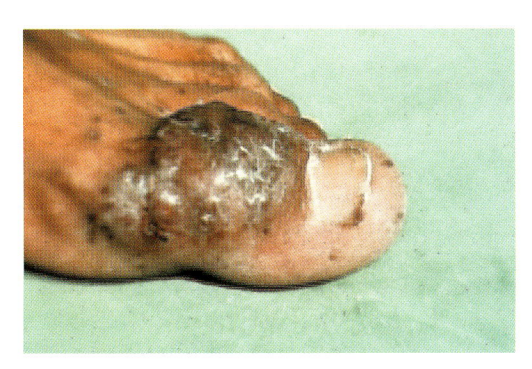

◉ **Abb. 27** Eumycetom/Madurafuß
s. ESB   *(Quelle: E. Sauerteig)*

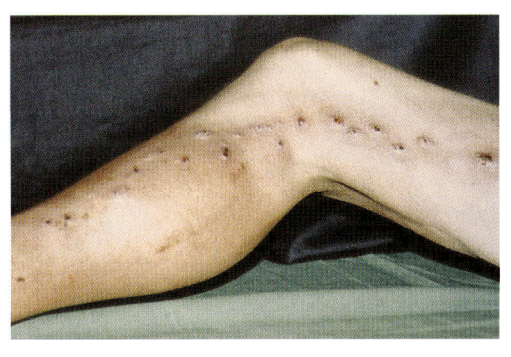

◉ **Abb. 28** Scedosporiose, DD Sporotrichose
s. ESB   *(Quelle: L. Török)*

Blickdiagnosen

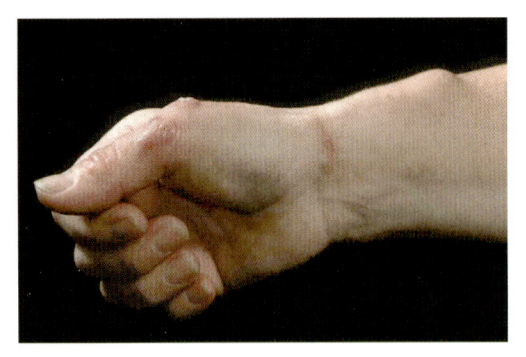

👁 **Abb. 29** Atypische Mykobakteriose
(Aquariuminfektion; M. marinum)
s. Kapitel 16 *(Quelle: B. Tebbe, C. Orfanos)*

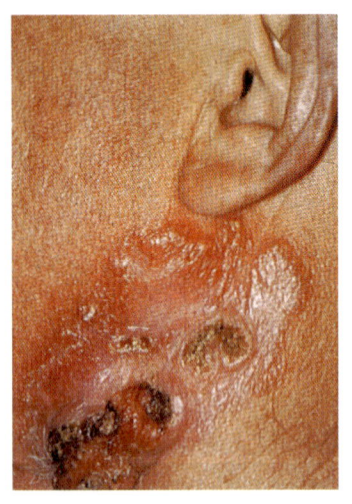

👁 **Abb. 30** Skrophula (Mykobakterien)
s. Kapitel 6 und ESB

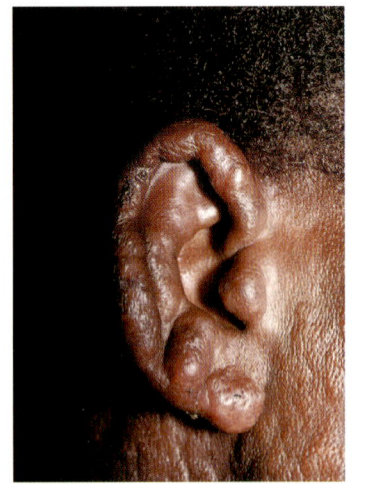

👁 **Abb. 31** Lepromatöse Lepra (M. leprae)
(Quelle: U. Bienzle)

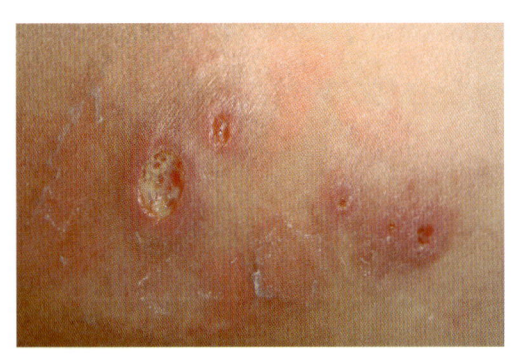

👁 **Abb. 32** Kutane Leishmaniose, Orientbeule
(L. brasiliensis)
s. Kapitel 19.2
(Quelle: O. Wichmann, U. Bienzle)

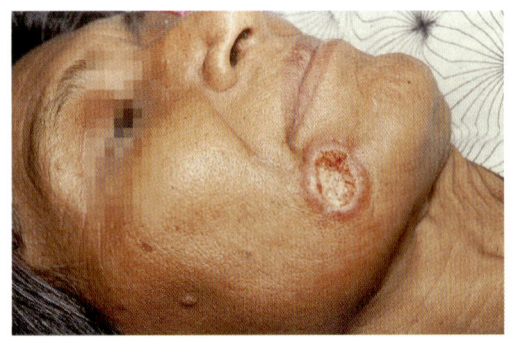

👁 **Abb. 33** Histoplasmose (H. capsulatum)
s. Kapitel ESB *(Quelle: E. Sauerteig)*

Blickdiagnosen

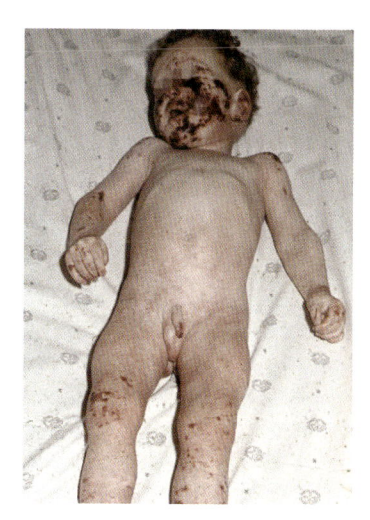

Abb. 34 Waterhouse-Fridrichsen-Syndrom bei Meningokokken-Sepsis (N. meningitidis)
s. Kapitel 14 und ESB *(Quelle: B. Stück)*

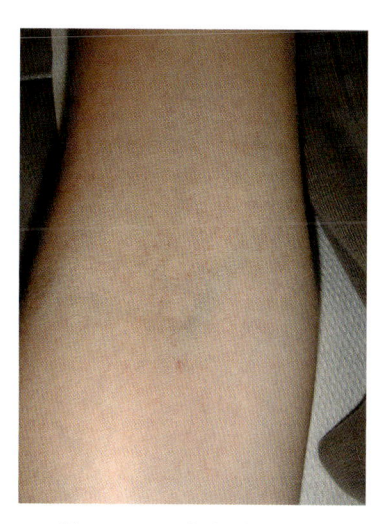

Abb. 35 Petechiale Blutungen bei Tourniquet Test (Dengue-Virus)
s. Kapitel 19.2
(Quelle: O. Wichmann, U. Bienzle)

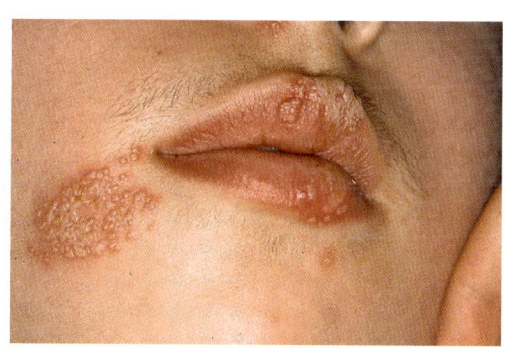

Abb. 36 a Herpes labialis (Herpes simplex-Virus)
s. Kapitel 7, 16 und ESB

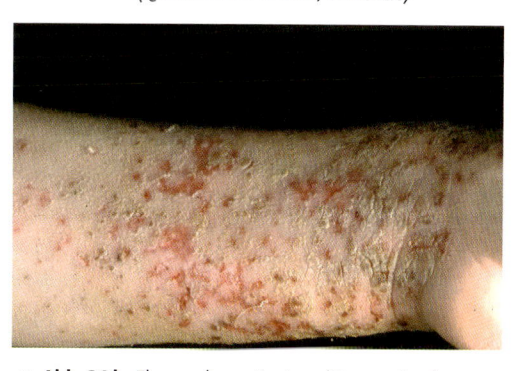

Abb. 36 b Ekzema herpeticatum (Herpes simplex-Virus) s. Kapitel 16 und ESB
(Quelle: B. Tebbe, C. Orfanos)

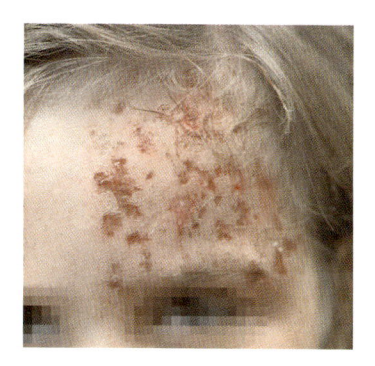

Abb. 37 Zoster segmentalis (Varicella-Zoster-Virus)
s. Kapitel 16 und ESB *(Quelle: B. Stück)*

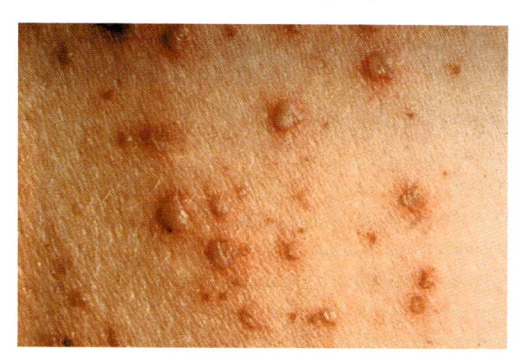

Abb. 38 a Varicellen; „Sternenhimmel" (Varicella-Zoster-Virus)
s. Kapitel 16, 23, 24 und ESB
(Quelle: U. Töllner)

Blickdiagnosen

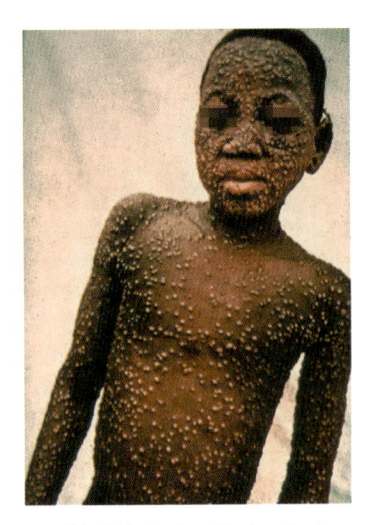

👁 **Abb. 38 b** Pocken (Pockenvirus)
s. Kapitel 4   *(Quelle: H. Stickl)*

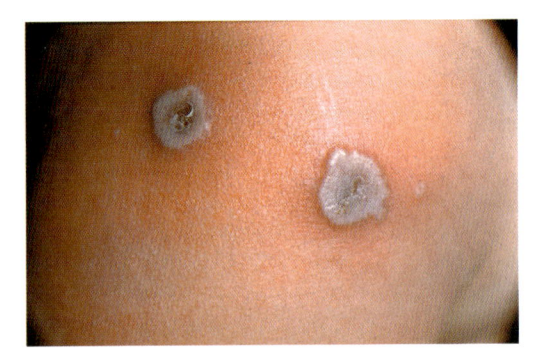

👁 **Abb. 38 c** Vaccinia-Impfpusteln
s. Kapitel 4   *(Quelle: B. Stück)*

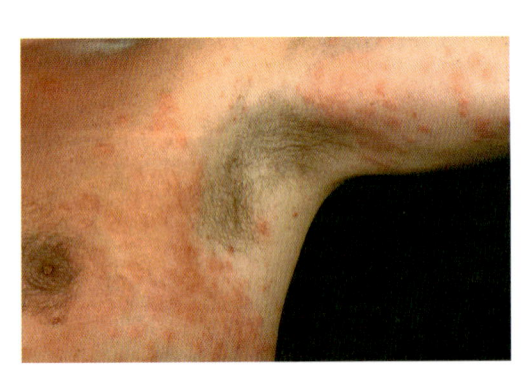

👁 **Abb. 39** Schwimmerdermatitis (Zerkariendermatitis; Mensch als Fehlwirt)
s. Kapitel 16 und 19.2
(Quelle: B. Tebbe, C. Orfanos)

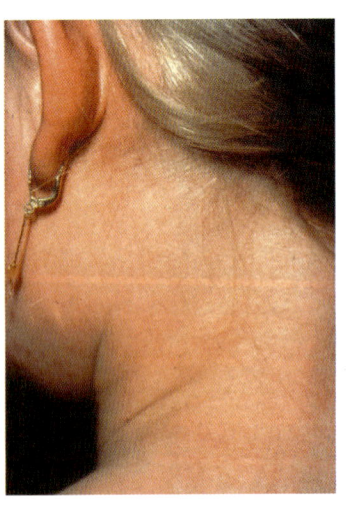

👁 **Abb. 40** Röteln (Rötelnvirus)
s. Kapitel 24 und ESB
(Quelle: K. Stehr)

Blickdiagnosen

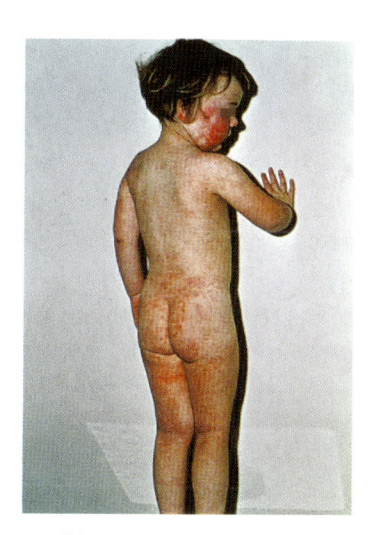

Abb. 41 Masern (Masern-Virus)
s. Kapitel 24 und ESB   *(Quelle: U. Töllner)*

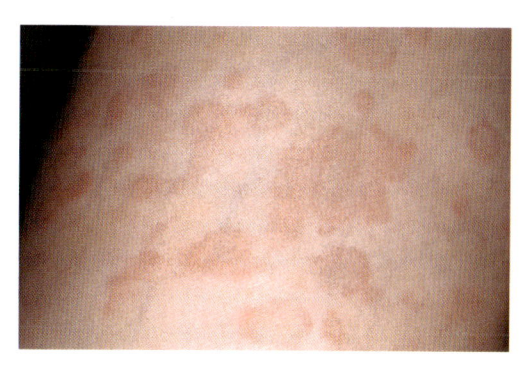

Abb. 42 Ringelröteln (Parvovirus B 19)
s. Kapitel 24 und ESB   *(Quelle: U. Töllner)*

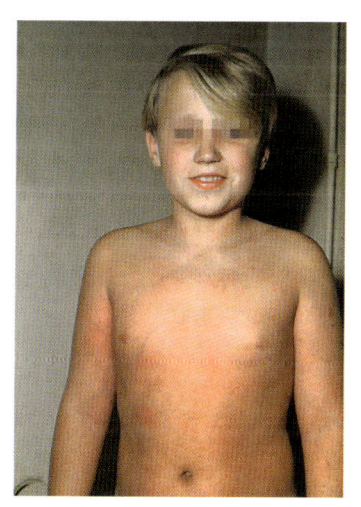

Abb. 43 a Scharlach (S. pyogenes)
s. Kapitel 24 und ESB   *(Quelle: B. Stück)*

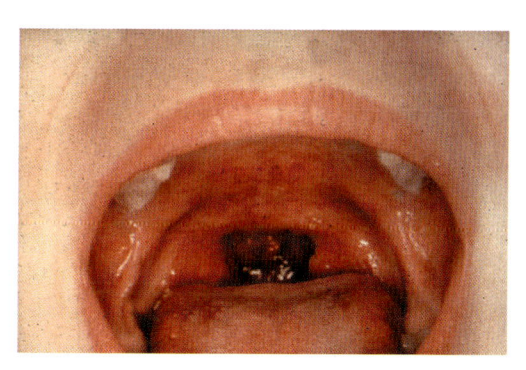

Abb. 43 b Pharyngitis bei Scharlach (S. pyogenes)
s. Kapitel 7, 24 und ESB   *(Quelle: B. Stück)*

Blickdiagnosen

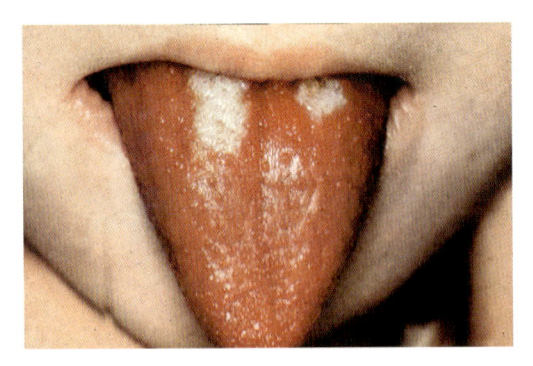

Abb. 43 c „Scharlach-(Himbeer-)zunge"
s. Kapitel 7, 24 und ESB   *(Quelle: B. Stück)*

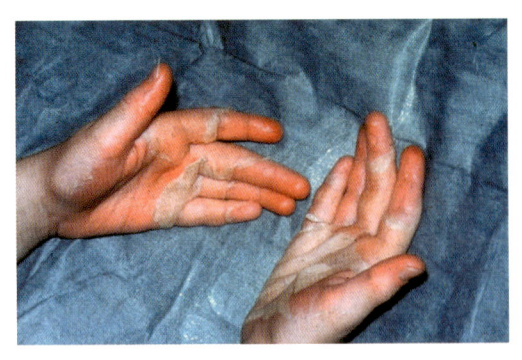

Abb. 43 d Hautschuppung bei Scharlach
s. Kapitel 24 und ESB   *(Quelle: B. Stück)*

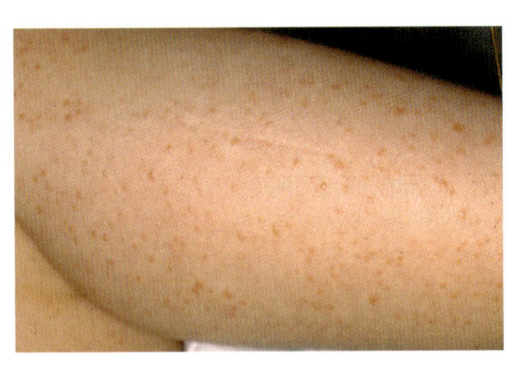

Abb. 44 Exanthema subitum (HHV 6)
s. Kapitel 24 und ESB

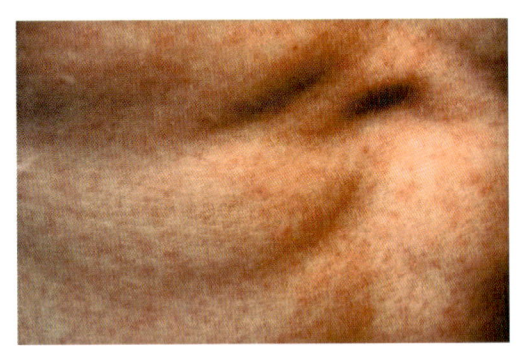

Abb. 45 Exanthem bei frischer HIV-Infektion
s. Kapitel 20
(Quelle: D. Schürmann)

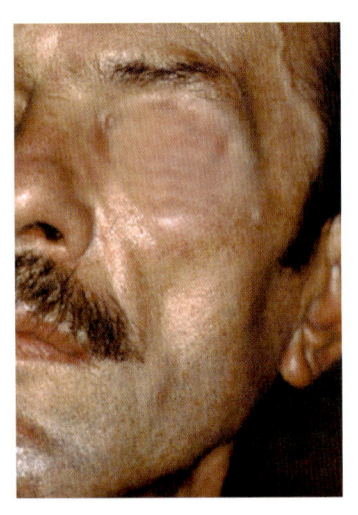

Abb. 46 Lipodystrophie bei HIV-Infektion unter HAART
s. Kapitel 20
(Quelle: D. Schürmann)

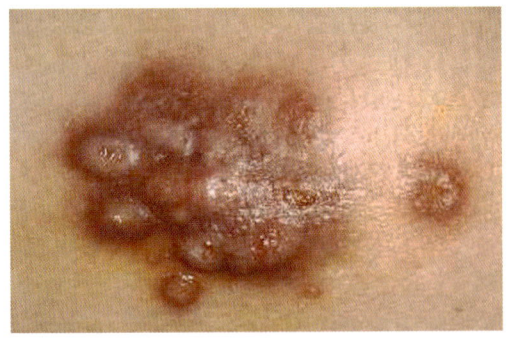

Abb. 47 Bazilläre Angiomatose (B. henselae) bei HIV-Infektion
s. Kapitel 20
(Quelle: D. Schürmann)

Blickdiagnosen

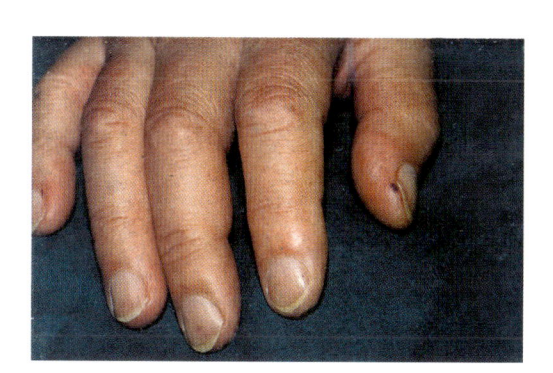

Abb. 48 Oslerknötchen bei Endokarditis lenta
s. Kapitel 13 *(Quelle: D. Horstkotte)*

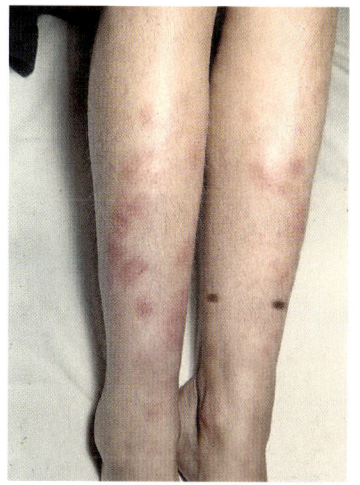

Abb. 49 Erythema nodosum
(Quelle: B. Stück)

Mund- und Rachenraum

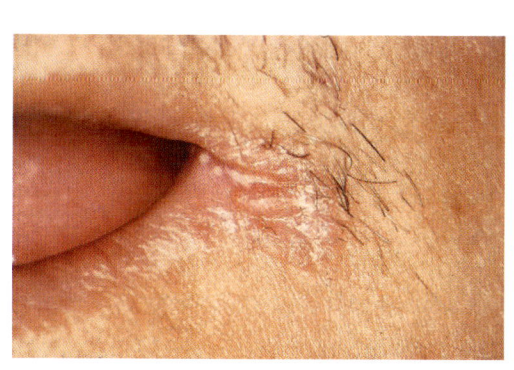

Abb. 50 Perlèche (C. albicans)
s. Kapitel 7

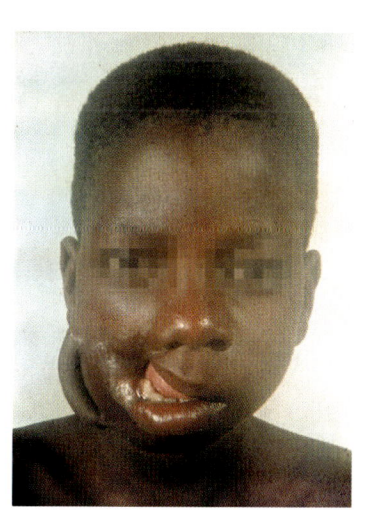

Abb. 51 Noma (Fusospirochätose)
s. Kapitel 7 *(Quelle U. Bienzle)*

Blickdiagnosen

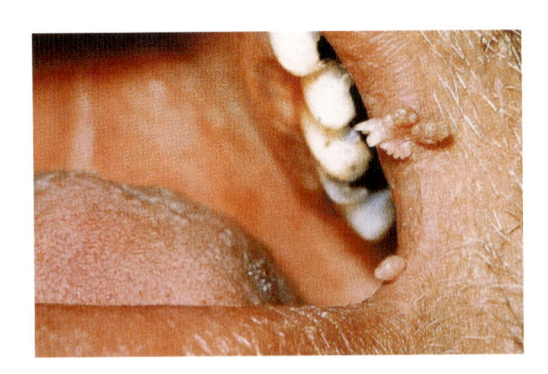

Abb. 52 HPV-assoziierte Warzen
s. Kapitel 7 und ESB

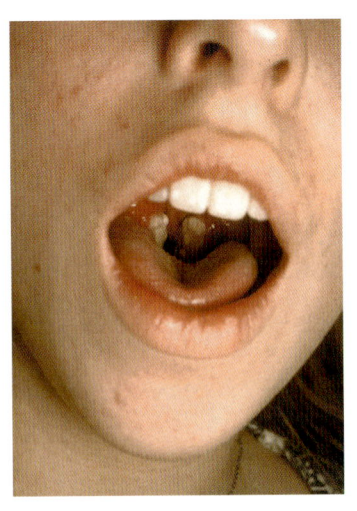

Abb. 53 Diphtherie (C. diphtheriae)
s. Kapitel 7 und ESB *(Quelle: B. Stück)*

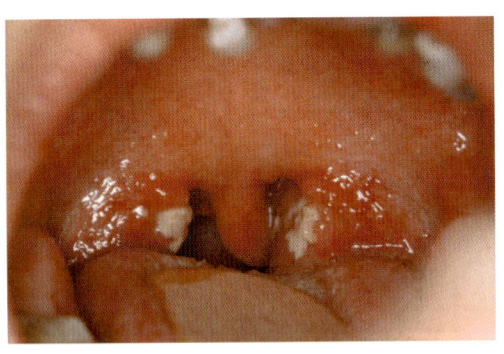

Abb. 54 Tonsillitis bei infektiöser Mononukleose (EBV)
s. Kapitel 7 und ESB *(Quelle: B. Stück)*

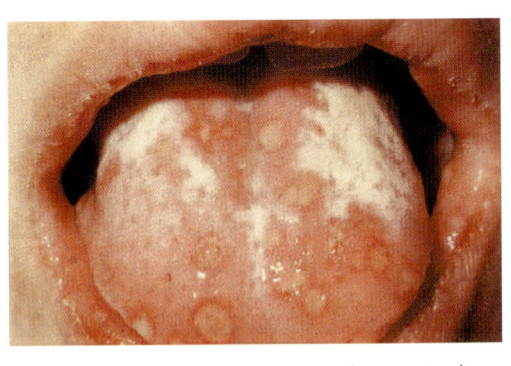

Abb. 55 Herpes gingivostomatitis (Herpes simplex-Virus)
s. Kapitel 7 und ESB

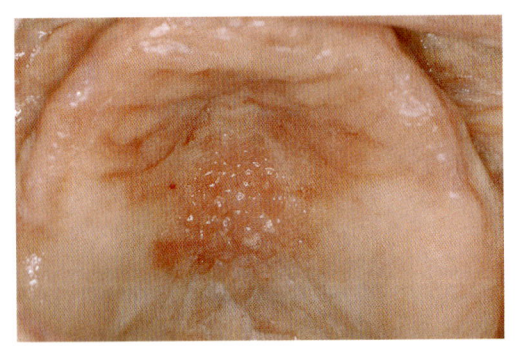

Abb. 56 Prothesenstomatitis Typ III; Papilläre Hyperplasie mit granulärer Oberfläche
s. Kapitel 7
(Quelle: A. Schmidt-Westhausen)

Blickdiagnosen

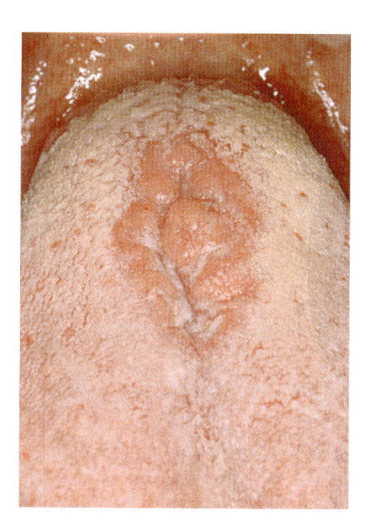

👁 **Abb. 57** Glossitis rhombica mediana (häufig mit C. albicans assoziiert)
s. Kapitel 7   *(Quelle: A. Schmidt-Westhausen)*

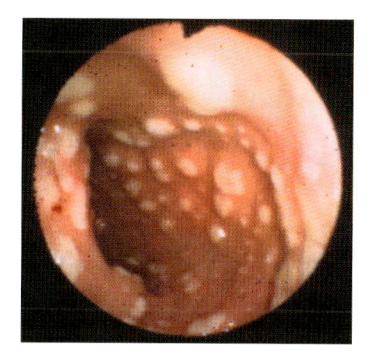

👁 **Abb. 58** Soor-Ösophagitis bei HIV-Infektion (C. albicans)
s. Kapitel 20   *(Quelle: D. Schürmann)*

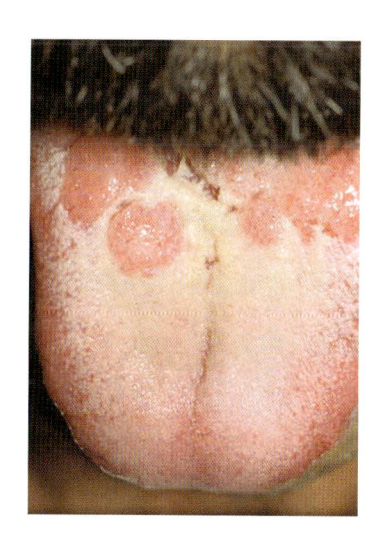

👁 **Abb. 59 a** Lues II; Plaques muqueuses, Zunge (T. pallidum)
s. Kapitel 7, 12 und ESB
(Quelle: P. Kohl)

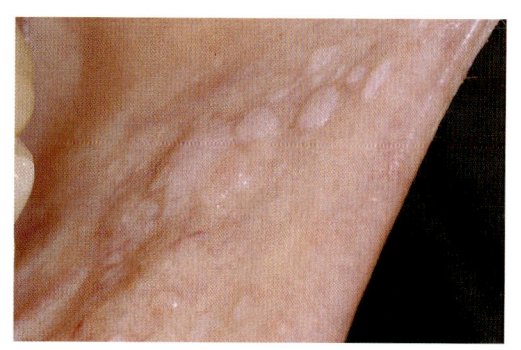

👁 **Abb. 59b** Fokale epitheliale Hyperplasie (HPV) bei HIV-Infektion
s. Kapitel 7 und ESB
(Quelle: A. Schmidt-Westhausen)

Blickdiagnosen

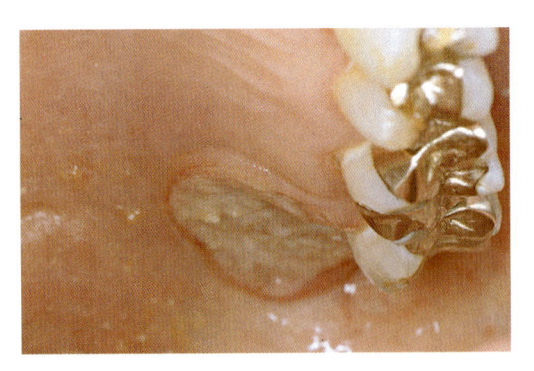

👁 **Abb. 60** Ulzeriertes Non-Hodgkin Lymphom bei HIV-Infektion
s. Kapitel 7, 20 und ESB
(Quelle: A. Schmidt-Westhausen)

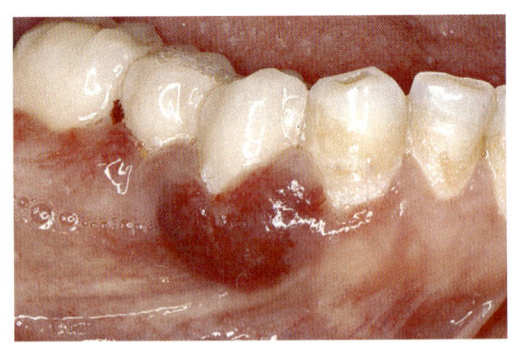

👁 **Abb. 61** Kaposi Sarkom bei HIV-Infektion (Gingiva Unterkiefer; HHV 8)
s. Kapitel 7, 20 und ESB
(Quelle: A. Schmidt-Westhausen)

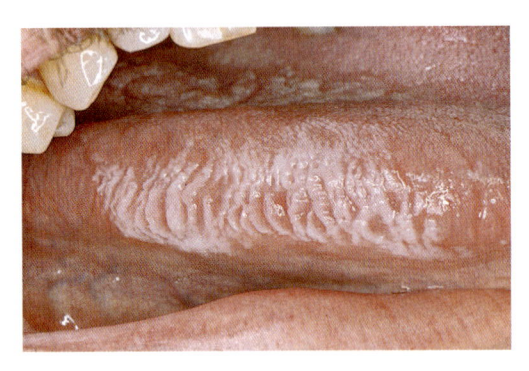

👁 **Abb. 62** Orale Haarleukoplakie bei HIV-Infektion, Zungenrand (EBV)
s. Kapitel 7, 20 und ESB
(Quelle: A. Schmidt-Westhausen)

Genitaltrakt

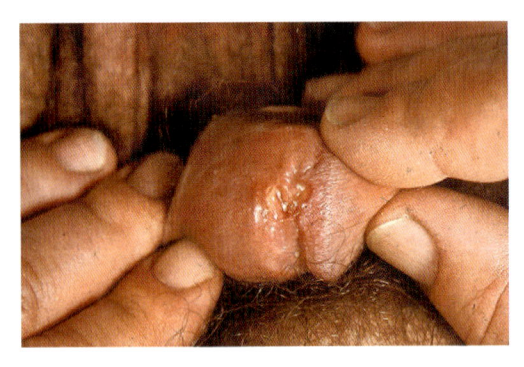

👁 **Abb. 63 a** Lues I; Primäraffekt (T. pallidum)
s. Kapitel 12 und ESB

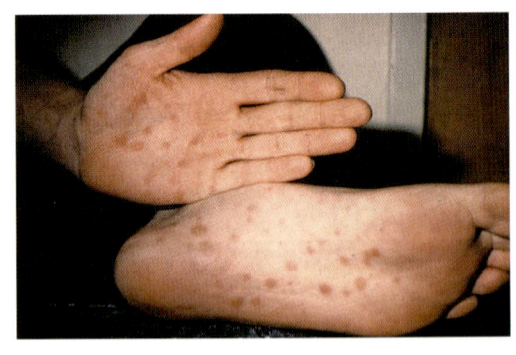

👁 **Abb. 63 b** Lues II; Syphilitisches Exanthem mit typischem palmo-plantaren Befall (T. pallidum)
s. Kapitel 12   *(Quelle: P. Kohl)*

Blickdiagnosen

Genitaltrakt

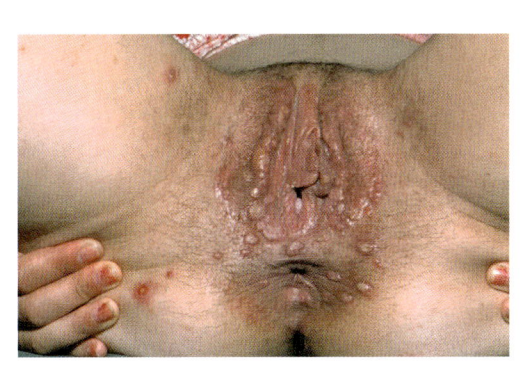

👁 **Abb. 63 c** Lues II; anogenitale Condylomata lata
(T. pallidum)
s. Kapitel 12 und ESB *(Quelle: P. Kohl)*

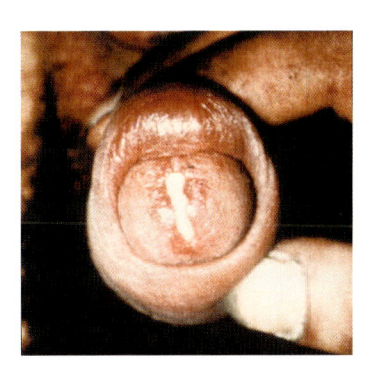

👁 **Abb. 64 a** Gonokokken-Urethritis, rahmiger urethraler
Fluor (N. gonorrhoeae)
s. Kapitel 12 und ESB *(Quelle: P. Kohl)*

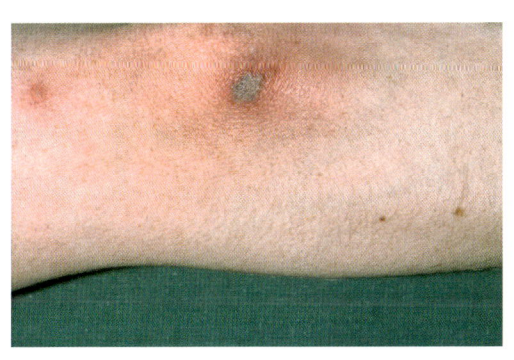

👁 **Abb. 64 b** Vaskulitischer Herd bei Gonokokken-Sepsis
s. Kapitel 12 und ESB *(Quelle: P. Kohl)*

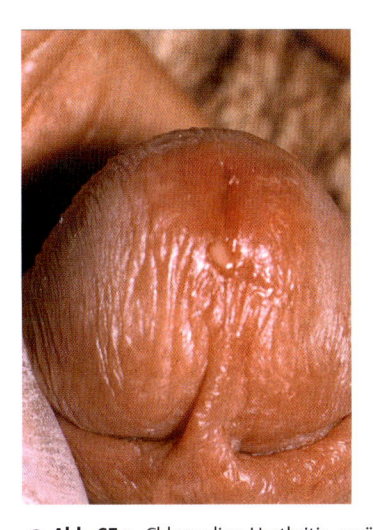

👁 **Abb. 65 a** Chlamydien-Urethritis, seröser urethraler
Fluor (C. trachomatis)
s. Kapitel 12 und ESB *(Quelle: P. Kohl)*

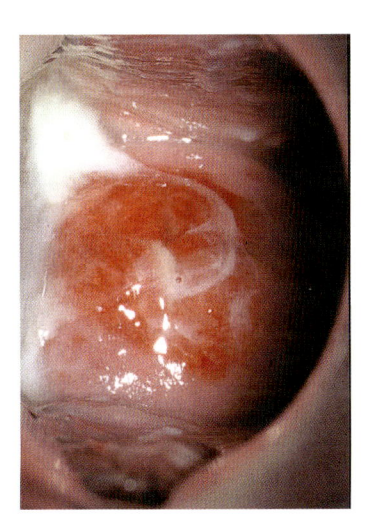

👁 **Abb. 65 b** Chlamydien-Zervizitis, zervikaler Fluor
mit Ektopie
s. Kapitel 12 und ESB *(Quelle: P. Kohl)*

Blickdiagnosen

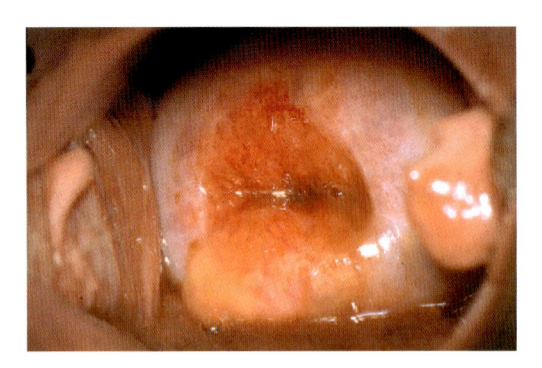

👁 **Abb. 66 a** Trichomonaden-Zervizitis (Trichomonas vaginalis)
s. Kapitel 12 und ESB   *(Quelle: P. Kohl)*

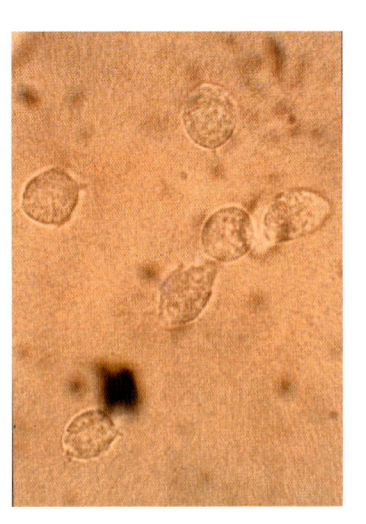

👁 **Abb. 66 b** Trichomonas vaginalis im mikroskopischen Nativpräparat
s. Kapitel 12 und ESB   *(Quelle: P. Kohl)*

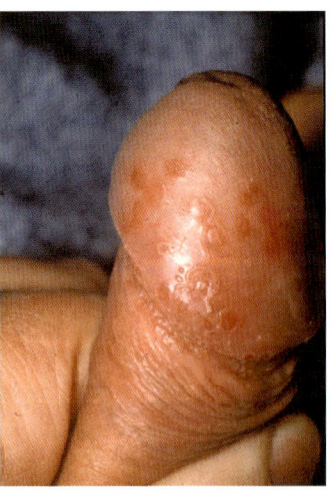

👁 **Abb. 67** Balanitis (C. albicans)
s. Kapitel 12 und ESB
(Quelle: P. Kohl)

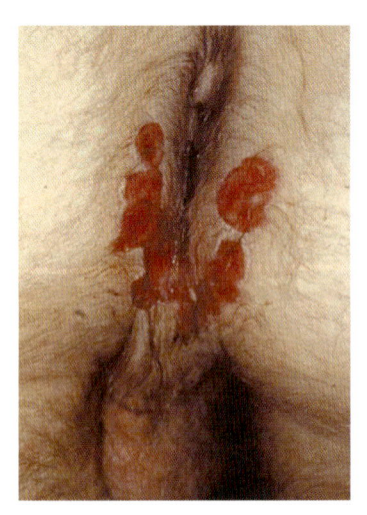

👁 **Abb. 68** Nekrotisierender anogenitaler Herpes (Herpes simplex-Virus) bei HIV-Infektion
s. Kapitel 12, 20 und ESB
(Quelle: D. Schürmann)

Blickdiagnosen

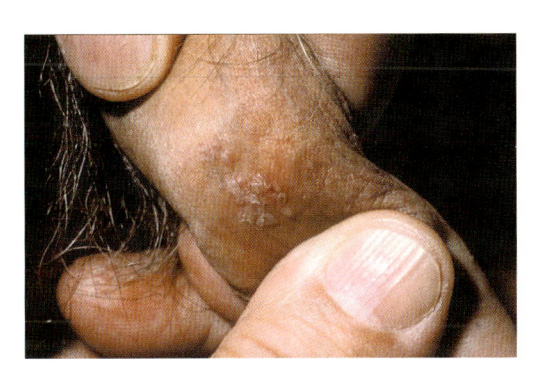

Abb. 69 Herpes genitalis, Penis (Herpes simplex-Virus)
s. Kapitel 12 und ESB

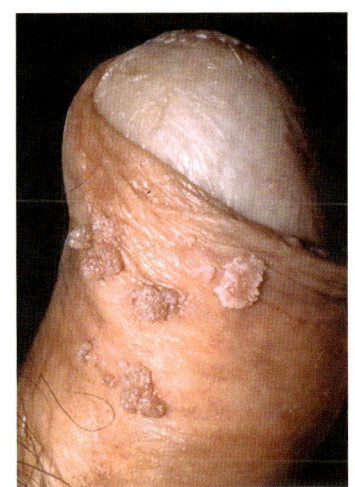

Abb. 70 Condylomata acuminata (HPV)
s. Kapitel 12 und ESB *(Quelle: P. Kohl)*

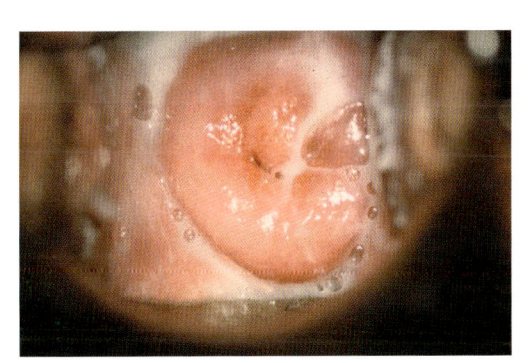

Abb. 71 Vaginaler Fluor bei bakterieller Vaginose
s. Kapitel 12   *(Quelle: P. Kohl)*

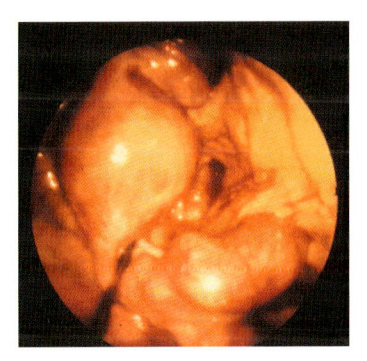

Abb. 72 Adnexitis, endoskopischer Aspekt
s. Kapitel 12   *(Quelle: P. Kohl)*

Blickdiagnosen

Intrauterine/Perinatale Infektionen

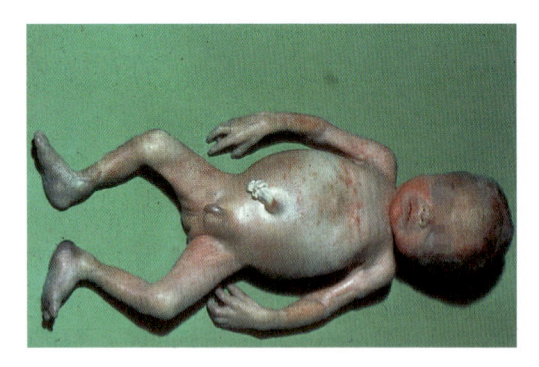

👁 **Abb. 73** Granulomatosis infantiseptica; konnatale Listeriose (L. monocytogenes)
s. Kapitel 23 und ESB *(Quelle: H. Seeliger)*

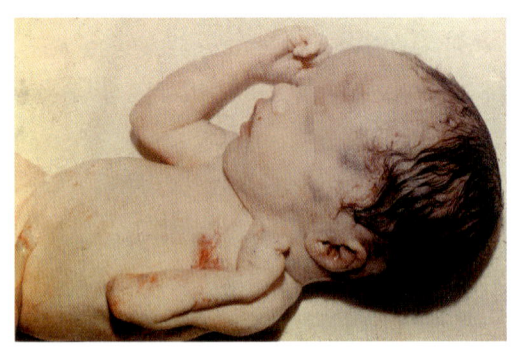

👁 **Abb. 74 a** Varicellen-Embryopathie (Varicella-Zoster-Virus)
s. Kapitel 23 und ESB *(Quelle: P. Wutzler)*

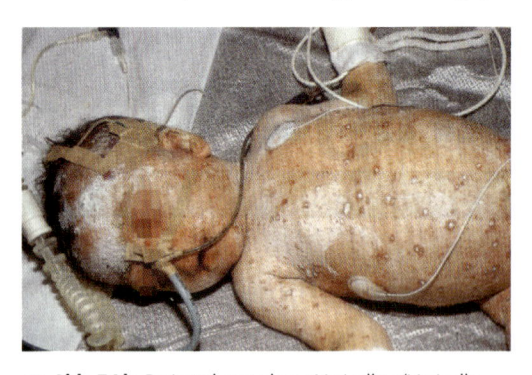

👁 **Abb. 74 b** Perinatal erworbene Varicellen (Varicella-Zoster-Virus)
s. Kapitel 23 und ESB *(Quelle: U. Töllner)*

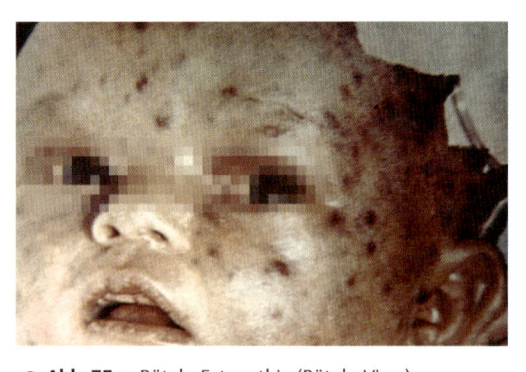

👁 **Abb. 75 a** Röteln-Fetopathie (Röteln-Virus)
s. Kapitel 23 und ESB *(Quelle: B. Stück)*

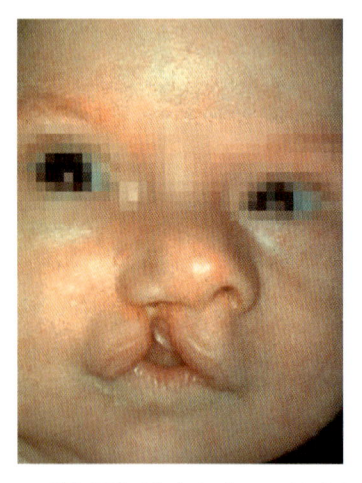

👁 **Abb. 75 b** Röteln-Embryopathie (Röteln-Virus); Katarakt und Lippenspalte
s. Kapitel 23 und ESB *(Quelle: K. Stehr)*

Blickdiagnosen

Infektionen bei AIDS (s. auch 👁 Abb. 11, 45, 46, 47, 58, 59b, 60, 61, 62, 68)

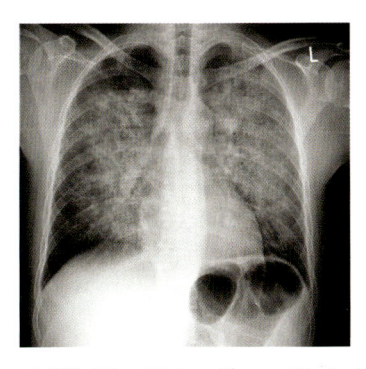

👁 **Abb. 76 a** Röntgen-Thorax: Primäre Pneumocystis carinii-Infektion (PcP)
s. Kapitel 20   *(Quelle: D. Schürmann)*

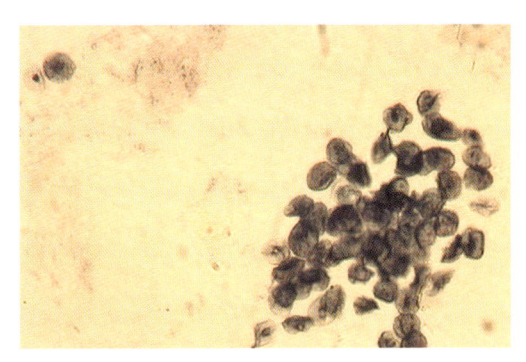

👁 **Abb. 76 b** Grocott-Färbung (Pneumocystis- und carinii-Zysten)
s. Kapitel 20   *(Quelle: D. Schürmann)*

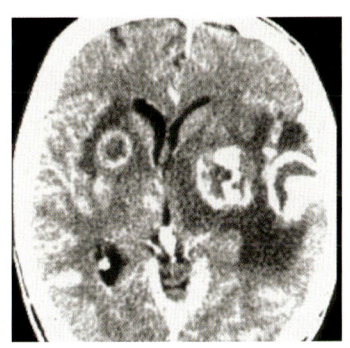

👁 **Abb. 77**   CT vom Kopf: Zerebrale Toxoplasmose
s. Kapitel 20   *(Quelle: D. Schürmann)*

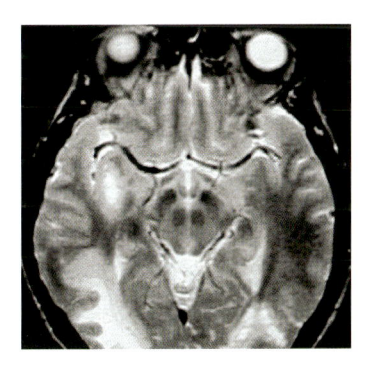

👁 **Abb. 78**   MRT vom Kopf: Progressive multifokale Leukenzephalopathie (PML)
s. Kapitel 20   *(Quelle: D. Schürmann)*

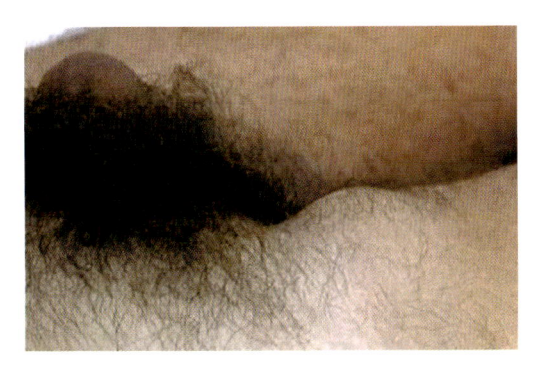

👁 **Abb. 79**   Non-Hodgkin-Lymphom (NHL) mit Lymphknotenmanifestationen
s. Kapitel 20   *(Quelle: D. Schürmann)*

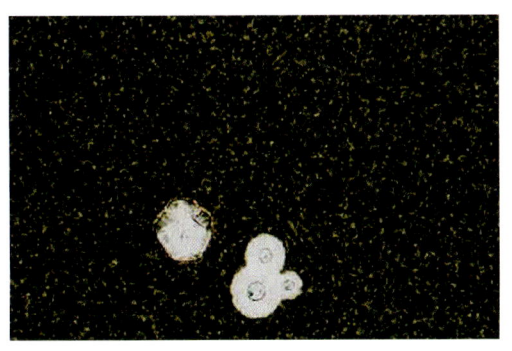

👁 **Abb. 80**   Tuschepräparat: C. neoformans
s. Kapitel 20   *(Quelle: D. Schürmann)*

Sachverzeichnis

A

Abacavir 535
Abdomen, bretthartes 285
Abszess 28
– Amöbiasis 254
– divertikulitischer 288
– intraabdominaler 54, 287 ff
– perinephritischer 295
– perityphlitischer 288
– prävertebraler 438
– spinaler 367 f
– subdiaphragmatischer 289
– subperiostaler 433
– subphrenischer 288
– tuboovarialer 315
Abwehrmechanismus, bronchopulmonaler 96 f, 105
Abwehrschwäche s. Immunschwäche
Aciclovir 59 f, 590
Acinetobacter spp. 632 ff
Acrodermatitis chronica atrophicans 463
Actinomyces spp. 36, 171, 174
Adefovir 267 f
Adenoviren 396, 400 f
Adhäsine 26
Adnexitis 307, 314 ff
Aeromonas spp. 214
Agammaglobulinämie 556 f
Aggressine 26
AIDS (s. auch HIV-Infektion) 508 ff
AIDS-Demenz 528
AIDS-related Complex 512
AIDS-Vorboten 508, 524, 527
Akanthamöben 396
Aktinomykose 174 f, 361
Akute-Phase-Reaktion 16
Akutes Abdomen 243, 284
Albendazol 72 f
Alkoholismus 132 f, 194
Allergie 39 ff, 82
Alopezie 320
Alphavirus 482
Alveolitis, exogen-allergische 122
Amantadin 63 f, 165, 275
Amikacin 633
Aminoglykoside 48 f
Amöbenruhr 252 ff
Amöbiasis 252 ff
Amphotericin B 65 f, 127

– – liposomales 568, 579
Amprenavir 538 f
Amylase 226
Anaerobier, Antibiotikaresistenz 632 ff
Anaerobierinfektion 54, 56
– Lungenabszess 134, 138
Anaerobiersepsis 448 f
Analekzem 327, 418
Analkarzinom 533
Anämie 26, 331, 604 f
Anamnese, epidemiologische 8 f
Ancylostoma duodenale 503
Andersson-Läsion 437
Anfall, epileptischer 356, 362, 367
– – Malaria 493 f
Angina 40
– Plaut-Vincent 175 f
– ulzerierende 176
Angiomatose, bazilläre 462 f, 523
Anogenitalwarze 326
Ansteckungsfähigkeit 12
Anthelminthika 71 ff, 216, 257
Anthrax, s Bacillus anthracis
Antibiotika 37 ff
Antibiotikaresistenz 632 ff, 644 ff
Antigendrift 164
Antigenrezeptor 27
Antigenshift 164
Anti-HBs-Hyperimmunglobulin 261, 269 f
Antiinfektiva 37 ff
– Resistenz 644 ff
Antikoagulation 334
Antikörpermangel 560
Antikörpernachweis 31, 35 f
Antimykotika 34, 65 ff
Antiserum, heterologes 79
Antituberkulotika 148 ff, 152 ff
Aortenklappenendokarditis 336
Aortitis luetica 320
Aphthen 180, 325
Appendizitis 621
Arboviren 358 f, 481 ff
ARDS (akutes respiratorisches Distress Syndrom) 401, 445
– Beatmungsstrategie 451 f
– Letalität 451
Arrhythmie 342 f
Artemether 70, 494 ff
Arteriitis, zerebrale 356
Arthralgie 205 f, 322

– Enteritis 210
– Erythema infectiosum 605
– Röteln 603
Arthritis 33, 239, 440 ff
– beim älteren Menschen 624
– Arbovireninfektion 483
– eitrige 432
– Lyme-Borreliose 439, 464
– reaktive 241, 244, 441 f
– seronegative 205
Arzneimittelfieber 39, 149, 548 f
Ascaris lumbricoides (Rundwürmer) 216, 257 f
Aspergillom 100, 102, 582
Aspergillose 525, 582 ff
– Lungenabszess 137
– Therapie 565 f, 583
Aspergillus spp. 582 ff
Aspergilluspneumonie 116 f, 563
– Therapie 127, 129 f
Aspiration 114, 448
Aspirationspneumonie 115, 132, 134
Asplenie 83, 156, 560, 562
Aszites 282 f, 349
– therapieresistenter 285
Aszitespunktion 285
Ataxia teleangiectatica 556
Ataxie 481, 607
Atemexkursion, asymmetrische 135
Atemfrequenz 118
Atemgeräusch, amphorisches 135
Atemhilfsmuskulatur 118
Atemnot s. Dyspnoe
Atemwegserkrankung, chronisch-obstruktive 107
Atemwegsinfektion 50, 52 ff
– bakterielle 43
– Kindesalter 615 ff
Atmung 109
Atovaquon 70, 494 ff
Augmentan 632
Ausbruchsmanagement 12 f, 641 f
Ausscheider 93
Auswurf 106, 118, 147
– blutiger 258
Autoimmungastritis 197 f
Autoimmunhepatitis 265
Autoimmunkrankheit 415, 548, 562

Autoimmunmyokarditis 346
Azithromycin 53 f
Azole 66 f
Aztreonam 47, 633

B

Bacillus
- **anthracis** 460 f
- **cereus** 208, 209
- **fusiformis** 175

Bacteroides spp. 19, 228, 283, 413
Bakteraszites 283 f
Bakteriämie 156, 236
- endogene 329
- Endokarditisprophylaxe 339 f
Bakterien
- apathogene 18
- fakultativ pathogene 19
- pathogene 19 f
Bakterienruhr 238
Bakteriurie 302
- asymptomatische 291, 301 f, 620
- signifikante 293 f
Balanitis 324
Balanoposthitis 312
Bandwurm 467 f
Bannwarth-Syndrom 373
Bartholinitis 318
Bartonellosen 462 f
Bartonella spp.
- **bacilliformis** 462
- **elizabethae** 462
- **henselae** 455, 462 f
- **quintana** 462
Beatmung 100 f, 116, 451 f, 647
- nichtinvasive 132
- Pneumonieprävention 132, 639
Beckenabszess 289
Bell-Parese 373
Bell-Phänomen 374
Bewusstseinsstörung 351, 362, 367, 491
- Malaria 493 f
Bickerstaff-Enzephalitis 241
Bilharziose 501 f
Biopsie, transbronchiale 122
Bläschen 173, 325, 408
- Zoster 425
Blasenauswaschtest 295
Blasenkarzinom 502
Blasenkatheter, Enkrustation 302
Blasenpunktion 294 f
Blasenschrumpfung 502
Blässe, periorale 186
Blastomykose 580 f
Blepharokonjunktivitis 393
Blepharospasmus 395
Blutbildveränderung 26
Blutkörperchensenkungsgeschwindigkeit 331, 433
Blutkultur 34, 332
Blutstammzelltransplantation 561, 566

Bluttransfusion 260
Blutung
- gastrointestinale 202 f
- petechiale 352, 379
- subunguale 331
Blutungsneigung 469, 478 ff
Bordetella pertussis 104, 162
Borrelia
- **afzelii** 463 f
- **burgdorferi** 355, 369, 371, 463 ff
- **garinii** 463 f
- **vincenti** 175
Botulinustoxin 382
Botulismus 371, 373, 382
Bradykardie 119, 160, 473
- Typhus 507
Breitspektrumantibiotika 447 f
Brill-Zinsser-Krankheit 485
Brivudin 60 f
Brodie-Abszess 435
Bronchialepithelzelle 97
Bronchiektase 114
Bronchiolitis 105, 401, 616 f
Bronchitis 258
- akute 102 ff, 616
- chronische 105 ff, 109
- virale 102
Bronchopneumogramm 119
Bronchopneumonie 119, 131
Bronchoskopie 121 f
Brucella spp. 355, 487 f
Brucellose 477, 487 f
Bubonen 489 f
Bunya-Viren 482
Burkholderia pseudomallei 19, 490 f
Burkitt-Lymphom 191
Buschke-Löwenstein-Tumor 327
B-Zell-Defekt 22, 557
B-Zell-Lymphom 276
B-Zell-Lymphoproliferation 557

C

Caesarenhals 188
Calabar-Schwellung 505
Calymmatobacterium granulomatis 308
Campylobacter
- **coli** 240 ff
- **fetus** 240 ff
- **jejuni** 213, 240 ff, 371, 614
Candida albicans (Hefen) 324, 577 ff
Candida-albicans-Pneumonie 127, 129
Candidaeradikation, intestinale 324
Candidaösophagitis 194 ff, 578
Candidasepsis 397, 578 f
Candidiasis
- chronisch-hyperplastische 179
- Erregernachweis 579
- erythematöse 178

- Immunschwäche 180, 523 f, 577 ff
- mukokutane 417 ff
- orale 177 ff
- pseudomembranöse 178, 180
- Therapie 127, 129, 568 f, 579
- vulvogenitale 324
Capillary Leakage 443, 470
Carbapeneme 46 f
Carrion-Erkrankung 462
Caspofungin 67 f, 130, 568
$CD4^+$-T-Lymphozyten 508, 510 ff
$CD4^+$-T-Lymphozytenzahl 513 f, 516 f
Cephalosporine 43 ff, 632 f
- Resistenz 646
Cestoden 216
Chagas-Infektion 341, 500 f
Chancrum oris 175
Charcot-Trias 224
^{13}C-Harnstoff-Atemtest 199 f, 203, 233
Cheilitis angularis 178 f
Chikungunya-Virus 482
Chinin 68 f, 494 f
Chinolone 49 ff
Chlamydia
- **pneumoniae** 104, 128, 161 f
- **psittaci** 128, 161 f, 473 f
- **trachomatis** 308, 321 f, 390
Chlamydieninfektion
- Arthritis, reaktive 442
- Konjunktivitis 388, 595
- Peritonitis 284
- Proktitis 217 f
- Therapie 322
- Urethritis 304, 311 f
Chlamydienscreening 322
Chloroquin 68, 494 ff
Cholangitis 223 f, 226
- primär sklerosierende 223, 265
Cholera 245 ff
Choleraschutzimpfung 85 f, 247
Cholestaseparameter 220
Cholezystektomie 221 f
Cholezystitis 219 ff, 506, 621
- emphysematöse 222
Cholezystolithiasis 621
Chorea minor 186
Chorioiditis 397 f
Choriomeningitis, lymphozytäre 459
Chorioretinitis 33, 397, 465, 595
Chromoblastomykose 576
Cidofovir 62
Cilastin 46 f
Clarithromycin 53
Clavulansäure 42
Clindamycin 54 f, 634
Clonorchis sinensis 25, 226
Clostridium
- **botulinum** 371 f, 382
- **difficile** 214 ff
- **perfringens** 655
- **tetani** 380 f

Sachverzeichnis

Cluster 6
**Coccidioides immitis
 (Kokzidioidomykose)** 577
Coin-Lesions 585
Common variable Immuno-
 deficiency 556 f
Condylomata
– acuminata 181, 326
– gigantea 327
– lata 174
– plana 327
Coronavirus 166 ff
Corynebacterium
– **diphtheriae** 187 ff, 371
– **minutissiumum** 406
– **tenuis** 407
Cotrimoxazol 55
Coxiella burnetii 128, 475 f
Coxsackievirus 172 f, 611
C-reaktives Protein 29 f, 155, 297, 331
Credé-Prophylaxe 318, 390, 394
Creutzfeldt-Jakob-Krankheit 375 f
Cryptococcus neoformans (Hefen) 580 f
Cryptosporidium parvum 208 f
Cyclospora cayetanensis 214

D

Dalfopristin 58
Darmblutung 253
Darmerkrankung, chronisch-
 entzündliche 212, 217
Darmperforation 285
Darmtuberkulose 146 f
Defensine 97
Dekubitalulkus 624
Delavirdin 537
Dellwarze 184, 427
Demenz 360 f, 375, 528 f
Dengue-Fieber 478, 480
Dengue-Virus 482
Depression 376, 487
Dermatitis, exfoliative 409, 649
Dermatomykose 34, 575
Dermatophytose 419 ff
Dermatose 404 ff
– toxisch-allergische 258
Diabetes mellitus 22
Diagnostik, genetische 31
Diaphragma 319
Diarrhö 207 ff
– akute 212
– beim älteren Menschen 621
– antibiotikaassoziierte 210, 215 f
– Askaridiasis 258
– Bilharziose 502
– blutige 238, 243
– chronische 212
– Diagnose 210 ff
– Differenzialdiagnose 212
– erbsbreiartige 507
– Giardia lamblia 255

– glasig-schleimige 253
– HIV-assoziierte 515, 520, 529
– Protozoeninfektion 520
– Therapie 212 ff
– Tropenkrankheit 477
– Virbrio cholerae 245
– wässrige 236, 241, 246, 249, 520
– – Escherichia coli 615
– Whipple-Erkrankung 205
Dicker Tropfen 495
Didanosine 534
DiGeorge-Syndrom 555
Dimorphismus 34
Diphtherie 187 ff, 371 f
Diphtherieimpfung 189 f
Diphyllobothrium spp. 25, 216
Disposition 6, 14, 21 f, 626
Distanzierung 5
Divertikulitis 621
Doppelbilder 371, 382, 387
Dornwarze 428
DOTS-Strategie 150
Doxycyclin 634
Dracunculiasis 505
**Dracunculus medinensis
 (Medinawurm)** 505 f
Drei-Tage-Fieber 613
Dressler-Syndrom 347 f
Drogenanwendung, intravenöse 133 ff, 260, 510
Drug fever 39, 149, 548 f
Durchblutungsstörung, periphere 420
Dysphagie 195
Dyspnoe 28, 106, 118
– Malaria 493
Dysurie 30, 295, 298 f
– Adnexitis 314
– Prostatitis 303
– Urethritis 312

E

Early Onset Pneumonia 116, 125
Ebola-Fieber 479 f
Echinococcus
– **granulosus** 467 f
– **multilocularis** 468 f
Echinokokkose
– alveoläre 455, 468 f
– zystische 455, 467 f
Echokardiographie, transöso-
 phageale 332
Echoviren 611
ECHO-Viren 32, 358
Eczema
– herpeticum 325, 425
– vaccinatum 87
Efavirenz 536
Effektormechanismus, antimikro-
 bieller 27
Ehrlichiae spp. 484 ff
Ehrlichiose
– granulozytäre 484, 486

– monozytäre 484, 486
Einschlusskörperchenkonjunkti-
 vitis 392
Eisen 26
Ekzem
– anales 257
– postskabiöses 429
Elephantiasis 505
– nostras 412, 424
Embryopathie 587
Empfänglichkeit 6, 21, 23
Empyem
– epidurales 367 f
– subdurales 357, 367 f
Enanthem 186, 601
Endemie 6
Endokarditis 329 ff, 462 f
– beim älteren Menschen 623
– Brucellose 487
– Candidainfektion 578
– Fieber 547
– Hirnabszess 364
– Komplikation 334 ff, 352
– kulturnegative 332
– Sepsis 448
– Therapie 333 ff
Endokarditisprophylaxe 336 ff
Endokarditisrisiko 339 f
Endophthalmitis 389, 393 f, 397 ff
– Candidainfektion 578
Endothelschädigung 470
Endothelzelle 97
Enfuvirtid 539
Entamoeba histolytica 214, 217, 252 ff
Enteritis 207 ff
– Campylobacter 240 f
– invasive 209, 211
– Kindesalter 614 f
– Leishmaniose 498
– nichtinvasive 209
– virale 249
– Yersiniose 243
Enteritissalmonellen 234 ff
Enteroadhärenz 209
Enterobacter 128
– Antibiotikaresistenz 301, 632 ff
Enterobacter spp. 19, 414, 626
Enterobius vermicularis 216, 257
Enterococcus spp. 19, 283, 413, 626
Enterokokken
– Antibiotikaresistenz 632 ff, 646
– Endokarditis 330, 335
– vancomycinresistente 635
Enterokolitis 27
– HIV-assoziierte 527
– postantibiotische 647
Enterotoxin 208 f, 235, 243, 246, 650
Enterovirusinfektion 611
Entzündung
– eitrige 16, 30
– fibrinöse 30
– granulomatöse 16 f, 24, 30

– hämorrhagische 30
– intraokuläre 389, 392, 397 ff
– lymphoplasmazelluläre 24
– nekrotisierende 30
– nichtinfektiöse 30
– Parameter 447
– seröse 30
– systemische 443
Enzephalitis 358 ff
– Arbovireninfektion 482 f
– Herpes-simplex-Virus 325 f, 362 f
– Kindesalter 612
– Listeriose 599
– Masern 601
– postvakzinale 87
– Tollwut 456
– Toxoplasmose 466
Enzephalomyelitis 458
Enzephalopathie 165
– HIV-assoziierte 528 f
– spongiforme, transmissible 375 f
Eosinophile 24 f
Eosinophilie 29 f
– pulmonale, tropische 478
– Wurminfektion 472, 258, 502 f, 504 f
Epidemie 6 ff, 12 f
Epidemiographie 7
Epidemiologie 2 ff
Epidermis 402 f
Epidermophyton floccosum 419
Epididymitis 304, 312, 316 f
Epiglottitis 616
Episkleritis 394
Epstein-Barr-Virus 172, 191 f, 572
– Haarleukoplakie, orale 182
– Hepatitis 279
– Non-Hodgkin-Lymphom 183
– Reaktivierung 531
Erblindung 321, 395, 397
Erguss 28
– parapneumonischer 119, 138 f
Erkrankung
– AIDS-definierende 508 f, 521, 524 f
– granulomatöse 548
– HIV-assoziierte 515
– toxinvermittelte 649
Erregergenom 31
Erregerisolierung 14
Erregernachweis 3
– Befund, falsch negativer 34 f
– meldepflichtiger 91
Erschöpfung 493
Ertapenem 47
Erysipel 40, 186, 402, 411 f
Erysipelothrix rhusiopathiae 475
Erythem 170, 409, 413
– flächenhaftes 411
– juckendes 504
– Rotlauf 475
– schmetterlingsförmiges 331
Erythema
– exsudativum multiforme 325, 424, 613

– infectiosum 588, 604 f
– marginatum 187
– migrans 463 f
– multiforme 585
– nodosum 186, 244, 462, 473, 585
Erythrasma 406 f
Erythrodermie 445
Erythromycin 52, 634
Erythroplasie Queyrat 327
Erythrozyten, Sequestrierung 493
ESBL-(Extended-Spectrum-Beta-lactamase-)Enterobacteriaceae 126
Eschar 485
Escherichia coli 19, 283
– – Antibiotikaresistenz 301, 632 ff
– – enteropathogene 207 f
– – Pathogenitätsfaktor 615
– – Pili 292
Ethambutol 149, 153 f
Eulenaugenzellen 196, 280, 527
Evasionsfaktor 26
Exanthem 28, 33
– Arbovireninfektion 483
– Differenzialdiagnose 601
– feinfleckiges 186
– hämorrhagisches 485 f
– HIV-Infektion 516
– Kinderkrankheit 613
– makulopapulöses 160, 320, 472, 485 f, 601
– nichturtikarielles, pseudoallergisches 41
– polymorphes 613
– schmetterlingsförmiges 603
Exanthema subitum 613
Exfoliatin 410
Exophthalmus 386
Exotoxin 238, 240, 380, 445
Exposition 4
Expositionsprophylaxe 4 f, 21
Exsudat, parapneumonisches 141 f
Extended-Spectrum-β-Laktamase 126, 646
Extrasystolie 343

F

Famciclovir 60
Fasciola hepatica 25, 226
Fasziitis, nekrotisierende 186 f, 413 f
Fazialisparese 98, 373 f
– Lyme-Borreliose 371, 464
Ferritin 26
Fetopathie 587, 594
Fibrinolyse 142
Fibrose, zystische 111 f
Fieber 25, 28
– Abszess 288
– Definition 544
– Dromedarkurve 384
– Endokarditis 331
– hämorrhagisches 27, 469 ff, 478 ff
– – Erreger 480

– neutropenisches 44
– Osteomyelitis 433
– Peritonitis 284
– pharyngokonjunktivales 391, 400
– Rickettsiose 485
– Tropenkrankheit 477
– Tularämie 488
– Typhus 507
– unbekannter Ursache 33, 544 ff
– undulierendes 487
Fieberverlauf 29 f
– doppelgipfliger 17
Filarien 504 ff
Fistelbildung 28, 197, 222
– Amöbiasis 253
– Osteomyelitis 436
– Pest 489
Fitz-Hugh-Curtis-Syndrom 284, 315
Flankenschmerz 295
Flaviviren 481 f
Fleckfieber 484 f
Fluconazol 66
Flucytosin 67, 579
Fluor
– anorektaler 322
– genitaler 311
– urethraler 304, 312, 316
– vaginaler 324, 328
– zervikaler 313
Flussblindheit 505
Foetor ex ore 170, 176, 485
Folinsäure 520
Follikulitis 408 f
Foscarnet 61
Fosfomycin 55
Francisella tularensis 488 f
Fremdkörper 649
Frühgeborene 592
Frühsommermeningoenzephalitis 358, 455, 458 f
FSME-Vakzine 459
FSME-Virus 371, 458 f
Fünftage-Fieber 462
FUO (Fever of unknown Origin) 544 ff
Furunkel 408 f
Furunkulose 40
Fusidinsäure 56
Fusobacterium spp. 19, 175 f
Fusospirochätose 176
Fußinfekt, gramnegativer 414 f

G

Gallenblasenempyem 222, 225
Gallenblasenhydrops 222
Gallengangstein 223
Gallenkolik 258
Gallenstein 219
Ganciclovir 61
Gangataxie 375
Gangrän 485, 490
Gänsegurgelureter 305

Sachverzeichnis

Gasaustauschstörung 119
Gasbildung 413
Gasbrand 655
GAS-Infektion (Gruppe-A-Streptokokken) 186 f
Gastritis 197 ff, 201, 232 f
Gastroenteritis (s. auch Enteritis)
– Adenoviren-Infektion 401
– Meldepflicht 237, 239
– virale, epidemische 250
Gaumensegelparese 188
GB-Virus (Hepatitis G-Virus) 279
Gelbfieber 478, 480
Gelbfieberimpfung 85
Gelbfiebervirus 482
Gelenkerguss 433, 440, 442
Gelenkinfektion 439 ff
– tuberkulöse 441
Gelenkimplantatinfektion 441, 649 f
Gelenkpunktion 439 f
Gemeinschaftseinrichtung 93 f
Genitaltrakt 307 ff
Gentamicin 633
Gerinnung 450 f
– intravasale, disseminierte 444, 451
Gerstmann-Sträussler-Scheinker-Syndrom 375
Gesichtsödem 472, 499
Giardia lamblia 214, 217, 255 f
Gingivitis, ulzerierende 172
Gingivostomatitis herpetica 170 ff
Glaukomanfall 394
Glomerulonephritis 186, 270, 275 f
Glossitis 174
– rhombica mediana 179
Glukose-6-Phosphat-Dehydrogenase-Mangel 493 f
Glykopeptide 57
Gonoblenorrhö 595
Gonokokkeninfektion
– disseminierte 318
– Keratitis 396
– Konjunktivitis 388, 390
– Peritonitis 284
– Stomatitis 174
– Urethritis 311 f
Gonorrhö 44, 46, 307, 318 f
Gradenigo-Syndrom 98
Granulom 485
– Bilharziose 502
– tuberkulöses 146 f
– Typhus 506
Granulomatose, chronische 548, 556, 558
Granulomatosis infantiseptica 598 f
Granulozytendefekt 22
Granulozytenesterase 294, 298
Granulozytentransfusion 569
Granulozytose 29 f, 490
Grippeschutzimpfung
s. Influenzaimpfung
γ-GT 263, 265
Guillain-Barré-Syndrom 241, 244, 371 ff

– Fazialisparese 373
Gummen 174, 320
Gyrasehemmer 49 ff

H

Haarleukoplakie 170
– orale 182 f, 191
HAART (hochaktive antiretrovirale Therapie) 510, 533
– Hepatotoxizität 530
– Immunrekonstitution 517, 542
HACEK-Gruppe 330, 335
Haemophilus
– **ducreyi** 308
– **influenzae** 120
Haemophilus-influenzae-Impfung 83
Haemophilus-influenzae-Infektion 615 f
– Meningitis 354, 357, 610 f
– Pneumonie 128
Hakenwurm (s. Necator americanus und Ancylostoma duodenale)
Hakenwurminfektion 503
Hämatopoese 26
Hämatothorax 138, 142
Hämaturie 298, 331, 470
– Bilharziose 502
Hämoglobin C 493
β-Hämolyse 186
Hämolytisch-urämisches Syndrom 210, 238, 615
Hämorrhagie 483
Hämorrhagisches Fieber 27, 469 ff, 478 ff
– **virale Erreger** 480 f
Händehygiene 242
Hand-Fuß-Mund-Krankheit 173
Hantaviren 469 ff
Hantavirus-Infektion 479
Hantavirus pulmonary Syndrome 471
Harnkulturen 298
Harntrakt, Schutzmechanismen 292
Harnwegsinfektion 41, 45, 49 f, 55, 291 ff
– beim älteren Menschen 620
– Erregerresistenz 301
– katheterassoziierte 302 f, 640
– Kindesalter 612 f
– nach Nierentransplantation 303
– obere 300, 612
– untere 300, 612
– Urindiagnostik 297 f
Haut
– Aufbau 402 f
– Infektion der 402 f
– Staphylokokkenerkrankung 408 ff
Hautmilzbrand 460
Hautmykose 406, 419 ff
Hautrötung 475

– flohstichartige 563
Hautschuppung 34, 419, 422, 614, 649
HBsAg 260, 262, 264 ff
– Serokonversion 267
HBsAg-Status 592
HBsAg-Träger, asymptomatischer 267 f
Heck-Krankheit 182
Helicobacter pylori 231 ff
Helicobacter-pylori-Antigen-Stuhltest 233
Helicobacter-pylori-Infektion 197 ff, 232 ff
– Eradikationstherapie 199 f, 204, 233 f
– Ulkuskrankheit 201 ff
Helmintheninfektion, intestinale 215 f
Hemiparese 367
Hepatitis 259 ff
– A 263
– Antituberkulotika 149
– B
– – akute 264
– – chronische 265 ff
– – – Anti-HBe-positive 266, 268
– – – HBeAg-positive 266, 268 f
– – – HCV-Koinfektion 270
– – – HIV-Koinfektion 270, 530
– – – Leberzirrhose 269 f
– – – nach Nierentransplantation 270
– – – Therapie, antivirale 267 ff
– – HDV-Koinfektion 260
– – Prävention 269 f
– – Schwangerschaft 591 f
– – Spontanverlauf 267
– C
– – akute 264
– – chronische 265 f, 270 ff
– – – Manifestation, extrahepatische 275 f
– – – Therapie 271 ff, 275
– – beim HIV-Infizierten 530
– – Koinfektion 270
– – Schwangerschaft 592 f
– – Spontanverlauf 271
– chronische 265 ff
– D 260, 264, 269
– E 264, 591
– Epstein-Barr-Virus-Infektion 279
– fulminante 263
– granulomatöse 205
– Zytomegalievirusinfektion 280
Hepatitis-A-Impfung 78, 84 ff, 261
Hepatitis-A-Virus 259 ff, 276 f
Hepatitis-B-Impfung 77 f, 83 f, 86, 261 ff
– des Frühgeborenen 592
Hepatitis-B-Virus 259 ff, 277
– Transmission, vertikale 591 f
Hepatitis-B-Virus-Exposition 262 f
Hepatitis-B-Virus-Reinfektion 270

Sachverzeichnis

Hepatitis-C-Virus 259 f, 263, 278
Hepatitis-D-Virus 259 f, 262, 278
Hepatitis-E-Virus 259, 261, 277
Hepatitis-G-Virus 279
Hepatomegalie 32
Hepatosplenomegalie 28, 348
– Leishmaniose 498
– Rickettsiose 485
Herduntersuchung, epidemiologische 12
Herpangina 172 f
Herpes
– **genitalis** 326, 590
– **labialis** 325, 424 f
– **neonatorum** 325
– **zoster** 607 f
Herpes-simplex-Virus
– Reaktivierung 570
– **Typ 1** 325, 572
– **Typ 2** 325, 572
Herpes-simplex-Virus-Infektion 170
– Begleithepatitis 279
– Enzephalitis 325 f, 362 f
– HIV-assoziierte 527
– Keratitis 396
– Meningitis 355
– neonatale 589 f
– Ösophagitis 195 ff
– Pneumonie 129
– Proktitis 217 f
– Retinitis 389
– Schwangerschaft 589 f
Herpesvirus 171, 572 ff
– **6** 358, 572, 574, 613
– **7** 572, 574, 613
– **8** 531 f, 572
– Immunantwort 573 f
– Reaktivierung 28
– Veränderung, orale 182 ff
– Zelltropismus 574
– Herpesvirusgenom 573
Herz 329 ff
– Wandbewegungsstörung 342
Herzfehler 339 f
Herzgeräusch 331
Herzklappenfehler, degenerativer 329
Herzklappeninsuffizienz 331, 336
Herzklappenprothese 337, 340
Herzmuskelerkrankung, entzündliche 341 ff
Herzrhythmusstörung 332, 464
Himbeerzunge 186
Hirnabszess 357, 364 ff
Hirndruck, erhöhter 357
Hirndruckzeichen 356
Hirnnervenausfall 371
Hirnödem 352
Hirnstammabszess 365 f
Hirnstammenzephalitis 360
Histoplasma capsulatum 584 ff
Histoplasmose 118, 577, 584 ff
– HIV-assoziierte 517, 525

HIV-Impfung 82, 542
HIV-Infektion 508 ff
– Candidiasis 177, 180
– Cholangiopathie 223
– Diagnose 512 f
– Enzephalopathie 528 f
– Exanthem 516
– Haarleukoplakie, orale 182
– Hautmanifestation 513, 516
– Hepatitis-B-Virus-Koinfektion 270
– Histoplasmose 585
– Immunrekonstitution 517
– Infektion
– – bakterielle 521 ff
– – opportunistische 514, 516
– – virale 526 ff
– Kaposi-Sarkom 183 f, 532 f
– beim Kind 542
– Koinfektion 529 f
– Komplikation 515, 517
– Kryptokokkose 580
– Läsion, zerebrale 519
– Malignom 530 ff
– Molluscum contagiosum 184
– Myelopathie 370
– Mykose 523 ff
– Non-Hodgkin-Lymphom, orales 183
– Pankreatitis 226
– Perikarditis 347
– Pilzperitonitis 284
– Pneumocystis-carinii-Infektion 117, 130
– Pneumokokkenpneumonie 118
– Polyradikuloneuritis 372
– Postexpositionsprophylaxe 24, 543
– Prävention 543
– Therapie, antiretrovirale 533 ff
– Therapieindikation 541
– Therapiemanagement 513 ff
– Therapieversagen 540 f
– Toxoplasmose 365, 466
– Tuberkulose 145, 522
– Übertragungsweg 510
– Uveitis 398
– vertikale 543, 593
– Viruslast 511 f, 515, 540
HIV-Replikation 511, 540
HLA-B27-Antigen 398, 442
Hobelspanphänomen 422
Hornhautnarbe 395, 397
Humane Herpesviren 1–8 572 f
Husten 102, 118, 147
– bellender 616
– trockener 518
Hustenanfall 163
Hutchinson-Trias 320
Hydatidose 467
Hydrokortisontherapie, prolongierte 450
Hydrops fetalis 588, 594
Hydrozephalus 352, 364
Hymenolepis nana 25, 216

Hypergastrinämie 201
Hyper-IgM-Syndrom 556 f
Hyperimmunisierung 78
Hyperkeratose
– subunguale 421
– virusbedingte 428
Hypersalivation 456
Hyperthermie 548
Hypogammaglobulinämie 557, 561
Hypovolämie 246
Hypoxämie 118

I

IgA 35
IgA-Mangel 78, 554
IgG 35
IgG-Mangel 556
IgM 35 f
Ikterus 222, 224 f, 263
– Leptospirose 461
– Malaria 494
– neonataler 280
Ileitis terminalis 244
Ileokolitis 487
Imipenem 46 f, 633
Immunantwort 24, 26 f, 35
Immundefekt 21 f, 553 ff
– Epstein-Barr-Virus-Infektion 191
– sekundärer 558 f
Immundefizienzerkrankung 508 ff
Immundefizienzvirus, humanes 510 f
Immunglobuline 78 f
Immunglobulingabe 569
Immunisierung
– aktive 23, 74
– passive 23, 78
Immunität 6
– humorale 556 f, 561
– natürliche 555, 557 f
– Steigerung 23
– zelluläre 24, 556 f, 561
Immunkomplexe, zirkulierende 331
Immunmangel
– Diarrhö 209
– kombinierter, schwerer 556 f
Immunprophylaxe, postexpositionelle 24, 78
Immunreaktion 24, 26 f, 35
Immunrekonstitutionssyndrom 517
Immunschwäche 27
– Impfung 82 f
– Infektion beim Erwachsenen 559 ff
– Infektionsprophylaxe 569 ff
– Infektionszeichen 562 f
– beim Kind 553 ff
– Lungenabszess 134
– Masern 601
– Ösophagitis 194 f
– Pankreatitis 226
– physiologische 553

Sachverzeichnis

– Pneumonie 116 ff, 126 f
– Sepsis 449
– therapiebedingte 558
– Tuberkulose 145
– Wurminfektion 504
Immunsuppressiva 561
Impetigo
– bullöse 649
– contagiosa 186, 408 f
Impfabstand 77
Impfempfehlung 24, 74
Impfentschädigungsregelung 93
Impfkalender 75
Impfkomplikation 80, 554
Impfreaktion 80 f
Impfstatus 92
Impfstoff 74 ff
– Verabreichung 77
Impfung 23 f, 74 ff
– Allergie 82
– Antikörperbestimmung 78
– Aspleniesyndrom 83
– Aufklärung 79 f
– Dokumentation 92
– Einwilligung 79
– beim Frühgeborenen 84
– Immunschwäche 82 f, 570 f
– Kontraindikation 81 f
– Kortikoidbehandlung 83
– rechtliche Aspekte 92 f
– Schwangerschaft 83 f
– Sofortreaktion, anaphylaktische 80 f
Indinavir 537 f
Infektanfälligkeit 553, 559, 619
Infektexazerbation, bronchopulmonale 106 ff, 112
Infektion
– abdominelle 565, 567
– bei Abwehrschwäche 553 ff
– aerob-anaerobe 43
– akute 35
– beim älteren Menschen 619 ff
– bakterielle 29
– Befund 28 ff
– bronchopulmonale 111 f
– endogene 20 f
– exogene 20
– generalisierte 15, 28 ff
– impfpräventable 23
– intrauterine 35
– isolierungspflichtige 627 f
– katheterassoziierte 302 f, 565 ff, 630
– – Prävention 640
– nosokomiale 20, 48, 626 ff
– – Ausbruchsmanagement 641 f
– – Diagnostik 631
– – Erfassung 637 f
– – Erregerspektrum 627 ff, 632 ff
– – Prävention 629, 636 f, 639 ff, 650 ff
– – Staphylococcus aureus 648 ff
– – Therapie 631 ff

– opportunistische 508 f
– – HIV-assoziierte 180, 514, 516 f
– – Prophylaxe 514
– parasitäre 29, 34, 209
– Pathogenese 3, 14 ff
– perianale 565, 567
– pyogene 649
– Reaktivierung 21
– sexuell übertragbare 21, 217, 307 ff
– systemische 613 f
– vektoriell übertragbare 21
– venenkatheterassoziierte 565 ff
– vertikale 587
– virale s. Virusinfektion
– Wirtsreaktion 27 f
Infektionsdiagnostik 28 ff
Infektionsdosis 12
Infektionsepidemiologie 2 ff, 8 ff
Infektionserreger 3
– Eintrittspforte 15, 21
– Infektionspotenzial, nosokomiales 627 f
– intrazellulär vitaler 17
– mehrfachresistenter 641 f
– Pathogenität 3
– resistenter 635
Infektionsherd 7
Infektionskrankheit
– Auftreten 6 f
– Begleitreaktion, myokardiale 342 f
– Definition 2
– Diagnose 3
– Einteilung 15
– Fieber 545 f
– meldepflichtige 90 f
– Quantifizierung 11
– rechtliche Aspekte 89 ff
– zyklische 17
Infektionsprophylaxe 5, 6, 569 ff
Infektionsquelle 3
Infektionsschutzgesetz 89 ff, 93 f, 636
Infektiosität 3
Infektkette 4, 641
Influenzaschutzimpfung 104 f, 109, 131, 165, 622
Infuenzavirus 102 ff, 164 f
Influenzavirus-Pneumonie 129
Infusionsseptikämie 448, 641
Inhalationsmykose 576 f
Inkubationsimpfung 78
Inkubationszeit 12, 15
Innenohrschwerhörigkeit 192, 595
Insektenstich 477, 488
Interdigitalmykose 419 f
– Superinfektion 414
Interferon-α 65, 267 f
Interferon-α-Ribavirin-Kombinationstherapie 271 ff
– Verlaufskontrolle 275
Interferon-α-Therapie 269, 271 f
– Kontraindikation 269
– Myokarditis 345
Interferon-β-Therapie 345

Interferon-γ 24, 29 f, 344
Interferone, pegylierte 268 f, 271 f
Interferontherapie 263 f
Interleukin-4 344
Interleukin-6 29 f
Interleukine 24
Intoxikation 3
Intradermaltest 35
Intubation, orotracheale 132
Invasine 26
Invasionsbarriere 18, 21
Inzidenz 11
Iridozyklitis 397, 461
Iritis 397 f
Isolierung 5, 627, 639 f
Isoniazid 152
Isonicotinsäurehydrazid 149
Isospora belli 214
Isosporiasis 520 f
Itraconazol 66 f

J

Janeway-Effloreszenz 331
Japanische-Enzephalitis-Virus 371, 482
– Impfung 86
Jarisch-Herxheimer-Reaktion 39, 361, 462
JC-Virus 528
Juckreiz s. Pruritus

K

Kala-Azar 497 f, 517
Kaposi-Sarkom 183 f, 532 f
Kaposi-Sarkom-assoziiertes Herpesvirus 572
Karbunkel 408 f
Kardiomyopathie
– dilatative 342, 346
– entzündliche 343
– septische 445
– Trypanosomiasis 500
Karzinom, hepatozelluläres 271
Katayama-Fieber 501 f
Katheterentfernung 567
Katheterinfektion 649
Katheterisierung 292, 302
Katzenkratzkrankheit 455, 462 f
Kaverne 135, 149
Kawasaki-Syndrom 613 f
Keimaszension 292
Kerandel-Zeichen 499
Keratinozyten 402
Keratitis 395 ff
– epitheliale 391
– nichtulzerierende 391, 395
– Therapie 388
– ulzerierende 391, 395
Keratokonjunktivitis
– epidemische 401
– herpetica 325
Keratoplastik 396

684

Keuchhusten 52
Kiefersperre 380
Kinderkrankheit 613 f
Kindesalter 610 ff
Kindstod, plötzlicher 382
Kissing Disease 191
Kittniere 305
Klebsiella spp.
– Antibiotikaresistenz 301, 632 ff
– **pneumoniae** 128
Knocheninfektion 432 ff
Knochenmarkinsuffizienz 448 f
Knoten, kutaner 416, 423
– – blauer 464
– – kirschroter 523
Koagulation, intravasale 470
Kokzidioidomykose 517, 525, 577
Kolitis 207 ff, 236
– Amöbiasis 253
– inflammatorische 238
– pseudomembranöse 215
Kollagenkrankheit 548
Kolonisation 14
– periurethrale 292, 298
Kolonisationsflora 626
Komplementdefekt 22, 558
Komplementmangel 378
Komplementverbrauch 331
Konjunktivitis 244, 322, 390 ff
– Adenoviren-Infektion 400 f
– Arboviren infektion 483
– Differenzialdiagnose 393 f
– eitrige 156
– epidemische 391, 401
– hämorrhagische 394
– Kawasaki-Syndrom 613
– Leptospirose 461
– Masern 601
– neonatale 388, 390 f
– Therapie 388, 393 f
Kontagionsindex 12
Kontagiosität 3, 14
Kontaktlinsen 395 f
Kontamination 14
Kopfläuse 430
Koplik-Flecken 601
Koronararterienaneurysma 614
Koronare Herzkrankheit 161
Körpertemperatur 28, 544
Kortisonlangzeittherapie 560
Kostmann-Syndrom 557
Krämpfe, abdominelle 238
Krätze 429
Krim-Kongo-Fieber 478, 480
Krise, aplastische 604 f
Krupp 188, 616
Krustenbildung 429
Kryoglobulinämie 275 f
Kryptokokkose 524 f, 577, 580 f
Kryptosporidien 214, 520
Kuru-Krankheit 375
Kussmaul-Zeichen 347

L

Labyrinthitis 98
La Crosse-Virus 482
β-Laktam-Antibiotika
– Allergie 47
– Resistenz 646
β-Laktamase-Hemmer 39, 42
Laktatazidose 444
Lamblien
 (s. Giardia lamblia)
Lamivudin 63, 264, 267 ff, 535
Landouzy-Sepsis 146
Langerhans-Zellen 402 f
Langzeitbeatmung 397 f
Laryngitis 616
Laryngotracheitis, stenosierende 616
Laryngotracheobronchitis 160, 165
Larynxpapillom 327
Lassa-Fieber 478, 480
Late Onset Pneumonia 116, 125
Läuse s. Kopfläuse
Lavage, bronchoalveoläre 121 f
Lymphozytäre Chorionmeningitis (LCM)-Virus 459
Leakage Syndrom 460
Lebendimpfstoff 74, 76
– Impfabstand 77
– Impfreaktion 80
– Kontraindikation 81 f
Lebensmittel
– Aufbewahrung 236 f
– kontaminierte 235, 241, 243, 246, 251
Lebensmittelberuf 237, 239, 244, 247, 249, 252
Lebensmittelbetrieb 94
Lebensmittelvergiftung 207 ff, 235, 650
Leberabszess 32, 139, 222, 253 f
– pyogener 280 f
Leberbiopsie 266, 274
Lebertransplantation 269 f
Leberversagen 264, 445
Leberzirrhose 22, 259
– Bakteriämie 286
– Hepatitis B 266, 269 f
– Hepatitis C 271
– Peritonitis 282 f
– primär biliäre 223, 265
Leberzyste 32, 468
Legionella pneumophila 158 f
Legionellennachweis 120 f
Legionellenpneumonie 114, 116, 158
– Therapie 128, 130
Legionellose 158 f
– Enzephalitis 360
– Lungenabszess 137
Leishmanien 497 f
Leopardenhaut 505
Lepra 372
Leptospirose 455
Leptospira interrogans 461 f

Letalität 11
Leukämie 41, 559
Leukenzephalopathie, multifokale, progressive 519, 528
Leukoplakie, candidainfizierte 179
Leukozytenadhäsionsdefekt 557 f
Leukozytose 29 f, 288
Leukozyturie 297
Lichen ruber mucosae 324
Liderythem 387
Lincosamide 54
Linezolid 58 f
Linksverschiebung 29 f
Lipase 226
Lipinavir 539
Lipoatrophie 540
Lipodystrophie 204, 540
Liquorbefund 352 f
– Dissoziation, zyto-albuminäre 372
Listeria monocytogenes 598 ff
Listeriose 598 ff
– Meningitis 352, 355
– Schwangerschaft 594
Loa loa 504 ff
Lobärpneumonie 39, 119
Löffler-Infiltrat 478, 504
Lues 173 f, 307, 319 ff
– connata 320, 594 f
– beim HIV-Infizierten 529
Luftverunreinigung 105
Lumefantrin 70
Lungenabszess 132 ff
– Blutungsrisiko 137
– Differenzialdiagnose 139
– Therapie 136 f
Lungenbiopsie 123
Lungenegel 503
Lungenembolie 134, 158
Lungeninfiltrat 122, 258
– eosinophiles 478
– Immunschwäche 559, 563, 567, 583
– Neutropenie 565
– persistierendes 131
– Therapiedauer 569
Lungenödem 27, 336, 471
Lyme-Arthritis 439, 464
Lyme-Borreliose 455, 463 ff
Lymphadenitis 411
– abdominelle 523
– Bartonellose 462
– Brucellose 487
– Erreger 32
– generalisierte 28, 508, 516
– Lyme-Borreliose 464
– mesenteriale 243
– Pasteurella 474
– Pest 489 f
– Rickettsiose 485 f
– Syphilis 320
– Toxoplasmose 466
– Trypanosomiasis 499
Lymphadenopathiesyndrom 509

Sachverzeichnis

Lymphadenosis benigna cutis 464
Lymphangitis 417, 505
Lymphknoten, verkalkter 176
Lymphknotenschwellung 188, 191, 205
– Kawasaki-Syndrom 614
– retroaurikuläre 603
Lymphknotentuberkulose 145, 147, 176
Lymphödem 532
Lymphogranuloma inguinale 321
Lymphom, zerebrales 519, 531 f
Lymphoproliferatives Syndrom 557

M

Magenkarzinom 203, 232 ff
Magensäure 201
Makrolide 52 ff
Makrozirkulation, Stabilisierung 449
Makulaödem 399
Malabsorption 205 f, 212
Malaria 477, 492 ff
Malariaprophylaxe 68, 492, 496 f
Malleus 491
MALT-Lymphom 199, 233 f
Manifestationsindex 12
Marburg-Fieber 479
Masern 558, 600 ff
Masernimpfung 78, 84
Masern-Mumps-Röteln-Impfung 81, 601 ff
Masernvirus
  (Morbilli-Virus) 600 f
Mastitis 192
Mastoiditis 98 f
Mazeration 414, 419
Mebendazol 71, 468 f
Mediastinitis, hämorrhagische 460
Mediator, pyrogener 25
Mediatoraktivierung 444 f
Medikamentenapplikation, intrapleurale 142
Medinawurm 505 f
Mefloquin 69, 494 ff
Megaösophagus 500
Meldung 11, 90 ff
Melioidose 490 f
Mendelson-Syndrom 134
Meningeosis lymphomatosa 531
Meningismus 351
Meningitis
– akute 351 ff
– beim älteren Menschen 623
– aseptische 192, 384, 462 f
– bakterielle 351 ff
– – beim Kind 610 f
– – Prophylaxe 356 f
– – Therapie 354 ff
– Candidainfektion 578
– chronische 360 f
– Diagnose 352 f
– Erreger 360 f

– herpetica 325
– Kryptokokkose 524, 581
– Leishmaniose 498
– Leptospirose 461
– Liquorbefund 352 f
– Listeriose 599
– lymphozytäre 459, 487
– nosokomiale 354
– Pneumokokken 156
– purulente 353, 378
– tuberkulöse 145, 149, 352
– – beim Kind 611
– virale 351 f, 611
Meningoenzephalitis 192, 351, 358 ff, 581
– Arbovireninfektion 483
– Liquorbefund 353
– Trypanosomiasis 499 f
– tuberkulöse 363 f
Meningokokken 378 ff
Meningokokken-Impfung 83, 86, 379 f
Meningokokkenmeningitis 378 f
– Blutung, petechiale 352
– beim Kind 610 f
– Prophylaxe 49, 379
Meningoradikulitis 464
Meningovaskulitis 361
Meropenem 46 f
Methicillinresistenz 648
Metronidazol 56 f, 634
Mezlocillin 632
Microsporum
– **audouinii** 419
– **canis** 419
Mikroabszess 598
Mikrosporidien 214, 520 f
Mikrosporie 419
Miliartuberkulose 147
Milzbrand 455, 460 f
Milzvergrößerung 17
Mirizzi-Syndrom 222
Missempfindung, brennende 425
Mitralklappenendokarditis 334, 336
Mittelmeerfieber, familiäres 548
Mittelstrahlurin 294
Molecular Mimicry 342, 371
Molluscum contagiosum 184, 427
Monobactame 47
Mononeuritis 370, 372
Mononukleose, infektiöse 41, 172, 191 f
– – B-Zell-Lymphoproliferation 557
– – Differenzialdiagnose 516
Moraxella catarrhalis 104
Morbidität, infektionsbedingte 9 ff
Morbus s. Eigenname
Mortalität 11
Motilitätshemmer 213
Mukolytika 109
Mukositis, orale 560
Mukoviszidose 111
Multiorganversagen 443, 445

– Beatmung 452
– Hydrokortisontherapie 450
– Ornithose 473
Multiresistenz 637, 641 f
Mumps-Virus 192 f
Mumpsimpfung 78, 81, 193, 601 ff
Mundhöhle 169 ff
Mundschleimhaut
– feuerrote 174
– Hyperplasie 179, 182
– Veränderung
– – entzündliche 170 ff
– – nichtentzündliche 181 ff
Mupirocinnasensalbe 651
Murphy-Zeichen 220, 621
Muskelschwäche 481
Muskelspasmus 381, 384
Muskeltonus, erhöhter 380
Myalgie 472 f, 476
– Arbovireninfektion 483
– Toxic Shock Syndrome 649
Mycobacterium
– **africanum** 144
– **avium** 145, 195, 206
– – Diarrhö 214
– **bovis** 144
– **chelonae** 416
– **fortuitum** 416
– **kansasii** 416
– **leprae** 144, 372 f
– **marinum** 417
– **scrophulaceum** 416
– **tuberculosis** 144 ff, 214
– **ulcerans** 416
Mycobacterium-avium-Komplex-Infektion 523
Mycoplasma
– **genitalium** 311, 322 f
– **hominis** 322 f
– **pneumoniae** 104, 159 f
– – Meningitis 355
Myelitis 360, 369 f
– transversa 369
Mykobakterien 144 f
– Differenzierung 148
– Nachweis 121
Mykobakteriose, nichttuberkulöse 416 f, 522 f
Mykoplasmenpneumonie 114, 120, 160
– Therapie 128
Mykose s. Pilzinfektion
Myokardbiopsie 343 f
Myokardinfarkt 343
Myokarditis 33, 341 ff
– chronisch-persistierende 344 f
– Kawasaki-Syndrom 614
– Klassifizierung 344 f
– Mumps 192
– Prognose 346
– Therapie 345 f
– toxinbedingte 188
– Trichinose 472

Myoklonie 375
Myositis 394

N

Nachtschweiß 28, 205
Nadelstichverletzung 263, 543
Nagelmykose 406, 418 f, 420 f
Nasenseptum, Geschwür 498
Necator americanus 503
Negri-Körperchen 456 f
Neisseria
– **gonorrhoeae** 308, 318 f, 396
– **meningitidis** 357, 378 ff
Nekrolyse, epidermische, toxische 649
Nekrose 175, 489, 558
– subkutane 413
Nelfinavir 538
Neoplasie 326 f, 530 ff
– Fieber 545, 547
Neopterin 29 f
Nephritis
– epidemica 455
– interstitielle 295
– Leptospirose 461
Nephropathia epidemica 469 f
Nephrotisches Syndrom 494
Nephrotoxizität 48
Nervensystem 351 ff
Neugeboreneninfektion 587 ff
Neugeborenenkonjunktivitis 318, 321, 595
Neugeborenenmeningoenzephalitis 598 f
Neuralgie, postzosterische 426
Neuraminidase 164
Neuraminidasehemmer 64, 104, 109, 165
Neuritis 370 ff
Neuroborreliose 372 f, 463, 611
Neurobrucellose 488
Neurolues 320 f, 361, 529
Neurotoxin 209
Neutropenie 116 f, 120, 175, 450
– Fieber 562 ff
– Infektanfälligkeit 560
– Therapie 563 ff, 569
Nevirapine 536
Niclosamid 71
Nierenabszess 295 f
– Candidainfektion 579
– Therapieerfolg 298
Nierenbiopsie 295
Nierenerkrankung, HCV-assoziierte 276
Nierenfistel 297
Nierenlager, Klopfschmerz 296
Nierentransplantation 270, 291, 303
Nierentuberkulose 305
Nierenversagen 188, 336, 445
Nikolski-Phänomen 410
Nocardia spp. 360

Nokardiose 360
Noma 175
Non-A-Non-B-Hepatitis 278
Non-Hodgkin-Lymphom 183, 276, 531 f
Norwalk-like-Viren s. Noroviren
Noroviren 250 ff
Nukleosidanaloga 59 ff, 267, 270

O

Oberbauchschmerz 198, 202, 225, 229
– kolikartiger 220, 224
Obstipation 461
Oligoarthritis 442
Onchozerkose 504 ff
Oophoritis 192
Ophtalmoblenorrhoea neonatorum 318
Ophthalmitis 599
OPSI (Overwhelming Post-Splenectomy Infektion) 156, 562
Optikusneuritis 481
Orbitaphlegmone 386 ff, 391
Orchitis 192, 487, 505
Ornithose 473
Orientia tsutsugamushi 484 ff
Oseltamivir 64
Osler-Knötchen 331
Ösophagitis 194 ff, 527, 578
Osteomyelitis
– Definition 432
– exogene 436
– hämatogene
– – akute 432 ff
– – primär chronische 435
– – sekundär chronische 436
– plasmazelluläre 435
  sklerosans Garré 435
Otitis media 97 ff, 156
Otomykose 575
Ototoxizität 48
Oxazolidinone 58
Oxyuriasis 257

P

Palmarerythem 613
Panarteriitis 270
PANDAS 186
Panenzephalitis, sklerosierende, subakute 601
Pankarditis 347
Pankreasabszess 227 ff
Pankreasnekrose 227 ff
Pankreaspseudozyste 227 ff
Pankreatitis 225 ff
– Differenzialdiagnose 227
– nekrotisierende 228
Panophthalmie 397
Panuveitis 397, 464
Panzytopenie 487
Papel 170, 416 f, 427 f, 430 f

– erythematöse 462
– juckende 498
Papillom 182
Papillomavirus, humanes 171, 326 f
– – Manifestation, orale 181 f
– – Verrucae vulgares 427 f
Papulose, bowenoide 327
Paracoccidioides brasiliensis (Parakokzidioidomykose) 577
Paragonimiasis 503
Paragonimus westermani 25
Paralysis progressiva 320
Parasit 3
Parasitose 25, 29, 34, 209
Paratrachom 392
Parese 384
– Arbovireninfektion 483
– schlaffe 369, 371
– spastische 464
Paronychie 409, 418
Parotisschwellung 193
Parotitis 184 f
– epidemica 192 f
Parvovirus B19 588, 604 f
Pasteurella multocida 474
Pasteurellose 455
Pathogenität 3, 18
Pediculosis 430
Pegylierung 271
Peitschenwurm (s. Trichuris)
Peliose, parenchymatöse 462 f
Pemphigus neonatorum 649
Penicillin 39 ff, 632
Penicillinallergie 56
Penicilliose 577
Penicillium-marneffei-Infektion 517, 525 f
Pentamidin 518 f
Perforation 202 f, 222
– Diagnose 285
– Histoplasmose 585
Perihepatitis 315
Perikarderguss 347 f
Perikarditis 33, 347 ff
– calcarea 348 f
– konstriktive 348 f
– Lyme-Borreliose 464
– tuberkulöse 149
Perikardreiben 347
Perikardtamponade 347 f
Perimyokarditis 347
Peritonealdialyse 284
Peritonealflüssigkeit 285
Peritonealhöhle 282
Peritonealtuberkulose 147
Peritoneum 282
– parietales 284
– viszerales 284
Peritonitis 47, 220, 282 ff
– Abszess 289
– bakterielle, spontane 282 ff, 286
– Differenzialdiagnose 286
– gallige 222

Sachverzeichnis

– Rezidivrate 287
– sekundäre 282, 284 ff
– Therapie 286 f
– tuberkulöse 284
Peritonsillarabszess 176 f
Pertussis 103, 162 ff
Pertussisimpfung 78, 84, 162 ff
Pest 489 f
Petechien 28
Petroapizitis 98
Pfeiffersches Drüsenfieber
 s. Mononukleose, infektiöse
Pflegepersonal 94
Phagozytose 27, 561
Pharmakologie 624
Pharmakotherapie
– antibakterielle 39 ff
– antiinfektive 37 ff
– antimykotische 65 ff
– antivirale 59 ff
Pharyngitis 186, 188
– akute, fieberhafte 400
– aphthöse 172
– Epstein-Barr-Virus 191
– Tularämie 489
Phlegmone 186, 411 f
Phosphatase, alkalische 263, 265
Piedra 575
Pigmentstörung 505
Pilzinfektion 575 ff
– Erregernachweis 34
– genitale 324
– HIV-assoziierte 523 ff
– intraorale 177 ff
– Keratitis 389
– ösophageale 195 f
– Pleuraerguss 142
Pilzkeratitis 395
Pilzperitonitis 284
Pilzpneumonie 116
– Differenzialdiagnose 122
– Immunschwäche 563
– Therapie 126 f, 130
Pilzsinusitis 100, 102
Piperacillin 41 f, 632
Pityriasis versicolor 422, 575
Plantarerythem 613
Plaques muqueuses 174
Plasmodium 492 ff
– **falciparum** 493 f
– **malariae** 494
– **ovale** 494
– **vivax** 494
Plattenepithelpapillom 182
Plazentitis 161
Plesiomonas spp. 19, 208 f
Pleuraempyem 135, 138 f, 155 f
– Therapie 141 ff
Pleuraerguss 138 ff
– Therapie 141 f
Pleurafistel 138
Pleurapunktion 141
Pleurareiben 139
Pleuritis 138 ff

– exsudativa 147
– Therapie 141
– tuberculosa 140, 149
Pneumocystis-carinii-Pneumonie 116 f
– CD4$^+$-T-Lymphozytenzahl 516
– Erregernachweis 122
– Immundefekt 557
– Klinik 518
– Prophylaxe 570
– Röntgenbefund 563
– Therapie 129 f, 518 f
– Therapiedauer 569
Pneumokokken 155 ff
– Makrolidresistenz 123
Pneumokokkenmeningitis 156, 610 f
– Steroidtherapie 354
Pneumokokkenpneumonie 113, 155 f
– fulminante 119
– HIV-assoziierte 118, 521
– Symptomatik 118
Pneumokokkenschutzimpfung 84, 83, 109, 131, 156 f
– Alter 622
Pneumonie 113 ff
– beim älteren Menschen 622 f
– ambulant erworbene 113 ff, 131
– – – Therapie 50, 123 ff
– Aspergillose 583
– Apergillus 582 f
– atypische 113, 160, 622
– – Differenzialdiagnose 161 f
– Ornithose 473
– Auskultationsbefund 119
– Bakteriämie 156
– beatmungsassoziierte 114, 116, 647
– – Prävention 132, 639
– bei Blutstammzelltransplantation 561
– Diagnostik 33, 119 ff
– Differenzialdiagnose 118 ff
– Erreger 32, 120 ff, 617
– fulminante 118 f
– Histoplasmose 585
– Immunsuppression 113, 116 ff, 521
– – Therapie 126 f, 130 f
– interstitielle 167, 401, 471
– Kindesalter 617 f
– Komplikation 138
– nosokomiale 113 ff
– – Erregerspektrum 116
– – Risikofaktor 116
– – Therapie 125 ff
– poststenotische 131
– Prävention 131 f, 639
– Staphylococcus aureus 649
– Therapie 123 ff, 128 f
– – supportive 130 f
– Therapieversagen 131
Pneumoperitoneum 285
Pneumothorax 138
Pocken 608
Pockenschutzimpfung 86 f

Polioenzephalitis 358, 360
Poliomyelitis 369 f, 383 ff
– paralytische 383 f
Poliomyelitisvirus 369, 383 ff
Polioschutzimpfung 86, 384 f
Pollakisurie 298, 303
Polymyalgia rheumatica 548, 551
Polyneuritis 188, 370
– cranialis 371
Polyradikuloneuritis 370 ff
Pontiac-Fieber 158
Porphyrine 406
Porzellangallenblase 222
Postexpositionsprophylaxe 6, 24, 78, 543
Postpoliosyndrom 370, 384
Prävalenz 11
Prävention 90, 540, 636 f, 639 ff, 650 ff
Praziquantel 72, 502
Primaquin 494 f
Primäraffekt, syphilitischer 173
Primärtuberkulose 146
Primary-Effusion-Lymphom 531
Prionen 375, 636
Probengewinnung 31
Proguanil 69 f, 496
Prokalzitonin 29 f, 229, 444
Proktitis 217 ff, 324, 418
Prostata, Kongestion 304
Prostatasekret 304
Prostatitis 303 f, 312
Prostatodynie 303 f
Proteaseinhibitor 533, 537
Protein C, aktiviertes 451
Proteinurie 294, 331, 470
Proteus, Antibiotikaresistenz 301, 632 ff
Proteus mirabilis 19, 282, 414, 626
– **vulgaris** 19, 282, 414, 626
Prothesenendokarditis 337 ff
Prothesenstomatitis 178 ff
Prothionamid 154
Protonenpumpeninhibitor 199 f, 203
Protozoeninfektion, opportunistische 519 ff
Pruritus 265, 324, 429 ff
– Filariasis 505
– Rotlauf 475
– vulvae 257
Pseudoappendizitis 243, 615
Pseudomembran 170, 174, 188
Pseudomonas
– **aeruginosa**
– – Keratitis 396
– – Lungenabszess 137
– – Pneumonie 114 f, 128
– Antibiotikaresistenz 632 ff
– **mallei** 491
Pseudomonasinfektion 44, 112
Pseudomonassepsis 448 f
Psittakose 161 f, 455, 473 f
Psoasabszess 438
Psoasschmerz 285

Sachverzeichnis

Psychosyndrom, hirnorganisches 473
Puerperalsepsis 186
Purpura
– thrombotisch-thrombozytopenische 210
– thrombozytopenische 601, 603
– vaskulitische 275
Pustel 408 f, 419
Pustula maligna 460
Pyelonephritis 292, 295 ff
– beim älteren Menschen 620
– Kindesalter 612 f
– Pathogenese 292 f
– Proteinurie 294
– Rezidiv 297
– Therapie 296 f
– Urinsediment 298
Pyodermie 186
– chronisch vegetierende 415
Pyrazinamid 149, 153
Pyrogene 493
Pyurie 147, 292, 294
– sterile 305

Q

Q-Fieber 455, 475 f, 484
Quarantäne 5
Quinupristin 58

R

Rabiesvirus 456 f
Rachenring, lymphatischer 169
Radikulitis 370 ff
Radikulomyopathie 325
Radikuloneuritis 370 f
Ramsay-Hunt-Syndrom 371
Reaktion, anaphylaktische 80 f
Rechtsherzbelastung 119
Red Man Syndrome 57
Reflux, vesikoureteraler 293, 297, 305
Refluxerkrankung 194
Rehydrierung 246
Reisediarrhö 207, 240
Reiseimpfung 85 f
Reiter-Syndrom 239, 398
Reiter-Trias 244
Relapsing Hepatitis A 263
Resistenz 635, 641 f, 648
– in-vitro 333
– β-Laktam-Antibiotika 646
– Erhöhung 23 f
– erworbene 644
– natürliche 644
Resistenzbestimmung 650
Resistenzmechanismus 644
Resistenzspektrum 632 ff
Respirationstrakt 96 ff
– Materialgewinnung 33 f
Respiratory-syncytial-Virus 129, 616 f

Restharnbildung 293
Retinitis 389, 398
– Arbovireninfektion 483
– HIV-assoziierte 526 f
Retrovirus 510
Reverse-Transkriptase-Inhibitor
– nichtnukleosidaler 533, 536 f
– nukleosidaler 63, 533 ff
Reye-Syndrom 165, 607
Rheumafaktor 331
Rheumatisches Fieber 186 f, 329
Rhinosporidiose 575
Rhinovirus 102
Ribavirin 62, 271 ff, 459
– Kontraindikation 275 f
– Nebenwirkung 274
Rickettsia spp. 484 ff
Rickettsiose 477, 484 ff
Riesenzellpneumonie 601
Rifabutin 152 f
Rifampicin 59, 149, 152
Rift-Valley-Fieber-Virus 479, 482
Rindertuberkulose **146, 150**
Ringelröteln 588, 604 f
Ringelröteln s. Parvovirus B19
Risus sardonicus 380
Ritonavir 538
Rocky Mountain Spotted Fever 486
Rohmilch 242, 476, 598
Romana-Zeichen 500
Roseola infantum 613
Roseolen 507
Rotavirus 248 ff, 614
Röteln 587 f, 602 ff
Rötelnembryopathie 602 f
Rötelnfetopathie 603
Rötelnimpfung 78, 81, 588, 603 f
Röteln-Virus 602
Roth-Flecken 331
Rotlauf 455, 475
Rotz 491
Roxithromycin 52

S

Sakroiliitis 442, 487
Salizylate 165
Salmonella 209
– **Enteritidis** 213, 234 ff
– **Typhi** 506 f
– **Typhimurium** 234 ff
Salmonellenbakteriämie, HIV-assoziierte 521
Salmonelleninfektion 234 ff
– Arthritis, reaktive 442
– Kindesalter 614 f
– Prävention 236 f
Sandfliegenfiebervirus 482
Saprophyt 3
Saquinavir 537
SARS (Severe acute respiratory Syndrome) 115, 166 ff
Sauerstofftherapie 109
Säuglingsbotulismus 382

Säuglingsosteomyelitis 432 f
Schanker, harter 320
Scharlach 40, 186 f
Schimmelpilz 420 f
Schistosoma spp. 214, 501 f
Schistosomiasis 501 f
Schlafkrankheit 499
Schlingenabszess 289
Schluckstörung 382
Schmerzsyndrom, pelvines, nichtentzündliches 303
Schmierinfektion 4
Schock
– anaphylaktischer 81
– septischer 27
– – Hydrokortisontherapie 450
– – Letalität 444
– – Therapie 447 ff
– – Veränderung, hämodynamische 446
Schocklunge 118
Schocksyndrom, toxisches 186, 445 ff, 649
Schrumpfblase 305
Schrumpfgallenblase 222
Schüttelfrost 28, 118, 288
Schwangerschaft 22
– Bakteriurie, asymptomatische 302
– Harnwegsinfektion 293, 298
– Impfung 83 f
– Infektion
– – bakterielle 593 ff
– – virale 587 ff
– Influenzaschutzimpfung 165
– LCM-Infektion 459
– Listeriose 598 f
– Malaria 493
– Röteln 602 ff
– Syphilis 320
– Toxoplasmose 465 ff, 595 f
– Zervizitis 313
Schweiß 407
Schweißdrüse 403 f
Schwimmerdermatitis 431
Selektionsdruck 646 f
Sennetsu-Fieber 484
Sentinelerhebung 10, 92
Sepsis 17 f, 443 ff
– A-PC-Therapie 451
– Beatmung 451 f
– Blutstammzelltransplantation 561
– cholangitische 448
– Endokarditis 336
– Ernährung 453
– fulminante 554
– bei Immunsuppression 449
– Listeriose 599
– Meningokokkeninfektion 378
– postoperative 448
– Prävention 453, 640
– Splenektomie 562
– Therapie 44, 447

689

Sachverzeichnis

– Yersiniose 244
Sexualanamnese 310
Shiga-Toxin 209, 212, 238
Shigella spp. 209, 214, 238 f, 614 f
Shigellose 238 f
Sichelzellhämoglobin 493
Sickleform-Particle-containing-Zellen 204
Simultanimpfung 78
Sinus-cavernosus-Thrombose 387, 409
Sinusitis 100 ff, 575
Sinustachykardie 343
Sinusvenenthrombose 356
SIRS (Systemic inflammatory Response Syndrome) 443 ff, 452
Skabies 429
Skleritis 394
Skrofula 176
Skrotalödem 316
Soor 324, 524
Soorösophagitis 524
Speichel 169
Speicheldrüsenentzündung 184 f
Spirochäten 319, 461
Splenektomie 562
Splenomegalie 17, 32
Spondylarthropathie 442
Spondylitis 437 ff
Spondylodiszitis 437
Sporadizität 6
Sporotherix schenkii 423, 576
Sporotrichose 423, 576
Sputum, eitriges 106, 118
Sputumuntersuchung 103, 120
SSS-Syndrom 409 f, 649
St.-Louis-Enzephalitis-Virus 482
Staib-Agar 581
Staphylococcal scalded Skin Syndrome 409 f, 649
Staphylococcus
– **aureus** 120, 128, 330
– – Lungenabszess 137
– – methicillinresistenter (MRSA) 40, 58, 128, 137, 635, 644 ff, 648 ff
– **epidermidis** 330
Staphylococcus-aureus-Infektion, invasive 569
Staphylokokken 648 ff
– Antibiotikaresistenz 632 ff
– Endokarditis 330, 335
– Hautinfektion 408 f
– Toxic-Shock-Syndrom 445
Staphylokokkenbedingtes Syndrom 409 f
Staphylokokkensepsis 448 f
Stauungspapille 363
Stavudin 535
Steatorrhö 255
Steinleiden 293
Stenotrophomonas maltophilia 19
Sterilität 315, 321 f

STI (Sexually transmitted Infections) 307
Still-Syndrom 548, 551
Stomatitis 170 ff
– aphthosa 325
– bakterielle 173 ff
– gangränöse 175
Streptococcus
– **bovis** 330
– **milleri** 280
– **pneumoniae** 128, 155 ff
– **pyogenes** 186 f
Streptogramine 58
Streptokokken
– Antibiotikaresistenz 632 ff
– β-hämolysierende 402, 411
– Identifizierung 120
– penicillinsensible 330, 335
Streptokokkeninfektion 593 f
Streptokokken-Toxic-Schock-Syndrom (STSS) 186 f, 445
Streptomycin 149, 154
Stressulkusprophylaxe 132
Stridor 616
Strongyloides stercoralis 504
Strophulus 608
Strychninvergiftung 374
Stuhl, blutiger 209
Stuhldiagnostik 211 f
Stuhlgang, imperativer 210
Sulbactam 42
Sulfamethoxazol 633
Superinfektion, bakterielle 404
Suramin 499
Surfactant 97
Surveillance 9 f, 90 ff, 637 f
Syphilis s. Lues
Systeminfektion 454 ff

T

Tabes dorsalis 320, 361
Tachypnoe 443, 563
Taenia spp. 25, 216
Tamm-Horsefall-Protein 292, 294
Tätigkeitsverbot 5, 94
Tazobactam 42
Teicoplanin 57, 633, 646
Telithromycin 54
Temperaturregulation 28
Tenesmen 209, 253
Tenofovir 63, 267, 270, 536
Terminalhaarfollikel 403
Tetanolysin 380
Tetanospasmin 380
Tetanus 374, 380 f
– neonataler 381
Tetanusimpfung 78, 381
Tetrazykline 51
Thalassämie 493
Therapie
– antiinflammatorische 450
– antiretrovirale 533 ff
– – Nebenwirkung 540

– antivirale 59 ff
– immunsuppressive 346
– kalkulierte 38
– bei Neutropenie 563 ff
Therapieerfolg 38
Thorax, Röntgenuntersuchung 119 f
Thoraxdrainage 142
Thoraxschmerz 139, 343, 347
Thromboembolie 334 ff
Thrombozytopenie 26, 85, 444, 461, 470, 478
– Arbovireninfektion 483
– Malaria 493
Thymusaplasie 557
Th1-Zytokine 344, 553
Th2-Zytokine 344
Tierbiss 457, 474
Tinea 419, 575
– capitis 419
– corporis 419
T-Lymphozyten 402
Togavirus 602
Tollwut 456 f
– Postexpositionsprophylaxe 457
– urbane 456
Tollwutschutzimpfung 78, 86, 456
Tonsillenhyperplasie 191
Tonsillitis 172, 174, 186, 188
– Komplikation 176
– Tularämie 489
Totimpfstoff 74, 77
Toxic-Shock-Syndrom 186, 445 ff, 649
– Therapie 447 ff
Toxic-Shock-Syndrom-Toxin 648 ff
Toxin, exfoliatives 648 f
Toxinbildung 19 f
Toxocara canis (Toxocariasis) 25
Toxoplasma gondii 465 ff
Toxoplasma-gondii-Retinochorioiditis 389, 398
Toxoplasmose 365, 455, 465 ff
– Schwangerschaft 595 f
– Therapie 520
– zerebrale 516, 519 f
TPHA-Test 320
Tracheobronchitis 525
Trachom 321, 388
Tränenfilm 390
Transaminasen, Konzentrationsanstieg 264 f
Translokation, bakterielle 283
Transmission, vertikale 4
Transplantation 580 ff
Treponema pallidum 173, 218, 319 ff, 594
Trichinella spp. 472
Trichinellose 472
Trichinose 472 f
Trichomonas vaginalis 324, 327 f
Trichomycosis palmellina 407
Trichophyton mentagrophytes 419
– **rubrum** 419 f

Sachverzeichnis

– **schoenleinii** 419
– **verrucosum** 419
Trichuris trichiura 25, 208, 216
Trikuspidalklappenendokarditis 133 f, 331
Trimethoprim 633
Trismus 175, 177
Trommelfellperforation 97 ff
Tropheryma whippelii 204, 356
Trypanosoma spp. 499 ff
Trypanosomiasis 499 ff
Tsutsugamushi-Fieber 484 ff
TT-Virus 279
Tubenventilationsstörung 100
Tuberkulintest 146 ff
Tuberkulom, zerebrales 519
Tuberkulose 144 ff
– beim älteren Menschen 622 f
– Differenzialdiagnose 585
– Fieber 547
– Gelenkinfektion 439, 441
– HIV-assoziierte 522
– Manifestation, orale 176
– Meldung 151
– Meningoenzephalitis 363 f
– Pankreasabszess 226 f
– Peritonitis 284
– Pleurafistel 138
– Prävention 150 f
– Spondylitis 437 f
– Therapie 148 ff
Tularämie 488 f
Tumor, mikrobiell induzierter 26 f
Tumornekrosefaktor 24, 493
Typhus
– abdominalis 477, 506 f
– epidemischer 485
Typhusschutzimpfung 86
T-Zell-Defekt 22, 555, 557
– Infektionserreger 560
T-Zell-Reaktion 35
T-Zell-Suppression 561

U

Übertragbarkeit 4, 14
Übertragung 4
– aerogene 4
– diaplazentare 4
– direkte 4
– indirekte 4
– transkutane 4
Ulcus
– duodeni 199 f, 201 ff
– durum 173,
– ventriculi 199 f, 201 ff, 232 ff
Ulkus 28
– genitales 311
– intraorales 170, 172, 176
– oropharyngeales 460
Unterleibbeschwerden 313 f
Untersuchung, intraorale 169
Untersuchungsmaterial 34 f
Ureaplasma urealyticum 322 f

Ureasetest 233
Uretermotilität 293
Urethrales Syndrom 298 ff
– – Therapie 301
Urethritis 244, 294, 318 f, 321 f
– des Mannes 311 ff
– nichtchlamydiale, nichtgonor-
  rhoische (NGNCU) 323, 328
Urin
– Alkalisierung 299
– Ansäuerung 299
– pH-Wert 294, 298
Urindiagnostik 293 f
Uringewinnung beim Säugling 612
Urinsediment 298
Urogenitaltuberkulose 145, 147, 305
Urosepsis 302, 448
Uveitis
– anterior 389, 397 ff
– – Differenzialdiagnose 394
– – Erreger 392
– intermedia 389, 397, 392, 399
– posterior 389, 397, 392, 399
Uvulaödem 177

V

Vaccinia generalisata 87
Vaginitis 324, 328
Vaginose, bakterielle 314, 323
Valaciclovir 60
Valganciclovir 526
Vancomycin 57, 633
Vancomycinresistenz 635, 646, 648
VAP (Ventilator associated Pneumonia) 116, 125 f
Varizella-Zoster-Immunglobulin 609
Varizella-Zoster-Virus 572, 607 ff
Varizella-Zoster-Virus-Infektion
– Komplikation 426
– Meningitis 355
– Pneumonie 118, 129, 607
– Radikulitis 371
– Schwangerschaft 588 f
Varizellen, perinatale 608
Varizellenimpfung 78, 81, 83 f, 426, 574, 608
Varizellensyndrom, kongenitales 607
Vaskulitis 331
– Fieber 548
– Leptospirose 461
– Trypanosomiasis 499
Vehikel 4
Vektor 4
Venenkatheterinfektion 560, 565 ff
Venerologie 307
Ventrikulitis 354
Verbrauchskoagulopathie 27, 445, 451
Verbrühung 409
Verletzungsmykose 423, 580

Verotoxin 238
Verrucae
– planae juveniles 428
– plantares 428
– vulgares 181, 427 f
Verwirrtheit 622
Vesikel 170
Vibrio cholerae 214, 245 ff
– **parahaemolyticus** 413
– **vulnificus** 413
Virulenz 3, 15, 19 f, 26
Virus, hepatitisassoziiertes 279
Virusinfektion
– Befund 30, 37
– Begleithepatitis 279 f
– Erregernachweis 34
– nosokomiale 636
– Schwangerschaft 587 ff
Virusmyokarditis 341, 344 f
Viruspneumonie 114, 120
– Therapie 129 f
Virusreplikation 572 f
Vitamin D 23
Vitritis 397
Völlegefühl 255
Voriconazol 67, 568

W

Wachstumsfaktor 450, 569
Wadenschmerz 461
Warze 427 f
– anogenitale 326
– orale 181
– plane 428
Wasting-Syndrom 509, 528 f
Waterhouse-Friderichsen-Syndrom 378
Weichteilinduration 436
Weichteilinfektion 402, 413, 474
Weil-Syndrom 461
West-Nil-Virus 481 ff
Whipple-Erkrankung 204 ff, 360
Windpocken 588
Winterbottom-Zeichen 499
Wiskott-Aldrich-Syndrom 555, 557
Wood-Licht 406
Wuchereria bancrofti 504 f
Wundinfektion 43, 245, 474
– postoperative 630, 640
Wurmerkrankung 215 f, 477 f, 501 ff

X

XLP-Syndrom 191

Y

Yersinia 209
– **enterocolitica** 213, 243 ff, 614 f
– **pestis** 489 f
Yersinieninfektion 442

Z

Zahorsky-Syndrom 172
Zalcitabine 534
Zanamivir 64
Zeckenbiss 463, 488
Zeckenbissfieber 484 ff
Zeckenenzephalitis 458
Zellulitis 411
– präseptale 386 ff, 391
Zentralnervensystem
– Erkrankung, AIDS-assoziierte 515
– Infektion 32, 360 f
Zerebritis 365
Zerkariendermatitis 431, 501 f
Zervixerythem 328
Zervixkarzinom
– HIV-Infektion 533
– HPV-Infektion 26 f
Zervizitis 313 f, 318 f, 321
Zidovudine 534
Zoonose
– einheimische 454 ff
– nichteinheimische 477 ff
Zoster 607 f
– gangraenosus 426
– HIV-assoziierter 527 f
– ophthalmicus 426
– segmentalis 425 f
Zunge, Papillenatrophie 179
Zwergfadenwurm 504
Zyste 468
Zystitis 291, 298 ff
– beim älteren Menschen 620
– hämorrhagische 401
– Reaszensionsprophylaxe 301
Zytokine 24
– antiinflammatorische 444
– proinflammatorische 97, 444, 451 f
– – Suppression 450
Zytokinmangel 558
Zytolyse 27
Zytomegalievirus 572, 605 f
– Zelltropismus 574
Zytomegalievirusinfektion 172
– Enzephalitis 358
– Hepatitis 280
– HIV-assoziierte 516, 526 f
– konnatale 591, 605 f
– Meningitis 355
– Ösophagitis 195 ff
– Pneumonie 129 f
– Proktitis 217 f
– Retinitis 389
– Ulkus, peptisches 202
Zytotoxin 209, 238, 240

Der Fakten-Turbo
in der Kitteltasche

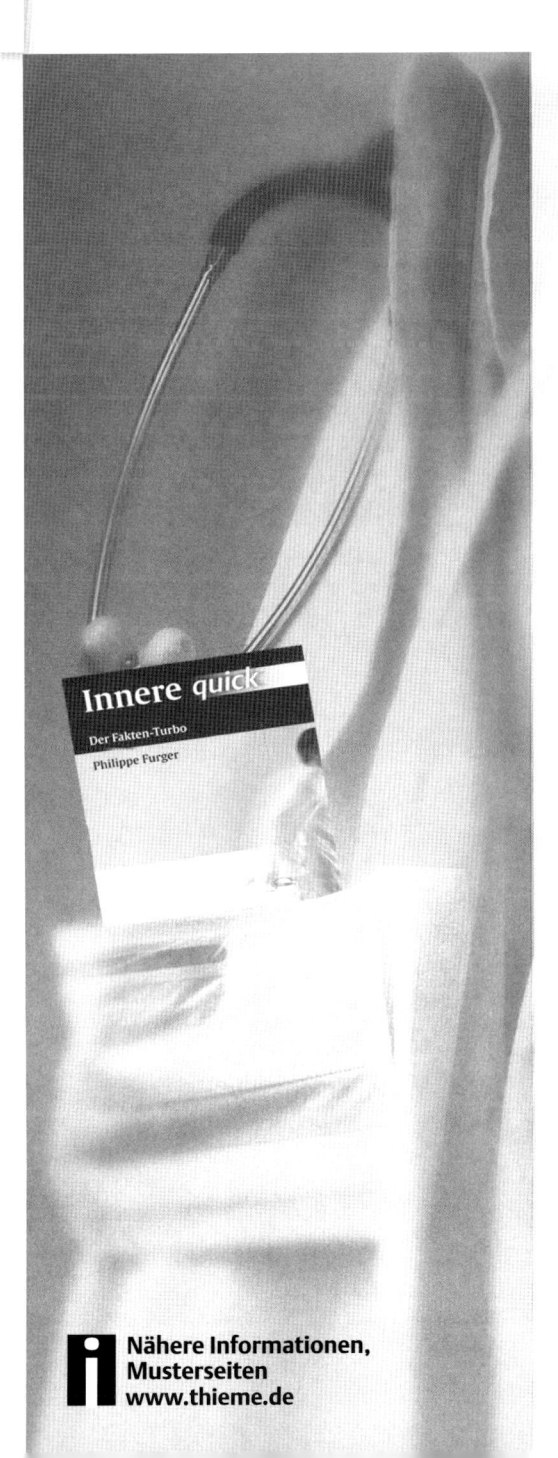

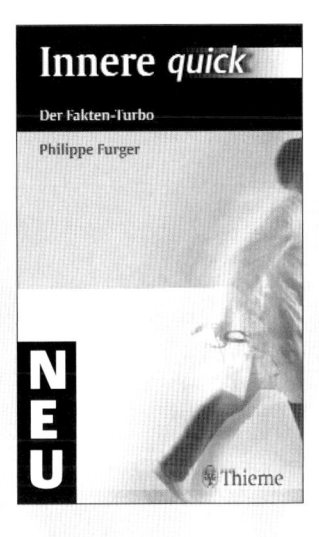

Innere *quick*
Der Fakten-Turbo
Furger

Hard facts
Maximale Kompression
auf die „wirklich harten Inhalte"

Rasch und effektiv nachschlagen
Diagnostik und Therapie für
- alle relevanten **Leitsymptome**
- alle relevanten **Krankheitsbilder**
- alle relevanten **diagnostischen Tests
 und Methoden**

Sofort zur aktuellen Information
- knappgefasster Telegrammstil
- anschauliche Illustrationen
- **praktische Medikamentenlisten**
 und Handelsnamen

Maximale Sicherheit
- alle Angaben **evidence based**
- alle verfügbaren **Leitlinien**
 berücksichtigt
- über **2000 internationale Referenzen**

Kompromisslos praxistauglich
Momente von Stress und Angst
sicher bewältigen

2003. 616 S. **ISBN 3 13 138381 X**
Einführungspreis
Nur € 29,95!
danach € 39,95

Preisänderungen und Irrtümer vorbehalten. €-Preise gültig in Deutschland.

**Nähere Informationen,
Musterseiten
www.thieme.de**

Thieme

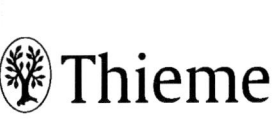

Schnell und richtig reagieren

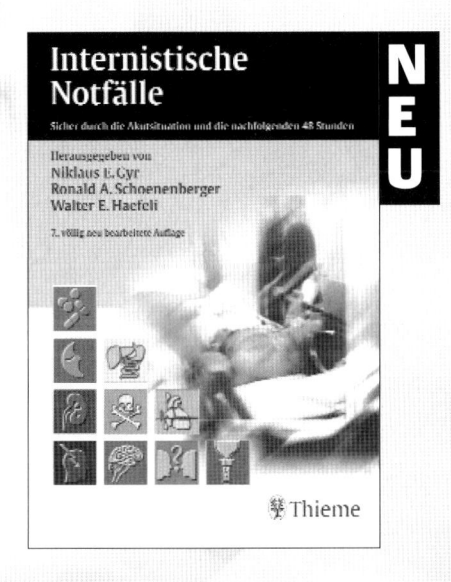

Internistische Notfälle
Sicher durch die Akutsituation und die nachfolgenden 48 Stunden
Gyr/Schoenenberger/Haefeli

Schnell orientieren
- Über **600 internistische Notfallsituationen**
- neu: Geriatrische und ausgewählte pädiatrische Notfallsituationen

Rasch einordnen
- Typische Krankheitszeichen und Leitsymptome
- Unbedingt auszuschließende Differenzialdiagnosen
- neu: **Symptom Quantifizierung** (Häufigkeitsangaben in %)

Richtig entscheiden
- **Differenzierte Stufenpläne** zur Diagnostik und Therapie
- **Konkrete Dosierungsangaben** und Medikamentennamen
- Normalstation oder Intensivpflicht?
- neu: **Therapieendpunkte/Therapieziele,** z.B. Schmerzfreiheit
- neu: **EBM-Level** für die Therapie
- neu: **Responder-Raten** (Wieviele Patienten sprechen auf die Maßnahme an, wieviele nicht)
- neu: Angaben zu obligaten **fakultativen oder weiterführenden Maßnahmen**

2003. 640 S., 192 Abb.
ISBN 3 13 510607 1 € **69,95**

Telefonbestellung: 0711/89 31-333
e-mail Bestellung: Kunden.service@thieme.de
www.thieme.de

Thieme